JN493800

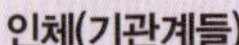

인체(기관계들)
항상성을 유지하도록 특수하게 이루어진 세포들로 구성됨
1장을 보라.

외부 환경으로부터의 정보는 신경계를 통해 전달된다.

신경계
전기신호를 통해 몸의 즉각적 반응을 조절함; 고도 기능에도 관여—예를 들면, 의식, 기억과 창의성
4, 5, 6 및 7장을 보라.

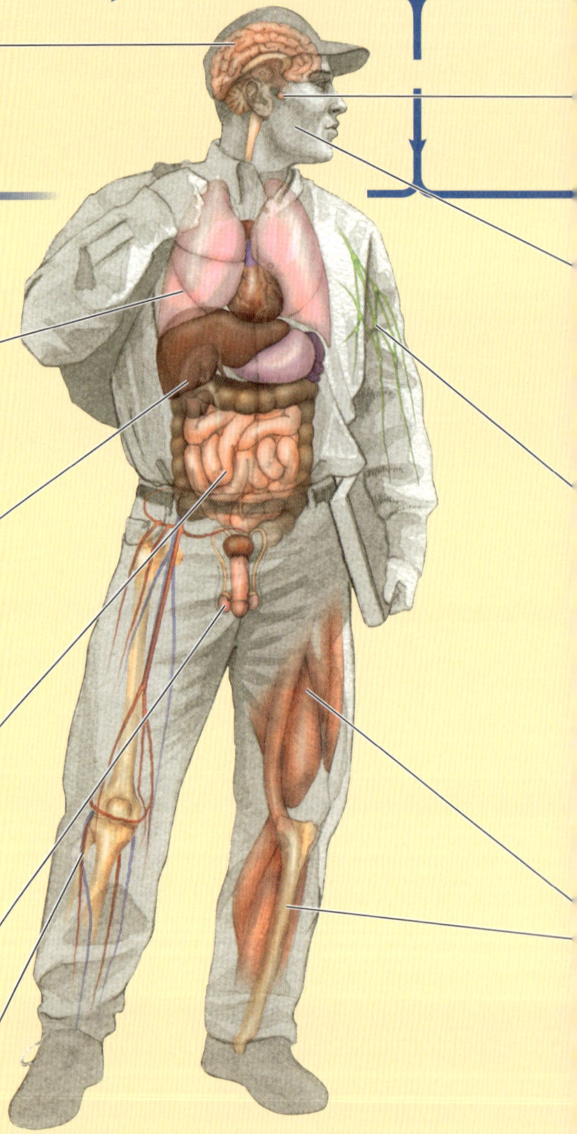

O_2
CO_2

호흡계
외부 환경으로부터 산소(O_2)를 얻고, 이산화탄소(CO_2)를 제거함; 산을 형성하는 CO_2 제거 속도 조정에 의해 pH 조절을 도움
12장과 14장을 보라.

노폐물, 과량의 물과 전해질들을 함유한 오줌

비뇨계
내부 환경의 용적, 전해질 구성 그리고 pH 조절에 중요 역할; 혈장으로부터 노폐물과 과량의 수분, 염, 산 및 전해질들을 제거하여 오줌으로 배출
13장과 14장을 보라.

영양소들, 물과 전해질들
소화되지 않은 음식물 찌꺼기를 함유한 변

소화계
외부 환경으로부터 영양소들, 물 및 전해질들을 획득하여 혈장으로 전달; 소화되지 않은 음식물 찌꺼기를 외부 환경으로 배출
15장을 보라.

정자가 남성을 떠남
정자가 여성한테 들어감

생식계
항상성에 필수적이진 않지만, 종의 영속성에 필수적임
18장을 보라.

그 밖의 모든 기관계들과의 교환

순환계
영양소들, 산소, 이산화탄소, 노폐물들, 전해질들 및 호르몬들을 몸 전체로 운반
9장, 10장과 11장을 보라.

외부 환경

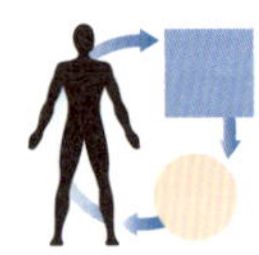

각 장은 해당 기관계가 인체의 항상성 유지를 위해 어떻게 관여하는지에 대한 해당 기관계-특이적 항상성 모델 제시로부터 시작한다. 모델의 오른쪽 상단 청색 상자에는 해당 기관계가 항상성 유지에 관여하는 역할을 제시하였다. 또한 인체의 다른 기관계와의 상호 의존성에 대해 설명함으로써 항상성에 대해 더 잘 이해하도록 하였다.

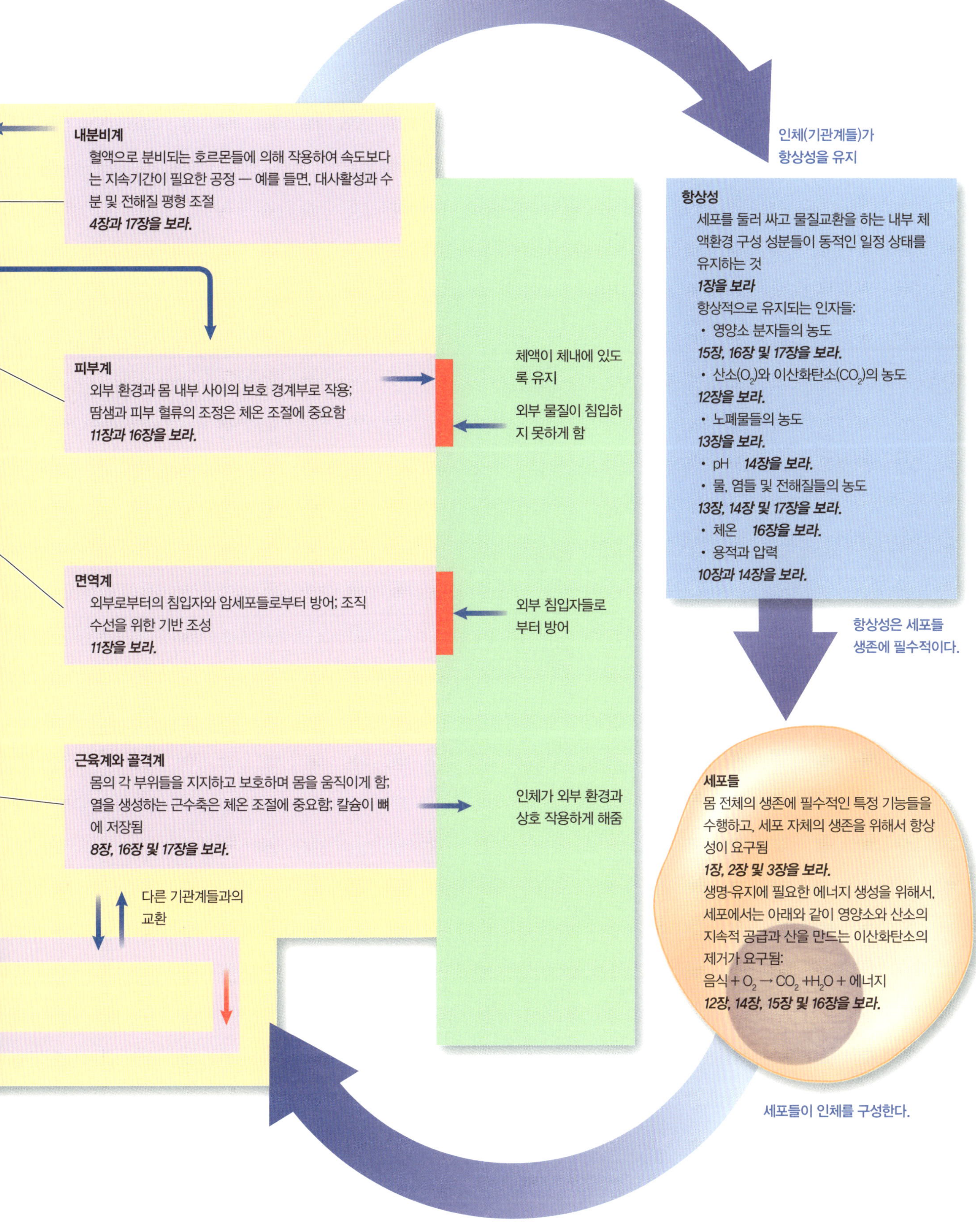

인체(기관계들)가
항상성을 유지
내분비계
혈액으로 분비되는 호르몬들에 의해 작용하여 속도보다 는 지속기간이 필요한 공정 — 예를 들면, 대사활성과 수 분 및 전해질 평형 조절
4장과 17장을 보라.
피부계
외부 환경과 몸 내부 사이의 보호 경계부로 작용; 땀샘과 피부 혈류의 조정은 체온 조절에 중요함
11장과 16장을 보라.
체액이 체내에 있도록 유지
외부 물질이 침입하지 못하게 함
면역계
외부로부터의 침입자와 암세포들로부터 방어; 조직 수선을 위한 기반 조성
11장을 보라.
외부 침입자들로부터 방어
근육계와 골격계
몸의 각 부위들을 지지하고 보호하며 몸을 움직이게 함; 열을 생성하는 근수축은 체온 조절에 중요함; 칼슘이 뼈에 저장됨
8장, 16장 및 17장을 보라.
인체가 외부 환경과 상호 작용하게 해줌
다른 기관계들과의 교환
항상성
세포를 둘러 싸고 물질교환을 하는 내부 체액환경 구성 성분들이 동적인 일정 상태를 유지하는 것
1장을 보라
항상적으로 유지되는 인자들:
• 영양소 분자들의 농도
15장, 16장 및 17장을 보라.
• 산소(O_2)와 이산화탄소(CO_2)의 농도
12장을 보라.
• 노폐물들의 농도
13장을 보라.
• pH 14장을 보라.
• 물, 염들 및 전해질들의 농도
13장, 14장 및 17장을 보라.
• 체온 16장을 보라.
• 용적과 압력
10장과 14장을 보라.
항상성은 세포들 생존에 필수적이다.
세포들
몸 전체의 생존에 필수적인 특정 기능들을 수행하고, 세포 자체의 생존을 위해서 항상성이 요구됨
1장, 2장 및 3장을 보라.
생명-유지에 필요한 에너지 생성을 위해서, 세포에서는 아래와 같이 영양소와 산소의 지속적 공급과 산을 만드는 이산화탄소의 제거가 요구됨:
음식 + O_2 → CO_2 + H_2O + 에너지
12장, 14장, 15장 및 16장을 보라.
세포들이 인체를 구성한다.

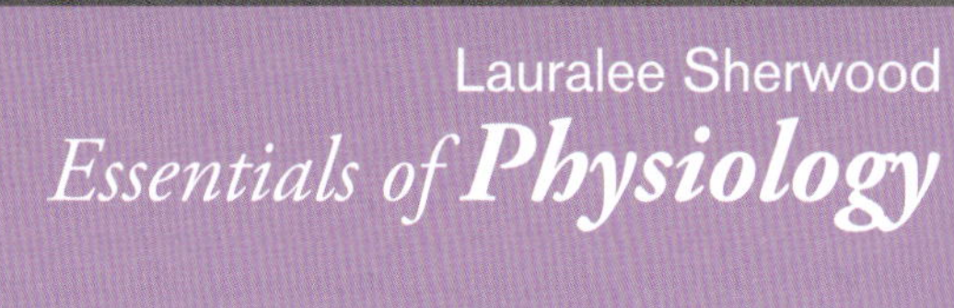
Lauralee Sherwood
Essentials of Physiology
4th edition

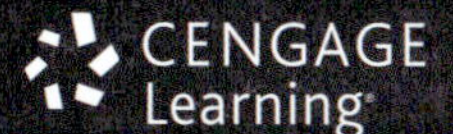

Lauralee Sherwood

Essentials of **Physiology**

4th edition

셔우드의
기초 생리학

옮긴이 대표 강신성

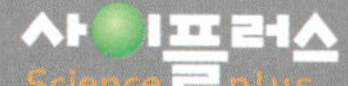

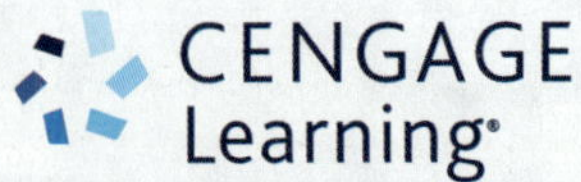

ESSENTIAL OF PHYSIOLOGY

4th Edition

Lauralee Sherwood

Original edition © 2012 Brooks Cole, a part of Cengage Learning.
AISE ESSENTIAL OF PHYSIOLOGY, 4th Edition by Lauralee Sherwood
ISBN: 9780840062376

This edition is translated by license from Brooks Cole, a part of Cengage Learning, for sale in Korea only.

ISBN-13: 978-89-92603-63-8

Cengage Learning Korea Ltd.
Suite 1801 Seokyo Tower Building
133 Yanghwa Ro Mapo-Gu
Seoul Korea 121-837
Tel: (82) 2 322 4926
Fax: (82) 2 322 4927

Cengage Learning is a leading provider of customized learning solutions with office locations around the globe, including Singapore, the United Kingdom, Australia, Mexico, Brazil, and Japan. Locate your local office at: **www.cengage.com/global**

Cengage Learning products are represented in Canada by Nelson Education, Ltd.

For product information, visit **www.cengageasia.com**

Printed in Korea
1 2 3 4 16 15 14 13

옮긴이 머리말

생리학은 생명체의 기능과 관련된 생명현상의 공통적 이론과 진리를 탐구하는 학문이다.

Sherwood L.이 저술한 "기초 생리학, 4판, 2012"는 3판(2006년)의 내용을 기본으로 하고, 최근까지 생리학 분야의 연구결과들에 근거한 최신 정보들을 각 장에 모두 포함시켰을 뿐만 아니라 기존의 필수적 개념들에 관한 내용들을 중심으로 좀 더 명료하게 변형시키고 단순화시킴으로써 학생들로 하여금 생리학의 기본 이론들에 대해 시의 적절성과 정확성을 확신할 수 있도록 개정하였다. 특히 이 교재는 인체의 세포 수준에서 기관계에 이르는 기능의 기작들에 초점을 맞췄으며, 각 기관계들의 기능들이 인체 전체로서의 항상성(homeostasis) 유지에 어떻게 관여하는지에 중심을 두고 구성한 것이다. 또한 기초 이론과 관련된 "임상기록"이나 "기초의 응용" 등 생리 기능 이상과 관련된 임상적 내용과 질병 치료의 예방이나 치료법과 관련된 내용들을 삽입함으로써, 보건생리학과 병태생리학에 관한 정보들도 쉽게 이해할 수 있도록 하였다. 더욱이 제한된 배경을 가진 학생들에게도 흥미를 유발시키고 더 쉽게 접근할 수 있도록 여러 가지 학습 전략에 근거하여 개정함으로써 친숙하게 다가갈 수 있는 교재로 재편하였다.

이 교재는 그 동안 전 세계적으로 많은 대학의 기초 생명과학 및 보건의학 과정에서 정평 있는 생리학 교재로서 인정받아 온 교재로 생각하며, 여러 나라에서 번역본이 출간되 오고 있는 것으로 알고 있다. 본 교재는 국내에서는 처음 번역하는 4판의 번역서로서 국내 여러 대학의 생명과학계열 학과에서 생리학(또는 동물생리학) 강의를 담당하고 있는 교수들이 각자 전공분야에 맞추어 장들을 분담 번역한 것이다. 우리는 원본에 저술된 내용들을 충실히 전달할 수 있도록 그리고 좀 더 쉽게 내용을 이해할 수 있도록 심혈을 기울였다. 그리고 전공자들뿐 아니라 비전공자들도 쉽게 내용에 접근하고 이해할 수 있도록 정성을 다해 번역 작업에 임하였다.

번역에 사용한 학술용어는 한국생물과학협회(http://www.kaobs.or.kr)가 간행한 "생물학용어집, 제2판(2005, 아카데미서적)"과 협회에서 지속적 사업으로 매년 심의 제정하여 On Line으로 제공하고 있는 국문 용어들을 사용하였다.

옮긴이는 이 교재에 오류가 없도록 완벽을 기하고자 최선의 노력을 기울였지만 혹시 미진한 부분이 나올 수 있을 것으로 예상하므로, 생리학을 강의하시는 교수들이나 독자들의 많은 조언과 편달을 기대한다.

지은이가 언급했듯이, 우리 옮긴이도 이 교재의 저술 형식이나 흥미로운 내용들의 결집이 학생들에게 생리학의 기초 이론들에 대한 흥미와 이해를 도모할 수 있고, 그들이 생리학 학습에 즐거운 마음으로 친숙하게 다가갈 수 있기를 바란다.

끝으로 이 교재의 출판을 위해 편집과 제작에 성의를 다한 사이플러스 박종성 대표와 편집부 여러분의 노고에 진심으로 감사를 드린다.

2012. 12. 27
옮긴이 적음

강신성 경북대학교 자연과학대학 생명과학부
강호성 부산대학교 자연과학대학 분자생물학과
김혜선 아주대학교 자연과학대학 생명과학과
박동은 서울대학교 자연과학대학 생명과학부
박혜경 부산대학교 나노바이오센터
손종경 경북대학교 자연과학대학 생명과학부
유병제 대구대학교 자연과학대학 생명과학과
이도희 서울여자대학교 자연과학대학 생명환경공학과
이영섭 경북대학교 자연과학대학 생명과학부
이창호 강릉원주대학교 자연과학대학 생물학과
임욱빈 전남대학교 생명과학기술학부

지은이 머리말

본인은 1960년대 중반부터 생리학 강의를 시작했지만, 오늘날까지도 인체 기능이 신비할 정도의 복잡성과 효율성을 가지고 있는 것에 대해 경이로움을 느낀다. 이 세상의 어떠한 기계라 할지라도 인체 기능의 한 부위보다 더 효율적으로 그 기능을 수행하지는 못한다. 나의 생리학 교재 집필 목표는 학생들로 하여금 우리 인체가 어떻게 작동되는지에 관한 학습에 도움을 주는 것뿐만 아니라 각 주제에 대한 나의 열정을 나누는 데에 있다. 우리들 모두, 심지어 어린이들까지도 몸이 어떻게 기능하는가에 관한 호기심을 가지고 있다. 한 아기가 처음 자신의 손을 스스로 움직일 수 있음을 알았을 때, 그는 이 행위에 매료되고 손을 움직이는데 몇 시간을 보낸다. 본인은 이처럼 학생들에게도 스스로에 대한 의구심을 가지도록 함으로써, 학생들이 생리학 학습을 즐거운 마음으로 임하게 하고자 하였다.

그러나 가장 흥미를 돋우는 주제도 효과적으로 설명되지 않으면 이해하기가 어려울 뿐이다. 그러므로 본 교재는 논리적이면서도 각 개념이 전체 주제에 대해 통합될 수 있도록 강조하는 형식으로 기술함으로써 이해하기 쉽도록 저술하였다. 매우 자주, 학생들은 생리학 교과의 구성요소들을 서로 떨어진 실체로 보고 있다. 그러나 각 구성요소가 다른 구성요소들에 의존함을 이해하게 되면, 학생은 인체의 통합된 기능을 이해할 수 있게 될 것이다. 이 교재는 세포 수준에서 기관계에 이르는 인체의 기작들에 초점을 맞췄으며, 모든 세포들과 기관들 기능의 생체 내 일정성 유지를 위한 변화된 요구를 어떻게 일으키는지, 즉 항상성에 중심 개념을 두고 구성하였다.

따라서 본 교재는 세포에서 기관계에 이르는 인체생리학의 압축판이라고 할 수 있겠다. 이 교재는 생리학에 기본 개념에 관한 과학적 내용을 다루면서도, 흥미와 이해를 도울 수 있는 교육적 자료들을 삽입함으로써 그 정도와 깊이에 쉽게 접근할 수 있도록 노력을 기울였다.

이 교재(*Essentials of Physiology*)는 생리학에 관한 소개 목적으로 집필한 것으로서, 대부분 학생들이 생리학의 모든 영역에 대해 광범위하게 접할 수 있도록 저술하였으므로 정규 생리학 교재로도 사용할 수 있다고 본다. 인체 기능의 궁금증에 대한 기초적 내용들이 포함하도록 선택하였으므로, 본 교재에는 필요하지 않은 부분에 관한 것은 상세히 다루지 않는 대신에 기본적이고 기초적인 생리학 개념을 이해하는데 필요한 정보들로만 제한하였다.

선수과목들에 대한 우려는 하지 않아도 될 것이다. 해부학이 선수과목은 아니지만 구조와 기능은 떼어놓을 수 없는 관계에 있으므로 관련 있는 해부학 내용은 교재에 포함시켰다. 더욱이 제한된 배경을 가진 학생들이 더 쉽게 접근할 수 있도록 4판에는 새로운 교육적 자료들을 많이 첨가하였다.

최신 발견들에 근거한 새로운 정보를 모든 장에 포함시켰으므로, 학생들은 본 교재의 내용들에 대해 시의 적절성과 정확성을 확신할 것으로 본다. 또한 4판에는 이 생리학 관련 분야의 새로운 발견들에 관한 것뿐만 아니라 필수적 내용들을 좀 더 명료하게 변형시켰으며 단순화시켰다. 생리학은 역동적이며 변화하는 분야라는 것에 대한 이해를 돕기 위해 일부 논란이 있는 개념들과 가설들에 관한 것도 제시하였다.

이 교재는 생리학에 관한 상세한 내용을 암기하는 것보다는 생리학에 관한 기본적 원리와 개념에 대한 이해 증진을 기하도록 디자인하였다. 교재는 간결하고, 직설적 화법으로 썼으며, 교재 전체를 통한 개념의 좋은 전환, 논리적 추론, 통합을 통해 부담 없이 학습해 나갈 수 있도록 정성을 기울였다.

Lauralee Sherwood

요약 차례

차례

15 소화계 *487*

16 에너지 균형과 체온 조절 *531*

17 내분비계 *549*

아래의 각 생명현상들은 1분 동안(또는 1분 이내)에 일어나는 현상들이다:

여러분의 눈이 이 페이지의 그림 영상을 전기 신호(신경 충격)로 바꾸어서 그 정보를 뇌로 전달한다.

여러분의 뇌는 유입 시각자극과 같은 정보의 수용과 공정 외에, 자세를 유지하고 페이지를 넘기거나 필요한 페이지를 찾을 때 눈이 이동할 수 있도록 근육들에 유출 자극을 보낸다. 화학전달자들이 근수축이 적절히 일어날 수 있도록 신경들과 근육들 사이에 신호들을 운반한다.

여러분의 심장은 1분 동안에 70회 박동함으로써, 약 5 L의 혈액을 폐로 그리고 다른 5 L의 혈액을 온 몸으로 퍼내고 있다.

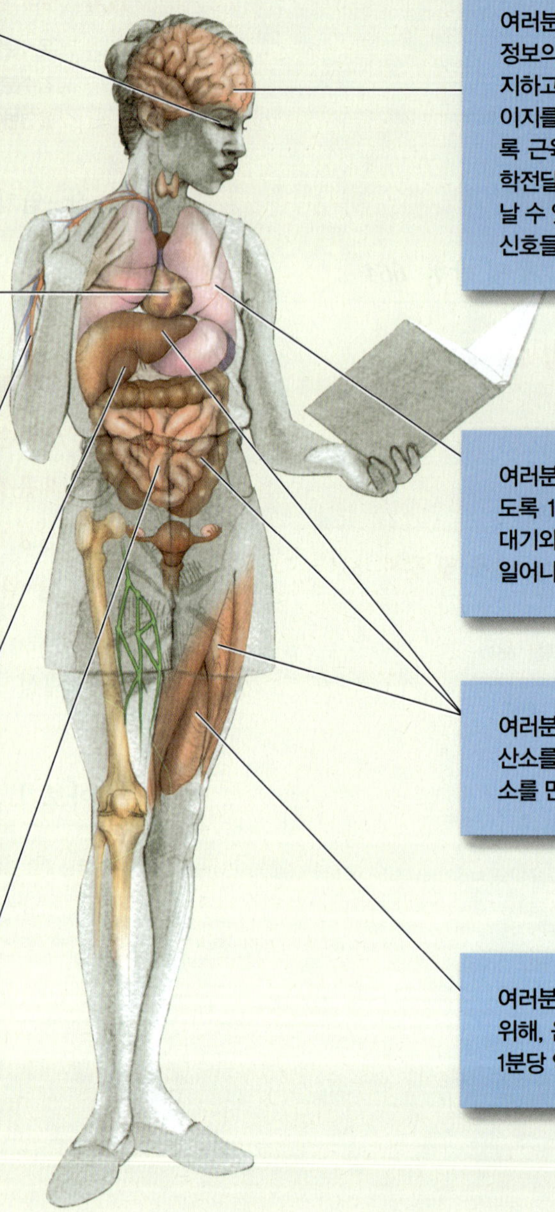

약 1억 5000만 개의 늙은 적혈구들이 죽고 새로운 적혈구가 만들어져 대치된다.

여러분의 몸은 공기의 출입이 일어나도록 1분에 12회 정도 호흡함으로써, 대기와 폐 사이에 6 L의 기체교환이 일어나게 한다.

1 L 이상의 혈액이 여러분의 신장으로 들어오며, 혈액 중 여러분 몸에 "필요한" 물질들은 보존하고, "필요 없는" 물질들은 오줌으로 제거시킨다. 여러분의 신장은 1 분에 약 1 ml의 오줌을 만든다.

여러분의 세포들은 1분에 250 ml의 산소를 소모하고, 200 ml의 이산화탄소를 만들어 낸다.

여러분의 소화계는 마지막으로 먹은 음식물들을 소화시켜서 혈액을 따라 여러분의 세포들로 운반한다.

여러분 몸의 "생명 유지"를 지원하기 위해, 음식물로부터 유래된 에너지를 1분당 약 2칼로리를 사용한다.

제 1 장

서론: 생리학과 항상성

Introduction to Physiology and Homeostasis

1.1 생리학이란?

앞 페이지에서 설명한 생명현상들은 우리가 삶을 영위하기 위해 우리 몸 전체에서 일어나는 과정들의 한 본보기이다. 우리는 이들 생명-유지 활동을 틀림없이 수행하고 있지만 "우리가 삶을 살고 있다"는 것을 실질적으로 생각하고 있지 않고 있는데 바로 그것이 생리학인 것이다. **생리학(physiology)**이란 생명체들의 기능들에 관해 연구하는 학문이다. 이제부터 인체가 어떻게 일을 수행하고 있는가에 대해 초점을 맞춰 알아보기로 한다.

생리학은 생명작용 기작에 초점을 둔다.

생명체에서 일어나고 있는 사건들을 설명하기 위해서는 두 가지 접근법을 사용한다: 그 하나는 한 생명체 전체로서의 생명현상의 목표(purpose)를 강조하는 것이고, 다른 하나는 이러한 생명현상을 일으키게 하는 기작(mechanism)에 관한 것이다. "추울 때엔 왜 떨릴까?"라는 질문에 대하여, 하나의 답은 "떨림이 열을 생성하므로 몸을 따듯하게 하기 위해서"이다. 이러한 접근법, 즉 생체가 필요로 하는 것을 충족시키기 위한 몸의 기능을 설명하는 것은 왜 생명체 공정이 일어나는가를 강조하는 것이다. 그러나 생리학자들은 이러한 공정들이 몸에서 어떻게 일어나는지를 설명한다. 그들은 생명체를 하나의 기계로 보고, 그 기작을 이 우주에서 일어나는 과정들과 동일한 일련의 물리적 및 화학적인 원인-과-효과 과정들로 설명한다. 떨림(오한)에 관한 생리학자의 설명은 온도-민감성 신경세포들이 체온의 감소를 감지하면, 신경세포들이 신호를 뇌의 온도조절 중추 영역 부위로 신호를 보낸다. 이에 반응하여 뇌 영역은 불수의적으로 일어나는 신경경로들을 활성화시켜서 근수축(떨림)이 일어나게 한다.

구조와 기능은 서로 뗄 수가 없다.

생리학은 생명체 구조에 관한 학문인 **해부학(anatomy)**과 밀접히 관련이 있다. 생리학적 기작들은 이 기능들을 수행하는 여러 구조들과 그 연관성들에 의해 일어난다. 한 자동차의 기능이 자동차를 구성하고 있는 각 부위들의 모양, 구성 및 상호 작용에 의해 나타나는 것처럼, 인체의 구조와 기능도 서로 뗄 수가 없다. 그러므로 우리 신체가 어떻게 일을 하고 있는가를 설명할 때, 우리는 몸의 각 부위들의 기능을 이해하기 위해서 그 해부학적 배경에 관한 지식을 충분히 갖추어야 한다.

1.2 생명체의 구성 수준

이제부터 우리 몸 전체의 기능을 나타내는 구조적 구성에 대한 화학 수준에서부터 생명체 수준까지 알아보자(● **그림 1-1**). 이 구성 수준들이 우리가 알고 있는 여러 생명현상을 일어나게 한다.

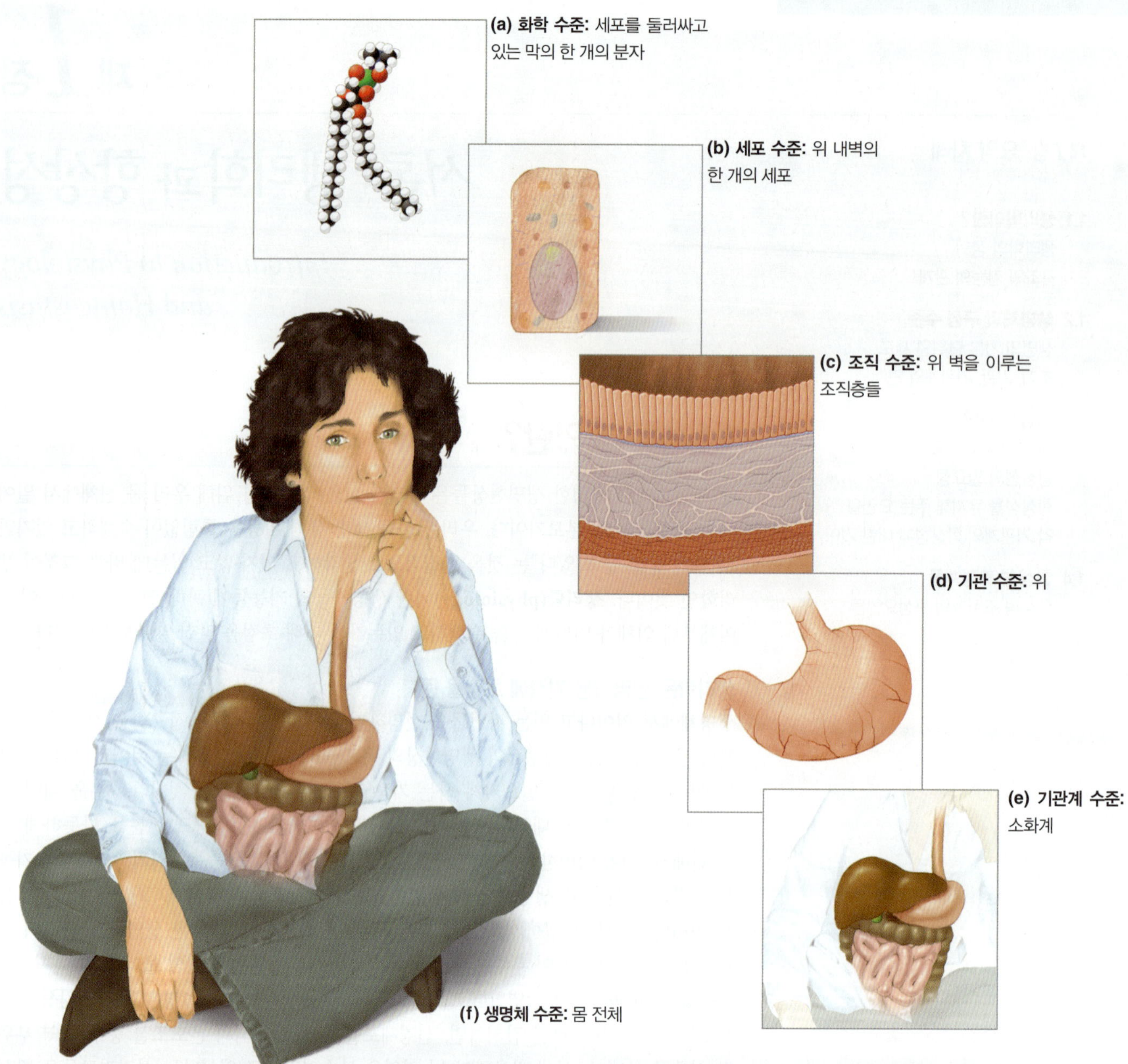

● **그림 1-1 생명체 구성의 계층적 구성 수준.**

화학 수준: 인체는 여러 종류의 원자들과 분자들로 이루어져 있다.

생물과 무생물 모두의 물질처럼, 인체도 물질의 가장 작은 구성 단위인 특정 **원자**들의 조합이다. 인체에 가장 많이 들어 있는 원자들이 산소(O), 탄소(C), 수소(H)와 질소(N)이며, 이들이 우리 몸을 이루는 화학 성분의 96% 정도 차지한다. 이 원자들과 그 밖의 몇 종류 원자들이 결합하여 단백질, 탄수화물, 지방 및 핵산(DNA와 같은 유전물질) 등의 **생명분자**들을 형성한다. 이들 중요한 원자들과 분자들은 생명이 없는 원료물질들이지만, 이들이 모든 생명체들을 이루고 있다(부록 A 참조).

세포 수준: 세포들이 생명의 기본 단위이다.

특정 원자들과 분자들이 모였다고 해서 생명의 특징들을 나타내는 것은 아니다. 그 대신, 이들 비-생명의 화학 성분들이 정교한 방법으로 배열되고 포장되어야만 하나의 생명물질로 된다. 생명체의 구조적 및 기능적 기본 단위인 **세포(cell)**는 생명현상을 나타낼 수 있는 가장 작은 단위이다. 세포생리학에 관한 것은 2장에서 상세히 다룬다.

매우 얇은 **형질막**(plasma membrane)이 각 세포를 둘러싸고 있으며, 이 막이 세포 내외로의 물질들의 이동을 조절하고 있다. 그러므로 세포 안쪽은 세포를 둘러싸고 있는 환경의 화학물질들의 혼합물과는 다른 원자들과 분자들의 조성을 갖는다.

형질막의 구조와 그 막이 수행하는 생명현상과 관련된 기능들에 관한 것은 3장에서 다룰 것이다.

생명체(organism)들은 각각 독립적으로 생명을 누리고 있다. 가장 간단한 독립적 생명체가 세균이나 아메바와 같은 단세포 생물들이다. 나무나 사람과 같은 복잡한 다세포생물들은 몇 조(10^{12}) 세포들의 구조적 및 기능적 집합체이다. 예를 들어, 해면과 같은 간단한 다세포생물에서 세포들은 모두 비슷하다. 그러나 사람과 같이 복작한 생명체는 근육세포들, 신경세포들 그리고 선세포들과 같이 여러 종류의 세포들을 갖는다.

인체는 하나의 난자와 정자가 결합하여 하나의 새로운 세포(수정란)로 형성된 때부터 시작되는데, 이 수정란이 무수한 세포분열을 통해 세포 수를 늘려서 생장하는 세포덩어리들을 만든다. 만약 발생과정이 세포 수를 늘리기만 하는 과정이라면, 인체의 모든 세포들은 가장 간단한 다세포생물에서처럼 동일할 것이다. 그러나 사람에서처럼 복잡한 다세포 생명체들은 발생과정 중에 각 세포가 특정 기능을 수행하기에 적합한 특이적 변화인 **분화(differentiation)**를 일으킨다. 세포분화의 결과로 여러분의 몸은 200여 종의 특수화된 세포들로 이루어지는 것이다.

기본적 세포 기능 모든 세포들은 그들이 단일세포이던 다세포생물의 구성 세포이던 관계없이 그들의 생존에 필수적인 특정 기본 기능들을 수행한다. 이러한 기본적 세포 기능들에는:

1. 세포 주위의 환경으로부터 먹이(영양소들)와 산소(O_2)를 획득한다.
2. 세포에 에너지를 공급하기 위해서 영양소들과 산소(O_2)를 사용하는 화학반응들을 아래와 같이 수행한다:

   먹이 + 산소(O_2) → 이산화탄소(CO_2) + 물(H_2O) + 에너지
3. 앞의 화학반응들로부터 만들어지는 CO_2와 다른 부산물(또는 노폐물)들은 세포 주위의 환경으로 제거된다.
4. 세포 구조, 생장 그리고 특수 세포 기능들에 필요한 단백질들과 그 밖의 구성성분들을 합성한다.
5. 세포와 그 주위 환경 사이에 물질교환들을 조절한다.
6. 세포의 한 부위로부터 다른 부위로 물질들을 이동시키며, 일부 세포들에서는 그들 자신이 주위 환경으로 이동하기도 한다.
7. 주위 환경의 변화를 감지하며 반응한다.
8. 재생하는 대부분 세포들 중, 특히 신경세포들과 근육세포들과 같은 일부 체세포들은 그들이 형성된 즉시 재생을 멈춘다. 이것이 뇌 신경세포들의 상실 결과로 일어나는 뇌졸중(stroke)과 심근 세포들의 죽음에 의해 생기는 심장마비(heart attack)가 매우 치명적인 이유이다.

세포들은 위에 설명한 기본 기능들을 매우 유사하게 수행하고 있으므로, 많은 세포들이 여러 공통적 특성들을 가진다고 하겠다.

특수화된 세포 기능들 다세포 생명체들에서 각 세포들은 또한 하나의 특수 기능을 가지는데, 이는 기본적인 세포 기능의 변형이라고 할 수 있다. 예를 들어, 세포들에 의한 단백질-합성능 측면에서 볼 때, 소화계의 선(샘)세포들은 섭식한 음식을 분해시키는 소화효소들을 분비한다; **효소(enzyme)**들은 특이 단백질들로서 체내의 특정 화학반응을 촉진시켜주는 역할을 한다.

각 세포는 모든 세포들에서 요구되는 지속적이며, 기본적인 활동에 더하여 이들 특수한 활동들을 하는 것이다. 기본적인 세포 기능들은 각 세포들의 생존에 필수적인 것인 반면에, 한 다세포 생명체에서 세포들 간 특이 관여와 상호작용은 인체 전체의 생존에 필수적인 것이다.

하나의 기계에서 그 모든 부품들이 적절히 조립되어 있지 않으면 그 기능을 나타내지 못하는 것처럼, 몸을 구성하는 세포들도 소화, 호흡과 순환처럼 몸 전체로서의 생명-유지에 필요한 과정들이 이루어지도록 특이하게 조직화되어 있는 것이다. 세포들은 점진적으로 조직들, 기관들, 기관계 그리고 최종적으로 생명체로 조직화 된다.

조직 수준: 조직은 유사한 특징을 갖는 세포들의 집단이다.

유사한 구조와 특정 기능을 갖는 세포들이 연합하여 **조직(tissue)**들을 구성하며, 이에는 4가지 기본형인 근육조직, 신경조직, 상피조직 및 결합조직이 있다(● **그림 1-2**). 각 조직은 단일 특이형 세포들로 구성되어 있으며, 각 조직은 다양한 세포외 기질들을 다량 함유한다.

- **근육조직(Muscle tissue)**은 수축성을 갖는 세로들로 구성되어 있어서, 장력을 만들며 운동을 일으킨다. 근유조직에는 3종류가 있는데: 골격을 움직이는 골격근(skeletal muscle); 심장으로부터 혈액을 펴내는 심(장)근(cardiac muscle); 소화관을 따라 먹이가 이동하는 것과 같이 속이 빈 관이나 구조물을 통한 내용물의 이동을 조절하는 평활근(smooth muscle)으로 구분한다.
- **신경조직(Nervous tissue)**은 전기적 충격들을 일으키고 전달하도록 특수화된 세포들로 구성되어 있다. 이들 전기적 충격들이 정보를 몸의 한 부위에서 다른 부위로 정보를 중계한다. 그러한 신호들은 소통, 상호 협동과 인체 조절에 중요하다. 신경조직은 뇌, 척수, 신경들과 특이 감각기관들에 있다.
- **상피조직(Epithelial tissue)**은 세포와 그 환경 사이에 물질들을 교환하도록 특수화된 세포들로 구성되어 있다. 적절히 몸으로 들어오거나 나가는 어떤 물질이던 상피의 경계 부위를 가로질러야 한다. 상피조직은 2종류 형태의 구조인 상피막과 분비선으로 나뉜다. 상피막(Epithelial sheet)은 몸의 여러 부위들의 표면을 덮고 있다. 예를 들어, 소화관들의 내표면처럼 피부의 바깥층이 상피조직이다. 일반적으로 상피막이 몸을 둘러싼 부위나 소화관 강과 같이 외부로 열려져 있는 강(lumen)과의 경계 부위를 이루며 분리시킨다. [**강(lumen)**이란 속이 빈 기관이나 관상 구조물 내의 공간을 일컫는다.] 한 상피 경계부에 의해서는 단지 선택적 물질들의 운반만이 가능하다. 조절되는 형태와 정도는 상피조직의 위치와 기능에

따라 다르다. 예를 들면, 피부는 신체와 그 주위 환경 사이의 물질교환을 최소화시킴으로써, 보호적 경계 부위 역할을 한다. 이와는 대조적으로 소화관인 소장 내벽을 이루는 상피세포들은 몸 밖으로부터 들어온 영양소들이 흡수되도록 특수화되어 있다.

선(gland; 샘)들은 분비에 적합하도록 특수화된 상피조직의 파생 조직이다. **분비(secretion)**란 적절한 자극에 의해 세포에서 만들어진 생성물이 세포로부터 방출되는 것이다. 선은 크게 외분비선과 내분비선의 두 종류로 구별된다(● **그림 1-3**). **외분비선(exocrine gland)**들은 이동 통로(관)를 통해 분비물을 몸 밖으로(또는 외부로 열려진 공간으로) 분비하는데, 한선(땀샘)과 소화액을 분비하는 소화선 등이 이에 속한다. **내분비선(endocrine gland)**들은 이동 통로가 없으므로 그 생성물인 호르몬(hormone)들을 혈액 내로 방출한다. 내분비선의 하나인 췌장은 인슐린을 혈액으로 분비하며, 이 호르몬은 혈액을 따라 온 몸에 운반된다. 대부분의 세포들에서 인슐린은 포도당의 유입을 촉진시킨다.

기관:
서로 다른 조직들로 이루어져 있으며, 특정 기능을 수행하는 구조물

상피조직
보호, 분비, 흡수

결합조직
구조적 지지

근육조직
운동

신경조직
소통, 협동, 조절

● 그림 1-2 **4종류의 기본 조직들로 이루어진 기관인 위.**

■ **결합조직(connective tissue)**은 근육세포, 신경세포 및 상피세포 등을 비교적 적게 가지는 조직으로서, 세포들이 많은 양의 세포외기질(extracellular matrix) 내에 산재해 있다. 그 이름이 나타내는 것처럼, 결합조직은 동일한 특수 구조물들을 모으고 연결하고 지지해 주며, 또 몸의 여러 부위들을 고정시킨다. 상피조직에는 그 아래 구조물에 연결해 주는 소성 결합조직; 몸의 형태를 만들며, 몸을 받쳐 주고 보호하는 골격에 골격근을 결합시키는 힘줄(tendon, 건); 몸의 한 부위에서 다른 부위로 물질들을 운반하는 혈액(blood) 등이 있다. 혈액을 제외한 결합조직의 세포들은 세포들 사이의 공간인 세포외 공간으로 특수 구조분자들을 방출한다. 그러한 분자의 한 예가 엘라스틴(elastin)이라 불리는 고무 밴드와 같은 단백질 섬유인데, 이 단백질 섬유가 있음으로 해서 우리가 호흡할 때 부풀었다가 오므라드는 폐와 같은 구조물의 신장과 수축을 촉진시켜주는 것이다.

근육조직, 신경조직, 상피조직 및 결합조직이 고전적 의미에서의 1차 조직을 일컫는 것으로서, 각각은 동일한 특수 구조와 기능을 갖는 세포들의 집합체이다. 조직(tissue)이란 용어는 또 임상의학 분야에서 사용하는 것처럼, 한 특정기관을 구성하는 여러 세포들과 세포외 성분들의 집합체를 말할 때 사용하기도 한다(예; 폐조직 또는 간조직).

기관 수준: 하나의 기관은 여러 조직들로 구성되어 있다.

기관(organ)은 둘 또는 더 많은 종류의 1차 조직들로 구성되어 있으며 하나의 특정 기능(들)을 수행한다. 위(stomach)는 모두 4종류의 1차 조직들로 이루어진 기관의 한 예이다(● **그림 1-2**를 보라).

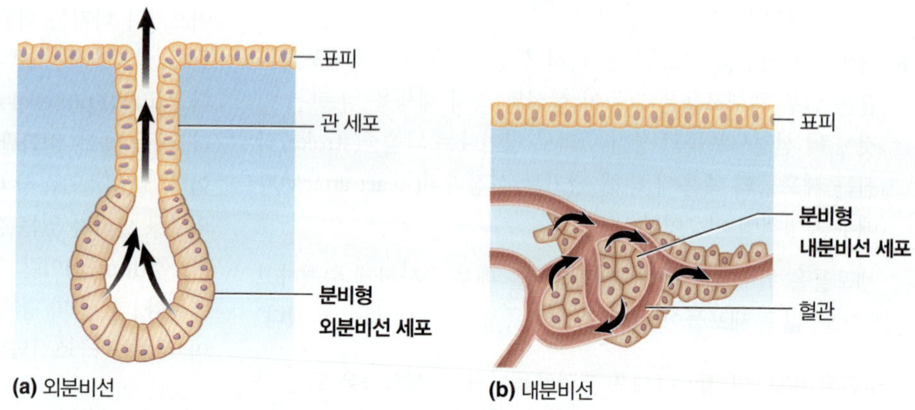

● 그림 1-3 **외분비선과 내분비선.**
(a) 외분비선은 그들이 생산한 분비물을 이동시키는 관을 통해 몸 밖으로(또는 소통을 위한 관 밖의 강으로) 방출한다. (b) 내분비선은 그들의 생산 분비물(호르몬)을 혈액으로 방출한다.

위를 이루는 조직들의 기능은 섭식한 음식물을 저장하고, 이어지는 소화관으로 소화산물을 전진시키며, 단백질 소화를 시작하는 것이다. 위 내벽은 거친 화학물질들과 소화되지 않은 음식물이 위강으로부터 혈액으로 들어가지 못하도록 제한해 주는 상피조직으로 덮여 있다. 위 상피의 선세포들 중 외분비세포들은 단백질-소화액을 위강으로 분비하며, 내분비세포들은 위의 외분비선의 분비와 위 근육수축을 조절하는 한 호르몬을 분비한다. 위벽은 평활근 조직으로 이루어져 있어서, 그 수축작용에 의해 섭식한 음식물과 소화액을 섞어 주며, 이 혼합물이 장으로 이동되도록 밀어 준다. 위벽은 또한 신경조직을 가져서, 호르몬과 더불어 근수축과 선 분비를 조절한다. 결합조직은 이들 다양한 조직들을 서로 결합시키고 있다.

기관계 수준: 생명체란 연관된 기관계들의 집합체이다.

여러 기관계들이 모여서 하나의 생명체를 이룬다. 각 기관계는 연관된 기능을 수행하는 기관들의 집합체로서 생명체 전체의 생명 유지에 필수적이 기능을 수행한다. 예를 들면, 소화계는 입, 인두, 식도, 위, 소장, 대장, 침샘들, 이자, 간 그리고 담낭으로 구성되어 있다. 이들 소화기관들이 상호 작용에 의해 먹은 음식을 작은 영양소 분자들로 분쇄시켜서 혈액을 따라 체내 모든 세포들에 공급되게 한다.

인체는 11 기관계들인, 순환계, 소화계, 호흡계, 비뇨계, 골격계, 근유계, 피부계, 면역계, 신경계, 내분비계 그리고 생식계를 갖는다(● **그림 1-4**). 제 4장부터 18장까지에서 이들 기관계에 관해 상세히 설명될 것이다.

생명체 수준: 기관계들이 한데 모여 하나의 기능적 생명체를 이룬다.

생명체는 각 기관계가 그 특정 기능들을 적절히 수행함으로써 전체적인 생명현상을 가진다. 독립적으로 생명력을 갖는 세포들로 구성된 하나의 다세포 생명체는 각각이 그 주위 환경과 분리되었으면서도, 여러 기관계들이 구조적 및 기능적으로 서로 연결된 하나의 실체이다. 따라서 생명체란 생명-유지능을 갖는 체계들로 된 살아 있는 세포들로 구성되었다고 할 수 있다.

현재, 연구자들은 질병, 외상 또는 노화-관련 변화 등에 의해서 그 생명 기능을 더 이상 할 수 없는 조직들 또는 기관들을 수선하거나 대치하기 위한 여러 접근법들에 대해 열렬히 추구하고 있다(8~9 페이지에 제시한 상자의 "기초의 응용" 내용을 보라). 본 책자에는 각 장마다 이와 유사하게 상자에 내용을 제시하여서, 생명체에 대한 환경적 충격, 운동의 이점들, 윤리적 문제들, 질병들과 관련된 발견들 및 역사적 견해 등과 같이 다양한 주제들에 관해 매우 흥미롭고 심도 있는 정보들을 탐구할 수 있게 하였다.

이제부터 우리는 서로 다른 기관계들이 어떻게 함께 작용하여서 생명 유지에 필요한 내부 환경을 유지할 수 있도록 해 주는 지에 대해 초첨을 두고 알아보기로 하겠다.

1.3 항상성 개념

각 세포가 기본적으로 생존 기술을 가지는데, 왜 생명체를 구성하는 세포들이 특수화된 업무를 수행하지 못하면 살 수 없으며, 생명체 생존에 필수적인 기능들을 수행할 수 있도록 특수한 체계를 이루어야 하는 것일까? 다세포 생명체들은 몸의 다른 부위 세포들의 협조 없이는 살지도 못하며 기능도 발휘하지 못하는데, 그 이유는 대부분의 세포들이 **외부 환경(external environment)**과 직접 접촉하고 있지 않기 때문이다. 외부 환경이란 하나의 생명체가 살고 있는 주위 환경을 말한다. 아메바와 같은 단일세포 생명체는 영양소와 산소(O_2)를 외부 환경으로부터 직접 얻으며, 노폐물을 직접 주위 환경으로 제거시킨다. 다세포 생명체의 한 근육세포(또는 다른 세포도 똑같이)는 생명-유지에 필요한 영양소들과 산소가 필요하고 그 노폐물을 제거시켜야 하지만, 근육세포는 몸을 둘러싸고 있는 외부 환경과 격리되어 있다. 그렇다면 근육세포는 직접 접촉하고 있지 않는 외부 환경과 어떻게 생명 유지에 필요한 물질교환을 할 수 있을까? 그 열쇠는 생명체에는 액체 상태의 **내부 환경(internal environment)**이 존재한다는 것이다. 내부 환경이란 세포를 둘러싸고 있는 액체이며, 이를 통해서 그들이 생명 유지를 위한 물질교환을 하는 것이다.

생명체 세포들은 면밀하게 유지되는 내부 환경과 접촉한다.

체내 모든 세포들 속에 함유되어 있는 액체를 **세포내액(intracellular fluid; ICF)**이라 부르고, 세포들 밖에 있는 액체들을 **세포외액(extracellular fluid; ECF)**이라고 부른다. 세포외액(ECF)은 세포 밖에 존재하는 액체이지만 체내에 있다는 것을 주목하라. 따라서 ECF가 생명체의 내부 환경인 것이다: 여러분은 외부 환경에서 살고 있지만, 여러분 체내의 세포들은 여러분 몸의 내부 환경에서 살아가고 있는 것이다.

ECF는 혈액의 액체 부위인 **혈장(plasma)**과 세포들을 둘러싸며 세포들이 담겨져 있는 부위인 **간질액(interstitial fluid)**의 두 부위로 나뉜다(● **그림 1-5**).

세포가 외부 환경으로부터 아무리 떨어져 있어도, 세포는 그 자신 주위의 액체와 생명-유지에 필요한 물질교환을 할 수 있다. 다시 말하면, 모든 기관계들은 외부 환경과 내부 환경 사이에 물질 운반을 할 수 있어서 내부 환경의 구성이 세포들의 생명 유지와 기능을 발휘할 수 있도록 적절히 유지된다는 것이다. 예를 들어, 소화계는 모든 체세포들이 필요로 하는 영양소들을 외부 환경으로부터 혈장으로 운반해 주며, 호흡계는 외부 환경으로부터 혈장으로 산소(O_2)를 운반한다, 순환계는 이 영양소들과 산소를 온몸으로 분배한다. 모든 물질들은 혈장과 간질액 사이의 혈관 중 가장 작고 가는 모세혈관들을 통해 완전히 혼합되고 교환되는 것이다. 그 결과, 외부로부터 얻는 영영소들과 산소는 간질액으로 운반되고, 세포들은 간질액에서 필요로 하는 물질들을 거둬들인다. 유사하게, 세포들이 만들어낸 노폐물들은 간질액으로 배출된 후, 혈장이 거둬들여서 이 노폐물들을 몸 내부에서 외부 환경으로 제거시키는 특수 기관(신장)으로 운반된다. 폐는 혈장으로부터 이산화탄소(CO_2)를 제거하며, 신장은 다른 노폐물을 요(urine)로 만들어 제거시킨다.

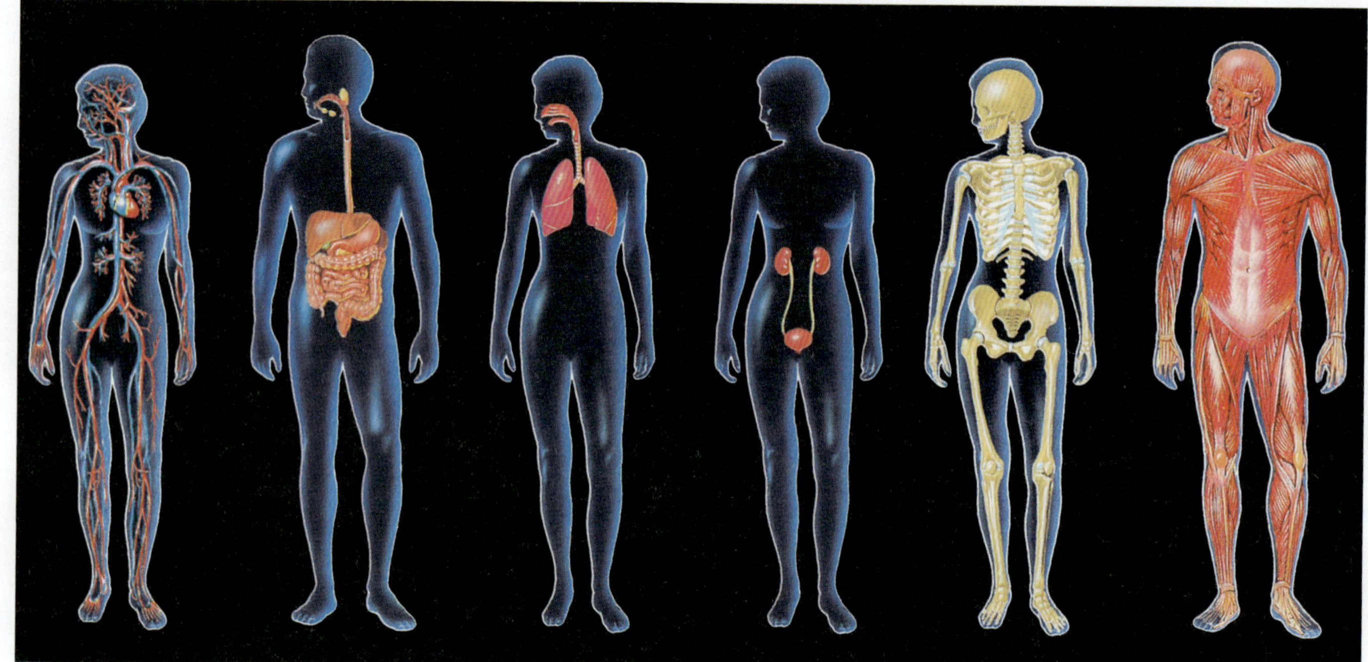

순환계
심장, 혈관들, 혈액

소화계
입, 인두, 식도, 위, 소장, 대장, 침샘, 외분비성 이자(췌장), 간, 담낭

호흡계
코, 인두, 후두, 기관, 기관지, 폐

비뇨계
신장, 수뇨관, 방광, 요도

골격계
골격들, 연골, 관절들

근육계
골격근들

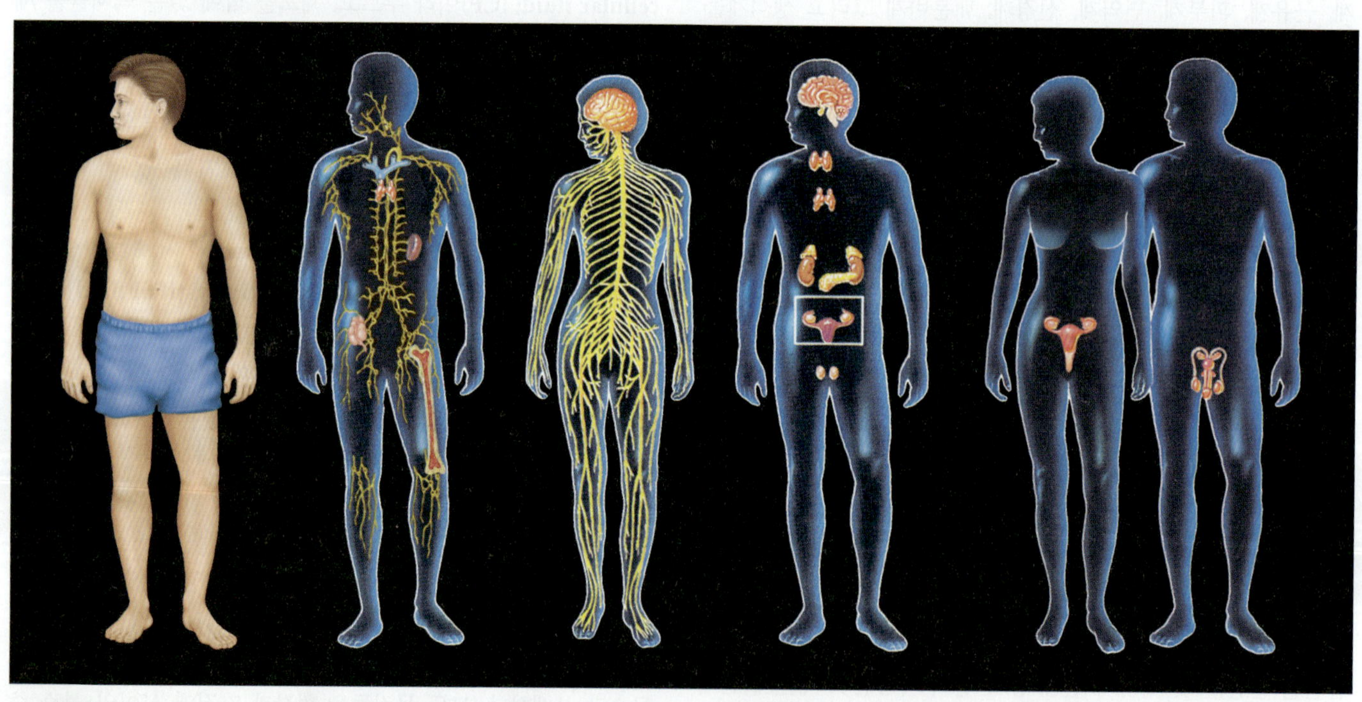

피부계
피부, 털, 손(발)톱

면역계
림프절, 흉선, 골수, 편도선, 인두편도, 지라(비장), 충수 및 그림에 나타내지 않은 백혈구, 내장-관련 림프조직

신경계
뇌, 척수, 말초신경, 및 그림에 나타내지 않은 특이 감각기관들

내분비계
모든 호르몬-분비 조직들(시상하부, 갑상선, 부신, 내분비성 이자, 신장, 흉선 및 그림에 나타내지 않은 부갑상선, 장, 심장, 피부, 지방조직)

생식계
남성: 정소, 귀두, 전립선, 저정낭, 요도구부선, 관련 관 구조물들
여성: 난소, 난관, 자궁, 질, 유방

● **그림 1-4 몸을 이루고 있는 기관계들.**

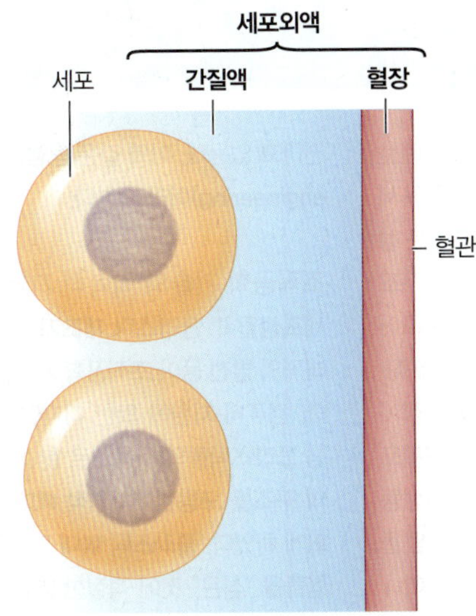

● 그림 1-5 **세포외액(내부 환경)의 성분들.**

따라서, 우리 몸의 모든 세포는 마치 아메바가 하는 것처럼 그를 둘러싼 수계로부터 필수 영양소들을 취하고 수계로 노폐물들을 제거시키는 것이다. 중요한 차이점은 각 세포는 내부 환경 조성을 유지하도록 도와야 한다는 것이며, 그렇게 함으로써 이 수액이 몸의 모든 세포들이 지속적으로 살아가기 적합하게 유지되는 것이다. 이와는 대조적으로 아메바는 그 환경들 조절을 위해 아무 일도 하지 않는다.

생명체는 내부 환경을 동적인 일정 상태로 유지해 주는 성질인 항상성을 유지한다.

생명체를 이루는 모든 세포들은 ECF가 그들의 생존에 적합할 경우에만 살아가며 기능을 나타낼 수 있다. 이 내부 환경의 화학적 조성과 물리적 상태가 좁은 범위 내에서 유지되어야만 한다. 세포들은 내부 환경으로부터 영양소들과 산소를 얻으므로, 이들 필수적 물질들은 지속적으로 보급되어야만 한다. 마찬가지로, 노폐물들도 내부 환경으로부터 지속적으로 제거되어야만 세포들이 유독한 수준에 이르지 않게 한다. 온도와 같은 생명 유지에 중요한 내부 환경의 다른 양상도 비교적 일정하게 유지되어야만 한다. 상대적으로 안정된 내부 환경을 유지하는 것을 **항상성(homeostasis)**이라고 부른다.

몸을 구성하는 각 기관계가 행하는 기능들이 항상성에 관여함으로써, 생명체를 이루는 모든 세포들의 생존과 기능에 필요한 체내 환경이 유지되는 것이다. 바꾸어 말하면, 세포들이 생명체(기관계)를 조립하는 것이라 할 수 있다. 이것이 생리학과 이 교재의 중심적 주제이다: 항상성은 각 세포의 생존에 필수적이며, 생명체를 구성하는 각 세포들이 그 특이 기능들을 수행함으로써 모든 세포들이 공유하고 있는 내부 환경 유지를 돕는 것이다(● **그림 1-6**).

내부 환경이 비교적 안정적으로 유지되어야 하지만, 이는 그 조성, 온도 및 다른 특징들이 절대로 변하지 말아야 한다는 것을 의미하는 것은 아니다. 외부 및 내부의 요인들 모두가 항상성을 붕괴시키려고 끊임없이 위협을 가한다. 어떤 요인이 내부 환경을 적합한 조건으로부터 벗어나게 하려고 시작할 때, 생명체는 그 변화를 최소화하기 위해 적절한 반대 반응을 시작한다. 예를 들면, 차가운 환경 온도(한 외부 요인)에의 노출은 체온을 감소시키려 할 것이다. 이에 대한 반응으로 뇌의 체온조절 중추는 체온을 정상으로 올리기 위해 떠는 것과 같은 보상 반응을 일으키도록 조절하는 것이다. 이와는 반대로 운동 시 근육들로부터 만들어지는 과다한 열 생산은 체온을 올리려 할 것인데, 이에 반응하여 체온조절 중추는 땀을 흘리게 하거나 그 밖의 보상적 수단을 통해 온도를 떨어뜨려 정상 체온으로 돌아가게 해준다.

그러므로 항상성은 경직되고 고정된 상태가 아니라 보상적 생리 반응들에 의해 변화를 최소화시키도록 하는 동적인 일정 상태라고 할 수 있다. **동적(dynamic)**이라는 용어는 지속적 변화에 의해 일어나는 각 항상적 조절인자를 의미하는 반면에, **일정 상태(steady state)**란 이러한 변화들이 일정한 수준으로부터 벗어나지 않게 해준다는 의미이다. 이 상황은 여러분이 자동차로 직선도로를 따라 운전하면서 핸들을 조금씩 움직이는 것에 비유된다고 하겠다. 생명체는 내부 환경 내 각 요인의 적정 수준으로부터의 작은 동요들이 면밀한 조절 기작들에 의해서 생명 유지에 적합하도록 좁은 범위 내에서 정상적으로 유지되고 있다는 것이다.

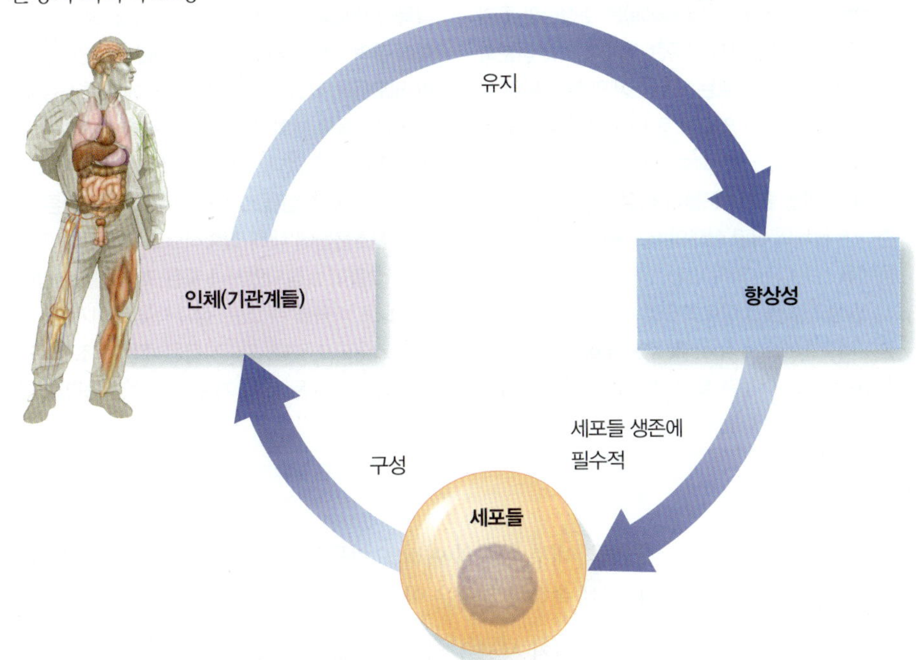

● 그림 1-6 **세포들, 기관계들(인체)과 항상성 사이의 상호의존성.** 항상성은 세포들의 생존에 필수적이며, 세포들이 몸을 이루고 있으므로 몸 전체도 항상성을 유지한다. 이와 같은 상호관계가 생리학의 기본 원리로 작용한다.

기초의 응용 Beyond the Basics

줄기세포 과학과 조직 재생기술: 결손된 인체 부위를 다시 새 것처럼 만드는 기술의 탐구

간부전, 뇌졸중, 마비성 척수-손상, 당뇨병, 심근 손상, 동맥경화증, 중화상, 유방암, 사고에 의한 팔 손상 등: 우리의 신체는 주목할 만할 정도로 정상으로 잘 작동하고 있지만, 종종 신체의 한 부위가 결손되거나 회복하기 어려울 정도로 손상을 입거나 상실되기도 한다. 이러한 영향을 갖는 개인들의 인생의 질적 상실에 더하여 치유되지 못하고 영원히 불구가 되기도 하는데, 미국에서는 총 의료보험료의 절반 이상이 이와 같이 손상 입은 기관들 치료에 소모되고 있다. 이상적으로는, 신체가 치유될 수 없을 만큼 손상을 입었을 때, 손상 부위를 새로운 영구적 대치물로 바꿔줌으로써 정상적 모양과 기능을 하게 하면 될 것으로 생각할 것이다. 다행스럽게도 이 가능성은 공상과학의 영역을 벗어나 현실로의 급속한 발전 단계로 접어들었다고 하겠다.

줄기세포들에 의한 의학적 기대

줄기세포들을 이용하여 병들거나 손상 또는 마모된 기관들을 수선 또는 대치하는 분야에 흥분할 정도의 의학적 기대를 갖게 하고 있다. **줄기세포(stem cell)**들은 하나의 특정 기능을 갖도록 특수화된 세포들이 아니고, 새로운 특정 세포들로 분화할 수 있는 능력을 갖는 세포들이다. 현재 두 범주의 줄기세포들인 배아 줄기세포와 성체 줄기세포에 관하여 연구가 진행되고 있다. **배아 줄기세포들(embryonic stem cells; ESCs)**은 수정란의 초기 분열 단계 세포들에서 획득한 것이다. 이들 미분화 세포들은 궁극적으로는 모두 신체의 특정 부위 세포들로 성숙될 수 있으며 동시에 자기-갱신을 할 수 있다. ESCs는 *전분화능*(pluripotency)을 가지는데, 이는 이들 줄기세포들이 적절한 조건만 갖추어 준다면 신체의 어떤 형태의 세포들로도 될 수 있는 능력을 갖는다는 의미이다.

발생과정 동안 미분화 ESCs는 여러 **조직-특이 줄기세포들(tissue-specific stem cells)**로 부분 분화되는데, 그 각각은 특정 조직을 이루는 특화된 세포들로 될 수 있는 분화 잠재능을 갖는다. 예를 들면, 조직-특이 근육성 줄기세포들은 특수 근육세포들로 분화된다. 일부 조직-특이 줄기세포들은 성체 조직에 남아 있어서, 그들이 특정 조직의 구조와 기능을 유지해 주거나 수선해 주는 새로운 특이 세포들의 지속적 공급원으로의 역할을 한다. 조직-특이 줄기세포들은 성인의 뇌조직과 근육조직에서도 발견된다. 성숙한 신경세포들이나 근육세포들은 그들 스스로 거의 재생하지 못하며, 일생동안 기존 줄기세포들로부터 제한된 정도로만 만들어진다. 그러나 이 과정은 너무 느려서 뇌졸중이나 심장마비와 같은 중요 손상을 쫓아가지 못한다. 일부 연구자들은 개인의 조직-특이 줄기세포들로 하여금 손상된 조직을 보상할 정도로 빠르게 분화시키는 약물들을 찾는 데 집중하고 있지만, 현재로서 그 실현성이 가능한 상황은 아니다.

더 희망적인 것은 줄기세포들을 체외로 떼어내 인체에 이식할 정도로 배양시키는 것이다. 1998년에 최초로 연구자들은 ESCs를 분리하여 배양을 통해 영속적으로 미분화 상태를 유지할 수 있는 방법을 찾는 데 성공하였다. **세포배양(cell culture)**을 통해서 한 인체에서 분리한 세포들을 적절한 배양액을 공급하여 배양함으로써 배양 접시에서 성공적으로 재생된 것이다.

ESCs의 의학적 기대(약속.성취도)는 신체 수선에 필요한 어떤 형태의 세포들로도 유도될 수 있는 다목적 세포 재료로 될 수 있는 줄기세포들의 잠재력에 달려 있다고 하겠다. 지난 10년간의 연구들이 이 세포들을 적절한 화학적 신호들에 노출시킬 때 특정 세포들로 분화될 수 있는 능력을 가진다는 것을 분명히 해 주었다. 과학자들이 미분화된 세포들을 원하는 세포 형들로 바꿔줄 수 있는 올바른 화학적 신호물들에 대해 집중적으로 탐구하고 있으므로, 그들이 손상되었거나 죽은 조직들을 건강한 세포들로 바꿔줄 수 있는 잠재력을 보이게 될 것으로 기대되고 있다. 과학자들은 주문된 조직들과 주문-제작 완료된 대치 기관들의 생장 능력을 예견하고 있는데, 이와 같은 공정을 **조직공학(tissue engineering)**이라고 한다.

조직공학 기술의 의학적 기대

세포생물학, 플라스틱 제조기술 그리고 컴퓨터 그래픽의 발전 등이 조직공학 시대를 선도해 가고 있다. 컴퓨터-지원에 의한 디자인, 순수한 생물분해성 플라스틱들의 사용으로 한 특정 조직이나 기관의 구조를 모방한 3차원적 뼈대 구조물들이 탄생되게 하였다. 플라스틱 뼈대 모형들에 원하는 세포 형들을 "심은" 것에 적절한 영양분을 공급하고 화학물 자극을 주어서 원하는 신체 부위로 증식되고 조립될 수 있게 유도시킨다. 이어서 플라스틱 뼈대 구조물들을 없애고, 새로 만들어진 조직만 남게 함으로써, 환자에서 영구적으로 살아갈 수 있는 신체 부위로 이식할 준비가 완료되는 것이다.

극히 최근에 일부 연구자들은 *기관 인쇄*(organ printing) 실험들을 수행하고 있다. 사무용 인쇄 장치들의 원리를 기초로 하여 기관 인쇄는 컴퓨터-지원에 의해 "생물학적 잉크"를 한 층씩 쌓아가는 것이다. 생물학적 잉크는 세포들, 뼈대 물질들 그리고 유지형의 성장인자들로 구성되어 있으며, 이들을 사용하여 만들어져 가고 있는 기관의 해부에 근거한 고도의 조직적인 양식의 얇은 층에 동시에 인쇄해 가는 것이다. 이들 살아 있는 층들의 융합물이 3차원적 구조물이 되는데, 이는 대치하도록 디자인된 기관의 인쇄된 기관 모방물들이라 할 수 있다.

플라스틱 뼈대에 심는 또는 기관으로 인쇄하는 세포들의 기원은 무엇인가? 면역계는 침투해 들어오는 세균들 또는 다른 개인으로부터 자기 몸으로 이식되는 세포들과 같은 비자기(외부) 세포들을 공격하도록 프로그램되어 있다. 그와 같은 공격이 이식 수여자에 *면역억제제*(immunesuppresive drug; 이식된 물질들에 대한 면역계의 공격을 억제시키는 약제)들을 처치하지 않으면 이식된 세포들에 대한 거부 반응을 일으킨다. 이 약제들에 의한 좋지 않은 부작용은 질병을 일으키는 세균들이나 바이러스들

항상성에 의해 조절되는 요인들 내부 환경의 여러 요인들은 항상 적으로 유지되어야만 한다. 이에 속하는 것들은 아래와 같다:

1. 영양소들의 농도. 세포들은 에너지 생산을 위해 끊임없이 영양분자들의 공급을 필요로 한다. 즉 세포는 생명-유지와 특수화한 세포활동에 에너지가 필요하다는 것이다.

2. 산소와 이산화탄소의 농도. 세포들은 에너지-생성 화학반응을 수행하기 위해서 산소(O_2)를 필요로 한다. 이 화학반응들 동안에 만들어지는 이산화탄소(CO_2)는 제거되어야만 산을 만들 수 있는 CO_2가 내부 환경의 산도를 증가시키지 않는다.

에 대항하여 방어하는 환자의 면역계의 능력을 감소시키는 것이다. 면역계에 의한 거부를 막고 면역억제제들의 지속적 요구를 피하기 위해서 조직공학자들은 수령자로부터 얻어내어 적절히 특수화시킨 세포들을 사용할 수 있다. 그러나 환자의 한 대체 부위에 적합한 대체물을 심거나 인쇄할 수 있는 세포들을 환자가 갖지 못하는 경우가 종종 있다. 이것이 배아줄기세포들을 사용하는 것이 흥미를 갖게 하는 이유이다. 유전공학 기법을 통해서 이 배아줄기세포들을 어떤 수령자에게도 면역학적으로 사용할 수 있는 "만능의" 심을 수 있는 세포들로 전환시킬 수 있다. 즉 이 세포들은 어떤 인체에서도 거부되지 않도록 유전적으로 프로그램 시킬 수 있다는 것이다.

이제부터 조직공학자들에 의한 초창기 성공 사례와 미래의 전망에 대해 알아본다:

- 조직공학적 피부 패치 제품이 심한 화상환자들 치료에 사용되고 있다.
- 실험실에서 만든 연골과 뼈를 이식 대체품으로 이미 사용하고 있다.
- 실험실에서 만든 방광이 사람에게 최초로 이식 성공한 기관이다.
- 손상된 심장 수선을 위해 심장 근육 패치가 개발 중에 있다.
- 인공 심장 판막과 인공 치아 개발에 큰 진전이 이루어지고 있다.
- 신경 재생을 향상시키기 위한 조직공학적 뼈대에 대한 동물실험이 진행 중에 있다.
- 두 종류 복잡한 기관인 간과 췌장 개발에도 많은 진전이 이루어지고 있다.
- 현재 관절 대체물로 사용되는 플라스틱이나 금속 제품보다 더 만족할 수 있는 조직공학 관절 제품이 곧 사용될 것으로 전망된다.
- 궁극적으로는 팔이나 손과 같은 복잡한 인체 부위들도 필요 시 사용될 수 있도록 실험실에서 만들어 질 것이다.

따라서 조직공학은 손상된 신체 부위들에 대한 가장 좋은 대체물로서 실험실에서 제작한 것들이 "실제적 대체품"으로 사용될 수 있다는 희망을 갖게 한다고 하겠다.

윤리적 문제들과 정치적 화제들

이와 같은 잠재력에도 불구하고, ESC 연구는 이 세포들의 근원 때문에 논쟁의 대상이 되고 있다: 세포들은 산부인과 병원에서 유산이나 체외-수정("시험관 아기") 후 폐기되는 배아들로부터 분리한다. ESCs 사용에 대한 반대론자들은 세포들을 수집하는 과정 중에 배아들이 파괴되므로 도덕적 및 윤리적인 문제를 제기한다. 찬성론자들은 이 배아들은 어떻든 폐기되도록 결정된 것이고(배아를 제공한 부모들의 동의를 받아 결정된 것이므로), 이 줄기세포들이 고통 받고 있는 사람들의 고통을 경감시켜 줄 수 있는 큰 잠재력을 가지므로 추진시켜야 한다는 주장이다. 따라서 ESC 과학은 공공정책 입안자들, 과학자들, 및 생명윤리학자들이 ESC 연구의 엄청난 임상 응용적 잠재력에 대항하여 윤리적으로 문제를 삼는 주체들과의 형평성을 유지하려고 시도하는 줄기세포 정치와 얽히고설킨 관련성을 갖고 있다.

미국에서는 **오바마**(Barack Obama) 대통령이 취임하기 전까지, 인간 배아 연구를 지원하는 연구에 공적 자금 사용을 금지하는 것이 연방 정책이었으므로, 배양된 ESCs를 분리하려는 과학자들은 사적인 비용에 의존하였었다. 2009년 대통령 선거기간에 대통령 후보자들에게는 ESC 과학이 뜨거운 캠페인 대상으로 자리 잡았었다. 새로 당선된 **오바마** 대통령이 첫 번째 추진한 정책의 하나가 ESC 연구를 연방 정부에서 지원하도록 허락하는 것이었다.

논쟁의 여지가 없는 줄기세포 연구

일부 연구자들은 줄기세포를 얻기 위한 대체적 방법들에 관해 연구해 왔었다. 그 일부가 전분화능성 ESCs 대체물로서 성체 조직들로부터 조직-특이 줄기세포들을 사용하는 가능성에 대하여 탐구하는 것이다. 최근까지도 대부분의 연구자들은 이러한 성체 줄기세포들이 한 특정 조직의 특수 세포들로만 분화될 것으로 믿었었다. 그러나 이들 부분적으로 분화된 성체 줄기세포들이 ESCs와 완전히 동일한 분화능은 갖지는 않더라도, 이들이 원래 생각했던 것보다는 더 다양한 세포들로 될 수 있음을 알아냈다. 몇 가지 예를 살펴보면, 적절한 환경만 제공되면 뇌로부터 얻은 줄기세포들이 혈액세포로, 골수성 줄기세포들이 간세포나 신경세포들로, 그리고 지방조직-유래 줄기세포들이 뼈, 연골 및 근육세포로 될 수 있었다. 그러므로 연구자들은 매우 제한적이긴 하지만 성체 조직-특이 줄기세포들의 다목적 개발 잠재력을 활용할 수 있게 되었다. 비록 ESCs가 넓은 범위의 질병 치료법 개발에 더 큰 잠재력을 가지고 있더라도, 성체 줄기세포들이 ESCs보다 접근성이 용이하므로 이러한 성체 줄기세포의 사용은 논쟁의 여지가 없다고 하겠다. 예를 들어, 한 사람으로부터 얻은 지방 줄기세포들을 필요로 하는 관절 대치물로 전환 시킬 수 있다고 연구자들은 꿈을 버리지 않는다. 그렇지만 최근 연구 결과들이 이러한 기대에 부응하지 못했기 때문에 이 세포들에 대한 흥미가 점차 줄어들고 있다.

장기간의 정치적 방해들이 다른 연구자들로 하여금 배아를 파괴하지 않고 새로운 세포주로 배양할 수 있는 다목적 ESCs를 얻기 위한 새로운 방법 찾기에 몰두하도록 고무시켜 왔다. 예를 들어, 한 연구진은 성체 생쥐 피부세포들을 초기 배에서만 활성을 갖는 중심적 조절 유전자들을 삽입하는 방법에 의해 배 시기의 세포들로 역분화 시키는데 성공하였다. 이와 같이 재프로그램된 세포들을 **유도형 전분화능성 줄기세포(induced pluripotent stem cells; iPSCs)**라 부르는데, 이 세포들은 신체의 모든 세포형태로 분화될 수 있는 능력을 갖는다. 한 사람 자신으로부터 만든 iPSCs를 사용함으로써, 과학자들은 이 환자-특이적이며, 환자를 치료하는데 있어서 유전적으로 적합하여 이식거부가 일어나지 않는 세포들로 조작할 수 있다. iPSCs를 사용하는데 있어서 현재로서의 하나의 큰 문제점은 유전자들을 삽입하기 위해 사용되는 바이러스들이 암을 일으킬 있다는 것이다. 연구자들은 현재 성체 세포들이 안전하게 배아 상태로 되돌아 갈 수 있는 방법들을 찾고 있는 중이다.

세포원이 무엇이던 간에 줄기세포 연구는 의학 분야에 역명을 일으킬 것으로 본다. 미국 질병통제센터 보건통계국에 따르면, 장래에는 줄기세포로 치유될 수 있는 약 3,000명이 매일 죽어가고 있다고 한다.

3. 노폐물의 농도. 일부 화학반응들의 최종 산물들이 쌓일 경우엔 인체 세포들에 독성 효과를 갖는다.

4. pH. ECF의 pH(산의 상대적 양; 부록 C 참조) 변화는 신경세포 기능에 안 좋은 영향을 미치며, 모든 세포들의 효소 활성을 파괴시킬 수 있다.

5. 물, 염과 그 밖의 전해질들의 농도. ECF 내의 염(NaCl)과 물의 상대적 농도가 세포로 출입하는 물의 양에 영향을 미치므로, 염들의 농도가 세포들의 적절한 용적 유지를 조절하고 있다. 세포들은 부풀거나 쪼그라들면 정상적으로 기능을 발휘하지 못한다. 그 밖의 전해질(이온 화합물로서 전기 전도성을 갖는; 부록 A 참조)들도 다

양한 생명 기능들을 수행한다. 예를 들면, 심장의 율동적 박동은 세포외액(ECF) 내 칼륨이온(K^+)의 상대적 일정 농도에 의존한다.

6. 용적과 압력. 내부 환경의 순환 성분인 혈장은 몸 전체에 외부 환경과 세포들 사이의 중요한 연결을 해 주기 위해서 적정 용적과 혈압이 유지되어야만 한다.

7. 온도. 생명체의 세포들은 좁은 범위의 온도 내에서 가장 좋은 기능을 갖는다; 만약 세포들이 너무 차가워지면 그들의 기능은 상당히 늦어지며, 세포들이 너무 더워지면 그 구조단백질과 효소단백질이 손상되거나 파괴된다.

항상성에 기여하는 기관계 우리 몸을 이루는 11 기관계들이 다음과 같은 방식들로 항상성에 기여한다(● **그림 1-7**):

1. 순환계(심장, 혈관과 혈액)는 영양소들, 산소, 이산화탄소, 노폐물들, 전해질들 및 호르몬들과 같은 물질들을 인체의 한 부위에서 다른 부위로 운반한다.

2. 소화계(입, 식도, 위, 장과 관련 기관들)는 먹은 음식물을 혈장으로 흡수되어 인체 내 모든 세포들에 분배될 수 있도록 작은 분자들로 분쇄시킨다. 소화계는 또한 외부 환경으로부터 내부 환경으로 물과 전해질들을 운반한다. 소화계는 소화되지 않은 음식물 찌꺼기들을 변으로 만들어 외부 환경으로 제거한다.

3. 호흡계(폐와 주요 기도들)는 외부 환경으로부터 산소를 얻고, 외부 환경으로 이산화탄소를 제거한다. 산-형성 이산화탄소의 제거 속도를 조정하기 때문에 호흡계는 또한 내부 환경의 적절한 pH 유지에도 중요하다.

4. 비뇨계(신장과 관련 "배관들")는 혈장으로부터 이산화탄소를 제외한 과량의 물, 염, 산 및 그 밖의 전해질들을 제거하여, 그들을 요로 만들어 제거한다.

5. 골격계(골격들과 관절들)는 인체의 연한 조직들과 기관들을 지지하고 보호해 준다. 골격계는 또한 칼슘이온(Ca^{2+})의 저장고 역할을 하는데, 혈장 내 Ca^{2+} 농도는 좁은 범위 내에서 유지되어져야만 한다. 또 골격계는 근육계와 함께 신체와 신체 부위들을 움직일 수 있게 해 준다. 더욱이 특정 골격의 연한 내부 부위인 골수(bone marrow)는 모든 혈구세포들의 원천이기도 하다.

6. 근육계는 골격근들이 붙어 있는 골격들을 움직이게 한다. 순수한 항상성 측면에서 볼 때, 근육계는 사람을 음식물을 향해 움직이게 하거나 해로운 대상물로부터 피하도록 해 주는 것이다. 더욱이 근육수축에 의해 만들어지는 열이 체온 유지에 도움이 된다. 그 밖에 골격근들은 수의적 조절을 받으므로, 사람이 의도적으로 이동하는 데 사용할 수 있다. 미세한 바느질에 필요한 섬세한 운동 기술에서부터 역도 운동에 포함되는 강력한 운동에 이르는 모든 운동들이 항상성 유지를 위해 직접 지시를 받는 것은 아니다.

7. 피부계(피부와 관련 구조물들)는 신체로부터 내부 체액의 상실과 체외로부터의 세균들의 침입을 막아주는 외부 방어벽 역할을 한다. 피부계는 또 체온 조절에도 중요하다. 피부를 통해 외부 환경으로 잃어버리는 열의 양은 땀 생산의 조절과 피부를 통한 따듯한 혈액 흐름의 조절에 의해 조정될 수 있다.

8. 면역계(백혈구들과 림프기관들)는 세균이나 바이러스와 같은 외부 침입자들이나 암세포성 체세포들에 대항하는 방어 기능을 갖는다. 면역계는 또 손상을 입었거나 파손된 세포들을 수선하거나 대치해 주는 역할도 한다.

9. 신경계(뇌, 척수, 신경들과 감각기관들)은 우리 몸의 두 가지 중요한 조절계 중의 하나이다. 일반적으로 신경계는 우리 몸에서 신속한 반응들이 요구될 때 조절을 한다. 특히 신경계는 외부 환경의 변화를 감지하고 그에 대한 반응을 일으킬 때 중요하다. 더욱이 신경계는 전적으로 항상성 유지를 위해 집적 지령받는 것이 아닌 의식, 기억 및 창의력과 같은 고도의 기능들도 담당한다.

10. 내분비계(모든 호르몬-분비선들)는 또 다른 하나의 조절계이다. 신경계와는 달리 내분비계는 일반적으로 속도보다는 지속기간을 요하는 활동들(예, 생장)을 조절한다. 내분비계는 영양소들의 혈액 내 농도 조절과, 신장 기능 조절에 의한 세포외액(ECF)의 용량과 전해질 조성 조절에 특히 중요하다.

11. 생식계(남성과 여성의 생식소와 관련 기관들)은 항상성에 필수적인 것은 아니므로 개체의 생존에 필수적이지는 않다. 그러나 생식계는 종의 영속성을 갖기 위해서는 필수적이다.

기관계들 각각에 대해 살펴본 것에서 알 수 있듯이, 각 기관계가 그 특이적인 역할을 하고 있더라도 인체는 이들 기관계들의 상호 협동작용에 의한다는 것을 늘 명심하기 바란다. 생명체의 모든 부위들이 상호 의존적으로 적절히 기능들을 발휘함으로써 생명 현상이 이루어지고 있다는 것을 잊어버리기 쉽다. 그러므로 각 장은 기관계가 인체에서 어떤 역할을 하는가에 초점을 두고 그림과 논의로 시작한다. 또한 각 장의 말미에는 인체의 항상성 측면에서 어떻게 관여하는지에 대해 복습하도록 간략히 요약해 놓았다. 신체의 모든 부위들이 어떻게 조화롭게 어우르는지에 도움이 되도록 ● **그림 1-7**을 책표지 안쪽 면에 제시하여 손쉽게 참고로 찾아볼 수 있도록 하였다.

또한 전신적으로 기능을 발휘하는 것이 신체 부위별로 발휘되는 기능들의 총합보다 더 크다는 것을 명심하라. 특수화, 상호협동 그리고 상호의존성을 통해 세포들이 뭉쳐서 결합하여 생명체를 이루는 어떤 세포들이 갖고 있는 능력보다 더 다양하고 복잡한 하나의 통합되고 유일한 단일 생명체를 형성하는 것이다. 인간 측면에서 볼 때, 이러한 능력들이 생명 유지에 필요한 과정들을 넘어서 더 멀리 가고 있다. 하나의 세포 또는 세포들의 무작위적 결합을 통해 뚜렷하게 하나의 예술적 걸작품을 창조할 수는 없지만, 함께 기능하는 한 개체의 세포들이 그와 같은 능력들을 허용한다고 볼 수 있겠다.

이제 여러분은 항상성이 무엇이며, 서로 다른 기관계들이 어떻게 기능을 발휘하여 항상성을 유지하는지 알았을 테니까, 이제부터 인체(생명체)가 변화에 대해 어떻게 반응하여 내부 환경을 조절하는지에 관한 항상성 조절 기작들에 관해 알아보기로 하자.

1.4 항상성 조절계들

항상성 조절계(homeostatic control system)는 생명체의 구성요소들이 기능적으로 상호 연관된 하나의 회로망을 형성하여 내부 환경의 한 주어진 요소를 그 주위의 적정 수준과 거의 일정하게 유지해 준다. 항상성을 유지하기 위해서, 조절계는 (1) 좁은 한계 범위 내에서 유지되어야 하는 내부 환경 요인이 정상에서 벗어난 차이를 탐지, (2) 이 정보를 다른 관련 정보와 통합, (3) 이 요인을 바람직한 값으로 복귀하는데 관련된 신체 부위들 활성의 적절한 조정을 할 수 있어야만 한다.

항상성 조절계는 국소적 또는 전신적으로 작동될 수 있다.

항상성 조절계는 내인성 조절계와 외인성 조절계의 두 종류로 나눌 수 있다. **내인성(국소적) 조절**[intrinsic(local) control]들은 한 기관에 고유적으로 있는 것들이다. 예를 들어, 운동하고 있는 골격근이 그 수축을 지원하기 위한 에너지를 만들기 위해 급하게 산소를 사용함에 따라서 근육 내 산소 농도는 낮아진다. 이와 같은 국소적 화학 변화가 운동하고 있는 근육에 분포된 혈관들 벽을 이루는 평활근에 직접 작용하여 평활근을 이완시킴으로써 혈관들이 확장되게 한다. 그 결과로 확장된 혈관을 통해 흘러 온 혈액이 더 많은 양의 산소를 가져오게 하는 것이다. 이 국소적 기작이 운동하고 있는 근육세포들 주위 체액에 적절한 산소 수준을 유지하게 도와준다.

그러나 내부 환경의 대부분은 한 기관의 활성 변화가 기관 밖에서 시작되는 **외인성(전신성) 조절**[extrinsic(systemic) control]에 의해서 유지된다. 기관들과 기관계들의 외인성 조절은 두 종류 주 조절계인 신경계와 내분비계에 의해서 성취된다. 외인성 조절은 하나의 공동 목표를 위해 여러 기관들의 대등한 조절을 허용한다; 대조적으로, 내인성 조절은 그 조절이 일어나는 기관에서만 이루어진다. 대등하고 전반적인 조절 기작들이 인체 전체로서 내부 환경의 **동적 일정 상태**(dynamic steady state) 유지에 매우 중요하다. 예를 들어, 혈압이 너무 떨어졌을 때 정상 수준으로 되돌리기 위해서 신경계는 동시에 심장과 혈관에 작용하여 몸 전체의 혈압을 정상 수준으로 증가 시킨다.

음성되먹임은 초기 변화에 반대로 작용하는 것이며, 항상성 유지를 위해 널리 사용되는 기구이다.

조절되는 요인들을 안정화시키기 위해서 항상성 조절기작들은 우선 변화에 대항하는 음성되먹임 원리에 의해 작동된다. **음성되먹임(negative feedback)**에서는 항상적으로 조절되는 요인의 한 변화가 초기 변화에 반대 방향으로 작동함으로써 정상 수준으로 돌아가도록 반응을 일으킨다. 즉, 교정 과정이 정상 수준에서 원래 일어난 변화에 반대로 작용한다는 것이다.

음성되먹임에 관한 하나의 일반적 예의 하나가 실내 온도 조절이다. 실내 온도는 조절계에 의해 좁은 범위 내에서 유지할 수 있는 하나의 **조절 변인(controlled variable)**이다. 이 예에서 조절계는 자동 온도조절기, 난방기 그리고 그들 간의 모든 전기배선들을 포함한다. 실내 온도는 켜고 끌 수 있는 열원인 난방기 작동에 의해 결정된다. 스위치가 적절히 켜졌다 꺼졌다하게 하기 위해서는 조절기 전체가 실제 실내 온도가 얼마인지를 "알아야"만 하며, 그 온도와 원하는 온도의 차이를 "비교"할 수 있어야 하고, 또 실제 온도를 원하는 온도로 되도록 난방기의 출력을 "조정"할 수 있어야만 한다. 자동 온도조절기의 온도계가 실제 실내 온도의 정보를 제공한다. 이 온도계는 조절 변인의 크기를 감시하는 **감지기(sensor)**이다. 전형적으로 감지기는 변화에 관한 정보를 하나의 "언어"로 바꾸어 조절기가 "이해"할 수 있도록 변환시킨다. 즉 온도계가 공기 온도의 변화를 전기적 충격신호로 변환시키는 것이다. 이 전달신호가 조절기의 유입 신호로 작용한다. 자동 온도조절기는 원하는 온도 수준, 즉 **설정점(set point)**을 제공한다. 자동 온도 조절기가 **조절 중추(control center)** 역할을 하는 것으로서, 이것이 감지기의 유입 신호를 설정 온도와 비교해서 난방기에 의해 실내 온도가 설정 온도로 되돌아 갈 때까지 난방기의 열 유출을 조정하는 것이다. 난방기는 조절기의 명령에 의해 원하는 효과를 일으키도록 명령을 받는 효과기이다. 지금까지 설명한 음성되먹임 조절계의 일반적 구성요소들을 ● **그림 1-8a**에 요약해 놓았다. 이 그림과 그 보기를 주의 깊게 살펴보라; 그림에 제시한 기호들과 약호들은 이 교재에 나오는 유사한 전개도들에서도 동일하게 사용된다.

전형적인 음성되먹임 고리에 대해 살펴보자. 실내 밖 온도가 낮아서 실내 온도가 설정온도보다 떨어지면, 온도 조절 장치가 연결 회로를 통해 난방기가 켜지도록 하여 열을 발생시켜 실내 온도가 올라가도록 한다(● **그림 1-8b**). 실내 온도가 설정점(설정 온도)에 도달하면 감지기는 더 이상 어떤 온도의 차이도 감지하지 않는다. 그 결과로 자동 온도조절기와 난방기의 활성 기구의 스위치는 꺼진다. 이와 같이 난방기로부터의 열이 원래 떨어진 온도에 대해 반대로("음성적"으로) 작용하는 것이다. 만약 설정 온도에 도달했을 때 열-생산 경로들이 차단되지 않으면, 열 생산이 계속되어 실내 온도는 점점 더 뜨거워질 것이다. 열이 "되먹임"에 의해 자동 온도 조절기에 작용해 열 방출을 차단시키므로, 설정 온도를 넘는 일은 일어나지 않는다. 따라서 음성되먹임 조절계는 조절 변인에서 벗어난 변화를 감지하여 그 상황을 시정하는 기작을 개시하고 이어서 스스로 꺼지게 해 주는 것이다. 이런 방법으로 조절 변인이 설정 온도 이상이나 이하로 벗어나지 않게 해준다.

만약에 외부 온도가 높아서 실내 온도가 원래의 설정 온도보다 높은 경우에는 어떠할까? 이때 가열 난방기는 작동하지 않는다. 이때 실내 온도를 낮추기 위해서 냉방기와 같이 반대로 작용하는 조절장치가 필요한 것이다. 이 경우 자동 온도조절기는 배선 회로를 통해 난방기와 반대 효과를 갖는 에어컨을 작동시켜 실내

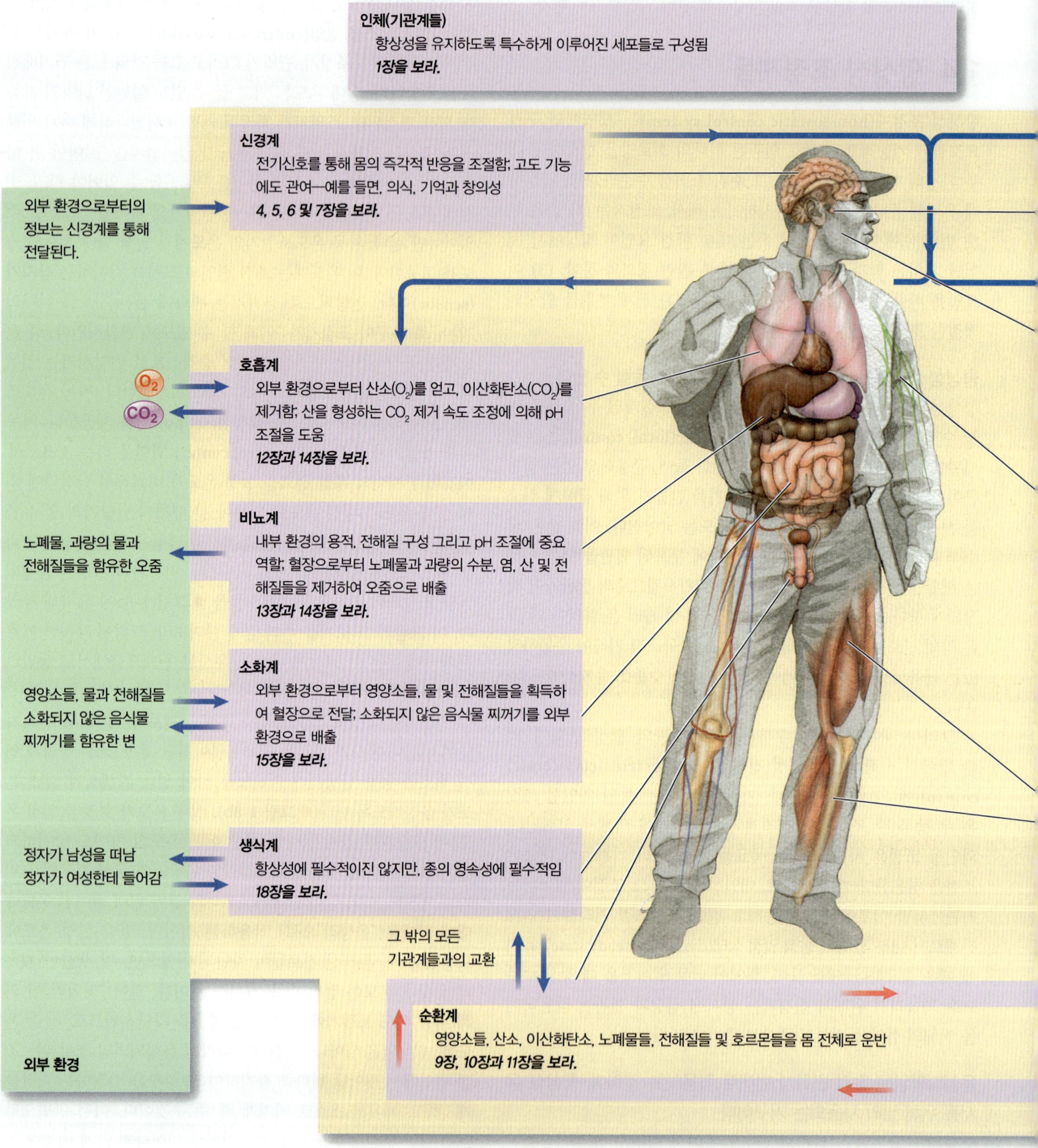

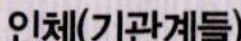

인체(기관계들)
항상성을 유지하도록 특수하게 이루어진 세포들로 구성됨
1장을 보라.

외부 환경으로부터의 정보는 신경계를 통해 전달된다.

신경계
전기신호를 통해 몸의 즉각적 반응을 조절함; 고도 기능에도 관여—예를 들면, 의식, 기억과 창의성
4, 5, 6 및 7장을 보라.

O_2

CO_2

호흡계
외부 환경으로부터 산소(O_2)를 얻고, 이산화탄소(CO_2)를 제거함; 산을 형성하는 CO_2 제거 속도 조정에 의해 pH 조절을 도움
12장과 14장을 보라.

노폐물, 과량의 물과 전해질들을 함유한 오줌

비뇨계
내부 환경의 용적, 전해질 구성 그리고 pH 조절에 중요 역할; 혈장으로부터 노폐물과 과량의 수분, 염, 산 및 전해질들을 제거하여 오줌으로 배출
13장과 14장을 보라.

영양소들, 물과 전해질들

소화되지 않은 음식물 찌꺼기를 함유한 변

소화계
외부 환경으로부터 영양소들, 물 및 전해질들을 획득하여 혈장으로 전달; 소화되지 않은 음식물 찌꺼기를 외부 환경으로 배출
15장을 보라.

정자가 남성을 떠남

정자가 여성한테 들어감

생식계
항상성에 필수적이진 않지만, 종의 영속성에 필수적임
18장을 보라.

그 밖의 모든 기관계들과의 교환

순환계
영양소들, 산소, 이산화탄소, 노폐물들, 전해질들 및 호르몬들을 몸 전체로 운반
9장, 10장과 11장을 보라.

외부 환경

● **그림 1-7 항상성 유지에 있어서 각 기관계의 역할.**

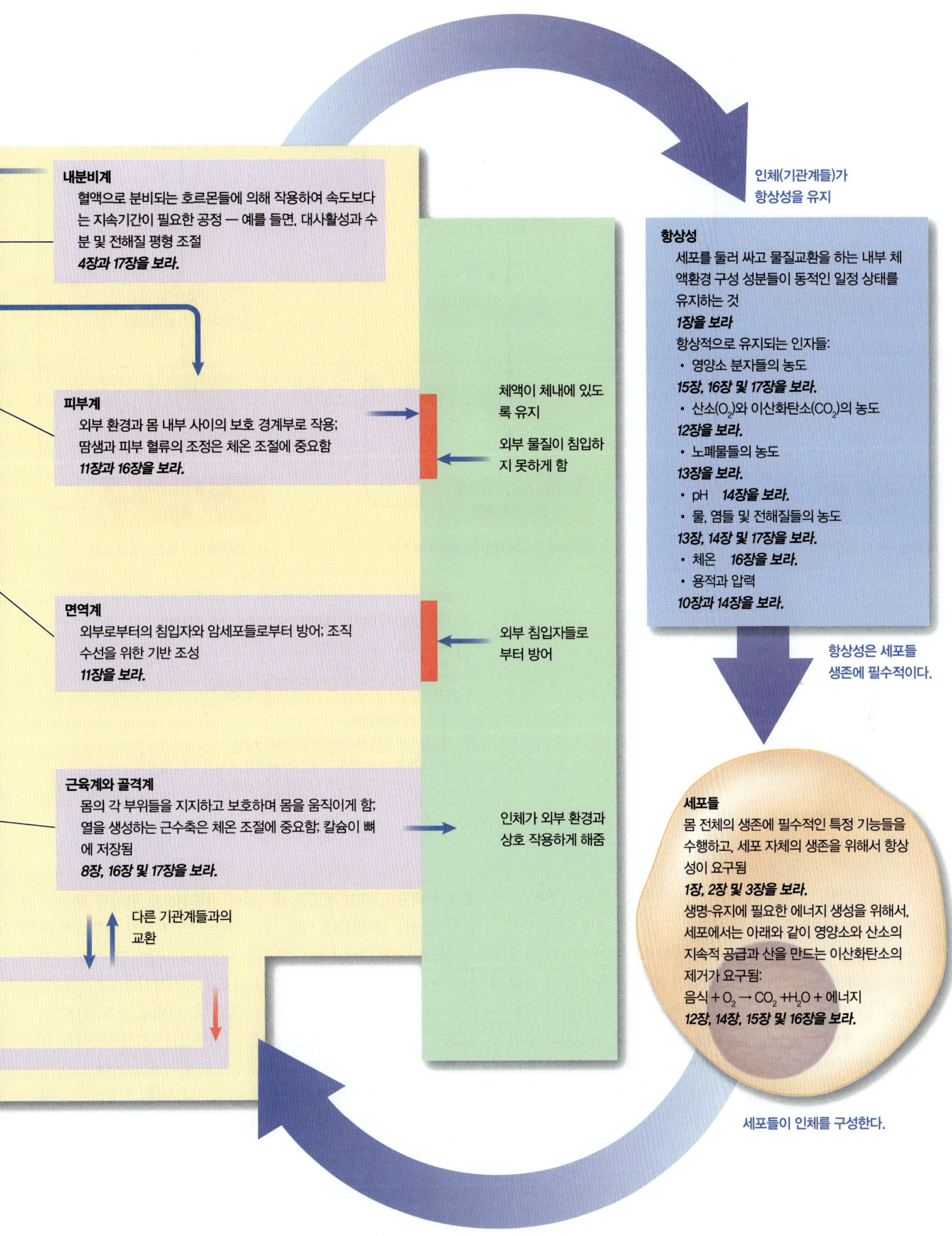

내분비계
혈액으로 분비되는 호르몬들에 의해 작용하여 속도보다는 지속기간이 필요한 공정 — 예를 들면, 대사활성과 수분 및 전해질 평형 조절
4장과 17장을 보라.
피부계
외부 환경과 몸 내부 사이의 보호 경계부로 작용; 땀샘과 피부 혈류의 조정은 체온 조절에 중요함
11장과 16장을 보라.
체액이 체내에 있도록 유지
외부 물질이 침입하지 못하게 함
면역계
외부로부터의 침입자와 암세포들로부터 방어; 조직 수선을 위한 기반 조성
11장을 보라.
외부 침입자들로부터 방어
근육계와 골격계
몸의 각 부위들을 지지하고 보호하며 몸을 움직이게 함; 열을 생성하는 근수축은 체온 조절에 중요함; 칼슘이 뼈에 저장됨
8장, 16장 및 17장을 보라.
인체가 외부 환경과 상호 작용하게 해줌
다른 기관계들과의 교환
인체(기관계들)가 항상성을 유지
항상성
세포를 둘러 싸고 물질교환을 하는 내부 체액환경 구성 성분들이 동적인 일정 상태를 유지하는 것
1장을 보라
항상적으로 유지되는 인자들:
• 영양소 분자들의 농도
15장, 16장 및 17장을 보라.
• 산소(O_2)와 이산화탄소(CO_2)의 농도
12장을 보라.
• 노폐물들의 농도
13장을 보라.
• pH 14장을 보라.
• 물, 염들 및 전해질들의 농도
13장, 14장 및 17장을 보라.
• 체온 16장을 보라.
• 용적과 압력
10장과 14장을 보라.
항상성은 세포들 생존에 필수적이다.
세포들
몸 전체의 생존에 필수적인 특정 기능들을 수행하고, 세포 자체의 생존을 위해서 항상성이 요구됨
1장, 2장 및 3장을 보라.
생명-유지에 필요한 에너지 생성을 위해서, 세포에서는 아래와 같이 영양소와 산소의 지속적 공급과 산을 만드는 이산화탄소의 제거가 요구됨:
음식 + O_2 → CO_2 +H_2O + 에너지
12장, 14장, 15장 및 16장을 보라.
세포들이 인체를 구성한다.

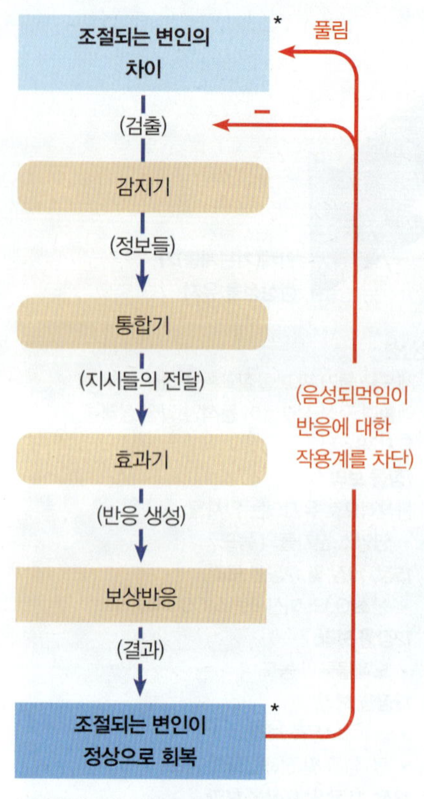

(a) 음성되먹임 조절계의 구성요소들

실내 온도가 설정점 이하로 떨어짐

풀림

−

온도계

+

자동 온도 조절기

+

(음성되먹임)

난방기

↑ 열 방출

실내 온도가 설정점 온도까지 증가

(b) 실내 온도에 대한 음성되먹임 조절

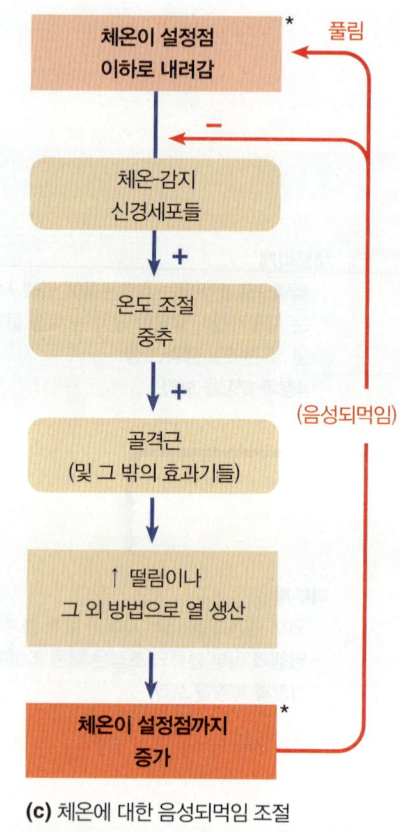

(c) 체온에 대한 음성되먹임 조절

보기

기호 설명(보기)은 본 책자의 전개도에 똑같이 적용됨

- + = 촉진 또는 활성화
- − = 억제 또는 차단
- (둥근 사각형) = 물리적 실체(몸의 구조물 또는 화학물)
- (사각형) = 활성화
- (파란 선) = 보상적 경로
- (빨간 선) = 보상적 경로의 중지(음성되먹임)
- * 동일 색 중 연하거나 진한 색으로 표시된 것은 각각 조절되는 변인의 감소 및 증가된 결과를 나타냄을 주목하라.

● **그림 1-8 음성되먹임 조절.**

온도를 차갑게 한다. 음성되먹임 방식은 실내 온도가 설정점(온도)에 도달하면, 실내 온도가 더 내려가지 않도록 냉방기(에어컨)를 꺼지게 한다. 만약 조절 변인이 한 방향으로의 변화에만 반대로 작동되도록 의도적으로 조정되었다면 이 조절 장치는 역 방향으로는 조절이 일어날 수 없음을 주목하라. 예를 들어, 만약 어떤 주택이 실내 온도가 떨어질 때만 작동하는 난방기만 설치되어 있다면, 따듯한 기후로 실내 온도가 크게 올라가는 것을 막아 주는 기작은 없는 것이다. 그러나 서로 반대 작용을 갖는 두 가지 장치(난방기와 냉방기)가 되어 있다면 외부 온도의 어떤 변화에서도 실내 온도가 일정하게 유지 될 수 있다.

인체에서의 항상적인 음성되먹임 기구도 같은 방식으로 일어난다. 즉 온도를 감지하는 신경세포들이 체온이 적정 수준 이하로 떨어짐을 감지했을 때, 이 감지자들이 뇌의 체온 조절 중추에 신호를 보내서 일련의 경로를 개시하여 최종적으로 떨림과 같은 반응이 일어나 열 생산에 의한 체온 상승에 의해 적정 체온까지 올라가게 한다(● **그림 1-8c**). 체온이 설정점에 도달하면, 온도-감지 신경세포들이 골격근들로의 촉진 신호를 중지시킨다. 그 결과, 체온이 설정온도 이상으로 올라가지 않는다. 반대로, 온도-감지 신경들이 체온이 정상보다 올라감을 감지하였을 때에는 발한과 같은 냉각 기작을 일으켜 체온이 정상으로 돌아가게 한다. 체온이 설정점에 도달하면 냉각 기작들도 중지된다. 체온 조절의 경우처럼, 서로 상반되는 기작들이 원하는 양 방향으로 작동하여 우리 몸 대부분의 조절 변인들이 항상성을 갖도록 조절할 수 있다.

양성되먹임은 초기 변화를 증폭시킨다.

음성되먹임에서는 한 조절계의 방출이 조절 변인에 저항하도록 조절하여 제어변화가 설정점이 비교적 안정적으로 유지되게 해

준다. 이와는 대조적으로 **양성되먹임(positive feedback)**은 조절계의 출력 신호가 변화를 증폭시키므로 조절 변인이 초기 변화 방향으로의 이동을 계속하는 것이다. 그와 같은 작용은 온도 조절 장치에 의해 난방기가 열 생산을 계속하도록 하는 것이므로 실내 온도는 계속해서 올라갈 것이다.

신체에서의 최종 목표는 항상성을 유지해 주는 것이므로, 양성되먹임이 음성되먹임만큼 자주 일어나는 것은 아니다. 그러나 양성되먹임은 신생아 탄생과 같은 특정 예에서는 매우 중요하다. 옥시토신은 자궁 수축이 강력히 일어나게 하는 호르몬이다. 자궁 수축이 태아를 자궁경부로 밀어낼 때 자궁경부의 확장이 일련의 과정을 거쳐서 옥시토신이 더 많이 분비되도록 하여 더 강력히 자궁 수축이 일어나도록 해 주며, 이런 과정이 반복해 일어나게 한다. 이 양성되먹임 회로는 아기가 태어날 때까지 중단되지 않는다. 유사하게, 인체에서 그 밖의 모든 정상적 양성되먹임 회로는 회로를 중단시키는 일부 기작들을 포함한다.

임상기록

항상성의 교란은 질병과 죽음으로 이끌 수 있다.

조절 기작들에도 불구하고, 인체에서 하나 또는 그 이상의 기능 부전이 생길 때 항상성은 교란되며, 모든 세포들은 살아가면서 기능을 할 수 있는 적절한 환경을 더 이상 갖지 못하여 고통을 받게 된다. 이러한 교란의 종류와 그 정도에 따라 여러 가지 병태생리학적 상황이 전개된다. **병태생리학(pathophysiology)**이란 우리 몸의 질병과 관련된 비정상적 기능을 갖는 것을 일컫는 용어이다. 한 항상성의 붕괴는 매우 심각하여 살아나갈 수 없게 되어 죽음에 이르게 한다.

제 1 장 요약: 항상성 측면

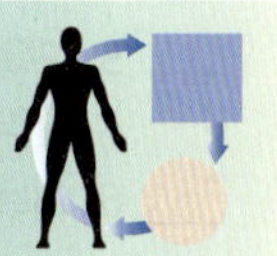

본 장에서 여러분은 항상성이 무엇인가에 관해 배웠다. 항상성이란 세포들을 둘러싸고 있으며 물질교환을 하는 내부 액체 환경(세포외액) 성분들의 동적인 일정 상태를 유지하는 것이다. 항상성의 유지는 세포들의 생존과 정상 기능 수행에 필수적이다. 각 세포는 그 고유의 특수화된 활동성을 가지면서 항상성 유지를 위한 생명체의 한 부분들로 관여한다.

이러한 관계가 생리학의 기본이며 이 책의 중심 주제이다. 우리는 세포들이 어떻게 특수한 기관계들로 조직되었는가에 대해 알아보았다. 항상성이 어떻게 세포생존에 필수적이며 기관계들이 어떻게 내부 환경을 일정하게 유지해 주는지에 관한 것이 앞으로 이 교재에서 다룰 주제들이다. 각 장은 여러분에게 기관계가 항상성에 어떻게 기여하는지와 기관계들의 상호 작용과 상호 의존성에 대해 이해할 수 있도록 해 줌으로써 결정적 상황들에 관한 결론에 도달하게 할 것이다.

복습 문제 *REVIEW EXERCISES*

객관식

1. 다음 중 어느 활동들이 생명체를 이루는 세포에 의해 수행되지 않는 것인가?
   a. 산소와 영양소들의 획득
   b. 세포가 사용할 에너지 획득을 위한 화학반응들의 수행
   c. 노폐물들의 제거
   d. 세포와 외부 환경 사이에서 물질들 교환의 조절
   e. 생식 작용
2. 다음 중 어느 것이 생명체 구성의 적절한 수준으로 맞는 것인가?
   a. 화학물질들, 세포들, 기관들, 조직들, 기관계들, 생명체
   b. 화학물질들, 세포들, 조직들, 기관들, 기관계들, 생명체
   c. 세포들, 화학물질들, 조직들, 기관들, 생명체, 기관계들
   d. 세포들, 화학물질들, 기관들, 조직들, 생명체, 기관계들
   e. 화학물질들, 세포들, 조직들, 기관계들, 기관들, 생명체
3. 다세포 생명체의 세포들은 단일세포 생명체들이 공통적으로 갖지 않는 정도로 특수화되어 있다. (*진실 또는 거짓?*)
4. 세포 특수화들은 보통 세포 기능들의 하나가 변형된 또는 가공된 것이다. (*진실 또는 거짓?*)
5. 4종류의 기본 조직들은 ________, ________, ________, 및 ________이다.
6. ________(이)란 용어는 적절한 반응에 대해 반응하여 세포에 의해 주로 합성된 특정 생산물들을 방출하는 것을 말한다.
7. ________선들은 관들을 통해 분비물을 몸 밖으로 방출하는 반면에, ________선들은 그들이 생산하는 분비물인 ________들을 혈액으로 방출한다.
8. ________ 조절들은 한 기관에 국한되는 반면에, ________ 조절들은 한 기관의 외부에서 시작되어 기관의 활성을 변화시키는 조절 기작들을 말한다.

9. 맞는 것의 기호를 써 넣어라.

____ 1. 순환계 (a) 산소를 취득하고 이산화탄소 제거
____ 2. 소화계 (b) 지지, 보호와 몸 부위의 이동
____ 3. 호흡계 (c) 분비하는 호르몬을 통한 조절, 그 과정은 지속기간을 요함
____ 4. 비뇨계 (d) 운반계로 작용
____ 5. 근육계와 골격계 (e) 노폐물들과 과량의 물, 염 및 전해질들 제거
____ 6. 피부계 (f) 종의 영속
____ 7. 면역계 (g) 영양소들, 물과 전해질들의 획득
____ 8. 신경계 (h) 외부 침입자들과 암에 대한 방어
____ 9. 내분비계 (i) 몸의 빠른 반응들 조절계로서 전기신호를 통해 작용
____ 10. 생식계 (j) 외부 방어벽 역

주관식

1. 생리학의 정의는 무엇인가?
2. 세포의 기본 기능들은 무엇인가?
3. 내부 환경과 외부 환경을 구별해 보라. 세포내액(ICF)과 세포외액(ECF)은 어떻게 다른가? 내부 환경과 ECF의 관계는 무엇인가? ECF를 구성하는 액체는 무엇들인가?
4. 항상성의 정의는 무엇인가?
5. 세포들, 기관계와 항상성의 상호 관련성에 대해 설명하라.
6. 어떤 인자들이 항상적으로 유지되어야만 하는가?
7. 항상성 조절계의 구성원을 정의하고 설명해 보라.
8. 음성되먹임과 양성되먹임을 비교 설명하라.

심화학습 문제 *POINTS TO PONDER*

1. 음성되먹임 조절과 호흡계의 기능을 고려할 때, 내부 환경 내 이산화탄소의 감소는 한 사람의 외호흡의 빈도와 심도에 어떤 영향을 미칠 것으로 예상되는가?

2. 중증 폐결핵환자에서 혈액 내 산소 수준은 다음 중 어떠하여 폐의 공기와 혈액 사이의 산소(O_2)와 이산화탄소(CO_2) 교환이 잘 이루어지지 못할까?
(a) 정상, (b) 정상 이하, (c) 상승
동일 환자 혈액 내 이산화탄소 수준은 어떠할까?
(a) 정상, (b) 정상 이하, (c) 상승
이산화탄소는 물과 반응하여 탄산을 만드는데, 다른 보상 작용이 없다고 가정할 때, 환자 혈액은 다음 중 어떠할까?
(a) 정상 pH, (b) 산성, (c) 알카리성

3. 인슐린 호르몬은 혈액으로부터 우리 몸 대부분의 세포들로 포도당 운반을 촉진시킨다. 이 호르몬의 분비는 혈액 내 포도당(혈당) 농도와 인슐린-분비 세포들 사이의 음성되먹임계에 의해 조절된다. 다음 중 어느 설명이 옳은 것일까?

   a. 혈당 농도의 감소가 인슐린 분비를 감소시켜, 혈당 농도를 더 낮춰준다.
   b. 혈당 농도의 증가가 인슐린 분비를 촉진시켜, 혈당 농도를 낮춰준다.
   c. 혈당 농도의 감소가 인슐린 분비를 촉진시켜, 혈당 농도를 높여준다.
   d. 혈당 농도의 증가가 인슐린 분비를 촉진시켜, 혈당 농도를 더 높여준다.
   e. 앞의 설명이 모두 틀리다.

4. 대부분의 후천성면역결핍증후군(AIDS) 희생자들은 감염 질환들이나 드문 형태의 암으로 사망한다고 볼 때, 인간면역결핍 바이러스(HIV)는 인체의 어떤 기관계를 손상시키는 것일까?

5. 체온은 항상적으로 설정점 주위로 조절된다. 음성되먹임 기구와 항상성 조절계에 근거하여, 어떤 사람이 강렬한 운동을 할 때, 이 사람의 피부혈관계들이 확장될지 또는 좁아질지를 예견해 보라(*힌트*: 근수축은 열을 발생한다. 한 기관에 물질 공급을 해 주는 혈관들이 좁아지는 것은 기관으로의 혈류량을 감소시키는 반면에, 혈관 확장은 기관으로의 혈류량이 증가된다. 피부를 통해 따듯한 혈액이 흐를수록 피부로부터 주위 환경으로 열 손실이 더 커진다).

임상관련 문제 CLINICAL CONSIDERATION

제니퍼(Jennifer R.)는 교내에서 번지고 있던 "유행성 장염(stomach flu)"에 걸려서, 지난 24시간 동안을 계속해서 토하였다. 그녀는 음료를 마시거나 음식을 먹을 수 없었을 뿐 아니라, 정상에서는 소화관 하부에서 혈액으로 재흡수되는 산성의 위액도 잃었다. 이러한 상황이 그녀 신체 내부 환경의 항상성 혼란을 어떻게 위협하겠는가? 즉, 어떤 항상성 유지 요인들이 정상에서 벗어나 그녀로 하여금 수없이 토하게 하는 것일까? 어떤 기관계들이 이 변화들에 저항하기 위해 반응할까?

제 1 장 요점 정리

1.1 생리학이란?

■ **생리학(physiology)**은 생명체 기능들에 관해 연구하는 학문이다.

■ 생리학자들은 물리적 및 화학적 과정들에 의한 원인과 효과를 포함하는 작용 기작들에 근거하여 생명체의 기능을 설명한다.

■ 생명체의 기능들은 그 기능들을 수행하는 생명체 부위에 크게 의존하여 일어나므로 생리학과 해부학은 상호 긴밀한 관계를 가진다.

1.2 생명체의 구성 수준

■ 인체는 특정 원자들과 분자들의 복잡한 조합으로 이루어져 있다.

■ 이들 비-생명 화학물들은 정교한 방법을 통해 생명 활동을 수행하는 가장 작은 세포들을 이룬다. **세포(cell)**는 생명의 구조적 및 기능적인 단위체이다(그림 *1-1* 참조).

■ 각 세포들이 그 생존을 위해 수행하는 생명활동에는: (1) 산소(O_2)와 영양소들의 획득, (2) 노폐물들의 제거, (4) 단백질과 그 밖의 세포 성분들의 합성, (5) 세포와 그 주위 환경 사이의 물질들 이동의 조절, (6) 세포 전체로의 물질 이동, (7) 환경에 대한 반응, 그리고 (8) 생식 등이 포함된다.

■ 세포의 기본 기능들에 더하여, 다세포생물들의 각 세포는 특정 기능을 수행한다.

■ 유사한 구조와 특정 기능을 가지는 세포들이 모여서 된 4종류의 **조직(tissue)**은 근육조직, 신경조직, 상피조직 및 결합조직 이다(그림 *1-2* 참조).

■ **선(gland; 샘)**들은 상피조직의 하나로서 분비물을 내는 특성을 가진다. **외분비선(exocrine gland)**들은 몸 표면이나 외부와 소통되는 강(cavity)까지 연결된 관(duct)들을 통해서 분비물을 내보낸다. 반면에 내분비선(endocrine gland)들은 그 분비물인 호르몬을 혈액으로 방출한다(그림 *1-3* 참조).

■ 둘 또는 그 이상의 기능을 갖는 조직들이 모여 **기관(organ)**들을 형성한다. 한 예로 위(stomach)를 들 수 있다(그림 *1-3* 참조).

■ **기관계(organ system)**는 서로 관련된 기능들을 가지는 기관들이 모여 이루어진 것이며, 기관계들은 상호 협동하여 생명체 전체로서의 생명현상을 나타낸다. 한 예로 소화계를 들 수 있다(그림 *1-4* 참조).

■ 기관계들이 모여서 생명체(인체)를 형성한다.

1.3 항상성 개념

■ 생명체를 이루는 세포들 안의 액체를 **세포내액(intracellular fluid; ICF)**이라 하며, 세포 밖의 액체를 **세포외액(extracellular fluid; ECF)**이라고 한다.

■ 몸을 이루는 대부분의 세포들이 외부 환경과 직접 접촉하고 있지 않으므로, 세포의 생존은 세포들이 직접 생명-유자를 위해 물질교환을 하는 세포내액(ECF) 환경을 안정되게 유지하는 데 달려 있다.

■ ECF는 생명체의 내부 환경으로 작용한다. ECF는 혈장과 간질액으로 이루어져 있다(그림 *1-5* 참조).

■ **항상성(homeostasis)**이란 내부 환경을 일정 상태로 유지하는 것을 일컫는다.

■ 항상적으로 유지되어야만 하는 내적 환경 인자들에는 (1) 영양소들의 농도; (2) 산소와 이산화탄소의 농도; (3) 노폐물들의 농도; (4) pH; (5) 물, 염들 및 그 밖의 전해질들의 농도; (6) 용적과 압력; 및 (7) 온도이다(그림 *1-7* 참조).

■ 11종류 기관계들에 의해 수행되는 기능들은 항상성을 유지하도록 지시받는다. 이들 기관계의 기능들은 궁극적으로는 그 기관계를 구성하는 세포들의 특정 활동들에 의존한다. 따라서 항상성은 각 세포의 생존에 필수적인 것이며, 각 세포가 항상성에 관여하는 것이다(그림 *1-6, 1-7* 참조).

1.4 항상성 조절계들

■ 항상성 조절계는 인체(생명체) 구성요소들이 함께 작용하여 내부 환경의 **조절 변인(controlled variable)**을 최적 **설정점(set point)** 가깝게 유지시켜 주는 작용이다.

■ 항상성 조절은 (1) 한 기관의 변화에 반응하는 고유의 보상반응인 **내인성(국소적) 조절**과 (2) 외부로부터의 요인들에 의해 신경계와 내분비계에 의해 작동되는 반응인 **외인성(전신적) 조절**로 나눈다.

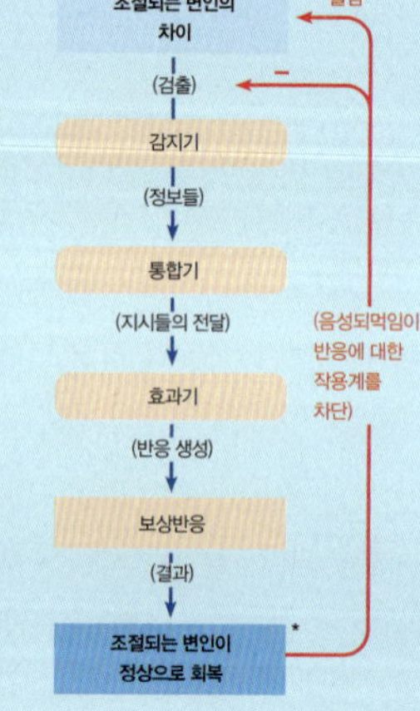

(a) 음성되먹임 조절계의 구성요소들

■ 내인성 및 외인성 조절계 모두는 일반적으로 음성되먹임원리에 의해 작동된다: **음성되먹임(negative feedback)**이란 조절 변인에 의한 반응을 최초 변화의 반대 방향으로 유발시켜 역으로 진행하는 것을 말한다(그림 *1-8* 참조).

■ 양성되먹임은 음성되먹임 조절계의 조절 변역의 변화 요인들이 반응하여 원래 변화와 같은 방향으로 반응을 작동시킴으로써 그 변화를 더 증폭시키는 것을 말한다. 양성되먹임은 인체(생명체)에서는 드물지만 출산과 같은 몇 가지 예에서는 중요하다.

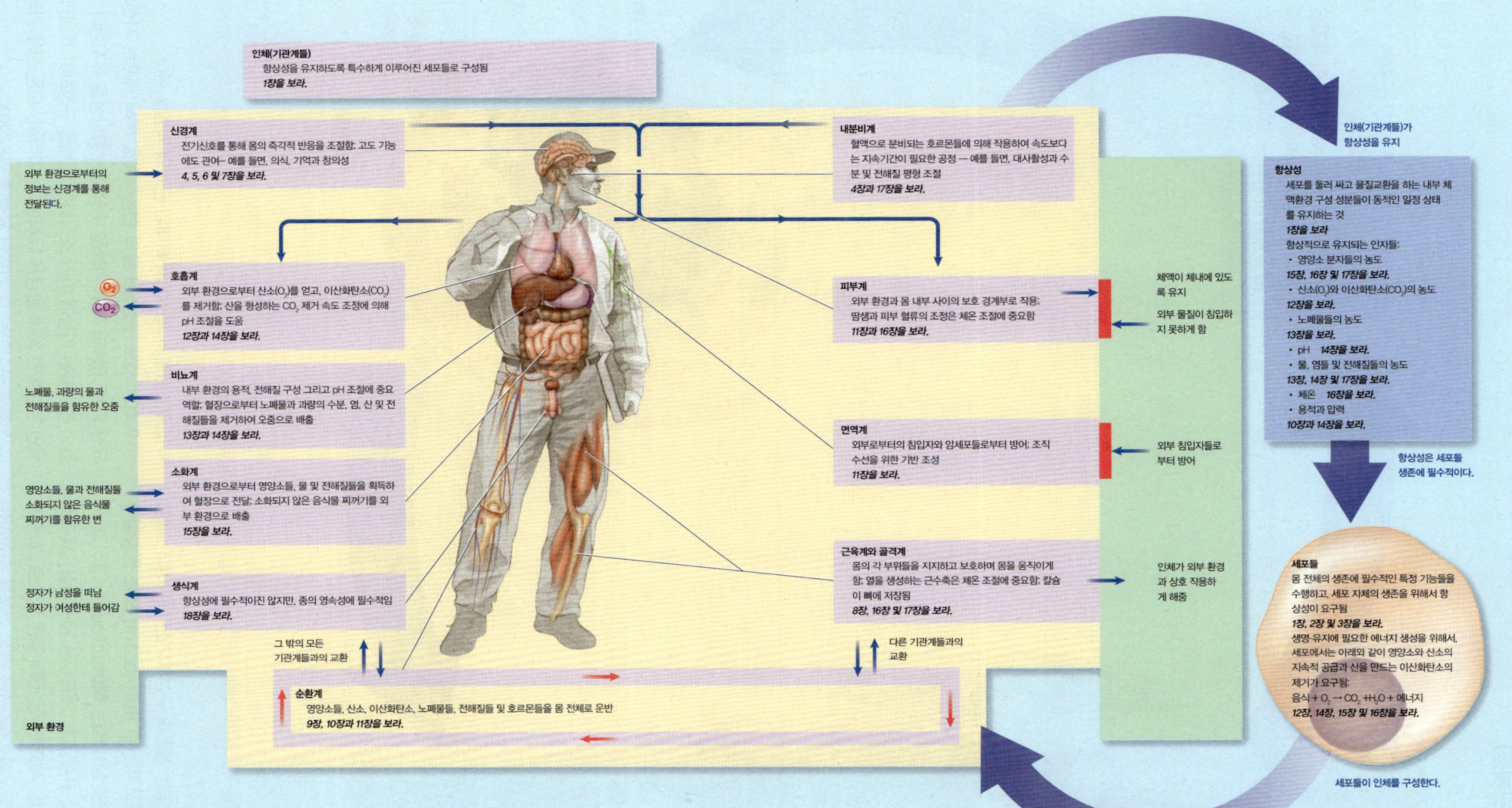

● 그림 1-7 항상성 유지에 있어서 각 기관계의 역할.

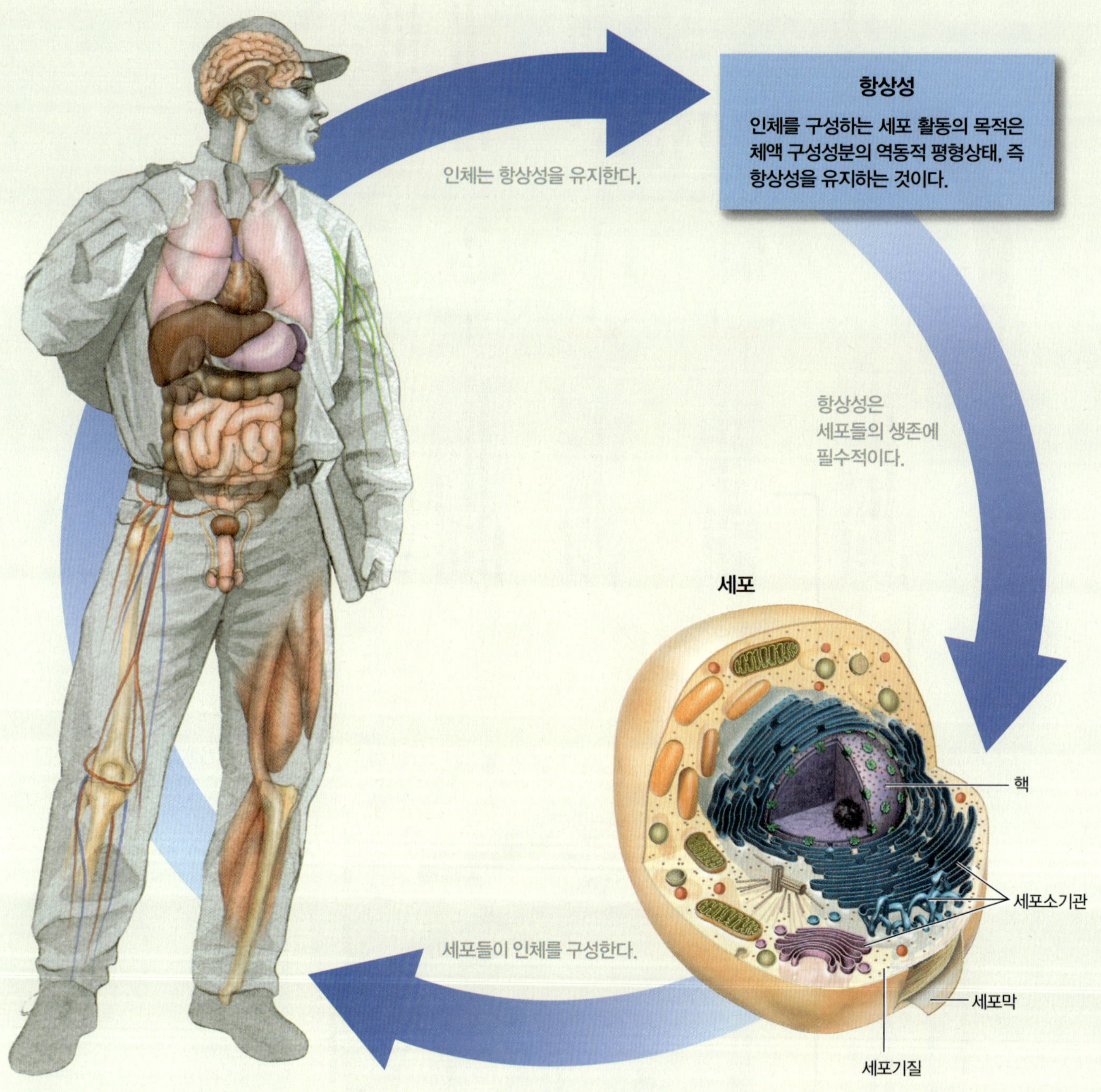

세포는 고도로 조직화되고, 살아 있는 생명체 구성의 기본 단위이다. 세포는 크게 세포를 둘러싸고 있는 **세포막[cell membrane 또는 원형질막(plasma membrane)]**, 유전물질이 있는 **핵(nucleus)**, 그리고 **세포질(cytoplsm)**의 세 부분으로 구성된다. 세포질은 세포기질, 세포소기관, 세포골격으로 이루어져 있다. *세포기질*은 겔과 같은 액체로 그 속에 세포소기관과 세포골격을 함유한다. *세포소기관*은 특정 기능을 수행하는 잘 조직화된 독립적인 구조물이다. *세포골격*은 세포 전체에 뻗어 있는 단백질 구조물로서 세포에서 뼈대와 근육의 역할을 한다.

이러한 세포 구성요소들의 협동작용을 통해 세포는 자신의 생존에 필요한 기본 기능과 특수 기능을 수행하여 항상성을 유지한다. 세포는 자신들의 전문화된 기능에 따라 조직화된 체계를 구성하여 개체의 생존에 필수적인 안정적인 체내 환경을 유지한다. 따라서, 모든 신체 기능은 궁극적으로 신체를 구성하는 각 세포의 활성에 의존적이다.

제 2 장

세포생리학

Cell Physiology

제2장 요약 차례

2.1 세포의 관찰

무생물도 살아 있는 세포를 구성하는 것과 동일한 화학물질들로 이루어져 있지만, 과학자들은 아직 실험실에서 이들 화학물질들을 조합하여 살아 있는 세포로 만들 수는 없다. 생명은 독특하고 복잡한 조직과 생명이 없는 화학물질들 간의 세포내 상호작용에 의해 특징지어진다. 세포는 가장 작은 생명체로서 매우 복잡한 신체를 이루는 구성단위이다. 그러므로 세포는 화학물질과 인간(그리고 다른 모든 생명체)을 연결하는 역할을 한다. 현대 생리학자들은 몸을 구성하는 세포의 분자적인 구조와 조직을 더욱 깊이 이해함으로써 우리 몸이 어떻게 작동하는지에 대하여 많은 비밀을 풀어내고 있다.

인간의 몸을 구성하는 세포는 매우 작아서 맨눈으로는 볼 수 없다. 사람의 세포는 평균 직경이 약 10~20 μm(1 μm = 1 m의 백만분의 일)인데 이는 눈으로 볼 수 있는 가장 작은 입자의 1/5에서 1/10의 크기이다. 평균적 크기의 세포들 약 100개가 일렬로 늘어서도 단지 1 mm 밖에 되지 않는다.

과학자들은 17세기 중반에 현미경이 발명되기 전까지는 세포의 존재를 알지 못했다. 19세기 초에 더 좋은 광학 현미경이 개발되자 과학자들은 모든 식물과 동물의 조직이 개별 세포들로 구성되어 있음을 알게 되었다. 벌새, 사람, 고래의 세포는 크기가 모두 비슷하다. 몸이 더 큰 종은 더 많은 세포를 갖는 것이지, 더 큰 세포를 가지고 있는 것이 아니다. 초기 연구자들은 또한 세포가 액체로 채워져 있다는 것을 발견했다. 그 당시 현미경의 해상력으로 그 액체는 상대적으로 균일한 수프와 같은 혼합물로 보였고, 이는 정체를 알 수 없는 "생명의 물질(stuff of life)"로 받아들여졌다. 1940년대에 처음으로 전자현미경을 사용하여 살아 있는 물체를 관찰할 수 있게 되자, 과학자들은 세포의 내부 구조가 엄청나게 다양하고 복잡하다는 것을 알게 되었다. (전자 현미경은 광학 현미경보다 100배 정도 해상력이 좋다.) 현재 과학자들은 훨씬 더 정교한 현미경과 생화학적 기술, 세포배양 기술, 그리고 유전자 조작 기술을 이용할 수 있게 되었고, 이에 따라 세포가 현미경으로나 겨우 볼 수 있는 무정형의 액체 주머니가 아니라 복잡하고 고도로 조직화되어 있으며 구획화된 구조물임을 이해하게 되었다.

2.2 세포구조의 개요

인간의 몸을 이루는 수 조(10^{12}) 개의 세포들은 그 구조와 기능의 차이에 따라 약 200종류로 분류된다. 다양한 구조와 기능적인 특성화에도 불구하고 세포들은 많은 공통점을 공유한다. 대부분의 인간 세포는 세 가지 주요 부분으로 나뉜다: 세포를 둘러싸고 있는 **형질막**; 세포의 유전 물질을 포함하는 **핵**; 그리고 핵을 제외한 세포 내부 부분인 **세포질**(● **그림 2-1**). 이 장에서 우리는 먼저 각 부분에 대해서 개괄적으로 살펴 본 후, 주로 세포질에 초점을 맞추어 알아 볼 것이다. 원형질막과 핵에 관한 것은 뒤에 자세히 설명할 것이다.

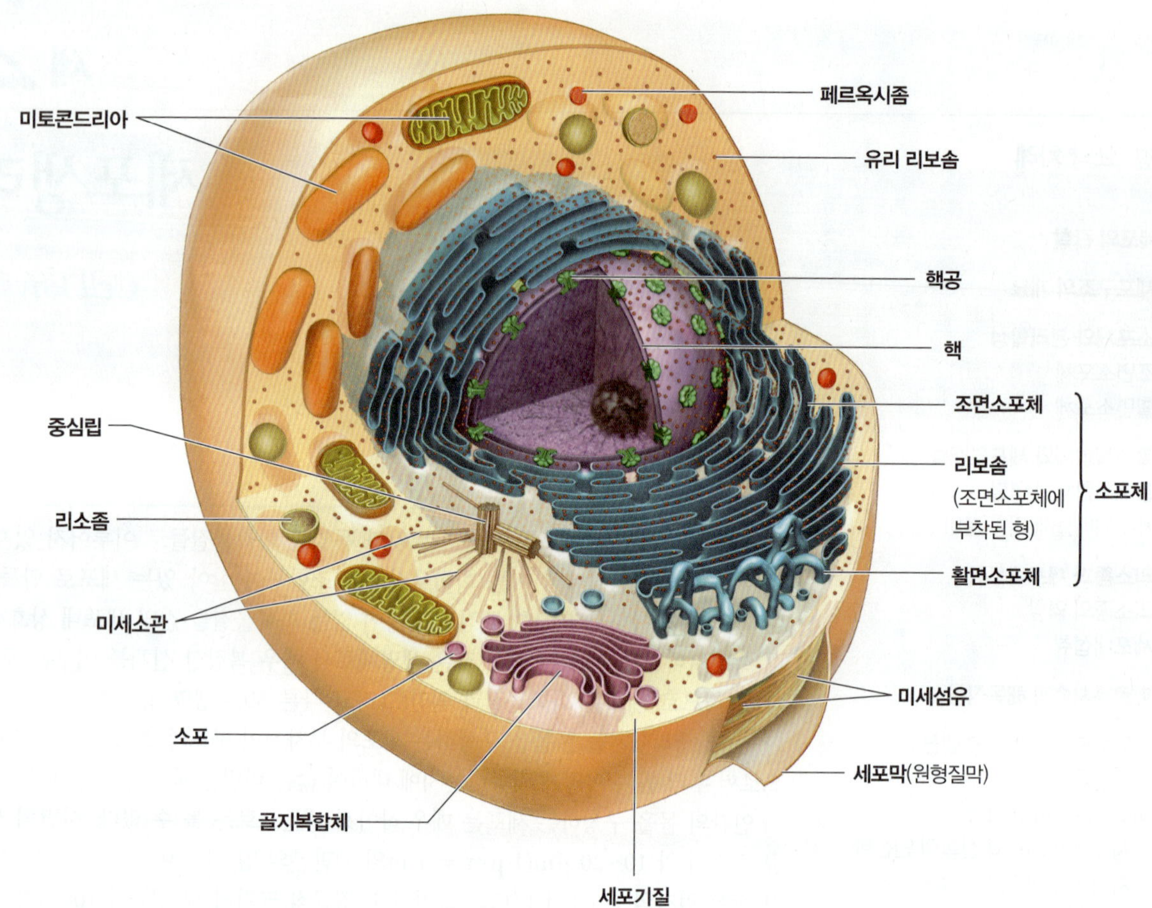

● **그림 2-1** 전자 현미경으로 관찰한 세포구조의 모식도.

형질막은 세포의 경계를 이룬다.

원형질막[plasma membrane; 세포막(cell membrane)]은 세포를 둘러싸고 있는 얇은 막 구조로, 대부분이 지질(지방) 분자로 구성되어 있으며 단백질이 박혀 있다. 이 장벽은 세포의 구성 물질과 세포를 둘러싼 환경을 구분하여, 세포 안의 세포내액(ICF)이 세포 밖의 세포외액(ECF)과 섞이는 것을 막는다. 원형질막은 세포의 구성 물질을 보호하는 물리적인 장벽일 뿐 아니라, 원형질막에 존재하는 단백질들을 통해 선택적으로 ICF와 ECF 사이의 분자들의 이동을 조절한다. 원형질막은 마치 고대의 도시에서 도시를 둘러싸고 있으며 문이 존재하는 성벽과 비슷하다고 할 수 있다. 이 구조를 통해 세포는 영양분과 다른 필요한 물질의 유입과 세포 안에서 만들어낸 물질의 유출을 조절하는 동시에 원하지 않는 물질이 세포 안 또는 밖으로 이동하는 것을 막는다. 원형질막에 대해서는 3장에서 자세히 다룰 것이다.

핵은 DNA를 가지고 있다.

세포 내부의 두 주요 부분은 핵과 세포질이다. **핵(nucleus)**은 일반적으로 조직화된 단일 세포 구성요소로는 세포에서 가장 크며, 구모양의 구조로 대개 세포의 중심 부근에 위치한다. 핵은 세포의 다른 부분과 핵을 구별하는 **핵막(nuclear envelope)**이라는 이중으로 된 막으로 둘러싸여 있다. 핵막은 핵과 세포질 간의 물질 이동에 필수적인 수많은 **핵공(nuclear pore)**을 가지고 있다.

핵은 세포의 유전 물질인 **데옥시리보핵산(deoxyribonucleic acid, DNA)**을 포함하고 있다. DNA는 두 가지 중요한 기능을 가지고 있다: (1) 단백질 합성을 지시하고 (2) 세포 복제 과정에서 유전자 청사진으로서 기능한다. DNA는 세포 내의 특정 구조단백질과 효소단백질의 합성에 대한 암호 또는 지령을 제공한다. 만들어지는 단백질의 종류와 양을 지정함으로써, 핵은 간접적으로 대부분의 세포 활성을 지배하는 세포의 조절 중추로서 기능한다.

단백질 합성에는 세 가지 종류의 **리보핵산(ribonucleic acid, RNA)**이 관여한다. 첫 번째, 특정 단백질에 대한 DNA의 유전적 암호는 **전령RNA (messenger RNA, mRNA)** 분자로 전사되고, mRNA는 핵공을 통해 핵을 빠져 나간다. 세포질 내에서 mRNA는 암호화된 메시지를 리보솜에 전달하고, 리보솜은 이를 합성될 단백질에 대한 적절한 아미노산 서열로 번역한다. **리보솜RNA (ribosomal RNA, rRNA)**는 리보솜을 구성하는 필수 요소이다. **운반RNA (transfer RNA, tRNA)**는 적절한 아미노산을 세포질로부터 합성 중인 단백질 내의 정해진 위치로 운반한다.

단백질 합성에 대한 암호를 제공하는 것 외에 DNA는 세포분열 과정에서 유전자 청사진으로 기능하여 세포가 자신과 동일한 세포를 만들 수 있도록 함으로써 신체에서 동일한 종류의 세포가 계속 유지될 수 있도록 한다. 더 나아가서 생식세포(난자와 정자)에서는, DNA 청사진이 다음 세대에게 유전적 특성을 전달한다.

(DNA와 RNA 기능과 단백질 합성에 대한 더 자세한 사항은 부록 B를 참고하라.)

세포질은 다양한 세포소기관, 세포골격, 그리고 세포기질로 구성된다.

세포질(cytoplasm)은 핵을 제외한 세포 내부 전체를 말한다. 세포질은 세포기질(cytosol) 내에 흩어져 있는 서로 구별되는 특화된 세포소기관들과 세포골격[세포의 "뼈와 근육"으로 기능하는 단백질 뼈대(scaffolding)]을 포함하고 있다.

세포소기관(organelle)들은 세포 내에서 특정 기능을 수행하는 서로 구별되는 고도로 조직화된 구조들이다. 평균적으로 세포 전체 부피의 거의 절반이 세포소기관들로 이루어져 있다. 각각의 세포소기관은 원형질막과 유사한 막으로 둘러싸여, 세포 내에서 자신의 분리된 구획을 가진다. 그러므로 세포소기관의 내용물은 주변의 세포기질 및 다른 세포소기관의 내용물과는 분리되어 있다. 사람의 거의 모든 세포에는 5가지의 주요 세포소기관인 **소포체, 골지복합체, 리소좀, 페르옥시좀, 미토콘드리아**가 있다. 세포소기관들은 세포 내의 "전문점"과 같다. 각각은 세포 내의 분리된 구획으로 특화된 세포 기능을 수행하기 위한 일련의 특정 화학물질들을 갖고 있다. 이 분리된 구획구조는 세포 내에서 서로 양립할 수 없는 화학반응이 동시에 일어날 수 있도록 해 준다. 예를 들어, 세포가 원치 않는 단백질을 분해하는 효소는 보호된 리소좀 내에서만 작동함으로써 세포질 내의 다른 필수적인 세포 단백질들이 파괴되지 않도록 한다. 각 세포 종류의 전문화된 능력에 따라 일부 다양성은 존재하지만 세포소기관들은 모든 세포에서 유사하다. 신체에서 각각의 기관이 생명 유지를 위해 필수적인 기능을 하는 것처럼 각각의 세포소기관도 전체 세포의 생존을 위해 특화된 필수적 기능을 수행한다.

세포골격(cytoskeleton)은 세포기질 전체에 뻗어 있는 서로 연결된 단백질 섬유와 관으로 구성된 체계이다. 이 정교한 단백질 네트워크는 세포가 모양을 유지하게 하고, 내부적인 구조를 제공하며, 세포의 다양한 운동을 조절한다.

세포소기관들과 세포골격을 제외한 세포질의 나머지 부분은 **세포기질(cytosol**, "세포의 액체")로 구성되어 있는데, 세포기질은 겔과 같은 반액체 덩어리이다. 서로 모순되지 않는 많은 화학반응들은 세포기질 안에서 이루어진다. (명확하게 말하면, ICF는 세포기질, 세포소기관 내부 액체, 그리고 핵 내부 액체까지 세포 내의 모든 액체를 포함한다.)

이 장에서는 세포기질의 구성성분들을 개별 세포소기관에 초점을 맞추어 더 자세히 다룰 것이다.

2.3 소포체와 분리합성

소포체(endoplasmic reticulum, ER)는 세포기질 전체에 분포되어 있는 액체로 채워진 정교한 막 구조물이다. 소포체는 일차적으로 단백질과 지질의 합성 공장이다. 소포체는 조면소포체와 활면소포체의 두 종류로 구분될 수 있는데, **조면소포체(rough ER)**는 비교적 납작한 서로 연결된 주머니들이 층으로 쌓여 이루어져 있는 반면, **활면소포체(smooth ER)**는 서로 연결된 아주 작은 관들의 그물구조이다(● **그림 2-2**). 이들 두 구조물은 생김새와 기능이 상당히 다르지만 둘은 서로 연결되어 있다. 다시 말해, ER은 서로 연결된 수많은 통로들로 이루어진 하나의 세포소기관이다. 한 세포에서 조면소포체와 활면소포체의 상대적인 양은 그 세포의 기능에 따라 다르다.

조면소포체는 분비단백질과 막구성 단백질을 합성한다.

조면소포체 막의 바깥 표면에는 작은 입자들이 박혀 있어 현미경으로 보았을 때 거칠거나 오돌토돌한 모습으로 보인다. 이들 입자는 핵 DNA의 지시에 따라 단백질을 합성하는 rRNA−단백질 복합체인 **리보솜(ribosome)**이다(부록 ● **그림 B-7** 참조). mRNA는 유전정보를 핵으로부터 단백질 합성이 일어나는 리보솜 "작업대"로 전달한다(부록 B 참조). 그러나 세포 안의 모든 리보솜들이 조면소포체에 붙어 있는 것은 아니다. 붙어 있지 않고 자유롭게 존재하는 "유리" 리보솜이 세포기질 내 전체에 흩어져 있다.

리보솜과 연결된 조면소포체는 다양한 새로운 단백질들을 합성하여 ER 막으로 둘러싸인 액체로 채워져 있는 ER 내강으로 분비한다. 이 단백질들은 다음 두 가지 중 하나의 경로를 따른다: (1) 일부 단백질들은 단백질 호르몬 또는 효소와 같은 분비성 합성물로서 세포의 외부로 이동하도록 예정되어 있다, (2) 다른 단백질들은 새로운 원형질막이나 리소좀과 같은 다른 세포구조를 구성하는데 쓰인다. 원형질막은 대부분 단백질과 지질(지방)로 이루어져 있다. 또한 ER 막의 벽에는 새로운 막을 만들기 위해 필요한 지질을 합성하는데 필수적인 효소들이 있다.

ER 내강으로 분비된 새로운 단백질은 ER 막을 통과할 수 없으므로 합성되자마자 세포기질로부터 영구히 분리되게 된다. 조면소포체의 리보솜과 달리, 유리 리보솜은 세포기질 내에서 쓰이는 단백질을 합성한다. 이런 방식으로 세포 밖으로 이동하거나 새로운 막 또는 다른 세포 내 구조물(ER에 의해 합성된)의 합성에 쓰일 새로 합성된 분자들은 물리적으로 세포기질 내에서 만들어진 분자들(유리 리보솜에 의해 합성된)과 분리되게 된다.

ER에서 새로 합성된 분자들이 ER막을 통과할 수 없다면 어떻게 목적지로 이동할 수 있을까? 이들 분자는 활면소포체의 작용을 통해 이동한다.

활면소포체는 새로운 단백질들을 운반소포로 포장한다.

활면소포체는 리보솜을 갖고 있지 않기 때문에 매끄러운 형태를 가진다. 리보솜이 없어서 단백질을 합성하는데 관여하지는 않는다. 대신, 세포의 종류에 따라 다양한 다른 목적을 수행한다.

대부분의 세포에서 활면소포체는 드물게 분포하며 주로 ER로부터 운송되어야 할 분자들의 포장과 분비에 중요한 기능을 한다. 새로 합성된 단백질과 지질은 조면소포체로부터 연결된 내강 안을 이동하여 활면소포체로 모인다. 그리고 그 부분에서 활면소포

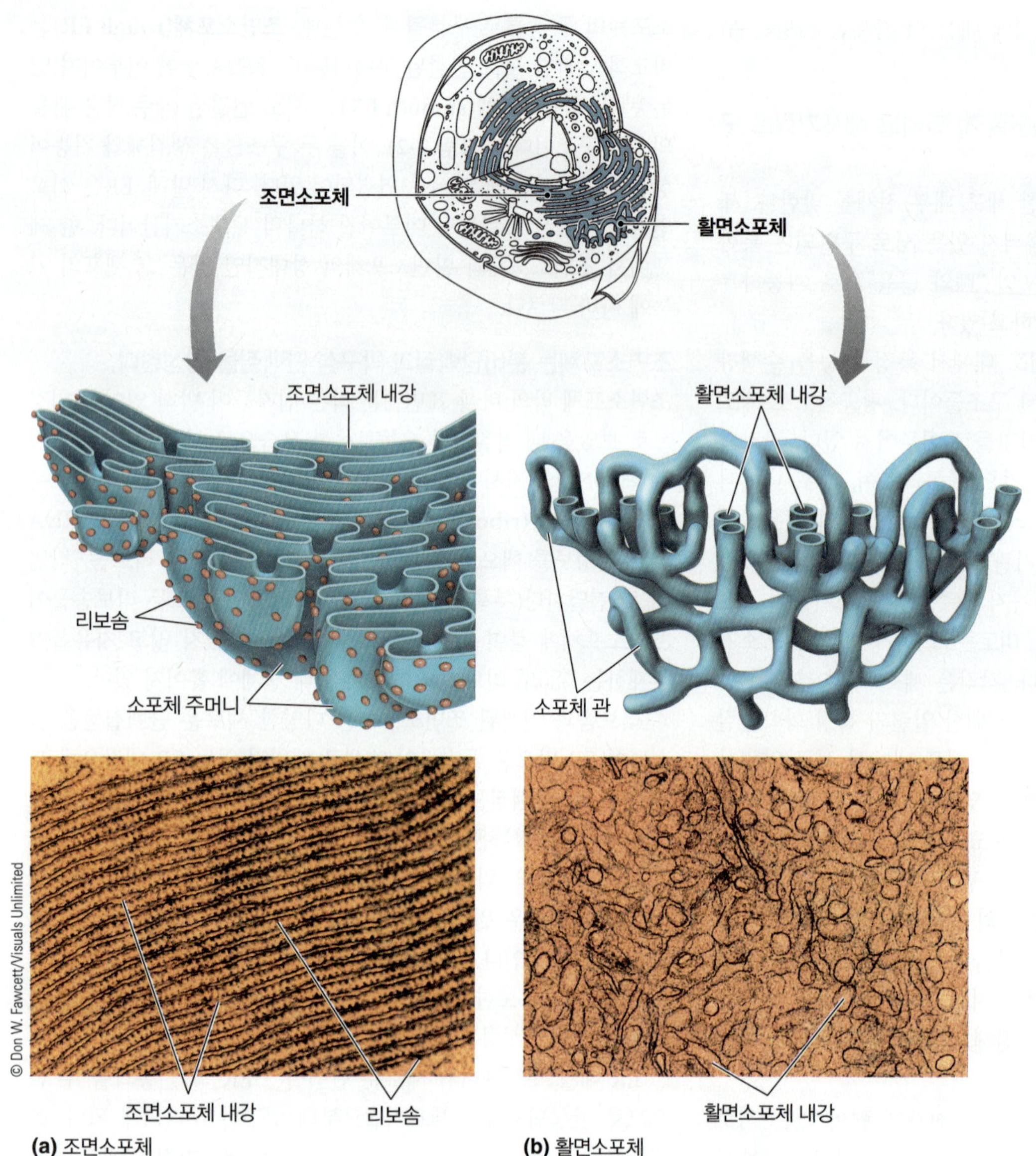

● **그림 2-2 소포체(ER).** (a) 조면소포체의 모식도와 전자현미경 사진. 서로 연결된 납작한 소포체 낭들의 층으로 구성된 조면세포체를 볼 수 있음. (b) 활면소포체의 모식도와 전자현미경 사진. 서로 연결된 미세관들로 구성된 활면세포체를 볼 수 있음. 조면소포체와 활면소포체는 서로 연결되어 하나의 연속된 세포소기관을 형성함.

체 막에서 유래된 구형의 캡슐 안에 새로 합성된 분자들을 감싸는 **운반소포(transport vesicle; 운반소낭)**를 형성하면서 떨어져 나온다(즉, 활면소포체 표면의 바깥쪽이 부풀어서 떨어져 나오는 것이다, ● **그림 2-3**). (**소포**란 액체로 채워진, 막으로 둘러싸인 세포내 화물 수송용 컨테이너이다.) 운반소포는 이 운반물의 이후 처리 장소인 골지복합체로 이동하는데, 골지복합체에 대해서는 다음 절에서 설명한다.

대부분의 세포에서 활면소포체는 드물게 존재하지만, 일부 특화된 종류의 세포는 추가적인 역할을 갖는 다량의 활면소포체를 가지고 있다. 예를 들어, 근육세포는 근육 수축과정에 쓰이는 칼슘을 저장하는 잘 발달된 근소포체(sarcoplasmic reticulum)를 가지는데, 이것은 기존의 활면소포체가 변형된 것이다(p. 236 참조).

2.4 골지복합체와 세포외배출

골지복합체(Golgi complex)는 ER과 매우 밀접하게 연관되어 있다. 각각의 골지체는 납작하고 약간 구부러진, 막으로 둘러싸여 있는 주머니(sac)가 여러 층으로 쌓여진 형태로 이루어져 있다(● **그림 2-4**). 납작한 주머니는 가운데는 얇지만 끝은 팽창되고 불룩한 것에 주목하라. 골지복합체의 주머니 층수는 세포 종류에 따라 다양하다. 일부 세포는 단 하나의 골지주머니 층을 가지고 있는 반면, 단백질을 분비하는데 고도로 특화된 세포들은 수백 개의 주머니 층들을 가지고 있다.

운반소포는 이후 과정을 위해 운반물을 골지복합체로 수송한다.

활면소포체로부터 막 떨어져 나온 대부분의 새로 합성된 분자들은 골지체로 들어간다. 운반소포가 골지체에 도착하면, 소포의 막은 세포의 중심에 가까운 골지주머니의 막과 융합되어 골지체 막의 일부가 되며, 소포의 내용물은 골지주머니의 내부로 방출된다(● **그림 2-3**).

ER에서 운반된 새로 합성된 물질들은 소포를 형성하는 방법으로 ER에서 가장 가까우며, 가장 안쪽에 있는 주머니로부터 형질막 근처의 바깥에 있는 주머니로 이동한다. 이런 이동 과정 중에 두 가지 중요한 일이 일어난다:

1. ER에서 합성된 원 물질들이 최종 산물로 가공된다. ER에서 운반된 가공되지 않은 단백질들이 예를 들어, 탄수화물을 붙이는 등의 과정을 통해 골지복합체에서 최종 산물의 형태로 변형된다.

2. 최종 산물들을 분류하여 최종 목적지로 내 보낸다. 골지복합체는 물질의 기능과 목적지에 따라 세포 밖으로 분비될 물질인지, 새로운 세포내 구성성분을 이루는데 쓰일 물질인지 등과 같이 분류하고 분리하는 기능을 한다.

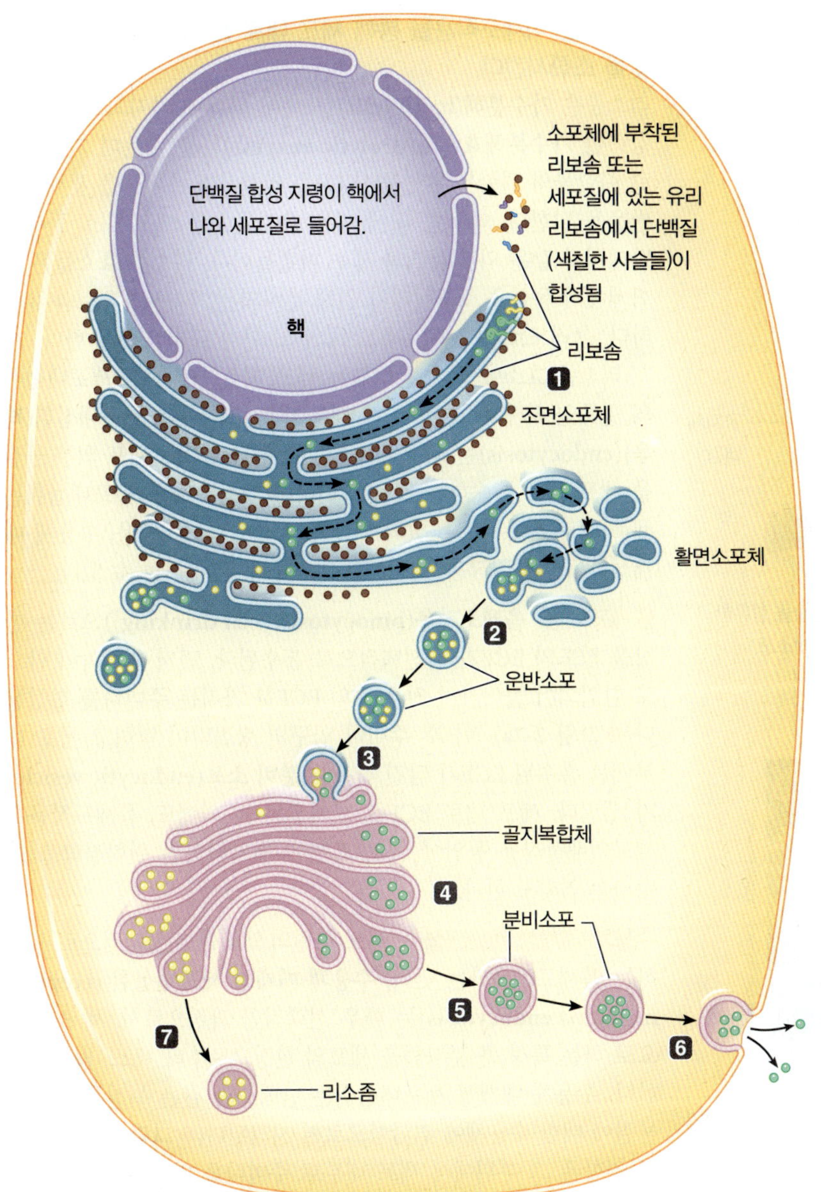

1 조면소포체는 세포 밖으로 분비되거나 세포막 또는 다른 세포구조물에 끼어들어가는 단백질이 합성됨.

2 활면소포체는 분비될 물질을 운반소포로 포장하여 출아 과정을 통해 골지복합체로 운반함.

3 운반소포는 골지 복합체와 융합하여 내용물을 가장 가까운 골지복합체 주머니 속으로 들여 보냄.

4 소포체로부터 온 새로 합성된 단백질들은 소포형태로 골지복합체 주머니들의 층을 통과함. 이 과정에서 신생 단백질들은 최종형태로 성숙되고 최종 목적지 별로 분류되어 포장됨.

5 성숙된 단백질들은 분비소포 형태로 출아과정을 통해 골지복합체로부터 세포질로 이동하여 분비 신호가 올 때까지 분비물을 저장하고 있음.

6 적합한 신호가 오면 분비소포는 세포막과 융합하여 내용물을 세포 밖으로 분비함. 분비는 세포외배출 과정을 통해 이루어지며, 이 과정에서 분비 내용물이 세포질과 접촉하는 일은 일어나지 않음.

7 리소좀도 골지복합체로부터 출아과정에 의해 형성됨.

● 그림 2-3 **소포체에서 합성되는 단백질의 분비과정.** 분비되는 물질이 세포질과 접촉하지 않는 점에 유의할 것.

골지복합체는 세포외배출을 위해 분비소포를 만든다.

골지체는 어떻게 최종 단백질을 적절한 목적지별로 분류하고 이동을 지시할까? 최종 산물들은 골지체 주머니의 팽창된 끝 부분으로 모인다. 그리고 이 바깥쪽 끝 부분은 최종 산물들을 포함한 막으로 둘러싸인 소포로 형성되어 떨어져 나온다. 최종 산물들을 기능별로 적절한 장소에 보내기 위해 각각의 소포들은 떨어져 나오기 전에 특정 산물들을 선택적으로 담게 된다(편지 봉투 안에 특정 편지를 넣는 것과 유사함). 서로 다른 곳으로 가는 산물들을 가진 소포는 서로 다른 표면 단백질(봉투의 주소와 같은)을 가진 막으로 포장된다. 이 표면 단백질들이 세포 내의 적절한 위치에서만 열쇠와 자물쇠 방식으로 만나서, 운반물을 내어놓을 수 있도록 기능한다(정확한 집주소로만 배달되도록 하는 것과 유사함). 일단 소포가 목표했던 막에 도달하면, 두 개의 막이 완전히 융합되고, 소포가 열려 내용물을 목표했던 장소에 모두 내어 놓는다.

한 예로 분비세포를 살펴보자. 분비는 적절한 자극에 의해 세포에서 만들어진 합성물이 세포 외부로 배출되는 것을 말한다(p. 26 참조). 특화된 분비세포로는 단백질 호르몬을 분비하는 내분비 세포들과 소화효소를 분비하는 소화샘 세포들이 있다. 분비세포에서는 분비될 단백질들을 포함한 수많은 큰 **분비소포 (secretory vesicle)**가 골지체로부터 떨어져 나온다. 분비소포는 세포가 특정 물질의 분비가 필요하다는 신호에 의해 자극을 받을 때까지 분비 단백질들을 저장한다. 적절한 신호가 오면 소포는 세포의 가장자리로 이동하고 원형질막과 융합되어 열리면서 내용물을 밖으로 비워낸다(● **그림 2-3, 2-5a**). 세포 내에서 유래

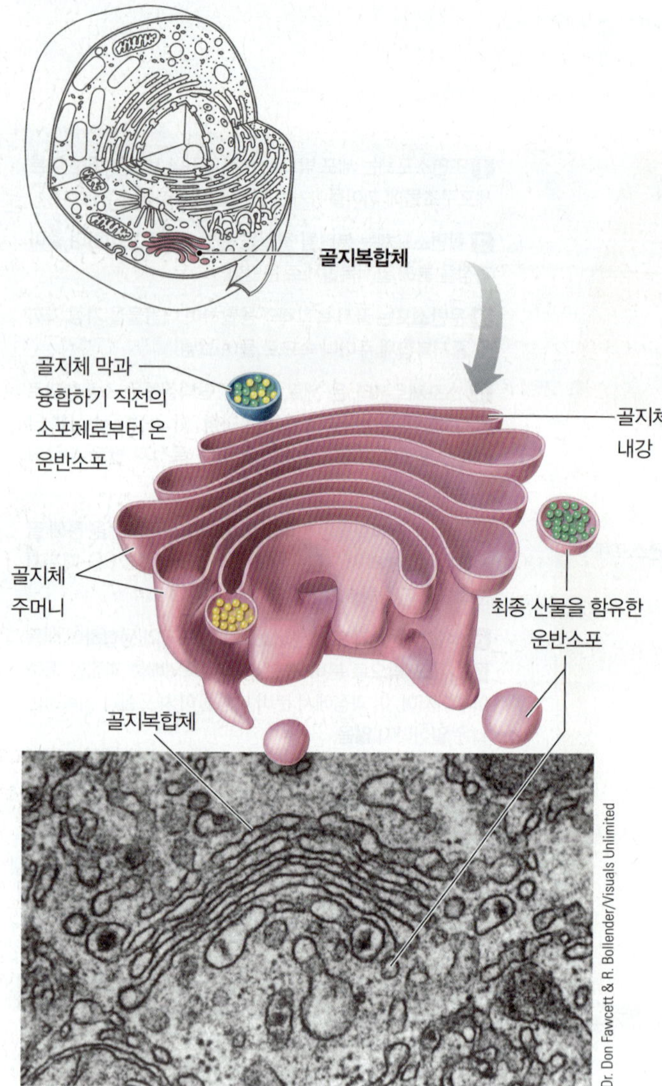

● **그림 2-4 골지복합체.** 골지복합체의 모식도와 전자현미경 사진. 골지복합체가 막으로 둘러싸인 구부러진 주머니들의 층으로 구성되어 있음을 볼 수 있음. 확장된 골지체 주머니의 말단부위에 최종목적지로 가기 위해 포장된 단백질을 함유한 소포를 볼 수 있음.

된 물질들을 밖으로 분비하는 이러한 기작을 **세포외배출(작용)(exocytosis)**이라고 한다. 세포외배출은 분비가 일어나는 주된 기작이다. 분비 소포는 원형질막과만 융합하고 세포소기관을 둘러싸고 있는 내부의 막과는 융합되지 않으므로 분비 물질이 세포소기관 내로 분비되는 불필요하고 위험한 일은 일어나지 않는다.

2.5 리소좀과 세포내섭취

리소좀(lysosome)은 유기물을 분해하는 세포소기관으로서, 작고 막으로 둘러싸여 있다. 다른 모든 소기관들은 비교적 균일한 구조를 갖고 있지만 리소좀은 소화시키는 물질에 따라 그 크기와 모양이 다양하다. 리소좀의 가장 일반적인 형태는 작은 계란형이거나 구형이다 (● **그림 2-6**). 평균적으로, 하나의 세포는 약 300개의 리소좀을 갖고 있다.

리소좀은 식세포작용을 통해 세포 내로 들여온 세포 외부 물질들을 소화시킨다.

리소좀은 **가수분해(hydrolysis)**를 촉매 하는 40가지의 서로 다른 강력한 **가수분해효소(hydrolytic enzyme)**들을 갖는데 가수분해란 화합물의 결합부위에 물(H_2O)을 첨가시켜 유기물을 분해하는 반응을 말한다. 리소좀 내에 있는 유기물들은 세포 내로 들어온 박테리아 같은 외부 물질과 세포 파편들이다. 리소좀 효소들은 소화계에서 음식을 소화시키기 위해 분비되는 가수분해효소와 유사하다. 그러므로 리소좀은 세포 내의 "소화계"로써 역할을 한다.

리소좀 효소에 의해 분해되는 세포 외부 물질들은 세포내섭취의 일종인 식세포작용을 통해 세포 내로 흡수된다. **세포내섭취(작용)(endocytosis)**는 세포외배출의 반대 과정으로, 세포 외부 물질을 세포 내로 흡수하는 것을 말한다(● **그림 2-5b**). 세포내섭취는 세포 내로 흡수되는 물질의 종류에 따라서 음세포작용, 수용체-매개성 세포내섭취작용 및 식세포작용의 세 가지 나눌 수 있다.

음세포작용 **음세포작용(pinocytosis, "cell drinking")**으로는 한 방울 정도의 ECF가 비선택적으로 흡수된다. 먼저 형질막이 안으로 함입되어 들어가며 적은 양의 ECF를 가지는 주머니를 형성한다(● **그림 2-7a**). 이 후 주머니 입구의 형질막이 막히고 세포 내부에는 흡수된 ECF가 담긴 작은 **내분비 소포(endocytic vesicle)**가 생긴다. 세포 내로 ECF를 가져오는 것 외에도, 음세포작용은 세포외배출작용 동안에 세포 표면에 첨가되었던 원형질막을 회수하는 역할도 한다.

수용체-매개성 세포내섭취 세포 주변의 액체를 비선택적으로 흡수하는 음세포작용과는 달리, **수용체-매개형 세포내섭취(receptor-mediated endocytosis)**는 매우 선택적인 과정으로서, 세포가 필요로 하는 특정 큰 분자들을 세포의 환경으로부터 세포 내로 흡수한다. 수용체-매개형 세포내섭취는 단백질과 같은 특정물질이 그 물질에 대한 수용체에 결합함으로써 시작된다(● **그림 2-7b**). 이러한 결합은 그 부위에서 세포 내부로 주머니를 만드는 원형질막의 함입을 유도하고, 이후 원형질막 표면이 봉합되면서 수용체와 결합된 분자들을 함유하는 세포 내 소포가 만들어지게 된다. 콜레스테롤 복합체, 비타민 B12, 인슐린, 철 등은 수용체-매개성 세포내섭취에 의해 선택적으로 세포 내로 유입되는 물질들의 예이다.

임상기록 불행하게도, 일부 바이러스들은 이러한 기작을 이용하여 세포 내로 몰래 들어온다. 예를 들어, 독감 바이러스와 AIDS를 유발하는 바이러스인 HIV(p. 370 참조)는 수용체-매개형 세포내섭취를 통해 세포 내로 들어오는데, 이들은 정상적으로는 필요한 분자들을 세포 내로 들여오기 위해 만들어 놓은 막 수용체에 결합하여 세포 내로 들어온다.

식세포작용 **식세포작용(phagocytosis, "cell eating")**은 다분자로 이루어진 큰 입자들을 세포 내로 흡수한다. 거의 모든 체세포는 음세포작용을 하고, 또 많은 세포들이 수용체-매개형 세포내섭취를 하지만, 식세포작용은 몇몇 특화된 세포들에서만 일어난다. 가장 대표적으로는 우리 몸의 방어 기구에 중요한 역할을 하는 백혈구를 들 수 있다. 백혈구 세포는 박테리아나 조직 파편들과 같은 큰 입자를 만나면 세포 표면에서 **허족(psudopod)**이라

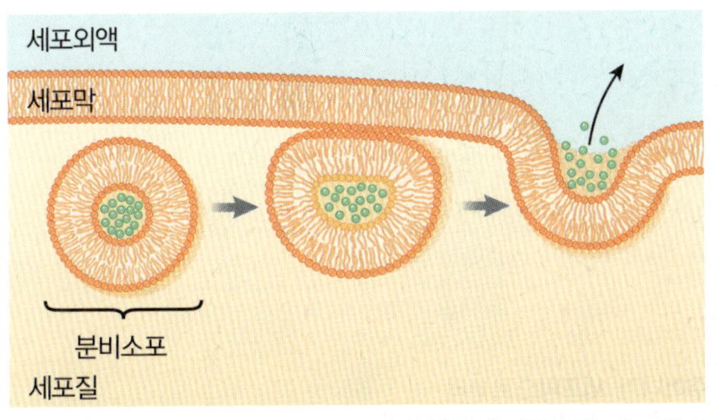

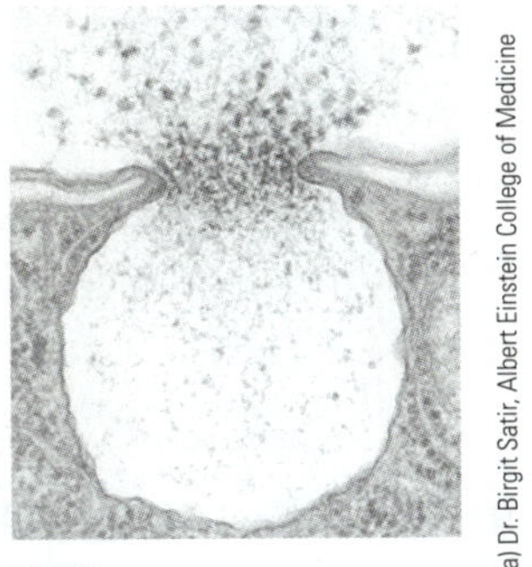

(a) 세포외배출: 분비소포는 세포막과 융합하여 내용물을 세포 밖으로 분비함. 분비 과립막은 세포막의 일부분이 됨.

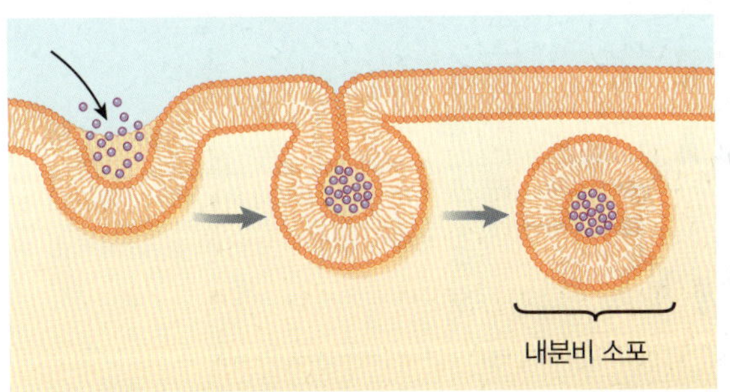

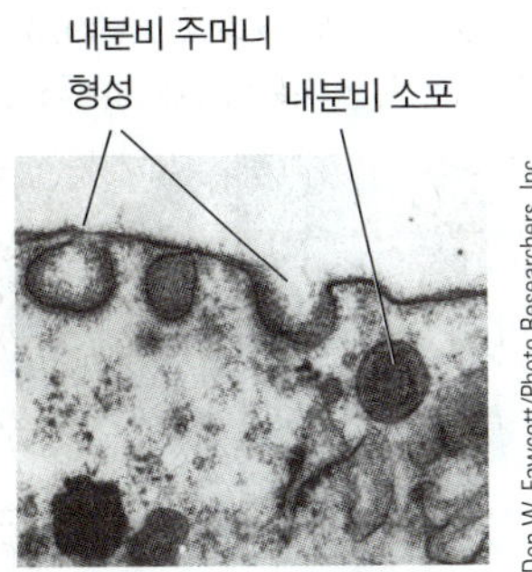

(b) 세포내섭취: 세포외부 물질이 세포막으로 둘러싸여 세포 내로 함입된 후 내분비 소포로 분리됨.

● **그림 2-5 세포외배출과 세포내섭취.** 세포외배출(a)과 세포내섭취(b)의 모식도와 전자현미경 사진.

는 돌기를 뻗어 입자들을 둘러싸고 집어삼켜서 그것들을 세포내 소포으로 가둔다(● **그림 2-7c**). 리소좀은 식세포작용으로 만들어진 소포의 막과 융합하여 소포 내로 가수분해효소들을 방출한다. 따라서 가수분해효소들은 세포 내의 다른 부위는 손상시키지 않고 식세포작용으로 소포 내로 잡아들인 물질들이나 박테리아들만 선택적으로 공격할 수 있다. 이 효소들은 대개 소포 내 물질을 아미노산, 포도당, 지방산 등의 세포가 재사용할 수 있는 기초물질로 분해한다.

리소좀은 노후한 세포소기관을 제거한다.

리소좀은 또한 세포에서 불필요한 부분을 제거하기 위해 노화되었거나 손상된 세포소기관과 융합할 수도 있다. 이러한 선택적인 자가-소화를 통해 세포의 오래된 부분은 새로 합성된 부분으로 대체가 가능하다. 대부분의 세포에서 모든 세포소기관은 교체가 가능하다.

임상기록

어떤 사람들은 리소좀 효소들 중 하나 또는 그 이상을 합성하는 능력이 없다. 그 결과로 정상적으로는 이들 효소에 의해 소화되어야 할 물질들이 소화되지 못하고 리소좀 내에 가득 축적되게 된다. 이 질환은 임상적인 증상을 동반하는데, 꽉 찬 리소좀은 정상적인 세포활성을 방해하기 때문이다. 증상의 특징과 심각성은 축적되는 물질의 종류에 따라 달라진다(이는 합성되지 않는 리소좀 효소들이 무엇이냐에 의해 결정 됨). **테이-작스병(Tay-Sachs disease)**은 소위 **저장병**(storage disease)의 일종인데, 이 병은 신경세포 내에 고분자 물질들이 비정상적으로 축적되는 특징을 가진다. 이런 비정상적 축적이 계속됨에 따라 점차적으로 신경계의 퇴화가 일어나게 된다.

2.6 페르옥시솜과 해독작용

페르옥시솜(peroxisome)은 막으로 둘러싸인 세포소기관으로, 잠재적 독성 물질을 분해하는 과정에서 과산화수소(H_2O_2)를 생산하고 분해한다. 세포 내에는 일반적으로 리소좀 평균 크기의 30~50% 정도인 수백 개의 페르옥시솜이 존재한다(● **그림 2-6**).

페르옥시솜은 다양한 폐기물을 해독하는 산화효소를 가지고 있다.

페르옥시솜은 효소들을 함유하고 있는 막으로 둘러싸인 주머니라는 점에서 리소좀과 유사하다. 하지만, 가수분해효소들을 저장하고 있는 리소좀과는 달리 페르옥시솜은 강력한 산화효소들을 저장하고 있다. **산화효소(oxidative enzyme)**는 이름에서 알 수 있듯이, 특정 유기물질로부터 수소를 떼어내기 위해 산소(O_2)를 사용한다. 이 반응은 세포에서 만들어지는 다양한 폐기물과 술에 포함된 알코올처럼 세포 외부에서 유입된 독성물질들의 독성을 제거하는 일을 돕는다. 페르옥시솜은 독성 분자로부터 떼어낸 수소 원자와 분자형태의 산소로부터 과산화수소(H_2O_2)를 만든다. 과산화수소

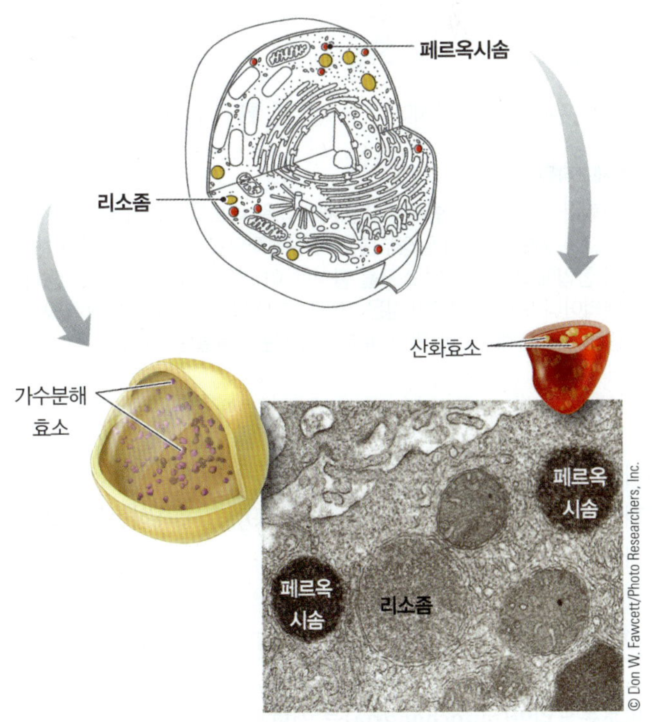

● **그림 2-6 리소좀과 페르옥시솜.** 가수분해효소를 함유한 리소좀과 산화효소를 함유한 페르옥시솜의 모식도와 전자현미경 사진.

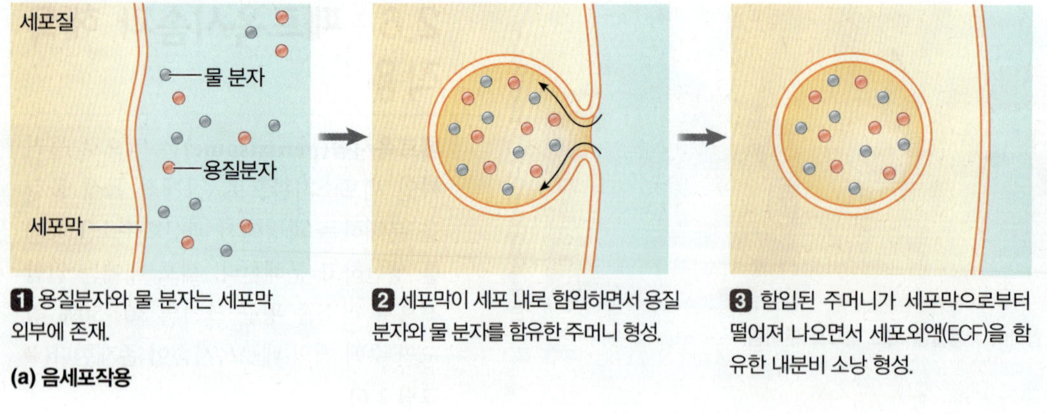

1 용질분자와 물 분자는 세포막 외부에 존재.

2 세포막이 세포 내로 함입하면서 용질분자와 물 분자를 함유한 주머니 형성.

3 함입된 주머니가 세포막으로부터 떨어져 나오면서 세포외액(ECF)을 함유한 내분비 소낭 형성.

(a) 음세포작용

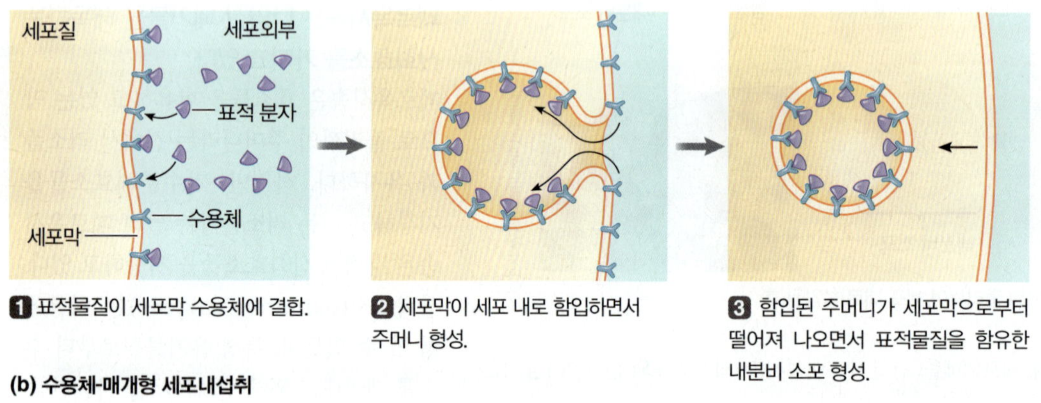

1 표적물질이 세포막 수용체에 결합.

2 세포막이 세포 내로 함입하면서 주머니 형성.

3 함입된 주머니가 세포막으로부터 떨어져 나오면서 표적물질을 함유한 내분비 소포 형성.

(b) 수용체-매개형 세포내섭취

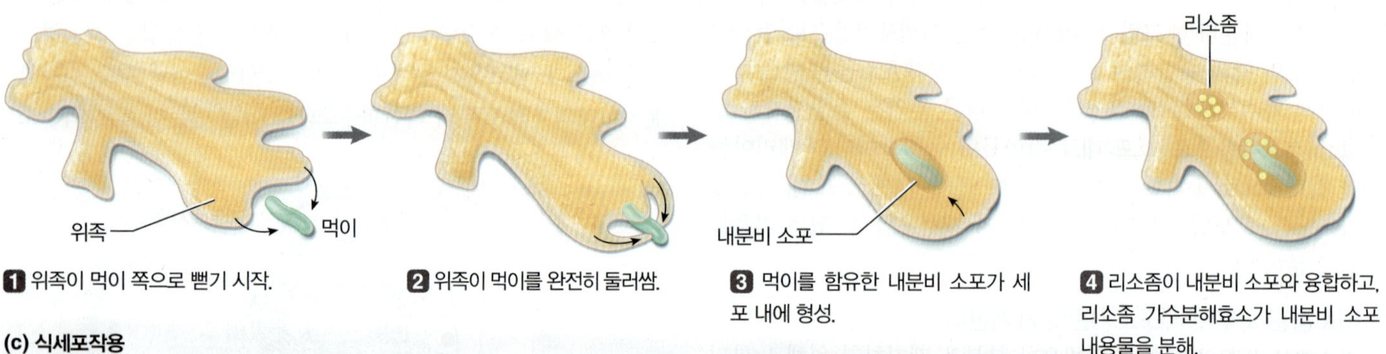

1 위족이 먹이 쪽으로 뻗기 시작.

2 위족이 먹이를 완전히 둘러쌈.

3 먹이를 함유한 내분비 소포가 세포 내에 형성.

4 리소좀이 내분비 소포와 융합하고, 리소좀 가수분해효소가 내분비 소포 내용물을 분해.

(c) 식세포작용

● **그림 2-7 내분비의 형태.** (a) 음세포작용: 세포막 표면이 함입되어 주머니를 형성한 후 입구가 봉해져서 세포 내에 내분비 소포를 형성함. 이 경우 내분비 소포는 세포외 액의 일정부분을 비-선택적으로 함유함. (b) 수용체-매개형 세포내섭취: 단백질과 같은 큰 분자가 특정 세포막 수용체에 결합하면 세포막이 함입에 의해 내분비 소포를 형성함. 이 경우 내분비 소포는 수용체와 결합한 특정 물질을 선택적으로 함유함. (c) 식세포작용: 백혈구는 허족을 뻗어 박테리아나 노쇠 적혈구와 같은 거대 다분자 복합체를 둘러싸서 세포 내로 함입시켜 내분비 소포를 형성함. 이 경우 내분비 소포는 리소좀과 융합하고, 리소좀의 가수분해효소에 의해 내분비 소포는 내용물은 분해됨.

가 축적되면 파괴적 활성을 가지지만, 페르옥시솜은 강력한 과산화수소를 해가 없는 물(H_2O)과 산소(O_2)로 분해하는 효소도 포함하고 있다.

2.7 미토콘드리아와 ATP 생산

미토콘드리아(mitochondria)는 에너지를 만드는 소기관으로 세포의 "발전소"로 불린다. 미토콘드리아는 음식 내에 있는 영양분으로부터 에너지를 추출하고 그 에너지를 세포 활성에 사용할 수 있는 형태로 변환시킨다. 미토콘드리아는 세포, 나아가 우리 몸이 생존하고 기능하는데 필요한 에너지의 90%를 생산한다. 하나의 세포는 그들의 종류와 에너지를 요구하는 정도에 따라, 적게는 수백 개, 많게는 수천 개의 미토콘드리아를 가지고 있다. 일부 세포들에서는 에너지를 가장 많이 사용하는 부분에 미토콘드리아들이 집중적으로 밀집되어 있다. 예를 들면, 심장의 근육세포에서는 미토콘드리아가 수축 단위들 사이에 밀집해 있다.

미토콘드리아는 두 겹의 막으로 둘러싸여 있다.

미토콘드리아는 막대기나 타원 구조이다. 각각의 미토콘드리아는 두 겹의 막으로 둘러싸여 있는데, 미토콘드리아 그 자체를 둘러싸고 있는 부드러운 외막과, **기질(matrix)**이라고 알려진 겔과 같은 물질로 채워진 내부 공간을 돌출된 모양으로 감싸는 **크리스테(cristae)**라 부르는 구불구불한 일련의 구조를 형성하는 내막으로 둘러싸여져 있다(● **그림 2-8**). 두 겹의 막은 좁은 막간공간(intermembrane space)에 의해 분리된다. 크리스테는 섭취한 음식물 에너지의 상당량을 세포가 사용할 수 있는 에너지 형태로 바꾸는데 필요한 단백질을 갖고 있다. 내막이 많이 접혀 있는 것은 이들 중요한 단백질을 갖는 표면적을 증가시키기 위해서이다. 기질은 수백 가지의 효소들이 높은 농도로 녹아 있는 혼합물인데, 이 효소들은 크리스테 단백질들이 최종적으로 유용한 에너지를 추출하는데 필요한 영양물질들을 준비해 주는 역할을 한다.

미토콘드리아는 ATP를 만드는 데 중요한 역할을 한다.

우리 몸의 에너지의 원천은 섭취한 음식들의 탄소 결합에 저장된 화학적 에너지이다. 하지만 세포들은 이 에너지를 곧바로 사용할 수 있는 체계를 갖추고 있지 않다. 대신에 세포들은 음식에 있는 영양분으로부터 에너지를 추출해야 하고 그것을 세포가 사용할 수 있는 형태로 변환해야 한다. 즉, 고 에너지의 인산 결합을 갖고 있는 **ATP(adenosine triphosphate)** 형태로 바꾸는 것이다(부록 A 참조). 아데노신에 결합된 맨 마지막 인산과 같은 고에너지 결합이 끊어지면 많은 양의 에너지가 방출된다. ATP는 우리 몸의 공통적인 에너지 "화폐"로 가장 일반적인 에너지의 운반체이다. 세포들은 세포 내 기구를 운영하기 위해서 에너지 "비용"을 지불하는데 이 때 ATP를 이용할 수 있다. 즉시 사용할 수 있는 에너지를 얻기 위해서 세포들은 ATP의 말단 인산 결합을 떼어내며, 아데노신에 두 개의 인산기가 결합된 ADP(adenosine diphosphate)와 무기 인산(P_i)을 생성하고 에너지를 방출한다.

$$\text{ATP} \xrightarrow{\text{쪼개짐}} \text{ADP} + P_i + \text{세포가 사용할 에너지}$$

음식물은 "가공되지 않은 연료"이고, ATP는 몸의 조직을 작동시키기 위해 "정제된 연료"라고 생각할 수 있다. 음식물은 소화계에 의해 소화되거나 분해되어 소화관에서 혈액으로 이동이 가능한 작고 흡수될 수 있는 단위체가 된다(15장 참고). 예를 들어, 음식물로 섭취한 탄수화물은 혈액으로 흡수될 수 있는 포도당으로 분해된다. 음식물을 소화하는 동안에는 사용 가능한 에너지가 방출되지는 않는다. 영양물질이 혈액에서 세포로 이동할 때에는 형질막을 통과해 세포질로 이동한다. (물질이 막을 어떻게 통과하는지에 대한 자세한 내용은 3장에서 다룬다.)

이제부터 세포 내에서 ATP 생산에 관여하는 과정과 이러한 과정에서 미토콘드리아의 역할을 살펴보자. **세포호흡(celluar respiration)**이란 에너지가 많은 분자들을 사용해 ATP를 생성하기 위해 세포가 산소를 사용하여 이 분자들을 분해하고 그 과정에서 이산화탄소를 생산하는 세포 내의 모든 반응을 총괄하여 일컫는다. 대부분의 세포에서 ATP는 흡수된 영양 물질의 순차적인 분해를 통해 생성되는데, 이 때 세 가지 과정을 거치게 된다. 이 세 과정은 세포기질에서 일어나는 해당과정, 미토콘드리아 기질에서 일어나는 시트르산 회로 그리고 미토콘드리아 내막에서 일어나는 산화적 인산화이다(● **그림 2-9**). (근육 세포는 운동을 시작할 때 즉각적인 에너지를 만들기 위해 세포기질에서 일어나는 과정을 추가적으로 사용한다; p. 246 참조). 포도당을 예로 들어 이러한 과정을 알아본다.

해당과정 세포기질 내에 존재하는 수 천 개의 효소들 중에 해당과정을 담당하는 효소들도 존재하는데, **해당과정(glycolysis)**이란 6개의 탄소를 갖고 있는 당 분자인 포도당이 세 개의 탄소를 갖는 두 개의 피루브산으로 분해되는 과정인데, 이것은 10단계의 반응이 순차적으로 일어난다(● **그림 2-10**). 이 과정 동안에 두 분자의 수소가 방출되어 나중에 사용할 NAD 두 분자에 전달된다. 포도당의 화학결합이 깨어질 때 나오는 약간의 에너지는 직접적으로 ADP를 ATP로 바꾸는데 사용된다. 그러나 해당과정은 에너지 추출이라는 관점에서 비효율적이다. 이 과정의 에너지 총 산출량은 포도당 한 분자당 두 분자의 ATP이다. 원래 포도당이 갖고 있던 대부분의 에너지는 아직 피루브산 분자들의 화학결합에 저장되어 있다.

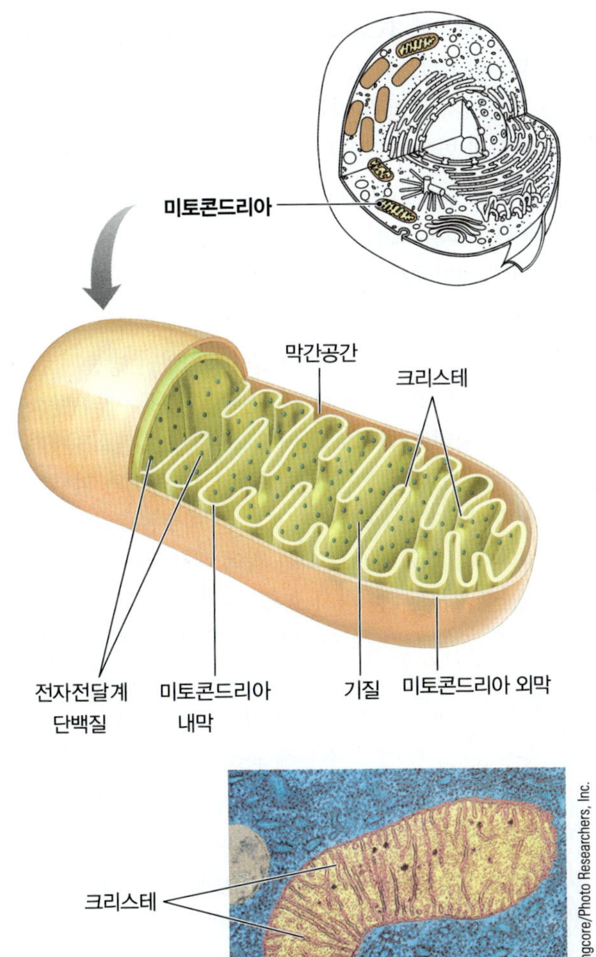

● 그림 2-8 **미토콘드리아.** 미토콘드리아의 모식도와 전자현미경 사진. 외막은 주름이 없지만 내막은 기질 속으로 크리스테라 부르는 주름구조를 형성한다. 외막과 내막은 막간공간으로 분리되어 있다. 크리스테에 박혀 있는 전자전달계 단백질들은 음식 에너지를 세포가 사용할 수 있는 에너지로 전환시키는 데 최종적 역할을 담당한다.

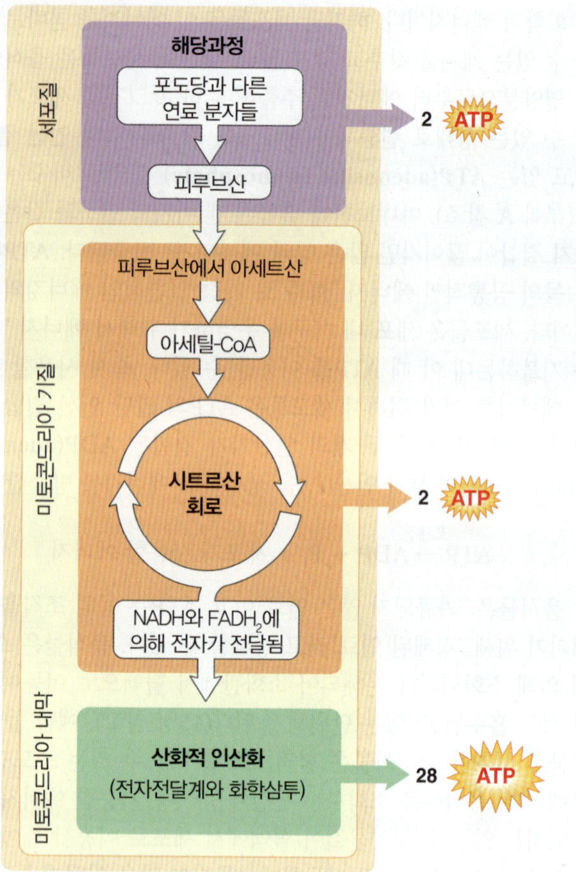

● 그림 2-9 **세포호흡의 단계.** 세포호흡의 3단계는 해당과정, 시트르산 회로, 산화적 인산화 과정이다.

해당과정의 낮은 에너지 효율로는 우리 몸이 필요로 하는 ATP의 양을 충족할 수 없다. 이 때문에 미토콘드리아의 역할이 필요하다.

시트르산 회로 세포기질에서 일어나는 해당과정에서 생산된 피루브산은 미토콘드리아 기질로 선택적으로 수송된다. 여기에서, 세 탄소 중 하나는 효소에 의해 이산화탄소 형태로 제거되고, 이것은 나중에 최종 산물로 몸에서 제거된다(● **그림 2-11**). 또한 수소 한 분자가 방출되어 NAD로 전달되어 NADH로 된다. 분해과정이 일어난 후에 남겨진 두 개의 탄소 분자를 가진 아세트산은 판토텐산(비타민 B)의 유도체인 조효소 A(coenzyme A; CoA)에 결합하여 아세틸-CoA를 만든다.

아세틸-CoA는 **시트르산 회로(citric acid cycle)**로 들어가는데, 이 회로는 미토콘드리아 기질에 있는 효소들에 의해 촉매되는 8단계의 생화학적인 반응으로 이루어진 일련의 순환적 연속과정이다. 이러한 반응회로는 회전관람차가 한 번 회전하는 것에 비유할 수 있다. 다만 분자들 자체가 물리적으로 이 순환회로를 도는 것은 아니다. 회전관람차의 꼭대기에서 탄소 2개를 갖는 아세틸-CoA 분자는 탄소 4개를 가진 옥살아세트산(oxalacetate) 분자가 이미 차지하고 있는 자리에 올라타게 된다. 이들 두 분자가 서로 연결되어 6개의 탄소를 갖는 시트르산 분자(세포 내 pH에서는 시트르산(citric acid)은 이온화 형태의 시트르산(citrate)으로 존재한다)를 만들면서 시트르산 회로를 도는 여행이 시작된다. (이 회로는 다른 말로, 처음 발견자를 기리기 위해 **크렙스 회로(Krebs cycle)**라고 부르거나, 시트르산이 세 개의 카복실기를 포함하고 있기 때문에 **TCA 회로[tricarboxylic acid(TCA) cycle]**라고도 부른다.) 회로의 각 단계에서 기질 효소들은 승객이 된 분자들을 변형시켜 조금씩 다른 분자들을 형성한다(● **그림 2-11**). 이러한 분자적 변형은 다음과 같은 중요한 결과를 가져온다.

1. 6개의 탄소 분자인 시트르산은 2개의 탄소가 차례로 제거되어 4개의 탄소를 갖는 옥살아세트산으로 다시 돌아가게 되며, 이것이 회로의 꼭대기에서 또 다른 아세틸-CoA 분자와 결합하여 회로를 다시 시작한다.

2. 원래 회로에 들어온 아세틸-CoA에 있었던 방출된 탄소원자는 두 분자의 이산화탄소(CO_2)로 전환된다. 두 개의 탄소원자가 아세틸-CoA 형태로 회로로 들어가고 두 개의 탄소원자가 두 분자의 CO_2 형태로 나가는 것에 주목하라. 이 CO_2와 피루브산에서 아세트산이 만들어질 때 형성된 CO_2는 미토콘드리아 기질 밖으로 나간 후 다시 세포 밖으로 나가 혈액 내로 들어간다. 혈액은 폐로 CO_2를 전달하고 폐는 다시 호흡을 통해 CO_2를 대기로 배출한다. 회로에서 방출된 탄소로부터 CO_2가 형성될 때 사용되는 산소는 호흡에서 얻어진 유리 산소분자가 아니라 반응들에 관여된 분자로부터 온 것이다.

3. 수소 또한 회로의 화학적 전환 단계 중 네 곳에서 제거된다. 시트르산 회로의 주요 목적은 미토콘드리아 내막의 전자전달계로 들어가는 수소를 생산하는 것이다. 수소는 비타민 B군의 하나인 니아신(niacin)의 유도체인 **NAD^+(nicotinamide adenine dinucleotide)**와 비타민 B군의 하나인 리보플라빈(riboflavin)의 유도체인 **FAD(flavin adenine dinucleotide)**

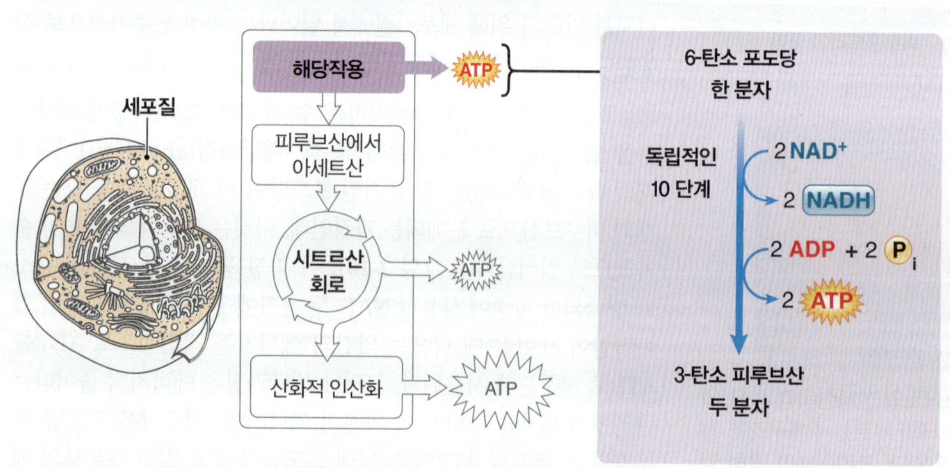

● 그림 2-10 **세포질 내 해당과정.** 해당과정에서는 포도당(6 탄소)이 2 분자의 피루브산(3 탄소)으로 전환되면서 2 ATP와 2 NADH가 생성된다 (NADH는 전자전달계에서 추가적인 에너지 추출에 사용됨).

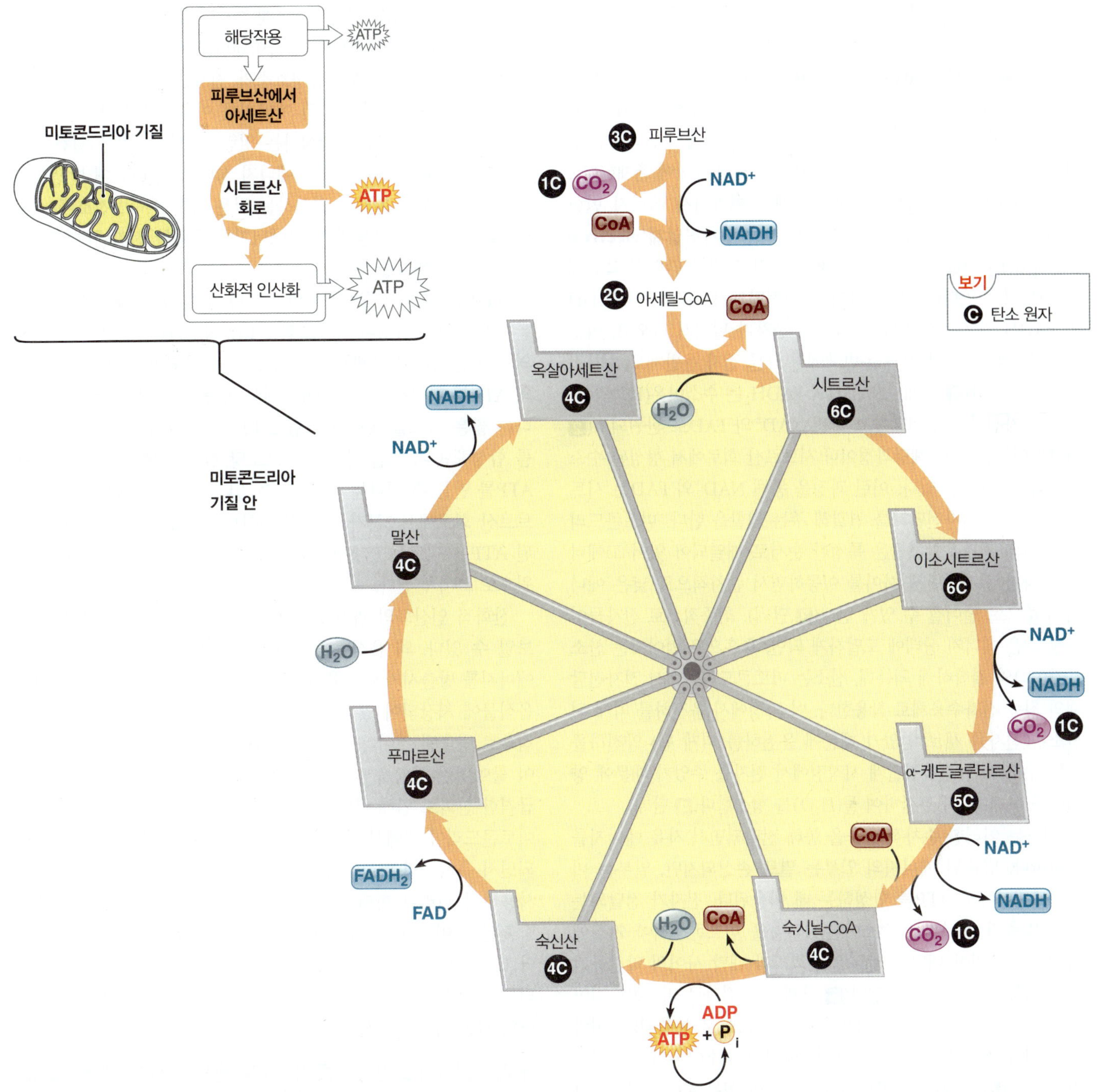

● **그림 2-11 미토콘드리아 기질의 시트르산 회로.** 피루브산의 2개의 탄소원자는 아세틸-CoA 형태로 시트르산 회로로 들어가 최종적으로 이산화탄소로 전환된다. 아세틸-CoA는 옥살아세트산과 결합하여 시트르산 회로로 들어가며, 옥살아세트산은 회로의 마지막 단계에서 다시 재생된다. 경로중 방출된 전자는 수소운반체인 NAD^+ 또는 FAD와 결합하여 전자전달계에서 다음과정을 거치게 된다. 시트르산 회로로 들어간 아세틸-CoA 한 분자당 하나의 ATP가 합성되므로 시트르산 회로 자체에서는 포도당 1분자당 2개의 ATP가 만들어진다.

라는 서로 다른 두 종류의 수소 운반체로 전달된다. 이들 운반체는 수소를 전달받으면 각각 NADH와 $FADH_2$가 된다. 시트르산 회로의 한 주기당 3분자의 NADH와 1분자의 $FADH_2$가 생성된다.

4. 회로에서 아세틸-CoA 한 분자가 처리될 때 ATP 한 분자가 추가로 만들어진다. 각 포도당 분자는 두 분자의 아세트산으로 변환되기 때문에 시트르산 회로를 두 번 돌릴 수 있고 이 과정에서 ATP 두 분자가 추가로 만들어진다.

시트르산 회로에서 두 개의 ATP가 추가로 만들어진다 하더라도 세포의 에너지 소득이 큰 것은 아니다. 하지만 시트르산 회로는 최종 단계인 산화적 인산화로 들어가기 위해 수소 운반체를 준비한다는 점에서 매우 중요하다. 산화적 인산화를 통해 시트르산 회로 자체에서 얻어지는 매우 적은 양의 ATP보다 훨씬 더 많은 에너지를 얻을 수 있다.

산화적 인산화 해당과정과 시트르산 회로에서 방출된 수소는 고에너지 수준의 전자를 가지고 있어서 여전히 많은 에너지를 가지고 있다. **산화적 인산화(oxidative phosphorylation)**는 전자가 산소로 전이될 때 전자로부터 방출되는 에너지를 이용하여 ATP가 합성되는 과정을 말한다. 이 과정에 관여하는 두 그룹의 단백질인 전자전달계와 ATP합성효소는 모두 미토콘드리아 내막에 존재한다.

NADH와 $FADH_2$가 전자전달계에 들어가면서 에너지 변환에서 "큰 소득"을 얻는 과정이 시작된다. **전자전달계(electron transport system)**는 전자운반체를 가진 일련의 단백질 복합체로 이루어져 있다(● **그림 2-12**). 전자전달계가 시작되면 NADH와 $FADH_2$의 수소에 있던 고에너지 전자가 떨어져 나오고, 이는 전자전달계 상의 한 전자 운반체에서 다른 전자 운반체로 순차적으로 전달된다(**1** 단계). NADH와 $FADH_2$는 수소이온(H^+)과 전자를 전자전달계에 전달하고 나면 NAD^+와 FAD로 환원되고(**2** 단계), 이들은 다시 해당과정이나 시트르산 회로에서 형성된 수소 분자와 결합할 수 있다. 이런 과정을 통해 NAD^+와 FAD는 시트르산 회로와 전자전달계를 연결해 주는 역할을 한다. 미토콘드리아 내막의 전자운반체들은 특정한 순서로 배열되어 있어 고에너지 전자가 전자운반체 사이를 이동하면서 순차적으로 낮은 에너지 수준으로 떨어질 수 있게 한다(**3** 단계). 최종적으로 전자들이 가장 낮은 에너지 상태에 도달하게 되면, 호흡으로 얻어지는 산소 분자(O_2)와 결합하게 되는데, 산소는 미토콘드리아에서 전자전달계의 최종 전자수용체로 작용한다. 이 과정에서 음전하를 띠게 된 산소는(전자를 새로 얻었기 때문에 음전하를 띠게 됨) 양전하를 띠는 수소 이온(전자전달계 시작점에서 전자를 주었기 때문에 양전하를 띠게 됨)과 결합하여 물(H_2O)을 형성한다(**4** 단계).

전자는 이러한 순차적 반응을 통해 전달되면서 자유 에너지를 방출한다. 방출된 에너지의 일부는 열로 손실되지만, 일부는 미토콘드리아에서 ATP를 합성하는 데 이용된다. 전자가 전달되는 동안 방출된 에너지는 수소이온(H^+)들을 미토콘드리아 기질에서 미토콘드리아 내막을 가로질러 외막과 내막 사이의 막간공간으로 이동시키는 데 사용된다(**5** 단계). 그 결과로 미토콘드리아 기질보다 막간공간에 수소이온들이 높은 농도로 농축된다. 이와 같이 전자 전달계의 작용으로 인해 형성된 수소이온의 농도기울기 차이는(**6** 단계) 미토콘드리아 세포막에 있는 ATP합성효소가 ATP를 합성할 수 있도록 하는 에너지원이 된다.

ATP합성효소(ATP synthase)는 기질 쪽에 위치한 머리 부분과 내막에 파묻혀 있는 다른 부분들로 구성되어 있다. H^+들은 기질보다 막간공간에 고농도로 농축되어 있어서 내막의 ATP합성효소 복합체에 존재하는 이온채널을 통해 기질로 다시 돌아가려는 경향을 강하게 가진다(**7** 단계). 이런 H^+의 흐름이 ATP합성효소를 활성화시키고, 효소의 머리 부분이 ATP를 합성하는 동력을 제공하는데, 이를 **화학삼투(chemiosmosis)**라 한다. 이온채널을 통한 H^+들의 흐름은 높은 곳에서 떨어지는 물줄기가 물레방아를 돌리는 것과 유사하게 ATP합성효소의 머리 부분을 마치 팽이처럼 돌게 하는데(**8** 단계), 회전으로 인한 모양과 위치 변화의 결과로, ATP합성효소의 머리 부분은 순차적으로 ADP와 P_i에 결합하고 이 둘을 합쳐 ATP를 만들어낸다(**9** 단계).

산화적 인산화는 ATP합성효소가 전자전달계에서 전자가 산소(O_2)로 옮겨가면서 방출된 에너지를 이용하여 ADP에 인산기를 하나 붙여서 ATP를 합성하는 일련의 모든 과정을 일컫는다. 전자가 고에너지 상태에서 저에너지 상태로 이동할 때 발생하는 에너지를 유용한 형태로 전환하는 것은 마치 수력발전소에서 물이 떨어지면서 터빈을 돌려 물에너지를 유용한 전기에너지로 전환하는 것에 비유할 수 있다.

ATP합성효소가 활성화되면 포도당 한 분자 당 28분자의 ATP 분자가 추가로 합성된다(● **그림 2-13**). NADH에서 방출된 한 쌍의 전자는 전자전달계를 통해 산소로 전달되면서 대략 2.5분자의 ATP를 합성해내고, FADH2에서 방출된 한 쌍의 전자는 이보다는 짧은 경로를 통해(● **그림 2-12** 참조) 대략 1.5분자의 ATP를 합성해낸다. 이를 종합하면 포도당 한 분자에서 총 32분자의 ATP를 만들 수 있다는 것을 알 수 있다: 해당과정에서 2분자, 시트르산 회로에서 2분자, 산화적 인산화에서 28분자. 이렇게 합성된 ATP는 미토콘드리아에서 세포질로 수송되어 세포의 에너지원으로 쓰이게 된다.

산화적 인산화의 과정들은 언뜻 보기에는 불필요하게 복잡해 보일 수 있다. 왜 음식물을 직접적으로 산화시키거나, "태워서" 에너지를 방출시키지 않을까? 체외에서 이러한 과정이 진행되면, 음식물에 저장되어 있는 모든 에너지는 열에너지의 형태로 폭발적으로 방출될 것이다(● **그림 2-14**). 굽던 마시멜로에 실수로 불이 붙어버린 상황을 상상해 보라. 불이 붙은 마시멜로는 설탕의 급격한 산화로 인해 금방 뜨거워진다. 체내에서 음식물의 산화는 미토콘드리아 내에서 작고 조절 가능한 여러 단계로 나뉘어 진행되면서 음식물의 화학에너지가 좀 더 효율적으로 ATP와 세포가 사용하기 편리한 형태로 저장될 수 있도록 적은 양으로 조금씩 방출된다. 이러한 방식은 에너지가 열로 방출되는 양을 최소화한다. 그렇지만 산화적 인산화 과정에서 방출되는 열이 완전히 낭비되는 에너지는 아니다; 열은 체온을 유지하는데 도움을 주며, 과량의 열은 외부로 발산된다.

세포는 혐기적 조건보다 호기적 조건에서 더 많은 에너지를 생성한다.

세포는 산소가 있을 때 에너지 변환을 더 효과적으로 수행할 수 있다(● **그림 2-15**). 혐기("무산소") 조건에서는 포도당 분해가 세포질에서 진행되는 해당과정 이후로는 진행될 수 없으며, 이 경우 포도당 한 분자당 2분자의 ATP만 만들어진다. 해당과정에서 포도당 분자의 잉여 에너지들은 피루브산 분자에 갇힌 채 남게 되는데, 산화적 인산화에 이르는 과정이 더 이상 진행되지 않는다면 최종적으로는 젖산(lactate)의 형태로 변하게 된다.

호기("유산소") 조건의 경우 미토콘드리아에서의 처리 과정(기질에서의 시트르산 회로와 내막의 전자전달계와 ATP합성효소)에 의해 30분자의 추가적인 ATP를 생성할 수 있고, 최종적으로는 포도당 한 분자 당 32분자의 ATP를 만들어 낼 수 있다. (유

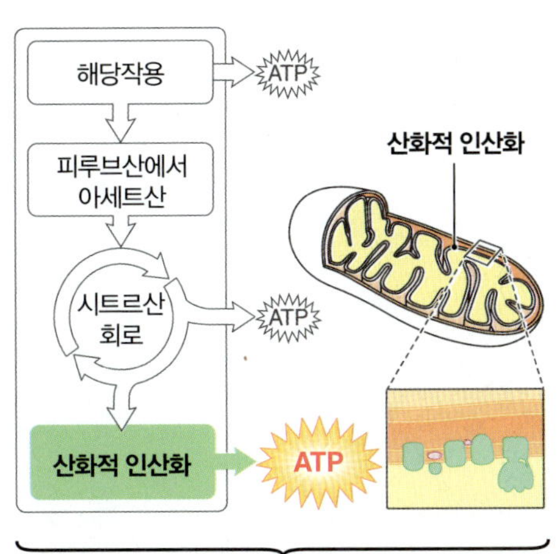

1 NADH와 $FADH_2$의 수소로부터 추출된 고에너지 전자는 순차적으로 전자운반체로 전달된다.

2 NADH와 $FADH_2$는 NAD^+와 FAD로 전환되어 다시 해당과정과 시트르산 회로에서 방출되는 수소 원자와 결합한다.

3 고에너지 전자는 전자전달계에서 순차적으로 전자운반체로 전달됨에 따라 점차 에너지 수준이 낮아진다.

4 전자는 전자전달계의 최종 전자수용체인 산소분자로 전달된다. 전자를 전달받아 음전하를 가지게 된 산소분자는 전자전달계에 전자를 전달하여 양전하를 띠게 된 수소이온(H^+)과 결합하여 물(H_2O)을 생성한다.

5 전자가 전자전달계를 따라 이동하는 과정에서 자유에너지가 방출된다. 이 중 일부는 열로 전환되지만 일부는 복합체 I, III, IV에서 미토콘드리아 내막을 통과하여 기질로부터 막간공간으로 수소이온(H^+)을 수송하는데 사용된다.

6 이 결과, 막간공간에는 수소이온(H^+)이 기질보다 높은 농도로 축적된다. 이렇게 생성된 수소이온(H^+) 농도기울기는 ATP합성효소가 ATP를 합성하는데 사용되는 에너지를 제공한다.

7 농도기울기 때문에 수소이온(H^+)은 ATP합성효소 복합체에 존재하는 이온통로를 통해 내막을 통과해 기질 내로 흘러 들어가려는 강한 경향을 갖는다.

8 이러한 수소이온(H^+)의 흐름은 ATP합성효소를 활성화시키고 효소의 머리부분에서 ATP를 합성하는 동력을 제공한다. 이 과정을 화학삼투라 한다. 이온통로를 통한 수소이온(H^+)의 흐름은 효소의 머리부분을 팽이처럼 회전시킨다.

9 효소의 머리부분은 회전 시 그 형태와 위치가 바뀌면서 ADP와 P_i와 붙게 되고 이들을 결합시켜 ATP를 생성한다.

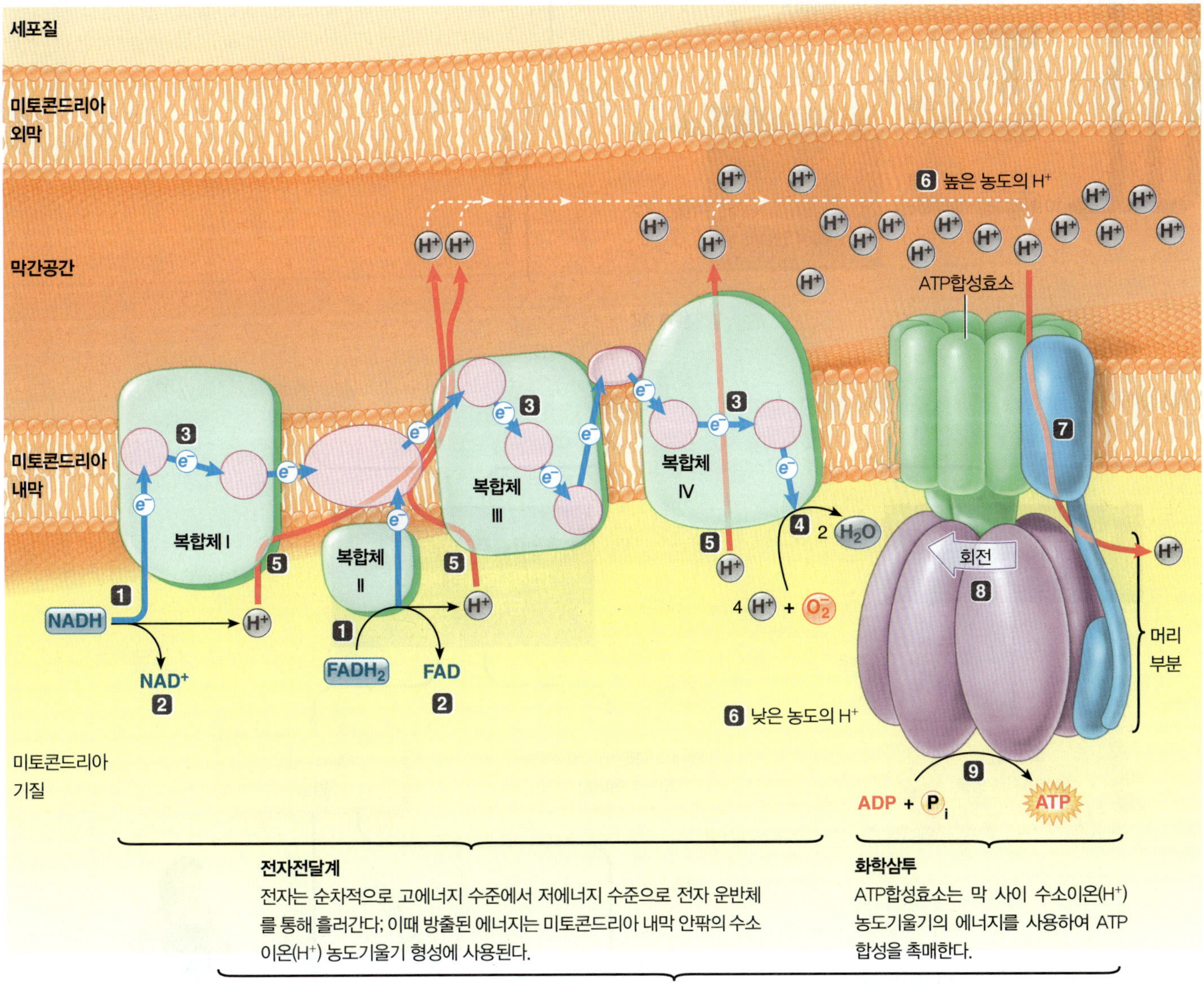

세포질

미토콘드리아 외막

막간공간

6 높은 농도의 H^+

ATP합성효소

미토콘드리아 내막

복합체 I

복합체 II

복합체 III

복합체 IV

NADH

NAD^+

$FADH_2$

FAD

4 2 H_2O

4 H^+ + O_2^-

회전

머리 부분

6 낮은 농도의 H^+

미토콘드리아 기질

ADP + P_i → ATP

전자전달계
전자는 순차적으로 고에너지 수준에서 저에너지 수준으로 전자 운반체를 통해 흘러간다; 이때 방출된 에너지는 미토콘드리아 내막 안팎의 수소이온(H^+) 농도기울기 형성에 사용된다.

화학삼투
ATP합성효소는 막 사이 수소이온(H^+) 농도기울기의 에너지를 사용하여 ATP 합성을 촉매한다.

산화적 인산화

● **그림 2-12 미토콘드리아 내막에서의 산화적 인산화.** 산화적 인산화는 전자전달계(단계 1~6)와 ATP합성효소에 의한 화학삼투의 2단계로 구성된다. 전자전달계는 4개의 거대 단백질 복합체(연두색)와 이에 연결되어 있는 일련의 전자운반체(분홍색)로 구성된다.

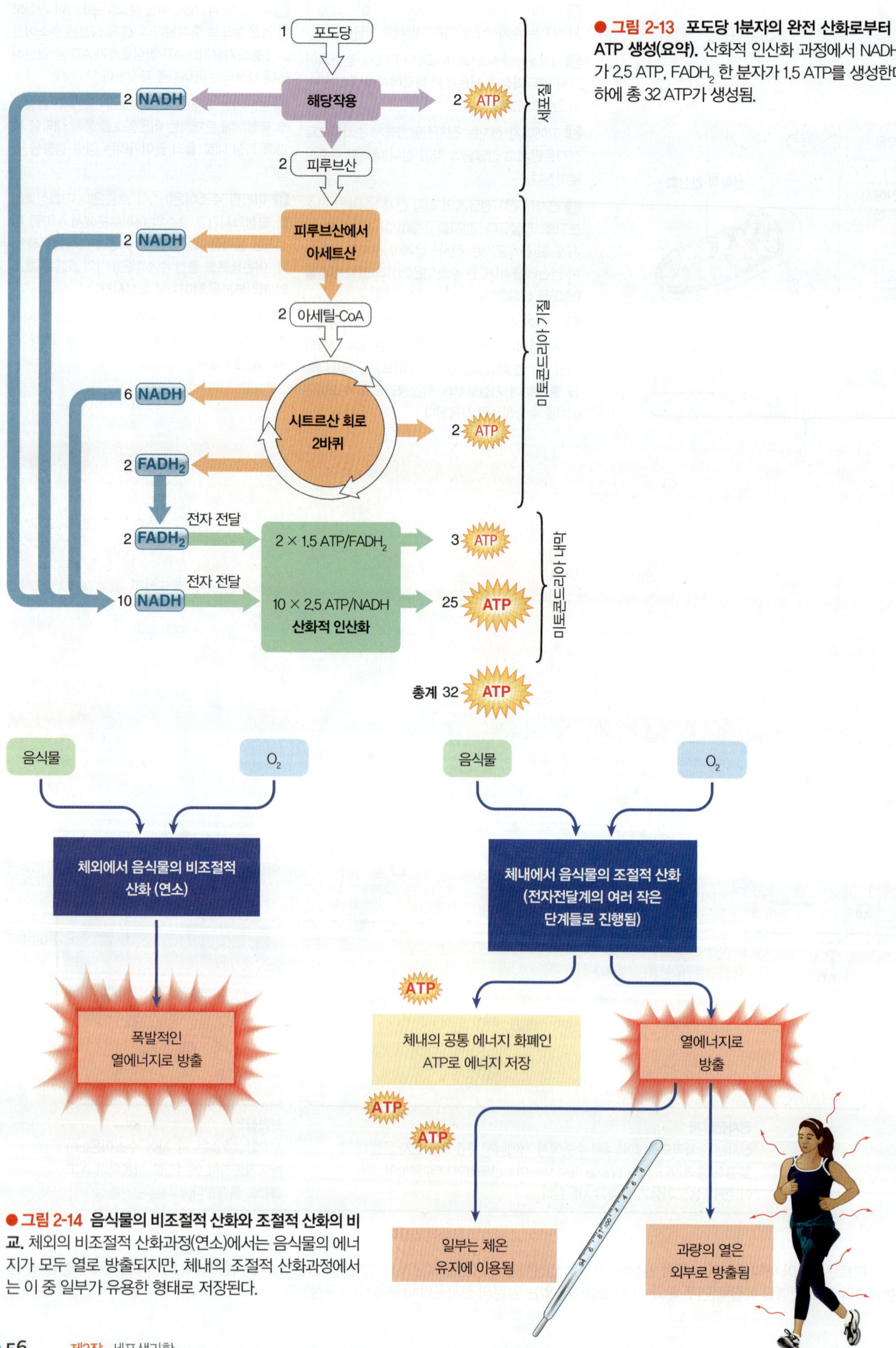

● **그림 2-13 포도당 1분자의 완전 산화로부터 생성되는 ATP 생성(요약).** 산화적 인산화 과정에서 NADH 한 분자가 2.5 ATP, $FADH_2$ 한 분자가 1.5 ATP를 생성한다는 가정하에 총 32 ATP가 생성됨.

● **그림 2-14 음식물의 비조절적 산화와 조절적 산화의 비교.** 체외의 비조절적 산화과정(연소)에서는 음식물의 에너지가 모두 열로 방출되지만, 체내의 조절적 산화과정에서는 이 중 일부가 유용한 형태로 저장된다.

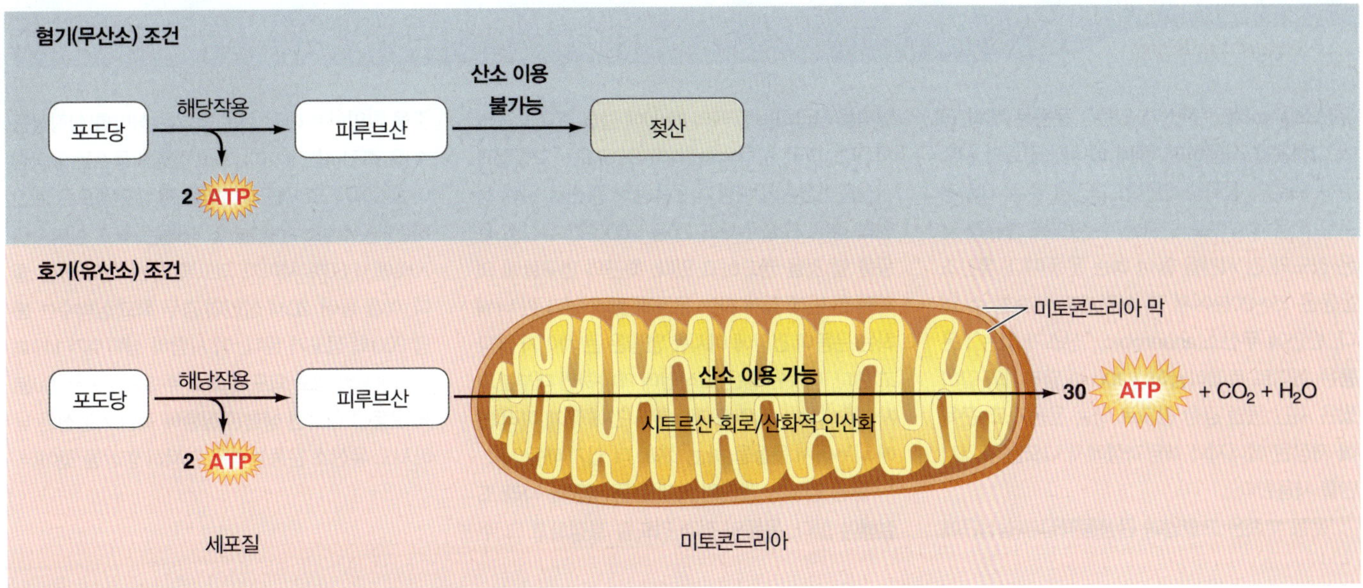

● **그림 2-15 혐기와 호기조건에서 에너지 생성 효율의 비교.** 혐기조건에서는 포도당 한 분자당 2 ATP만이 생성되지만, 호기조건에서는 포도당 한 분자당 총 32 ATP가 생성된다.

산소 운동에 관한 내용은 p. 58에 제시한 상자의 "기초의 응용"을 보라.) 세포 호흡 에서 음식물의 산화를 통해 에너지를 얻는 전체 반응은 다음과 같다:

$$\text{음식물} + \underset{\text{(산화적 인산화를 위해 필요)}}{O_2} \rightleftharpoons \underset{\text{(일차적으로 시트르산 회로를 통해 생성)}}{CO_2} + \underset{\text{(전자 전달계를 통해 생성)}}{H_2O} + \underset{\text{(일차적으로 ATP합성효소에 의해 생성)}}{ATP}$$

포도당은 탄수화물에서 유래하는 주 영양분으로 대부분의 세포가 가장 선호하는 연료이다. 하지만 지방으로부터 생성된 지방산이나, 필요하다면 단백질에서 생성된 아미노산의 경우도 에너지 생성을 위해 전체 화학반응의 특정 단계에서 사용될 수 있다. 아미노산은 에너지 생성보다는 주로 단백질 합성에 사용되는데, 포도당이나 지방이 충분하지 못할 경우에는 연료로도 사용될 수 있다(16장 참고).

페르옥시솜 효소에 의해 조절되는 산화반응과는 달리, 미토콘드리아 내의 산화반응은 에너지를 생성하는 것에 주목하라. 두 소기관 모두 산소를 이용하지만 그 목적은 서로 다르다.

ATP에 저장된 에너지는 생합성, 물질수송, 기계적인 일에 사용된다.

일단 생성된 ATP는 미토콘드리아 외부로 수송되어 세포의 에너지원으로 사용된다. 에너지가 필요한 세포 활동은 크게 세 가지 범주로 나눌 수 있다:

1. 소포체에서의 단백질 합성과 같은 **새로운 화합물의 합성**. 분비를 왕성하게 하는 세포와 성장기의 세포 등과 같은 일부 세포들은 생성된 ATP의 75% 정도까지 새로운 화합물을 합성하는 데 사용하기도 한다.
2. 오줌 형성 과정 중 세뇨관에서의 선택적 물질수송과 같은 **막 수송**. 신장 세포는 그들이 사용할 수 있는 ATP의 80% 정도까지 선택적 막 수송을 위해 사용할 수도 있다.
3. 혈액을 뿜어내기 위한 심장 근육의 수축이나 물건을 들어올리기 위한 골격근의 수축 등과 같은 **기계적인 일**. 이러한 활동들은 매우 많은 양의 ATP를 필요로 한다.

위와 같은 다양한 활동들을 수행하기 위한 에너지 소비의 결과로 세포에는 대량의 ADP가 생성된다. 에너지가 소모된 ADP 분자들은 미토콘드리아로 들어가 산화적 인산화를 통해 "재충전"되어 에너지가 많은 ATP의 형태로 다시 세포질로 돌아온다. 이러한 재충전-소비 순환 과정에서 ADP/ATP 분자는 미토콘드리아와 세포질을 하루에도 수천 번 왕복하게 된다. 평균적으로 사람은 매일 자기 체중과 비슷한 양의 ATP를 재순환시킨다.

대부분의 세포에서는 ATP 요구량이 크기 때문에 해당과정만으로는 필요한 에너지를 충분히 효과적으로 공급할 수 없다. 산화적 인산화를 위한 대사기구가 있는 미토콘드리아가 없다면 신체의 에너지 공급 능력은 제한될 수밖에 없다. 그러나 해당과정은 무산소 환경에서도 비록 적은 양이기는 하지만 ATP를 공급하여 생명을 유지할 수 있는 기작을 제공한다. 특히 골격근 세포는 급격한 운동의 경우처럼 대량의 ATP가 필요하지만 근육에 산소가 충분히 공급되지 못하여 산화적 인산화를 제대로 할 수 없을 때, 해당과정을 잘 이용하고 있다.

2.8 세포기질: 세포 겔

전체 세포 부피의 55% 정도를 차지하는 **세포기질(cytosol)**은 세포질(cytoplasm) 내의 반액체성 성분으로 세포소기관을 둘러싸고 있다. 전자현미경에서도 형태를 제대로 확인할 수 없기 때문

기초의 응용 Beyond the Basics | 유산소 운동: 무엇을 위해 그리고 얼마나?

유산소(aerobic, "산소가 있는") **운동**은 대형 근육 그룹들을 사용하며, 체내 에너지 연료가 시트르산 회로와 산화적 인산화 과정을 주된 대사경로로 이용해 ATP로 변환될 수 있도록 충분히 낮은 강도와 긴 시간을 들여 하는 운동이다. 유산소 운동은 15~20분에서 몇 시간까지 계속할 수 있다. 반면에 **무산소**(anaerobic, "산소가 없는") **운동**은 웨이트 트레이닝이나 100 m 달리기와 같이 짧은 시간 동안 강한 강도로 하는 운동으로, 근육에 저장된 에너지와 해당과정에서 나오는 에너지만를 사용한다.

운동 부족은 고혈압과 관상동맥질환(심장근에 혈액을 공급하는 동맥의 폐쇄)에 걸릴 확률을 증가시킨다. 미국 운동의학협회(ASCSM)는 고혈압과 관상동맥질환의 예방과 운동능력 증진을 위해 성인의 경우 최소 주 3회, 20분~60분간 유산소 운동을 할 것을 권고하고 있다. 최근의 연구들에 의하면 한 번에 길게 하는 운동과 짧게 여러 번 나눠 하는 운동이 건강에 미치는 영향은 큰 차이가 없다고 한다. 이것은 좋은 소식인데 왜냐하면 대부분의 사람들에게는 하루 중 가능한 시간에 짧게 여러 번에 나누어서 운동을 하는 것이 더 쉽기 때문이다.

운동 강도는 개인의 최대 운동 역량에 따라 조절해야 한다. 운동의 적정 강도를 결정하고 그 수준을 확인하는 가장 쉬운 방법은 심박률(심장박동수)를 측정하는 것이다. 최고 심장박동수는 어림잡아 220에서 그 사람의 나이를 뺀 수만큼으로 계산하는데, 유산소 운동을 할 때에는 최고 심박수의 70%에서 80% 사이가 되도록 하는 것이 가장 좋다. 예를 들어, 20세 성인의 경우 최고 심박수는 분당 200회 정도가 된다. 이 사람이 심박수가 140회에서 160회 정도 되도록 최소 주 3회, 20분~60분씩 운동을 한다면 심혈관 질환에 걸릴 가능성은 낮아지고 유산소 운동능력은 현저히 향상될 것이다.

에 균일한 밀도의 액체 혼합물로 오인되기도 하지만, 실제로는 고도로 조직화된 겔과 비슷한 상태의 덩어리로, 세포의 부분에 따라 서로 조성과 밀도가 다르다.

세포기질은 중간대사, 리보솜의 단백질 합성, 영양분 저장에 중요하다.

세포기질과 관련된 활동에는 크게 세 가지 종류가 있다: (1) 중간대사의 효소 조절, (2) 리보솜의 단백질 합성, (3) 지방, 탄수화물, 분비과립의 저장

중간대사의 효소 조절 **중간대사**(**intermediary metabolism**)는 단당류, 아미노산, 지방산 등의 작은 유기 분자들의 분해, 합성, 변환 등의 화학반응을 전체적으로 포괄하는 개념이다. 이러한 반응들은 세포 활동에 사용되는 에너지와 세포의 구조, 기능, 성장을 유지하는데 필요한 원재료 물질들을 제공하는 데 필수적이다. 중간대사는 세포질, 그 대부분은 세포기질에서 이루어진다. 세포기질에는 이러한 중간대사의 화학적 반응에 중요한 수천 종류의 효소들이 존재하고 있다.

리보솜의 단백질 합성 세포기질에는 유리 리보솜이 전체적으로 퍼져 있는데, 여기에서는 세포기질에서 자체 소비되는 단백질을 합성한다. 이와 대비하여 조면소포체의 리보솜은 분비나 새로운 세포 구성성분을 조직하는 데 필요한 단백질을 합성한다는 사실을 상기하라.

지방, 글리코겐, 분비과립의 저장 바로 ATP 형성에 사용되지 않는 과도한 영양분들은 세포기질에 저장 형태로 전환되어 축적되는데, 이는 광학 현미경으로도 관찰할 수 있다. 이러한 저장된 물질들의 덩어리들은 **봉입체**(**inclusion**)라고 불린다. 봉입체들은 막으로 둘러싸여 있지 않고, 세포의 종류나 처한 환경에 따라 존재할 수도, 그렇지 않을 수도 있다. 가장 크고 중요한 저장 산물은 지방인데, 작은 지방 방울들은 다양한 세포의 세포기질에 존재한

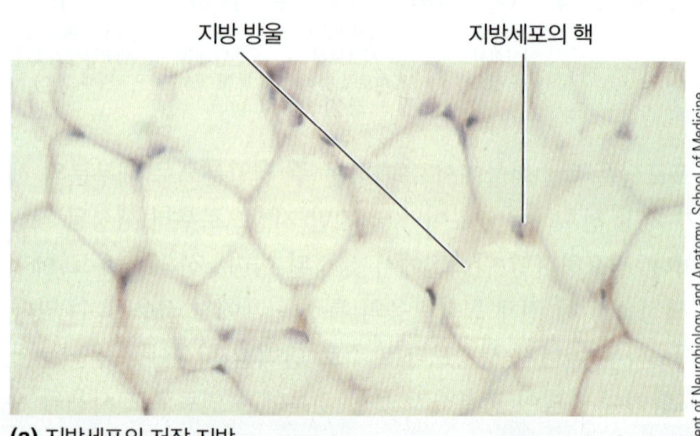

(a) 지방세포의 저장 지방

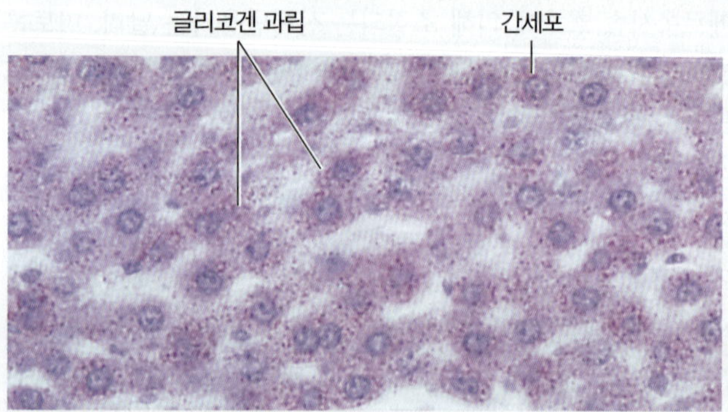

(b) 간세포의 저장 글리코겐

Elizabeth R. Walker, Ph.D., and Dennis O. Overman, Ph.D., Department of Neurobiology and Anatomy, School of Medicine, West Virginia University

● **그림 2-16 봉입체.** (a) 광학현미경으로 본 지방세포 내의 저장 지방. 지방 방울이 지방세포 세포질의 대부분을 채우고 있음. (b) 광학현미경으로 본 간세포 내의 저장 글리코겐. 붉게 염색된 글리코겐 과립들이 간세포 세포질 내에 넓게 분포하고 있음.

다. 지방 저장에 특화된 **지방조직(adipose tissue)**에서는 저장된 지방 분자가 대부분의 세포기질을 차지하여 하나의 큰 지방 방울로 합쳐져 보인다(● **그림 2-16a**). 현미경으로 관찰 가능한 다른 저장 산물은 포도당의 저장 형태인 **글리코겐(glycogen)**으로, 세포 전체에 퍼져 있는 다발이나 과립처럼 보인다(● **그림 2-16b**). 세포에 따라 글리코겐 저장능력은 큰 차이가 있는데, 근육과 간세포에 가장 많이 저장되어 있다. 미토콘드리아의 시트르산 회로나 전자전달계에서 에너지 생산에 필요한 음식물 연료가 충분하지 않을 때, 저장된 글리코겐과 지방이 포도당이나 지방산으로 분해되어 미토콘드리아의 에너지 생산 기구로 투입될 수 있다. 일반적으로 성인 한 명은 하루의 일상적인 활동에 필요한 에너지를 생산해낼 수 있는 글리코겐을, 그리고 두 달간의 에너지를 생산해낼 수 있는 지방을 저장하고 있다.

소포체와 골지복합체에서 형성되고 포장된 분비과립 역시 특정 신호에 의해 세포 외부로 방출되기 전까지는 세포기질에 남아 있다. 이와 더불어 운반과립과 내분비 소포 역시 세포기질 내에서 이동한다.

2.9 세포골격: 세포의 "뼈와 근육"

신체의 각기 다른 세포들은 종류에 따라서 독특한 모양, 구조적 복합성, 그리고 기능적인 특성을 가진다. 이 고유한 특징들은 세포골격(cytoskeleton)에 의해서 유지되는데, 세포골격은 세포질 내에 퍼져 있는 잘 조직된 단백질 뼈대(scaffolding)로서 세포의 구성요소들을 지탱하고 조직화하며 그들의 움직임을 제어하는 세포의 "뼈와 근육"처럼 행동한다.

세포골격은 (1) **미세소관**, (2) **미세섬유**, 그리고 (3) **중간섬유**의 세 가지 부류로 나뉜다(● **그림 2-17**). 이들 세 부류들은 구조적으로 연결되어 있으며, 세포에게 특정한 통합적인 기능을 제공하기 위해 기능적으로 협력한다. 이 기능들은 세포질의 모든 다른 요소들과 함께 ▲ **표 2-1**에 요약되어 있다.

미세소관은 비대칭적인 세포 모양을 유지하며 복잡한 세포 운동을 조절하는 역할을 한다.

미세소관(microtubule)은 세포골격 요소 중 가장 크기가 큰 것이다. 이들은 가늘고, 길며, 속이 비어 있는 가지가 없는 관 형태이며, **튜불린(tubulin)**이라는 작은 구형의 단백질 분자들로 구성되어 있다 (● **그림 2-17a**). 미세소관은 소포체, 골지복합체, 리소좀, 미토콘드리아와 같은 많은 세포소기관들이 제 위치에 자리 잡게 해 준다. 이들은 또한 비대칭적인 세포의 모양을 유지하는데 필수적인데, 일부 척수 신경세포의 경우 긴 축삭이 세포체가 있는 척수로부터 1 m 이상 뻗어 나와 축삭의 끝이 근육에 이른다(● **그림 2-18a**). 미세소관은 특화된 중간섬유와 함께 이와 같이 비대칭적으로 신장된 축삭을 안정화시킨다.

미세소관은 또한 몇몇의 복잡한 세포 운동에도 중요한 역할을 한다. 이런 세포 운동에는 (1) 분비소포나 다른 물질을 세포의 한 부분에서 다른 부분으로 수송, (2) 섬모와 편모 같은 특화된 세포 돌기의 운동, 그리고 (3) 세포분열 시에 유사분열 방추사의 형성을 통한 염색체의 이동 등이 포함된다. 이제 이들 각각에서의 역할에 대해 살펴보자.

소포 수송 축삭돌기에서의 물질수송은 분비소포를 이동시키는 조직된 체계의 중요성을 보여주는 좋은 예이다. 신경세포의 긴 축삭의 말단에서는 특정 화학물질들이 분비되어 신경세포가 조절하는 근육이나 그 밖의 다른 구조에 영향을 준다. 이러한 화학물질들은 대부분 핵의 DNA 정보, 합성공장인 소포체, 포장과 배송을 담당하는 골지체가 위치하는 세포체에서 만들어진다. 만약 이 화학물질들이 확산에 의해 그들 스스로가 세포체에서 긴 축삭의 말단까지 도달해야 한다면, 아마도 50년 이상 걸리는 현실적으로는 불가능한 일일 것이다. 미세소관은 축삭의 시작부터 끝까지 뻗어 있어서 축삭을 따라 소포 수송을 하는 "고속도로"의 역할을 한다.

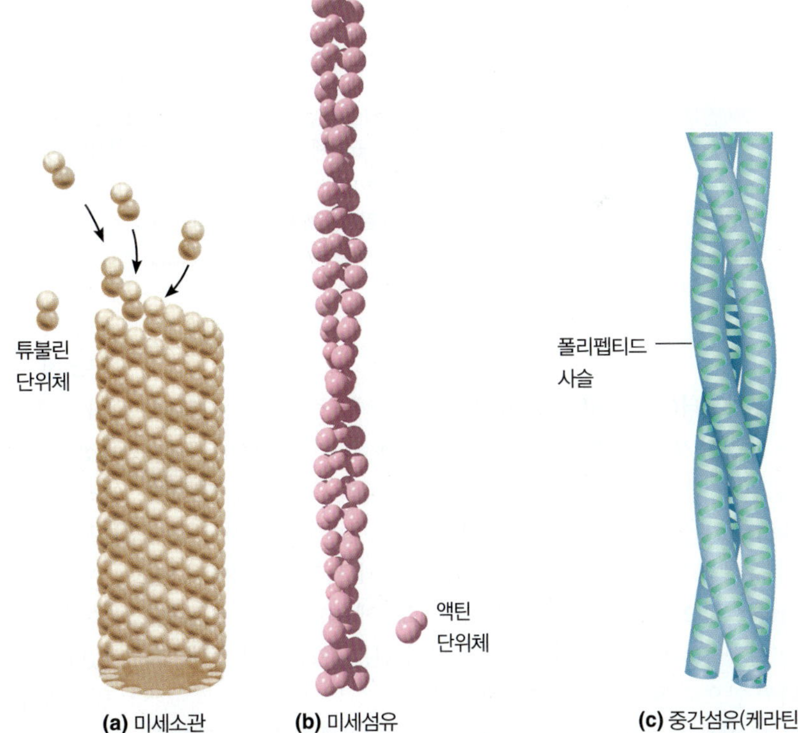

● **그림 2-17 세포골격의 구성요소.** (a) 세포골격 요소 중 가장 직경이 큰 미세소관은 두 종류의 약간 다른 구형의 튜불린 분자로 구성된 속이 빈 긴 관 모양이다. (b) 세포골격 요소 중 가장 직경이 작은 미세섬유는 액틴 사슬 2가닥이 서로 꼬여 있는 형태를 하고 있다. (c) 피부에서 발견되는 중간섬유인 케라틴은 서로 꼬여진 3 가닥의 폴리펩티드 사슬로 이루어져 있다. 중간섬유는 직경이 미세소관과 미세섬유의 중간이며, 중간섬유를 구성하는 폴리펩티드의 종류는 세포에 따라 다양하다.

▲ 표 2-1 세포질 구성요소의 요약

세포질 구성요소	구조	기능
소기관		
소포체	액체로 채워진 관들과 납작한 주머니들로 이루어진 광범위하게 연결된 막의 네트워크, 부분적으로 리보좀이 박혀 있음	분비를 위한 산물을 만들고 새로운 형질막과 다양한 세포 구성요소를 형성함
골지복합체	층층으로 쌓인 납작한 막 주머니의 세트	새로 합성된 단백질을 변형하고 포장하고 분배함
리소좀	가수분해효소들을 포함하고 있는 막성 주머니	외래 물질과 세포의 잔해를 분해하는 세포의 "소화계" 역할을 수행함
페르옥시좀	산화효소들을 포함하고 있는 막성 주머니	해독 활동들을 수행함
미토콘드리아	이중막으로 둘러싸인 막대 또는 타원 형태이며, 내막은 내부 기질 속으로 접혀 들어가는 크리스타를 형성	에너지 소기관의 역할; ATP 생산의 주된 장소; 시트르산 회로의 효소, 전자전달계 단백질, 그리고 ATP합성효소가 있음
세포기질		
중간대사 효소	세포기질 안에 흩어져 있음	작은 유기 분자들의 분해, 합성, 변형 등 세포의 내부 반응을 촉진
운반소포, 분비소포, 내분비 소포	세포에 의해 집어 삼켜졌거나 세포 안에서 합성된 물질들을 막으로 둘러싼 구조물. 일시적으로 형성됨	각각 세포 내부에서 움직이거나, 밖으로 나가거나, 또는 안으로 들어오는 물질들을 수송 또는 저장함
봉입체	글리코겐 과립, 지방 방울	과량의 영양분을 저장함
세포골격		
미세소관	튜불린 분자로 구성된 길고 가늘며 속이 빈 관	전체적으로, 세포의 "뼈와 근육"의 역할. 비대칭적인 세포의 모양을 유지하고 복잡한 세포운동을 조정함. 구체적으로, 세포 내에서 분비소포의 수송을 위한 고속도로의 역할, 섬모와 편모의 주된 구조적 기능적 구성요소로서 역할, 세포분열 시의 유사분열 방추사 형성
미세섬유	액틴으로 구성된 사슬들이 나선형으로 서로 꼬여 있음; 근육세포에는 미오신 분자로 구성된 미세섬유도 있음	근육 수축과 아메바 운동 등 다양한 세포의 수축 시스템에 필수적인 역할; 미세융모에 물리적인 지지력 제공
중간섬유	실 같은 단백질들의 불규칙한 형태	물리적인 스트레스에 저항력 제공

분자모터(molecular motor)는 수송단백질들이다. 분자모터는 수송할 입자에 결합하여, 입자를 "등에 업고" ATP를 분해하여 얻은 에너지를 사용하여 미세소관을 따라 "걷는다". 키네신(kinesin)은 분비소포를 축삭의 말단으로 운반하는 분자모터로서, 두개의 "발", 줄기, 그리고 부채꼴 모양의 꼬리로 구성되어 있다(● **그림 2-18a**). 꼬리는 수송할 분비소포에 결합하며 발은 튜불린 분자를 디딤돌처럼 사용하면서, 마치 걷는 것처럼, 한 번에 하나씩 앞으로 돌아 나간다(● **그림 2-18b**).

또 다른 분자모터인 디네인(dynein)은 신경세포체의 리소좀에 의해 분해되어야 할 찌꺼기를 가지고 있는 소포를 축삭의 말단에서 세포체 쪽으로 미세소관 상에서 키네신과는 반대 방향으로 운반한다.

섬모와 편모의 운동 미세소관은 또한 섬모와 편모의 가장 중요한 구조적 기능적 구성요소이다. 세포 표면에서 뻗어 나온 이들 특화된 운동성 돌기들은 세포 표면을 따라 물질을 움직이게 하거나(정지된 세포의 경우) 주변 환경을 통과해 자신을 이동시킬 수 있도록 한다(운동성 세포의 경우). **섬모(cilia**; 단수형, **cilium)**는 짧고, 작은, 털 같은 돌기이며, 보통 섬모세포의 표면에서 많이 볼 수 있다. **편모(flagella**; 단수형, **flagellum)**는 길고, 채찍 같은 부속지인데 일반적으로 세포는 하나 또는 몇 개의 편모를 가지고 있다. 비록 섬모와 편모는 세포의 표면에서 뻗어 나와 있지만, 이들은 모두 원형질막으로 싸여 있는 세포 내부의 구조이다.

섬모는 조정팀 선수들이 노 젓기를 할 때처럼 한 방향으로 일치하여 조화롭게 움직인다. 사람의 경우, 섬모세포는 호흡기와 여성 생식기관의 수란관의 내부 벽면을 이루고 있다. 수많은 호흡기 섬모들의 조직화된 휘젓기는 먼지와 들이마신 입자들을 밖으로 쓸어냄으로써 이들로부터 폐를 보호한다(● **그림 2-19**). 여성 생식기관에서는, 수란관에 있는 섬모의 운동이 난소에서 배란된 난

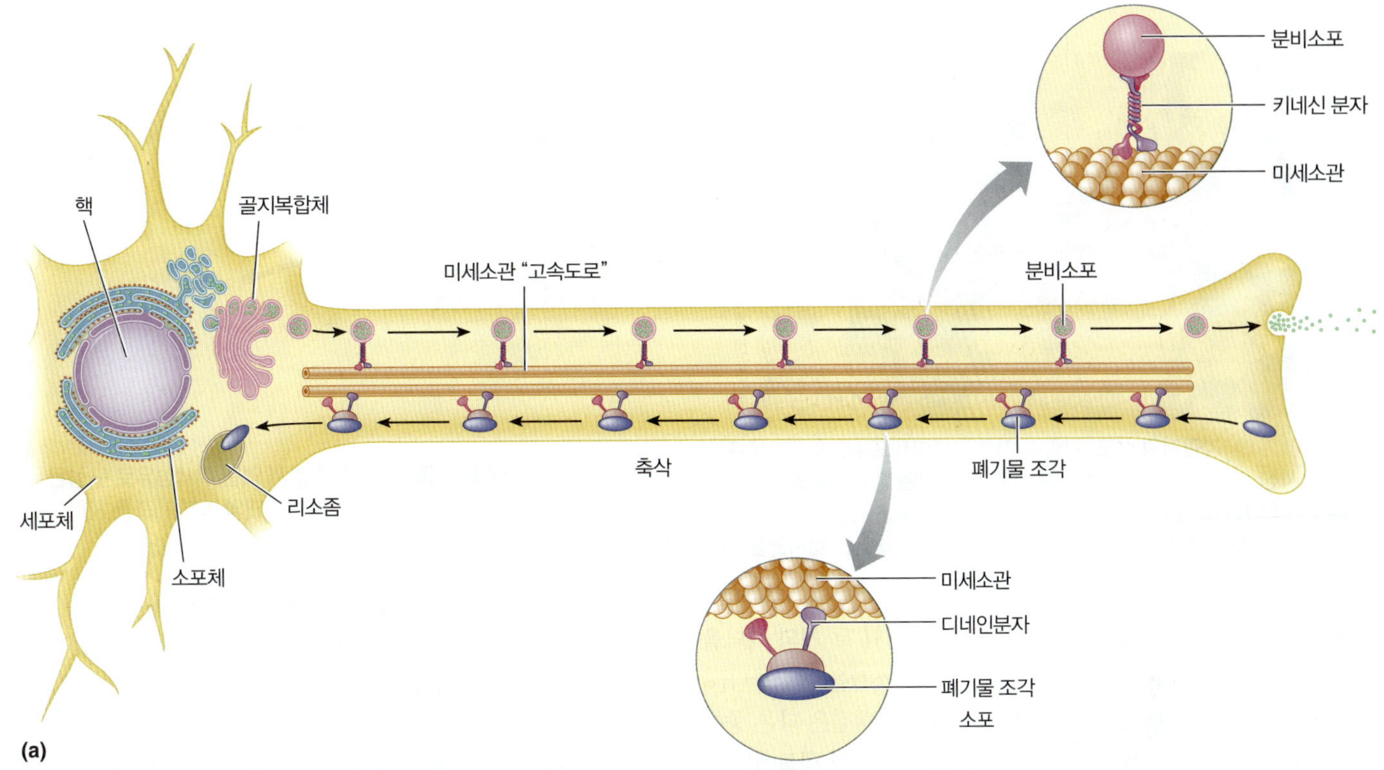

● **그림 2-18 신경세포의 미세소관 "고속도로"에서 수송 단백질에 의해 촉진되는 양방향의 소낭 축삭 수송.** (a) 세포체에서 생성된 분비 소포는 미세소관 고속도로를 따라 분비 장소인 축삭 말단까지 수송된다. 폐기물 조각들을 가지고 있는 소포는 분해 장소인 세포체까지 반대 방향으로 수송된다. 오른쪽 위 확대 그림은 분비소포를 가지고 축삭말단 방향으로 미세소관을 따라 발로 걸어가듯이 튜불린 분자 위를 이동하는 수송 단백질 키네신을 나타낸 것이다. 오른쪽 아래 확대 그림은 미세소관을 따라 폐기물 조각을 반대 방향으로 수송하는 수송 단백질 디네인을 나타낸 것이다. (b) 키네신 분자가 순차적으로 발을 미세소관에 부착시키고, 떼어내기를 반복함으로써 뒷발을 앞발 앞쪽으로 이동시키는 형태로 미세소관 위를 걸어가는 것을 나타낸 모식도.

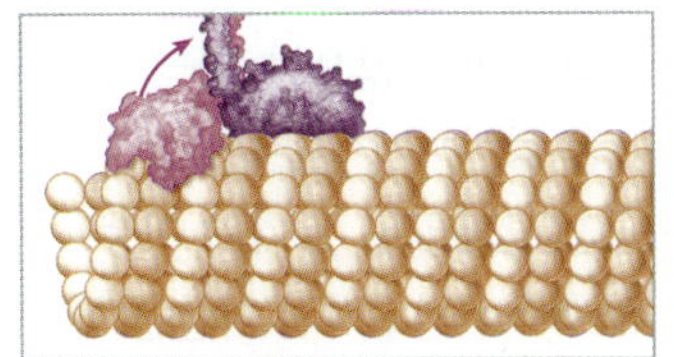
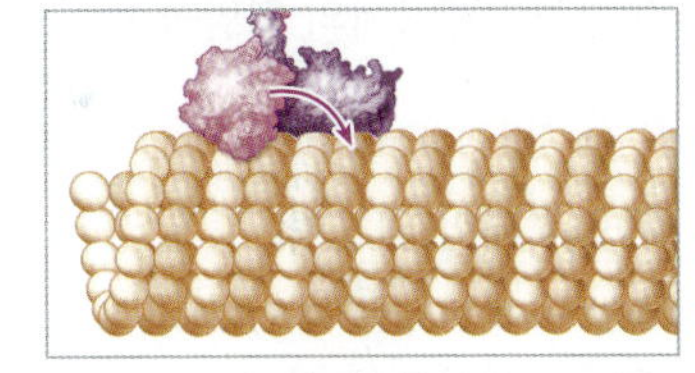
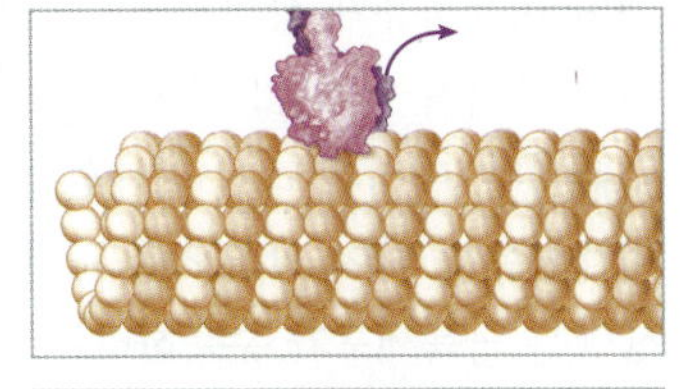
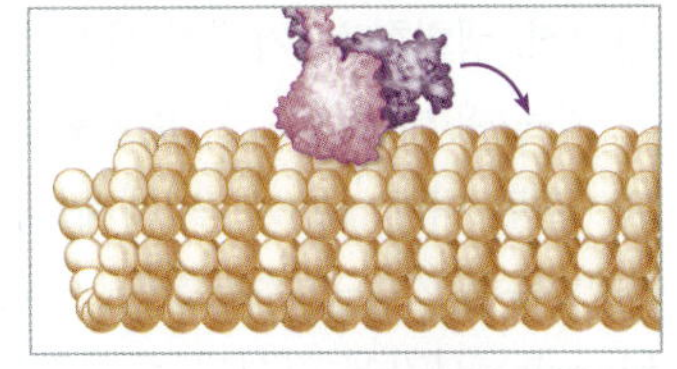
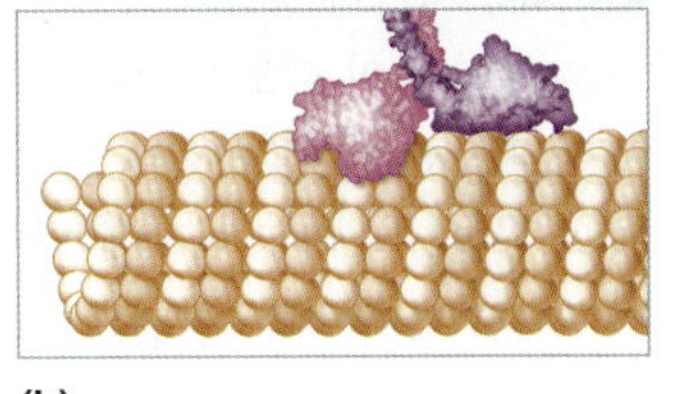
(b)

자를 수란관으로 끌어와서 자궁으로 향하도록 유도한다. 인간의 세포 가운데 편모를 가진 세모는 오직 정자뿐이다(● **그림 18-6** 참조). 정자는 채찍처럼 움직이는 편모("꼬리")를 이용하여 이동할 수 있으며, 이러한 운동성은 정자가 수정을 위해 여성의 난자를 찾아 이동하는데 필수적이다.

유사분열 방추사의 형성 세포분열은 서로 분리된 그러나 밀접하게 연관되어 있는 두 과정인, 미세소관에 의한 유사분열(핵분열)과 미세섬유에 의한 세포질 분열로 진행된다. 세포질 분열은 다음 절에서 설명할 것이다. **유사분열(mitosis)** 동안, 핵에서 DNA를 포함하고 있는 염색체는 복제되어 두개의 동일한 세트로 된다. 이 복제된 염색체 세트는 분리되고 각각 세포의 반대 방향으로 끌려가 유전물질이 세포의 두 반구에 균등하게 분배된다(부록 B 참조).

복제된 염색체들은 유사분열 **방추사(mitotic spindle)**로 불리는 세포 기구에 의해 분리되는데, 유사분열 방추사는 세포분열 기간 동안에만 일시적으로 미세소관들로부터 형성된다(부록 ● **그림 B-10** 참조). 유사분열 방추사의 미세소관들은 **중심립(centrioles)**에 의해 형성되는데, 중심립은 핵 근처에 서로 직각으로 놓여 있는 한 쌍의 짧은 원통형 구조이다(● **그림 2-1** 참조). 세포분열의 일환으로, 중심립은 먼저 스스로를 복제한다; 그런 다음, 복제된 중심립은 세포의 양쪽 끝으로 이동하고, 이들 사이에 미세소관을 정교하게 조합하여 방추사 기구를 형성한다.

임상기록 일부 항암제는 세포분열 시 세포의 양쪽 끝으로 염색체를 끌고가는 미세소관을 방해함으로써 암세포가 복제되는 것을 막는다.

미세섬유는 세포의 수축 체계와 물리적인 보강제로서 중요하다.

미세섬유(microfilament)는 세포골격 요소 중 가장 크기가 작은 것이다. 대부분의 세포에서 가장 확연한 미세섬유들은 **액틴(actin)**으로 구성되어 있는데, 액틴은 튜불린과 유사한 공 모양의 단백질이다. 속이

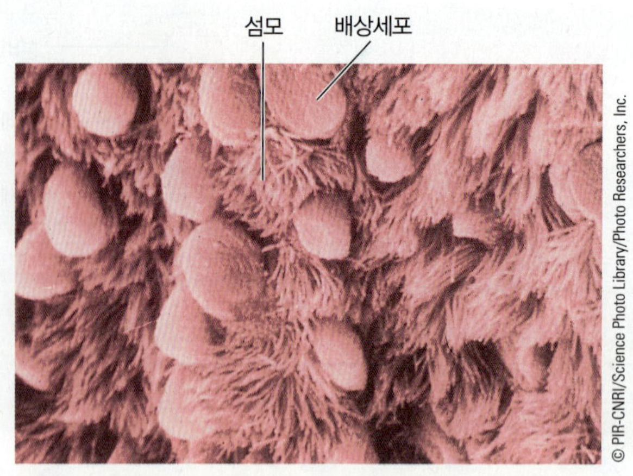

● **그림 2-19 기관지의 섬모.** 사람의 기관지 내벽세포 섬모의 주사전자현미경 사진. 기관지 기도의 내벽에는 호흡 중 흡입된 입자들을 걸러내기 위해 끈끈한 점액을 분비하는 배상세포와 수많은 섬모를 가진 상피세포가 있다. 섬모는 모두 한 방향으로 채찍질하듯 운동하여 흡입된 입자들을 기도 외부로 밀어낸다.

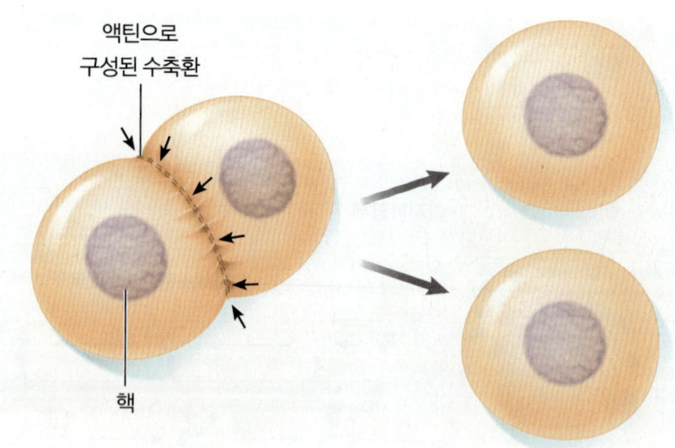

● **그림 2-20 세포질 분열.** 세포질 분열 시 액틴 미세섬유로 구성된 수축환이 수축하여 체세포 분열에 의해 형성된 2개의 복제 세포를 서로 독립된 세포로 떨어지게 한다.

빈 관을 형성하는 튜불린과 달리, 액틴은 모여서 두 개의 가닥을 만들고 이들이 서로 나선형으로 꼬여서 미세소관을 형성한다(● **그림 2-17b**). 근육세포에서 **미오신(myosin)** 단백질은 다른 종류의 미세섬유를 형성한다(● **그림 8-4** 참조). 대부분의 세포에는 미오신이 많지 않으며, 따라서 근육세포와는 달리 별개의 미오신 섬유를 형성하지 않는다.

미세섬유는 두 가지 기능을 수행한다: (1) 다양한 세포의 수축 체계에서 필수적인 역할을 한다, (2) 일부 특화된 세포 돌기의 물리적 보강제로서의 역할을 한다.

세포 수축 체계의 미세섬유 세포의 수축 체계 중 가장 뚜렷하고, 잘 조직되어 있으며, 잘 알려진 것은 근육이다. 근육은 액틴과 미오신 미세섬유를 많이 갖고 있는데. ATP 분해 에너지를 사용하여 액틴 미세섬유가 상대적으로 정지되어 있는 미오신 미세섬유 위로 미끄러져 들어감으로써 근육 수축이 일어난다. 미오신은 분자 모터이며, 머리가 액틴 미세섬유를 따라 걸으면서 그들을 미오신 미세섬유들 사이 안쪽으로 당긴다. 미세섬유의 슬라이딩과 힘의 생성은 근육세포가 수축하라는 자극을 받을 때 시작되는 복잡한 전기적, 생화학적, 기계적 사건들의 단계를 거쳐 유발된다.

비-근육세포들도 근육세포와 같은 수축 체계를 이룰 수 있다. 일부 미세섬유 수축 체계들은 필요할 때만 일시적으로 조립되어 특정 기능을 수행한다. 이러한 좋은 예가 **세포질분열(cytokinesis)** 시기에 형성되는 수축환(contrctile ring)이다. 세포질분열은 분열 중인 세포가 각각 완전한 염색체 세트를 갖는 두 개의 새로운 딸세포로 분리되는 과정이다. 수축환은 분열하는 세포 중앙의 원형질막 바로 아래에 위치한 띠 형태의 액틴 섬유 다발로 이루어진 고리이다. 이 섬유고리가 수축하여 조여지면서 세포가 둘로 나뉜다.

액틴으로 구성된 복잡한 구조들은 또한 대부분의 세포운동에도 필요하다. 네 종류의 사람 세포들인 정자, 백혈구, 섬유아세포(흉터를 만드는 결합조직), 피부세포는 스스로 움직일 수 있다. 정자는 편모를 이용하여 움직인다. 나머지 운동성 세포들은 **아메바 운동(amoeboid movement)**에 의해 움직이는데, 이것은 액틴 섬유의 활성에 의해 세포가 기어가는 과정으로 아메바가 그들의 환경을 능숙하게 이동하는데 사용하는 것과 비슷한 기작이다. 기어갈 때, 운동성 세포는 "앞쪽" 또는 목표물 방향으로 가장 앞 끝쪽에 손가락 모양의 위족을 형성한다. 예를 들면, 아메바 운동을 유도하는 표적은 아메바의 경우에는 근처의 먹이일 것이며, 백혈구의 경우에는 박테리아일 것이다(● **그림 2-7c**). 위족(pseudopod)은 가지를 지닌 액틴 네트워크의 조직적인 형성과 분해의 결과로 만들어진다. 아메바 운동 동안에 세포가 이동하는 방향의 앞쪽 끝에 있는 액틴 사슬에는 액틴이 첨가되어 액틴 섬유가 계속해서 길어진다. 이러한 섬유 성장이 세포의 일부분을 앞으로 밀어내어 위족 돌기를 형성한다. 이와 동시에 섬유 뒤쪽에서는 액틴 분자들이 분리되어 앞쪽으로 이동한다. 그러므로 섬유는 더 이상 길어지지 않고 항상 같은 길이를 유지하지만 섬유의 뒤쪽에서 앞쪽으로 액틴 분자를 계속 공급함으로써 앞으로 움직이게 되는데, 이를 **트레드밀(treadmilling)** 방식이라고 한다. 세포는 앞으로 뻗은 위족을 주변 연결조직에 부착시키고 이와 동시에 뒤쪽의 오래된 부착점은 분리시킨다. 세포는 앞 가장자리의 새로운 부착 장소를 견인점으로 이용하여 세포 골격의 수축을 통해 세포의 몸체를 앞으로 끌어당긴다.

백혈구들은 몸에서 가장 활발하게 기어가는 운동을 하는 세포이다. 이들은 순환계를 떠나 아메바 운동을 통해 감염이나 염증이 있는 지역으로 이동하여, 미생물이나 세포 찌꺼기를 집어삼켜 파괴한다. 놀랍게도, 우리 몸의 백혈구들이 그들의 탐색-파괴 전략을 수행하기 위해 조직을 배회하며 하루에 이동하는 거리를 모두 합하면 지구를 두 바퀴 도는 거리이다.

물리적 보강재로서의 미세섬유 세포 수축 체계에서의 역할 이외에도, 액틴 섬유는 미세융모 등과 같은 다양한 세포 돌기를 물리

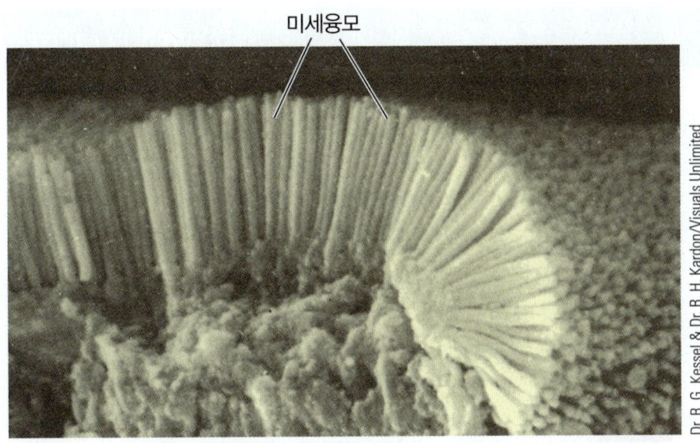

● **그림 2-21 소장의 미세융모.** 소장 상피세포 표면 미세융모의 주사전자 현미경 사진.

적으로 지지하거나 강화하는 역할을 한다. **미세융모(microvilli)**는 아주 작고, 운동성이 없는 머리카락과 같은 돌기들로서 소장이나 신장 세뇨관의 내벽을 구성하는 상피세포의 표면에서 볼 수 있다(● **그림 2-21**). 미세융모로 인해 원형질막을 통해 물질이 이동할 수 있는 표면적이 크게 증가하게 된다. 소장에서 미세융모는 소화된 영양분을 흡수할 수 있는 면적을 증가시킨다. 신장 세뇨관에서 미세융모는 신장을 통해 빠져나가는 유용한 물질을 다시한 흡수할 수 있는 면적을 확대시켜 이들이 소변으로 제거되지 않고 보존되도록 한다. 각 미세융모 내에는 평행으로 연결된 액틴 섬유들로 이루어진 중심부가 있고, 이 중심부가 물리적 강도를 제공하여 미세융모의 구조를 유지한다.

중간섬유는 물리적 스트레스를 받는 세포 부위에 중요하다.

중간섬유(intermediate filament)는 크기가 미세소관과 미세섬유의 중간 정도이다(이런 이유로 이름이 유래됨). 중간섬유를 구성하는 단백질은 세포 유형에 따라 다양하지만, 일반적으로 실처럼 가늘고 긴 불규칙한 형태의 분자들이다. 이 단백질들은 강인하고 내구성 있는 섬유를 형성하는데, 이들은 세포가 구조적 온전함을 유지하고 외부로부터 받는 물리적 스트레스를 견디는데 핵심적인 역할을 한다.

중간섬유들은 특정 세포 유형에서 그들의 구조적 또는 장력(tension)의 필요성에 따라 선택된다. 예를 들면, 피부세포는 **케라틴(keratin)** 단백질로 구성된 불규칙적인 중간섬유의 네트워크를 가지고 있다(● **그림 2-17c**). 이 세포내섬유들은 이웃한 세포들을 함께 묶는 세포외섬유와 연결되어 있어서 피부 전체에 걸쳐 네트워크를 만들어 피부를 강화한다. 피부 표면의 세포가 죽으면 단단한 케라틴 골격이 남아 물이 스며들지 못하는 보호막 외층을 형성한다. 머리카락과 손톱 또한 케라틴 구조물이다.

제2장 요약: 항상성 측면

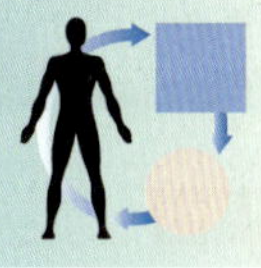

세포가 스스로의 생존에 필수적인 기능들과 체내 항상성이 유지되도록 돕는 특화된 임무를 수행하기 위해서는 궁극적으로 세포내 구성요소들의 성공적이고, 협동적인 작동이 필수적이다. 예를 들면, 생명-유지 활동을 지원하기 위해서, 모든 세포들은 영양물질로부터 사용 가능한 형태로 에너지를 만들어야 한다. 에너지는 세포기질과 미토콘드리아에서 일어나는 화학반응에 의해 세포 내에서 만들어진다.

세포소기관과 세포골격은 기본적인 세포 생존에 필수적일 뿐 아니라, 항상성에 기여하는 세포들의 여러 특화된 임무에도 관여한다. 다음에 몇 가지 예들이 있다:

- 신경과 내분비 세포들은 모두 항상성 유지에 필요한 활동을 조절하는 단백질 화학전달자들(신경세포의 신경전달물질과 내분비 세포의 호르몬)을 분비한다. 예를 들어, 신경전달물질은 호흡기 근육을 자극함으로써 숨쉬기를 통하여 몸과 대기 사이에서 산소와 이산화탄소의 교환이 이루어지게 하여 생명이 유지되도록 한다. 이 단백질 화학전달자들은 모두 소포체와 골지 복합체에서 합성되고 필요할 때 세포외배출작용에 의해 방출된다.
- 근육세포가 수축하는 능력은 이들의 잘 발달된 세포골격 미세섬유들 간의 활주에 의존한다. 근육 수축은 많은 항상성 활동을 담당한다. (1) 심장수축은 생명-유지 혈액을 온 몸으로 펌프질한다. (2) 뼈와 연결된 근육의 수축은 몸이 음식물을 획득할 수 있도록 한다. (3) 위와 장 벽 근육의 수축은 음식이 소화 경로를 따라서 움직이도록 하여, 섭취한 영양분들이 단계적으로 분해되어 혈액에 흡수될 수 있는 형태로 변하여 세포에게 전달될 수 있도록 한다.
- 백혈구는 미생물 침입자를 감시하고 삼킨 입자들을 리소좀을 이용하여 분해함으로써 신체가 감염에 저항성을 갖도록 돕는다. 백혈구들은 아메바 운동을 통해 체내를 배회하는데, 아메바 운동은 세포골격 구성요소 중 하나인 액틴의 조정된 조립과 분해를 통해 이루어지는 세포-기어 다니기 공정이다.

여러 기관과 기관계를 살펴보기에 앞서, 적절한 세포 기능이 모든 기관 활동의 기초가 된다는 사실을 명심하자.

복습 문제

REVIEW EXERCISES

객관식

1. 세포 내 물질과 세포외액을 공간적으로 분리시키고, 이들의 이동을 조절하는 장벽은 ________이다.

2. 단백질 합성을 지시하고 유전자 설계도와 같은 역할을 하는 화합물은 ________이며, ________이것은 세포의 ________에서 발견된다.

3. 세포원형질은 서로 다른 특화된 기능을 가진 세포내의 구획화된 구조물 ________와 ________로 알려진 겔과 같은 형태의 덩어리, 그리고 ________로 불리는 정교한 단백질 뼈대들로 이루어져 있다.

4. ________로부터 떨어져 나온 운반과립은 ________과(와)의 융합하고 여기에서 변경되고 분류된다.

5. 페르옥시좀 내에 존재하는 ________효소가 주로 여러 가지 세포 부산물이나 세포 내로 들어온 외부물질을 해독한다.

6. 신체의 보편적인 에너지 운반체는 ________이다.

7. 신체의 세포 중 가장 큰 세포는 육안으로 관찰이 가능하다. (*진실 또는 거짓?*)

8. 아메바운동은 미세소관의 조정된 조립과 분해에 의해서 일어난다. (*진실 또는 거짓?*)

9. 왼쪽에서 설명하는 것이 어떤 리보솜인지 오른쪽 보기에서 선택하라.

    ____ 1. 새로운 세포막의 합성에 이용되는 단백질을 합성한다. (a) 유리 리보솜
    ____ 2. 세포기질 내에서 사용되는 단백질을 합성한다. (b) 조면소포체 리보솜
    ____ 3. 효소나 호르몬 등의 분비 단백질을 합성한다.

10. 왼쪽에서 설명하는 것이 어떤 에너지 생성 과정인지 오른쪽 보기에서 선택하라.

    ____ 1. 미토콘드리아의 기질에서 일어나는 과정이다. (a) 해당과정
    ____ 2. H_2O가 부산물로 생성된다. (b) 시트르산 회로
    ____ 3. 많은 양의 ATP를 생성한다. (c) 산화적 인산화
    ____ 4. 세포기질에서 일어나는 과정이다.
    ____ 5. 아세틸 CoA를 처리한다.
    ____ 6. 미토콘드리아 내막의 크리스테에서 일어난다.
    ____ 7. 포도당을 두 개의 피루브산으로 전환한다.
    ____ 8. 산소를 이용한다.
    ____ 9. 전자전달계와 ATP합성효소에 의해 일어나는 과정이다.

주관식

1. 세포의 주요 세 부분은 무엇인가?
2. 세포소기관들이 구획화되어 얻는 장점은 무엇인가?
3. 주요 세포소기관 5가지를 열거하라.
4. 활면소포체와 조면소포체의 구조적 및 기능적 면에서의 차이점을 기술하라.
5. 세포내섭취(endocytosis)과 세포외배출을 비교하고, *분비*, *음세포작용*, *수용체-매개형 세포내섭취작용*, *식세포작용*에 대하여 설명하라.
6. 세포소기관 중 세포내 "소화계" 역할을 하는 것은 무엇인가? 이것은 어떤 효소들을 가지고 있는가? 그리고 이들이 하는 일은 무엇인가?
7. 리소좀과 페르옥시좀을 비교하라.
8. *세포호흡*, *산화적 인산화*, *화학삼투*를 비교 설명하라.
9. 미토콘드리아의 구조를 설명하고, 이들이 세포호흡에서 어떤 역할을 하는지 설명하라.
10. 페르옥시좀의 산화효소와 미토콘드리아의 산화효소의 차이점은 무엇인가?
11. 세포가 에너지를 사용하는 세 가지 주요한 활동으로는 무엇이 있는가?
12. 세포골격의 구성요소를 나열하고, 이들의 기능에 대해 설명하라.

심화학습 문제 *POINTS TO PONDER*

1. 당신이 하루 동안에 얼마나 많은 ATP를 생성하는지 생각해 보자. 우선 당신이 한 시간 동안 1몰(mole)의 산소, 혹은 하루 동안에 24 몰의 산소를 이용한다고 가정하자. (1몰은 화합물을 그것의 분자량에 해당하는 g으로 나타낸 것이다; 부록 A 참고). 1몰의 산소가 소비될 때 약 6 몰의 ATP가 생성되며, ATP의 분자량은 507이다. 그렇다면 당신은 하루 동안 몇 그램(g)의 ATP 분자를 만들 수 있는가? 혹은 몇 g의 ATP를 만들 수 있는가?
2. 위(stomach)에는 두 가지의 외분비 세포가 있는데 하나는 단백질 분해 효소인 펩시노겐을 불활성인 상태로 분비하는 주세포이고, 다른 하나는 이 펩시노겐을 활성화시키는 염산(HCl)를 분비하는 벽세포이다. 이 두 세포에는 ATP 생성을 위한 미토콘드리아가 많이 존재하며, 주세포는 펩시노겐을 합성하는데, 그리고 벽세포는 수소이온과 염소이온을 혈액으로부터 위 내강으로 수송하는데 에너지를 사용한다. 이들 두 세포 중 오직 한 세포만이 조면소포체가 잘 발달해 있으며, 골지층도 많이 가지고 있다. 이 세포는 주세포일까? 아니면 벽세포일까? 그 이유는?
3. 독성물질 시안화물(cyanide)은 전자전달계 구성요소 중 하나와 비가역적으로 결합하여 그 작용을 방해한다. 그 결과, 전체 전자전달과정이 멈추게 되고 세포는 ATP 생성능력을 94% 이상 잃게 된다. 에너지 소비에 의존적인 세포활동의 유형을 고려해 볼 때 시안화물에 의한 중독은 어떠한 결과를 초래하겠는가?
4. 사람은 왜 무산소 운동(무거운 물체를 들어 올리거나 들고 있는 일)은 짧은 시간 동안만 가능하고, 유산소운동(걷기 혹은 수영과 같은 운동)은 긴 시간 동안 할 수 있는가? (*힌트*: 근육의 에너지 저장능력은 제한적이다.)
5. 표피수포증(epidermolysis bullosa)은 유전적 결함으로서 비정상적으로 약한 케라틴이 생성되어 일어난다. 이러한 증상은 신체의 어느 부분에 영향을 줄까?

임상관련 문제 *CLINICAL CONSIDERATION*

케빈(Kevin S.)씨 부부는 지난 3년간 아기를 가지기 위해 노력해왔다. 그러던 와중에 불임 전문가의 도움으로 남편이 비활동성 정자와 관련된 남성불임 유전형질을 갖고 있음을 알았다. 검사결과 남편의 정자는 편모의 세포골격 요소에 결함을 갖고 있음을 발견하였다. 이 결과를 본 의사는 케빈 씨가 오랫동안 호흡기질환을 앓고 있었을 것이라 예상하였는데, 확인해보니 실제로 케빈 씨는 친구들보다 더 자주 감기, 기관지염, 독감을 앓아왔다는 것을 알았다. 이 의사는 비활동성 정자로 인한 불임을 확인한 후, 왜 케빈 씨가 호흡기질환 병력이 있을 것으로 예상했을까?

제2장 요점 정리

2.1 세포의 관찰

■ 생명체의 독특한 특성은 세포 내의 복잡한 구성물과 화합물들의 반응에 의해 결정된다. **세포(cell)**는 생명 현상을 가진 가장 작은 단위이다.

■ 세포는 신체를 구성하는 살아 있는 기본 단위이다. 다세포 생명체의 구조와 기능은 이들을 구성하는 세포의 구조적 기능적 역할에 의한 것이다(표 *2-1* 참조).

■ 세포는 너무 작아서 육안으로 관찰하기 어렵다.

■ 연구자들은 초창기에 현미경을 통해 모든 식물이나 동물조직이 개별 세포들로 이루어져 있음을 알았다.

■ 과학자들은 이제 세포가 복잡하고, 매우 정교하게 조직화되어 있으며, 구획화된 구조임을 알고 있다.

2.2 세포구조 개관

■ 세포는 **원형질막(plasma membrane)**, **핵(nucleus)**, **세포질(cytoplasm)**의 세 주요 부분으로 구성되어 있다(그림 *2-1* 참조).

■ 원형질막은 세포를 둘러싸고 있어 **세포내액(intracellular fluid, ICF)**과 **세포외액(extracellular fluid, ECF)**이 섞이지 않도록 한다.

■ 핵은 세포의 유전물질인 **DNA(deoxyrobonucleic acid)**를 가지고 있다.

■ DNA 암호로부터 단백질을 합성하는 데는 세 가지 RNA들인 **전령RNA(mRNA)**, **리보솜RNA(rRNA)**, **운반RNA(tRNA)**가 관여한다.

■ **세포질(cytoplasm)**은 세포소기관들이 들어 있는 겔과 같은 덩어리인 **세포기질(cytosol)**과 세포골격으로 이루어져 있다.

■ **세포소기관(organelle)**은 각각의 특화된 기능을 수행하는 고도로 조직화된 구조물이다. 세포소기관은 그 내부물질이 주변의 세포기질과 섞이지 않도록 막으로 둘러싸여 있다. 다섯 가지 주요 세포소기관으로는 소포체, 골지복합체, 리소좀, 페르옥시솜, 미토콘드리아가 있다(그림 *2-1*과 표 *2-1* 참조).

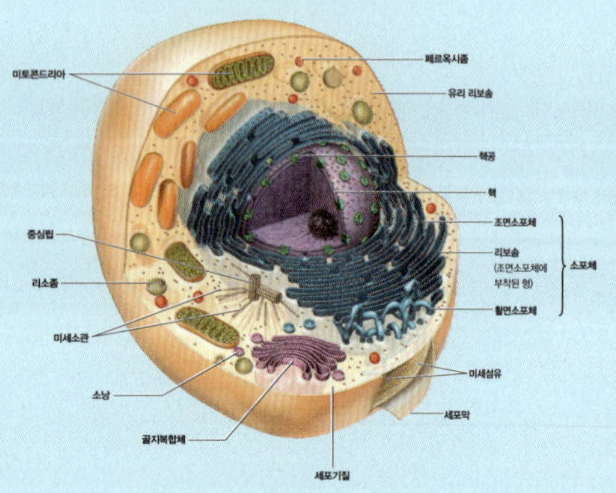

2.3 소포체와 분리합성

■ **소포체(endoplasmic Reticulum, ER)**는 액체로 차 있는 내강(lumen)으로 구성된 하나의 복잡한 그물망이다.

■ 소포체의 주요 역할은 단백질과 지질의 합성인데 이것들은 효소나 호르몬과 같이 세포외로 분비되거나 세포의 새로운 구성성분(특히, 원형질막)을 만드는데 이용된다.

■ 소포체는 **조면소포체(rough ER)**(납작한 주머니가 서로 연결돼있으며 리보솜이 붙어 있는 구조)와 **활면소포체(smooth ER)**(가느다란 관들이 이어져 있으며 리보솜은 붙어 있지 않은 구조)의 두 종류가 있다(그림 *2-2* 참조).

■ 조면소포체의 **리보솜(ribosome)**은 소포체 내강으로 분비되어 세포기질과는 분리되는 단백질을 합성한다. 소포체의 막부분에서 생성된 지질 또한 소포체 내강으로 들어간다.

■ 합성된 산물들은 조면소포체에서 활면소포체로 이동하는데 이것들은 여기에서 포장되어 운반소포로 방출된다. 운반소포는 활면소포체의 일부가 떨어져나와 형성된다(그림 *2-3* 참조).

2.4 골지복합체와 세포외배출

■ **운반소포(transport vesicle)**는 막으로 둘러싸인 평평한 주머니가 겹겹이 쌓여 있는 형태인 골지복합체로 이동하여 융합된다.

■ **골지복합체(Golgi complex)**는 두 가지 기능을 하는데, (1) 소포체에서 온 새로 합성된 분자들을 초기 상태에서 최종산물로 완성시키는 역할을 하고, (2) 이 물질들을 분류하고 포장하여 세포 내외의 목적지로 전달하는 역할을 한다.

■ 분비세포들의 골지복합체는 분비될 단백질을 **분비소포(secretory vesicle)**로 포장해 두는데 이들은 적절한 자극이 주어지면 **세포외배출(작용)(exocytosis)**을 통해 세포 밖으로 나가게 된다(그림 *2-3*, *2-5a* 참조).

2.5 리소좀과 세포내섭취

■ **리소좀(lysosome)**은 막으로 둘러싸인 주머니인데, 내부에 매우 강력한 가수분해효소들을 함유하고 있다(그림 *2-6* 참조).

■ 세포내 "소화계"로 작용하는 리소좀은 세포 내부로 들어온 박테리아와 같은 외부 물질을 없애거나 수명이 다 된 세포의 구성요소를 분해하여 새로운 구성요소로 대체될 수 있게 한다.

■ 세포 외부 물질은 **세포내섭취(작용)(endocytosis)**를 통해 세포 안으로 들어온 뒤 리소좀 효소들에 의해 분해된다(그림 *2-5b* 참조). 세포내섭취의 세 가지 유형으로는 **음세포작용(pinocytosis)**(비선택적으로 세포외액을 흡수, "cell drinking"), **수용체-매개형 세포내섭취(receptor-mediated endocytosis)**(선택적으로 특정 분자를 흡수), **식세포작용(phagocytosis)** (다분자 입자를 집어삼킴, "cell eating")이 있다(그림 *2-7* 참조).

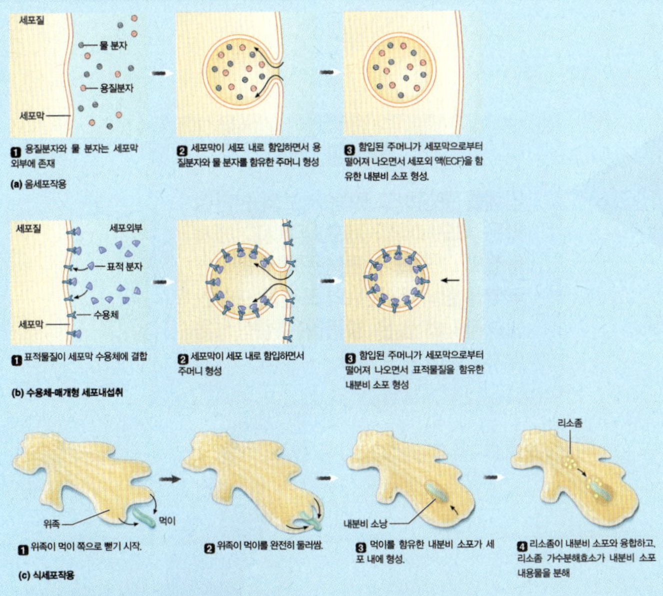

2.6 페르옥시솜과 해독작용

■ **페르옥시솜(peroxisome)**은 강력한 산화효소를 가진 막으로 둘러싸인 작은 주머니 구조물이다(그림 *2-6* 참조).

■ 페르옥시솜은 세포내로 들어온 독성 외부물질이나 다양한 세포내 부산물을 해독하는 특정한 산화반응들을 수행한다. 이러한 해독작용은 반응성이 강한 과산화수소(H_2O_2)를 발생시키는데 페르옥시솜은 이들을 세포에 해가 되지 않는 물과 산소로 분해한다.

2.7 미토콘드리아와 ATP 생성

■ **미토콘드리아(mitochondria)**는 막대모양을 하고 있으며 두 겹의 막인 매끈한 외막과 겔로 채워진 기질(matrix)로 돌출되어 들어가 **크리스테(cristae)**를 형성하는 내막으로 싸여 있다(그림 *2-8* 참조).

■ 미토콘드리아는 세포에서 에너지를 생성하는 기관인데, 이들은 우리가 섭취한 음식물 분자의 에너지를 유용한 ATP 형태의 에너지로 바꾸어 준다. 세포는 이 ATP를 에너지원으로 사용하여 새로운 화합물을 합성하거나, 막수송 및 기계적인 일을 한다.

■ **세포호흡(cellular respiration)**이란 에너지를 많이 가진 분자를 분해하여 ATP를 만드는 세포내 반응들을 총체적으로 일컫는데 이 과정에서 산소(O_2)가 소모되고 이산화탄소(CO_2)가 발생한다. 세포호흡은 (1) 세포기질에서의 **해당과정(glycolysis)**, (2) 미토콘드리아 기질에서의 **시트르산 회로(citric acid cycle)**, (3) 미토콘드리아 내막에서의 **산화적 인산화(oxidative phosphorylation)**의 세 과정을 통해 영양분을 순차적으로 분해하고 ATP를 생성한다(그림 *2-9* 참조).

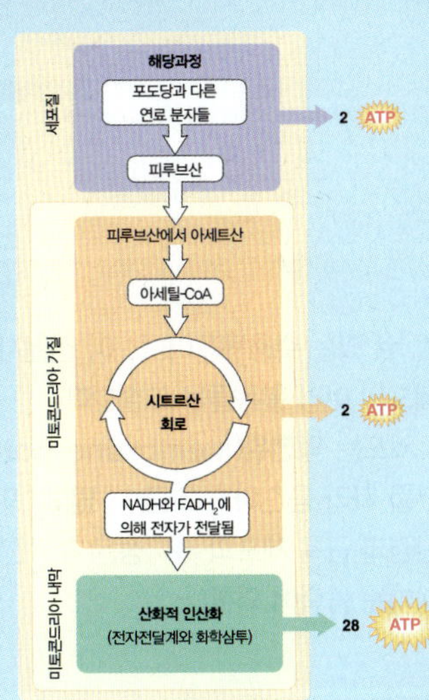

■ **산화적 인산화(oxidative phosphorylation)**는 전자전달계와 **ATP생성효소(ATP synthase)**에 의한 화학삼투(과정)으로 이루어져 있다. **전자전달계(electron transport system)**는 해당과정과 시트르산 회로에서 영양분이 분해되면서 방출된 수소로부터 고에너지 전자를 추출하여 이것을 순차적으로 낮은 에너지 수준으로 전달한다. 이 과정동안에 방출된 자유에너지는 미토콘드리아의 내막을 가로질러 형성되는 수소이온 기울기를 만드는데 이용된다. 수소가 높은 농도에서 낮은 농도로 흐르면 ATP 합성효소를 활성화시켜 ATP를 합성하는데 이 과정을 **화학삼투(chemiosmosis)**라 한다(그림 *2-10~2-13* 참조).

■ 세포는 산소가 있으면 더욱 효율적으로 음식물 에너지를 ATP로 전환한다. 산소가 없는 경우(무산소 조건)에는 해당과정에서 한 분자의 포도당으로부터 두 분자의 ATP를 생성하지만, 산소가 있는 경우(유산소 조건)에는 30개의 ATP 분자를 추가로 생성 할 수 있다. (2개는 시트르산 회로에서 생성되고, 나머지 28개는 산화적 인산화에 의해 생성된다) (그림 *2-13*과 *2-15* 참조)

2.8 세포기질: 세포 겔

■ **세포기질(cytosol)**에는 중간대사에 관여하는 효소와 이들 효소 및 다른 세포기질 단백질들을 합성하는 리보솜 기구가 있다.

■ 많은 세포는 미사용 영양분을 글리코겐 과립이나 지방 방울의 형태로 세포기질에 저장하고 있다. 이들 일시적인 저장물질 덩어리를 **봉입체(inclusion)**라 한다(그림 *2-16* 참조).

■ 세포기질에는 이외에도 다양한 분비과립, 운반과립, 내분비소포들이 존재한다.

2.9 세포골격: 세포의 "뼈와 근육"

■ 세포골격은 세포기질 전체에 걸쳐 뻗어 있으며 세포의 "뼈와 근육"과 같은 역할을 한다(표 *2-1* 참조).

■ **세포골격(cytoskeleton)**은 미세소관, 미세섬유, 중간섬유의 세 구성요소로 이루어져 있으며 이들의 단백질 구성성분과 역할은 서로 다르다(그림 *2-17* 참조).

■ 튜불린(tubulin)으로 이루어진 **미세소관(microtubule)**은 세포의 비대칭적인 형태를 유지하고 분자모터에 의한 세포내 수송에서 고속도로의 역할을 한다. 또한 섬모(cilia)와 편모(flagella) 및 유사분열 방추사(mitotic spindle)의 주요 구성성분이다(그림 *2-18*, *2-19* 참조).

■ 대부분의 세포에서 액틴(actin)으로 이루어진 **미세섬유(microfilament)**는 아메바운동 및 근육수축과 같이 다양한 세포의 수축 시스템에서 중요하며, 미세융모(microvilli)의 물리적 보강재(mechanical stiffeners)로서의 역할도 한다(그림 *2-20*, *2-21* 참조).

■ **중간섬유(intermediate filaments)**는 불규칙적인 실과 같은 모양의 단백질인데 이들은 세포가 물리적 스트레스를 버틸 수 있도록 한다. 세포 종류마다 다른 단백질들로 이루어진 중간섬유가 존재한다. 중간섬유는 특히 피부세포에 많은데 이들은 케라틴(keratin) 단백질로 이루어져 있다.

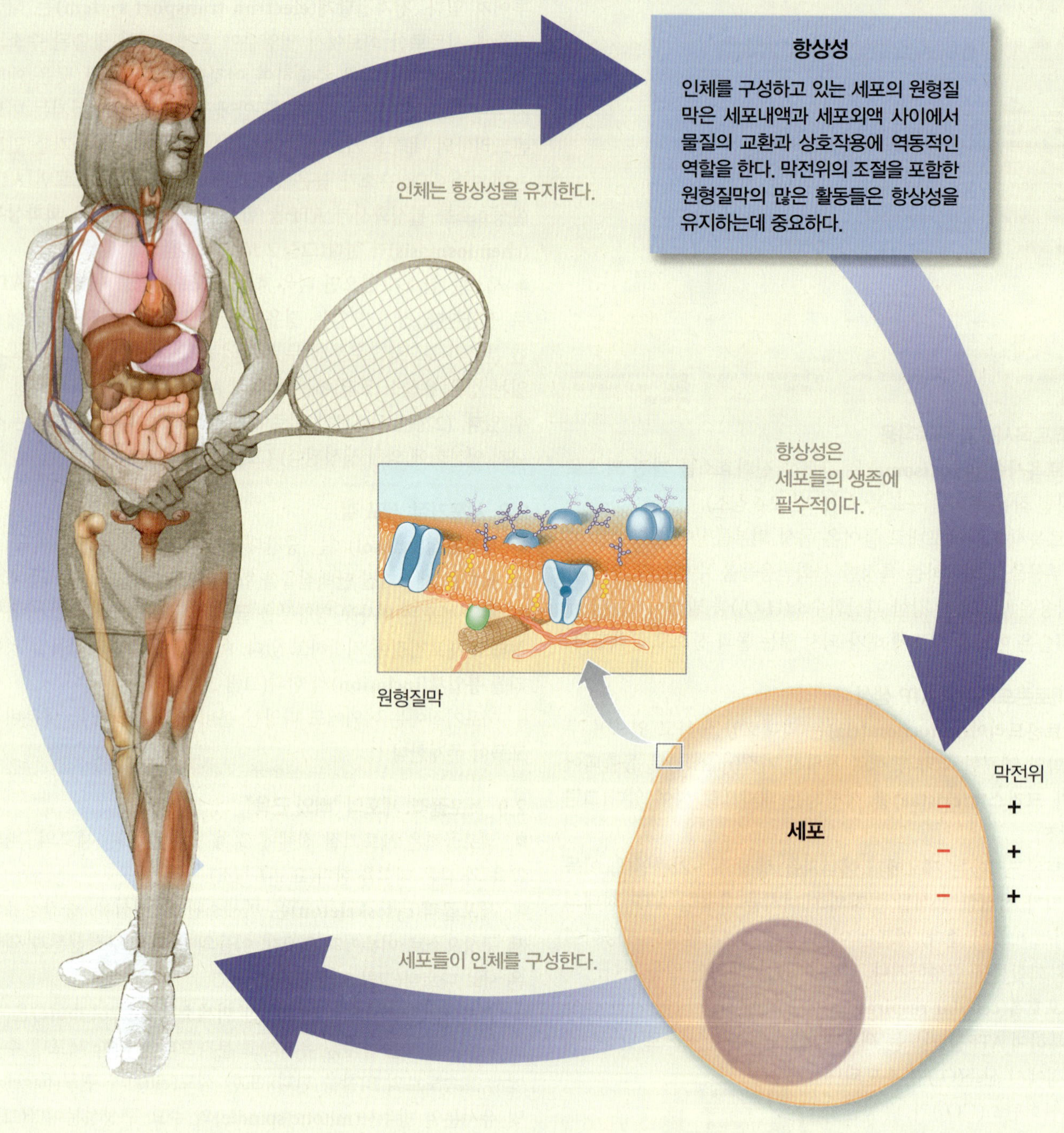

모든 세포들은 **원형질막(plasma membrane)**으로 둘러싸여 있는데, 이 막은 세포의 내용물을 주위 환경과 분리시키는 얇고 유연성이 있는 지질성 장벽이다. 생명을 유지하고 특이적인 기능을 수행하기 위해서 각 세포는 이 막을 통하여 그를 둘러싸고 있는 항상성이 유지되는 내부 체액 환경과 물질을 교환해야 한다. 이 분별력 있는 막은 특수 단백질들을 포함하고 있는데, 이들 중의 일부는 물질의 선택적인 통과를 가능하게 한다. 또 다른 막 단백질들은 세포의 환경에 있는 특이한 화학 전달자들과 상호작용할 수 있는 수용체들이다. 이 전달자들은 항상성에 결정적인 작용을 하는 세포의 여러 활동들을 조절한다.

세포는 **막전위(membrane potential)**를 가지고 있다. 즉, 막의 내부를 따라 음전하가 조금 더 많고, 막의 외부에는 양전하가 조금 더 많다. 신경과 근육 세포의 특이성은 적당한 자극에 대하여 그들의 막전위를 변화시키는 능력에 의한다.

제 3 장

원형질막과 막전위

The Plasma Membrane and Membrane Potential

제3장 요약 차례

3.1 막의 구조와 기능

세포가 그를 둘러싸고 있는 세포외액(ECF)의 조성이 매우 다름에도 불구하고 생존하기 위해서는 각 세포형에 특이적인 구성 성분을 유지해야만 한다. 세포 안팎의 이런 차이는 **원형질막[plasma membrane** 또는 **세포막(cell membrane)]**에 의해 유지된다. 원형질막은 지질과 단백질로 구성된 매우 얇은 막인데, 모든 세포의 외부 경계를 형성하여 세포 내부 성분을 둘러싸고 있다. 원형질막은 세포 내부 분자들을 가둬두는 기계적 장벽 기능 외에, 세포와 그의 환경 사이를 가로지르는 특이 물질들의 선택적 투과성을 가져서 세포의 조성을 결정하게 해 준다. 원형질막은 영양 분자들의 세포 내 유입 및 분비 물질과 노폐물의 배출을 조절한다. 또한 세포 안팎의 이온 농도의 차이를 유지하게 하는데, 이것은 막의 전기적 활성에 중요하다. 원형질막은 세포들이 모여 조직과 기관을 형성하게 하는 데도 작용한다. 마지막으로 원형질막은 세포가 그들 환경의 변화 또는 신호에 반응하는 데 결정적인 역할을 한다. 이 기능은 세포들 상호 간의 소통에도 중요하다. 이와 같은 막의 공통적인 기능은 어떤 세포이든지 상관없이 세포의 생존, 특이적인 항상성 활동들의 수행, 그리고 다른 세포들과 조화로운 기능을 유지하는데 결정적인 작용을 한다. 세포 종류들에 따른 대부분의 기능적인 차이는 그들 원형질막의 조성의 작은 차이에 기인하는데, 이것이 각 세포들로 하여금 동일한 세포외액에 대해 서로 다른 방식으로 반응할 수 있게 해 준다.

원형질막은 단백질이 박혀 있는 유동적인 지질의 이중층이다.

모든 세포의 원형질막은 주로 지질과 단백질로 구성되어 있으며, 여기에 소량의 탄수화물이 포함되어 있다. 너무 얇기 때문에 일반적인 광학현미경으로는 관찰할 수 없지만 전자현미경으로 보면 두 개의 어두운 층이 하나의 밝은 중간층에 의해 분리되어 있는 3중층으로 구성되어 있다(● **그림 3-1**). 원형질막을 구성하는 분자들의 특이적인 배열이 이와 같은 "샌드위치" 모양을 이루게 한다.

가장 풍부한 막 지질은 인지질이고, 소량의 콜레스테롤이 있다. 전형적인 사람 세포의 원형질막에는 약 10억 개의 인지질이 존재한다. **인지질(phospholipids)**은 음전하의 인산기를 가지고 있는 하나의 극성 머리 부위와 두 개의 비극성(전기적으로 중성) 지방산 꼬리 부위를 가지고 있다(● **그림 3-2a**). 극성 말단은 물 분자와 결합할 수 있기 때문에 친수성이고 극성이다. 비극성 말단은 물과 섞이지 않기 때문에 소수성이다. 물속에서 인지질은 자가 조립하여 **지질이중층(lipid bilayer)**을 형성한다(● **그림 3-2b**). 물을 피하여 소수성 꼬리 부위는 이중층의 중앙으로 묻히고, 친수성 머리 부위는 물과 접할 수 있는 양쪽으로 배열된다.

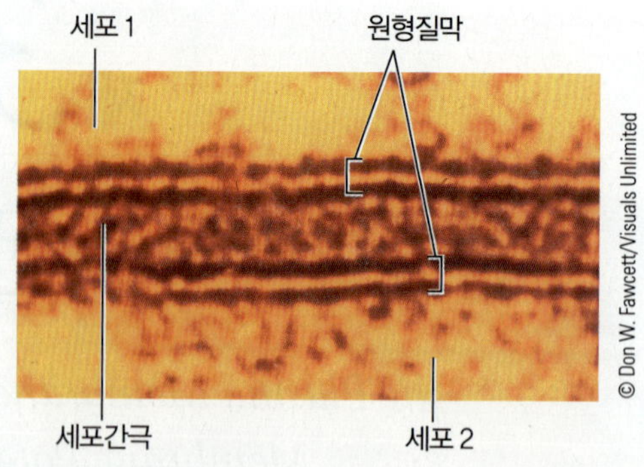

● **그림 3-1 원형질막의 3중층 모양을 보여주는 전자현미경 사진.** 그림은 두 인접한 세포들의 원형질막을 보여주고 있다. 각각의 세포막은 밝은 중앙층을 사이에 두고 두 개의 진한 층으로 보인다.

이중층의 외부 표면은 세포외액(ECF)에 노출되고 내부 표면은 세포내액(ICF)과 접하게 된다(● **그림 3-2c**).

지질이중층은 단단하지 않고 유동적이다. 즉, 고형의 쇼트닝 지방이라기보다 액체성 조리 기름과 유사하다. 인지질은 강한 화학결합으로 묶여 있지 않아서 지속적으로 움직일 수 있다. 그들은 빙글빙글 돌거나, 진동하거나 이중층의 다른 면으로 움직일 수 있는데, 일 초에 백 만 번의 자리 이동을 한다. 이와 같은 인지질의 움직임이 막의 유동성을 가지게 한다. .

콜레스테롤(cholesterol)은 막의 유동성과 안정성 모두에 기여한다. 지방산 사슬이 서로 뭉쳐서 결정화되면 막의 유동성이 감소하는데, 콜레스테롤은 인지질 분자들 사이에 박혀 있어서 이것을 방지한다. 또한 인지질 분자들과의 공간적 작용을 통해 콜레스테롤은 인지질의 위치를 안정화하는 것을 도와준다.

유동성 때문에 원형질막은 구조적 정체성을 가지게 하지만 동시에 세포의 모양을 변화시키기도 한다. 예를 들어, 근육 세포는 수축할 때 모양이 변하고, 적혈구는 가장 가는 혈관인 모세혈관을 통과할 때 모양이 상당히 변해야 한다.

막 단백질(membrane protein)들은 지질이중층에 삽입되어 있거나 결합하고 있다(● **그림 3-3**). 일부 단백질은 막을 관통하고, 또 다른 단백질들은 바깥쪽 혹은 안쪽에 박혀 있다. 원형질막은 단백질 분자들보다 50배나 많은 지질 분자들을 가지고 있다. 그러나, 단백질이 지질보다 더 크기 때문에 막 질량의 거의 절반을 차지하고 있다. 지질이중층의 유동성 때문에 많은 막 단백질들은 유동하는 지질의 바다에 자유로이 부유하고 있는 빙산과도 같다. 이와 같은 막의 구조는 **유동 모자이크 모델(fluid mosaic model)**로 알려져 있는데, 이것은 막의 유동성과 지질이중층에 박혀 있는 단백질들의 끊임없이 변화하는 모자이크 모양을 말하는 것이다.

소량의 **막 탄수화물(membrane carbohydrate)**은 세포의 외부 표면에 존재하여 탄수화물 코팅을 만든다. 외부 표면으로 돌출된 작은 안테나와 같이 짧은 탄수화물 사슬은 주로 막 단백질에 결합되어 있고 일부는 지질에 결합되어 있다(● **그림 3-3**).

이렇게 제안된 구조는 원형질막의 3중층 모양을 잘 설명하고 있다. 전자현미경으로 원형질막을 관찰하기 위하여 염색하면(● **그림 3-1** 참조), 두 개의 어두운 줄은 지질의 친수성 극성 부위와

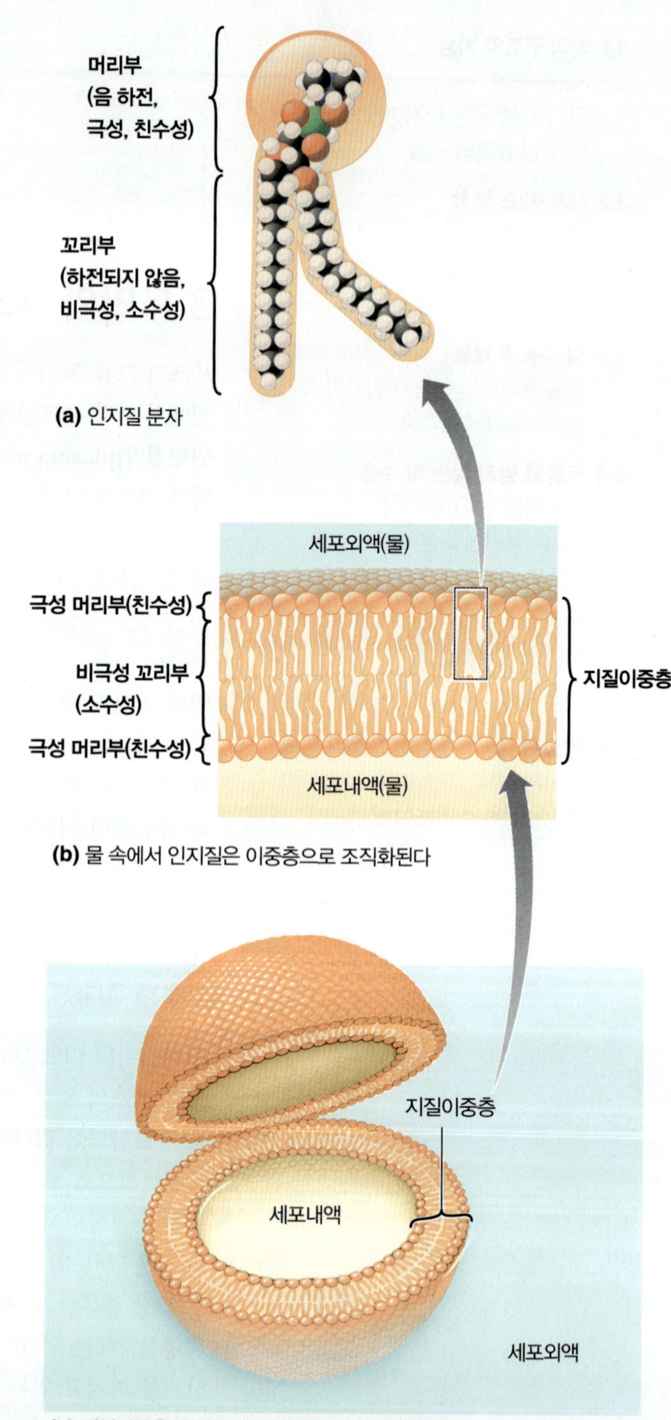

● **그림 3-2 지질이중층에서 인지질 분자들의 구조와 조직화.** (a) 인지질 분자. (b) 물 속에서 인지질은 극성 머리부는 각 표면의 극성 물 분자와 결합하고 비극성 꼬리부는 이중층의 내부로 향하여 지질이충증으로 조직화된다. (c) 세포외액과 세포내액을 분리하면서 세포를 둘러싸고 있는 원형질막의 확대 모식도.

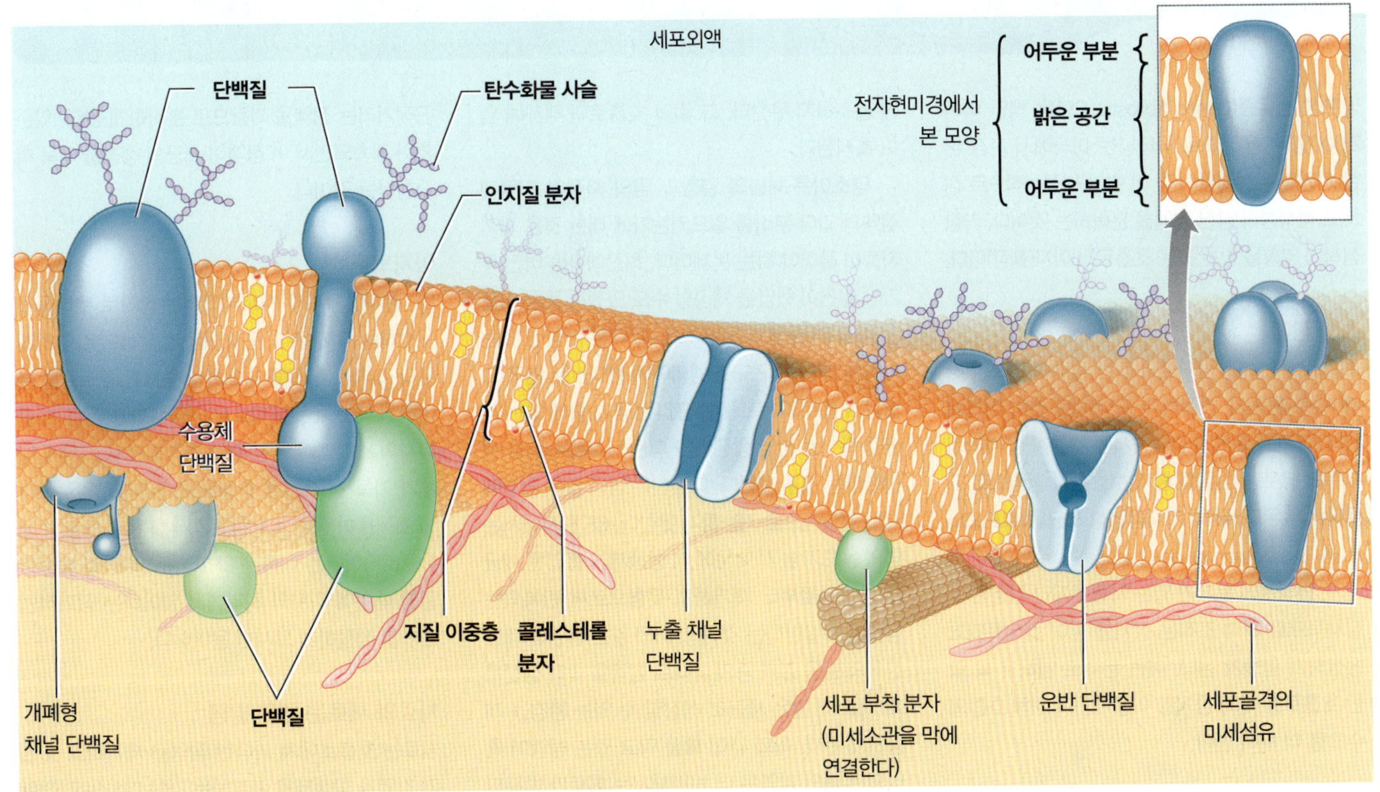

● **그림 3-3 원형질막 구조의 유동모자이크 모델.** 원형질막은 단백질이 박혀 있는 지질이중층으로 구성되어 있다. 일부 단백질들은 막을 관통하고 있거나 막에 박혀 있다. 다른 단백질들은 막의 표면에 느슨하게 결합하고 있다. 짧은 탄수화물 사슬들이 외부 표면에서만 단백질이나 지질에 결합하고 있다.

염색물질을 흡수한 단백질을 나타낸다. 그 사이의 밝은 공간은 비극성 부위로 형성된 연하게 염색된 소수성 중심에 해당된다.

원형질막의 서로 다른 성분은 다양한 기능을 수행한다. 지질이중층은 일차적으로 확산에 대한 장벽을 형성하고, 단백질들은 대부분의 특이적인 막 기능을 수행하고, 탄수화물들은 "자기 인식" 과정과 세포와 세포 사이의 상호작용에서 중요한 기능을 한다. 이제부터 이와 같은 막 구성성분의 기능에 대해 좀 더 자세히 살펴보기로 한다.

지질이중층은 세포를 둘러싸는 구조적 장벽을 형성한다.

지질이중층은 다음과 같은 세 가지 중요한 기능을 수행한다.

1. 지질이중층이 막의 기본적인 구조를 형성한다. 인지질은 세포 주위의 울타리를 형성하는 "피켓"처럼 보인다.

2. 소수성 내부는 세포내액과 세포외액 사이에서 수용성 물질 통과의 장벽이다. 수용성 물질은 지질이중층으로 용해되어 통과하지 못한다. 이 장벽을 이용하여 세포는 세포 안팎에서 용질의 구성과 농도를 서로 다르게 유지할 수 있다.

3. 지질이중층이 막의 유동성을 가지게 한다.

막 단백질들은 다양하고 특이적인 막 기능을 수행한다.

서로 다른 막 단백질들은 다음과 같은 특이적인 기능을 수행한다:

1. 어떤 단백질들은 지질이중층을 관통하는 물로 채워진 통로인 **채널(channel; 통로)**들을 형성한다(● **그림 3-3**). 채널에 들어갈 수 있을 만큼 작은 수용성 물질들은 소수성 지질 내부와 직접적인 접촉 없이 이 채널을 통해 막을 통과할 수 있다. 채널들은 매우 선택적이다. 채널들의 직경이 작아서 0.8 nm 이상의 입자들은 통과하지 못하게 하여, 작은 이온들만 채널을 통과할 수 있다. 더욱이 특정 채널은 특정 이온만 선택적으로 통과하게 한다. 예를 들어, Na^+는 Na^+-채널들을 통해서만 통과하고, K^+은 K^+-채널들을 통해서만 통과할 수 있다. 이와 같은 채널 선택성은 채널 내부 표면에 있는 화학 그룹들의 특이적인 배열에 의한 것이다. 어떤 채널들은 항상 열려 있는 **누출 채널(leak channel)**이어서, 그들은 선택적인 이온의 통과를 조절하지 못한다. 다른 것들은 **개폐형 채널(gated channel)**인데, 이들은 조절 기작에 반응하여 채널의 모양을 변화시킴으로써(즉, 문을 열거나 닫음으로써) 특정 이온에 대해 열리거나 닫혀 있을 수 있다(뒤에 설명). 그러므로 개폐형 채널을 통한 이온의 통과는 조절될 수 있다. 세포마다 그들이 가지고 있는 채널의 수, 종류, 활성은 다양하다. 칼슘 채널 억제제

기초의 응용 Beyond the Basics

낭포성 섬유증: 막 수송의 치명적 결함

낭포성 섬유증(Cystic fibrosis; CF)은 백인 아이 2,000명당 한 명으로 나타나는 미국에서 가장 흔한 치명적 유전질환이다. 이 병은 비정상적으로 진하고 점착성이 강한 점액을 분비하는 것이다. 가장 심하게 영향을 받는 곳은 호흡로와 이자(췌장)이다.

호흡 장애

호흡로에 진하고 점착성이 강한 점액이 많으면 허파(폐)로 공기가 적절하게 드나드는 것이 어렵게 된다. 그리고 축적된 점액에서는 세균이 잘 자라기 때문에 낭포성 섬유증 환자는 호흡기 감염으로 고통당하게 된다. 특히, 기회감염성 세균인 *슈도모나스균(Pseudomonas aeruginosa)*은 주위에 흔하지만, 면역계에 문제가 있는 사람에게만 감염된다. 점차적으로 허파 조직은 상처를 받아 섬유화되고 팽창하기 힘들게 된다. 이런 문제로 인하여 꽉 막힌 호흡로를 따라 공기를 이동시키기 위해 호흡의 수고를 더 해야 한다.

CF의 원인

낭포성 섬유증은 ***CFTR**(cystic fibrosis transmembrane conductance regulator)*이라는 단백질의 생산에 결함이 있는 심각한 유전질환의 하나이다. CFTR은 원형질막에서 염소 이온(Cl^-)의 채널을 형성한다. 정상에서 CFTR은 가공되어 원형질막으로 수송되지만, CF 환자에서는 결함이 있는 CFTR이 소포체-골지체계에 끼어서 이동하지 못한다. 즉 낭포성 섬유증 환자에서는 돌연변이가 있는 CFTR이 부분적으로만 가공되고 세포 표면으로 이동하지 못한다. 그 결과로 원형질막에 CFTR이 없어서 원형질막은 Cl^-을 통과시키지 못하게 된다. Cl^-의 수송은 Na^+의 수송과 밀접하게 연관되어 있기 때문에 호흡로에 있는 세포들은 NaCl(염)을 적절하게 흡수하지 못한다. 그 결과 호흡로의 액체에 염이 축적된다.

염소이온-채널의 결함과 염의 축적이 어떻게 점액의 과다 분비를 일으키는가에 대한 것은 과학자들이 풀어야 하는 문제이다. 최근에 이루어진 두 가지 발견이 해답을 제공할 수도 있겠다(물론 이들은 아직 더 증명되어야 하고, 또 다른 가능성 있는 기작에 대한 연구도 진행되어야 한다). 한 연구 그룹은 호흡로의 세포들이 흡입된 공기 중에 있는 세균을 죽이는 천연 항생제인 *디펜신(defensin)*을 생산한다는 것을 밝혔다. 디펜신은 염이 많은 환경에서는 정상적으로 기능하지 못한다. CF 환자에서는 염의 농도가 높기 때문에 이 항생제가 흡입된 세균들을 허파로부터 제거하지 못함으로써 반복되는 감염을 유발한다는 것이다. 이와 같은 감염에 대한 신체의 반응 결과 중의 하나로 점액을 과다 생산하게 되고 더 많은 세균이 성장할 수 있는 환경을 제공하게 된다. 이와 같이 폐를 막고 있는 점액이 축적되면 폐의 감염은 더 빈번해지는 회로가 반복되는 것이다. 더 나쁜 것은 과다 생산된 점액이 매우 진하고 점도가 높아서 허파의 정상적인 섬모에 의한 방어 기작으로 세균이 있는 점액을 제거하는 것을 어렵게 한다. 점액은 수분 함량이 적기 때문에 진하고 끈적거리는데, 이것이 염의 수송 결함과 연관되어 있다는 것이다.

두 번째 연구는 CF 환자에서 좀 더 복잡한 요인을 발견한 것이다. 연구자들은 CFTR이 염소 이온의 채널로서의 기능과 세균인 *P. aeruginosa*와 결합하여 죽이는 두 가지 기능을 한다고 주장하였다. CF 환자는 CFTR이 호흡로 세포막들에 없기 때문에 *P. aeruginosa*가 호흡로에서 정상적으로 제거되지 못한다. 이 세균들이 감염을 일으킬 뿐 아니라 호흡로에 있는 세포들이 비정상적으로 진하고 끈적거리는 점액을 과량으로 분비하게 한다. 악순환이 계속되면서 이 점액이 세균의 성장을 더욱 촉진한다는 것이다.

이자의 장애

CF 환자에서는 이자로부터 작은창자로 분비물을 운반하는 이자관이 끈적끈적한 점액으로 막히게 된다. 이자는 음식물의 소화에 중요한 효소들을 분비하기 때문에 결과적으로 영양실조가 된다. 또한 이자의 소화액이 막힌 관에 축적되면서 이자에 액체가 가득 찬 소낭을 형성하고, 영향을 받은 이자의 조직들이 점차 퇴화하고 섬유화된다. 낭포성 섬유증(CF)이라는 이름은 CFTR에서의 단일 유전적 결함 때문에 이자와 허파에서 일어나는 장기적인 변화를 적절하게 묘사한 용어이다.

치료와 새로운 연구 방향

치료는 호흡로에서 과다한 점액을 제거하고 호흡기 감염을 항생제로 치료하는 것에 더하여 적절한 영양 상태를 유지할 수 있도록 이자 효소들을 보충하는 식이요법으로 구성되어 있다. 이런 치료에도 불구하고 대부분의 CF 환자들은 허파의 문제로 30대를 넘어 생존하지 못한다.

대부분 CF 환자들에서 원인이 되는 유전적 결함이 밝혀졌으므로 연구자들은 결함이 있는 유전자를 수정하거나 보충하는 방법을 개발하려고 한다. 또 하나의 연구되고 있는 가능성 있는 치료법은 돌연변이된 CFTR을 중지시키고 원형질막에 삽입하게 하는 약을 개발하는 것이다. 또한 점액을 묽게 하는 흡입용 분무약을 포함한 몇 가지 희망적인 새로운 치료법들이 완치법을 찾을 때까지 허파의 감염을 감소시키고 낭포성 섬유증 환자들의 수명을 연장시키는데 희망을 제공하고 있다.

(calcium channel blocker)와 같이 채널을 표적으로 하는 약물은 고혈압과 비정상적인 심장 리듬을 조절하는데 널리 사용되고 있다. 60종류 이상의 채널 돌연변이가 사람의 질병과 관련되어 있다. (특이적인 채널 결함이 어떻게 치명적인 질병을 유발하는지에 관한 것은 "기초의 응용"을 보라).

2. 막을 관통하는 또 다른 단백질은 **운반체(carrier, transporter)**이다. 이들은 스스로 막을 통과할 수 없는 물질들을 막을 가로질러 운반한다. 운반체들에 의한 물질 이동 방식은 뒤에 다루게 될 것이다. 각 운반체는 특정 분자나 이온 혹은 밀접하게 연관된 분자들만을 운반한다. 각기 다른 세포들은 서로 다른 종류의 운반체들을 가지고 있다. 그 결과, 그들의 막을 선택적으로 통과하는 물질들도 다양하다. 예를 들어, 갑상선 세포는 요오드를 사용하는 유일한 세포이다. 즉, 갑상선 세포의 세포막은 요오드에 대한 운

반체를 가지고 있어서 이 세포만이 혈액으로부터 요오드를 세포 내부로 운반할 수 있다.

3. 막의 내부 표면에 존재하고 있는 또 다른 단백질들은 **결합표지인자 수용체(docking marker acceptor)**인데, 이들은 분비소낭(분비소포)의 결합표지인자 단백질들과 자물쇠-열쇠 방식으로 결합한다. 자극 신호가 분비소낭의 막과 원형질막의 내부 표면이 이들 분자들 사이에서의 융합을 유도함으로써 분비가 시작된다. 뒤이어 분비소낭이 열리고 세포외배출을 통해 내용물이 외부로 방출된다.

4. 세포 안팎 표면에 존재하는 **막-결합 효소(membrane-bound enzyme)**들은 특이적인 화학 반응을 조절한다. 세포는 그들이 가지고 있는 막-결합 단백질들의 종류에 의해 특수화된다. 예를 들어, 골격근 세포의 외부 원형질막 표면의 특정 부위에는 근육 수축을 유발하는 화학 전달자들을 분해하는 효소가 있어서 근육을 이완하게 한다.

5. 외부 막 표면에 있는 많은 단백질들은 **수용체(receptor)**들이다. 이들은 세포 환경에 있는 특이 분자들을 인식하고 결합한다. 뒤에 설명하겠지만, 이 결합은 특정 세포의 활성을 변화시키는 세포 내 반응을 시작하게 한다. 이런 방식을 통해, 호르몬과 같이 수용성인 혈액 내 화학 전달자들은 특이적인 수용체를 가지고 있는 세포에만 영향을 미친다. 모든 세포들이 순환하는 혈액을 통해 같은 전달자에 노출되지만, 특정 전달자에 대한 수용체를 가지고 있지 않은 세포에는 아무 영향을 미치지 못한다. 뇌하수체 전엽은 갑상선자극호르몬(TSH)을 혈액으로 분비하는데, 이것은 갑상선 세포의 표면에만 결합하여 갑상선호르몬의 분비를 자극한다. 다른 세포들은 TSH에 대한 수용체를 가지고 있지 않아서, TSH가 널리 분포하고 있음에도 불구하고 오직 갑상선 세포들만 TSH에 의해 영향을 받는다.

6. 또 다른 단백질들은 **세포부착분자들(cell adhesion molecules; CAMs)**이다. 많은 CAMs은 막의 외부로 돌출되어 있고 세포가 서로 붙잡거나 세포들 사이의 결합조직과 결합할 수 있는 루프나 고리를 형성하고 있다. 그래서 이들은 조직이나 기관 안에서 세포들을 붙잡아두는 역할을 한다. 막의 내부 표면으로 돌출된 또 다른 CAMs은 세포 내 세포골격 뼈대구조물(scaffold)과 연결되어 있다.

7. 마지막으로, 막의 외부 표면에 존재하는 일부 단백질들은 특별히 탄수화물과 결합하고 있어서 "자기"를 인식하는데 중요한 작용을 한다.

막 탄수화물은 자기-인식 표지자로 작용한다.

세포막의 외부 표면에 있는 짧은 탄수화물 사슬은 다음과 같은 방법으로 세포가 서로를 인식하고 결합할 수 있는 자기-인식 표지자로 작용한다.

1. 각 세포 종류들은 서로 다른 표지자를 가지고 있다. 세포막의 표면 단백질로부터 돌출된 탄수화물의 독특한 조성은 특정 세포형의 "상표"처럼 작용하여, 세포가 같은 종류인지를 인식하게 한다. 이 탄수화물 사슬은 "자기"를 인식하고, 세포-세포 상호작용에 중요한 기능을 한다. 세포들은 같은 종류의 다른 세포를 인식하고 결합하여 조직을 형성한다. 이것은 특히 배아 발생 과정에서 중요하다. 만약 신경세포와 근육세포처럼 서로 다른 두 종류의 배아 세포를 혼합 배양하면 세포들은 서로 구분하여, 신경세포들과 근육세포들은 각각의 집합체로 분리된다.
2. 탄수화물을 포함하고 있는 표면 표지자들은 조직의 성장에도 관여하는데, 이들은 보통 세포 밀도의 특정 한계에서 유지된다. 세포들은 이웃 조직의 경계를 넘어가지 않는다. 즉, 그들의 영역 밖으로 과도하게 성장하지 않는다. 예외가 암 세포의 조절되지 않는 확장인데, 이들은 비정상적인 표면 탄수화물 표지자들을 가지고 있다.

3.2 세포-세포 부착

사람과 같은 다세포 유기체에서, 원형질막은 세포의 외부 경계일 뿐만 아니라 세포-세포 부착에도 관여한다. 이런 부착은 세포집단을 조직으로 서로 결합시키고 나아가 기관을 형성하게 한다. 전 생애를 통한 신체의 활동은 그들을 구성하고 있는 개개 세포의 기능에 의존할 뿐만 아니라 어떻게 이 세포들이 조직이나 기관에서 함께 작용하는가에도 달려 있다.

적어도 부분적으로는 비슷한 세포들이 막 표면에 있는 탄수화물 표지자를 통해 적당한 그룹으로 조직화되어 있다. 일단 배열되고 나면, 세포들은 (1) CAMs (2) 세포외 기질 (3) 특이적인 세포 연접과 같은 세 가지 방법에 의해 서로 결합한다. CAMs에 대해서는 앞에서 설명하였으므로 이제부터 세포외 기질과 특이적인 연접에 대해 살펴보자.

세포외 기질은 생물학적 접착제로 작용한다.

조직은 세포만으로 구성되어 있지 않다. 조직 내의 많은 세포들은 이웃 세포들과 직접적인 물리적 접촉을 하고 있지는 않다. 대신에 그들은 **세포외 기질(extracellular matrix; ECM)**이라 부르는 생물학적 "접착제"로 서로 결합되어 있다. 세포외 기질은 섬유성 단백질이 탄수화물 복합체로 구성된 겔과 같은 물질에 박혀 있는 그물망과 같다. 간질액(interstial fluid; ISF)이라고 부르는 겔은 혈액과 조직 세포 사이에서 영양분, 노폐물, 그리고 다른 수용성 물질의 이동 경로를 제공한다. 겔을 구성하는 세 종류의 주요 단백질 섬유는 콜라겐, 엘라스틴, 그리고 피브로넥틴이다.

1. **콜라겐(collagen)**은 신장력을 제공하는 신축성은 있으나 탄성은 없는 섬유나 박막을 형성한다. 콜라겐은 무게를 기준으로 하면 몸 전체의 거의 절반을 차지하는 가장 풍부한 단백질이다.

2. **엘라스틴(elastin)**은 쉽게 늘어나고 그 힘이 사라졌을 때 다시 움츠러드는 조직에서 가장 많이 존재하는 질긴 단백질 섬유이다. 예를 들어, 공기가 드나듦에 따라 신축하고 움츠려드는 허파에 존재한다.

3. **피브로넥틴(fibronectin)**은 세포 부착을 촉진하고 적당한 위치에 세포를 붙잡아두게 한다. 어떤 종류의 암 조직에서는 이 단백질의 양이 감소되어 있는데, 이것은 암세포가 서로 잘 부착되어 있지 못하게 하여 전이를 유발하게 한다.

세포외 기질(ECM)은 기질에 존재하는 세포가 분비하는 것이다. 조직에서 세포마다 세포외 기질의 상대적 양은 매우 다르다. 예를 들어, 상피조직에서는 거의 없지만 결합조직에서는 주요 성분이다. 결합조직에 존재하는 대부분의 기질은 **섬유아세포(fibroblast)**가 분비하는 것이다. 세포외 기질의 정확한 구성 성분은 조직마다 다르다. 그래서 몸을 구성하는 다양한 세포에게 구별되는 국소적 환경을 제공한다. 일부 조직에서는, 기질이 연골이나 인대와 같은 특별한 구조를 형성하여 적당한 석회화가 일어나면 뼈와 치아의 단단한 구조를 형성한다.

일부 세포들은 특별한 세포 연접에 의해 직접 연결되어 있다.

세포들이 서로 가까이 배열되어 있는 조직에서는 CAMs이 세포를 서로 부착하게 한다. 또한, 어떤 조직의 세포들은 다음과 세 종류의 특별한 연접 중 하나에 의해 직접 연결되어 있다. (1) 데스모솜(접착성 연접), (2) 밀착연접(불투과성 연접), (3) 간극연접(소통성 연접).

데스모솜 **데스모솜(desmosome)**은 가까이 있으나 붙어 있지 않은 세포들 사이에서 "용접"처럼 작용한다. 데스모솜은 두 종류의 성분으로 구성되어 있다. (1) 두 인접한 세포의 내부 표면에 나열되어 있는 조밀하고 단추같이 두꺼워진 세포질 성분인 원판(plaque) 쌍과 (2) 두 세포 사이의 공간을 가로질러 양쪽 원판에 결합되어 있는 CAM을 포함하고 있는 강한 섬유이다(**●그림 3-4**). 이와 같은 세포 사이의 섬유는 인접한 원형질막을 서로 결합시켜 분리되는 것에 대해 저항성을 가지게 하므로, 데스모솜은 일종의 접착성 연접이다. 이 연접은 가장 강한 세포-세포 결합이어서 피부, 심장, 자궁과 같이 상당한 신축성을 보이는 조직에서 가장 풍부하게 존재한다.

또한, 피부에 존재하는 단단한 케라틴 섬유와 같은 중간 세포 골격 섬유는 이 세포의 내부를 가로질러 맞은편 세포의 내부에 있는 데스모솜 원판에 결합하고 있다. 이런 배열은 마치 사람들이 손과 손을 단단히 붙잡고 있는 것과 같이 세포들 사이 혹은 세포를 통하여 조직 전체에서 강한 섬유의 연속적인 그물망을 형성한다. 이런 섬유성 네트워크는 조직이 늘어날 때 찢어질 위험을 감소시킨다.

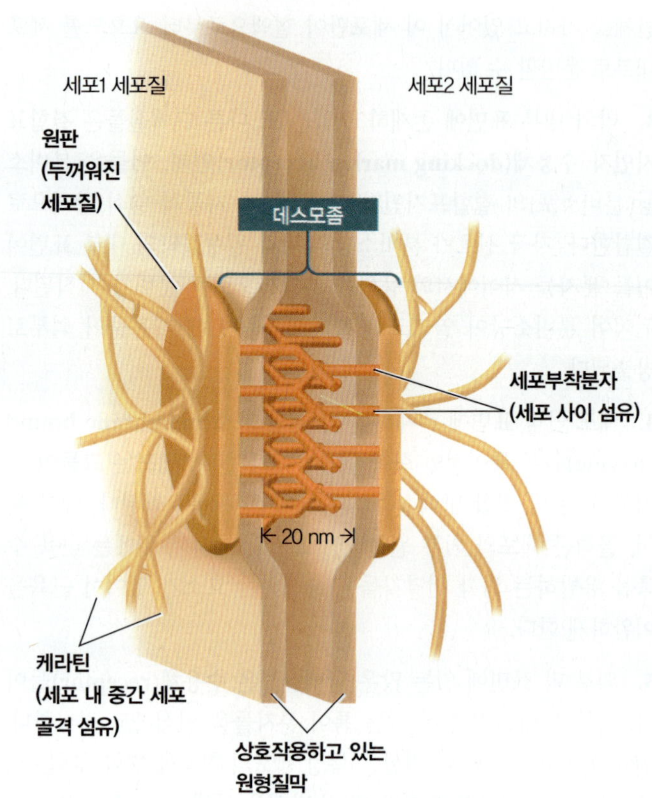

●그림 3-4 데스모좀. 데스모좀은 조직에서 세포들을 용접 부위처럼 고정시켜 상당히 신축할 수 있도록 결합시키는 접착연접이다.

밀착연접 **밀착연접(tight junction)**에서 인접한 세포들은 두 세포 사이의 채널을 봉인하는 직접적인 접촉 지점에 의해 단단하게 결합하고 있다. 밀착연접은 상피조직에서 주로 발견되는데, 이들은 체내 공간의 표면을 둘러싸고 있다. 모든 상피박막은 화학 조성이 상당히 다른 두 구획 사이에서 고도로 선택적인 장벽을 이루고 있다. 예를 들어, 소화관에 배열되어 있는 상피박막은 내강에 존재하는 음식물과 소화되는 액체성분을 다른 편의 혈관으로부터 분리하고 있다. 완전히 소화된 음식물 조각과 소화된 액체성분만이 내강에서 혈액으로 상피조직을 통과하는 것은 매우 중요하다. 따라서 상피박막에 있는 인접한 세포들의 측면은 두 세포막의 외부 표면에 존재하는 오클루딘(occludin)이라고 하는 단백질에 의해 직접 융합하고 있다(**●그림 3-5**). 이런 밀착연접은 비투과성이어서 세포들 사이로 물질이 통과하는 것을 억제한다. 그러므로 상피조직을 통한 통과는 세포를 통해서만 일어나고 세포 사이에서는 일어나지 않는다. 세포를 통한 이런 수송은 채널이나 운반체 단백질들에 의해 조절된다. 만약 세포들이 밀착연접에 의해 결합되어 있지 않다면, 인접한 세포들 사이의 공간을 통하여 조절되지 않은 방법에 의해서 물질의 이동이 일어날 것이다. 그러므로 밀착연접은 상피박막 내에서 원하지 않는 물질의 유출을 막아준다.

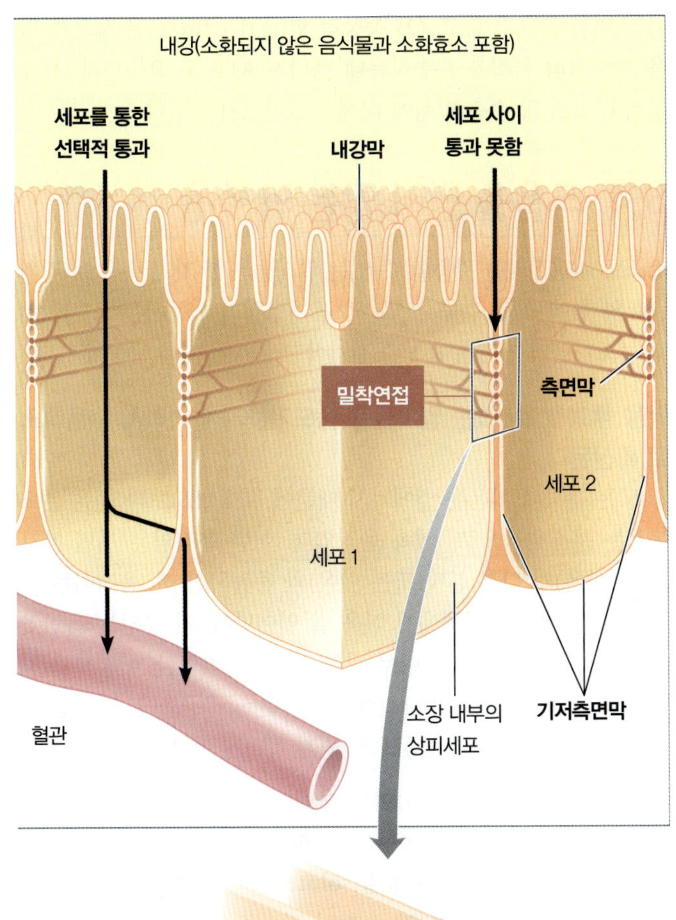

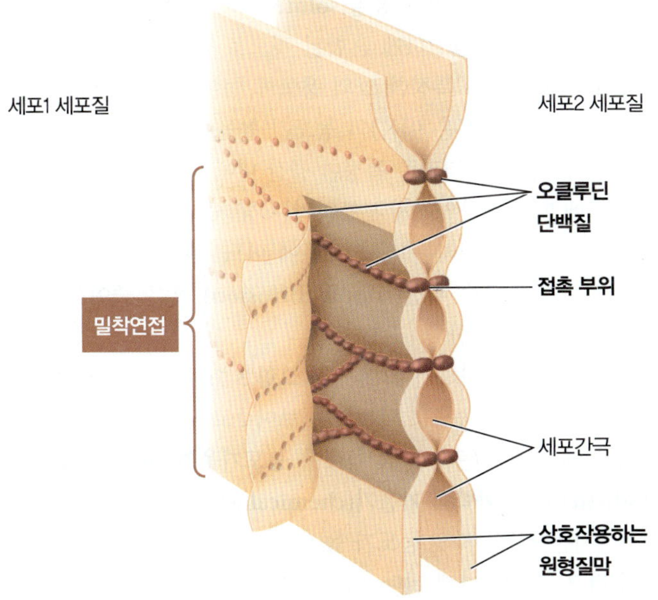

● **그림 3-5 밀착연접.** 밀착연접은 내강 주변 상피세포들의 측면을 결합시키는 비-투과성 연접이어서 세포들 사이를 통한 물질의 이동을 막는다. 물질의 조절된 통과만이 가능하여서 화학적 구성이 매우 다른 두 영역을 분리하는 고도로 선택적인 장벽을 형성한다.

간극연접 이름이 암시하듯이 **간극연접(gap junction)**에서는 인접한 세포들 사이에 구멍이 있는데, 이것은 **코넥손(connexon)**들로 형성된 작은 연결 채널로 연결되어 있다. 여섯 개의 코넥신(connexin) 단백질로 구성된 코넥손은 세포막을 가로지르는 속이 빈 관과 같은 구조로 배열되어 있다. 두 인접한 세포의 세포막에서 유래한 두 코넥손은 외부로 뻗어 끝과 끝이 맞닿아 두 세포 사이에서 이어지는 터널을 형성한다(● **그림 3-6**). 간극연접은 소통성 연접이다. 터널의 작은 직경은 연결된 세포들 사이에서 작고 수용성인 입자들의 통과는 허용하지만, 세포 내에 필수적인 단백질과 같이 큰 분자들의 통과는 불가능하게 한다. 이온들과 작은 분자들은 세포외액을 통하지 않고 간극연접을 통해 연결된 세포들 사이에서 직접 교환할 수 있다.

간극연접은 심장근이나 내장근에 특히 풍부하다. 이런 조직에서는 간극연접을 통한 이온들의 이동이 근육 전체를 통하여 전기적 활성을 전달한다. 전기적 활성은 수축을 유발하기 때문에 간극연접은 근육 전체가 동시화된 수축을 가능하게 하여 심장을 수축하게 한다.

일부 비근육 조직들에서 발견되는 간극연접은 세포들 사이에서 작은 영양분 분자들의 제한되지 않은 통과를 허용한다. 예를 들어, 난소 안에서 포도당, 아미노산 그리고 다른 영양분들이 간극연접을 통해 둘러싸고 있는 세포로부터 발생 중인 난자에게 전달되는데 이것은 난자가 필수적인 영양분을 비축할 수 있게 한다.

또한 간극연접은 한 세포로부터 다음 세포로 작은 신호물질들이 직접 전달되게 해 준다. 이런 전달을 통해 간극연접에 의해 연

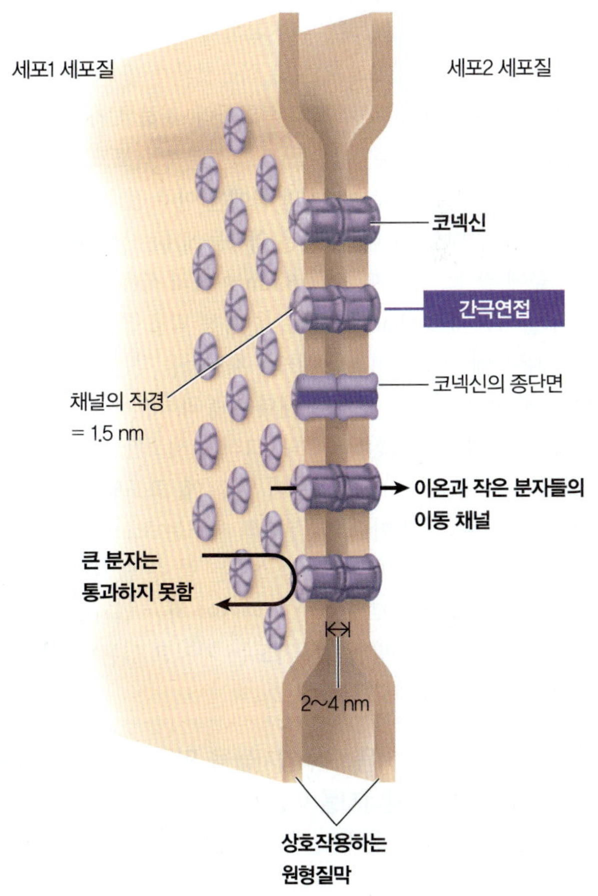

● **그림 3-6 간극연접.** 간극연접은 두 인접한 세포 사이에서 전하를 가지고 있는 이온과 작은 분자들의 이동을 가능하게 하는 채널을 형성하는 코넥신으로 구성된 소통성 연접이다.

결된 세포들이 직접 소통하게 된다. 이런 소통은 협력적인 세포 활성을 조직화하는 하나의 기작으로 작용한다. 다음 장에서 세포들이 서로 소통하는 다른 방법에 대해 살펴볼 것이다.

이제부터 막 수송이라는 주제로 돌아가서, 원형질막이 어떻게 세포를 출입하는 물질들을 선택적으로 조절하는지에 초점을 맞춰 알아보자.

3.3 막 수송의 개요

세포와 주변 세포외액 사이를 이동하는 물질은 원형질막을 관통할 수 있어야만 한다. 만일 어느 물질이 막을 가로질러 이동할 수 있으면 막은 이 물질에 대해서 **투과적(permeable)**이라고 하며, 어느 물질이 막을 지나갈 수 없다면 막은 이 물질에 대해서 **불투과적(impermeable)**이라고 한다. 원형질막은 **선택적 투과성(selective permeability)**를 가져서 어떤 입자들은 투과시키지만 다른 것들은 투과시키지 않는다.

지용성 물질과 작은 수용성 물질은 도움 없이도 원형질막을 투과할 수 있다.

입자의 두 가지 성질인 (1) 지질에서의 상대적 용해도와 (2) 입자의 크기가 원형질막을 도움 없이 투과할 수 있는지 여부에 영향을 미친다. 지용성인 입자는 지질이중층에 녹아서 막을 통과하지만, 산소와 이산화탄소 같이 전하가 없거나 비극성분자 및 지방산은 지질에 매우 잘 녹기 때문에 쉽게 막을 투과한다. 전하를 가지고 있는 입자들(Na^+이나 K^+와 같은 이온들)과 극성분자들(포도당이나 단백질 등)은 지질에는 잘 녹지 않지만 물에는 아주 잘 녹는다. 지질이중층은 지질에 대해 용해도가 낮은 입자들에게는 불투과성 장벽이 된다. 물에 잘 녹으며, 지름이 0.8 nm 이하의 작은 이온들은 단백질로 만들어진 채널(channel; 통로)을 통해 막을 통과하는데, 막은 특정 이온들에 대해 열려 이동시키는 채널들을 갖는다.

지질에 대한 용해도가 낮거나 채널을 통과하기에 너무 큰 입자들은 스스로 막을 투과할 수 없다. 그러나 세포가 생존하고 기능을 발휘하기 위해서는 이들 가운데 일부(예, 포도당)는 반드시 막을 가로질러 이동해야 한다. (대부분의 세포는 포도당을 에너지원으로 사용하여 ATP를 만든다.) 스스로는 할 수 없지만 반드시 막을 가로질러 세포 안으로 들어오고 나가야 하는 입자들의 수송을 도와줄 수 있는 여러 방법들을 세포는 가지고 있는데, 다음에서 이들에 대해 알아보기로 한다.

능동적 힘은 에너지를 이용하여 입자들을 막을 가로질러 이동시키지만 수동적 힘은 에너지를 이용하지 않는다.

어느 입자가 지질에서의 용해도 혹은 채널을 지날 수 있는 성질 때문에 막을 투과할 수 있다고 하더라도, 막을 관통하기 위해서는 어떤 형태의 힘을 필요로 한다. 막을 가로질러 물질을 수송하는 것을 완수하기 위해서는 일반적으로 두 종류의 힘이 작용 한다: (1) **수동적 힘(passive force)**은 움직임을 위해서 세포가 에너지를 소비할 필요가 없고, (2) **능동적 힘(active force)**은 세포가 막을 가로질러 물질을 수송하는데 에너지(ATP)를 요구한다. 이제부터 다양한 막 수송 방식에 대해서 알아보기로 한다.

3.4 도움을 받지 않는 막 수송

스스로 원형질막을 관통할 수 있는 입자들은 한 가지 혹은 두 가지 종류의 힘에 의해 수동적으로 막을 가로질러 이동하는데, 여기에는 농도기울기에 따른 확산과 전기적 기울기에 따른 이동이 있다.

막을 투과할 수 있는 입자들은 농도기울기에 따라서 수동적으로 확산된다.

모든 분자나 이온은 열에너지 때문에 절대 0°도보다 높은 온도에서는 무작위적으로 계속 움직인다. 이런 움직임은 개별 분자(또는 이온)가 다른 분자(또는 이온)와 충돌하기 전, 움직이는 공간이 넓은 액체나 기체에서 더욱 잘 일어난다. 각 분자는 독립적으로 그리고 임의적으로 아무 방향으로나 움직인다. 이렇게 분자들이 되는대로 움직이기 때문에 분자들은 당구공을 칠 때처럼 서로 충돌한 다음에 다른 방향으로 튕겨 나가게 된다.

단순 확산 **용액(solution)**이란 **용매(solvent**; 녹일 수 있는 매체로서 우리 몸에서는 물이다)라고 하는 비교적 많은 양의 한 물질과 이보다는 작은 양의 **용질(solute)**이라 부르는 하나 이상의 녹아 있는 물질이 균일하게 혼합된 것으로 말한다. 용액의 **농도(concentration)**는 특정한 양의 용액에 녹아 있는 용질의 양을 말한다. 용질분자(혹은 이온)의 농도가 높을수록, 충돌할 가능성이 커지게 되며, 그 결과로 특정한 공간 내에 있는 분자들은 시간이 지남에 따라서 균일하게 분포하려는 경향을 갖는다. 이렇게 임의적으로 서로 섞이려는 경향 때문에 어느 분자가 일정하게 퍼져나가는 것을 **단순 확산(simple diffusion)** 혹은 줄여서 **확산(diffusion)**이라고 한다.

단순 확산을 묘사하기 위해서, ● **그림 3-7a**에서는 A 지역과 B 지역 용액의 용질 농도를 달리하여 보여주고 있다. 두 인접한 지역 사이에 존재하는 농도의 차이를 **농도기울기(concentration gradient)** 혹은 **화학적 기울기(chemical gradient)**라고 한다. A 지역에서는 용질분자의 농도가 높기 때문에 임의적인 분자 간 충돌이 더 자주 일어나게 된다. 이런 이유로 반대방향에 비해 더 많은 분자가 A 지역으로부터 B 지역으로 튕겨 나가게 된다. 두 지역 모두에서 각각의 분자는 임의적으로 모든 방향으로 움직이지만 확산에 의한 분자의 순 이동은 농도가 높은 곳에서 농도가 낮은 곳으로 일어나는 것이다.

순 확산 **순 확산(net diffusion)**이라는 용어는 두 개의 서로 반대방향으로의 움직임 차이를 말한다. 만일 10개의 분자가 A 지역에서 B 지역으로 이동하는 동안 동시에 2개의 분자가 B 지역에서 A 지역으로 이동한다면 순 확산으로는 8개의 분자가 A에서 B로 움직이는 것이 된다. 분자들은 이런 방법으로 농도기울기가 없어

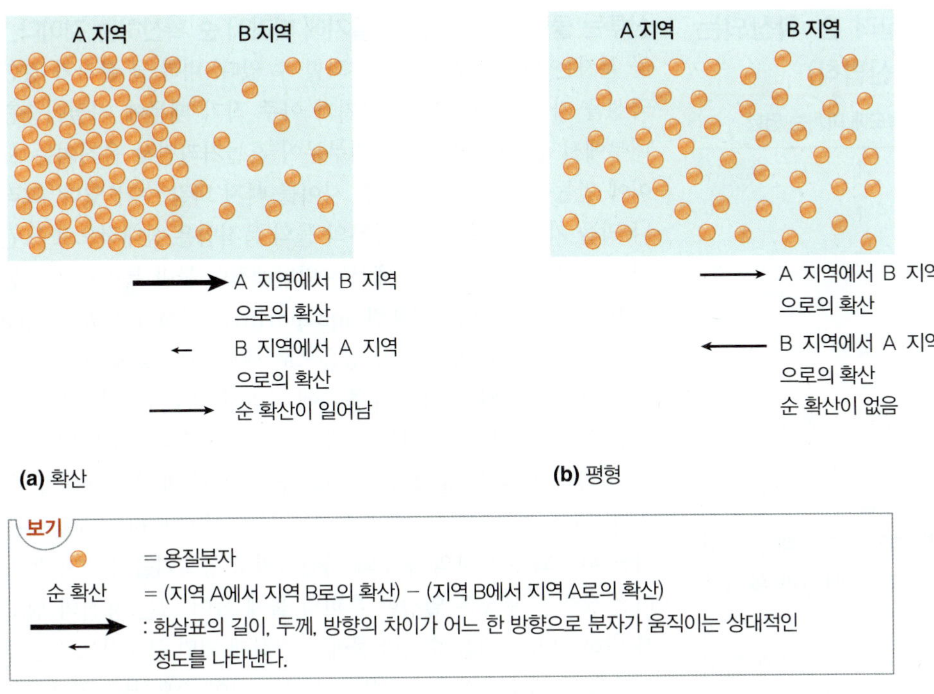

● **그림 3-7 확산.** (a) 농도기울기에 따른 확산 (b) 농도기울기가 없으면 순 확산도 없음

질 때까지 두 지역 사이를 일정하게 퍼져나간다(● **그림 3-7b**). 이 시점에서 비록 분자들이 아직 움직이고 있지만 서로 반대방향으로의 움직임이 상쇄해 주고 있기 때문에 더 이상의 순 확산은 일어나지 않게 되는 **평형상태(equilibrium)**가 되는 것이다. A 지역에서 B 지역으로의 분자의 움직임은 B 지역에서 A 지역으로의 이동과 정확히 일치하게 될 것이다.

만일 원형질막이 서로 다른 농도의 어떤 물질을 분리하면 어떤 일이 일어날까? 만일 어느 물질이 막을 투과할 수 있고 반대로 작용하는 다른 힘이 없는 경우에는, 이 물질은 농도기울기가 없어질 때까지 높은 농도 지역에서 낮은 농도의 지역으로 농도기울기를 따라 순 확산이 일어날 것이다(● **그림 3-8a**). 이런 움직임에는 에너지가 필요하지 않으므로 이를 수동적 막 수송 방법이라고 한다. 이런 확산과정은 모든 세포의 생존에 필수적이며 많은 특수화된 항상성 활성에 있어서 중요한 역할을 한다. 예를 들면, O_2는 확산에 의해 폐포 막을 가로질러 통과한다. 폐로 들어온 혈액은 세포대사를 위해 신체 조직세포에 O_2를 방출했기 때문에 O_2 함량이 낮다. 대조적으로 폐 안에 있는 공기는 끊임없는 호흡을 통해 신선한 외부 공기와 교환되기 때문에 O_2 함량이 높다. 따라서 조직으로 운반되기 위해 혈액이 폐를 떠날 때에는 O_2 함량이 높아진 상태가 된다.

만일 어느 물질에 대해 막이 불투과적이면 비록 농도기울기가 존재하더라도 막을 가로지르는 확산이 일어나지 못한다(● **그림 3-8b**). 예를 들면, 생명에 필수적인 세포내 단백질은 원형질막을 투과하지 못하기 때문에 비록 세포외액(ECF)에 비해 세포내액(ICF)에서의 농도가 높더라도 세포를 떠나지 못한다.

피크의 확산법칙 농도기울기 외에도 여러 요인들이 막을 가로지르는 순 확산 속도에 영향을 미친다. 이 요인들이 미치는 효과들을 정리한 것이 피크(Fick)의 확산법칙이다(▲ **표 3-1**). 가용 표면적이 넓을수록 이에 맞춰서 확산속도도 빨라진다는 점을 주목해보자. 우리 몸 여러 부위에서는 확산 및 다른 종류의 수송이 일어나는 막의 표면적을 늘려주기 위하여 여러 방법들이 사용되고 있다. 예를 들면, 소장 내강에서는 영양분이 풍부한 내용물과 접촉할 수 있는 흡수 표면을 크게 늘려주는 역할을 하는 소장 점막이 미세융모(microvilli) 구조를 함으로써 영양분 흡수를 크게 향상시켜 주고 있다(그림 2-21 참조). 반대로 비정상적인 막 표면적 감소 때문에 순 확산 속도가 감소되는 경우도 있다. 예를 들면, 폐기종(emphysema)인 경우에는 기낭 벽이 파손되면서 기체 확산에 사용되는 표면적이 줄어들기 때문에 폐에서 일어나는 공기와 혈액 사이의 O_2 및 CO_2 교환이 감소하게 된다.

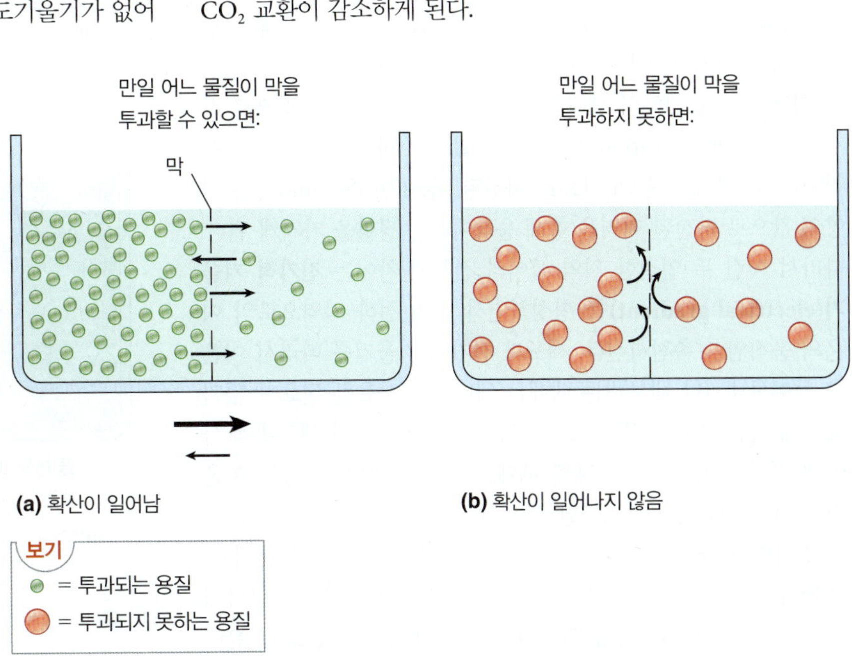

● **그림 3-8 막을 통한 확산.** (a) 투과되는 용질은 농도기울기에 따라서 막을 가로질러 순 확산된다. (b) 투과되지 못하는 용질은 농도기울기가 존재함에도 불구하고 막을 가로질러 확산되지 못한다.

▲**표 3-1 어느 물질이 막을 가로질러 순 확산되는 속도에 영향을 주는 요인들 (피크의 확산법칙)**

요인	순 확산 속도에 미치는 영향
↑물질의 농도기울기	↑
↑막의 표면적	↑
↑지질에서의 용해도	↑
↑물질의 분자량	↓
↑거리 (두께)	↓

또한 거리가 멀어질수록 확산속도가 느려진다는 점을 주목하라. 따라서 폐에서 혈액과 공기를 분리해 주는 막처럼 보통은 확산될 입자들이 가로질러야 할 막은 상대적으로 얇은 편이다. 이런 공기-혈액 간의 접촉면이 두꺼워지게 되면(예를 들면, **폐렴**의 경우처럼) O_2와 CO_2의 교환이 느려지게 된다. 뿐만 아니라 확산은 세포와 주변 환경 사이의 짧은 거리에서만 효율적이다. 간격이 몇 mm 이상만 되더라도 확산과정은 부적절할 정도로 느리게 일어난다. 즉 O_2가 몸 표면에서 내부의 세포로 확산에 의해서만 들어가는 경우에는 여러 달 혹은 몇 년이 걸릴 수도 있다. 대신에 순환계의 가는 혈관망이 불과 몇 개 세포로 이루어진 모든 구획까지도 물질을 운반하고 수송해오기 때문에 혈액과 주변 세포 사이의 짧은 거리에서의 국소적 물질교환만 확산에 의해서 이루어지면 된다.

막을 투과할 수 있는 이온들도 전기적 기울기에 따라서 수동적으로 이동한다.

이온(전자를 잃거나 얻음으로써 전기적으로 전하를 띄는 입자; 부록 A.2 참조)들의 움직임은 농도기울기 외에 전하에 의해 영향을 받는다. 같은 전하를 가지고 있는 이온들은 서로 밀어내며, 반대 전하를 가지고 있는 이온들은 서로 끌어당긴다. 만일 두 인접한 지역 사이에 전하의 상대적 차이가 있게 되면, 양의 값으로 하전된 이온(양이온, cation)은 더 음의 값으로 하전된 지역으로 움직이려 할 것이고, 음의 값으로 하전된 이온(음이온, anion)은 더 양의 값으로 하전된 지역을 향해 움직이려는 경향을 가지게 된다. 따라서 이런 두 인접한 지역 사이의 전하의 차이는 **전기적 기울기(electrical gradient)**를 형성하면서 반대 전하 지역으로의 이온의 움직임을 촉진시킨다. 세포가 전기적 기울기를 따라서 이온을 들여보내거나 내보내는 데에는 에너지를 사용할 필요가 없기 때문에 이런 막 수송 방식도 수동적이다. 세포외액과 세포내액 사이에 전기적 기울기가 존재할 때에는 막을 투과할 수 있는 이온만이 기울기를 따라서 이동할 수 있다.

전기적 기울기와 농도기울기는 모두가 동시에 특정 이온에 작용할 수 있다. 전기적 기울기와 농도기울기가 동시적으로 나타내는 순 효과를 **전기화학적 기울기(electrochemical gradient)**라고 한다. 이 장의 후반부에서 원형질막의 전기적 성질에 전기화학적 기울기가 어떻게 기여하는 지에 대해서 배울 것이다.

삼투는 물이 자신의 농도기울기에 따라서 순 확산하는 것이다.

물 분자는 원형질막을 쉽게 투과할 수 있다. 비록 물 분자가 강한 극성을 가지고 있지만 그 크기가 아주 작기 때문에 지질이중층 내부에서 인지질 분자의 꼬리부분이 흔들거리면서 움직이는 사이에 만들어지는 일시적 공간 사이를 빠져 나갈 수가 있다. 그러나 막을 가로지르는 이런 종류의 물의 움직임은 상대적으로 느린 편이다. 많은 종류의 세포에서는 막단백질이 물만 특이적으로 통과시키는 채널인 **아쿠아포린(aquaporin)**을 형성하고 있다(aqua는 물을 의미함). 이 채널이 있음으로 해서 막의 물에 대한 투과도가 크게 증가된다. 세포의 종류에 따라서 아쿠아포린의 밀도가 다양하기 때문에 물에 대한 투과도 역시 다양하다. 불과 일초 내에 수십억 개의 물 분자가 일렬로 아쿠아포린 채널을 통과할 수 있다. 막을 가로지르는 물의 순 이동이 일어나게 하는 구동력은 다른 확산되는 분자의 경우와 마찬가지로 농도기울기이다. 농도라는 용어는 보통은 일정한 부피의 물에 들어 있는 용질의 밀도를 말하지만, 용질을 순수한 물에 첨가하게 되면 근본적으로는 물의 농도를 감소시킨다는 것을 인식하는 것이 중요하다. 일반적으로 용질 한 분자가 물 한 분자와 바뀌게 된다.

두 개의 용기 안의 물과 용질의 농도를 비교해 보자(● **그림 3-9**). 그림 3-9a에 있는 용기에는 순수한 물이 가득 들어 있어서 물의 농도는 100% 그리고 용질의 농도는 0%가 된다. 그림 3-9b에서는 용질이 물 분자의 10%와 바뀌게 된다. 이제 물의 농도는 90%이고 용질의 농도는 10%로서, 그림 3-9a보다는 물의 농도는 낮아지고 용질의 농도는 늘어났다. 용질의 농도가 늘어남에 따라서 물의 농도가 비례적으로 줄어든다는 점을 주목해 보자. 다음에서 물은 투과시키지만 용질은 투과시키지 않는 막으로 순수한 물과 용액을 분리시키는 경우에 어떤 일이 일어나는 지를 살펴보도록 하겠다.

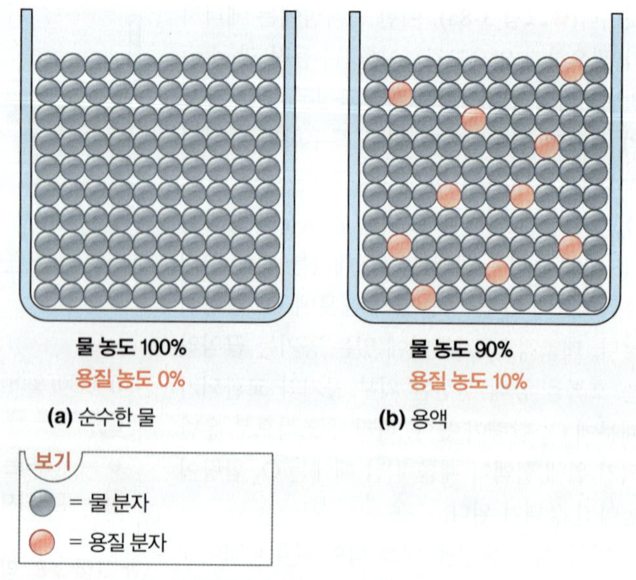

● **그림 3-9 용액에서 용질과 물의 농도 사이의 관계.**

순수한 물과 비투과성 용질이 들어 있는 용액을 선택적으로 투과되는 막으로 분리한 경우에 물의 움직임 만일 ● **그림 3-10**에서 보이는 것처럼 순수한 물(1쪽)과 비투과성 용질이 들어 있는 용액(2쪽)을 물은 통과시키지만 용질은 통과시키지 않는 선택적 투과막으로 분리하면, 물은 물의 농도가 높은(용질 농도는 낮은) 지역에서 물의 농도가 낮은 (용질 농도는 높은) 지역으로 자신의 농도기울기에 따라서 수동적으로 움직이게 된다. 이와 같이 선택적 투과막을 통해 물이 농도기울기에 따라서 순 확산되는 것을 **삼투(osmosis)**라고 한다. 우리는 용액을 항상 용질의 농도 관점에서 언급하기 때문에 이를 물이 삼투에 의해 용질의 농도가 높은 지역으로 이동했다고도 말할 수 있다. 비록 용질이 "잡아당겨 진다" 혹은 끌린다는 인상을 받을 수도 있지만, 삼투란 물이 농도기울기에 따라서 막을 가로질러 확산되는 것을 말한다.

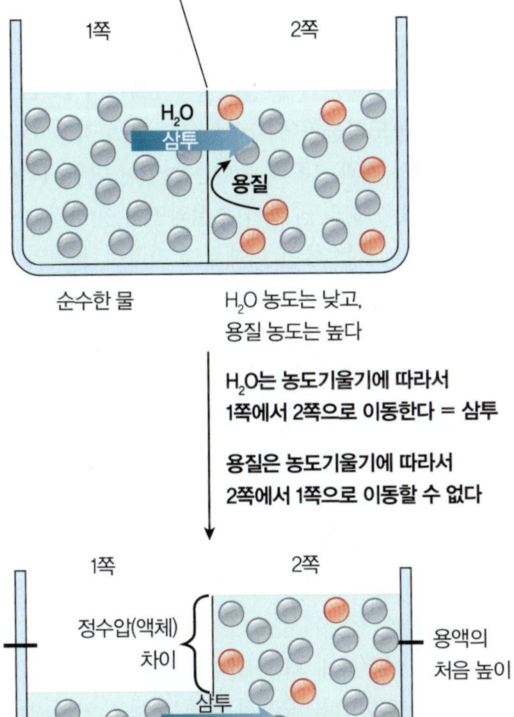

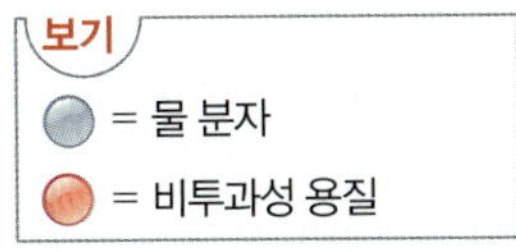

● **그림 3-10 순수한 물과 비투과성 용질이 들어 있는 용액이 분리되어 있을 때의 삼투 작용.**

삼투는 1쪽에서 2쪽으로 일어나지만 두 구획 사이의 농도는 결코 같아지지 않는다. 확산되는 물에 의해 얼마나 희석되던지에 상관없이 2쪽은 결코 순수한 물이 되지는 못하며, 1쪽 역시 어떤 용질도 얻을 수가 없다. 그렇다면 물의 순 확산(삼투)은 왼쪽의 1쪽에 있는 물이 모두 없어질 때까지 계속해서 일어날까? 아니다. 2쪽에서의 부피가 늘어나서 두 면 사이에 정수압의 차이가 만들어지면 삼투를 방해하게 된다. **정수(액체)압[hydrostatic(fluid) pressure]**은 어느 물체(이 경우는 막)에 대해서 정지 상태에 있는 액체가 작용하는 압력이다. 부피가 더 큰 액체가 2쪽에 작용하는 정수압은 1쪽에 작용하는 정수압보다 크다. 이런 정수압의 차이가 액체를 2쪽에서 1쪽으로 밀어내려는 경향을 만드는 것이다.

어떤 용액의 **삼투압(osmotic pressure;** "잡아당기는" 압력)은 비투과성 용질과 물의 상대적 농도 때문에 물이 용액으로 삼투에 의해 흘러가는 경향을 측정한 것이다. 삼투에 의한 물의 순 움직임은 반대방향에서 정수압(밀어내는 압력)이 삼투압을 정확히 상쇄하는 시점까지 계속된다. 삼투를 완전히 멈추기 위해 필요한 반대방향의 정수압 크기는 삼투압 크기와 동일하다. 비투과성 용질의 농도가 커지게 되면 → 물의 농도가 낮아지고 → 삼투에 의해 순수한 물에서 용액 쪽으로 물을 움직이고자 하는 힘이 커지게 되고 → 삼투흐름을 멈추기 위해 필요한 반대방향의 정수압이 커지게 되며 → 용액의 삼투압이 커지게 된다. 따라서 비투과성 용질의 농도가 높은 용액은 비투과성 용질의 농도가 낮은 용액에 비해 더 큰 삼투압을 가하게 된다.

삼투압은 용질 농도를 간접적으로 나타내는 기준이 되기도 하는데 압력 단위로 표시된다. 더 직접적으로 용액의 용질 농도를 표시하는 방법이 용액의 **삼투질 농도(osmolarilty)**로서 총 용질 입자(분자 혹은 이온)의 수로 표시하는 것이다. 즉 **삼투질 농도**는 오스몰(Osm)/L로 표시하는데 이는 1L 용액에 들어 있는 용질 입자의 몰수를 나타낸다(부록 A.5 참조). 체액에 들어 있는 용질은 오스몰 단위로 표시하기에는 너무 희석되어 있어서 체액의 삼투질 농도는 일반적으로는 mOsm(Osm의 1/1000)/L로 표시한다. 삼투질 농도는 입자의 특성이 아닌 개수에 의해 결정되기 때문에 어떤 입자의 혼합물도 용액의 삼투질 농도에 기여를 하게 된다. 체액의 정상적인 삼투질 농도는 300 mOsm이다.

지금까지 삼투에 대한 논의에서 물은 투과시키지만 용질을 투과시키지 못하는 막으로 순수한 물과 용액이 분리된 경우에서의 물의 움직임에 대해서 고려해보았다. 그러나 우리 몸에서 원형질막은 ICF와 ECF를 분리하고 있는데 이들 모두에 용질이 들어 있으며 이 중 어떤 것들은 막을 투과하지만 다른 것들은 투과하지 못한다. 다음에서 물과 일부 용질만 이동할 수 있는 선택적 투과성 막에 의해 서로 다른 삼투질 농도의 용액들이 나뉘어져 있을 때 물의 움직임에 의해 일어나는 결과를 비교해 보도록 하겠다.

투과성 용질이 들어 있는 농도가 서로 다른 용액들을 막이 분리한 경우의 물과 용질의 움직임 투과성 용질이 있는 서로 다른 농도의 용액들이 물과 용질 모두에 투과적인 막으로 나뉘어져 있다고 가정해보자(● **그림 3-11**). 이 경우, 용질은 자신의 농도기울기에 따라서 물의 순 이동과는 반대방향으로 이동하게 된다. 이런 움직임은 용질과 물이 막을 가로질러서 균등하게 분포할 때까지 지속된다. 모든 농도기울기가 없어지면 순 이동도 멈추게 된다. 순 이동이 더 이상 없을 때에도 양쪽의 최종 부피는 시작할 때와 같다. 물과 용질 분자는 균등하게 분포될 때까지 단순히 자리를 바꾸게 되는 것에 불과하다; 즉 용질분자가 2쪽에서 1쪽으로 이동하는 것과 마찬가지로 같은 수의 물 분자가 1쪽에서 2쪽으로 움직인다. 따라서 원형질막을 투과하는 용질은 세포내액과 세포외액 사이의 삼투적 차이에는 기여하지 않고 세포의 부피에도 영향을 주지 않는다.

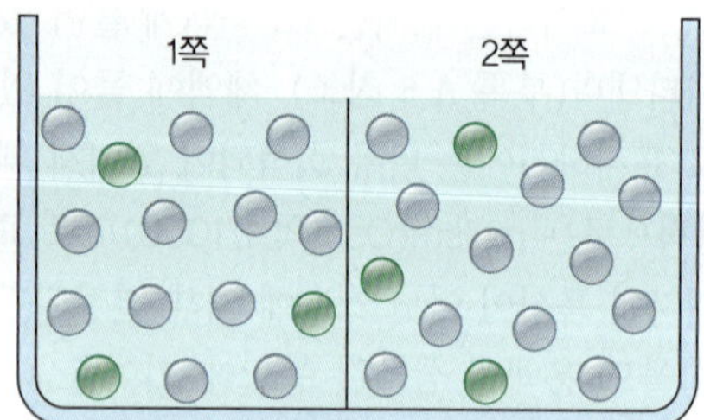

- 물의 농도는 동일하다
- 용질의 농도는 동일하다
- 더 이상의 순확산은 일어나지 않는다
- 평형이 존재한다
- 양면 모두 부피에는 변화가 없다

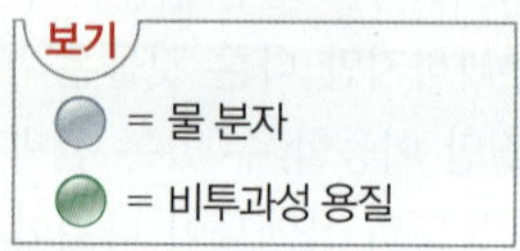

● **그림 3-11** **막을 사이에 두고 불균등하게 분포하고 있는 물과 투과성 용질의 이동.**

막이 비투과성 용질을 동일하게 그리고 다르게 갖는 용액을 분리한 경우 물의 움직임 만일 같은 농도의 비투과성 용질(삼투질)이 들어 있는 용액을 물은 투과시키지만 용질은 투과시키지 못하는 막으로 나누어 놓으면 농도차가 없기 때문에 막을 가로지르는 물의 움직임도 없다. 물론 막을 투과하지 못하고 농도기울기도 없기 때문에 용질도 움직이지 않는다. 이것이 체액에서 일반적으로 볼 수 있는 경우이다. 정상적으로는 세포 내부의 삼투질 농도와 세포외액의 삼투질 농도가 같도록 세포외액에 들어 있는 비투과성 용질의 농도가 면밀하게 조절되고 있어서(주로 신장에 의해) 정상적으로 우리 몸에 있는 세포에서는 부피의 순 증가(팽창)나 순 감소(위축)가 일어나지 않는다. 세포 내의 삼투질 농도는 정상적으로는 300 mOsm이며 모든 세포 내 용질은 비투과성으로 간주된다.

이제 비투과성 용질의 농도가 서로 다른 용액들이 물은 투과시키지만 용질은 투과시키지 않는 막에 의해 나뉘어져 있다고 가정을 해보자(● **그림 3-12**). 막을 가로질러 일어나는 물의 움직임은 두 용액의 삼투압 차이에 의해 일어난다(앞의 ● **그림 3-11**에서는 처음에 양쪽 모두의 농도기울기가 동일). 물은 1쪽에서 2쪽으로 순 확산되지만, 용질은 농도기울기에 따라서 막을 가로지를 수 없다. 물이 단독으로 움직인 결과, 2쪽의 부피는 늘어난 반면, 1쪽의 부피는 줄어들게 된다. 1쪽에 있던 물이 손실되면서 용액의 농도는 증가되는 반면에 2쪽에서는 물이 더해짐에 따라서 용액의 농도가 감소하게 된다. 만일 막이 자유롭게 움직일 수 있어서 반대방향에서 작용하는 정수압의 늘어남 없이 2쪽이 팽창할 수 있다면, 최종적으로는 막 양쪽의 물과 용질의 농도는 같아지면서 물의 순 확산도 멈추게 된다. 이런 상황은 신체의 원형질막을 사이에 두고 일어나는 현상과 유사하다. 생리적으로 일어나는 작은 범위 내에서 세포외액 삼투질 농도가 변하는 경우에, 만일 물이 삼투에 의해 세포 안으로 들어오게 되더라도 원형질막은 세포 내부의 정수압을 크게 변화시키지 않으면서도 정상적으로 세포 부피의 증가를 수용할 수 있다. 반대 상황에서도 마찬가지로 만일 물이 삼투에 의해 세포 밖으로 이동하게 되면 정수압 변화 없이 세포외액이 들어 있는 구획은 팽창한다. 따라서 삼투는 세포 안과 밖으로의 물의 순 움직임을 일어나게 하는 주요인이다. 최종시점에서 삼투가 멈추면 원래 용질 농도가 높았던 지역의 부피는 늘어나면서 용질 농도가 낮았던 지역의 부피는 줄어들게 된다. 따라서 막을 가로지르는 삼투에 의한 물의 움직임은 언제나 세포의 부피를 변화시키게 되고 팽창했거나 오므라든 세포들(특히 뇌세포)은 정상적으로 기능을 하지 못하게 된다.

장성은 용액에 들어 있는 비투과성 용질의 농도가 세포부피에 미치는 영향을 말한다.

어떤 용액의 **장성(tonicity)**이란 세포를 둘러싸고 있는 용액이 세포부피에 미치는 영향(즉 세포가 같은 크기로 유지되는지, 팽창하는지 혹은 수축하는지 여부)을 말한다. 용액의 장성은 단위는 없으며 상대적으로 세포 내부의 비투과성 용매의 농도에 대한 비투과성 용질의 농도로서 나타낸다(이와는 대조적으로 용액의 삼

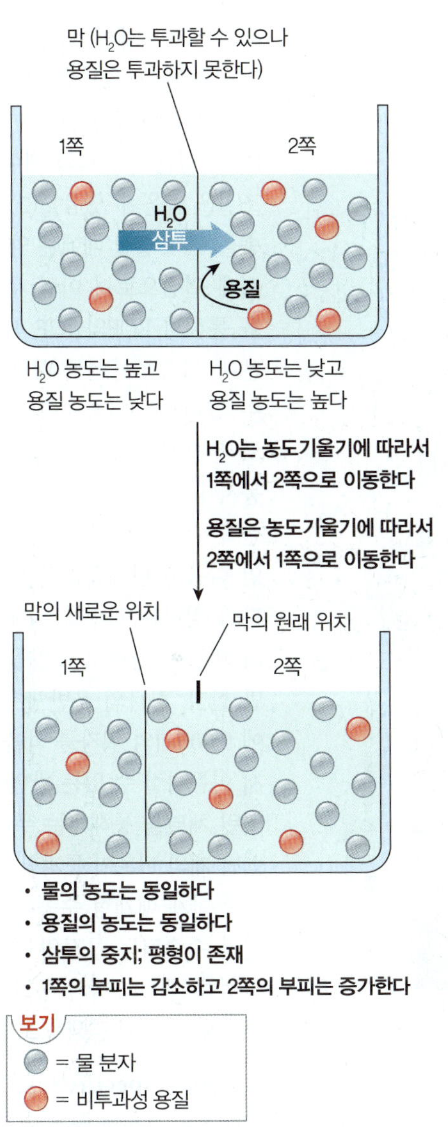

● 그림 3-12 막을 사이에 두고 불균등하게 분포하고 있는 물과 투과성 용질의 이동.

투질 농도는 투과성 및 비투과성 용질의 전체 농도를 나타내는 단위로서 Osm/L로 표시한다). 이 현상을 보여줄 수 있는 가장 쉬운 방법이 적혈구를 다양한 농도의 비투과성 용질이 들어 있는 용액에 넣는 것이다(**● 그림 3-13**).

정상적으로는 적혈구가 떠 있는 혈장은 세포 내부의 액체와 삼투 활성이 같기 때문에 세포는 일정한 부피를 유지한다. **등장액(isotonic solution**; iso는 '같다'는 의미)은 정상적 신체 세포와 같은 비투과성 용질의 농도를 가진다. 세포를 등장액에 놓으면 삼투에 의해 물이 들어가거나 빠져나오지 않기 때문에 세포의 부피가 그대로 유지된다. 이런 이유로 세포외액은 정상적으로는 등장 조건이 되도록 유지되고 있어서 신체 세포의 원형질막을 가로지르는 물의 순 확산은 일어나지 않는다.

만일 적혈구를 희석되었거나 비투과성 용질의 농도가 정상 이하인 용액인 **저장액(hypotonic solution**; hypo는 '이하'라는 의미)에 넣으면, 삼투에 의해 세포 안으로 물이 들어가게 된다. 세포에 물이 많이 들어차게 되면 팽창을 하다가 어느 시점에는 터져버리게[적혈구 경우엔 용혈(hemolysis)이라 함] 된다. 반대로 적혈구를 비투과성 용질의 농도가 정상 이상인 용액인 **고장액(hypertonic solution**; hyper는 '이상'이라는 의미)에 넣으면, 삼투에 의해 물이 빠져나가면서 세포는 움츠러들게 된다. 적혈구의 부피가 줄어들면서 표면적이 이에 상응하면서 줄지 않기 때문에 세포의 가장자리가 뾰족한 모양으로 된다(**● 그림 3-13c**). 세포가 등장액이 아닌 액체로 둘러싸이게 되면 부피가 변하기 때문에 세포외액(ECF)이 저장(많은 양의 수분이 들어오게 됨)이나 고장(극심한 설사로 많은 수분이 빠져나감) 상태로 되지 않도록 세포외액(ECF)의 비투과성 용질의 농도를 빨리 정상으로 회복시키는 것이 매우 중요하다.(ECF에 있는 비투과성 용질의 농도를 정상으로 유지해 주는 중요한 항상성 기작에 대한 자세한 내용은 14장(p. 469~474을 참고하기 바람). 같은 이유로 정맥으로 주사되는 용액도 세포 안팎으로 물이 원치 않게 이동하는 것을 방지하기 위해서 등장 조건이어야 한다. 예를 들면, 정맥으로 약물을 주입할 때나 세포에 영향을 주지 않으면서 혈장의 부피를 늘리기 위해서는 등장식염수(0.9% NaCl 용액)를 사용한다.

3.5 도움을 받는 막 수송

농도기울기에 따른 확산, 전기적 기울기에 따른 이동, 삼투와 같이 앞에서 살펴보았던 모든 종류의 수송에서는 지질에서의 용해도(모든 크기의 비극성분자) 혹은 채 널을 통과할 수 있는 성질(특정 이온이나 물)들에 의해 원형질막을 투과하는 용질의 순 이동이 가능하였다. 단백질, 포도당, 아미노산과 같이 지질에 거의 용해되지 않으면서 채널을 통과하기에 너무 큰 극성분자들의 경우에는 어떤 힘이 작용하더라도 스스로 원형질막을 건너갈 수 없다. 이런 불투과성 때문에 큰 극성 단백질들은 세포 안에 남아 있으면서 대사과정에서 효소로 작용하는 것과 같이 생명유지에 필수적인 기능들을 수행하게 된다.

그러나 지질에 용해되지 않는 분자들이 스스로 원형질막을 가로질러 이동할 수 없기 때문에 세포에는 이런 종류의 분자들을 필요에 따라 안과 밖으로 의도적으로 수송할 수 있는 기작이 있어야 한다. 예를 들면, 세포는 에너지를 얻기 위해서 포도당을, 그리고 단백질을 합성하기 위해서 아미노산과 같은 필수 영양소들을 세포 안으로 들여오고, 대사과정에서 나오는 노폐물과 수용성 단백질 호르몬과 같은 분비성 산물들을 세포 밖으로 내보야만 한다. 또한 이온의 움직임 역시 수동확산만으로는 충분하지 못하다. 어떤 이온들은 막의 한 방향으로는 수동적으로 이동하지만 반대방향으로는 능동적으로 이동하기도 한다. 세포는 이런 선택적인 수송과정을 수행하기 위해서 두 가지의 다른 기작인 막을 가로질러 작은 수용성 입자를 수송하기 위한 **운반체 매개형 수송**(carrier-mediated transport)과 ECF와 ICF 사이에서 복합분자입자나 거대분자를 이동시키기 위한 **소포수송**(vesicular transport)을 수행한다. 이제부터 이들 수송방법에 대해서 살펴보도록 하겠다.

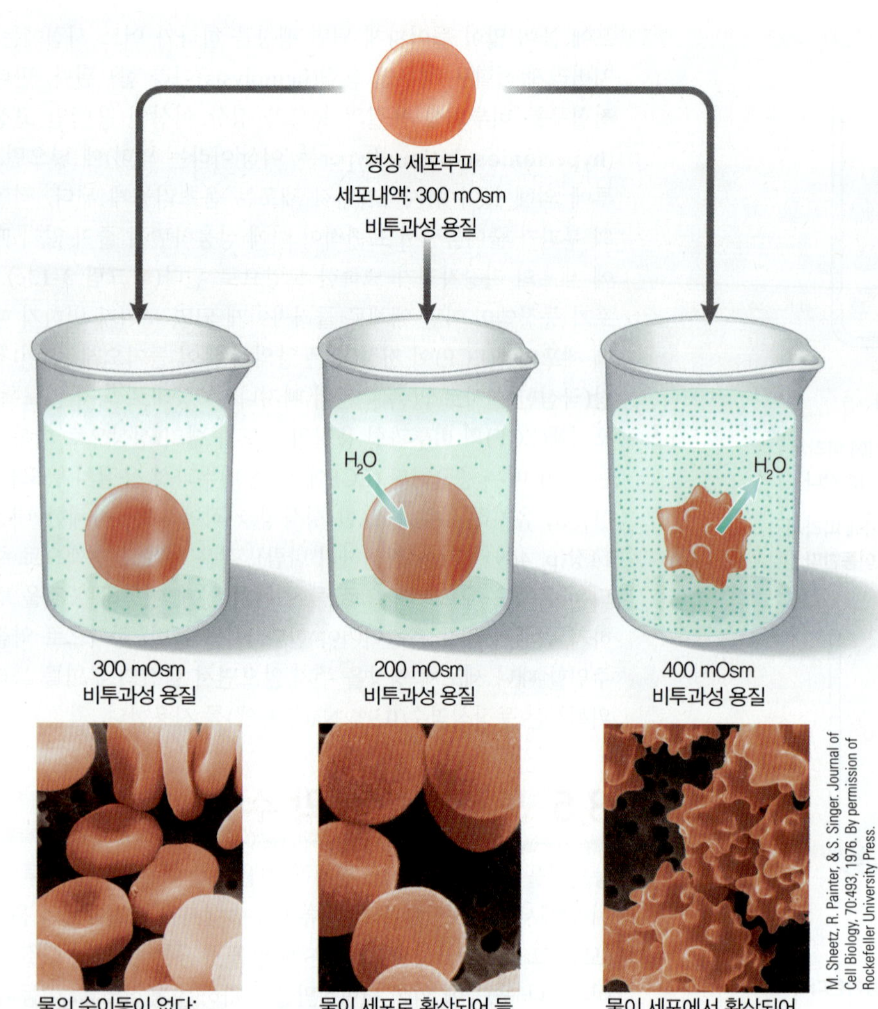

● 그림 3-13 용액의 장성과 삼투에 의한 물의 이동.

막 운반체의 모양 변화를 통해서 운반체-매개형 수송이 이루어진다.

운반체 단백질은 원형질막을 관통하고 있으면서 입체구조(모양)를 바꿀 수 있어서 운반체 내부의 특정 결합부위가 ECF와 ICF에 번갈아 가면서 노출된다. ● **그림 3-14**는 **운반체-매개형 수송**이 어떻게 이루어지는지를 보여주고 있다. ❶ 단계에서는 운반체가 ECF 쪽으로 열리는 것을 볼 수 있다. 수송되는 분자가 막 한쪽(이 경우에는 ECF 방향)의 결합부위에 부착하게 된다(❷ 단계). 이어 운반체의 모양이 바뀌면서 결합부위가 막의 다른 쪽으로 노출된다(❸ 단계). 이와 같은 방법을 통해서 막의 한쪽에서 다른 쪽으로 이동한 결합된 분자는 운반체로부터 떨어져 나간다(❹ 단계). 그 다음 운반체는 다시 원래의 모양으로 되돌아간다(❶ 단계로 복귀).

채널이나 운반체 모두 원형질막을 관통하는 단백질로서, 수용성 물질이 막을 가로질러 이동할 수 있게 해 주는 특정 채널로 작용하지만 이들 사이에는 주목할 만한 차이점이 있다: (1) 오직 이온만 좁은 채널을 통과할 수 있는 반면 포도당과 같은 작은 극성 분자는 운반체에 의해 막을 가로질러 수송된다. (2) 채널은 열리고 닫히지만 운반체는 언제나 열려 있다(막에 있는 운반체의 개수와 종류는 조절을 받을 수 있음). (3) 채널이 수송을 위해 열릴 때에는 양쪽 모두 동시에 열림으로써 이런 무정차 채널을 통해서 ECF와 ICF 사이에서 이온이 지속적이면서 빠르게 움직일 수 있게 해 준다. 이와는 대조적으로 운반체가 ECF와 ICF 양쪽에서 동시에 열리는 경우는 절대로 없다. 한쪽에서 수송되는 분자를 받아들인 다음에 반대쪽으로 방출하는 시간이 걸리는 과정을 위해서는 반드시 번갈아 가면서 모양을 바꾸어야만 한다. 하나의 운반체가 최대 1초에 5,000개의 입자를 막을 가로질러서 이동시킬 수 있는 반면에, 하나의 열린 채널을 통해서는 무려 1초에 5백만 개의 이온이 통과할 수 있다.

운반체-매개형 수송은 막을 가로질러 수송되는 물질의 종류와 양을 결정해 주는 3개의 중요한 특징인 특이성, 포화 및 경쟁을 보인다.

1. **특이성(specificity).** 각 운반체 단백질은 특정한 물질 혹은 몇 종류의 아주 밀접하게 연관된 화합물들만 수송할 수 있는 특이성을 가진다. 예를 들면, 비록 몇몇 유사한 아미노산은 같은 운반체를 이용할 수 있지만 아미노산들이 포도당 운반체에 결합하지는 못한다. 세포들은 다양한 종류의 운반체들을 가지고 있어서 세포들 중 선택적으로 수송할 수 있게 해준다.
2. **포화(saturation).** 특정 원형질막 내에 있는 어떤 특정한 물질을 운반하는 운반체의 결합부위는 한정되어 있다. 따라서 운반체가 주어진 시간 동안에 어느 물질을 원형질막을 가로질러 운반할 수 있는 양은 한정된다. 이런 한계를 **최대수송능(transport maximum, T_m)**이라고 한다. T_m 값에 다다를 때까지는 어느 물질이 차지한 운반체의 결합부위의 숫자와 이에 따른 막을 가로지르는 물질의 수송속도는 물질 농도에 직접적으로 비례한다. 수송할 수 있는 물질이 더 많아질수록 더 많이 수송된다. T_m 값에 도달하면 운반체는 포화되고(모든 결합부위가 채워지고), 막을 가로지르는 물질의 수송속도도 최대치에 이르게 된다. 더 이상 물질의 농도가 증가하더라도 이에 따라서 수송속도가 증가하지 않게 된다(● **그림 3-15**).

● **그림 3-14 운반체가 매개하는 수동수송의 한 형태인 촉진확산의 모델.**

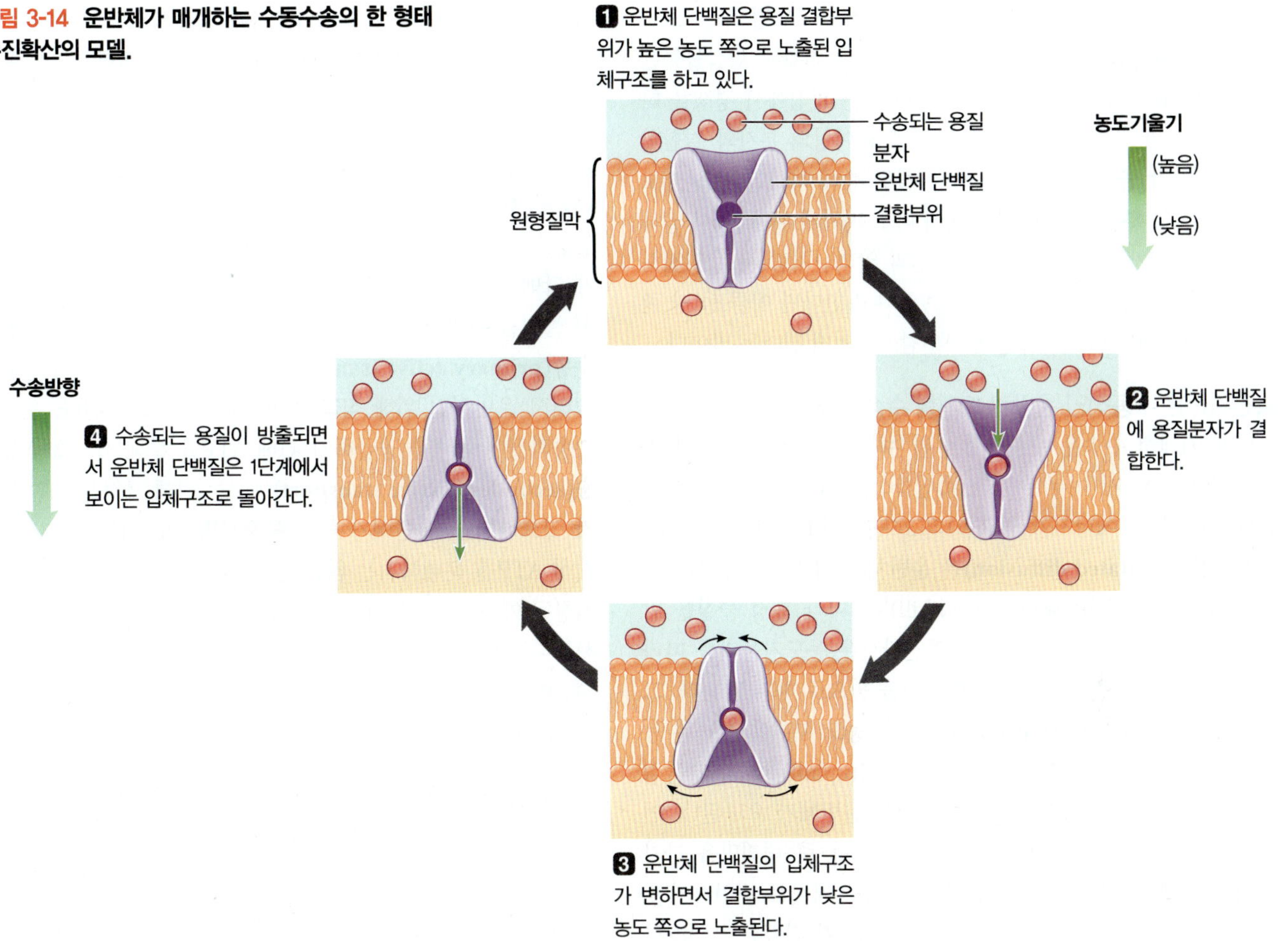

1 운반체 단백질은 용질 결합부위가 높은 농도 쪽으로 노출된 입체구조를 하고 있다.
수송되는 용질 분자
운반체 단백질
결합부위
원형질막
농도기울기
(높음)
(낮음)
2 운반체 단백질에 용질분자가 결합한다.
3 운반체 단백질의 입체구조가 변하면서 결합부위가 낮은 농도 쪽으로 노출된다.
수송방향
4 수송되는 용질이 방출되면서 운반체 단백질은 1단계에서 보이는 입체구조로 돌아간다.

운반체의 포화는 오줌이 만들어지는 과정에서 신장 막을 가로질러서 일어나는 선택적 물질의 수송 그리고 소화된 음식이 창자 막을 가로질러 흡수되는 과정에서의 선택적 물질 수송에 있어서 결정적인 속도조절 인자로 작용한다. 뿐만 아니라 종종 통과되는 물질에 대한 결합부위의 친화도나 결합부위의 개수를 바꾸어줌으로써 운반체-매개형 수송의 속도를 조절할 수가 있다. 예를 들면, 호르몬인 인슐린은 세포의 원형질막에 있는 포도당 운반체의 개수를 늘려주는 것을 촉진시킴으로써 신체 대부분의 세포에서 운반체가 매개하는 포도당 수송을 크게 증가시킨다. 당뇨병 환자의 경우처럼 인슐린 작용에 결함이 생기면, 1차 에너지원으로서

농도기울기에 따른 단순확산
농도기울기에 따른 운반체-매개형 수송 (촉진확산)
세포 안쪽으로의 분자 수송속도
T_m
낮음
높음
ECF의 수송되는 분자의 농도

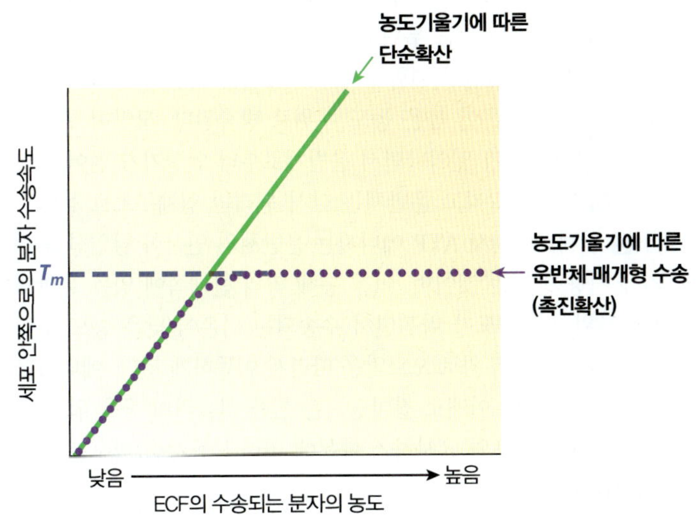

● **그림 3-15 농도기울기에 따른 운반체-매개형 수송(촉진확산)과 단순확산과의 비교.**
어떤 분자가 농도기울기를 따라 단순확산하는 경우, 세포 안으로 수송되는 속도는 세포 밖 분자의 농도에 정비례한다. 어떤 분자가 농도기울기를 따라 운반체-매개형 수송(촉진확산)되는 경우에도, 세포 안으로 수송되는 속도는 운반체가 포화될 때까지는 세포 밖 분자의 농도에 정비례하며 이때 수송속도는 최대수송능(T_m)에 도달한다. T_m에 도달한 이후에는 세포 밖에 있는 분자의 농도가 더 증가하더라도 수송속도는 일정하게 유지된다.

포도당을 받아들이고 사용하는 신체의 능력이 크게 감소된다.

3. 경쟁(competition). 몇몇 서로 밀접하게 연관된 화합물들은 같은 운반체를 이용하여 막을 가로질러 가는 과정에서 경쟁을 하기도 한다. 만일 어떤 결합부위가 한 종류 이상의 분자와 결합할 수 있으면 각 물질의 수송속도는 두 물질 중에 하나만 있을 때보다 두 종류의 분자가 같이 있을 때에 더 느려지게 된다. 다시 말해서 어느 운반체가 아미노산인 글리신과 알라닌처럼 서로 밀접하게 연관된 두 개의 물질을 운반할 수 있다고 한다면 이들 둘 다 존재하는 경우에는 각자의 수송속도를 감소시키게 된다는 말이다.

촉진확산은 수동적인 운반체-매개형 수송이다.

운반체-매개형 수송은 수송과정을 완수하기 위해서 에너지가 공급되어야 하는 지 여부에 따라 촉진확산(에너지가 필요하지 않음)과 능동수송(에너지가 필요함)의 2가지 형태로 나눌 수 있다. **촉진확산(facilitated diffusion)**은 운반체를 이용하여 높은 농도에서 낮은 농도로의 "내리막(downhill)"을 따라 특정 물질을 막을 가로질러 운반하는 방식이다. 촉진확산은 농도기울기를 따라 이동하는 것이므로 수동적이며 에너지를 필요로 하지 않는다. 그러나 **능동수송(active transport)**은 낮은 농도 부위에서 높은 농도 부위로 농도기울기에 거슬러서 "오르막(uphill)"을 따라 물질을 수송하는 것이므로 에너지를 소비하는 운반체가 요구된다. 언덕 위에 있는 자동차가 이와 유사한 상황이다. 즉 내리막을 가기 위해서는 에너지가 필요없이 위에서 아래로 저절로 내려가지만, 반대로 오르막으로 차를 운전할 때에는 에너지(휘발류를 연소하여 얻는)를 사용해야만 한다.

촉진확산의 가장 대표적 예로서 세포 내부로의 포도당 수송을 들 수 있다. 포도당은 조직 내부보다 혈액에 더 높은 농도로 존재한다. 음식을 먹거나 몸 안에 저장되어 있는 에너지원을 이용함으로써 이 포도당은 정기적으로 혈액에 공급된다. 동시에 세포는 포도당이 세포 내부로 들어오는 즉시 대사를 한다. 결과적으로 세포 내부로 포도당이 순 확산될 수 있게 해 주는 연속적 기울기가 존재하게 되는 것이다. 하지만 포도당은 지용성이 아니고 채널을 통과하기에는 너무 크기 때문에 스스로는 원형질막을 통과할 수가 없다. 세포막을 통한 포도당의 수송을 촉진해 주는 포도당 운반분자[**포도당 수송체** 혹은 GLUT(glucose transporter)라고 함; p. 584 참조] 없이는 세포는 그들이 필요로 하는 연료원을 얻을 수가 없다.

촉진확산 운반체의 결합부위가 막의 어느 한 쪽에 노출되면서, 수송되는 분자와 결합을 하게 된다. 열에너지에 의해 이들 운반체는 자발적인 모양의 변화를 거치면서 이번에는 반대로 결합부위가 ECF 혹은 ICF 쪽으로 향하게 된다. 막의 한쪽에서 수송되는 물질을 받아들인 운반체는 그 모양이 변하게 되면서 막의 반대쪽으로 수송물질을 방출하게 된다. 수송되는 물질은 낮은 농도 부위보다는 높은 농도 부위에서 운반체와 결합할 가능성이 높기 때문에 순 움직임은 언제나 높은 농도에서 낮은 농로도 농도기울기를 따라서 일어나게 된다 (**● 그림 3-14**). 모든 종류의 매개성 수송의 특징이 그렇듯이 항상 농도기울기에 직접적으로 비례하는 단순확산 속도와 달리 촉진확산의 속도는 운반체 결합부위가 포화됨에 따라서 제한을 받게 된다(**● 그림 3-15**).

능동수송은 농도기울기에 거슬러서 물질을 운반하기 위하여 에너지를 이용하며, 운반체가 매개한다.

능동수송 역시 막을 가로질러 특정한 물질을 수송하기 위해 운반체 단백질을 사용하지만 이 경우에 운반체는 농도기울기에 거슬러서 물질을 운반한다. 능동수송에는 2가지 형태가 있다. **1형 능동수송(primary active transport)**에서는 물질을 농도기울기에 거슬러서 운반하기 위해 직접적으로 에너지가 요구된다; 운반체는 수송과정에 동력을 공급하기 위해 ATP를 분해한다. **2형 능동수송(secondary active transport)**에서는 전제 과정을 보면 에너지가 필요하지만, 운반체가 물질을 오르막으로 이동시키기 위해서 직접 ATP를 분해하지는 않는다; 대신에 Na^+ 농도기울기 형태로 저장된 에너지를 '2차적으로' 사용하여 분자들을 오르막으로 이동시킨다. 이런 농도기울기는 다른 운반체의 의한 Na^+의 1형 능동수송에 의해 형성된다. 다음에 각 과정을 좀 더 자세히 살펴보도록 하겠다.

1형 능동수송 1형 능동수송에서는 원형질막의 반대쪽으로 노출되었을 때 결합부위의 친화도를 바꾸기 위해서 ATP 형태의 에너지를 필요로 한다. (이와는 대조적으로 촉진확산에서는 세포 안쪽이나 바깥쪽 어디에 노출되더라도 결합부위의 친화도에는 변함이 없다.)

1형 능동수송에서는 운반체가 인산화(인산기의 부착)되기 때문에 낮은 농도 부위에서 수송되는 물질(언제나 이온)과의 친화도가 더 높다(**● 그림 3-16**의 **1** 단계). 운반체는 ATP분해효소(ATPase) 활성을 가지고 있는 효소로서 ATP 분자 말단에 있는 인산기를 떼어내어 아데노신-2인산(ADP)과 무기인산 그리고 자유에너지를 만들어낸다(p. 51 참조). 이어서 인산기가 운반체에 부착되면 이온에 대한 결합부위의 친화도가 높아진다. 그 결과, 낮은 농도 부위에서 수송되는 이온이 운반체와 결합하게 된다(**2** 단계). 이런 결합에 대한 반응으로 운반체의 입체구조가 바뀌면서 이온이 높은 농도 부위로 노출되게 된다(**3** 단계). 운반체의 모양이 바뀌게 되면서 결합부위와 수송되는 물질의 친화도가 감소하게 되고, 이온이 높은 농도 부위로 방출된다. 모양이 변하는 동시에 탈인산화가 일어나면서 운반체로부터 인산기가 떨어져 나간다(**4** 단계). 그리고 운반체는 다시 원래의 입체구조로 돌아간다(**5** 단계). 따라서 ATP 에너지는 운반체의 인산화-탈인산화 주기에 사용이 되는 것이며, 이를 통해 막의 반대쪽에 있는 운반체 결합부위의 친화도가 바뀌면서 수송되는 이온이 낮은 농도 부위에서 높은 농도 부위로 오르막을 따라서 이동하게 된다. 에너지를 이용하여 중력이 아래로 잡아당기는 힘을 거슬러서 물을 위로 끌어올리는 물 펌프와 유사하기 때문에 이런 능동수송 기구를 종종 "**펌프(pump)**"라고도 부른다.

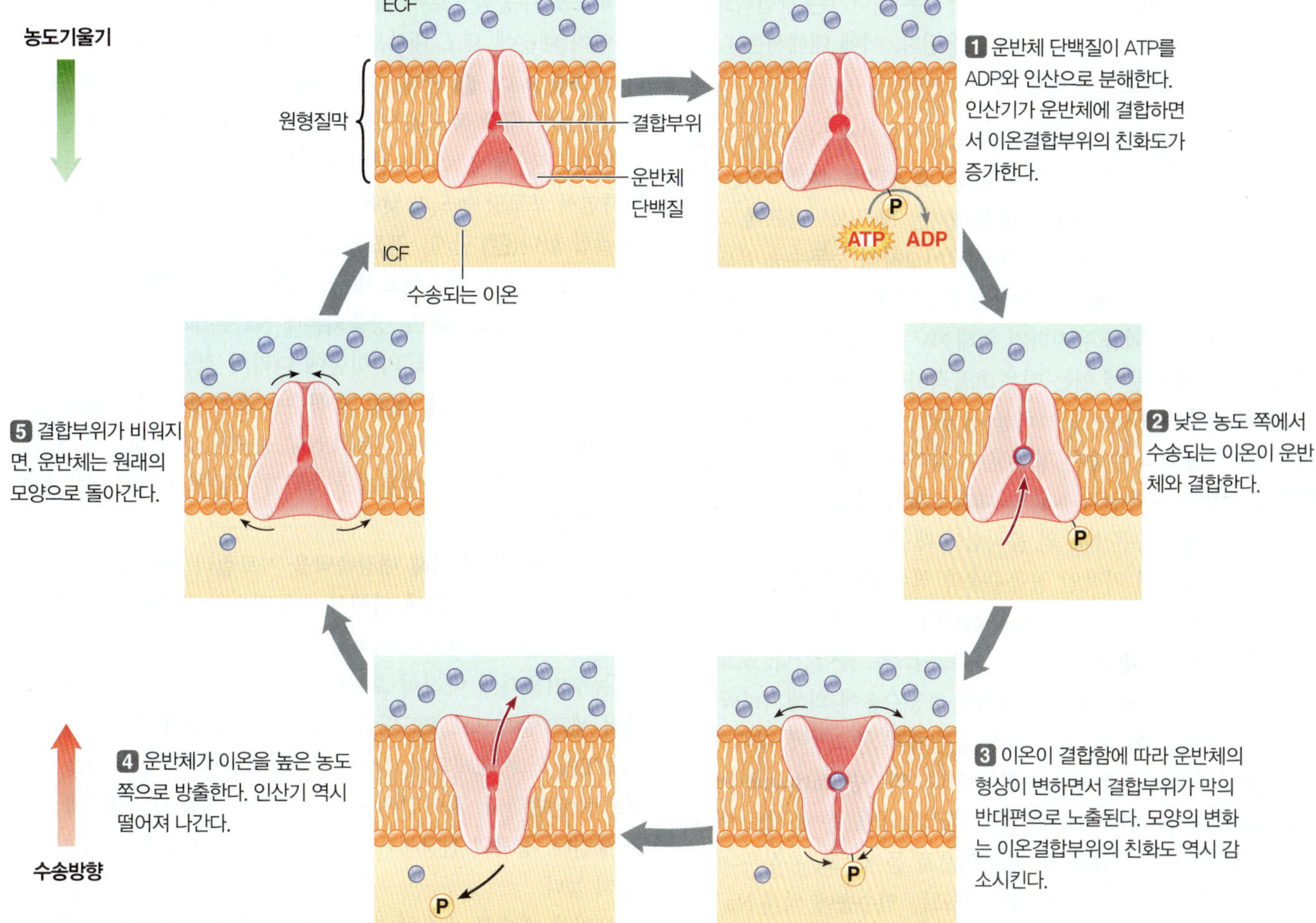

● **그림 3-16 능동수송의 모델.**
낮은 농도 쪽에서 높은 농도 쪽으로(농도기울기에 역행) 분자를 수송하는 운반체의 인산화-탈인산화 주기에는 ATP 에너지가 필요하다.

1형 능동수송 펌프들은 모두 양으로 하전된 이온들을, 즉 Na^+, K^+, 수소이온(H^+), Ca^{2+}들을 막을 가로질러 수송한다. 가장 단순한 1형 능동수송계들은 한 종류의 물질만 펌프한다. 예를 들어, 원형질막에 있는 Ca^{2+} 펌프는 Ca^{2+}을 세포 밖으로 내보냄으로써 세포질 내의 Ca^{2+} 농도를 낮춰준다. 이런 Ca^{2+} 펌프는 분비소포에 화학적 신호전달물질(신경전달물질)을 저장하고 있는 신경세포 말단의 원형질막에 특히 많이 존재한다(p. 114 참조). 신경말단의 전기신호는 말단 원형질막의 Ca^{2+} 채널이 열리는 것을 촉발한다. 이 채널을 통해 농도기울기에 따라 세포 안으로 들어온 Ca^{2+}은 세포외배출을 통해 분비소포의 신경전달물질이 방출되는 것을 촉진한다. Ca^{2+} 펌프는 세포 내부의 Ca^{2+} 농도를 낮게 해줌으로써 ECF로부터 신경말단으로 들어와서 분비를 유도할 만큼 큰 Ca^{2+} 농도기울기를 유지하는 것을 도와준다.

Na^+-K^+ 펌프 좀 더 복잡한 1형 능동수송 기작들에서는 2개의 서로 다른 물질을 반대방향으로 수송한다. 가장 중요한 예를 들자면, 모든 세포의 원형질막에 있으면서 순차적으로 활성화되는 **Na^+-K^+ ATPase 펌프**(줄여서 **Na^+-K^+ 펌프**라고 함)가 있다. 이 운반체는 Na^+를 세포 밖으로 수송하여 ECF에 농축시키고, 외부로부터 K^+을 받아들여서 ICF에 농축시키는 역할을 한다. 하지만 Na^+와 K^+ 사이의 직접적인 교환이 일어나지는 않는다. Na^+-K^+ 펌프는 3개의 Na^+를 세포 밖으로 내보내는 대신에 2개의 K^+를 들여보낸다(실제로 Na^+-K^+가 활발히 펌프질되는 정도를 이해하기 위해서는 하나의 신경세포의 막에 약 1백만 개의 Na^+-K^+ 펌프가 있어서 1초에 2억 개의 이온을 수송할 수 있다는 점을 생각해보면 된다).

Na^+-K^+ 펌프는 3가지 중요한 역할을 한다.

1. 모든 세포의 원형질막을 가로질러서 Na^+과 K^+의 농도기울기를 유지시켜 준다. 이런 농도기울기는 신경세포와 근육세포의 기능(추후에 더 자세히 다룰 것임)에 필수적인 전기신호를 만들어 내는 능력에 있어서 결정적으로 중요하다.
2. 세포 내부의 용질들 농도를 조절하여 세포의 부피를 조절하는 것을 도와줌으로써 세포를 팽창시키거나 오그라뜨리는 삼투 효과를 최소화해 준다.

3. Na^+-K^+ 펌프를 작동시키는데 이용되는 에너지는 간접적으로 2형 능동수송의 에너지로서도 사용된다. 이에 대해서는 다음에 자세히 살펴보도록 하겠다.

2형 능동수송 2형 능동수송에서는 농도기울기에 거슬러서 물질을 수송하기 위해서 운반체가 직접적으로 ATP를 분해하지는 않는다. 대신에 농도기울기(ATP를 분해하는 Na^+-K^+ 펌프에 의해 형성된)에 따라 세포 내로 들어온 Na^+이 2차적 능동수송 운반체에 의한 다른 용질의 오르막 수송을 가능하게 해준다. 세포의 전기적 및 삼투적 완벽을 유지하기 위해 Na^+은 세포 밖으로 펌프되어 나가야 하기 때문에 이는 매우 효율적이라고 할 수 있다.

2형 능동수송에서는 구동력을 제공하는 Na^+의 수송과 막을 가로지르는 용질의 수송은 항상 같이 일어난다. 2형 능동수송 운반체는 수송되는 용질과 Na^+에 대한 2개의 결합부위를 가지고 있다. 2형 능동수송은 Na^+의 움직임에 대한 수송되는 용질의 방향에 따라서 2개의 기작인 공동수송과 역수송으로 구분한다. **공동수송**[**symport**; 또는 **cotransport**]에서는 용질과 Na^+가 막을 통해 같은 방향으로 움직여서 세포 안으로 들어간다. 포도당과 아미노산은 창자와 신장 세포에서 공동수송에 의해 수송되는 분자들의 예라고 할 수 있다. 이들 운반체의 중요성에 대해서는 곧 이어서 자세히 논의하도록 할 것이다. **역수송**(**antiport**; 또는 **counter transport**)에서는 용질과 Na^+가 막을 통해 서로 반대 방향으로 이동되는 것(Na^+은 세포 안으로 들어오고, 용질은 세포 밖으로 나감)을 말한다. 예를 들면, 세포는 역수송에 의해 Na^+과 H^+를 교환하는데, 이 운반체는 세포 내부에서 pH가 적절히 유지되는 데 중요한 역할을 한다.

2형 능동수송의 예로서 Na^+과 포도당의 공동수송에 대해 좀 더 살펴보도록 하자. 신체 대부분의 세포와는 달리 창자와 신장 세포는 낮은 농도에서 높은 농도로 오르막을 따라서 포도당을 능동적으로 수송한다. 창자세포는 변으로 배설되지 않게끔 내강에 있는 모든 포도당이 없어질 때까지 이 영양분을 창자 내강에서부터 혈액으로 능동적으로 수송한다. 신장 세포는 포도당을 농도기울기에 거슬러서 오줌이 될 액체로부터 혈액으로 수송함으로써 체내에 저장한다. 창자 내강이나 신장으로부터 농도기울기에 거슬러서 포도당을 수송하는 공동수송 운반체는 대부분의 세포에서 농도기울기에 따라서 포도당을 수송하는 포도당 촉진확산 운반체와는 차이가 있다.

이제부터 창자 상피세포에서 Na^+과 포도당을 공동수송하는 운반체에 대해 초점을 두고 살펴보겠다. **나트륨-포도당 공수송체**(**sodium and glucose cotransporter; SGLT**)로 불리는 이 운반체는 내강측막(창자 내강 쪽으로 향해 있는 막)에 위치하고 있다(● **그림 3-17**). 이 세포의 Na^+-K^+ 펌프는 기저측막(내강의 반대편에 있는 막으로서 밀착연접 아래의 세포의 측면 가장자리를 따라서 배열되어 있음; ● **그림 3-5** 참조)에 위치하고 있다. 기저측막에는 에너지를 필요로 하는 Na^+-K^+ 펌프가 있어서 Na^+을 세포 밖으로 수송함으로써 세포 내의 Na^+ 농도를 낮게 유지해 주고 있기 때문에 세포 내부보다는 내강에 더 많은 Na^+이 존재한다(● **그림 3-17**, **1** 단계). 이런 Na^+의 농도 차이 때문에 SGLT가 ICF보다 내강 쪽으로 노출된 경우에 더 많은 Na^+하고 결합하게 된다. 운반체에 Na^+이 결합하게 되면 포도당과의 친화도가 증가하면서 포도당 농도가 낮은 내강 쪽으로 노출되었을 때 포도당과 결합 한다(**2a** 단계). 포도당과 Na^+이 같이 결합하면 SGLT의 모양이 변하게 되면서 세포 내부로 열리게 된다(**2b** 단계). Na^+와 포도당 모두 세포 내부로 방출되는데 Na^+은 Na^+의 농도가 낮기 때문이며, 포도당은 Na^+의 방출에 따라서 결합부위의 친화도가 감소하기 때문이다(**2c** 단계). 공동수송 운반체에 의한 세포 내부로의 Na^+의 이동은 세포 내부의 Na^+ 농도가 낮기 때문에 내리막이지만 포도당은 세포 내부에 농축되기 때문에 포도당 이동은 오르막이 된다.

2형 능동수송에 의해 내강측막을 가로질러 세포 안으로 운반된 포도당은 촉진확산에 의해서 수동적으로 세포로부터 기저측막을 가로질러 혈액으로 이동한다(**3** 단계). 이런 촉진확산에서는 농도기울기에 따라서 포도당이 움직이는데 이는 다른 세포에서 세포 안쪽으로 포도당을 운반하는 단백질과 동일한 수동적 GLUT에 의해 매개되며, 창자와 신장 세포에서는 포도당을 세포 밖으로 운반한다. 차이점은 포도당의 농도기울기의 방향에 따라서 생긴다. 창자와 신장세포의 경우에는 세포 내부의 포도당 농도가 더 높다.

운반체-매개형 수송에 대해서 마치기 전에 운반체의 도움에 의존적인 모든 세포 활성에 대해서 생각해보자. 모든 세포는 운반체에 의존하여 주요 에너지원인 포도당과 구조적 구성단위인 아미노산을 받아들인다. 세포의 전기적인 활성을 생성하고 삼투 활성이 있는 용질의 세포 내 농도를 적절하게 유지하기 위해서는 Na^+-K^+ 펌프가 반드시 필요하다. 이런 신경계와 소화계의 특수화된 기능 그리고 신장과 모든 근육세포의 기능을 수행하기 위해서 1형 및 2형 능동수송이 광범위하게 이용되고 있다.

소포수송에서는 물질이 막에 쌓여서 세포 안쪽 또는 바깥쪽으로 이동된다.

원형질막에 삽입되어 있는 특수한 운반체-매개형 수송계들은 이온과 작은 분자들을 선택적으로 수송한다. 그러나 내분비세포가 분비하는 단백질 호르몬과 같이 큰 극성분자나 백혈구가 삼켜버린 박테리아와 같은 다분자 물질은 어떻게 세포로 들어오고 나갈 수 있을까? 이런 물질은 도움을 받는다고 하더라도 막을 가로지를 수는 없다. 채널을 통과하기에는 너무 크고 운반체가 존재하지도 않는다. 이와 같이 큰 입자들은 ICF와 ECF 사이에서 막을 가로질러 수송되지 못하고, 그 대신에 막으로 둘러진 소포에 쌓여서 운반되는데 이를 **소포수송**(**vesicular transport**)이라고 한다. 세포는 소포수송을 위해서 에너지를 소비해야 하며 따라서 이는 능

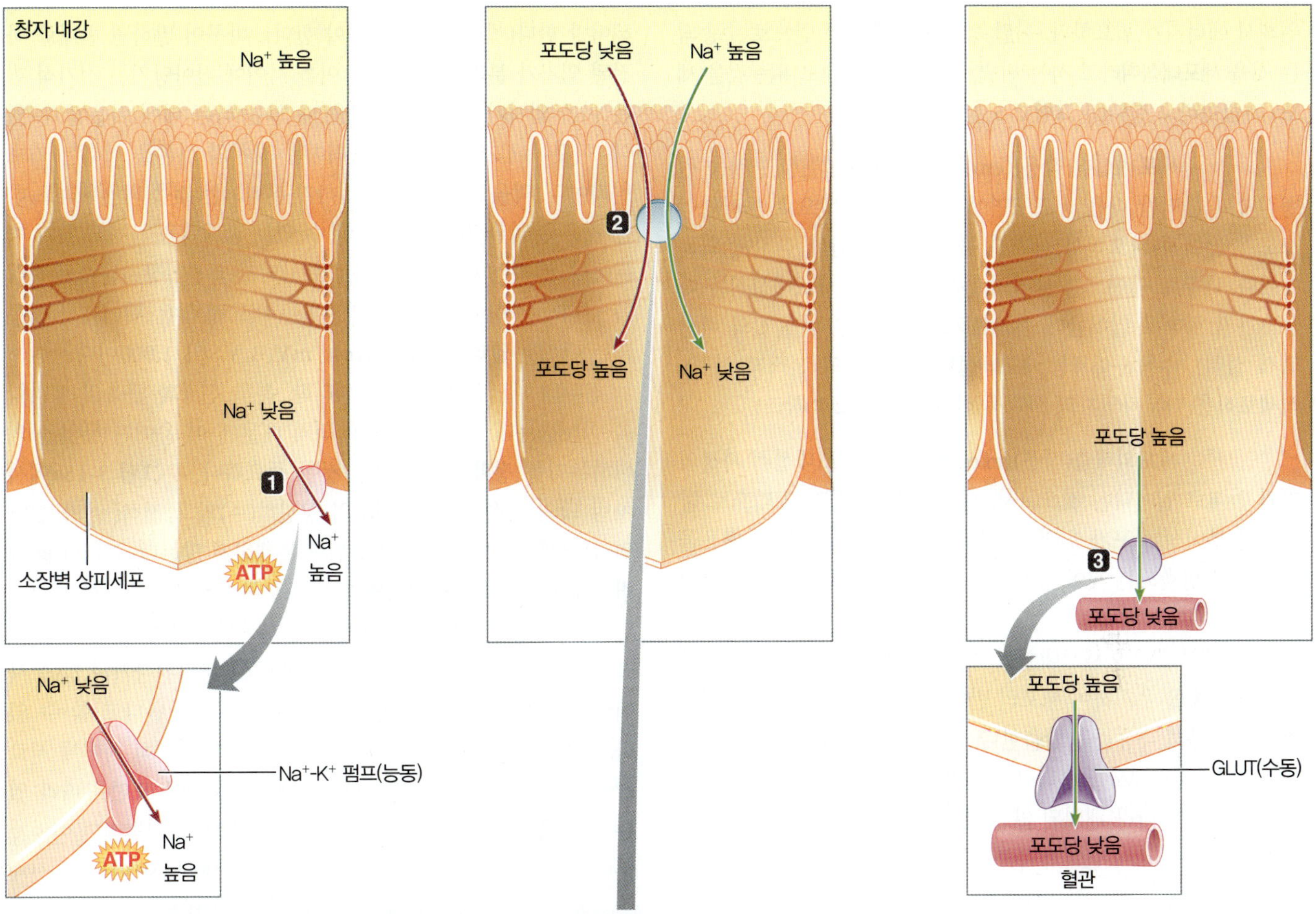

창자 내강
Na⁺ 높음
Na⁺ 낮음
Na⁺
높음
ATP
소장벽 상피세포
포도당 낮음
Na⁺ 높음
포도당 높음
Na⁺ 낮음
포도당 높음
포도당 낮음
Na⁺ 낮음
Na⁺-K⁺ 펌프(능동)
Na⁺
높음
ATP
포도당 높음
GLUT(수동)
포도당 낮음
혈관

1형 능동수송 → 내강에서 세포 쪽으로 Na^+ 농도기울기를 형성한다 → **2형 능동수송** → 세포에서 혈액 쪽으로 포도당 농도기울기를 형성한다 → **촉진확산**

1 Na^+-K^+ 펌프가 에너지를 이용하여 Na^+ (*오르막*)을 세포 밖으로 밀어낸다.

2 SGLT가 Na^+ 농도기울기를 이용하여 Na^+(*내리막*)과 포도당(*오르막*)을 동시에 내강에서 세포 쪽으로 이동시킨다.

3 GLUT가 포도당(*내리막*)을 세포에서부터 혈액으로 수동적으로 이동시킨다.

포도당 낮음
Na⁺ 높음
SGLT
포도당 높음
Na⁺ 낮음
포도당 낮음
Na⁺ 높음
포도당 높음
Na⁺ 낮음

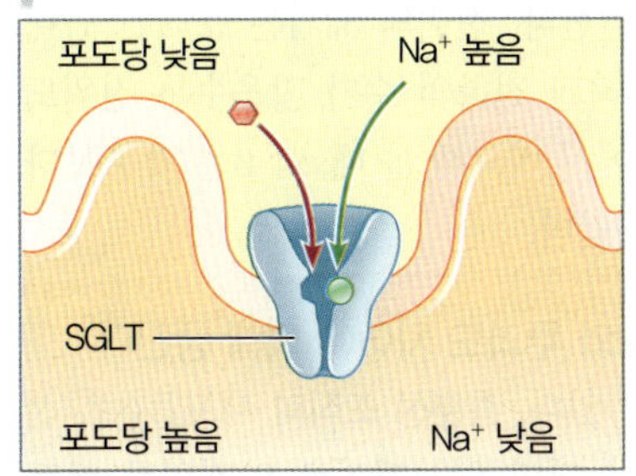

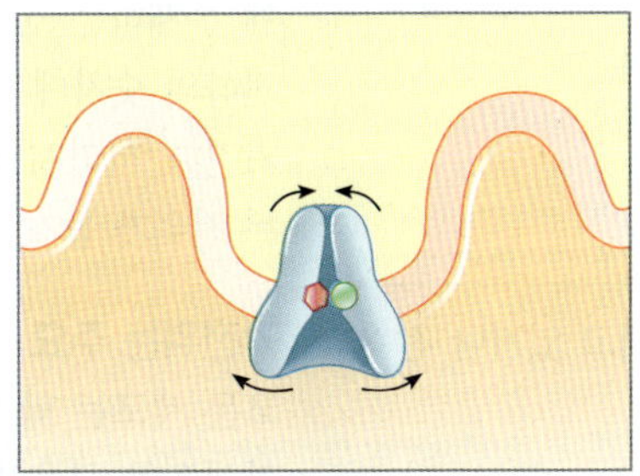

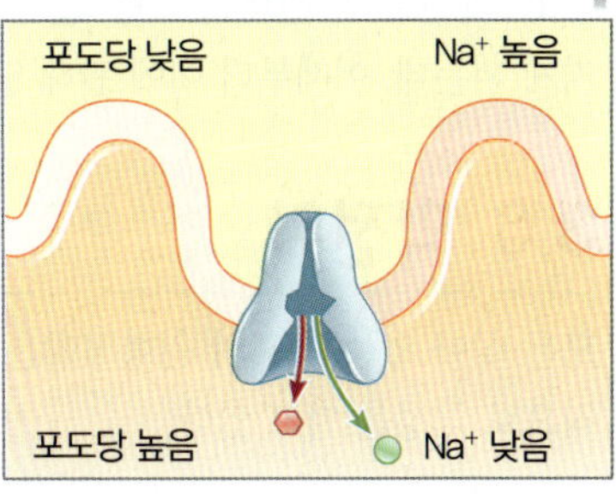

2a Na^+ 농도가 높은 내강 쪽에서 Na^+가 결합하게 되면 SGLT의 포도당 친화도가 증가한다. 따라서 포도당 농도가 낮은 내강 쪽에 있는 포도당도 SGLT와 결합하게 된다.

2b Na^+와 포도당이 같이 결합하게 되면 SGLT의 모양이 변하면서 세포 내부 쪽으로 열리게 된다.

2c SGLT가 Na^+ 농도가 낮은 세포 내부로 Na^+를 방출한다. Na^+가 방출됨에 따라서 SGLT의 포도당 친화도도 감소하기 때문에 포도당 농도가 높은 세포 내부로 포도당이 방출된다.

● **그림 3-17 포도당의 공동수송.** 나트륨-포도당 공동수송체(SGLT)가 매개하는 2형 능동수송을 통해서 포도당이 농도기울기를 거슬러서 소장 및 신장세포의 내강 막을 가로질러 수송된다.

동적인 막 수송 방법이며, 소포의 형성과 세포 내에서의 이동을 위해서 에너지가 필요하다. 이런 방법에 의해 세포 안으로 수송되는 것을 **세포내섭취**라고 하는 반면, 세포 밖으로 내보내는 것을 **세포외배출**이라고 한다(● **그림 2-5** 참조).

세포내섭취 **세포내섭취(작용)(endocytosis)**는 섭취할 물질을 원형질막이 둘러싼 다음 세포표면에서 융합하고 막으로 둘러싸인 소포가 떨어져 나오면서 삼켜진 물질이 세포 안에 갇히게 되는 것이다. 내부로 들어오는 물질의 종류에 따라서 세포내섭취는 다음 3가지 형태로 일어난다: 음세포작용(ECF에 있는 물질의 비선택적 섭취), 수용체-매개형 세포내섭취(거대분자의 선택적 섭취), 식세포작용(다분자입자의 선택적 섭취)(● **그림 2-7** 참조).

세포외배출 **세포외배출(작용)(exocytosis)**은 세포내섭취 과정의 거의 반대로 일어나는 것으로서, 세포내에서 만들어진 막으로 둘러싸인 분비성 소포가 원형질막과 융합해서 열리게 되면 내용물이 외부로 방출되는 것이다. 단백질 호르몬과 효소들은 이런 방식으로 분비된다.

일부 세포에서는 세포내섭취 소포가 일반적으로 분해되는 장소인 리소솜을 우회하여 세포의 반대편 쪽으로 이동한 다음 세포외배출을 통해 내용물을 방출한다. 이 경로를 통해서 거대한 분자는 온전한 채로 세포를 통과하여 운반되기도 한다. 이런 소포수송은 모세혈관을 따라 배열된 얇은 세포들을 건너서 물질을 수송하는 방법의 하나로서 혈액과 주변 조직 사이에서의 물질교환이 일어나게 해준다.

여기까지가 막 수송에 대한 모든 것을 살펴본 것이며, ▲ **표 3-2**에 ECF와 ICF 사이에서 물질이 통과하는 방법들을 요약 설명해 놓았다. 채널, 운반체 그리고 소포수송 기작들의 개수와 종류가 다양하기 때문에 세포들은 어떤 물질이 들어오고 나가는지에 대해서는 차별적으로 선택성을 보인다고 하겠다. 특수화된 수송 기작이 없는 큰 극성분자(채널을 통과하기에는 너무 크고 지용성도 아닌 분자들)는 막을 투과하지 못한다.

K^+과 Na^+의 선택적 수송 결과로 세포는 전기적인 성질을 가지게 되는데, 이제부터 이에 관해 알아보도록 하자.

3.6 막전위

모든 살아 있는 세포의 원형질막은 막전위를 가지고 있거나 전기적으로 극성을 띠고 있다.

막전위란 반대의 전하가 원형질막을 사이에 두고 분리되는 것이다.

막전위(membrane potential)라는 용어는 막을 사이에 두고 반대의 전하가 분리되는 것 혹은 ICF와 ECF에 있는 양이온과 음이온의 상대적 숫자의 차이를 말한다. 반대의 전하는 서로를 잡아당기는 경향이 있으며 같은 전하는 밀어내는 경향이 있다는 것을 기억해 보자. 함께 있는 반대의 전하를 분리하기 위해서는 일을 해야만 한다(에너지를 소비해야 한다). 바꾸어 말하면 반대로 하전된 입자가 분리되었을 때에 이들 사이에 잡아당기는 전기적 힘은 이들 입자가 다시 함께 있을 때 일을 하는 데에 이용될 수 있다. 이것이 전기의 힘으로 움직이는 장치의 기본을 이루는 기초원리이다. 막을 사이에 두고 전하가 분리되는 것을 막전위라고 하는 것은 분리된 전하가 일을 할 수 있는 잠재력을 가지고 있기 때문이다. 전위는 볼트(V) 단위로 표시되지만(전기장치들에서 전압을 나타내는 단위와 같다), 막전위는 비교적 낮은 편이어서 사용되는 단위는 **밀리볼트(millivolt; mV**, 1 V의 1/1,000이다)이다.

전위의 개념은 대부분의 생리학, 특히 신경과 근육의 생리학을 이해하는데 있어서 근본이 되기 때문에 이 용어가 무엇을 의미하는지를 정확히 이해하는 것이 중요하다. ● **그림 3-18a**에서처럼 막의 양쪽에 같은 개수의 양전하(+)와 음전하(−)가 있다면 전기적으로 중성이며 막전위도 존재하지 않는다. 그러나 ● **그림 3-18b**에서처럼 양전하의 일부가 오른쪽에서 왼쪽으로 옮겨지면 왼쪽에 양전하가 더 많이 있고 오른쪽에 음전하가 더 많이 있게 되면, 반대의 전하가 막을 사이에 두고 분리된다거나 양쪽 사이의 양전하와 음전하의 상대적 개수가 차이가 난다고 할 수 있다. 이제는 막전위가 존재하게 된다. 즉 분리된 전하 사이에 서로 잡아당기는 힘에 의해 원형질막의 안쪽과 바깥쪽 표면을 따라 있는 얇은 층에 전하들이 축적된다(● **그림 3-18c**). 그렇지만 이렇게 분리된 전하는 ICF와 ECF에 존재하는 하전된 입자(이온)의 전체 숫자에 비하면 일부에 지나지 않아서 세포 내부와 외부에 있는 액체는 전기적으로는 중성이다(● **그림 3-18d**). 전기적으로 균형을 맞추고 있는 이온들은 막전위에 기여하지 않기 때문에 무시할 수 있다. 이와 같이 우리 몸의 체액에 들어 있는 전체 하전된 입자들 가운데에서 거의 무시할 정도의 일부 입자들만이 막전위를 만드는 데에 기여한다.

막 자체는 전하를 가지고 있지 않다는 점을 주목해라. **막전위**라는 용어는 막의 안쪽과 바깥쪽 바로 위에 있는 얇은 층의 지역에 존재하는 전하의 차이를 말한다. 전위의 세기는 분리된 반대 전하의 숫자에 달려 있다. 분리된 전하의 수가 많을수록 전위도 커진다. 따라서 ● **그림 3-18e**에서 비교해 볼 때, 막 B는 막 A보다는 전위가 높지만 막 C보다는 낮다.

막전위는 주요 이온들의 농도와 투과도 차이에 의해 생긴다.

모든 세포는 막전위를 가지고 있다. **흥분성 조직**의 세포들(예, 신경세포와 근육세포)은 흥분이 되면 일시적으로 막전위를 빠르게 변화시킬 수 있는 능력을 가지고 있다. 이런 일시적인 전위의 요동이 전기적 신호로서 작용한다. 비흥분성 조직의 세포 그리고 휴지기일 때(전기적 신호를 발생하지 않을 때) 흥분성 조직의 세포에서 나타나는 일정한 막전위를 **휴지(막)전위[(resting (membrane) potential]**라고 한다. 이제부터 휴지막전위의 발생과 유지에 대한 것과 전기적 신호가 있을 때 흥분성 조직에서 일어나는 변화에 대해서 알아볼 것이다.

▲ 표 3-2 막 수송의 방식과 특징

수송방식	수송되는 물질	에너지 요구여부 및 이동의 원동력	수송의 한계
단순확산			
지질이중층을 통한 확산	모든 크기의 비극성물질 (예, O_2, CO_2, 지방산)	수동수송; 분자가 농도기울기를 따라서 이동한다(높은 농도에서 낮은 농도로)	기울기가 없어질 때까지 계속된다(이후에 더 이상의 순 이동은 없다)
단백질 채널을 통한 확산	작은 크기의 특정 이온들 (예, Na^+, K^+, Ca^{2+}, Cl^-)	수동수송; 열린 채널을 통해 이온이 전기화학적 기울기에 따라서 이동한다(높은 농도에서 낮은 농도로 그리고 이들 이온과 반대 전하를 가지고 있는 부위의 끌림에 의해 이동한다)	농도기울기와 전기화학적 기울기가 정확하게 서로를 상쇄할 때까지 계속된다(이후에 더 이상의 순 이동은 없다)
삼투	물	수동수송; 물이 자신의 농도기울기에 따라서 이동한다 (물 농도가 낮은 부위로, 즉 용질 농도가 높은 부위로 이동한다)	농도 차이가 없어질 때까지, 반대방향에서의 정수압에 의해 멈출 때까지 혹은 세포가 파괴될 때 까지 계속된다
운반체-매개형 수송			
촉진확산	운반체가 존재하는 작은 크기의 특정 극성분자(예, 포도당)	수동수송; 분자는 농도기울기를 따라서 이동한다(높은 농도에서 낮은 농도로)	최대수송능(T_m)을 가지고 있다; 운반체가 포화될 수 있다
1형 능동수송	운반체가 존재하는 특정 양이온들 (예, Na^+, K^+, H^+, Ca^{2+})	능동수송; 이온은 농도기울기를 거슬러서 이동한다(낮은 농도에서 높은 농도로); ATP가 필요하다	최대수송능(T_m)을 가지고 있다; 운반체가 포화될 수 있다
2형 능동수송(공동수송 혹은 역수송)	결합된 수송운반체가 존재하는 특정 작은 크기의 극성분자들과 이온들	능동수송; 물질이 농도기울기를 거슬러서 이동한다(낮은 농도에서 높은 농도로); ATP를 사용하는 1형 펌프에 의해 형성된 Na^+ 기울기에 의해 직접 구동된다. 공동수송에서는 공수송되는 분자와 구동이온이 같은 방향으로 이동한다; 역수송에서는 수송되는 용질과 구동이온이 반대방향으로 이동한다.	최대수송능(T_m)을 가지고 있다; 결합된 수송운반체가 포화될 수 있다
소낭형 수송			
세포내 섭취(작용)			
음세포작용	적은 부피의 세포외액(ECF)	능동수송; 원형질막이 안쪽으로 들어간 다음에 표면에서 떨어져 나가면서 내부 소낭을 형성한다	어떻게 조절되는지 잘 알려져 있지 않다
수용체-매개형 세포내 도입	큰 크기의 특정한 극성분자 (예, 단백질)	능동수송; 원형질막이 안쪽으로 들어간 다음에 표면에서 떨어져 나가면서 내부 소낭을 형성한다	막 표면의 특정 수용체에 결합하는 것이 필요하다
식세포작용	다분자입자들 (예, 박테리아, 세포 부유물)	능동수송; 세포에서 위족이 뻗어 나와 입자를 둘러쌈으로써 내부 소낭을 형성한다	막 표면의 특정 수용체와 결합하는 것이 필요하다
세포외 배출(작용)	분비성 생산물들(예, 호르몬, 효소) 및 세포를 통째로 통과하는 큰 분자들	능동수송; 세포질 내 Ca^{2+}이 증가하면 원형질막과 분비 소낭과의 융합이 유도된다; 소낭이 열리면서 내용물이 외부로 방출된다	특정한 신경 혹은 호르몬 자극에 의해 분비가 일어난다

막의 전기적 성질은 주요 이온들의 ICF와 ECF 사이에서의 불균등 분포와 원형질막을 통한 선택적 이동에 의해 생긴다. 몸 안에서 전하는 이온들에 의해 운반된다. 휴지막전위를 형성하는데 관여하는 주요 이온은 Na^+, K^+ 그리고 A^-로 표시된 큰 음으로 하전 된 세포내 단백질이다. 다른 이온들(Ca^{2+}, Mg^{2+}, Cl^- 등)은 비록 몸 안에서 다른 중요한 역할을 하지만 대부분의 세포에서 휴지기 원형질막의 전기적 성질에는 직접적으로 기여하지는 않는다.

▲ **표 3-3**은 막의 전기적 특성에 결정적으로 작용하는 이온들

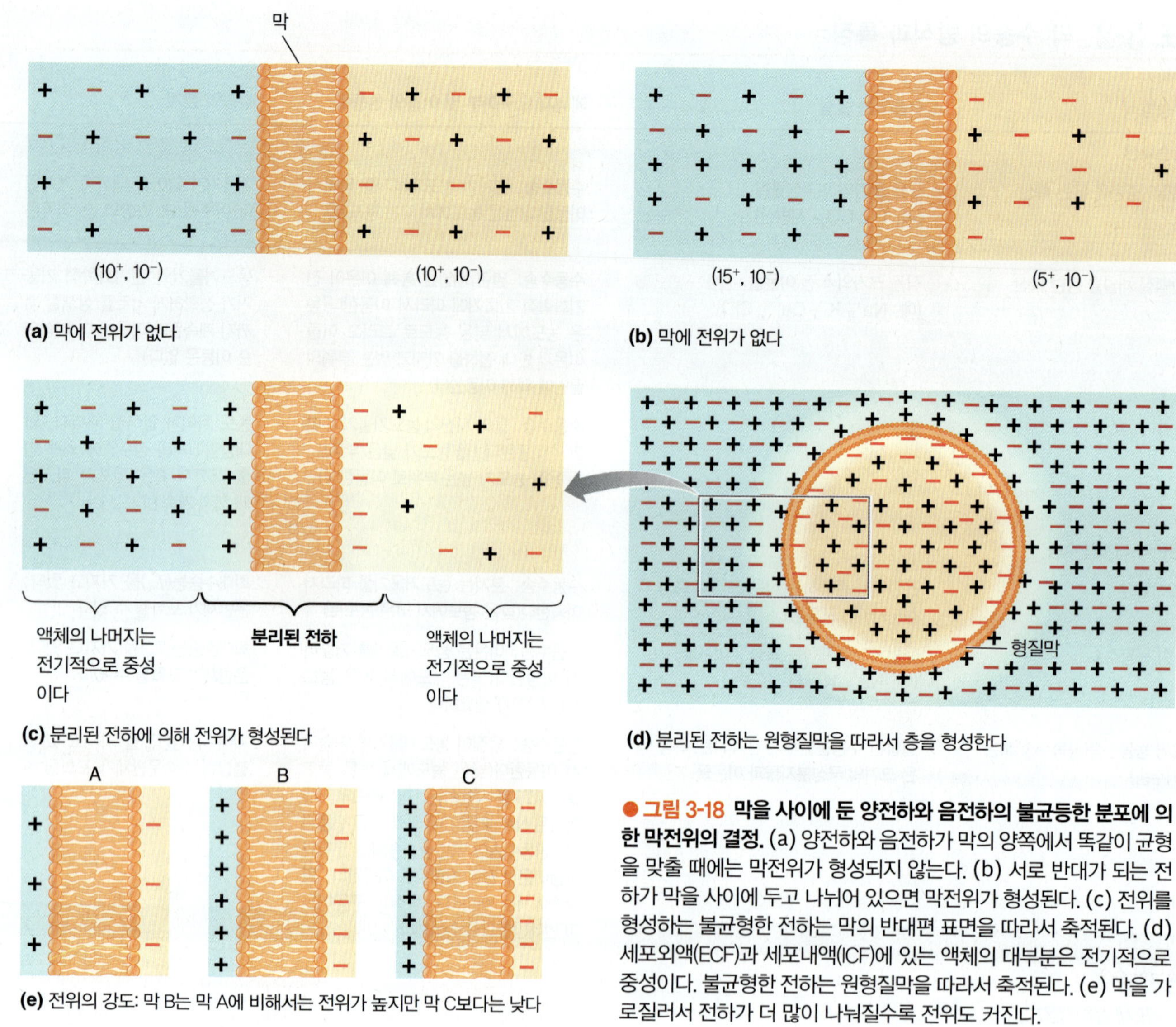

● 그림 3-18 막을 사이에 둔 양전하와 음전하의 불균등한 분포에 의한 막전위의 결정. (a) 양전하와 음전하가 막의 양쪽에서 똑같이 균형을 맞출 때에는 막전위가 형성되지 않는다. (b) 서로 반대가 되는 전하가 막을 사이에 두고 나뉘어 있으면 막전위가 형성된다. (c) 전위를 형성하는 불균형한 전하는 막의 반대편 표면을 따라서 축적된다. (d) 세포외액(ECF)과 세포내액(ICF)에 있는 액체의 대부분은 전기적으로 중성이다. 불균형한 전하는 원형질막을 따라서 축적된다. (e) 막을 가로질러서 전하가 더 많이 나눠질수록 전위도 커진다.

의 농도와 상대적 투과도를 비교한 것이다. Na^+은 *ECF*에 더 많이 그리고 K^+은 *ICF*에 더 많이 축적된다는 사실을 주목해보자. 이런 농도 차이는 에너지를 사용하는 Na^+-K^+ 펌프에 의해서 유지된다. A^-가 원형질막을 투과하는 것은 사실상 불가능하기 때문에 크고 음으로 하전된 이들 단백질들은 세포 내부에만 존재하게 된다. 세포 안으로 수송되어 들어온 아미노산으로부터 합성된 이후에 단백질들은 세포 안에 머물러 있게 된다.

Na^+와 K^+는 능동적 수송 기구 외에도 특정 단백질 채널들을 통해서 수동적으로 막을 가로질러 이동한다. 일반적으로 막에는 수동적 Na^+ 이동을 위한 열린 누출채널보다는 수동적 K^+ 이동을 위한 누출채널이 훨씬 더 많기 때문에 Na^+ 보다 K^+가 더 용이하게 막을 통과한다. 신경세포의 휴지전위에서는 K^+이 Na^+에 비해 투과도가 25~30배 이상 높다.

▲ 표 3-3 휴지상태 신경세포에서 막전위를 형성하는 이온의 농도 및 투과도

이온	세포외 농도*	세포내 농도*	상대적 투과도
Na^+	150	15	1
K^+	5	150	25–30
A^-	0	65	0

*농도는 리터당 밀리몰(mM)

이들 이온의 상대적 농도와 투과도에 대한 내용을 기초로 하여, 원형질막을 가로질러 작용하는 힘에 대해서 분석해 보도록 하겠다. 먼저 (1) Na^+-K^+ 펌프가 막전위에 직접적으로 기여하는 정도, (2) K^+의 움직임 단독으로 막전위에 미치는 영향, (3) Na^+의 단독적인 영향, (4) 세포 안에서 실제 일어나는 상황으로서 K^+와 Na^+가 동시에 미치는 영향에 대해 알아본다. 이러한 내용들을 검토할 때, 세포 내부에서는 K^+가 높은 농도가 되게끔 그리고 세포 외부에서는 Na^+가 낮은 농도가 되게끔 Na^+-K^+ 펌프가 유지하고 있기 때문에 **K^+의 농도기울기는 항상 바깥쪽으로 그리고 Na^+의 농도기울기는 항상 안쪽으로 형성되어 있다**는 것을 기억해라. 또한 K^+과 Na^+ 모두 양이온이기 때문에 **막에서는 두 이온 모두가 전기적 기울기가 항상 음으로 하전된 쪽을 향한다**는 사실도 염두에 두어야 하겠다.

Na^+-K^+ 펌프가 막전위에 미치는 영향 Na^+-K^+ 펌프는 2개의 K^+을 들여보낼 때마다 3개의 Na^+를 내보낸다. Na^+와 K^+ 모두 양이온이기 때문에 이런 불균등한 수송에 의해 더 많은 양이온이 세포 밖으로 수송되면 세포 밖은 상대적으로 더 많은 양의 전하를 가지게 되고, 세포 안은 상대적으로 더 많은 음의 전하를 가지게 되면서 막을 사이에 두고 전하가 분리된다. 그렇지만 이런 능동적 수송 기작으로는 작은 막전위를 발생시키기에 충분한 양의 전하만 분리하게 된다. 막전위의 대부분은 농도기울기에 따른 K^+과 Na^+의 수동확산의 결과로 생성된다. 따라서 막전위를 형성하는데 있어서 Na^+-K^+ 펌프의 주된 역할은 간접적인 것으로서, 막전위의 대부분을 만드는 이온의 이동들이 직접적으로 일어나게 해 주는 농도기울기를 유지해 주는 것이다.

K^+의 단독 이동이 막전위에 미치는 영향: K^+의 평형전위 다음의 특성을 가진 가상적 상황인, (1) 막을 사이에 둔 K^+와 A^-의 농도, (2) K^+는 자유롭게 막을 투과하지만 A^-는 그렇지 못한 점, (3) 아직은 존재하지 않는 전위 등을 생각해 보라. K^+의 농도기울기에 의해 이 이온은 세포 밖으로 움직이려는 경향을 가진다(● **그림 3-19**). K^+는 막을 투과하기 때문에 이온들이 쉽게 통과하면서 양전하를 같이 가져가게 되면 세포 바깥에 더 많은 양전하가 몰리게 된다. 동시에 ● 그림 3-18b에 나타나 있는 것처럼 A^- 형태의 음전하는 내부에 남아 있게 된다(A^-는 엄청난 농도기울기에도 불구하고 확산되지 못한다는 점을 기억하라). 이제 막전위가 형성된다. 전기적 기울기도 형성되기 때문에 K^+는 음의 전하를 가지고 있는 내부 쪽으로는 끌리면서 양의 전하를 가진 외부에 의해서는 밀려나가게 된다. 따라서 두 가지 힘이 K^+에 작용하게 된다. 즉, 농도기울기는 K^+를 세포 밖으로 이동시키려고 하고 전기적 기울기는 같은 이온을 세포 안으로 이동시키려고 한다.

초기에는 농도기울기가 전기적 기울기보다 강하게 작용해서 K^+가 계속해서 세포 밖으로 순 이동함에 따라서 막전위는 증가하게 될 것이다. 하지만 좀 더 많은 K^+가 세포 밖으로 나가게 되면 바깥쪽은 양전하가 증가하게 되고 안쪽은 음전하가 증가하게 되면서 반대방향인 전기적 기울기가 더 강하게 작용하게 된다. 전기적 기울기의 세기가 농도기울기의 세기와 비슷하게 되면서 밖으로 향하는 순 이동은 점차적으로 감소하게 된다. 마지막으로 이 두 힘이 정확하게 균형(평형)을 이루게 되면, K^+의 순 이동은 더 이상 일어나지 않는다. 이 평형상태에서 형성된 전위를 **K^+의 평형전위(equilibrium potential for K^+; E_{K^+})**라고 한다. 이 지점에서는 강한 K^+의 농도기울기가 아직 남아 있지만 이와 정확하게 균형을 맞추는 전기적 기울기가 있기 때문에 K^+는 농도기울기에 따라서 세포 밖으로 순 이동되지 않는다(● **그림 3-19**).

E_{K^+}의 막전위는 −90 mV이다. 즉, −90 mV의 막전위란 바깥쪽과 비교해서 안쪽이 음의 하전이 높은 90 mV 세기의 전위를 가짐을 말한다. 반대로 +90 mV의 전위란 같은 세기를 가졌지만 안쪽이 양의 하전이 더 높은 전위를 말한다.

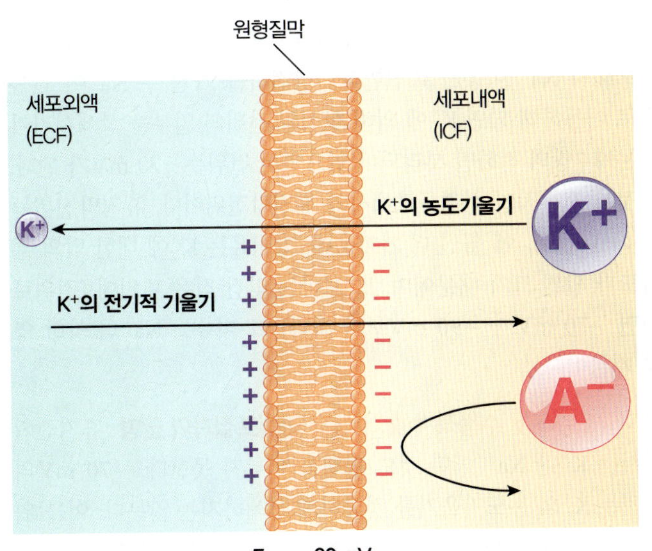

1 K^+의 농도기울기에 의해 이온들이 세포 밖으로 이동하려는 경향을 갖는다.

2 K^+이 농도기울기를 따라서 세포 밖으로 이동함에 따라서 세포 밖은 좀 더 양전하를 가지게 된다.

3 세포 내에 있는 큰 단백질 음이온(A^-)은 막을 투과하지 못한다. K^+은 나가고 A^-는 남기 때문에 세포 내부는 좀 더 음전하를 가지게 된다.

4 결과적으로 생기는 전기적 기울기에 의해 K^+이 세포 내부로 들어오려는 경향을 갖게된다.

5 내부로 향하는 전기적 기울기가 외부로 향하는 농도기울기를 정확히 상쇄하게 되면서 K^+의 순 이동은 더 이상 일어나지 않는다. 이런 평형지점에서의 막전위가 K^+의 평형전위(E_{K^+})이며 그 값은 −90 mV이다.

● **그림 3-19 K^+의 평형전위.**

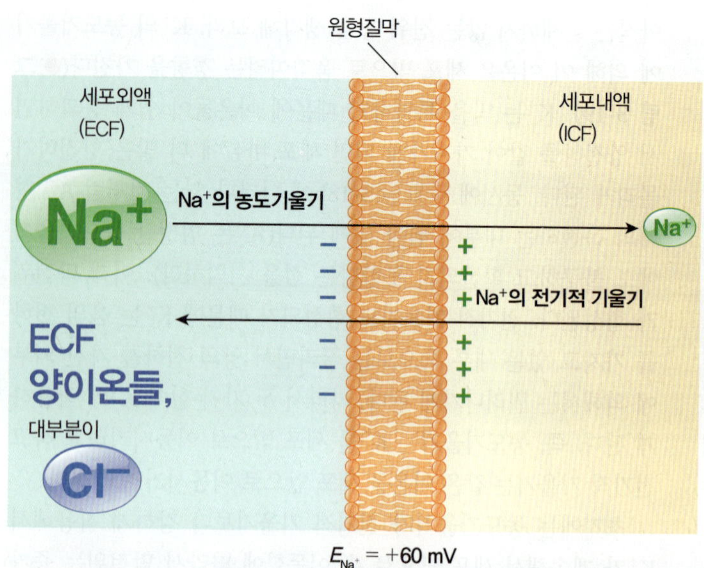

1 Na^+의 농도기울기에 의해 이온들이 세포 안으로 이동하려는 경향을 갖는다.

2 Na^+ 이온이 농도기울기를 따라서 세포 안으로 이동함에 따라서 세포 안은 좀 더 양전하를 가지게 된다.

3 Na^+ 이온은 세포 안으로 들어가고 음전하를 가지는 이온(주로 Cl−)이 불균형하게 남게 되면서 세포 외부는 좀 더 음전하를 가지게 된다.

4 결과적으로 생기는 전기적 기울기에 의해 Na^+이 세포 외부로 나가려는 경향을 가지게 된다.

5 외부로 향하는 전기적 기울기가 내부로 향하는 농도기울기를 정확히 상쇄하게 되면서 Na^+의 순 이동은 더 이상 일어나지 않는다. 이런 평형지점에서의 막전위가 Na^+의 평형전위(E_{Na^+})이며 그 값은 +60 mV이다.

● **그림 3-20** Na^+**의 평형전위.**

Na^+의 단독 이동이 막전위에 미치는 영향: Na^+의 평형전위 Na^+ 단독으로도 앞과 유사한 가상적 상황이 일어날 수 있다 (● **그림 3-20**). Na^+의 농도기울기에 의해 이온이 세포 안으로 이동하면 막의 내부에는 양전하가 축적되고 외부에는 음전하가 남게 되는(주로 Cl^-의 형태로 남는데 Na^+와 Cl^-은 – 즉, 소금 – ECF에 들어 있는 주요 이온들이다) 불균형 상태가 된다. 농도기울기를 정확히 상쇄해 주는 반대방향의 전기적 기울기가 커지면서 안쪽으로의 순 이동은 평형을 이룰 때까지 계속된다. 이 지점에서의 형성된 전위가 **Na^+의 평형전위(E_{Na^+})**로서 +60 mV이다. 이 경우에는 K^+의 평형전위와는 대조적으로 세포의 안쪽이 양의 하전을 띄게 된다. Na^+의 농도기울기가 더 작고 이에 따른 반대방향의 전기적 기울기(막전위)도 평형만큼 크지 않기 때문에(▲ **표 3-3** 참조), E_{Na^+}의 크기(60 mV)는 E_{K^+}의 크기(90 mV)보다는 약간 작은 편이다.

K^+와 Na^+가 동시에 휴지막전위에 미치는 영향 체액에서는 K^+나 Na^+이 단독으로 존재하지 않기 때문에 신체의 세포에서는 평형전위가 있는 것은 아니며, 평형전위는 가상적 또는 실험조건에서만 존재한다. 살아 있는 세포에서는 K^+와 Na^+의 효과를 모두 고려해야만 한다. 어떤 이온의 원형질막 투과도가 클수록 그 이온의 평형전위에 가깝도록 막전위를 형성하려는 경향이 크다. 휴지상태의 막은 Na^+에 비해 K^+를 25~30배 이상 잘 투과시키기 때문에 K^+는 Na^+보다 더 쉽게 통과한다. 따라서 K^+는 Na^+에 비해 휴지막전위에 훨씬 더 많은 영향을 준다. K^+가 단독으로 작용할 때에 평형전위가 −90 mV로 형성된다는 점을 기억해보자. 그렇지만 막은 Na^+도 투과시키기 때문에 Na^+의 일부가 세포 안으로 들어와서 평형전위에 도달하려는 제한적인 시도를 한다. 이런 Na^+의 유입은 만일 Na^+ 없이 K^+ 단독이었을 경우라면 형성될 수 있는 전위의 일부를 상쇄시킨다.

이 개념을 좀 더 잘 이해하기 위해서 ● **그림 3-21**에 보인 것처럼 한 쌍의 전하가 10 mV의 전위를 표시한다고 가정해보자(실제로는 분리된 전하가 여럿 있어야만 10 mV의 전위를 만들기 때문에 기술적으로는 틀린 말이다). 이런 단순화된 예를 보면 막을 사이에 두고 9개의 (+)와 (−)가 나뉘어져 있으며 (−)는 내부에 있으면서 −90 mV의 E_{K^+}를 나타낸다. 그리고 Na^+의 농도기울기와 전기적 기울기에 따라 2개의 Na^+가 세포 안으로 들어온다고 가정하고 K^+가 주도적 역할을 하고 있는 막에 미치는 Na^+의 작은 영향을 합쳐서 생각해 보도록 하자(Na^+의 전기적 기울기가 보통은 바깥쪽으로 향하는 것과는 대조적으로 E_{Na^+}에서는 Na^+의 전기적 기울기가 이제 안쪽으로 향한다는 것을 주목하자. E_{Na^+}에서는 농도기울기에 따른 안쪽으로의 Na^+의 이동에 의해 세포 내부는 양의 전하를 가진다. 하지만 휴지상태의 신경세포에서는 막전위에 미치는 K^+의 우월적 영향 때문에 세포 내부는 음의 전하를 가진다. 따라서 이제는 농도기울기와 전기적 기울기 모두 세포 안쪽으로의 Na^+ 이동을 촉진한다). 양전하를 가진 두 Na^+이 안쪽으로 이동하게 되면 K^+에 의해 형성된 전위의 일부를 상쇄시키기 때문에 7쌍의 전하만 분리되어 있으면서 전위는 −70 mV가 된다. 이것이 전형적인 신경세포에서의 휴지막전위이다. 휴지막전위는 E_{Na^+}보다는 E_{K^+}에 훨씬 더 가까운데 그 이유는 K^+에 대한 막의 투과도가 훨씬 크기 때문이며, E_{K^+}보다는 약간 작은 편인데 (전위로 치면 −70 mV가 −90 mV보다 작다) 그 이유는 Na^+의 약한 영향 때문이다.

휴지막전위에서 수동적 누출과 능동적 펌프질과의 균형 휴지전위에서는 K^+나 Na^+ 어떤 것도 평형을 이루지 못한다. −70 mV의 전위는 K^+의 농도기울기를 정확하게 상쇄하지는 않는다; 이를 위해서는 −90 mV의 전위가 필요하다. 따라서 작은 농도기울기에 따라서 K^+는 누출채널을 통해서 천천히 지속적으로 그리고 수동

1 Na^+-K^+ 펌프의 작용으로 Na^+은 세포 밖으로 K^+은 세포 안으로 수송됨에 따라 세포외액에서는 Na^+ 농도가 높게 그리고 세포내액에서는 K^+ 농도가 높게 유지된다.

2 원형질막을 사이에 두고 형성된 농도기울기에 의해서 K^+는 막전위를 K^+ 평형전위인 −90 mV로 되게 하려는 반면, Na^+는 Na^+ 평형전위인 +60 mV로 되게 하려는 경향을 가지게 된다.

3 하지만 K^+가 막을 더 잘 투과하기 때문에 휴지막전위에는 K^+이 주도적인 영향을 미친다. 그 결과 휴지막전위 (−70 mV)는 Na^+ 평형전위 (E_{Na^+})보다는 K^+ 평형전위 (E_{K^+})에 더 근접하게 된다.

4 휴지막전위가 형성되는 동안 비교적 많은 K^+이 외부로 순 확산됨에도 불구하고 −90 mV의 전위를 형성하지 못하는 이유는 Na^+이 휴지막을 조금씩 투과하면서 일어나는 비교적 적은 내부로의 Na^+의 순 확산이 K^+ 단독으로 형성할 수 있는 막전위의 일부를 중성화시키기 때문이며 그 결과 휴지막전위는 E_{K^+}보다 약간 작은 −70 mV로 형성된다.

5 양으로 하전된 이온이 외부로 순 이동하는 동안 음으로 하전된 세포 내부의 단백질(A^-)은 막을 투과할 수 없기 때문에 세포 내부에 불균형하게 남아 있게 되면서 세포 내부는 외부에 비해 더 음으로 하전이 된다.

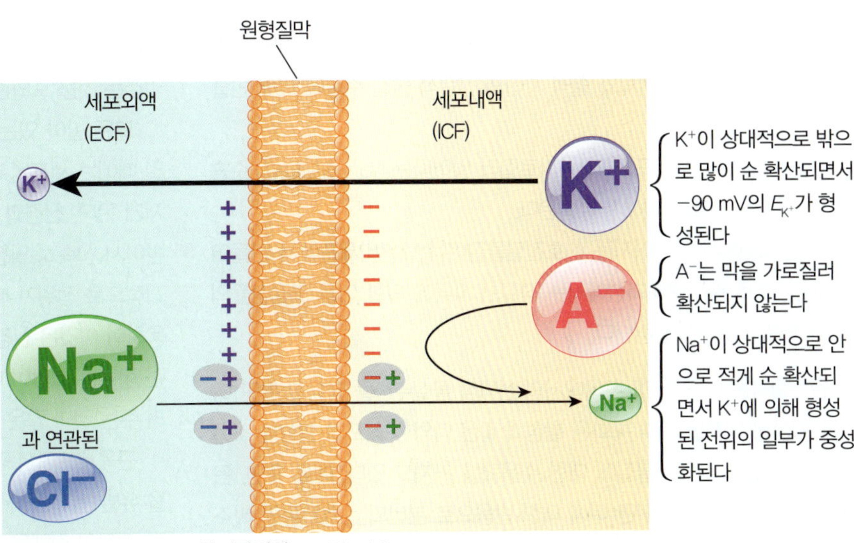

● **그림 3-21 휴지막전위 형성에 있어서 같이 이동하는 K^+과 Na^+의 영향.**

적으로 빠져나가게 된다. Na^+의 경우에는 농도기울기와 전기적 기울기가 서로를 상쇄하지도 못하고 둘 다 Na^+의 세포 안쪽으로의 이동을 촉진하게 된다. 따라서 Na^+는 농도기울기를 따라서 세포 내부로 지속적으로 누출된다. 그러나 Na^+의 누출 채널이 많지 않아 낮은 막 투과도 때문에 서서히 누출된다.

이런 누출은 항상 일어나는데, 그렇다면 어째서 세포 내부의 K^+ 농도는 계속해서 줄지 않으며 세포 내부의 Na^+의 농도는 계속해서 늘어나지 않는 것인가? 그 이유는 Na^+-K^+ 펌프가 수동적 누출속도를 상쇄해 주고 있기 때문이다. 휴지전위에서 펌프는 원칙적으로는 누출되어 나온 수만큼의 K^+을 세포 안으로 들여오며 동시에 누출되어 들어온 수만큼의 Na^+을 밖으로 내보내기 때문이다. 이 지점에서는 모든 수동적 누출이 능동적 펌프질에 의해 균형이 맞춰지기 때문에 어떤 이온의 순 이동도 일어나지 않는다. 능동적 펌프가 수동적 누출을 상쇄하기 때문에 K^+과 Na^+의 농도기울기는 그대로 유지된다. 따라서 Na^+-K^+ 펌프는 초기에는 막을 사이에 두고 K^+과 Na^+의 농도 차이를 만들어줄 뿐만 아니라 이후에는 이를 유지시켜주기도 한다.

지금까지 논의한 것처럼 막전위의 크기는 이들 이온의 막 투과도 차이와 더불어 농도기울기의 규모에 의해서 결정된다. 휴지기에서는 Na^+와 K^+의 농도기울기와 투과도가 그대로 유지되기 때문에 이들에 의해 형성된 휴지막전위도 그대로 유지가 된다.

신경과 근육세포에서의 막전위의 특별한 이용 신경과 근육세포는 막전위를 특별하게 이용할 수 있도록 발달되어 있다. 이들 세포는 적절한 자극에 대한 반응에 관여하는 이온들의 막 투과도를 일시적으로 빠르게 변화시킴으로써 막전위에 변동이 일어나게 한다. 이런 빠른 전위의 변동이 신경세포에서는 신경자극을 만들어 내고 근육세포에서는 수축이 일어나게 한다. 4장~8장에서 이러한 활성들에 대해서 집중적으로 알아볼 것이다. 모든 세포들이 막전위를 나타내고 있음에도 불구하고 다른 세포에서의 막전위의 중요도에 관한 것은 아직 불확실하다. 물론 인슐린 분비세포처럼 일부 분비세포에서는 분비 활성 정도와 막전위의 변화가 연관되어 있는 경우도 있기는 하다.

제3장 요약: 항상성 측면

신체의 모든 세포는 주변의 ECF로부터 영양분이나 O_2와 같은 필수물질들은 얻어야 하며, 노폐물은 ECF로 제거해야 하며, 화학적 신호물질이나 소화효소와 같은 분비산물들은 방출해야만 한다. 따라서 ECF와 ICF 사이에서 막을 가로질러 물질을 수송하는 것은 세포 생존에 필수적이며 ECF의 구성성분은 생명유지를 위해 필수적인 교환을 지원하기 위해서는 항상성에 맞게 유지되어야만 한다.

많은 종류의 세포들은 항상성을 유지하기 위해 특이화된 활성들을 수행하기 위해서 막 수송을 이용하고 있으며, 그 예들을 들면 다음과 같다.

1. 소화관 내강으로부터 영양분을 흡수하는 과정에서 소화관 내벽을 따라 배열한 세포들이 막을 가로질러 에너지-생성 분자들을 수송한다.
2. 폐에서 공기와 혈액 사이에 O_2와 CO_2를 교환하는 과정에서 기낭을 따라 배열한 세포 그리고 폐에 있는 혈관의 막을 가로지르는 가스의 교

환이 일어난다.

3. 오줌은 세뇨관 벽을 따라 배열한 세포의 막을 가로질러 일어나는 신장 세뇨관 내부의 액체와 혈액 사이의 선택적 물질 수송에 의해 만들어진다.
4. 심장박동은 심장세포의 막을 가로질러 일어나는 Na^+, K^+, Ca^{2+} 수송의 주기적 변화에 의해서 유발된다.
5. 신경세포에서 만들어지는 신호전달물질이나 내분비세포에서 만들어지는 호르몬의 분비과정에서는 적절한 자극에 의한 이들 조절산물의 ECF로의 수송이 일어난다.

원형질막은 ECF와 ICF 사이에서의 선택적 물질수송을 담당할 뿐만 아니라 항상성 유지를 위해 특화된 활성과 같은 다양한 세포의 활성을 조절해 주는 특정 화학전달물질에 대한 수용체를 가지고 있다. 예를 들면, 몸 안의 수분이 부족하게 되면 이에 대한 반응으로 분비되는 호르몬인 바소프레신은 특정 종류의 신장세포 원형질막에 있는 수용체에 결합한다. 결합을 하게 되면 세포는 자극을 받아서 이들 세포의 원형질막에 아쿠아포린(물 채널)이 추가적으로 삽입되도록 촉진함으로써 오줌이 만들어지는 과정에서 수분을 보존하며 처음에 반응을 일으키게 했던 수분 부족을 완화시켜주는 것을 도와준다.

모든 살아 있는 세포는 막전위를 가지고 있는데 전기적으로 휴지상태일 때에는 세포의 내부가 세포 주변의 액체에 비해서 약간 더 음전하를 가지게 된다. 신경과 근육세포가 갖는 특화된 활성은 세포가 적절한 자극을 받아서 신속히 막전위를 바꿀 수 있는 능력에 의존한다. 신경세포에서 일시적으로 전위가 빠르게 바뀌는 것은 신경흥분에 대한 전기적 신호로 작용하며 이것은 신경경로를 따라서 정보를 전달하는 수단으로 사용된다. 이런 정보는 혈압이 너무 낮아진 경우에 신호를 받아 혈압을 정상으로 되돌려 주는 것과 같은 항상성 조절에 이용된다.

근육세포에서 막전위의 빠른 변화가 근육의 특수화된 활성인 근육수축을 유발한다. 근육수축은 다양한 방법으로 항상성에 기여를 한다. 예를 들면, 심장이 혈액을 펌프질하는 것이나 소화관을 따라서 음식물을 이동시키는 것을 들 수 있다.

복습 문제 *REVIEW EXERCISES*

객관식

1. 인지질분자의 비극성 꼬리는 원형질막의 내부에 스스로를 묻어버린다. (*진실 또는 거짓?*)
2. 세포는 고장액과 접촉하게 되면 수축한다. (*진실 또는 거짓?*)
3. 채널(통로)은 막의 양쪽에서 동시에 열리지만, 운반체는 한 번에 막의 어느 한쪽에서만 열린다. (*진실 또는 거짓?*)
4. Na^+-K^+ 펌프는 불균형적 펌프질을 함으로써 -70 mV의 휴지막전위를 형성하는데 충분한 전하를 분리하는데 직접적으로 관여한다. (*진실 또는 거짓?*)
5. 휴지막전위에서 막 내부에는 (양, 음)전하가 약간 더 많이 있으며 막 외부에는 (양, 음)전하가 약간 더 많이 있다.
6. 막의 어떤 구성성분이 질문하는 기능을 담당하는지를 오른쪽에서 찾아 표시하라.

   ____ 1. 채널의 형성 (a) 지질이중층
   ____ 2. 수용성물질의 이동에 대한 장벽 (b) 단백질
   ____ 3. 수용체 부위 (c) 탄수화물
   ____ 4. 막의 유동성
   ____ 5. '자기'의 인식
   ____ 6. 막에 부착된 효소
   ____ 7. 구조적 경계
   ____ 8. 운반체

7. 각 경우에 있어서의 순 이동의 방향을 오른쪽에서 찾아 표시하라.

   ____ 1. 단순확산 (a) 높은 농도에서 낮은 농도로 이동
   ____ 2. 촉진확산 (b) 낮은 농도에서 높은 농도로 이동
   ____ 3. 1차 능동수송
   ____ 4. 공동수송 혹은 역수송에서 Na^+
   ____ 5. 공동수송 혹은 역수송에서 이동되는 용질
   ____ 6. 삼투에서 물의 농도기울기에 대한 물의 이동
   ____ 7. 삼투에서 용질의 농도기울기에 대한 물의 이동

8. 세포연접의 종류를 오른쪽에서 찾아 표시하라.

   ____ 1. 부착연접 (a) 간극연접
   ____ 2. 불투과성 연접 (b) 밀착연접
   ____ 3. 소통연접 (c) 데스모솜
   ____ 4. 코넥손으로 이루어져 있으며 세포 사이에서 작은 분자와 이온을 통과시켜줌
   ____ 5. 인접세포들을 고정시켜주는 연결섬유로 이루어져 있음
   ____ 6. 두 개의 상호작용하는 세포의 외부 표면에 있는 단백질의 융합에 의해 형성됨
   ____ 7. 기계적으로 늘어나는 조직에 있어서 중요
   ____ 8. 근육을 구성하는 세포들 사이에 전기적 활성이 퍼져나가도록 해줌으로써 심장과 평활근의 동시적 수축에서 중요한 역할을 함
   ____ 9. 2개의 서로 다른 화학적 조성을 가진 구획을 분리함으로써 상피층에 있는 세포들 사이를 통과하지 못하게 하는 데 중요한 역할을 함

주관식

1. 막 구조의 유동모자이크 모델을 설명하라.
2. 세포외 기질에 있는 3가지 주요 종류의 단백질섬유가 하는 기능은 무엇인가?
3. 어느 입자가 원형질막을 투과할 수 있는지에 영향을 주는 입자의 두 가지 성질은 무엇인가?
4. 막 수송 방법의 목록을 만들고 각각을 설명하라. 어떤 종류의 물질이 각 방법에 의해 수송되는지를 표시하고 각 수송 방법이 수동수송인지 능동수송인지 그리고 도움을 받지 않는 수송인지 도움을 받는 수송인지를 말하라.
5. 표면적의 증가가 막을 가로지르는 순 확산 속도에 어떤 영향을 미치는 지를 설명하라. 또 두께의 증가가 막을 가로지르는 순 확산 속도에 어떤 영향을 미치는지를 설명하라.
6. Na^+-K^+ 펌프가 하는 3가지 중요한 역할에 대해 서술하라.
7. 다음의 각 조건이 막전위의 형성과 유지에 어떻게 기여를 하는지를 설명하라. (a) Na^+-K^+ 펌프, (b) 막을 가로지르는 K^+의 수동적 이동, (c) 막을 가로지르는 Na^+의 수동적 이동, (d) 크기가 큰 세포내부의 음이온.

심화학습 문제 *POINTS TO PONDER*

1. 어떤 용액이 정상 체액과 삼투질 농도는 같지만 등장액이 아닐 수가 있다. 왜 그런지 설명하라.
2. Na^+는 투과하지만 Cl^-는 투과하지 못하는 어떤 막이 두 용액을 분리한다고 가정하자. 1쪽의 염화나트륨의 농도가 2쪽의 농도보다 높다. 그렇다면 다음에 설명하는 이온의 이동 가운데 어떤 것이 실제로 일어날까?
   a. 농도기울기가 사라질 때까지 Na^+이 이동할 것이다(2쪽의 Na^+의 농도가 1쪽의 Na^+ 농도와 같아질 때까지)
   b. Cl^-이 농도기울기에 따라서 1쪽에서 2쪽으로 이동할 것이다.
   c. 1쪽이 음의 값을 가지는 막전위가 형성될 것이다.
   d. 1쪽이 양의 값을 가지는 막전위가 형성될 것이다.
   e. 앞의 설명 가운데 어떤 것도 맞지 않다.
3. 만일 막이 K^+보다 Na^+를 더 잘 투과시킨다면, 휴지전위에 비교해서 막전위가 더 음의 값을 가지게 될까 아니면 양의 값을 가지게 될까?
4. 아래 그래프에서는 물질을 세포로 수송하는 데 어떤 수송방법을 사용하는가?

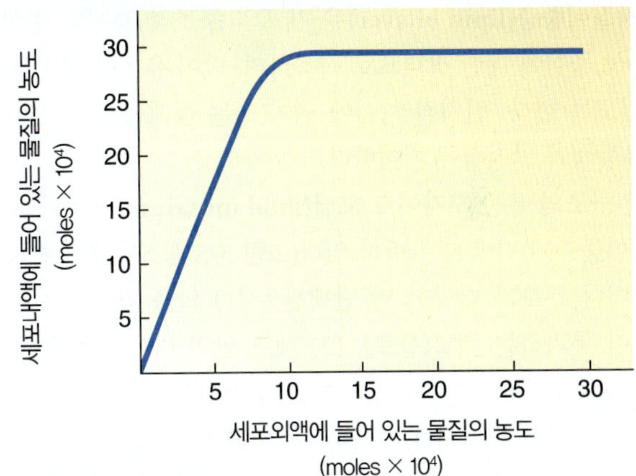

   a. 농도기울기에 따른 확산
   b. 삼투
   c. 촉진확산
   d. 능동수송
   e. 소포수송
   f. 주어진 정보를 가지고는 대답하기가 불가능하다.
5. 어미가 만들어내는 첫 모유인 초유에는 항체와 큰 단백질 분자가 풍부하게 들어 있다. 이들 어미가 만들어낸 항체는 아기가 스스로 항체를 생산할 수 있을 때까지 감염으로부터 모유수유를 하는 갓난아기를 보호해 준다. 그렇다면 이들 어미가 만들어낸 항체는 어떤 방법을 통해서 갓난아기의 소화관을 따라 배열한 세포를 가로질러 혈류로 수송되는지를 생각해 보라.

임상관련 문제 *CLINICAL CONSIDERATION*

윌리엄(William H.)은 적절한 임시피난처를 신속히 마련할 수 있는 준비가 되어 있지 못한 지역에서 파괴적인 지진의 희생자들을 돕다가 심각한 설사증상이 생기게 되었다. 그는 감염된 개인들의 분변물에 의해 오염된 위생적이지 못한 물에 의해서 옮겨지는 질병인 콜레라에 걸렸다는 진단을 받았다. 콜레라균이 만들어내는 독소는 창자세포의 내강쪽 막에 있는 Cl^- 통로를 열어서 세포로부터 소화관 내강으로 Cl^-가 분비되는 것을 증가시켜준다. 어떤 기작에 의해서 Cl^-의 분비에 따라서 Na^+과 물이 내강으로 분비되는 것일까? 이런 분비 반응은 어떻게 콜레라의 특징인 심한 설사를 일으키는가?

3.1 막의 구조와 기능

■ 모든 세포는 얇은 지질이중층에 단백질이 여기저기 퍼져 있으며, 바깥 표면에는 탄수화물이 부착되어 있는 **원형질막(plasma membrane)**으로 둘러싸여져 있다.

■ 전자현미경으로 관찰한 원형질막은 분자들의 배열에 의해 만들어진 삼중층(두 개의 어두운 선이 밝은 사이공간으로 분리되어 있는) 구조를 하고 있다. 인지질은 스스로를 배열하여 소수성인 내부(밝은 사이공간)가 친수성인 내, 외표면(어두운 선) 사이에 끼여 있는 이중층을 형성한다(그림 *3-1*~*3-3* 참조).

■ **지질이중층(lipid bilayer)**은 세포의 구조적 경계를 형성하여 수용성 물질에 대한 장벽으로 작용하며, 막이 유동적 성질을 가질 수 있도록 한다. 인지질 사이에 끼여 있는 콜레스테롤 분자는 막의 유동성과 안정성에 기여한다.

■ 막 구조의 유동 **모자이크 모델(fluid mosaic model)**에 의하면 지질이중층에 단백질이 박혀 있다(그림 *3-3* 참조). 세포에 따라서 유형이나 분포가 다양한 **막 단백질**은 (1) 막을 가로지르는 작은 이온이 통과하는 채널(통로), (2) 세포 안과 밖으로 특정 물질을 수송하는 운반체, (3) 분비소낭이 정박하여 물질을 분비하는 곳을 나타내는 정박 표지 수용체, (4) 특정 화학반응을 주관하는 막 결합성 효소, (5) 세포의 기능을 변화시키는 화학전달물질을 감지하고 반응하는 수용체, (6) 세포가 서로를 부착하게 해 주고 원형질막과 세포내 골격 사이를 구조적으로 연결해 주는 세포부착 물질로서의 역할을 한다.

■ 세포 외부 표면의 **막 탄수화물**은 자신임을 나타내는 표지로서 작용한다(그림 *3-3* 참조). 이들 탄수화물은 조직 형성이나 성장과 같은 세포와 세포 사이 상호작용에서 '자기'를 인지하는데 있어서 중요하다.

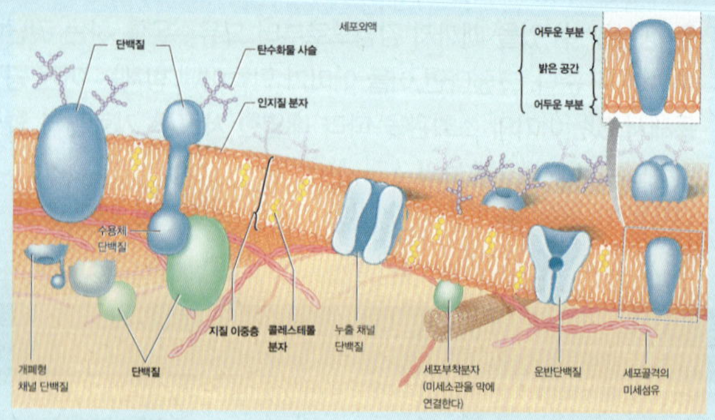

3.2 세포-세포 부착

■ **세포외 기질(ECM)**은 조직의 세포 사이에서 생물학적 '접착제' 역할을 한다. ECM은 수분을 많이 함유한 젤과 같은 물질로 이루어져 있으며 사이사이에 세 가지 종류의 주요 단백질인 콜라겐(신장성을 제공), 엘라스틴 (탄성 제공), 피브로넥틴(세포부착 촉진) 등이 퍼져 있다.

■ 많은 세포들은 세 가지 유형의 특수화된 **세포연접**들인 데스모솜, 밀착연접, 간극연접에 의해 연결되어 있다.

■ **데스모솜(desmosome)**은 부착연접으로서 세포를 물리적으로 서로를 잡아주며 특히 강하게 잡아당겨지는 조직에 중요하다(그림 *3-4* 참조).

■ **밀착연접(tight junction)**은 실제로 세포를 서로 융합시켜 세포 사이의 물질 통과를 막아주고, 그렇게 함으로써 물질의 조절된 통과만 허용한다. 이런 불투과적 연접은 화학적 조성이 아주 다른 구획을 분리하는 상피세포 판에서 찾아볼 수 있다(그림 *3-5* 참조).

■ **간극연접(gap junction)**은 인접하지만 접촉하지 않은 두 개의 세포사이를 연결해 주는 연접이다. 이것은 세포사이에 이온이나 작은 분자의 교환이 일어날 수 있도록 작은 터널을 형성한다. 이러한 이온의 움직임은 심장이나 평활근에서 동시적 수축이 일어나게 하기 위한 전기적 활성도의 퍼짐에 핵심적인 역할을 한다(그림 *3-6* 참조).

3.3 막 수송의 개요

■ 물질은 세포외액(ECF)과 세포내액(ICF) 사이를 이동하는데 이때 도움을 받을 수도 있고 받지 않을 수도 있다.

■ 수송기작 역시 **수동적**(입자가 막을 가로질러 이동하는데 세포가 에너지를 사용하지 않음)이거나 **능동적**(입자가 막을 가로질러 이동하기 위해서 세포가 에너지를 사용함)이다(표 *3-2* 참조).

3.4 도움을 받지 않는 막 수송

■ 크기에 상관없이 비극성(지질에 용해되는) 분자는 도움 없이도 지질이중층에서 용해되어 **농도기울기(concentration gradient)**에 따라서 수동적으로 막을 통과한다(그림 *3-7, 3-8* 참조). 작은 이온들은 도움을 받지 않고도 이온 특이적으로 열린 단백질 채널을 통해 **전기화학적 기울기(electrochemical gradient)**에 따라서 수동적으로 이동하여 막을 통과한다(그림 *3-3* 참조).

■ **삼투(osmosis)**에서 물은 자신의 농도기울기를 따라서 수동적으로 이동하여 선택적 투과막을 가로질러 비투과성 용질의 농도가 높은 쪽으로 이동한다. 투과성 용질은 삼투에 영향을 주지 않는다(그림 *3-9*~*3-12* 참조).

■ 어떤 용액의 **삼투질 농도**(osmolarity)는 용액 1 L당 투과성 및 비투과성 용질 입자(분자와 이온 모두)의 전체 수를 측정한 것이다. 어떤 용액의 **삼투압**(osmotic pressure)은 삼투현상을 완전히 멈추기 위해 이 용액에 가해야 하는 압력을 말한다. 어떤 용액

의 **장성(tonicity)**은 이 용액이 세포부피에 미치는 영향을 가리키는 것으로서 용액으로 둘러싸인 세포 안의 비투과성 용질 농도와 비교한 용액 내 비투과성 용질의 상대적 농도에 의존적이다(그림 *3-13* 참조).

3.5 도움을 받는 막 수송

■ 운반체가 매개하는 수송에서 작은 극성 분자와 특정 이온은 특이적 막 운반체 단백질에 의해 막을 가로질러 수송된다. 운반체는 막의 한 쪽에 열려 있다가 운반될 물질이 특이적 결합부위에 결합하게 되면 모양이 바뀌면서 결합부위가 막의 반대편으로 노출되고 결과적으로 운반될 물질은 방출된다. 운반체-매개형 수송이 수동적으로 일어날 때 입자들은 농도기울기를 따라서 이동하고(촉진확산), 능동적일 때 입자들은 농도기울기를 거슬러서 이동한다(능동수송). 수송체가 포화되었을 때에는 최대수송능(T_m)을 나타낸다(그림 *3-14*~*3-16* 참조).

■ **능동수송(active transport)**에는 1형 능동수송과 2형 능동수송의 두 가지 형태가 있다. 1형 능동수송은 펌프를 작동하기 위해서 직접적으로 ATP를 필요로 한다(그림 *3-16* 참조). 1형 능동수송의 가장 중요한 예 가운데 하나가 **Na^+-K^+ 펌프**로서 이것은 ECF에는 Na^+을, ICF에는 K^+을 농축시킨다. 이것은 3개의 Na^+을 세포 밖으로, 2개의 K^+을 세포 안으로 펌프한다. *2*차 능동수송은 1형 능동수송 체계에 의해 형성된 Na^+의 농도기울기에 의해 구동된다. 2형 능동수송에는 공동수송과 역수송의 두 종류가 있다. **공동수송(symport)**에서는 공동수송되는 용질과 구동이온(Na^+)이 같은 방향으로 이동하는데(둘 다 세포 안으로 이동), 공동수송되는 용질은 농도가 높은 쪽(오르막)으로, 구동이온은 농도가 낮은 쪽(내리막)으로 이동한다(그림 *3-17* 참조). **역수송(antiport)**에서는 연계된 용질과 구동이온이 서로 반대방향으로 이동(용질은 세포의 바깥쪽으로, Na^+은 세포의 안쪽으로 이동)하는데, 용질은 자신의 농도가 높은 쪽(오르막)으로 구동이온은 자신의 농도가 낮은 쪽(내리막)으로 이동한다.

■ 크기가 큰 극성 분자들과 다분자 입자들은 막의 일부 조각으로 감싸져서 소포를 형성하여 세포에 들어오거나 나갈 수가 있는데 이 소포는 내부화되거나(**세포내섭취, endocytosis**), 외부화될 수(**세포외배출, exocytosis**) 있다(그림 *2-5*~*2-7* 참조).

■ 세포들은 다양한 숫자와 종류의 채널, 운반체, 소포수송에 대한 기작을 가지고 있기 때문에 어떤 물질을 차별적으로 선택하여 나가게 하거나 들어오게 한다.

■ 특이적 수송 기작이 없는 큰 극성 분자들은(채널을 통과하기에는 너무 크고 지질에 용해되지도 않는)은 막을 가로지를 수 없다.

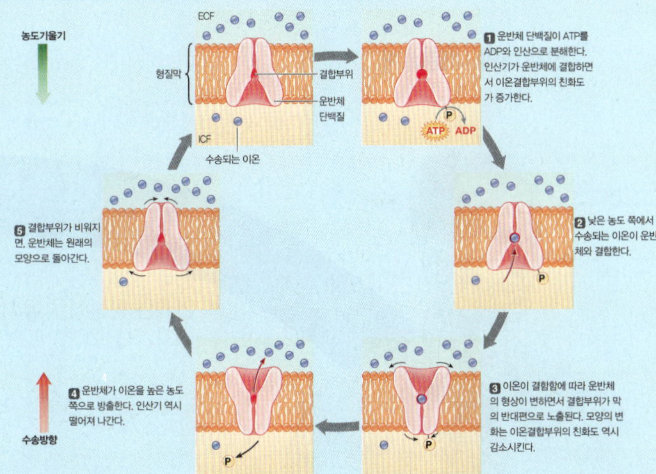

3.6 막전위

■ 모든 세포는 서로 반대되는 전하가 원형질막을 사이에 두고 분리된 것인 **막전위(membrane potential)**를 갖는다(그림 *3-18* 참조).

■ Na^+-K+ 펌프는 K^+이 들어오는 것보다 Na^+을 바깥으로 더 많이 수송하기 때문에 막전위 형성에 작게나마 직접적으로 기여한다. 그러나 Na^+-K^+ 펌프의 일차적 역할은 능동적으로 세포 바깥 쪽에서는 Na^+ 농도가 더 높게, 세포 안쪽에서는 K^+ 농도가 더 높게 유지하는 것이다. 이러한 농도기울기는 수동적으로 K^+는 세포 바깥으로, Na^+는 세포 안으로 이동시키는 경향이 있다(표 *3-3*과 그림 *3-19*, *3-20* 참조).

■ 휴지기의 막은 Na^+보다 K^+를 25~30배 더 잘 투과시키기 때문에 Na^+이 세포 안으로 들어오는 것 보다는 상당히 더 많은 양의 K^+이 세포 밖으로 나간다. 결과적으로 세포의 바깥 부분은 과도하게 양전하를 띄게 된다. 이 때문에 세포 안은 음전하가 불균형적으로 초과되는데 이는 주로 내부에 갇힌 큰 크기의 단백질 음이온에 의해 일어난다(표 *3-3*과 그림 *3-21* 참조).

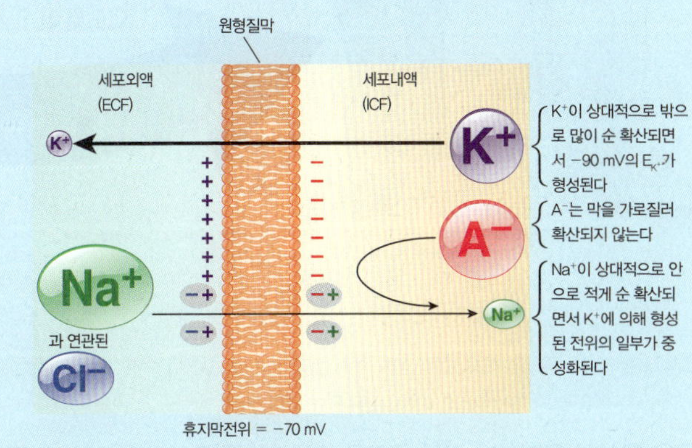

■ 휴지기의 막전위가 −70 mV에 도달하게 되면 K^+과 Na^+의 순 이동은 더 이상 일어나지 않는데 그 이유는 농도기울기에 따라서 이들 이온이 누출되더라도 Na^+-K^+ 펌프에 의해 재빠르게 역전되기 때문이다.

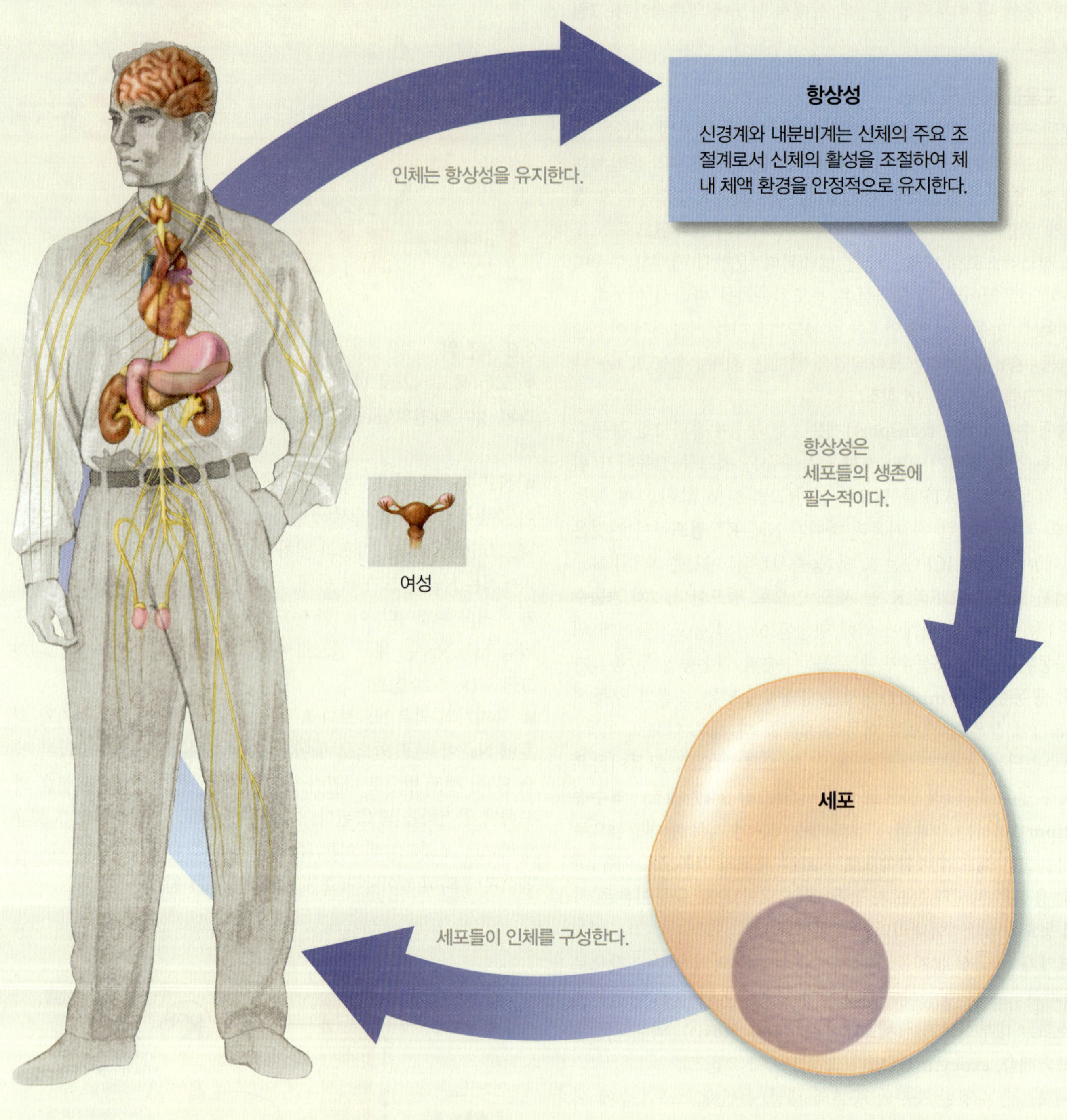

세포들은 항상성 유지라는 공동 목표를 위해 협동적으로 일을 해야 한다. 생명을 유지하는 협동적인 반응이 잘 일어나도록 하는 데에는 신경계와 내분비계의 두 조절계가 관여한다. **신경 소통(neural communication)**은 뉴런(신경세포)을 통해 이루어진다. 뉴런은 전기 신호를 빠르게 보내거나 인근 표적기관에 작용하는 단거리 화학 전달물질인 신경전달물질을 분비하도록 특수화되어 있다. 신경계는 신체 대부분의 근육과 외분비 작용을 빠르게 조절한다. **호르몬 소통(hormonal communication)**은 내분비선에서 혈액으로 분비되는 장거리 화학전달물질인 호르몬을 통해 이루어진다. 호르몬은 혈액에 의해 먼 거리에 있는 표적 부위들로 운반된 다음, 표적들(세포나 조직)의 대사활성, 수분과 전해질 평형, 성장 등과 같이 속도보다는 지속성이 요구되는 과정들을 조절한다.

제 4 장

신경 소통과 호르몬 소통의 원리

Principles of Neural and Hormonal Communication

제4장 요약 차례

4.1 신경 소통: 소개

신체의 모든 세포는 앞 장에서 다루었듯이 세포막을 두고 형성되어 있는 양전하와 음전하의 분리인 막전위를 갖고 있다. 세포내액(ICF)과 세포외액(ECF)에서 나트륨이온(Na^+), 칼륨이온(K^+) 및 세포 내 단백질 음이온들이 고르지 않게 분포하고 있는 것과 이들 이온에 대한 원형질막의 다른 투과도 등이 막전위와 관계가 있다.

신경과 근육은 흥분성 조직이다.

세포가 전기적으로 휴식상태, 즉 전기신호를 만들어내지 않을 때 존재하는 일정한 막전위를 **휴지막전위**라 한다. **뉴런(신경세포)**과 **근육세포**는 막전위를 특수하게 이용할 수 있도록 잘 발달되어 있다. 즉, 이들은 전기신호로 이용되는 일시적이고 빠른 막전위의 변화를 만들어낸다.

신경과 근육은 흥분되면 전기신호를 발생하기 때문에 이들을 **흥분성 조직(excitable tissue)**이라고 한다. 뉴런은 이 전기신호를 이용하여 정보를 수용, 처리, 개시 및 전달한다. 근육세포에서는 이 전기신호로 수축이 시작된다. 따라서 전기신호는 신경계와 모든 근육들의 기능에 중요하다. 이 장에서는 뉴런에서 전위 변화가 어떻게 일어나 기능을 하게 되는지 를 다룰 것이다. 근육에 관한 것은 8장에서 다룬다.

막전위는 탈분극 시 덜 음성이 되고 과분극 시 더 음성이 된다.

전기신호가 무엇이고 어떻게 만들어지는지 이해하기 전에 막전위 변화를 설명하는 몇 가지 용어에 익숙해질 필요가 있으며, 이들은 ● **그림 4-1**에 나타나 있다:

1. 분극(polarization). 원형질막을 중심으로 전하가 분리되어 있어서 막은 전위를 갖는다. 음의 방향이든 양의 방향이든 0 mV가 아닌 막전위가 있으면 그 막은 분극 상태에 있다고 한다. 막전위의 크기는 막에 의해 분리된 양전하와 음전하의 수에 직접 비례하고, 막전위 부호(+ 또는 −)는 막의 안쪽에 각각 양전하나 음전하가 더 많이 있음을 가리킨다는 것을 상기하자. 일반적인 뉴런의 경우, 막은 휴지막전위에서 −70 mV로 분극되어 있다(p. 92 참조).

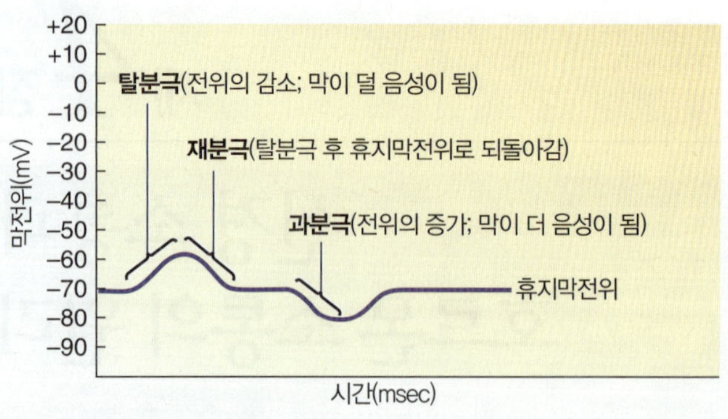

● **그림 4-1 막전위 변화의 종류.**

2. 탈분극(Depolarization). 막전위의 분극화 정도가 줄어든다; 세포막 안쪽은 휴지전위 때보다 덜 음성이 되어 막전위가 0 mV에 가까워진다(예를 들어, −70 mV에서 −60mV로 변함); 휴지막전위 때보다 분리된 전하량이 적다. 이 용어는 활동전위(전기신호의 주된 형태) 동안 막전위 자체가 역전되는(예를 들어, +30 mV가 됨) 것과 같이 세포막 안쪽이 양성으로 되는 것을 뜻하기도 한다.

3. 재분극(Repolarization). 막전위가 탈분극된 후 휴지막전위로 되돌아온다.

4. 과분극(Hyperpolarization). 막전위가 더 분극화된다; 세포막 안쪽이 휴지막전위 때보다 더 음성이 되어 막전위가 0 mV로부터 더 멀어진다(예를 들어 −70 mV에서 −80 mV로 변함); 휴지막전위 때보다 분리된 전하량이 많다.

한 가지 혼동될 수 있는 점을 분명히 해 둘 필요가 있다. 빠른 막전위 변화를 기록하는데 사용되는 기기에는 세포 안쪽이 휴지 때보다 덜 음성이 되는 탈분극 동안 전위 크기의 감소가 위쪽 방향으로 나타난다. 반면에 세포 안쪽이 휴지 때보다 더 음성이 되는 과분극 동안에는 막전위 크기의 증가가 아래쪽 방향으로 나타난다.

전기신호는 원형질막을 통한 이온 이동의 변화로 생긴다.

막전위의 변화는 막을 통한 이온 이동의 변화로 일어난다. 예를 들어, 양이온의 순 유입이 휴식 상태보다 많으면(보다 많은 Na^+이 들어오는 경우 같이) 막은 탈분극된다(안쪽이 덜 음성이 된다). 반면에 양이온의 순 유출이 휴식 상태보다 많으면(K^+이 나가는 경우 같이) 막은 과분극된다(안쪽이 더 음성이 된다).

이온의 이동 변화는 기폭자극에 의한 막의 투과도 변화로 일어난다. **기폭자극(triggering event)**으로 막의 투과도가 변하면 세포막을 통한 이온의 흐름도 변하여 막전위 변화가 일어난다. 이러한 이온의 이동으로 인하여 막을 중심으로 전하의 재분배가 일어나 막전위가 변하는 것이다.

전하를 운반하는 수용성 이온은 원형질막의 지질이중층을 통과하지 못하기 때문에 특정 채널을 통하거나 운반체-매개형 수송에 의해서만 막을 통과할 수 있다. 막채널은 누출 채널이나 개폐형 채널이다. 3장에서 언급한 바와 같이 누출 채널은 언제나 열려 있어 채널을 통한 특정 이온의 누출이 조절되지 않는다. 이와는 달리 개폐형 채널은 기폭자극에 의해 채널을 이루는 단백질 형태가 변하여 열리거나 닫힌다. 채널의 형태를 변화시키는 요인에 따라 세 종류의 개폐형 채널로 나뉜다: (1) **전압-개폐형 채널(voltage-gated channel)**은 막전위 변화에 의해 열리거나 닫히고, (2) **화학적 개폐형 채널(chemically gated channel)**은 세포외 특정 화학물질이 표면막 수용체와 결합하면 형태가 변하며, (3) **기계적 개폐형 채널(mechanically gated channel)**은 신장이나 다른 기계적 변형에 대해 반응하고, (4) **열-개폐형 채널(thermally gated channel)**은 국부적 온도변화에 반응한다.

전기신호에는 두 가지 기본적인 형태인 (1) 단거리 신호로 작용하는 차등전위와 (2) 장거리 신호로 작용하는 활동전위가 있다. 이제부터 이러한 신호들에 대해서 보다 상세하게 알아본다.

4.2 차등전위

차등전위(graded potential)는 막전위의 변화 크기가 다양한 단계나 정도로 나타나는 국부전류적인 현상이다. 예를 들어, 막전위는 −70 mV에서 −60 mV로 변하거나(10-mV 차등전위) −70 mV에서 −50 mV로 변할 수 있다(20-mV 차등전위).

기폭자극이 강할수록 차등전위는 커진다.

기폭자극에 의해 흥분성 세포막의 특정 부위에서 개폐형 이온 채널이 열리면 이온의 이동이 일어나 차등전위가 생기는데 보통 Na^+의 순 유입으로 탈분극된다. 차등전위는 이와 같이 전체 원형질막 중에서 작고 특수화된 부위에 국한된다.

최초 차등전위의 크기는(즉, 새로운 전위와 휴지전위의 차) 자극의 세기와 관계가 있다: 기폭자극이 강할수록 차등전위는 크다. Na^+의 순 유입이 일어나는 개폐형 채널을 예로 그 이유를 설명하면 다음과 같다: 기폭자극이 강할수록 많은 개폐형 채널이 열린다. 더 많은 개폐형 채널이 열림에 따라 더 많은 양전하(Na^+)가 세포 안으로 들어오게 된다. 세포로 들어오는 양전하가 많을수록 이 특정 부위의 세포 안은 덜 음성(더 탈분극)이 된다. 이 탈분극이 차등전위이다. 따라서 기폭자극이 강할수록 보다 큰 차등전위가 생긴다.

또한 차등전위 지속기간은 기폭자극이 개폐형 채널을 얼마나 오래 열린 상태로 있게 하느냐에 따라 다르다. 따라서 기폭자극 지속기간이 길수록 차등전위의 지속기간이 길다.

차등전위는 수동적 전류에 의해 퍼진다.

차등전위가 신경세포나 근육세포 막에서 국부적으로 생길 때 나머지 세포막은 휴지전위 상태로 있다. 일시적으로 탈분극된 부위를 **활성부위**라 한다. ● **그림 4-2**에서 세포 안쪽의 활성부위가 여전히 휴지전위로 있는 주위의 **비활성부위**보다 비교적 더 양성임을 주목하자. 세포 밖에서는 활성부위가 주위 비활성부위보다 비교적 덜 양성이다. 이러한 전위차 때문에 이온에 의해 운반되는 전기적 전하가 막의 안쪽과 바깥쪽의 활성부위와 인근 휴지 부위 사이에서 수동적으로 흐른다. 전하의 흐름을 **전류(current)**라 하며, 관례에 따라 전류가 흐르는 방향은 항상 양전하가 이동하는 방향으로 나타낸다(● **그림 4-2c**). 양전하는 세포 안에서 비교적 더 양성으로 탈분극된 활성부위로부터 더 음성인 주위 휴지 부위로 세포내액을 통해 흘러간다. 이온의 이동(즉, 전류)은 막의 같은 쪽에 있는 인근 부위로 막을 따라 일어난다. 이 흐름은 이온채널을 통하거나 운반체를 이용하여 세포막을 가로지르는 이온 이동과는 다르다.

활발하게 탈분극되는 부위와 인근의 비활성부위 사이의 국부 전류 흐름에 의해 비활성부위의 막전위가 변한다. 양전하가 막 안쪽에서는 비활성 부위로, 바깥쪽에서는 비활성 부위를 벗어나는 방향으로 동시에 흐르기 때문에 인접 부위는 전보다 안쪽이 더

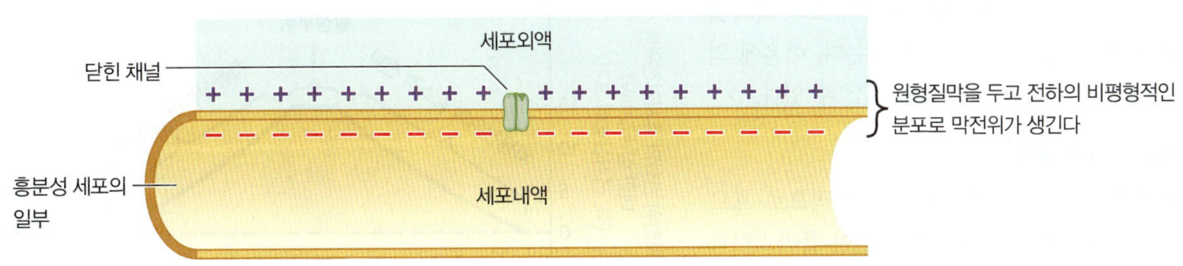

(a) 휴지전위 상태에 있는 전체 막

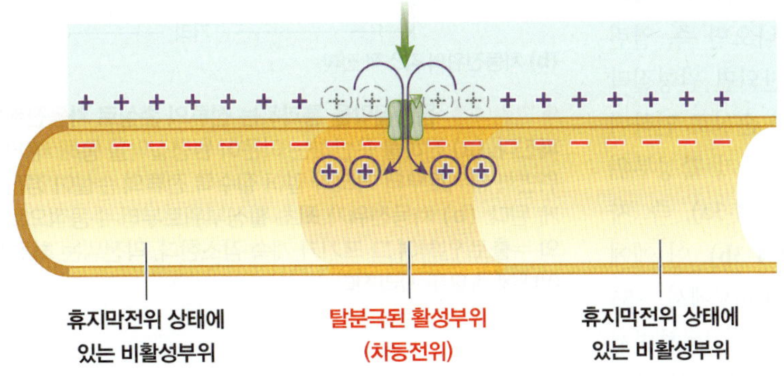

(b) Na^+의 내향성 이동으로 막이 탈분극되어 차등전위가 발생한다.

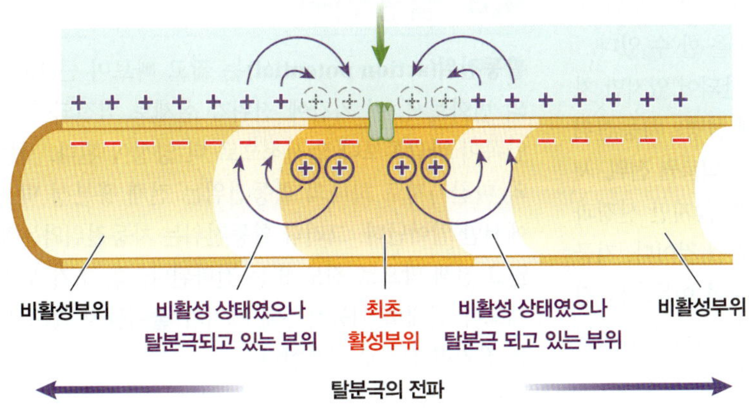

(c) 국부전류가 인접한 비활성부위로 흐르면서 탈분극이 최초 부위로부터 멀리 퍼진다.

● **그림 4-2 차등전위 동안 전류의 흐름.** (a) 휴지막전위 상태의 흥분성 세포의 막. (b) 기폭자극으로 이온채널이 열리는데 보통 Na^+가 유입되어 이 부위에서 막이 탈분극된다. 인접한 비활성부위는 여전히 휴지전위 상태이다. (c) 활성부위와 인접한 비활성부위 사이의 국소 전류의 흐름으로 비활성 상태였던 부위가 탈분극 된다. 이런 식으로 탈분극이 원래 지점에서 멀리 퍼진다.

양성이 되고(덜 음성) 바깥쪽에서 덜 양성이 된다(더 음성)(● **그림 4-2c**). 달리 말해 비활성부위가 탈분극되어 차등전위가 퍼진 결과가 되었다. 이 부위와 바로 옆에 있는 또 다른 비활성 부위는 전위차가 있어서, 이 새로운 부위에서 전류의 흐름이 또 다시 생기게 되고 이것이 반복되어 일어난다. 이와 같이 하여 전류는 전위 변화가 생긴 초기 부위로부터 멀어지는 방향으로 퍼진다.

두 부위 사이에서 흐르는 전류의 양은 두 부위 사이의 전위차와 전하가 이동하는 물질에 대한 저항에 의해 결정된다. **저항(resistance)**은 전하가 이동하는 것을 방해하는 것이다. 그러므로 전위차가 클수록 전류의 흐름은 크며, 저항이 작으면 전류의 흐름은 크다. **전도체**는 저항이 작아 전류의 흐름에 대한 저항이 작다. 전선과, 세포내액, 세포외액은 좋은 전도체로서 전류가 잘 흐른다. **절연체**는 저항이 커서 전하 이동에 큰 장애가 된다. 전선을 둘러싸고 있는 플라스틱은 우리 몸의 지질처럼 저항이 크다. 따라서 전류는 원형질막의 지질이중층을 직접 흐르지 않는다. 이온에 의해 운반되는 전류는 이온채널에 의해서만 막을 지날 수 있다.

차등전위는 짧은 거리에서 소멸한다.

활성부위와 인근 비활성부위 사이에서 전류가 수동적으로 흐르는 것은 전선을 통해 흐르는 것과 비슷하다. 전선이 플라스틱과 같은 절연물질로 덮여 있지 않으면 전류가 새어 나와 위험하다는 것을 우리는 경험으로부터 알고 있다.(우리가 노출된 전선을 만지면 전기쇼크가 일어난다.) 이처럼 K^+ 형태로 전하를 운반하는 이온이 막의 절연되어 있지 않은 부분에서 새어나오면 즉, 열린 누출채널을 통해 전기화학적 기울기를 따라 확산되면 원형질막을 통한 전류의 손실이 있게 된다. 이러한 전류의 손실로 인하여 국부전류의 크기(즉 차등전위의 크기)는 전류가 초기 활성부위로부터 멀리 이동함에 따라 점차 감소한다(● **그림 4-3a**). 즉, 차등전위의 전파는 **점진적인 감소**를 보인다(● **그림 4-3b**). 이 예에서 초기 전위 변화의 크기는 15 mV(휴지 시 −70 mV에서 −55 mV로 변함)임을 주시하자; 전위의 변화는 막을 따라 이동하면서 10 mV로 감소하고(−70 mV에서 −60 mV로) 초기 활성 부위로부터 멀리 이동할수록 계속 감소하다가 더 이상 전위의 변화가 없게 된다. 이와 같이 국부전류는 초기 전위 변화 부위로부터 수 mm 내에서 소멸되어 매우 짧은 거리에서만 기능을 할 수 있다.

차등전위가 신호를 전달할 수 있는 거리가 제한되어 있지만 차등전위는 신체 기능에 결정적으로 중요하다(뒤에 설명). 차등전위의 종류에는 **시냅스후 전위**, **수용기 전위**, **종판전위**, **박동원 전위**, **서파 전위**가 있다. 이러한 용어들이 지금은 익숙하지 않지만 신경과 근육 생리에 대해 계속 논의를 하다 보면 잘 알게 될 것이다. 지금까지 대부분의 흥분성 세포가 기폭자극에 반응하여 이들 차등전위 중 하나를 발생한다는 것을 잘 알았을 것이다. 이제 차등전위로 흥분성 세포의 장거리 신호인 활동전위를 발생시켜보자.

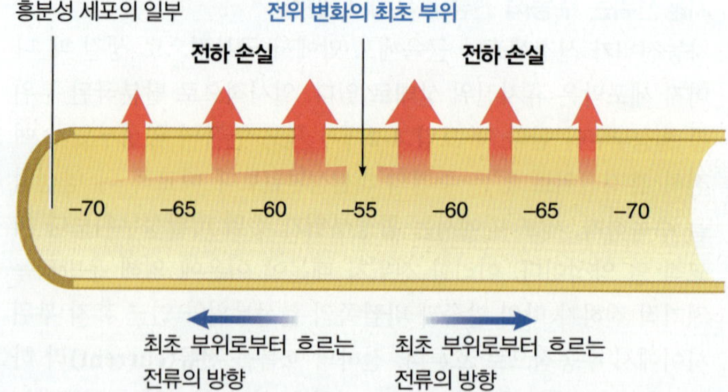

* 숫자는 막의 여러 지점의 국부전위를 mV로 나타낸 것이다.

(a) 막을 통한 전류 손실

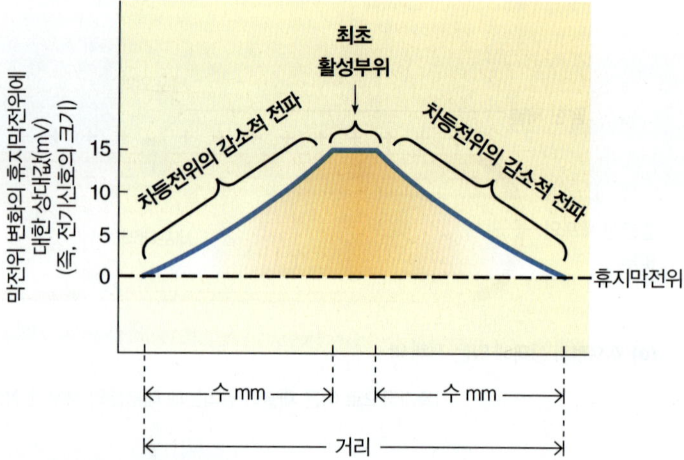

(b) 차등전위의 감소적 전파

● **그림 4-3 원형질막을 통과하는 전류의 손실로 차등전위는 감소하면서 퍼진다.** (a) 전하를 운반하는 이온이 원형질막을 통해 새어나가면 최초 전위변화 부위로부터 거리가 멀어 질수록 전류의 손실이 점진적으로 일어나게 된다. (b) 차등전위가 최초 활성부위로부터 수동적으로 퍼질 때, 전류의 누출로 인하여 그 크기가 계속 감소한다. 막전위는 최초 부위의 수 mm 이내에서 모두 사라진다.

4.3 활동전위

활동전위(action potential)는 짧고 빠르며 큰(100 mV) 막전위의 변화로서, 이 기간에 전위가 실제로 역전되어 흥분성 세포의 안쪽이 바깥쪽보다 일시적으로 더 양성이 된다. 차등전위의 경우와 마찬가지로 하나의 활동전위는 전체 흥분성 막 중 작은 부분에서만 일어난다. 그러나 활동전위는 차등전위와는 달리 **감소하지 않고** 전체 막으로 전도 또는 전파된다; 즉, 초기 부위에서 나머지 세포막 전체로 이동하는데 크기가 줄어들지 않으므로, 활동전위는 장거리 신호로 작용한다.

엄지발가락 근육의 수축이 일어나게 하는 신경에 대해 생각해 보자(● **그림 4-8** 참조). 엄지발가락을 움직이려면 뇌에서 명령이 척수를 통해 내려가 척수에 있는 이 신경의 시작 부위에서 활동전위가 개시된다. 활동전위는 다리를 지나 엄지발가락 근육세포까지 연결되어 있는 신경의 긴 축삭을 따라 쭉 내려간다. 신호는 시작에서 종점까지 약해지거나 사라지지 않고 그 세기가 완전히 보존된다.

이제부터 활동전위 동안 일어나는 전위의 변화와 이러한 전위 변화가 생기게 하는 이온의 이동에 대해 알아본다.

활동전위 동안 막전위는 신속하고 일시적으로 역전된다.

차등전위가 충분히 크면 차등전위가 소멸되기 전에 활동전위가 개시된다.(나중에 이러한 활동전위 개시가 여러 가지 종류의 차등전위에 의해 어떻게 일어나는지 알게 될 것이다.) 자극에 의해 차등전위가 생기는 흥분성 막 부위에서는 활동전위가 생기지 않으며, 대신에 차등전위가 일어나는 부위의 수동적인 전류 흐름이 인근의 막 부위를 탈분극시켜 활동전위가 생길 수 있도록 한다.

탈분극은 −70 mV의 휴지막전위에서 보통 −50 mV에서 −55 mV 사이인 **역치전위(threshold potential)**로 알려진 결정적인 수준에 이르기까지는 서서히 일어난다(● **그림 4-4**). 역치전위에서 폭발적인 탈분극이 일어난다. 이 시점에서 기록되는 전위는 빨리 역전되어 세포 내부가 외부에 비해 양성으로 되면서 급격하게 위로 향한다. 최고점의 전위는 흥분성 세포에 따라 보통 +30 mV 내지 +40 mV가 된다. 막은 탈분극의 경우처럼 빨리 재분극되어 휴지전위로 되돌아온다. 종종 막을 재분극시키는 힘이 막전위를 더 밀어서 일시적인 **과분극후 전위(after hyperpolarization)**가 일어나는데, 이 시기에는 세포막 내부가 휴지전위로 회복되기까지 정상보다 더 음성이다(예를 들어, −80 mV).

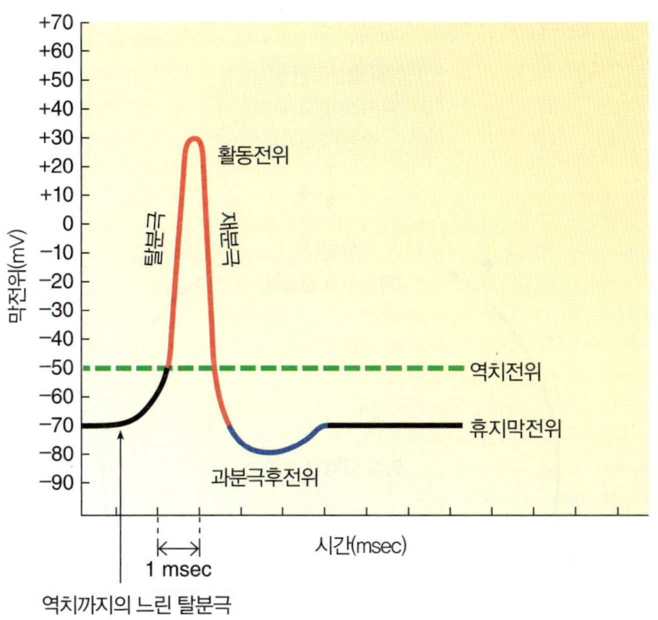

● **그림 4-4 활동전위 동안 막전위의 변화.**

활동전위는 역치에서부터 최고점으로, 그리고 다시 휴지(막)전위로 되돌아오는 전체적으로 빠른 전위 변화이다. 차등전위의 기간이 다양한 것과는 달리 활동전위의 기간은 하나의 흥분성 세포에서는 항상 같다. 신경세포에서 활동전위는 1 msec(0.001초) 동안만 지속된다. 근육세포에서는 더 오래 지속되는데 그 기간은 근육의 종류에 따라 다르다. 기록되는 활동전위의 모양이 못처럼 생겨서 활동전위를 흔히 **가시전위(spike potential)**라고도 한다. 또한 방아쇠를 당기듯이 흥분성 막이 기폭되어야 활동전위가 발생하므로 **발사(fire)**된다고도 한다. 따라서 **활동전위**, **가시전위**, **발사** 등은 모두 같은 빠른 막전위의 역전현상을 일컫는다. 초기의 탈분극이 역치전위에 도달하지 못하면 활동전위는 발생되지 않는다. 따라서 역치는 활동전위가 발생하거나 발생하지 못하는 결정적인 지점이다. 막이 역치까지 탈분극되면 활동전위가 발생하고 역치에 이르지 못하면 활동전위는 생기지 않는다.

막투과성과 이온 이동의 현저한 변화로 활동전위가 발생한다.

일정한 휴지막전위를 유지하던 막전위가 어떻게 변해서 활동전위가 발생하는 것일까? 휴지 시 K^+는 Na^+보다 투과도가 상당히 커서 휴지막전위 확립에 가장 크게 기여한다는 사실을 상기하자. 활동전위 동안에 Na^+와 K^+의 막투과도 변화가 크게 일어나 이들 이온이 전기화학적 기울기를 따라 빨리 흐르게 된다. 이들 이온의 이동은 활동전위 동안 일어나는 막전위 변화를 일으키는 전류를 운반한다. 활동전위는 이 두 가지 특정 채널, 즉, 전압-개폐형 Na^+ 채널과 전압-개폐형 K^+ 채널이 자극을 받아 개방되고 뒤이어 폐쇄되면서 일어난다.

전압-개폐형 Na^+ 채널과 K^+ 채널 전압-개폐형 채널은 전하를 띤 작용기를 많이 포함하고 있는 단백질로 이루어져 있다. 채널 주위의 전기장(전위)은 채널 단백질의 전하를 띤 부위가 막 주위 체액의 전하에 의해 전기적으로 끌리거나 배척되도록 하여 채널의 구조를 뒤틀 수 있다. 막전위의 변화에도 안정된 상태를 유지하는 대부분의 막단백질과는 달리 전압-개폐형 채널 단백질은 전압 변화에 특히 민감하다. 전위 변화에 의해 채널의 모양이 약간 되틀려도 채널의 형태가 변할 수 있다. 이것은 미세한 구조 변화가 기능에 큰 영향을 줄 수 있다는 하나의 예가 된다.

전압-개폐형 Na^+ 채널은 활성화 문과 불활성화 문의 두 가지 문을 갖고 있다(● **그림 4-5**). 활성화 문은 미닫이문처럼 열리고 닫히면서 채널 내부를 지키고 있다. 불활성화 문은 세포내액 쪽으로

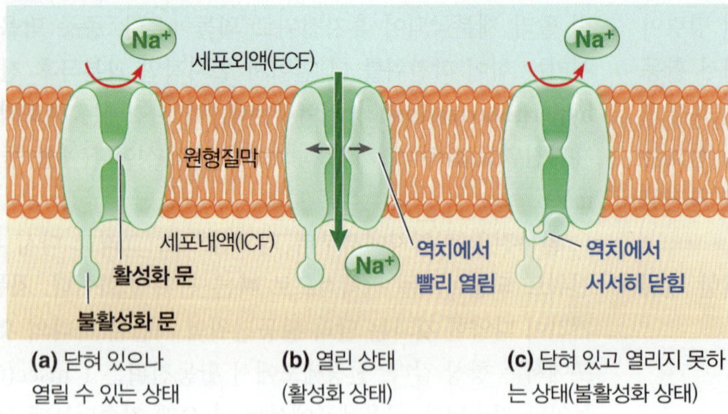

● **그림 4-5 전압-개폐형 나트륨 채널과 칼륨 채널의 구조 변화.**

나 있으며 채널 입구에 쇠구슬이 사슬에 붙어 있는 것과 같은 형태로 있다. 이 문은 구슬이 사슬 끝에서 자유로이 매달려 있으면 열리고 채널 입구에 붙으면 입구를 차단하여 닫힌다. 이 전압-개폐형 Na^+ 채널은 세 가지 형태로 존재한다: (1) 닫혀 있으나 열릴 수 있는 형태(활성화 문은 닫히고 불활성문은 열려 있음. ● **그림 4-5a**); (2) 열려 있는, 즉 활성화된 형태(두 개의 문이 모두 열려있음. ● **그림 4-5b**); (3) 닫혀 있고 열리지 못하는, 즉 불활성화된 형태(활성화 문은 열려 있고 불활성화 문이 닫혀 있음. ● **그림 4-5c**). 앞에서 간단히 언급하였듯이 채널은 활동전위 동안 전압 변화가 일어난 결과로 위와 같은 여러 가지 형태로 변한다. 활동전위가 종료되고 막전위가 휴지전위로 돌아오면 채널은 "닫혀 있으나 열릴 수 있는" 형태로 되돌아간다.

전압-개폐형 K^+ 채널은 더 간단하다. 이 채널은 활성화 문만 가지고 있어 닫히거나(● **그림 4-5d**) 열려 있다(● **그림 4-5e**). 이들 전압-개폐형 Na^+ 채널과 K^+ 채널은 세포막에 Na^+-K^+ 펌프와 누출채널 이외에 더 있는 셈이다.

활동전위 동안 투과도와 이온 이동의 변화 휴지전위(−70 mv)에서 Na^+ 채널과 K^+ 채널은 모두 닫혀 있다. 즉, Na^+ 채널의 활성화 문은 닫혀 있고 불활성문은 열려 있어 전압-개폐형 Na^+ 채널은 "닫혀 있으나 열릴 수 있는" 형태로 있다. 따라서 휴지전위에서는 Na^+와 K^+ 가 이들 전압-개폐형 채널을 통해 지날 수 없다. 그러나 휴지막에는 K^+ 누출 채널은 많고, Na^+ 누출 채널은 적어 Na^+ 보다 K^+에 대해 투과도가 25~30 배 더 크다.

이미 탈분극된 인근 부위(차등전위가 일어나고 있는 부위와 같은)에서 여전히 휴지전위 상태로 있는 새로운 부위로 전류가 수동적으로 퍼지면 막의 새로운 부위는 역치 쪽으로 탈분극하기 시작한다. 이 탈분극으로 새로운 부위의 일부 전압-개폐형 Na^+ 채널의 활성화 문이 열리면 활성화된 채널에서는 두 개의 문 모두 열린 상태가 된다. Na^+의 농도기울기와 전기기울기는 Na^+가 세포 안으로 이동할 수 있는 환경이어서 Na^+는 세포 안으로 이동하기 시작한다. 양전하를 띤 Na^+가 세포 안으로 이동하면 막을 더 탈분극 시켜 전압-개폐형 Na^+채널이 더 열리게 되어 보다 많은 Na^+가 들어오고 양성되먹임 주기로 이 과정이 반복된다(● **그림 4-6**).

역치전위에서, Na^+에 대한 막의 투과도가 K^+의 것에 비해 순식간에 약 600배 더 크게 되면서 Na^+ 투과도(P_{Na^+})는 폭발적으로 증가한다. 각각의 채널은 닫히거나 열린 상태, 이 두 가지 중 하나의 상태로 있으며 일부만 열린 상태는 없다. 많은 전압-개폐형 Na^+ 채널은 약간의 전압 변화로도 덜컥 열리는 정교한 기작을 갖추고 있다. 초기 탈분극 상태에서 전위가 점차 감소함에 따라 Na^+ 채널이 점차 더 많이 열린다. 역치에서 충분한 Na^+ 문이 열려서 양성되먹임이 시작되면 나머지 Na^+ 문도 빨리 열린다. 휴지전위에서 K^+가 막을 지배하는 것과는 반대로 이제 Na^+ 투과도가 막을 지배한다. 따라서 역치에서 Na^+는 세포 안으로 쇄도하여 내

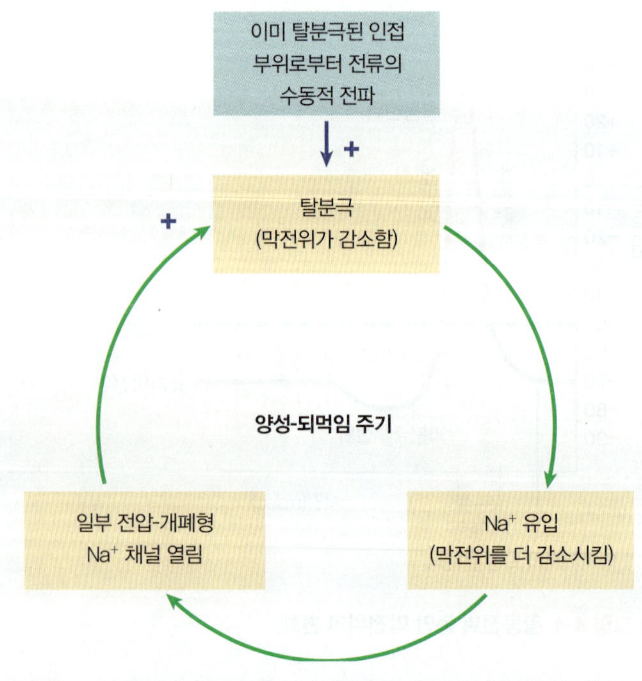

● **그림 4-6 역치에서 Na^+ 채널 개방으로 시작되는 양성-되먹임 주기.**

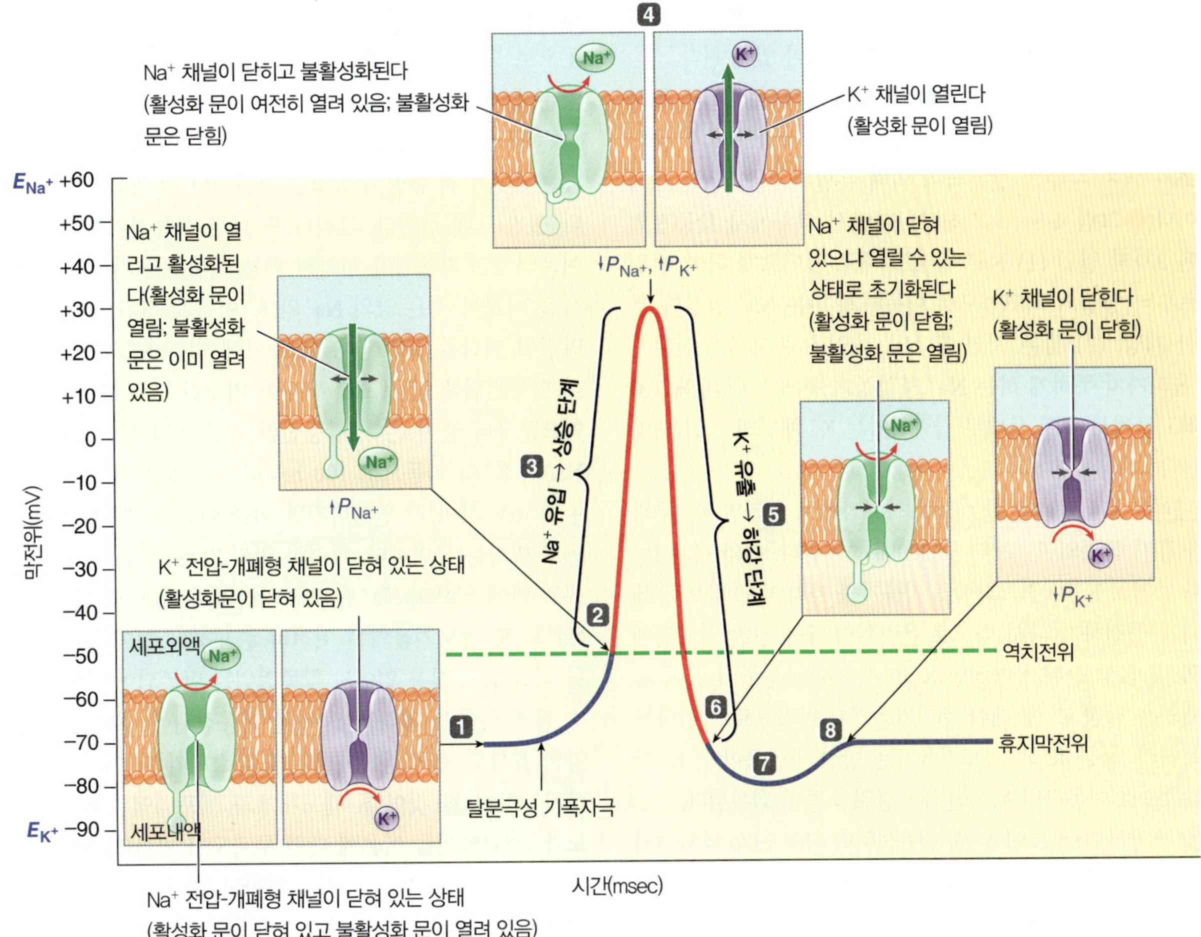

1 휴지막 전위: 모든 전압-개폐형 채널 닫힘.

2 역치에서 Na^+ 활성화 문이 열려 P_{Na^+}가 증가함.

3 Na^+ 유입으로 30 mV까지 폭발적으로 탈분극이 일어나 활동전위의 상승 단계를 만든다.

4 활동전위 최고점에서 Na^+ 불활성화 문이 닫혀 P_{Na^+}가 감소하여, Na^+ 순 유입이 끝난다. 동시에 K^+ 활성화 문이 열려 P_{K^+}가 증가한다.

5 K^+가 세포 밖으로 나감에 따라 막전위가 휴지전위까지 재분극되어 활동전위의 하강 단계를 만든다.

6 휴지전위로 되돌아오면 Na^+ 활성화 문이 닫히고 불활성화 문이 열려 채널들이 또 다른 탈분극성 기폭자극에 반응할 수 있도록 초기화된다.

7 여전히 열려 있는 K^+ 채널을 통하여 K^+의 유출이 더 일어나면 일시적으로 과분극되어 과분극후전위가 생긴다.

8 K^+ 활성화 문이 닫히고 막은 휴지막전위로 되돌아온다.

● **그림 4-7 활동전위 동안 투과도 변화와 이온의 흐름.**

부 음성을 제거할 뿐만 아니라, 막전위가 Na^+평형전위(+60 mV, p. 92 참조)로 변하려고 하는 힘에 의해 안쪽이 바깥쪽보다 더 양성으로 된다. 전위는 Na^+ 평형전위에 가까운 +30 mV에 이른다. 활동전위 최고점에서는 Na^+ 채널이 불활성화 형태로 닫히기 시작하고 P_{Na^+}는 휴지상태 값으로 떨어지기 시작하기 때문에 전위는 더 이상 양성이 되지 않는다(● **그림 4-7**).

무엇이 Na^+ 채널을 닫히게 할까? 막전위가 역치에 이르면 각 Na^+ 채널 문에서 두 가지 밀접한 일이 일어난다. 첫째 활성화 문이 탈분극에 반응하여 **빨리 열리게** 되어 채널이 열린(활성화된) 형태로 바뀐다. 놀랍게도 채널이 열리는 형태 변화로 인하여 불활성화 구슬이 채널 입구에 결합하여 채널 입구를 물리적으로 차단하는 일도 일어난다. 그러나 이와 같이 닫히는 과정은 시간이 걸리기 때문에 불활성화 문은 채널이 열리는 속도에 비해 **천천히 닫힌다**(● **그림 4-5c** 참조). 한편, 활성화 문이 열린 후, 불활성문이 닫히기 전 사이인 0.5 msec의 지연시기 동안에는 두 개의 문이 열린 상태이기 때문에 Na^+는 이들 열린 채널을 통하여 세포 안으로 밀려들어와 활동전위가 최고점에 이르게 된다. 그리고 불활성화 문이 닫혀서 막의 Na^+ 투과도가 휴지 시의 낮은 값으로 급락하면 더 이상의 Na^+ 유입이 일어나지 못한다. 채널은 막전위가 휴지 시의 값으로 회복될 때까지 불활성화 형태로 남아 있게 된다.

전압-개폐형 K^+ 채널은 Na^+ 채널이 불활성화되는 것과 동시에 활동전위 최고점에서 서서히 열리기 시작한다. K^+ 채널 문의 개방은 초기 역치 수준의 탈분극에 의해 유발된 지연 전압-개폐형 반응이다(● **그림 4-5e, 4-7** 참조). 따라서 역치에서 활동전위와 관련된 3가지 일인 (1) Na^+가 세포 내로 들어오게 하여 전위를 역치로부터 양성의 최고점으로 이동하게 하는 Na^+ 활성화 문의 신속한 개방, (2) 짧은 지연 후 Na^+ 유입을 중지시켜 전위가 더 이상 올라가지 못하게 하는 Na^+ 불활성화 문의 느린 폐쇄, (3) 전위를 최고점에서 휴지 상태로 급락시키는 K^+ 채널의 느린 개방이 일어난다.

전압-개폐형 K^+ 채널이 활동전위 최고점에서 열리면 K^+ 투과도(P_{K^+})가 휴지 상태의 P_{Na^+}보다 약 300배 증가한다. 이와 같은 P_{K^+}의 현저한 증가로 K^+가 전기화학적 기울기를 따라 세포 밖으로 쇄도하여 나가 양전하가 다시 밖으로 운반된다. 활동전위 최고점에서는 세포 내 양성 전위가 양성인 K^+을 배척하는 경향이 있어 휴지전위 때와는 달리 K^+에 대한 전기기울기가 바깥으로 향한다는 것을 주목하라. 물론 K^+의 농도기울기는 항상 바깥쪽이다. K^+가 세포 바깥쪽으로 이동하면 음성인 휴지전위가 빨리 회복된다.

이상을 요약하면(● **그림 4-7**), **활동전위의 상승 단계**(역치에서 +30mV)는 역치에서 폭발적인 P_{Na^+} 증가에 의한 Na^+ **유입**(Na^+가 세포 안으로 들어옴)에 기인한다. **하강 단계**(+30 mV에서 휴지전위)는 현저한 P_{K^+} 증가로 의한 K^+ **유출**(K^+가 세포 밖으로 나감)과 동시에 활동전위 최고점에서 일어나는 Na^+채널의 불활성화에 의해 일어난다.

막전위가 휴지 상태로 되돌아가면서 일어나는 전압의 변화로 Na^+ 채널의 활성화 문이 닫히고 불활성화 문이 열린 "닫혀 있으나 열릴 수 있는" 형태로 바뀐다. 이제 채널은 처음 상태로 돌아가 다른 자극에 반응할 수 있다. 새로이 열린 전압-개폐형 K^+ 채널도 닫혀, 막에 열려 있는 K^+ 누출채널의 수가 휴지 상태 수준으로 되돌아간다. 보통 전압-개폐형 K^+ 채널은 천천히 닫힌다. 이와 같이 증가된 K^+ 투과도가 지속되면 K^+는 전위를 휴지 상태로 되돌리는데 필요한 양보다 더 나간다. 약간 더 나가는 이 K^+때문에 세포 안쪽이 일시적으로 휴지전위보다 더 음성이 되어 과분극후전위가 생긴다. 전압-개폐형 K^+ 채널이 모두 닫히면 막은 휴지전위로 돌아가고 다른 자극이 개폐형 Na^+ 채널과 K^+ 채널을 변화시킬 때까지 닫힌 상태로 남아 있게 된다.

Na^+-K^+ 펌프는 활동전위에 의해 붕괴된 농도기울기를 점차 회복시킨다.

활동전위가 완료되면 막전위는 휴지 상태로 되돌아오지만 이온의 분포는 약간 바뀐 상태로 있다. Na^+가 활동전위의 상승 단계에서 세포 내로 들어오고 비슷한 양의 K^+가 하강 단계에서 세포 밖으로 나갔기 때문이다. Na^+-K^+ 펌프는 이들 이온이 원래 있던 곳으로 되돌리기는 하지만 각 활동전위가 끝난 후에 일어나지는 않는다.

능동 펌프 과정으로 Na^+와 K^+를 원래 있던 곳으로 되돌리는 데는 활동전위 동안 수동적인 이들 이온의 흐름이 일어나는 것보다 훨씬 오래 걸린다. 그러나 또 다른 활동전위가 발생하기 위해 이온의 농도기울기가 서서히 회복되는 것을 기다릴 필요가 없다. 사실 비교적 적은 양의 Na^+와 K^+이 활동전위 동안 일어나는 큰 막전위 변화를 유발한다. 세포 안에 있는 K^+의 약 1/100,000만이 활동전위 동안 세포를 떠나고 비슷한 수의 Na^+이온이 세포외액으로부터 들어 온다. 활동전위 동안 이와 같이 매우 적은 양의 Na^+와 K^+의 이동으로 100 mV라는 놀라운 막전위 변화(−70과 +30 mV 사이)가 일어나지만 이들 이온의 세포내액과 세포외액 농도 변화는 극미하다. 여전히 훨씬 많은 양의 K^+가 세포 밖보다 세포 안에 있으며 Na^+는 세포외액의 우세한 양이온이다. 따라서 Na^+와 K^+농도기울기는 여전히 존재하고 있어 농도기울기 유지를 위한 펌프 작용 없이도 활동전위는 반복되어 일어날 수 있다.

펌프 작용이 없다면 반복된 활동전위에 수반되는 매우 적은 양의 흐름도 결국 농도기울기를 감소시켜 더 이상의 활동전위가 불가능하게 될 것이다. 세포내액과 세포외액의 Na^+와 K^+의 농도가 같다면 이들 이온에 대한 투과도가 변한다 하더라도 이온의 흐름이 일어나지 않아 막전위 변화도 일어나지 않을 것이다. 따라서 Na^+-K^+ 펌프는 농도기울기를 유지하는데 결정적이다. 그러나 이 펌프는 활동전위 사이에 그 일을 수행해야 할 필요도 없고 활동전위 동안 일어나는 이온의 흐름이나 전위 변화에 직접 관여하지도 않는다.

활동전위는 축삭기시구에서 축삭말단으로 전파된다.

활동전위는 흥분성 세포막 표면 전체 중 일부 작은 부위에서만 일어난다. 그러나 활동전위가 장거리 신호로 역할을 하려면 신경세포나 근육세포 막의 한정된 부위에서만 일어나는 현상이어서는 안 된다. 활동전위를 세포막 전체로 전도 또는 전파하는 기작이 있어야 한다. 또한 신호는 세포에서 세포로 전달되어야 한다(예를 들어, 특정 신경 경로를 따라). 이러한 기작을 설명하는데 있어서 먼저 뉴런의 구조를 알아보고, 이어서 활동전위(신경충격)가 하나의 뉴런을 따라 어떻게 전도되는지 알아본 후, 이 신호가 어떻게 다른 세포로 전달되는지를 다루도록 하겠다.

하나의 **뉴런(neuron)**은 그 위치와 기능에 따라 구조가 다양하기는 하지만, 보통은 **세포본체**, **수상돌기**, **축삭**의 세 부분으로 이루어져 있다. 핵과 세포내소기관은 **세포본체(cell body)**에 있으며 이곳으로부터 **수상돌기(dendrite)**로 알려진 안테나 같은 돌기가 많이 나 있어 다른 뉴런으로부터 오는 정보를 받는데 이용되는 표면적을 증가시킨다(● **그림 4-8**). 일부 뉴런은 신호를 세포본체로 보내는 수상돌기를 400,000개까지 갖고 있다. 대부분의 뉴

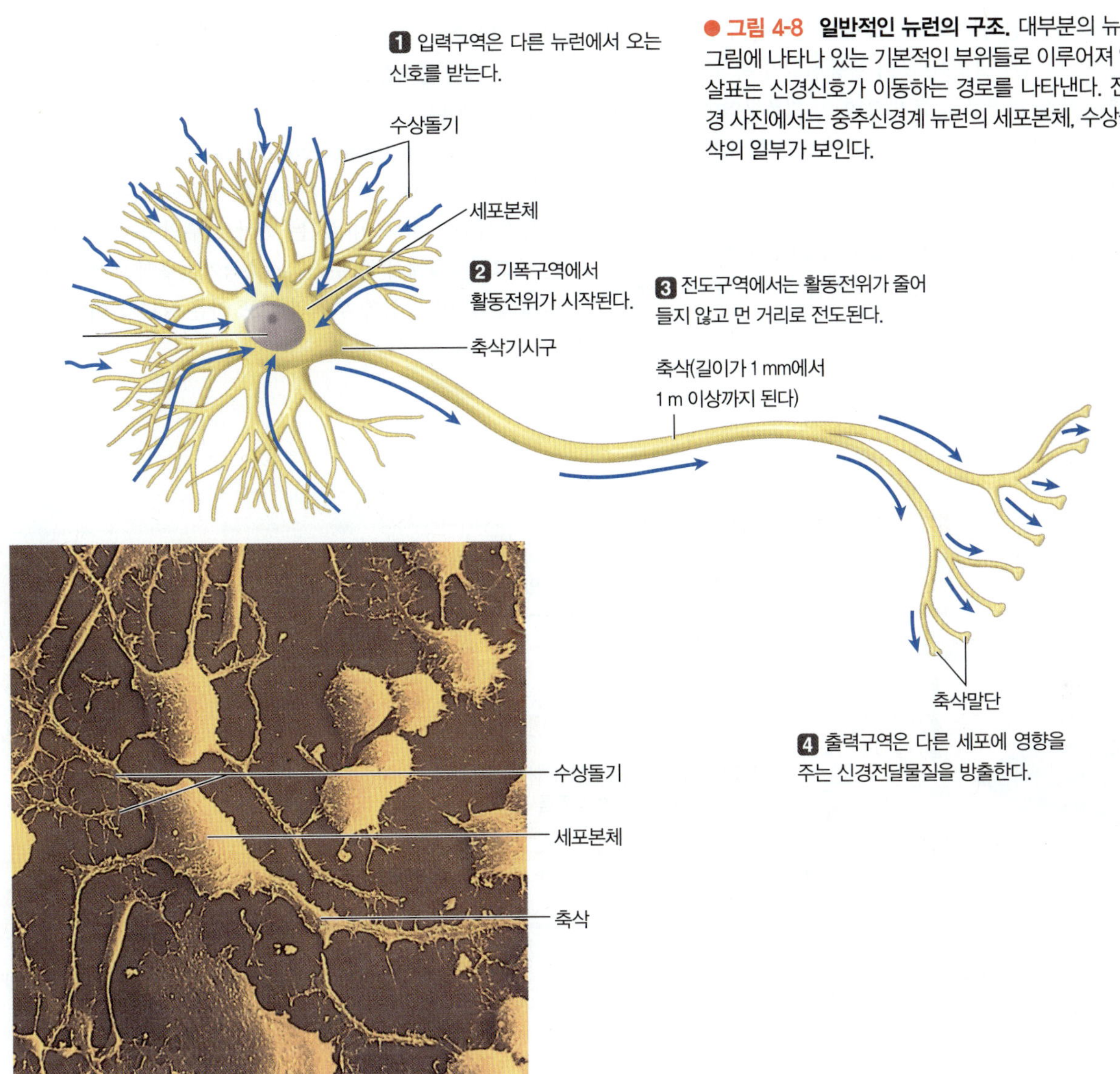

● **그림 4-8 일반적인 뉴런의 구조.** 대부분의 뉴런은 이 그림에 나타나 있는 기본적인 부위들로 이루어져 있다. 화살표는 신경신호가 이동하는 경로를 나타낸다. 전자현미경 사진에서는 중추신경계 뉴런의 세포본체, 수상돌기, 축삭의 일부가 보인다.

런에서는 수상돌기와 세포본체의 원형질막에 다른 뉴런에서 방출되는 화학 전달물질과 결합하는 단백질 수용체를 갖고 있다. 따라서 수상돌기와 세포본체는 들어오는 신호를 받아 통합하기 때문에 뉴런의 **입력구역**이다. 자극(이 경우 들어오는 화학전달자)에 반응하여 차등전위가 발생하는 부위가 바로 이곳이다.

축삭[**axon**; **신경섬유**(**nerve fiber**)라고도 부름]은 하나의 길고 관으로 된 돌기로 활동전위를 세포본체로부터 멀리 전도하며 다른 세포에서 끝난다. 축삭의 첫 부위와 축삭이 떠나는 세포본체 부위를 합쳐서 **축삭기시구**(**axon hillock**) 또는 **개시부위**(**initial segment**)라고 한다. 축삭기시구는 차등전위가 충분한 세기이면 활동전위가 개시되는 부위이기 때문에 신경의 **기폭구역**이다. 활동전위는 축삭기시구로부터 **축삭말단**(**axon terminal**)까지 축삭을 따라 전도된다. 이 말단에서는 화학전달자가 방출되어 가까이 있는 다른 많은 신경세포에 동시에 영향을 준다. 따라서 기능면에서 축삭은 뉴런의 **전도구역**을, 축삭말단은 **출력구역**을 이룬다.(이와 같은 일반적인 뉴런의 구조와 기능 구성의 예외가 되는 것으로 감각정보를 운반하도록 특수화된 뉴런이 있는데 나중에 다룬다)

축삭은 그 길이가 인근 세포에만 전달하는 뉴런의 경우 1 mm가 안 되는 반면, 신경계의 멀리 있는 부위나 말초 기관에 전달하는 신경의 경우엔 1 m가 넘는다. 예를 들어 엄지발가락을 지배하는 뉴런의 축삭은 하부 척수 안에 있는 세포본체에서 시작하여 다리를 쭉 내려가 엄지발가락까지 연결되어 있다.

활동전위는 탈분극에 의해 열리는 전압-개폐형 Na^+ 채널이 풍부한 일부 세포막에서만 개시될 수 있다. 보통 흥분성 세포에서 차등전위가 발생하는 부위는 전압-개폐형 Na^+ 채널이 드물어서 활동전위가 발생하지 못한다. 따라서 차등전위가 생기는 특수 부위는 상당히 탈분극되어도 활동전위가 발생하지 못한다. 그러나 차등전위는, 차등전위 부위로부터 퍼져 나가는 국부전류의 흐름을 통해, 이 민감한 부위를 역치에 이르게 하여 차등전위가 소멸되기 전에 활동전위를 유발시킬 수 있다. 예를 들어, 일반적인 뉴런의 경우 뉴런에 작용하는 화학신호에 반응하여 수상돌기와 세포본체에서 차등전위가 발생한다. 이 차등전위가 축삭기시구까지 도달했을 때 충분한 크기를 갖고 있으면 이 기폭구역에서 활동전위가 시작된다. 축삭기시구는 전압-개폐형 Na^+ 채널의 밀도가 높아 뉴런에서 역치가 가장 낮다.

한번 발생한 활동전위는 신경섬유 끝까지 전도된다.

활동전위가 축삭기시구에서 한번 시작되면 신경섬유 나머지 부분을 활성화시키기 위한 더 이상의 자극이 필요 없다. 충격은 두 가지 방법인 **연속전도**와 **도약전도** 중 하나로 뉴런의 끝까지 자동으로 전도된다.

연속전도(contiguous conduction)는 활동전위가 축삭막의 모든 부위를 따라가면서 축삭 끝까지 전파되는 것이다. 이 과정은 축삭기시구와 바로 이어지는 축삭 일부의 종단면을 나타내고 있는 ● **그림 4-9**에서 볼 수 있다. 축삭기시구의 막은 활동전위 최고점에 있다. 이 활성화 부위의 세포 안은 Na^+가 이미 이곳으로 쇄

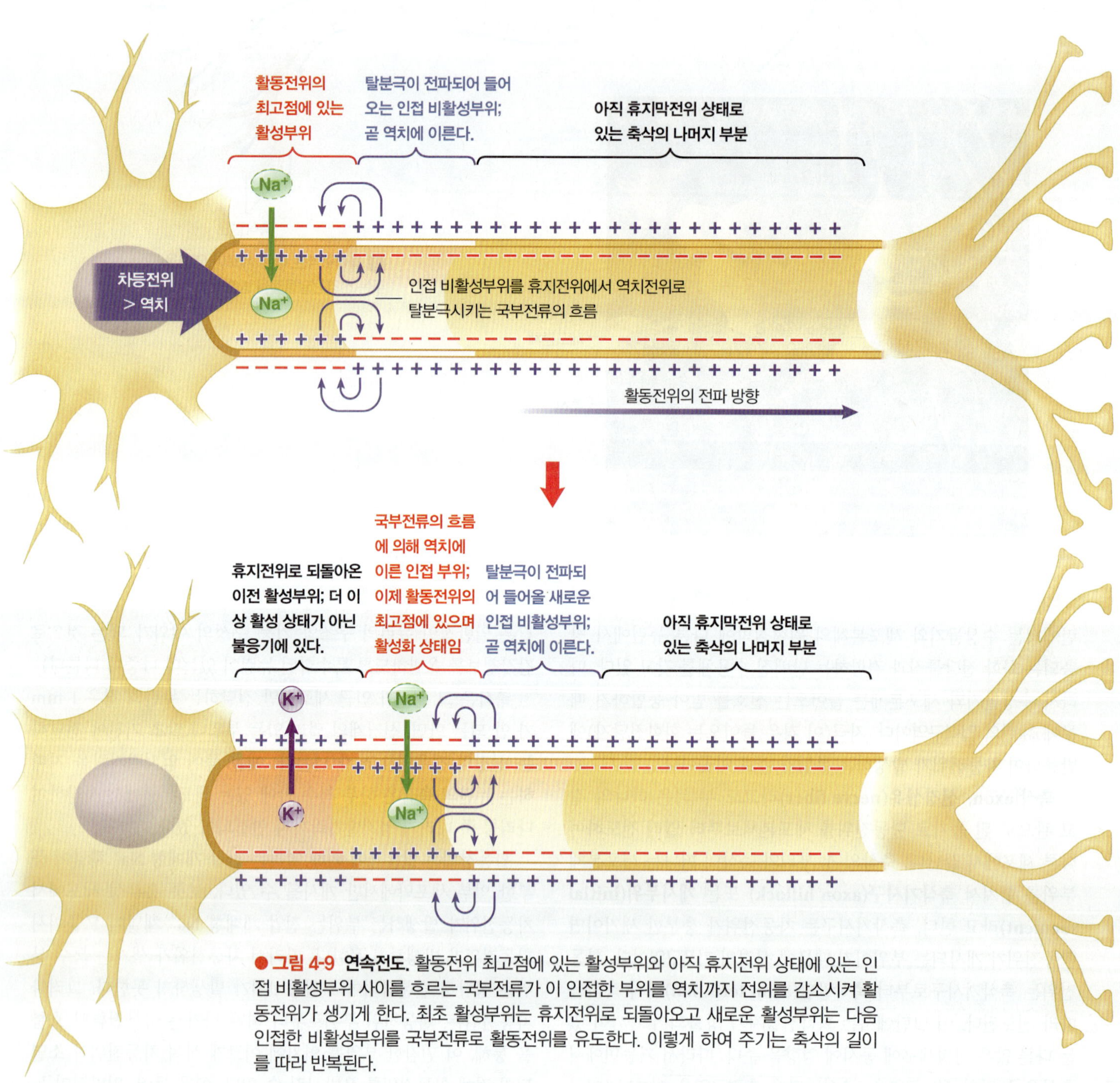

● **그림 4-9 연속전도.** 활동전위 최고점에 있는 활성부위와 아직 휴지전위 상태에 있는 인접 비활성부위 사이를 흐르는 국부전류가 이 인접한 부위를 역치까지 전위를 감소시켜 활동전위가 생기게 한다. 최초 활성부위는 휴지전위로 되돌아오고 새로운 활성부위는 다음 인접한 비활성부위를 국부전류로 활동전위를 유도한다. 이렇게 하여 주기는 축삭의 길이를 따라 반복된다.

도해 들어와 양성이다. 축삭의 나머지 부분은 여전히 휴지전위 상태이고 안쪽이 음성이어서 비활성 상태에 있다. 활동전위가 활성부위에서 비활성부위로 퍼지려면 비활성부위가 어떻게든 역치까지 탈분극 되어야 한다. 이 탈분극은 차등전위가 퍼지는데 전류의 흐름이 필요한 것처럼 이미 활동전위가 일어나고 있는 부위와 인접한 비활성부위 사이의 국부전류에 의해 이루어진다. 반대 전하들은 서로 끌어당기기 때문에 전류는 막의 안쪽과 바깥쪽 모두에서 활성부위와 인접한 비활성부위 사이에서 수동적으로 흐를 수 있다. 이러한 국부전류의 흐름은 비활성부위의 불균형 상태에 있는 전하 일부를 중화시키거나 제거한다; 즉, 이 전류가 막을 중심으로 분리되어 있는 반대 극의 전하수를 줄여서 이 부위의 전위를 감소시킨다. 이러한 탈분극 효과는 비활성부위를 빨리 역치에 이르게 하여서, 막에 있는 전압-개폐형 Na^+ 채널이 모두 활짝 열려 비활성 상태로 있던 이 부위에서 활동전위가 발생한다. 그 동안 최초 활성부위는 K^+ 유출에 의해 휴지전위로 되돌아간다.

이 새로운 활성부위 이웃에는 다른 비활성부위가 있어서 같은 일이 다시 일어난다. 이러한 주기는 활동전위가 축삭말단에 이를 때까지 연쇄반응으로 반복된다. **활동전위가 뉴런 세포막의 한 부분에서 시작되면 무제한 계속할 수 있는 주기가 개시되어 활동전위가 섬유의 나머지 부분으로 자동 전파된다.** 즉, 축삭은 한쪽 끝에만 불을 붙이면 되는 폭죽의 도화선과 같다. 불꽃은 한번 시작되면 도화선을 따라 퍼지므로, 도화선의 모든 구획마다 성냥을 들고 있을 필요가 없다. 따라서 새로운 활동전위는 두 가지 방법으로 시작될 수 있는데 두 경우 모두 이미 탈분극된 인접부위로부터 전류의 수동적 전파가 일어난다. 활동전위는 세포본체와 수상돌기의 차등전위에서 퍼져나가는 탈분극성 전류에 의해 축삭기시구에서 처음 시작된다. 또한 축삭을 따라 활동전위가 전파되는 동안, 활동전위가 일어나고 있는 앞선 부위에서 퍼져오는 탈분극성 국부전류의 흐름에 의해 새로운 활동전위가 발생한다.

최초 활동전위가 막을 따라 이동하지 않는다는 점을 주목하자. 그 대신에 이 활동전위는 인접한 부위의 막에서 새롭고 동일한 활동전위를 유발하고 이 과정이 축삭의 길이를 따라 반복된다. 즉, 새로운 활동전위는 축삭을 따라 차례로 발생하는 것이다. 각각의 새로운 활동전위는 투과도 변화와 전기화학적 기울기에 의해 매번 새롭게 일어나는 국부적인 현상이다. 따라서 축삭말단의 최종 활동전위는 축삭의 길이에 관계없이 최초의 것과 동일하다. 이와 같이 하여 활동전위는 약해지거나 왜곡됨이 없이 장거리 신호로서 그 역할을 한다.

이러한 활동전위의 비감소적 전파는 자체로 재발생하지 못하여 짧은 거리에서 소멸되는 차등전위의 감소적 전파와는 대조적이다. ▲**표 4-1**에 차등전위와 활동전위의 차이점이 요약되어 있는데, 이들 중 일부는 아직 논의되지 않은 것들이다.

불응기는 활동전위의 일-방향 전파가 일어나도록 한다.

활동전위는 초기 활성부위로부터 어떻게 일-방향으로만 전파되는 걸까? ●**그림 4-10**에서 보는 바와 같이 활동전위가 새로운 인접부위(지금은 안쪽이 양성)에서 재발생하고 최초 활성부위가 휴지상태(다시 안쪽이 음성)로 되돌아가면, 이 두 부위 사이에 반대

▲표 4-1 차등전위와 활동전위의 비교

특성	차등전위	활동전위
기폭자극	외부자극, 신경전달물질과 수용체의 결합 또는 고유의 채널 투과도 변화	역치까지의 탈분극. 보통 차등전위나 활동전위가 일어나고 있는 인접부위로부터 수동적으로 퍼져나가는 탈분극
전위 변화를 일으키는 이온 이동	여러 가지 방법으로 막을 통한 Na^+, K^+, Cl^-, Ca^{2+}의 순 이동	전압-개폐형 채널을 통한 순차적인 Na^+ 유입과 K^+ 유출
기폭자극 세기의 암호화	차등전위 변화; 기폭자극의 세기에 따라 차등전위의 크기가 달라진다	실무율에 따른 막의 반응; 기폭자극의 크기는 활동전위의 크기보다는 활동전위 빈도로 암호화된다
기간	기폭자극의 기간에 따라 다르다.	일정
개시부위로부터의 거리에 따른 막전위 변화 크기	감소적 전도; 크기가 개시부위로부터 멀어질 수록 감소한다	비감소적으로 막을 따라 전파; 인근 비활성부위에서 자가-발생
불응기	없음	상대, 절대
가중	시간적, 공간적	없음
막전위 변화 방향	탈분극 또는 과분극	항상 탈분극과 전하의 역전이 일어남
부위	자극에 반응하도록 특수화된 막 부위	전압-개폐형 채널이 풍부한 막 부위

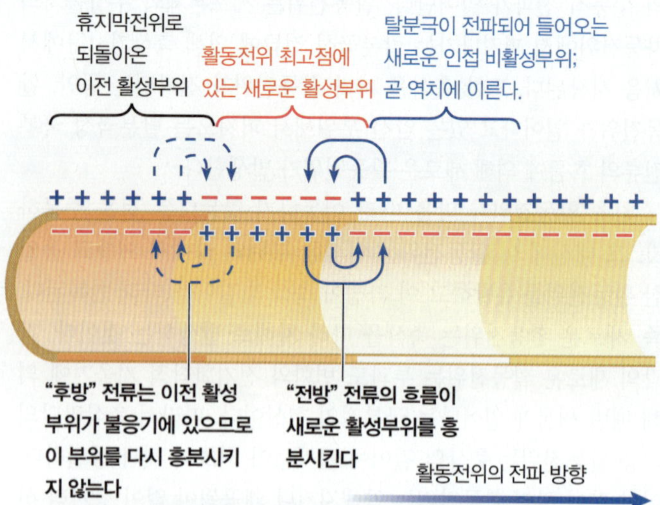

● **그림 4-10 불응기 의미.** 불응기는 "후방" 전류가 일어나지 않게 한다. 활동전위 동안과 조금 후에는 정상적인 자극으로는 새로운 활동전위가 생기지 않는다. 따라서 불응기는 활동전위가 축삭을 따라 확실하게 전방으로만 전파되도록 한다.

극의 전하가 가까이 있게 되는데 이것이 아직 흥분되지 않은 앞 방향뿐만 아니라 뒤 방향으로의 국부전류흐름에 도움이 된다는 점을 주목해보라. 만약 그와 같은 후방 전류흐름이 앞서 활성화되었던 부위를 다시 역치로 만들면 또 다른 활동전위가 이곳에서 시작되고 전후 방향으로 퍼져 다른 활동전위를 만드는 것이 반복될 것이다. 그러나 활동전위가 양쪽 방향으로 이동하면 많은 활동전위가 축삭을 따라 앞뒤로 튀어 뉴런이 피로해지고 자극은 혼란스럽게 될 것이다. 다행히 뉴런은 **불응기(refractory period)**가 있어서 활동전위가 왕복하는 현상이 일어나지 않는다. 즉 방금 활동전위가 생긴 부위에서는 불응기 동안이므로 정상적인 방법으로는 새로운 활동전위가 개시될 수 없다.

활동전위 동안과 활동전위 후에 전압-개폐형 Na^+ 채널과 전압-개폐형 K^+ 채널의 상태가 변하기 때문에 불응기는 절대불응기와 상대불응기의 두 구성 요소를 갖는다(**● 그림 4-11**). 활동전위가 일어나고 있는 중인 축삭 막의 특정 부위는 탈분극이 일어나게 하는 자극을 아무리 강하게 주어도 또 다른 활동전위가 생기지 않는다. 직전에 활성화된 막 부위가 새로운 자극에 대해 완전히 불응하는 이 시기를 **절대불응기(absolute refractory period)**라 한다. 전압-개폐형 Na^+ 채널은 자극을 받아 역치에서 한번 열리면, "닫혀 있고 열릴 수 없는" 형태를 지나 휴지전위로 회복되어 "닫혀 있고 열릴 수 있는" 형태로 다시 재기동될 때까지는 아무리 강한 자극이 와도 열리지 않는다. 따라서 절대불응기는 역치에서 활동전위를 지나 휴지막전위로 되돌아오는 전 기간 지속된다. 전압-개폐형 Na^+ 채널은 막전위가 휴지막전위로 회복되어야만 새로운 탈분극에 의해 P_{Na^+}가 폭발적으로 증가하여 다른 활동전위가 시작될 수 있다. 절대불응기 때문에 같은 부위에서 다른 활동전위가 시작되려면 활동전위는 종료되어야 한다.

절대불응기에 이어 나타나는 것이 **상대불응기(relative refractory period)**로서, 이 시기에는 기폭자극이 처음 줄 때보다 강하게 주면 두 번째 활동전위가 생길 수 있다. 상대불응기는 활동전위가 종료된 후에 나타나는데, 그 이유는 두 가지로 다음과 같다. 첫째, 활동전위 동안 열렸던 전압-개폐형 Na^+ 채널은 다시 휴지막전위가 되어도 모두 즉각 처음 상태가 되지 않는다. 일부 채널은 열릴 수 있는 형태로 회복되는데 조금 더 걸리기도 한다. 그 결과 새로운 자극에 의해 열리는 전압-개폐형 Na^+ 채널의 수가 적다. 둘째, 활동전위 최고점에서 열렸던 전압-개폐형 K^+ 채널은 서서히 닫힌다. 이 시기에는 새로운 자극으로 들어오는 정상보다 적은 양의 Na^+이 과분극후 전위동안 서서히 닫히는 채널을 통하여 여전히 나가고 있는 K^+에 의해 상쇄된다. 따라서 상대불응기 동안 지속적인 과분극을 시키는 외향성 K^+ 이동을 상쇄하고, 막을 역치에 이르게 하기 위해서는 정상보다 큰 탈분극성 기폭자극이 필요한 것이다.

초기 부위가 불응기로부터 회복되어 정상 전류의 흐름으로 다시 흥분될 수 있을 때에는, 활동전위가 이미 앞 방향으로만 전파가 되어 더 이상 초기 부위에 영향을 주지 못하게 될 정도로 멀리 있게 된다. 따라서 상대불응기는 활동전위가 확실하게 초기 활성부위로부터 축삭을 따라 멀리 한 방향으로만 전파되도록 한다.

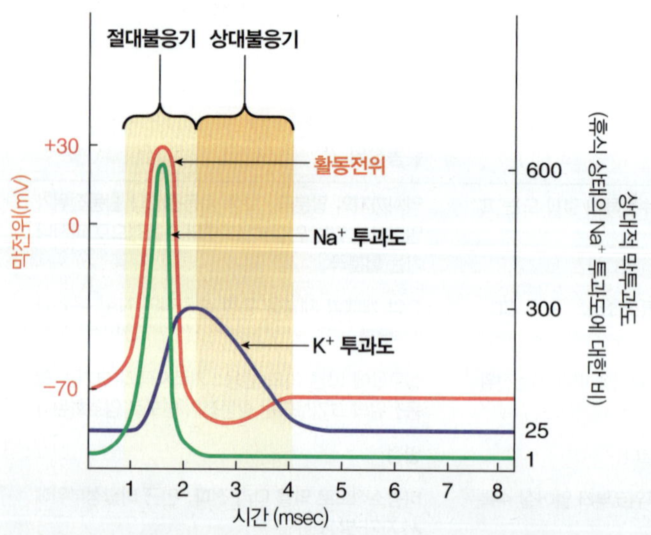

● **그림 4-11 절대불응기와 상대불응기.** 절대불응기 동안 활동전위가 방금 일어났던 막 부위에서는 다시 흥분되지 않는다. 이 기간에서는 Na^+ 문들이 휴식 상태로 있지 않다. 상대불응기 동안에는 막은 보통 필요한 것보다 강한 자극에 의해서만 다시 흥분될 수 있다. 이 기간에서는 활동전위 동안 열렸던 K^+ 문들이 아직 닫히지 않고 있으며 일부 전압-개폐형 Na^+ 채널들은 아직 불활성화 상태에 있다.

활동전위는 실무율을 따른다.

뉴런 막의 어느 부분이든 역치까지 탈분극되면 활동전위가 개시되고, 그 크기가 줄어들지 않으면서 막을 따라 이동한다. 더욱이 한번 역치에 도달하여 발생하는 활동전위는 항상 최대 높이까지 올라간다. 이러한 현상이 나타나는 이유는 활동전위 동안 일어나는 전압의 변화가 이온들이 농도 및 화학 기울기를 따라 이동한 결과이고, 이러한 기울기들은 탈분극 시키는 자극의 크기에 영향을 받지 않기 때문이다. 자극의 세기가 막을 역치까지 탈분극 시키는 데 필요한 것보다 더 커도 활동전위가 더 크게 만들어지지 않는다. 그러나 자극이 막을 역치까지 탈분극 시키지 못하면 활동전위는 전혀 발생하지 않는다. 따라서 기폭자극은 흥분성막에서 막 전체를 줄어들지 않고 퍼지는 최대의 활동전위를 발생시키거나 활동전위를 전혀 발생시키지 않는다. 이러한 성질을 **실무율(all-or-none law)**이라 한다.

실무율은 총을 발사하는 것과 유사하다. 방아쇠는 총알을 발사할 정도로 충분히 당겨지지 않거나(역치에 도달하지 않거나), 총알이 발사될 정도로 충분히 강하게 당겨진다(역치에 도달). 방아쇠를 더 힘 있게 당겨도 기폭이 더 강하게 일어나지 않는다. 총을 중간 정도로 발사하지 못하는 것처럼 중간 정도의 활동전위가 생기게 하지 못한다.

역치 현상으로 중요한 자극과 중요하지 않은 자극을 구별할 수 있다. 막을 역치까지 탈분극 시키지 못할 정도의 자극은 활동전위를 발생시키지 못하여 중요하지 않은 신호로 인한 신경계의 혼란이 방지된다.

자극의 세기는 활동전위 빈도로 암호화된다.

세기가 다른 두 자극이 모두 막을 역치까지 탈분극 시켜 활동전위를 발생시켰을 때 이들을 어떻게 구별할 수 있을까? 예를 들어, 따뜻한 물체를 만지거나 뜨거운 물체를 만져서 중추신경계로 피부의 온도에 대한 정보를 중계하는 신경섬유에서 동일한 활동전위가 발생된다면 이들을 어떻게 구별할 수 있을까? 그 답은 발생하는 활동전위의 빈도에 있다. 보다 강한 자극은 보다 큰 활동전위를 만들어내지 않지만 1초에 보다 많은 횟수의 활동전위가 생기게 할 수 있다. 그 예가 되는 것으로 ● **그림 10-31**을 보면, 혈압을 탐지하는 뉴런에서 발생하는 활동전위의 빈도가 혈압의 변화에 상응하여 변하는 것을 알 수 있다.

또한 강한 자극을 받은 부위는 보다 많은 뉴런이 역치에 이르게 되어 중추신경계로 보내는 정보의 총량이 증가한다. 예를 들어, 손가락으로 현재 교과서 면을 살짝 대고 이 면과 접촉을 하고 있는 부위를 기억해 두자. 이제 조금 더 세게 누르면 보다 넓은 피부 표면이 이 면과 닿고 있음을 알 수 있을 것이다. 즉, 보다 강한 접촉 자극에 의해 보다 많은 뉴런이 역치에 이르게 되는 것이다.

활동전위가 한번 발생하여 축삭을 따라 이동하는 속도는 섬유의 수초화 여부에 달려 있다. 연속전도는 무수섬유에서 나타난다. 이 경우 조금 전에 배웠듯이 각 활동전위는 축삭 막의 다음 이어지는(인접) 부위에서 새롭고 동일한 활동전위가 발생하도록 하고, 이 전기 신호가 축삭 시작부위에서 축삭 말단까지 전도됨에 따라 막의 모든 부위에서 활동전위가 생기게 된다. 보다 빠른 전도 방법으로 도약전도가 있는데 이는 유수섬유에서 나타난다. 이제 유수섬유와 무수섬유의 차이점과 도약전도와 연속전도의 차이점을 비교해 보자.

수초화는 활동전위 전도속도를 증가시킨다.

주로 지질로 이루어진 두꺼운 층의 미엘린은 **유수(신경)섬유[myelinated(nerve) fiber]**의 축삭을 일정한 간격으로 에워싸고 있다(● **그림 4-12a**). 막을 통해 전류를 운반하는 수용성 이온은 이 미엘린 층을 통과하지 못하기 때문에 미엘린은 전선 주위의 플라스틱과 같이 절연체로 작용하여 막의 수초화된 부위에서 전류가 새는 것을 방지한다. 미엘린은 사실 뉴런의 일부는 아니며 축삭 주위에서 젤리-롤처럼 자신을 감싸고 있는 미엘린-형성 세포로 이루어져 있다. 이와 같이 미엘린을 형성하는 세포에는 말초신경계의 **슈반세포(Schwann cell,** ● **그림 4-12b)**와 중추신경계(뇌와 척수)의 **휘돌기교세포(oligodendrocyte,** ● **그림 4-12c)**가 있다. 지질이 풍부한 미엘린은 미엘린-형성 세포가 축삭 주위로 자신을 반복적으로 감싸고 있어서, 이 부위 세포의 원형질막(지질이중층이 우세함)은 여러 층으로 이루어져 있다. 수초화 된 부위 사이인 랑비에결절(node of Ranvier)에서는 축삭막이 세포외액에 노출되어 있다. 전류는 이 노출된 곳의 막을 통해서만 흘러 활동전위를 발생시킬 수 있다. 결절에는 전압-개폐형 Na^+ 채널과 K^+ 채널이 밀집해 있고 미엘린으로 덮혀 있는 부위에는 이 채널들이 거의 없다(● **그림 4-12d**). 반면에 무수섬유는 이들 전압-개폐형 채널이 축삭 전체를 따라 높은 밀도로 있다. 활동전위는 이 채널들이 풍부하게 있는 막 부위에서만 발생할 수 있다.

결절 사이의 거리는 국부전류가 활성화된 결절과 인근 비활성화 결절 사이를 소멸되지 않고 흐를 수 있을 정도로 짧다. 활동전위가 한 결절에 나타나면 이 결절과 반대 전하로 충전된 인근 휴지 상태의 결절 사이에서 국부전류가 흘러 인접한 결절의 전위를 역치까지 감소시켜 활동전위가 발생하게 되며, 이 일들이 반복된다. 결과적으로 유수섬유에서는 충격이 축삭의 수초화된 부분을 건너뛰어 결절에서 결절로 도약한다; 이러한 전도 과정을 **도약전도(saltatory conduction)**라고 한다. 도약전도는 활동전위가 전체 축삭 중 수초화된 부위에서는 활동전위가 발생하지 않고 무수화 부위에서만 재발생하기 때문에 연속전도보다 빠르게 전파된다. 유수섬유는 비슷한 크기의 무수섬유보다 약 50배 빠르게 충

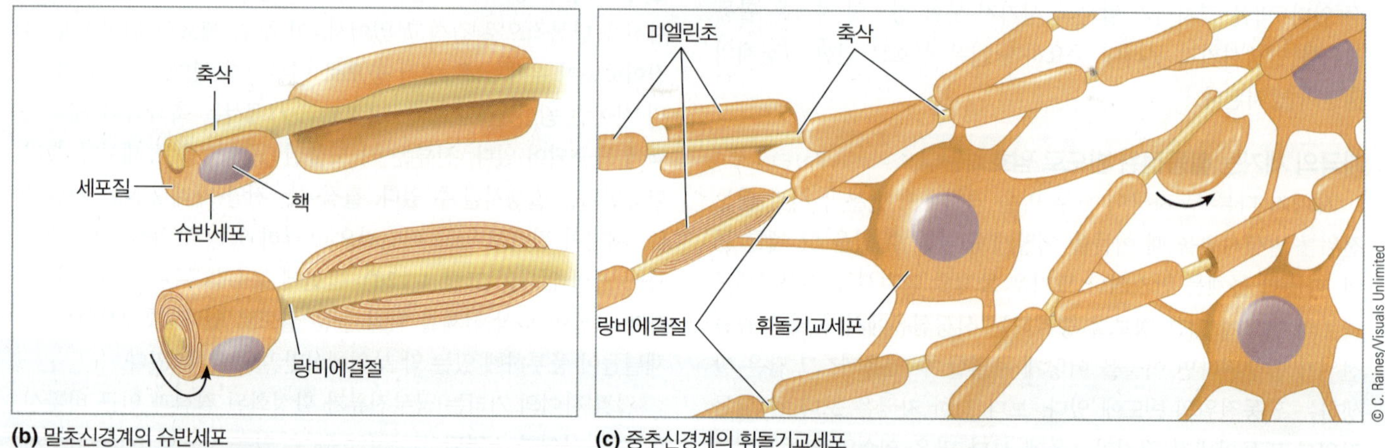

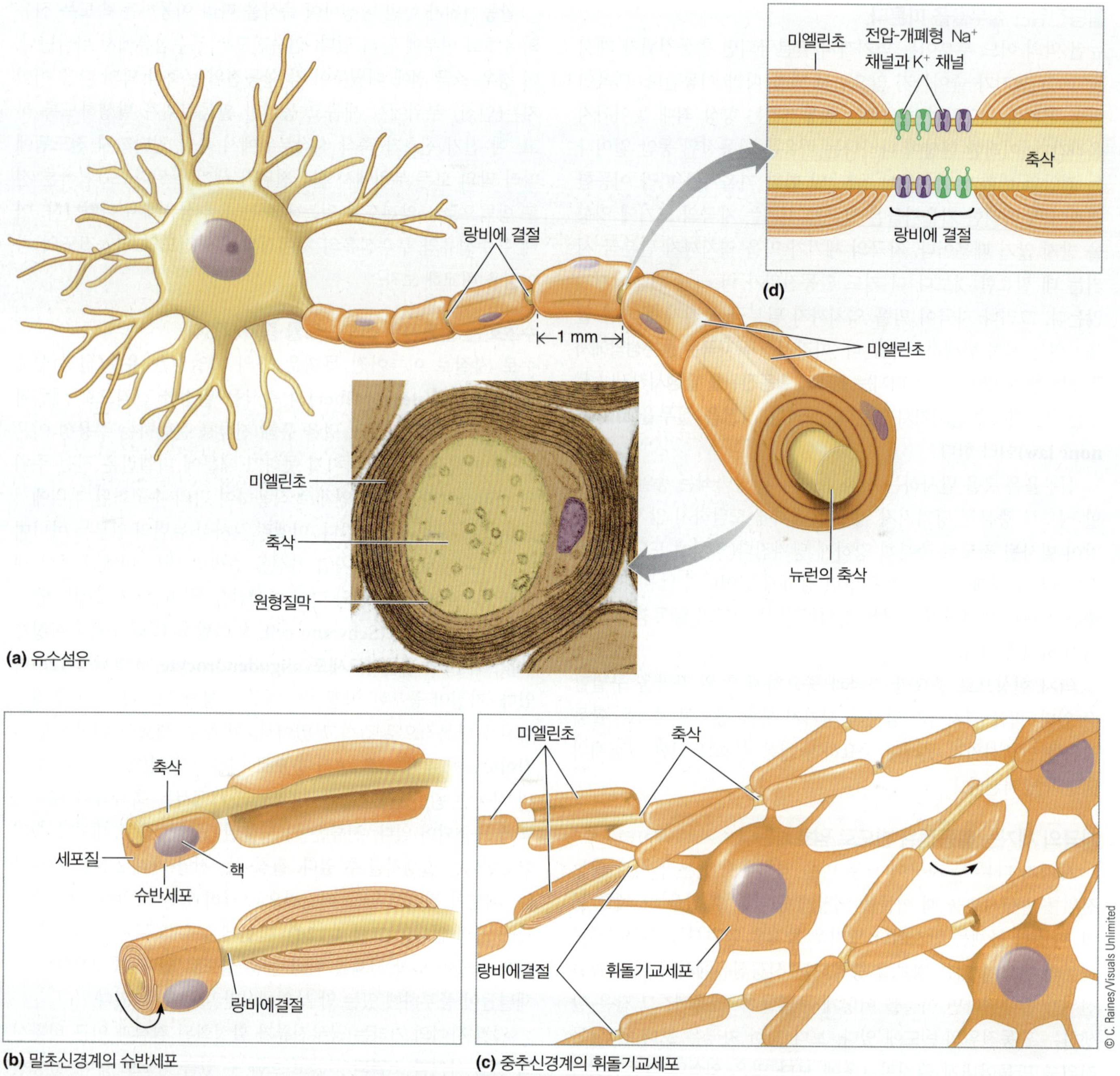

● 그림 4-12 유수섬유. (a) 유수섬유는 일정한 간격으로 미엘린에 의해 둘러싸여 있다. 중간에 미엘린이 없어 노출된 부위를 랑비에 결절이라 한다. 전자현미경 사진은 유수섬유의 수초화된 부위의 횡단면을 보여주고 있다. (b) 말초신경계에서는 슈반세포 자신이 신경섬유 주위를 감싸며 미엘린을 형성한다. (c) 중추신경계에서는 휘돌기교세포의 돌기들이 각각 주위의 신경섬유를 감싸며 미엘린을 형성한다. (d) 이 종단면에서 전압-개폐형 채널이 랑비에 결절에 집중되어 있는 것을 볼 수 있다.

격을 전도한다. 정보가 전달되는 속도 면에서 보면 유수섬유는 신경계에서 고속도로이고, 무수신경은 시골길로 생각할 수 있다. 따라서 대부분의 긴급한 종류의 정보는 유수신경을 통해 전달되고, 덜 급한 정보는 무수신경을 통해 전달된다.

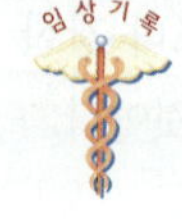

다발성경화증(Multiple sclerosis, MS)은 신경계의 여러 곳에 있는 신경섬유가 미엘린을 잃는 병태생리학적 질환이다. 다발성경화증은 자가면역질환의 하나로서, 신체의 면역계가 유수신경을 둘러싸고 있는 미엘린초를

잘못 공격하는 것이다. 미엘린이 상실되면 영향을 받은 뉴런에서 충격의 전도가 느려진다. **경화증**("단단한"을 의미함)으로 알려진 굳어진 상처는 미엘린이 손상된 여러 부위에서 형성된다. 이러한 상처는 그 아래에 있는 축삭의 활동전위 전파를 방해하고 결국 차단한다. 다발성경화증의 증상은 미엘린 손상 정도와 부위에 따라 매우 다양하다.

지금까지 활동전위가 축삭을 따라 어떻게 전도되는지 알아보았다. 그런데 활동전위가 축삭 말단에 이르면 어떻게 될까?

4.4 시냅스와 신경 통합

활동전위가 축삭말단에 이르면 화학 전달물질을 방출하여 뉴런이 끝나는 곳에 있는 세포의 활성을 변화시킨다. 뉴런은 다음 세 가지 구조 중 하나에서 끝난다: 근육, 분비선, 다른 뉴런. 따라서 뉴런이 끝나는 곳에 따라 근육세포가 수축하거나, 분비선에서 분비가 일어나며, 다른 신경이 신경 경로를 따라 전기 정보를 운반하거나 그 밖의 기능을 하게 된다. 뉴런이 근육이나 분비선에서 끝나면 뉴런이 이들을 **지배(innervate)**한다고 한다. 신경과 신경의 지배를 받는 근육이나 분비선 사이의 연접은 나중에 언급한다. 여기서는 두 뉴런 사이의 연접 즉, **시냅스(synapse)**에 대해 집중적으로 알아본다.(때로는 시냅스라는 용어가 두 개의 흥분성 세포 사이의 연접을 기술할 때 사용되지만 여기에서 이 용어를 두 뉴런 사이 연접으로 한정한다.)

시냅스는 시냅스전 뉴런과 시냅스후 뉴런 사이의 연접이다.

시냅스는 보통 **시냅스전** 뉴런의 축삭말단과 **시냅스후** 뉴런의 수상돌기나 세포본체 사이의 연접을 포함한다. 대부분 뉴런의 수상돌기와 세포본체는 수천 개의 시냅스 입력을 받는다. 시냅스 입력이란 많은 다른 뉴런의 축삭말단을 일컫는다. 중추신경계의 어떤 뉴런은 100,000개까지의 시냅스 입력을 받는다(**● 그림 4-13**).

이러한 많은 시냅스 중 하나의 구조가 **● 그림 4-14**에 나타나 있다. 활동전위를 시냅스 쪽으로 전도하는 **시냅스전 뉴런(presynaptic neuron)**의 축삭말단은 약간 부풀어져서 끝나는데 이를 **시냅스혹(synaptic knob)**이라고 한다. 시냅스혹에는 시냅스전 뉴런에서 합성되고 포장되는 특이 화학전달물질인 **신경전달물질(neurotransmitter)**을 저장하는 **시냅스소포(synaptic vesicle)**가 있다. 시냅스혹은 활동전위를 시냅스로부터 멀리 전파하는 **시냅스후 뉴런(postsynaptic neuron)**에 가깝게 있으나 접촉하여 있지는 않다. 시냅스전 뉴런과 시냅스후 뉴런 사이의 공간을 **시냅스틈(synaptic cleft)**이라고 하는데, 이 틈은 전류가 퍼져 나가기에는 넓어서 활동전위가 뉴런 사이를 전기적으로 지나가지 못한다.

대신에 시냅스전 뉴런의 활동전위는 화학적인 방법으로 시냅스후 뉴런의 전위를 바꾼다. 시냅스는 한 방향으로만 작용한다; 즉, 시냅스전 뉴런은 시냅스후 뉴런의 막전위를 변화시키지만 시냅스후 뉴런은 시냅스전 뉴런의 전위에 직접 영향을 주지 않는다. 이러한 이유는 시냅스에서 일어나는 일들을 알게 되면 쉽게 분명해진다.

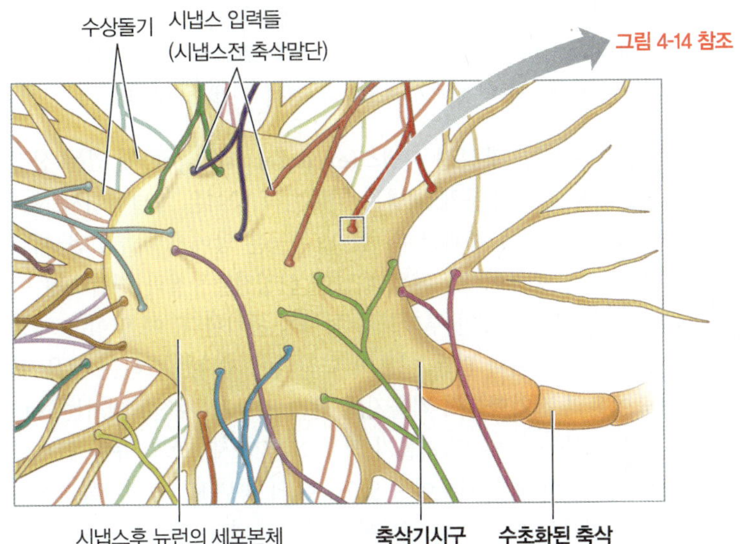

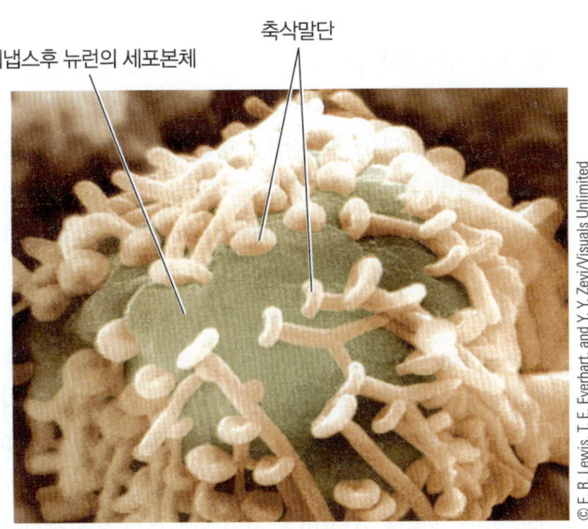

● 그림 4-13 시냅스후 뉴런의 세포본체와 수상돌기로 가는 시냅스 입력들(시냅스전 축삭말단). 오른쪽 사진에서 전자현미경 사진을 위한 뉴런 준비 과정 중 건조 처리로 시냅스전 축산말단이 누워 있고 시냅스후 세포본체로부터 멀리 당겨져 있다.

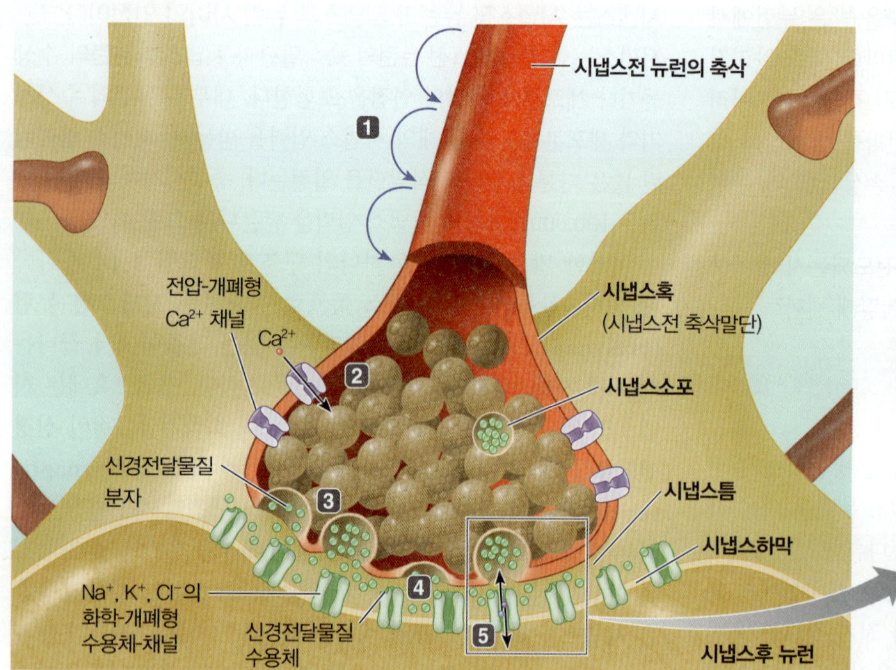

1 활동전위가 시냅스전 뉴런의 축삭 말단에 도달한다.

2 Ca^{2+}가 시냅스혹(시냅스전 축삭말단)으로 들어간다.

3 신경전달물질이 세포외배출작용에 의해 시냅스틈으로 방출된다.

4 신경전달물질이 시냅스후 뉴런의 시냅스하막에 있는 화학-개폐형 채널의 한 부분인 수용체와 결합한다.

5 신경전달물질이 수용체-채널과 결합하면 이 특이 채널이 열린다.

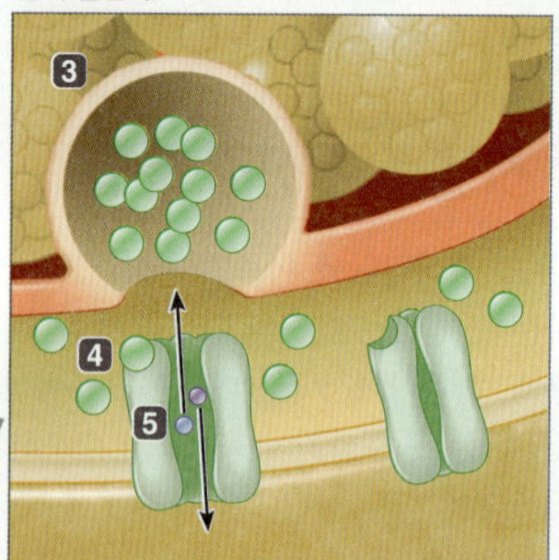

● **그림 4-14 시냅스의 구조와 기능.** 번호를 매긴 단계들은 시냅스에서 일어나는 과정의 순서를 나타낸 것이다. 확대한 그림은 시냅스전 축삭말단에서 신경전달물질이 세포외배출작용으로 방출되어 시냅스후 뉴런의 시냅스하막에 있는 수용체와 결합하는 것을 나타내고 있다.

신경전달물질은 시냅스를 가로질러 신호를 운반한다.

시냅스전 뉴런의 활동전위가 축삭말단에 이르면(● **그림 4-14**, 1 단계), 이 국부적인 전위 변화로 시냅스혹에 있는 전압-개폐형 Ca^{2+} 채널이 열린다. Ca^{2+}은 세포외액이 농도가 더 높기 때문에 (p. 85 참조) 열린 채널을 통해 시냅스혹 안으로 들어온다(2 단계). Ca^{2+}은 일부 시냅스 소포 안에 있는 신경전달물질을 시냅스틈으로 방출시킨다(3 단계). 이러한 방출은 세포외배출작용에 의해 일어난다(p. 48 참조). 방출된 신경전달물질은 시냅스틈을 가로질러 확산하여 시냅스혹 바로 아래에 있는 시냅스후 막의 일부분인 **시냅스하막(subsynaptic membrane)** 특이 수용체와 결합을 한다(4 단계). 이 수용체는 특정 이온 채널의 한 부분인데 이와 같이 수용체와 채널이 합쳐져 있는 단위를 **수용체-채널(receptor-channel)**이라고 한다. 신경전달물질이 수용체-채널과 결합을 하면 시냅스후 뉴런의 이온 투과도가 변한다(5 단계). 활동전위에 관여하는 전압-개폐형 채널이나 시냅스혹 안으로의 Ca^{2+} 유입에 관여하는 전압-개폐형 채널과는 달리 이 수용체-채널은 화학-개폐형 채널이다. 시냅스전 뉴런은 신경전달물질을 방출하고 시냅스후 뉴런의 시냅스하막에는 신경전달물질에 대한 수용체-채널이 있기 때문에 시냅스는 시냅스전 뉴런에서 시냅스후 뉴런 방향으로만 작동한다.

어떤 시냅스는 시냅스후 뉴런을 흥분시키고 어떤 것은 억제시킨다.

각 시냅스전 뉴런은 보통 한 가지 신경전달물질만 방출한다; 그러나 뉴런의 종류마다 방출하는 신경전달물질이 같은 것은 아니다. 다른 종류의 신경전달물질들이 시냅스하막 수용체-채널과 결합하면 나타나는 이온 투과도 변화가 다르다. 투과도 변화에 따라 흥분성 시냅스와 억제성 시냅스의 두 종류 시냅스가 있다.

흥분성 시냅스 **흥분성 시냅스(excitatory synapse)**에 있는 신경전달물질 결합 수용체-채널은 비특이적 양이온 채널이어서 Na^+와 K^+가 동시에 통과할 수 있다.(이들은 앞에서 다루었던 채널과는 다른 종류이다.) 이들 채널이 신경전달물질과 결합하면 이 두 가지 이온에 대한 투과도가 동시에 증가한다. 이 양이온 채널을 통하여 얼마나 많은 이온이 확산되어 지나는가 하는 것은 이들 이온의 전기화학적 기울기에 달려 있다. 휴지전위에서는 Na^+의 농도기울기와 전기기울기 모두 Na^+가 시냅스후 뉴런 안으로 이동할 수 있도록 이루어져 있고, K^+의 경우 K^+ 농도기울기만이 K^+가 밖으로 이동할 수 있도록 이루어져 있다. 따라서 소량의 K^+ 이온이 시냅스후 뉴런 밖으로 이동하고 동시에 많은 양의 Na^+ 이온이 이 뉴런 안으로 들어온다. 그 결과 양이온의 세포 내 순 유입이 있게 된다. 이로써 휴지전위 때보다 세포 안쪽이 약간 덜 음성이 되어 시냅스후 뉴런이 **조금 탈분극**된다.

하나의 흥분성 시냅스의 흥분은 시냅스후 뉴런을 역치까지 탈분극시킬 정도로 충분하지 않다. 하나의 시냅스하막에는 매우 적은 수의 채널만 있으므로 전위를 역치까지 감소시킬 정도의 이온흐름이 일어나지 않는다. 그러나 이 작은 탈분극은 시냅스후 뉴런의 막을 역치에 가깝게 해, 시냅스후 뉴런막이 더 많은 흥분성 입력에 반응하여 역치에 이르고 활동전위가 일어날 가능성을 높인다. 즉, 막은 휴지 때보다 더 흥분성이다(역치에 이르기 쉽다). 따라서 흥분성 시냅스에서 나타나는 시냅스후 전위변화를 **흥분성 시냅스후 전위(excitatory postsynaptic potential, EPSP)**라 한다(● **그림 4-15a**).

억제성 시냅스 **억제성 시냅스(inhibitory synapse)**에서 신경전달물질이 수용체-채널과 결합하면 시냅스에 따라 시냅스하막의 K^+나 염소이온(Cl^-)에 대한 투과도가 증가한다. 이들 이온이 이동하면 시냅스후 뉴런이 조금 과분극된다(즉, 내부 음성이 더 커진다). P_{K^+}가 증가하는 경우 보다 많은 양전하가 K^+ 유출을 통해 세포를 떠나 보다 많은 음전하가 세포 안에 남는다. P_{Cl^-}이 증가한 경우, Cl^-의 농도는 세포 밖이 높으므로 음전하가 Cl^- 이온의 형태로 세포 안으로 들어온다. 어느 경우든 이와 같은 약간의 과분극으로 막전위는 역치로부터 멀어지게 되므로(● **그림 4-15b**), 시냅스후 뉴런이 역치에 도달하여 활동전위를 발생할 수 있는 가능성이 줄어들게 된다. 즉, 막은 휴지전위 때보다 덜 흥분성이다. 이런 상태에서 막은 억제되었다고 하며 시냅스후 세포의 작은 과분극을 **억제성 시냅스후 전위(inhibitory postsynaptic potential, IPSP)**라 한다.

전압-개폐형 채널의 개방으로 생기는 활동전위와는 달리 EPSP와 IPSP는 화학-개폐형 채널의 개방으로 생긴다는 사실에 주목하라.

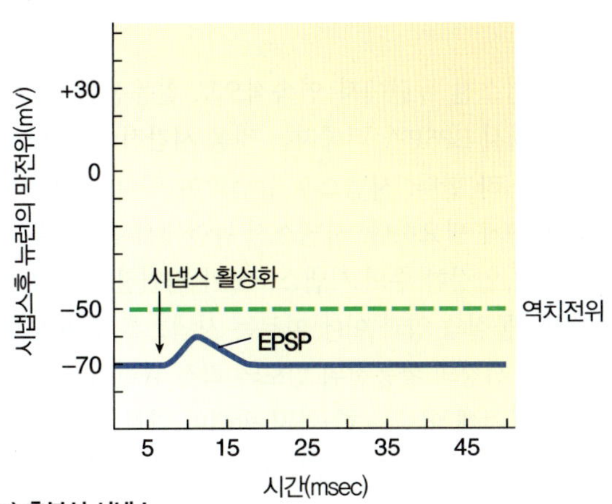

(a) 흥분성 시냅스

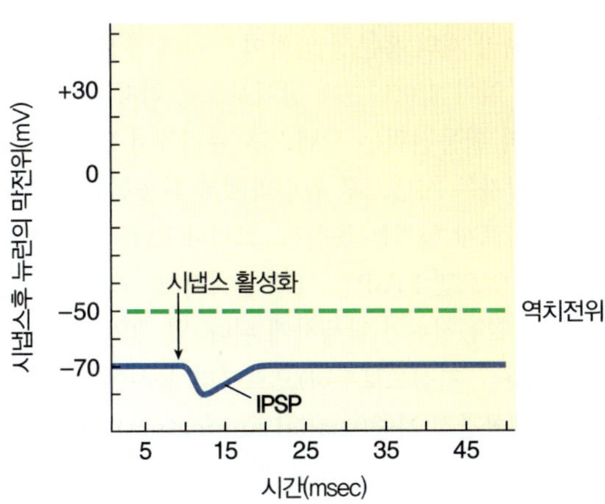

(b) 억제성 시냅스

● **그림 4-15 시냅스후 전위.** (a) 흥분성 시냅스전 입력의 활성으로 생긴 흥분성 시냅스후 전위(EPSP)는 시냅스후 뉴런을 역치에 가깝게 한다. (b) 억제성 시냅스전 입력의 활성화로 생긴 억제성 시냅스후 전위(IPSP)는 시냅스후 뉴런을 역치에서 멀게 한다.

각 신경전달물질-수용체 결합은 항상 같은 반응을 만들어낸다.

많은 화학물질이 신경전달물질로 작용한다(▲ **표 4-2**). 시냅스마다 신경전달물질이 다르지만 특정 시냅스에서는 항상 같은 신경전달물질이 방출된다. 더욱이 하나의 시냅스에서는 신경전달물질이 적절한 시냅스하막 수용체-채널과 결합하여 일어나는 시냅스후 막의 투과도 변화와 전위 변화는 항상 같다. 즉, 특정 신경전달물질-수용체 결합에 대한 반응은 항상 같다; 결합은 어떤 상황에서는 EPSP를 만들어내지 못하고 또 어떤 상황에서는 IPSP를 만들어내지 못한다. 어떤 신경전달물질 (예; 뇌에서 가장 공통적인 흥분성 신경전달물질인 글루탐산)은 보통 EPSP를 만들어내지만 어떤 것은 [예; 뇌의 주된 억제성 신경전달물질인 감마-아미노부티르산(gamma-aminobutyric acid, GABA)]은 항상 IPSP를 만든다. 또 한 시냅스에서는 EPSP를, 다른 시냅스에서는 IPSP를 만드는 것(예; 노르에피네프린)도 있는데, 그 이유는 이 동일한 신경전달물질이 다른 종류의 시냅스후 신경에 결합하면 다른 투과도 변화가 나타나기 때문이다. 그러나 노르에피네프린의 영향을 받는 어떤 한 시냅스의 반응은 항상 흥분성 또는 억제성 중 하나이다.

▲ **표 4-2 일반적인 신경전달물질들**

아세틸콜린	히스타민
도파민	글리신
노르에피네프린	글루타민
에피네프린	아스파르트산
세로토닌	감마-아미노부티르산(GABA)

신경전달물질은 시냅스틈에서 빨리 제거된다.

신경전달물질이 수용체-채널에 결합하여 있는 한 EPSP나 IPSP를 유발하는 막투과도 변화는 지속된다. 시냅스후 뉴런이 같은 시냅스전 뉴런이나 다른 시냅스전 뉴런으로부터 계속해서 신호를 받기 위해서는 신경전달물질이 시냅스 뉴런에서 적절한 반응을 만들어 낸 후에 불활성화되거나 시냅스후 틈에서 제거되어 반응이 종료되어야 한다.

신경전달물질을 제거하는 기작에는, 신경전달물질이 시냅스틈으로부터 멀리 퍼져가거나, 시냅스하막 내에 있는 특이 효소에 의해 불활성화되거나 또는 시냅스전 막에 있는 수송기작에 의해 축삭말단으로 다시 능동적으로 흡수되는 등의 몇 가지가 있다.

임상기록 어떤 약은 시냅스에서 특정 신경전달물질의 제거를 억제한다. 예를 들어, **선택적 세로토닌 재흡수 억제제(selective serotonin reuptake inhibitor, SSRI)**는 그 이름에서 알 수 있듯이 시냅스전 축삭말단으로의 세로토닌 재흡수를 선택적으로 차단하여 이 신경전달물질을 사용하는 시냅스에서 이 물질의 작용을 연장시킨다. 프로자크나 팍실과 같은 SSRI는 세로토닌의 결핍으로 나타나는 우울증을 치료하는 목적으로 처방되는 것들이다. 세로토닌은 감정과 행동을 조절하는 신경회로와 관련이 있다.

차등 시냅스후 전위는 모든 시냅스전 입력 활성의 합에 의해 결정된다.

EPSP와 IPSP는 차등전위이다. 실무율에 따르는 활동전위와는 달리 차등전위는 크기가 다양하고 불응기가 없으며 다른 차등전위에 첨가되어 가중이 될 수 있다. 가중의 기작과 중요성은 무엇일까?

한 시냅스에서 자극이 전달되면 시냅스후 뉴런에서 EPSP나 IPSP가 생긴다. 하나의 EPSP가 시냅스후 뉴런을 역치에 이르게 하기에 충분하지 못하다면 활동전위가 시냅스후 뉴런에서 어떻게 생길 수 있을까? 더욱이 IPSP는 시냅스후 뉴런을 역치에서 더 멀게 한다. 그 답은 보통 신경세포 본체가 많은 다른 뉴런으로부터 받는 수천의 시냅스전 입력을 받는다는 데에 있다. 이러한 시냅스전 입력 중 일부는 환경의 감각정보를 운반한다; 어떤 시냅스 입력은 체내 항상성 평형 변화에 대한 정보를 운반한다; 다른 시냅스 입력은 뇌의 중추를 조절하는 신호를 전달한다; 또 다른 정보를 운반하는 것도 있다. 어떤 시점에서든지 얼마간(수백 개)의 시냅스전 뉴런이 흥분하여 시냅스후 뉴런의 활성 수준에 영향을 줄 것이다. 시냅스후 뉴런의 **총 시냅스후 전위(grand postsynaptic potential, GPSP)**는 동일 시간에 나타나는 모든 EPSP와 IPSP의 합이다.

시냅스후 뉴런은 시간적 가중이나 공간적 가중에 의해 역치에 이를 수 있다. 이러한 가중 방법을 설명하기 위해 세 개의 시냅스전 입력-두 개의 흥분성 입력(Ex1과 Ex2)과 하나의 억제성 입력(In1)-이 가상의 시냅스후 뉴런과 상호작용하는 것을 검토해 보자(● **그림 4-16**). 그림에 있는 기록은 시냅스후 세포의 전위를 나타내고 있다. 이와 같이 단순화한 예를 논의하면서 실제로 수천 개의 시냅스가 하나의 세포본체와 그 세포본체의 수상돌기에 같은 방식으로 작용한다는 사실을 명심하기 바란다.

시간적 가중 Ex1의 활동전위가 시냅스후 뉴런에 EPSP를 유발하였다고 하자. 이 EPSP가 소멸된 후 다른 활동전위가 Ex1에 나타나면 같은 크기의 EPSP가 나타나고 소멸될 것이다(● **그림 4-16a**). Ex1에 두 개의 활동전위가 연속적으로 나타났다고 하면(● **그림 4-16b**), Ex1의 첫 번째 활동전위는 시냅스후 뉴런의 막에 EPSP를 만들어낼 것이다. 시냅스후 뉴런이 이 첫 번째 EPSP에 의해 여전히 조금 탈분극된 상태로 있을 때 Ex1의 두 번째 활동전위는 두 번째 EPSP를 만든다. 차등전위는 불응기가 없어 두 번째 EPSP는 첫 번째의 것에 더해질 수 있어서 시냅스후 막을 역치에 이르게 하여 활동전위를 개시할 수 있게 한다. EPSP는 EPSP를 유발하는 활동전위보다 오래 지속될 수 있어 가중될 수 있다. 즉, 시냅스전 뉴런(Ex1)이 첫 번째 활동전위의 불응기에서 회복되고서, 두 번째 활동전위가 생겼을 때 시냅스후 뉴런에서는 첫 번째 EPSP가 종료되기 전에 두 번째 EPSP가 생길 수 있는 것이다.

하나의 시냅스전 뉴런에서 연속적으로 활동전위가 발생하여 몇 개가 이어져서 EPSP가 더해지는 것을 **시간적 가중(temporal summation)**이라 한다. 시냅스후 뉴런막이 역치에 이르려면 50개까지의 EPSP가 필요하다. 시냅스전 뉴런에서 활동전위가 하나씩 생길 때마다 일정한 수의 시냅스소포가 비워진다. 따라서 방출되는 신경전달물질의 양과 이에 따르는 시냅스후 전위의 변화 크기는 시냅스전 신경의 활동전위 빈도와 직접 관련이 있다. 시냅스후 뉴런막이 역치에 이르는 한 가지 방법이 바로 이 단일의 지속적인 입력으로부터 빠르고 반복적인 흥분을 통하여 역치에 이르는 것이다.

공간적 가중 여러 개의 흥분성 입력이 동시에 흥분하면 시냅스후 뉴런에서 어떤 일이 일어나는지 알아보도록 하자(● **그림 4-16c**). Ex1이나 Ex2의 활동전위는 시냅스후 뉴런에서 EPSP를 만든다; 그러나 이들 각자는 시냅스후 뉴런막에서 활동전위가 생기게 할 만큼 역치에 이르게 하지는 못한다. 그러나 Ex1과 Ex2에서 동시에 활동전위가 있으면 EPSP가 서로 합쳐져서 시냅스후 뉴런막이 역치에 이르러 활동전위가 발생하게 된다. 몇 개의 시냅스전 입력(공간적으로 다른 지점으로부터)으로부터 동시에 생긴 EPSP가 더해지는 것을 **공간적 가중(spatial summation)**이라 한다. 따라서 시냅스후 세포에서 활동전위를 발생시킬 수 있는 두 번째 방법은 몇 개의 흥분성 입력을 동시에 활성화시키는 것이다. 시간적 가중의 경우처럼 동시에 발생하는 EPSP가 50개까지 있어야 실제로 시냅스후 뉴런막을 역치까지 이르게 할 수 있다.

IPSP도 이와 유사하게 시간적 가중과 공간적 가중이 일어난다. 그러나 IPSP들이 더해지면 전위가 역치로부터 멀어진다.

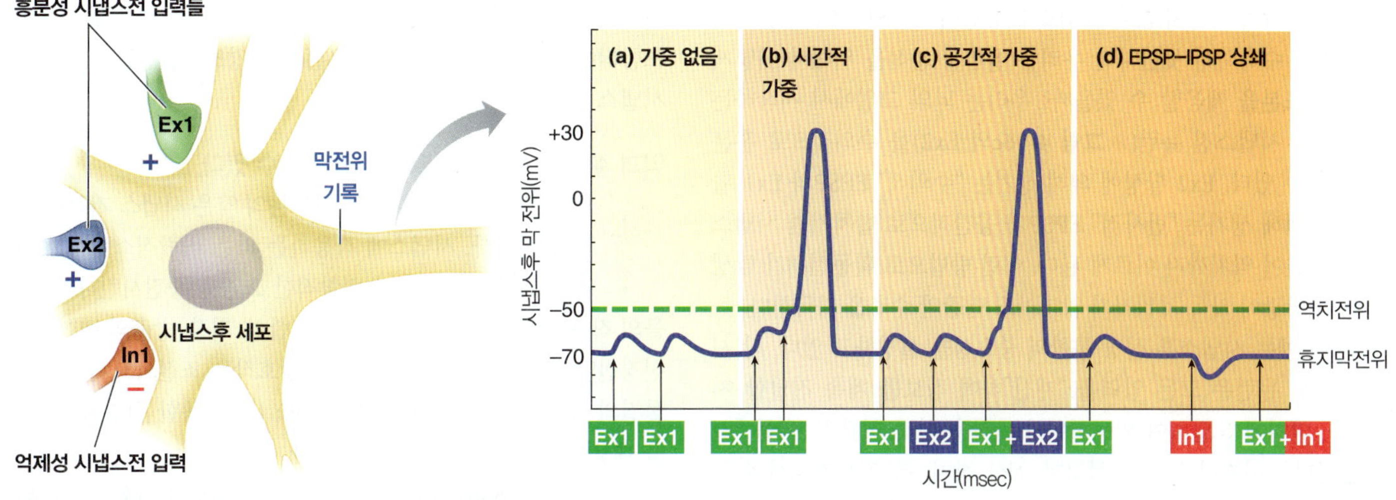

(a) 시냅스후 세포의 첫 번째 EPSP가 소멸된 후 흥분성 시냅스전 입력(Ex1)이 두 번째 자극을 받으면 동일한 크기의 두 번째 EPSP가 생길 것이다.

(b) 그러나 첫 번째 EPSP가 소멸되기 전에 Ex1이 자극을 받으면 두 번째 EPSP가 첫 번째 EPSP에 더해져서 시간적 가중이 일어나 시냅스후 세포가 역치에 이르게 된다.

(c) 시냅스후 세포는 두 개(Ex1과 Ex2) 또는 그 이상의 흥분성 시냅스전 입력의 동시 활성화로 생기는 EPSP들의 공간적 가중으로 역치에 이를 수 있다.

(d) 흥분성 시냅스전 입력(Ex1)과 억제성 시냅스전 입력(In1)이 동시에 활성화되면 그 결과 생기는 EPSP와 IPSP가 상쇄되어 시냅스후 전위에 변화가 없다.

● **그림 4-16 시냅스전 입력 활성의 가중에 의한 총 시냅스후 전위의 결정.** 두 개의 흥분성 시냅스전 입력(Ex1과 Ex2)과 하나의 억제성 시냅스전 입력(In1)이 이 가상적인 시냅스 뉴런에서 끝난다. 시냅스후 뉴런의 전위가 기록되고 있다. 단순화하기 위해 그림에서 두 개의 EPSP의 합으로 시냅스후 뉴런이 역치에 이르렀지만 실제로는 많은 EPSP가 더해져야만 역치에 이를 수 있다.

동시에 발생하는 EPSP와 IPSP의 상쇄 흥분성 입력과 억제성 입력이 동시에 활성화되면 동시에 발생한 EPSP와 IPSP는 얼마간 서로 상쇄된다. 상쇄되는 정도는 각각의 크기에 달려 있다. 대부분의 경우 시냅스후 막전위는 휴지막전위에 가깝게 된다(● **그림 4-16d**).

시냅스후 뉴런 통합의 중요성 GPSP의 크기는 모든 시냅스전 입력 활성의 합에 달려있으며, 시냅스후 뉴런에서 활동전위가 생겨 뉴런이 끝나는 곳에 있는 세포로 정보를 전달하게 되는지 여부를 결정한다. 다음의 매우 단순화한 실제 생활의 예는 이러한 신경통합의 이로운 점을 보여주고 있다. 이 설명이 전문적으로 볼 때 정확하지는 않지만, 가중의 원리는 정확하다.

단순화하기 위하여 방광을 지배하는 시냅스후 뉴런에 의해 배뇨가 조절된다고 하자. 이 뉴런이 흥분하면 방광은 수축한다(실제로는 배뇨의 수의적 조절은 방광 자체보다는 외요도 괄약근을 조절하는 뉴런의 시냅스후 통합에 의해 이루어진다). 방광이 요로 채워져 늘어나면 반사작용으로 시냅스후 뉴런에서 EPSP가 생겨 방광이 수축하게 된다. 방광이 일부만 채워지면 뉴런을 역치까지 이르게 할 만큼 흥분이 충분하지 못하여 배뇨는 일어나지 않는다. 그 이유는 다음과 같다. 시냅스전 뉴런인 Ex1은 방광이 늘어나는 정도에 따라 반사적으로 활동전위를 발생한다. 그런데 방광이 일부만 채워지면 뉴런 Ex1에서 발생하는 활동전위가 충분히 빠른 빈도로 일어나지 않아 EPSP가 시냅스후 뉴런이 역치에 이르게 할 정도로 충분히 가깝게 생기지 않기 때문이다(● **그림 4-16a**). 방광이 채워짐에 따라 시냅스전 뉴런인 Ex1에서 활동전위의 빈도가 점차 증가하면 시냅스후 뉴런에서 EPSP가 보다 빠르게 형성된다. 따라서 Ex1의 활성에 의해 생기는 EPSP의 빈도는 시냅스후 뉴런에 방광의 채워진 정도를 알려 준다. 방광이 충분히 신장되어 Ex1에 의해서 발생하는 EPSP가 역치에 이를 수 있을 정도로 시간적 가중되면, 시냅스후 뉴런에서 활동전위가 발생하여 방광수축을 자극한다(● **그림 4-16b**).

배뇨할 시간을 놓치면 어떻게 될까? 수의 조절을 담당하는 뇌의 고위에서 시작되는 시냅스전 입력이 방광으로 가는 시냅스후 뉴런(● **그림 4-16d**의 In1)에서 IPSP가 생기게 할 수 있다. 이 "수의적" IPSP가 방광의 신장으로 유발된 "반사적인" EPSP를 상쇄시킨다. 따라서 시냅스후 뉴런은 휴지전위에 머물게 되어 활동전위가 생기지 않아 방광이 꽉 찼다 하더라도 수축하여 비워지는 일이 생기지 못한다.

만약에 방광이 일부만 채워져서 시냅스전 뉴런인 Ex1으로부터의 입력이 충분치 않아 시냅스후 뉴런이 역치에 이르지 못하여 방광이 수축하지 못한다면 우리는 실험실 분석을 위해서 어떻게 오줌 표본을 제공할 수 있을까? 우리는 뇌의 고위에서 시작하는 흥분성 시냅스전 뉴런(● **그림 4-16c**의 Ex2)을 수의적으로 흥분시킬 수 있다. Ex2 활성에 의해 생기는 "수의적" EPSP와 Ex1 활성에 의해 생기는 "반사적" EPSP가 공간적으로 합쳐지면 시냅스후 뉴런이 역치까지 이르게 된다. 이런 방법으로 활동전위가 발생하면 방광이 가득 채워지지 않더라도 방광의 수축을 자극한다.

이 예는 시냅스후 신경 통합의 중요성을 설명하고 있다. 각 시냅스후 뉴런은 모든 입력을 "계산"하여 정보를 계속 전달할 지(즉, 역치에 도달하여 활동전위가 축삭을 따라 전달될 지)를 "결정한다". 이처럼 뉴런은 복잡한 계산 장치, 즉 적분기로서의 역할을 한다. 수상돌기는 들어오는 정보의 1차 처리 장치로 시냅스전 뉴런의 모든 신호를 받아 기록한다. 그리고 이와 같은 수천 개의 다른 뉴런의 작용으로 생긴 EPSP나 IPSP를 평가하여 다른 세포(근육세포, 분비선, 다른 뉴런)로 가는 출력을 활동전위 빈도의 형태로 내보내는 것이다. 각 시냅스후 뉴런은 역치에 이를 정도로 충분하지 않아 전달되지 않을 정보들을 걸러내고 있다. 모든 시냅스전 뉴런의 모든 활동전위가 시냅스후 뉴런에서 활동전위가 생기게 한다면 신경회로는 사소한 일로 압도될 것이다. 하나의 흥분성 시냅스전 신호가 다른 시냅스전 지원 신호의 가중으로 강화되어야만 정보가 전해질 수 있다. 더욱이 EPSP와 IPSP의 상호작용으로 일단의 신호들이 다른 신호를 상쇄함으로써 정보를 미세하게 식별하고 전달할지 여부를 결정한다.

어떤 뉴런은 신경전달물질 이외에 신경조정물질을 분비한다.

어떤 뉴런은 시냅스후 뉴런의 전위(EPSP 또는 IPSP)를 빨리 변하게 하는 전형적인 신경전달물질 이외에 축삭말단의 다른 종류의 소포에 **신경펩티드(neuropeptide)**로 알려진 보다 큰 분자를 갖고 있어서, 신경전달물질과 동시에 분비한다. 대부분의 신경펩티드는 **신경조정자(neuromodulator)**로 작용하는데 EPSP나 IPSP를 형성하는 것이 아니고 서서히 작용하여 시냅스의 작용을 장기적으로 섬세하게 조정(억제 또는 증진)한다. 신경조정물질과 결합하는 신경의 수용체는 시냅스하막에 있지 않으며 막의 투과도와 막전위를 직접 변화시키지도 않는다. 신경조정물질은 시냅스전 부위이나 시냅스후 부위에 작용한다. 예를 들어, 신경조정물질은 시냅스전 뉴런에서 신경전달물질의 합성에 관여하는 효소 농도에 영향을 주거나 신경전달물질에 대한 시냅스하 수용체의 수를 장기적으로 변화시켜 특정 신경전달물질에 대한 시냅스후 뉴런의 감응성을 변화시킨다. 따라서 신경조정물질은 시냅스 반응을 정교하고 미세하게 조정한다. 신경전달물질이 뉴런과 뉴런 사이의 빠른 소통에 관여하는 반면, 신경조정물질은 학습과 동기부여 등 보다 오래 지속되는 일에 관여한다.

흥미롭게도 시냅스에서 방출되는 신경조정물질에는 내분비조직에서 혈액으로 방출되는 호르몬과 같은 역할을 하는 물질들이 포함되어 있다. 따라서 어떤 호르몬은 신경조정물질로 작용하여 시냅스 기능에 영향을 준다.

약과 질병은 시냅스 전달을 변화시킬 수 있다.

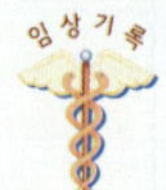

신경계에 영향을 주는 대부분의 약은 시냅스 기작을 변화시킨다. 시냅스에 작용하는 약은 바람직스럽지 못한 효과를 차단하거나 바람직한 효과를 증진시킨다 이 약들의 작용으로는 (1) 신경전달물질의 합성, 저장, 방출의 변화; (2) 신경전달물질과 시냅스후 수용체의 상호작용 조절; (3) 신경전달물질의 재흡수 또는 파괴에 대한 영향; (4) 부족한 신경전달물질을 대용 전달물질로의 대체 등이 있다.

우리는 이미 SSRI에 대해 배웠다. 다른 예로서 사회적으로 남용되고 있는 마약인 **코카인(cocain)**은 신경전달물질인 **도파민**이 시냅스전 말단으로 재흡수되는 것을 차단한다. 코카인은 방출된 도파민을 시냅스틈으로부터 축삭말단으로 다시 되돌리는 단백질 분자인 도파민 재흡수 수송체에 경쟁적으로 결합한다. 코카인이 도파민 운반체를 차지하면 도파민은 시냅스틈에서 보통 때보다 더 오래 남아 있어 지속적으로 시냅스후 수용체와 상호작용을 한다. 그 결과 이 도파민을 신경전달물질로 이용하는 신경 경로, 특히 쾌감에 관여하는 경로의 활성이 오래 간다. 즉, 코카인이 있으면 쾌감 경로의 신경 스위치가 "켜져" 있는 상태에서 고정되는 것이다.

뉴런은 코카인에 대해 **둔감**해지기 때문에 코카인은 중독성이 있다. 시냅스후 세포가 장기간에 걸쳐 끊임없이 자극을 받으면 복용량을 늘리지 않고는 더 이상 정상적으로 시냅스 전달이 일어나지 못한다. 특히 코카인을 오래 사용하면 이 남용한 약의 과잉으로 뇌의 도파민 수용체 수가 감소한다. 이러한 둔감화 결과로 사용자는 동일한 쾌감을 얻기 위하여 약의 복용량을 점차 늘려야 하는데 이 현상을 **약제내성**이라고 한다. 코카인 분자가 시냅스에서 확산되어 없어지면 정상 수준의 도파민 활성으로는 더 이상 시냅스후 세포의 자극에 필요한 과도한 요구를 충족시키지 못하여 쾌감은 사라진다. 이렇게 낮은 쾌감 수준에 도달한 코카인 사용자는 이성을 잃고 심한 우울증에 걸린다. 코카인을 다시 복용하면 다시 기분이 좋아진다. 그러나 코카인을 반복하여 사용하면 이 약에 대한 반응성이 바뀐다; 사용자는 이 약으로 더 이상 쾌감을 얻지 못하고 약의 효과가 없어지면 불쾌한 **금단증상**을 겪는다. 사용자는 보통 이 약에 **중독(addiction)**되어, 처음에는 쾌감을 느끼려고, 나중에는 금단증상을 피하려고 약을 구해야 한다는 강박감에 쫓긴다. 코카인의 향정신성 특성에 중독되어 남용하는 사람이 수백만 명이 되어 사회적으로나 경제적으로 나쁜 영향을 미친다.

시냅스 전달은 시냅스전 부위나 시냅스후 부위에 작용하여 신경계 질환을 유발하는 신경 독소에도 취약하다. 예를 들어 **파상풍**

독소(tetanus toxin)는 골격근을 지배하는 뉴런과 연결된 억제성 시냅스전 뉴런으로부터 신경전달물질인 GABA의 방출을 방해한다. 그러면 골격근 지배 뉴런에 대한 흥분성 입력이 억제되지 않아 조절이 되지 않는 경련이 일어난다. 이러한 경련은 이 질환 초기에 특히 턱 근육에서 나타나 개구장애가 발생한다. 나중에는 경련이 호흡관련 근육까지 진행되어 죽음에 이르게 된다.

다른 많은 약과 질환도 시냅스 전달에 영향을 주는데, 위 예에서 본 것처럼 시냅스 경로에 있는 어떤 부위도 간섭에 취약하다.

뉴런은 복잡한 수렴경로와 발산경로를 통해 연결되어 있다.

뉴런들 사이에는 수렴과 발산의 두 가지 중요한 관계가 있다. 하나의 뉴런에는 많은 다른 뉴런들이 시냅스를 이루고 있다. 이와 같은 관계를 **수렴(convergence)**이라 한다(● **그림 4-17**). 하나의 세포는 수렴하는 입력을 통해 수천 개의 다른 세포의 영향을 받는다. 이 세포는 다시 발산하는 출력을 통해 많은 다른 세포의 활성 수준에 영향을 준다. **발산(divergence)**이라는 용어는 축삭말단의 분지를 가리키는데 이를 통하여 하나의 세포는 많은 다른 세포와 시냅스를 이루어 영향을 준다. 하나의 특정 뉴런은 이 뉴런으로 수렴하는 뉴런에 대해서는 시냅스후이고 이 뉴런이 끝나는 곳에 있는 다른 세포들에 대해서는 시냅스전이라는 것을 주목하자. 따라서 시냅스전과 시냅스후라는 용어는 하나의 시냅스만을 가리키는 것이다. 대부분의 뉴런은 한 집단의 뉴런에 대해 시냅스전이고 다른 집단에 대해서는 시냅스후이다.

뇌에만 약 천억 개의 뉴런과 10^{14}(100조)개의 시냅스가 있다. 하나의 뉴런은 5,000~10,000개의 뉴런과 연결되어 있다. 수렴과 발산 경로를 통해 이들 뉴런 사이에서 있을 수 있는 방대하고 복잡한 연결을 고려한다면 우리 신경계의 신경망 기전의 복잡성을 짐작할 수 있을 것이다. 가장 복잡한 컴퓨터도 사람 뇌보다는 훨씬 덜 복잡하다. 신경계의 "언어(뉴런 사이의 모든 소통)"는 차등전위, 활동전위, 신경전달물질 등의 형태나 기타 비시냅스 형태의 화학적 신호 등으로 나타난다. 신경계를 담당하는 모든 활성들인 모든 감각, 근육을 움직이는 모든 명령, 모든 생각, 모든 감정, 모든 기억, 모든 창의적 활성 등은 이러한 복잡한 신경망에 있는 뉴런 사이의 전기적 또는 화학적 신호 양식에 달려 있다고 하겠다.

뉴런이 신경전달물질을 방출하고 영향을 줌으로써 세포들과 소통을 하지만 이것이 세포 간 소통의 유일한 방법은 아니다. 이제 세포가 다른 세포와 "대화"를 하는 모든 방법들에 관해 알아보도록 하자.

4.5 세포 사이의 소통과 신호전달

신체의 모든 부위 세포들의 다양한 활성이 유기적으로 작용하여 생명을 유지하고 원하는 반응을 할 수 있는 것은 세포 사이의 소통 능력에 달려 있다.

세포들 사이의 소통은 주로 세포외 화학전달자들에 의해 일어난다.

세포 사이의 소통은 직접 또는 간접적으로 일어날 수 있다(● **그림 4-18**). 직접적 세포 간 소통에는 상호작용하는 세포들 사이에서의 물리적 접촉이 있다:

1. 간극연접. 세포 간 소통에서 가장 밀접한 방법은 일부 형태의 조직에서 볼 수 있는 것으로서, 인접한 세포들의 세포질을 연결하고 있는 미세한 터널인 간극연접을 통하는 것이다. 작은 이온이나 분자들은 세포외액으로 들어가지 않고 간극연접을 통해 상호작용하는 세포들 사이에서 직접 교환될 수 있다(p. 75 참조).

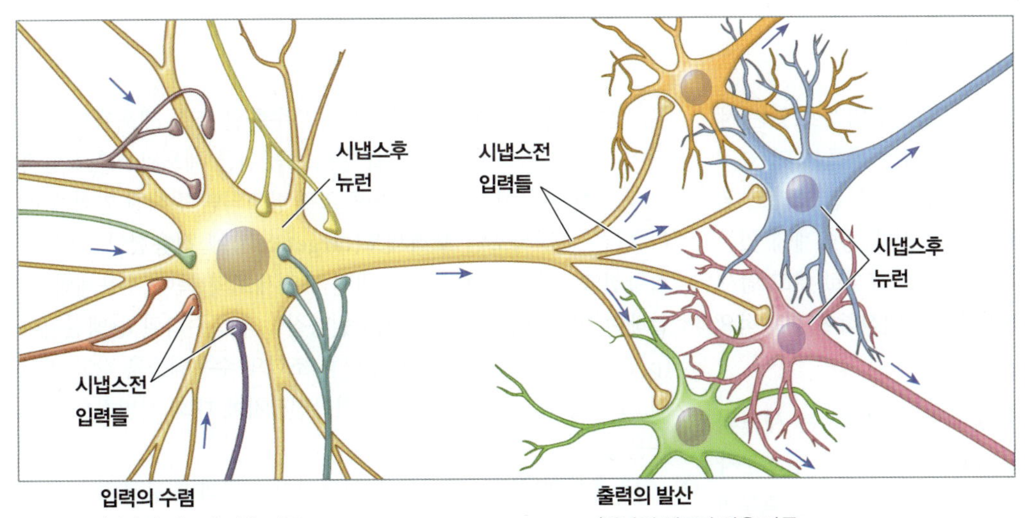

● **그림 4-17 수렴과 발산.** 화살표는 정보가 전달되는 방향을 가리킨다.

직접적인 세포 사이 소통

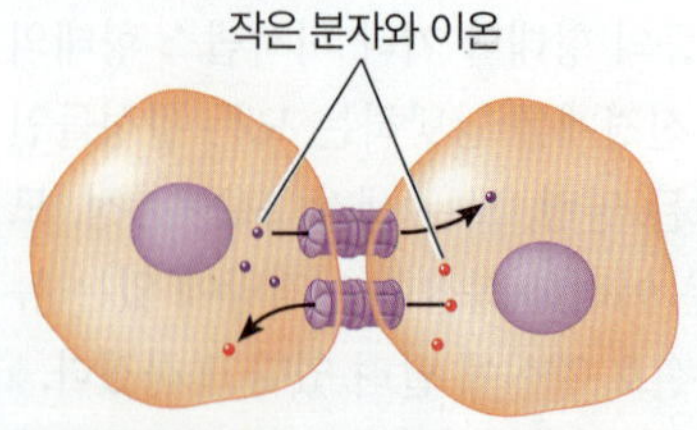

(a) 간극연접

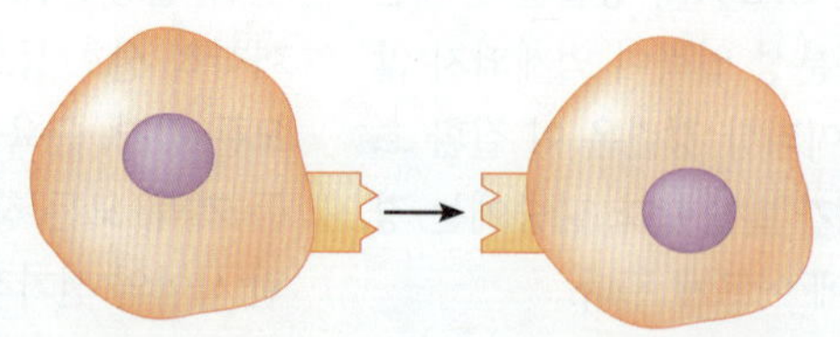

(b) 일시적이고 직접적인 세포표면 표지자들의 결합

세포외 화학전달자를 통한 간접적인 세포 사이의 소통

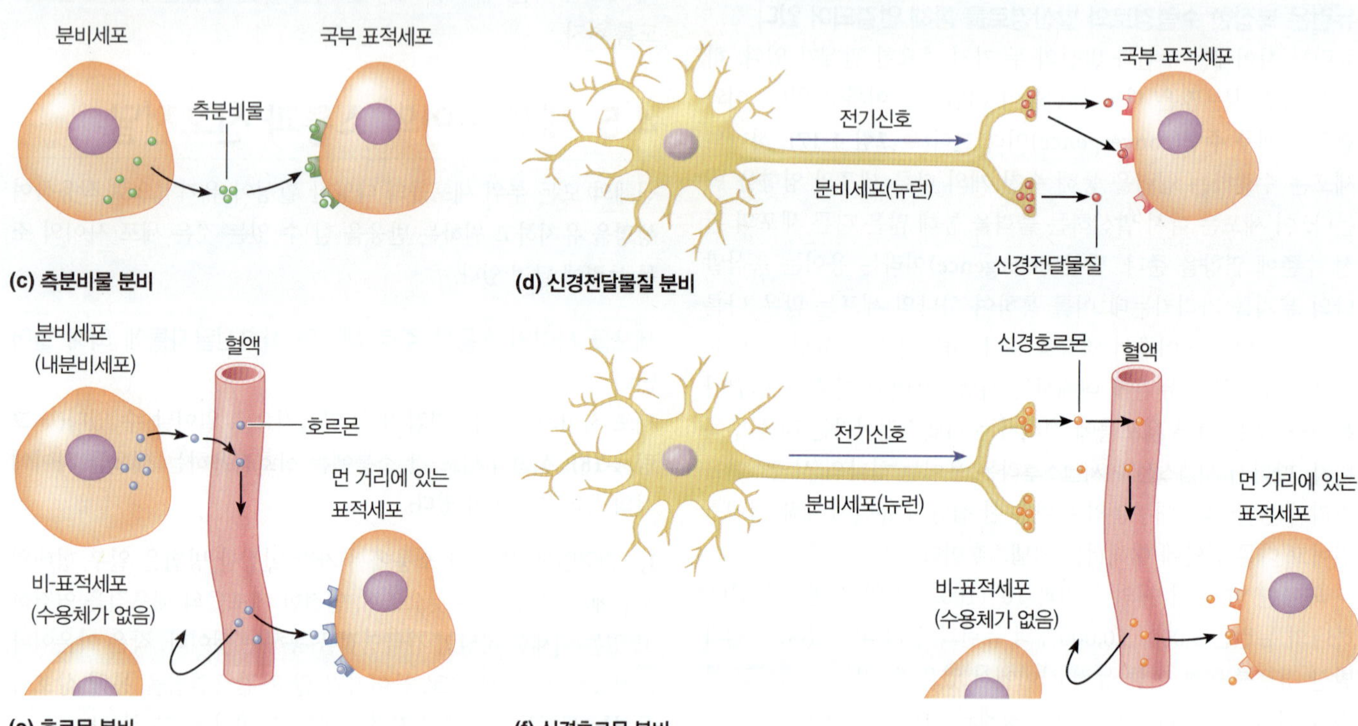

(c) 측분비물 분비

(d) 신경전달물질 분비

(e) 호르몬 분비

(f) 신경호르몬 분비

● **그림 4-18 세포 사이의 통신의 종류.** 간극연접과 상응하는 표면 표지자들을 통한 일시적이고 직접적인 결합은 세포 사이의 직접적인 소통 방법이다. 측분비물, 신경전달물질, 호르몬, 신경호르몬은 모두 세포외 화학전달자로 세포 사이의 간접적 소통에 관여한다. 이 화학전달자들은 만들어지는 곳과 표적세포에 도달하는 거리가 다르다.

2. 일시적이고 직접적인 세포 표면 표지자 결합. 면역계에 있는 세포와 같이 표면막에 특이한 표지자를 갖고 있는 세포는 이 표지자에 상응하는 표지자를 갖고 있는 다른 세포와 직접 그리고 일시적으로 상호작용할 수 있다. 이렇게 하여 신체 방어계에 있는 세포-파괴 면역세포들이 신체의 건강한 세포는 그대로 두고 암세포와 같이 원하지 않는 세포만을 특이적으로 인식하여 선택적으로 파괴한다.

세포들이 서로 소통하는 가장 공통적인 방법으로는 **세포외 화학전달자(extracellular chemical messenger)**, 즉 **신호분자(signal molecule)**를 통한 간접적인 것이 있는데 이에는 측분비물, 신경전달물질, 호르몬, 신경호르몬의 네 가지가 있다. 각각의 경우, 신호분자인 특이 화학전달자는 특수화된 조절 세포에서 합성되어 정해진 목적에 맞는 일을 한다. 즉, 이들 세포외 화학전달자는 적절한 자극에 의해 세포외액으로 방출되면 정해진 방식에 따라 다른 특정세포인 **표적세포(target cell)**에 작용한다. 세포외 화학전달자가 효과를 나타내려면 표적세포의 특이 수용체와 결합해야 한다. 이러한 수용체는 원형질막의 특수화된 단백질이다 (p. 73 참조). 세포의 종류마다 다른 조합의 수용체들을 갖고 있어서, 조절기능을 하는 여러 가지 화학전달자에 대해 개별적으로 반응을 한다.

네 종류의 화학전달자들은 만들어지는 곳과 작용부위에 도달하는 거리와 방법 등이 다르다.

1. 측분비물(paracrine)은 국소 화학전달자로 분비되는 곳과 가까이에 있는 주위의 세포에만 작용한다. 측분비물은 간질액에 단순 확산으로 퍼지므로 이들의 작용은 단거리에 국한된다. 이들은 가까이에 있는 효소에 의해 빨리 불활성화되기 때문에 별로 많은 양이 혈액으로 들어가지 않는다. 측분비물질의 한 예로 감염되거나 상처가 난 조직에서 염증반응이 일어날 때(p. 355 참조) 특정 결합조직에서 방출되는 **히스타민**이 있다. 히스타민은 근처의 혈관을 확장시켜(더 넓게 열어) 감염된 조직으로의 혈류를 증가시킨다. 이 작용으로 전투 보급품이 혈액을 통해 감염된 부위로 더 많이 공급된다.

2. 바로 앞에서 배운 것처럼, 뉴런은 전기신호(활동전위)에 반응하여 단거리 화학전달물질인 **신경전달물질**을 방출함으로써 지배하고 있는 세포(표적세포)와 직접 소통한다. 신경전달물질은 측분비물처럼 방출 부위에서 확산되어 좁은 세포외 공간을 지나 인접한 표적세포(다른 뉴런, 근육, 분비선)에 국소적으로 작용한다. 뉴런은 그 자신이 전기신호를 먼 거리(축삭 길이)로 운반하지만 축삭말단에서 방출되는 화학전달자는 짧은 범위(시냅스틈)에서 작용한다.

3. 호르몬(hormone)은 장거리 화학전달자로 적절한 신호에 반응하여 내분비선에서 혈액으로 분비된다. 혈액은 이 화학전달자를 신체의 다른 부위로 운반하여 방출된 곳에서 얼마간 떨어진 표적세포에 작용한다. 특정 호르몬에 대한 표적세포만이 이 호르몬이 결합할 수 있는 막수용체를 갖고 있다. 비-표적세포는 혈액으로 운반되어 도달한 어떤 호르몬의 영향도 받지 않는다.

4. 신경호르몬(neurohormone)은 **신경분비 뉴런**들에 의해 혈액으로 방출되는 호르몬이다. 신경분비 뉴런은 보통 뉴런처럼 전기신호에 반응하고 전도할 수 있다. 그러나 신경분비 뉴런은 직접 표적세포에 연결되어 있는 것이 아니고 적절한 자극에 반응하여 화학전달자인 신경호르몬을 혈액으로 방출한다. 그러면 신경호르몬은 혈액을 통하여 멀리 떨어진 표적세포로 운반된다. 따라서 신경분비 뉴런은 일반적인 뉴런이 단거리 신경전달물질을 제한된 공간으로 분비하는 것과는 달리 내분비세포처럼 혈액으로 운반되는 화학전달물질을 방출한다. 앞으로 **호르몬**이라는 일반적인 용어는 혈액으로 운반되는 호르몬 전달자와 신경호르몬 전달자를 모두 포함할 것이다.

어느 경우에나 세포외 화학전달자는 한 종류의 세포에서 방출되어 다른 표적세포에 작용하여 표적세포에서 의도하는 효과가 나타나게 한다. 이제부터 이 화학전달자들이 어떻게 적절한 세포반응을 유발하는지 보도록 하자.

세포외 화학전달자는 대개 신호전달에 의해 세포반응을 유발한다.

신호전달(signal transduction)이라는 용어는 표적세포로 오는 신호(세포외 화학전달자의 지령)가 표적세포 안으로 전달되어 세포가 지정된 반응을 하는 과정을 가리킨다. 세포외 화학전달자가 세포와 결합하면 세포가 특정 일을 하도록 하는 신호가 된다. 즉, 세포외 신호는 세포내 활성이 수정되어 목적하는 일이 이루어지도록 하는 데 필요한 형태로 전달한다.

신호전달은 전달자와 수용체 종류에 따라 다른 기작으로 일어난다. 콜레스테롤 유도체인 스테로이드 호르몬과 같은 지용성 세포외 화학전달자는 표적세포의 원형질막에 녹아 들어가서 통과한다. 따라서 이들 세포외 화학전달자들은 표적세포 안의 수용체와 결합하여 보통 유전자 활성을 변화시켜 원하는 세포내 반응이 일어나도록 한다. 반면에 수용성 세포외 화학전달자는 지질에 잘 녹지 않으므로 원형질막으로 녹아들지 못하여 표적세포 안으로 들어가지 못한다. 주요 수용성 세포외 전달자로는 혈액으로 운반되는 단백질 호르몬과 신경말단에서 방출되는 신경전달물질이 있다. 이들 전달자는 먼저 표면막의 수용체와 결합하여 세포에 신호를 보내어 특정 반응을 하도록 한다. 이러한 결합은 일련의 세포내 반응을 유발하여 막수송, 분비, 대사, 수축 등 특정 세포활성을 조절한다.

세포외 전달자[**1차전달자(first messenger)**라고도 부름]가 세포표면 수용체와 결합하면 폭넓은 반응이 나타나는데 주로 두 가지 일반적인 방법인, (1) **화학-개폐형 채널의 개폐** (2) *G*-**단백질 연관 수용체를 통한 2차전달자 경로의 활성화를 통하여 세포 내에서 원하는 반응이 일어난다**. 이 과정들은 보편적인 성질을 갖고 있으므로 하나씩 자세히 검토하도록 하자.

어떤 세포외 화학전달자는 화학-개폐형 수용체 채널을 연다.

어떤 세포외 화학전달자는 특정 화학-개폐형 수용체 채널을 열거나 닫아 세포막을 관통하는 특정 이온의 이동을 조절하여 효과가 나타나도록 한다. 이 경우 **수용체 자체는 이온채널**로 작용한다. 한 예로 신경전달물질이 결합하면 시냅스하막에 있는 화학-개폐형 수용체 채널이 개방된다(● **그림 4-14** 참조). 그 결과 이 열린 채널을 통하여 전하를 운반하는 이온이 일시적으로 막을 가로질러 이동하여 전기신호(EPSP와 IPSP)가 발생한다.

대부분의 세포외 화학전달자는 G-연관 수용체를 통한 2차전달자 경로를 활성화시킨다.

표적세포로 들어가지 못하는 대부분의 세포외 화학전달자는 원하는 세포 내 반응이 일어나도록 하기 위해서 화학-개폐형 수용체 채널에 작용하지 않는다. 대신에 이들 1차전달자는 G-연관 수용체와 결합하여 세포내 2차전달자 경로를 활성화시키는 과정을 유발시킨다.

2차전달자 경로(second-messenger pathway)는 1차전달자가 표면막의 특정 수용체와 결합하면 개시된다. 이 경로의 수용체는 *G*-단백질과 연관되어 있어서 **G-단백질 연관 수용체(G-protein-coupled receptor)**라고 하는데, 원형질막 속에서 여러 번 구부러져 있다(● 그림 4-20). 1차전달자가 수용체와 결합하면 **G-단백질(G-protein)**이 활성화된다. G-단백질은 막에 결합되어 있는 매개자로서 막을 따라 좌우로 움직이면서 **효과단백질(effector protein)**이라 불리는 인근 막단백질의 활성을 변화시킨다. 효과단백질이 변하면 **2차전달자(second messenger)**로 알려진 세포내 전달자의 농도가 증가한다. 2차전달자는 세포내에서 일련의 생화학반응을 통하여 명령을 중개한다. 이때 지정된 단백질의 형태와 기능이 바뀌고, 이 활성화된 지정 단백질에 의해 1차전달자가 지시한 세포반응이 이루어진다. 이와 같이 일련의 효과가 일어나게 하는 반응 연쇄를 단계적 **연쇄반응(cascade)**이라한다. 2차전달자에 대한 세포의 최종 반응은 다양하지만 2차전달자에 의해 활성화되는 세포내 경로는 다른 세포들 간에 매우 비슷하다.

임상기록 오늘날 처방되는 약의 약 반은 G-단백질 연관 수용체에 작용한다. 이 수용체들은 대부분의 신체 기능에 어떤 방식으로든지 관여하기 때문에 다양한 질환 치료를 위해 사용되는 여러 가지 약의 중요한 표적이 되고 있다. 예를 들어, 이러한 약들은 고혈압을 낮추고, 충혈성 심부전을 치료하며, 위산을 억제하고, 천식의 경우 기도를 열며, 비대해진 전립선 증상을 완화시키고, 히스타민-유도 알레르기 반응을 차단하며, 통증을 완화하고, 호르몬-의존성 암을 치료하는 데에 사용된다.

2차전달자 경로는 대부분 수용성 호르몬의 최종 효과를 나타내는 주요 방법으로 이용되는 것 이외에도 신체 곳곳에서 널리 이용되고 있다. 이제부터 호르몬 소통에 대해 알아보기로 한다.

4.6 호르몬 소통: 소개

내분비학(endocrinology)은 화학적 항상성 적응 및 내분비선에서 혈액으로 분비되는 호르몬들에 의해 수행되는 활성을 연구하는 학문이다. 앞에서 신경계의 분자적 및 세포학적 기작인 뉴런 안에서의 전기적 신호와 뉴런 사이에서 신호의 화학적 전달에 대하여 설명하였다. 지금부터는 호르몬 작용의 분자적 및 세포학적 특징들과 뉴런들 및 내분비선들이 자신들의 조절 작용을 수행하는 다른 세포들과 어떻게 소통하는 지에 관하여 그 유사점과 차이점에 초점을 두고 알아본다.

호르몬은 친수성 또는 친유성과 같이 화학적으로 분류한다.

호르몬은 용해도 특성에 따라 두 가지 뚜렷한 화학 집단 즉, 친수성과 친유성 호르몬으로 구분된다. 또한 호르몬은 생화학적 구조(펩티드, 아민 그리고 스테로이드)에 따라 분류할 수도 있다(▲표 4-3).

1. 친수성 호르몬(hydrophilic hormone)은 물에는 매우 잘 녹지만 지질에는 잘 녹지 않는다. 대부분 친수성 호르몬은 다양한 길이의 사슬로 배열된 특정 아미노산들로 구성되는 펩티드나 단백질이다. 편의상, 이러한 범주에 속하는 것들을 **펩티드(peptide)**라고 한다. 췌장에서 분비되는 인슐린은 펩티드 호르몬이다. **아민(amine)**은 아미노산 유도체들이기에 이러한 이름으로 불린다. 아민 호르몬은 친수성 호르몬(카테콜아민) 한 가지 유형과 한 가지 다른 유형인 친유성 호르몬(갑상선 호르몬)을 포함한다. **카테콜아민**(catecholamine)은 아미노산인 티로신의 유도체로서 주로 부신수질에서 분비된다. 부신은 안쪽 부위인 부신수질과 이를 둘러싸고 있는 바깥쪽 부위인 부신피질로 구성되어 있다.(부신의 위치와 구조 및 특정 호르몬의 기능에 대하여 17장에서 자세히 설명한다.) 에피네프린(epinephrine)은 대표적인 카테콜아민 호르몬이다.

2. 친유성 호르몬(lipophilic hormone)은 지질에는 매우 잘 녹지만, 물에는 거의 녹지 않는다. 친유성 호르몬은 갑상선 호르몬과 스테로이드 호르몬을 포함하고 있다. 이름에서 알 수 있듯이, **갑상선호르몬**(thyroid hormone)은 갑상선에서만 분비되며, 요오드화된 티로신 유도체이다. 카테콜아민과 갑상선 호르몬은 모두 티로신 유도체이지만, 용해도 특성 때문에 다르게 작용한다. **스테로이드(steroid)**들은 콜레스테롤로부터 유래된 중성지질들이다. 이들에는 코르티솔(cortisol)과 같은 부신피질에서 분비되는 호르몬 및 생식기관에서 분비되는 성호르몬(남성의 테스토스테론과 여성의 에스트로겐)이 포함한다.

각 범주 내에 있는 호르몬들 중에 화학 구조의 작은 차이점이 흔히 엄청나게 다른 생물학적 반응을 나타난다. 예를 들어, ● **그림 4-19**처럼, 두 가지 스테로이드 호르몬 사이의 미세한 차이점에 주목해 보자. 테스토스테론(testosterone)은 남자의 특징을 나타내도록 발생 유도에 관여하는 남성 성호르몬이고, 에스트로겐의 한 종류인 에스트라디올(estradiol)은 여성화를 나타내게 하는 여성 성호르몬이다.

호르몬의 용해도 특성이 (1) 호르몬이 어떻게 내분비선에서 가공되는지, (2) 호르몬이 어떻게 혈액으로 수송되는지, 그리고 (3) 호르몬이 어떻게 표적세포에 영향을 주는지를 결정한다. 이러한 호르몬 유형들의 수송방법과 작용기작을 설명하기 전에, 먼저 기원된 장소인 내분비선에서 가공되는 여러 가지 방법들에 대하여 알아보겠다.

호르몬의 합성, 저장 및 분비 기작들은 호르몬들의 화학적 차이점에 따라 다양하다.

화학적 차이점 때문에 다양한 유형의 호르몬을 합성, 저장 및 분비하는 방법들이 다르다.

친수성 펩티드 호르몬들의 공정 어떤 단백질이 세포 밖으로 배출될 때 이용하였던 동일한 단계들에 의하여 펩티드 호르몬들이 합성되고 분비된다(● **그림 2-3** 참조). 펩티드 호르몬을 합성하는 시기부터 분비할 때까지, 호르몬은 세포내 단백질들로부터 막-포장 구획 안으로 항상 분리되어야 한다. 여기서 이러한 단계들에 대하여 간략하게 개요를 알아본다:

1. 분자량이 큰 전구체 단백질인 **전-전구체 호르몬(prepro-**

▲표 4-3 호르몬의 화학적 분류

특성	펩티드	아민: 카테콜아민	아민: 갑상선 호르몬	스테로이드
용해도	친수성	친수성	친유성	친유성
구조	특정 아미노산들의 사슬	티로신 유도체	요오드화된 티로신 유도체	콜레스테롤 유도체
합성	조면소포체에서 합성되어 골지복합체에서 포장	세포질	갑상선내 콜로이드 (p. 567 참조)	세포내 여러 구획들에서 콜레스테롤 분자의 단계적 변형
저장	많은 양이 분비과립 형태	분비과립 형태	콜로이드	저장되지 않음; 콜레스테롤 전구체가 지방방울로 저장
분비	과립의 세포외배출작용	과립의 세포외배출작용	콜로이드로 세포내섭취작용	단순 확산
혈액 내 운반	유리 호르몬	절반은 혈장단백질과 결합	대부분 혈장단백질과 결합	대부분 혈장단백질과 결합
수용체 위치	표적세포의 표면	표적세포의 표면	표적세포의 내부	표적세포의 내부
활성 기작	효과를 나타내는 기존 단백질의 활성을 변화시키는 2차 전달자 경로의 활성화	효과를 나타내는 기존 단백질의 활성을 변화시키는 2차 전달자 경로의 활성화	효과를 나타내는 새로운 단백질을 합성하기 위한 특정 유전자 활성화	효과를 나타내는 새로운 단백질을 합성하기 위한 특정 유전자들의 활성화
호르몬 유형	대부분 호르몬	부신수질 호르몬	갑상선 여포세포의 호르몬	부신피질, 정소 및 일부 태반 호르몬

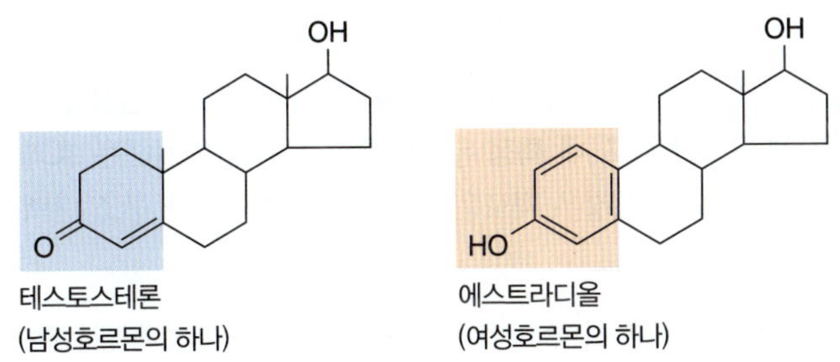

● **그림 4-19 두 가지 스테로이드 호르몬인 테스토스테론과 에스트라디올의 비교.**

hormone)은 조면소포체에 있는 리보솜에서 합성된다. 그리고 이들은 조면소포체에서 삐져나온 막-포장 수송소포 속에서 골지복합체로 이동한다.

2. 소포체와 골지복합체를 통해 이동하는 동안, 전-전구체 호르몬은 활성 호르몬으로 잘려진다.

3. 골지복합체는 완성된 호르몬을 삐져나온 분비소포 안으로 포장하여 적절한 분비 개시 신호가 올 때까지 세포기질에 저장한다.

4. 적절한 자극이 오면, 분비소포는 원형질막과 융합하여 세포외배출작용으로 그 내용물을 밖으로 방출한다(p. 48 참조). 그 다음 분비된 호르몬은 분배되기 위하여 혈액으로 들어간다.

친유성 스테로이드 호르몬의 공정 모든 스테로이드-생성 세포들은 그들의 호르몬 산물을 생산하고 방출하는 다음과 같은 단계들을 수행한다:

1. 콜레스테롤은 모든 스테로이드 호르몬의 공통적 전구체이다.

2. 콜레스테롤로부터 다양한 스테로이드 호르몬의 합성은 기본 콜레스테롤 분자를 변형하는 일련의 효소반응이 필요하다. 즉, 콜레스테롤 골격의 다양한 위치에 여러 가지 작용기를 부착한다. 콜레스테롤로부터 특정 스테로이드 호르몬으로 전환되는 각각은 어떤 스테로이드-생성 기관에 한정적인 특정 효소의 도움이 필요하다. 이와 같이, 각 스테로이드-생성 기관은 적절하고 완전한 효소 집단에 적합한 고유의 스테로이드 호르몬(들)을 생성한다. 예를 들어, 코르티솔 생성에 필요한 중심 효소는 부신피질에서만 발견되므로, 다른 스테로이드-생성 기관에서는 이 호르몬을 생성할 수 없다.

3. 스테로이드 호르몬은 펩티드 호르몬과 달리 저장되지 않는다. 지용성 스테로이드 호르몬은 한번 형성되는 즉시 스테로이드-생성 세포의 지질 원형질막을 통과하여 혈액으로 들어간다. 단지 호르몬 전구체 콜레스테롤은 스테로이드-생성 세포 내에 일정한 양으로 저장되어 있을 뿐이다. 따라서 스테로이드 호르몬의 분비 속도는 전적으로 호르몬 합성 속도에 의해 조절된다. 반대로, 펩티드 호르몬 분비는 주로 이미 합성되어 저장된 호르몬의 방출을 조절함으로써 통제된다.

4. 혈액으로 분비되고 난 다음, 갑상선 호르몬뿐 아니라 일부 스테로이드 호르몬은 혈액 내에서나 다른 기관에서 상호 전환이 더 진행되는데, 이는 더 강력한 호르몬 또는 다른 호르몬으로 변하는 것이다.

부신피질의 카테콜아민과 갑상선 호르몬은 고유의 합성과 분비 경로를 가지고 있다(17장에서 자세히 설명함).

친수성 호르몬들은 혈장에 녹아 있고, 친유성 호르몬들은 혈장 단백질이 운반한다.

모든 호르몬들은 혈액에 의해 수송되지만, 모두가 동일한 방법으로 운반되지는 않는다:

- 친수성 펩티드 호르몬은 단순히 혈액에 녹아 있다.
- 물에 거의 녹지 않는 친유성 호르몬과 갑상선 호르몬은 물 같은 혈액에 전혀 용해될 수 없다. 그러나 대부분의 친유성 호르몬들은 혈액 내에 있는 혈장단백질과 가역적으로 결합하여 자신의 표적세포로 순환한다. 일부 혈장단백질은 단지 한 가지 유형의 호르몬과 결합하는 반면, 알부민과 같은 일부 단백질은 무분별하게 어떠한 호르몬과도 결합할 수 있다.

친유성 호르몬은 작으면서 비결합성이고, 자유롭게 용해되는 분획만이 생물학적으로 활성을 가진다(즉, 모세혈관 벽을 자유롭게 통과하고, 표적세포 수용체와 결합하여 효과를 나타낸다). 결합된 유형의 스테로이드 호르몬과 갑상선 호르몬은 유리 활성형을 보충하는데 이용되는 친유성 호르몬의 큰 저장고로서의 역할을 한다. 정상적인 내분비 기능을 유지하기 위하여, 특정 친유성 호르몬의 혈중 총 농도보다는 작고 유리된 효능적인 활성형의 농도를 감시하고 조절한다.

임상기록

호르몬의 화학적 특성은 혈액 운반 방법뿐 아니라 치료 목적으로 혈액 내로 인위적으로 투여할 수 있는 경로에 영향을 미친다. 소화계는 스테로이드 호르몬과 갑상선 호르몬을 분해하는 효소를 분비하지 못하기 때문에, 피임약에 포함된 스테로이드계 성호르몬을 경구로 복용했을 때, 소화관에서 혈액으로 손상되지 않은 채 흡수된다. 다른 유형의 호르몬들은 단백질-소화 효소들이 공격하여 불활성 단편으로 전환하기 때문에 경구 투여할 수 없으므로, 이러한 호르몬들은 다른 경로로 투여되어야만 한다. 예를 들어, 인슐린 결핍 환자에게는 보통 매일 인슐린 주사로 처치된다.

이제부터 친수성과 친유성 호르몬들의 대응 표적세포들에서의 다양한 작용기작에 대하여 알아본다.

일반적으로 호르몬은 세포 내 단백질들을 변화시켜서 효과를 나타낸다.

호르몬은 효과를 유도하기 위해 특정 표적세포 수용체들과 결합하여야만 한다. 특정 호르몬과 표적세포 수용체 사이의 각 상호작용은 호르몬에 따라 다르며, 같은 호르몬에 의해 영향을 받는 표적세포에 따라서 서로 다른 특징적 반응을 유도한다. 표적세포 내의 수용체들의 위치 및 호르몬이 수용체들과 결합하는 기작, 두 가지 모두는 호르몬의 용해도 특성에 따라 다른 반응을 일으킨다.

친수성 및 친유성 호르몬들에 대한 수용체의 위치 호르몬들은 그 대응 수용체들의 주된 위치에 따라 두 가지 범주로 분류할 수 있다:

1. 친수성 펩티드와 카테콜아민은 지질에 거의 녹지 않기 때문에 표적세포의 지질 차단막을 통과해 들어갈 수 없다. 대신에, 이들은 표적세포 **원형질막의 외부 표면**에 있는 특정 수용체들과 결합한다.

2. 친유성 스테로이드 호르몬과 갑상선 호르몬은 표면막을 쉽게 통과하여 표적세포 **내부**에 위치하는 특정 수용체와 결합한다.

친수성 및 친유성 호르몬의 일반적 작용 방법 호르몬이 다양한 반응을 야기하지만, 궁극적으로 표적세포에 영향을 미치는 것은 두 가지 주요 방법 중 하나에 의해 세포 내 단백질을 변이시키는 것이다:

1. 표면-결합 친수성 호르몬은 주로 표적세포의 **2차전달자(second messenger) 활성화** 경로에 의해 기능을 나타낸다. 이러한 활성화는 이미 존재하는 **세포 내 단백질** 즉, 대개는 효소를 직접 변형시켜 원하는 효과를 나타낸다.

2. 친유성 호르몬은 주로 세포 내 **새로운 단백질들의 합성**을 유도하는 표적세포 내 **특정 유전자 활성화**에 의해 원하는 효과를 나타낸다. 이 경우 새로운 단백질은 효소이거나 구조 단백질이다.

호르몬의 두 가지 주요 작용기작(2차전달자 활성과 유전자 활성)에 대하여 더 자세히 알아보자.

친수성 호르몬은 2차전달자 체계를 통해 이미 존재하는 단백질을 변형한다.

대부분 친수성 호르몬(펩티드와 카테콜아민)은 G-단백질-연관 표면막 수용체와 결합하고 2차전달자를 통해 이미 존재하는 단백질의 활성을 변화시키는 작용을 하여 표적세포에 영향을 미친다. 두 가지 주요 2차전달자 경로가 있는데, 그 하나가 2차전달자로서 **고리형 아데노신-1인산(고리형-AMP 또는 cAMP)**을 이용하고, 다른 하나는 Ca^{2+}를 이용한다. 두 가지 경로는 모두 원형질막 표면 안쪽에 있는 G-단백질을 이용하는데, 이것이 수용체와 효과 단백질 사이의 중개자로 작용한다(● **그림 4-20**). 불활성 G-단백질은 알파(α), 베타(β), 감마(γ) 소단위의 복합체로 구성되어 있다. 적절한 세포외 전달자(1차전달자)가 그 수용체와 결합하면, 수용체는 연관된 G-단백질과 부착하여 G-단백질을 활성화시킨다. 이처럼 다양한 1차전달자가 각각의 표면 수용체와의 결합에 반응하여 서로 다른 G-단백질을 활성화시키는 것이다. 한번 활성

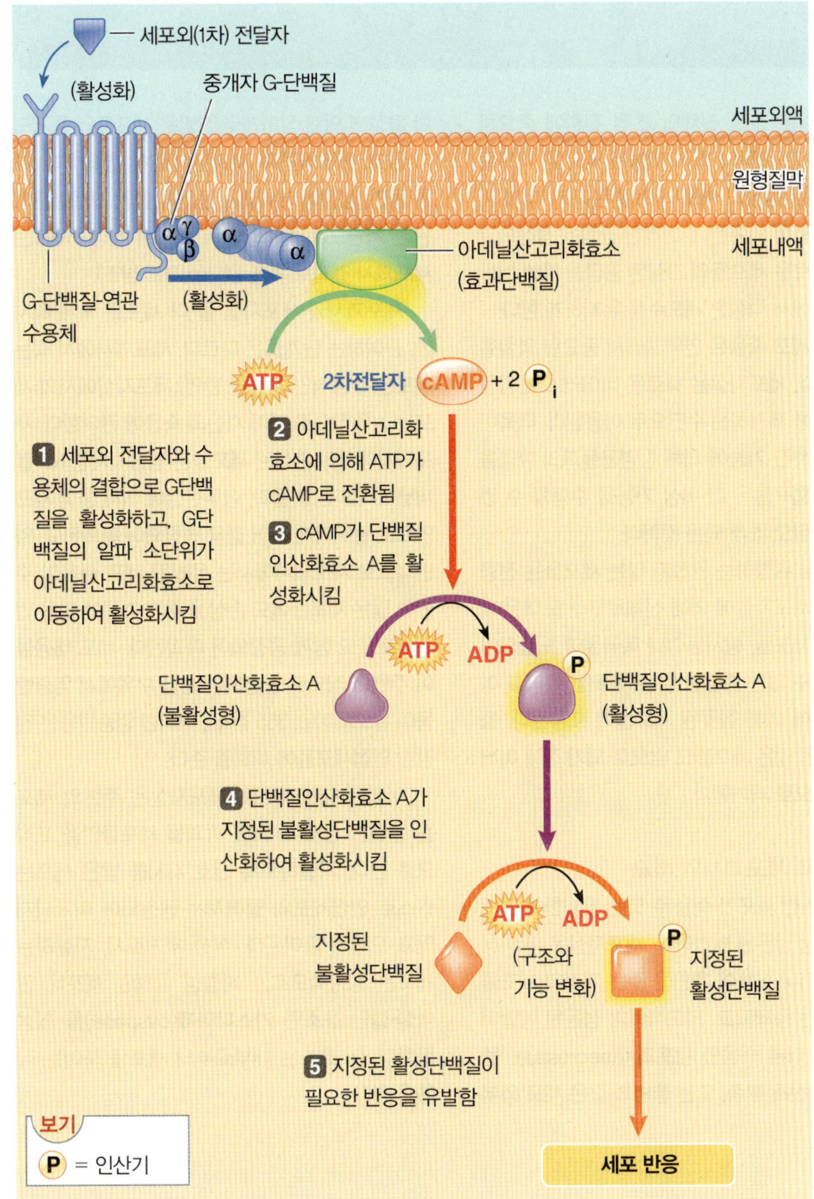

● **그림 4-20 cAMP 2차전달자 경로의 활성화를 통한 친수성 호르몬의 활성 기작.**

화되고 나면, 알파 소단위는 G-단백질 복합체에서 분리되어 원형질막의 안쪽 표면을 따라 이동하면서 효과단백질에 도달한다. 효과단백질은 막 안쪽에 있는 효소이거나 이온 통로이다. 알파 소단위는 효과단백질과 연결되어 그 활성을 변화시킨다. 세포외 전달자의 지시를 막을 통과해 G-단백질 방법으로 효과단백질에 전달하는 서로 다른 300개 이상의 수용체가 연구자들에 의해 확인되었다. 서로 다른 2차전달자 경로는 서로 다른 효과단백질에 영향을 준다. 다음에는 효과단백질이 활성화된 후에 어떤 일이 일어나는 지 cAMP 경로를 예를 들어, 더 자세히 알아본다.

cAMP 2차전달자 경로 고리형 AMP(cAMP)는 가장 폭넓게 이용되는 2차전달자이다. cAMP 경로에 대한 다음의 설명에서 숫자로 표시한 단계들은 ● **그림 4-20**에 표시된 단계의 번호를 나타낸다. 적절한 세포외 전달자가 표면막 수용체와 결합하여 G-단백질을 활성화하면, 이어서 G-단백질은 효과단백질을 활성화한다. 이 경우에, 효과단백질은 원형질막의 세포기질 쪽에 있는 **아데닐산고리화효소(adenylyl cyclase, 1 단계)**이다. 아데닐산고리화효소는 세포 내에 있는 아데노신-3인산(ATP)의 2개 인산을 잘라서 cAMP로 전환한다(2 단계). (여기서의 ATP는 신체에서 공통적 에너지 화폐로 이용되는 것과 동일한 ATP이다.) 세포 내 2차전달자로 작용하는 cAMP는 1차전달자가 지시한 반응을 하기 위해 세포 내부에서 이미 예정된 일련의 생화학적 단계들을 작동시킨다. 처음에, cAMP는 세포 내 특정 효소인 **단백질인산화효소 A(protein kinase A)**를 활성화한다(3 단계). 이어서 단백질인산화효소 A는 특정 대사경로에 중요한 효소와 같이 이미 존재하던 세포 내 지정된 단백질을 인산화(ATP로부터 인산기를 전달하는 것)한다. 단백질에 대한 인산화는 그 단백질의 모양과 기능을 변화시켜 결국 활성화되는 것이다(4 단계). 이렇게 활성화된 단백질은 1차전달자에 대한 표적세포 내 궁극적인 반응을 초래한다(5 단계). 예를 들어, 특정 대사작용을 조절하는 특정 효소 단백질의 활성이 증가될 수도 있고 감소될 수도 있다.

이러한 신호전달 경로에서 세포외 1차전달자, 수용체, G-단백질 복합체, 그리고 효과단백질이 관여하는 단계들은 원형질막에서 일어나며 2차전달자의 활성화를 유도하는 점에 주목하라. 세포외 전달자는 원하는 반응을 수행하는 단백질에게 신호를 '직접' 전달하기 위해 세포 내로 들어갈 수 없다. 그 대신에 세포 내 2차전달자인 cAMP를 활성화하는 세포막의 반응들을 개시하고, 2차전달자는 세포의 반응을 유도하는 세포 내부의 생화학적 연속반응을 작동시키는 것이다.

다른 종류의 세포들은 단백질인산화효소 A에 의해 인산화 및 변형이 되는 다른 단백질들을 가지고 있다. 그러므로 어떤 단백질이 변형되느냐에 따라 cAMP와 같은 공통 2차전달자가 다른 세포들에서 폭넓게 다른 반응들을 일으킬 수 있다. cAMP는 다양한 표적세포에서 최종적으로 변형되는 단백질 활성의 종류에 따라 세포의 다른 반응을 켜거나 끌 수 있는 분자 스위치로 생각할 수 있다. 2차전달자에 의해 변형되는 단백질의 종류는 특정 세포 유형의 독자적인 특수화에 의존한다. 이것은 우리가 올릴 수 있는 벽 스위치의 전선이 특정 갓 전등장치(샹들리에)에 연결되었는지 또는 공기 유동장치(천장 팬)에 연결되었는지에 따라 방안에 불을

기초의 응용 Beyond the Basics | 예정된 세포 자살: 신호전달 경로의 놀라운 예

대부분의 경우, 세포외 화학전달자와 세포 표면막 수용체의 결합에 의해 작동되는 신호전달 경로는 성장, 생존, 세포의 복제 등 적절한 기능을 촉진하는데 목표로 두고 있다. 그러나 각 세포는 특이한 내장 경로를 가지고 있다. 이 경로가 작동되면, 세포는 세포 내 단백질-절단 효소의 활성화에 의해 세포를 작고 이용 가능한 조각들로 절단함으로써 자살을 유도한다. 이러한 의도적으로 예정된 세포 죽음을 **세포자살(apoptosis)**이라고 한다. 세포자살은 정상적인 생명 현상의 일부분으로서, 불필요하거나 무질서하게 되는 세포들은 전신의 건강을 유지하는 데 더 큰 도움을 위하여 자가-파괴를 작동시키는 것이다.

세포자살의 역할

다음은 내재성 희생 프로그램에 의한 생명 역할의 예들이다:

- 선택된 세포의 예견된 자가-제거는 정상적 발생 과정의 일부이다. 발생 동안에 생성된 어떤 원하지 않는 세포들은 신체가 자신의 최종 형태로 조각되는 것과 같이 스스로 죽도록 예정되어 있다. 예를 들면, 여성의 발생 과정에서 남성 생식기관을 형성하는 배아 도관은 세포자살에 의해 의도적으로 제거한다. 유사하게, 세포자살은 발생과정 중인 벙어리장갑-모양의 손으로부터 사이사이의 거미줄 같은 막을 제거함으로써 손가락이 생겨나도록 해준다.
- 세포자살은 성인 신체의 조직 전환에 중요하다. 대부분 조직의 최적 기능은 새로운 세포들의 통제된 생성과 세포의 조절된 자가-파괴 사이의 균형에 의존한다. 이러한 균형은 생성되고 있는 새로운 세포들의 조절된 공급을 통해 어느 한 조직에서 적절한 세포수를 유지하게 한다.
- 예정된 세포 죽음은 면역계에서 중요한 역할을 담당한다. 세포자살은 해로운 바이러스에 감염된 세포를 제거하는 수단으로 이용된다. 더욱이 이미 정해진 기능에 의해 감염균들과의 싸움을 마친 백혈구들은 더 이상 기능을 수행할 수 없으므로 필요 없게 되는 것이다.
- 항상성을 위협하는 원하지 않는 세포들은 전형적으로 세포자살에 의해 신체로부터 도태된다. 노화된 세포들, 방사능이나 독극물에 노출되어 회복할 수 없는 손상을 받은 세포들, 그리고 어떤 요인에 의해 잘못된 세포들이 포함된다. 돌연변이된 많은 세포들도 암으로 되기 전에 이러한 방법으로 제거된다.

세포자살과 세포괴사의 비교

세포자살은 한 세포가 죽을 수 있는 유일한 수단이 아니라 가장 정돈된 방법이다. 세포자살은 더 이상 필요가 없거나 신체에 위협을 주는 개개의 세포들을 제거하는 통제되고, 의도적이며 정돈된 방법이다. 세포의 다른 죽음인 **세포괴사(necrosis)**는 물리적 타격, 산소 부족, 또는 질병과 같은 세포 외부의 물질에 의해 심하게 손상받은 세포들의 통제되지 않고, 돌발적이며 지저분한 살해 형태이다. 예를 들면, 심장이 마비되는 동안에 혈액 모세혈관의 완전 차단으로 산소공급이 결여된 심장근세포는 세포괴사 결과로 죽게 된다(p. 293 참조).

세포괴사와 세포자살 둘 다 세포를 죽게 하지만, 관여하는 단계들은 다르다. 세포괴사에서 죽는 세포는 수동적인 희생인 반면, 세포자살에서의 세포는 능동적으로 자기 자신의 죽음에 관여한다. 세포괴사에서의 손상된 세포들은 평상시처럼 Na^+를 퍼낼 수 없다. 그 결과, 삼투현상에 의해 물이 세포 안으로 들어가게 되어 결국 팽창되어 파괴된다. 일반적으로 세포괴사에서는 유발된 세포 죽음이 주변의 많은 세포들에도 손상을 주기 때문에 많은 인접세포들도 함께 팽창되어 파괴된다. 세포 내용물이 주변 조직으로 방출되어 손상 부위에서 염증반응이 유도되며(p. 355 참조), 이러한 염증반응은 건강한 인접세포들에 피해를 준다.

이와는 대조적으로, 세포자살은 주변의 세포는 온전한 상태로 두고, 파괴될 세포들만을 표적으로 한다. 자살하도록 신호 지시를 받은 세포는 스스로 인접세포와 떨어져서 팽창되어 파괴되지 않고 오히려 줄어든다. 살생 무기로서, 자살하는 세포는 정상적으로는 비활성 상태인 세포내 단백질-절단 효소인 **카스파아제(caspase)**를 활성화한다. 이 효소는 내부로부터 세포를 죽이는 작용을 한다.

켜거나 서늘하게 하는 것에 비유될 수 있다. 신체에서는, 스위치가 한번 켜지고 그에 따른 다양한 반응들은 서로 다른 세포들 내의 단백질 집단에서 유전적으로 예정된 차이점으로 나타난다. 예를 들어, 심장에서는 박동 조절, 난소에서는 여성 성호르몬 생성 자극, 간에서는 저장된 포도당의 분해, 신장에서는 오줌 형성과정 동안 수분저장 조절, 뇌에서는 간단한 기억 회로 생성, 또는 미뢰에 의한 단맛의 인식 등 세포의 위치에 따라 cAMP 경로 활성화는 다양한 반응을 조절한다. [pp. 126~127에 제시된 "기초의 응용"에서 놀라운 신호전달 경로(세포 스스로 죽이는 경로)를 보라.]

반응이 종결되고 1차전달자가 제거된 후, 알파 소단위는 베타와 감마 소단위와 재결합하여 불활성 G-단백질 복합체로 재생된다. cAMP와 참여한 다른 화학 물질들은 불활성화됨으로써 세포 내 신호는 지워지고 반응은 종결된다.

많은 친수성 호르몬들은 그들의 2차전달자로서 cAMP를 이용하며, 일부는 세포 내 Ca^{2+}를 이용하며, 일부 세포들의 2차전달자는 아직 모르고 있다. 2차전달자의 활성화는 친수성 호르몬을 비롯하여 다양한 다른 세포외 전달자들에도 적용되는 일반적인 기작이다.

2차전달자 경로의 증폭 수용체 활성화와 그에 따른 반응들에 대하여 몇 가지 남은 주안점에 주목할 필요가 있다. 첫째, 2차전달자 연속 전달 사슬에서의 많은 단계들을 살펴보면, 수많은 세포 유형들이 다양한 범위의 기능들을 수행하기 위해 왜 동일한 복합체 체계를 이용하는지 고려해 보아야 한다. 2차전달자 경로의 다단계들은 개시 신호를 크게 증폭시키는 다른 경로의 연쇄적인 효과 때문에 실제로 유리하다. **증폭(amplication)**은 체계의 유출이 촉발된 카스파아제는 분자 가위처럼 작용하여 세포를 체계적으로 분해한다. 연이은 단백질의 절단 후, 이 효소는 핵을 공격하여 생명의 필수 성분인 DNA의 해체, 세포 내부 형태유지를 담당하는 세포골격의 절단과 최종적으로는 세포 자체를 절단하여 막-포장 덩어리로 만든다(아래 그림 참조). 중요한 것은, 죽어가는 세포의 내용물들이 자가-파괴 과정 전반에 걸쳐 원형질막으로 둘러싸여 남아 있어서, 세포괴사의 특징인 강력하게 유해한 세포내 내용물의 분출을 피할 수 있다. 염증반응이 작동되지 않는다면 어떠한 인접세포도 피해를 입지 않는다. 대신에, 인접한 세포들은 식균작용에 의해 세포자살된 세포 단편들이 둘러싸여서 파괴된다. 절단된 생성물들은 다른 필요한 목적으로 재생된다. 표적세포가 드러나지 않게 스스로 죽게 되는 동안에도 조직은 전체로서 정상적으로 기능을 지속한다.

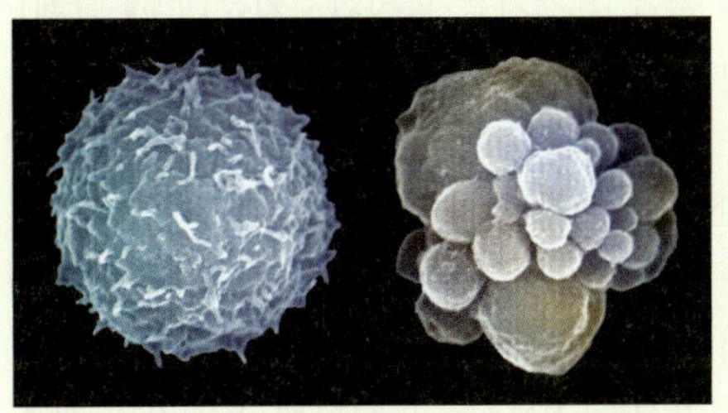

정상세포(왼쪽)와 세포자살 중인 세포(오른쪽)

세포자살의 조절

모든 세포가 카스파아제를 가지고 있다면, 무엇이 이러한 강력한 자가-파괴 효소를 정상적인 통제 상태(불활성 형태)로 유지하여 신체에 유용하고 생존할 수 있게 하겠는가? 다시 말해서 무엇이 원치 않은 세포가 스스로 제거될 예정으로 죽음의 무기인 카스파아제 연쇄반응을 활성화 시키는 것일까? 이러한 생존-또는-죽음에 대한 결정의 중요성으로 볼 때, 세포가 "죽느냐 사느냐"는 복합적인 경로들에 의해 엄격하게 조절된다는 것은 놀라운 일이 아니다. 한 세포가 정상적으로 "생존 신호"를 지속적으로 받는다면, 신체에 유용한 세포로 안정되고, 세포를 둘러싼 내부 환경 모든 것이 정상적이며, 세포 내 모든 일이 질서 있게 잘 진행된다.

이러한 신호에는 조직-특이 성장인자, 일부 호르몬, 인접한 세포 및 세포외 기질과의 적절한 부착 등이 포함된다. 이러한 세포외 생존 신호는 카스파아제 연쇄반응의 활성화를 저해하는 세포 내 경로를 작동시켜 세포 죽음장치를 저지시킨다. 대부분 세포는 정상적인 생존 신호를 수용하지 못하게 되면 자살하도록 예정되어 있다. 평상시 안전장치가 제거되면, 죽이는 단백질-절단 효소가 촉발된다. 예를 들면, 성장 인자가 제거되거나 세포외 기질로부터 떨어지면 세포는 즉시 스스로 죽게 된다.

더욱이, 세포는 "자살 수용체"를 원형질막에 가지고 있어서 특정 호르몬이나 백혈구에서 분비되는 특정 화학전달자와 같은 "자살 신호"를 수용한다. 이러한 신호에 의한 자살 경로의 활성은 생존 신호에 의해 작동되는 생명-연장 신호를 중단시킨다. 자살-신호전달 경로는 빠르게 내부 세포자살 장치를 점화시켜 세포 스스로 죽음으로 몰아간다. 유사하게 자가-자살 장치는 세포가 회복할 수 없는 세포 내 손상이 받았을 때 작동한다. 이와 같이 일부 신호는 세포자살을 저해하고, 다른 신호는 촉진한다. 세포가 생존하거나 죽는 것은 주어진 시간에 경쟁되는 신호 중 어느 것이 우세하는 가에 달려 있다. 모든 세포는 동일한 죽음 장치를 가지고 있지만, 예정된 자살로 유도하는 특정 신호들에 따라 다양하다.

모든 세포의 생명이 항상 정교한 평형에 의존하는 점을 고려하면, 세포자살의 잘못된 조절(과도하거나 너무 미약한 세포자살)이 여러 가지 심각한 질병에 관여한다는 것은 놀라운 일이 아니다. 과도한 세포자살 활성은 알츠하이머병, 파킨슨병, 뇌졸중(stroke)과 관련된 뇌세포의 죽음뿐 아니라 AIDS환자에게서 감염에 대항하는 세포들의 조기사망 등에 관여한다고 믿고 있다. 반대로, 너무 약한 세포자살의 활성은 대부분 암 발생에 관련이 있을 수도 있다. 암세포는 세포죽음을 촉진하는 정상적인 세포외 신호에 대한 반응에 실패된다는 증거가 제시되었다. 이러한 세포들은 죽어야한다는 신호를 무시하기 때문에 무방비 형태, 혼돈 상태, 통제 불능의 세포덩어리로 성장한다.

세포자살은 현재 가장 뜨겁게 연구되는 분야 중의 하나다. 연구자들은 이 과정을 조절하는 신호전달 경로에 관여하는 다양한 인자들을 분류하는데 경쟁하고 있다. 그들의 희망은 세포자살 장치를 수선하는 방법을 찾아서, 다양하고 위협적인 살생에 대해 새로운 치료법을 찾아내는 것이다.

유입보다 더 큰 것을 의미한다. cAMP 경로를 예로 보면, 하나의 세포외 전달자 분자가 수용체와의 결합은 여러 개의 아데닐산고리화효소 분자(인위적으로 10이라 가정)를 활성화하고, 이것들의 각각은 더 많은 cAMP 분자들(가설적인 예로 100이라 가정)을 활성화한다. 그리고 각 cAMP 분자는 각 하나의 단백질인산화효소 A에 작용하여 많은 특정 효소 단백질들(다시 100이라 가정)을 인산화하여 영향을 주게 된다. 이어서 각 효소는 분비생성물과 같은 특정 생성물 분자들(아마도 100)을 생성하는데 관여한다. 한 반응이 연속된 다음 반응들을 작동시키는 이러한 연쇄반응의 결과로 개시신호는 엄청나게 증폭된다. 이러한 가설적인 예에서, 세포외 전달자 한 분자는 1,000만 분자의 분비생성물 산출을 유도하는데 관여한다. 이러한 방법으로, 매우 낮은 농도의 호르몬과 다른 화학 물질로도 현저한 세포반응들을 작동시킬 수 있다.

수용체의 조절 막 수용체는 특정 세포의 활성을 조절하기 위해 세포외 1차전달자와 세포 내 2차전달자 사이를 연결하지만, 대개 수용체 자신 또한 조절을 받게 된다. 많은 경우에, 수용체의 수와 친화력은 상황에 따라 변경될 수 있다. 예를 들면, 혈액 내 인슐린 농도의 만성적인 증가는 인슐린 수용체의 수를 감소시켜 높은 농도에 대한 인슐린 표적세포들의 반응성을 약화시킨다.

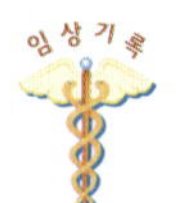

많은 질환들이 수용체의 기능 불량 또는 뒤이어 일어나는 신호-전달 경로의 결함과 연결되어 있을 수 있다. 예를 들면, **라론 왜소증**(Laron dwarfism)은 결함을 가진 수용체와 연관이 있다. 이 증후군의 환자는 성장호르몬이 정상 수치인데도 조직이 성장호르몬에 정상적으로 반응할 수 없기 때문에 비정상적으로 작다. 성장호르몬 결핍으로 인해서 비정상적으로 작은 보통의 왜소증 유형과는 반대되는 경우이다.

유전자를 자극함으로써, 친유성 호르몬은 새로운 단백질합성을 촉진한다.

모든 친유성 호르몬(스테로이드 호르몬과 갑상선 호르몬)은 세포 내 수용체와 결합하고 주로 특정 유전자를 활성화하여 새로운 단백질 합성함으로써 표적세포에 영향을 준다. 이러한 작용을 ●**그림 4-21**에 요약하였다.

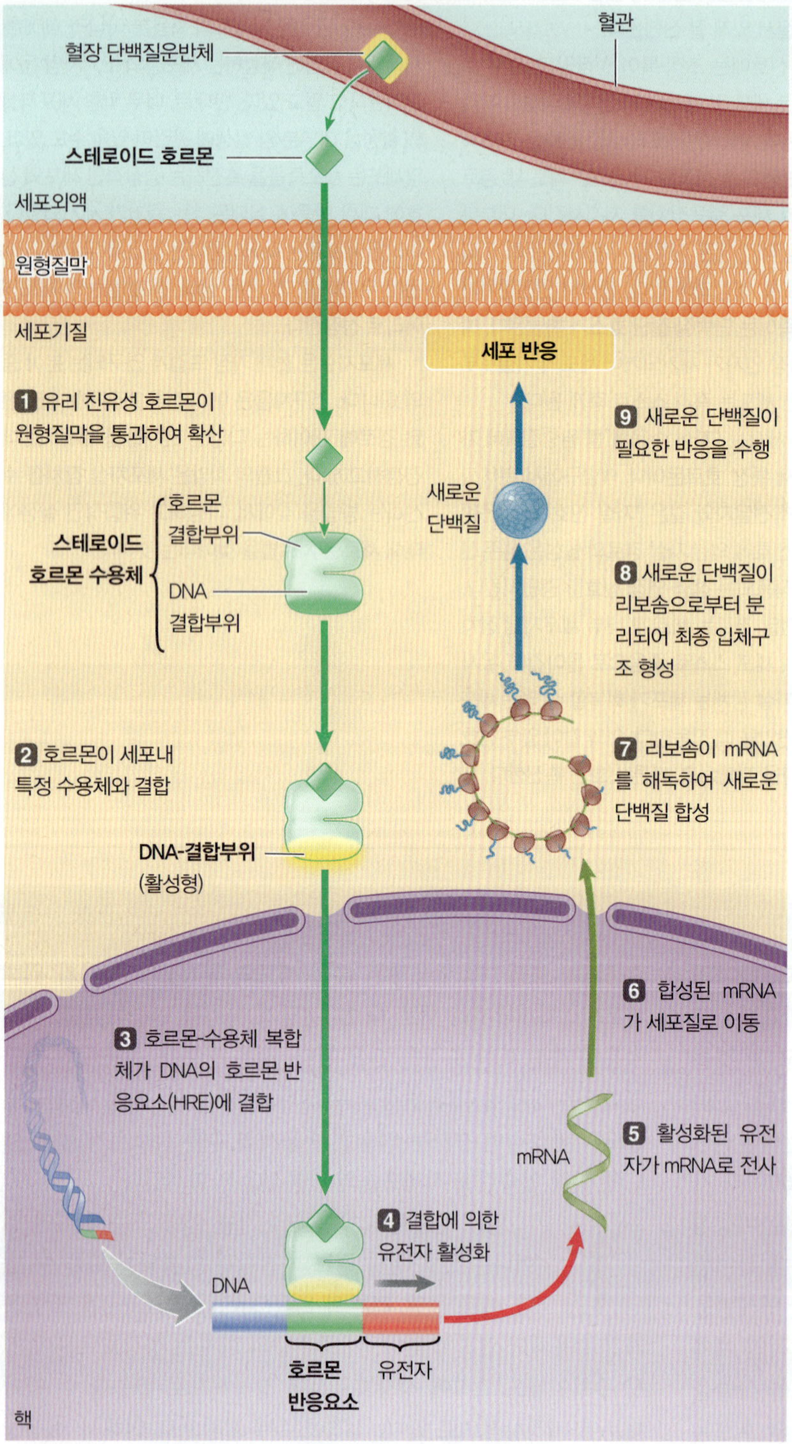

혈관
혈장 단백질운반체
스테로이드 호르몬
세포외액
원형질막
세포기질
세포 반응
1 유리 친유성 호르몬이 원형질막을 통과하여 확산
9 새로운 단백질이 필요한 반응을 수행
새로운 단백질
스테로이드 호르몬 수용체
호르몬 결합부위
DNA 결합부위
8 새로운 단백질이 리보솜으로부터 분리되어 최종 입체구조 형성
2 호르몬이 세포내 특정 수용체와 결합
7 리보솜이 mRNA를 해독하여 새로운 단백질 합성
DNA-결합부위 (활성형)
6 합성된 mRNA가 세포질로 이동
3 호르몬-수용체 복합체가 DNA의 호르몬 반응요소(HRE)에 결합
5 활성화된 유전자가 mRNA로 전사
mRNA
4 결합에 의한 유전자 활성화
DNA
호르몬 반응요소
유전자
핵

●**그림 4-21 유전자 활성화를 통한 친유성 호르몬의 작용 기작.**

유리 친유성 호르몬(혈장단백질 운반체와 결합하지 않은 호르몬)은 표적세포의 원형질막을 관통하여 확산되어(1 단계), 세포기질이나 또는 핵 내에 있는 세포 내 특정 수용체와 결합한다(2 단계). 각 수용체는 호르몬과 결합하는 특정부위 및 DNA와 결합하는 또 다른 부위를 가지고 있다. 수용체는 호르몬과 먼저 결합하지 않으면 DNA와 결합할 수 없다. 호르몬이 수용체와 결합하고 나면, 호르몬-수용체 복합체는 **호르몬 반응요소(hormone response element, HRE)**라고 알려진 DNA의 특정 부착부위에서 DNA와 결합한다(3 단계). 서로 다른 스테로이드 호르몬과 갑상선 호르몬은 각자의 수용체와 결합하면 DNA의 서로 다른 HRE에 부착된다. 예를 들면, 에스트로겐-수용체 복합체는 DNA의 에스트로겐 반응요소에 결합한다.

호르몬-수용체 복합체와 DNA의 결합은 표적세포 내 특정 유전자를 활성화시키는데(4 단계), 이 유전자는 특정 단백질을 합성하는 유전부호를 포함하고 있다. 활성화된 유전자의 부호는 상보적인 mRNA로 전사된다(5 단계). 새로운 mRNA는 핵을 떠나 세포기질로 들어가서(6 단계), 새로운 단백질을 조립하는 "작업대"인 리보솜과 결합한다. 여기서, mRNA는 활성화된 유전자의 부호에 따라 지정된 새로운 단백질 합성을 지시한다(7 단계). 새롭게 합성된 단백질(효소이든 구조단백질이든)은 리보솜으로부터 분리되어(8 단계), 호르몬에 대한 표적세포의 최종 반응을 수행한다(9 단계). 이러한 기작에 의해, 서로 다른 친유성 호르몬은 서로 다른 유전자를 활성화하여 생물학적으로 다른 영향을 나타낸다.

4.7 신경계와 내분비계의 비교

신경계와 내분비계는 신체에서 두 가지 주요 조절계이다. **신경계(nervous system)**는 신경이 분포된 골격근 및 외분비선으로 전기적 자극을 신속히 전달한다. **내분비계(endocrine system)**는 호르몬을 혈액으로 분비하여 먼 거리의 부위로 작용을 전달한다. 이러한 두 종류 계는 많은 관점에서 다르지만, 이들은 공통점이 많이 있다(▲**표 4-4**). 두 가지 모두 표적세포의 특정 수용체와 결합하는 화학전달자(뉴런인 경우는 신경전달물질, 내분비세포는 호르몬)를 방출하여 각자의 표적세포(작용부위)를 변하게 한다. 이러한 결합이 조절계에 의해 지시된 세포의 반응을 작동시킨다.

▲표 4-4 신경계와 내분비계의 비교

특성	신경계	내분비계
해부학적 배치	"유선" 체계: 뉴런과 표적세포 사이에 특정 구조적 배치가 있으며, 체계 내에 구조적 연속성이 있음	"무선" 체계: 내분비선은 전신에 퍼져 있고, 다른 내분비선 혹은 그들의 표적세포와는 구조적으로 연관이 없음
화학전달자의 유형	시냅스 틈으로 방출되는 신경전달물질	혈액으로 분비되는 호르몬
화학전달자의 작용 거리	짧은 거리(시냅스 틈을 가로질러 확산)	긴 거리(혈액을 따라 운반)
표적세포에 대한 작용 특이성	뉴런과 표적세포 사이의 해부학적으로 밀접한 관계에 의해 결정	표적세포가 특정 호르몬에 결합하고 반응하는 특이성에 의해 결정
반응 속도	일반적으로 빠름(msec)	일반적으로 느림(몇 분에서 몇 시간)
작용 기간	짧다(msec)	길다(몇 분에서 며칠 혹은 더 김)
주요 기능	빠르고 정확한 반응을 조절	속도보다는 긴 시간이 요구되는 활성을 조절

이제부터 이러한 두 종류 계 사이의 해부학적 차이점과 특정 작용을 수행하는 서로 다른 방법에 대하여 알아본다.

신경계는 "유선"이고, 내분비계는 "무선"이다.

해부학적으로 볼 때, 신경계와 내분비계는 매우 다르다. 신경계에서 각 뉴런은 자신의 특정 표적세포와 직접 연결되어 있다. 즉, 신경계는 신체의 한 부분에서 다른 곳으로 신호를 전달하기 위해 매우 조직적이고 뚜렷한 해부 경로인 "유선(wired)" 체계이다. 뉴런들의 사슬을 따라 시냅스 전달과 연계된 활동전위 전도를 통해 원하는 목적지로 정보를 전달한다. 반면에, 내분비계는 내분비선이 그들의 표적세포와 해부학적으로 연결되어 있지 않은 "무선(wireless)" 체계이다. 대신에, 내분비 화학전달자(호르몬)는 혈액으로 분비되어 먼 거리의 표적 부위로 수송된다. 실지로, 내분비계 자신의 구성 성분들은 해부학적으로 상호 연결되어 있지 않고, 내분비선들은 신체에 골고루 퍼져 있다(● **그림 17-1** 참조). 이러한 내분비선들은 호르몬을 분비하고 다양한 내분비선들과 많은 상호작용이 일어나기 때문에, 기능적인 의미에서 하나의 계를 구성한다.

신경에 의한 특이성은 해부학적 근접성에 기인되고, 내분비에 의한 특이성은 수용체 특수화에 기인된다.

해부학적 차이점 때문에, 신경계와 내분비계는 명백히 다른 방법으로 특이적인 작용을 수행한다. 신경에 의한 소통의 특이성은 자신의 표적세포와 해부상의 근접한 연관성이 있는 뉴런에 의존하기 때문에, 각 뉴런은 매우 좁은 범위에 영향을 미친다. 신경전달물질은 인접한 특정 표적세포로만 방출되고 혈액으로 들어가지 전에 신속히 불활성화 되거나 제거된다. 특정 뉴런에 대한 표적세포는 신경전달물질에 대한 수용체를 가지고 있다. 다른 위치에 있는 많은 다른 세포들도 가지고 있기에, 같은 전달물질이 전달되면 반응할 수 있다. 예를 들면, 골격근에 연결된 뉴런(운동뉴런이라고 함)들의 전체는 동일한 신경전달물질인 아세틸콜린(acetylcholine, ACh)을 이용하고, 모든 골격근은 그에 상응하는 ACh 수용체를 가지고 있다(제8장 참조). ACh는 운동뉴런에서 특이적으로 연결된 발가락을 조절하는 근육으로만 분리되어 방출할 수 있기 때문에, 우리는 다른 어떤 근육에는 영향을 주지 않고 큰 발가락을 움직일 수 있다. 만약 ACh이 호르몬처럼 혈액으로 무분별하게 방출된다면, 모든 골격근들은 동일한 수용체를 가지고 있기 때문에 동시에 수축반응을 하게 될 것이지만, 운동뉴런과 표적세포 사이에는 직접적으로 연결된 유선형식으로 되어 있기 때문에 이러한 일은 일어나지 않는다.

이러한 특이성은 내분비계에 있는 특이적 소통 방법과 뚜렷하게 대조된다. 호르몬은 혈액을 따라 이동하기 때문에 실제로 모든 조직들에 도달하지만, 특정 표적세포들만이 각 호르몬에 반응할 수 있다. 이와 같은 호르몬의 작용 특이성은 표적세포 수용체의 특수화에 의존한다. 호르몬이 그 영향을 나타내기 위해서는 호르몬이 일차적으로 표적세포 막에 있거나 내부에만 있는 특정 수용체와 결합해야만 한다. 표적세포 수용체는 자신의 결합 기능이 매우 선택적이다. 수용체 입체구조의 일부분은 "자물쇠-열쇠" 형식으로 결합하는 호르몬의 독특한 일부분과 대응되기 때문에 수용체는 하나의 특정 호르몬만 인식한다. 한 호르몬과 표적세포 수용체와의 결합이 그 호르몬의 최종 영향을 발휘할 수 있는 반응을 개시하도록 한다. 표적이 아닌 세포는 올바른 결합 수용체가 부족하기 때문에 호르몬은 다른 어떤 세포에도 영향을 줄 수 없다. 이처럼 주어진 표적세포는 부근을 순환하는 많은 호르몬 중 단지 하나 혹은 소수를 인식하도록 조정된 수용체를 가지고 있다. 다른 신호들은 그 세포에 수용체가 없기 때문에 아무런 영향 없이 지나간다.

신경계와 내분비계는 자신만의 통제 영역을 가지면서도 기능적으로는 상호작용한다.

신경계와 내분비계는 서로 다른 유형의 활성을 조절하도록 특수화되어 있다. 일반적으로, 신경계는 빠르고 정확한 반응의 조정력을 통제한다. 외부 환경과 신체의 상호작용은 특히 중요하다. 활동전위 형태의 신경 신호는 신경섬유를 따라 빠르게 전파되어 축삭 말단에서 신경전달물질을 방출하도록 한다. 신경전달물질은 표적세포가 반응하기 전에 단지 현미경적 거리의 표적세포로 확산되어야만 한다. 신경이 매개되는 반응은 빠르고 간단하다. 즉, 신경전달물질이 표적부위에서 빠르게 제거되는 것과 같이 신경의 작용은 신속히 중단된다. 이는 반응을 종결하도록 하고, 거의 즉각적인 반응을 재개하거나 또는 상황에 맞게 번갈아 일어나는 반응을 빠르게 개시하도록 한다. 신경성 소통을 생성하는 작용 방식은 매우 빠르고 정확하다. 신경계의 표적 조직은 신체의 근육과 분비선(특히 외분비선)이다.

반면에, 내분비계는 속도보다는 시간을 필요로 하는 활성을 조절하도록 특수화되어 있다. 이러한 활성에는 물질대사의 조절, 수분과 전해질의 평형유지, 순조롭고 순차적인 성장과 발생, 그리고 생식의 조절 등이 포함된다. 내분비계는 여러 가지 이유로 신경계가 자극을 개시하는 것보다는 더 느리게 반응한다. 첫째, 내분비계는 호르몬 신호를 먼 거리로 수송하기 때문에 혈액에 의존해야만 한다. 둘째, 호르몬은 대개 표적세포에서 신경전달물질보다는 더 복잡한 작용기작을 가지고 있다. 이와 같이 호르몬은 반응이 일어나기 전에 더 많은 시간이 필요하다. 일부 호르몬들의 최종 효과는 표적세포 수용체와 결합한 후 몇 시간이 지나야만 탐지할 수 있다. 또한 호르몬의 대응 수용체의 높은 친화력 때문에, 종종 호르몬이 수용체와 결합한 채로 얼마동안 남아 있어서 생물학적 효과가 연장되기도 한다. 더욱이, 신경전달물질이 제거되면 거의 즉각적으로 중단하는 반응을 유도하는 간단한 신경계와 다르게, 내분비 효과는 항상 호르몬이 제거되어도 얼마동안 지속된다. 한 번의 신경전달물질 방출에 대한 신경의 반응은 항상 단지 msec에서 수 초(sec)간 지속되는 반면, 호르몬은 몇 분에서 며칠 또는 성장-촉진 효과의 경우 일생동안 표적세포의 변화를 유도한다. 이와 같이 호르몬 작용은 느리고 지속적이며, 장기간 안정성이 요구되는 대사 활성을 조절하는데 특이적으로 적합한 통제를 한다.

내분비계와 신경계는 자신의 특수화된 영역이 있지만, 이들은 기능적으로 밀접하게 상호 연결되어 있다. 일부 뉴런은 시냅스로 신경전달물질을 방출하는 것이 아니라, 모세혈관과 연결되어 화학 물질이 호르몬으로 작용하도록 혈액으로 화학전달자(신경호르몬)를 전달한다. 신경 말단에서 분비된다면 그 전달자는 신경전달물질로 되는 것이며, 내분비선에서 분비되면 호르몬이 된다. 그 한 가지 예가 노르에피네프린(norepinephrine, p. 577 참조)이다. 신경계는 많은 호르몬의 분비를 직 · 간접적으로 조절한다(제17장 참조). 동시에, 많은 호르몬은 시냅스 효과를 변경하고 그로 인한 신경계의 흥분성에 영향을 주는 신경조절자로서 작용한다.

어떤 핵심적 호르몬들의 존재는 태아시기 동안 뇌의 적절한 발생과 성숙에 필수적이기도 하다. 더욱이, 신경계와 내분비계가 동일한 표적세포에 보강적 형식으로 영향을 주는 많은 경우들이 있다. 예를 들면, 두 가지 주요 조절계는 모두 순환계와 소화계를 조절하는데 도움을 준다. 이와 같이 신경계와 내분비계 사이에는 여러 중요한 조절 연결선들이 많이 존재한다.

제4장 요약: 항상성 측면

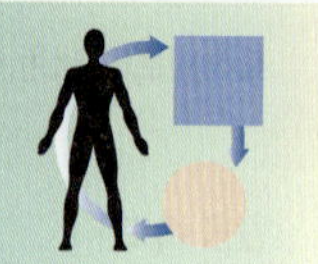

항상성을 유지하기 위하여, 세포들은 생명을 지속하는 활성을 수행하도록 함께 일을 하며 소통을 해야만 한다. 원하는 반응이 되도록, 두 가지 주요 신체 조절계인 신경계와 내분비계는 자신들이 조절하고 있는 표적세포들과 소통을 해야 한다. 그러므로 신경계와 내분비계에 의한 소통은 안정된 내부 환경의 유지뿐 아니라 비-항상성인 활성도 조정하는데 매우 중요하다.

뉴런은 수용, 가공, 부호화 및 신체의 한 부분에서 다른 부분으로 정보를 빠르게 전달하도록 특수화되어 있다. 뉴런의 길이를 따라 활동전위의 전도뿐 아니라 시냅스에서 다음 뉴런으로 및 접합부위에서 다른 신경전달물질-수용체 상호작용을 통해 뉴런에서 근육과 분비선으로 화학적 신호전달에 의해 복잡한 경로를 통해 정보들이 전달된다.

종합하면, 뉴런들이 신경계를 구성하며, 신경계에 의해 조절되는 많은 활성은 항상성을 유지하는 방향으로 맞추어져 있다. 일부 뉴런의 전기적 신호는 신체가 항상성을 유지하는데 빠르게 반응해야만 하는 변화에 대한 정보(예, 혈압을 낮추는 정보)를 전달한다. 일부 다른 뉴런의 전기적 신호는 이러한 변화에 적절하게 대응되는 반응을 자극하도록 근육과 분비선에 정보(예, 혈압이 떨어졌을 때 정상으로 복구되도록 심장과 모세혈관 활성을 조정하는 신호)를 빠르게 전달한다. 더욱이, 신경계는 항상성 유지에 반대되는 많은 활성도 지시하는데, 이들 중 많은 것들은 농구경기를 하거나 인터넷을 검색하는 것과 같은 수의적 통제에 의한 지배를 받는다.

내분비계는 혈액으로 호르몬을 분비하고, 혈액은 화학전달자를 멀리 떨어진 표적세포로 운반한다. 이어서 표적세포 내부에 효소 또는 구조단백질의 활성을 변화시켜 호르몬 영향을 유도한다. 호르몬은 상대적으로 느리게 반응하는 전달자이지만, 내분비계는 일반적으로 속도보다는 시간이 요구되는 활성을 조절하며, 대부분의 활성은 항상성을 유지하는 방향으로 지시된다. 예를 들면, 호르몬은 영양분의 세포내 유입, 저장, 방출, 이용 등에 관여하는 화학반응을 지시하면서 내부 환경의 적당한 영양분 농도를 유지하는데 도움을 준다. 또한 호르몬은 내부 환경에서 적당한 수분과 전해질 평형을 유지하는데도 도움을 준다. 한편, 호르몬은 항상성과 관련 없이 생식계의 많은 부분을 직접 성장시키고 조절한다.

신경계와 내분비계는 스트레스에 반응하여 신체가 항상성을 유지하도록 도움을 주는 조정 범위를 갖도록 함께 편성되어 있다. 그러므로 이들 체계는 많은 항상성 활성을 수행하는 순환계와 소화계를 조절하기 위해 협력하여 작용한다.

복습 문제 *REVIEW EXERCISES*

객관식

1. 활동전위가 발생하는 동안 전위 변화에 의해 일어나는 채널 단백질의 형태 변화로 Na^+와 K^+에 대한 문이 열리거나 닫힌다. (*진실 또는 거짓?*)
2. 활동전위가 최고점에 도달한 후, Na^+-K^+ 펌프는 막을 휴지막전위로 회복시킨다. (*진실 또는 거짓?*)
3. 활동전위 이후 하강기에서 K^+의 유출이 있어서 K^+가 세포안보다 세포 바깥에 더 많게 된다. (*진실 또는 거짓?*)
4. 시냅스후 뉴런은 시냅스전 뉴런을 흥분시키거나 억제시킬 수 있다. (*진실 또는 거짓?*)
5. 2차전달자 경로는 세포 내 특정 단백질의 형태와 기능의 변화를 유도하여 원하는 세포 반응이 일어나게 한다. (*진실 또는 거짓?*)
6. 각 스테로이드 형성 기관은 어떤 스테로이드 호르몬이든지 생산에 필요한 효소를 모두 갖고 있다. (*진실 또는 거짓?*)
7. 활동전위가 최초 활성 부위로부터 멀리 일방향 전파되는 것은 ________ 때문에 가능 하다.
8. ________ 은 역치가 가장 낮아 대부분의 뉴런에서 활동전위가 시작되는 부위이다.
9. 한 뉴런의 전기 활성이 신경전달물질을 통해 다른 뉴런의 전기 활성에 영향을 주는 부위를 ________이라 한다.
10. 많은 시냅스전 입력이 하나의 시냅스후 세포에 작용하는 신경 관계를 ________이라 하는 한편, 하나의 시냅스전 뉴런이 많은 시냅스후 세포와 시냅스를 이루고 활성에 영향을 주는 관계를 ________이라 한다.
11. 원형질막 안에 있는 수용체와 효과단백질 사이에서 공통 막-부착 중개자는 ________ 이다.
12. 다음 기술하는 것들은 어느 전위를 가리키는지 오른쪽에서 찾아 표시하라.

    ____ 1. 실무율에 따른다
    ____ 2. 기폭자극의 세기에 따라 전위변화의 크기가 달라진다
    ____ 3. 최초 부위로부터 멀리 감소적으로 전파된다
    ____ 4. 전체 막을 따라 비감소적으로 전파된다
    ____ 5. 장거리 신호로 작용한다
    ____ 6. 단거리 신호로 작용한다

    (a) 차등전위
    (b) 활동전위

13. 다음의 특징이 펩티드 호르몬과/또는 스테로이드 호르몬에 적용되는지 오른쪽에서 찾아 표시하라.

    ____ 1. 친수성이다
    ____ 2. 친유성이다
    ____ 3. 소포체에서 합성된다
    ____ 4. 콜레스테롤을 변형시켜 합성된다
    ____ 5. 부신수질에서 분비되는 에피네프린이 포함된다
    ____ 6. 부신피질에서 분비되는 코르티솔이 포함된다
    ____ 7. 혈장단백질과 결합한다
    ____ 8. 세포 내 수용체와 결합한다
    ____ 9. 표면막 수용체와 결합한다
    ____ 10. 새로운 단백질합성을 촉진하는 유전자를 활성화시킨다
    ____ 11. 2차전달자를 통해 이미 존재하는 단백질을 변이하여 작용한다
    ____ 12. 내분비선에서 혈액으로 분비되어 장거리의 표적부위로 운반된다

    (a) 펩티드 호르몬
    (b) 스테로이드 호르몬
    (c) 펩티드 호르몬과 스테로이드 호르몬 둘 다에 해당
    (d) 펩티드 호르몬, 스테로이드 호르몬 어느 것도 아님

주관식

1. 두 종류의 흥분성 조직은 무엇인가?
2. 다음 용어들을 정의하라: 분극, 탈분극, 과분극, 재분극, 휴지막전위, 역치전위, 활동전위, 불응기, 실무율
3. 4종류의 개폐형 채널들을 개폐 인자의 관점에서 비교 설명하라.
4. 활동전위 동안 일어나는 투과도 변화와 이온 흐름의 변화를 기술하라.
5. 연속전도와 도약전도를 비교 설명하라.
6. 흥분성 시냅스와 억제성 시냅스에서 일어나는 일들을 비교 설명하라.
7. 시간적 가중과 공간적 가중을 비교 설명하라.
8. 세포 사이의 소통의 유형들을 나열하고 설명하라.
9. 신호전달을 정의하라.
10. 1차전달자와 2차전달자 사이의 차이점을 구별하라.
11. cAMP 2차전달자 경로의 반응 순서를 설명하라.
12. 신경계와 내분비계를 비교 설명하라.

심화학습 문제

POINTS TO PONDER

1. 다음 중 실험적으로 뉴런의 양쪽 끝을 동시에 자극하면 일어날 것으로 예상되는 것은?
   a. 활동전위들이 중간 지점을 지나 반대 끝까지 전파될 것이다.
   b. 활동전위들이 중간 지점에서 만나면 각각 출발 위치로 되돌아갈 것이다.
   c. 활동전위들이 중간 지점에서 만나면 중단될 것이다.
   d. 보다 강한 활동전위가 약한 활동전위에 첨가될 것이다.
   e. 활동전위들이 중간 지점에서 만나면 가중이 일어나 큰 활동전위가 생길 것이다.

2. 손가락을 뜨거운 난로에 대었다고 하자. 이두박근이 수축하면 팔꿈치가 굴곡되고(구부러지고) 삼두박근이 수축하면 팔꿈치는 신전된다(펴진다). 이들 근육을 조정하는 뉴런의 세포본체에서 반사가 일어나 손을 통증 자극으로부터 멀리 당김에 따라 개시될 것으로 예상되는 시냅스후 전위 양상은 어떤 것인가? 또 흥분성 시냅스후 전위(EPSP)인가 억제성 시냅스후 전위(IPSP)인가?

   이제 혈액 표본을 얻기 위하여 손가락을 찔렀다고 하자. 같은 위축반사가 개시될 것이다. 아픈 자극에도 팔을 편 상태를 유지하려고 이두박근과 삼두박근을 조정하는 뉴런에 의도적으로 만들어지는 시냅스후 전위 양상은 어떠할까?

3. 역치보다 작은 자극, 역치자극, 역치보다 큰 자극을 받은 뉴런의 막전위 변화로 예상되는 것들을 비교하라.

4. 시냅스전 흥분성 뉴런 A는 시냅스후 세포의 축삭기시구 근처에서 끝나고, 시냅스전 흥분성 뉴런 B는 축삭기시구 반대쪽 세포본체로부터 뻗은 수상돌기에서 끝난다고 하자. 시냅스전 뉴런 A가 활동전위를 빨리 발생시키면 시간적 가중을 통해 시냅스후 뉴런을 역치에 이르게 하여 활동전위를 발생시킬 수 있는 반면, 시냅스전 뉴런 B에서 같은 빈도로 활동전위가 발생하여 같은 크기의 EPSP들이 생겼을 때 시냅스후 뉴런이 역치에 이르지 못하는 이유를 설명하라.

5. 서로 다른 수용체를 저해하는 두 가지 종류의 약제는 고혈압 치료에 쓰인다. (1) 앤지오텐신 수용체 저해제(angiotensin receptor blocker, ARB)는 염-보존 호르몬인 알도스테론을 분비하는 부신피질 세포의 수용체와 앤지오텐신의 결합을 저해한다. 알도스테론은 오줌을 형성하는 동안 신장을 자극하여 염(Cl^-와 함께 특히, Na^+에 따른 전기적 기울기)을 저장하는 작용을 한다. 염은 혈장을 포함하여 세포외액의 삼투(물-보유) 활성의 90% 이상을 차지한다. (2) β_1-*아드레날린성 수용체 저해제*는 심장에서 에피네프린의 수용체와의 결합을 저해한다. 부신수질에서 분비되는 호르몬인 에피네프린은 심장 수축의 속도와 강도를 증가시킨다. 이러한 각각의 약제가 어떻게 혈압을 낮추는지 설명하라.

임상관련 문제 *CLINICAL CONSIDERATION*

베키(Becky N.)는 치과 의자에 앉아 처음으로 은 아말감(치아의 충치 구멍 "충진제")으로 때우기를 기다리면서 걱정하고 있었다. 치과 의사는 아말감을 사용하기 위해 치아의 썩은 부위를 드릴로 제거하기 전에 그 부위로 가는 신경에 국부 마취제를 주사하였다. 그래서 베키는 구멍을 내고 아말감을 채우는 동안 통증을 전혀 느끼지 못하였다. 국부 마취제는 전압-개폐형 Na^+ 채널을 차단한다. 이 작용이 통증 신호가 뇌로 전달되는 것을 어떻게 방해하는지 설명하라.

4.1 신경 소통: 소개

■ 신경세포와 근육세포는 자극을 받으면 막의 투과도를 급속히 바꿔서 막전위를 일시적으로 변하게 하기 때문에 이들은 흥분성 조직이다.

■ **휴지막전위(resting membrane potential)**와 비교하여, 막의 음 전위 크기가 감소하면(덜 음성이 되면) **탈분극**이 되고, 음 전위가 증가하면(더 음성이 되면) **과분극**된다(그림 *4-1* 참조).

■ 기폭자극으로 막의 투과도가 변하고 이어서 막을 통한 이온의 이동에 변화가 생김으로써 전위 변화가 일어난다.

■ 두 종류의 전위 변화에는 (1) 단거리 신호인 차등전위와 (2) 장거리 신호인 활동전위가 있다(표 *4-1* 참조).

4.2 차등전위

■ **차등전위(graded potential)**는 일반적으로 탈분극인데, 흥분성 세포막의 작은 특정 부위에서 일어난다(그림 *4-2* 참조).

■ 차등전위의 크기는 기폭자극의 크기에 따라 변한다.

■ 차등전위는 활성부위와 불활성부위 사이의 국부전류에 의해 감소하면서 퍼지며, 짧은 거리에서 소멸된다(그림 *4-2, 4-3* 참조).

4.3 활동전위

■ **활동전위(action potential)** 동안 막이 역치까지 탈분극되면, **전압-개폐형 Na^+ 채널**과 **전압-개폐형 K^+ 채널**의 형태와 투과도가 차례로 변한다(그림 *4-4～4-7* 참조).

■ 이러한 투과도 변화에 의한 Na^+ 유입으로 상승 단계(−70 mV에서 +30 mV로)가 생기고, 이어서 K^+ 유출로 하강 단계(최고점에서 휴지막전위로)가 생기면서 일시적인 막전위의 역전이 일어난다(그림 *4-7* 참조).

■ 활동전위가 휴지막전위로 되돌아가기 전에 이곳에서 생긴 국부전류가 인접한 불활성부위를 역치에 이르게 하여 새롭고 동일한 활동전위를 발생시킨다. 이러한 자가-불멸 주기는 활동전위가 줄어들지 않고 전체 세포막을 따라서 전파될 때 까지 지속된다.

■ 활동전위 전도에는 (1) 무수 신경섬유에서 활동전위가 막의 모든 부위를 따라 전도되는 **연속전도**와 (2) 유수 신경섬유에서 활동전위가 한 랑비에 결절로부터 절연 역할을 하는 미엘린으로 덮힌 섬유 부위를 건너뛰어 다음 결절로 전파되는 보다 빠른 **도약전도**의 두 종류가 있다(그림 *4-9, 4-12* 참조).

■ Na^+-K^+펌프는 활동전위가 전파되는 동안 이동하였던 이온을 원래의 위치로 점차 되돌려서 농도기울기를 유지시킨다.

■ 활동전위가 막 지나간 축삭 막 부위는 불응기로부터 회복될 때까지는 다시 자극시킬 수 없어 활동전위의 일방향 전도를 확실하게 한다(그림 *4-10, 4-11* 참조).

■ 활동전위는 자극에 대하여 최대로 반응하거나 발생하지 않는다(**실무율**).

■ 자극의 크기는 활성화된 신경섬유에서 활동전위의 크기로 암호화되는 것이 아니라 활동전위의 빈도로 암호화된다.

4.4 시냅스와 신경통합

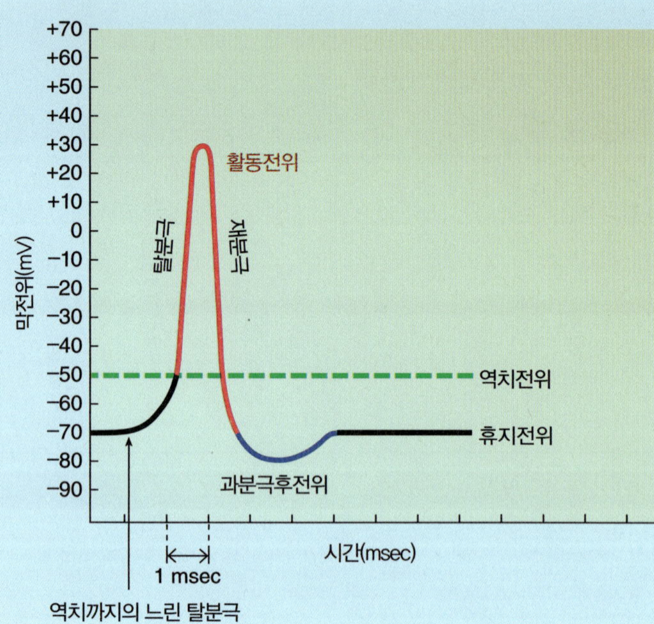

■ 하나의 뉴런은 주로 **시냅스(synapse)**를 통하여 다른 뉴런에 직접 작용한다(그림 *4-13, 4-14* 참조).

■ 대부분의 뉴런은 4개의 기능 부위를 가지고 있다(그림 *4-8* 참조).

1. **수상돌기**와 **세포본체**(입력구역)는 다른 뉴런에서 방출된 신경전달물질과 결합하고 반응하는 시냅스후 성분이다.
2. **축삭기시구**(기폭구역)는 전압-개폐형 Na^+ 채널이 풍부하여 흥분성 차등전위에 의해 역치에 이를 수 있어 활동전위가 시작되는 부위이다.
3. **축삭**, 즉 신경섬유(전도구역)는 활동전위를 축삭기시구로부터 축삭말단까지 비감소적으로 전도시킨다.
4. **축삭말단**(기폭구역)은 시냅스전 성분으로, 축삭을 따라 전파되어 온 활동전위에 반응하여 신경전달물질을 방출하여 다른 시냅스후 세포에 영향을 준다.

■ 방출된 **신경전달물질(neurotransmitter)**은 시냅스후 뉴런의 수용체-채널과 결합한다(그림 *4-14* 참조). (1) Na^+와 K^+를 모두 통과시키는 비특이적 양이온 채널이 열리면 시냅스후 세포를 보다 역치에 가깝게 이르게 하는 작은 탈분극인 **흥분성 시냅스후 전위(EPSP)**가 생기게 한다. (2) K^+채널이나 Cl^- 채널이 열리면 작은 과분극인 **억제성 시냅스후 전위(IPSP)**가 생겨서 역치에 이를 가능성이 줄어든다(그림 *4-15* 참조).

■ 흥분성 입력이 우세하면 역치에 이르고 활동전위가 발생할 수 있다. 이것은 (1) **시간적 가중**(하나의 시냅스전 뉴런에서 활동전위가 반복적으로 발생하면 EPSP들이 시간적으로 가까이 발생하여 합쳐지는 것)이나 (2) **공간적 가중**(몇 개의 시냅스전 뉴런으로부터 동시에 발생하는 EPSP가 합쳐지는 것)에 의해 가능하다(그림 *4-16* 참조). 억제성 입력이 우세하면 스냅스후 전위가 역치에서 멀어진다. 시냅스후 뉴런에 대한 흥분성 활성과 억제성 활성의 균형이 맞으면, 막은 휴지 상태에 가깝게 유지된다.

■ 다양한 신경전달물질이 있지만 각 시냅스는 언제나 같은 신경전달물질을 방출하고 이것은 특정 수용체와 결합하여 특정 반응이 일어나게 한다(표 *4-2* 참조).

■ 뉴런 사이의 시냅스 경로는 신경 입력의 수렴과 출력의 발산으로 매우 복잡하다. 많은 시냅스전 입력은 보통 하나의 뉴런에 수렴하여 흥분 정도를 조정한다. 이 뉴런은 발산하여 많은 다른 세포와 시냅스를 이루고 이들 세포의 흥분성에 영향을 준다(그림 *4-17* 참조).

4.5 세포간 소통과 신호전달

■ **세포간 소통**은 (1) 간극연접 또는 (2) 세포의 상보적 표면 표지자들을 통해 직접적으로 수행한다(그림 *4-18* 참조).

■ 더 구체적으로 말하면, 세포는 다양하게 조직화된 활성을 수행하기 위해 다른 세포에 세포외 화학전달자를 전달하면서 간접적으로 소통하여, 특정 표적세포가 원하는 반응을 하도록 작용한다. 네 가지 유형의 세포외 **화학전달자**들은 그들의 기원뿐 아니라 작용부위에 도달하는 거리와 방법이 다르다: (1) **측분비물**(국부적 화학전달자), (2) **신경전달물질**(뉴런에서 분비되는 단거리 화학전달자), (3) **호르몬**(내분비선에서 혈액으로 분비되는 장거리의 화학전달자), 그리고 (4) **신경호르몬**(신경분비 뉴런에서 혈액으로 분비되는 장거리 화학전달자)(그림 *4-18* 참조).

■ **신호전달(signal transduction)**은 세포외 전달자가 가져온 신호를 세포가 수행하도록 전달하는 것이다.

■ 단백질전달자(1차전달자)와 같이 세포 안으로 들어갈 수 없는 세포외 화학전달자는 표적세포 막에 결합하여 원하는 세포 반응을 작동시킨다. 이어서 **G-단백질-연관 수용체**를 통해 (1) 수용체-채널을 열게 하거나 또는 (2) 세포 내 2차전달자 경로를 활성화시킨다(그림 *4-14*, *4-20* 참조).

4.6 호르몬 소통: 소개

■ **호르몬(hormone)**은 내분비선에서 혈액으로 분비되어 특정 표적 부위로 운반된다. 호르몬은 표적세포 내부에서 단백질 활성을 변이하여 특정 기능을 조절한다.

■ 호르몬은 용해도 차이점에 따라 두 가지 종류로 나뉜다. (1) 친수성(수용성) 호르몬에는 펩티드 호르몬(대개는 단백질)과 카테콜아민(부신수질에서 분비)이 포함된다. (2) 친유성(지용성) 호르몬에는 스테로이드 호르몬(성호르몬과 부신피질에서 분비되는 호르몬)과 갑상선 호르몬이 포함된다(표 *4-3* 참조).

■ 친수성인 펩티드 호르몬은 소포체-골지복합체에서 합성 후 방출되어, 분비소포에 저장되었다가 적절한 자극에 의해 세포외배출작용으로 방출된다. 이들은 혈액에 쉽게 용해되어 표적세포로 수송된다.

■ 표적세포에서, 친수성 호르몬은 표면막 수용체와 결합하고 2차전달자 경로 방법으로 세포 내 연쇄반응을 작동시킨다. 이어서 대개 효소와 같은 이미 존재하는 세포 단백질을 변형시켜 호르몬에 대한 표적세포의 반응을 유도한다(그림 *4-20* 참조). 이러한 연쇄적인 반응을 통해 개시 신호를 크게 증폭시킨다.

■ 스테로이드 호르몬은 각 스테로이드-생성 조직에서 저장된 콜레스테롤을 특정 효소들이 변형시켜 합성된다. 스테로이드 호르몬은 내분비세포에 저장되지 않는다. 친유성이므로 합성되는 순간 지질막 방어벽을 통해 확산되어 나간다. 따라서 스테로이드 호르몬은 합성에 의해 직접 조절된다.

■ 두 가지 친유성 스테로이드 호르몬과 갑상선 호르몬은 대개 운반체(혈장단백질)에 결합하여 혈액으로 수송되고, 유리된 비결합 호르몬만이 생물학적으로 활성을 가진다.

■ 친유성 호르몬은 표적세포의 지질막 방어벽을 쉽게 통과하여 세포 내부에 있는 수용체와 결합한다. 호르몬이 수용체와 결합하고 나면 호르몬-수용체 복합체는 DNA와 결합하여 유전자를 활성화한다. 이러한 활성화가 표적세포의 호르몬 효과를 수행하는 새로운 효소 또는 세포 내 구조단백질의 합성을 유도한다(그림 *4-21* 참조).

4.7 신경계와 내분비계의 비교

■ **신경계(nervous system)**와 **내분비계(endocrine system)**는 신체에서 두 가지 주요 조절계이다(표 *4-4* 참조). 신경계는 해부학적으로 자신의 표적세포와 "유선" 형태인 반면, "무선"인 내분비계는 멀리 떨어진 표적기관에 도달하기 위해 혈액으로 호르몬을 방출한다.

■ 신경 작용의 특이성은 신경전달물질-방출 뉴런 말단과 표적기관의 해부학적 근접성에 의존한다. 내분비 작용의 특이성은 특정 순환 호르몬에 대한 표적세포 수용체와의 특수화에 의존한다.

■ 일반적으로, 신경계는 빠른 반응을 조정하는 반면, 내분비계는 속도보다는 시간이 필요한 활성을 조절한다.

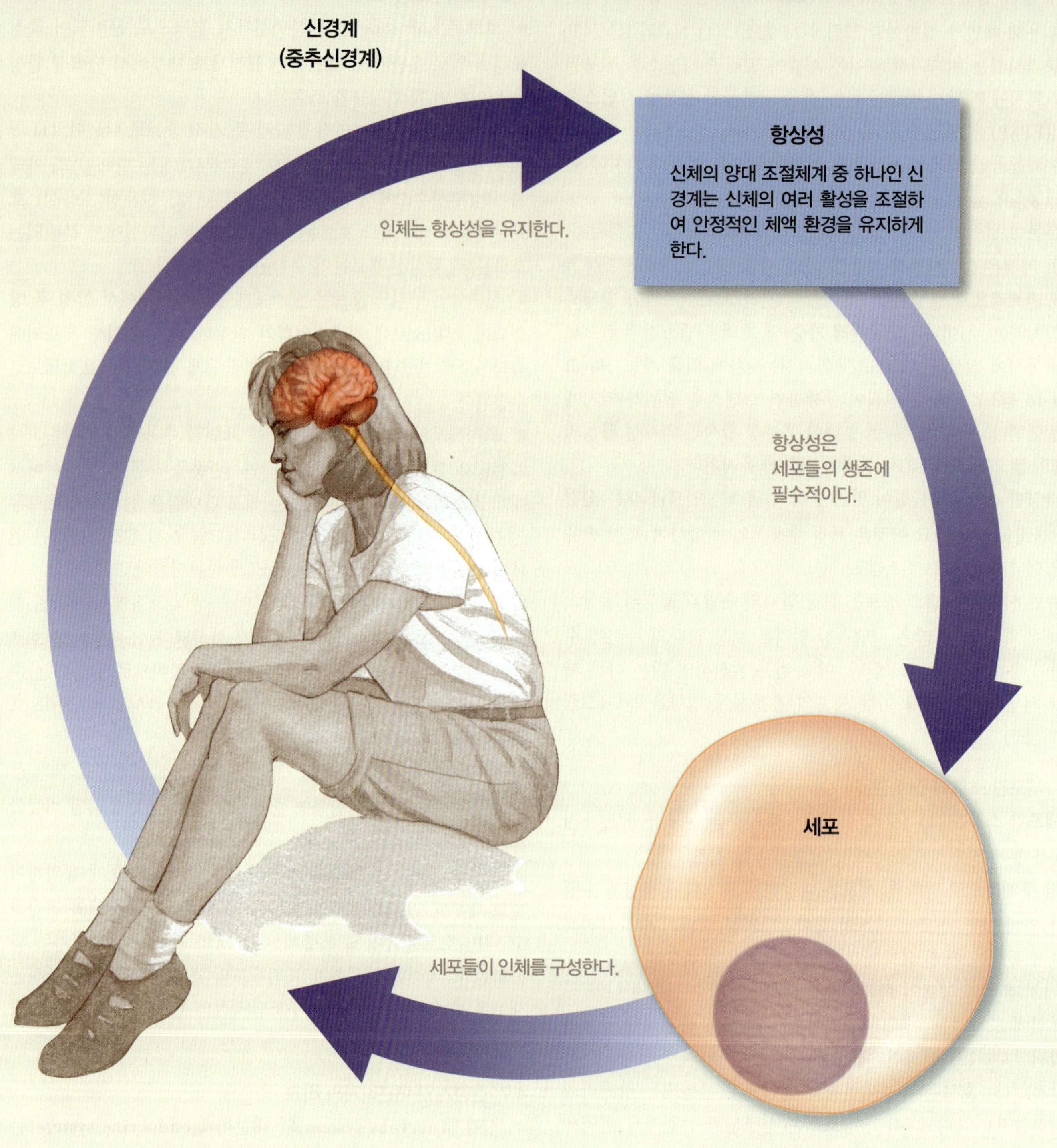

신경계(nervous system)는 내분비계와 더불어 양 대 신체 조절 체계를 구성한다. 세 가지 기능적 기본 형태의 신경세포(구심성 뉴런, 원심성 뉴런, 연합뉴런)들은 상호작용하는 흥분성 세포의 회로망 복합체를 구성한다. 신경계 구성세포 중 90%는 비-흥분성 교세포들로서 이들은 구조적 또는 기능적으로 신경세포와 광범위하게 상호작용한다. **중추신경계(central nervous system; CNS)**는 뇌와 척수로 구성되며 구심성 뉴런을 통해 내부와 외부 환경에 관한 정보를 전달받는다. 중추신경계는 이들 정보를 처리하여 원심성 뉴런에게 적절한 지령을 내리고, 원심성 뉴런은 이 지령을 분비샘이나 근육으로 전달하여 필요한 반응(분비 또는 운동)을 유도한다. 신경계에 의해 조절되는 이들 반응들의 상당 부분은 항성성 유지에 기여한다. 대부분의 경우, 신경계는 전기적 신호(활동전위)에 의해 신속하게 신체 반응을 조절한다.

제 5 장

중추신경계

The Central Nervous System

제5장 요약 차례

5.1 신경계의 조직과 구성세포

사람의 모든 행동과 반응은 복잡하게 조직된 특정 신경세포의 작용에 의해 조절된다. 호흡 및 순환의 조절과 같이 생명유지에 필수적인 기능을 조절하는 신경작용 과정은 모든 사람들에서 유사한 패턴을 갖고 있다. 하지만, 뛰어난 작곡가와 음치 또는 수학 천재와 나눗셈도 잘 못하는 사람들 사이에는 분명히 신경세포 간 통합능력에 차이가 있을 것이다. 개인 간 신경계 기능의 차이 중 일부는 유전적인 요인에 의한 것이지만 많은 부분은 후천적으로, 개개인이 살아온 환경과 경험에 의해 형성된다. 미성숙된 신경계는 유전적 프로그램에 의해 발달하는 과정에서 성숙한 신경계가 가지게 될 것보다 훨씬 많은 수의 신경세포와 신경시냅스를 만든다. 발달과정 중 외부에서 받는 자극의 종류와 강도에 따라 이들 중 일부는 유지되거나 강화되지만 일부는 소멸된다.

임상기록 두 눈 중 한쪽이 시력을 잃어버린 **복시(amblyopia)**가 좋은 예이다. 발달과정의 임계기간(critical period)동안 적절한 시각자극을 받지 못한 쪽의 눈은 거의 완전히 영구적으로 시력을 잃어버리게 된다. 이 눈은 보지는 못하지만 겉 모양은 정상이다; 이 눈이 시력을 잃게 된 원인은 뇌의 시각 전달경로상의 신경세포 사이의 연결이 사라진 데 기인한다. 하지만, 시력을 잃어버린 눈도 발달과정의 민감기간(sensitive period) 동안 정상시력을 가진 눈을 가려서 강제로 사용하도록 하면 점차로 정상시력을 회복한다.

신경계의 성숙과정에서는 위의 예와 같이 "사용하지 않으면 소멸됨"의 여러 예를 볼 수 있다. 일단 성숙된 후에도 신경계에는 우리가 경험과 학습을 계속하는 한 여전히 부분적 수정이 일어난다. 현재 이 페이지를 읽고 정보를 기억함에 따라 당신의 뇌에서 신경세포 활성이 변하는 것도 한 예이다.

신경계는 중추신경계와 말초신경계로 구성된다.

신경계는 뇌와 척수로 구성된 **중추신경계(central nervous system; CNS)**와 CNS와 신체의 다른 부위(말초)간의 정보를 전달하는 신경섬유로 구성된 **말초신경계(peripheral nervous system; PNS)**로 이루어져 있다(● **그림 5-1**). PNS는 다시 구심성 구역과 원심성 구역으로 나뉘어진다. **구심성 구역(afferent division)**은 외부의 환경과 신경계에 의해 조절되는 내부 활동들의 상태에 관한 정보를 CNS로 전달하여 CNS가 이들을 인지하게 한다. CNS로부터의 지령은 **원심성 구역(efferent division)**을 통해 근육이나 분비샘과 같은 **효과기관(effector organ)**으로 전달되어 필요한 반응을 유도한다. 원심성 신경계는 골격근에 연결된 운동신경들의 섬유로 구성된 **체(성)신경계(somatic nervous system)**

와 평활근, 심장근, 분비샘들에 연결된 신경섬유로 구성된 **자율신경계(autonomic nervous system)**로 나뉘어진다. 자율신경계는 다시 **교감신경계(sympathetic nervous system)**와 **부교감신경계(parasympathetic nervous system)**로 나뉘는데, 이들 둘 다 자율신경계에 의해 지배되는 대부분의 기관에 분포되어 있다. CNS와 PNS 이외에 소화관벽에는 **장내신경계(enteric nervous system)**라 불리는 신경망이 광범위하게 존재한다. 소화 활동은 호르몬뿐만 아니라 자율신경계와 장내신경계에 의해서도 조절된다. 장내신경계는 나머지 신경계들과는 독립적으로 작용할 수 있지만 또한 장내신경들에 연결된 자율신경섬유에 의해 영향을 받기도 한다. 장내신경계는 소화기관에만 분포하는 제 3의 자율신경계로 분류되기도 한다.

이들 모든 "신경계들"은 하나의 통합된 신경계를 구성하는 하위구역으로 인식하여야 한다. 이들 하위구역들은 전체 신경계를 구성하는 여러 부분들을 구조, 위치 및 기능에 따라 세분한 것이다.

뉴런은 기능에 따라 구심성 뉴런, 원심성 뉴런, 연합 뉴런의 세 종류로 분류된다.

신경계는 기능적으로 구별되는 세 종류의 뉴런들인 구심성 뉴런, 원심성 뉴런 및 연합뉴런으로 구성된다. PNS의 구심성 구역은 구심성 뉴런으로 구성되는데, 이들은 원심성 뉴런이나 연합 뉴런과는 그 모양이 다르다(● **그림 5-2**). 일반적으로 **구심성 뉴런(afferent neuron)**의 말초 부위에는 **감각수용기(sensory receptor)**가 있으며 이를 통해 특정 자극에 대한 활동전위가 생성된다. [원심성 뉴런의 자극민감성 수용기와 세포막 단백질 수

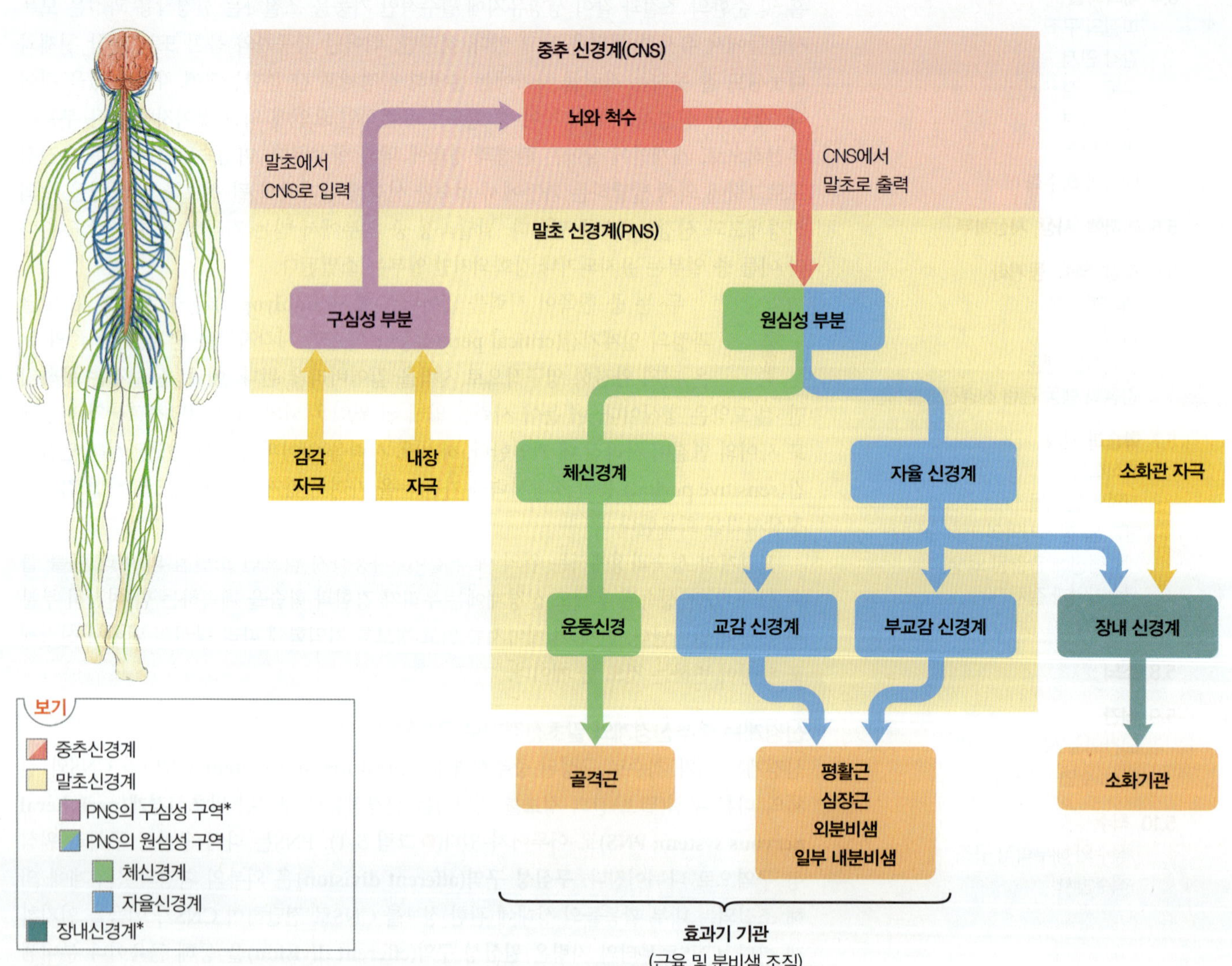

● **그림 5-1 신경계의 조직도.** *PNS의 구심성 구역과 장내신경계는 인체 그림에 표시되지 않았음. 구심성 섬유와 원심성 섬유는 같은 신경 내에서 서로 반대 방향으로 뻗어 있다. 장내신경계는 소화기의 벽에만 국한되어 존재한다.

용체(모든 세포의 세포막에 존재하며 특정 화학물질과 결합함)를 혼동하지 말기 바란다.] 구심성 뉴런의 세포체는 수상돌기가 없고 시냅스전 입력도 받지 않으며, 척수 옆에 위치한다. 구심성 섬유라 불리는 **말초축삭**은 수용기로부터 세포체까지 길게 연결되며, 짧은 **중앙축삭**은 세포체로부터 척수까지 뻗어 있다. 활동전위는 자극에 반응하여 말초축삭의 수용기에서 생성되며, 말초축삭과 중앙축삭을 따라 척수로 전달된다. 중앙축삭의 말단은 갈라져서 척수내의 여러 뉴런들과 시냅스를 만들어 자극에 대한 정보를 퍼뜨린다. 구심성 뉴런은 주로 PNS에 위치하지만, 중앙축삭 말단 부위가 척수로 들어가 말초신호를 CNS로 전달한다.

원심성 뉴런(efferent neuron) 또한 주로 PNS에 위치한다. 하지만, 원심성 뉴런의 세포체는 CNS에 위치하는데, 여기에서 중추신경계의 여러 시냅스전 입력들이 원심성 뉴런의 세포체로 수렴되어 효과기 기관으로 가는 원심성 뉴런의 출력에 영향을 준다. 원심성 뉴런의 축삭(**원심성 섬유**)은 CNS에서 나와 근육이나 분비샘에 도달하여 종합된 최종 출력을 전달함으로써 이들 효과기 기관이 적절히 반응하도록 한다(자율신경경로는 CNS와 효과기 기관 사이에 2개 뉴런의 연결사슬로 구성되어 있다).

신경계를 구성하는 뉴런의 99%는 **연합뉴론(interneuron)**인데, 이들은 모두 CNS에 위치한다. 사람의 CNS에는 1000억 개 이상의 연합뉴론이 있는 것으로 추산된다. 연합뉴런은 그 이름에서 알 수 있듯이 구심성 뉴런과 원심성 뉴런 사이에 위치하여 말초정보를 종합하여 적절한 말초반응을 유도하는데 중요한 역할을 한다. 예를 들면, 연합뉴런은 뜨거운 물체를 만질 때 구심성 뉴런을 통해 들어온 정보를 종합해서 원심성 뉴런에 신호를 전달해 손과 팔의 근육이 "손을 움추려라"는 명령을 수행하도록 한다. 요구되는 반응이 복잡할수록 구심성 정보와 원심성 명령 사이에서 작용하는 연합뉴런의 숫자는 더 많아진다. 더 나아가, 연합뉴런들 간의 상호연결에 의해 생각, 감정, 기억, 창의력, 지능, 동기등과 같은 "마음"과 관련된 추상적인 현상들이 나타난다. 이러한 추상적인 뇌의 활동들은 신경계에서 아직 잘 이해되지 않는 부분이다.

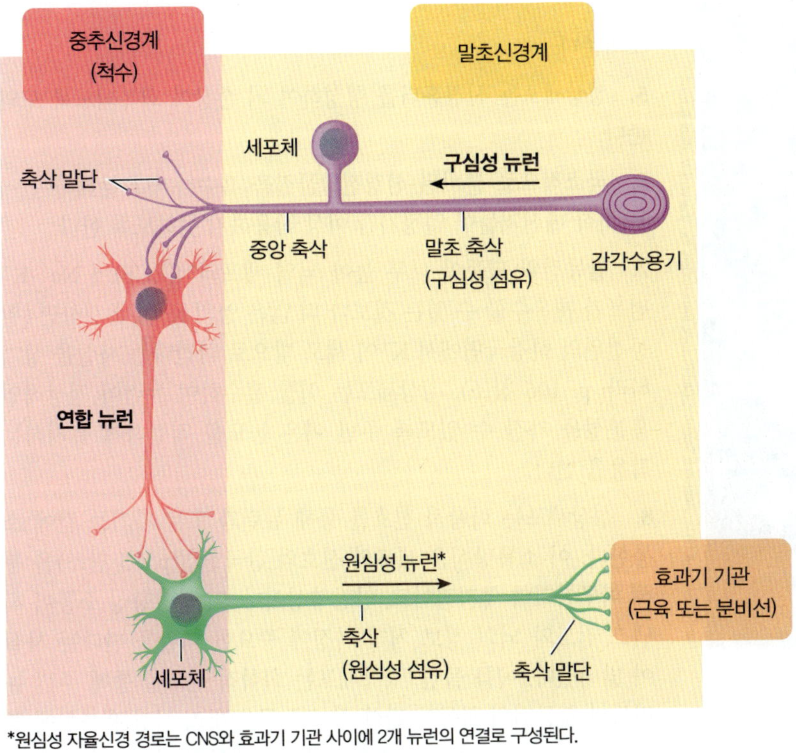

● **그림 5-2 기능적 분류에 의한 3종류 뉴런의 구조와 위치.** 원심성 자율신경 경로는 CNS와 효과기 기관 사이에 2개 뉴런의 연결로 구성된다.

교세포는 물리적, 대사적, 기능적으로 연합뉴런을 지원한다.

CNS에 존재하는 세포의 90%는 뉴런이 아니라 **교세포[glial cell** 또는 **신경교세포(neuroglia)]**이다. 많은 숫자에도 불구하고 교세포들은 뉴런과는 달리 많은 가지들을 갖고 있지 않으므로 뇌 부피중 약 절반만을 차지한다.

뉴런과는 달리 교세포들은 신경 충격을 만들거나 전달하지는 않지만, 화학적 신호를 이용해 뉴런 또는 다른 교세포들과 소통한다. 19세기 교세포가 발견된 이래 오랫동안 과학자들은 교세포는 기능적으로 중요한 뉴런을 물리적으로 지탱해 주는 수동적인 "아교" 역할을 하는 것으로만 생각해 왔었다. 그러나 지난 10년 동안에 교세포들이 역동적으로 여러 중요한 역할을 하고 있음이 밝혀졌다. 교세포들은 물리적으로, 대사적으로 뉴런들을 지탱하는데 도움을 준다. 이들은 뉴런 주변의 특수한 세포외 환경이 뉴런이 정상적으로 기능할 수 있는 범위 내로 유지될 수 있도록 항상성을 조절한다. 나아가 이들은 능동적으로 시냅스 기능을 조절(억제 또는 강화)하기도 하며, 학습과 기억에서 뉴런에 못지않은 중요한 역할을 하는 것으로 여겨진다. CNS에는 역할이 서로 다른 네 가지 주요 유형의 교세포인 성상세포, 휘돌기교세포, 소신경교세포, 뇌실막 세포가 있다(● **그림 5-3**).

성상세포 이 세포는 별 모양을 닮은 데서 **성상(교)세포(astrocyte)**라는 이름이 붙여졌다(● **그림 5-4**). 성상세포는 가장 숫자가 많은 교세포이며 다음과 같은 여러 가지 중요한 기능을 가지고 있다:

1. CNS에서 주된 "아교" 역할을 하여 뉴런들이 공간적으로 적절히 위치할 수 있도록 지탱해 준다.

2. 성상세포는 태아의 뇌 발생 과정에서 뉴런들이 적절한 최종 목적지에 도달하도록 유도하는 길을 만드는 역할을 한다.

3. 뇌의 작은 혈관(모세혈관)들에서 해부학적 및 기능적 변화를 유도하여, 혈액과 뇌 사이에 고도로 선택적 장벽인 혈액-뇌장벽을 만들도록 한다(혈액-뇌장벽은 뒤에 자세히 기술될 것임).

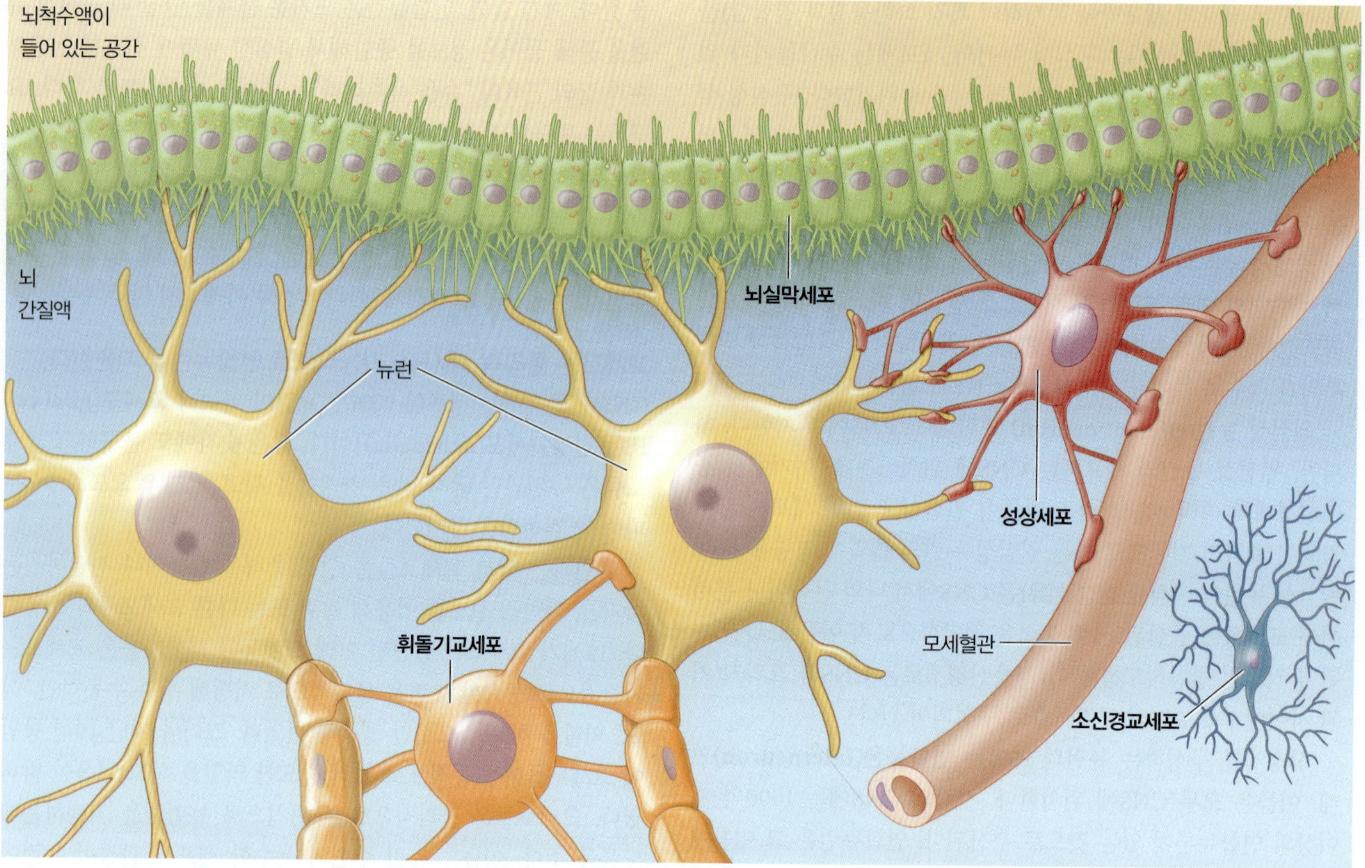

● **그림 5-3 교세포와 중추신경계.** 교세포에는 성상세포, 휘돌기교세포, 소신경교세포, 뇌실막세포가 있다.

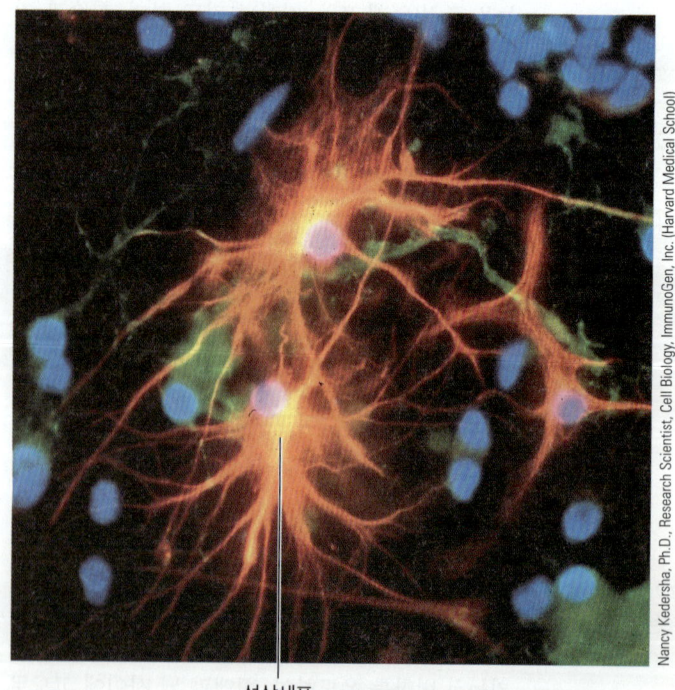

Nancy Kedersha, Ph.D., Research Scientist, Cell Biology, ImmunoGen, Inc. (Harvard Medical School)

● **그림 5-4 성상세포.** (a) 조직 배양 시 성상세포는 별모양 형태로 자람에 주목하라.

4. 성상세포는 영양분이 혈액으로부터 뉴런으로 전달되는 것을 도와준다.

5. 성상세포는 신경흉터를 형성하여 뇌 손상이 회복되도록 도와준다.

6. 국소적으로 분비된 신경전달물질을 흡수하거나 분해하여 이들 화학 메신저들이 일정기간 이상 작용하지 못하도록 한다.

7. 활동전위 활동이 너무 높아 뇌의 세포외액(ECF)에 Na^+-K^+ 펌프가 재흡수할 수 있는 것보다 더 많은 양의 K^+이 존재하면 (활동전위의 하강국면에서 K^+이 세포 밖으로 나간다는 사실을 상기하라; p. 106 참조), 성상세포는 이를 흡수하여 뉴런이 정상적인 흥분성을 가질 수 있도록 주변 이온 농도를 적절하게 유지하는 작용을 한다.

8. 성상세포는 화학적 신호를 통해 뉴런과 또는 자기들 간에 소통한다. 이 소통방식은 세포외 신호와 간극연접(p. 75 참조)을 통해 이루어지며 국지적이고, 양방향성이다. 이 양방향성 소통이 시냅스 전도와 뇌의 정보 처리 과정에 중요한 역할을 한다는 사실이 밝혀졌다. 예를 들면, 성상세포는 화학적 신호를 통해 주변 뉴런들과 활동전위 활동에 관한 정보를 공유하고, 신경 흥분성에 영향을 주고, 신경망에서 서로 협력하는 뉴런들의 시냅스 활성을 조율하고 통합한다. 또한 새로운 시냅스 형성을 촉진하기도 한다. 몇몇 과학자들은 시냅스를 시냅스전 뉴런과 시냅스후 뉴런에 교

세포까지를 포함한 세 가지 세포의 연결구조로 이해해야 한다고 주장하기도 한다. 이러한 주장은 시냅스 기능에서 성상세포가 갖는 중요성을 반영하는 것이다. 성상세포는 오랫동안 뉴런을 위한 "지원 인력" 정도로만 여겨져 왔지만 앞으로는 뉴런에 명령을 내리는 "이사회 임원"으로 자리매김할 수도 있을 것이다.

휘돌기교세포 **휘돌기교세포(oligodendrocyte)**는 CNS에서 축삭을 감싸는 절연성 미엘린 수초를 만든다. 휘돌기교세포는 여러 개의 긴 돌기들을 갖는데 이들은 각각 연합뉴런의 축삭중 한부분을 돌돌 휘감아 미엘린 수초 분절 하나를 형성한다(● **그림 4-12c**와 ● **그림 5-3** 참조). 태아 발달과정의 후반기에 휘돌기교세포는 *Nogo*라 불리는 화학전달자 같은 신경 성장저해 단백질(nerve-growth-inhibiting protein)들을 분비하기 시작한다. 과학자들은 신경 성장저해 단백질들이 새로 생긴 신경 말단들을 그들이 뻗어 나가야 할 정상 경로에 국한되어 자라도록 제한하는 역할을 한다고 믿고 있다. 휘돌기교세포의 이같은 성장저해 기능은 놀랍도록 복잡한 CNS의 구조를 안정화시키는데 기여할 수 있다.

임상기록 척수가 사고로 절단된 경우와 같이 중추축삭이 재생되어야 할 경우에는 성장저해는 불이익이 될 것이다. 뇌와 척수의 손상된 신경섬유는 다시는 재생되지 않는다. 따라서 척수 절단 시 환자는 절단된 척수 아래의 신체가 영구적으로 마비되거나 감각을 느끼지 못하게 된다. 과학자들은 환자들이 다시 걸을 수 있도록 중추축삭 회로를 회복시킬 수 있는 우회 방법을 찾기 위해 노력하고 있다.

휘돌기교세포와는 대조적으로 PNS의 미엘린 수초 형성 세포인 슈반세포는 말초축삭이 손상되면 재생관(regeneration tube)을 만들어 말초축삭의 성장 방향을 유도하고, 신경 성장촉진 단백질(nerve-growth-enhancing protein)들을 분비하여 말초축삭의 성장을 촉진하여 손상된 말초축삭들이 재생될 수 있도록 도와준다(이는 말초뉴런의 세포체와 수상돌기가 손상되지 않은 경우, 즉 뉴런이 살아 있는 경우에만 해당됨). 말초신경의 손상 후 신경섬유 재생이 성공적으로(실제 항상 성공적이지는 못 함) 이루어지면 잃어 버렸던 감각과 운동능력이 회복되기도 한다.

소신경교세포 **소신경교세포(microglia)**는 CNS의 면역방어 세포로서 감염이나 손상에 의해 활성화된다. CNS에 문제가 생기면 소신경교세포는 운동성이 크게 증가하여 사고 부위로 이동하며, 여기에서 식세포작용(p. 48 참조)을 통해 외부 침입자나 조직 찌꺼기들을 제거한다. 활성화된 소신경교세포는 목표물을 공격하는 파괴적 화학물질들을 분비하기도 한다.

임상기록 과학자들은 소신경교세포가 과활성화되면 필요 이상의 파괴적 화학물질들이 분비되고 이것이 오히려 소신경교세포가 보호하고자 하는 뉴런들을 공격하여 뇌졸중, 알츠하이머형 치매, 다발성경화증, AIDS성 치매 및 그 외 여러 퇴행성 신경질환들에서 발견되는 악성 신경손상을 일으키는데 일조를 할 것으로 의심하고 있다.

뇌실벽세포 **뇌실벽세포(ependymal cell)**는 액체로 채워진 CNS 내부 공간(뇌실)의 벽면을 이루는 세포이다. 배아발생 시 처음에 속이 빈 신경관으로 형성된 신경계는 발달과정에서 이 빈 공간이 척수의 중앙관과 뇌의 뇌실로 남게 된다. 네 개의 뇌실(ventricle)은 뇌 내부의 서로 연결된 공간으로 척수 가운데를 가로지르는 좁고 긴 **중앙관(central canal)**과 연결되어 있다(● **그림 5-5**). 뇌실벽을 이루는 뇌실벽세포는 뇌척수액 생성에 관여한다.

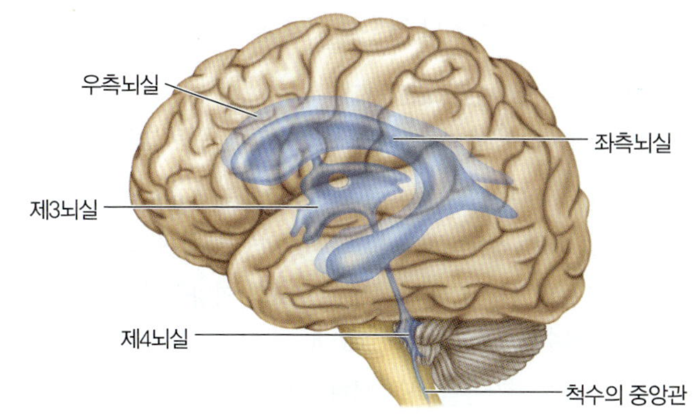

● **그림 5-5 뇌의 뇌실.**

뇌실벽세포는 또한 신경줄기세포로도 기능하는데 여기에서 교세포뿐만 아니라 새로운 뉴런들도 만들어진다(p. 30 참조). 전통적인 견해는 성숙한 포유류의 뇌에서는 새로운 뉴런이 만들어지지 않는다는 것이었다. 그런데 1990년대 후반에 들어서면서 과학자들은 학습과 기억에 중요한 구조인 해마의 특정 부위에서 새로운 뉴런이 만들어짐을 발견하였다 (p. 157 참조). 다른 뇌 부위의 뉴런들은 대체가 불가능하다고 여겨진다. 그러나 뇌실벽세포로부터 새로운 뉴런이 만들어진다는 발견은 성체 뇌가 손상된 부위를 치유할 수 있는 능력이 기존에 알려진 것보다 더 클 것 임을 시사한다. 현재까지는 뇌손상, 뇌출혈, 퇴행성 신경질환 등으로 뉴런이 소실되었을 때 뇌가 자발적으로 이들을 대체한다는 증거는 없다. 대부분의 뇌 부위에서는 뉴런을 재충전하는 기작(mechanism)이 작동할 수 없다. 이는 아마도 거기에 이런 기작을 작동시키는 적절한 화학물질 "칵테일"이 존재하지 않기 때문일 것이다. 과학자들은 왜 뇌실벽세포들이 휴면상태로 있는지, 또 어떻게 이들을 활성화시킬 수 있는지를 연구하면 뇌의 자가치유 능력을 이용할 단서를 찾을 수 있을 것으로 기대하고 있다.

임상기록 뉴런과는 달리 교세포들은 세포분열 능력을 유지한다. 따라서 대부분의 신경계 유래 뇌종양은 교세포들로 이루어져 있다(**신경교종, glioma**). 뉴런들은 분열과 증식을 하지 않기 때문에 자체적으로는 종양을 형성하지 않는다. 신경계 유래가 아닌 뇌종양에는 두 가지 형태인, (1) 다른 조직에서 뇌로 전이된 종양과 (2) CNS를 싸고 있는 보호막인 뇌척수막으로부터 유래된 **수막종(meningioma)**이 있다.

5.2 뇌의 보호와 영양공급

중추신경조직은 매우 연약하다. 이에 더해 뉴런들은 분열하지 않으므로 손상된 신경세포들은 곧바로 대체되지 않는다. 따라서 연약하면서 대체가 불가능한 뇌조직은 잘 보호되어야 한다.

연약한 CNS는 잘 보호되고 있다.

CNS를 손상으로부터 보호하는 데는 네 가지 주된 방법이 있다.

1. 단단한 뼈 구조물로 감싸여 있다. **두개골(skull)**은 뇌를 감싸고 있으며, **척추(vertebral column)**는 척수를 감싸고 있다.

2. 뼈 구조물과 신경조직 사이에는 보호와 영양공급 기능을 하는 세 겹의 **뇌척수막(meninge)**이 있다.

3. 뇌는 충격 완충작용을 하는 **뇌척수액(cerebrospinal fluid, CSF)**이라는 특수 액체에 떠 있다. CSF는 뇌실과 척수 중앙관을 따라 그리고 뇌척수막 사이 공간을 따라 뇌와 척수의 전체 표면을 적시며 순환한다. CSF는 뇌조직과 거의 같은 밀도를 갖고 있으므로 뇌는 실질적으로 이 특수 액체 환경에 떠 있는 셈이다. CSF의 주 기능은 충격-흡수 액체로 작용하여 머리가 갑자기 흔들리는 충격을 받았을 때 뇌가 딱딱한 두개골 내부에 부딪치는 것을 방지하는 것이다.

4. 고도로 선택적인 **혈관-뇌장벽(blood-brain barrier, BBB)**은 혈액과 뇌 사이의 물질교환을 조절하여 혈액 속에 있는 물질들이 취약한 뇌조직으로 들어오는 것을 제한한다. 신체 전반에서 물질교환은 혈액과 세포간질액 사이의 모세혈관 벽을 통해 일어난다. 모세혈관의 벽은 한 층의 세포로 이루어져 있으며, 세포들 사이에는 틈새와 구멍이 있어 비교적 자유롭게 물질교환이 이루어진다. 그러나 뇌의 모세혈관 벽을 구성하는 세포들은 밀착연접으로 연결되어 있다(p. 74 참조). 밀착연접은 모세혈관 벽을 불투과성으로 만들어 어떤 물질도 세포 사이를 통과해서 교환될 수 없게 한다. 오로지 허용되는 물질교환은 모세혈관 세포 자체를 가로질러 통과하는 것이다. 이 장벽을 통한 물질교환은 고도로 선택적이고 정교하게 조절된다. 즉 뇌의 모세혈관 벽 사이를 통과하는 물질교환은 해부학적으로 막혀 있으며, 모세혈관 세포를 통과하는 물질교환은 생리학적으로 제한된다. 이들 해부학적 생리학적 기작이 BBB를 구성한다. 성상세포는 뇌 모세혈관을 형성하는 세포들이 "밀착연접"을 만들도록 신호를 주고, 모세혈관 세포들이 특정 물질의 수송을 조절하는 운반체 단백질과 이온 통로 단백질들을 만드는 것을 촉진시켜 BBB 형성을 유도한다.

BBB는 혈액과 뇌 사이의 물질교환을 엄격히 통제함으로써 혈액내의 화학적 변동으로부터 섬세한 뇌를 보호한다. 예를 들면, 혈액내의 K^+ 농도가 2배로 증가하여도 중추 뉴런들을 적시고 있는 뇌척수액내의 K^+ 농도는 거의 변하지 않는다. 세포간질액 내의 K^+ 농도의 변동은 뉴런의 기능에 치명적이기 때문에 BBB의 이런 보호기능은 매우 중요하다. BBB는 혈액 내의 유해한 물질이 중추신경 조직으로 침투하는 것을 최소화한다. 또한, 몸을 순환하는 호르몬이 뇌로 들어와 신경전달물질로 작용하는 것을 방지한다. 그렇지 않으면 호르몬에 의해 중추신경계의 활성이 교란될 것이다. 반면에, BBB는 뇌와 척수질환 치료약물의 통과를 막아 이들 약물의 사용에 제한을 주기도 한다.

뇌는 혈액으로부터 지속적으로 산소와 포도당을 공급받아야 한다.

혈액 내의 많은 물질들이 뇌조직 내로 들어오지 못함에도 불구하고 뇌는 그 어떤 조직보다 지속적인 혈액 공급을 더 필요로 한다. 뇌 이외의 대부분 조직들은 적어도 짧은 기간 동안에는 산소 없이도 ATP 생산이 가능한 혐기적 대사 능력이 있지만, 뇌는 산소 공급 없이는 ATP를 만들지 못한다. 또한 다른 조직들은 포도당 대신 다른 연료 물질을 이용해 에너지를 생성할 수 있지만, 뇌는 정상적인 생리 상태에서는 포도당만을 에너지원으로 사용한다. 다른 조직들과 또 다른 점은 뇌는 포도당을 저장하는 능력이 없다는 것이다. 뇌는 ATP 소모가 많기 때문에 휴식 중일지라도 몸 전체에서 소모되는 산소의 20%와 포도당의 50%를 사용한다. 따라서, 뇌는 지속적으로 적정량의 산소와 포도당을 공급받아야 한다. 뇌는 전체 몸무게의 2%에 불과하지만 심박출량의 15%를 공급받는다.

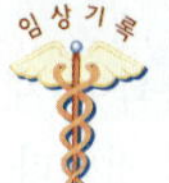

뇌는 산소 공급이 4~5분 이상 중단되거나 포도당 공급이 10~15분 이상 중단되면 손상을 입게 된다. 뇌졸중은 뇌로의 혈액공급을 차단하는 가장 흔한 원인이다.(상세한 내용에 관한 것은 옆 페이지의 "기초의 응용"을 보라).

5.3 중추신경계: 개요

CNS는 뇌와 척수로 구성된다. 뇌에 존재하는 1000억 개로 추산되는 뉴런들은 복잡한 망 구조를 형성하여 (1) 신경 작용에 의해 잠재의식적으로 신체 내부 환경을 조절하고, (2) 감정을 느끼고, (3) 의식적인 움직임을 조절하고, (4) 신체와 주변 상황을 인식하고, (5) 생각, 기억과 같은 고등 인지 작용을 한다. **인지(cognition)**는 자각(awareness)과 판단(judgement) 모두를 포함하는 "알고 있음(knowing)"의 행동이나 과정을 의미한다.

뉴런들로 구성된 신경망은 시냅스로 서로 연결되어 있고, 뇌 전역의 뉴런들이 전기적 화학적 방법으로 광범위하게 소통하고 있기 때문에, 뇌 한 부위가 다른 부위들과 독자적으로 기능할 수는 없다. 그렇지만 특정 기능 수행에 관련된 뉴런들은 한 장소에 그룹으로 조직되어 위치하는 경향이 있다. 따라서 뇌는 전체로서 기능하지만 특정 기능별 부위로 조직되어 있다. 뇌의 부위는 해부학적 특징, 기능적 전문화, 발생진화적 관점에 따라 다르게 분류될 수 있지만, 우리는 아래와 같은 분류를 사용할 것이다:

1. 뇌간
2. 소뇌
3. 전뇌
  a. 간뇌
    (1) 시상하부
    (2) 시상

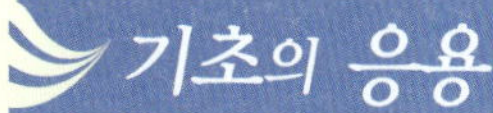

Beyond the Basics

뇌졸중: 치명적 도미노 효과

뇌혈관장애(cerebrovascular accident, CVA 또는 **뇌졸중**)는 가장 흔한 뇌손상의 원인이다. 뇌혈관이 혈전으로 막히거나(뇌졸중 원인의 80%를 차지) 터지게 되면, 그 혈관이 담당한 뇌조직은 산소와 포도당을 공급받지 못하게 된다. 그 결과 해당 뇌조직은 손상을 입거나 괴사하게 된다. 최근 연구에 의하면 신경손상과 이에 수반되는 신경기능 상실은 혈액공급이 차단된 부위보다 훨씬 넓은 부위에서 관찰되는데, 이는 직접 영향을 받은 세포에서 발생한 신경독성 효과가 주변에 있는 다른 세포들의 사멸을 초래하기 때문이다. 애초에 혈액공급이 차단된 세포들은 괴사(necrosis, 비자발적 세포사)하게 되지만, 그 주변 세포들은 세포자살(apoptosis, 자발적 세포자살; p. 126 참조)에 의해 죽게 된다. 애초에 산소공급이 차단된 세포는 흥분성 신경전달물질인 글루탐산(glutamate)을 과량으로 분비하여 **흥분성독성**(excitotoxicity)을 유발한다. 즉 손상된 뇌세포로부터 분비된 과량의 글루탐산은 주변 뉴런들과 결합하여 이들을 과흥분시킨다. 특히 분비된 과량의 글루탐산은 칼슘(Ca^{2+})채널로 작용하는 흥분성 수용체에 결합하여 이들을 오랫동안 열려 있게 함으로써 너무 많은 Ca^{2+}이 주변 세포들로 유입되게 하고, 상승된 세포내 Ca^{2+}에 의해 세포의 자기-파괴가 유도된다. 이 과정에서 세포에 유해한 자유 라디칼(p. 292 참조)이 생성된다. 과학자들은 죽어가는 세포의 Ca^{2+}세포자살 신호가 인접한 세포와 세포 사이에서 Ca^{2+} 및 작은 이온들을 자유롭게 확산시킬 수 있는 통로인 간극연접(p. 75 참조)을 통해 주변의 건강한 세포로 전파되어 더 많은 신경세포를 죽게 한다고 생각한다. 따라서 뇌졸중에 의해 죽는 뉴런들의 대부분은 애초에 손상을 받지는 않았지만 초기 산소가 차단된 세포들로부터 방출된 글루탐산 독성에 의해 유도되는 세포자살 반응으로 죽게 된다. 10년 전까지만 해도 의사들이 뇌졸중에 수반되는 신경 손상을 막을 수 있는 방법이 없어 환자들은 예측 불가능한 후유증을 감수할 수밖에 없었다. 치료는 이미 손상을 입은 후의 재활치료에 국한되었다. 근래에는 뇌졸중에 의해 유도되는 신경세포 죽음에 대한 새로운 지식에 바탕하여, 의료진들은 세포 죽음의 도미노 효과를 차단하기 위한 방법을 찾고 있다. 목표는 신경세포 손상을 최소화하여 마비와 같은 임상적 증상을 최소화하거나 더 나아가 예방하고자 하는 것이다. 1990년대 초반에 의사들은 뇌졸중 발생 후 3시간 이내에 혈전용해제를 투여하여 막힌 뇌혈관의 혈류를 회복시키는 치료법을 시작하였다. 혈전용해제는 뇌졸중 치료에 사용된 최초의 의약품이지만, 새로운 뇌졸중 치료방법들이 계속 연구되고 있다. 특히 주변 뉴런들을 글루탐산 독성으로부터 보호하는 방법들이 많이 연구되고 있다. 이 중 하나는 글루탐산 독성에 의한 세포죽음반응의 첫 단계인 Ca^{2+}수용체-채널을 차단하여 세포자살경로를 막는 것이고, 다른 하나는 간극연접을 차단하여 Ca^{2+} 죽음신호가 주변세포로 퍼지지 못하게 막는 것이다. 이러한 연구들은 성인 장애 유발의 가장 흔한 원인이고, 미국인 사망 원인중 3번째를 차지하는 뇌졸중 치료법 개발의 가능성을 높이고 있다. 하지만 아직까지는 심각한 부작용이 없으면서 신경세포를 보호할 수 있는 약물을 찾지는 못하였다.

b. 대뇌

(1) 기저핵

(2) 대뇌피질

위에 열거된 뇌 부위들의 순서는 일반적으로 해부학적 위치(뇌의 아랫 부위부터 윗 부위의 순서)와 기능의 복잡성과 정교함(가장 덜 전문화되고 진화적으로 오래된 부위로부터 가장 전문화되고 진화적으로 최근에 만들어진 부위의 순서)의 순서이다.

원시적인 신경계에서는 구심성 뉴런과 원심성 뉴런들 사이의 연합뉴런의 숫자가 상대적으로 적다. 진화과정에서 연합뉴런들이 점차적으로 증가하여 보다 복잡한 상호연결망을 형성하고 신경계의 머리쪽 말단에 위치하여 뇌를 형성하였다. 뇌에서 새로 생긴 보다 정교한 층은 기존에 있던 원시적인 층 위에 더해졌다. 사람의 뇌는 진화상 뇌 발달의 현재 정점을 보여준다.

진화상 가장 오래된 뇌 부위인 뇌간(brain stem)은 척수와 연장선상에 있다(▲ **표 5-1**, ● **그림 5-6b**). 뇌간은 중뇌(midbrain), 뇌교(pons), 연수(medulla)로 이루어진다. 뇌간은 호흡, 혈액순환, 소화와 같이 모든 척추동물에 공통적이고 생명유지에 필수적인 과정들을 조절한다. 이 과정들은 무의식적으로 자기의 의지와는 상관없이 수행되는 기능이므로 식물성 기능이라 불리기도 한다. 상위 뇌기능을 상실해도 이들 하위 뇌기능은 적절한 영양공급 등의 처치만 있으면 생존에 필수적인 기능들을 수행할 수 있다. 하지만 이 경우 의식도 없고 자기 삶을 조절하지 못하는 "식물 인간" 상태가 된다.

소뇌(cerebellum)는 뇌간의 뒤쪽 위에 붙어 있는데, 공간 속에서 신체의 적절한 균형을 잡아주고 무의식 중에서도 신체운동을 조정하는 역할을 한다. 소뇌는 춤과 같이 숙련된 동작을 배우는 데에도 핵심적인 역할을 한다.

간뇌(diencepharon)는 뇌간의 상단부에 위치하며 대뇌의 내부에 파묻혀 있다. 간뇌는 시상하부(hypothalamus)와 시상(thalamus)의 두 부위로 구성된다. 시상하부는 신체 내부환경의 안정성을 유지하는데 중요한 항상성 기능들을 조절하고, 시상은 일부 원초적 감각 처리 기능을 수행한다.

▲ 표 5-1 뇌 주요 구성요소들의 구조와 기능

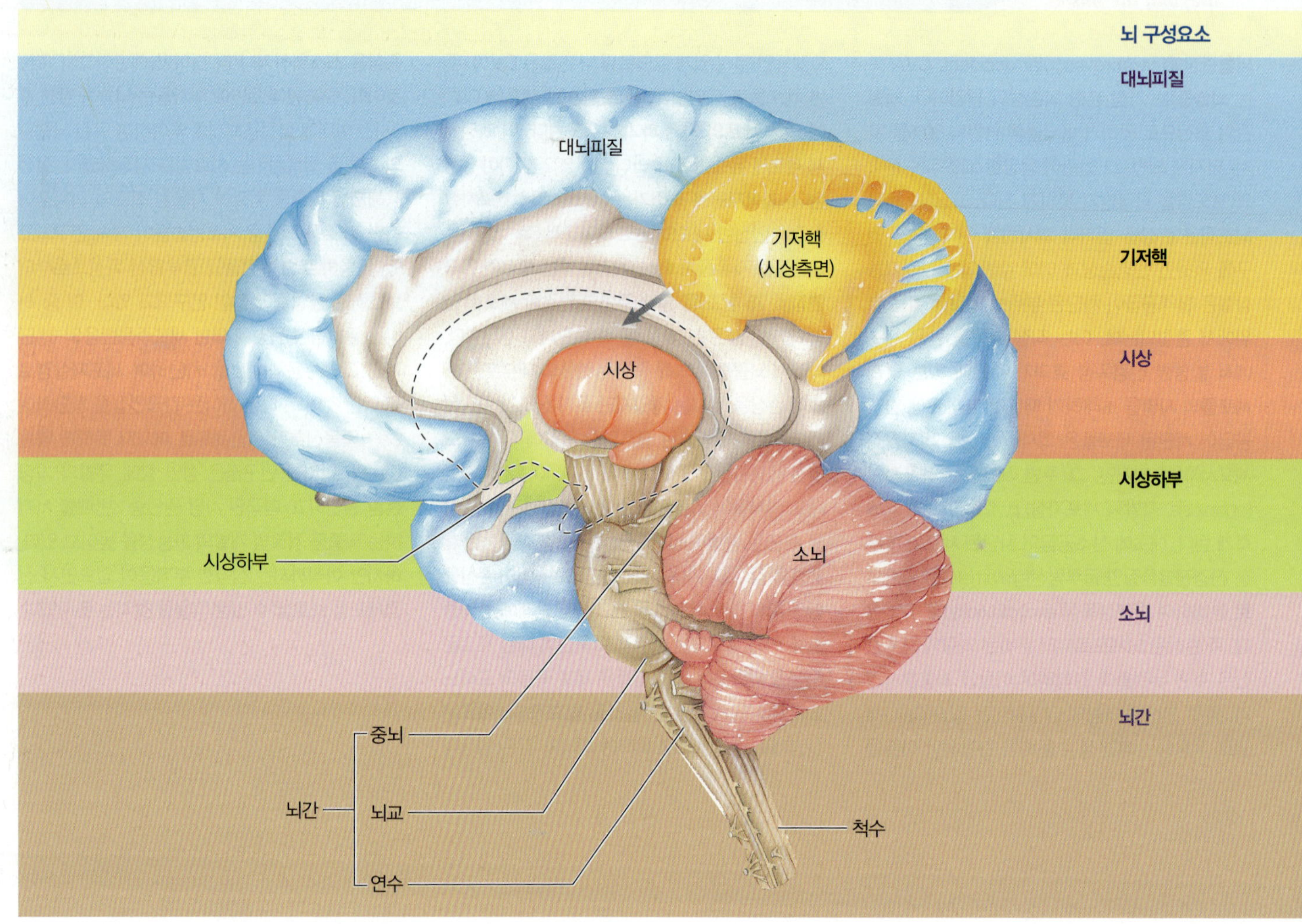

아이스크림 콘에 비유하면, 하위 뇌 부위들은 콘에 해당하고, **대뇌**(cerebrum)는 콘 위에 얹혀져 있는 아이스크림에 해당한다. 대뇌는 보다 진화된 척추동물일수록 점차 커지고 주름도 많다(구불구불하게 튀어나온 마루 사이로 깊은 고랑이 여기저기 있는 형태). 대뇌는 사람의 경우에 가장 발달했으며 뇌 무게의 약 80%를 차지한다. 대뇌피질은 주름이 매우 많은 대뇌의 바깥층으로 **기저핵**(basal nucleus)들이 위치하는 대뇌 내부 부위를 덮고 있다. 주름이 많은 사람의 대뇌피질은 마치 호두알맹이와 같은 형상이다(● **그림 5-6a**). 하등 포유류에서는 피질은 주름이 없이 매끈하다. 사람의 경우 피질에 주름이 없다면 피질은 현재보다 세 배의 면적을 차지해야 할 것이다. 주름져 있기 때문에 세 배 정도 많은 피질 용량이 지금처럼 하부구조들을 감싸는 형태로 뇌 속에 들어갈 수 있다. 주름에 의해 만들어진 대뇌피질 면적의 증가는 보다 많은 신경회로를 수용할 수 있게 하여 하등 포유류에서는 볼 수 없는 인간만이 가지고 있는 여러 능력들의 수행이 가능하게 되었다. 대뇌피질은 가장 정교한 신경 기능인 의식적 운동의 시작, 최종적 감각인식(감각 입력에 근거한 신체와 주변에 대한 뇌의 해석), 생각, 언어, 개성, 그 외에 마음이나 지능과 관련된 여러 기능을 수행한다. 대뇌피질은 뇌에서 최상위 단계의 가장 복잡한 통합 기능을 가진 부위이다.

이제부터 CNS의 각 부위에 대해 가장 상위 구조인 대뇌피질부터 시작하여 가장 하위 구조인 척수까지 차례로 설명하고자 한다.

5.4 대뇌피질

대뇌는 사람 뇌에서 가장 큰 부분을 차지하는데 좌반구와 우반구의 두 부분으로 되어 있다(● **그림 5-6a**). 두 반구는 **뇌량**(**corpus callosum**)이라는 3억 개 정도의 신경축삭으로 구성된 두꺼운 띠로 연결되어 있다(● **그림 5-6b**, ● **그림 5-12**). 뇌량은 뇌의 "정보 고속도로"로서 두 반구는 뇌량을 통해 수시로 정보를 교환함으로써 서로 소통하고 협력한다.

주요 기능

1. 감각 지각
2. 의지적 운동조절
3. 언어
4. 개성
5. 복잡한 정신활동 (사고, 기억, 의사결정, 창의력, 자기의식)

1. 근육 긴장도를 억제
2. 느리고 지속적인 운동을 조정
3. 불필요한 운동패턴을 억제

1. 모든 시냅스 입력의 중계국
2. 감각에 대한 대략적인 지각
3. 어느 정도의 의식 작용
4. 운동조절 역할

1. 많은 항상성 기능(체온조절, 갈증, 소변 배출, 음식 섭취)을 조절
2. 신경계와 내분비계 사이의 중요한 연결
3. 감정과 기본 행동패턴에 깊이 관련함
4. 수면-각성 주기에 관여

1. 균형 유지
2. 근육 긴장도를 강화
3. 숙련된 의지적 근육활동을 조정하고 계획함

1. 말초뇌신경 대부분의 출처
2. 심혈관, 호흡, 소화 조절중추
3. 평형과 자세에 관련된 근육반사를 조절
4. 척수로부터의 모든 시냅스 입력을 수용하고 통합함
5. 수면-각성 주기에 관여

대뇌피질은 백질의 중심핵을 덮고 있는 회백질로 된 바깥 껍질이다.

대뇌의 각 반구는 백질의 중심핵인 대뇌수질을 덮고 있는 회백질의 얇은 껍질인 **대뇌피질(cerebral cortex)**로 되어 있다(● **그림 5-12**). 백질 속 깊숙이 몇몇의 회백질 덩어리들이 위치하는데 이들을 통칭하여 기저핵이라 한다. CNS 전체에 걸쳐 **회백질(gray matter)**은 신경세포체와 수상돌기 그리고 교세포들이 밀집된 부분이다. **백질(white matter)**은 미엘린화된 신경섬유(축삭)의 다발 또는 통로는 이루어져 있는데, 백색을 띠는 이유는 미엘린의 지방 성분 때문이다. 회백질이 CNS를 구성하는 "컴퓨터"에 해당한다면 백질은 이들 컴퓨터들을 연결하는 "전선"들로 볼 수 있다. 신경 입력의 통합과 신경 출력의 시작은 모두 회백질에 위치하는 시냅스에서 일어난다. 백질의 신경섬유 통로를 통해 대뇌피질간 또는 피질과 CNS의 다른 부위들간에 신호가 전달된다. 피질간 그리고 피질과 뇌의 다른 부위들간의 정보교류는 뇌의 통합능력을 증가시킨다. 이런 통합능력은 꽃을 따는 것처럼 비교적 간단한 작업에도 필수적이다. 꽃에 대한 시각 정보는 피질의 한 영역에서 받아들여지고, 냄새 정보는 다른 영역에서 인식되며, 운동의 시작은 또 다른 영역에서 지시된다. 꽃을 아름답다고 느끼고, 이를 따고 싶다는 마음을 갖게 되는 것과 같은 복잡한 신경 반응은 아직 완전히 이해되지 않고 있지만 여러 피질 영역들 간의 상호작용에 의한 것임은 분명하다.

대뇌피질의 네 쌍의 엽들은 각각 서로 다른 특화된 기능을 갖고 있다.

지금부터는 대뇌피질의 주요 기능 부위들을 살펴보자. 하지만 뇌의 특정 영역이 어떤 기능을 수행한다 하더라도 뇌의 어떤 부분도 다른 부분과 상관없이 독자적으로 활동하는 것은 아니라는 점을 명심해야 한다. 뇌의 한 영역은 여러 다른 영역들과 주고받는 입력 및 출력 정보에 의존해 기능한다.

피질의 지도를 그릴 때 사용하는 해부학적인 지표는 피질의 각 반구에 존재하는 깊은 고랑들로 이에 의해 각 반구는 네 개의 엽들인 후두엽, 두정엽, 측두엽, 전두엽으로 구분된다(● **그림 5-7**). ● **그림 5-8a**는 아래에서 설명하는 각 엽 영역들의 주요 기능을 피질의 주요 부위별로 표시한 것이다.

후두엽(occipital lobe)은 머리 뒷부분에 위치하며 초기 시각정보 처리를 담당한다. 초기 청각 정보는 머리 양 옆에 위치하는 **측두엽(temporal lobe)**에서 받아들인다(● **그림 5-8a**와 **b**). 이들 부위의 기능은 시각과 청각을 다루는 6장에서 자세히 다룰 것이다.

두정엽과 전두엽은 머리의 위쪽에 위치하는데 각 반구의 측면 중앙 부위쯤에 깊게 파여진 **중앙열구(central sulcus)**에 의해 서로 구분된다. **두정엽(parietal lobe)**은 중앙열구의 뒤쪽에, **전두엽(frontal lobe)**은 앞쪽에 위치한다. 두정엽은 주로 감각 입력을 받아들이고 처리하는 역할을 한다. 전두엽은 (1) 의지적 운동 활동, (2) 말하기, (3) 사유(elaboration of thought)의 세 가지 주요 기능을 담당한다. 다음으로 두정엽이 감각 지각에서 갖는 역할을 살펴본 후 전두엽의 기능을 자세히 알아보기로 하자.

두정엽은 체감각 처리를 담당한다.

촉각, 압각, 열, 차가움, 통증과 같이 신체 표면에서 비롯되는 감각들을 총칭하여 **체(성)감각(somesthetic sensation)**이라 한다. 구심성 뉴런들이 이들 감각을 인지하고 CNS로 전달하는 기작은 PNS의 구심성 구역을 설명하는 6장에서 자세히 다루게 될 것이다. CNS에서 이들 체감각 정보는 **체감각피질(somatosensory cortex)**로 **투사**(특정 신경경로를 따라 상위 뇌 수준으로 전달됨)된다. 체감각피질은 중앙열구 바로 뒤의 두정엽 맨 앞에 위치해 있다(● **그림 5-8a**, ● **그림 5-9a**). 여기에서 체감각과 자기수용감각 입력에 대한 초기 처리와 지각이 일어난다. **자기수용(proprioception)**은 신체의 위치에 대한 감지를 말한다.

체감각피질의 각 영역은 신체의 특정 부위로부터의 체감각과 자기수용감각 입력을 받는다. ● **그림 5-9b**는 피질에서 특정 부위의 감각을 처리하는 영역의 분포를 나타낸다. 이 그림의 **감각소인(homunculus)**에서 신체의 각 부분이 비례대로 표시되지 않음을

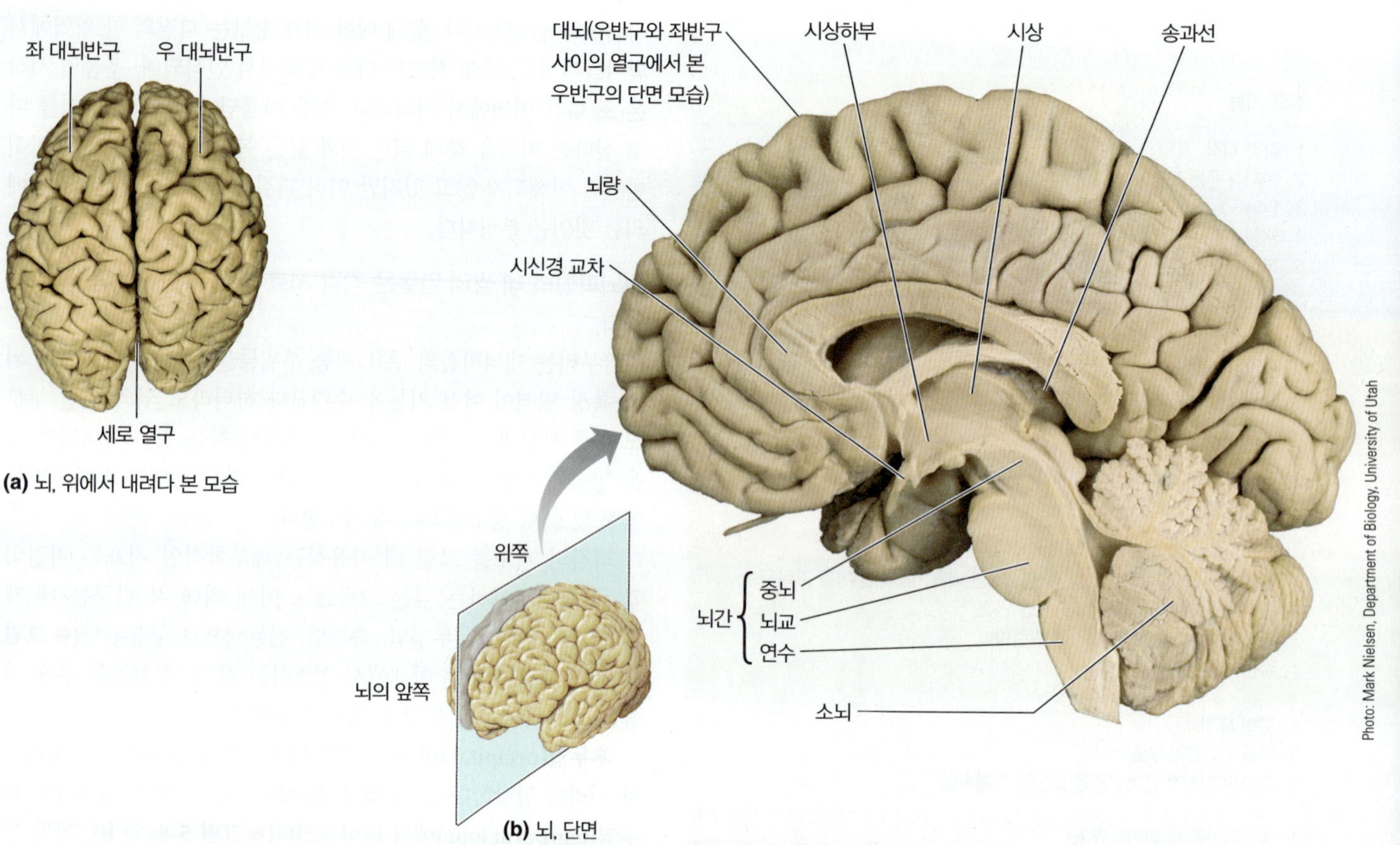

(a) 뇌, 위에서 내려다 본 모습

(b) 뇌, 단면

● **그림 5-6 사람 사체의 뇌.** (a) 위에서 내려다 본 뇌의 모습. 세로로 깊게 파인 열구에 의해 대뇌는 좌반구와 우반구로 나뉜다. (b) 우뇌의 단면 모습. 이 중앙 내부 단면에서 모든 주요 뇌 부위들을 볼 수 있다. 뇌량은 뇌의 두 반구를 연결하는 교량 역할을 한다.

주목하라. 감각소인에서 신체 각 부위의 크기는 그 부위를 담당하는 체감각피질의 상대적 비율에 따라 표시된다. 얼굴, 혀, 손, 생식기는 과장된 크기로 표시되는데, 이는 이들 신체 부위들에 대한 감각 지각이 상대적으로 높은 수준임을 나타낸다.

양쪽 뇌반구에 있는 체감각피질은 대게 신체의 반대편에서 오는 체감각을 받아들이는데, 그 이유는 척수를 통해 감각정보를 전달하는 대부분의 상행경로는 원래 경로의 반대편으로 건너간 후 최종적으로 피질에 도달하기 때문이다. 따라서 좌반구의 체감각피질이 손상을 받으면 몸의 오른쪽에 대한 감각에 결함이 생긴다. 반면에 몸의 왼편에 대한 감각 결함은 우반구의 피질 손상과 연관된다.

촉각, 압각, 온도, 통증에 대한 단순 각성은 뇌의 아랫부분에 있는 시상에서 인지된다. 그러나 체감각피질은 감각의 단순 인식 차원을 넘어서 완전한 감각 지각을 이루어낸다. 시상은 단순히 뜨겁거나 차가운 물체가 몸에 닿는다는 것을 느끼게 하지만 그 것이 몸의 어느 부위인지 또는 얼마나 뜨겁거나 찬 것인지에 대한 정보를 주지는 않는다. 체감각피질은 감각 입력의 근원지를 찾아내고 자극의 세기도 인지한다. 체감각피질은 자극에 대한 공간적 판별도 가능하게 함으로써 손에 들고 있는 물체의 모양을 보지 않고도 구별할 수 있게 하며, 피부에 닿는 모양이 유사한 물체의 작은 차이도 구별할 수 있게 한다.

체감각피질은 인지된 감각입력을 백질섬유를 통해 주변의 고위 감각영역으로 보내 감각정보에 대한 더욱 정교한 분석과 통합이 가능하게 한다. 고위 영역들은 체감각 자극의 복잡한 패턴을 지각하는데 중요하다. 예를 들면, 들고 있는 물체의 질감, 딱딱함, 온도, 모양, 자세와 위치 등을 동시에 인지하는 경우에 해당한다.

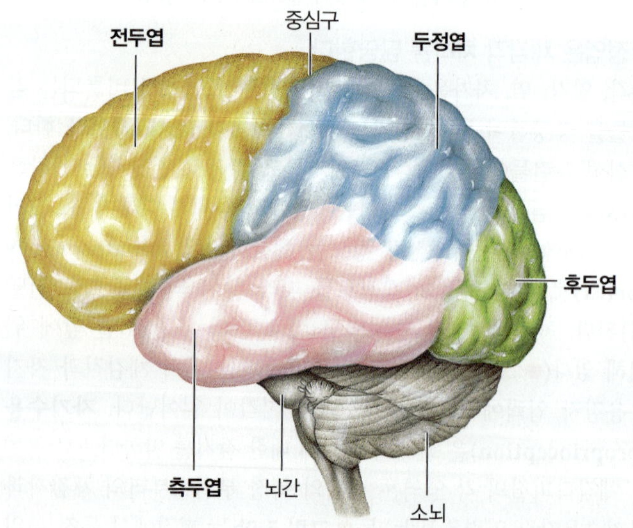

● **그림 5-7 대뇌피질 부위.** 각 반구의 대뇌피질은 뇌의 측면 모습을 나타낸 위 그림에 표시된 것과 같이 전두엽, 두정엽, 후두엽, 측두엽으로 나뉜다.

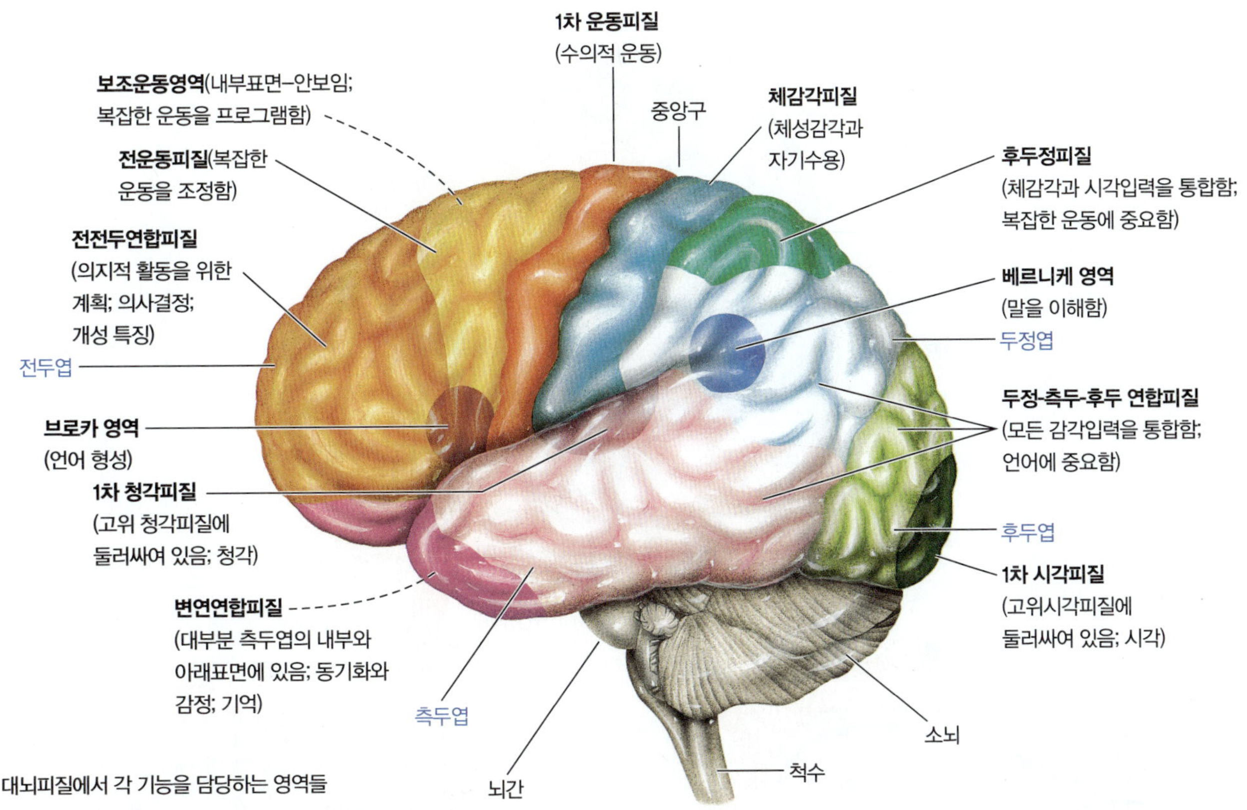

(a) 대뇌피질에서 각 기능을 담당하는 영역들

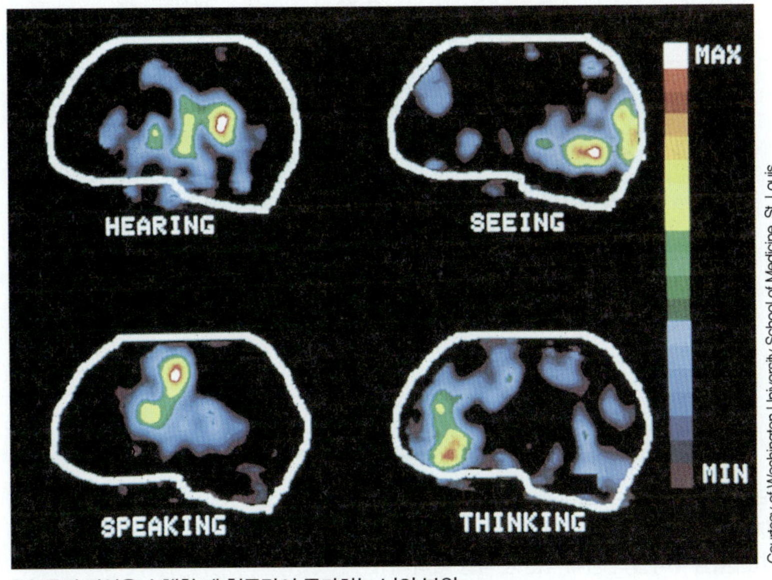

(b) 특정 작업을 수행할 때 혈류량이 증가하는 뇌의 부위

● **그림 5-8 대뇌피질의 기능영역들.** (a) 대뇌피질의 각 영역들은 신경처리과정에서 고유의 기능을 담당한다. 이는 뇌의 측면 모습을 나타낸 위의 모식도에 표시되어 있다. (b) 양전자 단층촬영술(PET)로 뇌를 찍어보면, 다른 종류의 작업을 수행할 때 뇌의 다른 영역이 밝게 빛남을 볼 수 있다. PET는 뇌의 영역별 혈류량을 측정한다. 뇌의 특정부위가 활성화되면 그 부위의 혈류량이 증가하므로, 신경과학자들은 다양한 일을 할 때 활성화되는 뇌의 특정부위를 알 수 있다.

전두엽에 있는 1차 운동피질은 골격근을 조절한다.

1차 운동피질(primary motor cortex)은 전두엽의 뒷부분으로 중앙열구의 앞쪽에 위치하며 체감각피질과 이웃하고 있다(● **그림 5-8a**, ● **그림 5-9a**). 이 피질은 골격근의 움직임을 의지적으로 조절할 수 있게 하는 곳이다. 감각처리에서처럼 뇌의 양반구에 있는 운동피질은 대체적으로 신체의 반대편 근육들을 조절한다. 좌반구의 운동피질에서 유래된 신경경로는 연수에서 반대편으로 건너간 후 척수를 따라 내려가 신체 오른쪽에 있는 골격근을 수축시키는 원심성 뉴런에 도달한다. 따라서 좌반구의 운동피질이 손상되면 몸의 오른쪽에 마비가 일어나며, 우반구의 운동피질이 손상되면 몸 왼쪽에 마비가 일어난다.

1차 운동피질의 서로 다른 부위를 자극하면 신체의 서로 다른 부위에서 움직임이 일어난다. 체감각피질의 감각소인과 마찬가지로 **운동소인(motor homunculus)**도 왜곡된 형상인데 이는 신체 각 부위의 근육으로 출력을 내보내는 운동피질의 위치와 상대적인 양에 따라 운동소인이 표현되었기 때문이다(● **그림 5-9c**). 손

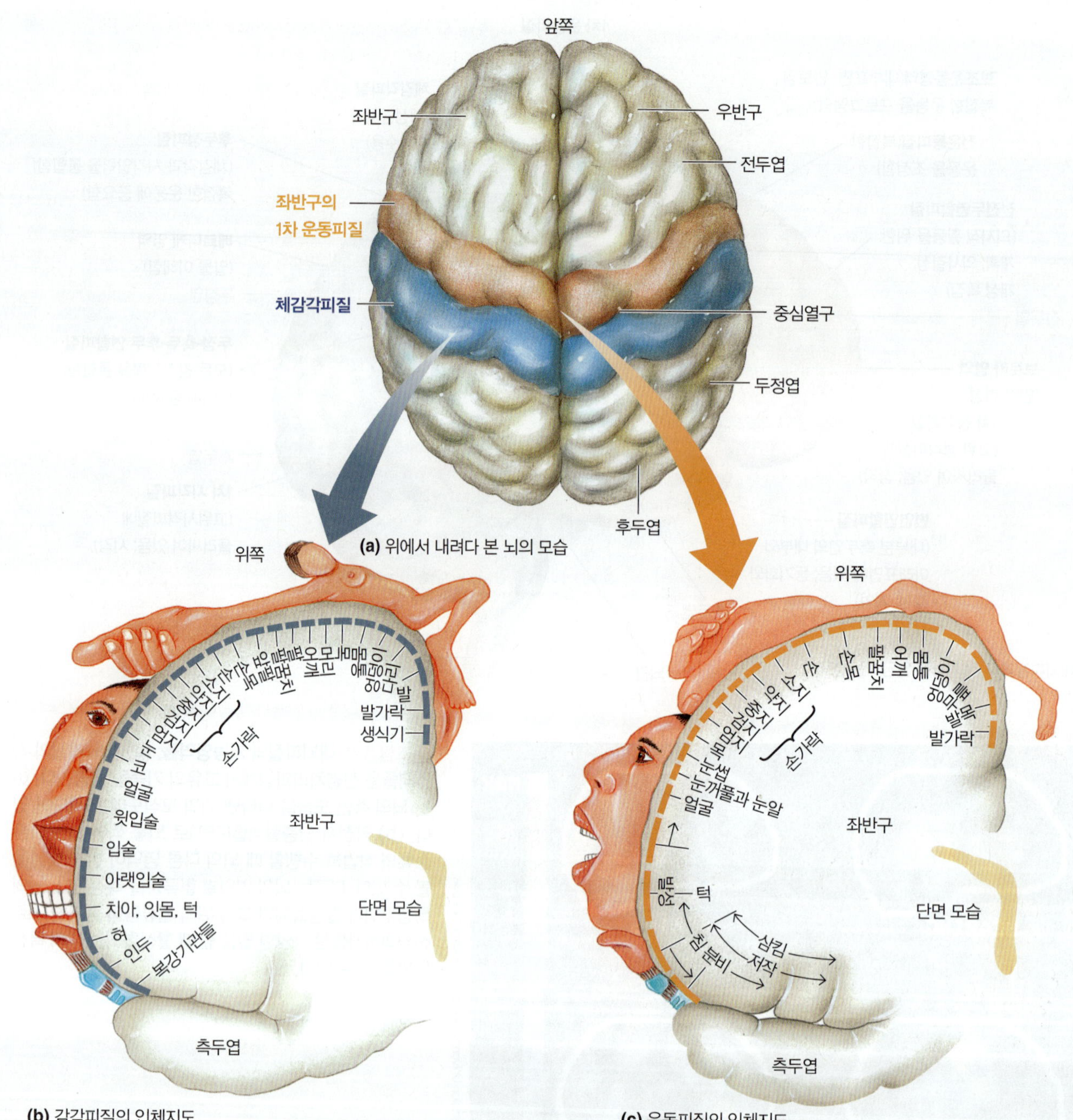

● 그림 5-9 체감각피질과 1차운동피질의 신체지도. (a) 위에서 내려다 본 뇌의 모습. 체감각피질은 파란색으로 1차 운동피질은 주황색으로 표시되어 있음. (b) 감각피질의 인체지도. 신체 각 부위로부터의 감각이 입력되는 체감각피질의 분포를 나타냄. 신체 각 부위로부터 감각입력을 받는 체감각피질의 상대적인 면적을 나타내고 있으므로 신체부위가 비례대로 표시되지 않음. (c) 운동피질의 인체지도. 1차 운동피질로부터 신체 각 부위로 가는 운동 출력의 분포를 나타냄. 신체 각 부위로 가는 운동출력이 나오는 1차 운동피질의 상대적인 면적을 나타내고 있으므로 신체부위가 비례대로 표시되지 않음.

가락, 엄지손가락, 말할 때 사용하는 근육 특히 입술과 혀의 근육은 크기가 매우 과장되어 있는데, 이는 이 부위들에 대한 운동 조절의 정교함이 매우 크다는 것을 나타낸다. 이들 부위들에 비해 복잡한 움직임이 불가능한 몸통, 팔, 다리 등에 할당된 뇌조직이 얼마나 작은지 보라. 이와 같이, 운동피질에서는 신체 각 부위가 얼마나 정확하고 복잡한 운동 기술을 필요로 하는냐에 비례하여 운동소인으로 표시된다.

1차 운동피질 이외에 상위의 운동영역들도 운동조절에 중요하다.

1차 운동피질에서 나온 신호가 원심성뉴런에 전달되어 의지적 골격근 움직임을 일으키기는 하지만, 운동피질이 운동조절에 관여하는 유일한 뇌 부위는 아니다. 첫째, 하위 뇌 영역들과 척수는 자세유지와 같은 불수의적인 골격근 활동을 조절한다. 이들 중 일부 영역은 1차 운동피질에 의해 일어난 의지적 운동활동을 감시하고, 조정하는 데 중요한 역할을 한다. 둘째, 운동피질에서 나온 신경섬유가 근육 수축을 일으키는 운동신경을 활성화시키기는 하지만 운동피질이 독자적으로 의지적인 운동을 시작하는 것은 아니다. 운동피질은 **준비전위(readiness potential)**라는 광범위한 신경방전 양상들에 의해 활성화되는데, 이 전위는 운동피질에서 특정 전기활동이 일어나기 750 msec 전에 발생한다. 피질의 세 고위 운동영역이 이런 의지적 운동의 의사결정 기간에 관여한다. 이들 세 고위 영역은 보조운동영역, 전운동피질과 후두정엽로서, 이들이 1차 운동피질로 명령을 내려보낸다(● **그림 5-8a**). 또한, 피질하 부위인 소뇌(cerebellum)는 피질의 운동영역들에 정보를 보내 특정 운동을 미리 계획하고, 때맞추어 시작하는 데 중요한 역할을 한다.

피질의 세 고위 운동영역과 소뇌는 서로 다르지만 연관된 기능들을 수행함으로써 많은 근육들을 동시에 수축해야 하는 복잡한 움직임을 계획하고 조정할 수 있게 한다. 1차 운동피질을 자극하면 특정 근육의 수축이 일어나지만 이는 의도적으로 조정된 동작과는 거리가 멀다. 이것은 마치 꼭두각시 인형을 조종하는 줄 하나를 잡아당긴다고 해서 의미 있는 동작이 일어나지 않는 것과 같다. 꼭두각시 인형은 숙련된 조종사가 여러 조종 줄들을 조화롭게 움직여야 의도하는 동작을 나타낸다. 이와 유사하게 이들 4 영역들(과 아직 밝혀지지 않은 다른 영역들도 포함해서)은 특정한 의도적 행위를 위한 **운동 프로그램(motor program)**을 만들고 이에 의해 적절한 양식으로 1차 운동피질에 있는 줄(꼭두각시 인형의 조종 줄처럼)을 잡아당겨 일정한 순서로 적절한 근육들을 차례로 수축시킴으로써 원하는 복잡한 동작이 일어나도록 한다.

보조운동영역(supplementary motor area)은 1차 운동피질 앞쪽에 위치하는 각 반구 표면의 가운데(속) 부분이다. 이 영역은 복잡한 운동에서 그 순서를 짜는 준비 단계의 역할을 한다. 이 영역의 여러 부위를 자극하면 손을 펴거나 오므리는 것과 같은 복잡한 양식의 움직임이 일어난다. 이 부위의 손상은 마비를 가져오지는 않지만 복잡하고, 유용한 조화로운 운동 수행에는 지장을 초래한다.

전운동피질(premotor cortex)은 1차 운동피질 앞쪽에 위치하는 각 반구 표면의 측면 부분으로 신체와 팔을 특정 목표물 방향으로 위치하게 하는데 중요하다. 1차 운동피질이 적절한 근육을 수축시켜 원하는 운동을 하도록 명령을 내리기 위해서는 전운동피질은 목표물과의 상대적인 신체 위치를 시시각각 파악하여야 한다. 전운동피질은 1차 체감각피질 뒤에 위치하는 **후두정엽(posterior parietal cortex)**에서 처리된 감각입력을 받아 이를 파악한다. 이들 두 상위 운동영역은 해부학적으로 많은 상호연결이 있으며 기능적으로도 밀접하게 연관되어 있다. 이들 중 한 부위라도 손상을 받은 사람은 공간에서의 의도적 운동 수행을 위해 필요한 복잡한 감각입력을 처리하지 못하게 된다. 예를 들면 이런 사람은 식사 도구를 제대로 사용하지 못하게 된다.

비록 이들 상위 운동영역들이 1차 운동피질에 명령을 내리고 또한 의도적이고 유의미한 운동의 실행을 준비하는데 중요하지만, 의도적 운동이 실질적으로 이들 영역에서 시작된다는 확증은 없다. 의지적 운동이 어떻게 어디에서 시작되는가에 대한 의문은 아직 해결되지 않고 있다. 아마도 한 영역에서 의지적 운동의 시작을 전적으로 결정하지는 않을 것이다; 분명한 것은 수많은 경로가 최종적으로 의도적 운동이 일어나게 하는데 관여한다는 것이다.

예를 들어, 먹기 위해 사과를 집어 드는 간단한 행위를 하는 동안 신경계가 어떻게 작동하는가를 생각해 보자. 먼저 당신의 기억은 부엌 식탁의 그릇에 과일이 있음을 알려줄 것이다. 감각계는 과거의 경험에서 얻은 지식들을 이용하여 그릇에 있는 다른 종류의 과일로부터 사과를 구별해 낼 것이다. 이러한 통합된 감각 정보를 받으면 운동계는 과일 그릇으로 가서 목표한 사과를 집어 들도록 신체의 특정 근육들에게 적절한 순서로 명령을 내릴 것이다. 이러한 행위를 하는 동안 사과에 대한 신체의 상대적 위치가 감각입력을 통해 지속적으로 파악되고, 이에 근거하여 운동 명령은 필요에 따라 미세 조정될 것이다. 그리고 동기와 행동에 관한 문제도 있다. 당신이 사과를 원한 것은 배가 고파서 인가(시상하부에 있는 신경계에서 인식됨) 아니면 좀 더 복잡한 행동학적 이유(예를 들면, 방금 텔레비전에서 어떤 사람이 음식을 먹는 것을 보고 음식에 대한 생각이 떠올랐는지)가 있는가? 과일 그릇에는 당신이 좋아하는 사과와 바나나가 둘 다 있는데 왜 바나나가 아니고 사과를 선택했는가 등이다. 이 처럼 목적을 가진 의지적인 운동의 시작과 실행에는 실제로 운동영역의 출력을 조절하는 복잡한 신경계 상호작용이 관련되어 있다. 운동영역의 출력은 통합된 감각 정보에 의해 유도될 뿐만 아니라 궁극적으로는 동기화 신경계와 사유에 의해서도 조절된다. 이러한 모든 것들이 항상 저장된 기억들과 비교되면서 원하는 움직임을 위해 보다 유익한 결정을 할 수 있도록 한다.

언어의 서로 다른 측면들은 피질의 다른 부위에 의해 조절된다.

피질의 감각영역과 운동영역은 양쪽 뇌 반구에 모두 존재하지만 언어 능력을 담당하는 뇌 부위는 대부분의 사람에게서 좌반구 한쪽에서만 발견된다. **언어(language)**는 복잡한 형태의 소통수단으로서 글과 말로 물체를 상징적으로 표시하거나 생각을 전달한다. 여기에는 구별되는 두 가지 능력인 표현(말하기 능력)과 이해가 포함되는데 각각은 특정 피질 영역과 관련된다. 언어 기능에 특화된 주요 피질 영역은 브로카 영역과 베르니케 영역이다. **브로카 영역(Broca's area)**은 말하기 능력을 담당하는데 좌반구 전두엽에서 말하기에 필요한 근육을 조절하는 피질의 운동영역 가까이에 위치한다(● **그림 5-8a**, ● **5-8b**, ● **5-10**). **베르니케 영역(Wernicke's area)**은 언어의 이해를 담당하는데 좌반구 피질에서 두정엽, 측두엽, 후두엽이 만나는 부위에 위치한다. 이 영역은 말이나 글로 표시되는 의미를 이해하는데 핵심적인 역할을 한다. 나아가 이 영역은 발성의 조리 있는 패턴을 만들고 이를 신경섬유 다발을 통해 브로카 영역으로 전달하여 실제 말하기를 실행하도록 한다. 베르니케 영역은 독해와 본 사물을 묘사하는데 중요한 경로인 후두엽의 시각피질로부터 입력을 받을 뿐만 아니라 들은 단어를 이해하는데 필수적인 경로인 측두엽의 청각피질로부터도 입력을 받는다. 이들 국지적 피질 영역들 사이의 정밀한 상호연결 경로에 의해 말하기와 관련된 여러 과정들이 조절된다.

임상기록

언어와 관련된 여러 과정들이 피질의 서로 다른 영역에서 조절되기 때문에 뇌의 특정 부위가 손상되면 언어의 여러 측면 중 특정한 기능에만 이상이 나타날 수 있다. 예를 들면, 브로카 영역이 손상되면 듣거나 글로 표시된 단어를 이해하는 데는 문제가 없지만 이 단어를 말로 만들어 내지 못한다. 이런 사람들은 자신들이 말하고자 하는 것을 알고는 있지만 말로 표현하지는 못하게 된다. 비록 이 사람들이 입술과 혀를 움직일 수는 있지만, 자신들이 말하고자 하는 단어를 만들어낼 수 있는 조화로운 운동 명령을 내리지는 못한다. 반면에 베르니케 영역이 손상된 사람은 말을 듣거나 쓰여진 단어를 볼 수는 있지만 이들이 무엇을 의미하는지를 알지 못한다. 이들은 유창하게 말을 할 수는 있지만 이 말들은 전혀 조리가 없다. 이들은 단어와 그 의미를 연결시키지 못하며, 자신들의 생각을 표현하기 위한 적절한 단어를 선택하지도 못한다. 특정 피질 영역의 손상에 의한 이러한 언어장애 증상들을 **실어증(aphasias)**이라고 하는데 주로 뇌졸중의 결과로 생긴다. 실어증은 **발성장애(speech impediments)**와는 구별되는데 발성장애는 발성기관들을 조절하는 근육의 약화나 부조화 등의 발성의 기계적 요인의 이상에 의한 것이다.

또 다른 언어장애인 **실독증(dyslexia**, 읽기장애)은 읽기를 습득하기 어려운 증상인데 이는 단어 해석이 잘못되기 때문이다. 실독증은 발생과정에서 시각피질과 언어피질 영역들 간의 연결 혹은 언어피질 자체 내의 연결이 잘못되어서 발생한다; 즉 이러한 사람은 언어 처리 체계 내에 잘못된 회로를 가지고 태어난 경우이다. 이 증상은 지능과는 아무런 상관이 없다.

피질의 연합영역은 여러 고위 뇌 기능들과 관련된다.

운동영역, 감각영역, 언어영역은 전체 대뇌피질의 절반 정도를 차지한다. 나머지 부위들은 **연합영역(association areas)**이라 불리며 고위 뇌 기능들과 관련된다. 대뇌피질에는 (1) **전전두엽 연합피질**, (2) **두정엽–측두엽–후두엽 연합피질**, (3) **변연 연합피질**의 세 부위의 연합영역이 있다(● **그림 5-8a**). 연합영역은 이들을 자극해도 관찰할 수 있는 운동 반응이나 감각 인식이 일어나지 않으므로 한 때 "침묵" 영역으로 불리기도 했다. (뇌 수술을 하는 동안 환자는 국소 마취제로 수술 부위 주변만 마취되기 때문에 의식은 깨어 있다. 뇌 자체는 통증을 느끼지 못한다. 신경외과 의사들은 소중하고 재생이 되지 않는 뇌조직을 자르기 전에 노출된 뇌 부위를 작은 전극으로 자극하면서 매 자극마다 환자가 어떻게 느끼

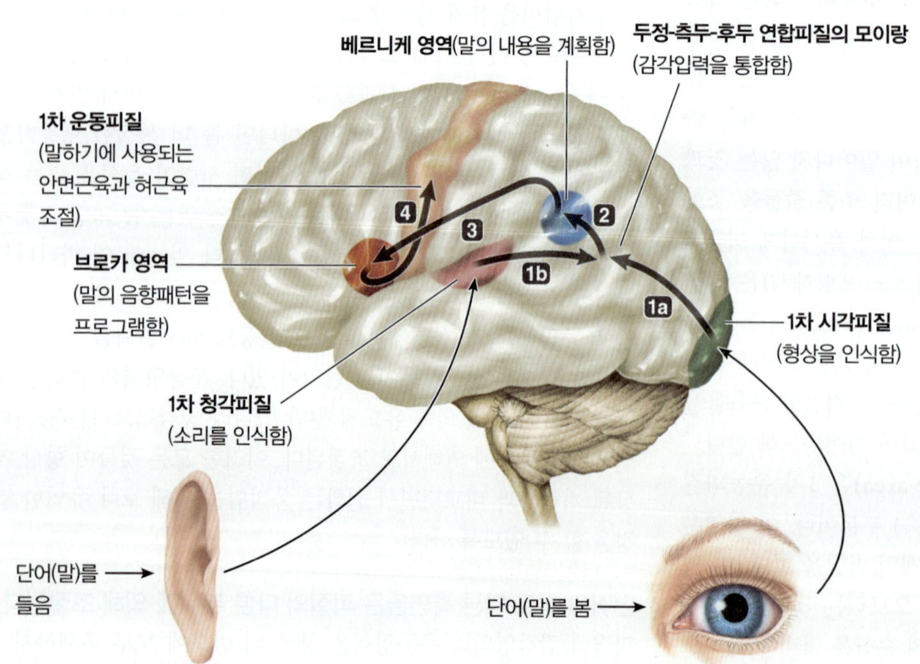

● **그림 5-10 보거나 들은 단어를 말할 때 사용되는 대뇌피질 경로.** 화살표와 숫자로 표시된 단계들은 보거나 들은 것을 말할 때 사용되는 경로를 나타낸다. 이와 유사하게 원하는 단어를 쓸 때에는 적절한 손의 근육들이 명령을 수행한다.

는지를 묻는다. 즉, 손가락을 탁 치는 느낌인지, 발바닥이 따끔거리는지, 아무 느낌도 없는지 등. 이런 방식으로 외과 의사들은 수술 부위를 절제하기 전에 뇌 지도상에 수술 부위의 적절한 경계 표지를 확인할 수 있다.)

전전두엽 연합피질(prefrontal association cortex)은 전두엽의 앞부분에서 전운동피질의 바로 앞에 위치한다. 이 부위가 뇌에서 생각할 때 사용하는 부위이다(**● 그림 5-8b**). 이 부위가 담당하는 기능으로는 (1) 의지적 운동을 위한 계획, (2) 의사 결정(즉, 미래의 행동들에 대한 결과를 예상하고 여러 사회적 또는 물리적 상황에서 가능한 선택 중에서 하나를 결정함), (3) 창의성, (4) 개성 특징 등이 있다. 이러한 신경계의 최고위 기능을 수행하기 위해 전전두엽 피질은 작업기억이 운용되는 장소로서, 뇌는 여기에 추론과 계획에 사용되는 정보를 일시적으로 저장하고 활발하게 처리한다. 작업기억에 대해서는 뒤에서 자세히 배우게 될 것이다. 전전두엽의 자극은 눈에 보이는 결과로 나타나지는 않지만, 이 영역의 손상은 그 사람의 개성과 사회성의 변화를 유발한다.

두정엽-측두엽-후두엽 연합피질은 그 이름이 나타내듯 세 엽의 경계 부위에 위치한다. 이 연합피질은 세 엽으로부터 전달되는 체감각, 청각, 시각 정보를 모우고 종합하여 복잡한 지각처리를 하기에 적합한 위치에 있다. 이 영역은 신체의 여러 부위와 외부 세계와의 관계에 대한 "완전한 그림"을 얻을 수 있게 한다. 이 영역은 시각 정보와 자기수용 입력을 종합하여 적절한 관점에서 자신이 보고 있는 것의 위치를 파악할 수 있도록 한다. 여러 다른 각도로 탁자 위의 병을 봐도(즉, 똑바로 선 자세로 보거나, 누워서 보거나, 나무 가지에 거꾸로 매달려서 보더라도) 병이 탁자 위에 똑바로 서 있다고 인식할 수 있게 하는 것을 예로 들 수 있다.

변연 연합피질(limbic association cortex)은 대부분 측두엽의 아래 부분과 이에 인접한 내부 표면에 위치한다. 이 영역은 주로 동기화와 감정 기능에 관련하며 기억에도 깊이 관여한다.

피질 연합영역들은 모두 대뇌 백질의 섬유다발들로 서로 연결되어 있어서 이들 연합영역들이 전체적으로 다양한 정보들을 종합하고 이를 기반으로 의도적 행위가 실행되도록 한다.

양 대뇌반구는 어느 정도 특화되어 있다.

지금까지 설명한 피질 영역들은 좌우반구 양쪽에 균등하게 분포하고 있는 것으로 보인다. 그러나 언어영역은 두 **대뇌반구(cerebral hemisphere)** 중 한 곳(주로 좌반구)에만 있다. 또한 대부분의 경우 좌반구가 정교한 운동 조절에 더 지배적으로 작용한다. 따라서 대부분의 사람은 오른손잡이인데 이는 왼쪽 뇌가 신체의 오른쪽을 담당하기 때문이다. 더 나아가 양 반구는 각각이 가장 잘 수행할 수 있는 정신활동의 유형별로도 어느 정도 특화되어 있다. **좌반구**는 논리적, 분석적, 순서적, 언어적 작업에 더 우월한데 수학, 언어, 철학능력 등이 그 예이다. 반면에 **우반구**는 비언어적 기술 특히 공간인식, 예술적, 음악적 능력에 더 우월하다. 좌반구가 정보를 조각내어 세세한 부분을 처리하는데 우월하다면, 우반구는 세계를 전체적인 큰 그림으로 파악하는데 우월하다. 보통의 경우 두 반구는 대부분의 정보를 공유하며 서로를 보완하고 있지만 또한 많은 사람들의 경우 한쪽 반구에 연관된 기술들이 더 우세하게 발달하는 것 같다. 좌반구가 우세한 사람들은 "사고형 인간" 우반구가 우세한 사람은 "창조형 인간"과 연관되는 경향이 있다.

뇌전도는 피질 뉴런들의 시냅스후 활성도의 기록이다.

대뇌피질의 전기적 활성에서 발생한 세포외 전류의 흐름은 두피에서 기록전극으로 측정할 수 있는데, 이때 측정된 전류를 그래프로 기록한 것을 **뇌전도(electroencephalogram, EEG)**라 한다. 이 "뇌파"의 대부분은 활동전위에 의한 것이 아니라 기록전극 아래의 피질층에 있는 신경 세포체와 수상돌기들의 시냅스후전위(EPSP와 IPSP, p. 115 참조)의 매 순간 총합을 나타낸다.

뇌파는 뇌가 살아 있는 한, 비록 잠을 자고 있거나 의식이 없는 상태일지라도, 항상 측정할 수 있다. 그러나 대뇌피질의 활성도에 따라 뇌파의 형태는 다르게 나타난다. 파동의 형태는 자주 불규칙적이지만 어떤 때는 파동의 강도와 빈도가 특정한 형태로 관찰된다. **● 그림 5-11**의 EEG 파형이 그 좋은 예인데, 이는 후두엽(시각) 피질에서 기록된 EEG로서 단순히 눈을 감거나 뜨는 데 반응하여 파형이 극적으로 변하는 것을 보여준다.

EEG 주요 활용도에는 아래 3가지가 있다:

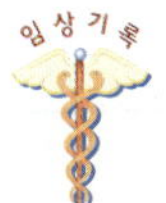

1. EEG는 대뇌의 이상을 알아내는 진단 방법으로 자주 사용된다. 질환이 있거나 손상된 피질 조직은 자주 변형된 EEG 패턴을 보인다. **간질(epilepsy)**은 비정상적인 EEG를 보이는 대표적 뇌질환 중 하나이다. 간질 발작은 많은 뉴런들이 비정상적으로 동시에 전형적인 불수의적 마비와 행동 변화를 야기하는 활동전위를 방전한 결과이다.

2. EEG는 또한 법적으로 뇌사(brain death)를 판정하는 데에도 사용된다. 비록 어떤 사람이 호흡이 없고 심장이 멈추었을지라도 조속히 부활 응급처치를 하면 호흡과 순환계 활성은 되살릴 수도 있다. 하지만 뇌는 산소 결핍에 매우 취약하므로 폐와 심장의 기능이 되살아나기 전에 이미 회복 불가능한 손상을 받았을 수도 있다. 이 경우 몸은 되살아났지만 뇌는 죽은 역설적인 상황에 처하게 된다. 인공호흡기와 보조장비에 의해 생명을 유지하는 혼수 상태의 환자가 살았는지 죽었는지를 판정하는 것은 중요한 의학적, 법적, 사회적 의미가 있다.

또한 이식수술에 필요한 활기 왕성한 기관(organ)을 얻기 위해서는 적기에 삶과 죽음을 판정하는 것이 매우 중요하다. 이러한 경우 의사, 변호사, 그리고 대부분의 일반인들은 뇌사(즉 뇌가 기

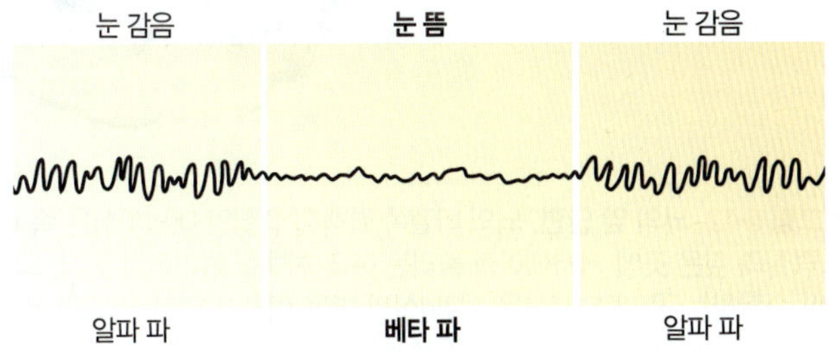

● 그림 5-11 눈을 뜨고 있을 때에는 EEG(뇌전도) 상의 알파 리듬이 베타 리듬으로 교체된다.

능하지 않고 회복될 가능성이 없음)를 사망 판정의 기준으로 하는데 동의하고 있다. 가장 보편적으로 인정되는 뇌사의 지표는 변화가 없는 평평한 EEG이다.

3. EEG는 수면의 여러 단계를 구별하는 데에도 사용된다(이 장의 뒷 부분에서 자세히 설명될 것 임).

이제부터는 뇌의 **피질하 부위(subcortical region)**를 살펴보도록 하자. 이 부위는 기능 수행 과정에서 피질과 밀접하게 상호 작용한다. 이 부위는 대뇌에 위치하는 기저핵과 간뇌에 위치하는 시상과 시상하부를 포함한다.

5.5 기저핵, 시상과 시상하부

기저핵(basal nuclei 또는 **basal ganglia)**은 대뇌 백질 깊숙이 위치하는 여러 덩어리의 회백질로 구성된다(▲ **표 5-1,** ● **그림 5-12**). CNS에서 **핵(nucleus,** 복수는 **nuclei)**은 신경 세포체의 기능적 그룹을 의미한다.

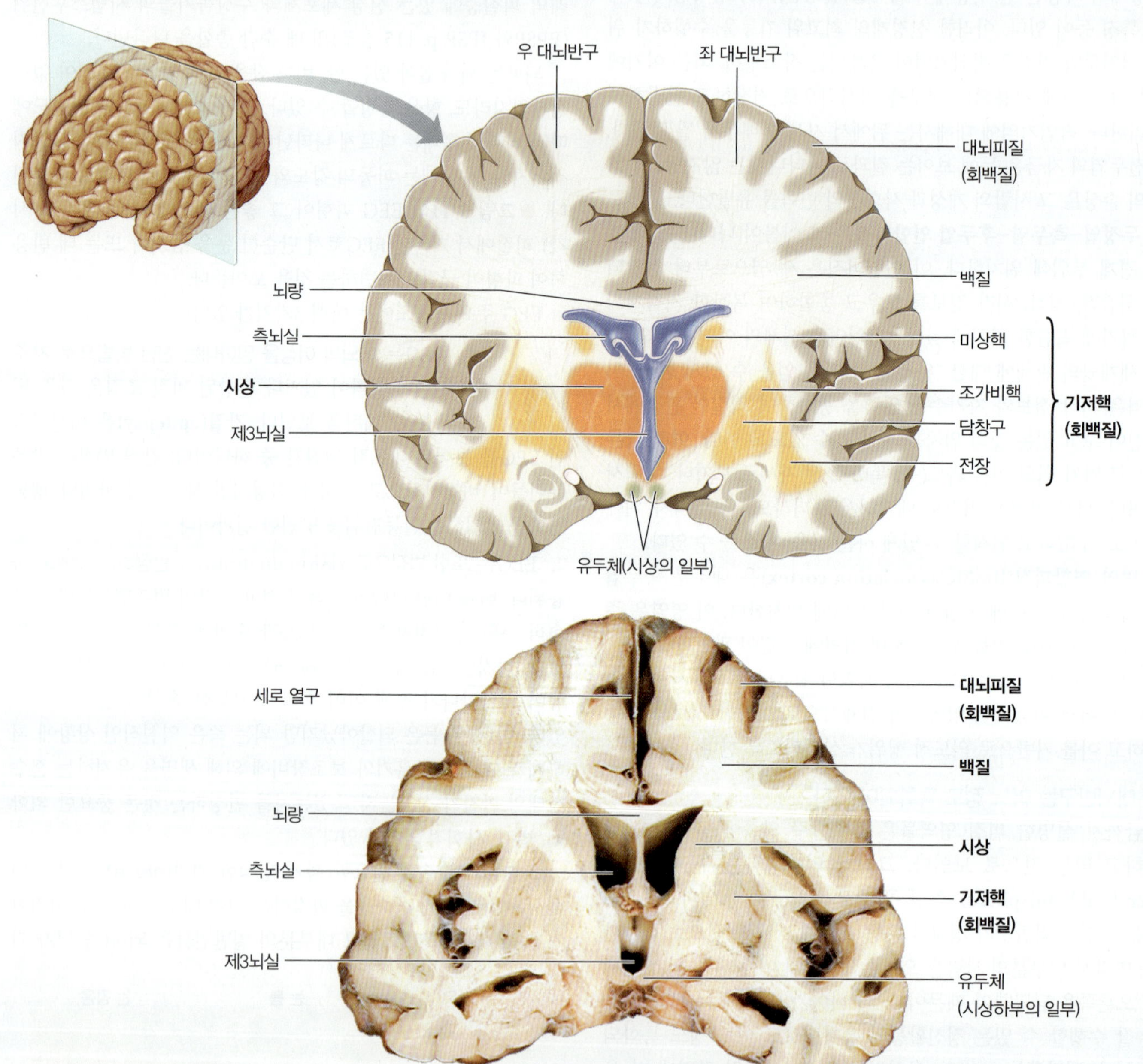

● **그림 5-12 뇌의 앞 단면.** 뇌의 바깥쪽 회백질 껍질인 대뇌피질은 속 내용물인 백질을 감싸고 있다. 대뇌 백질의 깊은 곳에 기저핵이라 불리는 여러 회백질 덩어리가 있다. 뇌실은 뇌속의 빈 공간으로 뇌척수액이 순환하는 곳이다. 시상은 제3뇌실의 벽을 이루고 있다. 비교를 위해, 위 그림과 뇌 측면 모습을 나타낸 표 5-1의 그림에서 뇌의 구성요소들은 같은 색으로 표시하였다. 위의 뇌 앞 단면 모습을 그림 5-6의 뇌 내부 단면 모습과도 비교해 보라.

기저핵은 운동조절에서 중요한 억제역할을 한다.

기저핵은 운동조절에 복합적인 역할을 한다. 특히 기저핵은 (1) 신체 전반의 근육 긴장도를 억제하는 역할(적절한 근육 긴장도는 골격근에 분포하는 뉴런의 흥분성 입력과 억제성 입력이 균형을 이룸으로써 유지됨), (2) 불필요하거나 쓸모없는 운동 패턴을 억제하면서 목적하는 운동 활동을 선택하고 유지하는 역할, (3) 특히 몸의 자세 유지 및 지지와 관련된 느리지만 지속적인 근육 수축을 감독하고 조정하는 역할 등에 중요하다. 기저핵은 근수축을 일으키는 원심성 뉴런에 직접 영향을 주지는 않지만, 대신 이들을 조절하는 운동경로의 활성을 변경하는 방식으로 작용한다.

임상기록 운동 조절에서 기저핵의 중요성은 **파킨슨씨병(Parkinson's disease, PD)**에서 분명히 알 수 있다. 이 질환은 기저핵에서 신경전달물질인 도파민을 분비하는 뉴런들이 점차적으로 파괴되는 것과 관련이 있다. 이 경우 기저핵이 정상적으로 작동하는데 필요한 도파민이 충분치 않게 되어, PD의 전형적인 다음과 같은 세 가지 유형의 운동장애가 발생한다: (1) 근육 긴장도의 증가, 또는 경직(rigidity); (2) **휴식경련(resting tremor)**과 같은 불수의적 불필요한 운동(예를 들면, 커피잔을 잡는 것이 어렵거나 불가능할 정도의 반복적인 손떨림); (3) 다른 유형의 운동 행위를 수행하거나 시작하는데 시간이 많이 걸림 등이다. PD 환자들은 하고 있던 행동을 멈추는 것이 쉽지 않다. 앉아 있으면 그 상태를 유지하고 싶어하며, 일어나야 할 경우 아주 천천히 일어나게 된다. PD의 표준치료 방법은 도파민의 전구물질인 **레보도파(levodopa, L-dopa)**를 투여하는 것이다. 도파민 자체는 BBB를 통과할 수 없으므로 사용할 수 없으나, L-dopa는 혈액에서 뇌로 들어갈 수 있다. 일단 뇌로 들어가면 L-dopa는 도파민으로 전환되어 신경전달물질의 부족을 대체할 수 있다.

시상은 감각의 중계 기지이며 운동조절에 중요하다.

간뇌는 뇌 깊숙한 곳의 기저핵 옆에 있는 뇌의 중앙 구조물로 뇌척수액이 흐르는 공간인 제3 뇌실 벽을 형성하고 있다(● **그림 5-5** 참조). 간뇌는 시상과 시상하부의 두 주요 부분으로 구성된다(▲ **표 5-1**, ● **그림 5-6b**, ● **5-12**, ● **5-13**).

시상(thalamus)은 감각 입력들의 예비처리를 위한 "중계 기지"로 작용한다. 모든 감각 입력들은 피질로 전달되기 전에 시상과 시냅스를 만든다. 시상은 중요하지 않은 신호들은 제거하고 중요한 감각 정보들만 해당 체감각 피질과 뇌의 기타 영역으로 전달한다. 뇌간과 피질의 연합영역들과 같이 시상은 관심을 주어야 할 자극에 집중하게 하는 데 중요하다. 예를 들면, 부모들은 외부의 차량 소음에도 편안히 잘 수 있지만, 애기들이 내는 작은 낑낑거림에도 즉시 깨어나게 된다. 시상은 또한 여러 감각들에 대한 대략의 인지 능력은 갖고 있으나, 그들의 위치나 강도를 구별하지는 못한다. 어느 정도의 의식 작용도 여기에 존재한다. 마지막으로 시상은 피질에 의해 시작된 의지적 운동 행위를 더욱 강화시키는 운동조절에 중요한 역할을 한다.

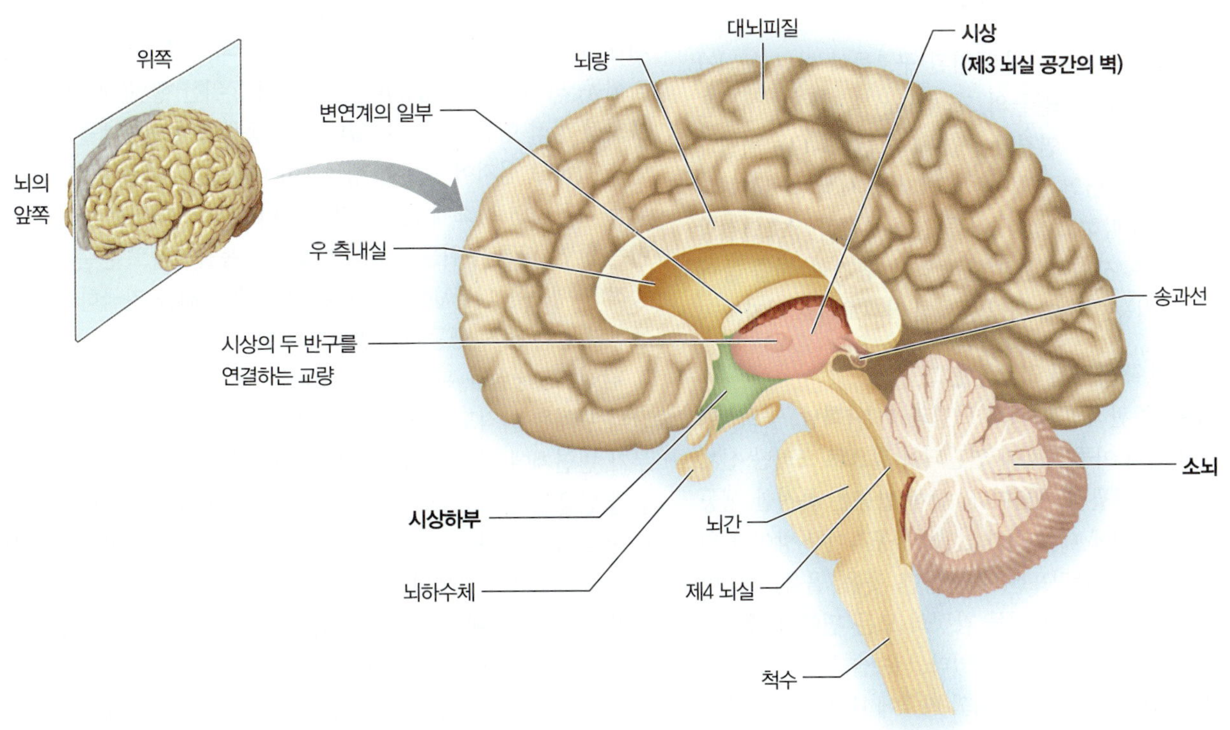

● **그림 5-13 뇌의 내부 단면에서 시상, 시상하부 소뇌의 위치.**

시상하부는 여러 가지 항상성 기능을 조절한다.

시상하부(hypothalamus)는 시상 아래에 위치하는데 특정 핵들과 이에 연결된 신경섬유들의 집합체로 구성된다. 시상하부는 여러 중요한 항상성 기능의 통합중추이며, 자율신경계과 내분비계를 연결하는 주요 고리이다. 구체적으로 시상하부는 (1) 체온을 조절하고; (2) 갈증과 소변 배출을 조절하며; (3) 음식 섭취를 조절하고; (4) 뇌하수체 전엽 호르몬의 분비를 조절하며; (5) 뇌하수체 후엽 호르몬을 만들고; (6) 자궁 수축과 모유 방출을 조절하며; (7) 주요 자율신경계의 조정중추로 작용하여 모든 평활근, 심장근, 외분비샘의 기능에 영향을 주고; (8) 감정적, 행동적 양식 조절 역할이 있으며; (9) 수면과 각성 주기에도 관여한다.

시상하부는 뇌의 부위 중 신체 내부의 환경을 직접 조절하는 데에 가장 관련이 큰 부위이다. 예를 들면, 체온이 떨어지면 시상하부는 열 발생을 증가시키는 신체 반응(떠는 동작과 같은)과 열 손실을 감소시키는 신체반응(피부혈관을 수축시켜 체표면으로의 혈류량을 감소시켜 체표면에서의 열 손실을 최소화시킴)을 일으킨다, 대뇌피질과 같은 뇌의 다른 부위들은 신체 내부 환경을 조절하는 데 있어서, 보다 간접적인 방법을 사용한다. 예를 들면, 추위를 느낀 사람은 더 따뜻한 옷을 찾아 입게 되고, 창문을 닫고, 온도조절기를 상향조절하는 등 추위를 이기려는 의지적 행위를 하게 된다. 이런 의지적 활동일지라도 변연계의 일부로서 피질과 공조하여 감정과 동기화된 행동을 조절하는 시상하부의 영향을 강하게 받는다. 이제부터는 변연계와 고위 피질과의 기능적 관련성을 살펴보기로 한다.

5.6 감정, 행동, 동기화

변연계(limbic system)는 하나의 독립된 구조물이 아니라 뇌간을 둘러싸고 있는 전뇌 구조물들의 고리(ring)를 말하며 이들은 정교한 신경 경로들로 서로 연결되어 있다(● **그림 5-14**). 변연계는 대뇌피질의 엽(특히 변연 연합피질), 기저핵, 시상과 시상하부 구조물들의 일부를 포함하고 있다. 이들 간의 복잡한 상호연결망은 감정, 기본적 생존, 사회적-성적 행동 양상, 동기화, 학습 등에 관여한다. 이들 뇌 기능 각각에 대해 자세히 살펴보기로 하자.

변연계는 감정에서 핵심적인 역할을 한다.

감정(emotion)은 주관적인 감정적 느낌과 기분(화남, 공포, 행복), 그리고 이에 더해 이들 느낌과 연관되어 겉으로 드러난 신체적 반응을 아우르는 포괄적 개념이다. 신체 반응은 특정한 행동양식(예를 들면, 반대편에 대해 화가 났을 때 공격이나 방어를 위한 행동)과 눈에 보이는 감정표현(예를 들면, 웃음, 울음, 얼굴이 붉어짐)을 포함한다. 변연계가 이들 감정의 모든 면에서 중추적인 역할을 한다는 증거들이 제시되고 있다. 뇌수술 동안 변연계의 특정 부위를 자극하면 환자는 한 부위의 자극에 대해서는 즐거움, 만족, 또는 쾌락으로, 그리고 다른 부위의 자극에 대해서는 실망,

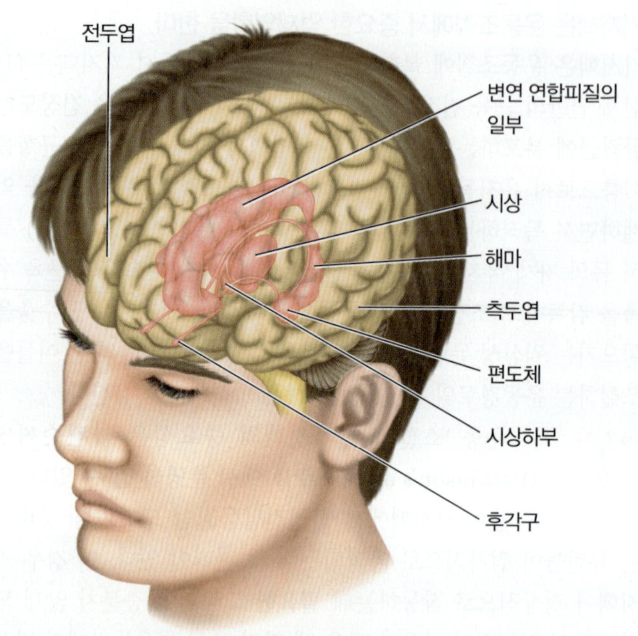

● **그림 5-14 변연계를 구성하는 뇌의 구조.**

공포, 또는 걱정으로 묘사되는 모호한 주관적 감각을 느끼게 된다. 예를 들어, 측두엽 내부 아래쪽에 위치한 **편도체(amigdala)**는 특히 공포 감정을 일으키는 입력들의 처리에 중요하다. 사람의 경우(확실치는 않지만 다른 동물들의 경우에도) 상위 단계의 피질들 또한 감정적 느낌을 지각하는데 중요한 역할을 한다.

변연계와 상위 피질은 기본적 행동패턴을 조절하는데 관여한다.

본능적인 타고난 행동양식은 최소한 부분적으로라도 변연계에 의해 조절되는데, 이에 속하는 예로 개체의 생존을 위한 행위(공격행동, 먹이를 찾는 행동)나 종족 유지를 위한 행위(교미를 위한 사회적-성적 행동)를 들 수 있다. 실험동물에서 변연계를 자극하면 복잡하고 심지어 기이한 행동들이 나타난다. 예를 들어, 한 부위를 자극하면 평소에 온순하던 동물이 분노와 화내는 반응을 보이는 반면, 다른 부위를 자극하면 포악한 동물조차도 온순하고 순종적인 행동을 나타낸다. 또 다른 변연계 부위를 자극하면 교미동작과 같은 성적 행동이 유발되기도 한다.

감정 및 행위와 관련하여 시상하부, 변연계, 상위 피질영역들 간의 관계는 아직도 잘 이해되지 않고 있다. 분명한 것은, 시상하부가 변연계에 깊이 관여함으로써 특정 감정 상태에 수반하는 적절한 반응을 준비하도록 신체 여러 기관계의 불수의적 내부 반응을 조절하게 한다는 것이다. 예를 들면, 시상하부는 공격이 예상되거나 분노하는 경우에 심장 박동률과 호흡률의 증가, 혈압상승, 골격근으로의 혈액 공급 증가를 유도한다. 이런 준비적인 내적 상태의 변화는 의식적 조절이 필요하지 않다.

공격, 도주, 교미와 같은 복잡한 행위의 실행에는 개체와 외부 환경과의 상호작용이 필수적이다. 상위 피질 기작은 변연계와 시

상하부를 외부 세계와 연결시켜 줌으로써 복잡한 행위가 외부 환경을 반영한 적절한 행동으로 실행되도록 한다. 가장 단순한 수준의 예로, 피질은 신경 기작을 제공하여 적에게 접근하거나 피하는 행위, 성적 행위, 감정 표현 등에 필요한 적절한 골격근 활동이 실행되도록 한다.

상위 피질 단계는 기본적 행동 반응들을 강화하거나, 변경하거나, 억제하여 파악된 상황에 맞는 계획과 전략과 판단에 따라 실제 행동이 이루어지도록 한다. 비록 당신이 상대방에 대해 화가 나서 내부적으로는 신체가 공격을 준비하고 있을지라도, 당신은 보통 이 상황에서 공격이 적절한지를 판단하고 의식적으로 이러한 기본적 감정 행위(공격행위)의 표출을 억제할 수도 있다. 따라서 상위 단계의 피질, 특히 전전두엽 영역과 변연 연합영역은 학습에 의한 본능적 행동패턴의 의식적 조절에 중요하다. 공포 감정을 예로 들면, 적대적인 환경에 노출되면 이 감정 자극은 동시에 두 가지 경로로 처리된다: 빠른 경로에는 하위단계 편도체가 핵심 역할을 하고, 느린 경로는 주로 상위단계 전전두엽 피질에 의해 매개된다. 빠른 경로는 신속하고, 절제되지 않은 본능적 반응을 일으키며 두려움의 "느낌"을 갖게 한다. 전전두엽 피질이 관련된 느린 경로는 현재의 상황과 저장된 과거 경험을 비교하고 이성적 분석을 통해 적대적 자극에 대해 보다 절제된 반응을 유도한다. 전전두엽 피질은 현 상황에서는 적절하지 않을 수도 있는 편도체에 의해 유도되는 반응들을 억제하고 계획을 수립하고 절제된 행동을 유도한다.

동기화된 행동은 목표 지향적이다.

개인은 보상이 주어진 행동은 강화하려 하고, 불쾌한 경험과 관련된 행동은 하지 않으려고 한다. 변연계의 특정 부위는 "**보상센터(reward center)**"와 "**처벌센터(punishment center)**"로 불리는데, 이는 이들 부위를 자극하면 기분 좋은 느낌이나 불쾌한 느낌을 갖게 하기 때문이다. 보상센터에 스스로 자극이 가능한 장치를 이식하면 실험동물(쥐)은 시간당 5,000회에 달하는 자극을 스스로 전달하며, 배가 고파도 먹이보다는 보상센터 자극을 더 선호한다. 반면에 같은 장치를 처벌센터에 이식하면 실험동물은 어떤 대가를 치루더라도 처벌센터 자극을 피하려고 한다. 보상센터들은 먹는 행위, 마시는 행위, 성행위처럼 고도로 동기화된 활동들을 매개하는 영역들에서 가장 많이 발견된다.

동기화(motivation)란 특정한 목적을 이루기 위해 행동을 지향하는 능력을 말한다. 어떤 목표 지향적 행동들은 항상성과 관련된 특정의 구체적인 신체적 요구를 충족하기 위한 것이다. **항상성 욕구(homeostatic drive)**는 이를 충족하기 위해 적절한 행동을 동기화하는 특정 신체적 요구와 연관된 주관적인 충동을 나타낸다. 예를 들면, 몸에 수분이 부족하면 느끼게 되는 갈증은 물에 대한 항상성을 충족시키기 위해 동물이 물을 마시게 한다. 하지만 갈증을 없애기 위해 물을 마실 것인지, 소다수를 마실 것인지 또는 다른 음료를 마실 것인지를 선택하는 것은 항상성과 상관이 없다. 많은 인간의 행동들은 갈증처럼 단순히 신체적 필요성에서 유래된 순수한 항상성 욕구에만 의존하지는 않는다. 인간의 행동은 경험, 학습, 습관에 의해 영향을 받으며, 개인에 따라 서로 다른 개인적 만족감과 문화적 기대치가 얽혀 있는 복잡한 틀에 맞추어 형성된다.

노르에피네프린, 도파민, 세로토닌은 감정과 행동의 신경경로에 있는 신경전달물질이다.

감정과 동기화된 행동에 대한 심리학적 관찰을 설명할 수 있는 신경생리학적 기작에는 신경전달물질인 노르에피네프린(norepinephrine), 도파민(dopamine), 세로토닌(serotonin) 모두가 관여하는 것으로 알려져 있지만 아직도 대부분은 추측일 뿐이다. 노르에피네프린과 도파민은 둘 다 화학적으로 카테콜아민류(catecholamines)으로 분류되는데(p. 122 참조), 스스로 자극이 가능한 장치를 이식한 실험동물들에서 가장 많은 자기-자극(self-stimulation)을 받는 뇌 부위들에 있는 신경전달물질이다. 많은 **정신활성약(psychoactive drug)**들이 사람의 기분에 영향을 주는데, 이들 중 어떤 것들은 실험동물에서 자기-자극에 영향을 주는 것으로 밝혀졌다. 예를 들면, 암페타민(amphetamine)처럼 카테콜아민의 시냅스 활성을 높이는 것으로 알려진 약들을 투여하면 자기-자극이 증가하는 것이 관찰되었다. 암페타민은 도파민-분비 뉴런들로부터 도파민의 방출을 촉진한다.

대부분의 정신활성약들은 다양한 정신질환을 치료하기 위한 치료목적으로 사용되지만, 어떤 약들은 불행히도 오용되고 있다. 많은 오용되는 약물들은 "쾌락(pleasure)" 경로에서 도파민의 효율을 증가시키는 작용을 한다. 따라서 처음에는 강한 쾌감을 느끼게 한다. 이미 배웠듯이 시냅스에서 도파민의 재흡수를 막는 코카인이 그 예이다(p. 118 참조).

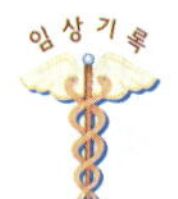

우울증(depression)은 정신질환의 일종으로 변연계 신경전달물질의 이상과 관련이 있다. [정신질환(psychatric disorder)들은 외견상 뇌의 손상은 없으나 특정 신경전달물질 경로의 비정상적 활성과 연관되어 있는 반면, 신경질환(neurological disorder; 뇌질환)들은 뇌의 특정 부위 손상과 연관되어 있으며 신경전달물질은 정상일 수도 또는 비정상일 수도 있다. 뇌질환의 예로는 PD와 알츠하이머 질환을 들 수 있다.] 세로토닌이나 노르에피네프린(또는 양쪽 모두)의 기능적 결핍은 우울증과 연관되는데 이 질환은 지속적이며 부정적 기분이 특징으로 매사에 흥미를 잃고, 쾌감을 느끼지 못하며, 자살충동을 수반한다. 효과적인 모든 항우울증 약물들은 CNS에서 이들 신경전달물질의 가용 농도를 증가시키는 작용을 한다. 미국 신경과에서 가장 많이 처방되는 약물인 프로작(Prozac)이 대표적인 예이다. 이 약은 분비된 세로토닌의 재흡수를 막아 시냅스에서 세로토닌의 활성이 오래 지속되도록 한다(p. 116 참조). 세로토닌과 노르에피네프린이 쾌락과 동기화에 관련된 뇌 변연부위들의 시냅스 신호전달물질이라는 사실은 우울증 환자들이 보이는 지속적인 슬픈 감정이나, 흥미상실(동기화가 안됨)은 최소한 부분적으로는 이들 신경전달물질의 결핍이나 효율성 감소와 연관이 있음을 제시한다. 과학자들은 앞으로 정신질환에 대한 분자 기작을 잘 이해하게 될수록 많은 정신과적 문제들이 약물을 통해 고쳐지거나 조절될 수 있을 것으로 생각하고 있다.

5.7 학습과 기억

변연계와 상위 피질은 감정과 기본적 행동양식 뿐만 아니라 학습과 기억에도 관여한다. 소뇌 또한 앞으로 배우게 되겠지만, 몇몇 유형의 학습과 기억에 핵심적 역할을 한다.

학습은 경험의 결과로 지식을 획득하는 것이다.

학습(learning)은 경험이나 교육 또는 두 가지 모두에 의해 지식이나 기술을 획득하는 것이다. 보상이나 처벌은 여러 형태의 학습에서 필수적이다. 만약 어떤 동물이 한 자극에 대해 특정 방식으로 반응할 때 보상이 주어진다면, 그 결과로 이 동물은 같은 자극에 대해 똑같은 방식으로 반응할 가능성이 높아진다. 반대로 특정 반응에 대해 처벌이 주어진다면 이 동물은 동일한 자극에 대해 같은 반응을 반복하지 않을 가능성이 크다. 쾌락을 주는 행동반응은 강화되고 처벌이 뒤따르는 행동반응은 회피하게 될 때 학습이 일어났다고 할 수 있다. 집안을 어지럽히는 강아지를 예로 들어보자. 강아지가 집 밖에서 오줌을 누면 칭찬해 주고 양탄자에 오줌을 누면 혼을 내면, 강아지는 어디에서 오줌을 누는 것이 적절한지 곧 학습하게 된다. 이와 같이 학습이란 경험의 결과로 일어나는 행동의 변화이다. 학습은 동물과 주변 환경과의 상호작용에 크게 영향을 받는다. 환경적 영향이 학습에 미치는 효과가 제한적인 것은 종 특이적이고 개별적인 유전적 자질에 의한 생물학적 제한 때문이다.

기억은 단계별로 형성된다.

기억(memory)은 습득된 지식을 추후에 다시 불러내기 위해 저장한 것이다. 학습과 기억은 동물이 특정 외부 상황에 대해 적응된 행동을 하는 기반이 된다. 이런 기작이 없다면 주변 환경과의 성공적인 상호작용이나 예상되는 불쾌한 상황을 의도적으로 회피하는 일도 불가능할 것이다.

지식의 저장 또는 보관과 관련된 신경계 변화를 **기억의 자취(memory trace)**라 한다. 기억은 일반적으로 하나하나의 개별 정보가 아니라 개념으로 저장된다. 이 글을 읽는 동안 여러분은 특정한 단어들이 아니라 설명된 개념들을 저장하게 된다. 나중에 기억으로부터 개념이 인출될 때는 여러분은 자기 자신의 단어로 바꾸어 인출하게 된다. 그러나 소량의 정보는 단어 하나하나 있는 그대로 기억할 수 있다.

습득된 정보의 저장은 최소한 단기기억과 장기기억의 두 단계로 이루어진다(▲ **표 5-2**). **단기기억(short-term memory)**은 몇 초에서 몇 시간 정도 유지되는 반면, **장기기억(long-term memory)**은 며칠에서 수년까지도 저장된다. 단기기억 자취를 장기기억 저장으로 옮기고 고정시키는 과정을 **공고화(consolidation)**라 한다.

최근 개발된 개념으로 **작업기억**[**(working memory)** 또는 "마음의 칠판(지우기가 가능한)"]이라는 것이 있다. 작업기억은 일시적으로 현재의 정신작업과 관련된 여러 가지의 정보들을 서로 연결시키고 유지한다. 작업기억을 통해 즉시 필요한 자료들(새로 획득하였거나 저장된 관련 지식 중 일시적으로 작업기억으로 가지고 온 정보들)을 처리하고 유지함으로써 현재 들어오는 자료들을 상황에 맞추어 평가할 수 있다. 이러한 통합기능은 추론하고, 계획하고, 판단하는 능력에 필수적이다. 작업기억 내에서 새 정보와 기존 정보를 비교하고 조작함으로써 여러분은 현재 읽고 있는 것을 이해하고, 대화를 진행하고, 식당에서 머리 속으로 봉사료(tip)를 계산하고, 집으로 가는 길을 찾고, 밖에 눈이 올 때는 따뜻한 옷을 입어야 한다는 것을 알 수 있게 된다. 요약하면 작업기억은 사람들이 논리적으로 생각들을 조합하여 미래의 행동을 계획할 수 있게 한다.

단기기억과 장기기억의 비교 새로 획득한 정보는 일단 단기기억으로 저장되는데 이는 저장 용량이 제한되어 있다. 단기기억에 저장된 정보는 두 가지 운명을 갖는다. 하나는 곧 잊혀지거나(예, 전화번호를 찾아 전화를 걸고 나서 잊어버리는 경우) 아니면 적극

▲ **표 5-2** 단기기억과 장기기억의 비교

특징	단기기억	장기기억
새로운 정보의 습득 후 저장 시간	즉시	서서히; 공고화에 의해 단기기억에서 장기기억으로 전환되어야 함; 연습이나 단기기억 방식으로 정보 재순환에 의해 강화됨
저장 기간	수 초에서 수 시간 동안 지속	몇 일에서 몇 년간 지속
저장 용량	작음	매우 큼
인출 시간(회상)	빠르게 인출됨	느리게 인출됨, 단 완전히 각인된 기억은 빨리 인출됨
인출 불능 상태(망각)	영구히 망각됨; 장기기억으로 공고화되지 않으면 금방 사라짐	보통 일시적으로만 인출할 수 없음; 상대적으로 안정적인 기억 자취
저장 기작	신경전달물질 분비량의 변경 등 기존 시냅스 기능의 일시적인 변화가 관련됨	뉴런들 간의 새로운 시냅스 형성이나 핵심 역할을 하는 단백질의 합성 등 상대적으로 영속적인 구조적 기능적 변화가 관련됨

적인 연습이나 반복을 통해 더 오래 지속되는 장기기억으로 전환된다. 새로 획득한 정보를 단기기억을 거쳐 재순환하면 장기기억으로 공고화될 가능성이 높아진다. (따라서 시험 때 벼락공부를 하면 오래 기억하기가 어렵다!) 이런 관계는 사진현상과 유사하다. 처음에 현상된 영상(단기기억)은 곧 바래지지만, 이를 화학적으로 고정하면(공고화) 더 오래 유지되는 영상(장기기억)을 만들 수 있다. 때로는 기억의 일부만이 고정되고 나머지는 사라진다. 자신에게 흥미롭거나 중요한 정보는 재순환되면서 장기기억으로 고정될 확률이 높은 반면, 덜 중요한 정보는 곧 지워진다.

장기기억 저장소의 용량은 단기기억 저장소에 비해 훨씬 크다. 장기기억 자취의 서로 다른 정보 측면들은 처리되고 암호화된 후, 같은 유형의 다른 기억들과 함께 저장되는 것으로 보인다. 예를 들면, 시각기억들은 청각기억들과 따로 저장된다. 이런 조직화로 인해 추후에 기억 저장소에서 원하는 정보를 찾는 일이 용이해진다. 예를 들면, 예전에 만났던 여성을 기억해내기 위해 당신은 여러 가지 회상 단서들(이름, 외모, 그녀가 사용한 향수, 그녀의 예리한 논평, 또는 그 때의 배경음악)을 서로 다른 저장소에서 찾을 수 있다.

저장된 지식은 인출되어 현재나 미래의 행동에 영향을 주기 위해 사용되지 않는 한 무용지물이다. 장기기억 저장소는 용량이 크기 때문에 단기기억보다 장기기억으로부터 정보를 인출하는 데 시간이 더 걸릴 때가 종종 있다. **회상**한다는 것은 기억 저장소로부터 특정한 기억을 인출해내는 과정이고, **망각**이란 저장된 정보를 인출하지 못하는 것이다. 단기기억에서 소실된 정보는 영구히 망각되지만 장기기억 저장소에 있는 정보는 종종 일시적으로만 망각된다. 예를 들면, 당신이 일시적으로 아는 사람의 이름을 기억해 내지 못 할 수도 있지만 나중에 갑자기 그 이름이 떠오르는 경우를 들 수 있다.

자기 자신의 이름이나 글쓰기와 같이 일상적으로 사용하는 정보나 기술과 관련된 몇몇 형태의 장기기억은 본질적으로 망각되지 않으며 신속히 이용할 수 있다. 비록 장기기억들이 상대적으로 안정하다고는 하지만, 수년간의 훈련으로 철저히 내재화되지 않는 한, 저장된 정보는 시간이 지날수록 변경되거나 점차로 소실될 수도 있다.

임상기록

기억상실증 어떤 사람은 개별 조각의 정보가 아니라 상당한 기간에 걸친 기억을 잃어버리는 증상을 앓게 된다. **기억상실증(ammesia)**이라 불리는 이런 증상은 두 가지 형태로 나타난다. 가장 흔한 형태는 **역행성 기억상실증(retrograde ammesia)**으로서, 최근의 과거 사건을 기억하지 못하는 것이다. 이 경우는 보통 뇌진탕이나 뇌졸중처럼 뇌의 전기적 활성을 방해하는 외상의 결과로 나타난다. 사람이 의식불명이 되도록 두들겨 맞으면 단기기억의 내용은 근본적으로 지워져서 사건 전 30분 내에 일어났던 일들에 대한 기억을 상실하게 된다. 심각한 외상은 장기기억 저장소에 있는 최근에 획득한 정보에 대한 접근도 방해할 수 있다.

선행성 기억상실증(anterograde ammesia)은 반대로 나중에 인출하기 위해 기억을 장기기억 저장소에 공고화시키는 것이 불가능한 경우이다. 이 경우는 기억의 공고화에 필수적 역할을 하는 영역으로 여겨지는 측두엽 중앙 부위의 손상과 관련된 경우가 보통이다. 이런 사람은 증상이 시작되기 전에 배운 것들은 기억할 수 있지만 새로운 장기기억을 만들지 못하게 된다. 새로운 정보는 단기기억이 사라짐과 동시에 소실된다. 자신의 새 집에서 화장실의 위치를 기억하지는 못하는 사람이 옛날 집에 대해서는 완전한 기억을 갖고 있는 것을 보여주는 연구 사례도 있다.

단기기억과 장기기억은 서로 다른 분자 기작을 갖는다.

방대한 심리학적인 자료가 있음에도 불구하고 기억 자취의 세포학적 근거와 관련된 생리학적 증거는 아직 미약하다. 분명한 것은 학습으로 인해 발생한 변화된 행동을 설명하는 뇌의 신경회로상의 변화가 있어야 한다는 것이다. 하나의 기억은 하나의 뉴런에 있는 것이 아니라 방대한 신경망에서 시냅스를 통해 전달되는 신호 양상의 변화들에 있다.

단기기억과 장기기억은 아래와 같이 서로 다른 기작에 의한 것이다.

1. 단기기억은 기존에 존재하는 시냅스의 기능이 일시적으로 변화하는 것과 관련이 있다. 이를테면, 자극에 반응하여 분비되는 신경전달물질의 양이 일시적으로 변하거나 반응 신경경로에서 시냅스후 세포의 반응성이 일시적으로 증가하는 것 등이다.

2. 반면에 장기기억은 특정 시냅스의 구조적 또는 기능적 변화를 유지시키기 위한 단백질의 합성을 조절하는 특정한 유전자의 활성화가 필요하다. 따라서 장기기억 저장은 뇌에서 오랫동안 지속되는 물리적인 변화와 관련이 있다. 예를 들면, 새로운 시냅스 연결의 형성이나 시냅스전·후 막들에 영구적인 변화가 생기는 것 등이다.

기억자취는 뇌의 여러 영역에 존재한다.

"기억이 어떻게 형성되는가?" 라는 질문 외에 또 다른 하나는 "기억이 어디에 존재하는가?" 라는 질문이다. 뇌가 단일 "기억센터"를 가지고 있는 것은 아니다. 대신에 기억자취와 관련된 뉴런들은 뇌의 피질과 피질하 부위들에 걸쳐 널리 분포하고 있다. 기억과 가장 관련이 깊은 뇌의 부위들로는 해마와 이에 연관된 내측두엽 구조들, 변연계, 소뇌, 전전두엽피질(prefrontal cortex) 및 대뇌피질의 다른 영역들이 있다.

해마와 서술 기억 **해마(hippocampus)**는 변연계의 일부로 길쭉하게 생긴 측두엽의 내부 조직이다(● **그림 5-14**). 해마는 연관된 여러 자극들을 통합하는 데 관여하는 단기기억에 핵심적 역할을 할 뿐만 아니라 장기기억으로 공고화시키는 데에도 필수적이다. 해마는 새로운 장기기억을 일시적으로 저장했다가 이를 좀 더 영구적으로 저장하기 위해 다른 피질영역들로 이동시킨다고 믿어진다. 여러 유형의 기억들에 대한 장기 보관 장소는 이제 막 밝혀지기 시작하는 단계이다.

해마와 주변 영역들은 **서술기억(declarative memory)**들에 특히 중요한 역할을 한다. 서술기억이란 단 한 번의 경험만으로도 저장되는 특정 사람, 장소, 물체, 사실, 사건에 관한 "무엇(what)"의 기억으로 이는 "나는 지난여름에 자유의 여신상을 보았다" 처럼 진술로서 선언되거나 말로써 표현될 수 있으며 또는 마음에 영상으로 떠오를 수 있는 것이다. 서술기억은 의식적인 회상을 수반한다.

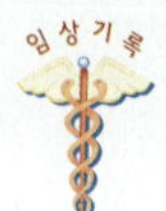

해마에 손상이 있는 사람은 일상적 기능에 중요한 사실들을 잘 기억하지 못한다. 가장 먼저 없어지는 것이 서술기억이다. **알츠하이머병(Alzheimer's disease, AD)** 환자들을 사후부검해 보면 해마에 광범위한 손상이 확인된다. 알츠하이머병 뇌조직은 세포외부의 신경돌기(노인) 반[neuritic(sensile) plaque]과 세포내부의 신경섬유응집체들이 많은 것이 특징인데, 이들 둘 다가 해마에서 특히 많이 발견된다. 신경돌기 반은 퇴화하는 수상돌기와 축삭신경말단에 둘러싸인 β-아밀로이드(amyloid)로 불리는 불용성 섬유단백질이 비정상적으로 응집된 것이다. β-아밀로이드는 뉴런에 독성을 가지고 있다. 신경섬유응집체(neurofibrillary tangle)들은 환부의 신경세포체에 축적된 비정상적인 세포골격섬유의 두꺼운 다발들로 뉴런의 생존에 필수적인 축삭운송계(axonal transport system, p. 59 참조)를 방해하여 뉴런의 사멸을 촉진 한다. 해마와 대뇌피질로 연결되는 아세틸콜린-분비 뉴런들이 특히 영향을 받는다. 뉴런이 죽고 시냅스 소통이 사라짐에 따라 치매가 오게 된다. AD는 대략 노인성치매(senile dementia; 노령으로 인한 정신능력의 감소)의 2/3를 차지한다. AD의 초기 단계에서는 단기기억만 손상되지만, 병이 진행됨에 따라 가족 구성원을 알아보는 것과 같이 확고히 뿌리내린 장기기억 조차도 사라지게 된다. 환자가 읽거나, 쓰거나, 계산하는 능력을 잃어버림에 따라 고위 정신능력들도 점차로 약화된다. 언어능력과 말하기도 가끔 손상을 받는다. 말기 단계의 AD 환자들은 음식을 먹는 것도, 옷을 입는 것도, 자신을 가꾸는 것도 스스로 할 수 없게 된다.

소뇌와 절차기억 소뇌와 그 관련 피질영역들은 **절차기억(procedural memories)**에서 필수적인 역할을 하는데, 절차기억이란 특정 댄스 방식을 기억하는 것과 같이 반복적인 연습을 통해 얻어지는 운동기술과 관련된 "어떻게(how to)"를 기억하는 것이다. 특정 절차기억에 중요한 피질영역들은 정해진 절차들을 수행하는데 필요한 운동계와 감각계들이다. 예를 들면, 탭댄스를 출 때는 다이빙을 할 때와는 다른 그룹의 근육들을 필요로 한다. 서술적 기억은 이전의 경험들로부터 의식적으로 다시 떠올리게 되지만 이와는 대조적으로 절차기억은 의식적인 노력이 없이도 저절로 회상된다. 예를 들면, 빙상 스케이트 선수는 경기 중에 다음 단계에서 정확히 무엇을 해야 하는지 생각하기보다는 "몸이 알아서 하도록 맡기는 것"이 훨씬 더 좋은 결과를 얻는 경우가 많다.

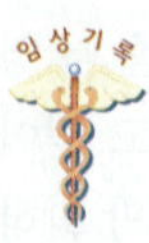

서술기억과 절차기억이 뇌 부위에서 서로 다른 곳에 위치한다는 것은 측두엽 또는 변연계에 손상이 있는 사람들을 보면 분명히 알 수 있다. 이들은 피아노 연주와 같은 기술을 잘 수행할 수 있지만, 다음 날이 되면 어제 피아노를 쳤다는 것을 기억하지 못한다.

전전두엽피질과 작업기억 작업기억(working memories)과 연관된 복잡한 추론기술의 주 담당자는 전전두엽 연합피질이다. 전전두엽 피질은 관련된 자료들을 온라인상에 유지하기 위한 임시 저장소의 역할을 하는데, 이들 자료들을 조작하고 통합하여 계획을 세우는 것, 우선순위를 매기는 것, 문제점을 해결하는 것, 활동들을 조직하는 것 등과 관련된 실행기능을 담당한다. 연구자들은 전전두엽피질에서 현재의 관련 자료들은 그 성질에 따라 서로 다른 저장 용기에 보관됨을 알아내었다. 예를 들면, 공간 단서와 관련된 작업기억은 전전두엽에서 언어 단서나 물체 모양에 관한 단서와는 서로 다른 위치에 보관된다. 최근에 나온 매력적인 가설은 사람의 지능은 관련된 자료들을 일시적으로 유지하고 연관 짓는 작업기억 능력에 의해 결정된다는 것이다.

5.8 소뇌

소뇌(cerebellum)는 야구공 크기의 주름이 많은 구조로 뇌간의 상부 뒤쪽에 붙어 있으며 후두엽 피질로 덮여 있다(**▲ 표 5-1, ● 그림 5-6b**와 **● 그림 5-13**).

소뇌는 균형을 잡고, 의지적 동작을 계획하고 실행하는 데 중요하다.

소뇌의 중요성은 소뇌를 제외한 나머지 전체 뇌보다 소뇌에 더 많은 뉴런이 존재한다는 사실로 잘 알 수 있다. 소뇌는 기능적으로 구분되는 세 부분으로 이루어져 있는데 이들은 주로 무의식적인 운동활성 조절과 관련된 서로 다른 기능을 가지고 있다(**● 그림 5-15**). 소뇌의 다른 부위는 구체적으로 아래와 같은 기능들을 수행한다:

1. **전정소뇌(vestibulocerebellum)**는 몸의 균형유지와 안구의 움직임을 조절한다.

2. **척수소뇌(spinocerebellum)**는 근육 긴장도를 증가시키며, 숙련된 의지적 운동을 조정한다. 이 영역은 많은 관절들이 사용되는 운동을 조정하는데 필수적인 여러 근육들의 수축 시기를 정교하게 맞추는데 특히 중요하다. 예를 들면, 연필을 집어드는 간단한 동작에도 어깨, 팔꿈치, 손목의 관절들이 정교하게 동조하여 움직여야 한다. 피질의 운동영역이 특정 운동을 실행하기 위해 근육으로 신호를 보낼 때에도 척수소뇌는 의도하는 운동명령에 대한 정보를 미리 전달받는다. 이 영역은 또한 말초수용기로부터 입력을 받아 운동 중 실제 신체의 움직임과 위치에 대한 정보를 파악한다. 척수소뇌는 기본적으로 "중간관리자"의 역할을 하는데 고위중추의 "의도"나 "명령"을 근육의 "실행" 상태와 비교하여 당초 의도된 운동과의 "오차"를 수정해 준다. 척수소뇌는 심지어 복잡한 운동에서 다음 몇 분의 1초 후의 신체의 위치를 예측하여 이에 따라 필요한 보정을 할 수도 있는 것처럼 보인다. 예를 들

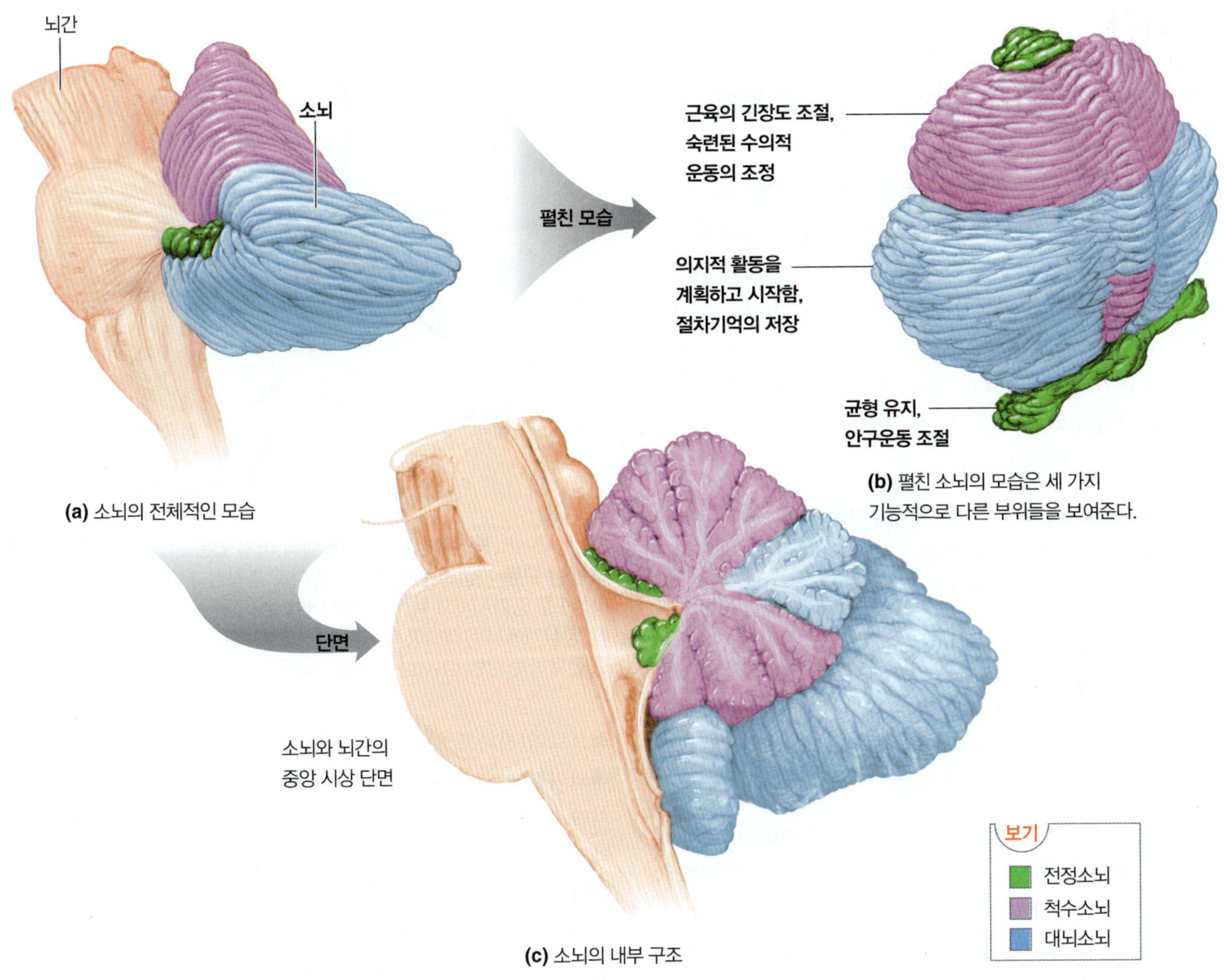

● **그림 5-15 소뇌.**

면, 당신이 연필을 집어 들려고 할 때 척수소뇌는 목적한 위치에서 손이 멈출 수 있도록 미리 "제동을 걸어" 손이 목표물을 지나치지 않도록 한다. 이와 같은 상시적인 보정은 타자를 치거나, 피아노를 연주하거나, 달리기를 할 때처럼 매 순간마다 변화무쌍한 운동이 부드럽고 정확하게 복적한대로 이루어질 수 있도록 한다.

3. **대뇌소뇌(cerebrocerebellum)**는 피질의 운동영역에 입력을 보내어 의지적 운동을 계획하고 시작하게 한다. 이 영역은 또한 절차기억을 저장하는 부위이기도 하다.

임상기록

소뇌 기능의 상실은 다음과 같은 소뇌질환 증상을 유발한다: 몸의 균형을 잡지 못함; 보폭이 크고 불안정하게 걷는 "술취한 선원" 걸음; 규칙적으로 진동하는 안구 운동; 마비된 것은 아니나 근육 강도의 약화; 두 가지 움직임을 교대로 빨리 반복하기 어려움; 골격근 운동을 빨리 "멈추었다-시작했다"하기 어려움 등이다. 이 마지막 경우가 손발이 목표지점에 접근할 때 앞뒤로 진동하는 운동을 보이는 **"활동 떨림(intention tremor)"** 증상의 원인이다. 소뇌에 손상이 있는 사람이 연필을 집으려 할 경우 손이 연필을 "지나쳤다가 다시 앞으로 왔다가"하는 과정을 반복한 후에야 겨우 연필을 집을 수 있게 된다. PD로 대표되는 기저핵 질환으로 인한 **"휴식 떨림(resting tremor)"**과는 달리 소뇌 손상의 경우 의지적 활동을 수행할 때에만 떨림이 나타난다.

소뇌와 기저핵은 둘 다 운동피질의 명령에 의한 운동활동을 감시하고 조정하는 일을 하지만, 기저핵과 마찬가지로 소뇌도 원심성 운동뉴런에 직접 영향을 미치지는 않는다. 비록 이 둘이 서로 다른 역할을 하지만(예를 들어, 소뇌는 근육 긴장도를 증가시키지만, 기저핵은 약화시킴), 둘 다 뇌의 주요 운동계가 만들어내는 출력을 변경함으로써 간접적으로 기능을 발휘한다. 특정한 의지적 활동에 대한 운동명령은 운동피질에서 나오지만 이 활동이 실제 수행되는 과정에서의 조정작업은 무의식적으로 소뇌와 기저핵과 같은 피질하 부위들에 의해 이루어진다. 당신이 걷고 싶다고 의식적으로 결정할지라도 이를 위해 수행해야할 운동의 구체적 순서를 의식적으로 생각할 필요는 없다.

8장에서 운동생리학을 공부하면서 운동조절에 대해 더 자세히 알아보게 될 것이다. 지금부터는 뇌의 마지막 남은 부위인 뇌간에 대해 살펴보자.

5.9 뇌간

뇌간(brain stem; **뇌줄기**)은 **연수**(medulla), **뇌교**(pons), **중뇌**(midbrain)로 구성된다(▲ 표 5-1, ● 그림 5-6b).

뇌간은 척수와 상위 뇌 부위를 연결하는 중요한 구조이다.

말초와 상위 뇌 중추들 사이를 오가는 모든 신경섬유들은 뇌간을 지나가야 한다. 들어오는 신경섬유들은 감각정보를 뇌로 전달하고, 나가는 신경섬유들은 원심성 출력으로 뇌로부터 나오는 명령 신호들을 운반한다. 대부분의 이들 신경섬유들은 뇌간에서 시냅스를 만들며 여기에서는 중요한 처리과정이 일어난다. 따라서 뇌간은 척수와 나머지 뇌 사이를 연결하는 중요한 구조이다.

뇌간의 기능들은 다음과 같다.

1. **뇌신경**(cranial nerve) 12쌍 중 대부분은 뇌간에서 나온다. 한 가지 주요 예외를 제외하면, 이들 신경들은 머리와 목에 있는 기관들에 감각신경과 운동신경섬유를 제공한다. 이들은 시각, 청각, 미각, 후각, 안면과 두피의 감각, 안구 운동, 씹기, 삼키기, 얼굴 표정, 침분비 등에 중요하다. 하나의 예외가 제10 뇌신경인 **미주신경**(vagus nerve)으로서, 대부분의 미주신경 가지들은 머리 부위가 아니라 흉강과 복강 내에 있는 기관들에 뻗어 있다. 미주신경은 부교감신경계의 주요 신경이다.

2. 뇌간 속에는 밀집된 뉴런들의 집단인 **"중추(center)"**들이 있는데, 이들은 심혈관 기능, 호흡, 여러 소화활동들을 조절한다. 호흡조절 중추가 한 예이다.

3. 뇌간은 평형과 자세 유지에 관여하는 근육반사(muscle reflex)들의 조절을 도와준다.

4. **망상계**(reticular formation)라 불리는 상호 연결된 뉴런들의 광범위한 망은 뇌간 전체와 시상까지 퍼져 있다. 망상계는 들어오는 모든 감각 시냅스 입력을 받아들이고 통합한다. 망상계에서 나오는 상행섬유들은 대뇌피질을 각성시키고 활성화시키는 신호를 운반한다(● 그림 5-16). 이 섬유들은 **망상활성계**(reticular activating system, RAS)를 구성하는데, 이는 피질의 전반적인 각성 정도를 조절하며 주의집중을 유도하는데 중요하다. 반대로 피질, 특히 운동영역에서 나오는 하행섬유들은 RAS를 활성화시킬 수 있다.

5. 수면을 조절하는 중추는 전통적으로 뇌간에 있다고 간주되고 있지만, 최근 증거들에 의하면 시상하부도 중요한 역할을 하는 것으로 제시되고 있다.

이제 수면과 여러 다른 각성 상태에 대해 자세히 살펴보자.

수면은 서파수면과 역설수면 기간의 반복으로 구성된 활동적인 과정이다.

의식(consciousness)이란 용어는 외부 세계와 자신(사적 내부 세계인 자신의 마음 즉 생각, 인식, 꿈 등 까지도 포함)에 대해 주관

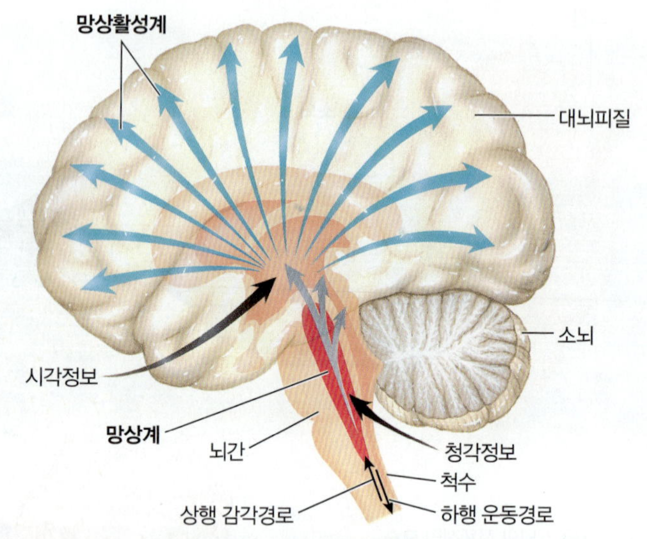

● **그림 5-16 망상활성계.** 뇌간에 널리 퍼져 있는 신경망 구조인 망상계(적색)는 모든 시냅스 입력을 받아들이고 통합한다. 망상활성계는 피질의 각성도를 증가시키고 특정 사건에 대한 주의집중을 이루는 데 도움을 주는데, 망상계에서 유래하여 대뇌피질을 각성시키고 활성화시키는 신호를 위로 전달하는 상행 섬유(청색)들로 구성된다.

적으로 인지하고 있음을 의미한다. 비록 최종 단계의 인지기능은 대뇌피질에 있으며 대략적인 인지는 시상에 의해서도 이루어지지만, 의식적인 경험은 신경계 여러 부분의 통합된 기능에 의존한다. 의식에 대한 분자세포생물학적 기반은 신경과학에서 아직 해결되지 않은 가장 중요한 문제 중 하나이다.

아래의 각 의식 단계들은 말초 자극과 뇌 사이의 상호작용 정도에 근거하여 각성 수준이 감소하는 순서로 열거되었다:

- 최고 각성상태
- 깨어 있는 상태
- 수면상태(몇 가지 유형이 있음)
- 혼수상태

최고 각성상태(maximum alertness)는 주의집중에 의존하는데 주의집중으로 감각입력을 받아들여 RAS를 활성화시키고 그 결과로 CNS 전체의 활성도를 증가시킨다. 반대편 극단인 **혼수상태**(coma)는 외부자극에 대해 전혀 반응성이 없는 상태인데, 뇌간이 손상되어 RAS가 기능을 하지 못하거나 또는 산소결핍의 경우와 같이 대뇌피질의 기능이 전반적으로 억제될 때 발생한다.

수면-각성 주기(sleep-wake cycle)는 주변을 인지하는데 있어서 정상적인 주기의 변이이다. 깨어 있을 때와는 달리, 자고 있는 사람은 외부 세계를 의식적으로 인지하지 못하지만 꿈과 같은 내부적 의식 경험은 인지한다. 나아가 이들은 알람과 같은 외부 자극에 의해 깨어날 수도 있다.

수면상태(sleep)는 단순히 깨어 있지 않은 상태가 아니라 활동적인 과정이다. 전체적인 뇌의 활성은 수면하는 동안 감소하지 않는다. 어떤 수면 단계에서는 뇌는 깨어 있을 때의 정상 수준보다 더 많은 양의 산소를 소모한다.

▲표 5-3 서파수면과 역설수면의 비교

특징	수면의 유형	
	서파수면	역설수면
EEG	느린파동(서파)을 보임	각성된 깨어 있는 사람과 유사한 EEG 양상을 보임
운동활성	근육 긴장도가 높음; 자주 자세를 바꿈	근육 긴장도가 갑자기 억제됨; 움직임이 없음
심박률, 호흡률, 혈압	정상적	불규칙적
꿈꾸기	거의 없음(정신활동은 깨어 있을 때 생각의 연장임)	빈번함
각성도	쉽게 각성 상태로 깨어남	각성 상태가 되기는 어렵지만 때때로 깨어남
수면시간(%)	80%	20%
다른 주요 특징	네 단계가 있음; 잠들기 위해서는 먼저 이 유형의 수면을 거쳐야 함	빠른 안구운동

수면에는 서파수면과 **역설수면**(또는 REM 수면)의 두 가지 유형이 있는데, 이들은 EEG 양상(pattern)과 행동학적 차이점에 의해 구별된다(**▲표 5-3**).

수면 동안의 EEG 양상 서파수면(slow-wave sleep)은 4단계로 구분되는데 각 단계는 점차적으로 더 큰 진폭과 더 느린 EEG 파형을 보인다(이런 이유로 서파수면이라 불림) (**●그림 5-17**). 수면은 시작되고 나서 30~45분 정도면 얕은 수면상태인 1단계로부터 깊은 수면상태인 4단계의 서파수면으로 진행된다. 그 후에는 다시 동일한 과정이 반복되는데 반복되는 각 서파수면 주기의 끝에는 10~15분 정도의 **역설수면(paradpxical sleep)**이 나타난다. 역설적으로 아직 자고 있음에도 불구하고, 역설수면 동안에는 EEG 양상이 갑자기 깨어 있는 각성상태의 EEG 양상과 유사하게 변한다(이런 이유로 역설수면이라 불림) (**●그림 5-17**). 역설수면 기간 후에는 다시 서파수면의 단계들이 반복된다. 사람은 밤새 이들 두 유형의 수면을 주기적으로 반복한다. 정상적인 수면주기에서는 항상 서파수면을 통과한 후 역설수면으로 들어가는데 가끔 짧은 동안 잠이 깨기도 한다.

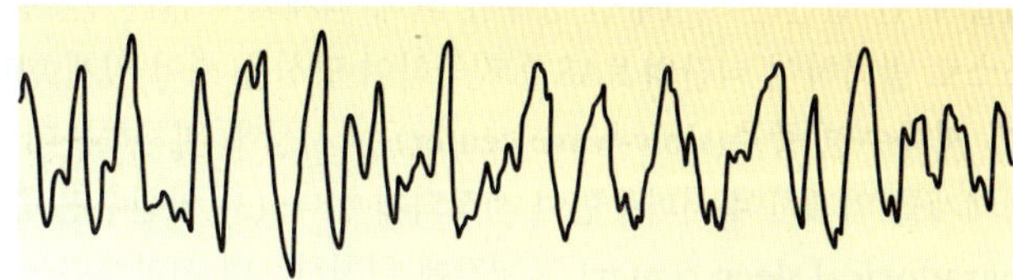
서파수면, 4 단계

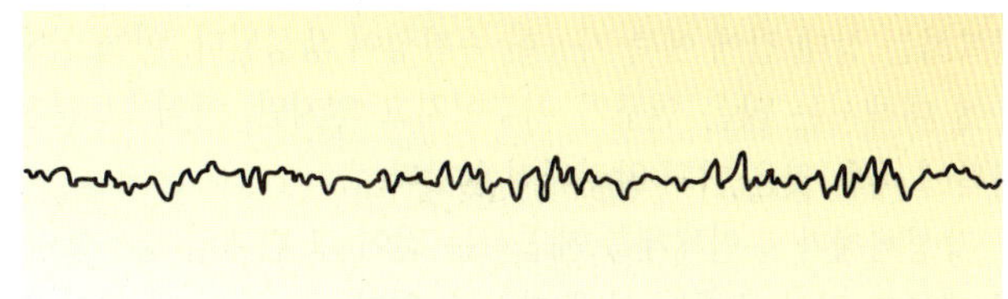
역설수면

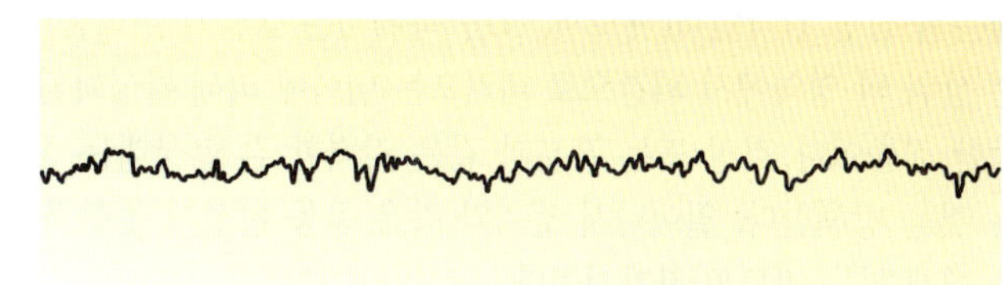
각성, 눈 뜸

●그림 5-17 수면 형태에 따른 EEG 패턴. 역설수면의 EEG 양상이 각성상태의 깨어 있는 사람의 것과 유사함에 유의하라. 반면에, 서파수면의 EEG 양상은 이들과 명확히 다른 양상을 보인다.

수면 동안의 행동 양상 두 유형의 수면은 서로 다른 EEG 양상을 보일 뿐만 아니라 행동학적 차이점으로도 구별된다. 어떤 사람이 언제 졸린 상태로부터 서파수면 상태로 이행하였는지를 정확히 알아내는 것은 쉽지 않다. 사람은 서파수면 상태에서 여전히 상당한 근육긴장도를 유지하고 있으며 때로는 몸의 위치를 바꾸기도 한다. 호흡률, 심박률, 혈압은 정상 상태를 유지한다. 이 기간 동안에는 쉽게 깨어날 수도 있으며 꿈도 거의 꾸지 않는다. 서파수면에 연관된 정신활동은 꿈 꿀 때와 비교해 덜 시각적이다. 주로 일상적인 사건들에 관한 깨어 있을 때 생각들의 연장처럼 보다 개념적이고 현실적인데 이들은 나중에 기억하지 못하는 경우가 대부분이다.

역설수면에 수반되는 뚜렷한 행동학적 변화는 신체 전반적인 근육긴장도가 갑작스럽게 억제되는 것이다. 눈을 움직이는 근육들을 제외하면 몸의 근육들은 완전히 이완하며 움직임도 전혀 없다. 역설수면은 빠른 안구 움직임(rapid eye movements)이 특징이며 이에 따라 **REM 수면(REM sleep)**으로도 불린다. 심장박동과 호흡률이 불규칙적으로 되며, 혈압도 변동할 수 있다. REM 수면의 또 다른 특징은 꿈을 꾸는 것이다. 빠른 안구 움직임은 꿈 속 형상을 "보는 것"과는 상관이 없다. 안구 움직임은 꿈의 내용과는 상관없이 일정한 진동양식으로 일어난다.

REM 수면 동안의 뇌-영상을 보면 상위단계의 시각처리 영역과 변연계(감정이 위치하는 영역)가 높은 활성을 가지며 반면에,

전전두엽피질(추리성이 위치하는 영역)의 활성은 감소되어 있음을 알 수 있다. 이런 양상의 활성도는 꿈을 특징짓는 기반이 된다: 내부적으로 생성되는 시각적 형상들은 개인의 "감정기억 은행"이 복잡한 사고 영역(thinking area)들에 의한 안내나 해석이 거의 없는 상태에서 활성화된 것을 반영한다. 이 결과 꿈은 때때로 매우 감정적이며, 시간개념이 왜곡되고, 기이한 내용으로 가득 차 있음에도 우리는 이들 온갖 이상한 점들을 인식하지 못하며 무비판적으로 사실로 받아들인다.

수면-각성 주기는 세 가지 신경체계의 상호작용에 의해 조절된다.

다양한 단계의 수면 상태뿐만 아니라 수면-각성 주기도 세 가지 신경체계의 주기적 상호작용의 결과이다: (1) **각성체계(arousal system)**는 시상에 있는 특화된 뉴런 집단에 의해 지시를 받는데 이들 뉴런 집단은 서파수면 중추에 의해 억제되지 않는 한, 항상 스스로 발화하여 뇌간의 RAS를 자극하여 당신을 깨어 있게 한다; (2) **서파수면 중추(slow-wave center)**는 시상에 위치하는데 각성체계를 억제하여 서파수면이 시작되게 한다; (3) **역설수면 중추(paradoxical sleep center)**는 뇌간에 위치하는데 서파수면을 종료시키고 역설수면으로 이행되도록 한다. 이들 세 신경영역들 간의 상호작용 양식에 의해 각성상태와 두 유형의 수면을 번갈아 반복하는 상태 간에 예측 가능한 주기성이 생성된다. 이들 상호작용에 대해서는 많은 연구가 이루어지고 있지만, 아직 그 분자적 기작에 대한 것은 거의 알려지지 않았다.

각성체계가 수면체계를 제압하는 것이 그 반대의 경우보다 쉽기 때문에 정상 주기는 쉽게 깨질 수 있다. 즉, 졸릴 때 깨어 있도록 하는 것이 매우 각성된 상태일 때 잠드는 것보다 쉽다. 각성체계는 구심성 감각입력(예로서, 소음 속에서는 잠들기 어려움) 또는 상위 뇌-영역에서 뇌간으로 내려오는 입력에 의해 활성화된다. 강한 집중이나 걱정 또는 흥분과 같은 강력한 감정 상태는 잠드는 것을 방해한다. 일어나서 걷기와 같은 운동 활성이 졸린 사람을 깨게 하는 것도 마찬가지이다.

수면의 기능은 불확실하다.

사람은 대략 일생의 1/3을 잠을 자는데 소비하지만, 왜 잠이 필요한 지는 아직도 추측만 할 뿐이다. 한 때는 잠자는 동안 신경활성이 감소한다고 믿어졌지만 실제로 신경활성은 감소하지 않는다(즉, 뇌세포가 "휴식 상태"는 아님). 하지만 신경활성에 큰 변화가 있는 것은 사실이다.

널리 받아들여지는 한 가설은 잠은 깨어 있을 동안 점차적으로 미약해진 뇌의 생화학적(생리학적) 과정들을 회복하는 시간을 제공한다는 것이다. 또 다른 유력 가설은 잠은 뇌가 학습과 기억에 필요한 장기 구조적 및 화학적 조정을 하기 위한 상태가 되기 위해 필요하다는 것이다. 이들 두 가지 가설이 서로 배타적인 것은 아니다. 잠은 여러 가지 기능을 가질 수 있다.

뇌가 왜 두 유형의 수면을 교대로 반복하는지에 대해서는 거의 알려진 것이 없지만, 일정량의 역설수면은 필요한 것으로 밝혀졌다. 실험적으로 하루나 이틀 밤 동안 역설 EEG 양상을 보일 때마다 깨워서 역설수면을 하지 못하게 한 사람은 환상을 보게 된다. 이 사람은 다음 정상 수면에서는 마치 잃어버린 시간을 보충이라도 하듯이 역설수면에 비례적으로 더 많은 시간을 소모한다.

5.10 척수

척수(spinal cord)는 뇌간에서 뻗어 나온 가늘고 긴 신경조직이다. 사람의 경우 길이는 45 cm, 직경은 2 cm(엄지 손가락 굵기) 정도이다.

척수는 척추관 속을 통해 뻗어 있으며 척수신경과 연결되어 있다.

두개골의 바닥에 있는 큰 구멍을 통해 나온 후 척수는 보호기능을 하는 척주(vertebral column)에 둘러싸여서 척추관(vertebral canal)을 통해 아래로 뻗어 내려간다(● **그림 5-18**). 쌍으로 되어 있는 척수신경은 척수에서 뼈로 된 날개 모양의 휘어진 척추 구조물의 틈 사이를 통과하여 나온다. 척수신경은 이들이 빠져나오는 척주의 위치에 따라 이름이 붙여진다(● **그림 5-19**). 사람에는 8쌍의 경추(목)신경(cervical nerve, C1~C8이라 부름), 12쌍의 흉추(가슴)신경(thoracic nerve), 5쌍의 요추(배)신경(lumbar nerve), 5쌍의 천추(골반) 신경(sacral nerve), 그리고 1쌍의 **미추(꼬리뼈) 신경(coccygeal nerve)**이 있다.

발생과정에서 척주는 척수보다 약 25 cm 더 길게 자란다. 이 차이 때문에 척수신경이 나오는 척수의 각 마디는 척수신경이 빠져나가야 하는 해당 척추 사이의 공간과 정확히 일치하지 않는다. 대부분 척수신경의 신경뿌리는 척수를 따라 더 아래로 뻗어 내려가서 해당 위치에 있는 척주에서 나오게 된다. 척수 자체는 제1 또는 제2 요추(허리 위치)까지만 뻗어 있어 그 아래에서 빠져 나가야하는 척수신경들은 신경뿌리를 길게 아래로 뻗은 후 적절한 위치에서 척주를 빠져 나간다(● **그림 5-19b**).

척수의 백질은 경로들로 조직되어 있다.

위치에 따라 일부 미세한 차이는 있지만, 척수 단면의 해부학적 구조는 척수의 어느 부위든 대체적으로 비슷하다(● **그림 5-20**). 뇌에서는 회백질이 바깥 껍질을 이루어 안쪽 백질을 덮고 있지만, 척수에서는 이와는 반대로 회백질이 나비모양으로 척수 내부에 들어 있고, 백질은 바깥에서 이를 둘러싸고 있다. 뇌에서와 마찬가지로 척수의 회백질은 주로 신경세포체와 그들의 수상돌기, 교세포들로 구성되어 있다. 백질은 비슷한 기능을 가진 신경섬유(연합뉴런의 긴 축삭)의 다발들인 **경로(track)**들로 조직되어 있다. 이 다발들은 모여서 기둥(column)형태를 이루고 척수를 따라 길게 뻗어 있다. 이 경로들은 뇌의 특정한 영역에서 시작되거나 끝나게 되며, 각각은 특정 유형의 정보를 전달한다. 어떤 것들은 **상행경로(asending track**, 척수에서 뇌로)들로서 구심성 입력에서 유래된 신호를 뇌로 전달하며, 다른 것들은 **하행경로(descending track**, 뇌에서 척수로)들로서 뇌에서 원심성 뉴런으

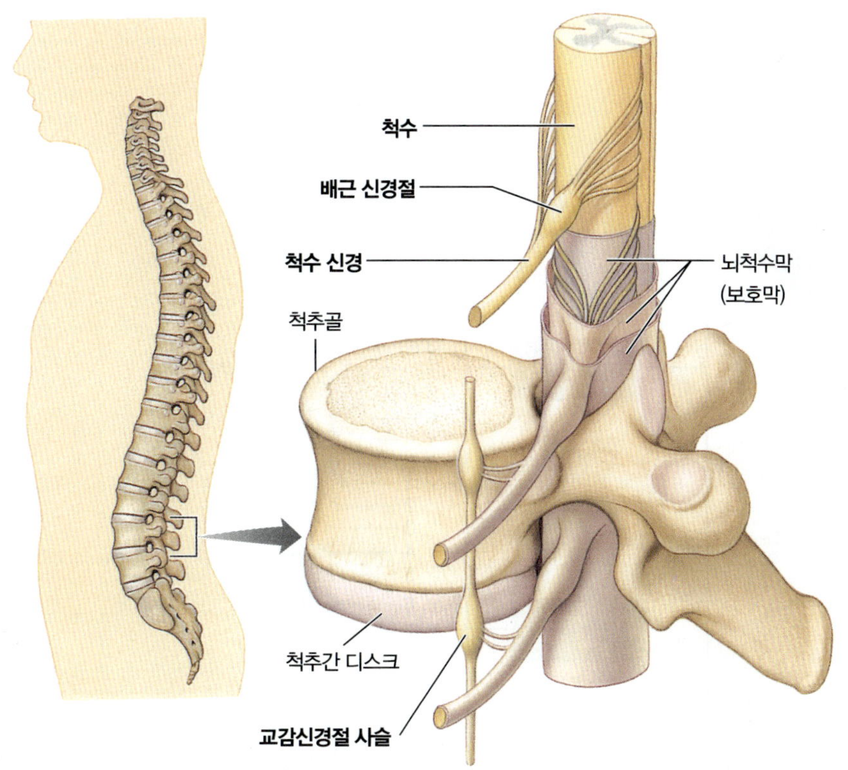

● 그림 5-18 **척주에 상대적인 척수의 위치.**

로 메시지를 전달한다. 다양한 유형의 신호들이 척수 내의 서로 다른 경로를 통해 운반되므로 척수의 특정 영역이 손상되면, 어떤 기능들은 저해되지만 다른 기능들에는 이상이 없을 수 있다.

척수신경은 원심성 섬유와 구심성 섬유 모두를 갖고 있다.

척수신경은 배근과 복근에 의해 척수의 양쪽(등쪽과 배쪽)과 연결된다(● **그림 5-20**). 말초수용기로부터 들어오는 신호를 운반하는 구심성 섬유는 **배근(dorsal root)**을 통해 척수로 들어간다. 척추의 각 수준에서 구심성 뉴런들의 세포체는 모여서 배근신경절(dorsal root ganglion)을 형성한다. [중추신경계(CNS) 외부에 있는 신경세포체의 집합은 신경절(ganglion)이라 부르고, CNS 내에 있는 신경세포체의 기능적인 집합은 핵(nucleus) 또는 중추(center)라 한다.] 원심성 뉴런의 세포체는 회백질에 있으며 **복근(ventral root)**을 통해 축삭을 밖으로 내보낸다. 따라서 원심성 섬유는 복근을 통해 근육과 분비샘으로 나가는 신호를 운반한다.

각 수준에서 배근과 복근은 서로 만나 척수신경을 형성한 후 척주로부터 빠져 나간다(● **그림 5-20**). 척수신경은 신체의 특정 지역과 척수를 오가는 구심성 섬유와 원심성 섬유 둘 다를 가지고 있다. 신경과 뉴런의 차이를 잘 이해하자. 신경(nerve)은 말초신경축삭의 다발을 말하는데 이 축삭들 중 일부는 원심성이고 일부는 구심성으로서, 같은 경로를 따라 뻗어 있으며 연합조직으로 둘러싸여 있다. 신경은 신경세포 전체를 포함하지는 않으며 여러 뉴런(neuron)들의 축삭 부분만을 갖는다. [이런 정의에 따르면 CNS에는 신경이 없다! CNS에 있는 축삭의 다발들은 경로(track)라 한다.] 한 신경 내에 있는 개별 섬유들은 일반적으로 서로에 대해 직접적인 영향을 주지는 않는다. 이들은 편의상 같이 여행할 뿐이다. 한 전화 케이블선 속에 많은 전화선들이 들어 있지만 서로 방해하거나 영향을 주지 않고 개별적으로 기능하는 것과 마찬가지이다.

31쌍의 척수신경은 뇌간에서 나오는 12쌍의 뇌신경과 함께 말초신경계(PNS)를 구성한다. 척수신경은 척수에서 나온 후 점차로 갈라져서 말초신경의 방대한 망을 형성하여 조직에 공급된다. 척수의 각 마디는 한 쌍의 척수신경을 만들어 내며 이 신경은 신체의 특정부위에 구심성 섬유와 원심성 섬유를 공급한다. 따라서 척수 손상시 감각과 운동 기능이 마비되는 위치와 정도를 파악하는 것은 손상된 척수의 위치와 손상 정도를 알게 하므로 임상적으로 중요하다.

임상기록

각 척수신경은 신체 표면의 특정지역으로부터 들어오는 감각섬유를 가지고 있다. 척수신경에 있는 섬유는 또 가지를 쳐서 내장기관에 분포하기도 한다. 따라서 내장기관에서 유래된 통각이 때로는 같은 척수신경이 분포하는 신체 표면과 "연관(referred)"되기도 한다. 예를 들면, 심장에서 유래하는 **연관통(referred pain)**은 왼쪽 어깨와 팔에서 오는 것처럼 느낀다. 그러나 연관통에 대한 기작은 완전히 이해되지는 못하고 있다. 심장에서 나오는 입력은 왼쪽 상반신 위에서 나오는 입력과 뇌로 가는 경로를 공유하기 때문일 것으로 추측된다. 상위 인식 단계는 심장보다는 왼쪽 팔에서 오는 감각입력에 더 익숙해져 있어서 심장에서 오는 입력도 왼쪽 팔에서 오는 것으로 해석할 수도 있을 것이다.

척수는 여러 기본적 반사반응들을 통합하는 기능이 있다.

척수는 뇌와 PNS의 원심성, 구심성 섬유 사이에 전략적으로 위치한다. 이런 위치적 특성 때문에 척수는 (1) 뇌와 신체 다른 부위들 간의 정보전달을 중간에서 연결해 주는 역할, (2) 뇌와 상관없이 구심성 입력과 원심성 출력 사이에서 반사반응을 완성하는 역할의 두 가지 주요 기능을 수행할 수 있다. 이런 유형의 반사반응을 척수반사(spinal reflex)라고 한다.

반사반응(reflex)은 의식적 노력 없이도 자동적으로 일어나는 반응이다. 반사반응에는 두 가지 유형이 있다: (1) **단순(기본) 반사[simple(basic) reflex]**는 뜨거운 물체에 닿으면 손을 움추리는 것처럼 배우지 않아도 일어나는 선천적인 반응이다. (2) **획득(조건) 반사[acquired(conditioned) reflex]**는 피아노 연주자가 오선지의 음표를 보면 특정 건반을 두드리는 것처럼 연습과 학습의 결과로 일어나는 반응이다. 음악가들은 악보를 보면 자동적으로 연주를 하지만 이는 의식적으로 많은 훈련을 한 후라야만 가능한 일이다.

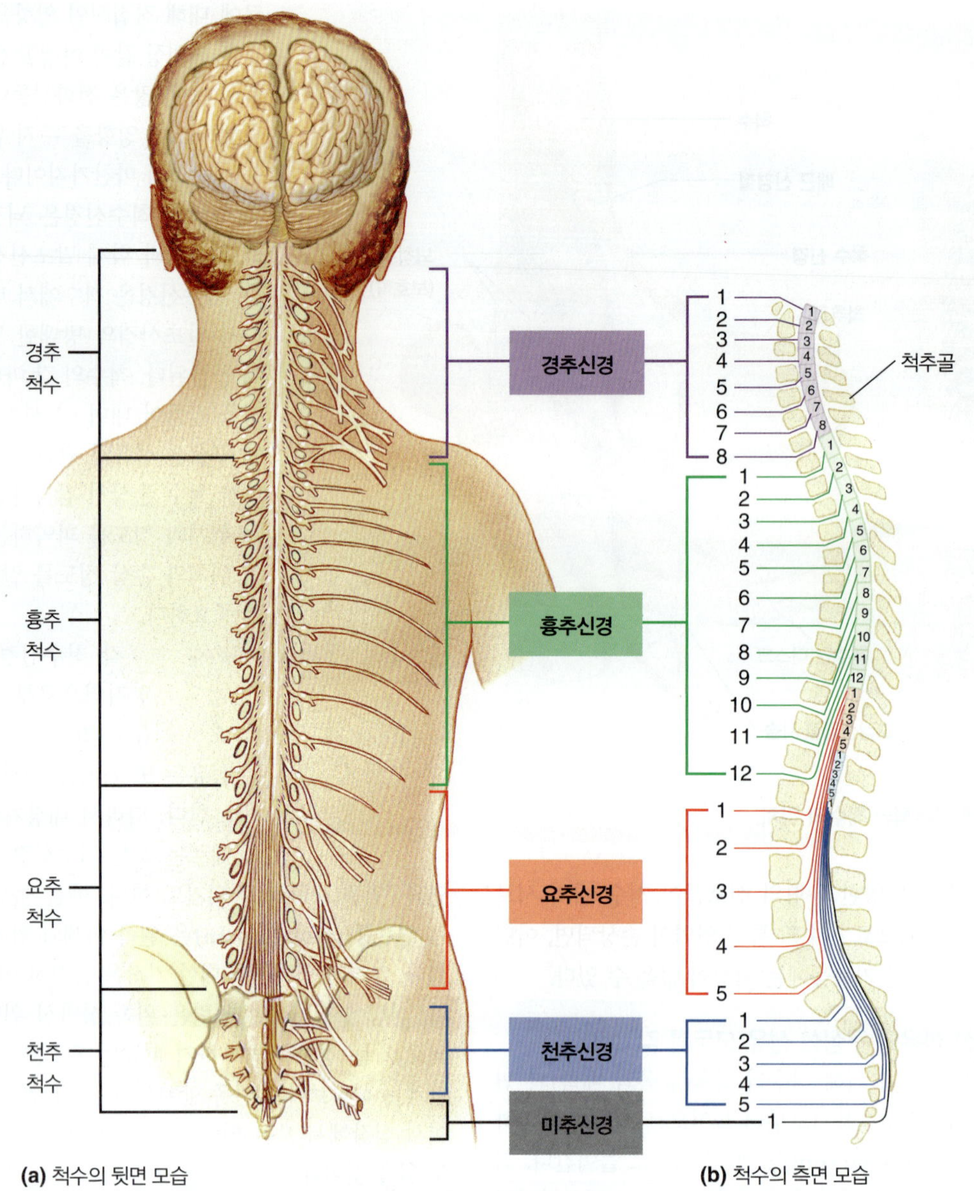

● **그림 5-19 척수신경.** 총 31쌍의 척수신경이 있으며, 척주에서 빠져 나오는 위치에 따라 이름이 붙여진다. 척수는 척주 보다 길이가 짧기 때문에 척수신경 뿌리는, 특히 제1 요추(L1)보다 더 아래에 있는 척수신경의 경우, 해당 위치의 척추 간 틈으로 빠져나오기 위해서 한참을 아래로 내려가야 한다. (a) 뇌, 척수, 척수신경의 뒷면 모습 (오른편만 나타냄) (b) 척주에서 빠져 나오는 척수와 척수신경의 측면 모습.

반사궁 반사활동을 일으키는 신경경로를 **반사궁(reflex arc)**이라 하는데, 반사궁은 전형적으로 다음과 같은 5개 기본 요소로 구성된다:

1. 감각수용기
2. 구심성 경로
3. 통합중추
4. 원심성 경로
5. 효과기

감각수용기(sensory receptor, 줄여서 수용기)는 **자극(stimulus)**에 반응한다. 자극이란 수용기에 의해 감지가 가능한 환경의 물리적 화학적 변화를 말한다. 자극에 반응하여 수용기는 활동전위를 생성하여 **구심성 경로(afferent pathway)**를 통해 **통합중추(integrating center**, 보통 CNS)로 보내 정보를 처리한다. 척수와 뇌간은 기본반사를 처리하고 상위 뇌수준에서는 획득반사를 처리한다. 통합중추는 특정 수용기뿐만 아니라 기타 이용할 수 있는 모든 입력으로부터의 정보를 종합하여 적절한 반응을 일으키기 위한 "결정을 내린다". 통합중추로부터의 명령은 **원심성 경로(efferent pathway)**를 통해 **효과기(effector)**인 근육 또는 분비선(샘)으로 전달되어 원하는 반응을 일으킨다. 의식적 행위는 수많은 가능성 중 하나로 선택되기 때문에 예측이 어렵지만 이와는 달리 반사반응은 반응경로가 항상 동일하기 때문에 예측이 가능하다.

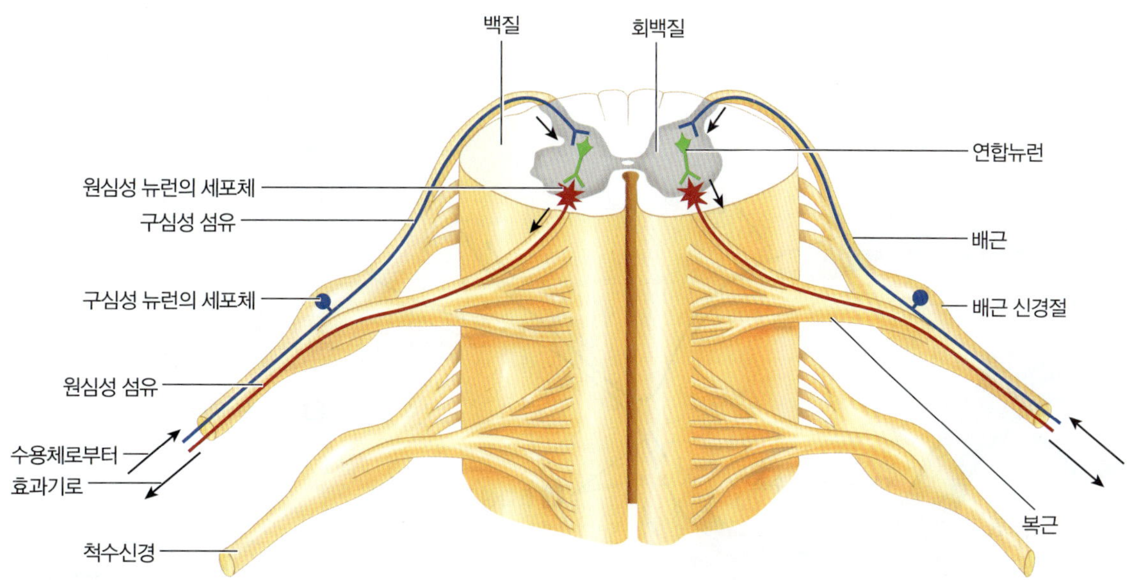

● **그림 5-20 척수의 단면.** 구심성 섬유는 배근을 통해 척수로 들어오고, 원심성 섬유는 복근을 통해 척수로부터 나간다. 척수 신경 내에는 구심성 섬유와 원심성 섬유가 같이 존재한다.

신장반사 기본 척수반사는 척수에 의해 수행된다. 구심성 입력과 원심성 출력을 연결하는데 필요한 모든 요소들은 척수 내에 있다. 가장 간단한 반사는 **신장반사(stretch reflex)**인데, 이 반사는 골격근 내의 신장-감지 수용기에서 나온 구심성 뉴런이 직접 원심성 뉴런과 시냅스를 이루고 있고, 이 원심성 뉴런은 동일한 근육을 수축시킴으로써 신장(stretch)된 근육을 원래의 상태로 되돌릴 수 있다. 이 반사에서는 척수 내에 있는 구심성 경로와 원심성 경로 간의 단일 시냅스가 통합중추의 역할을 한다. 이 반사계의 출력(근육 수축이 수동적이던 능동적이던 상관없이)은 구심성 입력의 빈도수(이는 수용기가 감지하는 신장 정도에 의해 결정됨)에 비례해서 생성되는 원심성 뉴런 세포체의 EPSP 총합에 의해 결정된다. 이 경우의 통합은 단지 하나의 자극원으로부터 오는 EPSP의 합이다. (8장에서 이 반사의 기능에 대해 더 자세히 배우게 될 것이다.) 신장반사는 반사궁에 존재하는 유일한 시냅스가 구심성 뉴런과 원심성 뉴런간의 단일 시냅스이므로 **단일시냅스(monosynaptic) 반사**라 한다. 이 외의 모든 반사는 **다시냅스(polysynaptic)**성인데 반사경로에 연합뉴런들이 존재하며, 따라서 많은 시냅스가 관여한다. 도피반사는 다시냅스성 기본 척수반사의 예이다.

도피반사 사람이 뜨거운 난로를 만지면(또는 다른 유형의 고통스러운 자극을 받으면) 고통스러운 자극으로부터 벗어나기 위해 도피반사(withdrawal reflex)가 촉발된다(● **그림 5-21**). 피부에는 온각, 냉각, 촉각, 압력, 통각을 감지하는 서로 다른 수용기가 있다. 모든 정보들은 활동전위라는 방식으로 CNS로 전달되지만 CNS는 서로 다른 자극들을 구분할 수 있다. 그 이유는 서로 다른 자극은 각각 특정한 수용기를 활성화시키고 이 결과로 특정한 구심성 경로가 활성화되기 때문이다. 수용기가 충분히 자극되어 역치에 도달하면 구심성 뉴런에서는 활동전위가 발생한다. 자극이 강할수록 발생하는 활동전위의 빈도는 더 커지고 이에 따라 CNS에는 더 높은 빈도로 활동전위가 전달된다. 구심성 뉴런은 척수로 들어간 후 여러 갈래로 분지되어서 다음과 같은 연합뉴런들과 시냅스를 형성한다. (아래 설명에서 괄호에 표시된 연합뉴런의 종류는 그림 5-21의 **3** 단계에 표시된 것과 같다)

1. 흥분된 구심성 뉴런은 흥분성 연합뉴런(3a)을 자극하고, 이 연합뉴런은 다시 팔꿈치 관절을 접게 하는 팔 근육인 이두근에 제공되는 원심성 운동뉴런을 자극함으로써 손을 뜨거운 난로로부터 뒤로 움츠리게 한다.

2. 구심성 뉴런은 또한 억제성 연합뉴런(3b)을 자극하고, 이 연합뉴런은 다시 삼두근에 제공되는 원심성 뉴런을 억제하여 수축하지 못하게 한다. 삼두근은 팔꿈치 관절을 펴게 하는 근육이다. 이두근이 팔꿈치를 접기 위해 수축할 때, 삼두근이 같이 수축한다면 그 효과는 서로 상충되어 팔꿈치를 접을 수 없을 것이다. 그러므로 도피반사에는 반응이 제대로 이루어지도록 길항작용(반대작용)을 하는 근육에 대한 억제기작이 내재되어 있다. 이와 같이 한 근육에 제공되는 신경의 자극과 길항근육에 제공되는 신경의 억제가 동시에 관여하는 신경 연결의 유형을 **상반 신경지배(reciprocal innervation)**라 한다.

3. 구심성 뉴런은 또 다른 연합뉴런(3c)를 자극하는데 이 연합뉴런은 상행경로를 통해 척수에서 뇌로 신호를 전달한다. 이 신호가 피질의 감각영역에 도달해야만 통각, 자극의 위치, 자극의 유형 등에 대한 인식이 가능하다. 또한 자극이 뇌에 도달하면 정보는 기억으로 저장될 수 있으며, 어떻게 이 일이 일어났는지, 어떻게 처리할 것인지와 같은 상황에 대한 생각을 시작하게 된다. 이와 같은 의식적 활동은 기본 반사보다 상위 단계에서 일어난다.

다른 모든 척수반사와 마찬가지로 뇌는 도피반사를 변형시킬 수 있다. 하행경로를 통해 관련된 근육으로 가는 원심성 운동뉴런에 신호를 내려 보내 수용기로부터의 입력을 무시하게 하여 고통

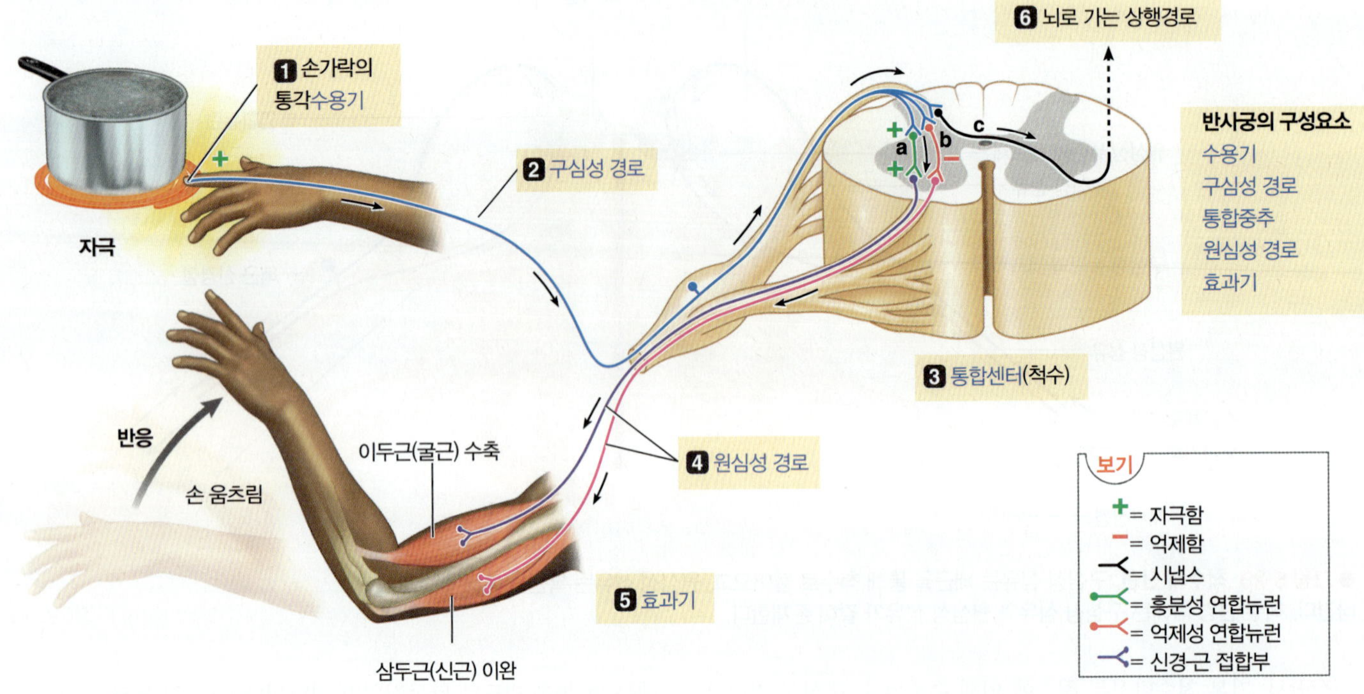

1 고통스러운 열자극이 손가락에 있는 열-통증 수용기를 자극함.

2 구심성 경로 뉴런에 활동전위가 생성되어 척수로 전달됨.

3 척수는 통합중추로 작용함. 여기에서 구심성 뉴런은 **(a)** 이두근으로 가는 운동뉴런을 자극하는 흥분성 연합뉴런과 **(b)** 삼두근으로 가는 운동뉴런을 억제하는 억제성 연합뉴런, 그리고 뇌로 올라가는 상행경로의 일부인 연합뉴런을 자극한다.

4 한 원심성 경로는 이두근을 수축시키고, 다른 원심성 경로는 삼두근을 이완시켜 이들 두 길항근이 비생산적인 흥분과 수축을 하지 않도록 한다.

5 이두근과 삼두근은 효과기이다. 결과적으로, 팔꿈치 관절이 굴절되면서 고통스러운 자극으로부터 손이 떨어지게 된다. 이로써 움츠림 반사가 완결된다.

6 상행경로를 통해 뇌로 올라간 신호는 뇌가 통증을 느끼게 하고 기억을 저장하는 등의 일을 하게 한다. 이들 결과는 반사궁 상위 단계에서 일어나는 일들이다.

● **그림 5-21 도피(움츠림) 반사.**

스러운 자극에도 불구하고 이두근 수축을 억제시킬 수 있다. 검사용 혈액 채취 과정에서 손가락이 바늘에 찔리면 통각수용기가 자극되어 도피반사가 시작된다. 하지만 아파도 참아야 하고 손을 뒤로 빼지 않아야 하는 것을 알기 때문에 당신은 하행경로를 통해 이두근으로 가는 운동뉴런에는 IPSPs를 보내고 삼두근으로 가는 운동뉴런에는 EPSPs를 보내어 의식적으로 반사반응을 무시하도록 하게 할 수 있다. 이들 원심성 뉴런들의 활성은 이들이 갖고 있는 모든 시냅스 입력들의 합에 의해 결정된다. 이두근에 제공되는 뉴런들이 구심성 통각경로(반사)에서 받는 EPSPs 보다 뇌(의지적)로부터 받는 IPSPs가 더 크면 이들 뉴런들은 억제되어 역치에 도달하지 못한다. 이 경우 이두근은 수축되지 않고 손 도피도 일어나지 않는다. 이와 동시에 삼두근으로 가는 뉴런들은 반사경로를 통해 받는 IPSPs 보다 더 많은 EPSPs를 뇌로부터 받게 되어 역치에 도달해 발화하고, 이 결과로 삼두근은 수축하게 된다. 따라서 고통스러운 자극에도 불구하고 팔을 뻗은 채로 유지할 수 있다. 이와 같이 도피반사는 의지적으로 억제할 수 있다.

다른 반사활동 보호 기능을 하는 반사(도피반사와 같은)와 간단한 자세유지를 위한 반사 이외에도 기본적 척수반사는 골반 기관들의 비워내기(예, 소변배출) 작용도 매개한다. 모든 척수반사들은 적어도 일시적으로는 상위 뇌-통합중추들에 의해 의지적으로 억제될 수 있다.

모든 반사반응은 기본적인 반사의 원칙(즉, 탐지되는 변화에 대한 자동적 반응)은 공유하지만, 모두가 명확한 반사궁을 갖고 있는 것은 아니다. 무의식적 반응성에 대한 경로는 전형적인 반사궁과 다음과 같은 두 가지 점에서 다르다:

1. 최소한 부분적으로는 호르몬에 의해 매개되는 반응. 특정 반사는 뉴런들이나 호르몬들 단독에 의해 매개되거나 또는 양쪽 모두를 사용하는 경로에 의해 매개된다.

2. 신경이나 호르몬이 관여하지 않는 국소 반응. 예를 들면, 운동 중인 근육의 혈관은 국소적 대사변화에 의해 확장되어 활발한 근육의 대사요구에 맞추어 혈류량을 증가시킨다.

제5장 요약: 항상성 측면

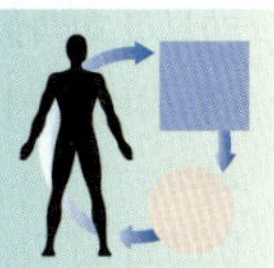

외부 환경에 적절한 방식으로 대응하여 생존하기(식량을 얻는 등) 위해, 그리고 항상성을 유지하기 위한 내부 조절을 위해, 신체는 항상 외부와 내부 환경에 대한 정보를 파악하고 이들 정보를 처리한 후 다양한 근육과 분비샘들에 신호를 보내 바람직한 결과를 도출하여야 한다. 신경계는 신체의 두 주요 조절계중 하나로 이러한 생명유지를 위한 정보교환에 핵심적인 역할을 한다. 뇌와 척수로 구성된 중추신경계(CNS)는 구심성 말초신경을 통해 외부와 내부 환경에 대한 정보를 받아들인다. 이들 입력을 분류하고, 처리하고, 종합한 후 CNS는 원심성 말초신경을 통해 명령을 내려보내 적절한 근육 수축과 분비샘 분비가 일어나도록 한다.

속도가 빠른 전기 신호체계의 특성을 가진 신경계는 빠른 신체반응을 조절하는데 특히 중요하다. 신경에 의해 조절되는 많은 근육과 분비샘의 활성은 항상성 유지를 목적으로 한다. CNS는 구심성 입력과 원심성 출력 사이에서 이들을 통합하는 주된 장소이다. CNS는 특정 입력에 대해 적절한 반응을 연결시킴으로써 신체 내에 생존에 적합한 조건이 유지되도록 한다. 예를 들면, 구심성 뉴런이 혈압이 떨어졌다는 것을 알리면, CNS는 심장과 혈관에 적절한 명령을 보내 혈압을 다시 정상 수준으로 올리게 한다. 이와 유사하게 신체가 과열되었다는 정보를 받으면 CNS는 여러 냉각 반응들 중 하나로 땀샘에서의 땀의 분비를 촉진한다. 땀의 증발은 체온이 다시 정상으로 내려가도록 돕는다. CNS의 이런 정보 처리와 통합 능력이 없다면 사람과 같이 복잡한 생명체는 항상성 유지가 불가능할 것이다.

가장 간단한 수준에서 척수는 고통스러운 자극으로부터 도피하거나 방광을 비우는 것과 같이 의식적 작용 없이도 일어나는 여러 기본적 보호와 배출 기능을 가진 반사를 수행한다. 뇌는 구심성 입력과 원심성 출력 사이를 연결하는 더 복잡한 통합기능 이외에 의지적 운동의 시작, 외부 환경에 대한 복잡한 지각적 인식, 자가인식, 언어, 그리고 생각, 학습, 회상, 의식, 감정, 개성 등의 추상적인 신경현상도 수행한다. 가장 개인적인 생각에서 운동활성을 지시하는 명령까지, 연주회를 즐기는 것에서부터 먼 과거를 회상하는 것까지, 모든 신경활동은 궁극적으로 개별 신경세포들의 활동전위 전파와 화학적 신호전달에 의존한다.

신경계는 진화과정을 거치면서 점점 더 복잡하게 발달하였다. 최근에 생긴 더 복잡하고 정교한 뇌 부위(층)는 더 오래되고 원시적인 옛 부위(층) 위에 더해졌다. 생존에 필요한 많은 기본적 활동을 조절하는 기작은 뇌의 오래된 부위에 탑재되어 있다. 최근에 생긴 상위 단계의 뇌는 명령의 계층적 질서에 따라 하위 단계에서 조정되는 활동들을 수정하거나, 증폭시키거나 또는 억제시키는 일을 점차적으로 증가시켜 왔으며, 또한 새로운 기능들도 추가하였다. 이러한 상위 신경활성들은 생명유지에 필수적인 것은 아니지만 삶의 질을 크게 증가시켰다.

복습 문제 *REVIEW EXERCISES*

객관식

1. CSF의 주 기능은 뇌에 영양분을 제공하는 것이다. (*진실 또는 거짓?*)
2. 산소 공급이 낮은 위급상황에서 뇌는 혐기성 호흡을 할 수 있다. (*진실 또는 거짓?*)
3. 왼쪽 대뇌반구가 손상되면 신체의 왼편에 마비와 감각 상실이 온다. (*진실 또는 거짓?*)
4. 감각 피질과 운동 피질 모두에는, 양손과 입에 연관된 기관들이 이들 기관의 실제 크기보다 훨씬 더 크게 반영되어 있다. (*진실 또는 거짓?*)
5. 왼쪽 대뇌반구는 예술적, 음악적 기능에 더 특화되어 있는 반면 오른쪽 대뇌반구는 언어적, 분석적 기술에 더 우세하다. (*진실 또는 거짓?*)
6. 단기기억 자취를 장기기억 저장소로 옮기고 고정시키는 과정을 ________라 한다.
7. 구심성 섬유는 ________근을 통해 척수로 들어오고, 원심성 섬유는 ________근을 통해 척수에서 나간다.
8. 왼쪽 설명 1~6에 해당하는 것을 오른쪽 보기 (a)~(f)에서 골라 써라.

1. 말초와 CNS 사이에서 정보를 운반하는 신경들로 구성	(a) 체신경계
2. 뇌와 척수로 구성	(b) 자율신경계
3. 중추신경계로 들어가는 신호를 전달하는 말초신경계 구역	(c) 중추신경계
4. 중추신경계에서 나오는 신호를 전달하는 말초신경계 구역	(d) 말초신경계
5. 골격근에 제공되는 신경계	(e) 원심성 구역
6. 평활근, 심장근, 분비샘에 제공되는 신경계	(f) 구심성 구역

9. 왼쪽 1~7에서 설명하는 뉴런을 오른쪽 (a)~(c)에서 골라 써라(한 번 이상 사용 가능).

1. 말초 끝 부위에 수용기가 있음	(a) 구심성 뉴런
2. CNS 내에만 있음	(b) 원심성 뉴런
3. 주로 PNS 내에 있음	(c) 연합뉴런
4. 근육과 분비샘에 분포함	
5. 세포체에는 시냅스전 입력이 없음	
6. 가장 흔한 유형의 뉴런	
7. 생각, 감정, 기억 등을 담당함	

주관식

1. 아래의 각 용어를 설명하라.
   성상교세포, 휘돌기교세포, 뇌실막 세포, 소신경교세포, 뇌척수액, 혈관-뇌 장벽.
2. 백질과 회백질의 구성 성분을 비교하라.
3. 대뇌피질에서 주요 기능 영역을 표시하고 또 각 영역별 기능을 기술하라.
4. 아래의 뇌 각 부위들의 기능을 설명하라.
   시상, 시상하부, 기저핵, 변연계, 소뇌, 뇌간
5. 체감각과 자기수용에 대해 설명하라.
6. 뇌전도가 무엇인지 설명하라.
7. 언어에서 브로카 영역과 베르니케 영역의 역할을 설명하라.
8. 단기기억과 장기기억의 차이점을 설명하라.
9. 망상활성계가 무엇인지 설명하라.
10. 서파수면과 역설수면의 차이점을 설명하라.
11. 척수의 단면을 그리고 각 부위의 이름을 표시하라.
12. 기본적 반사궁의 구성요소 다섯 가지를 열거하라.
13. 단시냅스 반사와 다시냅스 반사를 차이점을 설명하라.

심화학습 문제 *POINTS TO PONDER*

1. 양 대뇌반구 각각에 특화된 기능을 알아보기 위한 특별연구가 "분리된-뇌(split-brain)" 환자들을 대상으로 실시되었다. 이 환자들에서는 간질 발작이 한 대뇌반구에서 다른 대뇌반구로 퍼지지 못하도록 양 쪽 대뇌반구를 연결하는 뇌량이 수술적으로 절단되었다. 양쪽 반구는 각각 독립적으로 동일한 정보를 받을 수 있기 때문에 이 환자들에서 행동, 지능, 또는 개성의 뚜렷한 변화는 관찰되지 않았다. 하지만 한 시기에 한 쪽 반구로만 정보가 전달되도록 제한한 실험에서는 이들에게서 이상이 관찰되었다. 이런 실험 예 중의 하나는 시각 자극이 한 쪽 반구로만 전달되도록 제한하는 것이다. 눈에서 후두엽 피질로 가는 시신경경로에는 교차가 일어나므로, 시야의 중앙선 오른편의 시각정보는 뇌의 왼쪽 반구로만 전달된다. "분리된-뇌" 환자들에게 왼쪽 반구로만 전달될 수 있는 시각 자극을 주면 이들은 본 것을 정확히 말로 설명할 수 있다. 그러나 시각 자극이 오른쪽 반구로만 전달되도록 하면, 이 환자들은 보고 있다는 것을 부인한다. 하지만 이 경우에도 오른쪽 반구가 시각 입력을 받고 있다는 것은 비언어적 실험의 결과로 알 수 있다. 비록 "분리된-뇌" 환자들은 오른쪽 반구에 물체가 투영된 후에도 무엇을 보고 있다는 것을 부인하지만, 자기 자신들도 놀랄만치 여러 물체들 중에서 투영된 것과 같은 것을 정확하게 선택할 수 있다. 이 실험의 결과를 어떻게 설명할 수 있는가?
2. 아래 보기의 증상들 중 머리 뒤쪽을 강하게 얻어맞았을 때 나타날 가능성이 가장 큰 것은?
   a. 마비
   b. 청각장애
   c. 시각 교란
   d. 뜨거운 감각
   e. 인격장애
3. 인슐린 호르몬은 뇌세포를 제외한 신체 대부분의 세포에서 운반체-매개형 포도당 운송을 증가시킨다. 그러나 뉴런에서 혈액으로부터의 포도당 흡수는 인슐린에 의존적이지 않다. 뇌가 혈액으로부터의 지속적인 포도당 공급을 필요로 한다는 사실을 고려할 때, 과량의 인슐린이 뇌에 줄 수 있는 영향을 예상해 설명해 보라.
4. 당신 자신이 획득한 조건반사의 예를 들어보라.
5. 뇌졸중 증상이 나타났을 때 혈전용해제를 투여하는 것이 바람직하지 않은 경우에는 어떤 것들이 있는가?

임상관련 문제 CLINICAL CONSIDERATION

최근에 은퇴한 줄리오(Julio D.)는 오후에 골프를 치다가 갑자기 심한 두통과 현기증을 느꼈다. 이 증상에는 곧이어 오른편 상반신의 감각상실과 부분마비가 뒤따랐으며 말하는데도 장애가 생겼다. 응급실에서 줄리오는 뇌졸중을 진단받았다. 관찰된 신경장애들을 고려할 때 뇌의 어떤 영역들이 영향을 받았을지 예상해 보아라.

5.1 신경계의 조직과 구성세포

■ **신경계**는 뇌와 척수로 구성된 **중추신경계(CNS)**와 **말초신경계(PNS)**로 구성된다. PNS에는 뇌로 들어가는 정보를 운반하는 섬유들(구심성 구역)과 뇌에서 나오는 정보를 운반하는 섬유들(원심성 구역)이 있다(그림 *5-1* 참조).

■ 신경계에는 기능적으로 구별되는 세 종류의 흥분성 세포들인 구심성 뉴런, 원심성 뉴런, 연합뉴런이 있다(그림 *5-2* 참조). (1) **구심성 뉴런(afferent neuron)**은 외부와 내부 환경에 대한 정보를 CNS에 알려준다. (2) **원심성 뉴런(efferent neuron)**은 CNS의 명령을 효과기인 근육과 분비샘으로 전달한다. (3) **연합뉴런(interneuron)**은 구심성 정보를 종합하고 원심성 반응을 만들어 내는 역할을 할 뿐만 아니라 "마음"과 관련된 모든 고위 기능들도 담당한다.

■ **교세포(glial cell)**는 CNS에 있는 비흥분성 세포들로 물리적, 대사적, 기능적으로 뉴런을 지원한다. 네 가지 유형의 교세포에는 **성상세포(astrocyte**, CNS의 주된 아교 역할을 하며 뉴런과 화학적으로 소통하고 뉴런을 보조함**)**, **휘돌기교세포(oligodendrocyte**, CNS에서 미엘린 수초를 형성함**)**, **소신경교세포(microglia**, CNS의 면역방어 세포**)**, **뇌실벽 세포(ependymal cell**, 뇌실벽을 이루는 세포로 뇌척수액을 생성함. 또한 신경줄기세포로도 기능**)**가 있다(그림 *5-3*, *5-4* 참조).

5.2 뇌의 보호와 영양공급

■ 뉴런은 손상된 세포들을 대체하기 위해 분열할 수 없기 때문에 뇌를 몇 가지 장치로 보호하는 것은 중요하다. (1) 뇌는 세 겹의 보호막인 **뇌척수막(meninge)**으로 둘러싸여 있으며 이들은 다시 단단한 두개골로 덮여 있다. (2) **뇌척수액(CSF)**는 뇌의 내부와 주변을 순환하며 물리적 충격에 대한 완충 역할을 한다. (3) **혈관-뇌 장벽(BBB)**은 혈액과 뇌 사이의 물질교환을 엄격히 통제함으로써 화학적 상해로부터 뇌를 보호한다.

■ 뇌는 산소나 포도당이 없으면 ATP를 만들지 못하기 때문에 이들을 지속적으로 공급받아야 한다.

5.3 중추신경계: 개요

■ 뇌의 부위를 가장 하위 수준이며 가장 원시적인 단계로부터 가장 상위 수준이며 가장 정교한 단계순으로 나열하면 뇌간, 소뇌, 시상하부, 시상, 기저핵, 대뇌피질의 순서이다(표 *5-1*과 그림 *5-6* 참조).

5.4 대뇌피질

■ **대뇌피질(cerebral cortex)**은 회백질로 이루어진 대뇌의 바깥 껍질 층으로 안쪽의 백질로 이루어진 중심핵을 덮고 있다. 피질 자체는 주로 신경세포체와 수상돌기 그리고 교세포들로 구성되어 있다. 백질은 뇌의 여러 영역들을 서로 연결하는 신경 섬유의 다발들로 구성되어 있다(그림 *5-12* 참조).

■ **피질의 특정 영역**은 궁극적으로 서로 다른 여러 기능들을 담당한다: (1) 시각피질은 후두엽에 있다. (2) 청각피질은 측두엽에 있다. (3) 두정엽은 체성감각(체감각과 자기수용감각) 입력을 받아들이고 지각적 처리를 담당한다. (4) 전두엽의 운동영역은 의지적 운동을 일으킨다(그림 *5-7*~*5-9* 참조).

■ 언어 능력은 두 주된 언어영역인 **브로카 영역**과 **베르니케 영역**의 통합 활성에 의존하는데 이들 영역은 왼쪽 대뇌반구에만 있다(그림 *5-8*, *5-10* 참조).

■ **연합영역**은 감각입력의 처리나 운동출력의 명령 또는 언어 능력을 전담하지 않는 피질 부위들이다. 이들 영역은 다양한 감각정보와 의도적 행동 간의 통합적 연결을 제공한다. 이들은 또한 기억과 의사결정과 같은 고위 뇌기능에서 핵심적인 역할을 한다. 연합영역에는 전전두엽 연합피질, 두정엽-측두엽-후두엽 연합피질, 변연계가 포함된다(그림 *5-8* 참조).

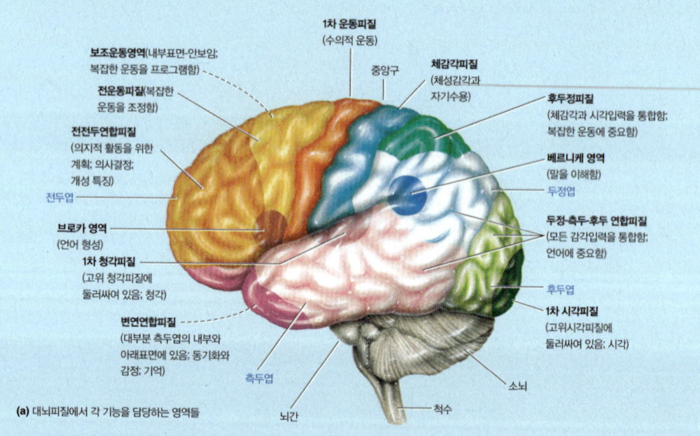

(a) 대뇌피질에서 각 기능을 담당하는 영역들

5.5 기저핵, 시상, 시상하부

■ 피질하 뇌 구조물로는 기저핵, 시상, 시상하부가 있다(그림 *5-12*, *5-13*과 표 *5-1* 참조).

■ **기저핵(basal nuclei)**은 근육 긴장도를 억제하고, 느리지만 지속적인 자세유지를 위한 근육 수축을 조정하며, 불필요한 유형의 운동을 억제한다.

■ **시상(thalamuis)**은 감각 입력들의 예비처리를 위한 "중계 기지"로 작용한다. 시상은 또한 감각에 대한 대략적인 인지와 어느 정도의 의식 작용도 한다.

■ **시상하부(hypothalamus)**는 체온, 갈증, 소변 배출, 음식 섭취를 조절하고, 자율신경계와 내분비계의 조절에 깊이 관여하는데 변연계의 일부이기도 하다.

5.6 감정, 행동, 동기화

■ 시상하부와 뇌간을 둘러싸고 있는 구조물들의 부분들을 포함하는 **변연계(limbic system)**는 감정, 기본적 행동패턴, 동기화, 학습 등에 중요한 역할을 한다(그림 *5-14* 참조).

■ **감정(emotion)**은 주관적인 느낌과 이에 연관된 기분과 신체적 반응들을 말한다.

■ 변연계에 의해 일어나는 기본적 행동양식은 생존(공격행위 등)과 종족 유지(교미행동 등)를 위한 것이다. 상위 피질통합중추는 이들 기본적 행동을 강화하거나, 수정하거나, 억제할 수 있다.

■ **동기화(motivation)**는 특정한 목적을 달성하기 위한 행동을 말한다.

5.7 학습과 기억

■ **학습(learning)**이란 경험이나 교육 또는 이들 둘 다에 의해 지식이나 기술을 습득하는 것을 말한다. **기억(memory)**은 나중에 회상하거나 사용하기 위해 습득된 지식을 저장하는 것이다.

■ 기억에는 두 가지 유형이 있다: (1) **단기기억**은 용량이 제한되어 있고 지속 기간이 짧은데 기존 시냅스 활성을 변형시킴으로써 생성된다. (2) **장기기억**은 용량이 크고 장기간 지속 되는데 기존 뉴런들 사이에 새로운 시냅스 연결이 형성되는 것 등의 보다 영구적인 구조적 기능적 변화가 생기는 것과 관련이 있다. 단백질 합성의 증가가 이들 장기적 변화의 기반이 된다(표 *5-2* 참조).

■ **해마(hippocamopus)**는 단기기억을 장기기억으로 변환하는 공고화 과정에 핵심적 역할을 한다.

■ 해마와 이에 연관된 구조들은 서술기억 또는 특정 물체, 사실, 사건에 관한 "무엇(what)"의 기억에 특히 중요하다. 소뇌와 이에 연관된 구조들은 절차기억 또는 반복적인 연습을 통해 얻어지는 운동기술에 관한 "어떻게(how to)"의 기억에 특히 중요하다.

■ 전전두엽 연합피질은 **작업기억(working memory)**의 보관 장소인데, 작업기억은 현재와 관련된 자료(새로운 정보와 기억 저정소로부터 재생시킨 지식 모두를 포함)들을 임시로 유지하고 조작하여 이들을 뇌의 상위 추론 과정을 완성시키는데 사용할 수 있게 한다.

5.8 소뇌

■ **소뇌(cerebellum)**는 기능적으로 구분되는 세 부분으로 구성되어 있으며 뇌간의 뒤쪽에 붙어 있고 피질로 덮혀 있다(그림 *5-15* 참조).

■ **전정소뇌(vestibulocerebellum)**는 몸의 균형유지를 도와주고 안구의 운동을 조절한다. **척수소뇌(spinocerebellum)**는 근육 긴장도를 증가시키며 숙련된 의지적 운동, 특히 단계적으로 일어나는 빠른 운동활성을 조정한다. **대뇌소뇌(cerebrocerebellum)**는 의지적 운동을 일으키고 절차기억을 저장하는 역할을 한다.

5.9 뇌간

■ **뇌간(brain stem)**은 척수와 상위 뇌 부위들을 연결하는 중요한 구조이다.

■ 뇌간은 뇌신경이 시작되는 장소이다. 뇌간은 또한 심혈관 기능, 호흡, 소화활동을 조절하는 통합중추들을 갖고 있으며; 자세유지 근육의 반사반응을 조절하고; 망상활성계를 통해 피질의 전반적인 각성도를 조절하며; 수면-각성 주기에서 핵심적인 역할을 한다(그림 *5-16* 참조).

■ **의식(conciousness)**은 외부 세계와 자신에 대한 주관적인 인식이다. 의식의 단계를 각성 수준이 감소하는 순으로 열거하면 (1) 최고 각성 상태, (2) 깨어 있는 상태. (3) 수면 상태(몇 가지 유형으로 구별됨) (4) 혼수 상태의 순서이다.

■ **수면(sleep)**은 단순히 깨어 있지 않은 상태가 아니라 활동적인 과정이다. 수면 동안에 사람은 **서파수면**과 역설수면(REM)을 교대로 반복한다(표 *5-3* 참조). 서파수면은 EEG에서 서파(slow wave)를 보임이 특징인데 외부 세계에 대해 의식적으로 인지하지 못하는 것을 제외하면 행동양식은 깨어 있을 때와 거의 차이가 없다. **역설수면(REM 수면)**은 EEG 양상이 각성된 깨어 있는 사람과 유사한 것이 특징인데; 빠른 안구운동, 꿈꾸기, 급작스러운 행동양식의 변화를 보인다(그림 *5-17* 참조).

■ 수면이 왜 필요한가에 대한 두 주요 가설로는 (1) 원상복구 및 회복 (2) 기억 공고화가 제시되고 있다.

5.10 척수

■ 뇌간에서 뻗어 나온 **척수(spinal cord)**는 보호기능을 하는 척추에 둘러싸인 척추관을 통해 아래로 뻗어 내려간다(그림 *5-18, 5-19* 참조).

■ 척수는 두 가지 기능이 있다. (1) 뇌와 PNS 사이의 신경연결 구조이다. 척수를 오르내리는 모든 정보교환은 척수의 바깥쪽 백질에 위치하는 상행 또는 하행경로를 따라 일어난다. (2) 척수는 몇몇 기본적인 보호반사와 자세유지 반사 그리고 골반기관들의 비우기 반사 등과 같은 척수반사를 매개하는 중추이다(그림 *5-20, 5-21* 참조).

■ **기본 반사(basic reflex)**는 수용기, 구심성 경로, 통합중추, 원심성 경로, 효과기로 구성된다(그림 *5-21* 참조).

■ 척수의 내부에 위치하는 회백질에는 원심성 뉴런의 세포체 뿐만 아니라 구심성 입력(배근을 통해 척수로 들어옴)과 원심성 출력(복근을 통해 척수 밖으로 나감) 사이에 위치하는 연합뉴런들이 있다(그림 *5-20* 참조).

■ 신경은 말초신경 축삭들의 다발로 이들 중 일부는 원심성이고, 일부는 구심성으로 같은 경로를 따라 뻗어 있으며 결합조직으로 둘러싸여 있다. **척수신경(spinal nerve)**은 신체의 특정부위로 공급되는데 척수의 전체 길이를 따라 쌍으로 척수의 각 마디와 연결된다(그림 *5-18～5-20* 참조).

■ **PNS**는 31 쌍의 **척수신경**과 뇌간에서 나온 12쌍의 **뇌신경**으로 구성된다(그림 *5-19* 참조).

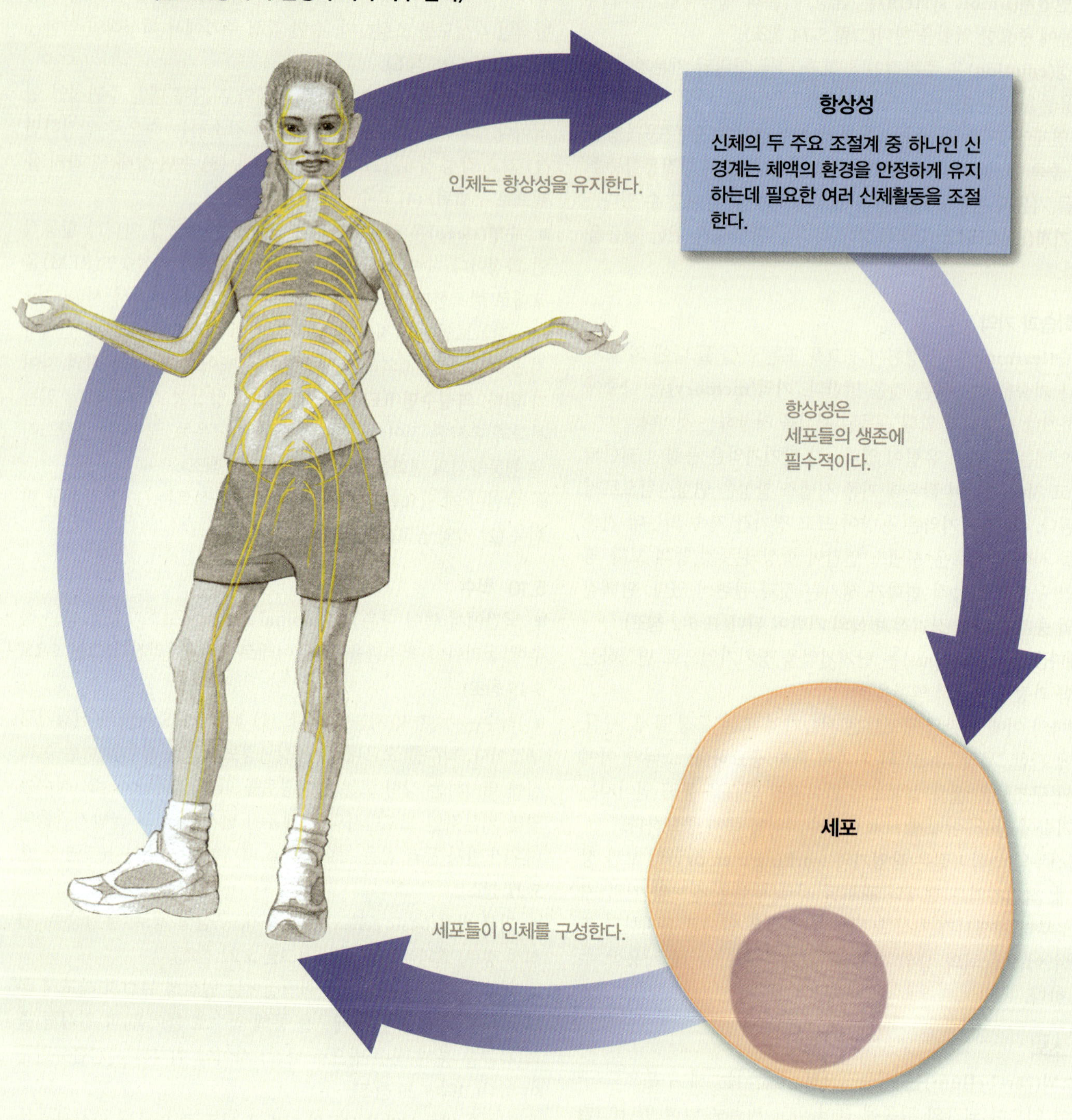

인체의 두 가지 주 조절계의 하나인 신경계는 뇌와 척수로 구성된 중추신경계(CNS), 그리고 CNS와 말초(인체의 다른 부위) 사이에서 신호를 전달하는 구심성 신경섬유와 원심성 신경섬유로 구성된 **말초신경계(peripheral nervous system; PNS)**로 이루어져 있다. PNS의 **구심성 구역(afferent division)**은 말초 신호들을 감지하고, 암호화한 말초신호들을 CNS로 전달함으로써, CNS가 내부 또는 외부 환경에 대한 정보를 알게 한다. 이 구심성 유입 자극이 CNS의 조절중추로 전달되는 것이 항상성 유지에 필수적이다. 원심성 유출 자극을 통한 효과기 기관들에 대한 적절한 조정을 위해 CNS는 무슨 일이 일어나는지를 "알아야" 만 한다. 구심성 유입자극은 또한 항상성과 관련 없는 수의적 행동들을 계획하는데에도 사용된다.

제6장

말초신경계: 구심성 구역과 특수 감각

The Peripheral Nervous System: Afferent Dvivision and Special Senses

제6장 요약 차례

6.1 수용기 생리학

말초신경계(peripheral nervous system; PNS)는 중추신경계(CNS)와 신체의 다른 부위를 연결해 주는 신경섬유들로 구성되어 있다. PNS의 구심성 구역은 신체의 외부 혹은 내부 변화에 대한 정보를 CNS로 보낸다.

자극(stimulus)은 몸에서 감지할 수 있는 변화를 말한다. 자극은 빛, 열, 소리, 압력, 그리고 화학적 변화 등 여러 종류의 에너지 형태로 존재한다. 구심성 신경은 그 끝에 **감각수용기(sensory receptor,** 줄여서 수용기라고도 부름)를 가지고 있어 외부와 내부 세계에서 오는 자극에 반응할 수 있다(영어로 receptor는 세포막에 존재하여 외부 화학분자와 결합하는 막단백질인 수용체를 의미하기도 하고, 자극을 감지하는 수용기를 의미하기도 함). 구심성신경이 중추신경계로 자극에 대한 정보를 전할 수 있는 유일한 방법은 신경신호의 전달이기 때문에 수용기는 다른 형태의 에너지를 전기신호로 변환하여야만 한다. 자극은 **수용기전위(receptor potential)**라고 하는 차등전위(graded potential)를 유발한다. 자극 에너지를 수용기전위로 변환하는 과정을 **감각 변환(sensory transduction)**이라고 부른다. 수용기전위는 결국에는 구심성 축삭에 활동전위를 촉발시킨다.

수용기는 다양한 자극에 대해 서로 다른 민감도를 갖는다.

특정 종류의 수용기는 한 가지 자극에 반응하도록 특화되어 있는데, 이를 **적합자극(adequate stimulus)**이라 부른다. 예컨대, 눈은 빛에 민감하고, 귀의 수용기는 음파에 반응하며, 피부의 열수용기는 열에너지에 민감하다. 이와 같이 서로 다른 민감도 때문에 귀로 볼 수도, 눈으로 들을 수도 없는 것이다. 일부 수용기는 다른 종류의 자극에도 약하게 반응하기도 하는데, 그 경우 다른 자극도 이 수용기가 일반적으로 전달하는 자극으로 인식하게 된다. 예를 들면, 눈의 적합한 자극은 빛인데 이에 대해서는 아주 민감하게 반응하는 반면, 덜 민감하긴 하지만 물리적인 충격에 의해서도 시각이 활성화될 수 있다. 눈이 어떤 물체로 맞았을 때, 맞은 사람이 대개 "별이 보인다."고 말하는 경우가 많은데, 이는 물리적 충격이 시각수용기를 자극했기 때문이다.

적합한 자극에 따른 수용기의 종류 일반적으로 반응하는 자극의 에너지 종류에 따라 감각수용기를 아래와 같이 분류할 수 있다.

- **광수용기(photoreceptor)**는 가시광선에 반응한다.
- **기계적수용기(mechnoreceptor)**는 기계적 에너지에 반응한다. 이에 속하는 예로는 근육에 위치한 신장수용기, 음파에 의해 휘어지는 가는 털을 가진 귀의 청각수용기, 혈압을 측정하는 압력수용기 등이 있다.

■ **온도수용기(thermoreceptor)**는 열이나 추위에 민감하다.

■ **삼투수용기(osmoreceptor)**는 세포외 기질의 용액 내 염류의 농도변화와 그에 따른 삼투활성의 변화를 감지한다(p. 79 참조).

■ **화학수용기(chemoreceptor)**는 특정 화합물에 반응한다. 화학수용기에는 맛과 냄새에 대한 수용기(각각 미각과 후각)와 체내 깊은 곳의 혈액 내 O_2와 CO_2, 그리고 소화관 안의 화합물의 농도를 감지하는 수용기가 포함된다.

■ **통각수용기[nociceptor** 혹은 **통증수용기(pain receptor)]**는 베이거나 화상으로 생긴 세포나 조직의 손상에 민감하다.

일부 감각들은 동시에 자극된 여러 가지 1차 감각이 중앙 연합부에서 합해지면서 감지되는 복합적인 감각이다. 예를 들면, 젖은 것을 감지하는 것은 촉각, 압력, 그리고 온도를 감지하여 만들어지는 것이다. "젖음 수용기"같은 것은 없다.

수용기에서 감지된 정보의 활용 수용기가 감지한 정보는 구심성 신경들을 따라 중추신경계(CNS)로 이동하며, 그곳에서 여러 가지 목적에 사용된다:

■ 구심성 입력은 원심성 출력 조절에 꼭 필요하다. 이는 외부 상황에 따라 움직임을 조절하거나 내부의 항상성을 유지하기 위한 것이다. 기본적으로는 구심성 입력은 CNS에 생존에 필요한 정보를 제공하는 것이다(이를 인식하건 안하건 상관없이). 넓게 보면 이러한 감각기 입력이 없다면 외부 환경이나 다른 사람들과 성공적으로 반응할 수 없을 것이다.

■ 뇌간(brain stem; 뇌줄기)에 있는 **망상활성계**(reticular activation system)가 감각기 입력을 처리하는 것은 대뇌피질의 인식과 의식 생성에 중요한 역할을 한다(p. 160 참조).

■ CNS가 감각기 입력을 분석하여 우리가 주위 환경을 의식하게 해준다.

■ CNS에 전달된 몇몇 정보들은 미래를 위해 저장되기도 한다.

■ 감각자극은 우리 감정에 지대한 영향을 미칠 수 있다. 방금 구운 애플파이 냄새나 비단의 감촉, 사랑하는 이를 보는 것, 누군가가 전한 나쁜 뉴스 등의 유입 감각자극은 여러 가지 감정(기쁘게, 슬프게, 깨어나게, 침묵하게, 화나게, 두렵게 하는 등)을 유발할 수 있다.

이제부터 적절한 자극에 의해 유발된 신경신호가 어떻게 이런 목적들에 이용되는지 살펴보기로 하자.

자극은 수용기의 막 투과도를 바꾸어 감각기 차등전위를 일으킨다.

수용기는 (1) 구심성 신경의 특수화된 끝부분이나, 혹은 (2) 신경의 끝에 붙어 있는 독립된 수용기로 되어 있다. 수용기에 가해진 자극은 대개 양성 이온들에 대한 비특이적 통로들을 열어 막 투과도에 변화를 일으킨다. 이러한 투과도의 변화 기작은 각 수용기 종류마다 다르다. 휴지기에 Na^+이 다른 이온들에 비해 전기화학적 구동력이 더 크기 때문에, 주로 Na^+ 유입이 일어나고 막이 탈분극된다. 이러한 국지적 막전위의 변화가 **차등전위(graded potential)**이다. 모든 차등전위가 그렇지만 여기서도 자극이 크면 클수록 막전위의 변화도 커진다(p. 100 참조). 또한 수용기 전위는 불응기가 없으므로, 짧은 간격으로 오는 자극들의 가중이 가능하다. 수용기세포 부위에는 전압-개폐성 Na^+ 통로가 없기 때문에 역치가 매우 높고, 감각수용기 자체에서는 활동전위가 생기지 않는다. 하지만 먼 거리로 전달되기 위해서는 구심성 섬유를 따라 전도되는 활동전위로의 변환이 절대적으로 필요하다.

수용기전위가 구심성 신경의 활동전위를 일으킬 수 있다.

만약 **수용기전위(receptor potential)**의 변화가 충분히 크다면, 인접한 구심성 신경 막에의 활동전위를 유발할 수 있다. 수용기의 종류에 따라 탈분극된 수용기가 국부적인 전류흐름이나 화학물질의 분비를 통해 이웃한 구심성 신경에 활동전위를 일으킨다. 만약 이때 생긴 이온의 흐름이 특정 부위의 막전위를 역치에 이르게 한다면, 전압-개폐형 Na^+ 채널들이 열려 활동전위가 생성되어 구심성 신경섬유를 따라 CNS에 전달된다.

구심성 신경의 활동전위가 생성되는 곳은 원심성 신경이나 연합신경과는 다르다는 점을 주목하라. 뒤의 두 가지 신경의 경우는 세포본체에서 축삭으로 연결되는 시작 부위인 **축삭기시구**(axon hillock)에서 활동전위가 시작된다(p. 107 참조). 반면에 구심성 신경섬유의 경우엔 세포본체에서 멀리 떨어진 수용기 근처의 신경섬유 끝에서 시작된다(● **그림 6-1**).

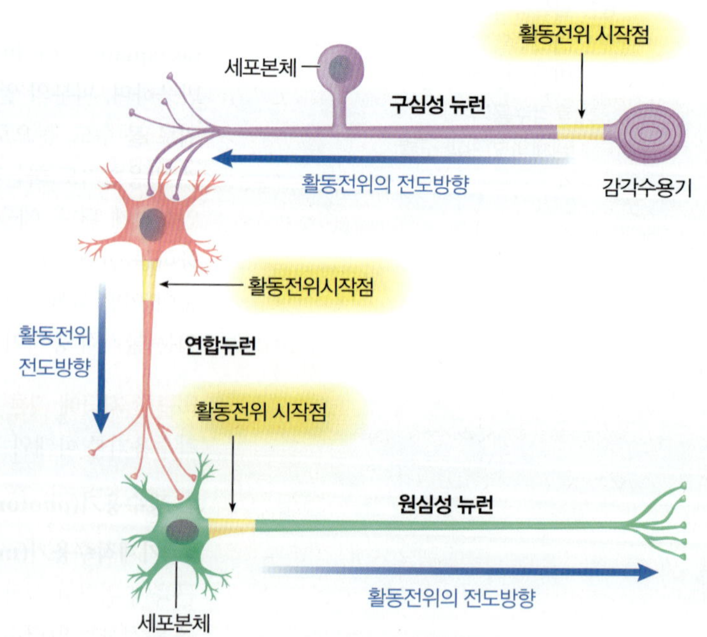

● **그림 6-1 세 종류 신경에서의 활동전위 시작점의 비교.**

자극의 세기는 수용기전위의 세기에 반영된다. 수용기전위가 셀수록 원심성 신경에서의 활동전위 생성빈도가 늘어난다(● **그림 6-2**). 수용기전위가 아무리 강해도 활동전위의 세기를 변화시킬 수는 없지만(활동전위는 실무율의 법칙을 따르기 때문), 보다 빈번한 활동전위의 격발을 유도할 수는 있다(p. 111 참조). 활동전위가 빈번할수록 많은 양의 신경전달물질이 분비되고, 신경전달 물질의 양은 다음 신경세포에 자극의 세기에 대한 정보를 전해준다. 자극의 세기는 반응하는 지역의 넓이와도 관계되는데, 대부분 강한 자극일수록 넓은 지역에 영향을 주어 더 많은 수용기가 반응하게 만든다. 즉, 자극의 세기는 생성된 활동전위의 생성빈도 뿐 아니라 자극받은 수용기와 활성화된 원심성 신경의 수에 의해 구별된다.

수용기에 따라 지속적 자극에 대한 적응시간이 다르다.

일정한 세기의 자극이라도 같은 수용기에서 항상 같은 크기의 수용기전위를 일으키는 것은 아니다. 어떤 수용기는 자극이 계속되면 탈분극되는 정도가 줄어드는 **적응(adaptation)** 현상을 보인다. 결과적으로 구심성 신경의 활동전위 생성 빈도가 줄어든다. 즉, 수용기가 자극에 대해 더 이상 반응하지 않음으로써 자극에 대해 "적응"한 것이다.

적응시간에 따른 수용기의 종류 적응하는데 걸리는 시간에 따라 수용기는 긴장수용기와 위상수용기로 나뉜다. **긴장수용기(tonic receptor)**는 적응하지 않거나 천천히 적응한다(● **그림 6-3a**). 이런 수용기는 어떤 자극에 대한 정보를 유지할 필요가 있을 때 유용하다. 예로는, 근육의 길이를 측정하는 신장수용기나 관절의 구부림을 측정하는 관절의 고유수용기(proprioceptor)가 있다. 우리 몸의 자세와 균형을 잡기 위해서는 중추신경계가 근육의 수축 정도나 관절의 굽어진 정도에 대한 정보를 필요로 한다. 그러므로 이들 수용기는 자극에 적응하는 대신 지속적으로 활동전위를 생성하여 그 정보를 중추신경계로 전달하는 것이다.

위상수용기(phasic receptor)는 이와 반대로 빠르게 적응하는 수용기다. 이 수용기는 자극이 계속되더라도 더 이상 반응하지 않음으로써 적응하며, 어떤 위상수용기는 자극이 없어졌을 때 소위 **꺼짐 반응(off response)**으로 활동전위를 생성하기도 한다(● **그림 6-3b**). 위상수용기는 자극의 세기 변화가 현 상태를 알리는 것보다 더 중요할 때 유용하다. 피부에 주어진 압력에 따라 신호를 내는 촉각수용기(tactile receptor)들 중 많은 것들이 위상수용기이다. 촉각수용기가 위상수용기이기 때문에 우리는 시계, 반지, 옷 같은 것을 계속 몸에 착용하고 있다는 사실을 계속 의식하지는 못한다. 뭔가를 몸에 걸치면 곧 익숙해지는데 이는 수용기들이 재빨리 적응하기 때문이다. 몸에서 벗을 때도 알아차리는데, 이는 꺼짐 반응이 있기 때문이다.

내장의 구심성 신경은 잠재의식 정보를, 구심성 감각신경은 의식적인 정보를 전해 준다.

자극에 반응한 구심성 신경은 활동전위를 중추신경계까지 보낸다. 혈압이나 CO_2 농도와 같은 체내 정보는 결코 의식하는 수준까지 올라가지 않는다. 하지만 이들 정보는 몸의 항상성을 유지하기 위한 적절한 원심성 신호를 만들기 위해서는 필수적이다. 내장(신체의 내부공간에 있는 기관들)에서 나온 입력 정보들의 경

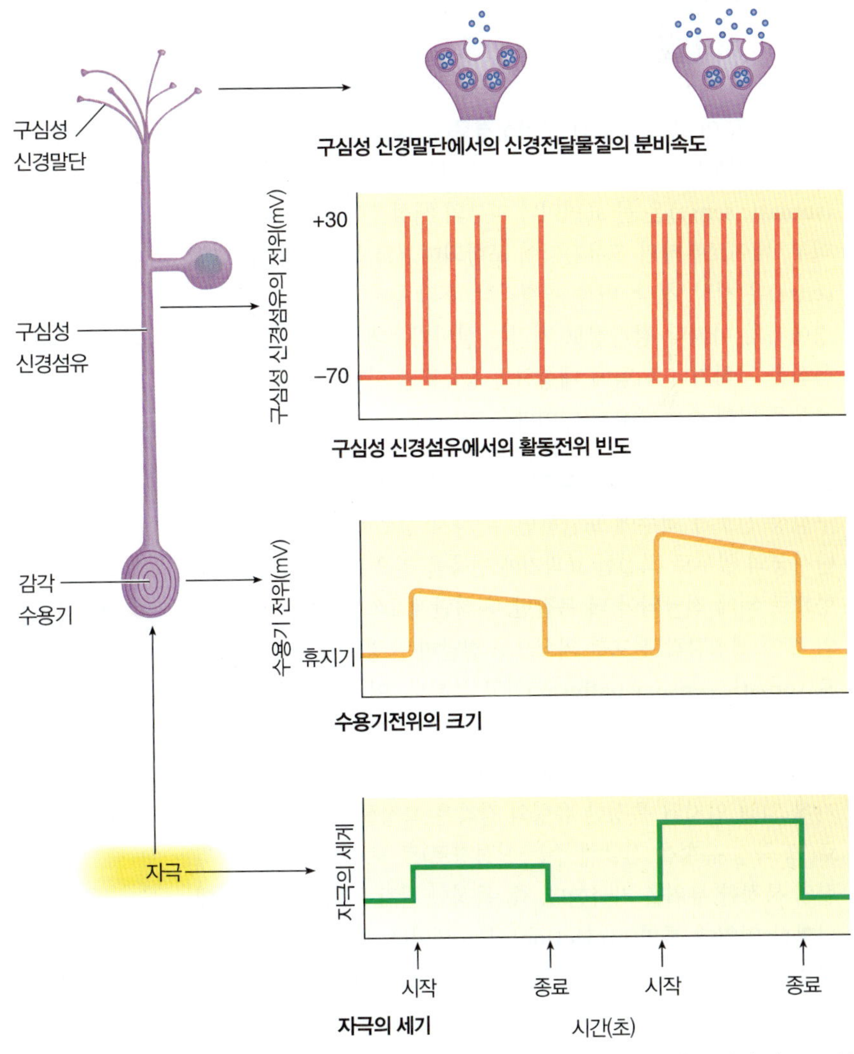

● **그림 6-2 자극의 세기에 따라서 수용기전위의 크기.** 구심성 신경섬유의 활동전위 빈도, 구심성 신경말단에서의 신경전달물질의 분비속도가 결정된다.

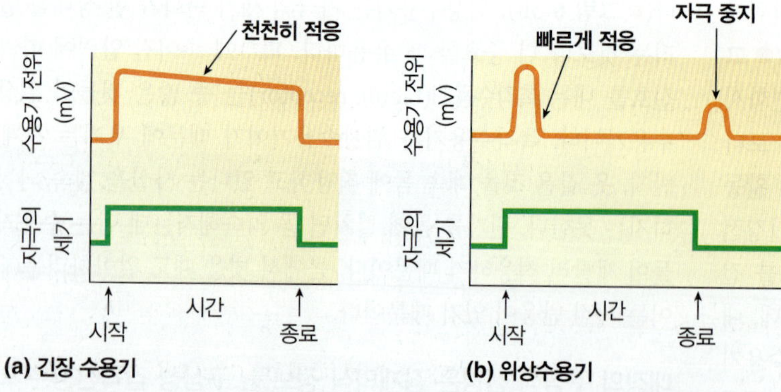

● **그림 6-3 긴장 수용기와 위상 수용기.** (a) 긴장수용기는 지속적 자극에 적응하지 않거나 아주 천천히 적응한다. 따라서 자극에 대한 정보를 지속적으로 제공한다. (b) 위상수용기는 지속적 자극에 빨리 적응하고, 자극이 종료되면 중지신호를 보내는 경우가 많다. 따라서 이 수용기들은 주어진 상태의 정보 전달보다는 자극의 세기에 대한 신호를 전달한다.

로는 **내장 구심성경로(visceral afferent)**라고 할 수 있다. 대부분의 내장 구심신경의 정보들은 의식되지 않지만 통증은 의식될 수 있다. 몸 표면이나 근육, 관절 안에 있는 수용기로부터 온 구심성 정보는 의식의 단계에까지 이른다. 이 입력 정보를 감각정보라 부르고, 이 경로를 **감각 구심성경로(sensory afferent)**라 부른다. 감각정보는 크게 다음 두 가지로 나눌 수 있다. (1) **체성감각(somatic sense)**은 몸 표면이나 피부의 체성감각이나 근육, 관절, 피부, 내이로부터의 고유감각이 포함되며, (2) **특수감각(specific sense)**은 시각, 청각, 미각, 평형감각, 후각 등이 포함된다. 중추신경에서의 마지막 감각정보 처리는 살아가는데 필수적일(예컨대 음식을 구하거나 위험에 대항하는 등) 뿐만 아니라 생활에 풍요로움을 더해 주는 중요한 일이다.

각 체성감각 경로는 반응 유형과 위치에 따라 표시된다.

구심성 신호가 척수에 도달하면 두 가지 경로로 갈 수 있다: (1) 반사궁의 일부로 적절한 효과기에 반응을 일으킬 수 있고, (2) 상향으로 뇌에 전달되어 더 복잡한, 의식단계로까지 갈 수 있다. 이와 같이 체성감각 신호를 의식으로 전달하는 경로를 **체성신경 경로(somatic sensory pathway)**라고 부른다. 이 경로는 감각신호를 순차적으로 정교하게 처리하는 시냅스로 연결된 일련의 신경 연결, 혹은 **표지선(labeled line)**으로 구성되어 있다. 특정한 수용기에 의해 인지된 특정한 유형의 감각은 특정한 구심성 상향 경로(그 특정 유형을 전달해 주는 신경경로)로 보내져 체성감각 피질의 특정한 부위를 자극한다. 즉, 특정한 감각 입력은 특정한 대뇌피질 영역에 **투영(projection)**되는 셈이다. 다른 종류의 입력 정보는 말초신경과 대뇌피질에 이르는 특정한 표시선을 따라 전달된다. 이 방법을 통해, 비록 중추신경계로 전달되는 모든 정보는 같은 종류의 신호(활동전위)이지만, 뇌는 자극의 종류와 위치를 판단할 수 있는 것이다. ▲ **표 6-1**은 중추신경이 어떻게 자극의 종류와 위치, 그리고 강도를 알아내는지 정리한 것이다.

감각의 정밀도는 감각영역의 넓이에 영향을 받는다.

각 체성신경은 인접한 피부 표면에 주어진 자극에만 반응할 수 있다. 이를 **수용영역(receptive field)**이라 부른다. 감각영역의 크기는 수용기의 밀도와 반비례의 관계를 갖는다, 특정 수용기 사이의 거리가 가까우면 밀도가 높아지고 각 수용기가 감시하는 피부 지역은 좁아진다. 감각영역이 좁아지면 **예민함(acuity)**, 즉 **구별능력(discriminative ability)**은 증가한다. 손가락 끝과 종아리의 구별능력을 비교하기 위해, 같은 물체를 각각의 신체 부위에 대봤을 때 어느 쪽에서 보다 많은 정보를 얻을 수 있는지 비교해 보라. 아마도 신경이 풍부한 손가락 끝에서 보다 많은 정보를 얻을 수 있을 것이다. 이는 감각영역이 좁아 각 신경이 대상물의 작고 미세한 부분에 반응 할 수 있기 때문이다. 약 17,000개의 접촉성 기계수용기가 손끝과 손바닥에 존재하며, 이에 비해 넓적다리에는 상대적으로 적은 수의 신경말단이 작용한다. 넓은 감각영역 내의 작은 차이는 감지하기 어렵다(● **그림 6-4**). 감각수용기의 밀도에 비례하여 각 부위의 크기를 변형시켜 그린 감각인간(p. 145 참조)의 모습은 신경접합의 밀도와 정확히 비례하여 표면적을 그린 것이다. 즉, 좁은 감각영역의 분별력이 좋은 감각 수용기는 더 넓은 표면을 차지하도록 그린것이다.

▲ **표 6-1 감각정보의 암호화**

자극의 성질	암호화 기작
자극의 종류 (자극의 성질)	자극을 받는 수용기의 종류와 대뇌피질의 특수 부위에 신호를 전달하는 특수한 경로로 구별한다.
자극의 위치	신체의 특정 지역에 위치한 수용기는 대뇌 체성감각 피질의 특정 부위로 신호를 전달하며 이를 통해 위치를 구별한다.
자극의 강도 (자극의 세기)	구심성 뉴런에서 만들어지는 활동전위의 빈도와 활성화되는 수용기들의 수에 의해 구별한다.

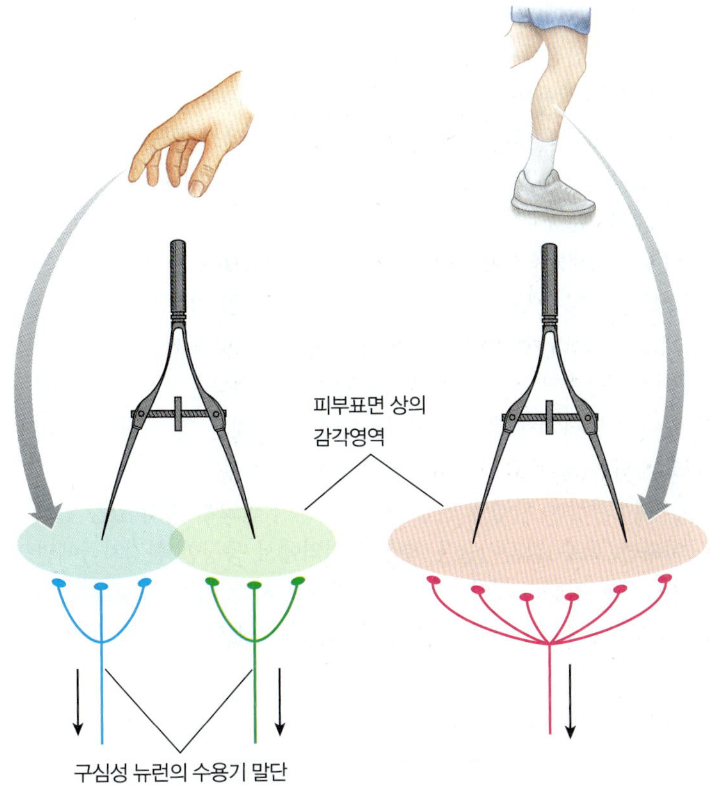

그림 6-4 감각영역의 넓이에 따른 판별능력의 차이. 구별이 가능한 두-지점 간 역치 판별 시험에 특정 신체 부위에 대한 촉각의 예민성을 결정할 수 있다. 만약 캘리퍼스의 두 바늘이 각각 다른 감각영역에 닿았다면 두 개의 점으로 인식할 수 있을 것이다. 반면에 두 바늘이 같은 감각영역에 닿아 있다면 하나의 점으로 인식할 것이다. 캘리퍼스의 두 바늘의 거리를 조절하여 두 개의 다른 자극으로 인식할 수 있는 최소거리를 알 수 있고, 이는 바로 감각영역의 크기를 나타낸다. 이 방법으로 우리 몸 표면의 판별능력이 어떻게 다른지 알아볼 수 있다. 손가락 끝이 2 mm로 가장 좁고(따라서 돌기 사이의 거리가 2.5 mm인 점자책을 읽을 수 있음), 장딴지 부분은 48 mm로 가장 멀다.

인지는 감각정보를 해석하여 주위환경을 의식하는 것이다.

인지(perception)는 감각기 수용기들로터 온 신경충격의 양상을 뇌에서 의식적으로 해석하여 만드는 것이다. 실제 세상은 우리가 인지하는 것과 같을까? 해답은 "전혀 아니다"이다. 몇 가지 이유로 인해 우리가 인지하는 것은 실제 바깥세상과는 다르다. 우선 첫째 이유로 인간은 외부 에너지 중에 제한된 몇몇 에너지들만에 대한 감각기를 갖는다. 우리는 소리, 색, 형태, 감촉, 냄새, 맛 그리고 온도를 감지할 수 있는데 반하여, 자기력, 편광의 파장, 라디오파, X-선 등에는 반응할 수 없는데, 그 이유는 이들을 감지할 수 있는 수용기가 없기 때문이다. 감각기가 감지를 못하면 뇌도 결코 알지 못한다. 둘째로 뇌로 통하는 회로는 아주 믿을만한 기록장치는 아니다. 즉, 어떤 감각 정보가 처리되는 동안 자극의 특정한 부분만 강조되기도 하고, 약화되거나 무시되기도 한다. 셋째로 대뇌피질은 감각정보로부터 중요한 의미를 찾기 위해 다른 정보들과 비교하기도하고, 이전에 있었던 기억을 사용하기도 한다. (예를 들면, 학교식당의 왁자지껄함 속에서도 친구가 하는 말을 끄집어 들을 수 있다.) 이 과정에서 대뇌는 합리적 인지를 끌어내기 위해(즉, 완벽한 그림을 위해), 들어온 정보의 빈 부분을 채우거나 변형시키는 경우가 허다하다. 다른 종류의 감각기와 민감도 그리고 다른 신경 처리과정을 가진 생물 종은 우리가 인지하는 세상과는 전혀 다른 세상을 인지하는 셈이다.

감각 생리에 대한 일반적인 얘기를 마치고 이제부터 체성감각 중 중요한 감각인 통증에 대해 자세히 알아보기로 하자.

6.2 통증

통증(pain)은 조직이 손상되거나 손상되기 시작할 때 이를 인지하여 자신을 보호하는 기작이다. 생존과 직결된 문제이기 때문에 **통각수용기(nociceptor)**는 자극이 계속되어도 적응하지 않고 계속 반응한다. 통증에 대한 기억은 미래에 해로울지도 모를 상황을 피하는 데에도 도움이 된다.

통각수용기에 자극이 가해지면 통증을 인지하게 되고, 더불어 동기유발과 감정반응이 일어난다.

다른 체성감각과는 달리 통각은 감정적인(울거나 두려워하는) 반응과 함께 행동유발(손을 빼거나 방어) 반응이 수반된다. 또한 다른 감각과는 달리 통증은 느끼는 사람의 과거나 현재의 경험에 영향을 받는다(예를 들어, 치과치료에 대한 두려움이 통증을 강화하는 경우나 부상을 입은 체조선수가 경기를 하는 동안 통증을 덜 느끼는 경우).

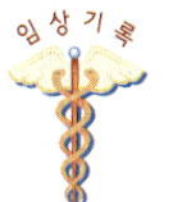

모든 통각수용기는 프로스타글란딘(prostaglandin; PG)이 존재할 때 더욱 민감해져서 통증자극에 대해 훨씬 잘 반응하게 된다. 즉, PG가 있으면 더 아픔을 느낀다. PG는 막의 특수한 성분에서 떨어져 나와 유도된 물질로서, 방출된 지역에 국부적으로 작용한다. 조직이 손상되면 다른 물질들과 함께 국부적으로 방출되어 인근 통각수용기의 말단이 반응하는데 필요한 역치 값을 떨어드린다. 아스피린 계열의 약들은 PG의 합성을 억제하여 **진통(analgestic)** 효과를 나타낸다.

빠른 구심성 통각섬유와 느린 구심성 통각섬유 통각수용기에서 발생한 신경신호는 두 가지 구심성 섬유를 통해 중추신경계로 전달된다. 두 종류의 통각수용기는 각기 다른 종류의 통증에 반응한다. 베이거나 화상 등 물리적인 손상에 반응하는 통각수용기에서 발생한 신호는 수초로 둘러싸인 섬유를 통해 30 m/sec의 속도로 전달된다**(빠른 통각경로)**. 손상된 조직에서 세포외 기질로 방출된 화학물질에 반응하는 통각수용기의 신호는 수초가 없는 섬유를 따라 12 m/sec의 속도로 전달된다**(느린 통각경로)**. 최근에 손가락을 베이거나 덴 경우를 생각해 보자. 처음에는 강하고 날카로운 통증을 느꼈을 것이고, 약간 퍼진, 참기 어려운 통증이 그 뒤를 따랐을 것이다. 처음 느꼈던 통증은 짧고, 날카로우며, 따끔한 것으로 정확히 어디에서 왔는지 알 수 있다; 이 것이 기계적 힘이나 열에 반응하는 통각수용기에서 온 빠른 통증이다. 뒤이어 둔탁하고 아프며 정확히 발생부위를 잡아낼 수 없는 통증이 따른다; 이 느린 통증은 물리력이나 열이 없어진 뒤에도 상처 부위에서 계속 방출되는 화학성분에 의해 활성화된다.

임상기록

흥미롭게도 이 느린 통증 경로는 매운 고추의 매운 맛을 내는 성분인 **캡사이신(capsaicin)**에 의해 활성화 될 수 있다(캡사이신은 통각수용기에 결합할 뿐 아니라 열수용기에도 결합하여 매운 고추를 먹으면 데인 것 같은 느낌을 준다.). 흥미롭게도 캡사이신을 특정 부위에 처리하면 통증을 완화시킬 수 있다. 이는 아마도 통각수용기를 과도하게 활성화시켜 손상을 주기 때문인 것 같다.

통증 입력정보의 고급정보 처리 구심성 통증 섬유는 뇌의 인지범위 안으로 들어가기 전에 척수에서 시냅스를 형성한다. 이 구심성 통증섬유의 말단에서 분비되는 신경전달물질 중 하나가 **P물질(substance P)**로서 통각섬유에서만 볼 수 있는 물질이다. 일단 통각이 뇌에 도달하면 체성감각피질에서 정확한 부위를 알아내고, 다른 부위에서는 사고의 경위라든가 통증의 인식과 관계된 정보처리를 한다. **변연계**(limbic system)는 특히 통증과 관계된 불쾌감을 유발하는데 중요한 역할을 한다.

뇌는 본래 진통 기능을 갖고 있다.

우리 몸의 중추신경계는 말초신경계의 통각수용기와 뇌의 인식 부위를 연결하는 신경연결과 더불어 척수를 통해 들어온 통증을 제어하는 내재적 **진통체계(analgesic system)**를 갖고 있다. 이 진통체계는 주로 통증섬유의 말단에서 P물질이 방출되는 것을 방해하여 통증을 제어한다.

진통체계는 **아편제수용체(opiate receptor)** 존재에 의해 좌우 된다. 사람들은 오래 전부터 양귀비의 성분인 **아편(몰핀, morphin)**이 강력한 진통제임을 알고 있었다. 연구자들은 우리 몸에 식물성분에 대한 수용체가 있을 것이라고 생각하지는 않았기 때문에, 평상시에 어떤 물질이 이 수용체에 결합하는지 조사하기 시작했다. 그 결과 **내재성 아편성분(endogeneous opiate**, 몰핀-유사물질)들인 **엔돌핀(endorphin)**, **엔케파린(enkephalin)**, 그리고 **다이노핀(dyanophin)** 등 우리 몸의 진통작용에 중요한 물질들을 발견하였다. 이 내재성 아편성분들은 신경전달물질로 구심성 진통경로로부터 분비되어 구심성 통각섬유 말단에 있는 아편제수용체와 결합한다. 이 결합이 P물질의 분비를 억제하여 더 이상의 통증 신호가 전해지는 것을 막는다. 아편은 이와 같은 아편제수용체에 결합하기 때문에 마취제로 작용하는 것이다. 아편은 내재성 아편성분처럼 중추신경에서도 통증을 억제하는 역할을 한다.

이 진통작용이 어떻게 자연적으로 조절되는지는 아직 잘 모른다. 통증을 조정하는 요인으로는 운동, 스트레스, 침술 등이 알려져 있다. 운동을 장시간 지속하면 내재성 아편류의 분비가 촉진되어 소위 "운동 후 도취감(runner's high)"을 유발하는 것으로 알려지고 있다. 특정한 종류의 스트레스도 마취효과가 있다. 때로는 스트레스 상황에서 통증을 느끼는 것이 불리한 경우가 있다. 예를 들어, 두 마리 수컷 사자가 무리를 지배하기 위해 싸울 때 물러서거나 도망가거나 쉬려고 한다면 패배를 인정하는 꼴이 된다. (침술이 어떻게 통증을 완화시키는지에 관한 것은 옆 페이지의 "기초의 응용"을 보라).

체성감각은 환경에 반응하는 감각기가 골고루 퍼져 있는 양상이지만, 특수 감각기들은 특정한 지역에서 특정한 환경자극에만 반응하는 경향이 있다. 이 특수 감각에는 시각, 청각, 평형감각, 미각, 후각 등이 포함되며 이제부터 이들에 대해 알아보기로 하자.

6.3 눈: 시각

시각(vision)은 눈이 환경으로부터 오는 빛을 받아들여, 빛에 반응하는 세포들이 존재하는 망막층에 "시각 영상"의 형태로 비추는 것이다. 이는 마치 구식 카메라가 필름에 상을 비추는 것과 같다. 필름을 인화하여 원 영상과 비슷한 상을 얻을 수 있는 것처럼, 망막의 영상도 시각 정보 처리과정을 통해 원 영상과 같은 상을 인지하게 되는 것이다.

눈은 액체로 가득찬 구형의 구조로서, 세 층의 특이 조직층들로 둘러싸여 있다.

각 눈은 둥근, 세 층의 체액으로 채워진 구조물로 되어 있다. 이들은 가장 바깥에서 안쪽으로 (1) 공막/각막, (2) 맥락막/모양체/홍채, (3) 망막으로 되어 있다(● **그림 6-5b**). 안구의 바깥쪽 대부분은 질긴 결합조직중인 **공막(sclera)**으로 둘러싸여 있는데, 바깥에서 볼 때 흰자위를 이루는 부위이다(● **그림 6-5a**).

앞쪽에는 투명한 **각막(cornea)**이 있어서, 빛이 눈 안쪽으로 들어올 수 있다. 공막 안쪽 중간층에는 색소를 많이 가진 **맥락막(choroid)**이 있는데, 이곳에 혈관이 많이 분포하여 망막에 영양분을 공급한다. 맥락막의 앞쪽은 곧 설명할 모양체와 홍채로 변형되어 있다. 맥락막의 안쪽에는 색소가 있는 겉 층과 신경이 분포하는 속 층으로 구성된 **망막(retina)**이 있다. 신경층에는 광수용기인 간상세포와 원추세포가 있어서 빛에너지를 신경신호로 변환한다. 망막과 맥락막의 색소층은 사진촬영소의 검은 배경처럼 광수용기를 통과한 빛이 다른 곳으로 반사되거나 산란되지 못하도록 흡수한다.

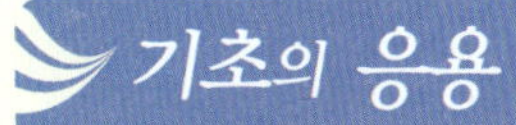

Beyond the Basics

침술: 이것은 진실일까?

침술(acupuncture)은 마치 공상과학소설 같은 느낌을 준다. 어떻게 손에 삽입된 바늘이 치통을 완화할 수 있을까? 실 같은 바늘을 주요 포인트에 삽입하고 조종함으로써 통증을 구제하는 기술인 **침술진통(acupuncture analgesia, AA)**은 중국에서 2,000년 이상 실행되어 왔으나, 서양 의학에는 다소 생소한 것이며, 미국에서는 여전히 논란의 대상이 되고 있다.

간략한 역사

중국의 전통적 교육은 피부 밑에서 일어나는 건강한 에너지(*qi*라고 하며 "치"로 발음함)의 정상적인 혈류 양상이 방해를 받으면 병이 생기는데, 침술로 이러한 불균형을 바로잡아서 건강을 회복시킬 수 있다고 주장한다. 많은 서양의 과학자들은 회의적인 태도를 견지해 왔는데, 그 이유는 중국에 침술의 효과를 지지하는 일화와 같은 증거들이 엄청나게 많이 존재함에도 불구하고, 최근까지도 이러한 현상들이 이미 알려진 논리적이고 생리학적인 원리에 의해 설명되어지지 못했기 때문이다. 서양 의학에서는 침술의 성공은 플라시보 효과로 여겨졌다. *플라시보 효과*(placebo effect)란 어떤 직접적인 작용에 의해서가 아니라 제안 또는 주의 산만의 힘을 통해 원하는 반응을 얻어내는 화학물질 또는 기술을 말한다.

중국인들은 침술의 성공에 대한 일화적인 증거에 만족해왔기 때문에, 수십 년 전에 유럽 및 미국의 과학자들이 이것에 대한 연구를 시작하기 전까지 이 현상에 대해 과학적인 면밀한 조사를 수행하지 않았다. 구미 과학자들의 노력의 결과로 정밀한 과학적 탐구의 상당한 부분이 침술이 정말로 효과가 있다는 주장을 지지하고 있다(즉, 플라시보 또는 심리적인 효과가 아니라 생리적인 효과라는 것). 대조군을 이용한 임상시험에서 55%에서 85%의 환자들이 침술의 효과를 보았다. 플라시보 대조군에서는 30%에서 35%만이 고통 경감 효과를 보았다고 보고했다(이 대조군은 그들이 적합한 침술 치료를 받는 것으로 알았지만 이들에게는 침을 엉뚱한 곳에 놓거나 또는 살짝만 놓았다). 더 나아가서, 침술의 작용 기작이 명백해졌다. 그뿐 아니라, 가스마취와 같은 많은 기존의 의학 기술에 대한 것보다, 침술의 기초가 되는 생리적 기작들에 대해 더 많이 알려지고 있다.

작용 기작

엄청난 양의 증거들이 침술 *엔도르핀 가설*(acupuncture endorphin hypothesis)을 침술 작용의 주요 기작으로 지지한다. 이 가설에 의하면, 침술의 침이 특이한 구심성 신경 섬유를 활성화시켜서 자극을 CNS로 보내도록 한다. 여기에서, CNS로 들어오는 자극은 내재성 아편을 이용하여 척수와 뇌 수준 모두에서 통증 전파를 억제함으로써 통각 상실을 일으킨다. 세로토닌 및 노르에피네프린과 같은 몇몇의 다른 신경전달물질들과 스트레스를 받는 동안 방출되는 주요 호르몬인 코르티솔 등이 또한 관련되어 있다. (플라시보 대조군에서의 통증 경감은 플라시보 반응자들이 잠재의식적으로 그들 자신의 내재된 진통체계를 활성화시킨 결과로 일어나는 것으로 믿어진다.)

미국에서의 침술

미국에서는 침술이 주류 의학 분야, 심지어는 이 기술이 유효하다는 과학적인 증거를 확신하는 의사들에게서도 이용되어지지 않았다. 미국의 의과대학은 전통적으로 침술 방법론을 교육시키지 않아왔고, 이 기술은 배우는데 시간이 걸린다. 또한 침술을 이용하는 것은 약을 처방하는 것보다 더 시간이 소비된다. 대부분의 통증 문제들을 해결하는데 약을 쓰도록 훈련받아 온 서양 의사들은 일반적으로 낯설고 시간이 많이 걸리는 기술로 인해 그들이 알고 있는 방법을 버리는 것을 원하지 않는다. 그러나 침술은 만성 통증의 구제를 위한 대체 치료 방법으로서 호응을 얻고 있는데, 이것은 특히 진통제들이 골치 아픈 부작용을 일으킬 수 있기 때문이다. 수십 년간 미국의 의학계로부터 외면당해 왔었지만, 미국 국립보건원(NIH)에 의해 소환된 전문가 패널들이 1997년도 보고서를 제출한 이후부터 침술은 점차 사회적으로 인정을 받기 시작했다. 이 보고서는 발표된 과학적 연구들에 대한 평가에 기초하여 침술이 많은 종류의 통증과 구역 증상의 전통적인 치료방법에 대한 대체적 또는 보조적인 방법으로서 효과적이라는 결론을 내렸다. 침술이 이제는 NIH에 의해 인가되어 과학적으로 정당화되었으므로, 일부의 의료보험 회사들이 솔선해서 침술에 대한 보험료를 지불하기 시작했으며, 미국 내의 일부 의과대학들이 이 기술을 그들의 교과과정에 포함시키기 시작했다. 그렇지만 면허를 가진 침술 진료의들 대부분은 국가적으로 공인된 60개 정도의 침술학교 중 하나에서 침술 훈련 및 동양 의학을 전공한 사람들로서, 의사는 아니다.

눈의 내부에는 타원형의 **렌즈(lens)**로 나누어진 액체로 채워진 두 개의 방이 있다. 이들은 모두 투명하여 각막에서 망막까지 빛이 잘 투과한다. 렌즈와 망막 사이의 뒤쪽 큰방에는 투명한 젤리 형태의 **유리체액(vitreous humor)**이 채워져 있다. 각막과 렌즈 사이의 앞쪽 방에는 투명한 액상의 **수양액(aqueous humor; 전방액)**이 있다. 수양액은 혈관이 분포하지 않은 각막과 렌즈에 영양분을 공급한다. 아마도 이 두 부분에 혈관이 분포한다면 빛이 광수용기에 도달하는데 지장을 줄 것이다.

수양액은 눈 앞쪽에서 맥락막이 변형된 **모양체(ciliary body; 섬모체)**안의 모세혈관망에서 생성된다. 이 액체는 각막의 변두리에 있는 작은 구멍을 통해 빠져나가 혈액으로 흘러들어간다(● **그림 6-6**).

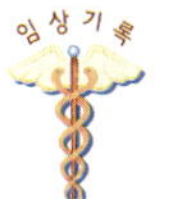

만약 수양액이 생성되는 만큼 빨리 제거되지 않으면(구멍이 막히거나 하면), 앞쪽 방에 축적되어 안압을 높이게 된다. 이를 **녹내장(glaucoma)**이라고 부르며, 높아진 수양액의 압력이 렌즈를 뒤로 밀어 유리체액에 압력을 가하게 되고, 이 유리체액이 망막의 신경층에 압력을 가하게 된다. 적절한 조치를 취하지 않으면 망막에 손상을 주어 실명까지 하게 된다.

눈을 통해 들어오는 빛의 양은 홍채에 의해 조절된다.

각막을 통과하는 빛은 모두 광수용기에 도달하는 것이 아니다. 수양액 내에는 색소를 지닌 평활근으로서, 두꺼운 반지 형태로 보이는 **홍채(iris)**가 있기 때문이다(● **그림 6-5a, b**). 홍채의 색소가

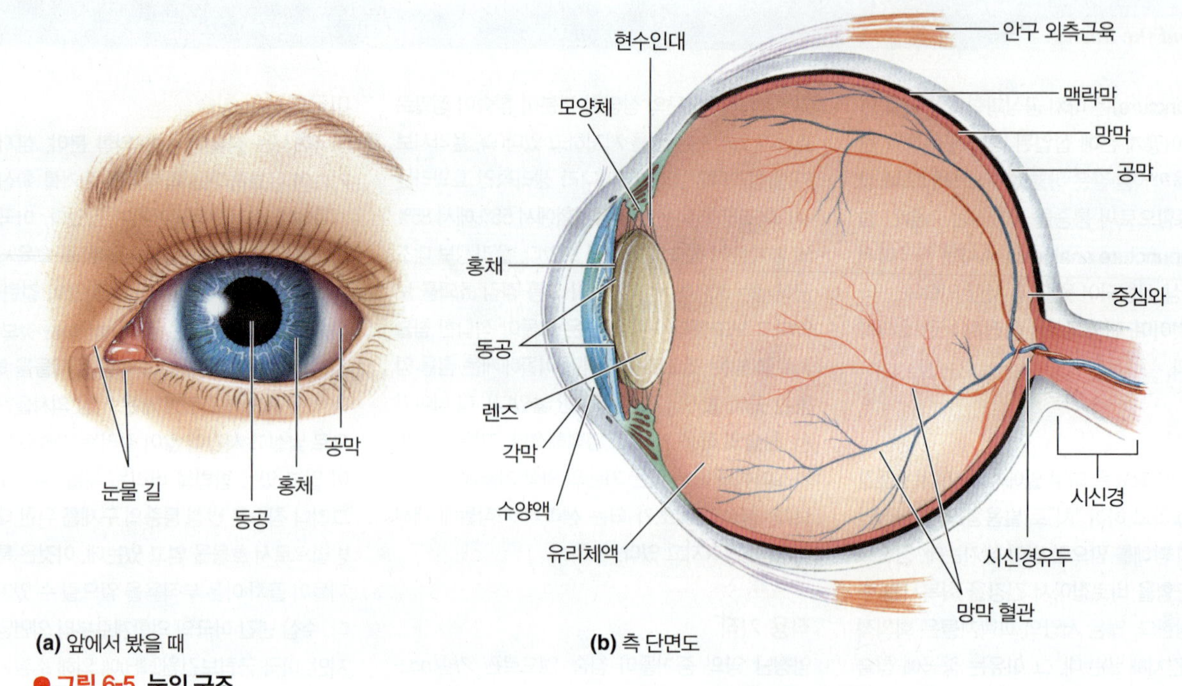

● 그림 6-5 **눈의 구조.**

눈의 색을 결정한다. 홍채의 얼룩이나 주름, 색조 등이 각 개인마다 다르기 때문에 특정 인물을 확인하는 첨단기술로 사용되고 있다. 비디오로 찍은 홍채의 형상을 컴퓨터에 입력된 특징과 비교하면 지문인 DNA분석보다도 정확하게 사람을 인식할 수 있다.

홍채의 가운데 부분이 빛이 눈 안으로 들어오는 **동공(pupil)** 이다. 동공을 통해 들어오는 빛의 양은 조리개가 카메라로 들어오는 빛의 양을 조절하듯이 필요에 따라 홍채의 평활근이 다양한 정도로 수축하여 조절한다. 홍채 근육과 이에 따른 동공의 크기도 자율신경계에 의해 조절된다. 부교감신경은 동공수축을, 교감신경은 동공확장을 촉진한다.

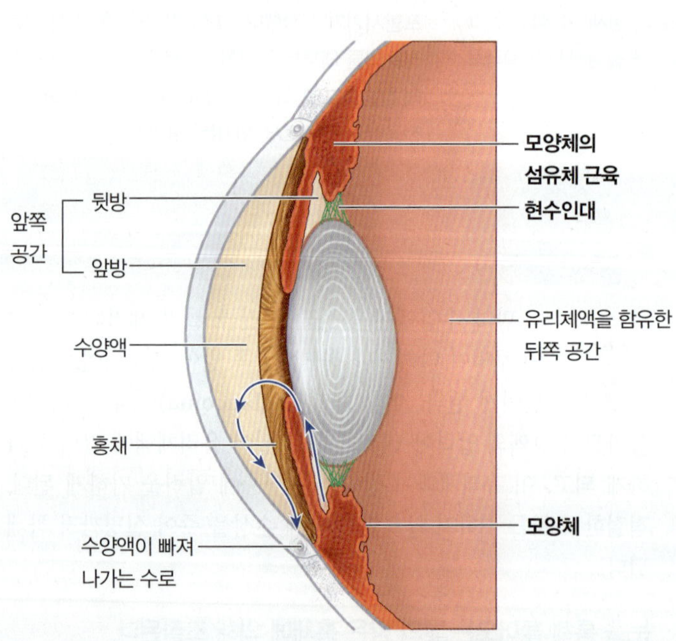

● 그림 6-6 **수양액의 생성과 배수.** 수양액은 모양체(섬유체) 내 모세혈관 망에서 생성되며, 궁극적으로는 각막의 수로를 통해 다시 혈액으로 돌아간다.

눈은 입사광선을 굴절시켜 망막에 초점이 맺히도록 한다.

빛(light)은 전자기선으로서 파동의 성질을 띠우며 이동한다. 파동의 두 꼭지점 사이의 거리를 파장이라 부른다(● **그림 6-7**). 전자기파의 파장은 10^{-14} m(우주선)에서 10^4 m(라디오파)에 이른다. 우리 눈의 광수용기는 파장이 400 nm~700 nm인 전자기파에만 반응하기 때문에 **가시광선(visible light)**은 전체 전자기파

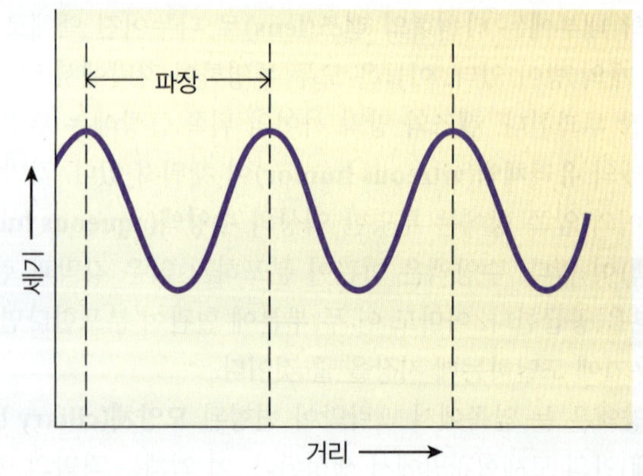

● 그림 6-7 **전자기파의 특징.** 파장은 한 꼭지점과 인접한 꼭지점 간의 거리를 말한다. 세기는 파동의 진폭이다.

스펙트럼 중 매우 적은 부분이다. 가시광선 영역 안의 빛은 여러 가지 색으로 구별된다. 짧은 파장은 보라나 파랑으로, 긴 파장은 주황 혹은 붉은색으로 인식된다(● **그림 6-20**).

빛 에너지는 파장 외에도 다양한 강도를 갖는다. 빛의 강도는 파장의 높이 즉 세기이다(● **그림 6-7**). 붉은 빛이 약해진다는 것은 색이 바뀌는 것이 아니다. 단지 세기가 떨어지고 밝기가 어두워진다는 것이다.

빛 파장은 어느 한 광원에서 모든 방향으로 퍼져 나간다(바깥 방향으로 방사된다). 빛 파장이 특정 방향으로 나가는 것을 **광선(light ray)**이라 부른다. 눈에 들어온 광선이 빛을 감지하는 망막에 초점을 맞추려면 필연적으로 굴절이 되어야 하며, 그래야 광원의 정확한 이미지가 생성된다(● **그림 6-8**).

굴절 과정 빛은 투명한 물이나 유리와 같은 매질에서보다 공기에서 더 빨리 통과한다. 광선이 밀도가 높은 매질에 들어가면 속도가 줄어든다(그 반대의 경우도 성립한다). 만약 광선이 90도가 아닌 각도로 표면에 부딪치면 방향이 바뀐다(● **그림 6-19**). 이렇게 광선이 꺾이는 것을 **굴절(refraction)**이라고 부른다. 만약 렌즈와 같은 곡면을 만나면 꺾이는 각도가 더 커진다. 만약 광선이 밀도가 높은 매질의 곡면을 때린다면 굴절방향은 곡률에 의존하게 된다(● **그림 6-10**). **볼록면(convex surface)**은 공처럼 바깥쪽으로

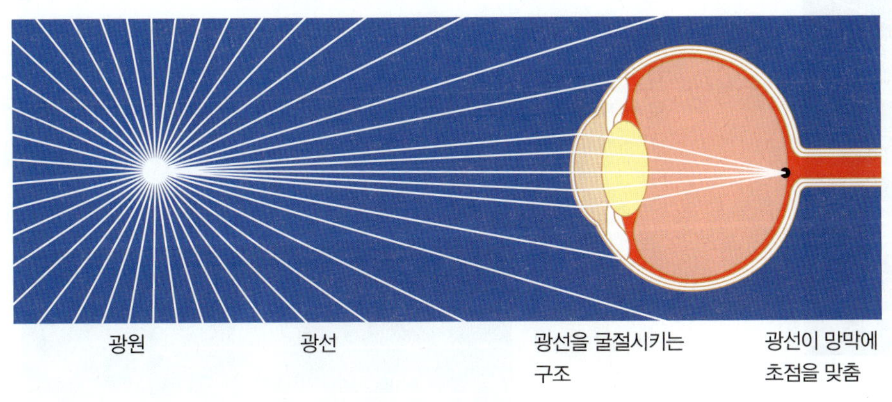

● **그림 6-8 퍼지는 광선의 초점 맞추기.** 광선을 안쪽으로 굴절시켜야만 초점을 맞출 수 있다.

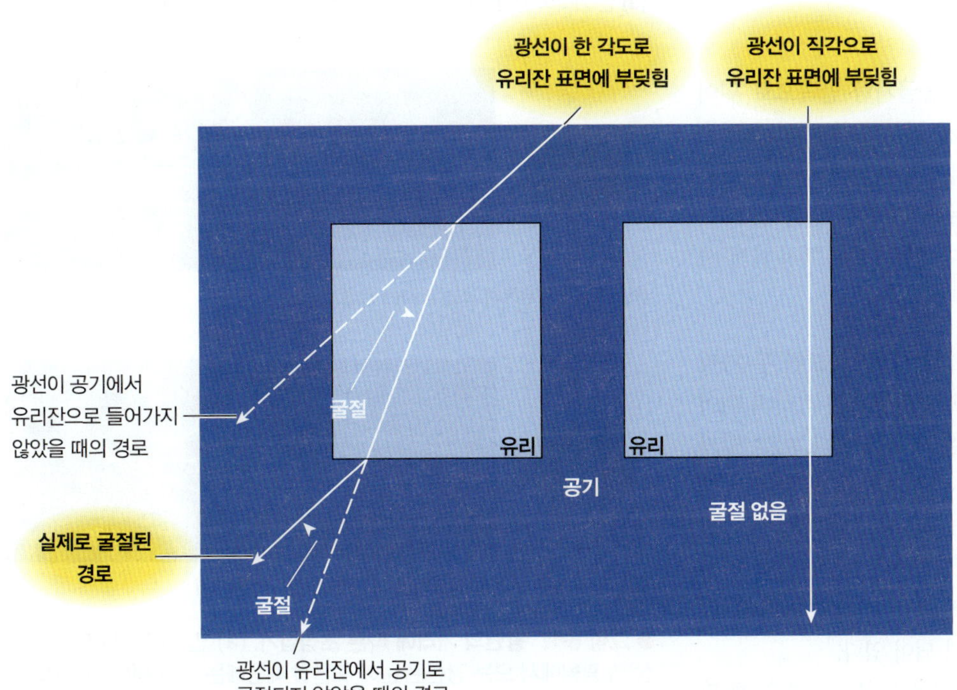

Bill Beatty/Visuals Unlimited

● **그림 6-9 굴절.** 광선은 통과중인 매질과 다른 밀도의 매질 표면을 90도가 아닌 각도로 진행될 때(예, 공기에서 유리로) 꺾이는 성질이 있다(굴절). 그래서 유리잔 속의 물에 연필을 꽂아 놓으면 꺾인 것처럼 보인다. 이때 광선은 물에서 유리로, 유리에서 공기로 지나면서 굴절되어 우리 눈이나 카메라로 들어온 것이다. 결과적으로 연필은 꺾여 보인다.

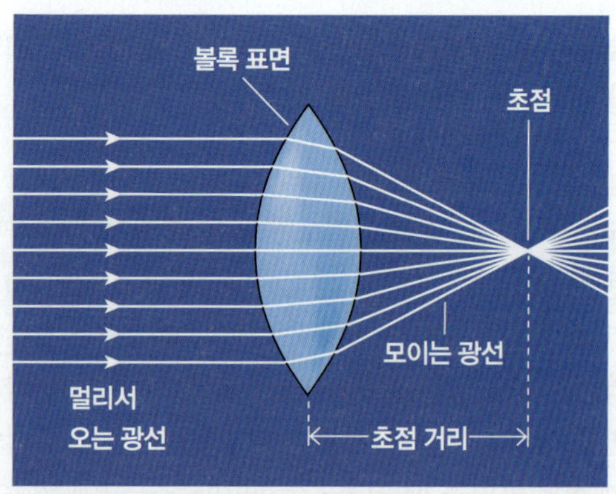

(a) 볼록렌즈

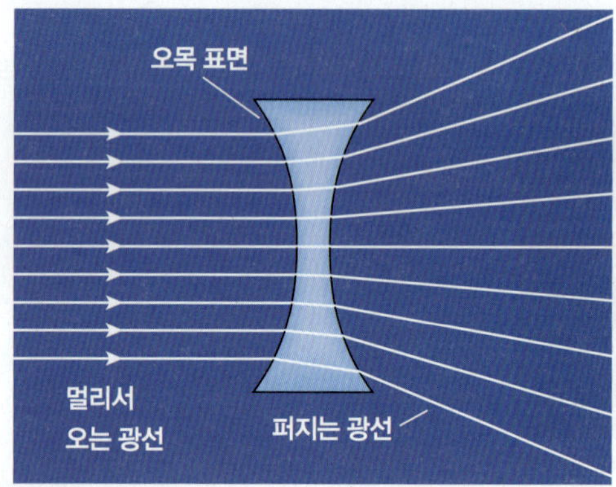

(b) 오목렌즈

● **그림 6-10 볼록렌즈와 오목렌즈에 의한 굴절.** (a) 볼록렌즈는 광선을 모은다. (b) 오목렌즈는 광선을 퍼뜨린다.

휘어 있고, **오목면(concave surface)**은 동굴처럼 안쪽으로 휘어 있다. 볼록면은 광선을 수렴시켜 가깝게 만든다. 눈에서 초점을 맞추기 위해서는 광선의 수렴이 필수적이기 때문에 눈의 렌즈는 볼록면이다. 반면 오목면은 광선을 퍼트려 더 멀게 만든다. 오목렌즈는 근시와 같이 눈의 굴절에 이상이 있는 경우 유용하게 사용할 수 있다.

눈의 굴절 구조 눈의 굴절 능력을 결정하는 가장 중요한 두 가지 구조는 각막과 렌즈이다. 처음 빛이 눈으로 들어오는 각막의 휘어진 표면은 눈의 굴절 능력에서 가장 많은 역할을 한다. 이는 빛과 각막의 밀도 차가 렌즈와 이를 둘러싼 액체와의 밀도 차에 비해 크기 때문이다. **난시(astigmatism)**인 경우에는 각막의 표면이 매끄럽지 않아 광선이 불규칙하게 굴절된다. 각막은 곡률이 변하지 않기 때문에, 각막의 굴절률은 일정하게 유지된다. 반면에, 렌즈의 곡률은 필요에 따라 조절할 수 있게 되어 있다.

약 6 m의 거리 이상 먼 곳에서 오는 빛은 눈에 도달했을 때 평행으로 간주한다. 이보다 가까운 곳의 광원에서 나온 광선은 퍼지는 양상이다. 일정한 굴절능력의 눈은 가까운 광원일수록 먼 곳에서 온 평행광선에 비해 렌즈의 뒤편 더 먼 곳에 초점을 맞추게 된다(● **그림 6-11a, b**). 각각의 눈은 렌즈와 망막 사이의 거리가 일정하다. 따라서 먼 거리에 상을 맺는 가까운 광원의 빛은 망막에 초점을 맞출 수가 없다. 하지만 선명하게 보기 위해서는 눈이 먼 거리 또는 가까운 거리에서 온 빛을 어떻게든 망막에 초점이 맺도록 만들어야 한다. 만약 초점이 망막의 앞이나 뒤에 초점을 맺게 된다면, 상은 흐릿해 보일 것이다(● **그림 6-12**). 먼 거리나 가까운 거리에서 온 빛 모두를 망막에(즉, 같은 거리에) 초점을 맞추려면, 가까운 광원의 빛은 더 강하게 굴절시키는 렌즈가 필요하다(● **그림 6-11c**). 이제부터 렌즈의 두께가 필요에 따라 어떻게 조절되는지 알아보자.

원근조절은 가까운 곳을 보기위해 렌즈를 더 볼록하게 만든다.

렌즈의 두께를 조절하는 능력을 **원근조절(accommodation; 순응)**이라 부른다. 렌즈의 심도는 렌즈의 모양에 의해 결정되며, 이는 또한 모양근의 수축에 의해 결정된다. 모양근은 모양체의 일부로서 맥락막 앞쪽의 특수한 구조물이다. 모양체에는 두 가지 주요

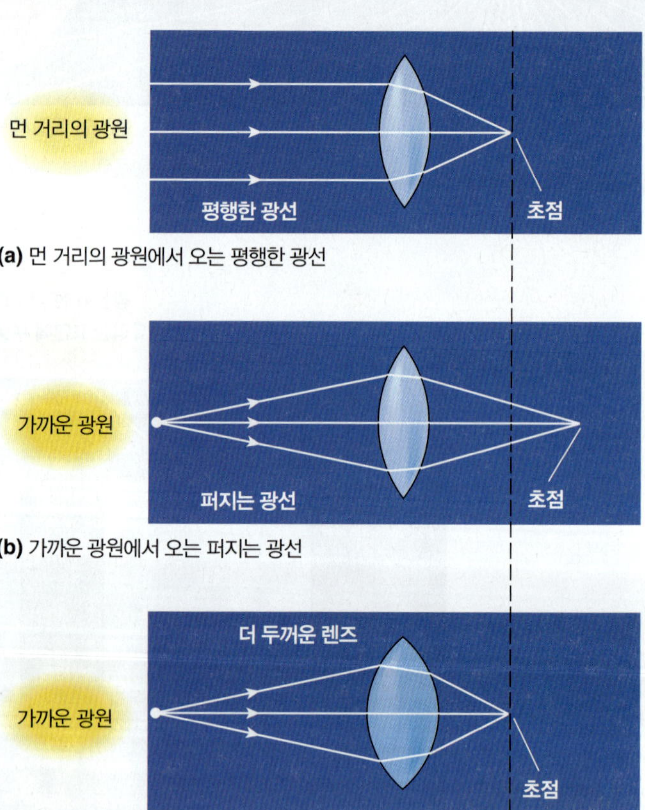

● **그림 6-11 광원의 거리에 따른 초점잡기.** (a) 먼 거리(적어도 6 m 이상)의 광원에서 오는 광선은 눈에 도달할 때쯤에는 거의 평행하다. (b) 가까운 거리(6 m 이내)의 광원에서 나온 광선은 눈에 도달하였을 때까지도 퍼지는 상황이다. 일정한 두께의 볼록렌즈는 평행한 광선에 비해 퍼지는 광선을 굴절시켜 초점에 맞추기 위해서는 더 먼 거리가 필요하다. (c) 평행한 광선이나 퍼지는 광선의 초점을 같은 거리에 맺히도록 하려면(렌즈와 망막의 거리는 일정), 가까운 거리의 광원에 대해서는 보다 두꺼운 렌즈를 사용해야 한다.

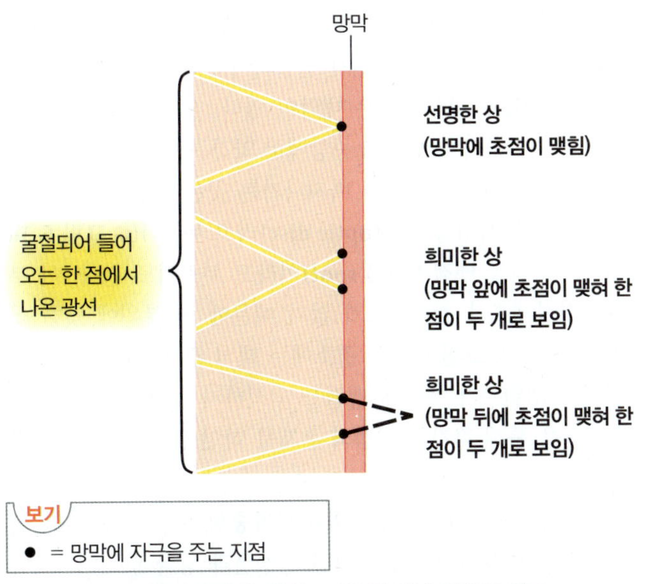

● 그림 6-12 망막에 초점이 맺히는 경우와 아닌 경우의 비교.

부위가 있는데, 모양체근과 수양액을 만드는 모양체 **모세혈관망**이다(● **그림 6-6**). 모양체근은 렌즈에 연결된 **현수인대(suspensory ligament)**들에 붙은 고리형의 근육이다(● **그림 6-13a**).

모양체근이 이완되면 현수인대가 팽팽해지고, 렌즈를 편평하게 만들어 약하게 굴절시키는 구조가 된다(● **그림 6-13b**). 근육이 수축하면 반경이 줄어들고 현수인대의 장력을 감소시킨다(● **그림 6-13c**). 현수인대가 렌즈를 덜 당기면 자체의 탄성에 의해 모양이 더 둥글게된다. 더 둥글어진 렌즈가 되어 곡률이 커지면 빛이 더 꺾이게 된다. 정상인의 눈에서는 먼 거리 광선에 대해서는 모양체 근육이 이완되어 렌즈가 편평해지고, 가까운 거리의 광선에 대해서는 근육이 수축하여 렌즈가 둥글게 되어 더 강하게 굴절시킨다. 모양체근은 교감신경 자극에 의해 이완되고, 부교감신경의 자극에 의해 수축되도록 자율신경계의 조절을 받는다.

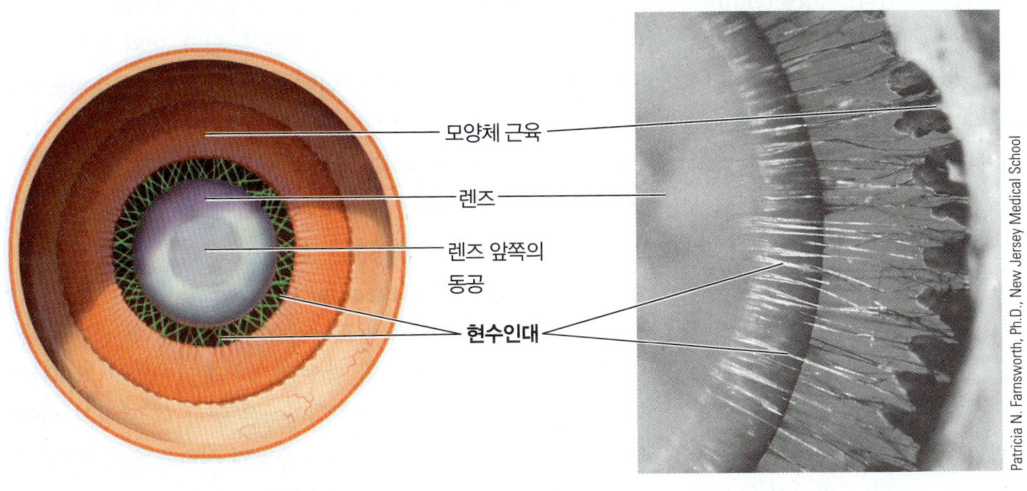

(a) 모양체 근육에서 렌즈로 연결되어 현수인대의 앞면에서 본 모습

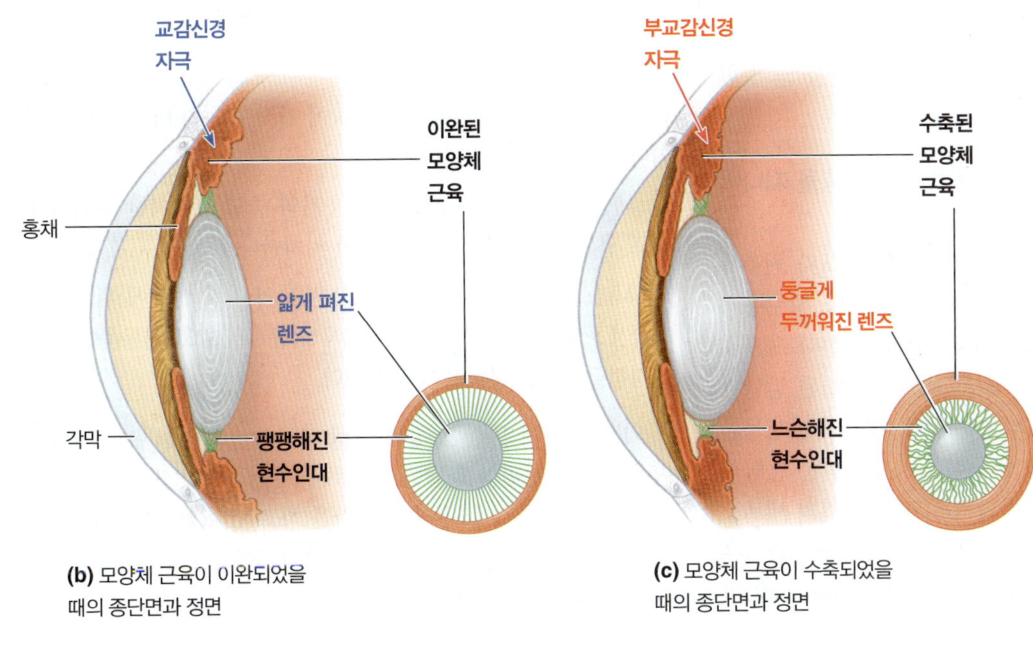

(b) 모양체 근육이 이완되었을 때의 종단면과 정면

(c) 모양체 근육이 수축되었을 때의 종단면과 정면

● 그림 6-13 **순응 기작.** (a) 현수인대는 모양체 근육에서 나와 렌즈의 바깥쪽에 붙어 있다. (b) 모양체 근육이 이완되면 현수인대가 팽팽해지면서 렌즈를 당겨 납작하고 얇게 만든다. (c) 모양체 근육이 수축하면 현수인대가 느슨해지고 렌즈를 당기는 장력이 줄어들어, 렌즈 자체의 탄력에 의해 더 둥글고 두꺼운 형태로 돌아갈 수 있게 한다.

임상기록 렌즈는 약 1,000겹의 세포층으로 구성되며, 이 세포들은 발생 동안 핵과 세포소기관들이 파괴되어 완전히 투명하다. 이들은 DNA와 단백질 합성 기구가 없기 때문에 스스로 재생할 수는 없다. 특히 렌즈의 중앙에 있는 세포가 위험한데, 이들은 가장 오래되었을 뿐 아니라 영양공급원인 수양액으로부터 가장 멀리 있다. 나이가 듦에 따라 재생이 되지 않는 중앙의 세포들은 죽어서 딱딱해진다. 이렇게 렌즈가 탄력을 잃게 되면, 근거리를 위한 둥근 형태를 만들지 못한다. 이와 같이 나이와 관련된 원근조절의 감퇴를 **노안(prebyopia)**이라고 부른다. 대부분의 사람들이 중년기(45~50세)에 경험하며, 가까운 것을 보기위해서는 안경을 써야 한다.

정상의 경우에는 투명했던 렌즈의 탄성섬유가 불투명해지면서 빛을 통과시키지 못하는 경우가 **백내장(cataract)**이다. 문제가 된 렌즈를 제거하고 인공렌즈를 심거나 교정용 특수 안경을 이용하여 시력을 되찾을 수 있다.

이밖에 흔한 안과증세로 근시와 원시가 있다. **정상눈(emmetropia)**은 먼 거리 물체를 원근조절 없이 잘 보지만, 근거리 광원에서 나온 빛의 초점을 망막에 맞추려면 원근조절을 해야만 한다(**● 그림 6-14a**). **근시안(myopia)**은 안구가 너무 길거나 렌즈의 굴절이 너무 강한 경우이므로, 가까운 것을 보면 조절과정 없이 망막에 초점이 잘 맞게 된다(정상의 경우는 원근조절이 되어야만 볼 수 있음). 반면에 먼 곳을 볼 경우 망막 앞에 상이 맺혀 뿌옇게 보인다. 따라서 근시는 가까운 것을 더 잘 볼 수 있으며, 오목렌즈를 이용하여 교정할 수 있다(**● 그림 6-14b**, 1 부분). **원시(hyperopia)**의 경우(**● 그림 6-14c**, 1 부분), 안구가 너무 짧거나 렌즈 굴절이 너무 약한 경우이다. 먼 거리 물체는 원근조절에 의해 망막에 초점을 맺을 수 있다. 반면에 가까운 물제는 원근조절이 되도 망막 뒤에 상을 맺어 뿌옇게 보이게 된다. 따라서 원시를 가진 사람들은 가까운 것보다 먼 것을 잘 볼 수 있으며, 볼록렌즈를 통해 교정이 가능하다(**● 그림 6-14c**, 2 부분). 최근에는 많은 사람들이 안경이나 콘텍트렌즈를 사용하는 대신 각막의 모양을 영구적으로 바꾸어 굴절률을 최적화하는 레이저 시술을 많이 한다[일명 라식(LASIK)이라 함].

빛이 광수용기에 도달하기 위해서는 망막의 몇 개 층을 지나야 한다.

눈의 주된 기능은 환경으로부터 들어온 빛을 간상세포와 원추세포, 즉, 망막의 광수용기 세포에 초점을 맞추는 것이다. 광수용기는 이 빛 에너지를 전기신호로 변환하여 CNS로 전달한다.

수용기를 포함하는 망막은 사실 해부학적으로 독립된 말단기관이라기보다는 중추신경이 뻗어 나온 것이다. 배아의 발생동안 망막세포는 뒤가 밖으로 향한 신경계이며, 따라서 망막은 놀랍게도 뒷 방향을 향하고 있는 셈이다! 망막의 신경은 세 겹의 세포층으로 구성되어 있다(**● 그림 6-15**). (1) 가장 바깥(맥락막 가까운 쪽)에 빛에 민감한 **간상세포(rod cell)**와 **원추세포(cone cell)**가 맥락막을 향해 있다(들어오는 빛으로부터 멀리); (2) 중간에 **양극세포(bipolar cell)**가 연합뉴런과 연결되어 있다; 그리고 (3) **신경절세포(ganglion cell)**가 있는 내막이 있다. 신경절 세포들의 척삭이 모여 시신경을 형성하고 중앙에서 약간 벗어난 지점을 통해 안구를 빠져나간다. 시신경이 빠져나가는 곳은 혈관이 들어가는 곳이기도 하며, **시신경 유두(optic disc)**라고 부른다(**● 그림 6-5b** 참조). 이 부위를 **맹점(blind spot)**이라고 부르기도 한다; 이 부위에는 간상세포나 원추세포가 없기 때문에 이 부위에 맺힌 상은 볼 수 없다(**● 그림 6-16**). 평소에는 대뇌 정보 처리 과정에서 이 빈곳을 채워주기 때문에 맹점을 의식하지 못한다. 하지만 간단한 실험을 통해 각자의 맹점의 존재를 확인 할 수 있다(**● 그림 6-17**).

망막의 **중심와(fovea centralis; 황반중심)** 부위를 제외한 곳에서 빛이 광수용기에 도달하려면 신경절과 양극세포층을 지나야 한다. 중심와란 망막의 정 가운데 바늘끝 만큼 들어간 부위를 말하며(**● 그림 6-5b** 참조), 양극세포와 신경절이 옆으로 밀려 있어 광선이 직접 광수용기에 상을 맺을 수 있다. 이와 함께 이곳에는(간상세포에 비해 정밀하고 식별능력이 뛰어난) 원추세포만 존재하기 때문에, 중심와는 가장 선명한 상을 볼 수 있는 곳이다. 그래서 우리는 눈을 굴려 이곳에 상이 맺히도록 하는 것이다. 중심와를 둘러싸고 있는 **황반(macula lutea)**에도 원추세포의 농도가 높아 정밀한 관찰이 가능하다.

임상기록 **황반 변질(macular degeneration)**은 서구사회에서 시력을 잃게 만드는 주된 원인이다. 이 질환은 나이가 들면서 황반의 광수용기가 죽어 없어지기 때문에 나타나는 현상이다. 이 질환의 환자들은 둥근 테 모양의 시야를 갖는다. 가장 정밀하게 볼 수 있는 중앙의 시력을 잃고 덜 정밀한 주변 부위만 남는다.

망막세포의 광변환에 의해 빛 자극이 신경신호로 변환된다.

광수용기(photoreceptor, 간상세포와 원추세포)는 3부위로 구성된다(**● 그림 6-18a**):

1. 외절(outer segment)은 맥락막에 가까운 눈의 바깥에 면한 쪽이다. 빛 자극을 감지한다.

2. 내절(inner segment)은 광수용기의 중앙에 위치한 부위이다. 세포 생존에 필요한 대사기구들이 위치한다.

3. 시냅스말단(synaptic terminal)은 눈의 가장 안쪽에 위치하며, 양극세포에 닿아 있다. 바깥 부위에서 감지된 밝고 어두움에 따라 신경전달물질의 분비율이 조절된다.

외절은 빛에 민감한 **광색소(photopigment)**를 다량 함유한 원반형 막이 평편하게 쌓인 구조로 이루어진 부위로서, 간상세포는 막대모양, 원추세포는 원뿔모양을 하고 있다(**● 그림 6-18a, c**). 각 망막은 약 1억 2천5백만 개의 광수용기를 갖으며, 각 수용기세포는 약 10억 개 이상의 광색소를 외절에 가지고 있다.

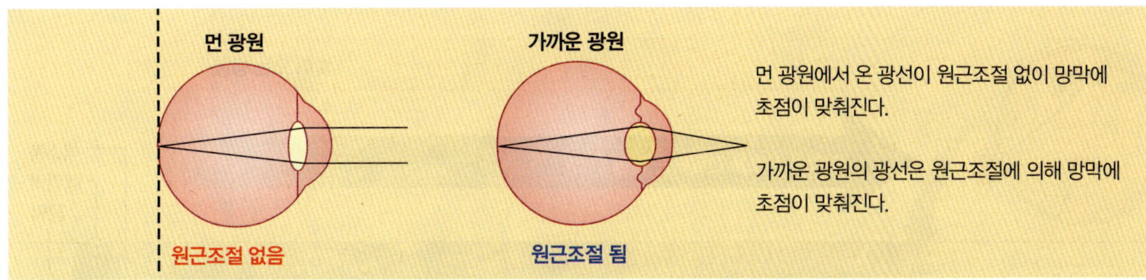

(a) 정상(정시안)

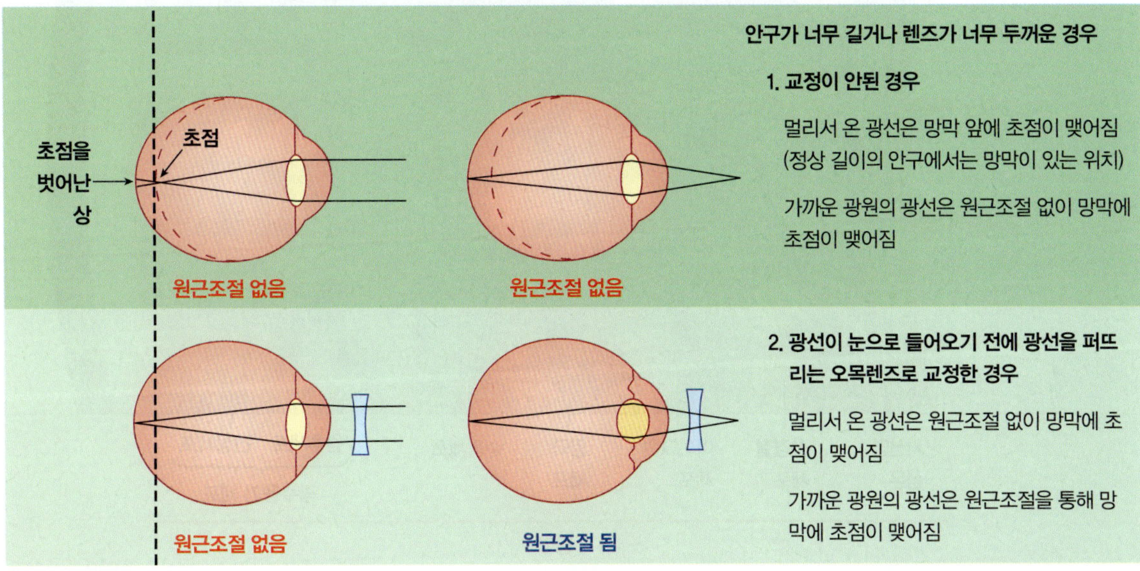

(b) 근시(근시안)

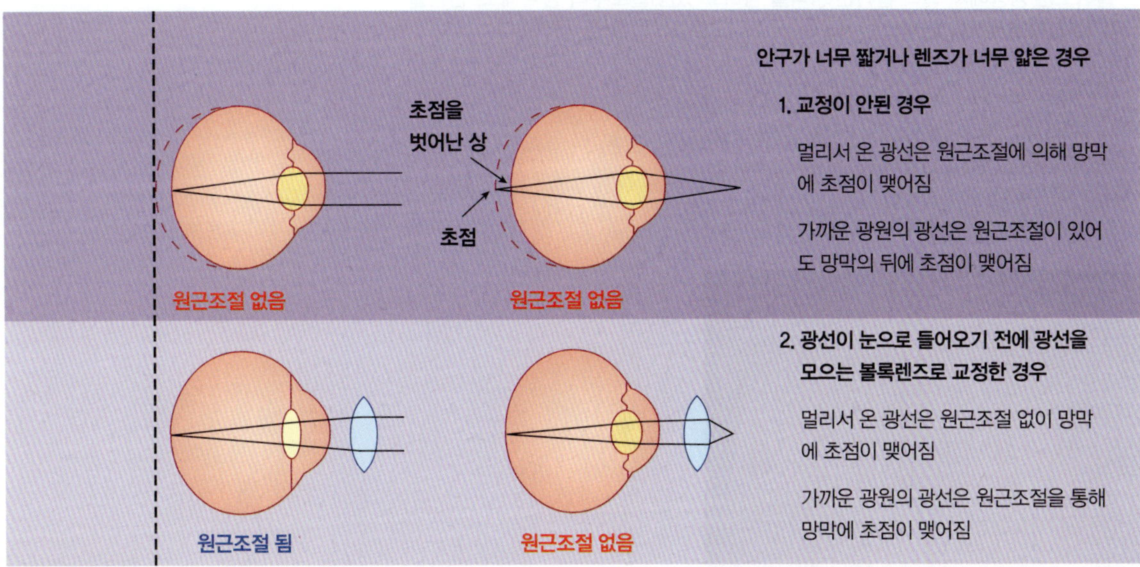

(c) 원시(원시안)

● **그림 6-14 정시안, 근시안 및 원시안.** 교정 전과 교정 후의 (a) 정상시, (b) 근시, (c) 원시의 경우를 먼 거리와 가까운 거리의 광원을 비교하여 설명하였다. 수직으로 쳐진 직선은 정상적인 안구에서 상의 초점이 맺히는 망막의 위치를 나타낸다.

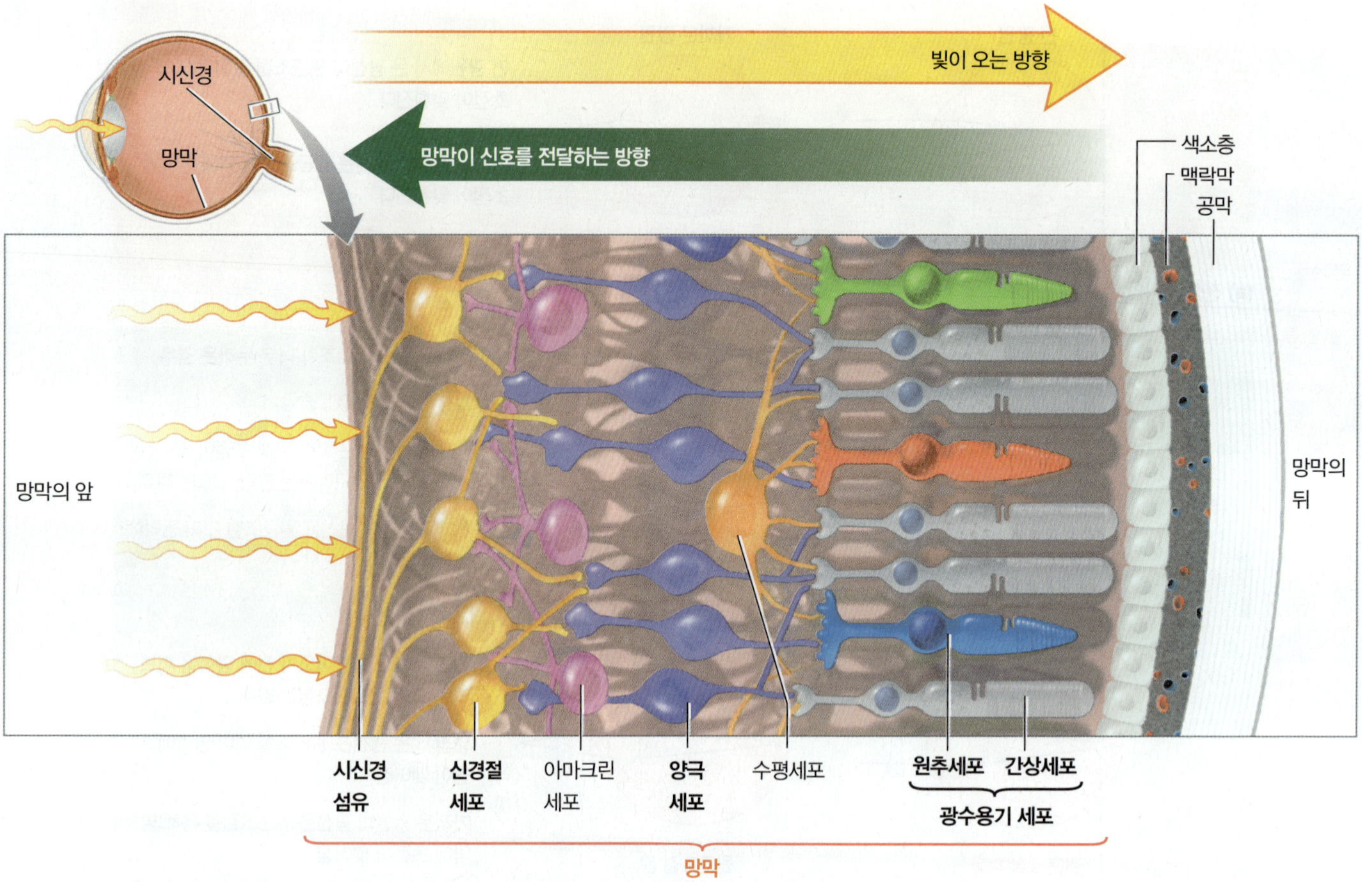

빛이 오는 방향

시신경

망막

망막이 신호를 전달하는 방향

색소층

맥락막

공막

망막의 앞

망막의 뒤

시신경 섬유

신경절 세포

아마크린 세포

양극 세포

수평세포

원추세포

간상세포

광수용기 세포

망막

● **그림 6-15 망막층.** 망막의 시각경로는 광수용기 세포(간상세포 또는 원추세포, 빛에 민감한 끝부분이 빛이 들어오는 방향에서 멀리 떨어진 공막을 향하고 있음)들로부터 양극세포, 신경절 세포로 연결되어 있다. 수평세포나 아마크린 세포는 국소적으로 시각정보를 처리한다.

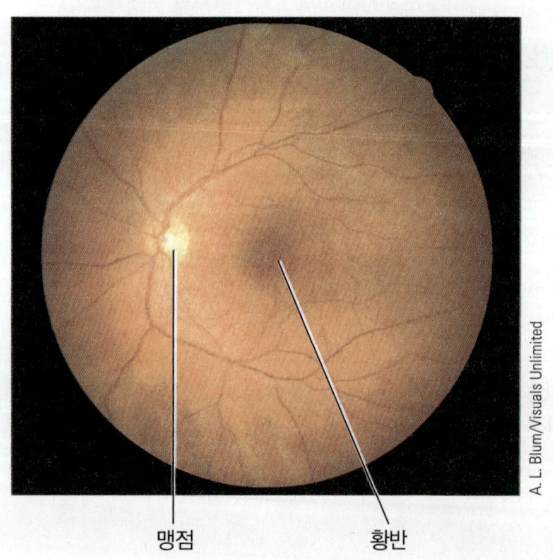

● **그림 6-16 검안경을 통해 본 망막.** 검안경(특수 조명 장치를 이용함)을 사용하면 눈 뒷편의 망막의 시신경 유두(맹점)나 황반을 볼 수 있다.

● **그림 6-17 맹점을 알아보는 실험.** 왼쪽 눈의 맹점을 찾기 위해 오른쪽 눈을 감고 책을 약 10 cm 정도 거리에 둔다. 십자표시를 보면서 천천히 책을 점이 보이지 않을 때까지 멀리 이동시킨다. 점이 보이지 않게 되었을 때가, 점이 맹점에 상을 맺은 것이다. 비슷한 방법으로 왼쪽 눈을 감고 오른쪽 눈으로 점을 응시하면서 이동하면 십자 모양이 안 보이는 지점에서 맹점을 찾을 수 있다.

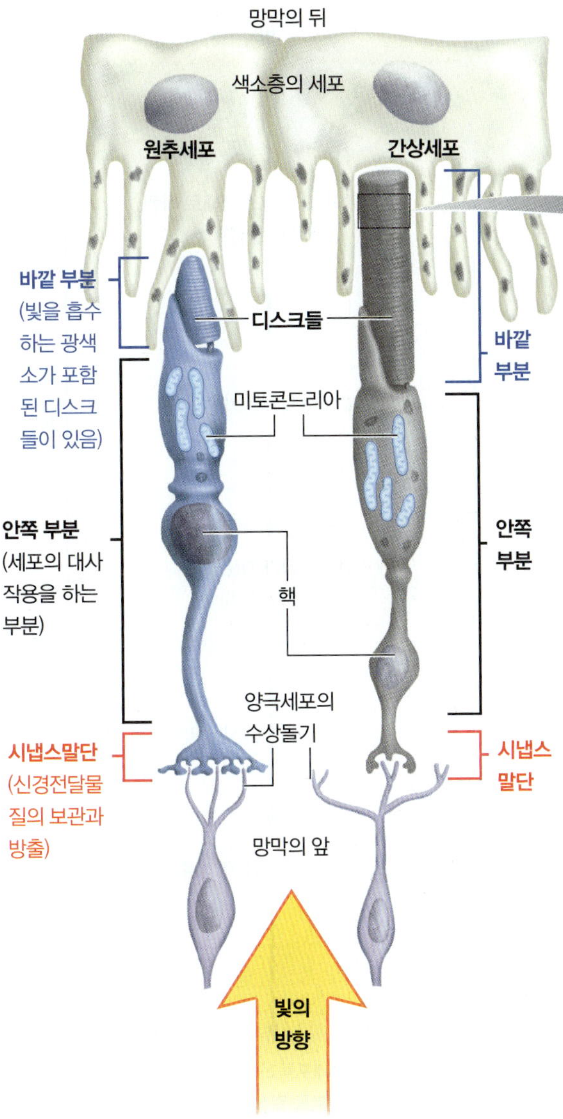

망막의 뒤
색소층의 세포
원추세포
간상세포
바깥 부분 (빛을 흡수하는 광색소가 포함된 디스크들이 있음)
디스크들
미토콘드리아
안쪽 부분 (세포의 대사 작용을 하는 부분)
핵
양극세포의 수상돌기
시냅스말단 (신경전달물질의 보관과 방출)
망막의 앞
빛의 방향
바깥 부분
안쪽 부분
시냅스 말단

(a) 간상세포와 원추세포의 구조

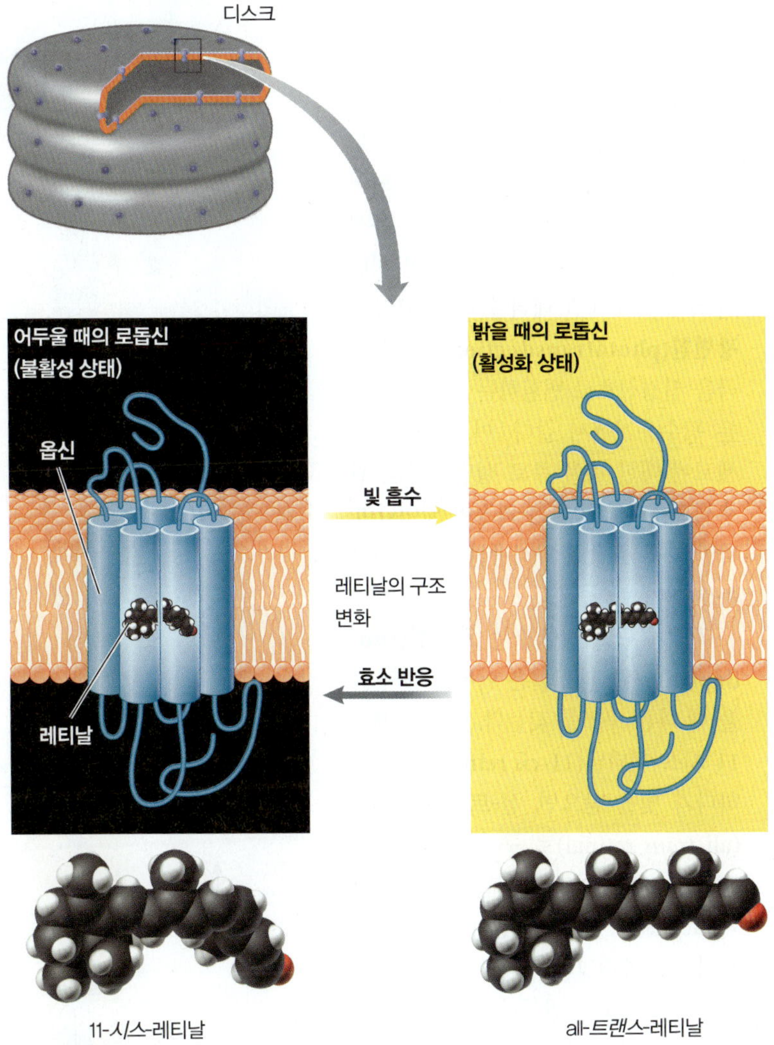

디스크
어두울 때의 로돕신 (불활성 상태)
옵신
레티날
빛 흡수
레티날의 구조 변화
효소 반응
밝을 때의 로돕신 (활성화 상태)
11-*시스*-레티날
all-*트랜스*-레티날

(b) 어두울 때와 밝을 때의 광색소(로돕신)

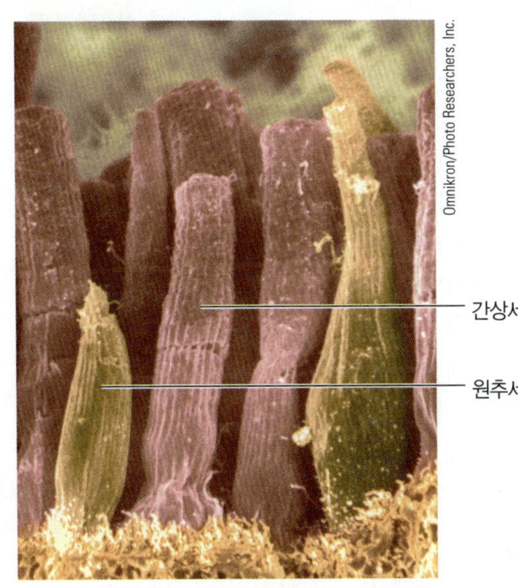

Omnikron/Photo Researchers, Inc.

(c) 간상세포와 원추세포의 바깥 부분

● **그림 6-18 광 수용기.** (a) 눈의 광수용기 간상세포와 원추세포의 3 부분. 바깥 부분에는 평평하게 쌓여 있는 막성 디스크가 있는데, 디스크에는 광색소를 많이 가지고 있다. (b) 광색소인 로돕신은 막 단백질의 하나인 옵신과 비타민 A의 유도체인 11-*시스*- 레티날이 결합된 형태로 간상세포에 존재한다. 어두운 곳에서는 11-시스-레티날이 옵신의 안쪽에 결합되어 불활성화된 상태였다가, 밝아지면 all-*트랜스*-레티날로 구조가 바뀌면서 활성화된다. (c) 간상세포와 원추세포의 주사 전자현미경 사진. 간상세포는 막대 모양, 원추세포는 원뿔모양이다.

광색소는 빛에 의해 활성화되면 화학적 변화를 거친다. 일련의 단계에 따라 빛에 의해 촉발된 변화는 광색소를 활성화하여 광수용기에 수용기전위를 일으키고 신경절 세포의 활동전위를 유발함으로써 뇌에 시각정보를 전달한다.

광색소는 두 가지 성분으로 되어 있다: 원반형 막의 막단백질인 **옵신(opsin)**과 빛을 흡수하는 성분인 비타민 A의 유도체인 **레티날(retinal)**이다. **광변환(phototransduction)**은 빛 자극을 신경신호로 변환하는 과정으로 모든 광수용기에서 같다. 여기서는 간상세포에 대한 것을 주로 설명하지만, 원추세포에서도 똑같은 과정이 일어나며, 다만 다른 파장의 가시광선을 선호한다는 차이가 있다.

간상세포의 광색소는 **로돕신(rhodopsin)**이다. 레티날은 어두울 때와 밝을 때 다른 구조를 갖는다. 어두울 때는 11-시스 레티날(11-*cis* retinal)로 존재하다가 빛을 받으면, 올-트랜스 레티날(all-*trans* retinal)로 구조가 변한다(● **그림 6-18b**). 이런 레티날의 구조변화가 로돕신을 활성화시킨다. 어두울 때 관찰되는 레티날의 휘어진 구조가 Na^+ 통로가 열리도록 만든다. 그 결과, Na^+이 유입되어 소위 암전류(dark current)가 생성되어 광수용기를 탈분극시킨다. 즉, 어두울 때 탈분극된 광수용기는 신경전달물질을 분비한다. 빛에 의해 로돕신이 활성화되면 Na^+ 통로가 닫히고, 탈분극을 유도하는 Na^+의 유입이 멈추어 바깥부위가 과분극된다(● **그림 6-19**). 따라서 광수용기는 자극에 의해 억제가 되는 셈이고(빛에 의해 과분극), 자극이 없을 때 흥분된 상태가 된다(어두울 때 탈분극). 빛의 세기에 따라 차등전위로 나타나는 수용기전위는 확산되어 시냅스 끝에 전달되는데, 여기에서 전위차가 광수용기로부터의 신경전달물질의 분비를 감소시킨다.

광수용기는 망막 내 인접한 층에 있는 양극세포들과 시냅스를 형성하고 있

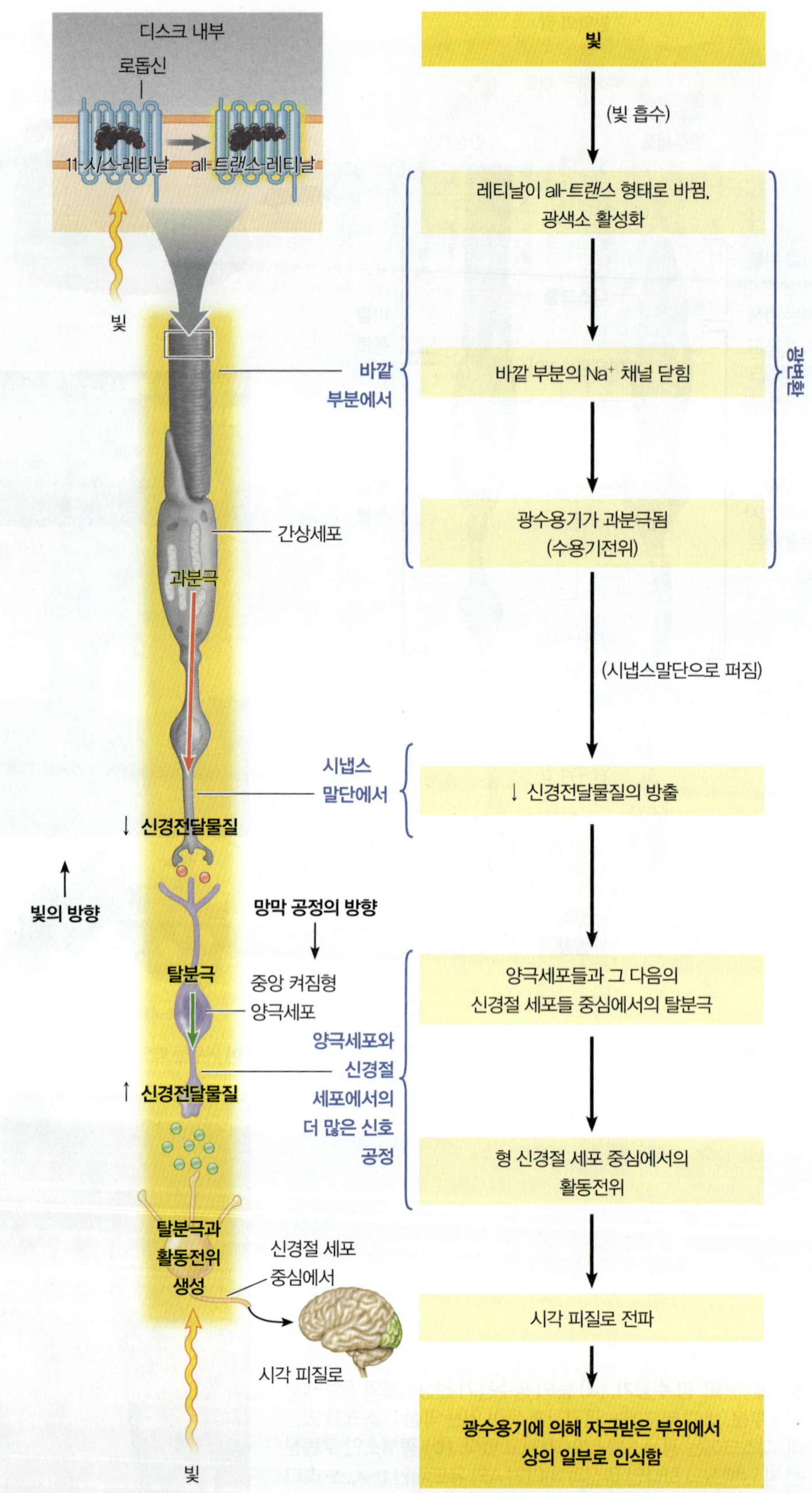

● **그림 6-19 광변환, 망막에서의 신호 공정 및 시각경로의 활동전위 생성.** 망막과 시신경에서 빛 자극에 반응하여 나타나는 일련의 사건들.

다. 이 세포들은 흥분성 세포들로서, 광수용기에서 나온 신경전달물질에 의해 막전위가 조절된다. 양극세포는 광수용기와 마찬가지로 차등막전위를 보인다. 이들 중에 감각영역의 중앙에서 켜는 역할을 하는 **켜짐형** 양극세포(on-center bipolar cell)들은 신경전달물질의 감소에 의해 탈분극된다(켜짐). (한편, **꺼짐형** 양극세포들은 감각영역의 변두리에 비춰진 빛에 반응하여 켜지기 때문에 더욱 복잡한 양상이 된다.) 켜짐형 양극세포들이 탈분극되면 신경절세포들에 많은 양의 신경전달물질들을 분비하게 된다. 만약 양극세포에 의해 신경절 세포가 역치를 넘게 되면 활동전위를 발사한다. 즉, 시각신호를 뇌까지 멀리 전달해 주는 신경절 세포에 이르러서야 활동전위가 생성되는 것이다. 신경절 세포에서 시각피질까지 전달되는 시각정보는 양극세포를 통해 연결된 광수용기에 쬐여진 빛의 양상에 따라 달라진다. 각 신경절 세포의 활동전위 생성 빈도가 망막에 비춰진 빛의 변화양상에 따라 달라지기 때문에, 시각 영상에서 일어나는 빛의 변화 속도와 정도에 대한 정보가 뇌로 전달된다.

빛 신호가 양극세포를 통과한 뒤에 불안정한 활성화된 광색소가 옵신과 레티날로 분리되고 레티날은 다시 11-시스 레티날로 전환된다. 어두운 조건에서 효소에 의해 레티날이 다시 옵신에 결합하여 원래의 불활성화 형태로 재활용된다(● **그림 6-18b**).

간상세포는 밤에 흑백 영상을, 원추세포는 낮에 선명한 천연색 영상을 제공한다.

망막에는 간상세포가 원추세포에 비해 약 20배 정도 많이 존재한다(안구 하나당 1억 2천만 개의 간상세포, 6백만 개의 원추세포가 존재). 원추세포는 망막의 정중앙인 황반에 집중되어 있다. 여기를 중심으로 외곽으로 갈수록 원추세포의 밀도는 감소하고 간상세포의 수는 증가하여 주변 부위에 가장 많다. 우리는 두 종류의 광수용기에서 일어나는 공통된 광변환 과정에 대해 알아보았다. 이제는 두 광수용기의 차이점에 초점을 맞춰 알아본다(▲ **표 6-2**).

간상세포는 매우 예민해서 밤의 약한 빛에도 반응할 수 있다. 반면에, 원추세포는 빛에 둔감하여 낮의 강한 빛에만 반응할 수 있다. 따라서 간상세포는 밤의 시각을 위해 그리고 원추세포는 낮의 시각을 위해 특화되어 있는 셈이다.

원추세포가 다른 망막신경세포와 연결된 것을 보면 고도의 정밀함(뚜렷함, 인접한 것과 구별할 수 있는 능력)이 가능하게 되어 있다. 그래서 원추세포는 낮 동안에 선명하고 높은 해상도의 영상을 제공한다. 반면에, 간상세포가 연결된 방식은 정밀도가 낮다. 그래서 우리는 정밀함을 포기하는 대신 밤에도 볼 수 있게 된 것이다.

원추세포는 천연색 영상을, 간상세포는 흑백 영상을 제공한다. 광색소에는 4종류가 있다. 로돕신 그리고 원추세포가 흡수하는 **파란색**, **초록색**, **빨간색** 색소이다. 네 종류의 광수용기들은 가시광선 영역대의 각기 다른 파장의 빛을 흡수하며, 뇌에서는 이 세 종류 색소를 흡수하는 원추세포들의 반응도를 비교하여 낮 동안에 색을 구별할 수 있다(● **그림 6-20**). 이와는 달리, 간상세포에서 들어온 정보를 사용할 때는 색을 구별할 수 없다. 각 간상세포에 있는 광색소는 어떤 파장의 빛이든 같은 정도로 반응하며 따라서 간상세포 간의 반응 차이를 비교할 수 없다. 따라서 밤의 간상세포에서 온 흑백정보는 밝기를 감지하는데 사용되고, 색을 구별하는 데는 사용할 수 없다. 이제 색을 어떻게 보는지 알아보자.

▲ **표 6-2 간상세포와 원추세포의 특징**

간상세포	원추세포
망막당 1억 2천만	6백만
주변에 더 많음	중앙에 더 많음
높은 감수성	낮은 감수성
야간 시야	주간 시야
낮은 정밀도	높은 정밀도
흑백 시각	색 시각

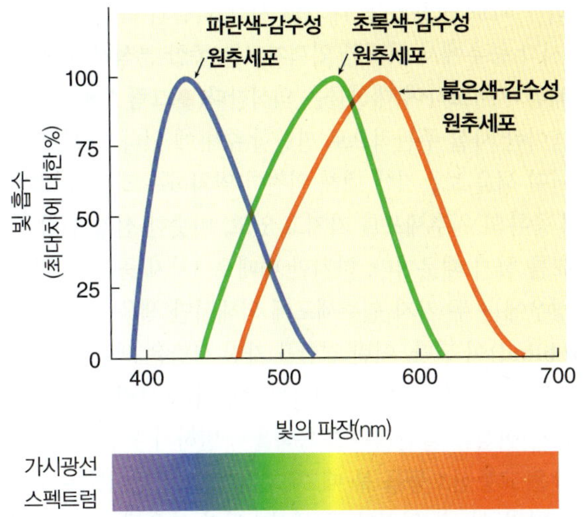

● **그림 6-20 여러 파장의 빛에 대한 3가지 원추세포의 감수성.**

색 감별은 3종류 원추세포가 자극된 비율에 따른다.

시각은 광수용기가 빛에 의해 자극을 받아 일어난다. 우리 주위에 태양이나 불, 전구 등은 빛을 발산한다. 하지만 의자나 나무 혹은 사람처럼 빛을 내지 않는 물체는 어떻게 볼 수 있을까? 각종 물체에 있는 색소들이 특정한 파장의 빛을 흡수하고 나머지 흡수되지 않은 광선은 표면으로부터 반사되어 나온다. 우리는 이렇게 반사되어 나온 광선을 이용하여 그 물체를 볼 수 있다. 우리가 파란색이라고 인지하는 물체는 비교적 긴 파장인 붉은 빛이나 녹색 빛을 흡수하고 그보다 짧은 파장인 파란 빛을 반사하므로, 우리 눈에 있는 파란 원추세포의 광색소가 이를 흡수하여 활성화 된다.

원추세포는 종류에 따라 특정한 파장의 빛에 가장 효율적으로 활성화되며, 효과적인 빛에 따라 이름을 붙여 표시하였다. 하지만 원추세포는 다른 파장의 빛에 대해서도 일정한 비율로 반응할 수 있다(● **그림 6-20**). **색 시각(color vision)** 즉, 세상의 여러 가지 색을 보는 것은 3가지 원추세포가 여러 가지 다른 파장의 빛에 의해 자극된 비율에 의존한다. 파란색이라고 인지하는 빛은 초록원추와 빨강원추를 자극하지 않고 파랑원추를 최대로 자극한다(퍼센트로 나타낼 경우 빨강:초록:파랑 원추의 자극 정도가 0:0:100이 되는 셈임). 노란색의 경우 자극의 정도가 83:83:0이며, 모든 색이 다른 비율로 나타내어질 수 있다. 하얀색은 모든 빛의 혼합이고 검은 색은 모든 빛이 없을 때이다.

각 원추세포가 자극된 정도는 각 원추세포마다 병렬 연결된 회로에 의해 뇌로 전달된다. 대뇌의 시각 피질의 특정 부위에 위치한 색 시각 중추에서 이러한 입력자료를 종합 분석하여 색을 감지하고 배경과 비교하여 대상물을 의식한다(● **그림 5-8** 참조). 그러므로 색이란 사실 주관적으로 판단할 수밖에 없다. 대부분의 사람들이 어떤 색을 보는지에 대해 의견이 일치하는 것은 우리가 모두 3 가지 종류의 원추세포를 가지고 있고, 비슷한 신경 연결을 가지고 비교를 하기 때문이다. 하지만 때때로 3가지 중 어느 하나라도 없는 경우에는 두 가지 원추세포에 의해서만 색을 구별하는 **색맹(color blind)**이 된다. 이런 결함을 가진 사람은 색을 다르게 감지할 뿐 아니라 다양한 색을 구별하지 못한다(● **그림 6-21**). 예컨대, 어떤 색각 이상은 빨간색과 초록색을 구별하지 못한다. 이런 증세의 사람은 교통신호등을 볼 때 어느 것에 불이 들어왔는지는 빛의 세기에 따라 알 수 있지만, 청색신호인지 붉은색 신호인지는 그 신호의 위치에 의해 판단할 수밖에 없을 것이다.

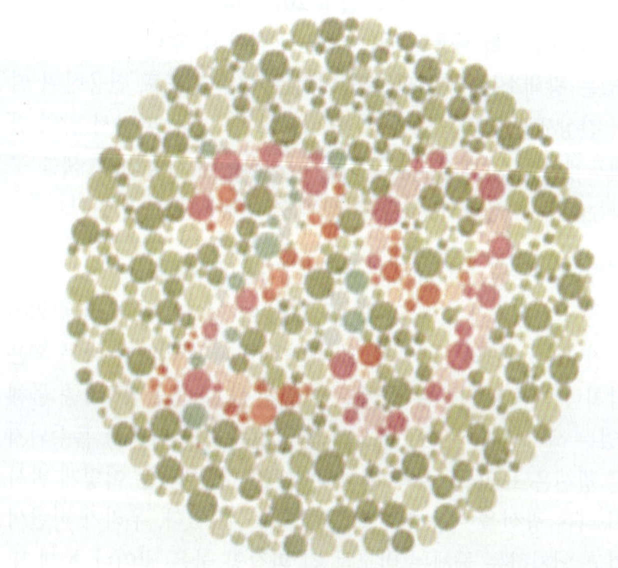

● **그림 6-21 색맹검사표.** 적–녹색맹인 사람은 29를 읽지 못한다.

눈의 빛에 대한 민감도는 명암환경에 적응한 정도에 따라 매우 달라질 수 있다.

눈의 빛에 대한 민감도는 간상세포나 원추세포 내의 빛에 반응하는 광색소의 양에 좌우된다. 만약 밝은 곳에서 어두운 곳으로 들어오면, 처음에는 아무것도 보지 못할 것이다. 그러다가 **암순응(dark adaptation)**을 하게 되면서 차츰 사물을 구별해낼 수 있게 된다. 어두운 곳에서는 빛에 의해 변형된 광색소가 천천히 원상태로 돌아온다. 그 결과로 눈의 민감도가 차츰 증가하게 되어 결국 어두운 곳에서도 볼 수 있게 된다. 하지만 오직 아주 민감하고 재충전된 간상세포만이 약한 빛에도 "켜"질 수 있다.

이와는 반대로 어두운 곳에서 밝은 곳으로 이동한 경우(예를 들어, 어두운 영화관에서 밖으로 나왔을 때) 처음에는 눈부신 빛에 민감하게 반응할 것이다. 명암 구별이 조금은 되겠지만 대부분은 하얗게 표백되어 보일 것이다. 광색소가 빛에 의해 빨리 변형되면 눈의 민감도가 감소할 것이고, **명순응(light adaptation)**을 하게 된다. 간상세포는 빛에 매우 민감하기 때문에 밝은 빛에 의해 간상세포 내 모든 로돕신이 소진되어 버릴 수 있다; 즉, 간상세포의 광색소가 밝은 빛에 의해 모두 부서져버린 뒤라면, 이 간상세포는 더 이상 빛에 반응할 수 없을 것이다. 따라서 낮에는 덜 민감한 원추세포만이 사용된다.

우리의 눈은 아주 어두운 곳에서 밝은 곳까지 다양한 수준의 밝기에 적응할 수 있어서 약 백만 배의 범위 안에서 민감도를 변화시킬 수 있다. 이 적응반응은 눈으로 들어오는 빛을 조절하는 동공반사의 도움을 받는다.

임상기록 광색소는 비타민 A의 유도체이기 때문에 적정량의 비타민 A가 음식물에 있어야 광색소를 만들 수 있다. **야맹증(night blindness)**은 음식물에 비타민 A의 양이 모자라서 생기는 증세이기도 하다. 이 경우 간상세포나 원추세포 모두에서 광색소의 양이 줄어들지만 아주 심한 경우가 아니라면 원추세포가 강한 빛에 반응하는데 필요한 양은 충분한 상태이다. 하지만 간상세포의 경우는 약간만 부족해도 민감도가 떨어질 수 있다. 이 경우 낮에는 원추세포에 의해 보는 것이 문제가 없지만, 밤에는 간상세포가 더 이상 작용하지 못하므로 잘 볼 수가 없다. 당근에는 많은 양의 비타민 A 유사물질이 있어서 눈에 좋은 식품이다.

시각정보는 대뇌 시각 피질에 도달하기 전에 분리된다.

머리를 움직이지 않고 볼 수 있는 범위를 **시야(visual field)**라고 부른다. 눈과 시각 피질이 연결된 방식 때문에 왼편 피질은 양쪽 눈에서 수집된 오른편 시야에 대한 정보를, 오른편 피질은 양쪽 눈에서 수집된 왼편 시야에 대한 정보만을 받는다.

빛은 두 눈으로 들어오는데, 시야의 왼쪽 반으로부터 들어온 빛은 양쪽 눈의 오른편 반쪽 망막에 상을 맺는다(● **그림 6-22a**).

마찬가지로 시야의 오른편 반쪽에서 온 광선은 각 안구의 왼편 망막 반쪽에 도달한다. 각 안구의 망막에서 나가는 시신경은 각 안구의 오른쪽과 왼쪽 양편 모두에 대한 정보를 가지고 있다. 이 정보는 이후 시상하부 밑에 있는 **시신경교차(optic chiasma)**를 지나면서 나뉜다(● **그림 5-6b** 참조). 시신경교차에서 각 망막의 안쪽 면(안쪽 반)에서온 신경이 교차되어 반대편으로 가는 반면, 외측 면에서 온 신경은 원래의 방향을 고수한다. 시신경교차에서 나가는 시신경섬유 다발을 **시각로(optic tract)**라 부른다. 각 시각로는 한 안구의 안쪽 면과 다른 안구의 바깥 면에서 정보를 얻는다. 따라서 부분적인 교차가 각 안구의 같은 쪽 면에서 들어온 정보를 모아서 전달한다. 한편, 각 시각로는 같은 방향에 놓인 뇌반구로, 반대편 시야에 대한 시각정보를 전달하는 것이다.

임상기록 시각 경로에 대한 지식은 시신경 여러 지점에서 발생하는 시각 장애를 진단하는데 유용하다(● **그림 6-22b**). 뇌가 어떻게 시각정보를 처리하는지 알아보기 전에 눈의 각 부위의 기능을 정리해 둔 ▲ **표 6-3**을 보아두기 바란다.

시상과 시각 피질이 시각신호를 정교하게 만든다.

뇌에서 시각 경로의 정보가 처음 도달하는 곳은 시상이다(● **그림 6-22b**). 눈에서 받은 정보를 받아 **시 방사(optic radiation)**로 알려진 신경다발들을 통해 후두엽에 위치한 시각 피질로 전달한다. 각 부위는 시각자극의 특정 사항을 처리한다(예컨대, 형태, 움직임, 색, 그리고 거리 등). 이러한 분류작업은 쉬운 일이 아니다. 각 시신경은 각 망막의 광수용기에서 나온 정보를 전달하는 백만 개 이상의 신경섬유들을 포함하기 때문이다. 이는 온 몸의 체감각 신경들에서 오는 모든 구심성 신경들의 수보다 많은 것이다! 연구자들에 의하면 시각정보 처리에 참여하는 수억 개의 세포들이 대뇌피질의 약 40%를 차지하는 것으로 추정하고 있다. 반면 체성감각은 8%, 청각신경은 3%를 차지한다.

거리 인지 시각 피질은 어떤 시야의 한 지점에 대한 정보를 두 눈에서 동시에 받는데, 두 눈에서 온 정보가 똑같지는 않다. 각 눈은 대상물을 볼 때 거의 시야가 겹치긴 하지만 항상 어느 한쪽 면을 조금 더 본다. 양 눈 모두에서 동시에 보이는 부분을 **양안(binocular)**시야라고 부르며, **거리 인지(depth perception)**에 중요하다. 뇌에서는 두 눈에서 온 정보의 미세한 차이를 이용하여

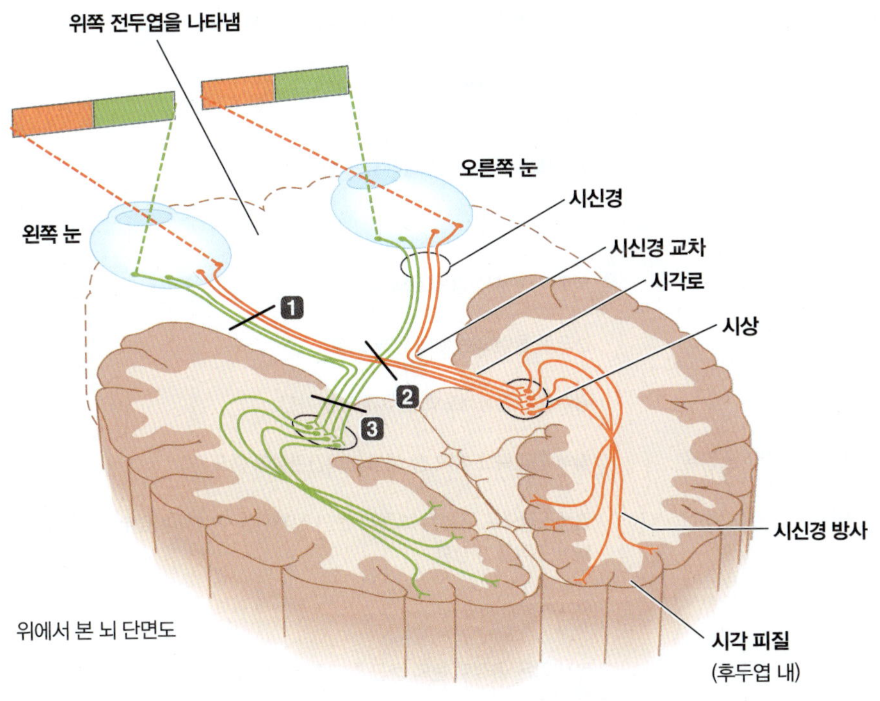

(a) 시각 경로

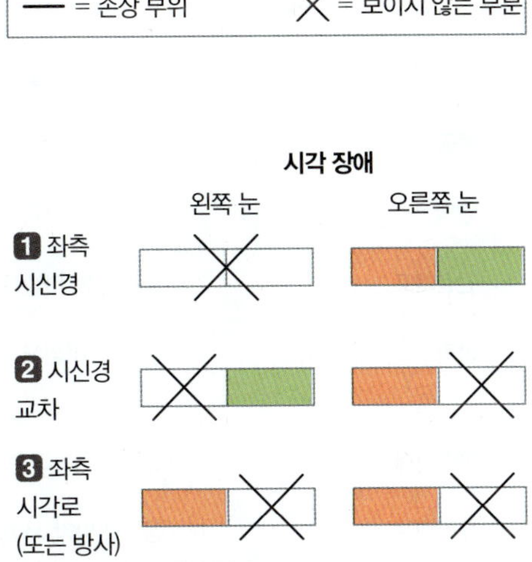

(b) 시각 경로의 특정 부위에 손상을 가했을 때 생기는 시각 장애

● **그림 6-22 시각 경로와 손상에 따른 시각 장애.** (a) 시각 피질의 왼편 절반은 각 눈의 오른편 망막(초록색)에서 정보를 받고, 오른편 피질은 양 눈의 왼편 망막(붉은 색)에서 정보를 받는다. (b) 각 번호의 시각 장애는 그림 (a)의 같은 번호로 표시된 부위에 손상을 입었을 때 나타나는 시각 장애를 나타낸 것이다.

▲표 6-3 눈의 주요부위와 기능

구조	위치	기능
수양액	각막과 렌즈 사이의 공간	맑은 수용액으로 계속 만들어져 각막과 렌즈에 영양분을 공급한다.
양극세포	망막의 중간층 신경	빛 자극을 망막이 처리하는 과정에서 중요
맹점	망막의 중심에서 약간 벗어나 시신경섬유가 나가는 출구; 광수용기가 없다(시신경 유두)	시신경과 혈관이 지나가는 통로
맥락막	눈의 중간층 막	눈으로 들어온 광선이 흩어지지 않도록 색소를 갖고 있다. 망막을 유지하는데 필요한 혈관이 분포하며, 맨 앞쪽은 특수화되어 모양체와 홍채를 형성함
모양체	렌즈 바깥쪽에 고리를 형성하고 있는 맥락막의 앞쪽 구조물; 렌즈의 주위에 고리를 형성	수양액을 만들며, 모양체 근육을 포함함
모양체 근육	모양체의 고리형 근육성분; 현수인대를 통해 렌즈와 연결되어 있음	원근 조정에 중요함
원추세포	망막의 맨 바깥쪽에 위치한 광수용기의 한 종류	정밀한 관찰, 색조 판별, 주간 관찰에 중요한 역할
각막	눈의 맨 앞쪽 투명한 층	눈이 굴절 능력을 갖는데 절대적으로 중요한 역할
중심와	망막의 정 가운데	가장 정밀하게 볼 수 있는 부위
신경절 세포	망막의 맨 안쪽 층에 있는 신경세포	빛 자극을 망막이 처리하는 과정에서 중요한 역할; 시신경을 구성
홍채	수양액 내에 위치한 색소를 가진 고리형 근육	수축을 통해 동공의 크기를 조절; 눈의 색을 결정
렌즈	수양액과 유리체액 사이에 위치; 현수인대를 통해 모양체에 연결	원근조절 과정에서 굴절율을 조절
황반	중심와 주변 부위	원추세포가 많이 분포하여 높은 정밀도를 가짐
시신경 유두	(맹점을 참고)	
시신경	시신경 유두를 통해 눈에서 밖으로 나감	뇌로 가는 시신경 경로의 앞부분
동공	홍채에 둘러싸인 가운데 열린 부분	눈으로 들어오는 빛의 양을 조절
망막	눈의 가장 안쪽 막	광수용기(간상세포와 원추세포)를 가짐
간상세포	망막의 맨 바깥쪽에 위치한 광수용기의 한 종류	빛에 민감하고 흑백 상 생성과 야간관찰에 중요
공막	눈의 맨 바깥에 있는 질긴 막	결체조직으로 구성된 보호막; 눈의 흰자위를 구성하며 앞부분은 특화되어 각막을 형성함
현수인대	모양체 근육과 렌즈를 연결	원근조절에 중요
유리체액	렌즈와 망막 사이의 공간	젤리 같은 물질로 눈의 둥근 형태를 유지하도록 도움

거리를 추정하고, 입체적인 물체의 두께를 가늠할 수 있게 한다. 어떤 거리감각은 경험이나 다른 단서들과 비교하여 한 눈으로도 감지가 가능하다. 예컨대, 한쪽 눈으로만 차와 빌딩을 관찰한다고 해보자. 차가 더 크게 보인다면, 빌딩보다 차가 가까이 있다는 것을 알아차릴 수 있다.

시각 피질의 정보 처리 단계 시각정보는 우선 대뇌피질의 1차 시각피질에서 처리되고, 이어 더 복잡하고 축약된 처리를 위해 인근의 높은 단계의 시각 피질 지역으로 보내진다. 각 단계의 피질 시각신경은 낮은 단계에서 수렴된 정보들을 이용하여 더 증가된 정보 요약 능력을 갖게 된다. 이런 방법으로 다양한 세기의 빛에 의해 자극된 망막 내 광수용기의 점 모양의 정보를 위치, 방향, 움직임, 윤곽선이나 길이 등의 정보로 변환하는 것이다. 다른 시각정보, 즉 거리 감각이나 색감각은 단계적이라기보다는 동시에 처리된다. 어떻게 어디에서 전체 이미지를 만들어 내는지는 아직도 밝혀지지 않고 있다. 각기 독립적으로 가공된 정보들이 보다 높은 단계의 시각영역에 의해 모아져야 하나의 시각장면이 인지될 수 있다. 이는 마치 화가의 물감을 담은 팔렛트 위의 물감들과 완성된 초상화의 관계와 비슷하다고 할 수 있다. 각 색조의 물감들이 캔버스에서 적절하게 통합되기 전에는 초상화를 만들 수 없기 때문이다.

시각정보는 이후 시각에 관여하지 않는 다른 뇌 부위로 전달된다.

시각 경로가 모두 시각 피질에서 끝나는 것은 아니다. 어떤 경우에는 시각감지와는 관계없는 뇌의 다른 부위로 연결되어 있다. 보는 것과는 관계없이 간상세포와 원추세포에서 온 정보에 의존하는 몇 가지 사례를 소개하면, (1) 대뇌피질의 각성과 주의력에 기여(어두운 빛이 있는 방에서 졸음이 오는 경우), (2) 동공의 크기 조절(밝은 빛에 의해 동공이 수축하는 경우), (3) 눈의 움직임 조절 (광수용기를 통한 입력이 눈의 외부 근육을 움직여 이 글을 읽게 만듬) 등이다. 각 안구는 여섯 개의 안구외부근육을 통해 안구를 고정하기도 하고 움직이기도 하여, 물체의 위치를 파악하며, 추적할 수도 있다. 안구의 운동은 우리 몸에서 가장 빠르면서도 절도 있는 움직임이다.

신경절 세포의 약 3%는 시각에 관여하지 않는다. 그 대신 **멜라놉신(melanopsin)**이라는 광민감성 색소를 분비한다. 이 색소는 밤과 낮의 주기를 정하는 "생체시계(biological clock)"를 설정하는데 중요한 역할을 한다(p. 565 참조).

6.4 귀: 청각과 평형감각

귀(ear)는 외이(바깥귀), 중이(가운데귀), 내이(속귀)의 세 부위로 나뉘어 있다(● **그림 6-23**). 외이와 중이는 공기 중의 음파를 액체로 가득한 내이로 전달하고, 이 과정에서 에너지를 증폭시킨다. 내이에는 음파를 신경신호로 변환하여 들을 수 있게 하는 달팽이기관과 평형감각에 필요한 전정기관의 두 가지 감각기가 있다.

음파는 공기의 응축과 희소영역이 번갈아 나타나는 것이다.

듣기(hearing)는 소리에너지를 신경이 감지하는 것이다. 듣기에는 소리를 인식하는 것(어떤)과 그 소리의 발생지(어디)를 감지하는 것의 두 가지 양상이 있다.

음파(sound wave)는 공기의 떨림이 퍼지는 것이다. 공기분자들이 응집되어서 압력이 높은 지역이 있고, 분자가 희박하여 압력이 낮은 지역으로 구성된다(● **그림 6-24a**). 공기분자를 흩뜨려트릴 수 있는 어떤 것이던 소리를 내는 음원이 될 수 있다. 간단한 예로 소리굽쇠를 들 수 있다. 소리굽쇠를 치면 갈래(prong)가 떨린다. 갈래가 한 방향으로 움직이는 순간(● **그림 6-24b**), 앞쪽의

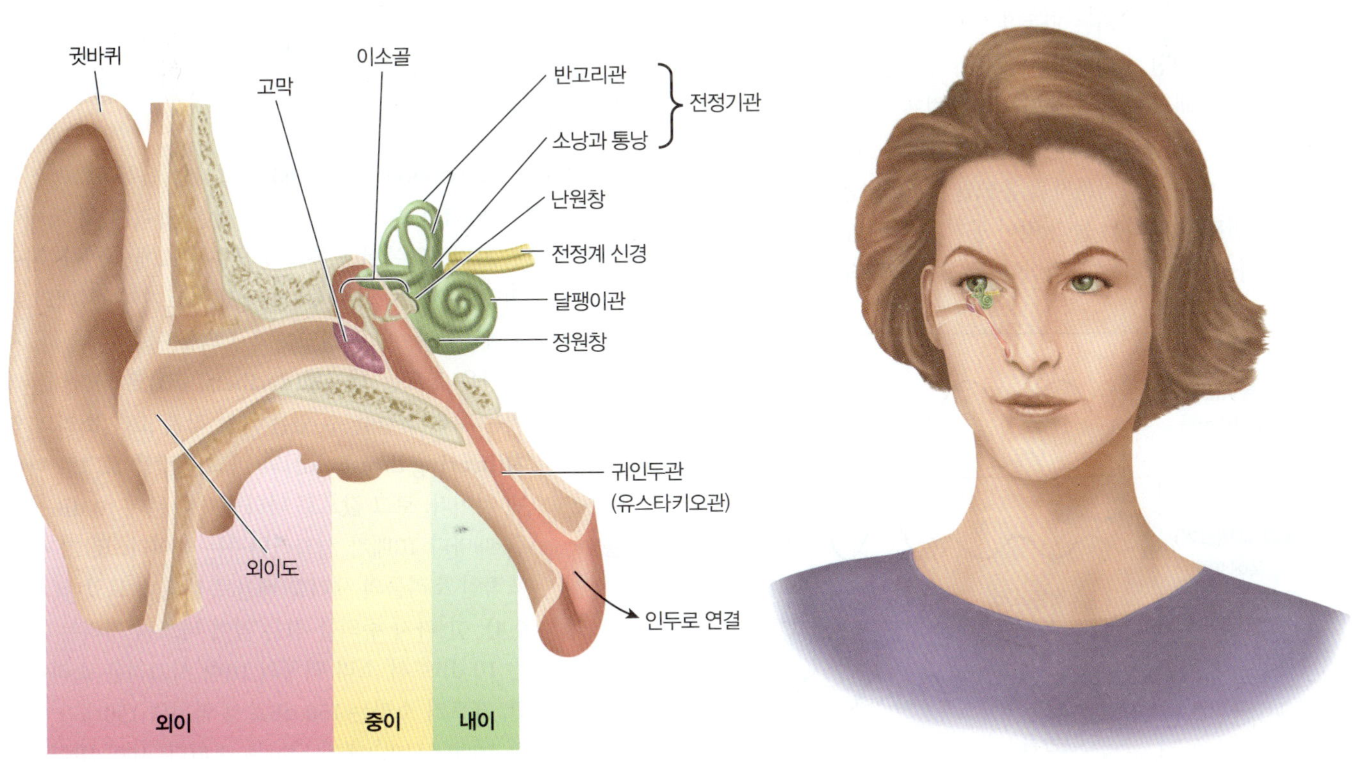

● **그림 6-23** 귀의 해부.

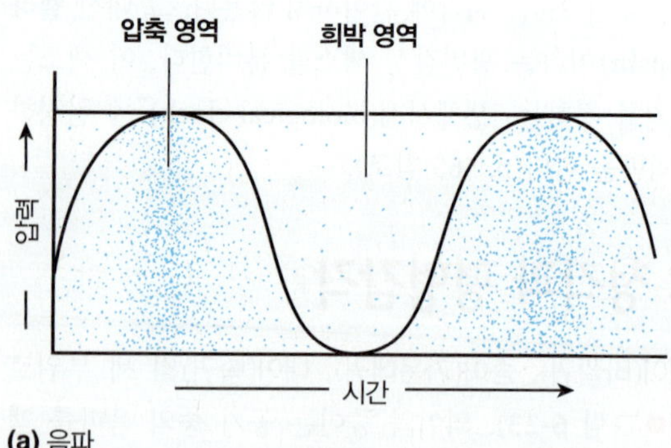

(a) 음파

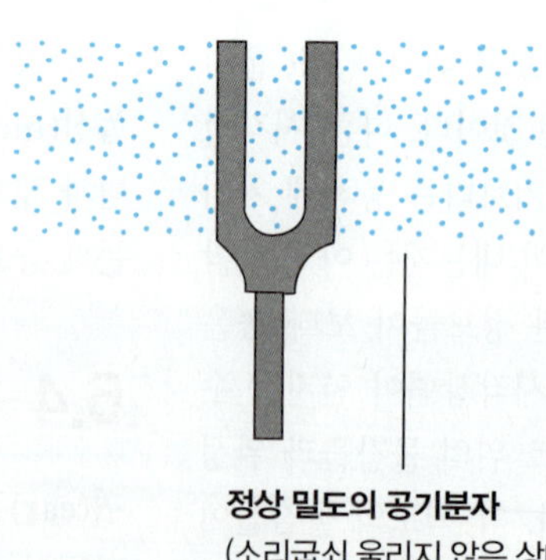

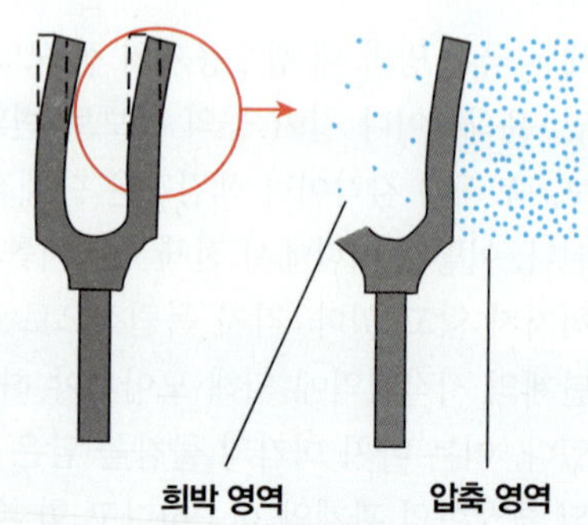

(b) 소리굽쇠가 소리를 생성할 때

● 그림 6-24 음파의 생성. (a) 음파는 공기분자가 압축된 영역과 희박한 영역이 반복되는 것이다. (b) 소리굽쇠가 떨리면 밀리는 앞쪽에서는 공기 분자가 압축되고 뒤 편에서는 희박해지면서 음파가 생성된다. (c) 흩뜨려진 공기분자들이 인접한 곳으로 밀려들어가 인접 지역의 공기를 흩뜨린다. 이런 방법으로 개개 공기분자의 이동거리는 짧지만 소리는 원래의 음원으로부터 멀리까지 퍼져나간다. 음파는 더 이상 인접 지역을 흩뜨릴 수 없을 만큼 약해지면 멈추게 된다.

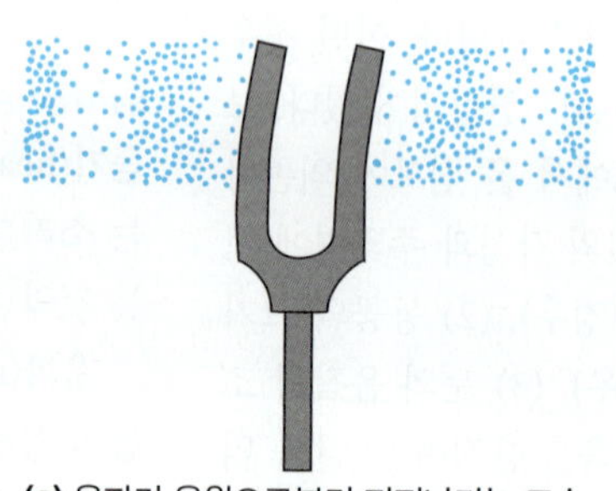

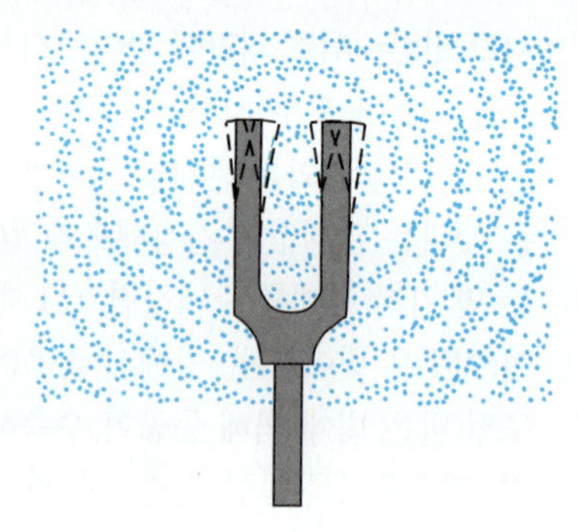
(c) 음파가 음원으로부터 퍼져나가는 모습

공기분자는 서로 가까이 밀려 압축되고 그 지역에 압력이 높아진다. 그와 동시에 갈래가 이동하는 반대방향의 공기분자들은 퍼트려져 희소해지고 그 지역에 압력이 낮아진다. 갈래가 반대 방향으로 움직이게 되면 반대의 압축과 희소영역이 생성된다. 소리굽쇠 갈래의 떨림에 따라 공기분자 자체는 짧은 거리를 이동할 뿐이지만 응축과 희소가 반복되는 파동은 멀리까지 물결이 퍼지듯이 퍼져나간다. 흩뜨려진 공기분자는 이웃한 공기분자를 흩뜨려 새로운 양상의 응축과 희소영역을 만들고 그렇게 계속 진행된다(**● 그림 6-24c**). 소리에너지는 음원에서 멀어지면서 차차 감소한다. 그리고 마침내 이웃한 공기분자를 흩뜨릴 수 없을 정도로 약해지면 완전히 소멸된다. 음파는 물과 같이 공기가 아닌 매질에서도 전달될 수 있다. 하지만 덜 효율적이어서, 액체를 움직이기 위해서는 더 큰 에너지가 필요하다.

소리는 높이, 세기, 그리고 음색에 따라 구별된다(**● 그림 6-25**):

- 소리의 **높이(pitch; tone)**, 즉, "도" 인지 "솔"인지는 떨림의 주파수에 의해 결정된다. 떨리는 주파수가 높으면 소리도 높아진다. 사람의 귀는 20에서 20,000 헤르츠(Herz, Hz, 1초 동안의 반복수)의 소리를 들을 수 있고, 1000에서 4000 Hz의 주파수대에서 가장 민감하다.
- 소리의 **세기(intensity; loudness)**는 음파의 음폭, 즉 응집영역의 가장 높은 압력과 희소영역의 가장 낮은 압력 간의 차이에 의해 결정된다. 가청영역에서는 음폭이 클수록 크게 들린다. 사람의 귀는 아주 작은 속삭임에서 제트기가 뜰 때의 굉음에 이르는 넓은 영역대의 소리를 들을 수 있다. 시끄러운 정도는 **데시벨(decibels, dB)**로 나타내는데 이는 우리가 들을 수 있는 가장 작은 소리[**소리의 역치(hearing threshold)**]와 비교한 값을 로그로 나타낸 것이다. 로그 값으로 나타냈기 때문에 10 dB 올라갈 때마다 10배가 시끄러워지는 셈이다. 몇 가지 대표적인 소리들의 세기를 배율로 나타내 보았다(**▲ 표 6-4**). 한 가지 주의할 점은 잎이 바스럭 거리는 소리는 10 dB로서 소리 역치의 10배 시끄러운 소리이지만, 제트기 소리는 150 dB로서 역치의 150배가 아니라 1000조(10^{15})배에 달하는 소리다. 100 dB이상의 소리는 달팽이관의 섬세한 감각기구를 영구적으로

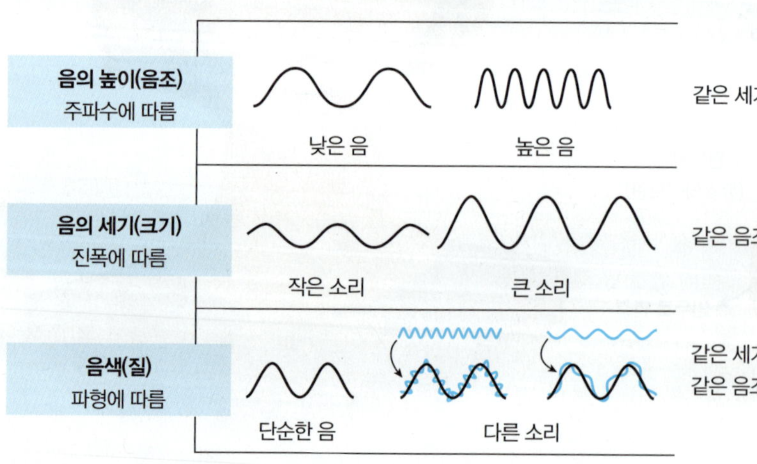

● 그림 6-25 음파의 성질.

▲표 6-4 각종 소리의 일반적인 세기

소리의 종류	소리의 크기(데시벨, dB)	들을 수 있는 가장 작은 소리와의 비교 (청각 역치)
잎 바스럭 거리는 소리	10 dB	10 배
시계 소리	20 dB	100 배
속삭임	30 dB	1000 배
정상적인 대화	60 dB	100만 배
믹서기, 잔디 깎는 기계, 헤어드라이어	90 dB	10억 배
록 공연, 구급차 사이렌	120 dB	1조 배
제트기 뜨는 소리	150 dB	1000조 배

손상시킬 수 있다.

- **음색(timbre; quality)**은 기본 음파에 더해지는 주파수인 **상음(overtone)**에 의해 결정된다. 소리굽쇠는 순수하게 높낮이 만의 소리를 내지만 대부분의 소리는 순수하지 않다. 예를 들어, 상음의 복잡한 혼합이 같은 음계를 내는 다른 악기의 소리에 차이를 만들어낸다(같은 "도" 음을 내는 트럼펫과 피아노의 소리는 다르다). 상음은 목소리가 차이나는 이유이기도 하다. 음이 만들어질 때 모두 다른 양상의 상음을 갖기 때문에 음원을 구별해낼 수 있다. 음색 덕분에 전화를 받았을 때 잘 못 얘기를 꺼내기 전에 엄마인지 여자친구인지를 알아차릴 수 있는 것이다.

외이는 소리의 위치를 파악하는데 관여한다.

소리를 위해 특수화된 세포들은 액체로 가득 찬 내이에 위치한다. 따라서 공기 중의 음파를, 공기에서 물로 전달될 때 생기는 소리에너지의 손실을 보상해 주면서, 내이로 전달시키는 통로가 있어야한다. 외이와 중이가 이 역할을 담당한다.

외이(external ear)는 귓바퀴, 귓구멍, 그리고 고막으로 구성되어 있다(● **그림 6-23**). **귓바퀴(pinna)**는 피부로 덮인 연골주름 구조물로서, 소리를 모아 귓구멍으로 보낸다. 귓구멍은 측편 두개골을 통해 외부로부터 외이와 중이를 나누는 얇은 막 구조물인 **고막(tympanic membrane)**까지 뚫려 있다.

귓바퀴는 그 모양 때문에 뒤에서 오는 소리를 부분적으로 차단하여 소리가 앞에서 오는지 뒤에서 오는지를 구별할 수 있게 해준다. 소리가 왼편에서 오는지 오른편에서 오는지는 가까운 귀에 소리가 약간 먼저 도착하는 것을 이용한다. 청각피질은 이 모든 단서들을 종합하여 소리의 위치를 파악한다. 한쪽 귀만으로 소리의 위치를 알아내기는 어렵다.

고막은 외이의 음파와 일치하여 떨린다.

중이의 입구를 가로지르는 고막은 음파가 닿으면 떨린다. 고압과 저압이 반복되는 음파는 극도로 민감한 고막을 같은 주파수로 안팎으로 흔들리게 만든다.

음파에 따라 움직이게 하려면 평소에 고막의 안과 밖에 기압이 똑같아야 한다. 고막의 바깥쪽은 귓구멍을 통해 대기 중에 노출된 상태이다. 고막의 안쪽도 **귀인두관(eustachian tube)**을 통해 대기와 연결되어 있다. 이 관은 중이와 인두를 연결해 준다(● **그림 6-23**). 귀인두관은 평소에는 닫혀 있다가 하품, 씹기, 삼킴질 등을 통해 열릴 수 있다. 이때 중이의 기압이 대기압과 평형을 이루게 되어 고막의 안팎이 같은 압력을 갖게 된다. 갑자기 외부기압이 바뀌면(예를 들어 비행기 이륙 시), 중이의 압력에는 변화가 없고 대기압이 변하기 때문에 고막이 아플 정도로 불거진다. 하품을 하면 귀인두관이 열려 고막 안팎의 압력이 같아지게 되고, 기압에 의한 변형이 풀리고 고막이 원위치로 돌아간다.

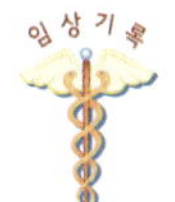

가끔 목에 생긴 감염이 귀인두관을 타고 중이로 번질 수 있다. 그 결과 귀에 물이 차면 고통스로 울뿐 아니라 중이를 통한 소리전달에도 지장을 초래한다.

중이의 작은 뼈들이 고막의 떨림을 내이 속의 액체로 전달한다.

중이는 고막의 떨림을 내이의 용액으로 전달한다. 이 전달과정은 중이를 가로질러 뻗은 3개의 작은 **이소골(ossicle; 골편)**들인 **망치뼈(malleus)**, **모루뼈(incus)**, **등자뼈(stapes)**에 의해 이루어진다(● **그림 6-23a**). 가장 앞에 있는 망치뼈는 고막에 연결되어 있고, 맨 뒤의 등자뼈는 액으로 채워진 달팽이 기관의 입구인 **난원창(oval window)**에 붙어 있다. 음파에 의해 고막이 떨리면 연결된 뼈들이 같은 주파수로 움직여서 이를 난원창에 전달하는 것이다. 난원창에 가해지는 압력에 의해 내이 속의 용액에 원래의 음파와 같은 주파수의 파동이 생성된다.

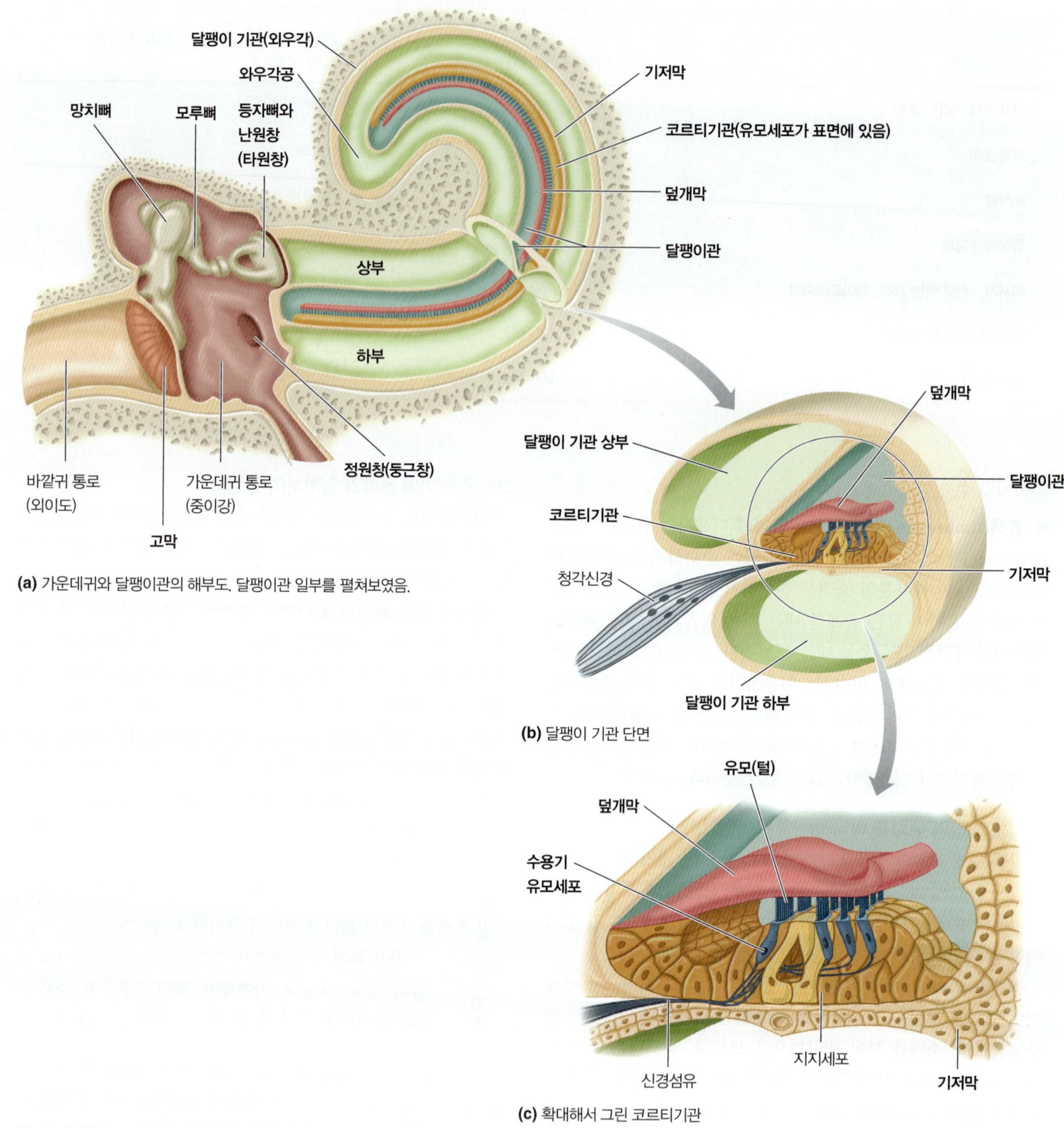

(a) 가운데귀와 달팽이관의 해부도. 달팽이관 일부를 펼쳐보였음.

(b) 달팽이 기관 단면

(c) 확대해서 그린 코르티기관

● **그림 6-26 가운데귀와 달팽이 기관.**

공기를 움직이는 것보다 액체를 움직이기 위해서는 더 많은 압력이 필요하지만, 이소골들이 공기의 음파를 증폭하여 내이 속의 액체를 충분히 움직일 수 있다. 이소골의 공학적 연결이 공기 중의 음파가 직접 난원창을 때렸을 때보다 약 20배 이상의 힘이 가해지도록 한다.

달팽이 기관에는 청각기관인 코르티기관이 있다.

완두콩 크기의 달팽이 모양을 한 **달팽이 기관**(cochlea; 와우

각)은 측면두개골 안에 위치한 내이의 청각 관련 기관으로서, 관을 감아 놓은 형태이다(● **그림 6-23**). 기능을 설명하기 위해서 감긴 형태를 풀어서 보자(● **그림 6-26a**). 달팽이 기관(와우각) 거의 전체가 액체로 채워진 3개의 긴 방들로 나뉘어 있다. 끝이 막힌 **달팽이관(cochlear duct)**이 가운데 구역에 터널처럼 위치하지만, 끝까지 닿아 있는 것은 아니다. 맨 위 칸과 중이 사이는 등자뼈가 붙어 있는 **난원창(oval window)**으로 막혀 있다. 아래 칸과 중이 사이에는 다른 막구조물인 **정원창(round window)**으로 막혀있다. 달팽이관의 맨 끝부분은 위와 아래 칸이 서로 연결되어 있는 **와우각공(helicotrema)**이 있다. **기저막(basilar membrane)**은 달팽이관의 바닥을 구성하여 아래 부분과 분리시킨다. 이 기저막은 **코르티기관(organ of Corti)**이라는 청각기관을 포함하기 때문에 매우 중요하다.

코르티기관의 유모세포가 유체의 움직임을 신경신호로 변환한다.

소리 수용기인 청각 **유모세포(hair cell; 털세포)** 15,000개를 갖고 있는 코르티기관은 기저막의 전체 길이에 걸쳐 막 위에 얹혀 있다(● **그림 6-26c**). 각 유모세포의 위쪽에는 약 100개의 털이 나 있다. 유모세포는 내이 속 액체의 움직임에 의해 털 부분이 변형되면 신경신호를 만든다. 이 털들은 전체 코르키기관 위에 차양처럼 드리워진 **덮개막(tectoral membrane)**에 닿아 있다(● **그림 6-26b, c**).

등자뼈가 앞뒤로 움직이면서 난원창을 움직이면 달팽이관의 위 칸에 압력 파동을 일으킨다. 액체는 압축되지 않음으로 등자뼈가 난원창에 밀어 넣어 생긴 압력은, (1) 정원창의 움직임과, (2) 기저막의 휨의 두 가지 방법으로 해소된다. 첫 번째 경로에서 가해진 압력은 상부의 액체를 밀어 와우각공을 돌아 하부로 들어가 정원창이 중이 쪽으로 불거지도록 만들어 높아진 압력을 상쇄한다. 등자뼈가 뒤로 이동하여 난원창을 중이 쪽으로 당기는 경우에는 유액이 반대로 움직여 정원창을 안쪽으로 들어가게 만든다. 이 경로는 청각과는 관계가 없으며 단순히 압력을 해소하는 역할을 한다.

청각과 관련된 압력 파동은 "지름길"을 택한 경우이다(● **그림 6-27a**). 달팽이 기관으로 들어간 압력 파동은 달팽이관으로 전달되는데, 일부는 기저막을 통해 하부로 전달된다. 기저막을 통한 압력 파동의 전달은 기저막이 위, 아래로 움직이게 만든다. 기저막 위에는 코르티기관이 있기 때문에 유모세포도 그에 따라 상하로 움직인다. 기저막이 움직일 때마다 덮개막과의 상대적인 위치가 바뀌게 되어서, 여기에 연결된 유모세포의 털이 휘어지게 된다(● **그림 6-28**). 이와 같은 털의 앞·뒤 운동이 유모세포의 기계적 개폐성 양이온 통로(p. 100 참조)를 열거나 닫게 만들어 수용기 막전위가 음파의 주파수에 맞추어 탈분극과 과분극이 반복된다. 광수용기와 마찬가지로 청각모세포도 활동전위를 생성하지는 않는다. 대신 이 세포의 수용기전위는 뇌로 신경신호를 전하는 **청각(와우각)신경[auditory(cochlear) nerve]**인 구심성 신경섬유의 활동전위의 빈도를 조절한다(● **그림 6-29**). 코르티기관에서 뇌의 측두엽에 있는 청각피질(● **그림 5-8a** 참조)에 연결된 신경경로에는 몇 개의 시냅스들이 존재하며, 가장 잘 알려진 곳이 뇌간(뇌줄기)과 시상부이다. 뇌간은 청각신호를 이용하여 자각과 경계상태를 유지하며 시상은 정보를 분류하고 위쪽으로 연결해준다.

시각 경로와는 달리 뇌간에서 교차가 불완전하게 일어나기 때문에 두 귀에서 나온 청각신호는 두 측두엽 모두에 연결되어 있다. 이러한 이유로 뇌간 윗선에서 발생한 청각 경로의 손상은 양 귀의 청각능력에 거의 영향을 주지 않는다.

1차 청각피질은 특정한 소리를 인지하는 것으로 보이며, 주변의 보다 높은 차원의 청각피질은 독립된 소리들을 연결하여 의미있는 양상으로 종합한다. 청각계가 얼마나 복잡한 일들을 수행하는 지 생각해보라. 음악회에 갔을 때 우리의 코르티기관은 여러 악기의 소리, 박수 소리, 소리죽인 관중의 속삭임, 극장의 소음 등에 동시에 반응한다. 우리는 귀에 도달하는 각종 음파들을 나누어 구별하고 우리에게 중요한 것을 골라 관심을 집중할 수 있다.

음 높이는 어느 부위의 기저막이 떨리는지를 통해 알 수 있다.

음 높이의 판단(음파의 주파수를 구별해낼 수 있는 능력)은 기저막의 모양과 특성에 의존한다. 기저막은 난원창 근처에서는 얇고 빳빳한 반면, 와우각공 근처에서는 부드럽다(● **그림 6-27b**). 원래 기저막은 다른 주파수에서 각기 다른 지역의 기저막이 최대로 떨리도록 되어 있다; 즉, 각 주파수는 기저막의 각기 다른 위치에서 최대 진동지역이 나타난다. 난원창에서 가까운 좁은 끝은 높은 음에서 가장 잘 떨리고, 와우각공의 넓은 끝 부분은 낮은 주파수의 음에 의해 잘 떨린다(● **그림 6-27c**). 음 높이는 기저막을 따라 높은 음에서 낮은 음까지 정확히 분류된다. 특정 주파수의 음파가 등자뼈의 움직임으로 달팽이관에 전달되면, 그 주파수에 원래 가장 잘 반응하는 기저막의 특정 지역으로 파동이 전달된다. 압력에 너지는 막이 떨리면서 소모되고, 가장 많이 움직이는 지역을 지나면서 파동이 사라지게 된다.

최대 진동지역의 유모세포들이 가장 큰 기계적인 변형을 거치게 되고 따라서 가장 많이 흥분된다. 코르티기관은 88개가 아니라 15,000개의 음반으로 구성된 피아노로 볼 수 있다(15,000개의 유모세포를 고려해서). 각 유모세포는 코르티기관에서의 위치에 의해 특정 주파수에 맞추어 조율되어 있다. 다른 주파수의 음파는

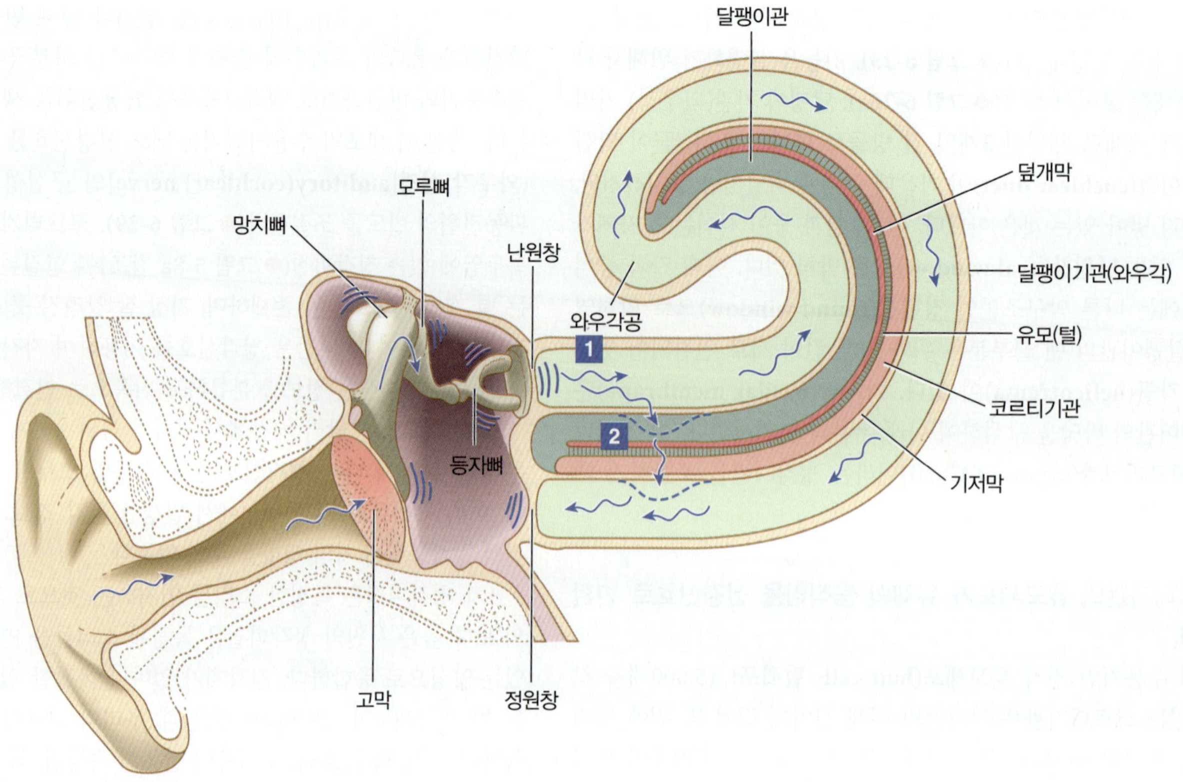

난원창의 떨림에 의해 시작된 달팽이관 내 유체 떨림의 두 가지 경로:

경로 1: 상부에서 와우각공을 통해 하부로 전달되어 정원창을 떨리게 만든다. 이 과정을 통해 소리 에너지를 소진한다.

경로 2: 상부에서 기저막을 통해 하부로 전달되는 지름길. 이 경로는 코르티기관의 덮개막을 기준으로 기저막을 움직여 유모세포의 유모를 휘게 만들어 청각신호를 유발한다.

(a) 달팽이관 내 유체의 움직임

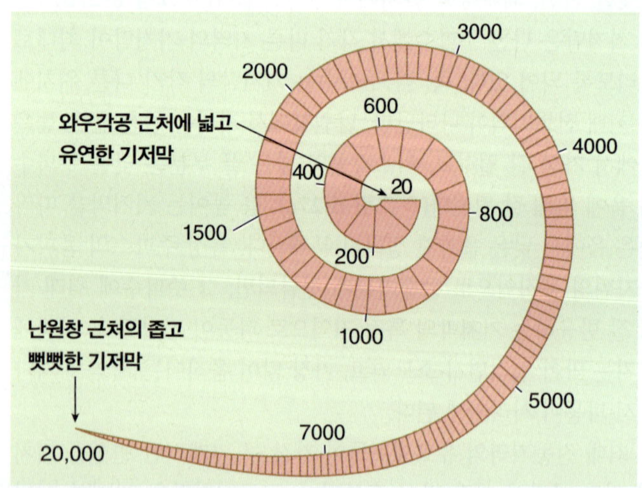

숫자는 초당 떨림 횟수를 나타낸 것(헤르츠, Hertz)으로 각 주파수에 따라 기저막의 최대 진동 부위를 나타낸다.

(b) 기저막, 조금 풀린 상태

고음

중음

저음

(c) 기저막, 완전히 풀린 상태

● 그림 6-27 음파의 전달. (a) 난원창에 의해 달팽이관 내 유체가 움직이여 두 가지 경로를 통해 이동한다. 하나는 소리 에너지를 소진하는 것이고, 다른 하나는 수용기전위를 유발한다. (b) 주파수에 따라 최대로 떨리는 기저막 부위가 다르다. (c) 좁고 뻣뻣한 난원창 근처의 기저막은 높은 주파수에서 가장 많이 떨리고, 와우각공 근처의 넓고 유연한 기저막은 저음에 잘 떨린다.

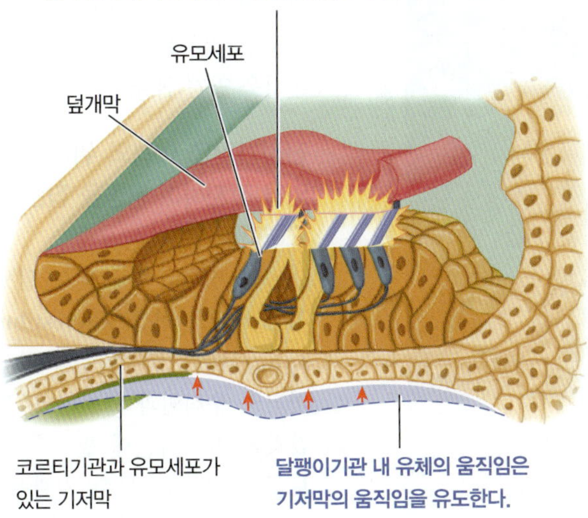

● 그림 6-28 **기저막의 움직임에 따른 유모의 휨.**

기저막의 다른 부위를 최대로 움직이고, 결국 다른 음으로 조율된 유모세포를 활성화시킨다(즉, 다른 음 높이의 소리는 다른 피아노 건반을 건드린다).

상음에 의해 기저막의 다른 위치가 동시다발적으로 떨리게 되지만, 기본음에 비해 약하기 때문에 중추신경계에서는 음색을 구별해낼 수 있다(**음색 구별, timbre discrimination**).

시끄러운 정도는 진동의 폭에 의해 결정된다.

세기(시끄러움)의 구별[intensity (loudness) discrimination]은 진동의 폭에 의존한다. 큰소리의 음파는 고막을 강하게 진동시키는(더 많이 나오거나 들어가게 만듦) 반면, 같은 음높이의 약한 소리와 같은 주파수를 갖는다. 고막이 많이 움직일수록 그 음 높이에 반응하는 지역의 기저막이 더 많이 움직이고, 그 결과 그 지역의 유모세포들의 털이 더 많이 휘어진다. 중추신경계는 이렇게 털이 더 휘어지는 것을 더 시끄러운 소리로 해석한다. 따라서 음높이는 "어디에서" 최대 진동이 일어나느냐에 의해 구별되고, 음의 세기는 "얼마나 크게" 진동하느냐에 의해 구별된다.

청각 체계는 아주 민감해서 기저막이 가장 작은 원소인 수소 원자의 지름에 해당하는 거리만큼만 움직여도 감지할 수 있다. 따라서 아주 시끄러운(록 콘서트의 경우 같은) 소리는 기저막을 강하게 흔들어 재생 불가능한 유모세포를 실제로 손상을 주고 영구적으로 변형시키므로 결국 청각장애를 일으킬 수도 있다(● **그림 6-30**).

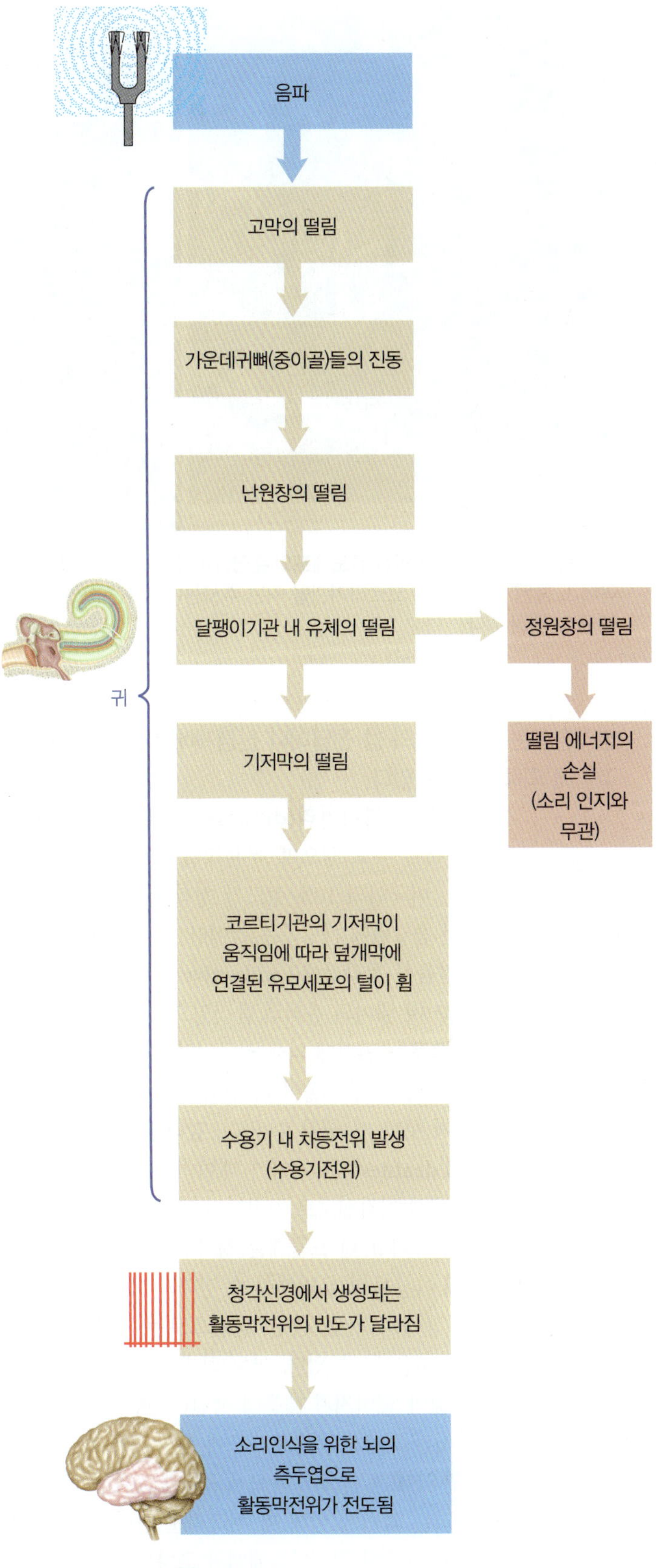

음파
↓
귀 {
고막의 떨림
↓
가운데귀뼈(중이골)들의 진동
↓
난원창의 떨림
↓
달팽이기관 내 유체의 떨림 → 정원창의 떨림 → 떨림 에너지의 손실 (소리 인지와 무관)
↓
기저막의 떨림
↓
코르티기관의 기저막이 움직임에 따라 덮개막에 연결된 유모세포의 털이 휨
↓
수용기 내 차등전위 발생 (수용기전위)
}
↓
청각신경에서 생성되는 활동막전위의 빈도가 달라짐
↓
소리인식을 위한 뇌의 측두엽으로 활동막전위가 전도됨

● 그림 6-29 **소리 변환의 경로.**

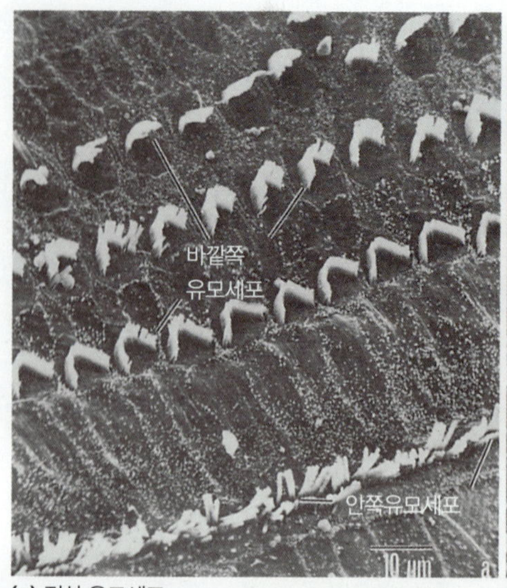

(a) 정상 유모세포

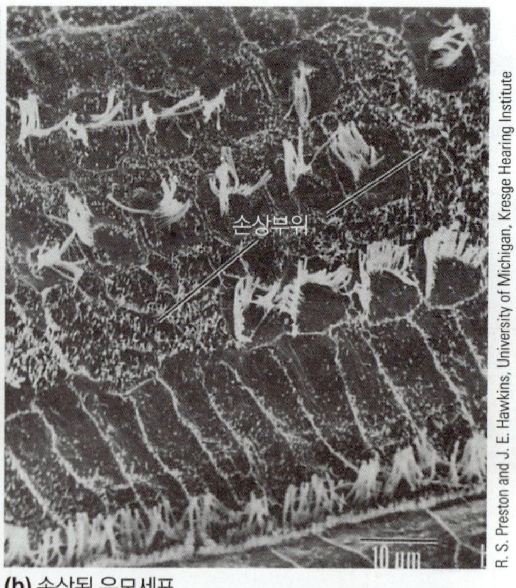

(b) 손상된 유모세포

● **그림 6-30 큰소리에 의한 유모세포의 손상.** (a) 정상 기니피그와 (b) 음압이 120 dB에 이르는 록음악에 노출된 기니피그의 코르티기관을 찍은 주사현미경사진. 바깥쪽 유모세포 세 줄과 안쪽 유모세포 한 줄이 찍혀 있다.

청각장애는 청각신호의 음 전달이나 신경계에서의 정보 처리의 결함에 의해 생길 수 있다.

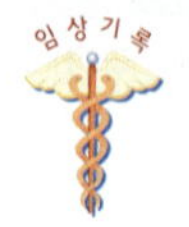

청각을 잃는 **귀머거리(defness)**는 일시적일 수 있고 영구적일 수도 있으며, 부분적일 수도 전체적일 수도 있다. 미국인의 10% 정도가 청각장애를 겪고 있으며, 이는 장애 원인 중 2위에 해당하는 것이다. 청각장애에는 2가지 종류가 있다. **전음성 청각장애(conductive deafness)**는 음파가 외이와 중이를 거쳐 내이의 유액의 움직임으로 전달되지 않을 때 발생한다. 원인으로는 귀지에 의해 귓구멍이 막히거나, 고막이 터지거나, 중이의 감염에 의해 물이 차거나, 귓속뼈가 경골성 결합에 의해 움직이지 못할 때 생길 수 있다. **감각신경성 청각장애(sensorineuronal deafness)**는 음파가 내이의 유액까지 전달되지만 이 신호가 뇌에서 청각신호로 처리되지 않는 경우다. 코르티기관이나 청각신경 그리고 더 드물게는 청각신경의 상향회로 부분이나 청각피질에 이상이 생겨 발생할 수 있다.

부분적인 청각장애의 가장 흔한 원인으로는 **신경성 난청(neural presbycusis)**을 들 수 있다. 이는 퇴행성 및 노인성 장애로서, 유모세포가 닳아 없어지기 때문에 생긴다. 평소에 듣던 소리라 할지라도 장시간 노출되면 유모세포에 손상을 주기 때문에 평균적으로 65세면 약 40% 정도의 유모세포들이 없어져 있다. 불행하게도 요즘 우리는 과거에 비해 더 시끄러운 환경에 살기 때문에 과도한 소음에 노출된 젊은이들에게서 조차도 부분 청각장애가 발생하고 있다. 최근에 약 2천8백만 명의 미국인이 어느 정도의 청각장애를 갖고 있는 것으로 나타났고, 2030년에는 7천8백만 명으로 늘어날 것으로 예상되고 있다. 한 연구에 따르면 미국 내 6세에서 19세에 이르는 청소년 중 5백만 명이 시끄러운 음악이나 그 밖의 소음공해 때문에 이미 청각에 손상을 입었다고 한다. 높은 음을 감지하는 유모세포가 가장 손상을 입기 쉽다.

전정기관은 머리의 위치와 움직임을 감지하며 평형을 잡는데 중요하다.

내이는 청각작용을 하는 달팽이기관 외에도 **전정기관(vestibular apparatus)**이라는 눈과 자세를 머리의 움직임과 일치시켜, 평형감각을 유지하는데 필수적인 정보를 제공하는 특수 기관을 가지고 있다(● **그림 6-31**). **평형(equilibrium)**은 몸의 방향과 움직임을 감지하는 것이다. 전정기관은 측두골 내부의 빈 공간에 위치하며, 달팽이관 옆에 있는 2개의 기본 구조인 반고리관과 이석기관들로 이루어진다.

전정기관은 머리의 위치와 움직임을 감지한다. 달팽이 기관과 마찬가지로 전정기관 안에도 액체가 가득 차 있다. 또한 코르티기관과 같이 액체의 움직임에 따라 기계적인 변형을 겪는 유모세포들을 가지고 있다. 청각계와 달리 대부분의 전정계에서 오는 정보는 의식하는 단계까지 가지는 않는다.

반고리관의 기능 **반고리관(semicircular canal)**은 몸을 회전하거나 멈출 때 또는 공중제비를 돌거나 머리를 돌릴 때 생기는 회전 각속도의 가속과 감속을 감지한다. 각 귀에 있는 3개의 반고리는 서로 직각인 평면들 위에 3차원적으로 놓여 있다. 유모세포 수용기는 각 반고리의 바닥 팽대부(ampulla)에 위에 놓여 있다(● **그림 6-31 a, b**). 모자(cap) 모양의 겔 형상의 젤라틴 층인 **각두(cupula)**에 유모세포의 털이 박혀 있고, 이 구조가 액체 속으로 확장되어 뻗어 있다. 마치 해조류가 해류의 흐름에 따라 눕듯이 이 각두가 유액의 움직임에 따라 흔들린다.

반고리들이 입체적으로 놓여 있기 때문에 머리가 어느 방향이던 회전이 가속되거나 감속되면 적어도 하나 이상의 반고리관 안의 액체가 움직이게 된다. 머리를 움직이기 시작하는 순간 반고리관과 팽대부의 유모세포와 연결된 각두 구조가 함께 움직인다. 하지만 초기에 그 안에 있는 유액들은 두개골에 연결되어 있지 않기 때문에 회전방향으로 움직이지 않고 관성의 법칙에 따라 뒤로 쳐지게 된다. 우리의 머리가 움직이기 시작하면 유액은 뒤쳐지게 되고, 머리의 움직이는 방향과 같은 평면에 있는 액체는 마치 반대방향으로 움직이는 것 같은 효과가 나타날 것이다(이는 마치

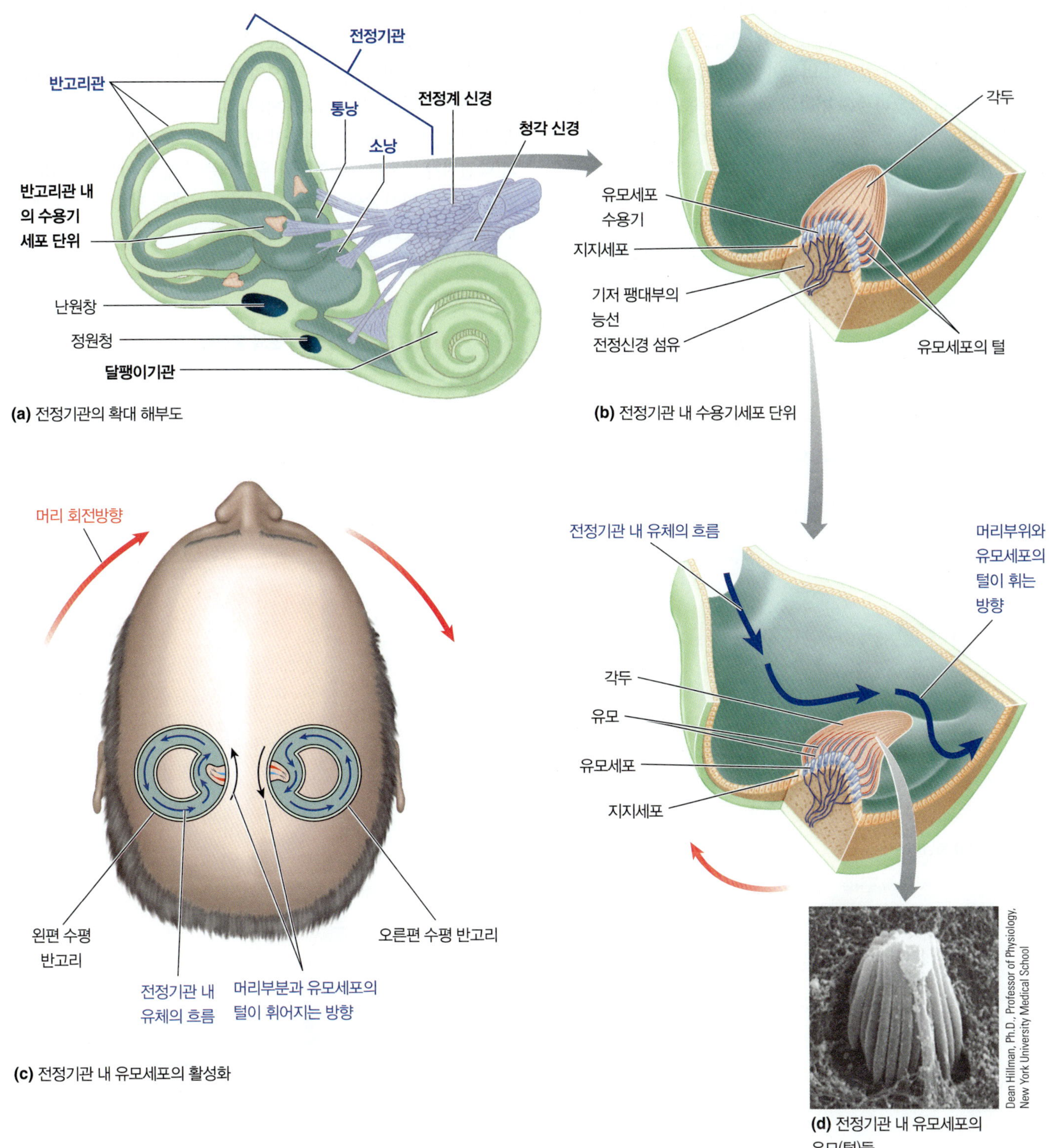

● **그림 6-31 전정기관의 구조와 활성화.**

달리던 차가 갑자기 왼쪽으로 방향을 바꾸면 우리 몸이 오른쪽으로 기울어지는 것과 같은 원리이다.) (● **그림 6-31c**). 유액의 흐름이 각두 구조를 머리가 움직이는 방향과는 반대 방향으로 휘어지도록 만들고 또한 여기에 박힌 털들도 휘어지게 만든다. 만약 머리가 계속 같은 방향으로 움직인다면, 유액도 이 움직임을 따라잡아 같은 속도로 움직이게 되고 털들도 원래의 위치로 돌아오게 된다. 머리의 움직임이 멈추면 반대의 상황이 발생한다. 즉, 머리의 움직임이 감속되어 멈추는 동안 유액은 잠시나마 원래의 회전 방향으로 계속 움직인다. 그 결과 회전하던 방향으로 각두 구조가 휘어지고 이는 가속될 때와는 반대 방향이다. 털이 한 방향으로 휘어지면 **전정신경(vestibular nerve)** 내의 구심성 신경섬유들에 활동전위의 발생빈도가 증가하고, 반대 방향으로 휘면 빈도가 적어진다. 액체의 흐름이 천천히 멈추면 유모세포도 다시 똑바로 서게 된다. 따라서 반고리관은 머리의 회전운동속도의 변화(가속이나 감속)만을 감지하는 셈이다. 머리가 움직이지 않거나 같은 속도로 회전운동을 하고 있다면 이들은 반응하지 않는다.

이석기관들의 기능 **이석기관(otolith organ)**들은 중력에 대한 머리의 위치정보(머리의 숙인 정도)를 알려주고, 선형운동(방향에 상관없이 직선운동인 경우)의 속도변화를 감지한다. 이석기관들인 **통낭(utricle)**과 **소낭(saccule)**은 반고리관과 달팽이관 사이의 경골성 공간에 위치한 주머니 모양의 구조물이다(● **그림 6-31a**). 이 감각기에 있는 유모세포 수용기의 털들도 겔 형태의 위층에 박혀 있고, 이 층에 의해 털들이 변형되고 그 결과로 유모세포들의 막전위가 바뀐다. 겔 형태의 위층에는 수많은 **이석(otolith)**이라고 불리는 탄산칼슘 결정들이 있어서 무게를 가중시키고, 액체보다 관성의 효과를 높인다(● **그림 6-32a**).

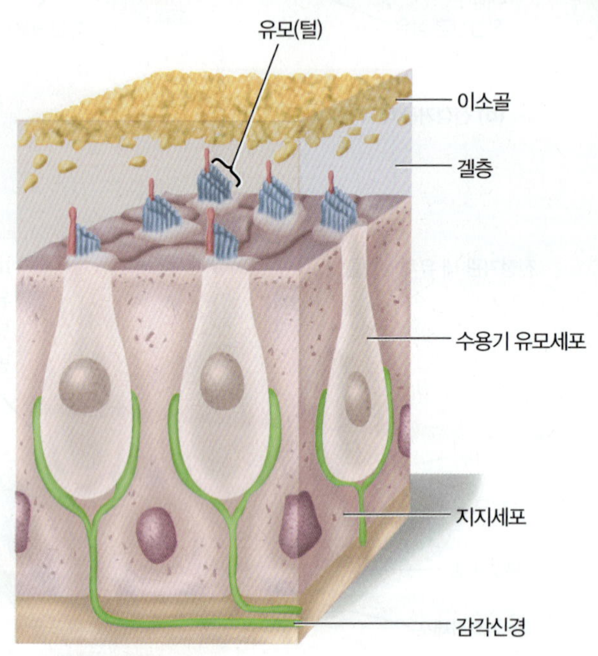

(a) 통낭의 수용기 단위

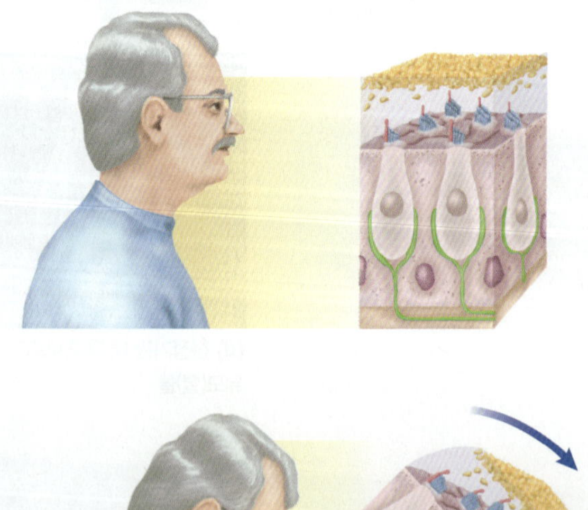

(b) 머리의 위치 변화에 의한 통낭이 활성화

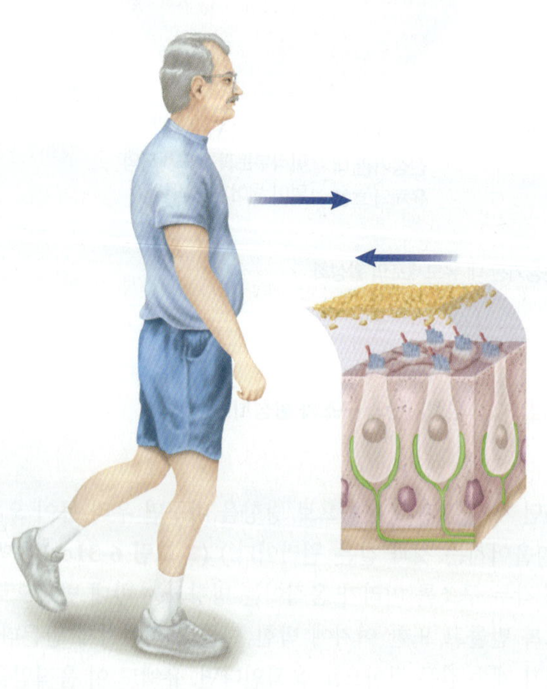
(c) 수평 가속에 의한 통낭의 활성화

● **그림 6-32 통낭의 구조와 활성화.**

똑바로 서 있을 때는 통낭의 유모세포들이 수직으로 서 있어서 털들이 평행면에 정렬해 있다.

이제부터 **통낭**에 대해 알아보자. 이석들이 박힌 젤 층이 움직여 털이 휘어지는 경우는 다음 두 가지일 것이다.

1. 머리가 기울어져 더 이상 수직이 아닌 경우(즉, 머리가 똑바르지 않은 경우), 이석들에 의해 무거워진 젤 층이 중력을 받으면서, 털들이 머리를 기울인 방향으로 휘어질 것이다(● **그림 6-32b**). 이러한 휨은 기울진 방향에 따라 수용기 전위를 탈분극시키거나 반대로 과분극시키게 되고, 중추신경계는 중력에 대한 머리 위치에 따라 다른 양상의 신경신호를 받게 된다.

2. 통낭의 유모세포는 수평운동의 변화(앞으로 혹은 뒤로 움직이거나, 옆으로 이동하는 경우)에 의해서도 움직일 수 있다. 우리가 앞으로 걷기 시작한다면(● **그림 6-32c**), 머리의 무거운 이석층이 관성이 더 크기 때문에 유액이나 유모세포에 비해 다소 늦게 움직일 것이며, 그 결과로 유모세포의 털이 움직이는 방향과는 반대 방향으로 휘게 될 것이다. 만약 일정한 속도로 걷는다면 곧 이석층도 따라붙어서 같은 속도로 이동하게 되고 더 이상 털이 휘지 않게 된다. 걸음을 멈추면 우리 몸은 속도를 줄여 멈추지만 이석층은 잠시나마 계속 이동하려할 것이고 털들은 몸이 이동하던 방향으로 휘어질 것이다. 이처럼 통낭은 수평적인 가속이나 감속을 감지할 수 있지만 등속도로 똑바로 가는 움직임에 대해서는 어떤 정보도 제공할 수 없다.

소낭(sacule)도 통낭과 비슷하게 작용한다. 단지 머리가 수평면에서 기울어질 때(침대에서 일어날 때)와 수직방향으로의 가속과 감속(제자리에서 뛰거나 엘리베이터를 탔을 때)에만 반응한다.

전정기관의 각 부위에서 나온 신호는 전정-달팽이 기관 신경을 타고 뇌간의 **전정핵(vestibular nuclei)**과 소뇌로 전달된다. 여기서 전정기관의 정보는 눈, 피부, 관절, 근육으로부터 온 정보와 결합되어, (1) 몸의 균형과 자세를 유지하고, (2) 안구 외측근육을 움직여 머리의 움직임에 상관없이 일정한 곳에 시선을 고정할 수 있게 하며, (3) 움직임과 방향을 감지할 수 있게 한다. 사람에 따라서는 특정한 움직임에 민감하게 반응해서 전정기관이 자극되며 현기증이나 구역질을 유발한다. 이에 대한 정확한 원인은 아직 잘 알려지지 않았으며 이런 증상을 **멀미(motion sickness)**라고 부른다.

▲**표 6-5**에 귀의 주요 부위와 각각의 기능을 정리하였다.

6.5 화학감각: 미각과 후각

눈의 광수용기나 귀의 기계적수용기와는 달리 맛과 냄새를 위한 수용기들은 화학수용기들로서, 그들의 환경 내의 특정한 화학물질에 결합하면 신경신호를 발생시킨다. 음식 섭취와 관련된 맛과 냄새의 감각은 소화액의 흐름과 식욕에 영향을 준다. 더욱이, 맛 또는 냄새수용기의 자극은 즐겁거나 불쾌한 감각을 일으켜서 추구해야 할 것(영양학적으로 유용하며 맛있는 음식) 혹은 피해야 할 것(잠재적으로 독성이 있거나 맛이 없는 음식)이 존재한다는 신호를 보낸다. 따라서 화학감각은 섭취 가능한 물질에 대한 품질관리 검문소 역할을 수행한다고 하겠다. 하등동물들에서 냄새는 방향을 찾거나, 먹이를 쫓거나 포식자를 피할 경우 및 짝을 성적으로 유혹할 때에도 중요한 역할을 한다. 사람들에게 후각은 덜 민감한 감각이며 행동에 영향을 주는 면에서도 덜 중요하다(더 좋은 냄새가 나서 사회적으로 좀 더 매력적으로 보이기 위해 연간 수백만 불의 돈이 향수와 방취제에 소비됨에도 불구하고). 먼저 맛을 느끼는 기작(**미각**, gustation)을 알아보고, 그 다음에 **후각(olfaction)**에 대해 살펴보자.

미각수용기 세포들은 주로 혀의 미뢰 안에 위치한다.

맛감각에 대한 화학수용기들은 **미뢰(taste bud; 맛봉오리)** 안에 모여 있는데, 구강과 목구멍에는 약 10,000개의 미뢰가 있고, 이들 중 대부분은 혀의 윗 표면에 존재한다. 미뢰는 약 50개의 긴 방추체 모양의 미각수용기 세포들로 되어 있는데, 이들은 지지세포들과 함께 오렌지 조각들을 맞추어 놓은 것처럼 배열되어 있다(● **그림 6-33**). 각각의 미뢰들은 하나의 작은 구멍, 즉 **미공(taste pore)**을 갖고 있어서 입안의 액체가 이들을 통해 들어와 수용기 세포들의 표면과 접촉한다. **미각수용기 세포(taste receptor cell)**들은 많은 표면 주름, 또는 미세융모들을 갖고 있는 변형된 상피세포들로서, 세포의 끝 부분이 미공 밖으로 약간 튀어나와 있어서 구강 내용물에 접촉할 수 있는 표면적이 상당히 증가된다(p. 62 참조). 미세융모의 원형질막에는 주변 환경의 화학 분자와 선택적으로 결합하는 수용체 부위가 있다. 액체 상태의 화학물질들(액체 상태로 섭취되었거나 침에 용해된 고형물)만 수용기 세포에 결합하여 미각을 불러일으킬 수 있다.

대부분의 수용기들은 환경에 직접 노출되지 않도록 보호되어 있지만, 미각수용기 세포들은 그들의 역할 상, 종종 강력한 화학물질들과 직접 접촉하게 된다. 교체될 수 없는 눈 또는 귀 수용기들과는 달리, 미각수용기들은 약 열흘간의 수명을 갖는다. 미뢰 주변의 상피세포들은 처음에는 지지세포들로 분화하고 그 다음

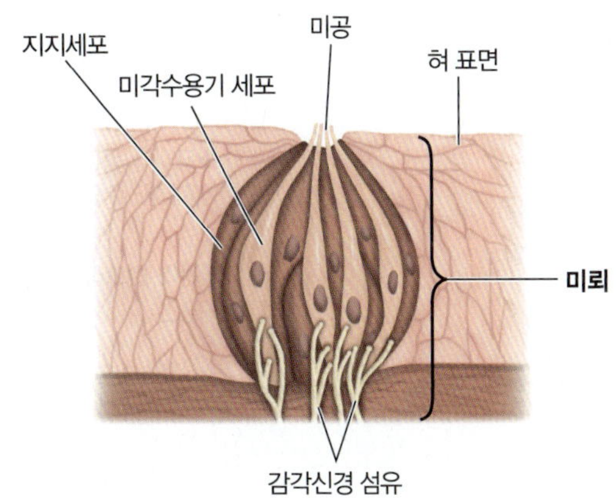

● **그림 6-33 미뢰(맛 봉오리)의 구조.** 수용기세포와 지지세포가 마치 오렌지 조각이 놓인 것처럼 배치되어 있다.

▲ 표 6-5 귀의 주요 부위와 기능

구조	위치	기능
외이		**음파를 모아 중이로 보냄**
귓바퀴(귀)	머리 양편에 붙은 콜라겐 성분으로 피부로 덮여 있음	음파를 모아 외청도를 통해 보냄. 음파의 진원지를 알 수 있도록 도움
외청도(귓구멍)	머리의 측골을 통과하여 귓바퀴에서 고막에 이르는 통로	음파를 고막으로 보냄
고막	외이와 중이를 나누는 얇은 막	음파가 부딪히는 대로 떨려 이소골로 움직임을 전달함
중이		**고막의 움직임을 달팽이관의 유체로 전달**
망치뼈, 모루뼈, 등자뼈	중이 통로를 가로지르는 뼈들의 유동적인 연결. 망치뼈는 고막에 등자뼈는 난원창에 붙어 있음	고막에 동조되어 움직이며 달팽이관 내 유체에 같은 파장의 파동을 유발함
내이: 달팽이 기관		**청각용 감각기관이 위치함**
난원창	달팽이관 입구의 얇은 막으로 중이와 달팽이 기관을 나눔	등자뼈의 움직에 따라 떨리며 난원창의 움직임이 달팽이 기관 내 유체에 전달됨
달팽이관의 상부와 하부	달팽이처럼 감긴 관의 형태로 측면 머리뼈에 깊숙이 박혀 있음	이소골의 진동에 따른 난원창의 떨림에 의해 움직이는 유체를 포함하고 있음
달팽이관	끝이 막힌 관이며 달팽이기관의 상부와 하부 중간에 위치한 터널구조	지저막과 코르티기관이 존재함
기저막	달팽이관의 바닥	코르티기관에 있으며, 유체의 떨림에 따라 소리를 감지함
코르티기관	기저막 위의 구조로 전체 길이에 걸쳐 존재	청각수용기인 청각 유모세포를 갖는다. 이 세포에서는 달팽이관 내 유체의 움직임으로 인해 털이 휘어지고 수용기전위가 발생함
덮게막	코르티기관 위에 붙은 잘 움직이지 않는 막. 유모세포의 표면 털에 연결되어 있음	덮게막을 기준으로 기저막이 진동하면서 수용기세포의 털이 휘어지고 수용기전위가 발생한다. 즉, 기준점의 역할을 수행함
정원창	달팽이관의 하부와 중이를 나누는 얇은 막 구조물	달팽이관 내 유체의 움직임에 따라 떨리며 압력을 해소하는 역할을 한다. 청각에는 관여하지 않음
내이: 전정기관		**평형감각기관이 위치하며 자세와 균형을 잡기 위해 필수적인 정보를 제공**
반고리관	3개의 반고리가 달팽이기관 근처에서 상호 90도의 각도로 입체적으로 연결된 구조	몸의 회전과 회전가속도 혹은 감속을 감지
통낭	달팽이기관과 반고리관 사이에 위치한 주머니 모양의 뼈 속 공간	수직면에 대한 머리의 위치 변화를 감지하고 수평방향으로의 가속이나 감속을 감지
소낭	통낭 옆에 위치	수평면에 대한 머리의 위치 변화를 감지하고 수직방향으로의 가속이나 감속을 감지

에는 수용기 세포들로 분화하여 미뢰의 구성요소들을 지속적으로 갱신시킨다.

미각을 불러일으키는 화학물질인 **미각촉진제(tastant)**가 수용기 세포와 결합하면 세포의 이온 통로에 변화가 생겨 수용기전위가 탈분극되고 이로 인해 수용기 세포가 시냅스를 이루고 있는 구심성 신경섬유에 활동전위가 개시된다. 이러한 감각기의 입력 신호들은 뇌간와 시상부에 있는 시냅스를 통해 **피질 미각구역(cortical gustatory area)**까지 운송되는데, 피질미각구역은 체성감각 피질의 "혀" 구역에 인접한 두정엽 내의 구역으로서, 여기에서 미각이 감지된다. 미각 신호들은 그 맛이 즐거운 것인지 불쾌한 것인지와 같은 감정적인 차원을 더하기 위해서 그리고 맛과 냄새에 관련된 행동적인 국면을 처리하기 위해서 시상하부와 변연계에도 보내진다.

미각 분별은 다양한 미뢰수용기 안의 활동 양상에 의해 부호화된다.

우리는 수천가지 맛을 분별할 수 있지만, 모든 맛은 짠맛, 신맛, 단맛, 쓴맛 및 감칠맛의 다섯 가지의 **기본 맛(primary taste)**이 다양하게 조합된 것이다. 고기 맛 또는 풍미 있는 맛이라고도 할 수 있는 감칠맛은 최근에 기본 맛 목록에 추가된 것이다. 이들 기본 미각은 다음의 자극에 의해 유도된다:

- **짠맛**은 소금, 특히 식탁용 소금에 의해 자극된다.
- **신맛**은 산에 의해 일어난다. 예를 들면, 레몬의 시트르산이 그 독특한 신맛의 원인이다.
- **단맛**은 포도당의 특정한 위치배열(configuration)에 의해 일어난다. 진화적 관점에서 볼 때, 사람들은 단 음식을 갈망하는데, 그 이유는 단 음식이 필요한 열량을 쉽게 이용되는 형태로 제공하기 때문이다. 하지만, 사카린, 아스파르탐, 수크랄로오스 및 다른 인공 감미료들처럼 구조는 비슷하나 열량을 내지 않는 유기분자들도 단맛 수용기의 결합부위와 상호작용할 수 있다.
- **쓴맛**은 다른 미각보다 더 화학적으로 다양한 그룹의 미각촉진제에 의해 유발된다. 예를 들면, 독성물질들 뿐 아니라 알칼로이드(카페인, 니코틴, 스트리크닌, 모르핀 및 다른 독성 식물 유도체들)들은 모두 쓴맛을 내는데, 이는 아마도 이들 잠재적으로 위험한 화합물들의 섭취를 억제하는 방어기작일 것이다.
- **감칠맛(umami taste)**은 일본 연구자에 의해 처음으로 확인되고 명명되었는데, 아미노산, 특히 글루탐산염에 의해 일어난다. 예를 들면, 고기에서 발견되는 것과 같은 아미노산의 존재가 호감이 가고 영양적으로 단백질이 풍부한 음식의 표지가 된다. 이 맛의 경로는 또한 아시아에서 특히 많이 쓰이는 조미료인 글루탐산나트륨(monosodium glutamate; MSG)의 독특한 맛을 느끼게 해 준다.

짜고 신맛의 촉진제들은 원형질막 통로에 직접 영향을 줌으로써 미뢰에 수용기 전위를 일으키는 반면, 다른 세 범주의 미각촉진제들은 G-단백질-연관수용체들과 결합하여 2차전달자 경로를 활성화함으로써 수용기 전위를 일으킨다(p. 121 참조).

각 수용기 세포들은 다섯 가지 기본 맛 모두에 다양한 정도로 반응하지만 통상 한 종류의 맛에 우선적으로 반응한다. 기본 맛을 넘어선 미세한 미각 분별의 풍부함은 다양한 물질에 반응하는 모든 미뢰의 자극 양상의 미묘한 차이에 달려 있는데, 이는 세 가지 유형의 추상체에 대한 다양한 자극이 다양한 범위의 색감을 나타내는 것과 비슷하다.

맛의 지각은 또한 다른 수용기, 특히 냄새로부터 유래된 정보에 의해 영향받는다. 당신이 감기로 인한 코막힘 때문에 일시적으로 후각을 잃었을 때는, 미각수용기가 감기에 영향을 받지 않았어도 맛에 대한 당신의 미각이 상당히 둔해지게 된다. 이외에 맛에 영향을 주는 것에는 음식의 온도와 질감뿐 아니라 그 음식에 대한 과거의 경험에 관련된 심리적 요인도 포함된다. 피질 미각구역이 어떻게 미각의 복잡한 지각처리를 수행하는지는 아직 알려져 있지 않다.

코의 후각수용기들은 재생 가능한 구심성 뉴런들의 특수화된 말단들이다.

후각점막(olfactory mucosa)은 비강 천정의 3 cm^2 크기의 작은 구획으로서, **후각수용기 세포**, **지지세포** 및 **기저세포**의 세 가지 유형의 세포들을 갖고 있다(● **그림 6-34**). 지지세포들은 점액(mucus)을 분비하는데, 이 점액이 콧구멍의 내부를 덮고 있다. 기저세포들은 새로운 후각수용기 세포들의 전구세포들인데, 후각수용기 세포들은 대략 두 달마다 교체된다. 냄새의 감각은 냄새 또는 향기를 감지하는 후각수용기 세포들에게 달려 있다. 후각수용기 세포는 수용기 부분이 코의 후각점막 내부에 있고 구심성 축삭은 뇌를 향해 뻗어 있는 구심성 뉴런이다.

후각수용기 세포들의 축삭들이 모여서 후각신경을 형성한다. 후각수용기 세포의 수용기 부분은 부푼 혹 모양인데 그 끝에는 점액질 표면에까지 장식술처럼 뻗어 있는 몇 개의 긴 섬모가 붙어 있다. 이들 섬모에는 냄새의 원인이 되는 분자들인 **후각자극제들(odorants)**이 부착하는 결합 부위가 있다. 냄새가 감지되려면 그 물질이 반드시 (1) 충분히 휘발성이어서 그 분자들의 일부가 들이마신 공기에 섞여 코 안으로 들어올 수 있고 또한 (2) 충분히 수용성이어서 후각점막 표면을 덮고 있는 점액에 녹을 수 있어야 한다. 미각수용기에서와 마찬가지로, 분자들이 후각수용기에 의해 감지되려면 반드시 용해되어야만 한다.

냄새의 다양한 부분은 다른 후각수용기들에 의해 감지되고 "냄새 파일"들로 분류된다.

인간의 코에는 5백만 개의 후각수용기가 있고, 이들은 1,000개의 유형으로 나뉜다. 냄새는 그 탐지 과정 중에 다양한 구성물로 "분해"된다. 각각의 수용기는 후각자극제 분자 전체보다는 냄새를 나타내는 한 부분에만 반응한다. 따라서 한 냄새를 이루는 다양한 부분들은 각각 1,000개의 다른 수용기 중의 하나에 의해 감지되고, 주어진 하나의 수용기는 다양한 냄새들이 공유하는 특정한 하나의 냄새 성분에 반응할 수 있다. 이것을 색조감각을 부호화하는 세 가지 유형의 추상체나 미각분별을 위해 다섯 개뿐인 기본 맛

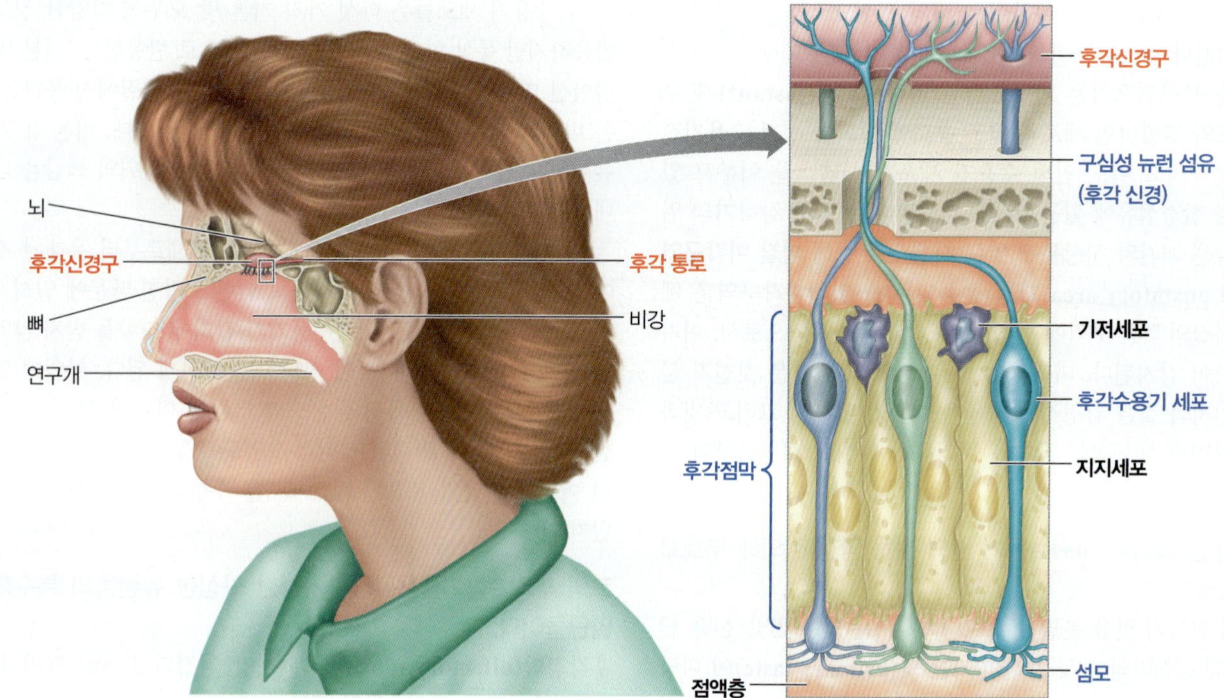

● **그림 6-34 후각수용기 세포의 위치와 구조.**

에 차별적으로 반응하는 미뢰와 비교해 보라.

후각자극제들은 G-단백질-연관수용체 및 2차전달자 경로를 통해 작용하여 수용기전위를 유발한다. 적절한 냄새 신호가 후각수용기에 결합하면 수용기전위가 탈분극되어 구심성 섬유에 활동전위가 발생한다. 이 활동전위의 빈도는 자극 화학물 분자의 농도에 좌우된다.

코 안의 수용기 말단에서 시작된 구심성 섬유들은 후각점막과 바로 그 위의 뇌 조직 사이에 있는 납작한 골판의 작은 구멍들을 통과해 지나간다(● **그림 6-34**). 구심성 섬유들은 통과 직후 **후각신경구(olfactory bulb)** 내에서 시냅스를 이루는데, 후각신경구는 눈의 망막층과 기능적으로 비슷한 세포들의 층상구조를 갖는 복잡한 신경 구조물이다. 두 개의 동일한 후각신경구가 양쪽 코에 하나씩 있으며, 그 크기는 대략 작은 포도알 정도이다(● **그림 5-14** 참조). 각각의 후각신경구의 내부에는 신경접합들이 모여 작은 공 모양을 이루고 있는 **사구체들(glomeruli**, "작은 공들"을 의미함)이 안감을 댄 것처럼 정렬되어 있다(● **그림 6-35**). 특정한 냄새 성분에 대한 정보를 운송하는 수용기세포의 말단들이 각각의 사구체 내에서 후각 경로의 다음 세포들, 즉 **승모세포(mitral cell)** 들과 시냅스를 이룬다. 각각의 사구체들이 특

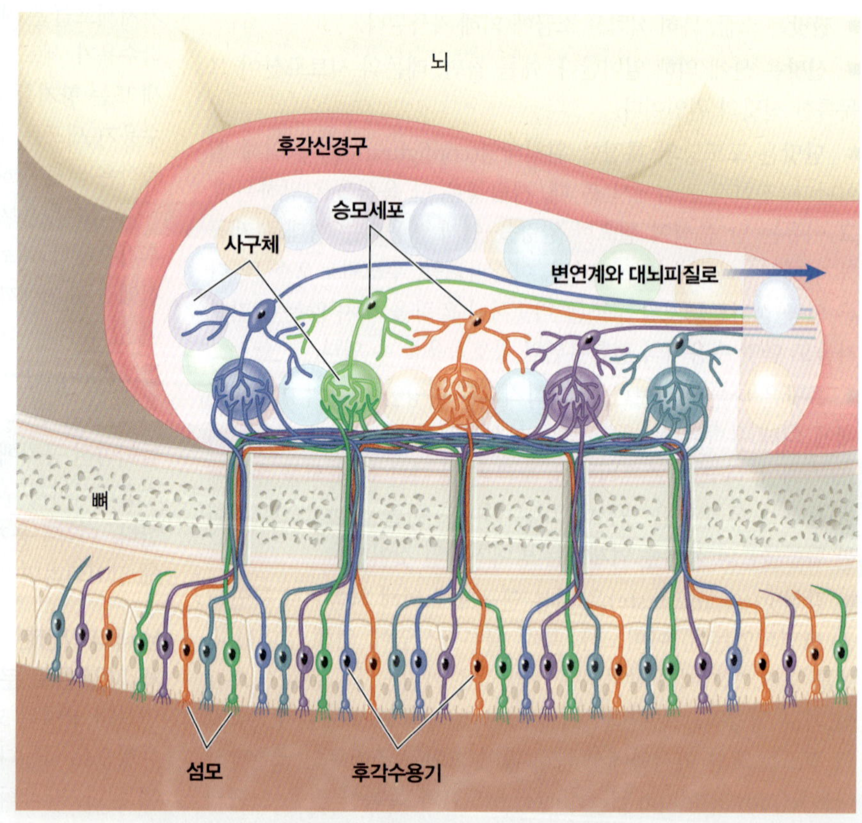

● **그림 6-35 후각신경구에서의 냄새 감지 과정.** 각 후각신경구를 둘러싸고 있는 사구체는 한 종류의 후각 수용기로부터 신호를 받는다. 또한 각 수용기는 냄새 분자의 한 성분에만 반응한다. 따라서 냄새신호를 승모세포나 뇌로 보내기 전에 냄새 분자의 종류를 파악하여 분류할 수 있다.

정한 하나의 냄새 성분을 감지하는 수용기로부터의 신호들만 받아들이므로 "냄새 파일"의 역할을 하게 된다. 냄새의 각 성분들은 다른 사구체로, 한 파일당 하나의 성분으로 분류되어 들어간다. 따라서 후각정보 처리를 위한 뇌의 첫 번째 중계소인 사구체들이 이러한 방법으로 후각을 조직화하는데 중요한 역할을 하게 된다.

후각수용기들은 사구체 내에서 승모세포들과 시냅스를 이루며 끝나고, 승모세포들은 냄새 신호들을 정렬하고 그 이후의 처리를 위하여 이 신호들을 뇌로 중계한다. 후각신경구을 떠나는 신경들은 두 경로를 따라 이어진다:

1. 주로 변연계 부위, 특히 측두엽의 하위 중심부 양측으로 가는 피질하 경로(**주 후각피질**로 여겨짐). 시상하부가 관련되어 있는 이 경로는 냄새와 급식, 짝짓기 및 방향설정 등에 관련된 행동적 반응 사이의 밀접한 조정을 가능하게 한다.
2. 시상을 통과하여 피질로 가는 경로. 다른 감각들과 마찬가지로, 피질 경로가 의식적인 지각과 냄새의 미세한 분별에 중요하다.

냄새 분별은 후각신경구 사구체 안의 활성양식에 의해 부호화된다.

각 후각자극제의 다양한 냄새 성분에 대한 반응으로 여러 수용기와 사구체들이 활성화되기 때문에 냄새 분별은 다양한 냄새에 의한 사구체의 다른 활성양식에 기초하고 있다. 이러한 방법으로 피질은 만 개 이상의 냄새를 구별할 수 있다. 이 기작은 냄새를 분류하고 구분하는데 매우 효과적이다. 주목할 만한 예로서, 우리에게는 공기 중의 마늘냄새(methyl mercaptan)를 1/500억 분자의 농도에서도 감지해 내는 능력이 있다. 이 물질을 무취의 천연가스에 첨가하면, 사람들이 잠재적으로 치명적인 가스 누출을 감지할 수 있게 한다. 이러한 인상적인 감수성에도 불구하고, 인간의 후각은 다른 동물에 비하면 아주 빈약하다. 비교해 보면, 개의 후각은 인간의 그것보다 수백 배 이상 더 민감하다. 예를 들면, 인간이 오백만 개의 후각수용기를 갖고 있는 반면에 경찰견들은 40억 개를 갖고 있어 이들의 월등한 냄새 맡기 능력을 설명해 준다.

후각계는 재빨리 적응한다.

후각계가 민감하고 높은 분별력을 갖지만, 또한 재빨리 적응한다. 새로운 냄새에 대한 감수성은 노출 후 짧은 기간이 지나가면 그 냄새의 근원이 계속 존재해도 빠르게 감소한다. 이와 같이 감소되는 감수성은 연구자들이 오랫동안 생각해 온 것처럼 수용기 적응과 관련되어 있지 않다; 실제로, 후각수용기들 자체는 천천히 적응한다. 이것은 중추신경계의 어떤 적응 과정에 관련되어 있음에 틀림없다. 적응은 어떤 특정한 냄새에 특이적인 것이며, 다른 냄새에 대한 반응성은 변함없이 유지된다.

제6장 요약: 항상성 측면

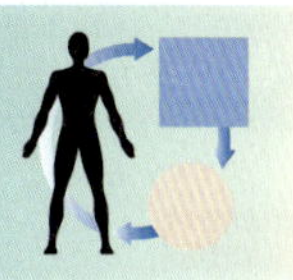

생명을 유지하는 안정적인 내부 환경을 유지하기 위해 우리 신체는 추위에의 노출이나 내부의 산 형성과 같이 계속적으로 항상성을 교란하고 위협하는 수많은 내부 및 외부의 요인들을 상쇄하기 위해 지속적인 조절을 해나가야만 한다. 이러한 조절 작용 중 많은 것들이 신체의 두 주요 조절계 중 하나인 신경계에 의해 감시된다. 신경계의 통합 및 의사결정 요소인 중추신경계(CNS)는 기관계 내에 적합한 반응을 지시하여 신체의 생명력을 유지할 수 있도록 내부 및 외부 환경 상의 변화에 대해 계속적으로 통고받아야만 한다. 즉, CNS가 일련의 변화에 대해 반응할 수 있으려면 먼저 그 변화가 어떠한 것들인지에 대해 알아야만 한다.

말초신경계(PNS)의 구심성 부분은 CNS가 내부 및 외부 환경에 대해 보고받는 신호전달 통로이다. 구심성 부분은 주변의 신호들을 감지하고 부호화하여 CNS로 전달하여 처리되도록 한다. 구심성 입력은 각성, 지각 및 원심성 출력의 결정에 필요하다. 혈중 CO_2 수준과 같은 내부 환경에 대한 구심성 정보는 자각적인 인지 수준에는 결코 도달하지 않지만, 이 정보가 CNS의 조절중추로 입력되는 것은 항상성 유지에 필수적이다. 자각적인 인지 수준에 도달하는 구심성 입력들은 *감각정보*라고 불리며, 체성자극 및 고유수용기 감각(신체감각) 그리고 특수감각들(시각, 청각, 평형감각, 미각 및 후각)을 포함한다.

신체의 감각수용기들은 체표면의 전체뿐 아니라 모든 관절 및 근육에도 분포되어 있다. 이러한 수용기들로 부터의 구심성 신호들은 외부 환경과 관련하여 각각의 특정한 신체 부위에서 직접적으로 일어나고 있는 일들에 대한 정보들을 제공 한다(즉, "어떤", "어디에서" 및 "얼마만큼"의 자극성 입력이 몸의 표면으로, 그리고 순간적인 몸의 자세 등). 이와는 반대로 각각의 특수 감각기관은 몸의 한 부분에 제한되어 있다. 특수 감각기관은 특정한 신체 부위에 대한 정보를 제공하기 보다는 신체 전체에 유용한 외부 환경에 대한 특정한 유형의 정보를 제공한다. 예를 들면, 눈과 시각처리계는 그들의 외부 환경의 조명을 감지하고, 광범위하게 분석해서 그 양상을 통합하는 능력을 통해서 우리로 하여금 주변을 볼 수 있게 해 준다. 광수용기들이 촉각수용기들처럼 온 몸에 퍼져 있다면 이와 같은 통합적인 효과는 얻어지지 않았을 것이다.

감각입력(신체감각과 특수감각 모두)은 인간과 같은 복잡한 다세포 동물들이 먹이를 얻거나, 위험에 대항해 방어하거나, 항상성 유지를 위한 행동적 활동을 수행할 때 외부 환경과 의미 있는 방법으로 상호작용할 수 있게 해 준다. 입력되는 감각의 지각처리는 기본적 생존을 위한 외부 환경과의 상호작용에 필수적인 정보를 제공해 주는 것 외에도 좋은 책, 연주회 및 식사를 즐기는 것과 같이 삶을 풍요롭게 하는 데에도 막대한 도움을 준다.

복습 문제 REVIEW EXERCISES

객관식

1. 수용기에 의해 자극의 에너지 형태가 전기적 에너지로 전환되는 것을 ________(이)라 한다.

2. 특정한 수용기가 가장 잘 반응하는 자극의 유형을 그 수용기의 ________(이)라 한다.

3. 모든 구심성 정보들은 감각성 정보들이다. (*진실 또는 거짓?*)

4. 암순응 동안 로돕신이 점차 재생되어 눈의 감수성이 증가된다. (*진실 또는 거짓?*)

5. 한쪽 시신경은 같은 방향에 놓인 눈의 바깥쪽과 안쪽으로 부터의 정보를 운송하는데 반하여 시각로는 한 눈의 바깥쪽 반과 다른 눈의 안쪽 반으로 부터의 정보를 운송한다. (*진실 또는 거짓?*)

6. 정원창의 움직임은 음향감각으로 감지되는 신경자극을 만들어 낸다. (*진실 또는 거짓?*)

7. 코르티기관의 다른 부위의 유모세포들은 다른 음높이에 의해 활성화된다. (*진실 또는 거짓?*)

8. 각각의 미각수용기는 다섯 가지의 기본 맛 중 단 한 가지에만 반응한다. (*진실 또는 거짓?*)

9. 냄새에 대한 빠른 적응은 후각수용기의 적응에 의해 일어난다. (*진실 또는 거짓?*)

10. 다음의 사항들을 짝지어라.

____ 1. 이것은 광수용기를 포함한 층이다	(a) 수양액
____ 2. 시신경이 망막을 떠나는 지점을 표시한다	(b) 오목
____ 3. 눈의 하얀 부분을 형성한다	(c) 각막
____ 4. 눈으로 들어오는 빛의 양을 조절하는 유색의 근육성 격막이다	(d) 망막
	(e) 렌즈
____ 5. 눈의 굴절력에 가장 기여하는 부위이다	(f) 맹점
____ 6. 렌즈와 각막에 영양을 공급한다	(g) 홍채
____ 7. 수양액을 형성한다	(h) 모양체
____ 8. 조절 가능한 굴절력을 갖는다	(i) 공막
____ 9. 망막 중 가장 정밀한 시력을 나타내는 부위이다	

11. 오른쪽의 답안 부호를 이용하여 어떤 특성들이 맛, 냄새 또는 둘 다에 적용되는지 표시하라.

____ 1. 수용기들은 구심성 신경의 말단과시냅스를 이루는 분리된 세포들이다.	(a) 맛에 적용 (b) 냄새에 적용 (c) 맛과 냄새에 모두 적용
____ 2. 수용기들은 구심성 신경의 특수화된 말단이다.	
____ 3. 수용기들은 정기적으로 교체된다.	
____ 4. 환경 내의 특이한 화학물이 수용기 표면의 특별한 결합 부위에 부착하여 수용기전위의 탈분극을 유도한다.	
____ 5. 두 가지의 처리 경로가 있다: 변연계 경로와 피질 경로.	
____ 6. 다섯 가지의 유형의 수용기가 이용된다.	
____ 7. 천 가지 유형의 수용기가 이용된다.	
____ 8. 수용기 세포로 부터의 정보가 사구체로 불리는 신경 접합에 의해 정리되고 분류된다.	

주관식

1. 수용기의 유형을 그들의 적절한 자극에 따라 열거하고 설명하라.
2. 긴장수용기와 위상수용기를 비교하라.
3. 정밀도(acuity)가 어떻게 해서 감각영역의 크기에 영향을 받는지 설명하라.
4. 빠른 통증과 느린 통증 경로를 비교하라.
5. 뇌에 내재된 진통체계에 대해 설명하라.
6. 광변환 과정을 설명하라.
7. 간상세포와 원추세포의 기능적 특성들을 비교하라.
8. 음파란 무엇인가? 무엇이 소리의 음높이, 음세기 및 음색을 결정하는가?
9. 귀를 구성하는 다음의 각 부위들의 기능을 설명하라. 귓바퀴, 귓구멍, 고막, 이소골, 난원창 및 달팽이관의 다양한 부위. 어떻게 음파가 활동전위로 변환되는지 설명하라.
10. 반고리관, 통낭 및 소낭의 기능에 대해 설명하라.
11. 미각 및 후각수용기들의 위치, 구조 및 활성화를 설명하라.
12. 색각, 청각, 미각 및 후각 분별의 과정들을 비교 설명하라.

심화학습 문제 *POINTS TO PONDER*

1. 어떤 신경 장애를 가진 환자들은 통증을 느낄 수 없다. 이것이 왜 불리한가?
2. 안과의사들은 종종 동공을 확장시키기 위해 안약을 환자들의 눈에 떨어뜨리는데 이렇게 하면 눈의 내부 관찰이 쉬워진다. 홍채는 두 가지의 평활근을 가지는데 그 하나는 환형 근육(동공 주변에 환상으로 배열된 근섬유들)이고 다른 하나는 방사형 근육(자전거 바퀴살처럼 동공에서 바깥으로 방사상으로 퍼져 있는 근섬유들)이다. 근섬유들이 수축하면 짧아진다는 것을 기억하라. 부교감자극은 환형 근육의 수축을 일으킨다; 교감 자극은 방사형 근육의 수축을 일으킨다. 동공을 확장시키려면 안약의 약물이 눈의 자율신경계의 활동에 어떻게 작용해야 하겠는가?
3. 어떤 환자가 양쪽 눈 모두, 시야의 오른쪽 반을 볼 수 없다고 불평한다. 이 환자의 시각경로의 어떤 지점에 장애가 있겠는가?
4. 중이염이 어떻게 청력을 방해하는지 설명해 보라. 만성 유액 축적을 동반한 중이염에 자주 걸리는 환자의 고막에 가끔 외과적으로 삽입되는 관에는 어떤 가치가 있겠는가?
5. 당신이 감기에 걸렸을 때에는 감기 바이러스가 후각수용기 세포들에 직접적으로 악영향을 끼치지 않았는데도 왜 후각이 저하되는지 설명해 보라.

임상관련 문제 *CLINICAL CONSIDERATION*

수잔(Suzanne J.)은 그녀의 주치의에게 현기증 증세를 호소하였다. 의사는 그녀에게 그녀가 말한 "현기증"이 기절할 것처럼 머리가 몽롱해 진다는 것인지(실신과 같은 상태), 아니면 주변의 물체들이나 그녀 자신이 빙빙 도는 것처럼 느낀다는 것인지(어지러움증과 같은 상태)를 물었다. 그녀의 상태에 대한 감별진단에서 이러한 차이점이 중요한 이유는 무엇인가? 이 증상들 각각의 가능한 원인들은 무엇인가?

제6장 요점 정리

6.1 수용기 생리학

■ **말초신경계**(**PNS**)의 구심성 부분은 내부 및 외부 환경에 대한 정보를 중추신경계(CNS)에 전달한다.

■ **감각수용기**(**sensoy receptor**)들은 구심성 뉴런들의 특수화된 말초 종말이다(그림 *6-1* 참조). 수용기의 각 유형들은(광수용기, 기계적수용기, 온도수용기, 삼투수용기, 화학수용기 또는 통각수용기) 그들에 대한 적절한 자극에 반응하여(수용기들이 반응성을 나타내게 되는 에너지 형태 또는 자극형식 상의 변화) 자극의 에너지 형태를 전기적 신호로 변환시킨다.

■ **자극**(**stimulus**)은 통상 비특이적 양이온 통로를 열어 Na^+의 순 유입을 유도함으로써 수용기전위를 다단계적으로 탈분극 시킨다. 수용기전위는 충분한 크기만 되면 궁극적으로 수용기 옆의 구심성 섬유 내에 활동전위를 발생시킨다. 이들 활동전위는 중추신경계까지 구심성 섬유를 따라 스스로 전파되어 간다(그림 *6-1* 참조). 자극의 강도가 수용기 전위의 크기를 결정하고, 이것은 이어서 발생되는 활동전위의 빈도를 결정한다(그림 *6-2*와 표 *6-1* 참조).

■ **수용기전위**의 크기는 수용기 적응의 정도에 의해서도 영향을 받는데, 수용기 적응이란 지속적인 자극에도 불구하고 수용기 전위가 감소하는 현상을 말한다. (1) **긴장수용기**들은 늦게 적응하거나 적응하지 않아서 그들이 감시하는 자극에 대한 정보를 계속적으로 제공한다. (2) **위상수용기**들은 재빨리 적응하고 종종 자극중지 현상을 보여서 그들이 감시하는 에너지 형태상의 변화에 대한 정보를 제공한다(그림 *6-3* 참조).

■ 내장 구심성 정보들은 대부분 잠재의식에 남아 있다. **감각 구심성 정보들**은 의식적 각성상태 수준에 도달하고, (1) 체성감각(몸감각 및 고유감각) 및 (2) 특수감각을 포함한다.

■ 별개로 표지된 선형 경로들이 수용기에서 중추신경계로 이어져 자극의 유형과 위치에 대한 정보가 중추신경계에서 처리될 수 있게 한다(표 *6-1* 참조).

■ **감각영역**(**sensory field**)은 수용기가 자극을 감지할 수 있는 수용기 주변의 영역을 말한다. 신체 부위의 명료도 혹은 판별능력은 감각영역의 크기에 반비례하여 변한다(그림 *6-4* 참조).

■ **인지**(**perception**)는 뇌가 감각 입력으로부터 창조한 외부세계에 대한 의식적 해석이다. 뇌가 입력 사항으로부터 감지하는 것은 실제가 아닌 추상적 개념이다. 감지될 수 있는 유일한 자극들은 그들에 대한 수용기가 존재하는 것들뿐이다. 또한 감각신호가 점차 더 복잡해지는 처리 과정을 통해 올라갈 때 그 정보의 어떤 부분이 억제되는 반면 다른 부분은 증강될 수 있다.

6.2 통증

■ 고통스러운 경험은 유해한 기계적, 온도 또는 화학적 자극들에 반응하는 **통각수용기**(**nociceptor**)들에 의해 일어나는데, 2가지 요소로 되어 있다: 감정적이고 행동적인 반응과 연관된 통증의 지각.

■ 통증 신호들은 두 가지 구심성 경로를 따라 전파된다: 예리하고 찌르는 듯한 통증 신호를 전달하는 빠른 경로와 둔하고, 쑤시고 지속적인 통증 신호를 전달하는 느린 경로.

■ 구심성 통증 섬유들은 처리를 위해 신호를 뇌로 보내는 상행경로 상의 척수에서 끝난다. 뇌로부터의 하행경로들은 구심성 통증 섬유 말단에서 분비되는 **통증신호 신경전달물질**인 **P물질**의 방출을 억제하기 위해 때때로 **내재성 아편들**(**endogeneous opiates**)을 이용한다. 이로써 이들 하행경로들은 통증신호가 더 전달되는 것을 억제하여 내재된 진통체계 역할을 할 수 있다.

6.3 눈: 시각

■ **빛**(**light**)은 전자기방사선의 한 형태인데, 가시광선은 전체 전자기스펙트럼 내의 좁은 띠에 불과하다(그림 *6-7, 6-20* 참조).

■ **눈**(**eye**)에는 시각에 필수적인 빛에 민감한 **원추세포**(**cone cell**)와 **간상세포**(**rod cell**)의 광수용기들이 망막층에 있다(그림 *6-5, 6-15, 6-18*과 표 *6-3* 참조).

■ 홍채(iris)는 동공(pupil)의 크기를 조절하여 눈 전체에 들어오는 빛의 양을 조정한다.

■ **각막**(**cornea**)과 **렌즈**(**lens**)는 **망막**(**retinal**) 상에 이미지의 초점을 맞추기 위해 입사광선을 구부리는 주된 굴절 구조물들이다. 각막이 눈의 총 굴절력의 대부분에 기여한다. 렌즈의 강도는 근거리 및 원거리 시력 간의 차이를 조정하기 위한 **모양체 근육**(**cilliary muscle**)의 작용을 통해 조절될 수 있다(그림 *6-8~6-14* 참조).

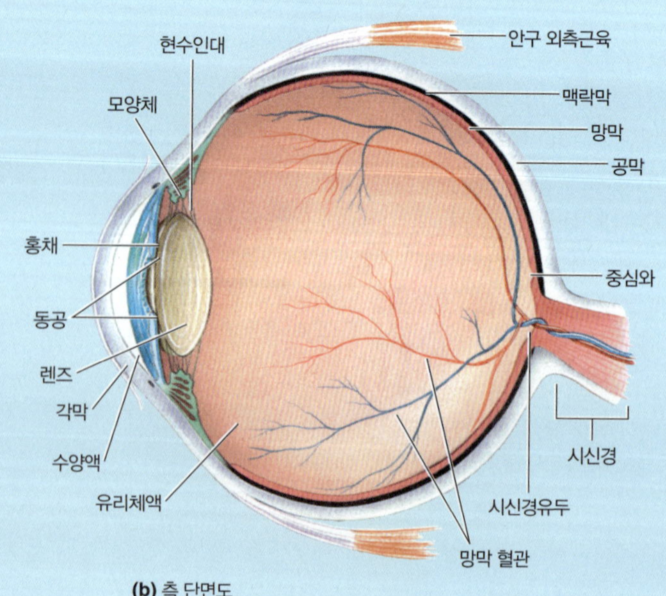

(b) 측 단면도

■ 간상세포와 원추세포들은 세 부분으로 이루어져 있다: 광색소를 포함한 바깥 부분, 대사작용을 하도록 특수화된 안쪽 부분 및 신경전달물질을 분비하는 시냅스말단(그림 *6-15, 6-18, 6-19* 참조).

■ 간상세포와 원추세포들은 어두울 때 신경전달물질을 분비한다. 이들은 이들의 광색소들이 다양한 파장의 빛을 차별적으로 흡수할 때 활성화된다. **광색소들**은 막단백질인 옵신과 비타민 A의 유도체인 레티날로 되어 있다. 간상세포 안의 광색소는 **로돕신**이다. **광변환** 동안 레티날에 의한 빛 흡수가 광색소 내에 생화학적인 변화를 일으키고, 이것이 여러 단계를 거쳐 바깥 부분 내에 수용기 전위의 과분극을 유도하여 시냅스말단에서의 신경전달물질의 방출이 감소된다. 양극세포와 신경절 세포에 의해 망막처리가 더 진행되어 마침내 빛에 의해 망막을 떠나는 시각경로 내의 활동전위 생성률에 변화가 생긴다(그림 *6-18, 6-19* 참조).

■ **원추세포(cone cell)**들은 높은 정밀도를 보이지만 빛에 대한 감수성이 낮아서 주간 시각에만 이용된다. 세 가지 유형의 원추세포들이 다양한 파장의 빛에 의해 자극받는 비율의 차이로 인해 색각이 생긴다(그림 *6-20*와 표 *6-2* 참조).

■ **간상세포(rool cell)**들은 단지 희미한 흑백의 시각만 제공하지만, 빛에 매우 민감하기 때문에 야간 시각에 이용된다(표 *6-2* 참조).

■ 시각적 메시지는 인지과정을 위해 복잡한 교차 또는 교차되지 않은 경로를 통해 뇌의 후두엽 내의 **시각 피질**로 전파된다(그림 *6-22* 참조).

6.4 귀: 청각과 평형

■ **귀(ear)**는 두 가지의 서로 관련성이 없는 기능을 수행한다: (1) 외이, 중이 및 내이의 달팽이기관에 관련된 **청각**과 (2) 내이의 전정기관과 관련된 **평형감각**. 내이에 있는 귀의 수용기 세포들(달팽이관 및 전정기관 안의 유모세포들)은 기계적 수용기들이다(표 *6-5*와 그림 *6-23* 참조).

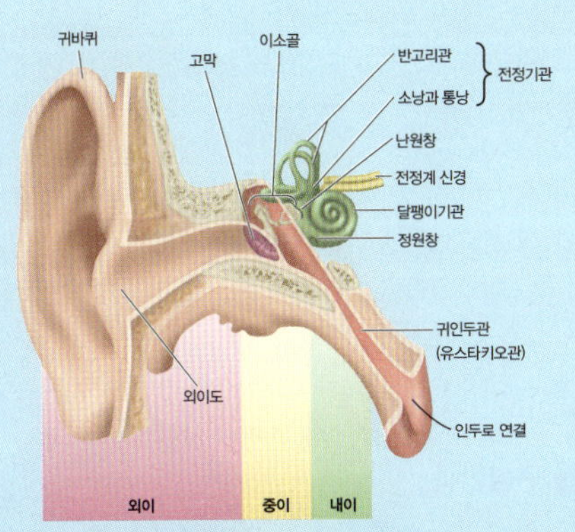

■ **청각**은 공기매개 음파를 청각 유모세포(hair cell)들의 기계적 변형으로 전환시켜 신경신호를 일으키는 귀의 능력에 달려 있다. **음파**는 공기분자의 밀집영역과 희소영역이 번갈아 나타나는 것이다. 음높이는 음파의 주파수에 의해 결정되며, 음의 세기(시끄러움)는 음파의 진폭, 그리고 음색은 상음에 의해 결정된다(그림 *6-24, 6-25*와 표 *6-4* 참조).

■ 음파는 귀 구멍으로 모아져 음파와 공조하여 진동하는 **고막**에 이른다. 중이는 고막과 내이 사이의 틈을 연결해 주고 고막의 움직임을 증폭하여 **난원창(oval window)**으로 전달한다. 난원창의 움직임은 **달팽이관(cochlea)** 속의 유액의 파동을 유발한다(그림 6-26, 6-27 참조).

■ 이 파동은 음파와 주파수가 같으며 **기저막(basilar membrane)**의 움직임을 유발한다. 소리의 주파수에 따라 기저막의 특정 부위가 더 많이 떨리게 되어 있다. 난원창 부근의 좁고 팽팽한 기저막은 높은 소리에 잘 진동하고, 와우각공 근처의 넓고 유연한 끝부분은 낮은 주파수의 소리에 잘 진동한다(그림 *6-27* 참조).

■ 기저막 위에는 위, 아래로 움직이는 기저막 위에는 돌출된 **덮개막**과 연결되어 휘어지는 털을 가진 수용기 **유모세포(hair cell)**들이 있다(그림 *6-26, 6-28* 참조).

■ 음높이는 주어진 주파수에 가장 잘 진동하도록 설계된 기저막의 특정 부위에 따라 구별할 수 있다. 음의 세기는 진동의 폭에 의해 알 수 있다. 가장 많이 진동하는 기저막 위의 유모세포의 털이 휘는 것이 신경신호로 변환되어 측두엽의 청각피질에 전달되고 소리로 인지된다(그림 *6-29* 참조).

■ 내이의 **전정기관(vestibular apparatus)**은 (1) 어떤 방향이던 일어나는 회전운동의 가속과 감속을 감지하는 **반고리관(semicircular canal)**과 (2) 모든 방향의 선형운동의 속도변화와 중력에 대한 머리의 위치를 감지하는 **통낭(utricle)**과 **소낭(sacule)**으로 구성되어 있다. 전정기관 내 유액과 관련 구조의 움직임에 따라 유모세포의 털이 휘어지면 신경신호가 생성된다(그림 *6-31, 6-32* 참조).

6.5 화학감각: 맛과 냄새

■ 맛과 냄새는 화학감각들이다. 두 경우 다, 용해된 특이적 분자들이 수용기 형질막 상의 결합 부위에 부착됨으로써 수용기전위가 유도되고, 이것은 이어서 그 화학물의 존재를 알리는 신경신호를 형성한다.

■ **미각수용기**들은 혀 위의 **미뢰(taste bud)**들 안에 있다; **후각수용기**들은 비강의 위쪽에 있는 **후각점막** 내에 있다(그림 *6-33, 6-34* 참조).

■ 두 감각경로들은 모두 두 가지 경로를 갖는다: 하나는 감정적이고 행동적인 처리를 위해 변연계로 가는 것이고, 다른 하나는 의식적인 지각과 미세한 분별을 위해 피질로 가는 것이다.

■ 미각 및 후각수용기들은 교체될 수 없는 시각 및 청각수용기들과는 달리 계속적으로 갱신된다.

■ 다섯 가지 **기본 맛**에는 짠맛, 신맛, 단맛, 쓴맛 및 감칠맛(고기와 같은 "아미노산" 맛)들이 있다. 기본 맛 이상의 미각분별은 미뢰의 자극 양식에 달려 있는데, 미뢰 각각은 다른 기본 맛들에 다양한 정도로 반응한다.

■ **후각수용기**에는 천 가지의 유형이 있는데, 이들 각각의 유형은 냄새의 분리된 성분 단 한 가지, 즉 하나의 후각자극제에만 반응한다. 후각수용기에서 발생된 구심성 신호들은 **후각신경구(olfactory bulb)** 내의 **사구체(slomerulus)**들에 의해 냄새 성분에 따라 분류된다. 후각분별은 사구체의 활성화 양식에 좌우된다(그림 *6-35* 참조).

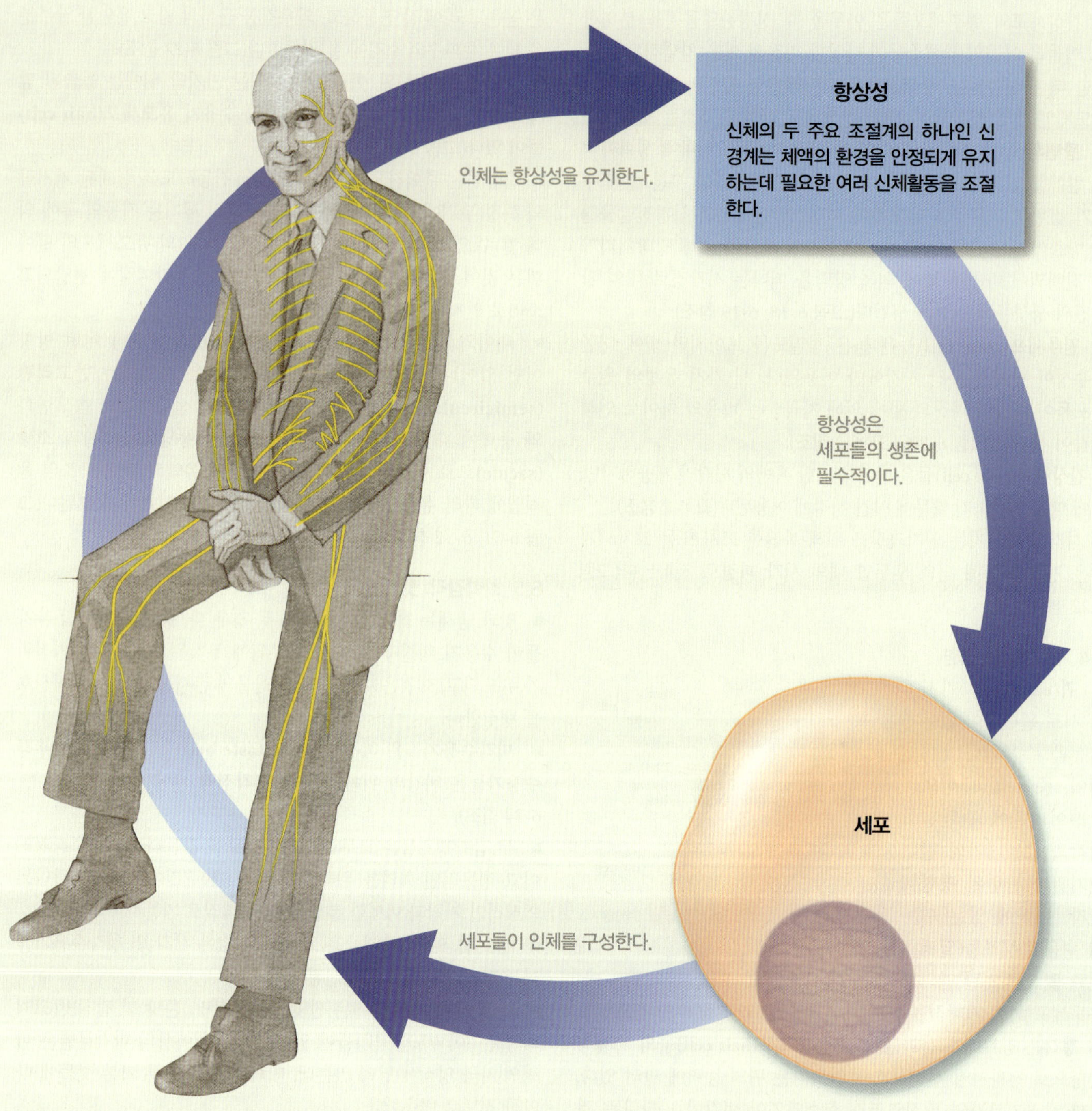

인체의 두 가지 주 조절계의 하나인 신경계는 뇌와 척수로 구성된 중추신경계(CNS), CNS와 말초(인체의 다른 부위) 사이에서 신호를 전달하는 구심성 신경섬유와 원심성 신경섬유로 구성된 **말초신경계(peripheral nervous system; PNS)**로 이루어져 있다.

내부 또는 외부 환경의 변화인 PNS의 구심성 구역으로부터의 정보가 항상성을 위협하면, CNS는 항상성을 유지하기 위한 적절한 조정 기능을 수행한다. CNS는 효과기들(근육과 샘)의 활성 조절을 통해 이러한 조정 기능을 하는데, 이는 CNS로부터 PNS의 **원심성 구역(efferent division)**을 통해 이들 기관들로 신호들을 전달하여 일어난다.

제 7 장

말초신경계: 원심성 구역

The Peripheral Nervous System: Efferent Division

제7장 요약 차례

7.1 자율신경계

말초신경계(PNS)의 원심성 구역은 중추신경계(CNS)가 근육이나 분비선(분비샘) 등 실질적인 효과나 작용을 수행하는 효과기를 조절하는데 사용하는 연결부위를 말한다. CNS는 각 기관에 축삭 말단을 뻗고 있는 원심성 신경의 세포체에 막전위 변화를 일으켜 조절한다. 수의적으로(의지대로) 조절할 수 없는 PNS에 속하는 **자율신경계(autonomic nervous system; ANS)**는 심장근, 평활근, 대부분의 외분비선과 내분비선 일부 그리고 지방조직과 연결되어 있다. 골격근은 원심성 신경계 중 수의적으로 조절되는 **체성신경계(somatic nervous system; SNS)**와 연결되어 있다. 이 자율성 원심성 신경들은 대부분 항상성 유지를 위한 것이다. 근육에 연결된 원심성 신경은 자전거타기와 같이 마음대로 조절하는 비-항상성 활동을 위한 것이다. (대부분의 효과기가 호르몬이나 자율신경의 조절을 받는다.)

신경에 의해 조절되는 모든 효과기들이 다양한 반응들을 나타내기 위해 얼마나 많은 신경전달물질이 필요할까 생각해 보라. 뜻 밖에도 단지 2가지인 아세틸콜린과 노르에피네프린 밖에 없다. 독립적으로 작용하는 이 2가지 물질은 침의 분비, 방광수축, 수의근의 수축 등 다양한 효과를 나타낼 수 있다. 이러한 효과는 동일한 화합물에 의해서도 여러 특화된 다양한 조직들에서 서로 다른 반응을 일으킬 수 있다는 대표적인 예이다.

자율신경 경로는 두 신경으로 구성된다.

CNS에서 효과기로 연결되는 각 자율신경 경로는 2개의 신경섬유로 되어 있다(● **그림 7-1**). 첫 번째 신경의 세포체는 중추신경계 내에 위치한다. 이 세포의 축삭인 **절전(신경)섬유(preganglionic fiber)**는 신경절에 있는 두 번째 신경의 세포체에 연결되어 있다. (신경절은 중추신경 밖에서 신경세포체가 모여 있는 곳임을 상기하라.) 두 번째 신경의 축삭은 **절후(신경)섬유(postganglionic fiber)**라고 부르며 효과기에 연결되어 있다.

자율신경계는 크게 **교감신경계(sympathetic nervous system)**와 **부교감신경계(parasympathetic nervous system)**의 두 부분으로 나뉜다(● **그림 7-2**). 교감신경계 섬유들은 가슴(흉부)과 허리(복부) 부위의 척수에서 나온다(p. 162 참조). 교감신경계 절전신경섬유들은 매우 짧아서 척수 양옆에 있는 교감신경들의 절후신경섬유들과 연결되어 있다(● **그림 5-18** 참조). 길이가 긴 절후신경섬유들은 효과기에서 끝난다. 어떤 절전신경섬유는 시냅스를 형성하지 않고 그냥 나가기도 하는데, 이는 중추신경과 효과기 중간쯤에 위치한 **측부신경절(collateral ganglia)**에 연결되어 있고 이후는 절후신경섬유가 나머지 연결을 이어준다.

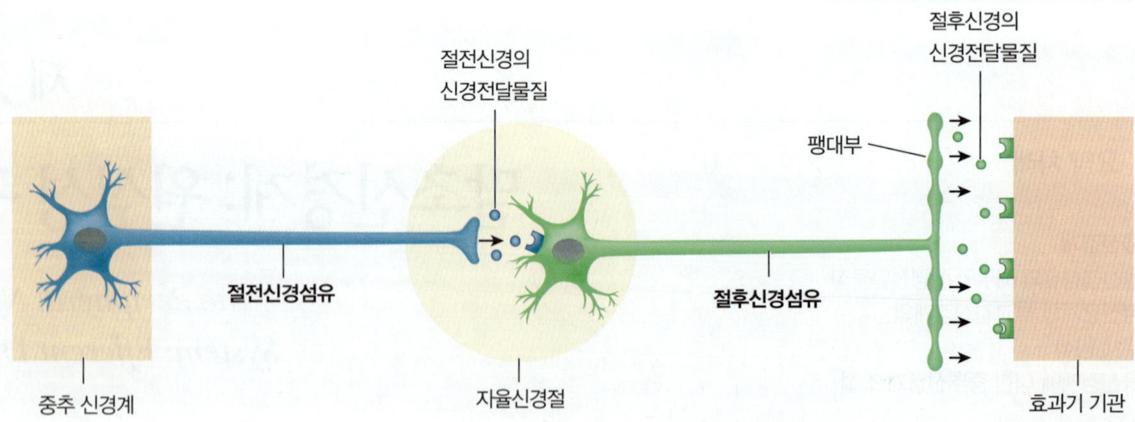

● 그림 7-1 **자율신경의 경로.**

부교감신경계의 절전신경절 섬유는 중추신경계의 머리(뇌)와 꼬리(척수 아래쪽)에서 나온다. 이 섬유는 효과기 기관이나 그 가까이에 있는 말단 신경절까지 연결되기 때문에 교감신경에 비해 길다. 반면, 아주 짧은 절후신경섬유는 기관 세포에 바로 연결된다.

부교감신경의 절후신경섬유는 아세틸콜린을, 교감신경은 노르에피네프린을 분비한다.

교감신경과 부교감신경의 절전신경섬유에서는 동일한 신경전달물질인 **아세틸콜린(Acetylcholine, ACh)**을 방출하지만, 절후신경섬유에서는 분비되는 신경전달물질은 서로 다르다. 즉, 부교감신경계의 절후신경섬유는 아세틸콜린을 분비한다. 따라서 모든 자율신경계의 절전신경섬유와 함께 **콜린성 섬유(cholinergic fiber)**라고 부른다. 반면에 대부분 교감신경계의 절후신경섬유는 **노르에피네프린[norepinephrine; 노르아드레날린(noradrenaline)]**을 분비하기 때문에 **아드레날린성 섬유(adrenergic fiber)**라고 부른다.

절후신경섬유는 일반적인 시냅스혹(synaptic knob)처럼 하나의 말단을 갖지는 않는다. 대신 **축삭염주(varicosity)**라고 부르는 수많은 방울 모양의 팽대부를 가진 신경 말단들과 연결된다. 이 말단에 접합을 이룬 기관들의 넓은 부위에 걸친 세포들에 신경전달물질을 분비한다(● **그림 7-1, 8-26** 참조). 이렇게 넓은 지역으로 분비되고, 또 이때 생긴 전기신호가 간극연접을 통해 평활근이나 심장근 전체에 퍼지기 때문에 자율신경계는 개개의 세포를 조절하기 보다는 전체 기관에 영향을 미치게 된다.

교감신경계와 부교감신경계는 대부분의 내장기관에 이중 신경지배를 한다.

내장에서 오는 구심성 정보들은 대부분 인지하는 단계까지 오지는 못한다. 예를 들어, 혈압을 감지하는 압력수용기나 소화관 안에 단백질이나 지질의 함량을 감지하는 화학수용기의 정보 같은 것들이다. 이런 정보들은 원심성 자율신경의 활성을 직접 일으켜 심장이나 소화관의 활성을 조절한다. 이와 같이 내장으로 부터의 구심성 입력이나 원심성 자율신경에 의한 출력은 우리의 의식이나 의지와는 상관없이 작동한다.

대부분의 내장은 교감과 부교감 신경섬유 모두에 연결되어 있다(● **그림 7-3**). 이렇게 한 기관이 두 가지 자율신경에 연결된 것을 **이중 신경지배(dual innervation)**라고 부른다. ▲ **표 7-1**에 두 가지 자율신경의 주된 작용을 정리하였다. 이러한 일련의 자율신경 반응들에 관한 자세한 사항들은 이들이 관련된 각각의 기관들에 대해 논의하는 다른 장(chapter)들에서 더 상세히 설명되어 있으므로, 여기서는 일반적인 개념들만 설명한다. 표에 나타난 바와 같이, 교감신경계와 부교감신경계는 어떤 특정한 기관에 대해 일반적으로 서로 반대의 효과를 미친다. 즉, 교감신경 자극은 심박률(박동률)을 증가시키는 반면, 부교감신경 자극은 이를 감소시킨다. 또 교감신경 자극은 소화관 내의 운동을 느리게 하는 반면, 부교감신경 자극은 소화성 운동을 향상시킨다.

▲ **표 7-1**에 열거한 항목들을 암기하기보다는 각각의 신경계가 우위를 점하는 상황들을 먼저 이해함으로써, 두 신경계의 작용을 논리적으로 유추하는 것이 더 좋을 것이다. 일반적으로 평소에도 두 신경계는 부분적으로 활성화되어 있다; 즉, 특정한 기관에 연결된 교감 및 부교감 신경 모두에서 일정 빈도로 활동전위가 생성된다. 이와 같은 계속적인 작용을 **교감 혹은 부교감신경긴장(symapathetic or parasympathetic tone)**이라고 한다. 그러다가 어떤 특정한 상황에서는 한쪽의 작용이 다른 쪽보다 우위에 있게 된다. 어떤 기관에 대한 교감신경의 자극전달 빈도가 특정한 조율 수준보다 증가함과 동시에 같은 기관에 대한 부교감신경의 자극 빈도가 조율 수준 이하로 감소할 때 교감신경 우세가 된다. 이와 반대의 경우에는 부교감신경 우세가 된다. 교감신경 및 부교감신경 작용 간의 균형은 각 기관별로 특정한 요구에 합당하도록 개별적으로 변화될 수 있지만(예를 들면, 주변이 어두울 때 교감신경에 의해 유도되는 동공의 확대, p. 180 참조), 좀 더 일반적으로는 자율신경계의 어느 한 쪽이 다른 쪽에 비해 광범위하게 발산되어 우세해지면, 그 자율신경이 몸 전체의 기능을 조절하게 되

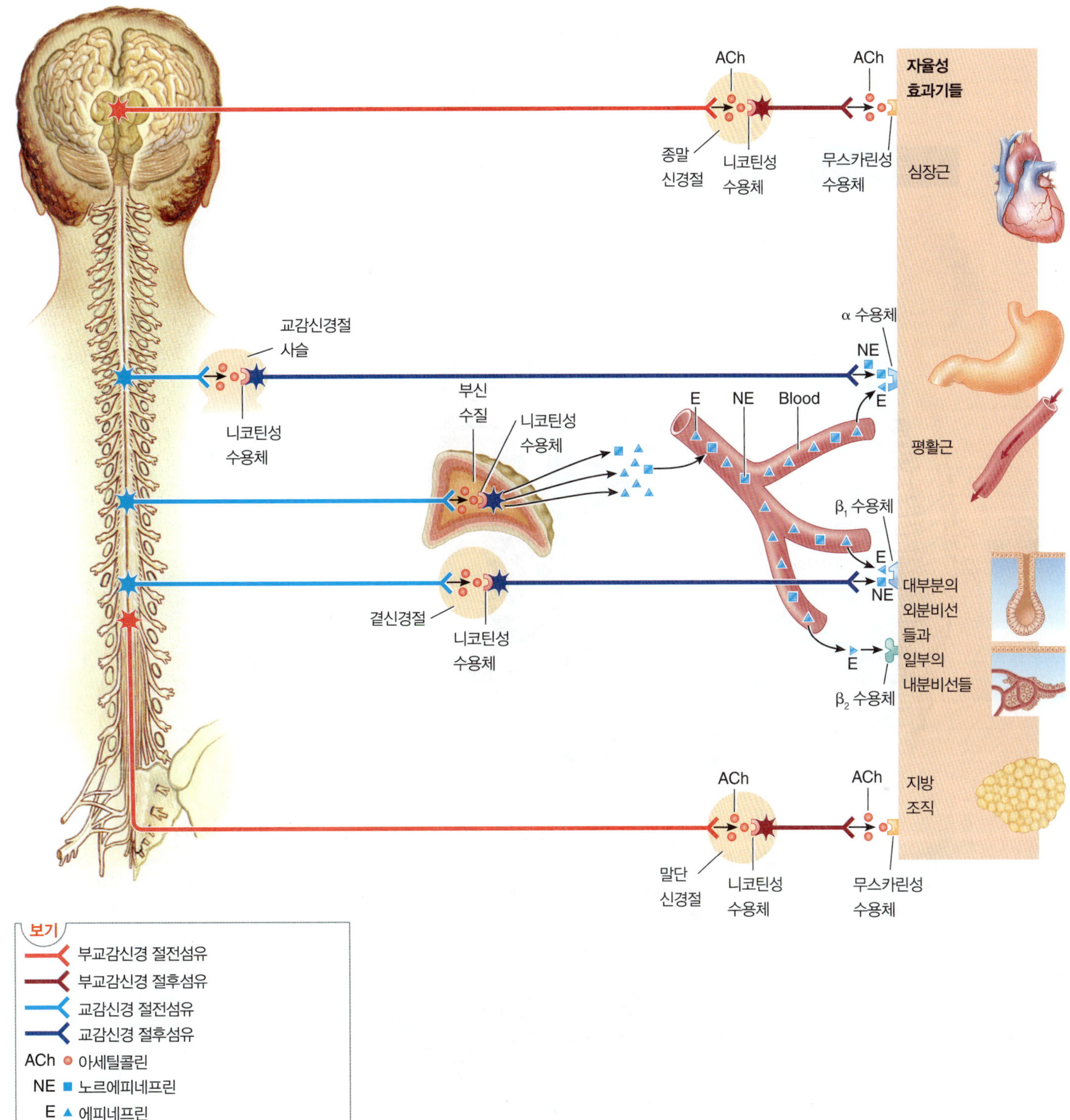

● **그림 7-2 자율신경계.** 척수의 가슴 및 허리 부위에서 기원한 교감신경계는 짧은 콜린성(아세틸콜린 분비) 절전섬유들과 긴 아드레날린성(노르에피네프린 분비) 절후섬유들을 갖고 있다. 뇌와 척수의 천골 부위에서 기원한 부교감신경계는 긴 콜린성 절전섬유와 짧은 콜린성 절후섬유들을 갖고 있다. 대부분의 경우, 교감신경과 부교감신경의 절후섬유들은 같은 효과기 기관들을 자극한다. 부신수질은 변형된 교감신경절로서, 에피네프린(E)과 노르에피네프린(NE)을 혈액으로 방출한다. 니코틴-콜린성 수용체들은 자율신경절 및 부신수질에 위치하며 모든 자율신경 절전섬유들이 분비한 아세틸콜린(ACh)에 반응한다. 무스카린 콜린성 수용체들은 자율성 효과기들에 위치하며 부교감신경 절후섬유들이 분비한 Ach에 반응한다. α_1-, α_2-, β_1-, 및 β_2-아드레날린성 수용체들은 자율성 효과기들에 가변적으로 위치하며 교감신경 절후섬유가 분비한 NE와 부신수질이 분비한 E에 차별적으로 반응한다.

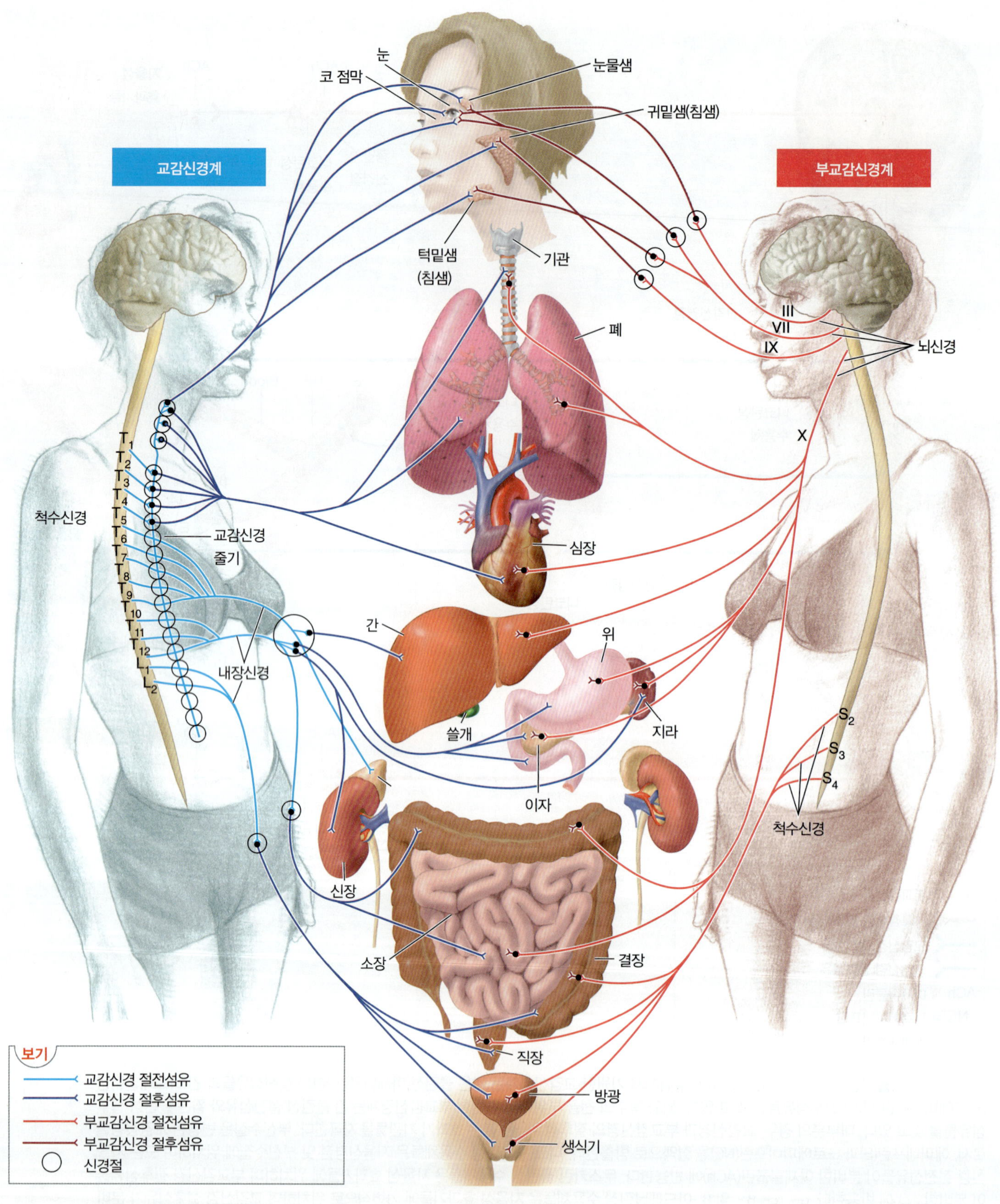

● 그림 7-3 교감신경계와 부교감신경계에 의해 자극받는 기관들.

▲표 7-1 각 기관에 미치는 자율신경계의 효과

기관	교감신경 자극의 효과	부교감신경 자극의 효과
심장	심박률의 증가 및 심장 전체의 수축력의 증가	심장박동수(심박률)의 감소 및 심방 만의 수축력 감소
혈관	수축	음경과 음핵에 혈액을 공급하는 혈관들만 확장
폐	세기관지(기관)의 확장	세기관지의 수축
소화관	이동성(운동)의 감소 괄약근의 수축(소화관 내용물의 전진 운동을 억제) 소화성 분비의 억제	이동성 증가 괄약근의 이완 (소화관 내용물의 전진 운동을 허용) 소화성 분비의 촉진
방광	이완	수축 (배뇨)
눈	동공의 확장 원시를 위한 눈의 조정	동공의 수축 근시를 위한 눈의 조정
간(글리코겐 저장)	글리코겐 분해(포도당의 방출)	없음
지방세포(지방 저장)	지방 분해(지방산의 방출)	없음
외분비선		
외분비성 췌장	췌장의 외분비성 분비를 억제	췌장의 외분비성 분비를 촉진(소화에 중요함)
땀샘	몸을 식히는데 중요한 땀샘에 의한 분비를 촉진	겨드랑이와 생식기 주변의 특수한 땀샘에 의한 분비를 촉진
침샘	점액질이 많은 진한 침의 소량 분비를 촉진	효소가 많은 묽은 침의 대량 분비를 촉진
내분비선		
부신수질	에피네프린과 노르에피네프린의 분비를 촉진	없음
내분비성 췌장	인슐린 분비를 억제	인슐린 분비를 촉진
생식기관	사정(남성) 및 오르가즘 수축(양 성)의 조절	발기의 조절(남성의 음경과 여성의 음핵)
뇌의 활동	각성도 증가	없음

는 양상이다. 광범위하며 강력한 자극전달이 교감신경계에서 더 빈번하게 일어난다. 교감신경계의 강력한 자극의 중요성은 이 신경계가 우세할 때의 상황들을 고려해보면 명백해진다.

교감신경 우세 시기 교감신경계는 신체로 하여금 외부로부터의 신체적 위협과 같은 위급사태 또는 스트레스가 많은 상황에서의 격렬한 신체활동을 준비하는 반응들을 촉진한다. 이러한 반응은 통상 **알림반응(fight-or-flight response)**으로 불리는데, 그 이유는 교감신경계가 신체로 하여금 위협에 맞서 싸우거나 아니면 도망치도록 준비시키기 때문이다. 그러한 상황에서 필요할 신체적 수단들에 대해 생각해 보라. 심박률이 더 빨라지고 강해지며, 혈관 수축에 의해 혈압이 상승하고, 호흡기관은 최대량의 공기 유입을 위해 팽창하고, 저장 당류(글리코겐)와 저장 지방은 분해되어 여분의 에너지 공급원으로서 혈액으로 방출되며, 골격근에 혈액을 공급하는 혈관들이 팽창한다. 이러한 모든 반응들의 목적은 격렬한 신체활동이 일어날 것에 대비하여 골격근들에게 산소와 영양분이 풍부한 혈액을 더 많이 공급하는 것이다. 더욱이 동공이 확장되어 눈의 원거리 시력을 조정함으로써 전체적인 위급상황을 시각적으로 평가할 수 있게 해 준다. 전력적인 신체운동에 의한 과잉의 열 발생에 대비하여 땀의 분비가 촉진된다. 그러나 소화 및 배뇨 작용은 이러한 위협에 대처하는데 있어서 중요하지 않기 때문에 교감신경계는 이 작용들은 억제한다.

부교감신경 우세 시기 부교감신경계는 조용하고 긴장이 없는 상황에서 우세하다. 이와 같이 위협이 없는 상황에서는 신체가 소화와 같은 "일반적인 살림유지" 작용에 집중할 수 있다. 부교감신경계는 교감신경계에 의해 고양되었던 작용들을 완화시키면서 "**휴식과 소화(rest-and-digest)**"와 같은 신체 기능들을 촉진한다. 예를 들어, 사람이 휴식 상태에 있을 때에는 심장이 빠르고 격심하게 뛸 필요가 없다는 것이다.

이중 자율신경지배의 장점 한 기관이 각각 반대로 작용하는 신경섬유들에 대해서 이중 지배하는 것의 장점은 무엇일까? 이것은 자동차의 속도를 조절하기 위해 가속페달과 브레이크 모두를 이용하는 것처럼 한 기관의 작용을 정밀하게 조절할 수 있게 해 준다. 만약에 당신이 운전하는 동안 어떤 동물이 갑자기 도로를 향해 돌진해 들어온다면 단순히 가속페달에서 발을 떼는 것만으로 차를 멈추게 할 수는 있겠지만 너무 천천히 멈추는 바람에 그 동물을 피하기가 어렵게 될 수도 있다. 그렇지만 당신이 가속페달에서 발을 뗌과 동시에 브레이크를 밟는 다면 좀 더 빠르고 효과적으로 멈출 수 있게 된다. 이와 마찬가지로, 교감신경에 의해 촉진된 심장 박동률은 위급한 순간이 지나간 후 심장-교감신경의 자극전달 속도를 줄임으로써(가속페달에서 발을 떼는 것으로), 정상 수준으로 점차 줄어들 것이다. 하지만, 심장 박동률은 이와 동시에 심장-부교감신경의 활동을 증가시킴으로써(브레이크를 밟아서) 좀 더 빨리 감소될 수 있다. 그뿐 아니라, 자율신경계의 이들 두 분과는 보통 상호 조절된다; 한쪽의 작용이 증가되면 이에 상응하여 다른 한쪽의 작용이 감소한다.

부신수질은 교감신경계의 변형된 부분이다.

두 개의 부신은 신장 위쪽에 각각 하나씩 놓여있다. **부신(adrenal gland)**은 내분비기관으로서, 각각은 부신피질로 불리는 바깥 부분과 부신수질로 불리는 내부를 갖고 있다(pp. 572 및 576~577 참조). **부신수질(adrenal medulla)**은 변형된 교감신경절들로 구성되어 있는데 이들은 절후신경섬유와 연결되지 않는다. 그 대신, 중추신경계로부터 유래한 절전신경섬유들에 의해 자극을 받으면 부신수질은 호르몬을 혈액으로 방출한다(● **그림 7-2** 참조). 이 호르몬들이 절후신경의 교감신경전달물질들과 같거나 유사하다는 것은 놀라운 일이 아니다. 생산되는 부신수질 호르몬의 약 20%는 **노르에페네프린**이고, 나머지 80%는 **에피네프린**이다. 이 호르몬들은 일반적으로 교감신경계의 작용을 강화시켜 준다.

자율신경전달물질 각각에 대해 여러 개의 수용체 유형들이 존재한다.

각 자율신경전달물질과 부신수질 호르몬들이 어떤 조직에서는 작용을 촉진하고 다른 조직에서는 작용을 억제하기 때문에, 특정한 반응은 화합물 자체의 성질보다는 조직의 특수성에 더 좌우된다. 반응성 있는 조직의 세포들은 이들 화학전달자들에 대한 하나 또는 여러 유형의 세포막 수용체 단백질들을 갖고 있다. 신경전달물질이 수용체에 결합하면 조직 특이적인 반응이 유도된다.

콜린작동성 수용체들 연구자들은 특정한 약물에 대한 반응성을 바탕으로 두 유형의 ACh(콜린성) 수용체인 **니코틴성 수용체**와 **무스카린성 수용체**를 확인하였다. 니코틴성 수용체는 담배 작물 유래물인 니코틴에 의해 활성화 되는 반면, 무스카린 수용체는 버섯의 독성물질인 무스카린에 의해 활성화 된다. **니코틴성 수용체(nicotinic receptor)**는 모든 자율신경절 안의 신경절이후 세포체에서 발견된다. 이 수용체들은 교감 및 부교감 절전신경절 섬유 모두로부터 분비된 ACh에 반응한다. **무스카린성 수용체(muscaerinic recetor)**는 효과기(평활근, 심장근 및 분비선)의 세포막에서 발견되며, 이들은 부교감 절후신경섬유로부터 분비된 ACh와 결합한다.

아드레날린성 수용체들 노르에피네프린과 에피네프린에 대한 아드레날린성 수용체의 주된 유형 두 가지는 **알파(α)**와 **베타(β)** 수용체들인데, 이들은 각각 α_1 및 α_2, 그리고 β_1 및 β_2 수용체로 더 세분된다(▲ **표 7-2**). 이들 다양한 수용체 유형들은 아래와 같은 교감신경계에 의해 조절되는 효과기 기관들 사이에 독특하게 분포되어 있다:

- α_1 수용체들은 대부분의 교감신경의 표적 조직에 존재한다.
- α_2 수용체들은 주로 소화기관에 위치한다.
- β_1 수용체들은 심장에 국한되어 존재한다.
- β_2 수용체들은 소동맥 및 세기관지를 이루는 평활근에서 발견된다.

다른 유형의 수용체들은 또 노르에피네프린과 에피네프린에 대해 다른 친화력을 갖는다:

- α 수용체들은 두 아형(α_1과 α_2) 모두 노르에피네프린과 에피네프린에 대해 큰 친화력을 갖는다.

▲ 표 7-2 자율신경의 수용체의 유형별 특성

수용체 유형	신경전달물질에 대한 친화력	수용체 유형을 가진 효과기	효과기에 대한 효과
니코틴성	자율신경 절전섬유로부터의 ACh	모든 자율신경 절후섬유 및 부신수질	흥분성
	운동신경으로부터의 Ach	골격근섬유의 운동종말	흥분성
무스카린성	부교감신경 절후섬유로부터의 Ach	심장근, 평활근, 대부분의 외분비선 및 일부의 내분비선	효과기에 따라 흥분성 또는 억제성
α_1	에피네프린(부신수질로부터의)보다 노르에피네프린(교감신경 절후섬유로부터의)에 대한 친화력이 더 큼	대부분의 교감신경 표적 조직	흥분성
α_2	에피네프린보다 노르에피네프린에 대한 친화력이 더 큼	소화기관	억제성
β_1	노르에피네프린과 에피네프린에 대한 친화력이 동일	심장	흥분성
β_2	에피네프린에 대한 친화력만 가짐	소동맥 및 세기관지의 평활근	억제성

- β_1 수용체들은 노르에피네프린과 에피네프린에 대해 유사한 친화력을 갖는다.
- β_2 수용체들은 에피네프린하고만 결합한다.

α_2 수용체들의 활성화는 보통 효과기 기관에서 흥분성 반응을 일으킨다 – 예를 들면, 혈관벽을 구성하는 평활근의 수축 증가에 의한 소동맥의 수축. α_2 수용체들의 활성화는 이와는 반대로 소화관 내의 평활근의 수축 감소와 같이 효과기에서 억제성 반응을 일으킨다. β_1 수용체들의 자극은 심장에서만 발견되는데, 심장 수축의 속도와 힘의 증가와 같은 흥분성 반응을 일으킨다. β_2 수용체 활성화의 반응은 일반적으로 억제성인데, 예를 들면 소동맥이나 세기관지와 같이 관상 구조를 가진 기관의 벽을 구성하는 평활근의 이완으로 이들 기관의 확장이 일어나는 것이다. 간단히 말해서, 아드레날린성 수용체들 중 아래첨자 1을 가진 것들의 활성화는 흥분성 반응을 일으키고, 아래첨자 2를 가진 것들의 활성화는 억제성 반응으로 이어진다.

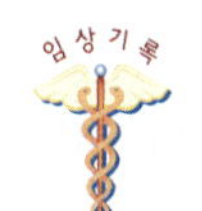

자율신경 작용제와 길항제 자율신경 반응을 각 수용체 유형 수준에서 선택적으로 변화시킬 수 있는 약물들이 있다. **작용제(agonist)**는 어떤 신경전달물질의 수용체에 결합하여 그 신경전달물질이 유도하려고 했던 것과 같은 반응을 일으킨다. 반대로 **길항제(antagonist)**는 특정한 수용체에 결합함으로써 신경전달물질이 그 수용체에 결합하여 반응을 일으키는 것을 방해하는데, 길항제 자체가 어떤 반응을 이끌어 내지는 못한다. 즉, 작용제는 신경전달물질의 반응을 모방하고, 길항제는 신경전달물질의 반응을 억제한다. 이러한 약물의 일부는 실험에만 사용되었으나, 다른 것들은 치료에도 중요하게 이용된다. 예를 들면, 아트로핀(atropine)은 무스카린 수용체에서는 ACh의 효과를 차단하지만, 니코틴성 수용체에는 아무런 영향을 주지 못한다. 교감신경과 부교감신경의 절전신경 섬유 모두에서 방출되는 ACh은 니코틴성 수용체와 결합하므로, 니코틴성 시냅스에서의 차단은 이들 자율신경가지 양쪽 모두를 무력화시킬 것이다. 부교감 절후신경에 작용이 일어나는 장소인 무스카린성 수용체에서만 ACh의 작용을 선택적으로 방해함으로써 아트로핀은 부교감신경의 효과는 억제하지만 교감신경의 작용에는 영향을 주지 않는다. 의사들은 수술 전에 침샘 및 기관지 분비를 억제하여 환자가 이들 분비물을 폐로 흡입하게 되는 위험을 감소시키기 위해 이 원리를 이용한다.

이와 마찬가지로, α- 및 β-아드레날린성 수용체에 선택적으로 작용함으로써 교감신경 효과를 활성화 또는 억제하는 약물들이 널리 쓰이고 있다. 다음에 열거되는 것들이 몇 가지 예이다. 살부타몰(salbutamol)은 낮은 투약량에서 β_2-아드레날린성 수용체를 선택적으로 활성화시키므로 천식 치료 시에 심장(대부분 β_1 수용체를 가짐)을 과도하게 자극하지 않으면서, 세기관지를 확장시킬 수 있다. 이와는 반대로, 메토프로롤(metoprolol)은 β_1-아드레날린성 수용체를 선택적으로 방해하므로 고혈압을 치료하기 위해 처방되는데 그 이유는 메토프로롤이 심장이 혈관으로 주입하는 혈액의 양을 감소시키기 때문이다. 메토프로롤은 β_2 수용체에는 영향을 주지 않으므로 세기관지에는 아무런 효과가 없다.

중추신경계의 많은 부위가 자율신경계의 작용을 조절하는데 관련되어 있다.

중추신경계로부터의 신호는 자율신경들을 통해 심장근, 평활근 및 분비선들에게 전달되는데, 중추신경계의 어떤 부위들이 자율신경의 출력을 조절하는가?

- 배뇨, 배변 및 발기와 같은 일부의 자율반사들은 척수 수준에 통합되어 있지만, 이러한 척수반사들은 모두 더 높은 수준의 의식에 의해 조절될 수 있다.
- 뇌줄기(brain stem) 내부의 수질은 자율신경의 출력에 가장 직접적으로 책임이 있는 부위이다. 자율신경계를 통한 심장혈관, 호흡 및 소화작용을 조절하는 중추들이 이곳에 있다.
- 시상하부는 다양한 감정 및 행동 상태에 자동적으로 수반되는 자율신경, 체성 및 내분비 반응들을 통합하는데 중요한 역할을 수행하고 있다. 예를 들면, 분노와 두려움에 관련되어 일어나는 심장 박동률, 혈압 및 호흡활동의 증가는 수질을 통해 작용하는 시상하부에 의해 일어난 것이다.
- 자율신경 활동은 또한 전두엽 연합피질에 의해서도 영향을 받을 수 있는데 그 이유는 전두엽 연합피질이 개인들의 성격의 감정 표현상의 특성에 관련되어 있기 때문이다. 한 예로 홍조를 들 수 있는데, 이것은 볼의 피부 밑을 지나가는 혈관의 팽창에 의해 일어난다. 이러한 반응들은 시상하부–수질 경로를 통해 중개된다.

▲표 7-3에 교감신경계와 부교감신경계의 주요 차별적 특성들이 정리되어 있다.

7.2 체성신경계

운동신경들은 골격근에 자극을 전달한다.

운동신경(motor neuron)들은 그들의 축삭들이 체성신경계를 구성하고 있으며, 골격근에 자극을 전달하여 운동이 일어나게 한다. 거의 모든 운동신경의 세포체들은 척수 안에 있다. 머리의 근육에 자극을 전달하는 운동신경의 세포체들은 예외적으로 뇌줄기 안에 있다. 자율신경 섬유의 두 가지 신경사슬과 달리, 운동신경의 축삭은 중추신경계 안의 시작지점에서 골격근 상의 말단까지 연속적이다. 운동신경 축삭종말에서는 ACh가 방출되는데, 이는 신경이 분포되어 있는 근세포의 흥분과 수축을 일으킨다. 운동신경들은 골격근을 흥분시키기만 할 수 있을 뿐인데, 이것이 효과기관을 흥분시키거나 억제할 수 있는 자율신경과 다른 점이다. 골격근 활동의 억제는 중추신경계 안에서만 가능하다. 이는 특정 근육을 조절하는 운동신경의 수상돌기와 세포체에 대한 억제성 시냅스를 통해서만 억제가 가능하기 때문이다.

운동신경은 운동 조절에 관여하는 중추신경계의 여러 부위로부터 영향받는다.

▲ 표 7-3 교감신경계와 부교감신경계의 차별적 특성

특징	교감신경계	부교감신경계
절전섬유의 기원	척수의 흉부와 요부	뇌와 척수의 천부
절후섬유의 기원(신경절의 위치)	교감신경절 사슬(척수 근처) 또는 곁신경절(척수와 효과기 기관 사이의 중간쯤)	말단신경절
신경섬유의 길이	짧은 절전섬유와 긴 절후섬유	긴 절전섬유와 짧은 절후섬유
자극받는 효과기 기관	심장근, 거의 모든 평활근, 대부분의 외분비선 및 일부의 내분비선	심장근, 대부분의 평활든, 대부분의 외분비선 및 일부의 내분비선
방출되는 신경전달물질	절전신경: ACh	절전신경: ACh
	절후신경: 노르에피네프린	절후신경: ACh
신경전달물질에 대한 수용체의 유형	절전신경의 신경전달물질에 대한 것: 니코틴	절전신경의 신경전달물질에 대한 것: 니코틴
	절후신경의 신경전달물질에 대한 것: α_1, α_2, β_1 및 β_2	절후신경의 신경전달물질에 대한 것: 무스카린
우세성	신체가 격렬한 육체적 활동을 준비하는 위급한 경우("알림반응")	신체가 소화와 같은 일반적인 신체기능유지 활동을 촉진하는 동안의 조용하고 여유 있는 경우("휴식과 소화")

신경계의 다른 부분들이 골격근 활동에 영향을 미칠 수 있는 유일한 방법은 운동신경을 조절하는 것이다. 운동신경의 수상돌기 및 세포체는 수많은 수렴적인 흥분성 및 억제성의 시냅스전 입력에 영향을 받는다. 이러한 입력의 일부는 말초 감각수용기에서 기원하는 척수반사경로의 일부분이다. 다른 입력들은 뇌에서 시작된 하행경로들이다. 골격근의 운동을 조절하는 뇌의 부위로는 운동피질, 기저핵, 소뇌 및 뇌줄기 등이 포함된다(pp. 147~149, 153, 158~160 및 24 참조).

체성신경계는 수의적 조절 하에 있지만, 자세, 균형 및 판에 박힌 움직임 등에 관련된 골격근 활동의 많은 부분이 무의식적으로 조절된다. 당신은 걷기 시작하기를 원한다고 결정할 수 있지만, 걷는데 관련된 근육의 수축과 이완을 교대로 반복하려고 심각하게 노력할 필요는 없다. 왜냐하면 이들의 운동이 아래쪽 뇌중추들에 의해 불수의적으로 조정되고 있기 때문이다.

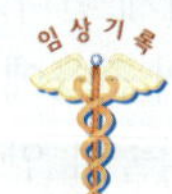

운동신경의 세포체들이 **폴리오바이러스(poliovirus)**에 의해 선택적으로 파괴될 수 있다. 그 결과 파괴된 신경들이 분포했던 근육이 마비된다. **루게릭병(Lou Gehrig's disease)**으로도 알려진 **근위축성측삭경화증(amyotrophic lateral sclerosis; ALS)**이 가장 흔한 운동신경 질환이다. 이 불치 상태는 운동신경의 퇴화 및 궁극적으로 죽음에 이르는 특징을 갖는다. 이에 수반되는 원인은 아직 분명히 밝혀져 있지 않다. 결과는 운동 조절 능력의 점차적인 상실과 진행성 마비로서 발병 후 3~5년 내에 결국 사망에 이르게 된다.

운동신경과 그 신경이 연결된 근육세포 사이의 접합부에 대해 논의하기 전에 본 장을 포함한 이전의 장에서 조사해 온 신경계에 대한 정보를 두 그룹으로 나누어 표에 정리하였다. ▲**표 7-4**에는 말초신경계(PNS)의 두 가지 원심성 부분인 자율신경계와 체성신경계의 특성들이 정리되어 있다: ▲**표 7-5**에는 신경(뉴런)의 세 가지 기능적 유형인 구심성 뉴런, 원심성 뉴런 및 연합뉴런이 비교되어 있다.

7.3 신경-근 접합부

운동신경과 골격근 섬유는 신경-근 접합부에서 화학적으로 연결된다.

운동신경 내의 활동전위는 신경의 큰 미엘린축삭(원심성 섬유)을 따라 중추신경 내의 세포체로부터 골격근까지 빠르게 전파된다. 축삭은 근육에 다가감에 따라 분지하고 미엘린초도 상실한다. 이들 축삭말단 각각은 전체 근육을 구성하는 많은 근세포들의 하나와 **신경-근 접합부(neuromuscular junction)**라고 하는 특별한 접합을 이룬다(● **그림 7-4**). 각각의 분지한 축삭들은 오직 하나의 근세포에 연결된다; 그러므로, 각각의 근세포들은 단지 하나의 신경-근 접합부만을 갖는다. **근섬유(muscle fiber)**라고 불리는 근세포는 길고 원통형이다. 축삭말단은 신경-근 접합부 내에서 좀 더 미세한 가지로 분지하는데, 이들 각각의 말단은 **종말단추(terminal button)**라고 불리는 부풀은 혹과 같은 구조를 형성한다. 축삭말단의 끝 부분(종말단추로 끝나는 모든 미세한 가지들) 전체는 밑에 있는 근섬유 상의 오목한 부분에 맞추어 들어간다. 근세포 상에 존재하는 이 특별한 신경-근 접합부의 하부 부위를 **운동종판(motor end plate)**이라고 한다(● **그림 7-4**).

아세틸콜린(ACh)은 신경-근 접합부의 신경전달물질이다.

신경과 근세포들은 신경-근 접합부에서 직접 접촉하지 않는다. 이들 두 세포 사이의 공간 또는 틈은 자극이 전기적으로 전파되기에는 너무 크다. 신경의 시냅스에서처럼(p. 91 참조) 화학적 전달자가 종말단추와 근섬유간의 신호를 전달해 준다. 이 신경전달물질이 ACh이다.

▲ 표 7-4 자율신경계와 체신경계의 비교

특징	자율신경계	체신경계
기원 장소	뇌 또는 척수	대부분 척수; 머리의 근육에 관여하는 것들은 뇌에서 기원
중추신경계의 기원 장소에서 효과기 사이의 신경 수	두 개의 신경세포(절전 및 절후)	단일 신경세포(운동신경)
자극받는 기관	심장근, 평활근 및 분비선들	골격근
자극의 유형	대부분의 효과기 기관들은 이 신경계의 두 길항적인 가지들에 의해 이중신경지배를 받음(교감 및 부교감)	효과기 기관들은 운동신경에 의해서만 자극받음
효과기 기관에서의 신경전달물질	아마도 ACh(부교감신경 말단) 또는 노르에피네프린(교감신경 말단)	단지 ACh
효과기 기관 상의 효과	자극 또는 억제(두 가지의 길항효과)	자극만(억제는 운동신경의 수상돌기 및 세포체 상의 억제 시냅스후 전위를 통해서 중추적으로만 이루어짐)
조절의 유형	불수의적 조절(의지와 관계없음)	많은 활동이 무의식적으로 조정됨에도 불구하고 수의적임(의지에 따름)
조절에 관여하는 상위 중추	척수, 수질, 시상하부 및 전두엽피질	척수, 운동 피질, 기저핵, 소뇌 및 뇌줄기

신경-근 접합부에서의 ACh의 방출 각각의 종말단추에는 ACh를 저장하고 있는 수많은 소포(vesicle)들이 존재한다. 활동전위가 축삭종말에 전달되면(● **그림 7-5**, ❶ 단계) 종말단추에 있는 모든 전압-개폐형 칼슘(Ca^{2+}) 통로(채널)가 열리게 된다(p. 100 참조). 우선 하나의 종말단추에 초점을 맞추어 알아볼 것이지만 이는 신경-근 접합부에 있는 모든 종말단추에서 동시에 벌어지는 일이기도하다. Ca^{2+} 통로가 열리면 세포외부의 Ca^{2+} 농도가 더 높으므로 Ca^{2+}가 종말단추 내부로 확산되어 들어오는데(❷ 단계), 이것이 세포외배출작용을 통해 수백 개의 소포로부터 신경-근 접합부 틈으로 ACh가 배출되도록 만든다(❸ 단계).

종판전위의 형성 방출된 ACh는 신경-근 접합부 틈으로 확산해 들어가서 특정한 화학적 개폐형 수용체-통로와 결합하는데, 이들 수용체-통로는 근섬유막의 운동종판 부위에만 특이하게 존재하는 특수화된 막단백질들이다(● **그림 7-5**, ❹ 단계). (이들 콜린성 수용체들은 니코틴성이다.) 이들이 ACh와 결합하면 수용체-통로가 열린다. 이들은 비특이적인 양이온 통로이기 때문에 음이온은 통과시키지 않지만, Na^+ 및 K^+ 모두를 통과시킨다(❺ 단계). 이들 통로 상에서의 Na^+와 K^+에 대한 종판 세포막의 투과성이 본질적으로 같기 때문에 이들 이온들의 통로를 통한 상대적인 이동은 그들의 전기화학적 추진력에 좌우된다. 휴지전위가 Na^+의 평형전위보다는 K^+의 평형전위에 훨씬 더 가깝기 때문에 휴지막전위에서는 Na^+에 대한 순 추진력이 K^+에 대한 그것보다 더 크다는 것을 기억하라. Na^+은 농도 및 전기적 기울기가 모두 근세포 내부를 향해 기울어져 있는 반면, K^+은 외부를 향하는 농도기울기가 내부를 향하는 전기적 기울기와 거의 균형을 이루고 있다. 그 결과, ACh에 의해 이 통로들이 열렸을 때 바깥으로 나간 K^+보다 훨씬 많은 양의 Na^+들이 근세포 안으로 들어와 운동종판을 탈분극 시킨다. 이러한 전위 상의 변화를 **종판전위(end-plate potential, EPP)**라고 부른다. 이것은 그 크기가 상당히 크다는 것만 제외하면 흥분성 시냅스후전위(EPSP; p. 115 참조)와 비슷한 차등전위이다.

활동전위의 개시 운동종판 부위 자체는 역치전위를 갖지 않으므로 이 부위에서 활동전위가 개시될 수 없다. 하지만 EPP가 다음과 같이 근섬유의 나머지 부분에 활동전위를 일으킨다: 신경-근 접합부는 보통 길고 원통형인 근섬유의 중간에 위치한다. EPP가 형성되면 탈분극된 종판과 그 양쪽에 있는 휴지 상태의 세포막 사이에 국부전류의 흐름이 일어나서(● **그림 7-5**, ❻ 단계) 전압-개폐형 Na^+ 통로가 열리고, 이로 인해 인접한 부위에서 막전위가 역치에 이르도록 만든다(❼ 단계). 이들 부위에서 개시된 활동전위는 접촉전도에 의해 근섬유막 전체로 전파되어 간다(❽ 단계)(p. 108 참조). 이 활동전위는 운동종판을 떠나 근섬유의 양 끝을 향해 양쪽으로 전파된다. 이 전기적 활동에 의해 근섬유의 수축이 일어난다. 즉, ACh을 통해서 운동종판의 활동전위가 주변의 활동전위를 일으키고 이로 인하여 근섬유의 수축이 일어난다.

시냅스전달과는 달리, EPP는 보통 근세포에 활동전위를 일으키기에 충분할 만큼 크다. 따라서, 활동전위의 일대일 전달이 신경-근 접합부에서 전형적으로 일어난다; 신경세포의 활동전위 하나가 그 신경세포가 연결되어 있는 근세포에서 하나의 활동전위를 일으킨다. 신경-근 접합부와 시냅스 사이의 다른 비교 사항들은 ▲ **표 7-6**에 정리되어 있다.

▲ **표 7-5 뉴런 유형의 비교**

특성	구심성 뉴런	원심성 뉴런: 자율신경계	원심성 뉴런: 체신경계	연합뉴런
기원, 구조 및 위치	말초성 말단의 수용체; 연장된 말초성 축삭이 말초신경 내를 지나감; 배근 신경절에 위치한 세포체; 짧은 중추성 축삭이 척수로 들어감	이중 뉴런 사슬; 첫 번째 뉴런(절전신경섬유)은 중추신경계에서 기원하고 신경절에서 끝남; 두 번째 뉴런(절후 신경섬유)은 신경절에서 기원하고 효과기 기관에서 끝남	척수의 운동신경의 세포체; 긴 축삭이 말초신경을 지나 효과기 기관에서 끝남	완전히 중추신경계 안에 존재; 일부의 세포체들은 뇌에서 기원하고 하행 경로를 따라 척수로 내려가는 긴 축삭을 가짐; 일부는 척수에서 기원 하고 상행 경로를 따라 뇌까지 올라가는 긴 축삭을 가짐; 다른 것들은 짧은 국부적 연결을 이룸
말단	연합뉴런들*	효과기 기관들(심장근, 평활근, 분비선 등)	효과기 기관들(골격근)	다른 연합뉴런 및 원심성 뉴런들
기능	외부 및 내부 환경에 대한 정보를 중추신경계로 전달	중추신경계로 부터의 지시를 효과기 기관들로 전달	중추신경계로 부터의 지시를 효과기 기관들로 전달	구심성 입력을 처리하고 종합하여 원심성 출력을 시작하며, 이것이 생각 및 다른 고차원적인 정신기능에 부합하도록 조정
세포체 상 입력의 수렴	없음(입력만 수용체를 통과)	있음	있음	있음
신경으로의 입력의 효과	흥분만 될 수 있음(자극에 의해 유도된 수용체 전위를 통해서; 활동전위를 위한 역치에 도달하여야 함)	흥분되거나 억제될 수 있음(첫 번째 뉴런에서의 EPSPs** 및 IPSPs**를 통해서; 활동전위를 위한 역치에 도달하여야 함)	흥분되거나 억제될 수 있음(EPSPs 및 IPSPs를 통해서; 활동전위를 위한 역치에 도달하여야 함)	흥분되거나 억제될 수 있음(EPSPs 및 IPSPs를 통해서; 활동전위를 위한 역치에 도달하여야 함)
활동전위의 개시 장소	수용체에 인접한 형질막 중 처음으로 흥분된 부분	축삭기시구	축삭기시구	축삭기시구
출력의 분기	있음	있음	있음	있음
효과기에 대한 출력의 효과	흥분성만	절후신경섬유를 흥분 또는 억제시킴	흥분성만	흥분시키거나 억제함

* 구심성 뉴런들이 원심성 뉴런에서 끝나는 신장반사궁에서는 예외.
** EPSPs: 흥분성 시냅스후전위; IPSPs: 억제성 시냅스후전위

아세틸콜린에스테라아제는 신경-근 접합부에서 ACh의 활성을 제거한다.

의도한 운동을 잘하기 위해 운동신경으로 부터의 자극에 대한 근세포의 반응은 그 자극이 없어졌을 때에는 재빨리 중지되어야 한다. 근세포의 전기적인 반응은 운동종판막에 존재하는 **아세틸콜린에스테라아제(acetylcholineesterase; AChE)**에 의해 중지되는데, 이것은 ACh를 불활성화한다.

확산의 결과, 방출된 ACh 중 많은 분자들이 운동종판막에서 수용체-통로들과 접촉하고 결합한다. 그러나 일부의 ACh는 종판 표면에 함께 존재하는 AChE와 결합한다. AChE에 의해 재빠르게 불활성화 되므로, 이 ACh는 EPP 형성에 기여하지 못하게 된다. 수용체-통로와 결합한 ACh들도 아주 짧은 시간동안만(약 1/100만 초 동안) 결합했다가 다시 떨어진다. 떨어진 ACh들 중 어떤 것들은 수용체-통로와 재빨리 다시 결합하여 이들 종판 통로들이 계

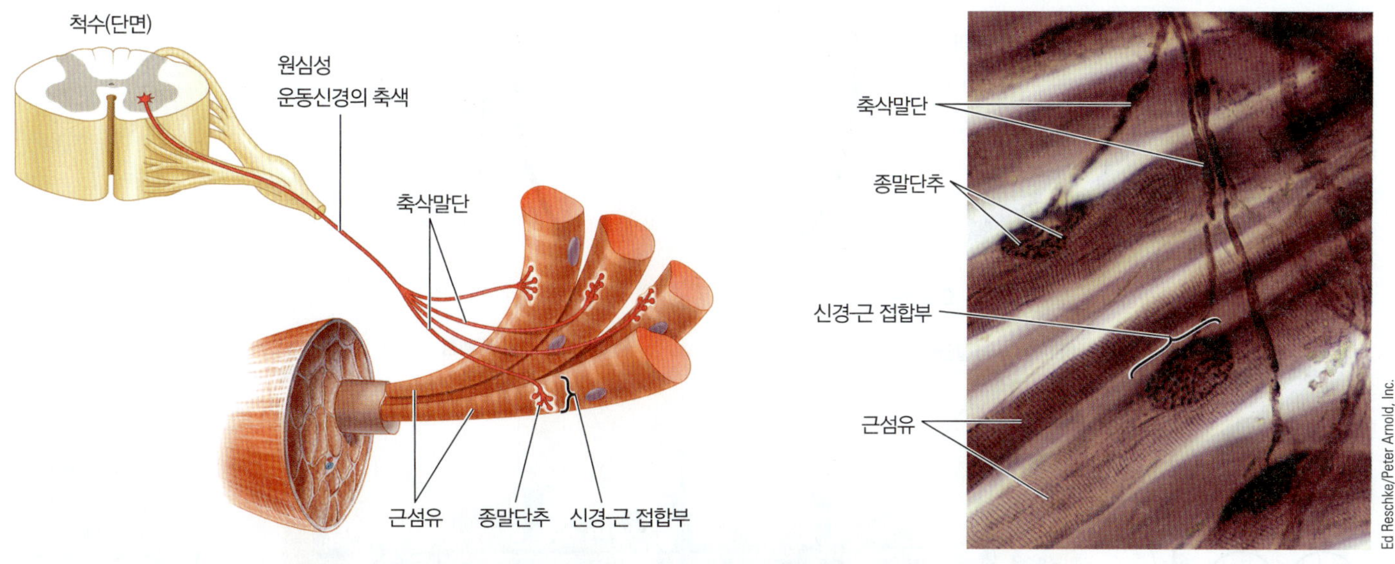

● **그림 7-4 골격근 세포를 자극하는 운동신경.** 운동신경의 세포체는 척수의 복측 회백질에서 유래한다. 축삭(체성 원심성섬유)은 복측근을 통해 뻗어나가며 척수신경을 통해 자신이 자극하는 골격근에 도달한다. 축삭은 골격근에 도달하면서 여러 개의 축삭말단으로 분지하는데, 이들은 각각 단일 근육세포(근섬유)와 신경-근 접합부를 이룬다. 신경-근 접합부 내의 축삭말단은 더 미세한 가지들로 나뉘는데, 이들의 끝은 부풀어서 종말단추를 형성한다. 단일 축삭말단에 의해 자극받는 근섬유들은 근육 전체에 걸쳐 퍼져 있으나 그림에서는 단순화하기 위해 함께 모여 있는 것으로 표현했다는 것에 주의하라.

속 열린 상태로 있도록 하지만 다른 것들은 수용체-통로 대신 무작위로 AChE와 결합하여 불활성화된다(● **그림 7-5**, **9** 단계). 이러한 과정이 반복되면 점점 더 많은 ACh가 불활성화되고, 이들이 방출된 지 백만분의 몇 초 만에 신경-근 접합부 틈에서 거의 모든 ACh가 제거된다. ACh가 제거되면 EPP도 중지되어 근세포막의 나머지 부위들도 휴지전위를 갖게 된다. 이제 근세포는 이완할 수 있다. 혹은 지속적인 수축이 원하는 운동에 필수적이라면 또 다른 운동신경 활동전위가 더 많은 ACh를 방출시켜 수축과정이 지속되도록 한다. AChE는 수축을 유도하는 ACh를 운동종판에서 제거함으로써 신체의 시시각각의 필요에 따라 근육의 이완이 일어나도록 하거나(방출된 ACh의 고갈) 수축이 지속되도록 하는(더 많은 ACh의 방출) 선택이 가능하도록 해 준다.

신경-근 접합부는 몇몇의 화학물질이나 질병에 취약하다.

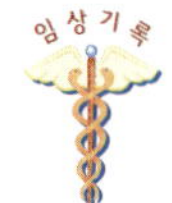

몇몇의 화학물질이나 질병이 다음의 예들이 보여주는 바와 같이 신경전달 과정의 다른 단계에서 작용함으로써 신경-근 접합부에 영향을 끼친다.

검은과부거미의 독은 ACh의 폭발적인 방출을 유도한다 검은과부거미(Black widow spider)의 독은 신경-근 접합부에서 뿐만 아니라 모든 콜린성 부위에서 ACh가 저장소포들로부터 폭발적으로 방출되게 함으로써 그 치명적인 효과를 발휘한다. 모든 콜린성 부위에서는 장기적인 탈분극이 일어나게 되는데, 그것의 가장 해로운 결과로는 호흡기능 상실이 있다. 호흡마비는 횡격막의 장기적 탈분극의 결과로 일어난다. 이러한 소위 탈분극억제 동안 전압-개폐형 Na^+ 통로들은 불활성화 상태에 갇혀 있게 된다(p. 104 참조). 이 탈분극억제는 새로운 활동전위의 개시를 억제하므로 결과적으로 횡격막의 수축이 일어난다. 그 결과 희생자는 숨을 쉬지 못하게 되는 것이다.

보툴리눔독소는 ACh의 방출을 억제한다 이와는 반대로 보툴리눔독소는 종말단추에서 운동신경의 활동전위에 대한 반응으로 ACh가 방출되는 것을 억제함으로써 그 치명적인 위력을 발휘한다. 보툴리누스균(Clostridium botulinum) 독소는 일종의 식중독인 **보툴리눔독소증(botulism)**을 일으킨다. 이 독소를 섭취하게 되면 이것은 근육이 신경자극에 반응하는 것을 억제한다. 횡격막이 수축하지 못하게 되어 호흡기능 상실이 일어나 죽음에 이르게 된다. 보툴리눔독소는 가장 치명적인 독소로 알려진 것 가운데 하나다; 0.0001 mg 이하만 섭취하여도 어른이 사망할 수 있다. (보툴리눔독소에 대한 놀랄만한 내용에 대한 것은 p. 225의 "기초의 응용"을 보라.)

쿠라레는 수용체-통로에서의 ACh의 작용을 억제한다 다른 화학물질들은 방출된 ACh의 효과를 억제함으로써 신경-근 접합부 작용을 방해한다. 가장 잘 알려진 예로는 길항제인 **쿠라레(curare)**가 있는데, 이것은 운동종판 상의 ACh 수용체-통로에 가역적으로 결합한다. 그러나, ACh와는 달리 쿠라레는 형질막의 투과성을 변화시키지도 않고, 또 AChE에 의해 불활성화되지도 않는다. 쿠라레가 ACh 수용체-통로에 결합해 있으면 ACh가 이들 통로와 결합하여 이들을 열지 못하므로 EPP 형성에 필요한 이온들의

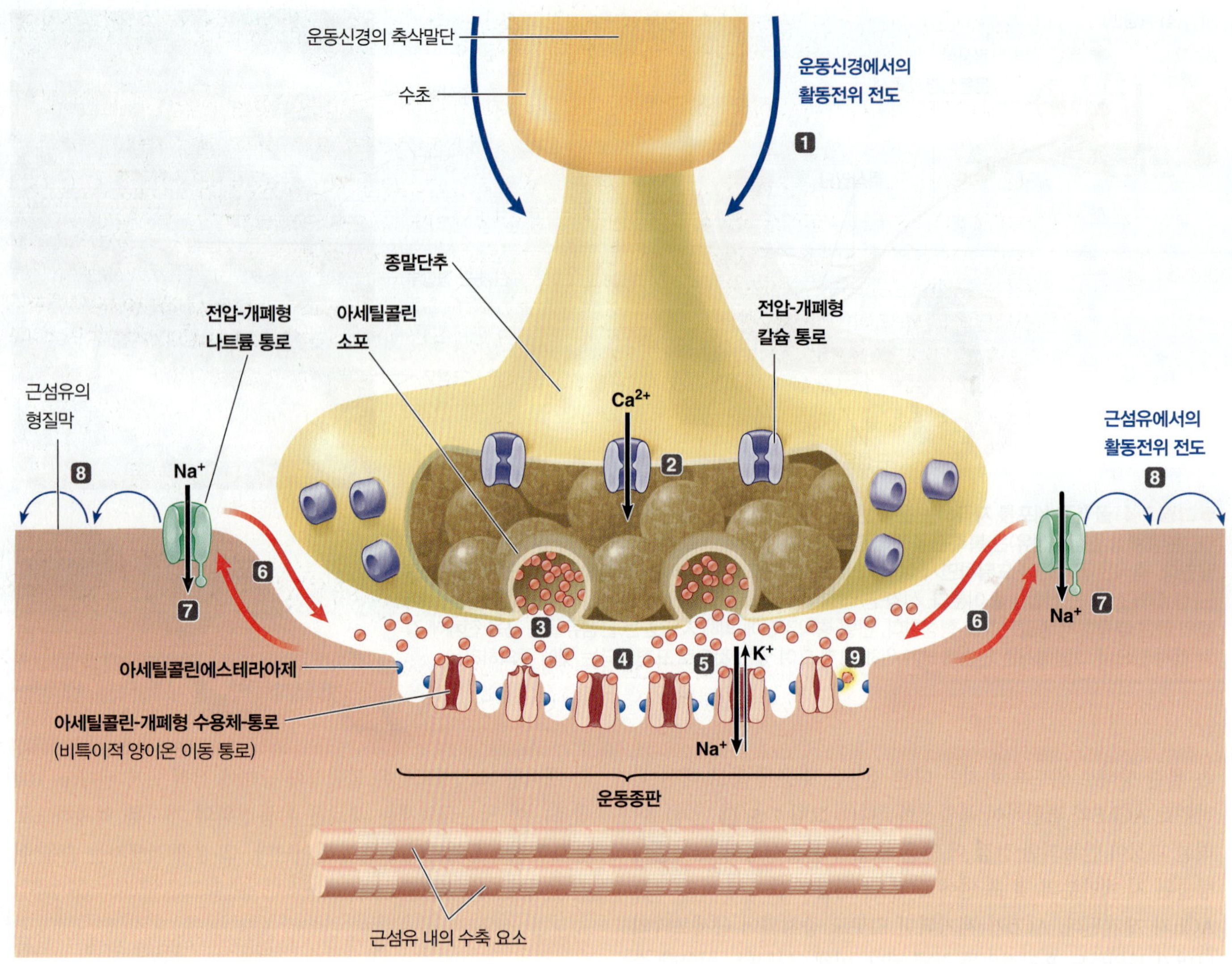

1 운동뉴런 상의 활동전위는 축삭말단까지 전도된다(종말단추).

2 이 국부적 활동전위가 전압-개폐형 칼슘 통로(채널)를 열고 이어서 칼슘이 종말단추 안으로 유입되도록 한다.

3 칼슘이 아세틸콜린 소포의 세포외배출작용을 유도하여 아세틸콜린이 배출되도록 한다.

4 아세틸콜린은 신경과 근육세포 사이의 공간으로 확산되어 들어가 근육세포 원형질막의 운동종판에 존재하는 아세틸콜린 특이적 수용체-통로에 결합한다.

5 위의 결합에 의해 비특이적인 양이온 통로가 열려서 밖으로 나가는 칼륨의 적은 이동에 비해 상당히 큰 나트륨의 이동이 근육세포 내부를 향해 일어난다.

6 그 결과 종판전위가 형성된다. 국부적인 전류의 흐름이 탈분극된 종판과 인접한 원형질막 사이에 일어난다.

7 이 국부적 전류의 흐름으로 인해 인접한 원형질막의 전압-개폐형 나트륨 통로가 열린다.

8 그 결과 나트륨의 유입이 일어나 역치에 이르는 전위를 낮춤으로써 활동전위가 시작되는데, 이 활동전위는 근섬유 전체로 전도된다.

9 이어서 아세틸콜린이 운동종판 원형질막에 존재하는 효소인 아세틸콜린에스테라아제에 의해 파괴되어 근육세포의 반응이 중지된다.

● **그림 7-5 신경-근 접합부에서 일어나는 사건들.**

이동이 불가능해 진다. 결과적으로 이들 근육에서 신경자극에 대한 반응으로 근육 활동전위가 일어나지 못하게 되므로 마비가 일어난다. 상당한 수의 ACh 수용체-통로를 억제할만큼의 쿠라레가 존재하면, 희생자는 횡격막 수축 불능으로 인한 호흡기능 상실로 사망하게 된다. 과거에는 사람들이 쿠라레를 치명적인 화살촉 독소로 이용하기도 하였다.

유기인산염은 ACh의 불활성화를 방해한다 **유기인산염**은 다른 방법(비가역적으로 AChE를 억제함)으로써 신경-근 접합부의 활성을 변화시키는 화학물질의 그룹이다. ACh의 억제는 방출된 ACh의 불활성화를 방해한다. 인산염으로 인한 사망도 호흡기능 상실로 인해 일어나는데 그 이유는 횡경막이 재분극되어 휴지 상태로 돌아갈 수 없어서 다시 수축하도록 자극받아서 신선한 공기

기초의 응용

Beyond the Basics

보툴리눔독소의 평판이 개선되다

보툴리누스균(*Clostridium botulinum*)에 의해 만들어지는 강력한 독소는 치명적인 식중독을 일으킨다. 그러나 이 무시무시하고 매우 치명적인 독은 어떤 특정한 운동장애를 완화시키는데 이용되어 왔으며, 최근에는 성형외과 의사들이 주름을 제거하는데 이용하는 방법 중 하나로 쓰이게 되었다. 지난 수십 년간 보톡스(Botox)라는 이름으로 치료용량이 시판되어온 보툴리눔독소는 **근육긴장이상(dystonia)**으로 알려져 온 고통스럽고 파괴적인 신경근육증 환자들에게 반가운 치료제로 이용되어 왔다. 근육긴장이상은 발병한 신체부위에 따라 불수의적인 뒤틀림이나 비정상적인 자세를 만들어 내는 경련(spasm)이 특징이다. 예를 들면, 머리를 한쪽 방향으로 비틀리게 하는 고통스러운 목 경련은 가장 흔한 근육긴장이상 중 하나인 연축성사경(spasmodic torticollis, 뒤틀린 목을 의미) 때문에 생긴다. 이 병의 증세는 발병한 근육에 연결된 운동신경에 흥분성 입력에 비해 너무 적은 억제성 입력이 가해지기 때문에 일어나는 것으로 믿어지고 있지만, 그러한 불균형이 생기는 이유는 아직 밝혀져 있지 않다. 과도한 운동신경 활성화의 최종 결과는 이 운동신경이 연결된 근육의 지속적이고 무능력한 수축이다. 다행스럽게도, 극소량의 보툴리눔독소를 발병한 근육에 주사하면 그 근육에 가역적인 부분적 마비가 일어난다. 보툴리눔독소는 과도하게 활성화된 운동신경으로부터 근육 수축을 유도하는 ACh가 주사 받은 근육의 신경-근 접합부로 방출되는 것을 방해한다. 치료의 목표는 골치 아픈 경련성 수축을 완화시키기에는 충분하지만 일상의 운동에 필요한 정상적인 수축에는 영향을 주지 않는 적절한 양의 보툴리눔독소를 주입하는 것이다. 치료용량은 아주 가벼운 보툴리눔 중독 증상을 일으키는데 필요한 독소의 양보다도 훨씬 적다. 보툴리눔독소는 궁극적으로 몸에서 제거되므로 주입 후 3~6개월 후에는 근육 완화 효과도 소멸되기 때문에 이때 치료를 반복해야 한다.

미국 식품의약안전청(FDA)에 의해 보톡스가 최초로 그 치료방법으로 승인받은 신경근육증은 *눈꺼풀연축증*(blepharospasm)이었다. 이 상태에서는 눈 주위 근육의 지속적이고 불수의적인 수축에 의해 눈꺼풀이 거의 영구적으로 닫혀 있게 된다.

보툴리눔독소가 성형외과의사의 치료 수단으로 쓰일 수 있다는 가능성은 비정상적인 눈 주위 근육의 수축을 치료하기 위해 보툴리눔독소를 주입했더니 치료 부위의 주름살도 완화된 것에 의사들이 주목함으로써 우연히 발견되었다. 양미간 주름, 눈초리 주름 및 이마의 주름 등은 수년간 반복적으로 특정한 표정을 지은 결과 과도하게 활성화되거나 영구적으로 수축된 안면 근육들에 의해 형성된다는 것이 밝혀졌다. 보툴리눔독소는 이러한 근육들을 이완시킴으로써 이들 나이에 관련된 주름들을 일시적으로 펴준다. 보톡스는 현재 주름 제거 치료제로서 FDA로부터 승인을 받았다. 이 물질은 주름 제거를 위한 성형수술에 대한 훌륭한 대안으로 여겨지고 있다. 이 치료법은 미국에서 가장 빠르게 성장하는 미용시술 분야 중 하나인데, 특히 연예산업계와 패션계에서 그렇다. 그러나 신경근육증의 치료 방법에서처럼 외모상 원하는 효과를 유지하려면 비싼 보툴리눔독소를 3~6개월마다 반복해서 주입해야 한다. 더군다나 보톡스는 수년간의 과도한 햇볕 노출로 인한 미세한 물결모양의 주름에는 효과가 없는데, 그 이유는 이들 주름이 수축된 근육이 아니라 피부 손상에 의해 형성되었기 때문이다.

▲ 표 7-6 시냅스와 신경-근 접합부의 비교

공통점	차이점
두 구조 모두 활동전위를 생성할 수 있는 세포들이 좁은 틈을 사이에 두고 있어 전기신호가 직접 전달되지 못하게 되어 있다.	시냅스는 신경세포 간의 연결이고, 신경-근 접합은 운동신경과 골격근 사이에 있다.
활동전위가 도달하면 Ca^{2+}-의존성 세포외분비를 통해 척삭 말단에서 화학신호(신경전달 물질)가 방출된다.	신경-근 접합에서는 활동전위가 일대 일의 비로 생성되지만 시냅스전 신경의 활동전위 하나 만으로는 시냅스후 신경의 활동전위를 만들 수 없다. 여러 개의 활동전위가 합해져야만 시냅스후 신경의 활동전위가 생성된다.
신경전달물질이 축삭말단 아래에 위치한 막의 수용체-통로에 결합하여 막전위에 변화를 주는 이온의 이동을 가능케 한다.	신경-근 접합은 언제나 흥분성인데 반해 시냅스는 흥분성일 수도 있고 억제성일 수도 있다.
그 결과로 생긴 막전위는 차등전위이다.	골격근의 수축억제는 신경-근 접합에 의해서는 일어날 수 없다. 중추신경계에 있는 운동신경의 수상돌기와 세포본체에 억제성 막전위 변화를 통해서만 가능하다.

를 흡입하지 못하게 되기 때문이다. 이 유독 물질들은 일부 살충제와 군용 신경가스에 쓰인다.

중증근무력증에 의한 ACh 수용체-통로의 불활성화 **중증근무력증(myasthenia gravis)**은 신경-근 접합부에 관련된 질병으로, 격심한 근육약화가 특징이다. 이것은 자가면역 상태로서 신체가 잘못되어 자신의 운동종판 ACh 수용체-통로에 대한 항체를 만들어 낸다. 따라서, 방출된 모든 ACh 분자들이 결합할 수 있는 정상적인 수용체들을 찾지 못하게 된다. 그 결과, 대부분의 ACh가 수용체-통로와 반응하여 EPP에 기여하기도 전에 AChE에 의해 파괴되고 만다.

제7장 요약: 항상성 측면

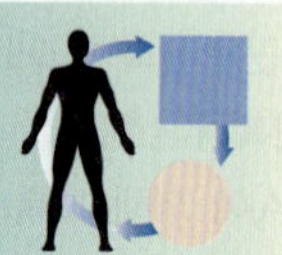

신경계는 또 다른 주요 조절계인 내분비계와 함께 대부분의 근수축과 내분비선 분비를 조절한다. 말초신경계의 구심성 구역은 정보를 감지하여 분석과 반응 결정을 위해 중추신경계로 운송하는 반면, 원심성 구역은 중추신경계로 부터의 지령을 효과기 기관(근육과 분비선)에 전달하여 의도된 반응을 수행하도록 한다. 이러한 원심성 출력의 대부분은 항상성을 유지하는 방향으로 조종된다.

자율신경계는 평활근, 심장근 및 분비선들에 연결된 원심성 신경들로서 다른 기능들과 함께 다음의 항상성작용에서 중요한 기능을 수행한다:

- 혈압의 조절
- 소화액의 분비 및 섭취한 음식과 소화액을 섞어주는 소화관 수축의 조절
- 체온 유지를 돕기 위한 발한의 조절

골격근에 연결된 원심성 신경들인 체성신경계는 다음의 활동들을 촉진함으로써 항상성에 기여한다:

- 신체가 외부 환경에 관련하여 이동할 수 있도록 하는 골격근의 수축으로 신체가 음식을 향해 간다든지 또는 위험으로부터 도피할 수 있게 하여 항상성에 기여
- 체내의 산소 및 이산화탄소의 적정 수준을 유지할 수 있도록 호흡을 일으키는 근수축
- 체온을 유지하는데 중요한 몸의 떨림

이 외에도, 골격근으로의 원심성 출력은 안정된 내부 환경을 유지하는 데에 목적이 있는 것은 아니지만, 춤추기, 카드놀이, 수술 집도와 같이 우리의 삶을 풍요롭게 하고 우리가 사회에 기여하는 활동이 가능하도록 해 준다.

복습 문제 *REVIEW EXERCISES*

객관식

1. 교감 절전신경섬유들은 척수의 가슴 및 허리 분절에서 시작된다. (*진실 또는 거짓?*)
2. 활동전위들은 신경-근 접합부와 시냅스 모두에서 1:1로 전달된다. (*진실 또는 거짓?*)
3. 교감신경계는
   a. 항상 흥분성이다.
   b. 신체를 외부 환경의 위험으로부터 보호하는데 관련되어 있는 조직에만 연결되어 있다.
   c. 짧은 절전신경섬유 및 긴 절후신경섬유들을 갖는다.
   d. 말초신경계의 구심성 구역의 부분이다.
   e. 체성신경계의 부분이다.
4. 아세틸콜린에스테라아제는
   a. 종말단추 안에 있는 소포 내부에 저장되어 있다.
   b. 운동종판 상의 수용체-통로와 결합하여 종판전위를 발생시킨다.
   c. 유기인산염에 의해 억제된다.
   d. 신경-근 접합부의 화학전달물질이다.
   e. 아세틸콜린(ACh) 수용체-통로와 강하게 결합함으로써 골격근을 마비시킨다.
5. 자율신경계의 두 분과들은 투쟁-도주반응(fight-or-flight situation)에서 우세한 _________신경계와 휴식과 소화(rest-and-digest) 상황에서 우세한 _________ 신경계들이다.
6. _________은 변형된 교감신경절로서 절후신경섬유로 연결되지 않고 대신에 교감신경 절후신경전달물질과 비슷하거나 동일한 호르몬들을 혈액으로 분비한다.
7. 오른쪽의 답안 부호를 이용하여 아래에서 설명되고 있는 자율신경전달물질을 구별하여 보라:

   ____ 1. 모든 절전신경섬유에서 분비된다 (a) 아세틸콜린
   ____ 2. 교감 절후신경섬유에서 분비된다 (b) 노르에피네프린
   ____ 3. 부교감 절전신경섬유에서 분비된다
   ____ 4. 부신수질에서 분비된다
   ____ 5. 운동신경에서 분비된다
   ____ 6. 무스카린성 또는 니코틴성 수용체에 결합한다
   ____ 7. α 또는 β 수용체에 결합한다

8. 오른쪽의 답안 부호를 이용하여 어떤 유형의 원심성 출력이 설명되고 있는지 표시하라:

____ 1. 두 가지 신경사슬로 되어 있다 (a) 체성신경계의 특징
____ 2. 심장근, 평활근 및 분비선에 연결되어 있다 (b) 자율신경계의 특징
____ 3. 골격근에 연결되어 있다
____ 4. 운동신경의 신경절로 구성되어 있다
____ 5. 효과기 기관에 흥분성 또는 억제성 효과를 발휘할 수 있다
____ 6. 효과기 기관과 이중신경접합을 이룬다
____ 7. 효과기 기관에 흥분성 효과만 발휘한다

주관식

1. 많은 기관이 자율신경계의 두 가지의 이중신경 지배를 갖는데 그 장점은 무엇인가?
2. 다음의 수용체들의 유형별 차이를 설명해 보라: 니코틴성 수용체, 무스카린성 수용체, α_1 수용체, α_2 수용체, β_1 수용체 및 β_2 수용체
3. 중추신경계의 어떤 부위가 자율신경의 출력을 조절하는가?
4. 신경-근 접합부에서 일어나는 일련의 반응들에 대해 설명하라.
5. 아래의 사항들이 각각 신경-근 접합부에 미치는 영향에 대해 논의하라: 검은과부거미의 독, 보툴리눔독소, 쿠라레, 중증근무력증 및 유기인산염.

심화학습 문제 *POINTS TO PONDER*

1. 대부분의 조직에서 소동맥 수축(좁아짐)을 일으키는 에피네프린이 왜 종종 국소 마취제와 함께 투여되는지 설명하라.
2. 골격근이 아트로핀(atropine)에 의해 영향을 받을 것인가? 또 그 이유는?
3. 우리가 방광의 출구를 지키는 괄약근인 외부요도괄약근을 수축시키거나(배뇨 억제), 이완시켜서(배뇨 허용), 우리들의 방광 비우기를 수의적으로 조절할 수 있다는 것을 고려할때 이 괄약근은 어떤 유형의 근육으로 되어 있으며, 어떤 종류의 신경계가 이 근육에 연결되어 있겠는가?
4. 어떤 독사들의 독은 알파-붕가로독소(α-bungarotoxin)를 함유하고 있는데, 이는 운동종판 원형질막 상의 ACh 수용체에 강하게 결합한다. 결과적인 증상은 어떠하겠는가?
5. 폴리오바이러스나 근위축성측삭경화증(ALS)에 의한 운동신경의 파괴가 어떻게 해서 치명적일 수 있는지 설명해 보라.

임상관련 문제 *CLINICAL CONSIDERATION*

크리스토퍼(Christopher K.)는 4층에 있는 그의 사무실로 올라가거나 테니스를 칠 때는 가슴의 통증을 느꼈지만 운동을 하지 않을 때에 아무런 증상이 없었다. 그의 상태는 협심증(angina pectoris)으로 진단되었는데, 이 심장 통증은 심장근으로의 혈액공급이 근육의 산소전달 요구량을 충분히 채워주지 못할 때마다 일어난다. 이 상태는 보통 심장에 혈액을 공급하는 혈관이 콜레스테롤을 함유한 침착물에 의해 좁아져서 일어난다. 이 증상을 가진 대부분의 사람들은 쉴 동안에는 어떤 고통도 느끼지 않지만 운동을 하거나 또는 교감신경의 활동을 증가시키는 감정적인 스트레스가 많은 상황이 되어 심장의 산소요구량이 증가할 때마다 몇 차례의 통증을 경험한다. 크리스토퍼는 협심증 증상이 나타나면 *니트로글리세린*(nitrogycerin)과 같은 혈관확장제를 재빨리 복용함으로써 즉각적인 구제 효과를 얻는데, 니트로글리세린은 그의 좁아진 심혈관 벽의 평활근을 이완시킨다. 결과적으로, 혈관들이 보다 넓게 열려 더 많은 혈액이 통과할 수 있게 된다. 장기적인 치료를 위해서 그의 주치의는 크리스토퍼가 *메토프로롤*(metoprolol)과 같은 β_1-억제제를 규칙적으로 복용하면 그의 협심증이 덜 일어나면서 증상도 완화될 것이라고 지적하였다. 그 이유를 설명해보라.

7.1 자율신경계

■ 중추신경계(CNS)는 **말초신경계(PNS)**의 원심성 구역을 통하여 근육과 분비선으로 신호를 전달함으로써 이들 효과기 기관을 조절한다.

■ 원심성 출력에는 두 가지 유형이 있다: 불수의적인 조절 하에 있으며 심장근과 평활근(또한 대부분의 외분비 및 일부의 내분비선들)에 연결된 **자율신경계(ANS)**와 수의적인 조절 하에 있으며 골격근에 연결된 **체성신경계(SNS)**(표 *7-4*와 표 *7-5* 참조).

■ 자율신경계는 두 개의 분과, 즉 **교감신경계**와 **부교감신경계**로 구성되어 있다(그림 *7-2, 7-3*과 표 *7-1, 7-3* 참조).

■ 자율신경계의 경로는 두 가지 신경사슬로 되어 있다. **절전(신경)섬유**는 중추신경계에서 기원하고 중추신경계 밖에 있는 신경절에서 **절후(신경)섬유**의 세포체와 시냅스를 이룬다(그림 *7-1~7-3*과 표 *7-3* 참조).

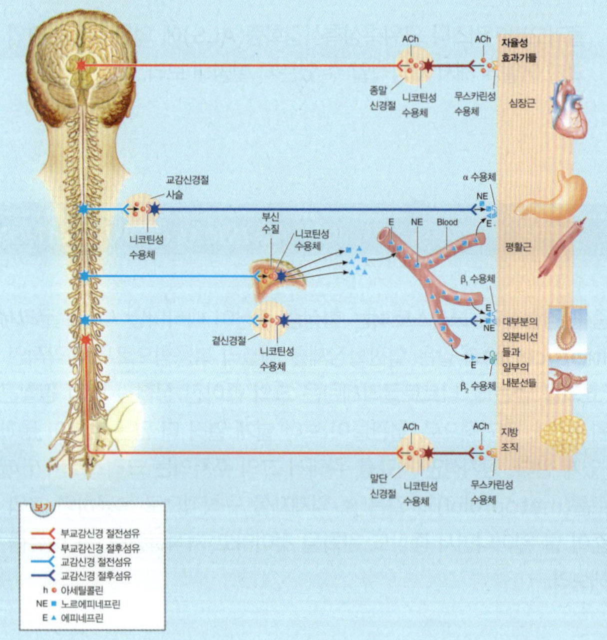

■ 모든 절전신경섬유와 부교감 절후신경섬유들은 **아세틸콜린(ACh)**을 방출한다. 교감 절후신경절 섬유들은 **노르에피네프린**을 방출한다(그림 *7-2*와 표 *7-3* 참조).

■ 절후신경섬유들은 수많은 팽대부를 갖고 있어서 이들이 연결되어 있는 기관의 넓은 범위에 걸쳐 신경전달물질을 동시에 방출할 수 있다(그림 *7-1, 8-26* 참조).

■ 내분비선인 **부신수질(adrenal medulla)**은 변형된 교감신경절로서 이에 연결되어 있는 교감 절전신경섬유의 자극에 대한 반응으로서 **에피네프린** 및 그보다 적은 양의 **노르에피네프린**과 같은 호르몬들을 혈액으로 분비한다(그림 *7-2* 참조).

■ 동일한 신경전달물질이 다른 조직에서 다른 반응들을 이끌어 낸다. 즉, 반응은 전달자의 성질이 아니라 조직 세포의 특수화에 달려 있다(표 *7-2* 참조).

■ 자율신경계가 연결된 조직들은 절후신경 화학전달자들(그리고 이와 관련되어 있는 부신수질호르몬 에피네프린)에 대한 하나 또는 몇 개 이상의 수용체 유형들을 갖는다. **콜린성 수용체**에는 **니코틴성 수용체** 및 **무스카린성 수용체**가 있다: **아드레날린성 수용체**들에는 α_1, α_2, β_1 및 β_2 수용체들이 있다(그림 *7-2*와 표 *7-2, 7-3* 참조).

■ 한 자율신경은 자신이 연결되어 있는 기관의 활동을 촉진하거나 억제한다(표 *7-1, 7-2* 참조).

■ 대부분의 내장 기관들은 교감 및 부교감 신경들과 모두 연결되어 있는데, 이들은 일반적으로 특정한 기관에서 정반대의 효과들을 만들어낸다. 자율신경계의 양쪽 가지들이 어떤 기관과 **이중 신경지배(dual innervation)**를 이룸으로써 그 기관의 활동을 정교하게 조절할 수 있다(그림 *7-3*과 표 *7-1* 참조).

■ **교감신경계**는 비상사태 또는 스트레스가 많은 상황(**"알림반응"**)에서 우세하며 신체로 하여금 격렬한 신체활동을 준비시키는 반응들을 촉진한다. **부교감신경계**는 조용하고 긴장이 풀어진 상황(**"휴식과 소화"**) 상황에서 우세하며 소화와 같은 신체 유지활동들을 촉진한다(표 *7-1, 7-3* 참조).

■ 내장 구심성 입력은 항상성 유지를 위해 적절한 자율신경의 출력을 지시하기 위하여 중추신경계에 의해 이용된다. 자율신경의 활동은 척수, 수질, 시상하부 및 전두엽 연합피질을 포함한 중추신경계의 여러 부위들에 의해 조절된다.

▲표 7-2 자율신경 수용체의 유형별 특성

수용체 유형	신경전달물질에 대한 친화력	수용체 유형을 가진 효과기	효과기에 대한 효과
니코틴성	자율신경 절전섬유로부터의 ACh	모든 자율신경 절후섬유 및 부신 수질	흥분성
	운동신경으로부터의 Ach	골격근섬유의 운동종말	흥분성
무스카린성	부교감신경 절후섬유로부터의 Ach	심장근, 평활근, 대부분의 외분비선 및 일부의 내분비선	효과기에 따라 흥분성 또는 억제성
α_1	에피네프린(부신수질로부터의)보다 노르에피네프린(교감신경 절후섬유로부터의)에 대한 친화력이 더 큼	대부분의 교감신경 표적 조직	흥분성
α_2	에피네프린보다 노르에피네프린에 대한 친화력이 더 큼	소화기관	억제성
β_1	노르에피네프린과 에피네프린에 대한 친화력이 동일	심장	흥분성
β_2	에피네프린에 대한 친화력만 가짐	소동맥 및 세기관지의 평활근	억제성

7.2 체성신경계

■ **체성신경계(somatic nervous system; SNS)**는 운동신경의 축삭들로 이루어져 있는데, 이들은 척수나 뇌줄기에서 기원하고 골격근에서 끝난다(그림 *7-4*와 표 *7-4* 참조).

■ **운동신경**에서 방출되는 신경전달물질인 ACh는 근수축을 촉진한다.

■ 운동신경들은 중추신경계의 다양한 부위들이 골격근 활동을 조절하는 공통 경로이다. 운동신경을 통한 작용에 의해 골격근 활동에 영향을 끼치는 중추신경계의 부위들은 척수, 운동피질, 기저핵, 소뇌 및 뇌줄기 등이다.

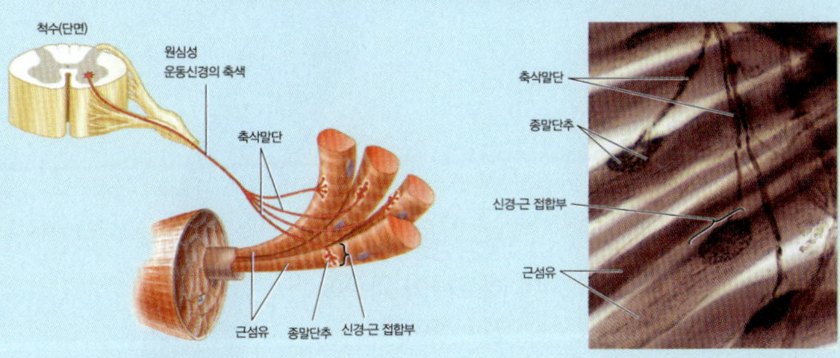

▲ 표 7-4 자율신경계와 체신경계의 비교

특징	자율신경계	체신경계
기원 장소	뇌 또는 척수	대부분 척수; 머리의 근육에 관여하는 것들은 뇌에서 기원
중추신경계의 기원 장소에서 효과기 사이의 신경 수	두 개의 신경세포(절전 및 절후)	단일 신경세포(운동신경)
자극받는 기관	심장근, 평활근 및 분비선들	골격근
자극의 유형	대부분의 효과기 기관들은 이 신경계의 두 길항적인 가지들에 의해 이중신경지배를 받음(교감 및 부교감)	효과기 기관들은 운동신경에 의해서만 자극받음
효과기 기관에서의 신경전달물질	아마도 ACh(부교감신경 말단) 또는 노르에피네프린(교감신경 말단)	단지 ACh
효과기 기관 상의 효과	자극 또는 억제(두 가지의 길항효과)	자극만(억제는 운동신경의 수상돌기 및 세포체 상의 억제시냅스후 전위를 통해서 중추적으로만 이루어짐)
조절의 유형	불수의적 조절(의지와 관계없음)	많은 활동이 무의식적으로 조정됨에도 불구하고 수의적임(의지에 따름)
조절에 관여하는 상위 중추	척수, 수질, 시상하부 및 전두엽피질	척수, 운동 피질, 기저핵, 소뇌 및 뇌줄기

7.3 신경-근 접합부

■ 운동신경이 근육에 도달하면 여러 개의 축삭말단으로 갈라진다. 각각의 축삭말단은 하나의 근세포(섬유)와 **신경-근 접합부(neuromuscular junction)**를 이룬다. 축삭말단은 다수의 미세한 가지로 나뉘는데, 이들의 말단은 넓어져서 **종말단추(terminal botton)**를 형성한다(그림 *7-4*와 표 *7-6* 참조).

■ 축삭말단복합체 밑의 특수화된 근세포막 부위를 **운동종판(motor end palte)**이라고 한다. 이 구조물들이 직접적인 접촉을 하지 않으므로 신호들은 종말단추와 근섬유 사이에서 화학적 방법으로 전달된다(그림 *7-5* 참조).

■ 축삭말단에 활동전위가 도달하면 ACh가 종말단추 내부의 저장소포로부터 방출된다. 방출된 ACh는 신경과 근세포 사이의 틈으로 확산되어 들어가 밑에 있는 운동종판 상의 특수한 수용체-통로와 결합한다. 이 결합이 비특이적인 양이온 통로들의 개방을 유도한다. 이 결과 일어나는 이온들의 이동이 운동종판을 탈분극시켜 **종판전위(End-plate potential; EPP)**를 형성하게 한다(그림 *7-5* 참조).

■ 탈분극된 종판과 주변의 근세포막 사이의 **국부전류**의 흐름이 이들 주변 부위를 역치에 이르게 해서 **활동전위**가 시작되고, 활동전위는 근섬유 전체로 퍼져나간다. 이 근육 활동전위에 의해 근수축이 일어난다(그림 *7-5* 참조).

■ 운동종판의 형질막에 붙어 있는 **아세틸콜린에스테라아제(AChE)**는 ACh를 불활성화 시키므로 EPP가 끝나고 연이어 활동전위도 소멸되어 결과적으로 근수축이 중지된다(그림 *7-5* 참조).

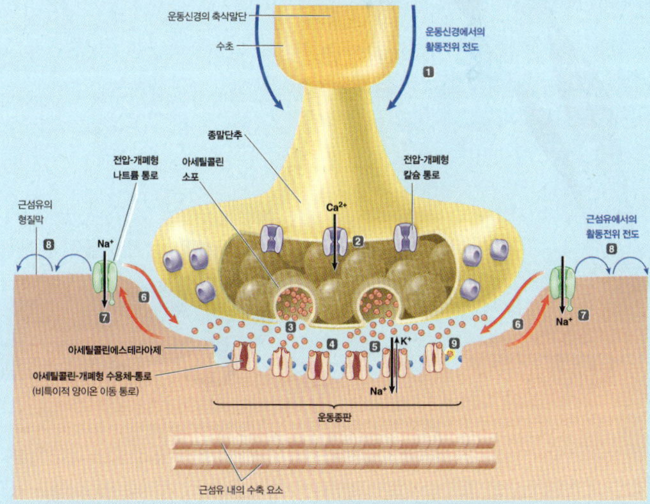

1 운동뉴런 상의 활동전위는 축삭말단까지 전도된다(종말단추).

2 이 국부적 활동전위가 전압-개폐형 칼슘 통로(채널)를 열고 이어서 칼슘이 종말단추 안으로 유입되도록 한다.

3 칼슘이 아세틸콜린 소포의 세포외배출작용을 유도하여 아세틸콜린이 배출되도록 한다.

4 아세틸콜린은 신경과 근육세포 사이의 공간으로 확산되어 들어가 근육세포 원형질막의 운동종판에 존재하는 아세틸콜린 특이적 수용체-통로에 결합한다.

5 위의 결합에 의해 비특이적인 양이온 통로가 열려서 밖으로 나가는 칼륨의 적은 이동에 비해 상당히 큰 나트륨의 이동이 근육세포 내부를 향해 일어난다.

6 그 결과 종판전위가 형성된다. 국부적인 전류의 흐름이 탈분극된 종판과 인접한 원형질막 사이에 일어난다.

7 이 국부적 전류의 흐름으로 인해 인접한 원형질막의 전압-개폐형 나트륨 통로가 열린다.

8 그 결과 나트륨의 유입이 일어나 역치에 이르는 전위를 낮춤으로써 활동전위가 시작되는데, 이 활동전위는 근섬유 전체로 전도된다.

9 이어서 아세틸콜린이 운동종판 원형질막에 존재하는 효소인 아세틸콜린에스테라아제에 의해 파괴되어 근육세포의 반응이 중지된다.

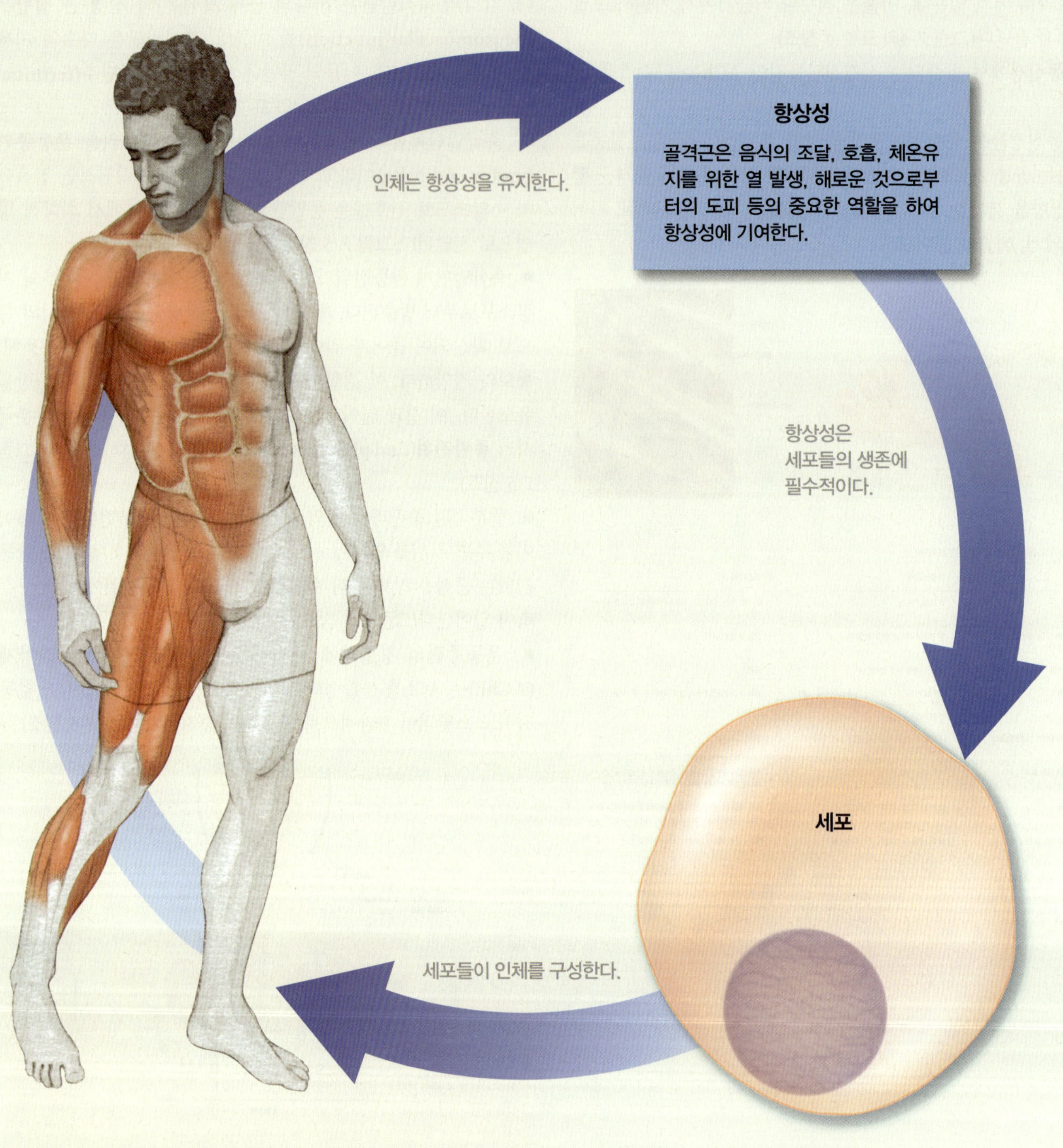

근육(muscle)은 신체의 수축 전문가이다. **골격근(skeletal muscle)**은 골격에 붙어있어 골격근이 수축하면 근육이 붙어 있는 뼈가 움직여서 여러 가지 활동을 할 수 있다. 항상성을 유지하는 데 관여하는 골격근에는 음식을 섭취하고, 씹으며, 삼키는데 관여하는 중요한 근육과 호흡에 필수적인 근육들이 포함된다. 근육이 수축하면 열을 발생하여 근수축은 체온조절에도 중요하다. 또한 골격근은 위해한 것으로부터 몸을 멀리 움직이는데도 사용된다. 마지막으로 골격근 수축은 춤을 추거나 컴퓨터를 조작하는 등의 비항상성 활동에도 중요하다.

신체에는 다른 두 종류의 근육이 더 있다. **평활근(smooth muscle)**은 속이 빈 기관이나 관의 벽에 있다. 평활근의 수축으로 혈관을 통한 혈액의 이동, 소화관을 통한 음식의 이동, 기도를 통한 공기의 이동, 몸 밖으로의 오줌의 이동 등이 조절된다. **심근(cardiac muscle)**은 생명-유지에 중요한 혈액을 전신으로 보내는 심장 벽에만 있다.

제 8 장

근육생리학

Muscle Physiology

제8장 요약 차례

8.1 골격근의 구조

근육은 신체에서 가장 큰 조직 집단으로서, 체중의 약 반을 차지한다. 근육은 세포 안의 특수한 성분들을 움직여서 수축, 즉 장력을 발생하고 짧아질 수 있다. 하나의 근육 안에서 함께 작용하는 근육 집단은 잘 발달된 수축 능력을 통해 움직임이 일어나게 하는 일을 한다. 통제된 근육 수축을 통해, (1) 걷거나 손을 흔드는 것과 같은 의도적인 신체 움직임, (2) 운전하거나 가구를 움직이는 것과 같은 물건을 다루는 것, (3) 혈액 순환이나 소화관을 통한 음식물의 이동 등과 같이 속이 빈 관의 내용물을 밀어내는 것, (4) 배뇨 또는 분만과 같이 내용물을 신체 외부로 내보내는 일 등을 할 수 있다.

근육에는 **골격근**, **심근**, **평활근**(p. 25 참조)의 3 종류가 있음을 상기하라. 이들은 구조적, 기능적으로 다르지만 공통적으로 갖고 있는 특징에 따라 두 가지 방법으로 분류할 수 있다(● **그림 8-1**). 첫째, 근육을 광학현미경으로 관찰할 때 어둡고 밝은 띠가 번갈아 나타나는지 여부에 따라 **가로무늬근**(골격근과 심근)과 **민무늬근**(평활근)으로 분류한다. 둘째, 근육이 체성신경의 지배를 받아 수의적 조절이 되거나 자율신경의 지배를 받아 수의적으로 조절이 되지 않으면, 각각 **수의근**(골격근)과 **불수의근**(심근, 평활근)으로 분류한다(p. 213 참조). 골격근은 의식적으로 통제되기 때문에 수의근으로 분류되지만, 자세 갖추기나 균형유지 및 걷기와 같이 정형화된 움직임 등과 같은 골격근 활성은 잠재의식적이고 불수의적인 조절도 받는다.

이 장에서는 가장 잘 알려져 있고 신체에서 가장 풍부한 골격근에 관해 자세히 다룰 것이다. 후반부에서는 평활근과 심근의 독특한 특징들을 골격근과 비교하면서 이 장을 마무리할 것이다.

골격근 섬유는 내부가 체계적으로 잘 배열되어 있어서 가로무늬를 나타낸다.

하나의 골격근 세포를 **근섬유(muscle fiber)**라 하며 비교적 크고 길며 원통 모양을 하고 있다. 하나의 골격근은 많은 수의 근섬유로 이루어져 있으며 근섬유들은 서로 나란히 배열되어 있고 결합조직으로 묶여 있다(● **그림 8-2a**). 근섬유는 보통 근육 전체 길이에 걸쳐 뻗어 있다.

하나의 골격근 섬유에는 원통형 세포 내 구조물인 많은 수의 **근원섬유(myofibril)**가 근섬유 길이만큼 뻗어 있다(● **그림 8-2b**). 근원섬유는 특수화된 수축 요소로서, 근섬유 부피의 80%를 차지한다. 각 근원섬유에는 세포골격 성분인 굵은 필라멘트와 가는 필라

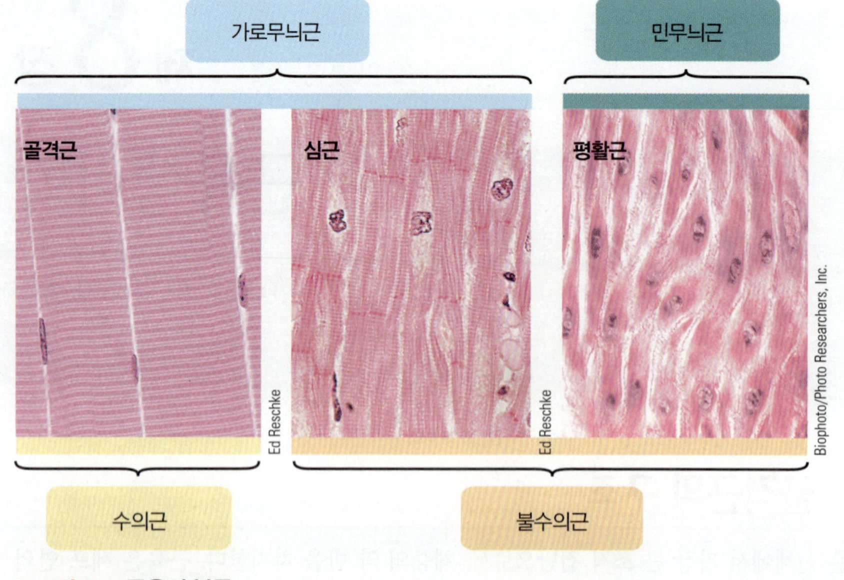

● **그림 8-1 근육의 분류.**

이라 하는데, 이것이 골격근의 기능적 단위이다. 어느 기관에서나 **기능적 단위(functional unit)**는 그 기관의 모든 기능을 수행할 수 있는 최소 구성요소이다. 따라서 근절은 근섬유에서 수축할 수 있는 가장 작은 구성 요소이다. Z-선은 납작한 세포골격 판으로 인접한 근절의 가는 필라멘트를 연결해 준다. 이완된 상태의 각 근절은 하나의 A-대 전체와 그 양쪽에 있는 두 I-대의 각 반쪽으로 이루어진다. 하나의 I-대는 인접한 두 근절의 가는 필라멘트들만 포함하고 있으나, 이들이 가는 필라멘트 전체를 포함하는 것은 아니다.

전자현미경으로 보면 굵은 필라멘트와 가는 필라멘트가 중첩되는 부위에서 각 굵은 필라멘트로부터 주위의 가는 필라멘트로 뻗어있는 미세한 **가교(cross bridge)**를 볼 수 있다 (● **그림 8-2c**). 하나의 근섬유에는 대략 160억 개의 굵은 필라멘트와 320억 개의 가는 필라멘트가 잘 배열되어 있다.

그림에는 나타나 있지 않지만 **티틴(titin)**이라 불리는 하나의 거대하고 탄성이 매우 큰 단백질 가닥이 M-선으로부터 양쪽으로 굵은 필라멘트를 따라 Z-선가지 뻗어 있다. 근육은 우리 몸에서 가장 큰 단백질인 티틴에 의해 탄성을 가지므로, 늘어난 후 원래의 길이로 튀어 되돌아 갈 수 있다.

멘트가 규칙적으로 배열되어 있다(● **그림 8-2c**). **굵은 필라멘트(thick filament)**는 미오신 단백질로 이루어져 있고, 가는 필라멘트는 주로 액틴 단백질로 이루어져 있다(● **그림 8-2d**). 골격근의 체제 수준은 다음과 같이 요약된다:

전체 근육	→ 근섬유 →	근원섬유 →	굵은 필라멘트와 가는 필라멘트	→	미오신과 액틴
(기관)	(세포)	(특수화된 세포 내 구조물)	(세포골격 요소)		(단백질 분자)

근원섬유를 전자현미경으로 보면 암대(A-대)와 명대(I-대)가 번갈아 나타난다(● **그림 8-3a**). 모든 근원섬유의 띠는 서로 나란히 배열되어 있어 광학현미경으로 보면 골격근의 전형적인 가로무늬가 나타난다(● **그림 8-3b**). 굵은 필라멘트와 가는 필라멘트는 서로 약간 중첩되면서 번갈아 쌓여 있어 A-대와 I-대로 나타나는 것이다.

암대(A band; A-대)는 일련의 쌓여 있는 굵은 필라멘트와 굵은 필라멘트 양쪽에서 중첩된 가는 필라멘트 부분으로 이루어져 있다. 굵은 필라멘트는 A-대 내에 있으며 또한 A-대 전체에 해당되기도 한다. 즉, 굵은 필라멘트 더미 내에서 굵은 필라멘트 양 끝은 그 A-대의 바깥 경계가 된다. A-대의 중간에 있는 밝은 부위는 가는 필라멘트가 닿지 않은 곳으로, 이 부위를 **H-역(H zone)**이라 하는데, 이 부위에서는 굵은 필라멘트의 중앙 부분만 보인다. 굵은 필라멘트를 각 더미 내에서 수직으로 모이게 지지하는 단백질 계가 있는데, 이 단백질들을 **중앙선(M line; M-선)**이라 하며 A-대의 가운데를 수직으로 뻗어 있다.

명대(I band; I-대)는 가는 필라멘트 중 A-대 안으로 뻗어 들어가 있지 않은 남은 부위이다. I-대의 가운데에 진하고 수직인 **Z-선(Z line)**이 보인다. 두 개의 Z-선 사이 부분을 **근절(sarcomere)**

미오신은 굵은 필라멘트를 형성한다.

하나의 굵은 필라멘트에는 수백 개의 미오신 분자가 일정한 배열을 하고 있다. **미오신(myosin)**은 골프채와 비슷한 모양의 소단위 두 개로 이루어진 단백질이다(● **그림 8-4a**). 미오신의 꼬리부위는 서로 감겨져 있고, 두 개의 구형 머리부위는 돌출되어 있다. 미오신 분자의 꼬리부위는 굵은 필라멘트 중앙으로 향해 있고 구형의 머리부위는 일정한 간격으로 바깥으로 돌출되어 있어 굵은 필라멘트의 두 반쪽은 서로 거울상이다(● **그림 8-4b**). 미오신 머리부위가 굵은 필라멘트와 가는 필라멘트 사이의 가교를 형성한다. 각 가교는 수축 과정에 중요한 2개의 부위인 (1) 액틴 결합 부위와 (2) 미오신 ATP가수분해효소 부위를 갖고 있다.

액틴은 가는 필라멘트의 주된 구성 성분이다.

가는 필라멘트는 액틴, 트로포미오신, 트로포닌의 세 가지 단백질로 이루어져 있다(● **그림 8-5**). **액틴(actin)**은 가는 필라멘트의 주된 구조 단백질로 구형이다. 서로 꼬여 있는 두 가닥의 진주 목걸이처럼, 액틴 분자들은 합쳐져서 두 개의 가닥을 형성하고 이들은 서로 꼬여서 가는 필라멘트의 주된 골격을 이룬다. 각 액틴 분자에는 미오신 가교가 결합하는 특정 부위가 있다. 미오신과 액틴이 가교에서 결합하면 다음에 간략하게 다룰 기작으로 근육의 수축이 일어난다. 미오신과 액틴이 근육세포에만 있는 것은 아니지

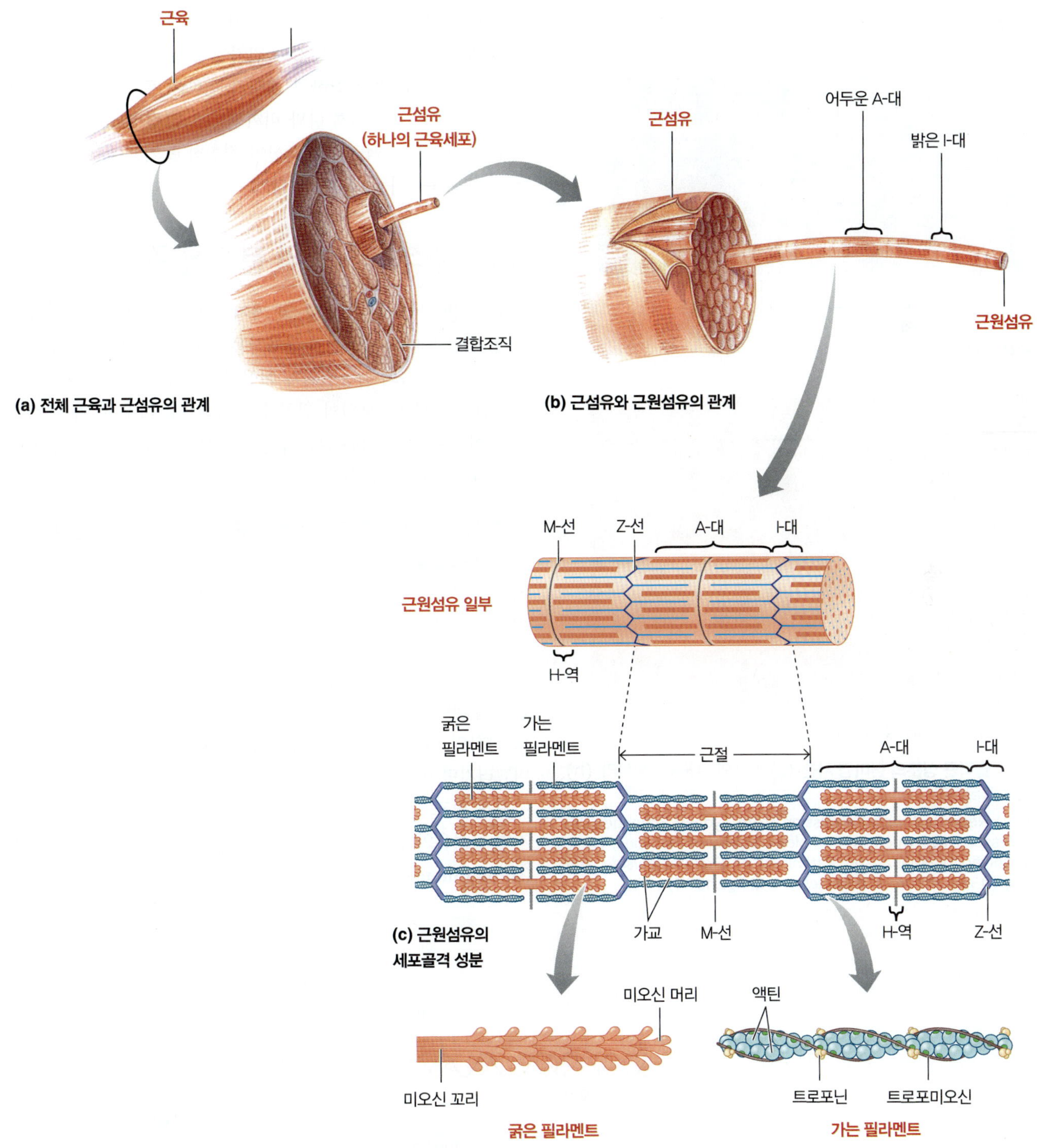

● **그림 8-2 골격근의 체제 단계.**

만 근육세포에 풍부하며 매우 체계화되어 있다(pp. 61~62 참조).

이완된 근섬유에서는 수축이 일어나지 않는다; 두 가지 다른 종류의 단백질인 트로포미오신과 트로포닌이 가는 필라멘트 내에 위치하고 있어서 액틴이 가교와 결합할 수 없다. **트로포미오신(tropomyosin)** 분자는 실과 같은 단백질로서, 액틴 나선의 홈을 따라 놓여 있으며 이 단백질의 끝과 끝은 서로 맞닿아 있다. 트로포미오신은 이와 같은 위치에서 액틴의 가교 결합부위를 덮어서 근수축이 일어날 수 있는 상호작용을 차단한다. **트로포닌(troponin)**은 다른 가는 필라멘트 성분으로 세 개의 소단위로 이루어진 단백질 복합체인데, 하나의 소단위는 트로포미오신과 결합하고, 다른 하나는 액틴과 결합하며, 세 번째의 것은 칼슘(Ca^{2+})과 결합한다.

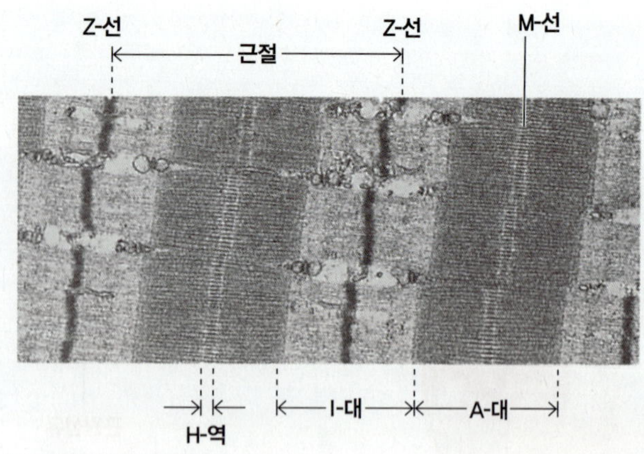

(a) 근원섬유의 전자현미경 사진

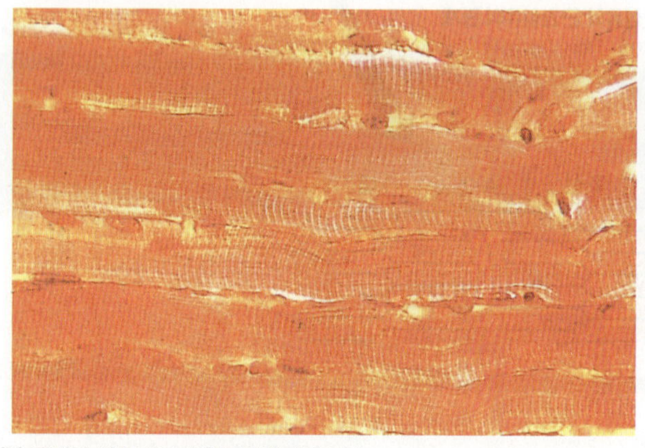

(b) 골격근 섬유의 저배율 광학현미경 사진

● **그림 8-3 골격근 성분의 현미경 사진.** (a) A-대와 I-대를 주목하라. (b) 가로무늬를 주목하라.

Source: (a) Reprinted with permission from Sydney Schochet Jr., M.D., Professor, Department of Pathology, School of Medicine, West Virginia University, *Diagnostic Pathology of Skeletal Muscle and Nerve*, Fig. 1-13 (Stamford, CT: Appleton & Lange, 1986).

트로포닌이 Ca^{2+}와 결합하고 있지 않으면 트로포미오신은 액틴의 가교 결합부위를 차단하는 위치에 있게 된다(● **그림 8-6a**). 트로포닌이 Ca^{2+}와 결합하면 형태가 변하여 트로포미오신이 차단 부위로부터 미끄러져 나와 비껴진다(● **그림 8-6b**). 트로포미오신이 비껴지면 액틴과 미오신이 결합하고 가교에서 상호작용을 하여 근수축이 일어나게 된다.

8.2 골격근 수축의 분자적 기작

수축 과정에서 다루어야 할 몇 가지 중요한 연결고리들이 남아 있다. 액틴과 미오신의 가교 상호작용은 어떻게 근육 수축이 일어나게 할까? 근육의 활동전위가 어떻게 수축 과정을 유발할까? 트로포닌과 트로포미오신의 위치를 물리적으로 바꾸어, 가교 결합이 일어날 수 있게 하는 칼슘의 근원은 무엇일까? 이 절에서 이러한 주제들을 다룰 것이다.

수축 시 주기적인 가교의 결합과 구부러짐에 의해 가는 필라멘트가 안쪽으로 당겨진다.

액틴과 미오신 사이의 가교 상호작용은 활주 기작을 통해 근수축이 일어나게 한다.

활주 기작 수축이 일어날 때, 근절 양쪽에 있는 가는 필라멘트는 고정되어 있는 굵은 필라멘트 안쪽으로 즉, A-대의 중앙 부위로 향하여 미끄러진다(● **그림 8-7**). 가는 필라멘트가 안쪽으로 미끄러지면 이들과 연결되어 있는 Z-선이 끌어당겨져 근절이 짧아지게 되고, 근섬유 길이 전체에 걸쳐 모든 근절이 동시에 짧아지면 근섬유의 전체 길이가 짧아지는데, 이를 근수축의 **활주기작(sliding filament mechanism)**이라고 한다. H-역은 A-대의 가

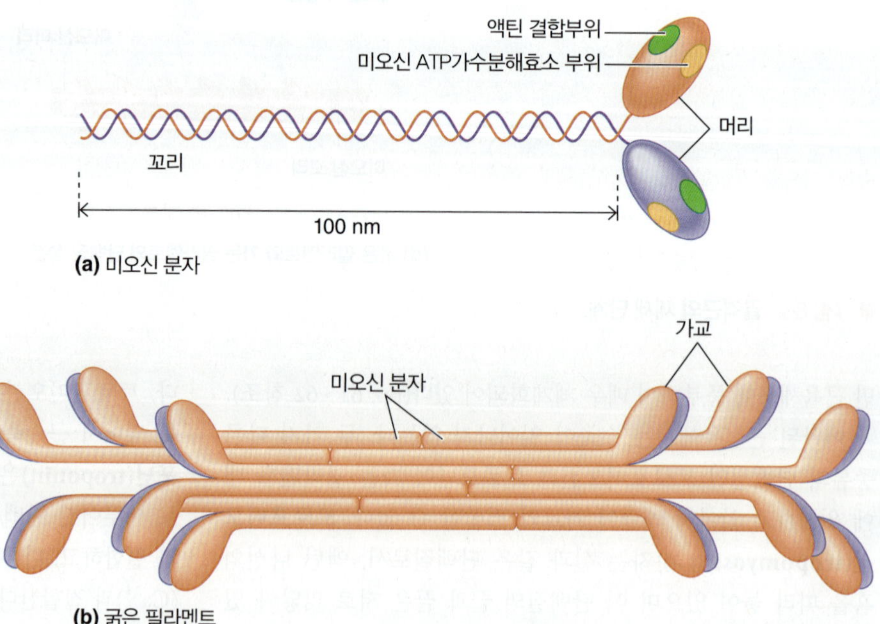

(a) 미오신 분자

(b) 굵은 필라멘트

● **그림 8-4 미오신 분자의 구조와 굵은 필라멘트 체제.** (a) 각 미오신 분자는 두 개의 동일한 골프채 모양의 소단위로 이루어져 있다. 꼬리는 서로 감겨 있고, 구형의 머리는 액틴 결합부위와 미오신 ATP가수분해효소 부위가 있으며 한쪽 끝에서 돌출되어 있다. (b) 굵은 필라멘트는 서로 길이로 나란히 놓여 있는 미오신 분자로 이루어져 있다. 반은 한쪽 방향으로 다른 반은 반대 방향으로 향해 있다. 굵은 필라멘트를 따라 규칙적인 간격으로 돌출되어 있는 구형 머리는 가교를 이룬다.

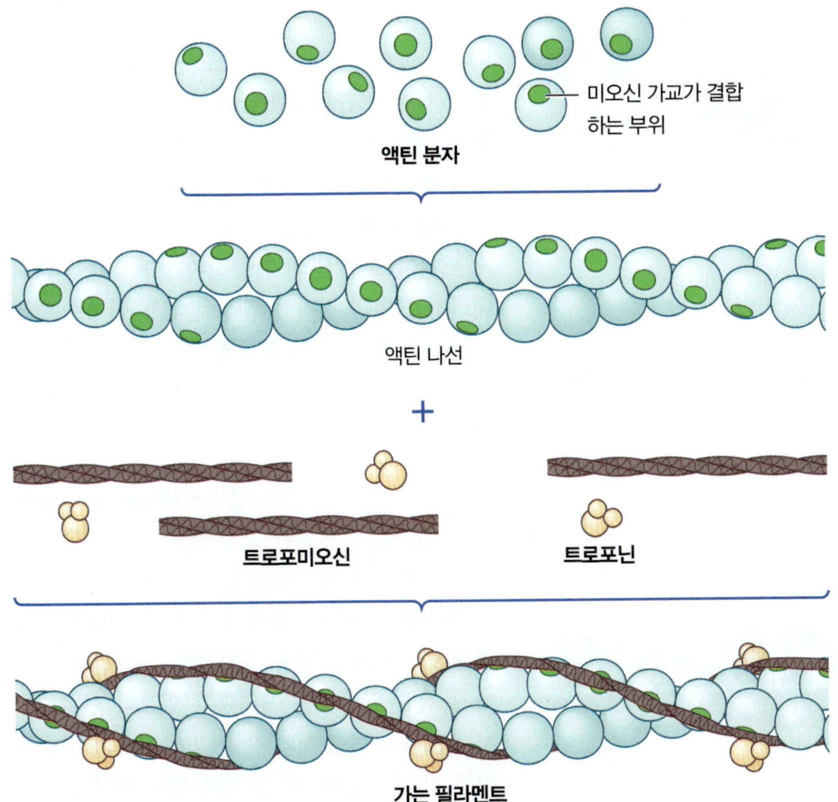

● 그림 8-5 **가는 필라멘트의 구성.** 가는 필라멘트의 주된 구조 성분은 서로 꼬인 두 개의 구형 액틴 분자 사슬이다. 트로포닌 분자(세 개의 작고 구형의 소단위로 이루어져 있는)와 실 같은 트로포미오신 분자는 액틴 나선 홈을 따라 놓여 있으며, 미오신 가교가 붙는 액틴의 결합 부위를 물리적으로 가리는 리본을 형성하고 있다. (여기에 보이는 가는 필라멘트는 그림 8-4에 있는 굵은 필라멘트에 비례하여 그린 것이 아니다. 굵은 필라멘트는 가는 필라멘트보다 직경이 2~3배 더 크다.)

운데 있으면서 가는 필라멘트가 이르지 못한 부위로, 가는 필라멘트가 안쪽으로 깊이 미끄러지면서 서로 가까워짐에 따라 H-역은 작아지게 된다. I-대는 가는 필라멘트가 굵은 필라멘트와 중첩되지 않는 부위로 이루어져 있는데, 가는 필라멘트가 안쪽으로 미끄러지면서 굵은 필라멘트와 더 많이 중첩됨에 따라 좁아진다. 근섬유가 수축하는 동안 가는 필라멘트 자체의 길이는 변하지 않는다. A-대의 폭은 굵은 필라멘트의 길이에 의해 결정되며, 굵은 필라멘트는 수축과정에서 길이가 변하지 않기 때문에 근수축시 A-대의 폭은 변하지 않는다. 굵은 필라멘트나 가는 필라멘트의 길이가 근절을 짧게 하기 위해서 변하지 않음을 주목하자. 대신에 근절의 반대편에 있는가는 필라멘트들이 굵은 필라멘트 사이에서 미끄러져 가깝게 되면서 근수축이 이루어지는 것이다.

역동 근수축 시 Ca^{2+}에 의해 트로포닌과 트로포미오신이 비껴지면 굵은 필라멘트의 미오신 가교는 주위에 있는가는 팔라멘트의 액틴 분자와 결합할 수 있게 된다. 1회의 가교 상호작용을 살펴보도록 하자(● **그림 8-8a**). 미오신 분자에 있는 두 개의 미오신 머리는 서로 독립적으로 행동하여 어느 순간이든 두 개 중 하나 만이 액틴과 결합을 하고 있다. 미오신과 액틴이 가교에서 접촉하면 가교는 형태가 변하여 경첩 위에 있는 것처럼 구부러지고 노를 젓는 것처럼 근절의 중앙으로 이동한다. 이러한 가교의 **역동(파워스트로크; power stroke)**으로 가는 필라멘트가 안쪽으로 당겨진다. 한 번의 역동으로 가는 필라멘트가 당겨지는 거리는 근육이 짧아지는 전체 길이 중 매우 작은 일부에 지나지 않지만, 가교의 결합과 구부러지는 것이 반복적으로 일어남으로써 근수축이 완료 될 수 있다.

가교 주기의 끝 무렵에 미오신 가교와 액틴 분자 사이의 결합이 끊어진다. 가교는 원래의 모습으로 되돌아오고, 이전에 결합하였던 액틴 분자 뒤의 다른 액틴 분자와 결합한다. 가교는 다시 구부러지고 가는 필라멘트를 조금 더 당긴 후 분리되어 주기를 반복한다. 밧줄을 손으로 번갈아 잡으면서 당기듯이 가교가 반복적으로 역동함으로써 가는 필라멘트가 당겨지게 된다.

굵은 필라멘트 내의 미오신 분자의 방향 때문에(● **그림 8-8b**) 모든 가교는 근절의 중심으로 역동하여, 주위의 가는 필라멘트들이 동시에 안쪽으로 당겨진다. 그러나 가교는 동시에 역동하지는 않는다. 수축하는 동안 어느 시기이건 가교의 일부는 가는 필라멘트와 결합하여 역동하며, 다른 가교들은 원래 형태로 되돌아가 다른 액틴 분자와 결합할 준비를 한다. 따라서 어떤 가교는 가는 필라멘트와 결합된 상태로 있고, 다른 가교는 새로운 액틴과 결합하기 위하여 분리되어 있다. 이와 같이 가교 주기가 비동기적이 아니라면, 가는 필라멘트는 역동과 역동 사이에서 미끄러져 휴지 상태로 되돌아 갈 것이다.

근육의 흥분이 어떻게 이러한 가교 주기가 일어나게 할까? **흥분–수축 연관(excitation–contraction coupling)**은 근육 흥분(근섬유에서의 활동전위 발생)으로부터 근육 수축(가는 필라멘트가 서로 가깝게 미끄러지게 하여 근절을 짧게 하는 가교 활성)에 이르는 일련의 일들을 말한다. 이제부터 흥분–수축 연관에 대해 살펴보겠다.

Ca^{2+}은 흥분과 수축 사이의 연결고리이다.

골격근은 운동신경 말단 단추와 근섬유 사이의 신경근 접합부에서 방출되는 아세틸콜린의 자극을 받아 수축한다. 아세틸콜린이 근섬유의 운동종판에 결합하면 근섬유의 투과도에 변화가 생겨 활동전위가 발생하고, 이 활동전위가 근세포막 표면 전체로 전도된다는 것(p. 221 참조)을 상기하자. 근섬유 안에 있는 두 개의 막성 구조물인 관통소관과 근소포체가 이러한 흥분과 수축을 연결시켜 주는 중요한 역할을 한다. 이들의 구조와 기능을 살펴보자.

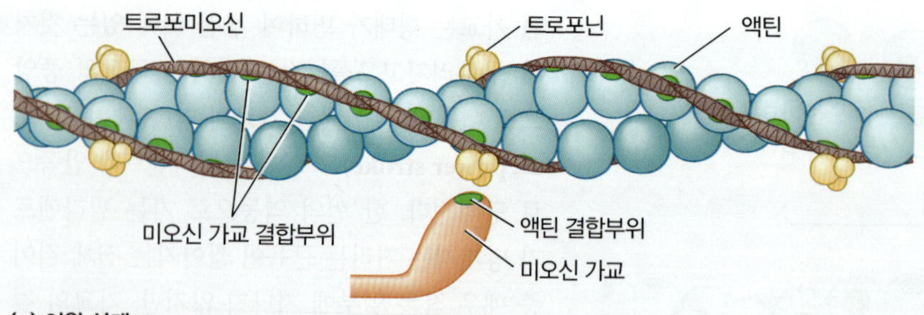

(a) 이완 상태

1 흥분되지 않음
2 액틴의 가교 결합부위가 트로포닌–트로포미오신 복합체에 의해 물리적으로 가려져 있어서 가교 결합이 없다.
3 근육이 이완되어 있다.

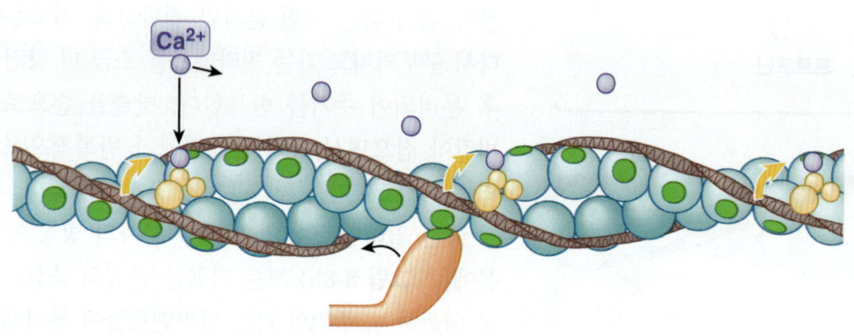

(b) 흥분 상태

1 근섬유가 흥분되고 Ca^{2+}이 방출된다.
2 방출된 Ca^{2+}이 트로포닌과 결합하면 트로포닌–트로포미오신 복합체가 옆으로 당겨져서 가교결합 부위가 노출된다.
3 가교 결합이 일어난다.
4 액틴과 미오신 가교가 결합하면 역동(파워스트로크)이 작동되어 수축하는 동안 가는 필라멘트가 안쪽으로 당겨진다.

● **그림 8-6 가교를 작동시키는 칼슘의 역할.**

T-소관 따라 아래로 전파되는 활동전위 A-대와 I-대의 합류점에서 근섬유 표면 막이 근섬유 안으로 들어가 **관통소관(transverse tubule, T-소관)**을 형성하는데, 이것은 근세포막 표면으로부터 근섬유의 중심부위까지 수직으로 뻗어 있다(**● 그림 8-9**). T-소관 막이 표면 막에 이어져 있기 때문에 표면 막의 활동전위가 T-소관을 따라 내려가 표면의 전기적 활성이 섬유 내부로 빨리 전달된다. T-소관의 활동전위에 의해 근소포체라 불리는 분리된 막성 망상구조의 투과도 변화가 일어난다.

근소포체의 Ca^{2+} 방출 **근소포체(sarcoplasmic reticulum)**는 변형된 소포체(p. 46 참조)로서, 각 근원섬유를 에워싸고 있는 막성 격실들이 서로 연결된 미세한 그물망과 같은 구조이다(**● 그림 8-9**). 이러한 막성 그물망은 근원섬유 전체에 걸쳐 근원섬유를 에워싸고 있으나 연속적이지는 않다. 근소포체의 각 분절이 A-대와 I-대 주위를 감싸고 있다. 각 분절의 끝은 팽창하여 주머니 같은 부위를 형성하는데, 이를 **측면주머니(lateral sac)**라 하며 이것은 인근 T-소관과는 조그만 틈으로 분리되어 있으며, 측면주머니는 Ca^{2+}을 저장한다. 활동전위가 T-소관을 따라 내려오면 양쪽에 인접한 측면주머니의 Ca^{2+}-방출 채널이 열린다. Ca^{2+}은 이렇게 열린 Ca^{2+}채널을 통해 측면주머니로부터 세포질로 방출된다. 방출된 Ca^{2+}은 트로포닌과 트로포미오신 분자

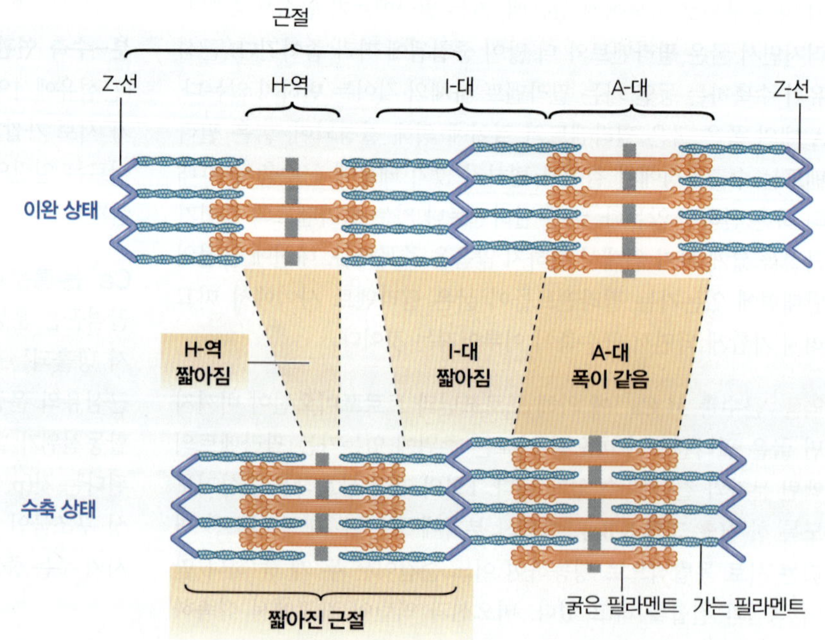

● **그림 8-7 짧아지는 동안 띠 양상의 변화.** 근육이 수축하는 동안 가는 필라멘트가 굵은 필라멘트 사이에서 서로 가깝게 미끄러져 Z-선이 서로 가깝게 당겨짐에 따라 근절이 짧아진다. A-대의 폭은 근섬유가 짧아질 때 변하지 않으나, I-대와 H-역은 짧아진다.

가는 필라멘트에 있는 액틴 분자들

미오신 가교

Z-선

1 결합: 미오신 가교가 액틴 분자와 결합한다.

2 역동: 가교가 구부러져서 가는 필라멘트를 안쪽으로 당긴다.

3 분리: 가교가 이동 후에 분리되고 원래 형태로 되돌아온다.

4 결합: 가교가 조금 더 떨어져 있는 액틴 분자와 결합한다; 주기가 반복된다.

(a) 가교 주기

(b) 굵은 필라멘트의 중앙을 향하여 역동을 발휘하고 있는 가교들

● **그림 8-8 가교의 활성.** (a) 각 가교 주기에서 가교가 역동하는 동안 가교가 액틴 분자와 결합하고 구부러지면서 가는 필라멘트를 안쪽으로 당긴 후, 떨어져서 휴식 형태로 되돌아와 주기를 반복할 준비를 한다. (b) 굵은 필라멘트로부터 뻗어져 나온 모든 가교의 역동은 굵은 필라멘트의 중앙으로 향한다.

들의 위치를 바꾸어 액틴 분자의 결합부위를 노출시켜 미오신 가교가 결합할 수 있게 한다. 흥분-수축 연관은 ● **그림 8-10**에 요약되어 있다.

ATP 에너지로 일어나는 가교 주기 미오신 가교에는 액틴 결합 부위와 ATP가수분해효소 부위가 있음(● **그림 8-4a** 참조)을 상기하자. ATP가수분해효소 부위에 아데노신-3인산(ATP)이 결합하면 아데노신-2인산(ADP)과 무기인산(P_i)으로 분해되고 이 과정에서 에너지가 방출된다. ATP의 분해는 가교가 액틴 분자와 결합하기 전에 미오신 가교에서 일어난다(● **그림 8-11, 1 단계**). ADP와 P_i는 미오신에 단단히 결합된 상태로 남아 있고 발생하는 에너지는 가교에 저장되어 고에너지 미오신 형태가 된다. 근섬유가 흥분되면 Ca^{2+}은 트로포닌-트로포미오신 복합체를 차단하고 있는 위치에서 끌어내어 에너지가 충전된(당겨진) 미오신 가교가 액틴 분자와 결합할 수 있게 된다(2a 단계). 미오신과 액틴의 접촉은 방아쇠를 당긴 것 같아서 가교가 구부러지고 역동이 일어난다(3 단계). ATP로부터 방출된 에너지가 미오신 가교에 저장되고 역동의 기계적 에너지로 전환되는 기작은 아직 밝혀져 있지 않다. P_i는 역동하는 동안 가교에서 방출되고, 역동이 완료되면 ADP가 방출된다.

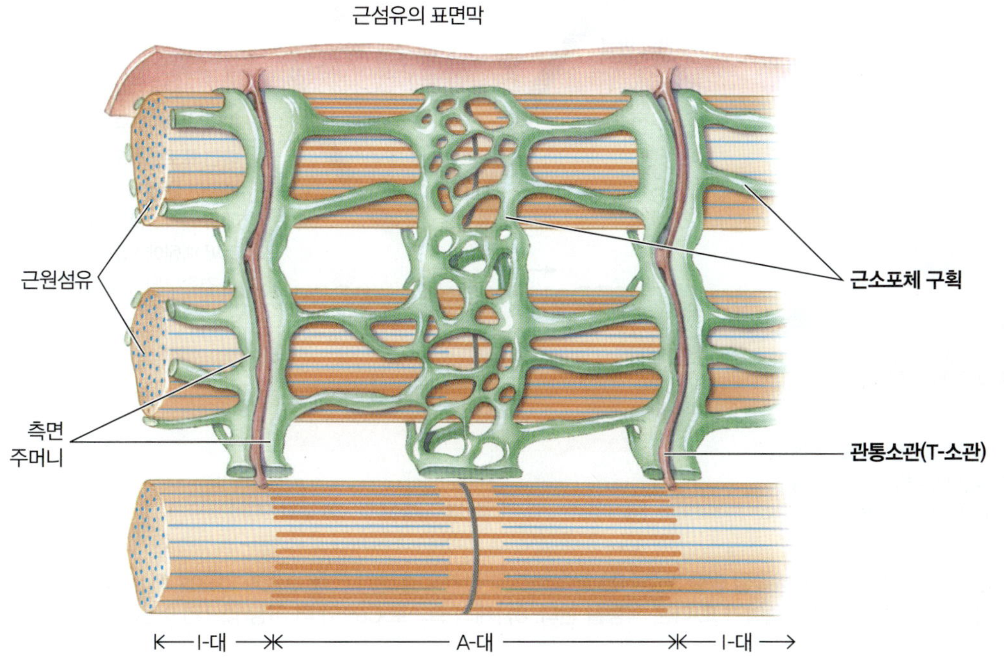

● **그림 8-9 관통소관과 근소포체의 근원섬유와의 관계.** 관통소관(T-소관)은 표면막의 막성 수직 확장으로 근원섬유의 A-대와 I-대의 접합점에서 근섬유 안으로 깊이 들어가 있다. 근소포체는 미세한 막성 망상구조로 각 근원섬유의 길이를 따라 뻗어 있고 근원섬유를 에워싸고 있는데 각각의 A-대와 I-대는 분리된 구획들에 의해 에워싸여 있다. 각 구획의 끝은 팽창하여 측면주머니를 형성한다. 주머니는 인접한 T-소관 옆에 놓여 있다.

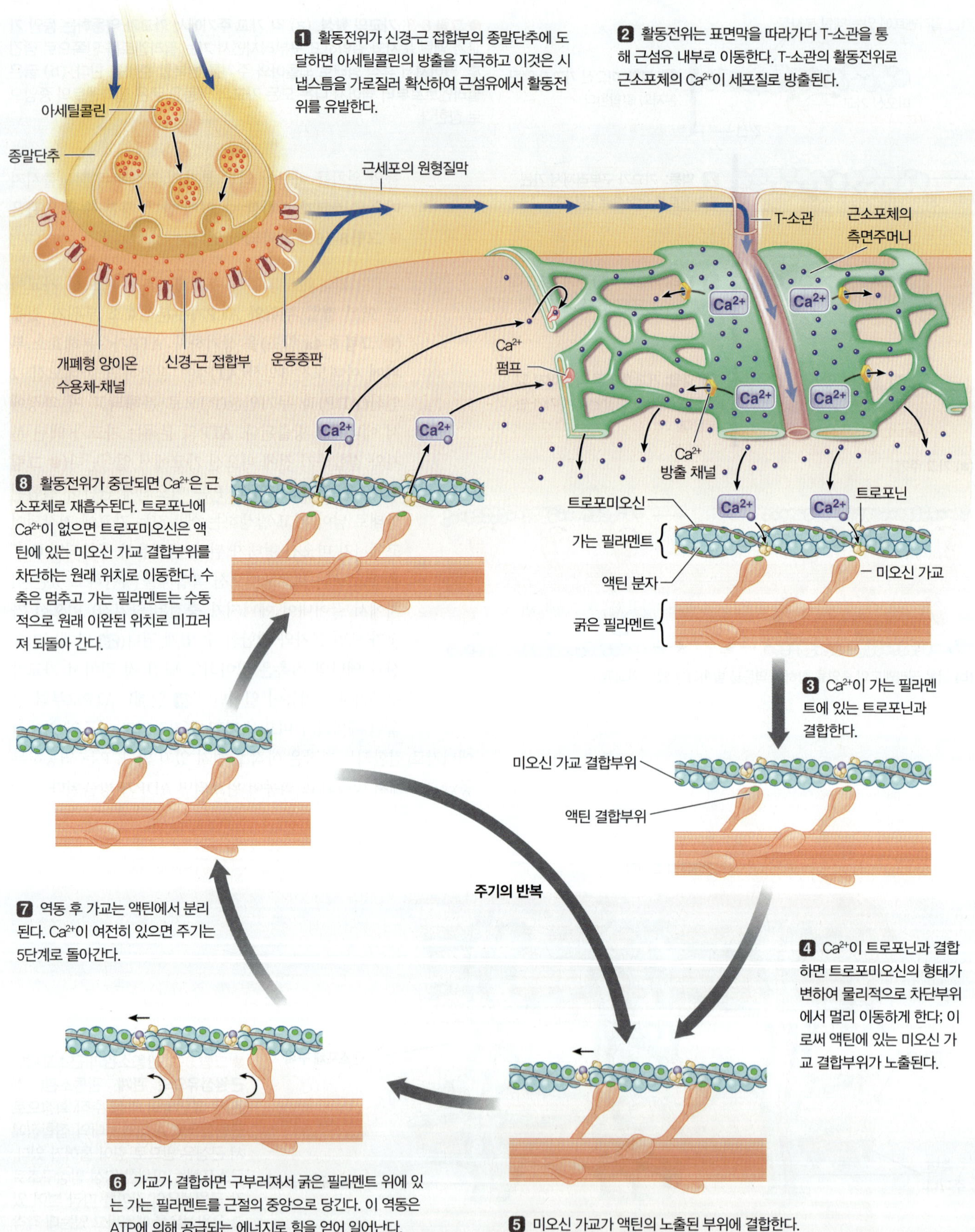

● **그림 8-10 흥분-수축 연관과 근육 이완.** 1~7단계는 신경전달물질 방출과 뒤이은 근육세포의 전기적 흥분이 근육 수축과 연관된 현상들을 보여준다. 7단계에서 칼슘(Ca^{2+})이 여전히 있으면 가교 주기는 5단계로 되돌아가 또 다른 역동을 한다. 8단계의 결과로 Ca^{2+}이 더 이상 없으면 이완이 일어난다.

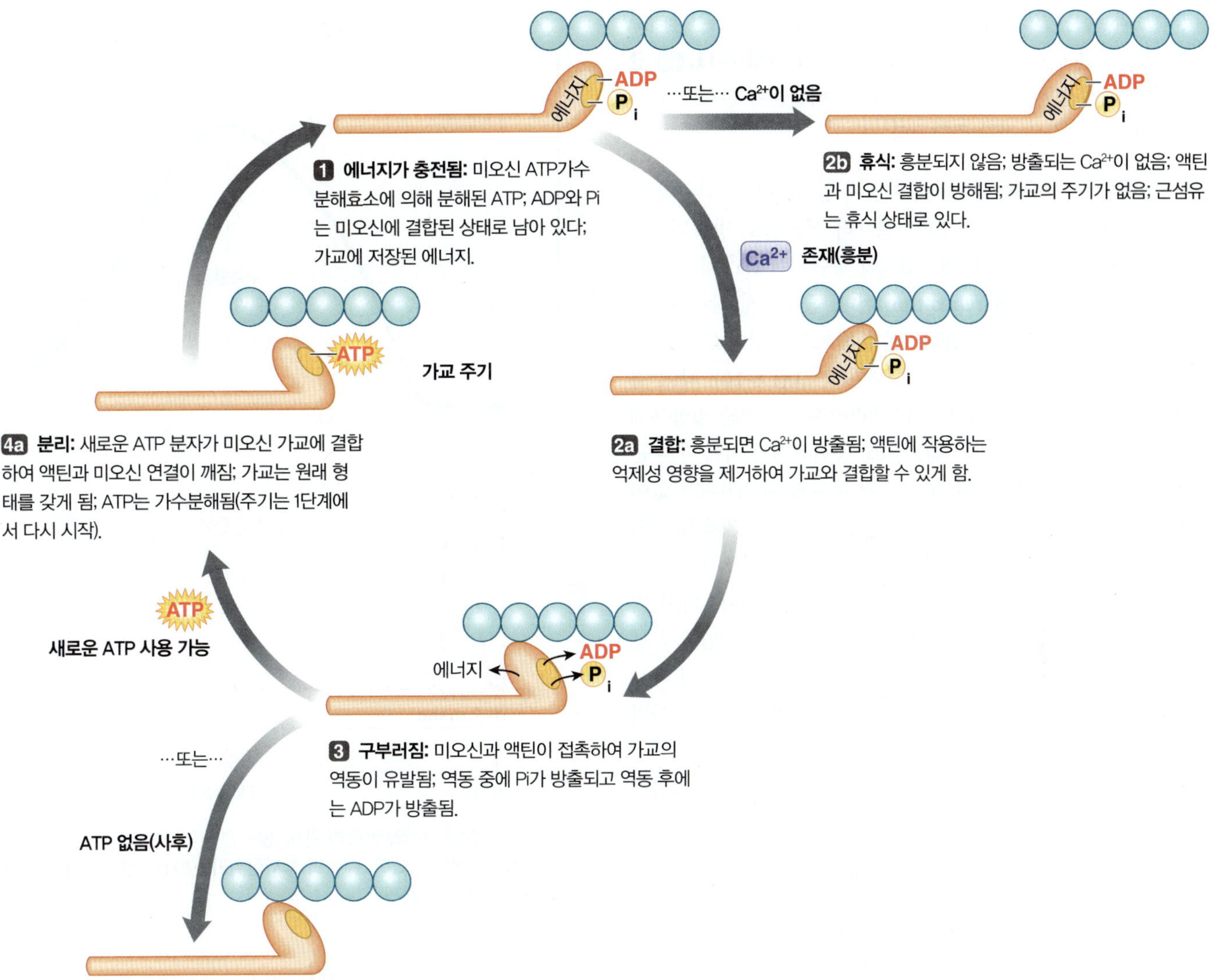

● 그림 8-11 가교의 주기.

근육이 흥분되지 않아 Ca^{2+} 방출이 없으면 트로포닌과 트로포미오신은 차단 위치에 그대로 있어서 액틴과 미오신 가교가 결합하지 못하므로 역동이 일어나지 않는다(2b 단계).

미오신이 액틴과 결합하고 뒤이어 역동이 일어남에 따라 Pi와 ADP가 미오신으로부터 분리되면 미오신 ATP가수분해효소 부위는 다른 ATP 분자와 결합할 수 있다. 역동이 완료된 후 미오신에 새로운 ATP 분자가 결합하기 전까지 액틴과 미오신은 가교에서 결합된 상태로 있다. 새로운 ATP 분자가 결합하면 가교가 분리되어 원래 구부러지지 않은 형태로 되돌아가 새로운 주기를 준비한다(4a 단계). 새로이 결합한 ATP는 미오신 ATP가수분해효소에 의해 분해되고 미오신 가교를 다시 에너지 충전시킨다(1 단계). 에너지 충전된 가교가 다른 액틴과 결합하면 다시 구부러져서 가는 필라멘트를 지속적으로 안쪽으로 당기므로 이러한 일이 반복되면 결국 수축이 완료된다.

임상기록

사후강직 가교 주기 끝 무렵에 미오신과 액틴 사이의 가교 결합이 끊어지기 위해서는 새로운 ATP가 미오신에 결합해야 한다는 사실에 주목하자. 이 분리 과정에서는 ATP 분해가 일어나지 않는다. 미오신과 액틴 분리에 있어 ATP의 필요성은 **사후강직(rigor mortis)**에서 잘 보여주는데, 이와 같이 사후에 몸이 굳는 것은 사망 시 골격근이 그 위치에서 고정되는 일반적인 현상으로서 사후 3~4시간에 시작되어 약 12시간에 끝난다. 사후에 세포질 Ca^{2+} 농도가 증가하기 시작하는데 그 이유는 비활성 상태의 근세포막이 세포외 Ca^{2+} 유입을 막지 못하고 또한 측면주머니에서 Ca^{2+}이 새어 나오기 때문이다. 이 Ca^{2+}은 트로포닌과 트로포미오신을 옆으로 움직여서 액틴이 죽기 전에 이미 ATP와 결합한 상태인 미오신 가교와 결합할 수 있게 한다. 죽은 세포는 ATP를 더 이상 만들지 못하므로 액틴과 미오신이 결합하면 새로운 ATP가 없어서 분리되지 못한다. 따라서 가는 필라멘트와 굵은 필라멘트는 고정된 가교에 의해 결합된 상태로 있게 되어 죽은 근육은 경직된 상태가 된다(● **그림 8-11, 4b 단계**). 사후 며칠간 사후강직에 관여하는 단백질들이 분해되기 시작하면서 사후강직은 점차 완화된다.

이완 살아 있는 근육에서 이완은 어떻게 일어날까? 근섬유의 활동전위에 의해 Ca^{2+}이 측면주머니로부터 세포질로 방출되면서 수축 과정이 시작되었듯이, 전기활성이 중단되어 Ca^{2+}이 측면주머니로 되돌아가면 **이완(relaxation)**된다. 근소포체에는 에너지를 사용하는 운반체인 Ca^{2+}-ATP가수분해효소가 있어 Ca^{2+}을 세포질로부터 측면주머니로 능동수송 한다(● **그림 8-10**). 막에 결합되어 있는 효소인 아세틸콜린에스테라아제가 신경근 접합부에서 아세틸콜린을 제거하면(p. 222 참조) 종판전위와 이에 따른 근섬유의 활동전위가 중단된다. T-소관에 국부적 활동전위가 없어서 Ca^{2+} 방출을 자극하지 못하게 되면, Ca^{2+} 펌프의 지속적인 활성으로 방출된 Ca^{2+}은 측면주머니로 되돌아간다. 세포질 Ca^{2+}이 제거되면 트로포닌-트로포미오신 복합체는 차단 위치로 다시 미끄러져 되돌아가 액틴과 미오신이 더 이상 가교에서 결합하지 못하게 된다. 가는 필라멘트는 가교의 결합과 당김 주기로부터 자유로워져 수동적으로 휴식 상태로 되돌아온다. 이제 근섬유는 이완되었다.

활동전위에 의해 시작된 수축활성은 이완이 일어나기 전까지 얼마나 지속될까?

수축 활동은 전기적 활동보다 훨씬 오래 지속된다.

골격근에서 활동전위는 1~2 msec 지속된다. 흥분–수축 연관의 전체 과정이 가교 활성이 시작되기 전에 일어나야 하기 때문에 수축 반응은 활동전위보다 늦게 시작된다. 실제로 활동전위는 수축 기구들이 작동하기 전에 끝난다(● **그림 8-12**).

또한 가교 활성을 통한 굵은 필라멘트와 가는 필라멘트 사이의 활주 상호작용에 의해 근섬유 내에서 장력이 발생하는 데에는 시간이 필요하다. 수축이 시작되어 장력이 최대로 발생할 때까지의 시간을 **수축기(contraction time)**라고 하며, 근섬유의 종류에 따라 다르기는 하지만 평균 약 50 msec이다. 수축반응은 활동전위에 의해 방출된 Ca^{2+}이 모두 측면주머니로 재흡수 될 때까지 끝나지 않는데, 이 Ca^{2+} 재흡수에도 시간이 걸리며, 또한 Ca^{2+}이 제거된 이후에 필라멘트들이 휴식 상태로 되돌아오는 데에도 시간이 걸린다. 최대 장력 시기부터 이완이 완료될 때까지의 시간을 **이완기(relaxation time)**라 하며 보통 50 msec 또는 그 이상 지속된다. 따라서 활동전위에 의해 일어나는 전체 수축반응은 100 msec 또는 그 이상 지속되므로 활동전위 기간보다 훨씬 길다(100 msec 대 1~2 msec). 이러한 사실은 다음 절에서 알 수 있듯이 우리 몸이 다양한 세기의 근수축을 발생할 수 있는 능력 면에서 중요하다.

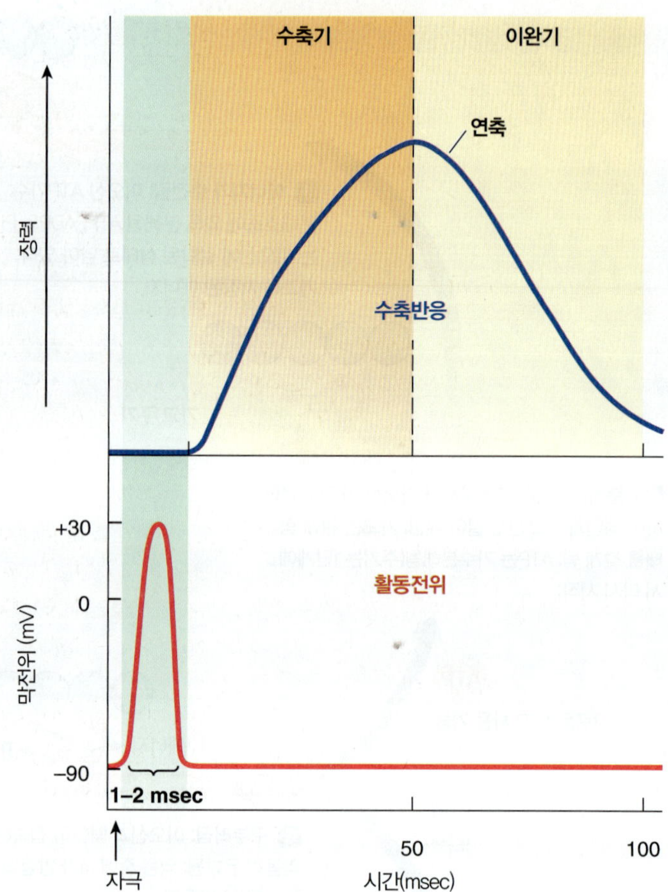

● **그림 8-12 활동전위와 연축의 관계.** 활동전위 기간은 축척에 맞추지 않고 실제보다 길게 나타냈다. 뉴런의 휴지전위가 –70 mV인데 비해 골격근은 –90 mV임을 주목하라.

8.3 골격근의 역학

지금까지 하나의 근섬유에서 일어나는 수축 반응을 다루었다. 근섬유들이 모여서 전체 근육을 이루고 있으므로 이제부터는 전체 근육의 수축에 대해 알아본다.

전체 근육은 근섬유들이 모여 다발을 이룬 것이며 뼈에 연결되어 있다.

인체에는 약 600개의 골격근이 있다. 골격근은 수백 개의 섬유만 포함하고 눈의 움직임을 조절하는 섬세한 외안근으로부터 수십만 개의 섬유를 포함하고 있는 강한 다리 근육에 이르기까지 그 크기가 다양하다.

각 근육은 결합조직으로 싸여 있다. 이 결합조직은 근육 표면으로부터 안쪽까지 들어가 개개의 섬유를 감싸고 근육을 다발로 분리시킨다. 근육 바깥까지 나와 있는 결합조직은 근육을 뼈에 연결해 주는 단단한 콜라겐으로 이루어진 **건(tendon; 힘줄)**을 형성한다. 건은 근육의 살 부분으로부터 어느 정도 거리를 두고 뼈에 붙어 있는데 상당히 긴 편이다. 예를 들어, 손가락을 움직이는 데 관여하는 어떤 근육은 팔뚝에 있고 건이 길게 아래로 뻗어 손가락뼈에 연결되어 있다(손가락을 움직일 때 손등에서 이들 건이 움직이는 것을 쉽게 볼 수 있음). 이러한 배열로 인해 손가락을 기민하게 움직일 수 있다; 만약 손가락을 움직이는데 이용되는 근육이 실제로 모두 손가락에 있다면 손가락은 두껍고 움직임이 서투를 것이다.

근육의 장력은 수축성분이 직렬-탄성 성분을 팽팽하게 해 줌으로써 뼈로 전달된다.

근육의 **수축성분(contractile component)**면에서 보면, 가교활성과 이어 일어나는 필라멘트의 활주 결과로 근절 내에서 **장력(tension)**이 발생한다. 그러나 근절은 직접 뼈에 붙어 있지 않다. 따라서 이러한 수축성분들에 의해 생성된 장력이 결합조직과 건(힘줄)을 통해 뼈로 전달된 후에야 뼈가 움직일 수 있다. 결합조직과 건, 그리고 세포 내 티틴은 어느 정도의 수동적인 탄성을 갖고 있다. 이러한 비수축성 조직을 근육의 **직렬-탄성 성분(series-elastic component)**이라고 한다; 이들은 장력을 발생하는 세포 내 성분과 외부 하중에 대해 움직이는 뼈 사이에서 신축성 있는 용수철처럼 작용한다(● **그림 8-13**). 근절이 짧아지면 직렬-탄성 성분이 늘어난다. 근육의 장력은 이처럼 직렬-탄성 성분을 팽팽하게 함으로써 뼈로 전달되고, 뼈에 작용하는 힘에 의해 뼈가 하중에 대해 움직이게 된다. 근육에서 발생하는 장력의 세기는 앞으로 간략하게 다룰 기작에 의해 다양하게 변화시킬 수 있다. 다시 말해, 한 장의 종이, 한 권의 책, 또는 20 Kg의 추 중 어느 것을 들어 올리느냐에 따라 우리는 동일한 근육으로 다양한 힘을 낼 수 있다.

근육은 일반적으로 근육의 양쪽 끝에 나와 있는 건을 통해 관절을 가로질러 적어도 두 개의 뼈와 연결되어 있다. 수축하는 동안 근육이 짧아지면 하나의 뼈가 다른 뼈에 대해 움직임에 따라서 관절의 위치가 변한다. 예를 들어, 이두박근이 수축하면 팔꿈치가 구부러지고 삼두박근이 수축하면 관절은 펴진다(● **그림 8-14**). 골격의 고정된 부위에 붙어 있는 근육의 끝을 **기점(origin)**, 움직이는 골격 부위에 붙어 있는 끝을 **착점(insertion)**이라고 한다.

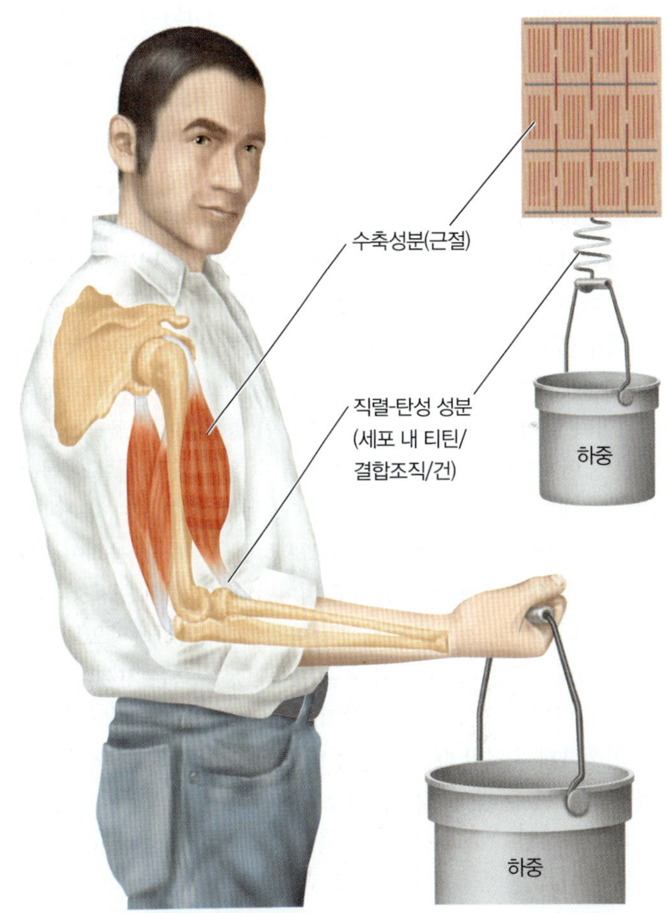

● **그림 8-13 근육의 장력이 뼈에 전달되는 과정에서 수축성분과 직렬-탄성 성분의 관계.** 가교 주기(수축성분)에 의해 근절이 짧아지면 근육세포 안의 티틴, 탄성결합조직, 건(총괄하여 직렬-탄성 성분) 등이 늘어나고 팽팽하게 되어서 근육의 장력이 뼈로 전달된다.

수축에는 등장성 수축과 등척성 수축의 두 가지가 있다.

모든 근수축이 근육의 길이를 짧게 하고 뼈를 움직이는 것은 아니다. 근수축 시 근육이 짧아지려면 근육에서 발생하는 장력이 근육의 착점이 붙어 있는 뼈의 움직임에 반대로 작용하는 힘보다 커야 한다. 팔꿈치를 구부리려고 할 때 반대로 작용하는 힘, 즉 **하중(load)**은 들어 올리려는 물체의 무게이다. 물체 없이 팔꿈치만 구부리려고 할 때도 아주 작지만 중력에 대해 움직이는 전완의 무게라는 하중이 있게 된다.

수축하는 동안 근육의 길이 변화 여부에 따라 두 가지 종류의 수축으로 나눈다. **등장성 수축(isotonic contraction)**의 경우엔 근육의 장력은 일정한 상태에서 근육의 길이가 변한다. **등척성 수축(isometric contraction)**의 경우엔 근육이 짧아지지 못하여 근육의 길이가 일정한 상태에서 장력이 발생한다. 등장성 수축과 등척성 수축 모두 세포 안에서 같은 일이 일어난다: 근육이 흥분하면 장력을 발생하는 수축과정이 작동하여 가교가 주기를 시작하고, 필라멘트의 활주로 근절

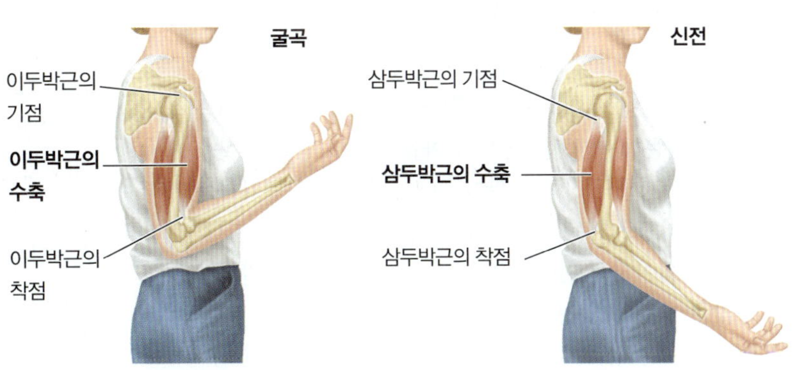

● **그림 8-14 팔꿈치 관절의 굴곡과 신전.**

이 짧아지며 이에 따라 직렬-탄성 성분이 신장되어 근육의 착점에서 뼈로 힘이 작용하게 된다.

물체를 들어 올리는 과정을 이두박근 중심으로 살펴보자. 이두박근에서 발생하는 장력이 손에 있는 물체의 무게보다 크면 이 과정에서 근육 전체가 짧아지면서 물체를 들어 올릴 수 있다. 물체를 들어 올리는 동안 물체의 무게는 변하지 않기 때문에 근육은 장력이 일정한 상태로 짧아진다. 이것을 **등장성 수축**이라 한다. 등장성 수축은 몸을 움직이고 물체를 움직이는데 사용된다.

아주 무거운 물체를 들어 올리려고 할 때(팔 근육에서 발생할 수 있는 장력이 하중을 들어 올리는데 필요한 것보다 작을 경우) 어떤 일이 일어날까? 이 경우 장력이 발생함에도 불구하고 근육은 짧아지지 못해 물체를 들어 올릴 수 없고, 일정한 길이를 유지하는 데 이를 **등척성 수축**이라 한다. 등척성 수축은 하중이 너무 클 경우에 일어나지만, 의도적으로 장력을 하중을 움직이는 데 필요한 것보다 작게 발생할 때도 일어난다. 이 경우 근육이 장력을 더 발생할 수 있지만 일정한 근육길이 유지를 목적으로 하고 있다. 최대 수축보다 작은 이와 같은 등척성 수축은 자세 유지(서 있을 때 다리를 쭉 편 상태를 유지하는 것과 같은)와 물체의 위치를 일정하게 유지할 때(음료수를 한 모금 마시고 그 다음 마실 때까지 들고 있는 것과 같은)에 중요하다. 어떤 움직임이 있을 때 근육은 등장성 수축과 등척성 수축을 번갈아 가면서 하기도 한다. 예를 들어, 읽을 책을 들어 올리고자 할 때 책을 들어 올리는 동안 이두박근은 등장성 수축을 하고, 멈추고 책을 들고 있을 때는 등척성 수축을 한다.

동심원성 수축과 편심성 수축 등장성 수축에는 동심원성 수축과 편심성 수축의 두 종류가 있다. 이 두 가지 경우 모두 일정한 장력 상태에서 근육의 길이가 변한다. 그러나 **동심원성 수축(concentric contraction)** 시에는 근육이 짧아지지만, **편심성 수축(eccentric contraction)**의 경우에는 수축하는 동안 외부의 힘에 의해 근육이 신장되어 근육이 길어진다. 이때 편심성 수축의 수축활성이 근육 신장에 대해 견디고 있다. 예를 들면, 하중을 땅에 놓는 경우이다. 이러한 활동을 할 때 이두박근의 근섬유는 길어지지만 신장되는 것에 반대로 여전히 수축하고 있다. 이 장력이 물체의 무게를 지탱한다.

그 밖의 수축 사람의 몸은 순수한 등장성 수축이나 등척성 수축만을 하는 것은 아니다. 어떤 움직임을 할 때 그 과정에서 근육의 길이와 장력은 종종 변한다. 활로 화살을 뒤로 당기는 것을 생각해보자. 이두박근의 장력은 활이 늘어나면서 점차 증가하는 저항보다 커야 하므로 계속 증가한다. 동시에, 활을 뒤로 더 당김에 따라 근육은 짧아지게 된다. 이와 같은 수축은 장력과 길이가 일정하지 않은 가운데 일어난다.

어떤 근육은 양쪽 끝이 모두 뼈에 붙어 있지 않지만 움직임을 만들어낸다. 예를 들어, 혀 근육의 자유로운 쪽은 어디에도 붙어 있지 않다. 혀 근육이 등장성 수축을 하면, 자유롭고 붙어 있지 않은 부위가 움직여서 말하고 먹는 것이 용이하게 일어난다. 뼈에서 완전히 떨어져 있는 골격근 중 어떤 것은 움직임을 방해한다. 이들이 **괄약근(sphincter)**으로 알려진 수의적으로 조절되는 고리 모양의 골격근인데, 이 근육의 등장성 수축으로 오줌이나 변이 몸 밖으로 나가는 것이 억제된다.

근육의 단축 속도는 하중과 관련이 있다.

하중은 또한 수축 속도를 결정하는 중요한 인자이다. 동심원성 수축 시 하중이 크면 클수록 단일 근섬유(또는 근육 내 일정한 수의 근섬유)의 수축 속도가 느려진다. 수축 속도는 외부 하중이 없을 때 최대가 되고, 하중이 커질수록 점차 감소하다가 최대 장력으로도 하중을 이겨내지 못하면 0이 된다(등척성 수축). 이와 같은 하중-속도 관계는 자주 경험하게 된다. 이러한 하중과 단축속도의 관계는 근육의 근본적인 성질이다. 왜냐하면 보다 큰 하중이 걸리면 가교운동에 시간이 더 많이 걸릴 것이기 때문이다.

이제부터 어떻게 하여 근육의 장력이 변하는지 알아보도록 하자.

전체 근육 수축의 세기는 달라질 수 있다.

근섬유에 하나의 활동전위가 있을 때 발생하는 짧고 약한 수축을 **연축(twitch)**이라고 하는데, 이것은 너무 짧고 약하여 쓸모가 없으므로 몸에서는 보통 일어나지 않는다. 근섬유들은 전체 근육 안에서 협동적으로 기능하여 연축보다 강하고 세기가 다양한 수축을 만들어 낼 수 있도록 배열되어 있다. 전체 근육의 장력은 (1) 하나의 근육 내에서 수축하고 있는 근섬유의 수와 (2) 수축하고 있는 각 섬유에서 발생하는 장력의 두 가지 주요 인자의 조절로 차등화 된다. 이제부터 이들 인자들에 대해 알아보도록 하자.

하나의 근육에서 수축하는 근섬유의 수는 운동단위의 동원 정도에 따라 다르다.

수축하고 있는 섬유 수가 많을수록 총 근육 장력은 커진다. 따라서 많은 근섬유로 이루어진 큰 근육은 적은 섬유로 이루어진 작은 근육보다 큰 장력을 발생할 수 있다.

하나의 전체 근육에는 많은 수의 다른 운동신경들이 분포되어 있다. 운동신경이 근육으로 들어오면 분지되고 각 축삭말단은 각 근섬유로 분포된다(● **그림 8-15**). 하나의 운동신경은 많은 근섬유에 분포하지만, 각 근섬유는 하나의 운동신경과만 연결되어 있다. 운동신경이 활성화되면 이와 연결되어 있는 모든 근섬유는 동시에 자극을 받아 수축한다. 이와 같이 동시에 활성화되는 일단의 성분들(하나의 운동신경과 이 신경의 지배를 받는 모든 근육)을 **운동단위(motor unit)**라고 한다. 운동단위를 구성하고 있는 근섬유들은 전체 근육에 퍼져 있다. 즉 하나의 운동단위가 흥분하면 이 운동단위의 근섬유가 동시에 수축하고 따라서 전체 근육은 약하지만 고른 수축을 하게 된다. 각 근육은 여러 가지 운동단위들

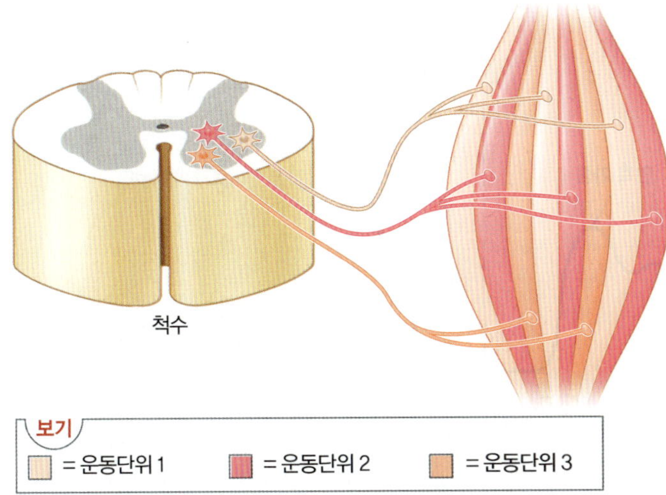

● 그림 8-15 **골격근의 운동단위.**

이 섞여 있다. 전체 근육이 약하게 수축할 때는 하나 또는 몇 개의 운동단위가 활성화된다. 점차 강한 수축을 할 때는 점차 많은 수의 운동단위가 동원되어(자극을 받아) 동시에 수축한다. 이러한 현상을 **운동단위 동원(motor unit recruitment)**이라 한다.

각 동원된 운동단위에 의해 수축세기가 증가하는 정도는 운동단위의 크기(즉, 하나의 운동신경에 의해 통제되는 근섬유의 수)에 따라 다르다. 하나의 운동단위에 포함된 근섬유의 수와 하나의 근육에 있는 운동단위의 수는 근육의 기능에 따라 매우 다양하다. 외안근이나 손 근육과 같이 정확하고 섬세하게 움직이는 근육의 경우 하나의 운동단위는 12개 정도의 근섬유를 포함하고 있다. 각 운동단위에 적은 수의 근섬유가 포함되어 있어서 하나의 운동단위가 동원되어도 전체 근육 수축세기에서는 조그만 증가가 더해질 뿐이다. 이와 같이 작은 운동단위는 전체 근육 수축의 수축세기를 섬세하게 조절할 수 있다. 반면에 다리 근육과 같이 움직임이 강하고 거칠게 조절되는 근육에서는 하나의 운동단위에 1,500~2,000개의 근섬유가 포함되어 있다. 이러한 근육에서 운동단위가 동원되면 전체 근육 장력이 크게 증가한다. 보다 강한 수축을 위해서는 정밀도가 떨어진다. 따라서 전체 근육 총 수축에 관여하는 근섬유의 수는 동원된 운동단위의 수와 그 근육의 운동단위에 포함된 근섬유의 수에 따른다.

중력에 대하여 체중을 지탱하는 근육에 필요한 것처럼, 근육의 운동단위 일부만이 지속적으로 수축할 때 발생하는 **피로(fatigue)**(일정 수준의 근 장력을 유지하지 못하는 상태)를 지연하거나 방지하기 위해서는 운동단위의 **비동기적 동원(asynchronous recruitment)**이 일어난다. 신체는 공장에서 교대 근무하는 것처럼 운동단위의 활성을 교대로 일어나게 하여, 활성화된 운동단위의 일을 다른 운동단위가 떠맡아 그 동안 쉴 기회를 준다. 운동단위의 근무교대는 신중하게 조절됨으로써 지속적인 수축이 단속적으로 일어나지 않고 부드럽게 일어난다. 비동기적 동원은 최대 수축보다 약한 수축에서만 가능하다. 이러한 수축을 할 때, 운동단위 일부가 관여하여 원하는 수준의 장력을 유지한다. 최대 수축을 할 때는 모든 근섬유가 참여하기 때문에 운동단위 활성이 교대로 일어나지 하지 못하여 피로를 예방하지 못한다. 이것이 무거운 물체를 가벼운 물체처럼 오래 지탱하지 못하는 이유이다.

자극빈도는 각 근섬유에서 발생하는 장력에 영향을 줄 수 있다.

전체 근육의 장력은 수축하고 있는 근섬유의 수뿐만 아니라 수축하고 있는 각 섬유의 장력에 의해 결정된다. 여러 가지 요소들이 발생하는 장력의 정도에 영향을 주는데 다음과 같은 것들이 있다:

1. 자극의 빈도
2. 수축이 시작 될 때 섬유의 길이
3. 피로 정도
4. 섬유의 두께

이제 자극빈도의 효과를 먼저 살펴보기로 한다; 다른 요소들에 관한 것은 뒤에서 논의한다.

연축 가중과 강축 근섬유에서 하나의 활동전위는 연축만을 만들어 내지만, 반복된 자극은 기간이 길고 장력이 큰 수축을 만들어 낼 수 있다. 두 번째 활동전위가 근섬유에 나타나면 어떤 일이 생기는지 보도록 하자. 두 번째 활동전위가 나타나기 전에 근섬유가 완전히 이완되면 처음에 나타난 것과 같은 크기의 두 번째 연축이 발생한다(● **그림 8-16a**). 매번 같은 흥분–수축 현상이 일어나서 동일한 연축이 발생한다. 그러나 첫 번째 연축이 완전히 이완되기 전에 근섬유가 두 번째 자극을 받으면 두 번째 생긴 활동전위가 두 번째 수축 반응이 일어나게 하고 이것은 첫 번째 연축 위에 더해진다(● **그림 8-16b**). 두 개의 활동전위에 의해 생긴 두 개의 연축은 같이 합쳐져서 단일 활동전위에 의해 생긴 것보다 큰 장력이 발생한다. 이러한 **연축 가중(twitch summation)**은 시냅스후 신경에서 일어나는 흥분성 시냅스후전위의 시간적 가중과 유사하다(p. 94 참조).

연축 가중은 활동전위 기간(1~2 msec)이 연축 기간(100 msec)보다 훨씬 짧기 때문에 가능하다. 활동전위가 개시되면 짧은 불응기가 나타나 다른 활동전위가 시작되지 못한다(p. 110 참조). 따라서 활동전위의 가중이 일어나는 것은 불가능하다. 막은 휴지막 전위 상태로 되돌아가 불응기로부터 회복되어야 다른 활동전위가 생길 수 있다. 그러나 활동전위와 불응기는 근육의 연축이 완료되기 훨씬 전에 끝나기 때문에 근섬유는 다시 자극을 받을 수 있고 이때는 수축활성이 일부 남아 있어 기계적 반응의 가중이 일어날 수 있다.

근섬유가 빨리 자극을 받아 자극 사이에 이완될 기회가 전혀 없으면 부드럽고 지속적인 최대 장력이 나타나는데 이를 **강축(tetanus)**이라고 한다(● **그림 8-16c**). 강축은 연축보다 보통

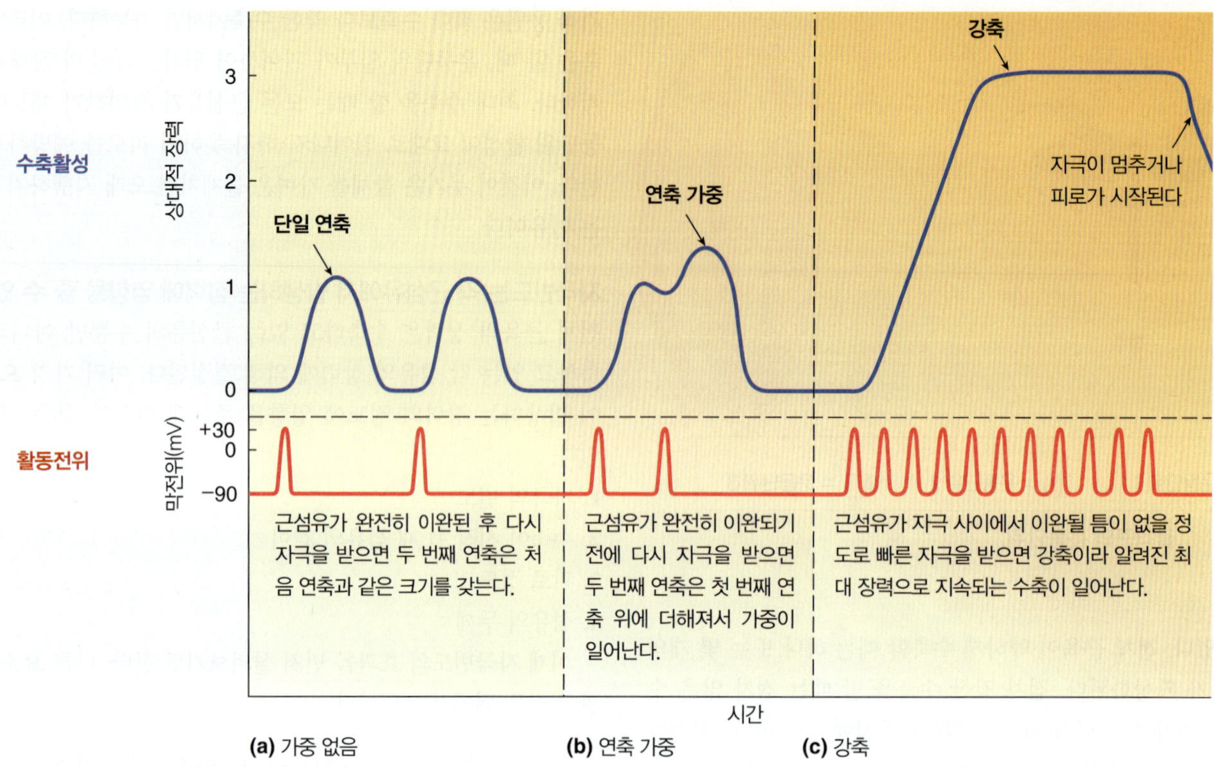

● **그림 8-16 연축 가중과 강축.**

3~4배 더 강하다. (여기에서 사용하는 정상적인 생리 상태의 강축과 질병인 **파상풍(tetanus)**을 혼동하지 말라. p. 119 참조.)

연축 가중은 지속적인 세포질 Ca^{2+} 증가의 결과이다.

연축 가중과 강축은 세포 수준에서 어떤 기작으로 일어나는가? 가교 주기가 많이 일어날수록 근섬유 수축으로 발생하는 장력은 커진다. 활동전위 발생빈도가 증가하면 장력은 최대 강축에 도달할 때까지 증가한다. 단일 활동전위에 반응하여 방출되는 Ca^{2+}은 세포 내 모든 트로포닌과 상호작용할 수 있을 정도로 충분하다. 그 결과 모든 가교는 자유로워 수축 반응에 참여할 수 있다. 그런데 반복된 활동전위가 어떻게 하여 보다 큰 수축 반응을 유발할 수 있을까? 수축 반응 크기의 차는 사용할 수 있는 Ca^{2+}의 양에 달려 있다. 충분한 Ca^{2+}이 있어서 트로포닌–트로포미오신 복합체가 액틴의 가교 결합부위에서 벗어나 있는 한 가교는 활성화 상태로 있어 주기를 계속한다. 각 트로포닌–트로포미오신 복합체는 7개 액틴 분자 거리만큼 뻗어 있다. 따라서 Ca^{2+}이 하나의 트로포닌과 결합하면, 가는 필라멘트 상에서 7개의 가교 결합부위만 노출된다.

활동전위에 반응하여 근소포체에서 Ca^{2+}이 방출되자마자 근소포체는 Ca^{2+}을 다시 측면주머니로 흡수하기 시작한다. 세포질 Ca^{2+}농도가 감소함에 따라 트로포닌과 결합하고 있는 Ca^{2+}이 적게 되어 일부 트로포닌–트로포미오신 복합체는 미끄러져 차단 위치로 되돌아간다. 따라서 단일 활동전위에 의해 유도된 단일 연축 동안 가교 결합부위가 주기 과정에 모두 참여할 수 있는 것은 아니다. 즉 가교가 모든 결합부위에 붙는 것이 아니므로 단일 연축은 최대 세기가 아니다.

활동전위와 연축이 시간적으로 충분히 떨어져 발생하여, 첫 수축반응에서 방출된 모든 Ca^{2+}이 활동전위 사이에서 측면주머니로 되돌아 들어가면 두 번째 활동전위 결과 동일한 연축이 나타날 것이다. 그러나 첫 번째 활동전위에 반응하여 방출된 Ca^{2+}이 다시 들어가는 동안에 두 번째 활동전위가 나타나 Ca^{2+}이 더 방출되면 세포질 Ca^{2+}농도는 높게 유지되거나 더 높게 될 것이다. 이와 같이 세포질 Ca^{2+}을 이용할 수 있는 기간이 길어지면 보다 오랫동안 보다 많은 가교가 주기과정에 참여할 수 있게 되는 결과로 발생한 장력은 증가하게 된다. 활동전위 발생빈도가 증가하면 세포질 Ca^{2+}농도가 높아진 기간이 증가하여 수축활성이 최대 강축에 도달할 때까지 증가하게 된다. 또 강축에서는 최대한의 가교 결합부위가 노출되어 가교 주기가 최대로 일어나므로 그에 따라 발생하는 장력이 최대가 된다.

골격근은 운동신경의 자극을 받아야 수축하게 때문에 신경계는 수축세기 조절에 주된 역할을 한다. 두 가지 주요 요소인 **자극을 받은 운동단위의 수**와 **자극빈도**가 차등적인 수축이 일어나도록 조절한다. 운동 활성을 지시하는 뇌 영역은 강축과 아울러 시간적으로 정확한 교대가 일어나는 비동기적 운동단위 동원을 통해 단속적이 아닌 부드러운 수축이 일어나게 하는 것이다.

신경의 통제를 직접 받지 않는 인자들도 수축 시 발생하는 장력에 영향을 주는데 이 중 수축이 시작될 때의 섬유 길이가 우리의 다음 관심사이다.

최대 장력이 발생될 수 있는 최적 근육길이가 있다.

수축이 시작되기 전의 근육길이와 수축하고 있는 섬유의 강축 장력은 서로 관련이 있다. 근육이 어떤 길이에서 강축이 시작되면 힘이 최대가 되는데, 이때 근육의 길이를 **최적 길이**(**optimal length, l_o**)라 한다. 즉 강축 시, l_o에서 시작하면 l_o보다 짧거나 긴 상태에서 시작하는 것보다 더 큰 장력이 발생한다. 이러한 **길이-장력 관계**(**length-tension relationship**)는 근수축의 활주기작으로 설명할 수 있다.

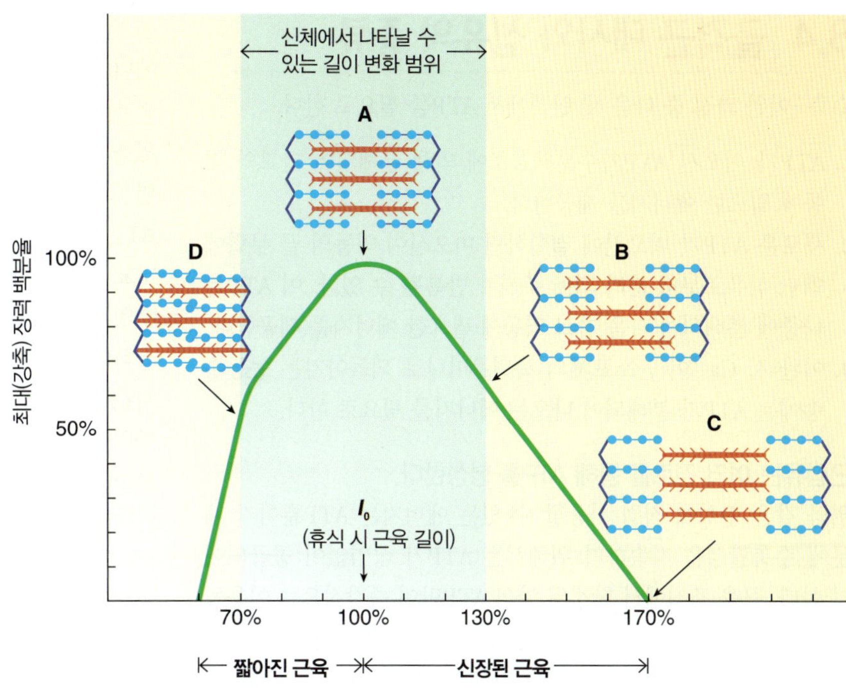

● **그림 8-17 길이-장력 관계.** 수축이 시작되기 전에 근섬유가 최적길이(l_o)에 있으면 최대 강축이 일어난다. 왜냐하면 최적길이에서 굵은 필라멘트 가교와 가는 필라멘트의 가교 결합부위가 최적으로 중첩되기(지점 A) 때문이다. 수축하기 전의 근섬유 길이가 l_o 보다 길거나 짧으면 도달할 수 있는 최대 강축의 세기가 감소한다. 근섬유 길이가 l_o 보다 길면 굵은 필라멘트의 가교가 결합하기 위해 접근할 수 있는 가는 필라멘트의 결합부위가 적다. 왜냐하면 가는 필라멘트가 굵은 필라멘트 사이로부터 밖으로 당겨져 있기 때문이다(지점 B와 C). 섬유의 길이가 짧으면 굵은 필라멘트의 가교에 노출되는 가는 필라멘트의 결합부위가 적다. 왜냐하면 가는 필라멘트가 중복되기 때문이다(지점 D). 또한 더 짧아지면 굵은 필라멘트가 강제로 Z-선으로 밀려서 장력 발생이 억제된다. 신체의 휴식 시 근육길이는 l_o에 있다. 더욱이 근육이 붙어 있는 골격에 의한 제한으로 근육은 어느 방향으로든 l_o의 30%(연한 녹색으로 구분된 구역)를 벗어나지 못한다. 이 구역의 양쪽 경계점에서 근육은 여전히 최대 강축 수축의 약 50%까지 장력을 발생할 수 있다.

최적 길이에서의 수축력 최대 장력이 발생되는 l_o에서(● **그림 8-17**의 A 지점), 가는 필라멘트는 굵은 필라멘트의 가교 있는 부위와 최적으로 겹친다. 이 길이에서는 가장 많은 수의 가교와 액틴 분자가 접근하여 결합하고 구부러지는 주기가 일어난다. l_o에서 가는 필라멘트와 겹치지 않는 굵은 필라멘트의 중심부위에는 가교가 없다; 이곳에는 단지 미오신 꼬리 부위만이 있다.

최적 길이보다 긴 길이에서의 수축력 근육이 수동적으로 신장되어 길이가 더 길어지면(B 지점), 가는 필라멘트는 굵은 필라멘트 사이로부터 당겨져 나와 가교 결합을 할 수 있는 액틴 부위의 수가 감소한다; 즉, 액틴 일부와 가교 일부가 더 이상 중첩되지 않아 이용되지 않는다. 가교 활성이 작으면 장력이 적게 발생한다. 사실 근육이 l_o 보다 70% 길게 신장되면(C 지점) 가는 필라멘트는 굵은 필라멘트 사이에서 완전히 빠져 나와 가교 활성이 저해된다; 그 결과 수축이 일어나지 못한다.

최적 길이보다 짧은 길이에서의 수축력 수축하기 전의 근육길이가 l_o보다 짧으면(D 지점) 다음 두 가지 주된 이유로 장력이 적게 발생한다.

1. 근절의 서로 반대쪽에 있는 가는 필라멘트들이 서로 겹쳐져서 가교가 액틴과 상호작용할 기회가 제한된다.
2. 굵은 필라멘트의 끝이 Z-선에 강제로 밀려서 더 이상 짧아지지 못한다.

근육 길이의 한계 장력 발생을 방해하는 극단적인 근육의 길이는 근육을 떼 내어 여러 가지 길이로 자극을 주는 실험적 조건에서만 나타난다. 근육은 우리 몸에서 이완된 길이가 대략 l_o이어서 대부분의 경우 최대에 가까운 강축을 할 수 있다. 근육은 골격에 붙어 있어 근육의 길이가 휴식 시(최적) 길이보다 30% 이상 길어지거나 짧아지지 못하는 한계를 보인다. 즉, 근육길이는 보통 정상 길이의 30% 내에서만 변한다. 한계 길이 경계점 (l_o의 130%와 70%)에서도 근육은 최대 장력의 반을 발생할 수 있다.

지금까지 논의된, 근섬유 수축으로 발생하는 장력의 세기에 영향을 주는 요소들(자극빈도와 수축 시작할 때의 근육길이)은 각 수축이 일어나는 경우 마다 다르다. 근섬유 장력을 결정하는 다른 인자들(피로에 대한 저항성과 관계 있는 근섬유의 대사능력과 섬유의 두께)은 각 수축마다 다르지 않고 섬유의 종류에 따라 결정되며 시간이 지남에 따라 바뀔 수 있다.

8.4 골격근 대사와 섬유의 종류

수축–이완 과정 중 다음 세 단계에서 ATP를 필요로 한다.

1. ATP가 미오신 ATP가수분해효소에 의해 분해되어 가교의 역동에 필요한 에너지를 제공한다.
2. 새로운 ATP가 미오신에 결합하면 미오신이 역동의 끝 무렵에 액틴 섬유로부터 분리 되어 주기가 반복될 수 있다. 이 ATP는 나중에 분해되어 다음 가교 역동에 필요한 에너지를 제공한다.
3. 이완 시 Ca^{2+}이 근소포체의 측면주머니로 되돌아가는 능동수송에는 ATP가 분해되어 나오는 에너지를 필요로 한다.

근섬유는 여러 경로를 통해 ATP를 형성한다.

위와 같은 활성에 직접 사용할 수 있는 에너지는 ATP뿐이기 때문에 수축활성을 지속하기 위해서는 ATP가 끊임없이 공급되어야 한다. 근육 조직에서 한정된 양의 ATP만이 즉각적으로 이용될 수 있으나 다음 세 가지 경로를 통해 근수축에 필요한 ATP가 추가적으로 공급된다: (1) 크레아틴 인산으로부터 ADP로 고에너지 인산기의 이전, (2) 산화적 인산화(전자전달계와 화학삼투), (3) 해당과정.

크레아틴 인산 **크레아틴 인산(creatine phosphate)**은 수축활성이 시작될 때 처음으로 사용되는 저장 에너지이다. 크레아틴 인산에는 ATP처럼 고에너지 인산기가 있는데 이 인산기를 직접 ADP에 주면 ATP가 형성될 수 있다. 휴식 상태의 근육에는 크레아틴 인산이 ATP보다 다섯 배 많이 있다. 따라서 근육에서 대부분의 에너지는 크레아틴 인산기가 저장되어 있다. 수축이 시작되면 얼마 비축되어 있지 않은 ATP가 빨리 소모되고 크레아틴 인산으로부터 에너지와 인산이 ADP로 전달되어 보다 많은 ATP가 빨리 형성된다. 이 에너지 전달반응에는 하나의 효소 반응만이 관여하기 때문에 크레아틴 인산을 이용하여 ATP가 순식간에 형성될 수 있다.

따라서, 크레아틴 인산은 운동이 시작될 때 추가로 공급되는 ATP 공급원 중 첫 번째이다. 수축 초기의 근육 ATP 수준은 실제로 꽤 일정하지만 비축되어 있던 크레아틴 인산은 고갈된다. 사실 높이 뛰기, 단거리 경주, 역도 등과 같이 고강도의 순간적인 수축활성은 크레아틴 인산을 이용하여 형성되는 ATP의 지원을 받는다. 다른 에너지 체계는 수축활성이 끝나기 전에 사용될 기회를 갖지 못한다. 저장된 크레아틴 인산은 보통 1분 정도 운동 에너지를 공급한다.

산화적 인산화 근육이 에너지가 필요한 수축활성을 계속하면 산화적 인산화나 해당과정과 같은 다른 경로로 바꾸어 ATP를 생성한다. 이들은 여러 단계를 거쳐 일어나기 때문에 증가된 에너지 수요에 맞추어 ATP 생성 속도를 내는데 시간이 필요한데, 이것은 단일 단계인 크레아틴 인산 체계로부터 즉각적으로 공급되는 에너지로 번 시간이다.

산화적 인산화(oxidative phosphorylation)는 충분한 산소가 있을 때 근육의 미토콘드리아에서 일어난다(p. 55 참조). 산화적 인산화 과정에서 한 분자의 포도당이 처리되면 풍족한 양인 32 ATP 분자가 만들어지기는 하지만 많은 단계가 관여하기 때문에 비교적 느리다. 가벼운 운동(워킹)이나 중간 정도의 운동(조깅, 수영)을 할 때, 근육은 산화적 인산화를 통해 충분한 ATP를 공급하여 수축 기구들이 필요로 하는 적당량의 에너지 수요를 오랜 시간 맞출 수 있다. 산화적 인산화를 지속하기 위해서는 적절한 양의 산소와 영양소가 근육에 공급되어야 한다. 이와 같은 방식으로 에너지 지원을 받는 활동을 **호기성 운동(aerobic exercise)** 또는 **지구력형 운동(endurance-type exercise)**이라고 한다.

해당과정 폐와 심장은 운동하는 근육이 필요로하는 양에 맞추어 산소를 공급할 수 있다. 그러나 최대에 가까운 수축을 하면 이 강력한 수축으로 인하여 근육 속을 돌고 있는 혈관을 압착하고 닫아서 근섬유가 사용할 수 있는 산소가 상당히 제한된다. 산화적 인산화는 비교적 느리게 일어나기 때문에 산소가 이용 가능하더라도, 강렬한 운동을 할 때 근육이 필요로 하는 에너지를 빠르게 제공하지 못한다. 고강도의 운동을 할 때 에너지 소비는 휴식 시에 비해 100배까지 증가한다. 산소 공급이나 산화적 인산화가 운동의 강도 증가에 따른 ATP 요구에 따라가지 못하면 근섬유는 ATP를 생산하기 위해서 해당과정에 점차 의존하게 된다(p. 51 참조). **해당과정(glycolysis)**의 화학반응 산물은 궁극적으로 산화적 인산화 경로로 들어가지만 그 산물이 더 이상 산화적 인산화로 진행되지 않고 해당과정만 일어날 수도 있다. 해당과정에서는 한 분자의 포도당은 두 분자의 **피루브산(pyruvate)**으로 분해되고 이 과정에서 두 분자의 ATP가 생성된다. 피루브산은 산화적 인산화로 더 분해되어 보다 많은 에너지를 추출해낼 수 있지만, 해당과정만 일어나는 것은 산화적 인산화 경로에 비해, (1) 해당과정은 산소 없이(혐기적으로) ATP를 형성할 수 있고, (2) 산화적 인산화보다 빨리 진행된다는 두 가지 장점이 있다. 해당과정은 영양소 분자로부터 훨씬 적은 양의 ATP를 추출하지만 훨씬 빨리 진행되어 충분한 포도당이 있다면 포도당을 사용할 수 있는 시간 동안은 산화적 인산화보다 ATP 생산력에서 앞선다. 이와 같은 방식으로 에너지가 공급되는 활동을 **혐기성 운동(anaerobic exercise)** 또는 **고강도 운동(high-density exercise)**이라고 한다.

젖산 생산 혐기성 해당과정이 산소 공급이나 산화적 인산화 능력을 넘어서는 강한 운동을 할 수 있게 하지만 이 경로를 이용하면 두 가지 결과가 나온다. 첫째, 많은 양의 영양소가 처리되어야 한다. 왜냐하면 해당과정은 영양소 에너지를 ATP 에너지로 전환하는데 있어서 산화적 인산화보다 비효율적이기 때문이다(산화적 인산화는 한 분자의 포도당으로부터 32분자의 ATP를 추출해내는 것에 비해 해당과정은 2분자의 ATP를 추출). 근육이 글리코겐 형태로 저장할 수 있는 포도당의 양이 한정되어 있으므로 혐기성 해당과정은 근육의 글리코겐 저장고를 빨리 고갈시킨다. 둘째, 혐기성 해당과정의 최종 산물인 피루브산이 산화적 인산화 경로로 처리되지 못하고 **젖산(lactate)**으로 전환된다. 젖산 축적은 강한 운동이 일어나는 동안 나타나는 근육 통증과 관련이 있다. (익숙하지 않은 운동을 한 다음 날 시작되는 지연 통증이나 경직은 가역적 구조 손상 때문이다.) 더욱이 혈액으로 들어간 젖산으로, 강한 운동에 수반하는 대사성산증을 일으킨다.

연구자들은 에너지 저장의 고갈과 젖산 축적으로 생기는 근육 pH 감소가 근육 피로의 시작에 관여한다고 믿고 있다. 근육이 피로해지면 자극에 대해 같은 정도의 수축활성을 더 이상 하지 못한다. 따라서 호기성, 지구력형 활동은 오랜 기간 지속되지만, 혐기성인 고강도 운동은 짧은 기간만 지속된다.

산소 소비의 증가는 운동 후 회복에 필요하다.

사람은 운동을 한 후 얼마간 호흡을 깊고 빠르게 한다. 운동 후 회복하는 동안 산소 흡수가 많은 것은(**운동후 초과 산소소비량, excess postexercise oxygen consumption, EPOC**) 몇 가지 요인들에 기인한다. 가장 잘 알려진 것으로 크레아틴 인산이나 혐기성 해당과정 등의 비산화적 ATP원에서 나오는 ATP를 공급받아 운동을 하는 동안 지게 되는 **산소부채(oxygen deficit)**를 갚는 것이다. 운동하는 동안 근육에 저장되었던 크레아틴이 감소하고, 젖산이 축적되며, 저장된 글리코겐 분해가 일어난다; 이런 것들이 일어나는 정도는 활동의 강도와 기간에 따라 결정된다. 생화학적인 변환으로 에너지계를 회복하는 데에는 모두 산소를 필요로 하는데 이 산소는 운동을 멈춘 후 호흡활동이 증가된 상태가 지속되면서 제공된다.

EPCO가 전부 에너지를 갚는데 직접 연관되어 있지 않고, 일부는 운동 후에 생기는 일반적인 대사 이상 결과로 나타난다. 예를 들어, 신체의 산소 소비를 증가시키는 호르몬인 에피네프린의 분비가 운동 중에 증가한다. 혈액의 에피네프린 농도가 운동 전 수준으로 되돌아올 때까지 산소 흡수는 정상보다 증가된 상태에 있게 된다. 더욱이 체온은 운동하는 동안 몇 도 증가하여 산소를 소비하는 화학반응이 빠르게 된다. EPOC의 일부는 이와 같이 체온이 운동 전의 수준으로 되돌아올 때까지 빨라진 화학반응 속도 때문에 생긴다.

지금까지 골격근의 수축활성과 대사 활성을 대략 알아보았다. 그러나 모든 골격근 섬유들이 이러한 기작들을 같은 정도로 이용하는 것은 아니다. 이제 수축 속도와 ATP 생성 방법을 기준으로 골격근 섬유를 몇 가지 종류로 나누어 알아보도록 하자.

골격근 섬유는 ATP 분해와 합성의 차를 기준으로 세 가지 종류로 나뉜다.

생화학적 능력에 따라 세 가지 종류의 근섬유가 있다(**▲ 표 8-1**).

1. **느린-산화적(I 형) 섬유**
2. **빠른-산화적(IIa 형) 섬유**
3. **빠른-해당적(IIx 형) 섬유**

이름에서 알 수 있듯이 이 세 가지 섬유 사이에는 수축 속도(느리거나 빠른)와 ATP 형성에 주로 사용되는 효소 기구의 종류(산화적 또는 해당적) 등 두 가지 주요 다른 점이 있다.

빠른 섬유와 느린 섬유 빠른 섬유는 느린 섬유보다 미오신 ATP 가수분해효소 활성이 높다. ATP가수분해효소 활성이 크면 ATP가 더 빨리 분해되어 가교 주기에 필요한 에너지가 더 빨리 만들어진다. 그 결과 ATP를 보다 느리게 분해하는 근섬유의 느린 연축보다 빠른 연축이 있게 된다. 따라서 두 가지 요소인 하중(하중–속도 관계)과 수축하는 섬유의 미오신 ATP가수분해효소 활성(빠른 또는 느린 연축)이 근육의 수축 속도를 결정한다.

산화적 섬유와 해당적 섬유 근섬유들은 ATP를 합성하는 능력에서도 다르다. ATP를 형성할 수 있는 능력이 크면 클수록 피로에 대한 저항이 크다. 어떤 근섬유는 주로 산화적 인산화를 통해 ATP를 합성하고, 어떤 근섬유는 주로 혐기성 해당과정에 의존하여 ATP를 합성한다. 산화적 인산화는 영양소 분자로부터 상당히 많은 ATP를 만들어내기 때문에 저장된 에너지가 쉽게 고갈되지 않고, 젖산 축적도 일어나지 않는다. 따라서 산화적 섬유는 해당적 섬유보다 피로에 대한 저항성을 갖는다.

이 세 가지 섬유 종류를 구별하는 특징들이 **▲ 표 8-1**에 정리되어 있다. 예상되는 바와 같이 산화적 섬유는 느린 것이든 빠른 것이든 산화적 인산화에 관여하는 효소를 포함하고 있는 세포내소기관인 미토콘드리아를 풍부하게 갖는다. 이 경로를 유지하기 위해서는 적당한 산소공급이 필요하기 때문에 이들 섬유들은 모세혈관이 잘 발달되어 있다. 산화적 섬유는 또한 **미오글로빈(myoglobin)**을 많이 포함하고 있다. 미오글로빈은 헤모글로빈과 비슷한 것으로 소량의 산소를 저장할 수 있다. 그러나 이보다 더 중요한 것은 미오글로빈이 혈액에서 근섬유로의 산소 전달 속도를 증가시킨다는 것이다. 미오글로빈은 산화적 섬유의 산소 의존-상태 유지를 돕는 것뿐만 아니라, 근육이 붉은색을 띠게 하므로, 이들 근섬유를 **적섬유(red fiber)**라 한다. 반면에 해당과정에 맞게 특수화된 빠른 근육은 미토콘드리아가 적고 해당과정 효소를 많이 포함하고 있다. 또한 해당과정에 필요한 많은 양의 포도당을 공급하기 위해 많은 양의 글리코겐을 저장해 놓고 있다. 해당적 섬유는 비교적 적은 양의 산소를 필요로 하기 때문에 산화적 섬

▲ **표 8-1 골격근섬유의 특징**

특징	섬유의 종류		
	느린 산화적 (I 형)	빠른 산화적 (IIa 형)	빠른 해당적 (IIx 형)
미오신-ATP가수분해효소 활성	낮다	높다	높다
수축 속도	느리다	빠르다	빠르다
피로에 대한 저항	높다	중간	낮다
산화적 인산화 능력	높다	높다	낮다
혐기적 해당과정 효소	적다	중간	많다
미토콘드리아	많다	많다	별로 없다
모세혈관	많다	많다	별로 없다
미오글로빈 양	많다	많다	적다
섬유 색	적색	적색	흰색
글리코겐 양	적다	중간	많다

유에 비해 모세혈관 공급이 빈약하다. 해당적 섬유는 미오글로빈도 별로 없기 때문에 색깔이 연하여 **백섬유(white muscle)**라 불리기도 한다. (가장 쉽게 적섬유와 백섬유를 비교해 볼 수 있는 것은 가금류의 검은색 고기와 하얀색 고기이다.)

유전적으로 받은 근섬유 종류 사람의 근육은 대부분 세 가지 종류의 섬유를 모두 갖고 있으며, 각 종류 섬유의 비율은 대체로 근육의 특수화된 기능 종류에 따라 결정된다. 즉, 중력에 대해 체중을 지탱해 주는 등이나 다리에 있는 근육과 같이 피로하지 않고 오랜 기간 낮은 강도의 수축을 유지하도록 특수화된 근육에서는 느린-산화 섬유가 높은 비중을 차지한다. 무거운 물건을 들어 올리는 것과 같이 빠르고 강력한 움직임에 적응된 팔 근육에는 빠른-해당적 섬유가 대부분이다.

여러 가지 섬유의 비율은 한 사람의 근육들 사이에서 차이가 있지만 사람마다 상당히 다르기도 하다. 천부적으로 높은 비율의 빠른-해당적 섬유를 갖고 있는 운동선수는 강력한 힘을 필요로 하는 운동이나 단거리 경주에 적합하고, 높은 비율의 느린-산화적 섬유를 갖고 있는 사람은 마라톤 경주와 같이 지구력을 필요로 하는 운동에 잘 맞을 것이다.

물론 운동선수들이 성공하는 데에는 천부적 재능 외에도 훈련의 정도와 종류, 전념하는 정도 등과 같이 다른 요인들이 영향을 준다. 근섬유의 기계적 능력과 대사능력은 근섬유에 가해지는 요구에 따라 많이 변한다. 어떻게 변하는지 알아보도록 하자.

근섬유는 가해지는 요구에 반응하도록 잘 적응되어 있다.

운동의 종류가 다르면 해당 근육에 작용하는 신경자극의 양상도 달라진다. 근섬유는 신경활동 양상에 장기간 적응하여 근육에 가해지는 여러 가지 종류의 요구에 대하여 매우 효과적으로 반응할 수 있게 된다. 근섬유에 일어나는 변화에는 산화적 역량의 변화와 직경의 변화 두 종류가 있다.

산화적 역량의 증진 장거리 달리기나 수영과 같은 운동을 정기적으로 하면 호기성 운동에 주로 동원되는 산화적 섬유 안에서 대사 변화가 일어난다. 예를 들어, 미토콘드리아의 수와 이들 섬유에 혈액을 공급하는 모세혈관의 수가 모두 증가한다. 또한 근육은 산소를 보다 효과적으로 사용할 수 있도록 적응하여 장기간 피로하지 않고 활동을 지속할 수 있게 되지만, 크기에는 변화가 없다.

근육 비대 역도와 같이 혐기성이고 짧은 기간의 고강도 훈련을 규칙적으로 하면, 근육의 실제 크기를 증가시킬 수 있다. 근육이 커지는 것은 강력한 수축을 하는 동안에 주로 관여하는 빠른-해당적 섬유의 직경이 증가하기 때문이다**(hypertrophy, 비대)**. 섬유가 두꺼워지는 것은 대부분 미오신 필라멘트와 액틴 필라멘트의 합성이 증가한 결과이다. 이들이 많아지면 가교 상호작용 기회가 더 많아지고 그 결과 근육 수축력이 증가하게 된다. 이렇게 커진 근육은 짧은 기간 강한 힘이 요구되는 활동에는 잘 맞지만, 지속성이 개선되지는 않는다.

테스토스테론의 영향 남자의 근육은 근력 훈련을 하지 않아도 여성의 것보다 두꺼워서 크고 강한데, 이것은 남성에서 주로 분비되는 스테로이드 호르몬인 테스토스테론(testosterone)의 작용 때문이다. 테스토스테론은 미오신과 액틴의 합성과 조립을 증진시킨다. 이러한 사실 때문에 일부 운동선수들(남녀 모두)이 운동선수로서의 기량을 증가시키기 위하여 이 호르몬이나 유사한 스테로이드를 복용한다(이 주제에 대한 것은 다음에 설명된 "기초의 응용" 내용을 참고하라).

임상기록

근위축 근육을 일상적으로 사용하지 않는 극단적인 경우, 액틴과 미오신의 양이 감소하여 섬유가 작아져서 근육이 **위축(atrophy)**(근질량 감소)되고 약해진다. 예를 들어, 깁스나 보호대를 착용하거나 침대에 오래 누워 있어 근육을 오랜 기간 사용하지 않으면 위축이 나타난다.

지금까지 골격근의 전체 근육 장력 결정인자들에 대해 살펴

기초의 응용 | 스테로이드를 사용하는 운동선수는 경쟁에서 유리한가?

Beyond the Basics

운동선수를 대상으로 약물검사를 하고, 운동단체들에서 금지한 물질을 사용한 것으로 밝혀진 선수들을 경쟁에서 배제하는 것은 많은 논쟁이 있어 왔다. 이러한 약물 중 하나가 **동화 안드로겐성 스테로이드(anabolic androgenic steroid)**(*동화*는 "조직성장"을, *안드로겐성*은 "남성을 만든다"는 것을 의미)이다. 이러한 약물은 남성의 근질량을 증가시켜주는 천연 남성호르몬인 테스토스테론과 비슷하다.

이러한 약물의 사용은 불법화되어 있지만(1991년부터 처방전 없이 동화스테로이드를 소지하는 것은 미국연방법 위반이다), 역도나 단거리 달리기와 같은 강한 힘을 필요로 하는 종목을 전문으로 하는 많은 운동선수들이 근질량을 증가시켜서, 근육의 세기를 증가시키려고 이 약물을 복용하고 있다. 남자와 여자 선수 모두 경쟁에서 이기려고 이들 약물 사용에 의지하게 된다. 보디빌딩을 하는 사람도 동화스테로이드를 복용한다. 대부분의 선수들이 이들 약물의 사용을 부정하지만, 전문가들은 이러한 운동력-증진물질들이 야구, 축구, 농구, 경륜, 하키 등과 같은 프로 운동 종목에서 널리 이용되고 있다고 믿고 있다. 미국에는 동화스테로이드 남용자가 약 백만 명 정도 있는 것으로 추정되고 있다. 최근에는 지하조직의 화학자들이 표준 약물 검사로는 탐지해내지 못하는 새로운 합성 운동력-증진 물질을 만들어 문제를 더 악화시키고 있다. 불행하게도 동화스테로이드의 사용은 고등학교나 이보다 연령대가 낮은 집단에까지도 퍼져가고 있다. 최근 연구에 따르면 고등학교 남자 운동선수의 10%, 여자 운동선수의 3%가 금지된 스테로이드를 사용하고 있다고 한다. 미국 국립 스테로이드 연구센터의 스테로이드 남용 전화상담 책임자는 12살 된 남용자로부터 도움을 요청하는 전화도 있었다고 보고하고 있다.

연구들은 스테로이드를 많은 양 사용하고 심한 운동을 함께 하면 스테로이드가 근질량을 증가시킨다는 것을 확인해 주고 있다. 한 믿을만한 연구는 10주간 스테로이드를 사용한 보디빌더들에서 지방이 적은 근육이 평균 4 Kg 정도 증가하였음을 입증하였다. 일화에 의하면 어느 스테로이드 사용자는 1년에 약 18 kg의 근육을 증가시켰다고 한다.

그러나 이러한 약물들은 좋은 점 보다는 부작용이 더 많다. 보통 강력한 남성호르몬이 없는 여성에게서 동화스테로이드 약물은 "남성형"의 근질량과 근육 세기를 증가시켜 줄 뿐만 아니라 안면 털 성장 유도와 목소리의 저음화 등과 같이 사용자를 "웅성화"시킨다. 더 중요한 것은 이러한 약물들이 남성이나 여성 모두에서 생식계, 심혈관계 그리고 간에 부작용을 보이고, 행동에 영향을 주며 중독성이 있다는 것이다.

생식계에 대한 부작용

남성의 정소에서 테스토스테론의 분비와 정자 생산은 뇌하수체 전엽에서 나오는 호르몬에 의해 조절된다. 테스토스테론은 음성되먹임으로 이들 조절 호르몬 분비를 억제하여 순환 테스토스테론의 수준이 일정하게 유지된다. 뇌하수체 전엽은 약으로써 섭취하는 남성 스테로이드에 의해 비슷하게 억제된다. 그 결과 정소는 뇌하수체 전엽 호르몬의 정상적인 자극을 받지 못해 테스토스테론의 분비와 정자생산이 감소하고 정소가 작아진다. 이 호르몬 남용은 정소암과 전립선암의 원인이 된다.

여성의 경우 안드로겐성 스테로이드로 뇌하수체 전엽이 억제되면 난소 기능을 조절하는 호르몬 분비가 억제된다. 이 결과로 배란결여, 생리불순, "여성화시키는" 여성 호르몬 분비 감소 등이 나타난다. 이들의 감소로 유방 크기가 줄고, 그 외의 여성 특징들이 감소한다.

심혈관계에 대한 부작용

동화스테로이드를 사용하면 심혈관계에 변화가 일어나 **죽상동맥경화증**(atherosclerosis) 발생 위험이 증가하는데, 이것은 심장마비와 뇌졸중(p. 291 참조) 발생률 증가와 연관이 있다. 이러한 심혈관 부작용으로는 (1) "좋은" 콜레스테롤 운반체로 몸에서 콜레스테롤 제거를 돕는 고밀도 지방단백질(HDL)의 감소와 (2) 혈압 증가가 있다. 동물실험 연구에서는 심장 근육 자체의 손상도 증명되었다.

간에 대한 부작용

간부전은 고스테로이드 섭취로 흔하게 나타나는데, 이는 보통 스테로이드 호르몬을 불활성화시켜 오줌으로 배설이 되도록 하는 간이 지나친 스테로이드 섭취로 부담이 커지기 때문이다. 간암 발병률도 증가한다.

행동에 대한 부작용

아직 논쟁의 여지는 있지만 동화스테로이드 사용은 공격적이고, 적대적인 행동, 소위 "스테로이드 분노"까지도 유발하는 것 같다.

중독성

동화스테로이드를 남용하는 사람들 일부에서 이 스테로이드에 대한 중독이 새로운 걱정거리가 되고 있다. 익명으로 자가-작성하는 설문조사에서 스테로이드 사용자의 57%가 중독되었음이 판명되었다. 이와 같이 화학적으로 스테로이드에 의존적이 되어간다는 뚜렷한 경향은 우려할 만하다. 왜냐하면 약에 중독된 사람은 장기간 다량 사용할 것으로 예상되며 이에 따라 약의 부작용이 건강에 미치는 가능성이 증가하기 때문이다.

따라서 건강상의 이유로 법적, 윤리적 문제점을 고려하지 않고 동화스테로이드를 사용하면 안 되는데도, 이 문제는 더 악화되는 것 같다. 현재 국제 동화스테로이드 암시장의 규모는 1년에 10억 달러로 추정된다.

근질량을 늘리는 다른 속임수

인위적으로 경쟁에서 우위를 차지하려는 운동선수들은 동화스테로이드를 복용하는 것 이외에 근육증강을 자극하기 위해 사람 성장호르몬이나 이와 관련된 화합물을 사용하는 등의 다른 불법적인 방법에도 의지해 왔다. 더 걱정되는 것은 과학자들이 예상하는 것처럼 앞으로 있을 불법적 첨단 분야가 유전자 도핑이라는 것이다. **유전자 도핑(gene doping)**은 천연의 근육-증강 물질(*예; 인슐린-유사 성장인자*) 생산을 촉진하거나 근육 성장을 억제하는 천연 신체 물질인 *미오스타틴*의 생산을 차단하는 등으로 경기력을 증진시키려는데 목적을 둔 유전자치료를 말한다. 이러한 물질은 본래 신체에서 나타나는 것이어서 유전자 도핑을 검출하는 것은 어려울 것이다.

▲ 표 8-2 전체 골격근의 장력 결정 인자

수축하는 섬유의 수
동원된 운동단위의 수*
각 운동단위의 근섬유 수
수축할 수 있는 근섬유 수(근육의 크기)
각 수축하는 섬유에서 발생하는 장력
자극의 빈도(연축 가중, 강축)*
수축 개시 때 섬유의 길이(길이-장력 관계)
피로 정도
활성 기간
섬유의 종류(피로-저항성 산화적, 피로하기 쉬운 해당적)
섬유의 굵기
신경활성의 양상(비대, 위축)
테스토스테론의 양(남성이 여성보다 섬유가 큼)

*수축 차등화 조절 인자

본 내용들을 요약하면 ▲ **표 8-2**과 같다. 이제 이들 근육의 운동활성을 조절하는 중요하고 국소적인 기작에 대해 알아보도록 하자.

8.5 기동성 움직임의 조절

특정 양상의 운동단위 출력은 단순히 자세를 유지하는 것부터 걷는 것과 같은 정행운동이나 체조와 같은 매우 숙련된 움직임에 이르게까지 기동성 활동을 통제한다. 기동성 움직임은 복잡함 정도에 상관없이 특정 운동단위의 운동신경으로 수렴되는 입력정보에 의해 조절된다. 그러면 운동단위는 각 운동단위 내에 있는 근섬유의 수축을 일으킨다.

많은 신경 입력이 운동단위 출력에 영향을 준다.

근섬유를 통제하는 운동신경의 활성은 세 가지 수준에서 조절된다:

1. 구심성 신경으로부터의 입력신호. 이 입력은 대체로 중간에 있는 연합신경을 통하여 척수 수준에서 일어난다. 즉 척수반사이다 (p. 165 참조).
2. 1차 운동피질로부터의 입력신호. 1차 운동피질 내에 있는 **추체세포(pyramidal cell)**라 알려진 신경세포 본체에서 시작하는 섬유는 중간에 시냅스 없이 바로 척수에 있는 운동신경에서 끝난다. 이러한 섬유들은 **피질척수(추체) 운동계 [corticospinal(pyramidal) motor system]**를 이룬다.
3. 다신경 운동계의 일부인 뇌간으로부터의 입력신호. **다신경(추체외) 운동계(multineuronal(extra-pyramidal) motor system)**를 이루는 경로들은 뇌의 많은 부분에서 시냅스를 형성하고 있다. 다신경 경로의 최종 연결 부위는 뇌간 중 특히 망상체 형성 (p. 160 참조)이다. 망상체 형성은 피질, 소뇌, 기저핵 등에 있는 운동령의 영향을 받는다. 또한 운동피질 자체가 시상을 비롯한 전운동령과 보조운동령에 연결되어 있기도 한데 이들은 모두 다신경계의 일부이다.

뇌에서 운동신경에 직접 영향을 주는 부위는 1차 운동피질과 뇌간이다. 뇌의 다른 부위들은 운동피질과 뇌간의 운동출력을 조절하여 간접적으로 운동 활성을 조절한다. 이와 같이 다양한 뇌 부위에서 매우 복잡하고 많은 상호작용이 일어난다(뇌 부위의 고유한 역할에 관한 것은 5장 참조).

구심성 신경을 포함한 척수반사는 자세유지와 도피반사와 같은 기본적인 보호 움직임을 실행하는데 중요하다. 피질척수계는 복잡한 바느질과 같이 섬세하고 독립적이며 수의적인 손이나 손가락의 움직임에 관여한다. 전운동령과 보조운동령은 대 · 소뇌로부터 오는 입력과 함께, 1차운동령에서 피질척수계(p. 149 참조)를 통해 운동신경으로 내려지는 수의운동 명령을 계획한다. 이와는 달리 다신경계는 몸통이나 사지에 있는 큰 근육집단의 불수의적인 움직임을 포함하여 전반적인 신체의 자세를 주로 조절한다. 피질척수계와 다신경계 사이에는 상당히 복잡한 상호작용이 일어나며 기능의 중복이 있다. 예를 들어, 바느질을 하려고 손가락을 수의적으로 움직일 때, 무의식적으로 바느질 도구를 잡으려는 팔 자세를 취한다.

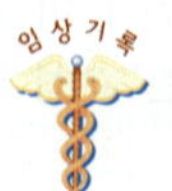

운동신경으로 수렴하는 입력에는 흥분성과 억제성이 있다. 이들 입력들이 적절하게 균형이 맞아야 조화로운 움직임을 할 수 있다. 운동조절 결함으로 나타나는 몇 가지 기동성 이상들에는 다음과 같은 것들이 있다:

- 뇌간에서 시작되는 억제성계에 이상이 생기면, 흥분성 입력에 대한 반대 작용이 없으므로 근육이 과민해진다. 근장력이 증가하고 사지반사가 증가하는 이러한 상태를 **경련성 마비(spastic paralysis)**라고 한다.
- 이와는 반대로 1차 운동피질을 떠나는 하행흥분경로의 파괴와 같은 흥분성 입력의 손실은 **이완성 마비(flaccid paralysis)**를 초래한다. 이러한 상태에서는 척수반사 활동이 여전히 있기는 하지만 근육이 이완되어 있고, 수의적으로 근육을 수축시키지 못한다. 뇌졸중의 경우처럼 한 쪽 뇌의 1차 운동피질에 손상이 생기면 몸의 반대쪽에 이완성 마비가 된다**(hemiplegia, 반신불수)**. 외상에 의한 척수 절단과 같은 하행로 파괴는 손상부위 아래에 이완성 마비가 생긴다. 즉 상부척수 손상의 경우엔 **사지마비(quadriplegia)**가 되며, 하부척수 손상의 경우 **양측(하지) 마비(paraplegia)**가 된다.
- 운동신경들의 신경세포 본체나 원심성 섬유의 손상은 이완성 마비를 유발하고, 영향을 받는 근육들에서는 반사반응이 없다.

■ 소뇌나 기저핵 손상으로는 마비가 일어나지 않지만, 움직임이 협동적이지 않고 서투르며 적절치 못하다. 이들 부위는 보통 수의적으로 시작된 활성이 매끄럽게 일어나도록 한다.

■ 운동활성을 기획하는 고위 피질부위에 손상이 생기면 적절한 운동명령을 만들지 못해 원하는 대로 움직이지 못한다.

근육의 수용체는 골격근 활성을 조절하는데 필요한 구심성 정보를 제공한다.

협동적이고 수의적인 골격근 활성은 여러 곳으로부터 오는 구심성 입력들에 의해 결정된다. 단순한 예로, 손가락이 뜨거운 난로에 닿고 있다는 것을 가리키는 구심성 입력은 적절한 팔 근육의 반사 수축활성을 유발하여 손이 유해한 자극으로부터 멀리 움직이게 한다. 보다 복잡한 예로, 공을 잡고자 할 때 뇌의 운동계는 시각입력으로 공의 방향과 움직이는 속도를 예측하여 순차적인 운동명령을 만들어 공을 잡을 수 있도록 몸을 적절하게 움직여 자세를 갖추게 한다. 다른 관절에 있는 많은 근육들도 동시에 작용하거나 번갈아 작용하여 균형을 유지하면서 몸의 위치와 자세를 빨리 바꿀 수 있게 한다. 근육 활성에 대한 계획을 적절하게 세우려면 중추신경계는 몸의 시작 위치를 알아야 한다. 더욱이 중추신경계는 중추신경계에 의해 시작된 움직임의 진행 과정에 대한 정보를 끊임없이 받아야 움직임을 원하는 대로 조절할 수 있다. 뇌는 **고유입력**이라 알려진(p. 145 참조), 이와 같은 정보를 눈, 관절, 전정기구, 피부 등뿐만 아니라 근육 자체로부터 받는다.

눈을 감고 오른쪽 중지와 왼쪽 중지를 공중에서 마주 닿도록 해 보면 관절과 근육의 고유수용기가 작동하는 것을 알 수 있다. 뇌는 관절과 근육수용기들로부터 오는 구심성 입력으로 항상 손과 신체 부위의 위치에 대한 정보를 받고 있기 때문에 우리는 손이 어디에 있는지 보지 않고도 알 수 있다.

두 종류의 근육수용기인 **근방추**와 **골지건기관**은 근육의 길이와 장력의 변화를 탐지한다. 근육의 길이는 근방추에 의해 탐지되며, 근육의 장력 변화는 골지건기관에 의해 탐지된다. 이 수용기들은 근육의 신장으로 활성화되지만 다른 종류의 정보를 운반한다.

근방추의 구조 골격근의 근육질 전 부분에 분포하고 있는 **근방추(muscle spindle)**는 "보통의" **방추외근섬유(extrafusal fiber)**와 나란히 있는 방추형의 결합조직 주머니에 안에 있는 **방추내근섬유(intrafusal fiber)**라고 알려진 특수화된 근섬유 집단으로 이루어져 있다(● **그림 8-18**). 일반적인 방추외 골격근섬유에는 섬유의 길이 전체에 수축요소(근원섬유)가 들어 있는 것과는 달리, 방추내근섬유에는 비수축성 중앙부가 있고 양쪽 끝에만 수축요소가 있다.

각 근방추는 나름의 원심신경과 구심신경을 갖고 있다. 근방추의 방추내근섬유를 지배하는 원심신경을 **감마-운동뉴런(gamma motor neuron)**이라 하고, 방추외근섬유를 지배하는 운동신경을 **알파-운동뉴런(alpha motor neuron)**이라 한다. 두 종류의 구심성 감각신경이 방추내근섬유와 연결되어 있어 근방추 수용체로서 역할을 하는데, 둘 다 신장에 의해 활성화된다. 섬유가 신장되는 동안 이들은 함께 섬유의 신장 속도뿐만 아니라 길이 변화도 탐지한다.

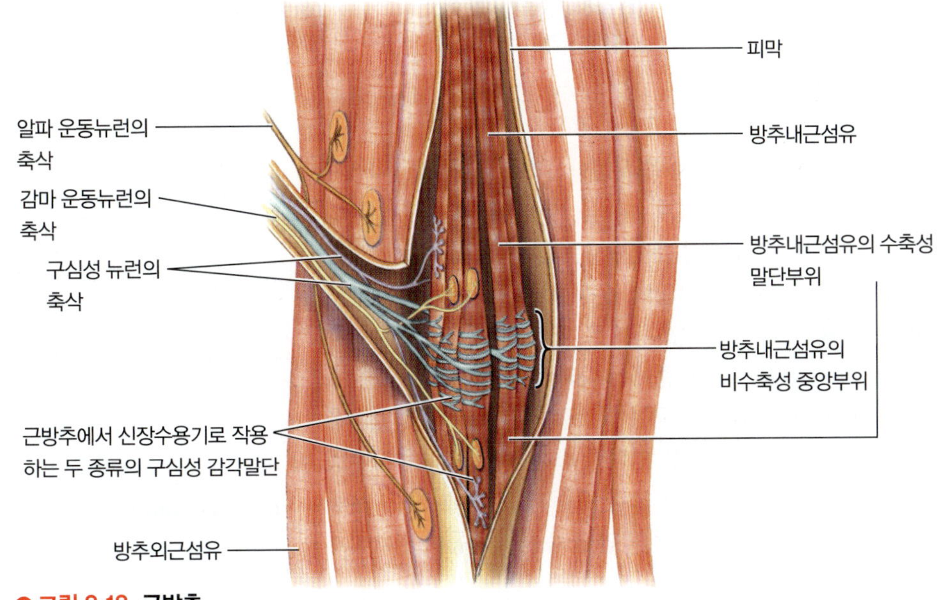

● **그림 8-18 근방추.**

신장반사 전체 근육이 수동적으로 신장되면 근방추의 방추내근섬유도 늘어나서 구심성 신경섬유의 활동전위 발생빈도가 증가한다. 구심성 뉴런은 같은 근육의 방추외근섬유를 지배하는 알파-운동뉴런과 직접 시냅스를 이루어 그 근육이 수축하도록 한다(● **그림 8-19**, ❶ 단계와 ❷ 단계). 이 단시냅스 **신장반사(stretch reflex)**(p. 165 참조)는 국소 음성되먹임 기작으로 어떠한 수동적인 근육길이의 변화에도 적절한 휴식 길이가 유지될 수 있도록 한다.

신장반사의 일반적인 예로 **슬개건반사(patellar tendon reflex)** 즉, **무릎반사(knee-jerk reflex)**가 있다(● **그림 8-20**). 무릎의 신근은 **대퇴4두근**으로서 넓적다리의 앞 부분을 이루며 슬개건을 통해 무릎 바로 아래에서 **정강뼈**에 붙어 있다. 고무망치로 이 건을 가볍게 두들겨 4두근을 수동적으로 신장시키면 그 방추 수용체가 활성화된다. 그 결과 이 신근을 수축시켜 무릎이 앞다리

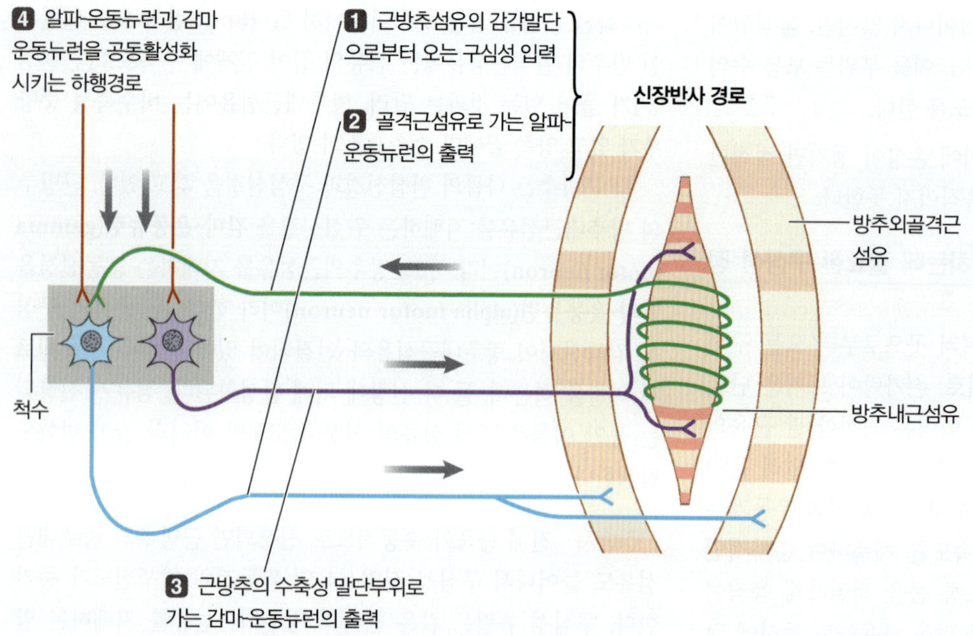

(a) 단시냅스 신장반사와 알파 및 감마-운동뉴런의 공동활성화에 관여하는 경로

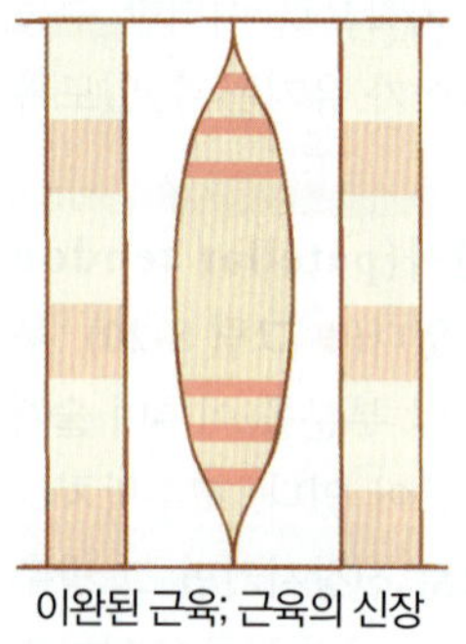
이완된 근육; 근육의 신장에 민감한 방추섬유

(b) 이완된 근육

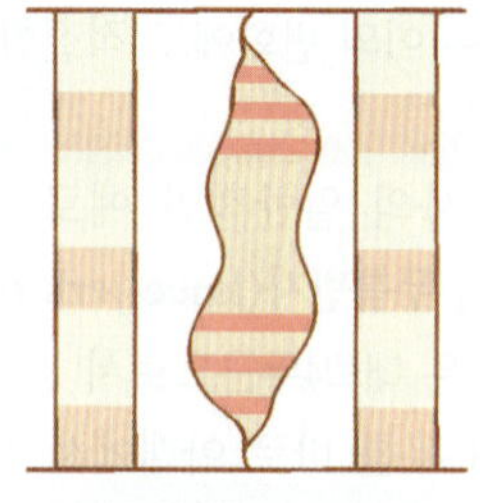
방추의 공동활성화가 없는 가상 상황에서 수축한 근육; 근육의 신장에 민감하게 반응하지 않는 느슨해진 방추섬유

(c) 방추의 공동활성화 없이 수축하는 근육

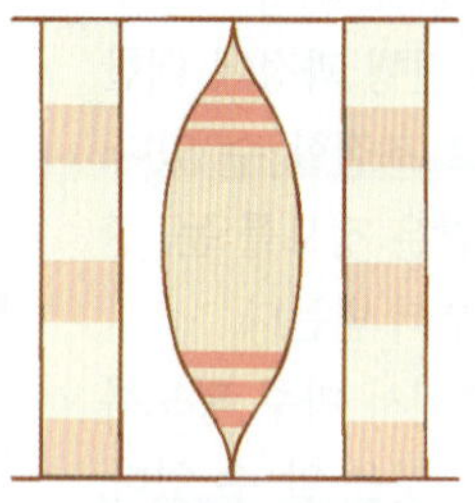
방추가 공동활성화되는 정상 상황에서 수축된 근육; 근육의 신장에 민감한 수축된 방추섬유

(d) 방추의 공동활성화가 일어난 가운데 수축하는 근육

● **그림 8-19 근방추의 기능.**

를 뻗어 올리게 하는 신장반사 즉 무릎반사가 나타난다.

임상기록 이 검사는 신경계 기능을 예비 진단하는데 일상적으로 쓰인다. 정상 무릎반사는 많은 신경과 근육 성분들인 근방추, 감각입력, 운동뉴런, 원심성 출력, 신경근접합부, 근육 자체 등이 정상적으로 기능한다는 것을 보여준다. 이것은 또한 뇌의 고위수준에서 나와 운동뉴런으로 가는 흥분성 입력과 억제성 입력의 균형이 적절하게 유지되고 있음을 가리킨다. 고위-수준의 흥분성 입력이 소실되면, 근육 반사운동이 없어지거나 저하되고 뇌의 고위 수준으로부터 나오는 운동뉴런에 대한 억제성 입력이 소실되면 근육 반사운동이 지나치게 커질 것이다.

신장반사의 주된 목적은 똑바로 서 있을 때 중력에 의해 신근이 수동적으로 늘어나는 경향을 억제하는 것이다. 무릎관절이 구부러지면 4두근이 신장된다. 그러면 신장반사에 의해 이 신근의 수축이 커져서 무릎을 빨리 곧게 하여 서 있는 자세를 유지한다.

감마-운동신경과 알파-운동신경의 공동활성화 감마-운동뉴런은 방추내근섬유의 근육말단 부위를 수축시킨다(● **그림 8-19a, 3 단계**). 이 수축반응은 너무 약하여 전체-근육 장력에 어떤 영향도 미치지 못하지만 근방추 자체에 중요한 국부적 영향을 미친다. 알파-운동뉴런이 방추외근섬유를 자극하여 전체 근육이 짧아질 때 보정 기작이 없으면 신장에 대해 덜 민감해져 근육 길이를 탐지하는데 효과적이지 못하게 된다(● **그림 8-19b** 와 **c** 참조). 반사가 일어나거나 수의적인 수축을 할 때 감마-운동뉴런계가 알파-운동뉴런계와 함께 **공동활성화(coactivation)**(동시 자극)되면 전체 근육이 짧아질 때 느슨해지는 근방추를 조인다. 그러면 이 수용체 구조가 근육이 다양한 길이에서 신장하는 것에 대하여 높은 반응성을 유지할 수 있다(● **그림 8-19d**). 감마-운동뉴런의 자극으로 방추내근섬유 양쪽 말단의 근육 부위가 수축하여 비수축성 중앙부위를 반대방향으로 당겨서 이 부위를 팽팽하게 함으로써 느슨해지는 것을 죄어주는 것이다. 알파-운동뉴런의 활성화 정도가 의도하는 운동반응 정도에 달려 있는 반면, 감마-운동뉴런이 같은 근육에 대하여 동시에 활성화되는 정도는 예상되는 단축거리에 달려 있다.

골지건기관 근방추가 근육 내부에 있는 반면에, **골지건기관(Golgi tendon organ)**은 근육의 건에 있어서 근육의 길이 변화보다는 근육의 장력 변화에 반응한다. 수축하는 동안 몇 가지 인자들

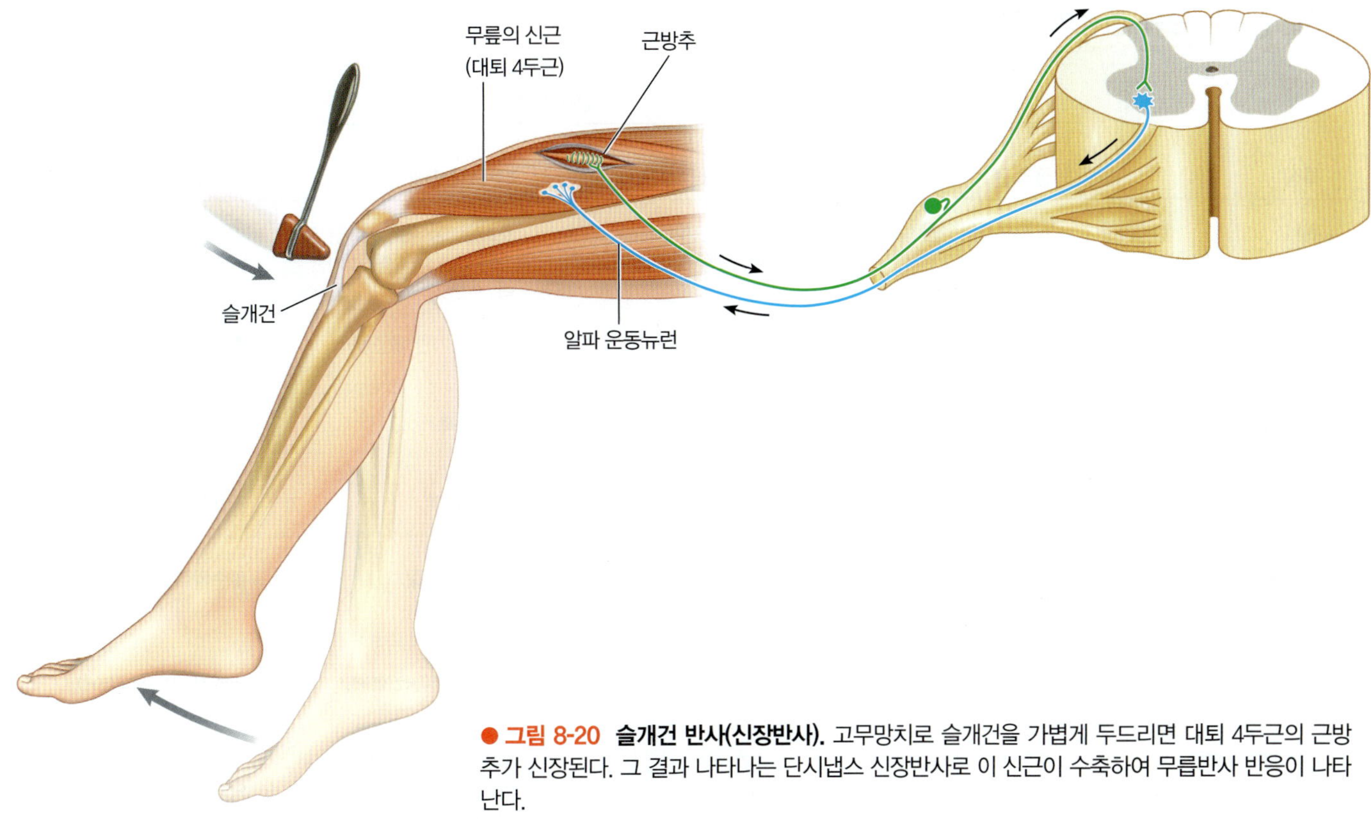

● **그림 8-20 슬개건 반사(신장반사).** 고무망치로 슬개건을 가볍게 두드리면 대퇴 4두근의 근방추가 신장된다. 그 결과 나타나는 단시냅스 신장반사로 이 신근이 수축하여 무릎반사 반응이 나타난다.

이 전체 근육에서 발생하는 장력을 결정하기 때문에(예를 들어, 자극빈도, 수축 개시 때의 근육길이) 운동조절계가 필요하면 장력을 조절할 수 있도록 실제 발생한 장력을 보고 받는 것은 필수적이다.

골지건기관은 건을 이루고 있는 콜라겐(결합조직) 섬유 다발 내에서 얽혀 있는 구심성 섬유의 말단으로 이루어져 있다. 방추외 근섬유가 수축하면 건이 당겨져 콜라겐 다발을 팽팽하게 하고, 이것은 건이 붙어 있는 뼈에 작용하는 장력을 증가시킨다. 이 과정에서 얽혀 있는 골지건기관의 구심성 수용체 말단이 신장되어 감각섬유가 흥분하게 된다. 활동전위 발생빈도는 발생하는 장력에 직접적으로 관계가 있다. 이 구심성 정보는 뇌로 전달되어 처리된다. 이 정보 중 많은 것은 운동활성을 원할하게 실행하는데 있어서 잠재의식적으로 사용되지만, 근방추로부터 오는 감각정보와는 달리 골지건기관으로부터 오는 감각정보는 의식적 인식 수준에 도달한다. 그래서 우리는 근육내 장력은 알지만 근육의 길이는 모른다.

과학자들은 한때 골지건기관이 근육 장력이 너무 클 때 보호 척수반사를 유발하여 더 이상의 수축을 중지시키고 갑작스런 반사이완이 일어나도록 하여 지나친 장력을 발생하는 근육수축 때문에 생기는 근육이나 건의 손상 방지를 돕는다고 생각하였다. 그러나 이제는 이 수용체가 순수한 감지기관이며, 어떠한 반사도 개시하지 않는다고 믿고 있다. 알려지지 않은 다른 기작이 더 이상의 수축을 억제하여 장력에 의해 유도되는 손상을 방지함은 분명하다.

8.6 평활근과 심근

다른 두 종류의 근육인 평활근과 심근도 골격근과 기본적인 특성을 공유하고 있으나, 각각 독특한 특성을 갖고 있다(▲ **표 8-3**). 세 가지 종류의 근육은 모두 가는 액틴 필라멘트로 이루어진 특수화된 수축기구를 갖고 있어서, 세포질 Ca^{2+} 농도가 증가하면 가는 필라멘트가 고정된 굵은 미오신 필라멘트에 대해 상대적으로 미끄러져 수축을 한다. 이들은 또한 가교 주기의 에너지원으로 ATP를 직접 사용한다. 그러나 이들 근육 내의 근섬유 구조와 체제가 다르고, 흥분 기작과 흥분-수축 연관 방식도 다르며, 수축반응 자체에서 중요한 차이를 갖는다. 이 절에서는 평활근과 심근의 특징을 골격근과 비교만 하고 그 자세한 기능들에 관한 것은 이들 근육이 포함되어 있는 기관을 다루는 장에서 언급한다.

평활근 세포는 작고 가로무늬가 없다.

대부분의 평활근 세포는 속인 빈 기관이나 관의 벽에서 볼 수 있다. 평활근 세포가 수축하면 이들 구조물의 내용물에 압력이 가해져 내용물의 전진 이동이 조절된다.

평활근과 골격근 세포는 긴 모양을 하고 있으나, 골격근 세포가 크고 원통형인 반면에 평활근 세포는 작고 방추형이다. 또한

▲표 8-3 근육 종류의 비교

특징	근육의 종류			
	골격근	다-단위 평활근	단-단위 평활근	심근
위치	골격에 붙어 있음	큰 혈관, 작은 기도, 눈, 모낭	소화관, 생식관, 비뇨관, 작은 혈관 등 속이 빈 기관 벽	심장에만
기능	외부 환경에 대한 신체의 움직임	관련된 구조에 따라 다양함	속이 빈 기관 내용물의 이동	혈액을 심장 밖으로 퍼냄
수축 기작	활주 기작	활주 기작	활주 기작	활주 기작
지배	체성신경계(알파-운동뉴런)	자율신경계	자율신경계	자율신경계
조절 수준	수의적 조절; 잠재의식 조절도 받음	불수의적 조절	불수의적 조절	불수의적 조절
수축 개시	신경원성	신경원성	근육원성(박동원전위, 서파전위)	근육원성(박동원전위)
신경 자극의 역할	수축 개시; 차등에 기여	수축 개시; 차등화에 기여	수축 조절; 흥분시키거나 억제시킬 수 있다; 차등화에 기여	수축 조절; 흥분시키거나 억제시킬 수 있다; 차등화에 기여
호르몬의 조절 효과	없음	있음	있음	있음
굵은 필라멘트와 가는 필라멘트의 유무	있음	있음	있음	있음
규칙적으로 배열된 필라멘트에 의한 줄무늬	있음	없음	없음	있음
트로포닌과 트로포미오신 유무	있음	트로포미오신만 있음	트로포미오신만 있음	있음
T-소관 유무	있음	없음	없음	있음
근소포체의 발달 수준	잘 발달되어 있음	잘 발달되어 있지 않음	잘 발달되어 있지 않음	중간 정도 발달되어 있음
Ca^{2+}에 의한 가교 활성화	활성화됨	활성화됨	활성화됨	활성화됨

▲ 표 8-3 근육 종류의 비교-*계속*

특징	골격근	다-단위 평활근	단-단위 평활근	심근
	근육의 종류			
증가된 세포질 Ca^{2+}의 원천	근소포체	세포외액과 근소포체	세포외액과 근소포체	세포외액과 근소포체
Ca^{2+}의 조절을 받는 부위	가는 필라멘트의 트로포닌	굵은 필라멘트의 미오신	굵은 필라멘트의 미오신	가는 필라멘트의 트로포닌
Ca^{2+} 작용 기작	트로포닌-트로포미오신 복합체를 물리적으로 위치를 바꾸어 액틴의 가교 결합부위를 노출시킴	미오신 가교를 화학적으로 인산화시켜 액틴과 결합할 수 있게 함	미오신 가교를 화학적으로 인산화시켜 액틴과 결합할 수 있게 함	트로포닌-트로포미오신 복합체를 물리적으로 위치를 바꿈
간극연접 유무	없음	있음(적다)	있음	있음
수축 기구에 의해 직접 사용되는 ATP	있음	있음	있음	있음
미오신 ATP 가수분해효소 활성(수축속도)	섬유 종류에 따라 빠르거나 느림	매우 느림	매우 느림	느림
차등화 방법	수축하는 운동단위(운동단위 동원)와 자극 받는 빈도(연축 가중)의 수를 변화시킴	자율신경과 호르몬의 영향으로 수축하는 섬유의 수와 세포질 Ca^{2+} 농도 변화	근육원성 활성과 자율신경계, 호르몬, 기계적 신장, 국소적 대사 산물 등의 영향을 통한 세포질 Ca^{2+} 농도의 변화	섬유의 길이 변화(심장의 방들이 채워지는 정도에 따라)와 자율신경, 호르몬, 국소 대사산물 등의 영향을 통한 세포질 Ca^{2+} 농도의 변화
분명한 길이-장력 관계	있음	없음	없음	있음

하나의 평활근 세포가 골격근 세포처럼 근육 전체 길이만큼 뻗어 있지 않은 대신에 많은 세포들이 보통 얇은 층으로 배열되어 있다(● **그림 8-21a**).

평활근 세포에는 세 가지 종류의 필라멘트가 있다: (1) 골격근의 것보다 긴 굵은 미오신 필라멘트; (2) 트로포미오신은 있으나 트로포닌이 없는 가는 액틴 필라멘트; (3) 수축에는 직접 관여하지 않으나 세포형태를 지지하는 세포골격의 일부인 중간 크기의 필라멘트. 평활근 세포의 필라멘트는 골격근처럼 근원섬유를 형성하지 않고 있으며, 근절 형태를 이루고 있지도 않다. 따라서 평활근에는 골격근에서 볼 수 있는 가로무늬가 없다.

평활근은 근절이 없어서 Z-선을 갖고 있지 않으나, Z-선에 있는 것과 같은 단백질을 포함하고 있는 **조밀체(dense body)**가 있다(● **그림 8-21b**). 조밀체는 평활근 세포 전체에 분포하고 있으며 원형질막 내부 표면에 붙어 있다. 조밀체는 중간필라멘트라는 뼈대에 의해 제자리에 위치한다. 액틴 필라멘트는 조밀체에 고정되어 있다. 평활근 세포에는 골격근 세포보다 상당히 많은 액틴이 있는데, 골격근 세포에는 하나의 굵은 필라멘트에 2개의 가는 필라멘트가 있는 반면에, 평활근 세포에는 10~15개의 가는 필라멘트가 있다. 골격근에서는 근원섬유가 긴 축을 따라 평행하게 배열되어 있는 반면, 평활근 세포에서는 굵은 필라멘트와 가는 필라멘트 수축단위들이 옆으로 비스듬하게 향하고 있어 다이아몬드 모양의 격자 형태를 하고 있다(● **그림 8-22a**). 수축할 때 가는 필라멘트가 굵은 필라멘트에 상대적으로 미끄러지면 필라멘트 격자가 짧아지고 옆으로 팽창한다. 그 결과로 세포 전체가 짧아지고 가는 필라멘트가 원형질막의 내측 표면에 부착되어 있는 점들 사이로 불룩하게 나온다(● **그림 8-22b**).

평활근에서는 골격근과는 달리 가교가 굵은 필라멘트 길이 전체에 분포되도록 미오신 분자가 배열되어 있다(즉, 평활근의 굵은 필라멘트 중앙에도 가교가 있다). 그 결과 평활근에서 굵은 필라멘트 주위에 있는 가는 필라멘트가 굵은 필라멘트를 따라 당겨지는 길이가 골격근의 경우보다 길다. 또한 골격근과는 달리 평활근에 있는 굵은 필라멘트의 미오신 단백질은 굵은 필라멘트의 한 쪽에 있는 가는 필라멘트가 고정된 굵은 필라멘트의 한 쪽 끝으로 당겨지고 다른 쪽의 가는 필라멘트는 반대 방향으로 당겨지도록 배열되어 있다(● **그림 8-22b**).

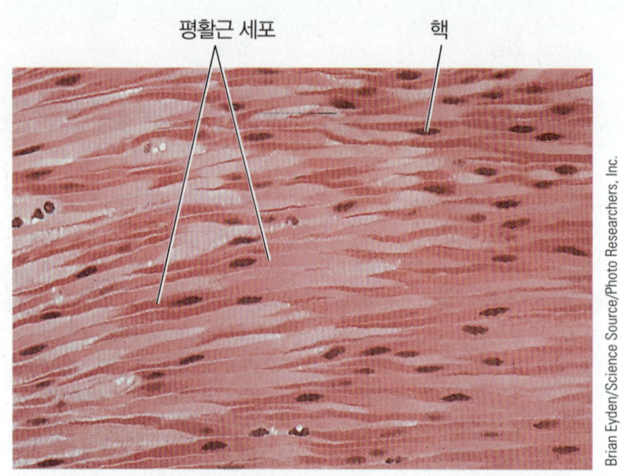

(a) 평활근 세포의 저배율 광학현미경 사진

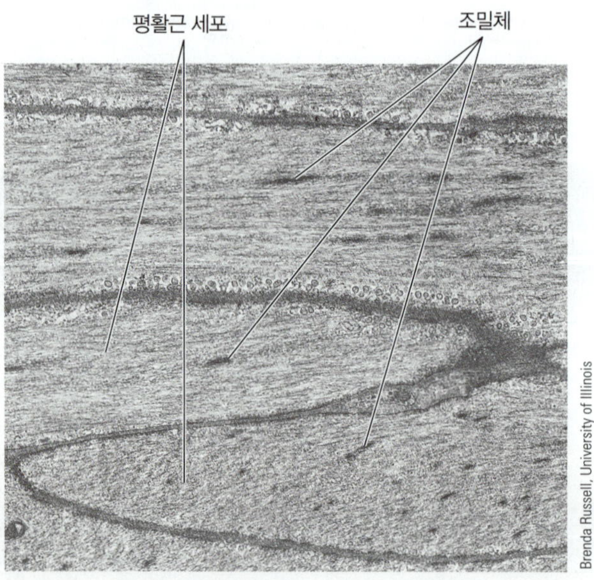

(b) 평활근 세포의 전자현미경 사진

● **그림 8-21 평활근의 현미경 사진.** (a) 방추형에 주목하라. (b) 조밀체가 있고 띠가 없는 것을 주목하라.

평활근은 미오신의 Ca^{2+}-의존성 인산화에 의해 활성화된다.

평활근의 가는 필라멘트는 트로포닌을 갖고 있지 않으며, 트로포미오신이 액틴의 가교 결합부위를 가로막지 않는다. 그러면 휴식상태의 가교에서 액틴과 미오신의 결합을 차단하는 것은 무엇이며, 가교 활성은 어떻게 흥분될까? 평활근의 미오신은 가벼운 사슬이 인산화 될 때에만 액틴과 상호작용할 수 있다. **가벼운 사슬(light chain)**은 미오신 분자의 목 부위 근처 머리에 붙어 있는 "목걸이" 단백질이다. 평활근이 자극을 받으면 증가된 Ca^{2+}이 트로포닌과 구조적으로 유사한 세포내 단백질인 **칼모듈린(calmodulin)**과 결합을 한다. 이 칼슘-칼모듈린 복합체는 일련의 생화학적 반응이 일어나도록 하고, 그 결과 미오신 가벼운 사슬이 인산화된다. 미오신의 가벼운 사슬에 있는 이 인산은 에너지 주기 동안 미오신 가교 ATP가수분해효소 부위의 ADP와 함께 있는 인산 외에 하나 더 있는 셈이다(● **그림 8-23**). 인산화된 미오신은 액틴과 결합하여 가교 주기가 시작된다. 따라서 평활근의 수축은 골격근에서 일어나는 것과 비슷하게 세포질 내 Ca^{2+}증가로 시작된다. 평활근에서는 Ca^{2+}이 궁극적으로 굵은 필라멘트의 미오신에서 화학적 변화(인산화)를 유도함으로써 가교를 활성화시키는 반면, 골격근에서는 가는 필라멘트에서 물리적 변화가 일

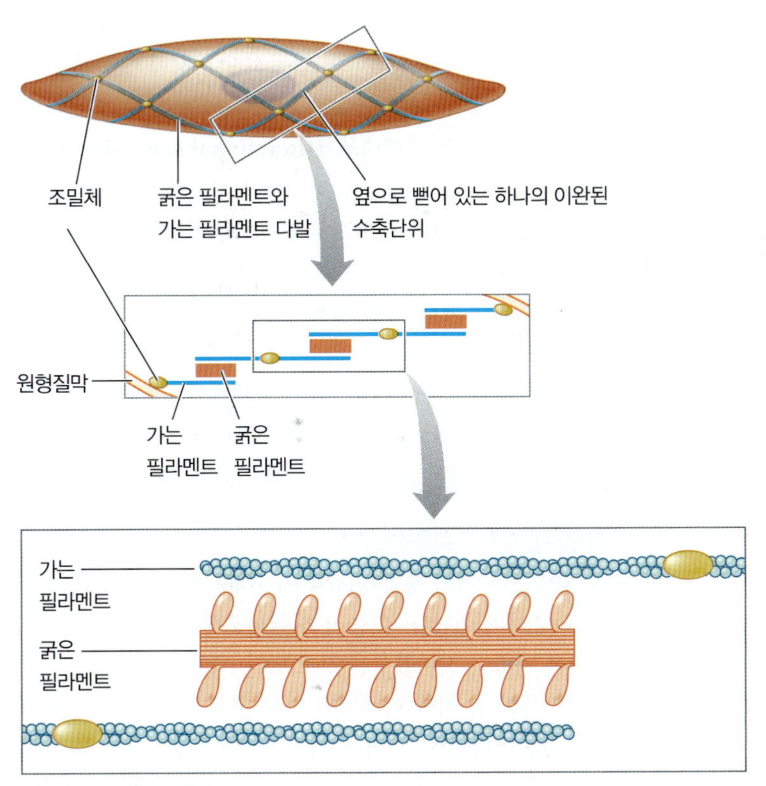

(a) 이완된 평활근 세포

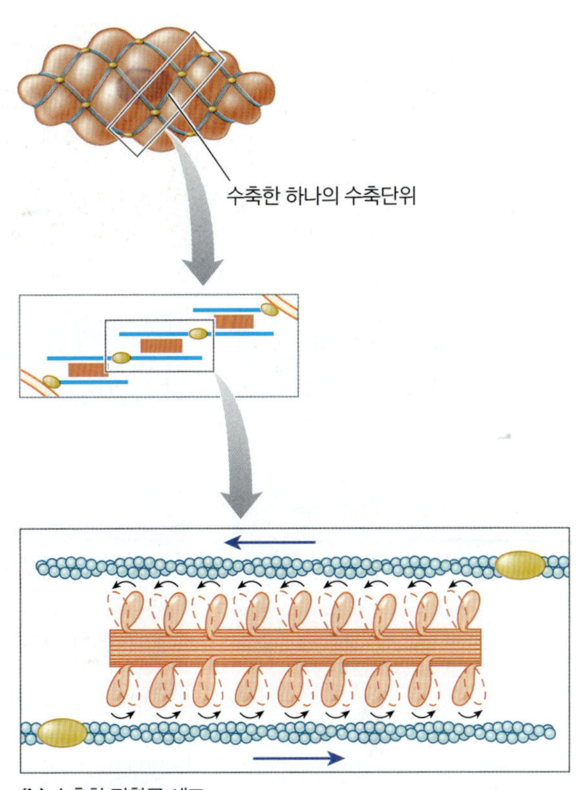

(b) 수축한 평활근 세포

● **그림 8-22 이완 또는 수축 상태 평활근의 굵은 필라멘트와 가는 필라멘트의 배열.**

어나게 하여(트로포닌과 트로포미오신을 차단하고 있는 위치에서 움직이게 함) 그 효과를 내는 것이다(● **그림 8-24**).

가교를 활성화시키는 세포질 Ca^{2+}농도의 증가 방법도 평활근과 골격근이 다르다. 평활근은 T-소관이 없으며 근소포체가 잘 발달되어 있지 않다. 수축을 유발하는 세포질 Ca^{2+} 증가의 근원은 두 가지이다: 대부분의 Ca^{2+}은 세포 표면의 Ca^{2+} 채널이 열릴 때 세포외액으로부터 농도기울기를 따라 세포 내로 들어온다. 이렇게 들어온 Ca^{2+}이 근소포체의 Ca^{2+} 채널을 열어서 소량의 Ca^{2+}이 근소포체로부터 방출되어 추가된다. 평활근 세포의 직경은 골격근 섬유보다 훨씬 작아서 세포외액으로부터 들어오는 Ca^{2+}이 대부분의 가교 활성에 영향을 주고, 심지어는 복잡한 T-소관–소포체 망상 기작 없이도 세포의 중심부위까지 영향을 미친다.

Ca^{2+} 증가의 근원에 따라 Ca^{2+}이 원형질막을 가로질러 세포 밖으로 능동수송되거나 근소포체로 다시 들어가서 세포질의 Ca^{2+}이 제거되면 평활근의 이완이 일어난다. Ca^{2+}이 제거되면 미오신은 탈인산화되어 더 이상 액틴과 상호작용을 하지 못하게 되어 근육은 이완된다.

평활근은 근섬유의 흥분 기작 차이에 따라 두 종류인 **다단위 평활근**과 **단-단위평활근**으로 나눈다.

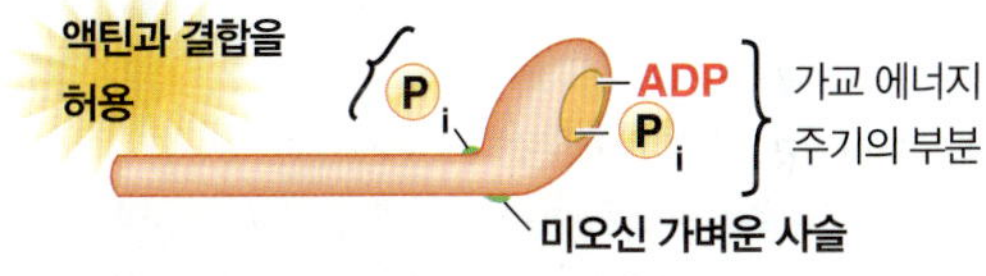

● **그림 8-23 평활근의 활성화된 미오신 가교.**

다-단위 평활근은 신경원성이다.

다-단위 평활근(multiunit smooth muscle)은 골격근과 단-단위 평활근의 중간 특성을 갖고 있다. 이름에서 알 수 있듯이 다-단위 평활근은 많은 개별 단위들로 이루어져 있다. 이 단위들은 서로 독립적인 기능을 하며, 골격근 운동단위처럼 신경의 자극을 개별적으로 받아서 활동전위를 발생하고 수축한다. 따라서 골격근과 다-단위 평활근의 수축활성은 **신경원성(neurogenic)**이다. 즉, 이러한 종류의 근육은 그 근육을 지배하는 신경의 자극이 있어야 수축이 시작된다. 골격근은 수의적인 체성신경계(운동뉴런)의 지배를 받고, 다-단위 평활근(단-단위 평활근도)은 불수의적인 자율신경계의 지배를 받는다.

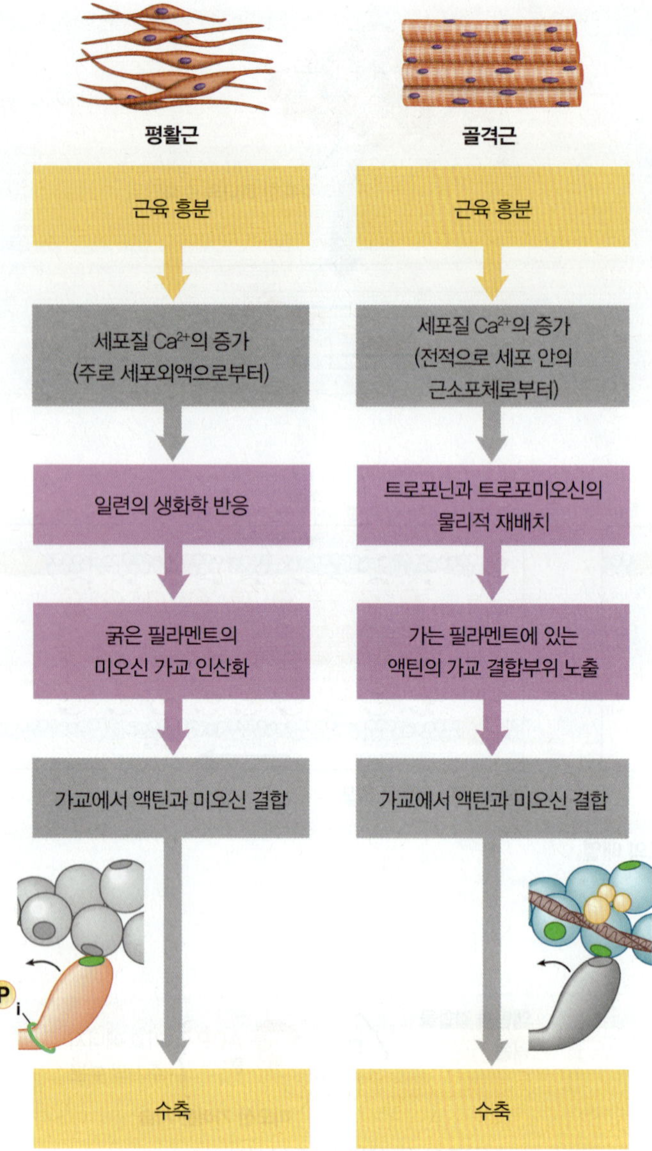

● 그림 8-24 **평활근과 골격근에서 수축을 유발하는 칼슘의 역할 비교.**

다-단위 평활근은 (1) 큰 혈관벽; (2) 폐의 작은 기도; (3) 근거리나 원거리 초점을 맞추기 위해 수정체를 조절하는 눈의 근육; (4) 눈으로 들어오는 빛의 양을 조절하기 위해 동공 크기를 조절하는 홍채; (5) 수축하면 소름이 돋는 모낭의 기저부 등에 있다.

단-단위 평활근세포는 기능적 다핵세포체를 형성한다.

대부분의 평활근은 **단-단위 평활근(single-unit smooth muscle)**으로서, 속인 빈 기관 즉, 내장의 벽(예, 소화관, 생식관, 요로 등)에서 볼 수 있어 **내장평활근(visceral smooth muscle)**이라고도 불린다. 단-단위 평활근이라는 용어는 하나의 단위로 흥분하고 수축하는 종류의 근육을 이루고 있는 근섬유로부터 유래되었다. 단-단위 평활근의 근섬유는 간극연접에 의해 전기적으로 연결되어 있다(p. 53 참조). 활동전위가 한 층의 단-단위 평활근 내 어디에라도 나타나면 이와 같이 특수한 전기적 접촉 지점을 통해 전체 연결된 세포들에 전파되어 하나의 협동적 단위처럼 수축한다. 전기적 및 기계적으로 하나의 단위로 기능을 하는 서로 연결된 근육세포 무리를 **기능적 다핵세포체(functional syncytium)**라고 한다.

분만 시 자궁의 역할에 대해 생각해 보면, 이러한 배열의 중요성을 인식하는데 도움이 될 것이다. 자궁벽을 이루는 근육세포들은 기능적 다핵세포체로 작용한다. 이들은 분만 시 하나의 단위로서 반복적으로 흥분하고 수축하여 일련의 협동적 "밀어내기"를 함으로써 아기를 분만하게 한다. 자궁벽 개개의 근육세포가 협동이 이루어지지 않은 채 독자적으로 수축하면 아기를 밀어내는데 필요한 고르게 작용하는 압력이 작용하지 못할 것이다.

단-단위 평활근은 근육원성이다.

단-단위 평활근은 **자가-흥분성(self-excitable)**이어서 신경의 자극 없이 수축이 일어난다. 기능적 다핵세포체 내에 있는 특수한 세포 집단은 자발적 전기활성을 갖고 있다: 즉, 외부 자극 없이 활동전위를 발생한다. 이미 다루었던 다른 흥분성 세포들(신경, 골격근 섬유, 다-단위 평활근)과는 달리 단-단위 평활근의 자가-흥분성 세포들은 일정한 휴지막 전위를 유지하지 않는다. 대신에, 그들의 막전위는 세포외부에서 영향을 주는 인자 없이도 자발적으로 변한다. 자가-흥분성 세포에서 보이는 두 가지 주된 형태의 자발적 탈분극으로는 박동원전위와 서파전위가 있다.

박동원 전위 **박동원 전위(pacemaker potential)**의 시작으로 특수화된 근육세포의 채널 투과도가 자동으로 변함에 따라 수동적인 이온의 흐름이 변하여 막전위가 점차 탈분극된다(● **그림 8-25a**). 막전위가 역치까지 탈분극 되면 활동전위가 시작된다. 재분극후 막전위가 다시 역치까지 탈분극 되는데, 이와 같은 방식으로 반복적인 활동전위의 자가-발생이 주기적으로 지속된다.

자가-흥분성 평활근 박동원 세포는 활동전위를 개시하도록 특수화되어 있지만 수축하지는 못한다. 기능적 다핵세포체 중에서 일부의 세포들만이 비수축성 박동원 세포들이며, 대부분의 평활근 세포들은 수축하도록 특수화되어 있지만 스스로 활동전위를 개시하지는 못한다. 그러나 일단 자가-흥분성 박동원 세포에서 활동전위가 시작되면 간극연접을 통해 기능적 다핵세포체의 비박동원 세포들로 전도되므로, 연결되어 있는 세포 전체가 신경의 자극 없이 하나의 단위처럼 수축을 한다. 골격근이나 다-단위 평활근의 신경원성 활성과는 대조적으로 이와 같이 신경과는 무관하게 근육세포 자체에서 개시되는 수축활성을 **근육원성 활성(myogenic activity)**이라고 한다.

서파전위 **서파전위(slow-wave potential)**는 아직 알려지지 않은 기작에 의해 자발적으로 서서히 탈분극되고 과분극되는 막전위의 진동으로서(● **그림 8-25b**), 소화관의 평활근에서만 나타난다.

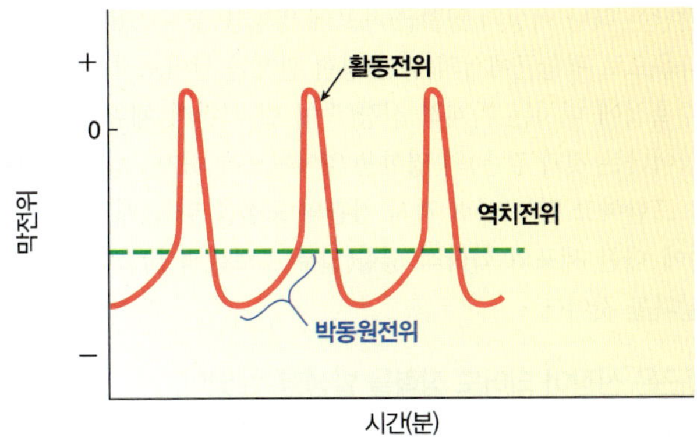

(a) 박동원 전위

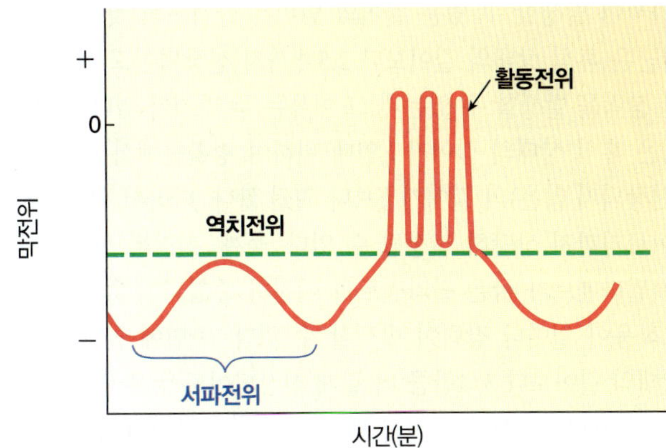

(b) 서파전위

● **그림 8-25 평활근에서 자가-발생적인 전기적 활성.** (a) 세포막은 박동원 전위에 의해 신경자극 없이 주기적으로 점차 역치까지 탈분극된다. 이러한 규칙적인 탈분극은 자가-유도되는 활동전위를 유발한다. (b) 서파전위에서는 막전위가 점차 자가-유도된 탈분극과 과분극을 오간다. 탈분극 방향의 진동이 막을 역치에 이르게 하면 활동전위가 발생한다.

서파는 소화관 내 특수화된 비근육성 박동원 세포 집단에서 발생하여 간극연접을 통해 인근 평활근 세포로 퍼져 나간다. 과분극 진동 시에 전위는 역치로부터 멀어지고, 탈분극 진동 시에는 역치에 가까워진다. 역치에 이르게 되면 탈분극 진동 정점에서 활동전위가 발생한다. 이 활동전위로 근육원성으로 유도되는 수축이 일어난다. 그러나 서파전위의 진동은 늘 역치에 이르는 것은 아니어서 활동전위와 수축활성이 발생되지 않고 지속될 수도 있다. 서파전위의 역치전위로의 도달 여부는 탈분극 진동이 시작되는 막전위 시작점에 달려 있다. 이 시작점은 식사와 관련된 신경과 국소 인자의 영향을 받는다(자세한 것은 15장 참조). 지금까지 흥분성 세포가 역치에 이르는 모든 방법을 논의하였다. ▲ **표 8-4**는 여러 가지 흥분성 조직에서 활동전위가 발생하는 경우들을 요약한 것이다.

단-단위 평활근의 수축 차등화는 골격근의 것과는 다르다.

단-단위 평활근의 수축 차등화는 골격근과는 다르게 일어난다. 골격근의 수축세기는 전적으로 신경에 의한 조절을 받는데, 주로 운동단위 동원과 연축 가중 등이 포함된다. 단-단위 평활근의 경우 간극연접에 의해 평활근 덩어리 전체가 하나의 단위로 수축하기 때문에 수축하는 근섬유의 수를 다르게 할 수 없다. 오직 근섬유들의 장력 변화만으로 전체 기관의 수축세기를 다르게 할 수 있다. 단-단위 평활근에서 활성화된 가교의 비율과 그에 따라 발생하는 장력은 세포질 Ca^{2+} 농도를 변화시킴으로서 조절할 수 있다. 하나의 활동전위로 모든 가교가 주기 활동을 할 수 있을만큼 충분한 양의 Ca^{2+}이 방출되는 골격근과는 달리, 평활근은 한 번 흥분되어서 모든 가교를 활성화시킬 수는 없다. 평활근에서는

▲ 표 8-4 흥분성 조직에서 활동전위를 개시하는 여러 가지 방법

막을 역치 전위까지 탈분극시키는 방법	관련된 흥분성 조직의 종류	활동전위가 시작되는 과정
EPSP의 가중 (p. 116 참조)	원심뉴런과 연합뉴런	흥분성 신경전달물질의 표면 막 수용체와 결합으로 일어난 채널투과도 변화에 의해 수상돌기와 세포 본체에 생긴 작은 탈분극(EPSP)의 시간적 또는 공간적 가중
수용기전위 (p. 174 참조)	구심성 뉴런	적절한 뉴런의 자극으로 일어난 채널투과도 변화에 의해 시작된 구심성 뉴런 수용체의 탈분극
종판전위 (p. 221 참조)	골격근	신경전달물질 아세틸콜린의 종판 막 수용체와의 결합으로 일어난 채널투과도 변화에 의해 생긴 운동 종판의 탈분극
박동원전위 (p. 258 참조)	평활근과 심근	자동적인 채널 투과도 변화에 이은 수동적 이온 흐름의 변화에 의한 막의 점진적인 탈분극
서파전위 (p. 258 참조)	소화관의 평활근 만	비근육 자가–흥분성 세포에서 시작되는 전위의 점진적인 탈분극과 과분극의 교대 진동; 탈분극 진동은 역치에 이를 수도 있고 그렇지 못할 수도 있음

Ca^{2+} 농도가 증가하면 보다 많은 가교가 활동하게 되고 보다 큰 장력이 발생한다.

평활근의 긴장 많은 단-단위 평활근세포는 활동전위가 없어도 낮은 수준의 장력, 즉, **근 긴장(muscle tone)**을 유지할 수 있을 정도의 세포질 Ca^{2+}을 충분한 수준으로 갖고 있다. 근육원성으로 유도된 활동전위에 뒤이은 갑작스럽고 급격한 Ca^{2+} 농도의 변화로 계속 유지되고 있던 긴장에 수축반응이 더해진다.

평활근 활성에 영향을 주는 다른 인자 평활근에서는 자가-유도되는 활동전위 이외에 (1) 자율신경 전달물질, (2) 기계적 신장, (3) 일부 호르몬, (4) 국소 대사산물 등의 인자들이 세포질 Ca^{2+} 농도를 변화시켜서 수축활성과 장력 발생에 영향을 줄 수 있다. 따라서 평활근은 스스로 수축하고, 골격근보다 외부 영향을 더 많이 받는다.

자율신경계에 의한 평활근 활성 조절 평활근은 보통 자율신경계의 두 개의 가지, 즉, 교감신경과 부교감신경의 지배를 받는다. 자율신경은 단-단위 평활근의 수축을 개시하지는 않지만, 기관 고유의 수축활성을 강화하거나 억제하여 수축의 빈도와 세기를 조절할 수 있다. 골격근 섬유의 운동종판 일부 부위가 하나의 운동신경 축삭돌기 말단에서 분비되는 아세틸콜린과 상호작용함을 상기하자. 이와는 달리 평활근 세포에서는 자율신경전달물질과 결합하는 수용체가 세포 표면막 전체에 산재하여 있다. 평활근 세포에 미치는 자율신경전달물질의 영향은 콜린성 수용체와 아드레날린성 수용체(p. 218 참조)의 분포에 따라 그 정도와 방법이 다양하다.

교감신경 절후섬유의 각 말단 가지는 하나 또는 그 이상의 평활근 세포의 표면을 가로질러 가고 있으며, 활동전위가 말단을 따라 지나가면 여러 팽대부 내에 있는 소포의 신경전달물질이 방출된다(● **그림 8-26**). 신경전달물질은 신경 말단 아래에 있는 세포의 수용체로 확산된다. 따라서 골격근의 경우 각각의 운동종판에서 신경전달물질과 근세포가 일대일 관계에 있는 것과는 다르게, 하나의 평활근이 한 종류 이상의 신경전달물질의 영향을 받을 수 있고, 또 각 자율신경 말단은 하나 이상의 평활근 세포에 영향을 줄 수 있다.

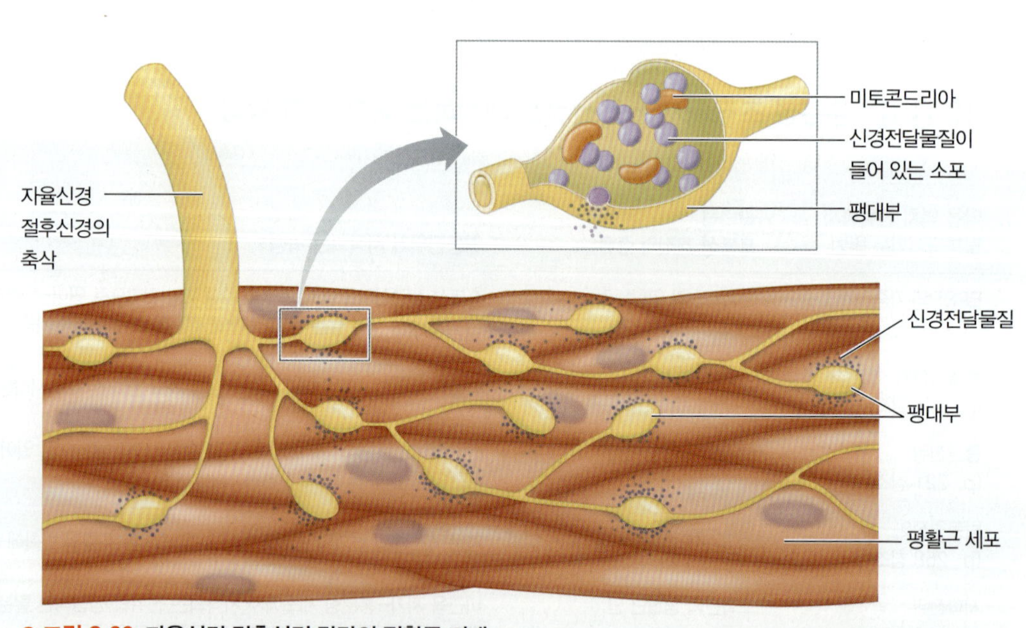

● **그림 8-26** **자율신경 절후신경 말단의 평활근 지배.**

다음으로 평활근에서의 길이-장력 관계를 알아보기 위해 평활근 수축성에 미치는 기계적 신장(속이 빈 기관이 채워지는 동안에 일어나는 것과 같은)의 영향을 알아보도록 하자. 나중에 평활근을 포함하고 있는 여러 가지 기관의 조절을 다룰 때 평활근 수축성에 대한 세포외 화학적 영향(일부 호르몬과 국소대사 산물)을 살펴볼 것이다.

평활근은 신장이 되어도 장력을 발생할 수 있다.

수축하기 전 근섬유의 길이와 이어서 수축할 때 발생하는 장력의 관계는 평활근이 골격근보다 덜 밀접하다. 평활근 섬유가 최대 장력 가까이 발생할 수 있는 길이의 범위는 골격근의 것보다 크다. 평활근은 휴식 상태의 길이보다 2.5배까지 신장되어도 여전히 상당한 장력을 발생할 수 있는데 그 이유는 두 가지가 있다. 첫째 골격근은 휴식 상태의 길이가 l_o인데 비하여 평활근에서는 휴식 상태(신장되지 않은)의 길이가 l_o보다 훨씬 짧다. 따라서 평활근은 l_o에 이르기까지 상당히 신장될 수 있다. 둘째, 신장된 상태에서도 가는 필라멘트가 굵은 필라멘트와 여전히 중첩되어 있어서 가교 상호작용이 일어나 장력이 발생할 수 있다. 반면에 골격근은 휴식상태의 길이보다 3/4만큼 더 길게 신장되어도 굵은 필라멘트와 가는 필라멘트가 서로 완전히 떨어진 상태로 당겨져 있어 더 이상 상호작용을 하지 못한다(● **그림 8-17** 참조).

상당히 신장된 평활근 섬유가 여전히 장력을 발생할 수 있는 능력은 중요하다. 왜냐하면 속이 빈 기관 내용물의 부피가 팽창하면 그 기관의 벽에 있는 평활근 섬유가 점차 신장되기 때문이다. 방광을 예를 들어 보자. 방광에 요가 점차 채워져 근섬유가 신장되어도 이들은 긴장성 수축을 여전히 유지하고 방광비우기를 조절하는 신호에 반응하여 장력을 더 발생시킬 수 있다. 골격근에서처럼 상당히 신장되어서 장력발생이 억제되면 요로 가득 찬 방광이 수축하지 못해 비우지 못할 것이다. 평활근 섬유는 정상 길이의 반까지 수축할 수 있어서, 속에 공간을 갖고 있는 기관은 내용물을 상당량 비울 수 있다; 따라서 평활근이 있는 내장은 큰 부피에 쉽게 적응하지만 부피가 사실상 0이 될 때까지 비울 수 있다. 평활근이 정상적으로 기능을 하는 길이의 범위(어디에서든 정상 길이의 0.5~2.5배)는 골격근이 기능을 유지할 수 있는 한정된 길이 범위보다 크다.

평활근은 느리고 경제적이다.

평활근 수축반응은 골격근의 연축보다 느리다. 평활근 미오신 ATP가수분해효소의 ATP 분해속도는 느려서 가교 활성과 필라멘트 활주가 골격근보다 약 10배정도 느리게 일어난다. 골격근의 경우 한 번의 수축이 최대 100 msec 지속되는 반면, 평활근은 3초(3000 msec)까지 지속된다. 평활근은 Ca^{2+}제거 속도가 느려서 이완도 느리게 일어난다. 그러나 느리다고 약한 것은 아니다. 평활근은 단위 면적 당 골격근과 같은 세기의 수축장력을 발생할 수 있는데, 이 장력발생은 보다 느리고 상당히 에너지 소비를 절감하면서 일어난다. 평활근 수축 시 가교 주기가 느리게 일어나기 때문에 각 주기에서 가교는 골격근보다 많은 시간을 붙어 있는 상태로 있게 된다. 즉, 가교는 각 주기에서 오랜 시간 동안 가는 필라멘트에 꼭 붙어 있는 것이다. 각 가교 주기는 한 분자의 ATP를 사용하기 때문에 평활근은 이와 같은 **빗장현상(latch phenomenon)**으로 비교적 ATP를 덜 소모하면서 장력을 유지할 수 있다. 따라서 평활근은 경제적인 수축 조직으로 에너지를 적게 소비하고, 피로하지 않으면서 오랜 기간 수축을 유지할 수 있다. 우리가 외부 환경을 다루고 처리할 때 골격근에 가해지는 빠르게 변하는 요구와는 달리, 평활근의 활성은 변화에 대하여 장기간 지속적으로 서서히 조절하도록 맞추어져 있다. 평활근은 느리고 필라멘트가 덜 규칙적으로 배열되어 있으므로 종종 잘 발달되지 않은 골격근의 변형으로 잘못 생각되어 왔다. 사실 평활근은 평활근에 가해지는 요구에 맞게 매우 특수화되어 있으며, 적응이 매우 잘 되어 있고 효율적인 조직이다.

심근은 골격근과 평활근의 특징이 섞여 있다.

심장에서만 볼 수 있는 심근의 구조와 기능의 특징은 골격근과 단-단위 평활근의 것이 섞여 있다. 심근은 골격근처럼 굵은 필라멘트와 가는 필라멘트가 규칙적인 띠 형태로 잘 조직화되어 있어서 줄무늬가 보인다. 심근의 가는 필라멘트에는 골격근의 경우처럼 가교 활성에 필요한 Ca^{2+}의 작용부위를 이루고 있는 트로포닌과 트로포미오신이 포함되어 있다. 또한 골격근처럼 심근은 뚜렷한 길이-장력 관계를 갖고 있다. 심근에는 산화적 골격근섬유처럼 미토콘드리아와 미오글로빈이 많으며, 또한 T-소관과 알맞게 잘 발달된 근소포체를 갖고 있다.

심장이 흥분하는 동안 평활근처럼 Ca^{2+}이 세포외액과 근소포체로부터 세포질로 들어간다. 세포외액으로부터 Ca^{2+}이 들어가면 근소포체로부터의 Ca^{2+} 방출이 유발된다. 심장은 단-단위 평활근처럼 박동원(서파는 아님) 활성을 갖고 있어서 외부 영향 없이 스스로 활동전위를 시작한다. 심근 세포는 간극연접으로 서로 연결되어 있으므로 활동전위가 단-단위 평활근처럼 심장 전체로 잘 퍼져나간다. 또한 심장은 호르몬이나 국소인자들과 함께 자율신경계의 지배를 받아 수축 빈도와 세기가 조절될 수 있다.

심근에만 독특한 것으로 심근 섬유는 갈라져 있고 그 끝이 서로 연결되어 망을 이루고 있으며, 심근의 활동전위는 훨씬 길게 지속된 후 재분극된다. 심근의 세부적인 특징과 중요성은 9장에서 다룬다.

제8장 요약: 항상성 측면

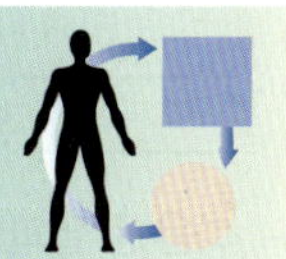

골격근은 근육계 자체를 이룬다. 심근과 평활근은 신체의 다른 기관계의 기관을 이루고 있다. 심근은 순환계의 일부인 심장에서만 볼 수 있다. 평활근은 순환계의 혈관, 호흡계의 기도, 비뇨계의 방광, 소화계의 위와 장, 여성의 자궁과 같은 생식계의 관 등 속이 빈 기관의 벽에서 볼 수 있다.

골격근이 수축하면 신체의 부분들이 상대적으로 움직이거나 신체가 외부 환경에 대해 움직이게 된다. 따라서 이러한 근육들은 외부 환경 속을 이동하거나 환경을 다룰 수 있게 해 준다. 이러한 움직임 중 어떤 것은 일반적으로 몸을 음식으로 향하거나 해로운 것으로부터 멀어지게 하는 것과 같은 항상성 유지에 목적을 둔다. 골격근에 의해 이루어지는 항상성 기능의 예 중 특이한 것으로 소화계에서 음식을 사용할 수 있는 에너지-생산 영양분자로 더 분해하기 위해 씹고 삼키는 것(입과 목구멍 근육은 모두 골격근임)과 산소를 획득하고 이산화탄소를 제거하기 위해 호흡(호흡근육은 모두 골격근임)하는 것이 있다. 또한 골격근의 수축은 체온을 유지하는 데 필요한 열 생산의 주요 근원이다. 더 나아가 골격근은 많은 비항상성적인 활동을 한다. 이와 같이 우리는 일하고 운동할 수 있어서(예를 들어, 기구를 조작하거나 자전거를 타는 것), 사회에 기여하고 우리 자신이 즐길 수 있다.

면역계를 제외한 신체의 모든 다른 기관계는 비골격성 근육 성분을 이용하여 항상성 기능을 완수할 수 있다. 예를 들어, 심근이 수축함으로써 생명을 유지시켜주는 혈액을 혈관으로 밀어내고, 위와 장의 평활근이 수축하면 소화액이 음식을 사용할 수 있는 단위로 분해할 수 있게끔 섭취한 음식물을 적절한 속도로 소화관으로 민다.

복습 문제

REVIEW EXERCISES

객관식

1. 근육에서 활동전위가 종료되면 활동전위에 의해 시작된 수축활성도 멈춘다. (*진실 또는 거짓?*)
2. 근육이 짧아지는 속도는 전적으로 근섬유의 ATP가수분해효소 활성에 따른다. (*진실 또는 거짓?*)
3. 골격근이 최대로 신장되면 액틴 필라멘트가 최대 거리로 미끄러질 수 있어 최대 장력을 발생할 수 있다. (*진실 또는 거짓?*)
4. 박동원 전위는 항상 활동전위를 일으킨다. (*진실 또는 거짓?*)
5. 서파 전위는 항상 활동전위를 일으킨다. (*진실 또는 거짓?*)
6. 평활근은 상당히 늘어나도 가는 필라멘트가 굵은 필리멘트와 여전히 중첩되어 있어 장력을 발생할 수 있다. (*진실 또는 거짓?*)
7. ________ 수축은 근육이 짧아지는 등장성 수축이고, ________ 등장성 수축에서는 근육이 길어진다.
8. ________ 운동뉴런은 방추외근섬유를 지배하고, 방추내근섬유는 ________ 운동뉴런의 지배를 받는다.
9. 다음 중 알파-운동뉴런에 직접 입력을 제공하는 것은? (맞는 답을 모두 표시하라.)
   a. 1차 운동 피질
   b. 뇌간
   c. 소뇌
   d. 기저핵
   e. 척수반사경로
10. 다음 중 근육 이완이 일어나는 원인이 아닌 것은?
    a. 근소포체로의 Ca^{2+} 재흡수
    b. ATP가 더 이상 없음
    c. 활동전위가 더 이상 없음
    d. 종판에서 아세틸콜린에스테라제에 의한 ACh 제거
    e. 필라멘트가 휴식 위치로 다시 미끄러짐
11. 다음의 것들을 연결하라(골격근과 관련하여):

___ 1. Ca^{2+}	(a) 수축 시 미오신 가교와 주기적으로 결합
___ 2. T-소관	(b) ATP가수분해효소 활성을 갖고 있음
___ 3. ATP	(c) 가교의 역동(파워스트로크)에 에너지를 제공
___ 4. 근소포체의 측면 주머니	(d) 활동전위를 근섬유 중심부로 빨리 전달
___ 5. 미오신	(e) Ca^{2+}을 저장
___ 6. 트로포닌-트로포미오신 복합체	(f) 트로포닌-트로포미오신 복합체를 차단 위치에서 밀어냄
___ 7. 액틴	(g) 근섬유가 흥분되지 않을 때 액틴이 미오신과 상호작용하는 것을 방해함

12. 수축 시 띠 양상에서 어떤 일이 일어나는지 오른쪽 문자를 이용하여 나타내라.

___ 1. 굵은 근필라멘트	(a) 수축 시 크기가 유지됨
___ 2. 가는 근필라멘트	(b) 수축 시 길이가 짧아짐
___ 3. A-대	
___ 4. I-대	
___ 5. H-역	
___ 6. 근절	

주관식

1. 골격근의 체계화 단계들을 기술하라.
2. 골격근에서 가로무늬가 보이는 것은 무엇 때문인가? 어떻게 띠들이 나타나게 되는 지 굵은 필라멘트와 가는 필라멘트의 배열을 기술하거나 그려라.
3. 골격근의 기능적 단위는 무엇인가?
4. 굵은 필라멘트와 가는 필라멘트의 성분을 기술하라.
5. 근수축의 활주기작을 기술하라. 가교의 역동이 어떻게 근섬유를 짧게 하는가?
6. 골격근의 흥분-수축 연관을 평활근의 것과 비교하라.
7. 등장성 수축과 등척성 수축을 비교하라.
8. 골격근 수축의 차등화는 어떻게 이루어지는가?
9. 운동단위란 무엇인가? 미세하게 조절되는 근육의 운동단위 크기를 정밀하지 않고 강력한 수축에 특수화된 것과 비교하라. 운동단위 동원을 기술하라.
10. 연축 가중과 강축을 설명하라.

11. 수축이 시작될 때의 골격근 섬유의 길이가 뒤이은 수축의 세기에 어떻게 영향을 주는가?
12. 다음의 것들이 골격근 수축에 동력을 제공하는데 있어서 그 역할을 기술하라: ATP, 크레아틴인산, 산화적인산화, 해당과정. 호기성 운동과 혐기성 운동의 차이를 구별하라.
13. 세 종류의 골격근섬유를 비교하라.
14. 기동성 움직임을 조절하는데 있어서 피질척수로와 다신경계의 역할은 무엇인가?
15. 근방추와 골지건기관의 구조와 기능을 기술하라.
16. 다-단위 평활근과 단-단위 평활근의 차이를 구별하라.
17. 신경원성 근육활성과 근육원성 근육활성을 구별하라.
18. 평활근 수축은 어떻게 차등화되는가?
19. 골격근의 수축 속도와 상대적 에너지 소비량을 평활근의 것과 비교하라.
20. 심근은 골격근이나 단-단위 평활근과 기능적으로 어떤 점이 유사한가?

심화학습 문제 *POINTS TO PONDER*

1. 규칙적인 호기성 운동이 웨이트트레이닝보다 심혈관계에 왜 더 좋은가? (*힌트*: 심장이 가해지는 요구에 대해 반응하는 방식은 골격근의 것과 비슷하다.)
2. 수축 시 관찰되는 띠 양상 변화 원인을 설명하기 위해서는 어떤 분자적 변화가 포함되어야 하는가를 고려하여 근수축의 활주기작을 발견한 과학자 입장에서 보자. 이완된 근섬유와 수축한 근섬유를 전자현미경으로 비교함으로써(● 그림 8-3a 참조), 근육이 수축하는 동안 가는 필라멘트의 길이가 변하지 않는 다는 것을 어떻게 단정 지을 수 있을까? 이 배율로는 가는 필라멘트를 보거나 측정할 수 없다. (*힌트*: 띠 양상에서 어떤 경계표지가 가는 필라멘트의 끝을 나타내는가? 이 경계표지가 이완된 섬유와 수축한 섬유에서 같은 거리만큼 떨어져 있다면 가는 필라멘트의 길이는 변하지 않은 것이다.)
3. 눈이 없는 곳에서 스키 선수가 훈련할 때, 크로스컨트리 스키 선수와 활강 스키 선수에게 어떤 종류의 훈련을 추천하겠는가? 각각의 경우 골격근의 어떤 적응변화가 선수에게서 일어나기를 기대하는가?
4. 방광이 차서 배뇨반사가 시작되면 방광에 연결되어 있는 신경계가 방광이 수축하게 하고 방광 출구를 지키는 근육 고리인 외요도괄약근을 이완시킨다. 배뇨반사가 시작될 때 배뇨하기에 시간이 적절하지 않으면 외요도괄약근이 수의적으로 조여 방광이 수축하여도 배뇨를 억제한다. 근육의 종류와 이들과 연결된 신경분포에 대한 지식을 이용하여, 어떤 종류의 근육이 방광과 외요도괄약근을 이루고 있으며 말초신경계의 어떤 효과구분 가지가 이들 근육과 연결되어 있는지 설명하라.
5. 골격근 섬유를 3차원적으로 보면 가는 필라멘트가 굵은 필라멘트 주위로 6각형으로 배열되어 있다. 가교는 각 굵은 필라멘트로부터 주위의 가는 필라멘트를 향하여 6개 방향으로 돌출되어 있다. 또한 각 가는 필라멘트는 굵은 필라멘트에 의해 에워싸여 있다. 이러한 굵은 필라멘트와 가는 필라멘트의 기하학적인 배열의 횡단면을 그려라.

임상관련 문제 *CLINICAL CONSIDERATION*

제이슨(Jason W.)은 6주 전 학교 종업식 날에 부러진 다리에 한 깁스(석고붕대)를 의사가 제거하기를 조바심을 내며 기다리고 있다. 여름방학이 반이나 지나갔는데 수영, 야구와 다른 좋아하는 운동을 하지 못하고 있다. 드디어 깁스를 풀었을 때 다친 다리가 다른 정상 다리보다 눈에 띄게 가늘어진 것을 보고 제이슨의 흥분은 걱정으로 바뀌었다. 이렇게 크기가 줄어든 것을 어떻게 설명하겠는가? 어떻게 하면 그 다리가 정상적인 크기와 기능을 회복할 수 있을까?

8.1 골격근의 구조

■ 수축 전문가인 근육은 장력을 발생하고 짧아지며 움직임을 만들어 일을 할 수 있다.

■ 세 가지 종류의 **근육(muscle)**은 가지고 있는 공통적인 특징에 근거하여 두 가지 방법으로 분류된다: (1) 골격근과 심근은 가로무늬가 있고 평활근은 없다. (2) 골격근은 수의근이고 심근과 평활근은 불수의근이다(그림 *8-1*과 표 *8-3* 참조).

■ 근육세포는 길고 원통형으로 **근섬유(muscle fiber)**라고도 하는데, 이 근육세포들의 다발은 결체조직으로 에워싸여 있으며 이들이 모여 골격근을 이룬다.

■ 근섬유는 **근원섬유(myofibril)**로 채워져 있으며 각 근원섬유는 굵은 필라멘트와 가는 필라멘트가 번갈아 가면서 약간씩 중첩되어 쌓여 있다. 이러한 배열 때문에 골격근섬유를 현미경으로 보면 어두운 A-대와 밝은 I-대가 교대로 있는 줄무늬가 보인다. 두 개의 Z-선 사이인 근절은 골격근의 기능적 단위이다(그림 *8-2, 8-3* 참조).

■ **굵은 필라멘트**는 **미오신(myosin)** 단백질로 이루어져 있다. **가교(cross bridge)**는 굵은 필라멘트에서 돌출되어 주위의 가는 필라멘트로 향하고 있는 미오신의 구형 머리로 이루어져 있다(그림 *8-2, 8-4* 참조).

■ **가는 필라멘트**는 미오신 가교와 결합하고 반응하여 수축이 일어나게 하는 **액틴(actin)** 단백질로 주로 이루어져 있다. 휴식 상태에서는 **트로포미오신(tropomyosin)**과 **트로포닌(troponin)** 등 이 두 개의 단백질들이 가는 필라멘트 표면을 따라 놓여있어 가교 상호작용을 차단하고 있다(그림 *8-2*, 8-5 참조).

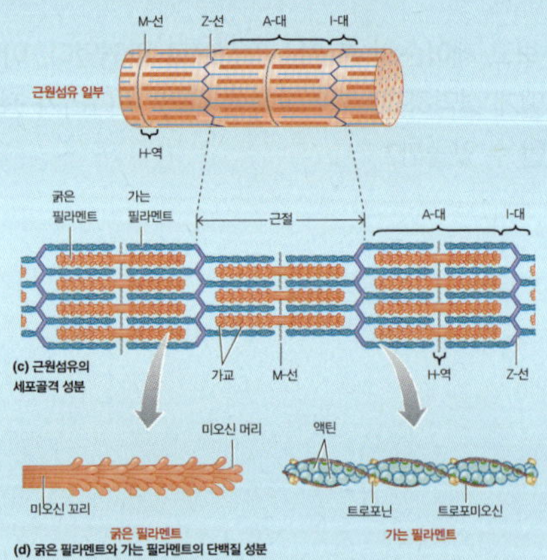

8.2 골격근 수축의 분자적 기작

■ 운동 신경에 의해 골격근 섬유가 흥분되면 일련의 반응을 거쳐 가는 필라멘트가 굵은 필라멘트 사이에서 더 가깝게 미끄러져 수축이 일어난다(그림 *8-7* 참조).

■ 근섬유의 활동전위가 **T-소관(transuerse tubule)**을 따라 섬유의 중심부위까지 퍼져 **근소포체(sarcoplasmic reticulum)**에서 Ca^{2+}이 방출되면 위와 같은 근수축의 활주기작이 시작된다(그림 *8-9, 8-10* 참조).

■ 방출된 Ca^{2+}이 트로포닌과 결합하면 트로포미오신의 위치가 약간 바뀌어 액틴의 가교 결합부위가 노출된다(그림 *8-6, 8-10* 참조).

■ 액틴이 미오신 가교에 결합하면 이미 미오신 ATP가수분해효소에 의해 분해된 ATP로부터 미오신 머리부에 저장된 에너지에 의해 가교의 역동(power stroke)이 시작된다. 역동이 일어나는 동안 가교는 굵은 필라멘트의 중심으로 구부러져서 결합되어 있는 가는 필라멘트를 노젓기 한다(그림 *8-8, 8-10, 8-11* 참조).

■ 새로운 ATP가 가교에 붙으면 미오신과 액틴은 분리되어 가교는 원래의 위치로 되돌아가고 주기는 반복된다. 가교 활성의 주기가 반복되면 가는 필라멘트가 점차 안쪽으로 미끄러진다(그림 *8-8, 8-11* 참조).

■ 활동전위가 종료되고 측면주머니가 능동적으로 Ca^{2+}을 흡수하면, 트로포닌과 트로포미오신은 차단 위치로 되돌아가 이완이 일어난다(그림 *8-10* 참조).

■ 전체 수축반응은 활동전위보다 약 100배 길게 지속된다(그림 *8-12* 참조).

8.3 골격근의 역학

■ **장력(tension)**은 수축성분에 의해 근육 안에서 발생한다(근절의 단축은 가교 주기에 의해 일어난다). 근육의 착점이 붙어 있는 뼈가 움직이려면 수축성분이 신장되고, 근육의 직렬-탄성 성분(세포 내 티틴, 결합조직, 건)이 팽팽하게 되면서 이 내부 장력이 뼈로 전달되어야 한다(그림 *8-13* 참조).

■ 두 가지 주된 형태의 근수축인 **등척성**(일정한 길이)과 **등장성**(일정한 장력) 수축은 근육의 장력과 하중(들어 올리는 물체의 무게)의 관계에 좌우된다. (1) 장력이 하중보다 작으면 근육은 짧아지지 못하고 물체를 들어 올리지 못하여 길이가 일정하게 유지된다(등척성 수축). (2) 장력이 하중보다 크면 근육은 짧아질 수 있어 장력은 일정하게 유지하면서 물체를 들어올린다(등장성 수축).

■ 단축 속도 또는 속력은 하중에 반비례한다.

■ 전체 근육 수축의 **차등화**는 (1) 근육 내 수축하는 근섬유의 수를 변화시키고 (2) 각 수축섬유의 장력을 변화시킴으로써 이루어진다(표 *8-2* 참조).

■ 수축하는 섬유의 수는 (1) 근육의 크기(근섬유의 수) (2) 운동단위 동원 정도(근육과 연결된 운동신경 중 활성화된 신경의

수) (3) 각 운동단위의 크기(하나의 운동신경에 의해 동시에 활성화되는 근섬유의 수) 등에 의해 좌우된다. 운동단위는 운동신경과 그 신경의 지배를 받는 모든 근섬유이다(그림 *8-15*와 표 *8-2* 참조).

■ 연축 가중이란 하나의 근섬유에 반복적인 자극을 주었을 때 나타나는 장력의 증가를 말한다. 활동전위가 일어난 후 근세포막이 불응기로부터 회복되고, 첫 활동전위에 의해 시작된 수축활성 일부가 남아 있는 가운데 다시 자극을 받으면, 이 두 개의 빠르게 연속적으로 발생한 활동전위에 의해 유도되는 **연축(twitch)**은 가중된다. 근섬유가 매우 빨리 자극을 받아 자극 사이에 이완이 시작될 기회가 없으면 매끄럽고 지속적인 최대 수축이 나타나는데 이를 **강축(smooth muscle)**이라 한다.(그림 *8-16* 참조)

■ 장력은 수축이 시작될 때의 섬유의 길이에 의해서도 좌우된다. 가교 상호작용이 일어날 수 있는 최대한의 기회는 최적 길이(l_o)(휴식 시 근육길이)에서 나타난다. 왜냐하면 굵은 필라멘트와 가는 필라멘트가 최적으로 중첩되면 가장 큰 장력이 발생할 수 있기 때문이다. 이 보다 짧거나 길면 발생하는 장력이 작다.(그림 *8-17* 참조)

8.4 골격근 대사와 섬유의 종류

■ 근수축과 이완에 필요한 ATP를 공급하는 경로에는 세 가지가 있다: (1) 운동이 시작될 때 최초 ATP를 제공하는 것으로, **크레아틴 인산**에 저장된 고에너지 인산의 ADP로의 전달; (2) 충분한 산소가 공급될 때 영양소로부터 많은 양의 ATP를 효과적으로 뽑아내는 산화적 인산화; (3) 산소가 없어도 ATP를 합성할 수 있으나 많은 양의 저장된 글리코겐을 사용하고 이 과정에서 젖산이 발생하는 해당과정.

■ 골격근 섬유는 ATP 합성에 이용되는 경로(산화적 또는 해당적)와 ATP 분해와 이어서 일어나는 수축의 빠르기(느린 연축 또는 빠른 연축)에 따라서 세 가지로 분류된다: (1) **느린-산화적 섬유** (2) **빠른-산화적 섬유** (3) **빠른-해당적 섬유**(표 *8-1* 참조).

8.5 기동성 움직임의 조절

■ **기동성 움직임(motor movement)** 조절은 근육을 지배하는 운동신경에 수렴하는 세 가지 시냅스전 입력 활성에 달려 있다: (1) 감각신경에서 시작되는 척수반사경로; (2) 1차 운동피질에서 시작하고 독립적이며 복잡한 손 움직임에 관여하는 피질척수(추체) 운동계; (3) 뇌간에서 시작하고 자세 조절과 몸통이나 사지의 불수의적 움직임에 관여하는 다신경(추체외) 운동계. 뇌간에서 최종적으로 나오는 운동 출력은 소뇌, 기저핵, 대뇌피질 등의 영향을 받는다.

■ 운동 명령의 확립과 조절은 지속적인 감각입력, 특히 근육길이 변화(**근방추**에 의해 탐지됨)와 근장력(**골지건기관**에 의해 탐지됨) 변화에 대한 되먹임에 달려 있다(그림 *8-18* 참조).

■ 전체 근육이 신장되면 근육의 근방추 신장이 신장반사를 유발하여 그 근육의 반사수축이 일어난다. 이러한 반사는 근육길이의 어떠한 수동적 변화에도 저항한다.

8.6 평활근과 심근

■ **평활근(smooth muscle)**은 방추형이고 골격근섬유보다 작다. 평활근의 굵은 필라멘트와 가는 필라멘트는 길이로 뻗어 있지 않고 다이아몬드 모양의 격자로 비스듬하게 향하고 있어 평활근은 가로무늬가 없다.

■ 평활근의 경우 세포외액에서 들어가거나 산재한 세포내 저장소에서 방출된 세포질 Ca^{2+}은 일련의 생화학반응을 개시하고 그 결과 미오신 가교의 가벼운 사슬이 인산화되어 액틴이 결합할 수 있도록 하여 가교 주기를 활성화시킨다(그림 *8-23*, *8-24* 참조).

■ **다-단위 평활근**은 신경성이어서 수축이 일어나려면 자율신경에 의한 각각의 근섬유 자극이 필요하다.

■ **단-단위 평활근**은 근육원성이다; 이 근육은 기능성 다핵세포체 내에 있는 일부 특수화된 자가-흥분하는 비수축성 세포에 의해 역치 전위까지 자발적으로 탈분극이 일어나 외부 영향 없이도 수축을 개시할 수 있다. 자가-흥분성 세포에서 나타나는 자발적 전위 변화에는 두 가지 주된 종류가 있는데, (1) 박동원전위(대부분 단-단위 평활근에서 나타나는 것으로 역치전위까지의 자발적 변화)와 (2) 서파전위(소화관 평활근에서만 나타나는 것으로 자발적으로 번갈아 탈분극되고 과분극되는 전위의 진동)가 그것이다. 역치에 도달하면 활동전위가 개시되고 이 전기적 활성은 간극연접을 통하여 기능적 다핵세포체 내에 있는 주위 수축성 세포로 퍼져 전체 평활근 층이 흥분되고 하나의 단위로 수축한다(그림 *8-25*와 표 *8-4* 참조).

■ 단-단위 평활근의 장력 차등화는 세포질 Ca^{2+}의 농도에 따른다. 일부 단-단위 평활근은 활동전위가 없어도 낮은 수준의 긴장성 수축을 유지할 수 있는 충분한 세포질 Ca^{2+}을 갖고 있다.

■ 자율신경계(그림 *8-26* 참조)는 호르몬이나 국소 대사산물 등과 함께 세포질 Ca^{2+} 농도를 바꾸어서 수축 빈도와 세기를 변화시킨다.

■ 평활근은 분명한 길이-장력 관계가 없다. 골격근과는 달리 평활근은 상당히 신장되어도 장력을 발생시킬 수 있다.

■ 평활근 수축은 느리고 에너지 효율적이어서 이러한 종류의 근육은 장시간 경제적으로 피로하지 않고 수축을 유지할 수 있다. 이러한 경제성은 단-단위 평활근이 장력의 별 변화 없이 여러 가지 길이로 존재할 수 있는 능력과 연관되어 있음으로써, 단-단위 평활근은 속이 빈 기관 벽을 이루어서 팽창할 수 있는 일에 이상적으로 적합하게 되어 있다.

■ **심근(cardiac muscle)**은 심장에서만 볼 수 있다. 심근은 골격근처럼 매우 잘 조직화된 가로무늬 섬유이다. 단-단위 평활근 처럼 일부 특수화된 자가-흥분성 심근 섬유는 활동전위를 발생시킬 수 있다. 이 활동전위는 간극연접을 통해 심장 전체로 퍼진다(표 *8-3* 참조).

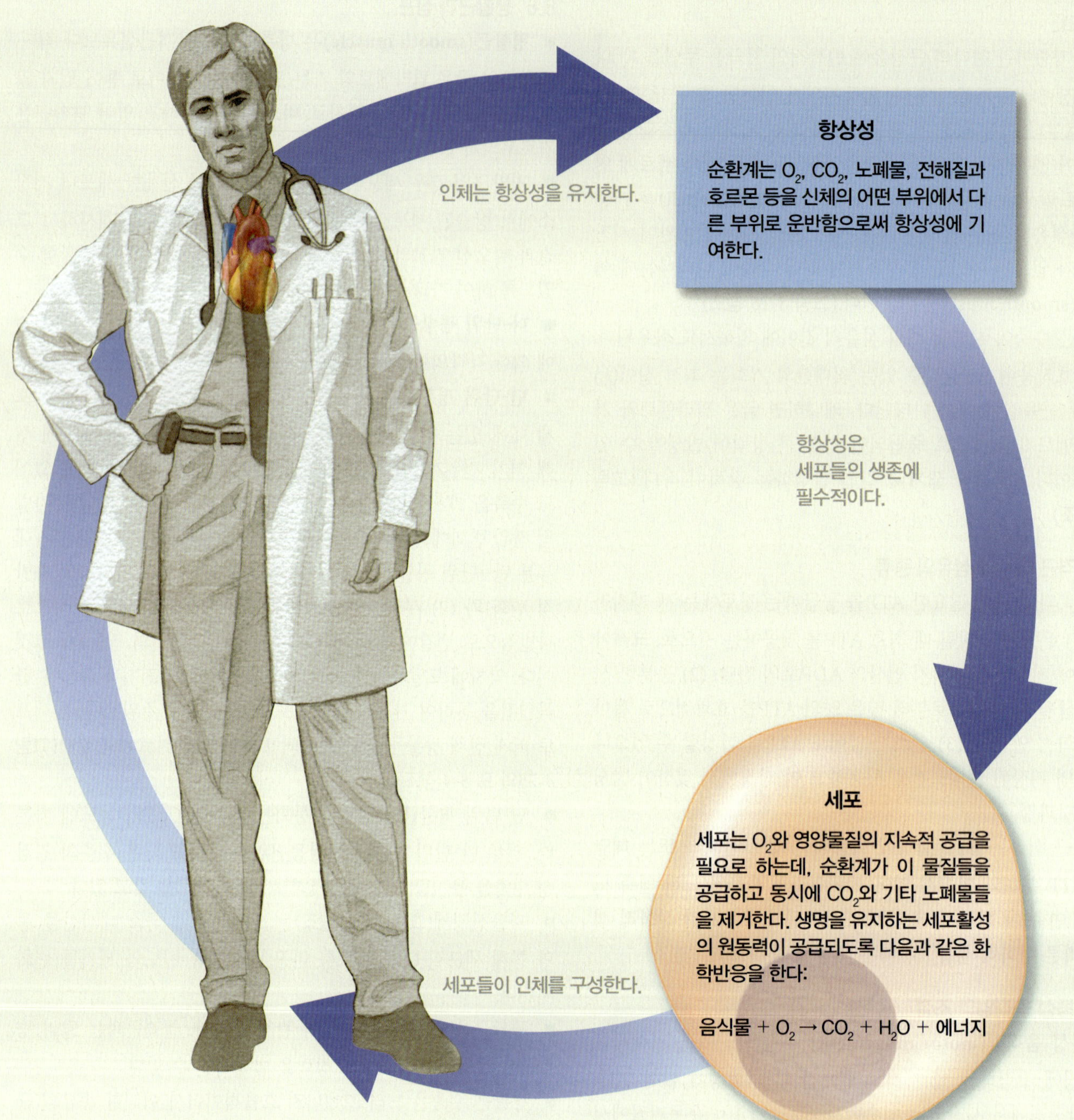

항상성을 유지하기 위하여, 인체는 O_2나 영양분과 같은 필수적 물질들을 외부환경으로부터 세포로 끊임없이 보급하면서 세포의 노폐물을 지속적으로 제거하여야 한다. 또한 근육에서 생성된 열의 잉여분은 피부로 이동한 뒤 체표면으로 배출됨으로써 체온을 유지한다. 또한 호르몬은 중요한 화학적 조절 전달자로서 생성 조직과 작용 조직이 다르며, 항상성 유지에 매우 중요한 역할을 한다. 순환계는 신체의 수송체계로서 항상성에 크게 기여하는데, 심장, 혈관 및 혈액으로 구성되어 있다.

모든 신체조직은 심장의 박동에 의하여 공급되는 혈류 없이는 생명을 지탱할 수 없다. 심장은 신체가 휴식하거나 과격한 운동을 하거나 상관하지 않고 언제나 충분한 양의 혈액이 혈관을 통하여 조직에 공급되도록 한다.

제 9 장

심장생리학

Cardiac Physiology

제9장 요약 차례

9.1 심장의 해부

임신 수 일 후부터 사망할 때까지 심장의 박동은 계속된다. 사람의 일생동안 심장은 평균 30억 번 정도 수축하는데 박동 사이의 극히 짧은 시간을 제외하고 쉬지 않고 수축한다. 임신 3주 이내에 발달 중인 태아의 심장이 기능을 시작하는데, 발달 중에 최초로 기능을 하는 기관이다. 이 시기에 태아의 크기는 수 mm에 지나지 않는다.

심장은 왜 발생 초기부터 발달하는가? 심장은 생명에 왜 중요한가? 그 이유는 순환계가 신체의 수송계이기 때문이다. 인간 배아는 음식물로 사용할 수 있는 매우 적은 양의 난황(yolk)만을 가지고 있기 때문에, 조속히 순환계를 구축하여 모체의 순환계와 상호작용함으로써 생존과 성장에 필요한 물질을 공급받아서 조직에 분배하는 것이 필수적이다. 따라서 이때부터 순환계는 활력의 공급 통로로서 신체의 모든 세포에게 필수적인 물질들을 수송하게 된다.

순환계(circulatory system)는 기본적으로 세 가지로 구성되어 있다:

1. **심장(heart)**은 혈액에 압력을 주는 펌프로서 혈액이 조직으로 흘러가는데 필요한 압력기울기를 만들어낸다. 모든 유체가 그렇듯이 혈액도 압력이 높은 곳에서 낮은 곳으로 압력기울기를 따라 흐른다. 이 장은 심장생리학에 초점을 맞추고 있다.
2. **혈관(blood vessel)**들은 심장으로부터 신체 각 부분으로 혈액을 분배하고 다시 심장으로 되돌아가게 하는 통로이다. 가장 작은 혈관은 주변조직과 혈관 내의 혈액 사이에 물질교환이 신속하게 일어나도록 구성되어 있다.
3. **혈액(blood)**은 수송 수단으로서, 신체 내에서 수송해야 할 물질들인 산소(O_2) 이산화탄소(CO_2), 영양분, 노폐물, 전해질, 호르몬 등이 용해 혹은 현탁되어 있다(11장 참조).

혈액은 심장에서 출발해서 혈관이라는 관상의 고리를 통과한 다음 다시 심장으로 돌아오는 과정, 즉 순환계를 통한 여행을 끊임없이 한다(● **그림 9-1**). **폐순환(pulmonary circultaion)**은 폐와 심장 사이를 연결하여 혈액을 운반하는 혈관들로 구성된 순환 회로이다. **체순환(systemic circulation)**은 심장과 다른 신체 체계 사이에 혈액을 운반하는 혈관으로 이루어진 순환 회로이다. 이 혈관들의 고리는 숫자 8과 같은 형태이다. 폐순환은 오른쪽 과 왼쪽 폐를 동시에 순환하는 고리들이며, 체순환도 상체와 하체를 동시에 순환하는 고리들이다.

심장은 흉부의 가운데 위치한다.

심장은 주먹만한 크기로 속이 빈 근육질의 기관이다. 이는 **흉강(thoracic cavity)**의 한가운데 즉, 흉골(sternum)과 척추골(vertabrae) 사이에 위치한다. 당신의 손을 심장 위에 얹어보아라. 사람들은 보통 가슴의 왼쪽 편에 손을 얹지만, 실제로 심장은 가슴의 한가운데 있다. 심장은 상부에 넓은 기저부(base)와 하부에 좁고 뾰족한 첨부(apex)를 가지고

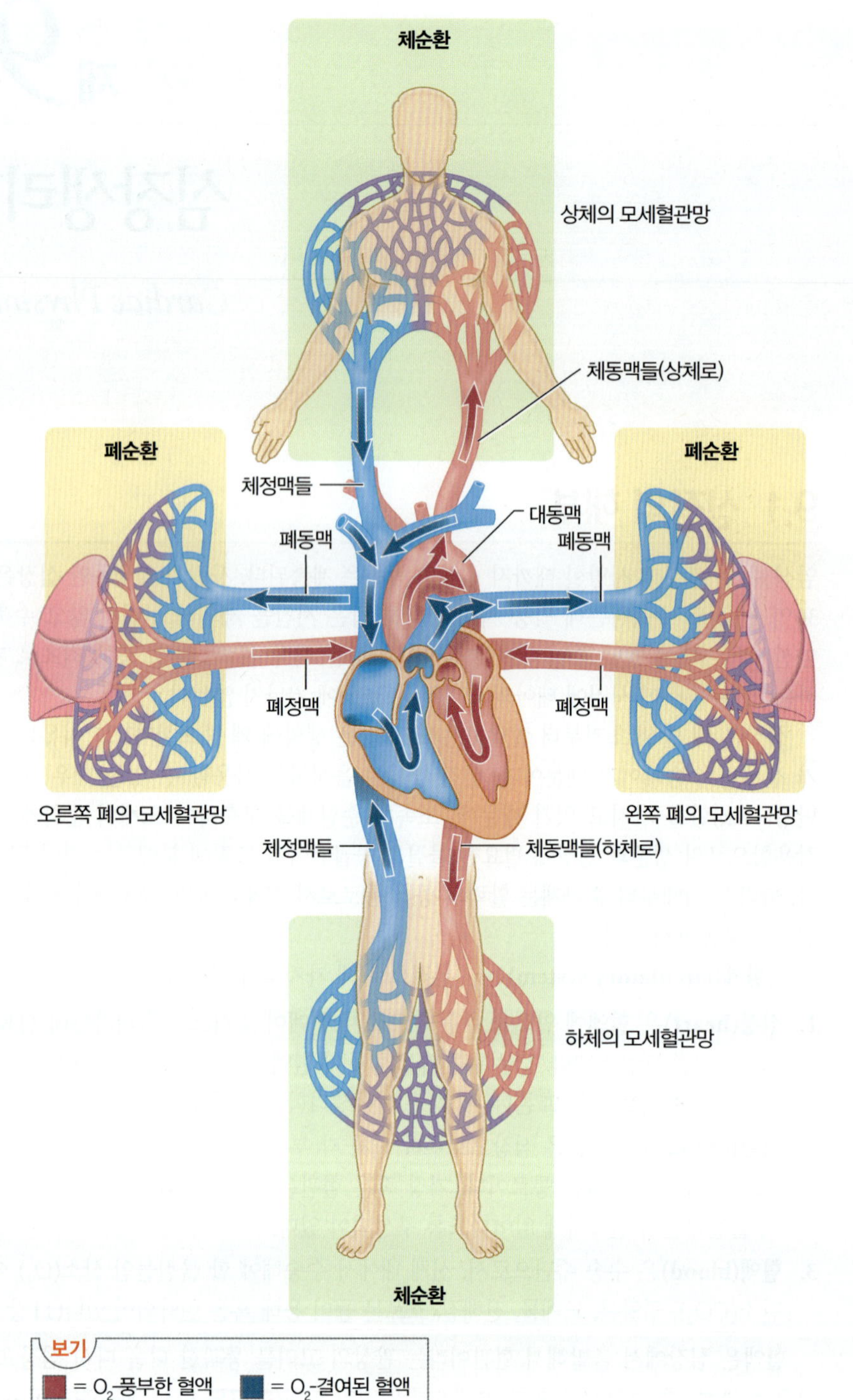

● **그림 9-1 심장과 연관된 폐순환과 체순환.** 순환계는 두 종류의 혈관 고리들로 이루어져 있는데, 그 하나는 폐순환으로서 심장과 폐 사이에 혈액을 운반하는 것이고, 다른 하나는 체순환으로서 심장과 기관 사이에 혈액을 운반한다. 폐순환은 오른쪽과 왼쪽 폐를 동시에 순환하는 고리이고, 체순환도 상체와 하체를 동시에 순환하는 고리이므로, 각각의 고리는 숫자"8"의 형상을 보인다.

임상기록

흉골과 척추골 사이에 심장이 위치하고 있기 때문에 심장박동이 효과적이지 않을 때에 수동적으로 혈액유출을 도모할 수 있다. 흉골을 규칙적으로 압박하면 그 압박이 흉골과 척추골 사이에 있는 심장에 전달됨으로써 심장의 혈액이 혈관으로 짜여 나가 각 조직으로 흐르게 된다. 종종 이러한 외부 심장압박이 **심폐소생술(cardiopulmonary resuscitation, CPR)**의 하나로 사용되며, 심장 기능을 정상화시킬 적절한 치료가 시행되기 전까지 응급상황에서 자주 취해지는 인명구조의 한 방법이다.

있으며 약간 기울어져 있다. 즉, 기저부는 오른쪽 흉골에, 첨부는 왼쪽 흉골에 위치한다. 강한 심장박동이 있을 때, 심장첨부가 왼쪽 가슴의 흉강 벽 안쪽을 두드리므로, 우리는 왼쪽 가슴부위에서 첨부의 박동을 느끼게 된다. 이에 따라 우리는 심장이 왼쪽에 있다는 잘못된 인식을 하게 되는 경향이 있다.

심장은 이중 펌프이다.

해부학적으로 하나의 기관인데도 불구하고 심장은 좌우의 기능이 별개로 나뉘어진 이중펌프이다. 심장은 좌우로 나뉘어 있고 또 각각이 상하의 방으로 나뉘어져 있다(● **그림 9-2a**). 심장에서 상부의 방들을 **심방(atrium,** 복수는 **atria)**이라 하는데, 이들이 심장으로 돌아오는 혈액을 받아서 하부의 방들인 **심실(ventricle)**로 전달한다. 심실은 받은 혈액을 혈관으로 펌프질해 보낸다. 조직으로부터 심장으로 혈액을 되돌아가게 하는 혈관은 **정맥(vein)**이고, 심실로부터 조직으로 혈액을 운반하는 혈관은 **동맥(artery)**이다. 심장은 **격벽(septum)**이라는 근육성 칸막이에 의하여 좌우로 나뉘어 있는데, 격벽은 심장 양쪽의 혈액이 뒤섞이지 않도록 한다. 이러한 분리가 매우 중요한데, 그 이유는 심장의 오른쪽 편은 O_2가 결여된 혈액을 받고 펌프질하는 반면, 심장의 왼쪽 편은 O_2가 풍부한 혈액을 받고 펌프질하기 때문이다.

혈류의 완전 회로 어떻게 심장이 이중 펌프로 기능하는지 한 방울의 혈액을 쫓아 혈류의 회로를 한 바퀴 돌아보자(● **그림 9-2a,**

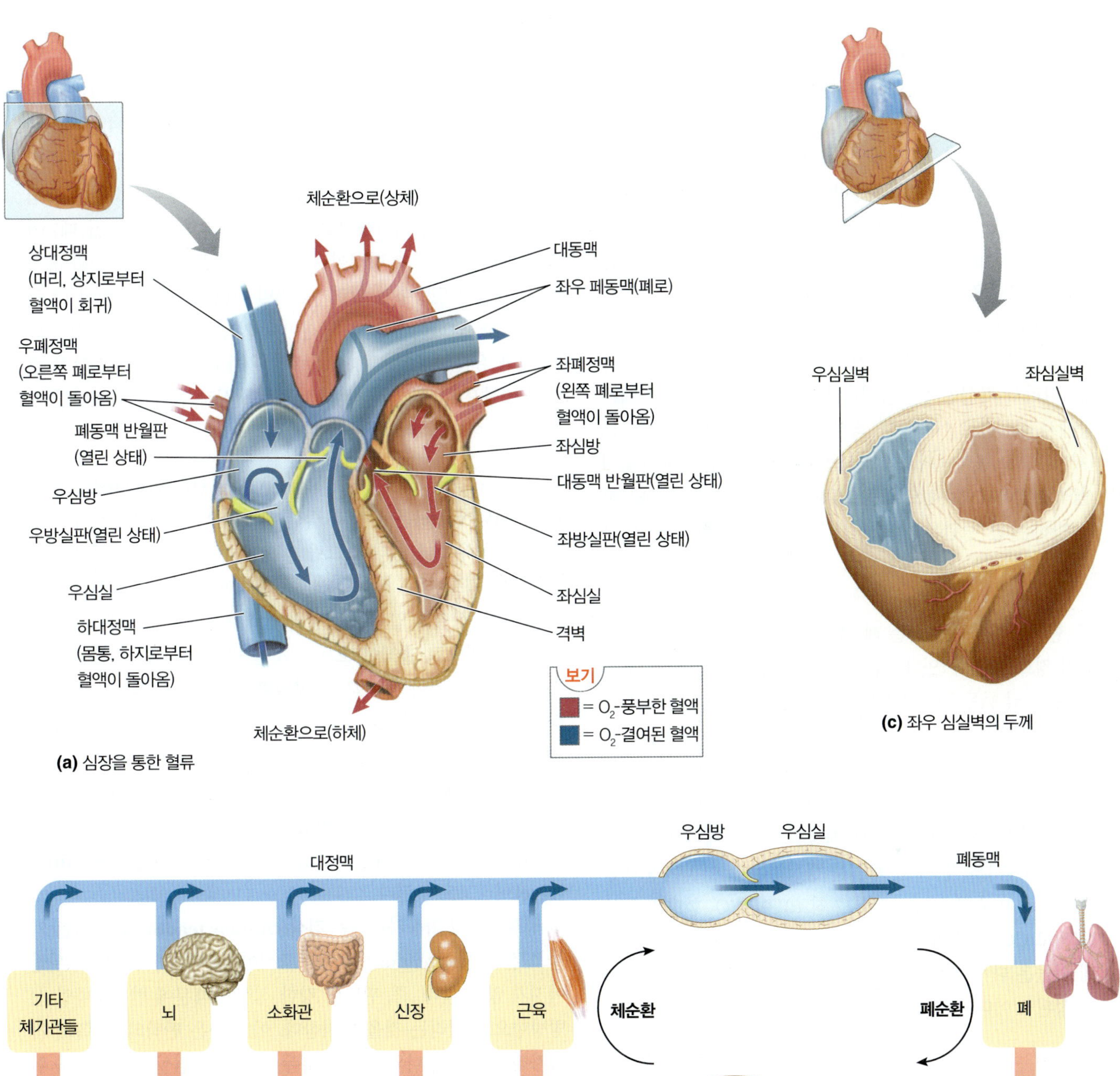

● **그림 9-2 심장을 통한 혈류 및 심장의 펌프작용.** (a) 화살표는 혈류의 방향을 가리킨다. 혈액이 심장을 통과하는 방향을 보여주기 위하여 심장의 모든 판막이 열려져 있는 상태로 그려졌다(실제로 이런 일은 일어나지 않음). 심장의 오른쪽에서는 체순환에서 돌아오는 혈액, 즉 O_2가 결여된 혈액을 받아서 폐순환으로 펌프질해 보낸다. 심장의 왼쪽 편에서는 폐순환에서 돌아오는 혈액, 즉 O_2가 풍부한 혈액을 받아서 체순환으로 펌프질해 보낸다. (b) 신체기관을 통과하는 혈류 경로가 병렬로 연결된 것을 주목하라(이 그림에서 각 기관을 흐르는 혈류의 상대적 용적은 고려하지 않았다). (c) 좌측 심장의 벽이 오른쪽에 비하여 더 두꺼운 것에 주목하라.

b). 체순환에서 돌아오는 혈액은 대정맥이라는 두 개의 **대정맥들(vena cavae)**을 통하여 우심방으로 들어가는데, 하나는 심장에서 볼 때 상체에서 돌아오는 것이고, 다른 하나는 하체에서 돌아오는 것이다. 우심방으로 돌아오는 혈액은 신체조직에서 O_2는 빼앗기고 대신 CO_2를 받아서 온다. 이 산소를 빼앗긴 혈액이 우심방에서 우심실로 흘러갔다가 **폐동맥**(pulmonary artery)으로 펌프질되어 나간다. 폐동맥은 두 개의 가지로 나뉘어져 각각 좌우의 폐로 간다. 따라서 심장의 오른쪽에서는 체순환에서 돌아오는 혈액을 받아서 폐순환으로 펌프질해 보낸다.

폐에서 혈액은 과량의 이산화탄소를 내려놓고, 신선한 산소를 받은 다음에 폐를 떠나, 양쪽 폐에서 나오는 **폐정맥(pulmonary vein)**을 따라서 좌심방으로 돌아온다. 이 산소가 풍부한 혈액은 좌심방에서 좌심실로 이동한다. 좌심실은 혈액을 폐를 제외한 모든 신체기관으로 몰아낸다. 즉, 심장의 왼쪽에서는 폐순환에서 돌아오는 혈액을 받아서 체순환으로 펌프질해 보낸다. 좌심실로부터 혈액을 운반하는 큰 혈관은 한 개인데, 이것을 **대동맥(aorta)**이라고 한다. 대동맥에서 분지된 동맥이 신체 각 기관에 혈액을 공급한다.

모든 혈액이 폐를 통과하는 폐순환과는 달리, 체순환은 일련의 병렬연결 경로로 볼 수 있다. 좌심실 혈액의 일부는 근육, 일부는 신장, 일부는 뇌 등등으로 펌프질된다(● **그림 9-2b**). 그래서 좌심실의 혈액은 분배되어, 신체의 각 조직이 신선한 혈액을 공급받게 된다. 이와 같이 한 방울의 혈액을 추적해보면 신체기관 중 한 곳으로만 가게 되는 것이다. 기관 내 조직세포는 혈액으로부터 O_2를 취하여 영양분을 산화시키는데 사용함으로써 에너지를 생산한다. 이 과정에서 조직세포는 CO_2를 생성하는데, 이것이 노폐물로서 혈액으로 방출된다(pp. 25와 57 참조). 이제 O_2 함량의 일부가 고갈되고 CO_2 함량이 증가된 혈액이 심장의 오른편으로 돌아오는데 이들은 다시 폐로 펌프질될 것이며, 이로서 한 바퀴의 회로가 완성된 것이다.

좌우 펌프의 비교 심장의 양쪽 부위들은 동시에 동량의 혈액을 펌프질한다. 심장의 오른쪽 부위가 폐로 내보낸 O_2-결여된 혈액의 용량만큼, 심장의 왼쪽 부위가 O_2-풍부한 혈액을 각 조직으로 배송한다. 폐순환은 저압성 및 저저항성 체계이지만, 체순환은 고압성 및 고저항성이다. 압력이란 심장이 펌프질하는 혈액이 혈관벽에 가하는 힘이다. 저항은 혈류에 반하는 것으로서, 흐르는 혈액과 혈관 사이의 마찰이 주원인으로 작용한다. 심장의 오른편과 왼편이 동일한 양의 혈액을 펌프질하는 데도 불구하고 왼편이 더 힘들게 일을 한다. 왜냐하면 왼편 심장은 같은 양의 혈액을 더 큰 압력으로 펌프질해서 저항이 더 크고 더 먼 곳까지 보내기 때문이다. 따라서 왼편 심장의 근육은 오른편의 근육에 비하여 더 두꺼워서 더 강력한 펌프가 된다(● **그림 9-2a, c**).

압력-작동성 심장 판막들이 혈액이 심장을 통과해서 일정 방향으로 흐르게 해 준다.

혈액은 심장을 통과해서 한 방향 즉, 정맥, 심방, 심실 그리고 동맥으로 흐른다. 4 가지의 심장 판막들이 일방통행성이기 때문에 혈액이 한 방향으로 흐르게 해준다. 판막은 압력차에 따라 수동적으로 열리거나 닫히므로, 마치 일방통행 문과 유사하다(● **그림 9-3**). 앞방향의 압력기울기일 때(판막 뒤의 압력이 더 클 때) 판막이 열리는데, 마치 당신이 문의 한편을 밀어서 여는 것과 유사하다. 반면에 뒷방향의 압력기울기일 때(판막 앞의 압력이 더 클 때) 판막이 닫히는데, 마치 당신이 문의 반대편에 압력을 주어 닫는 것과 유사하다. 뒷방향의 압력기울기로 인하여 문이 닫힐 뿐 반대 방향으로 열리지 않는다는 점 즉, 심장 판막들은 양방향 개폐문들이 아님을 유의하라.

심방과 심실 사이의 방실판 좌·우 **방실판[atrioventricular valve (AV) valve]**은 심방과 심실 사이에 위치하는데, 각각 심장의 좌측과 우측에 있다(● **그림 9-4a**). 이 판막은 심방의 압력이 심실의 압력보다 큰 심실채움기에 혈액이 심방에서 심실로만 흐르게 하며, 심실의 압력이 심방의 압력보다 큰 심실 비움기에 심실에서 심방으로 혈액이 흐르는 것을 방지한다. 만약 심실이 수축하여 심실압력이 상승할 때, 방실판막이 닫히지 않는다면, 상당량의 혈액이 대동맥으로 보내지는 대신에, 심방과 정맥으로 보내져서 효율이 떨어지게 될 것이다. 우방실판은 세 쪽으로 이루어져 있어서 **삼천판(tricuspid valve)**이라고도 한다(● **그림 9-4b**). 유사한 이유로 좌방실판은 **이첨판(bicuspid valve)**이라 불리기도 하고, 가톨릭 주교의 모자모양을 닮았다고 해서 **승모판(mitral valve)**이라고도 불린다.

방실판들의 가장자리에는 **건삭(chordae tendineae)**이라는 가늘고 질긴 힘줄(tendon)-유형의 조직이 달려 있어서 판막이 뒤집어지지 않게 한다. 즉, 판막이 강한 심실압 때문에 반대방향인 심방방향으로 열리는 것을 방지한다. 이 힘줄은 판막의 각 쪽의 가장자리에서 뻗어 나와서 작은 유두 모양으로 심실의 내벽에서 튀

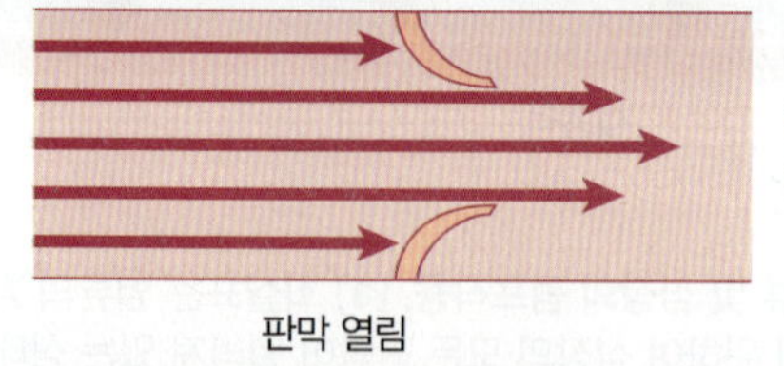
판막의 뒤쪽 압력이 더 클 때 판막이 열린다.

판막 열림

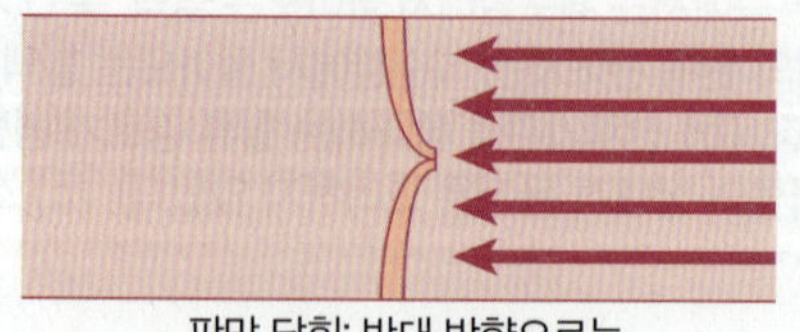
판막의 앞쪽 압력이 더 클 때 판막이 닫힌다. 이때, 판막이 반대 방향으로는 열리지 않는 열림이 일방적임을 유의하라.

판막 닫힘; 반대 방향으로는 열리지는 않는다.

● **그림 9-3 판막작용의 기작.**

어나온 **유두근(papillary muscle)**에 착지한다. 심실이 수축할 때 유두근도 수축하여 건삭을 아래 방향으로 당긴다. 이런 당김은 방실판막의 쪽들에 장력을 부여하여 뒤집어지지 않게 한다. 이와 같은 작용은 판막이 강력한 역류압에 대항하여 꽉 닫혀 있도록 도와준다(● **그림 9-4c**).

심실과 대동맥 사이의 반월판 다른 두 판막들인 **대동맥판(aortic valve)**과 **폐동맥판(pulmonary valve)**은 심실로부터 나가는 주 동맥의 연결점에 있다(● **그림 9-4a**). 그들은 세 쪽으로 이루어져 있으며 각 쪽은 얄팍한 반달모양의 주머니를 닮았으므로 **반월판(lunar valve)**이라고도 불린다(● **그림 9-4b**). 심실이 수축하여 심실을 비우는 시기에 좌·우 심실압이 대동맥 및 폐동맥의 압력보다 클 때 각각의 판막이 열리게 된다. 심실이 이완하여 심실압이 대동맥 및 폐동맥의 압력보다 떨어질 때, 이 판막들은 닫힌다. 판막이 닫히기 때문에 심실에서 방금 퍼낸 혈액이 심실로 되돌아오는 것을 방지한다.

이제부터는 혈액이 흐르게 하는 힘을 만드는 부분인 심장벽 내의 심장근에 대하여 알아보자.

심장벽은 주로 심장근 섬유로 이루어져 있다.

심장벽은 다음의 세 층으로 이루어져 있다:

- 얇은 안쪽 층으로서, 전체 순환계의 안쪽을 싸고 있는 상피조직의 독특한 유형인 **내피(endothelium)**
- 중간층으로서, 심장근으로 구성되어 있으며 심장벽을 이루는 **심근층(myocardium)**
- 얇은 바깥층으로서, 심장을 감싸고 있는 **심장외막(epicardium)**

(a) 심장의 종단면에서 본 심장 판막들의 위치

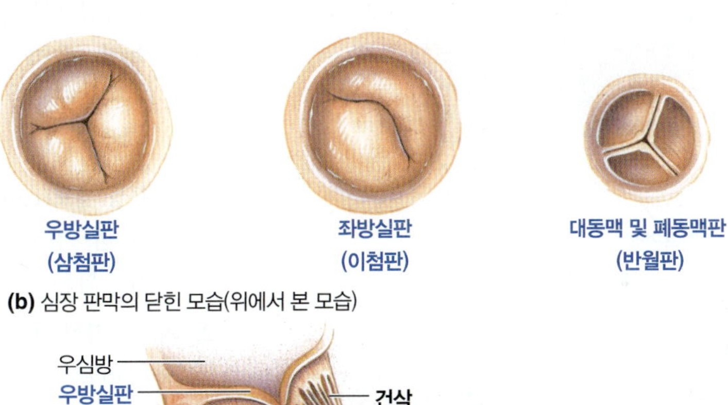

(b) 심장 판막의 닫힌 모습(위에서 본 모습)

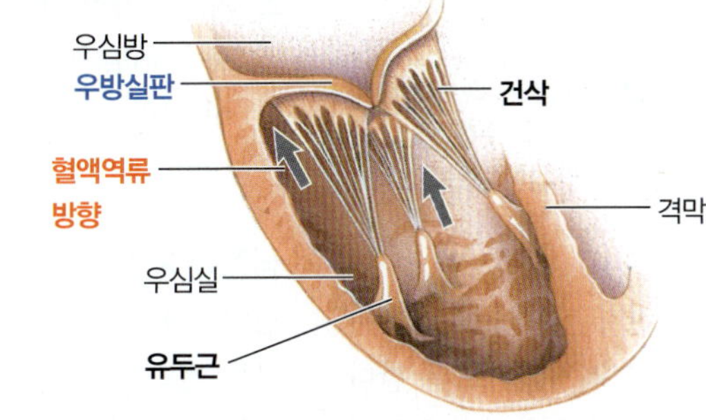

(c) 방실판의 뒤집힘 방지

● **그림 9-4 심장의 판막들.**

심장 근섬유들은 개재판에 의하여 서로 연결되며 기능적 세포 결합체를 형성한다.

개개의 심장 근세포는 서로 연결되어 가시가 있는 실 모양을 이루는데, 인접세포와 **개재판(intercalated disc)**이라는 특화된 구조에 의하여 끝과 끝이 이어져 있다. 개재판에는 데스모솜과 간극연접이라는 두 종류의 세포막 연접이 있다(● **그림 9-5**). 데스모솜(demosome)은 세포들을 기계적으로 잡아주는 연결 연접의 일종으로서, 심장과 같이 막대한 기계적 스트레스에 노출되는 조직에 특히 많이 분포한다(p. 74 참조). 간극연접(gap junction)은 서로 다른 세포의 세포막이 서로 밀착한 구조로서 개재판을 따라서 일

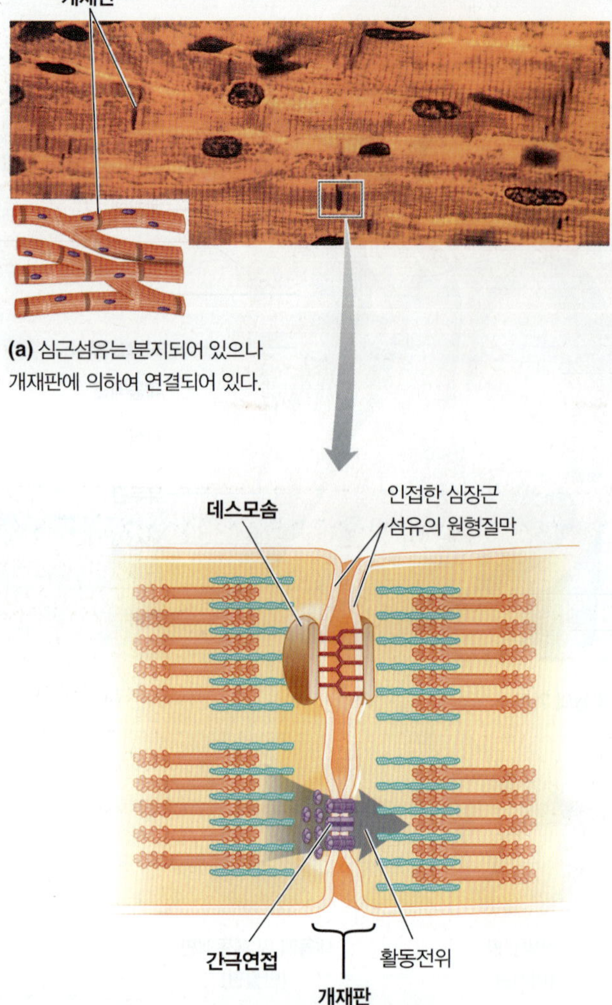

● **그림 9-5 심장 근섬유들의 구성.** 인접한 심장근 세포들은 그 말단들이 개재판에 의해 서로 연결되어 있다. 개재판에는 두 종류의 특수한 연접, 즉 기계적으로 세포를 잡아주는 데스모솜과 활동전위가 인접한 세포로 퍼져 나가도록 하는 간극연접이 있다.

정 간격을 두고 형성되어 있다. 이 영역은 전기 저항이 낮아서 활동전위가 한 심장세포에서 이웃 심장세포로 퍼져나가도록 한다(p. 75 참조). 일부 특화된 심장근세포는 신경자극이 없이 활동전위를 생성한다. 한 개의 심장세포가 자동적으로 활동전위를 만들어내면, 간극연접에 의하여 연결되어 있는 주변의 세포로 그 전기자극이 퍼져나가서 세포를 둘러싼 근육덩어리 전체가 흥분하여 마치 하나의 기능적 세포결합체인 것처럼 수축하게 된다(p. 258 참조). 심방과 심실은 서로 다른 기능적 세포결합체(functional syncytium)를 형성하고 별개의 단위로서 수축한다. 심방과 심실의 벽을 구성하는 근육세포들이 동시에 수축하기 때문에 내포된 혈액을 내보내는 힘이 생긴다.

심방과 심실을 이루는 세포 간에는 간극연접을 이루지 않는다. 더욱이 심장 판막을 둘러싸고 지지하는 섬유조직이 있는데, 이것이 전기적으로 부도체이므로 심방과 심실을 분리하는 역할을 한다. 하지만, 매우 중요하며 특화된 전도체계가 있는데, 이는 심방에서 심실로 전기적 흥분의 전도가 용이하게 하고, 조정함으로써 심방과 심실이 동시에 펌프질하도록 한다.

심장근의 세포결합체적 성격과 심방-심실 간의 전도체계 때문에 심장의 어떤 부분에서 자동적으로 생겨난 충격이 심장 전체로 퍼져 나간다. 그러므로, 근육 내에서 수축되는 근단위, 즉 동원되는 운동단위의 수에 따라 수축 정도가 달라지는 골격근과는 다르게, 심장근 섬유는 수축되거나 혹은 수축하지 않거나 할 뿐이다. 즉, 심장의 반쯤 수축은 불가능하다는 것이다. 심장수축은 모든 심장근의 수축강도를 달리함으로써 그 정도가 달라진다.

이제부터 심장구조의 기초 위에 어떻게 활동전위가 시작되고 심장 전체로 퍼져나가는지에 관한 것과 이 전기적 자극이 어떻게 심장의 조화로운 펌프질을 유발하게 되는지에 관해 알아볼 것이다.

9.2 심장의 전기적 활동

심장근세포의 세포막을 타고 밀려오는 활동전위가 심장근육을 수축시킴으로써 혈액을 퍼내게 된다. 심장은 **자동주기성(autorhythmicity)**라고 불리는 특성, 즉 스스로 만들어 낸 활동전위 때문에 주기적으로 수축(박동)한다. 심장근세포에는 두 종류로 특화되어 있다:

1. **수축성 세포(contracting cell)**들은 심장근육의 99%를 차지하며, 펌프질하는 기계적 일을 수행한다. 이 세포들은 정상 조건에서 활동전위를 시발하지 않는다.
2. **자동주기성 세포(autorhythmic cell)**들은 수는 적지만 극히 중요하다. 이 세포는 수축하지 않으며 대신에, 수축성 세포들이 일할 수 있도록 활동전위를 시발하고 전도하도록 특화되어 있다.

심장의 자동주기성 세포들은 박동원 활성을 보인다.

신경이나 골격근이 자극이 없을 때에는 일정한 휴지전위에 머무르는 것과는 달리, 심장의 자동주기성 세포들은 휴지전위를 갖지 않는다. 대신에 박동원 활성(pacemaker activity)을 보인다. 이것은 그들의 활동전위 사이의 기간에는 막전위가 서서히 탈분극되다가 보이다가 역치에 도달하면 세포막이 발사, 즉 활동전위를 보이는 것을 말한다. 자동주기성 세포막의 전위가 역치에 달할 때까지 천천히 유동하는 것을 **박동원 전위(pacemaker potential)**라고 부른다(● **그림 9-6**). 심장의 자동주기성 세포들에서만 발견되는 독특한 전압-개폐형 채널이 박동원 전위 생성에 중요한 역할을 한다. 전형적인 전압-개폐형 채널은 세포막의 전위가 덜 음성일 때(즉, 탈분극되었을 때) 열리지만, 이 특이한 전압-개폐형 채널의 경우에는 직전의 활동전위로부터 재분극되는 말기에 더 음성일 때(즉, 과분극되었을 때) 열린다. 이와 같은 비정상적 행태 때문에 이 채널을 **괴짜 채널(funny channel)**이라고도 불린다.

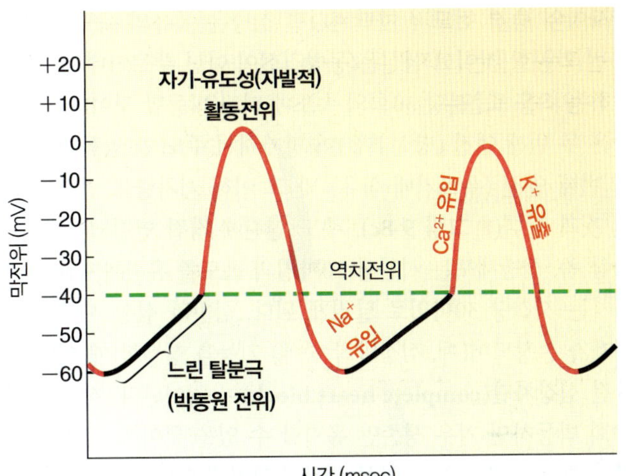

● 그림 9-6 심장자동주기성 세포들에 의한 박동원 활성. 박동원 전위(역치에 이르기 까지 느리고 자발적인 탈분극)는 주로 독특한 괴짜(funny) 채널들의 작용에 기인한다. 이는 직전 활동전위에서 재분극되는 말기의 과분극에 반응하여 괴짜 채널이 열리는데 이를 통해 Na^+이 유입되는 것이다. 일단 역치에 달하면 Ca^{2+} 채널이 열려 Ca^{2+}이 유입되므로 활동전위의 상승 국면이 되고 이어서 K^+ 채널이 열려서 K^+이온이 유출되면 활동전위의 하강 국면이 된다.

하나의 활동전위가 끝날 때 괴짜 채널이 열린다. 이를 통한 Na^+의 순 유입이 탈분극을 초래하고, 이로 인하여 박동원 세포들의 전위는 즉시 상승하기 시작하여 다시 한번 역치에 달하게 된다. 일단 역치에 도달하면 전압-개폐형 채널인 Ca^{2+} 채널이 열리면서 Ca^{2+}이 유입되어 활동전위의 상승 국면이 전개된다. 이는 Ca^{2+} 유입이 아닌 Na^+ 유입에 의하여 전위를 양성화시키는 신경이나 골격근 세포와는 대조적이다. 하강 국면에서는 보통 전압-개폐형 K^+ 채널이 열려서 K^+이 유출된다. 유동과 발사를 반복함으로써 자동주기성 세포들은 주기적으로 활동전위를 시작한다. 이 활동전위가 심장 전체로 퍼져나가서 규칙적 박동을 유발하므로, 심장의 박동은 다른 신경 자극 없이 일어나는 것이다.

정상 심장의 박동원은 동방결절이다.

자동주기성을 부여하도록 특화된 심장의 비-수축성세포들은 다음과 같은 부위들에 위치한다(● 그림 9-7).

1. **동방결절**[**sinoatrial(SA) node**]은 우심방벽에 있는 작고 특화된 영역이다.
2. **방실결절**[**atrioventricular(AV) node**]은 특화된 심근세포들의 작은 집단으로서 우심방 기저부의 격막 가까이에 위치한다.
3. **히스속(bundle of His)**은 특화된 세포들의 줄기로서, 기점은 방실결절이며 바로 심실격벽으로 들어가서 가지가 나뉜 후에, 격막을 따라서 심실첨부에 달할 때까지 내려간다. 그 다음에 심장외벽을 따라서 위로 올라가는데, 한 가지는 좌심실을, 다른 한 가지는 우심실을 돌아가며, 각각 좌우 심방에까지 이른다.
4. **푸르키네 섬유(Purkinje fiber)**는 작은 말단 섬유들로서, 히스속에서 연장되어서 마치 나무의 작은 가지처럼 심근층에 골고루 퍼져 분포한다.

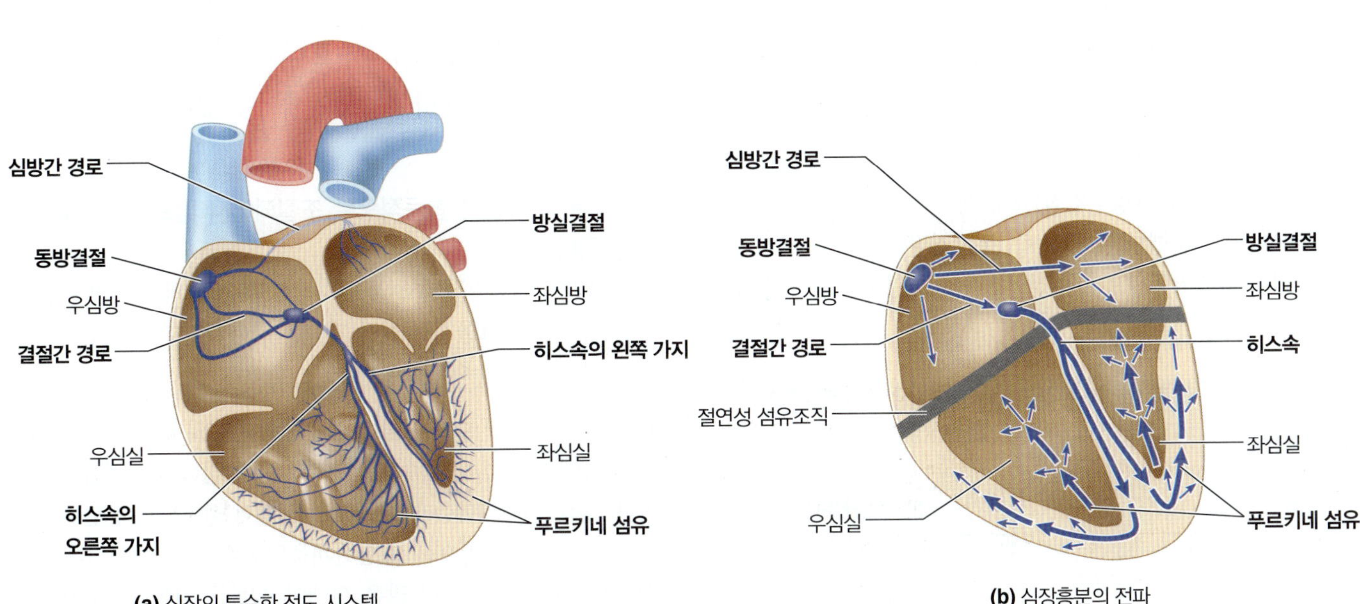

● 그림 9-7 심장의 특수한 전도계와 심장 흥분의 전파. 동방결절에서 시작된 활동전위가 먼저 좌우 심방으로 전파된다. 그 후에는 특수한 전도경로 즉, 심실간 경로와 결절간 경로 때문에 전파가 보다 용이해진다. 방실결절을 통해서만 활동전위가 심방에서 심실로 전파될 수 있다. 활동전위가 방실결절에서부터 심실전체로 전파되는데, 이는 특수한 심실 전도체계인 히스속들과 푸르키네 섬유들로 인하여 속도가 훨씬 빨라진다.

정상적 박동원의 활성 자동주기성 세포들마다 역치에 이르는 탈분극의 진행속도가 서로 다르기 때문에 정상적으로 생성되는 활동전위의 빈도도 다르다(▲ 표 9-1). 활동전위 시발 속도가 가장 빠른 심장세포들이 동방결절에 모여 있다. 어떤 세포에서든 일단 활동전위가 만들어지면, 간극연접과 특화된 전도체계를 통하여 다른 심근층으로 전파된다. 그러므로 일반적으로 동방결절에 가장 빠른 자동 주기성세포들이 모여 있고 분당 70~80번의 활동전위를 유발하기 때문에 심장의 다른 영역도 동방결절과 같은 속도의 활동전위를 가지게 된다. 그래서 우리는 동방결절을 **박동원(pacemaker)**이라고 한다. 즉, 심장 전체가 흥분하여 수축성 세포들의 수축을 촉발하는데, 심장이 박동하는 속도가 동방결절의 자동주기성의 속도에 맞추어 보통 분당 70~80번이다. 다른 자동주기성 조직들이 스스로 유동하여 역치에 도달하기 전에 동방결절의 활동전위에 의하여 그 세포들이 활성화되기 때문에, 그들 고유의 완만한 자동주기성 속도는 발휘될 수 없다.

다음 비유는 동방결정이 어떻게 심장의 다른 부분에 자신의 속도에 따르도록 주도하는지를 보여 준다. 100량의 기차가 있는데, 그 중 3량만 자신의 속도대로 움직일 수 있는 엔진을 가진 기관차이고 다른 97량은 끌려가야만 한다고 가정해 보자(● 그림 9-8a). 한 엔진(동방결절)은 시간당 70마일의 속도로 운행할 수 있고, 다른 엔진(방실결절)은 시간당 50마일로, 마지막 엔진(푸르키네섬유)은 시간당 30마일로 운행할 수 있다. 모든 량이 다 모였을 때 시간당 70마일로 달릴 수 있는 엔진이 나머지 량들을 자신의 속도대로 끌고 갈 수 있다. 더 낮은 속도의 두 엔진은 가장 빠른 속도의 엔진에 의하여 끌려갈 것이므로 가장 빠른 엔진의 주도가 있는 한 그들의 속도는 인정받지 못한다. 다른 97량(비-자동주기성의 수축성 세포)는 고유의 속도를 가지고 있지 않기 때문에 어떤 속도로 끌고 가던지 가장 빠른 엔진의 속도대로 운행할 것이다.

임상기록

비정상적 박동원의 활성 만약 어떤 이유로 가장 빠른 엔진이 망가졌다면(동방경절 손상), 그 다음으로 제일 빠른 엔진(방실결절)에게 책임이 넘겨져서 기차가 시간당 50마일로 운행할 것이다. 즉, 동방결절이 기능을 하지 못하면 방실결절이 박동원으로 인정받는다(● 그림 9-8b). 심방과 심실사이의 충격 전도가 차단된다면 심방은 특유의 속도 즉, 분당 70번 박동할 것이고 심실은 동방결절이 아닌 푸르키네 섬유가 시발하는 속도 즉, 분당 30회의 속도에 따라 박동할 것이다. 이런 상황은 두 번째 엔진 (방실결절)이 망가져서 주도 엔진(동방결절)과 세 번째 엔진 (푸르키네 섬유) 및 그 이하 기차량의 연결이 끊어진 것과 같다(● 그림 9-8c). 주도 엔진에 직접 연결되어 있는 기차량 즉, 심방세포는 시간당 70마일의 속도를 유지하지만 나머지 기차는 시간당 30마일로 달리게 된다. 심방과 심실 사이의 전도체계가 손상되어(예, 심장발작 중에) 기능을 상실할 때 이와 같은 **완전 심장차단(complete heart block)**이 일어난다. 심실이 분당 30회 박동하면 겨우 생존만 유지할 수 있을 뿐이다. 그러므로 사실 흔히 이런 환자는 무의식 상태에 빠지게 된다.

동방결절 부진 혹은 심장차단처럼 심박속도가 낮아진 환자에게는 **인공 박동원(artificial pacemaker)**을 심어줄 수 있다. 이식된 이 장치는 주기적으로 충격이 발생하여 심장 전체로 확산시킴으로써, 심방과 심실을 특유의 속도 즉, 분당 70회 박동시킨다.

간혹, 푸르키네 섬유와 같은 영역이 이상 흥분하여 동방결절보다 더 빨리 탈분극한다. (느린 엔진이 갑자기 가장 빠른 엔진보다도 더 빨리 가게 된다; ● 그림 9-8d를 보라). 방실결절에서 정상 활동전위가 시발되기 전에, 비정상적 흥분영역, 즉 **이소성 초점(ectopic focus)**에서 미숙한 활동전위가 생성되어서 심장의 나머지 부분으로 퍼져 나간다. 때때로 심실의 이소성 초점에서 생성된 비정상적 충격이 **미숙한 심실 수축(premature ventricular contraction, PVC)**을 초래한다. 이소성 초점이 방실결절보다 더 빠른 속도로 활동전위를 계속해서 배출한다면 박동원 활성이 방실결절에서 이소성 초점으로 옮겨질 것이다. 심박속도가 갑자기 크게 빨라졌다가 이소성 초점이 정상으로 돌아올 때까지 그 속도를 유지한다. 그런 과민한 영역은 심장의 기질적 문제와 연관이 있을 수 있지만, 흔히 걱정, 수면 부족이나 카페인 및 알콜의 과량 섭취 시 생길 수 있다.

▲ 표 9-1 심장의 자동주기성 조직에서 활동전위 배출속도

조직	분당활동전위*
동방결절(박동원)	70~80
방실결절	40~60
히스속과 프르키네섬유	20~40

*부교감 신경 활성 시; p. 214 및 p. 287을 보라

심장흥분의 확산은 협동적으로 조절되어서 펌프질을 효율적으로 만든다.

활동전위는 동방결절에서 일단 시작한 후 심장의 나머지 부분 전체로 확산된다. 효율적인 심장 기능을 위하여 흥분의 확산은 다음 세 가지 기준을 만족시켜야 한다:

1. 심방의 흥분과 수축은 심실 수축 전에 완전히 끝나야 한다. 심방의 수축에 이은 심실의 수축이 있어야만 완전한 심실채움이 일어난다. 심장 이완기에는 방실판막이 열려서 심방으로 유입된 정맥혈이 바로 심실로 들어와서 심실채움의 80% 정도 채워진다. 이어서 심방이 수축하면, 더 많은 혈액이 심실로 이동함으로써 완전 심실채움이 이루어진다. 그 후 심실이 수축하면 혈액이 심장을 출발하여 대동맥으로 박차고 나가게 된다.

(a) 정상 박동원 활성: 전체 기차가 시속 **70마일**로 달릴 것이다(가장 빠른 자동 주기성 조직인 동방결절이 심박률을 결정할 것이다).

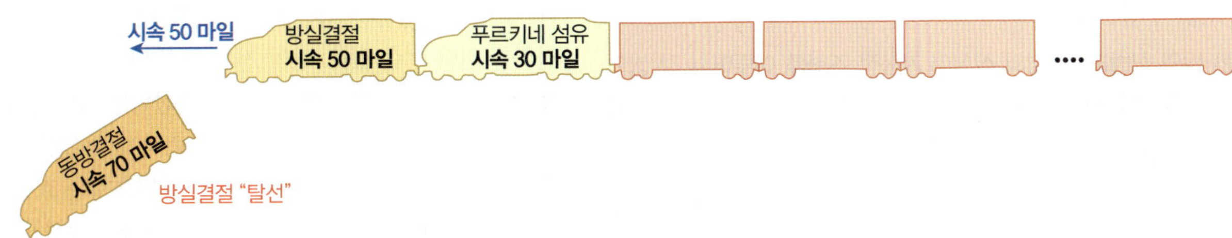

(b) 동방결절이 기능을 상실하면 방실결절이 박동원 활성을 인수받음: 기차는 시속 **50 마일**로 달릴 것이다(두 번째 빠른 자동 주기성 조직인 방실결절이 심박률을 결정할 것이다).

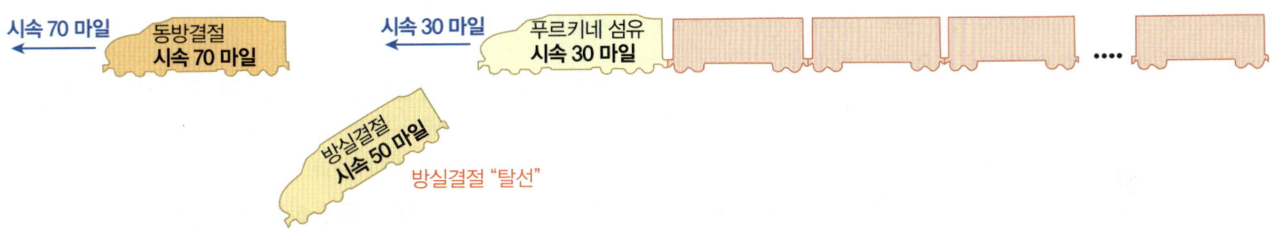

(c) 심장 완전차단 시, 보다 느린 심실 자동주기성 조직이 심실속도를 인수함: 기차의 앞부분은 시속 70 마일로 달리고, 뒷부분은 시속 **30 마일**로 달릴 것이다(심방은 동방결절에 의하여 달리고, 심실은 훨씬 느린 심실 자체 속도로 달릴 것으로 추정된다).

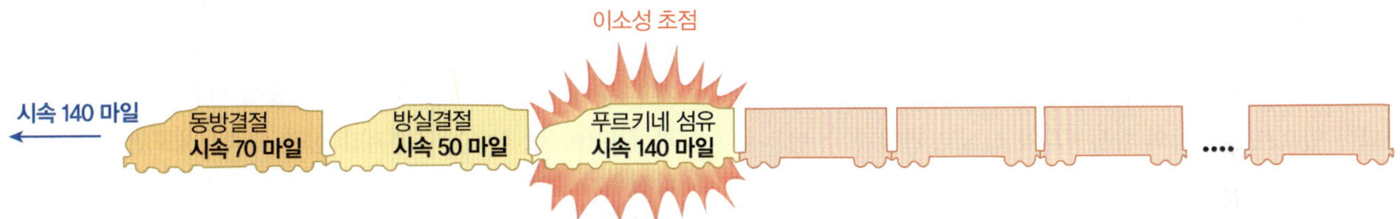

(d) 이소성 초점이 박동원 활성을 인수함: 이소성 초점이 기차를 주도하여서 방실결절보다 더 빠른 속도로 기차가 달릴 것이다(전체 심장이 비정상적 박동원에 의하여 보다 빠른 속도로 박동할 것이다).

● **그림 9-8 박동원 활성의 비유.** 심장 완전차단(c)에서 심실의 속도는 심실보다 느린 자동주기성 조직이 심실속도를 주도하지만, 심방속도는(자료 표시 안 됨) 여전히 방실결절이 결정한다.

만약 심방과 심실이 동시에 수축하면 심실압력이 심방압력보다 훨씬 더 커지기 때문에 방실판막이 즉시 닫힌다. 심실의 벽은 더 두꺼워서 더 큰 압력을 생성할 수 있다. 심방은 수축해도 판막이 닫혀 있으므로 혈액을 심실로 짜낼 수가 없다. 그러므로 심실을 완전히 채워지기 위하여(심방 수축에 의하여 나머지 20%의 심실채움을 마저 채우기 위하여), 심실의 흥분 및 수축 전에 심방이 흥분하고 수축하여야만 한다.

2. 심장 근섬유들의 흥분이 조정되어서, 심장의 각 방들이 하나의 단위체처럼 효율적으로 펌프질한다. 만약 심장의 각 방들의 근섬유가 동시에 수축하지 않고 제멋대로 수축한다면, 혈액을 제대로 퍼내지 못할 것이다. 부드럽고 일체감 있는 심실 수축이 혈액을 압출하는데 필수적이다.

임상기록 분리된 심장 근섬유들은 혈액을 잘 퍼낼 수 없다. 이와 같이 잘 조정되지 않고 무작위로 심장세포들이 흥분하고 수축하는 것을 **세동(fibrillation)**이라고 한다. 심방세동보다 심실세동은 보다 더 심각하다. **심실세동**(ventricular fibrillation)이 있으면 대동맥으로 혈액을 퍼내지 못하기 때문에 돌연사에 이르게 된다. 흔히 이와 같은 경우는 흉벽으로 강한 전류를 보내는 전기적 세동제거기에 의하여 정상화될 수 있다. 이 전류가 심장에 도달해서 심장의 모든 부분을 자극 (탈분극)시킨다. 보통은 동방결절이 우선적으로 회복되어서 박동원의 임무, 즉 충격을 시발하여 심장의 나머지 부분이 동시에 수축하도록 촉발하는 일을 수행한다.

3. **한 쌍의 심방과 한 쌍의 심실이 기능적 조화를 이루어서 각 쌍의 두 구성원들이 동시에 수축하도록 한다.** 이와 같은 조정 때문에 폐순환과 체순환이 동시에 일어나게 된다.

이상의 기준에 맞추면서 다음에서 설명하는 것처럼, 심장이 효율적으로 기능하도록 심장 흥분의 확산은 세심하게 조정된다.

심방 흥분 동방결절에서 시작된 활동전위가 먼저 양쪽 심방으로 확산되는데, 일차적으로는 세포와 세포 사이의 간극연접을 통하여 이루어진다. 또한 잘 알려지지 않은 일부 특수한 전도 경로 때문에 심방을 통과하는 충격 전도가 더욱 빨라진다.

- **심방 간 경로**가 우심방 내에 있는 동방결절에서 좌심방까지 뻗어 있다. 이 경로는 활동전위가 동방결절에서 좌심방에 있는 이 경로의 말단으로 신속하게 전송되므로, 흥분이 우심방 전체로 퍼져가는 동시에, 좌심방의 흥분파도 간극연접을 통과하여 전체로 흥분파가 퍼져나갈 수 있다. 이는 양쪽 심방이 동시에 탈분극하고 수축할 수 있게 한다.

- **결절 간 경로**가 동방결절에서 방실결절까지 뻗어 있다. 방실결절은 심방과 심실을 전기적으로 연결하는 유일한 곳이다. 다시 말하면, 심방과 심실이 구조적으로 전기적 절연성의 섬유조직으로 결합되어 있으므로 심방의 활동전위가 심실로 건너갈 수 있는 유일한 길은 방실결절을 통과하는 것뿐이다. 결절 간 전도경로가 동방결절에서 시발된 활동전위를 방실결절로 가도록 유도됨으로써 심방 수축 직후 심실 수축이 연이어 일어나도록 한다.

심방과 심실 사이의 전도 활동전위는 상대적으로 느리게 방실결절을 통과하여 전도된다. 이 같은 지연 때문에 심실은 완전히 채워질 수 있는 시간을 갖게 된다. 충격은 100 msec(**방실결절 지연, AV nodal delay**)정도 지연되는데, 이 때 심방은 완전히 탈분극하고 수축하면서 심방 안의 혈액을 심실로 보낸다. 그 후 심실의 수축이 일어난다.

심실흥분 방실결절 지연 다음에, 충격은 좌우 히스속을 타고 격벽을 따라 내려가서 푸르키네 섬유를 타고 심근층 전체로 신속하게 전달된다. 고도로 조직화된 전도체계는 활동전위가 신속하게 전파되기 적합하도록 특화되어 있다. 이 전도체계가 있으므로 심실흥분의 확산이 심실이 하나의 단위체처럼 신속하고도 조직적으로 수축하게 된다.

이 체계가 활동전위를 수많은 심근세포들에 신속하게 전달하지만, 전도체계는 이에 그치지 않고 충격을 전달받아 흥분된 세포들로부터 간극연접을 통하여 나머지 심근세포들로 재빨리 퍼져 나간다.

심실은 심방에 비하여 덩치가 크기 때문에, 심실 전도체계가 심실의 전도확산의 신속을 기하는데 매우 중요한 역할을 수행한다. 푸르키네 섬유는 심근의 수축세포들보다 6배나 더 빨리 활동전위를 전달할 수 있다. 만약 전체 심실 탈분극과정을 간극연접을 통한 세포들 간의 충격확산에만 의존한다면, 방실결절의 흥분 직후에 심실조직이 흥분을 시작해서 충격이 심실첨부를 통과하기 전에 수축하게 될 것이다. 물론 이런 방법으로는 효율적으로 펌프질할 수가 없다. 활동전위가 히스속을 따라 신속하게 전도되고 푸르키네섬유 망을 통하여 순식간에 전파되기 때문에 좌우심실의 심근세포들이 거의 동시에 활성화되는 것이며, 이 때문에 매끄럽고 조정된 단일 수축을 나타내어서, 혈액을 능률적으로 체순환과 폐순환으로 동시에 방출한다.

심장 수축성세포의 활동전위는 특유의 고원부를 보여준다.

심장 수축성세포에서 활동전위는 결절의 박동원에서 시발되었는데도 불구하고, 이온의 기작과 형태에서 동방결절 전위와는 상당한 차이를 보여준다(● **그림 9-6**와 **그림 9-9**를 비교하라). 자동주기성 세포의 세포막과 달리 수축성세포의 세포막은 휴지기(박동원으로부터 전기적 활성이 전파되어오기 전까지)에 약 −90 mV를 유지하고 있다. 일단 심실의 수축성 심근세포의 세포막이 흥분하고 나면, 막전위가 +30 mV까지 급격하게 역전되는데, 이는 전압-개폐형 Na^+채널이 열려서 Na^+이 세포 내로 급격히 유입되기 때문이다. 이는 다른 흥분성세포들이 활동전위를 일으키는 것과 같다(p. 82 참조). 그렇지만 심장 수축성세포만은 특이하게도 막전위가 수백 msec 동안 정점에 머물러 있는 즉, 활동전위의 고원부 단계(plateau phase)를 야기한다. 대조적으로 신경과 골격근 세포의 활동전위는 짧아서 1-2 msec 동안 유지된다. 다른 흥분성 세포들은 비교적 "빠른" Na^+ 채널이 활성화되어서 활동전위의 상승이 일어나는 반면에, 심장 수축성세포들은 세포막 상에 있는 상대적으로 느린 전압-개폐형 Ca^{2+} 채널이 활성화되어서 활동전위의 고원부가 유지된다. 활동전위 상승기 동안 전압이 갑작스럽게 상승하는 것에 반응하여 이러한 채널들이 열리게 되는 것이다. 세포외액의 Ca^{2+} 농도가 높기 때문에, Ca^{2+} 채널이 열리면 Ca^{2+}들이 천천히 세포 내로 유입된다. 전기적으로 양성을 띠는 Ca^{2+}들이 계속해서 유입되면 세포 내부가 지속적으로 양성을 띠게 되는데, 이것이 활동전위의 고원부와 연관이 깊다. 활동전위가 급격히 하강하게 되는 까닭은 Ca^{2+} 채널이 불활성화되고, 전압-개폐형 K^+ 채널이 열리기 때문이다. K^+이 빠르게 유출되므로써 심장 수축성세포들도 다른 흥분성 세포들처럼 휴지전위로 돌아간다.

이제부터, 이 활동전위가 어떻게 수축을 유발하는지에 관해 알아보자.

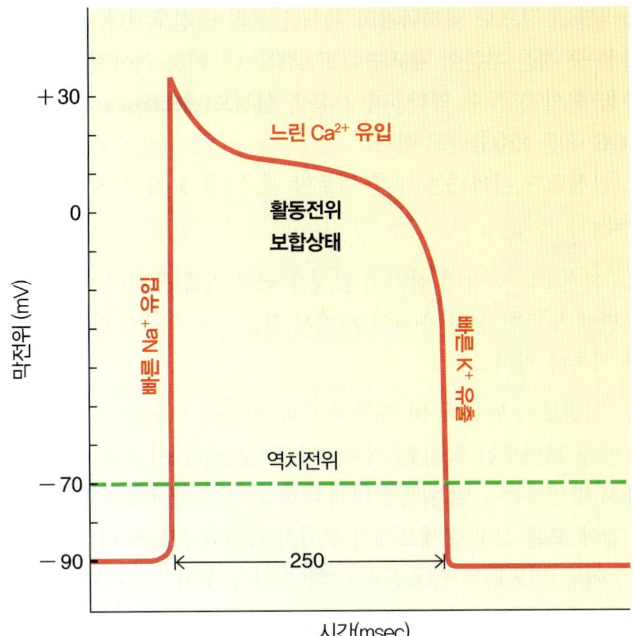

● **그림 9-9 수축성 심장 근육세포에서의 활동전위.** 심장의 수축성세포에서의 활동전위는 심장의 자동주기성 세포의 활동전위와는 상당한 차이가 있다(그림 9-6과 비교하라). 역치에서 빠른 Na^+ 채널이 열려 Na^+가 유입됨으로 인하여 수축성세포의 활동전위 상승이 신속하게 나타난다. 느린 Ca^{2+} 채널이 열려 지속적으로 Ca^{2+}이 유입됨으로써 특유의 보합상태가 나타난다. K^+ 채널이 열려 K^+이 유출됨으로써 전위의 신속한 하강이 나타난다

세포외액으로부터의 Ca^{2+} 유입은 훨씬 더 많은 Ca^{2+}을 근소포체로부터 방출시킨다.

심장의 수축성세포에는 느린 Ca^{2+} 채널이 T-소관에 존재한다. 앞에서 배운 바와 같이, 이 전압-개폐형 채널은 국부적 활동전위 기간에 열린다. 그러므로 골격근 세포와는 달리 Ca^{2+}이 심장의 활동전위기간 동안 T-소관 막을 통과하여 세포외액에서 세포질로 확산한다. 이러한 Ca^{2+} 유입 때문에 근처의 근소포체에 있는 Ca^{2+}-방출 채널이 열리게 한다(p. 236 참조). **Ca^{2+}-유도성 Ca^{2+} 방출(Ca^{2+}-induced Ca^{2+}release)**이라 불리는 이와 같은 작용은 세포외액에서 세포질로 유입된 Ca^{2+}이 세포질 내의 Ca^{2+} 저장고로부터 훨씬 더 많은 양의 Ca^{2+}이 세포질 내로 방출되도록 유도한 것이다(● **그림 9-10**). 그 결과, 세포질 Ca^{2+}의 증가를 초래하는데 이것이 수축 기구를 작동시키는 작용을 한다. 근수축에 필요한 Ca^{2+} 양의 90%는 근소포체에서 방출된 것이다. 이와 같은 추가적 Ca^{2+} 공급과 느린 Ca^{2+} 제거가 공동으로 심장수축의 장기화에 기여하고 있다. 즉, 심장근 수축은 골격근 수축보다 3배가 더 길게 일어난다(전자는 300 mse, 후자는 100 msec 동안). 이와 같은 수축기간의 증가 덕분에 혈액을 퍼내기에 알맞은 시간을 확보한다. 세포질 내 Ca^{2+}의 역할은 트로포닌-트로포미오신 복합체에 결합하여 이들을 물리적으로 움직이게 함으로써 가교 회전 및 수축이 가능하도록 한다(● **그림 9-10**). 그렇지만 골격근에서는 언제나 충분한 양의 Ca^{2+}이 방출되어 모든 가교를 작동시키지만, 심장근에서는 세포질 Ca^{2+}의 양에 따라 가교 활성의 정도가 달라

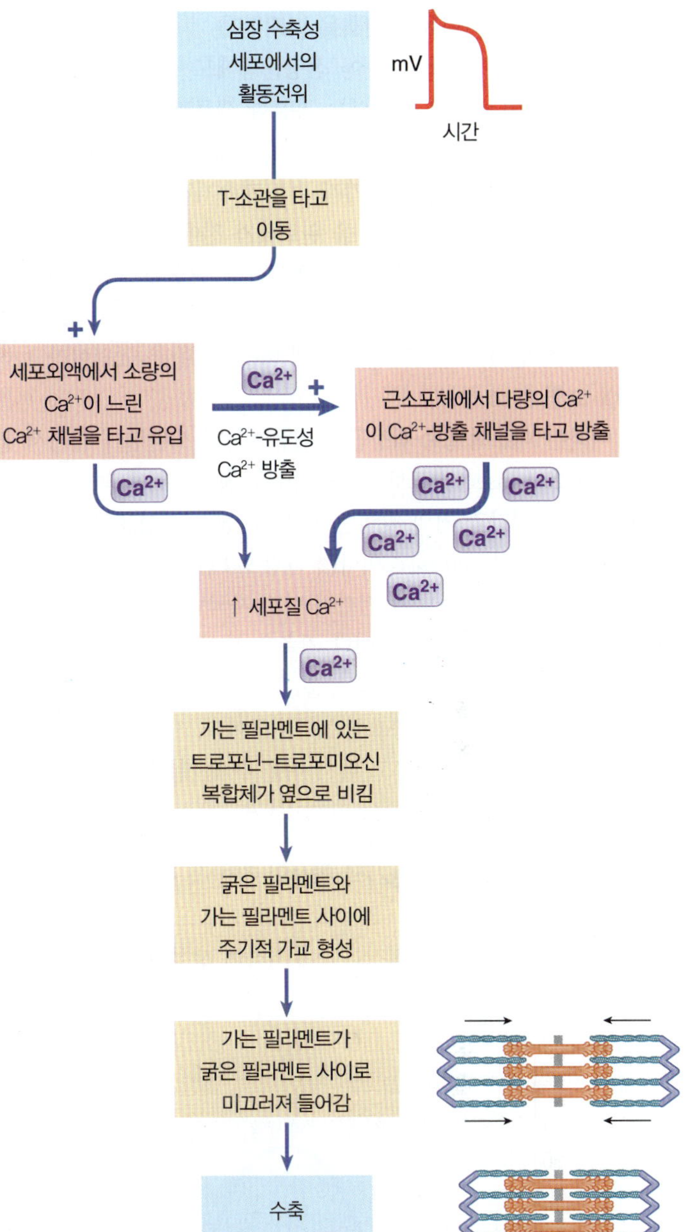

● **그림 9-10 심장의 수축성 세포들에서의 흥분-수축 연관.**

진다. 뒤에 세포질 Ca^{2+} 양을 조절할 수 있는 요인들에 대하여 설명할 것이다.

세포막과 근소포체 막에서 에너지 의존성 기구에 의하여 세포질 Ca^{2+}들이 제거되면 트로포닌과 트로포미오신의 작용으로 가교형성이 가로막히는데, 이로 인하여 수축이 멈추고 심장 근육이 이완된다.

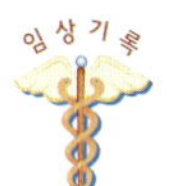

몇몇 약물은 심근세포막을 통한 Ca^{2+}의 이동에 영향을 미침으로써 심장 기능을 바꾸어준다. 예를 들자면, 베라파밀(verapamil)은 Ca^{2+}-채널 차단제인데, 이 약물은 활동전위 동안 Ca^{2+}의 유입을 차단하여 심장수축의 강도를 감소시킨다. 디기탈리스(digitalis)와 같은 약물은 세포질 Ca^{2+}을 축적시켜서 심장수축력을 증가시킨다.

긴 불응기가 심장근육의 강축을 방지한다.

다른 흥분성세포에서와 같이 심장근육에도 불응기(refractory period)가 있다. 불응기 중에는 흥분한 세포막이 활동전위를 재개할 수 있을 만큼 회복되지 않았으므로, 다음 활동전위를 유발할 수 없다. 골격근에서는 불응기가 수축 지속기간에 비하여 훨씬 짧아서 근섬유가 첫 번째 수축을 완료하기 전에 다시 자극받을 수 있고 이로 인하여 수축의 가중이 일어난다. 근섬유가 자극과 자극 사이에 이완할 틈이 없이 자극이 빠르게 반복됨으로써 최고 수준의 수축이 연이어 일어나게 되는데 이를 강축(tetanus)이라고 한다(● **그림 8-16** 참조).

이와는 대조적으로 심장근은 활동전위의 고원부가 길어서 불응기도 250 msec 정도로 길다. 이것은 활동전위에 의하여 시작된 수축의 기간과 거의 맞먹는다. 사실, 심장근 섬유의 수축기간은 평균해서 약 300 msec이다(● **그림 9-11**). 결과적으로 심장근육은 수축이 거의 끝나기 전까지 다시 자극받을 수 없으므로, 심장근육에서는 수축의 가중이나 강축은 불가능하다. 혈액을 펌프질하는데 수축(비움)과 이완(채움)을 번갈아하는 것이 필요하므로 이러한 기작은 매우 중요한 보호기구이다. 지속적인 강축성 수축은 심장의 방들을 채우고 나서 비울 수 없게 하기 때문에 치명적일 수 있다.

심전도는 심장에서의 전기적 활성의 전반적 전파에 대한 기록이다.

탈분극 및 재분극 중에 심장근육에 의하여 생성된 전류는 심장을 둘러싼 조직으로 퍼져나가고 체액을 통하여 전도된다. 이 전기적 활성 중 적은 부분이 체표면에 도달하는데, 이를 기록전극들을 사용하여 탐지할 수 있다. 이 기록을 **심전도(electrocardiogram, ECG 혹은 EKG)**라고 한다.

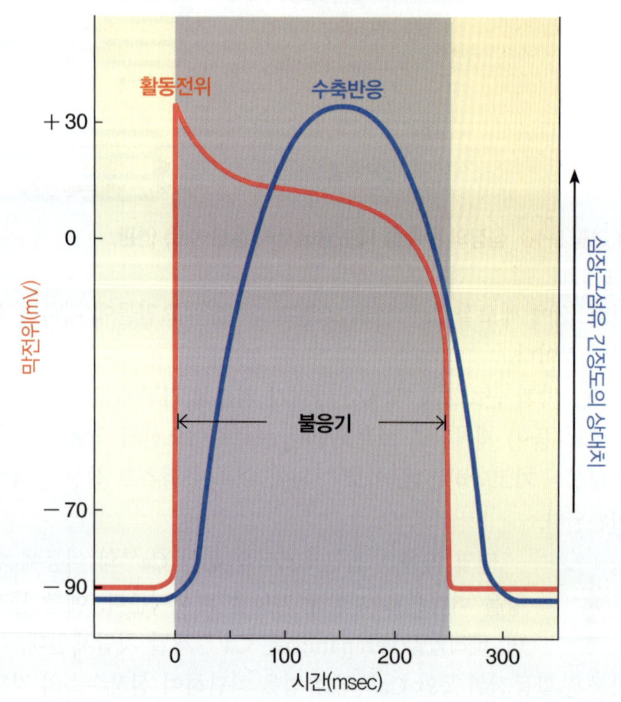

● **그림 9-11 심장 근육에서 활동전위의 지속기간 및 불응기와 수축반응의 지속 기간과의 비교.**

심전도가 나타내는 바를 검토할 때, 다음 3 가지 요인을 기억하라:

1. 심전도는 심장의 전기적 활성을 직접 기록한 것이 아니라, 체표면에 도달한 심장 충격이 체액에 전달하는 전기적 활성의 일부를 기록한 것이다.

2. 심전도는 탈분극 및 재분극 중에 심장을 통하여 퍼지는 확산 전반을 보여주는 복잡한 기록이다. 그것은 한 시점에 단일 세포에서 발생하는 단일 활동전위에 대한 기록이 아니다. 어떤 주어진 시간에 모든 심장 근세포에서 전기적 활성의 총합을 나타낸다. 이때, 어떤 세포들은 활동전위 상태에 있을 것이고, 다른 세포들은 그렇지 않을 것이다. 예를 들어, 방실결절의 흥분 직후에 심방의 세포들은 활동전위 상태일 것이지만, 심실의 세포들은 아직 휴지전위 상태에 있을 것이다. 다음 시점인 심방세포들이 재분극되는 동안에 전기적 활성이 심실세포들로 퍼져나갈 것이다. 그러므로 심장의 전기적 활성의 전반적 양상은 충격이 심장을 통과하는 시점에 따라 다양하다.

3. 심전도는 활동전위 자체를 탐지하는 것이 아니라 체표면의 두 지점에서의 전위를 탐지하여 비교한 값을 기록한다. 예를 들어, 심실근육이 완전히 탈분극되었거나 완전히 재분극되었을 때 심전도는 전위를 기록하지 않는다. 즉, 두 전극이 같은 전위를 "보이고" 있으므로 두 전극 사이에 전위차가 없다고 기록된다.

체 표면으로부터의 전기적 활성의 기록은 기록전극의 위치에 따라 달라진다. 전극은 대충 전기적 활성을 보고 심전도라는 시각 정보로 번역할 수 있는 "눈"이라고 생각할 수 있다. 기록에서 상하로 변하는 기록은 심장에서 흐르는 전류에 대한 전극들의 위치에 의해 결정되는 것이다. 예를 들어, 심장을 관통하는 흥분 충격의 전파는 오른쪽 팔, 왼쪽 다리 또는 심장 위에서 서로 다르게 나타난다. 심장에서 동일한 전기현상이 일어났다고 해도, 같은 전기현상을 표현하는 파형들이 전극의 위치에 따라 다르게 나타난다.

비교 표준을 만들기 위하여, 심전도 기록은 통상적으로 12개의 전극 체계로 구성되어 있다. 심전도계는 신체의 두 지점의 기록 전극을 연결하는데, 각 연결 쌍의 특이 배열을 **유도(lead)**라고 한다. 12개의 유도 각각이 서로 다른 위치에서 심장의 전기적 활성을 기록한다. 즉, 사지에서 여섯 가지 다른 전기적 배열과 심장 주위 여섯 곳의 흉부 유도가 그것이다. 정상과 비교한 차이를 인지하기 위한 공통의 기반을 제공하기 위하여, 통상적으로 동일한 12개의 유도를 모든 심전도에서 사용한다(● **그림 9-12**).

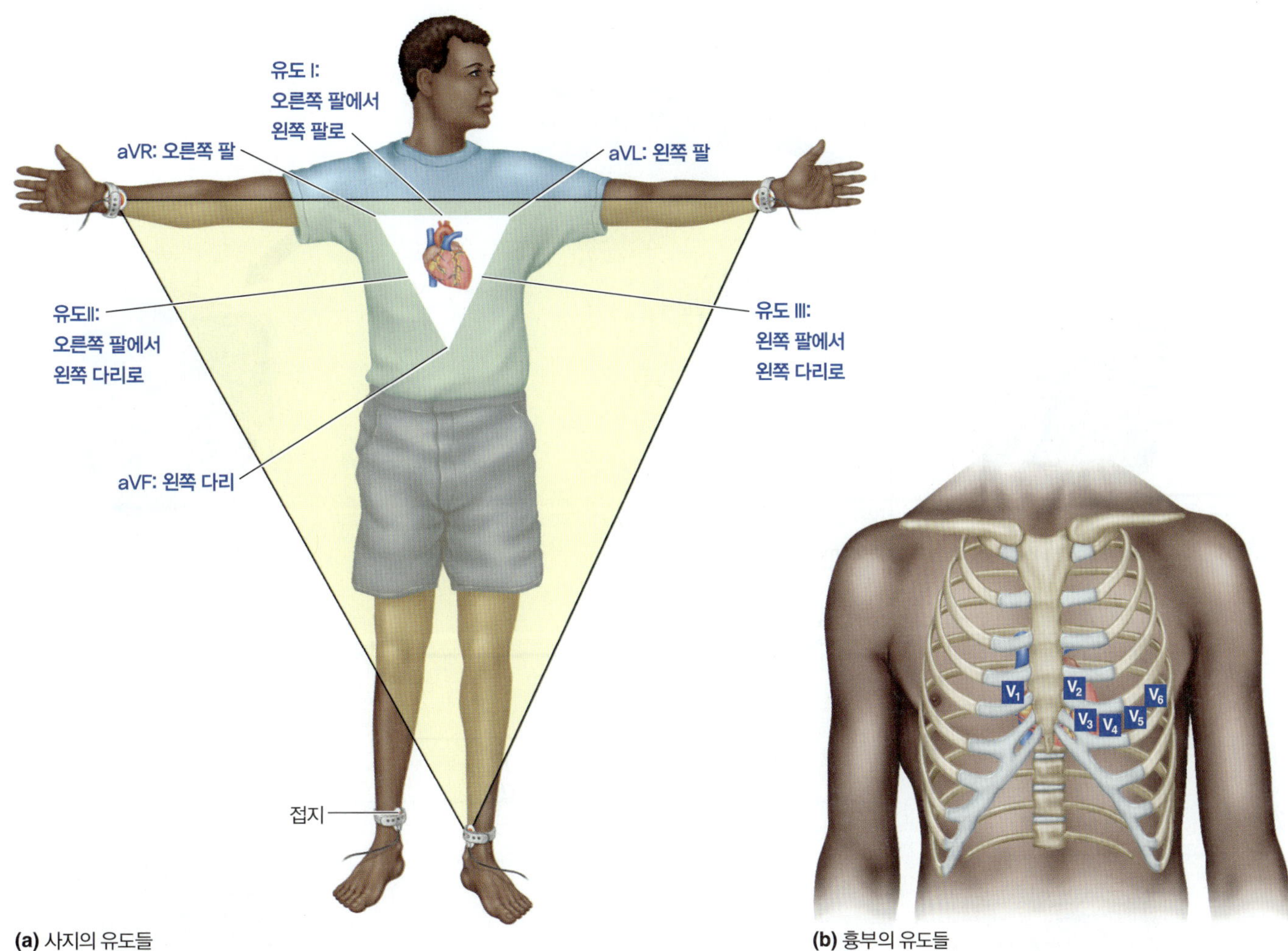

● **그림 9-12 심전도 측정 시 전극의 부착부위(유도)들.** (a) 사지의 여섯 유도는 I, II, III ,aVR, aVL 및 aVF이다. 유도 I, II 및 III은 양극성인데, 그 이유는 두 개의 기록전극을 쓰기 때문이며, 두 전극의 전위차를 기록한다. 예를 들어, 유도 I은 오른쪽 팔과 왼쪽 팔의 전위차를 기록한다. 오른쪽 다리의 전극은 접지로서 기록전극이 아니다. aVR, aVL과 aVF 유도는 단극 유도인데, 이들은 두 전극이 쓰이는데도 불구하고 한 전극인 탐지전극의 실제 전위만 기록되며, 다른 전극은 영점을 맞추기 위한 대비전극으로 쓰인다. 예를 들어, aVR 유도는 오른쪽 팔에 도달되는 전위를 신체의 다른 부분에 대비하여 기록한다. (b) 흉부의 여섯 유도는 V_1에서 V_6까지 이며, 단극 유도이다. 탐지전극은 주로 전극 바로 밑에 위치한 심장 주변의 여섯 지점에서 심장근 전위를 기록한다.

심전도 기록의 다른 부분들이 특이한 심장 현상들과 관련될 수 있다.

정상인의 심전도에는 P파, QRS파와 T파라는 3개의 특이한 파형이 있다(● **그림 9-13**). (알파벳 문자는 파의 진행 순서를 나타내며, 이 명칭은 기술의 발명자들이 처음 쓰기 시작한 것이다.)

- **P파(P wave)**는 심방의 탈분극을 나타낸다.
- **QRS복합파(QRS complex)**는 심실의 탈분극을 나타낸다.
- **T파(T wave)**는 심실의 재분극을 나타낸다.

이와 같은 탈분극과 재분극으로 변동하는 파로 인하여, 각각 심장의 수축과 이완이 번갈아가며 일어난다.

심전도에서 다음과 같은 점들 또한 유의해야 한다:

1. 동방결절의 흥분은 체 표면까지 도달할 정도로 강한 전기 활성을 띄지 않기 때문에, 동방결절의 탈분극은 심전도에서 기록되지 않는다. 그러므로 첫 파장인 P파는 탈분극이 심방을 가로질러 퍼져나갈 때 생기는 것이다.
2. 정상 심전도에서, 심방 재분극으로 생성되는 파장은 별개로 탐지되지 않는다. 심방 재분극은 심실의 탈분극과 동시에 일어나기 때문에 QRS복합파에 숨겨진다.
3. 심방의 덩치가 심실의 덩치보다 작으므로 전기적 활성도 작다. 따라서 P파는 QRS파보다 작다.

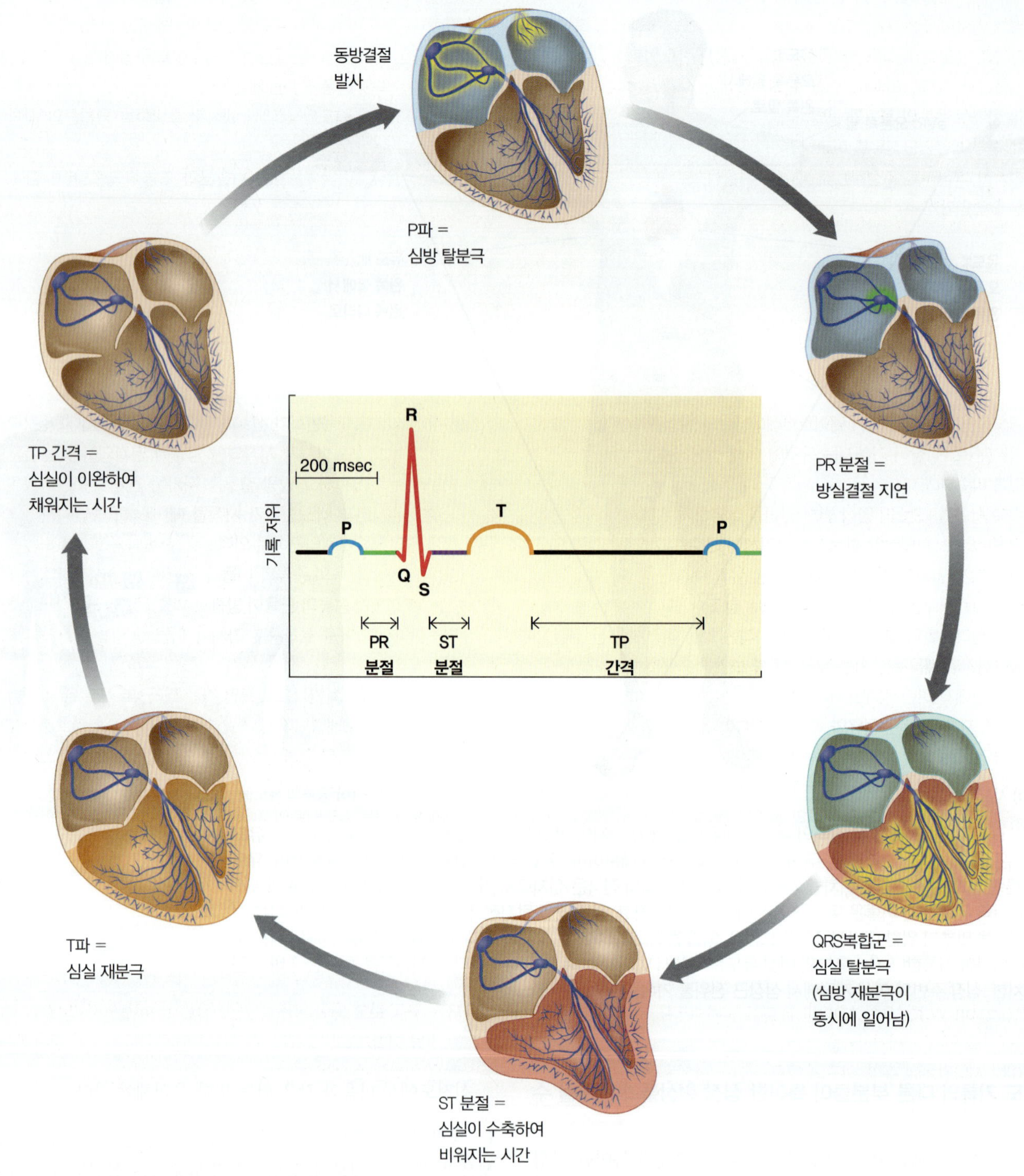

● **그림 9-13 유도 II에서 심전도 파형과 각 파형과 관련된 심장의 전기적 상태.**

4. 다음과 같은 세 지점에서 심장근육에서 전류의 흐름이 일어나지 않으므로 심전도가 기준선에 남아 있다.

a. 방실결절 지연 동안. P파가 종료되고 QRS복합파의 시작하기 전의 기간을 나타내는 방실결절 지연이 있는데, 이를 심전도에서 **PR 분절(PR sgment)**라고 한다. (PQ 분절보다는 PR 분절이라고 불리는 까닭은 R 굴절이 QRS복합파에서 우세한 반면, Q 굴절은 작고 때때로 결손되기도 하기 때문이다.) 전류가 방실결절을 통하여 흐르지만, 심전도

전극이 탐지하기엔 그 크기가 너무 작다.

b. 심실이 완전히 탈분극하고 심장 수축성세포가 재분극하기 전에 활동전위의 고원부에 있을 때를 **ST 분절(ST segment)**라고 한다. 이 간격은 QRS복합체와 T파사이에 있는데, 심실이 완전히 활성화되고 심실이 수축해서 비워지는 기간과 일치한다. ST분절은 심장 수축성 활성을 나타내지는 않는다. 심전도는 이어지는 기계적 활동을 유발하는 전기적 활성을 측정하는 것이다.

c. 심장 근육이 완전히 재분극할 때와 휴지기 중에 그리고 심실채움이 일어날 때. T파가 끝나고 다음 P파가 일어나기 전으로 이를 **TP 간격(TP interval)**이라고 한다.

심전도는 심박률 이상, 부정맥 및 심근 손상을 진단하는데 쓰일 수 있다.

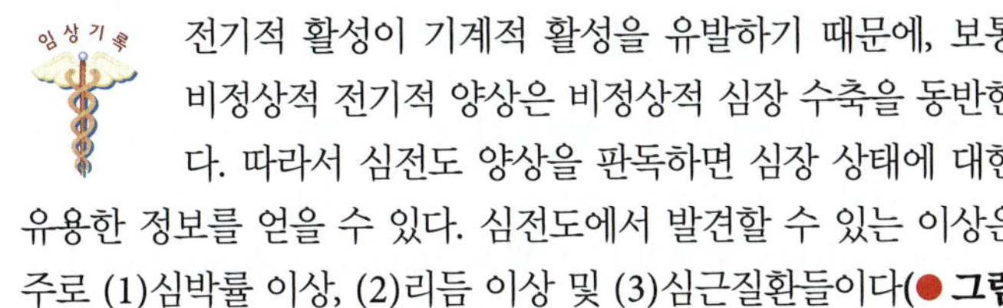

전기적 활성이 기계적 활성을 유발하기 때문에, 보통 비정상적 전기적 양상은 비정상적 심장 수축을 동반한다. 따라서 심전도 양상을 판독하면 심장 상태에 대한 유용한 정보를 얻을 수 있다. 심전도에서 발견할 수 있는 이상은 주로 (1)심박률 이상, (2)리듬 이상 및 (3)심근질환들이다(● **그림 9-14**).

심박률 이상 심박률(heart rate; 박동수)은 심전도 기록지에서 두 QRS파의 간격으로 측정할 수 있다. 분당 100회 이상의 빠른 심박률을 **빈맥(tachycardia)**이라 하고, 분당 60회 이하의 느린 심박률을 **서맥(bradycardia)**이라 한다.

리듬 이상 심전도파의 규칙성 및 간격을 리듬(rhythm)이라고 한다. 정상 리듬 및 심장 흥분의 순서에 있어서 변이가 있으면 이를 **부정맥(arrhythemia)**이라고 한다. 이는 이소성 초점, 동방결절의 박동원 활성의 변이 혹은 전도의 간섭 등에 기인한다. 예를 들어, 완전 심장차단에서 방실결절은 계속적으로 심방 탈분극을 지시하지만, 심실은 자체 충격을 생성하는데, 심방의 것보다 더 느리다. 심전도에서 P파는 정상 리듬을 보여준다. QRS와 T파도 규칙적이지만 P파보다 느리고 P파와는 별개의 리듬을 보여준다. 심방과 심실이 동시에 활성화되지 않기 때문에, 심방 재분극의 파가 QRS복합파에 가려지지 않고 나타날 수 있다.

심근 질환 심전도의 이상파는 **심장근 질환(cardial myopathy)**들을 파악하는데 매우 중요하다. 심근허혈증(myocardial ischemia)은 산화된 혈액이 심장 조직으로 적절히 운반되지 못하는 질환이다. 어떤 심장 부위에 혈액을 공급하는 혈관이 막히거나 터졌을 때, 심장근육세포의 실제 죽음인 **괴사(necrosis)**가 일어난다. 이러한 조건을 **급성 심근경색(acute myocadial infarction)**이라고 하는데, 흔히 **심장마비(heart attack)**라고도 한다. 심장근육의 일부가 괴사할 때에는 비정상 QRS파형이 나타난다. 심전도 변화뿐 아니라 손상된 심장근세포가 혈액으로 특이한 효소들을 방출하기 때문에, 혈액에서 이들 효소들의 수준을 측정하는 것이 심근손상의 보다 정확한 지표를 제공한다.

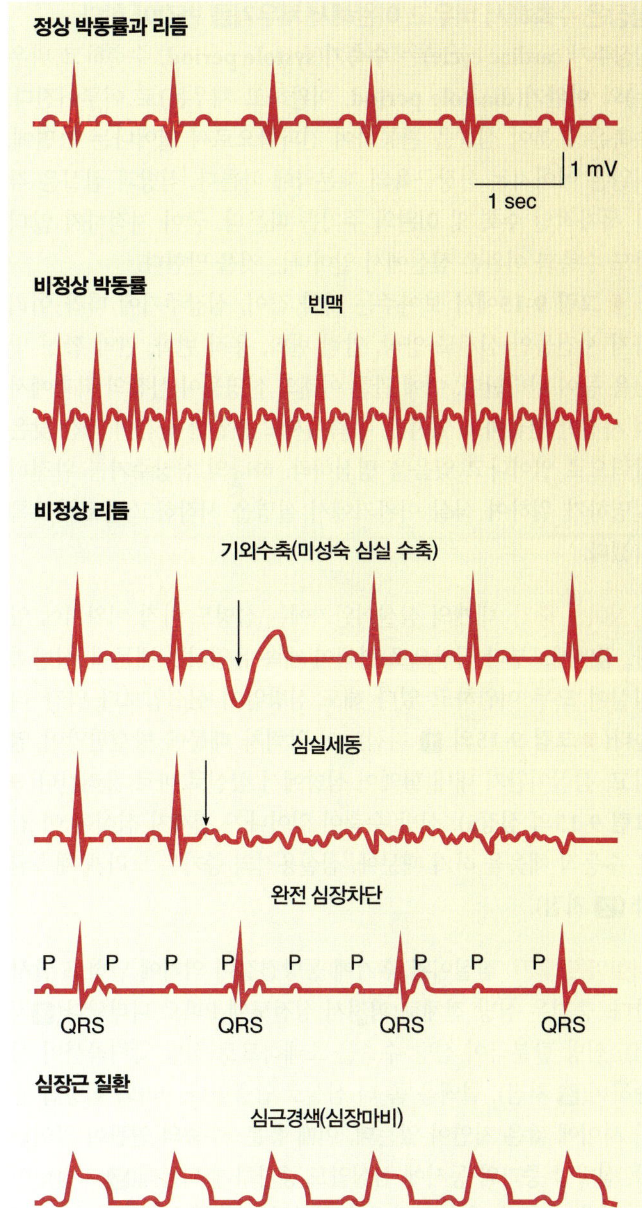

● **그림 9-14 심전도로 탐지할 수 있는 대표적 심장 상태들.**

9.3 심장주기의 기계적 활동

수축, 이완 및 그로 인한 심장을 관통하는 혈류의 변화, 즉 심장주기는 심장의 전기적 활성의 주기적 변화에 따라 일어난다.

심장은 수축해서 비우고 이완해서 채우기를 번갈아 한다.

심장주기(cardiac cycle)는 **수축기(systole period**, 수축하고 비우는)와 **이완기(diastole period**, 이완하고 채우는)로 이루어진다. 수축은 흥분이 심장을 관통하여 전파함으로써 일어나는 반면에, 이완은 이어지는 심장근육의 재분극에 따른다. 심방과 심실은 각자 독자적인 **수축** 및 **이완**의 주기를 따른다. 굳이 지적하지 않더라도 수축과 이완은 심실에서 일어나는 것을 말한다.

●**그림 9-15**에서 보여주는 바와 같이, 심장주기에 따라 여러 가지 사건들인 심전도 양상, 압력 변화, 용적 변화, 판막 활성 및 심음 등이 나타난다. 이에 관한 아래의 설명들이 심장의 좌측에서의 사건만 언급하고 있지만, 우측에서도 동일한 사건이 약간 낮은 압력으로 일어나고 있음을 명심하라. 하나의 심장주기를 완전히 설명하기 위하여 심실 이완기에서 설명을 시작하고 종료하도록 하겠다.

심실이완 중기 대개의 심실이완기에는 심방도 아직 이완기에 있다. 정맥계로부터 심방으로 혈액이 계속 유입되기 때문에, 심방과 심실이 모두 이완하고 있다 해도 심방압이 심실압보다 약간 더 높다(●**그림 9-15**의 1 지점). 이 압력차 때문에 방실판막이 열리고, 심실이완기 내내 혈액이 심방에서 심실로 바로 흘러간다(●**그림 9-15**의 **심장a**). 심방 수축이 일어나기 전까지 심실이 이 같은 수동적 채움을 하기 때문에, 심실용적의 증가는 느리게 계속된다 (2 지점).

심실이완 후기 심실이완 후기에 동방결절이 역치에 달하고 발사한다. 충격은 심방 전체로 퍼져서 심전도에 P파로 나타난다(3지점). 심방 탈분극이 심방 수축을 초래하므로 심방 압력곡선이 상승하며(4 지점), 혈액을 좀 더 심실로 압출한다. P파와 심방압 증가 사이에 짧은 지연이 있는데, 이때 흥분–수축의 연관이 일어난다. 심방압 증가와 동시에 심실압도 증가하게 되는데(5 지점), 이는 심방 수축에 의하여 혈액이 심실에 부가되기 때문이다(6 지점과 **심장b**).

심실이완 말기 심실이완은 심실 수축의 개시기에 종료된다. 이때까지 심방 수축과 심실 채움이 완료된다. 이완기 말에 심실의 혈액용적을 **이완기말 용적(end-diastole volume, EDV)**이라고 하며(7 지점), 평균적으로 약 135ml 정도이다. 이 주기 동안에는 더 이상의 혈액이 심실에 더해지지 않을 것이다. 그러므로 이완기말 용적이 한 주기 중에 심실이 품을 수 있는 최대량이다.

심실흥분과 심실 수축 개시기 심방 수축 후에 충격이 방실결절과 특화된 전도계를 통과하여 심실을 흥분시킨다. 동시에 심방이 수축 중이다. 심실흥분이 완료될 때, 심방 수축은 이미 끝났다. QRS복합파는 이 심실흥분을 나타내는데(8 지점), 이는 심실수축을 유도한다. 심실수축기 시작의 신호인 QRS복합파가 나타난 후, 심실압은 짧은 시간 내에 급격히 증가한다(9 지점). 심실수축이 시작하면서 심실압이 심방압보다 커진다. 이 역류압이 방실판막을 닫는다(9 지점).

등용적성 심실수축기 심실압이 심방압보다 커져서 방실판막이 닫힌 후에 심실압은 더욱 증가하여서 대동맥압보다 커지게 되면 이로 인하여 대동맥판막이 열린다. 그러므로 방실판막이 닫히고 대동맥판막이 열리기 전에는 심실이 잠깐 닫힌 방이 된다(10 지점). 모든 판막이 닫혀 있으므로 이 기간 중에는 혈액이 심실로 들어올 수도 나갈 수도 없으며, 이 시기를 **등용적성 심실수축기 (isovolumetric ventricular contraction)**라고 한다(**심장c**). 심실로 혈액의 출입이 없으므로, 심실공간의 용적은 변함없고 근섬유의 길이 또한 변함없으나(11 지점), 심실압은 계속해서 증가한다.

심실분출기 심실압이 대동맥압보다 커져서(12 지점), 대동맥 판막을 밀어서 열고 혈액분출이 시작된다(**심장d**). 수축할 때마다 각 심실이 퍼내는 혈액의 양을 **박동량(stroke volume, SV)**이라고 한다. 대동맥이 말단에서 작은 혈관으로 밀려 나가는 것보다 심실에서 대동맥으로 들어오는 혈액이 더 빠를 때 대동맥압 곡선은 상승한다(13 지점). 이어서 혈액이 신속하게 빠져나가면서 심실용적은 감소한다(14 지점). 심실수축기는 등용적성 수축기과 심실분출기를 포함한다.

심실수축 말기 심실분출기 동안 심실은 완전히 비워지지 않는다. 정상적으로 심실이완기 말에 심실 내 혈액의 절반 정도가 다음 수축기 동안에 펌프질되어 나간다. 심실수축 말기에 완전히 분출되고도 심실에 남아 있는 혈액의 양을 **수축기말 용적(end systolic volume, ESV)**이라 하는데(15 지점), 평균해서 약 65 ml 정도 된다. 이 양은 심장주기 동안 심실이 함유하는 최소한의 혈액양이다.

수축 전후의 혈액용적의 차이는 심장 수축동안 분출되는 양이다. 즉, 이완기말 용적(EDV) – 수축기말 용적(ESV) = 박동량(SV)이다. 본 예에서, 이완기말 용적은 135 ml이며, 수축기말 용적은 65 ml이고 박동량은 70 ml이다.

심실 재분극과 심실 이완의 시작 T파는 심실의 재분극과 심실수축 말기의 신호이다(16 지점). 심실이 재분극하고 이완하기 시작할 때, 심실압은 대동맥압보다 떨어지고 대동맥판막이 닫힌다(17 지점). 대동맥판막이 닫히면서 대동맥압 곡선에 동요가 나타난다(18 지점). 대동맥판막이 닫히기 때문에 더 이상의 혈액 유출 없이 이 심장주기는 종료된다.

● **그림 9-15 심장주기.** 심장 주기 중에 일어나는 여러 가지 사건을 묘사하는 그래프이다. 심전도에서 일어나는 변화를 보면서 횡대를 따라 정리된 변화를 살펴보라. 먼저 대동맥, 심실 및 심방의 압력변화; 이어서 심방 용적; 마지막으로 심음이 심장주기 순으로 변화하는 양상을 보라. 이완기의 후반부와 온전한 심장주기 하나와 그 다음 수축기에 심장의 좌측에서 일어나는 변화를 보여준다. 심장주기 중에 여러 요인들이 각 시점에서 어떤 변화를 보이는지, 그래프의 종대를 따라 정리되는 변화를 살펴보라. 각 지점에 대한 좀 더 상세한 설명은 본문을 참조하라. 가장 아래에는 심장주기 중에 산소가 결여된 혈액(푸른색)과 산소가 풍부한 혈액(붉은색)이 심실 내외로 흘러가는 것을 그림으로 보이고 있다.

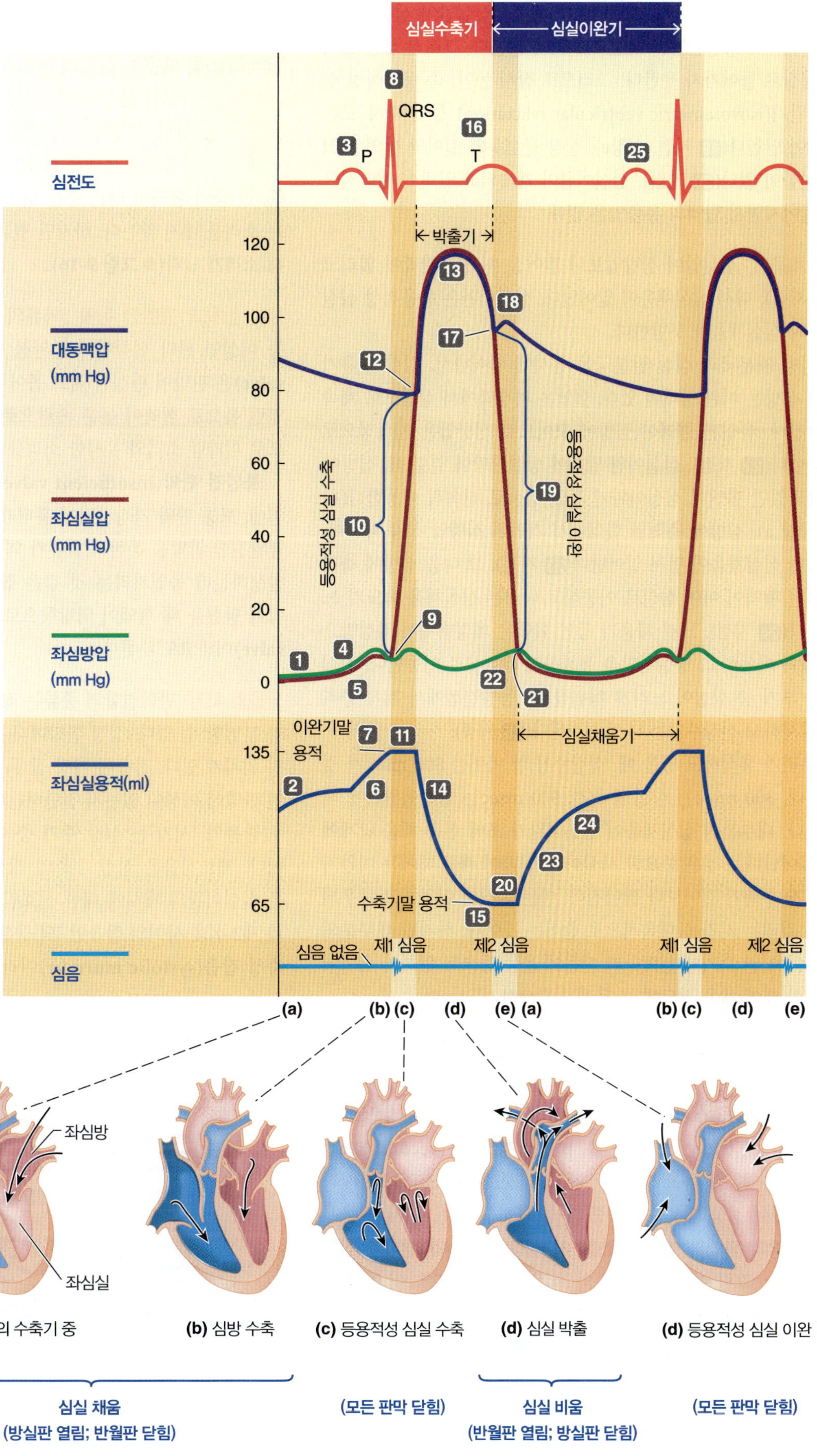

(a) 심방과 심실의 수축기 중 수동적 채움 **(b)** 심방 수축 **(c)** 등용적성 심실 수축 **(d)** 심실 박출 **(d)** 등용적성 심실 이완

심실 채움 (방실판 열림; 반월판 닫힘) (모든 판막 닫힘) 심실 비움 (반월판 열림; 방실판 닫힘) (모든 판막 닫힘)

등용적성 심실이완 대동맥판막이 닫힐 때, 심실압이 심방압보다 높기 때문에 방실판막은 여전히 열리지 않는다. 그래서 심방 혈액이 심실로 들어가지 못한다. 그러므로 잠시 동안, 즉 등용적성 심실이완기(isovolumetric vebtricular relaxation) 동안 다시 모든 판막이 닫힌다(19 지점, 심장e). 심장 근섬유의 길이와 방의 용적에 변함이 없다(20 지점). 심실이완이 계속되고 압력이 지속적으로 떨어지면서 혈액의 유출입은 없다.

심실채움기 심실압이 심방압보다 떨어질 때 방실판막이 열리고(21 지점), 다시 심실채움이 일어난다. 심실이완은 등용적성 심실이완과 심실채움을 포함한다.

심방 재분극과 심실 탈분극은 동시에 일어나서, 심실 수축기 내내 심방은 이완 상태에 있다. 혈액은 폐정맥에서 심방으로 계속 흘러간다. 유입된 혈액이 심방에 모이므로 심방압은 지속적으로 상승한다(22 지점). 심실이완 말기에 방실판막이 열릴 때, 심방에 축적되었던 혈액이 심실이완기 동안 심실로 신속히 이동한다(다시 심장 a). 심방에 축적된 혈액에서 기인된 심방압 상승 때문에, 신속한 심실채움이 먼저 일어난다(23 지점). 그 다음 심방에 축적되었던 혈액이 이미 심실로 이동하고 나서는 심실채움 속도가 느려진다(24 지점). 느린 채움기 동안 혈액은 폐정맥에서 좌심방으로 계속 이동하고, 방실판막을 통과하여 좌심실로 이동한다. 심실이완 후기 중 심실이 느리게 채워질 때, 동방결절에서 계속 충격을 발사하고 심장주기는 다시 시작된다(25 지점).

우리가 휴식하고 있을 때, 심장주기 한 바퀴는 800 msec가 걸리는데, 300 msec는 심실 수축기, 500 msec는 심실이완기에 해당한다. 대부분의 심실채움이 심실이완기 초에 신속 채움 단계에서 일어난다는 것은 중요한 사실이다. 심박이 빠를 때에는 이완기 길이가 수축기 길이보다 짧아진다. 이는 심실이 이완하고 채우되는데 걸리는 시간을 대폭적으로 줄이는 것이다. 하지만 대부분의 채움이 이완 초기에 일어나기 때문에 운동 등으로 인하여 심박이 증가할 때에 채움 정도에 큰 문제가 발생하지 않는다.

두 가지 정상적 심음들은 판막 닫힘과 연관되어 있다.

심장주기 동안 두 가지 중요한 심음을 청진기로 들을 수 있다. **제1 심음(first heart sound)**은 낮고 부드러우며 상대적으로 긴 소리인데, "닥(lub)" 소리와 유사하다. **제2 심음(second heart sound)**은 좀 더 높고 짧으며 가늘고 "쿵(dup)" 소리와 유사하다. 그래서 정상 심음은 "닥-쿵-닥-쿵...."하고 들린다. 제1심음은 방실판막의 닫힘과 연관이 있고, 제2심음은 반월판 닫힘과 연관이 있다(● **그림 9-15**의 아래쪽의 "심음"을 보라). 판막이 열릴 때는 아무 소리도 나지 않는다.

심실수축 개시기에 심실압이 심방압을 처음 넘어설 때 방실판막이 닫히기 때문에, 제1심음은 심실수축의 개시 신호이다(● **그림 9-15**의 9 지점). 심실이완 개시기에 좌우 심실압이 각각 대동맥압이나 폐동맥압보다 떨어질 때 반월판이 닫힌다. 그러므로 제2심음은 심실이완의 개시 신호이다(17 지점).

혈액의 와류 때문에 심장의 웅얼거리는 잡음이 발생한다.

임상기록

비정상 심음(웅얼)인 **심 잡음(heart murmur)**은 보통(항상 그렇지는 않지만) 심장 질환과 관련이 있다. 정상적으로 혈액은 **층류**(laminar flow)의 형태로 흐른다. 즉, 한 층의 혈액이 다른 층을 너머로 부드럽게 미끄러진다. 층류는 소리를 내지 않는다. 하지만 혈류가 **와류**(turbulent flow)로 될 때 소리가 난다(● **그림 9-16**).

판막 협착과 불완전 판막 와류의 가장 흔한 원인은 판막의 기능 이상인 판막 협착이나 불완전 판막이다. **판막협착증(stenoic valve)**은 판막이 탄성이 적고 좁아서 완전히 열리지 않는다. 좁게 열린 틈으로 혈액이 높은 속력으로 밀려나가기 때문에 비정상적으로 휘파람 소리와 유사한 소리를 내며 와류를 일으킨다.

불완전 판막(insufficient valve)은 완전히 닫히지 않는 판막인데, 보통 판막 가장자리에 흉터가 있어서 서로 꼭 맞지 않는다. 불완전한 판막을 통하여 혈류가 역방향의 혈류가 생길 때 와류가 발생하는데 웅얼거리는 것 같은 잡음이 난다. 불완전 판막은 판막이 닫혔을 때 혈액이 역방향으로 새기 때문에 **새는 판막(leaky valve)**이라고도 부른다.

잡음의 시기 판막결함의 종류는 잡음이 들리는 위치와 시기에 따라 분별할 수 있다. 심장 판막마다 흉부에서 소리가 잘 들리는 특정 위치가 있다. 잡음이 가장 잘 들리는 위치를 파악하는 것이 어떤 판막에 이상이 있는지 진단하는데 도움이 된다.

잡음의 "시기"는 심장 주기 중 어느 시점에 들리는가 하는 것이다. 제1 심음은 심실 수축의 개시에 대한 신호이며, 제2 심음은 심실이완의 개시에 대한 신호임을 기억하라. 따라서 제1 심음과 제2 심음 사이의 잡음인 "닥-웅얼-쿵-닥-웅얼-쿵" 하는 것을 **수축성 잡음(systolic murmur)**이라고 한다. 반면에 **이완성 잡음**

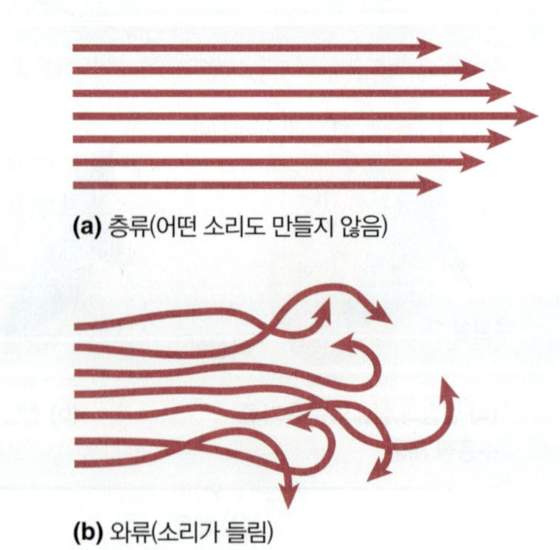

● **그림 9-16 층류와 와류의 비교.**

(diastolic murmur)은 제2 심음과 제1 심음 사이의 잡음인 "닥-쿵-웅얼-닥-쿵-웅얼-닥" 하는 소리가 들린다. 판막협착과 불완전 판막의 잡음은 차이가 있다. 전자는 "휘"하는 휘파람소리와 같고 후자는 "훽훽"하는 소리와 같다. 이와 같은 사실을 토대로 판막 이상의 원인을 추정할 수 있다(**▲표 9-2**). 예를 들어, 휘파람소리(판막협착)가 제1 심음과 제2 심음 사이에 들리면(수축성 잡음), 수축기동안 열리는 판막의 협착을 시사하므로, 혈액이 분출되어 나가는 대동맥이나 폐동맥의 반월판이 문제일 것이다. 흉부상에서 잡음이 가장 잘 들리는 위치를 찾아내면, 두 판막 중 문제의 판막을 규정할 수 있을 것이다.

심장 잡음의 주된 관심은 잡음 그자체가 아니고, 잡음과 연관된 결함이 순환계에서 어떤 해로운 결과를 초래하는가하는 것이다.

9.4 심박출량과 그 조절

심박출량(cardiac output; CO)은 각각의 심실이 매분 펌프질하는 혈액량이다(심장이 펌프질하는 총 혈액량이 아님). 어느 순간에도 폐순환하는 혈류량과 체순환하는 혈류량은 동일하다. 그러므로 비록 박동과 박동 간에는 약간의 변동이 있을지라도, 각각의 심실로부터의 심박출량은 정상에서는 같다.

심박출량은 심박률과 박동량에 의하여 결정된다.

심박출량의 두 가지 결정 요소는 **심박률(heart rate: 분당 박동수)**과 **박동량(stroke volume)**이다. 안정상태의 평균 심박률은 분(min)당 70회로서, 동방결절(SA node)의 율동성에 의하여 결정된다. 안정상태의 평균 박동량은 분당 70 ml로서 평균 심박출량은 분당 4,900 ml로서 대략 분당 5 L에 근접한다.

$$\begin{aligned}\text{심박출량} &= \text{심박률} \times \text{박동량}\\ &= 70\ \text{회/분} \times 70\ \text{ml/회}\\ &= 4{,}900\ \text{ml/분} \cong 5\ \text{L/분}\end{aligned}$$

신체의 총 혈액량은 평균 5~5.5 L이므로 각각의 반쪽 심장은 매분 총 혈액량에 맞먹는 양을 펌프질하는 것이다. 다시 말하면, 우심실은 매분 보통 5 L의 혈액을 폐로 펌프질하고, 좌심실은 체순환계로 매분 5 L를 펌프질한다. 이 비율이면 심장의 각각의 반쪽은 1년에 대략 250만 L의 혈액을 펌프질하게 된다. 이것은 안정상태에서의 심박출량일 뿐이다. 운동 중에는 심박출량은 분당 20~25 L로 증가한다(단련된 운동선수에서는 더욱 증가함).

심박출량이 신체의 요구에 따라 어떻게 그처럼 크게 증가할 수 있는가? 우리가 격렬한 신체 활동을 하는 동안(즉, 심박출량의 증가가 필요할 때), 우리 자신의 심장이 얼마나 빨리(심박률의 증가) 그리고 강하게(박동량 증가) 박동하는가를 생각하면 이 질문에 쉽게 답할 수 있을 것이다. 이와 같이 심박출량 조절은 다음 절에서 설명하는 심박률과 박동량 모두의 조절에 의존한다.

심박률은 주로 동방결절에 대한 자율신경의 영향에 의하여 결정된다.

동방결절이 자발적으로 가장 빠르게 역치까지 탈분극하기 때문에 보통은 동방결절이 심장의 조율기가 된다. 동방결절이 역치에 이르면 활동전위가 발생되어 심장 전체로 퍼져 심장의 수축, 즉 "박동"을 일으킨다. 이 일이 분당 70회 정도 일어나므로 평균 심박률은 분당 70회가 된다.

심장의 수축에는 신경 자극이 필요 없음에도 불구하고, 심장에는 자율신경인 교감신경과 부교감신경이 분포하여 수축의 강도

▲표 9-2 심장 판막 이상과 연관된 잡음의 종류와 시기

청진기로 듣는 심음의 양상	판막결함의 유형	잡음의 시기	판막 이상
닥-휘-쿵	협착성	수축기	*협착성 반월판*. 휘 소리 같은 수축기 잡음은 수축기에 열려 있는 판막(반월판)이 완전히 열리지 않았다는 신호이다.
닥-쿵-휘	협착성	이완기	*협착성 방실판*. 휘 소리 같은 이완기 잡음은 이완기에 열려 있는 판막(방실판)이 완전히 열리지 않았다는 신호이다.
닥-훽훽-쿵	불완전성	수축기	*불완전 방실판*. 훽훽 소리 같은 수축기 잡음은 수축기에 닫혀 있는 판막(방실판)이 완전히 닫히지 않았다는 신호이다.
닥-쿵-훽훽	불완전성	이완기	*불완전 반월판*. 훽훽 소리 같은 이완기 잡음은 이완기에 닫혀 있는 판막(반월판)이 완전히 닫히지 않았다는 신호이다.

와 빈도를 변화시킬 수 있다. 심장에 분포한 부교감신경인 미주신경은 주로 심방 특히 동방결절과 방실결절에 분포한다. 심실에는 부교감신경 분포가 미약하다. 심장의 교감신경은 동방결절과 방실결절, 심방에 분포하고, 심실에 많이 분포한다. 부교감신경과 교감신경의 자극은 심장에 다음과 같은 특별한 효과를 나타낸다.

심장에 대한 부교감신경 자극의 효과

- 부교감신경 자극은 동방결절의 자발적인 탈분극 속도를 낮추어 역치에 이르는 시간을 길게 한다. 그리하여 동방결절이 역치에 이르러 격발하는 것을 더디게 하여 심박률을 감소시킨다(**● 그림 9-17**).
- 부교감신경 자극은 방실결절의 흥분성을 낮추어 충격이 심실로 전달되는 것을 평소의 방실결절 지연보다 더 느리게 한다.
- 부교감신경 자극은 심방 수축성 세포의 Ca^{2+}에 의한 지연성 내향성 전류를 감소하여 활동전위의 고원부 단계(plateau phase)를 단축한다. 그 결과 심방 수축이 약화된다.
- 부교감신경계는 심실에는 신경 분포가 적어 심실 수축에는 별 효과가 없다.

그러므로 부교감신경 영향 아래에서는 심장은 보다 "한가하여" 더욱 천천히 박동하고, 심방과 심실 수축 사이의 시간 간격은 늘어나고, 심방의 수축을 약하게 해준다. 부교감신경계는 신체에 심박출량의 증가가 필요 없는 한가하고 이완된 상황의 심장의 활동을 조절한다는 것을 고려해 볼 때, 부교감신경의 이러한 작용들은 합당한 것이다.

심장에 대한 교감신경의 효과 반면에 교감신경계는 다량의 혈류를 필요로 하는 위급 상황이나 운동 중에 심장의 활동을 조절하여 심장 박동을 빠르게 한다.

- 동방결절에 대한 교감신경 자극의 주 효과는 탈분극을 빠르게 하여 보다 빨리 역치에 이르게 하는 것이다. 교감신경 영향에 의한 역치로의 신속한 변화는 활동전위 빈도를 증가시키고, 그에 따라 심박률이 증가한다(**● 그림 9-17**).
- 방실결절에 대한 교감신경 자극은 전도속도를 증가시켜 방실결절 지연을 단축시킨다.
- 유사하게, 교감신경 자극은 분화된 전도경로를 통한 활동전위의 전파를 빠르게 한다.
- 심방과 심실의 수축성 세포에는 많은 교감신경 말단이 분포하고, 교감신경의 자극은 수축 강도를 증가시켜 심장이 보다 강력하게 박동하여 더 많은 양의 혈액이 압출되게 한다. 이러한 효과는 지연성 Ca^{2+} 통로의 개방을 길게 함으로써 Ca^{2+}의 투과성을 증대하기 때문에 나타난다. 그 결과로 인한 Ca^{2+}의 유입 증가는 흥분-수축 연관에서 Ca^{2+}의 참여를 강화하여 수축을 강하게 한다.

심장에 대한 교감신경 자극의 총체적 효과는 심박률을 증가시키고, 심방과 심실 수축 간 지연을 단축시키고, 심장 전체에 전파되는 전도 시간도 단축시키며, 수축력을 증가시킴으로서 펌프로서의 심장의 효과를 증진시키는 것이다.

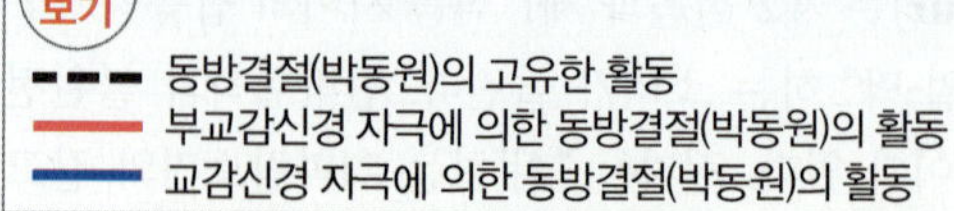

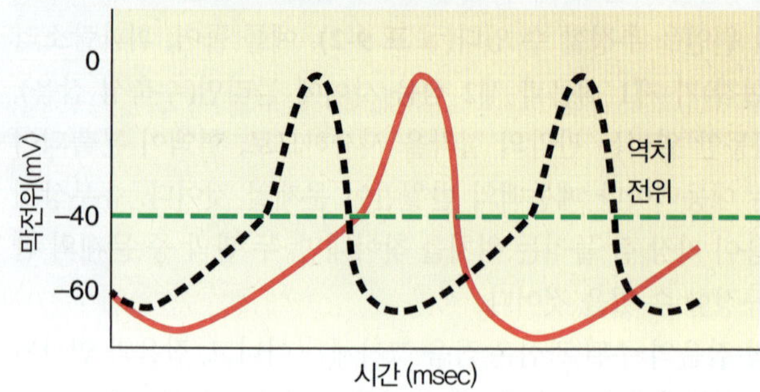

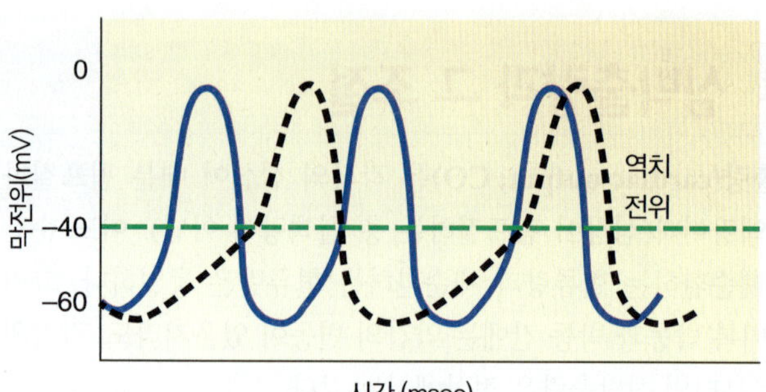

(a) 동방결절 활동전위에 대한 자율신경 조절

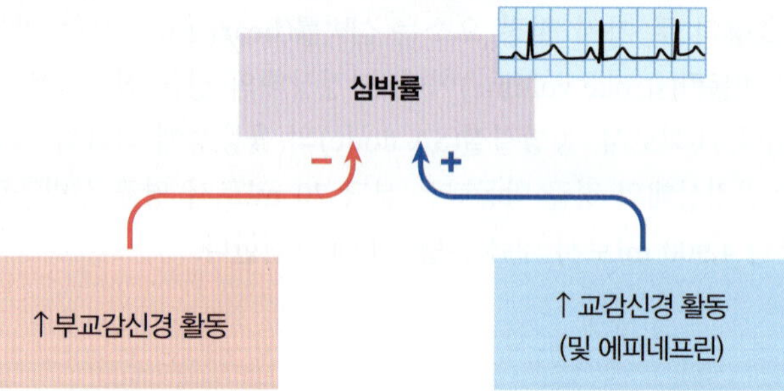

(b) 자율신경계에 의한 심박률 조절

● 그림 9-17 동방결절 활동과 심박률의 자율 조절. (a) 부교감신경 자극은 동방결절 탈분극 속도를 느리게 하기 때문에 막전위가 역치에 천천히 도달하고, 활동전위가 천천히 발생한다. 반면에 교감신경 자극은 동방결절의 탈분극 속도를 빠르게 하기 때문에 막이 역치에 보다 빠르게 도달하여 보다 자주 활동전위가 발생한다. (b) 각 동방결절의 활동전위가 궁극적으로 심장 박동을 유도하기 때문에 부교감신경 활동의 증가는 심박률을 감소시키고, 교감신경 활동의 증가는 심박률을 증가시킨다.

심박률의 조절 자율신경계의 전형처럼 심박률에 미치는 부교감신경과 교감신경의 효과는 길항적이다. 어느 순간에도 심박률은 주로 동방결절에 대한 미주신경의 억제와 교감신경의 촉진 간의 균형에 의하여 결정된다. 안정 상태에서는 부교감신경의 활동이 우세한데 이는 아세틸콜린(부교감신경 전달물질)이 이웃에 있는 교감신경 말단으로부터 노르에피네프린(norepinephrine; 교감신경 신경전달물질)의 분비를 차단하여 교감신경의 활동을 억제하기 때문이다. 심장에 분포한 모든 자율신경이 차단된다면 심박률은 안정시의 평균치인 분당 70회로부터 대략 분당 100회로 증가할 것이다. 이 수치가 어떤 신경계의 영향도 받지 않은 동방결절의 고유한 자발적 발사 빈도이다. (분당 70회의 박동을 동방결절의 정상 심박률로 하는 것은 이 수치가 부교감신경의 활동이 우세한 정상의 안정된 상태의 평균 심박률이기 때문이다.) 심박률은 이 안정 수준으로부터 자율신경계 자극의 균형의 이동에 따라 어느 방향으로도 변할 수 있다. 심박률은 동시적 교감신경 활동의 증가와 부교감신경 활동 감소에 따라 빨라지고, 동시적 부교감신경 활동의 증가와 교감신경 활동 감소에 의하여 느려진다. 심장에 분포한 자율신경계의 두 종류 신경의 상대적인 활동 수준은 다시 주로 뇌간의 **심혈관중추**에 의하여 조정된다.

자율신경 분포가 심박률을 조절하는 기본 방법이지만 다른 요인들도 역시 영향을 미친다. 가장 중요한 것은 교감신경 자극에 의하여 부신수질로부터 분비되는 호르몬인 에피네프린(epinephrine)이다. 에피네프린은 노르에피네프린과 유사한 방식으로 작용하여 심박률을 증가시킴으로써, 교감신경계가 심장에 미치는 직접적 효과를 강화시킨다.

박동량은 정맥 환류량의 정도와 교감신경 활동에 의하여 결정된다.

심박률 외에 심박출량을 결정하는 다른 요소는 매 박동마다 각각의 심실이 펌프질하는 혈액의 양인 **박동량**(stroke volume)이다. 박동량에 영향을 주는 두 종류의 조절은 (1) **정맥 환류량**(venous return)과 연관된 **내인성 조절**과 (2) 심장에 대한 교감신경 자극 정도와 연관된 **외인성 조절**이다. 두 요인 모두 심장의 수축 강도를 증가시킴으로써 박동량을 증가시킨다(● **그림 9-18**).

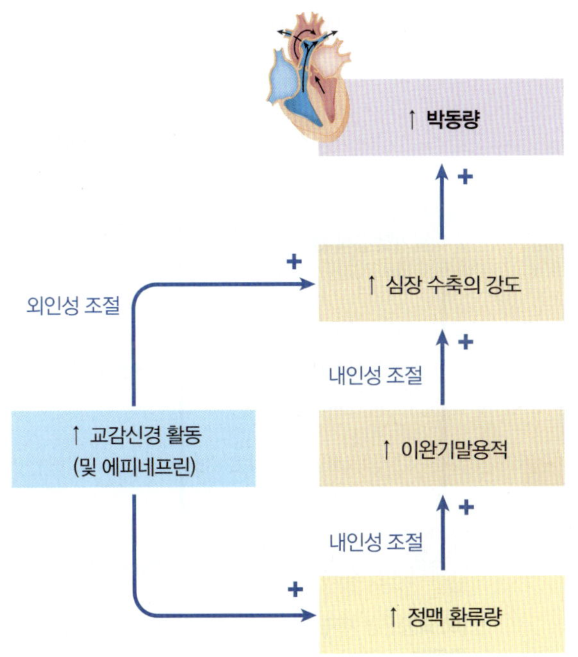

● **그림 9-18 박동량의 내인성 조절과 외인성 조절.**

확장기말 용적의 증가는 박동량 증가로 이어진다.

박동량에 대한 **내인성 조절(intrinsic control)**이란 박동량을 변화시키는 심장의 고유한 능력을 일컫는데, **확장기말 용적**(EDV)과 박동량 간의 직접적인 상관관계에 의한다. 보다 많은 혈액이 심장으로 되돌아오면, 심장은 더 많은 혈액을 펌프질하지만 심장에 들어있는 모든 혈액을 압출하는 것이 아니기 때문에 연관관계는 생각처럼 단순하지는 않다. 내인성 조절은 골격근과 유사하게 심근의 길이-장력 연관성에 의존한다. 골격근에서는 안정 시 근 길이가 수축 때 최대의 장력이 발생하는 최적 길이(l_o)와 유사하다. 골격근이 l_o보다 길거나 짧으면 이때의 수축은 보다 약하다(● **그림 8-17** 참조). 심근은 안정 상태의 심근 섬유의 길이가 l_o보다 짧다. 그러므로 심장 근섬유의 길이는 일반적으로 길이–장력 곡선의 상향 곡선을 따라 변한다. 심장 근섬유의 길이가 길어짐에 따라 l_o에 접근함으로써 이어지는 수축기에 심장의 수축 장력이 증가한다(● **그림 9-19**).

심장의 프랭크–스탈링 법칙 무엇이 수축 시작 전에 심장 근섬유의 길이를 변화시키는가? 골격근의 길이는 근육이 붙어 있는 골격의 위치에 의하여 변화될 수 있으나 심근은 어떤 뼈에도 부착되어 있지 않다. 심근 길이의 주요 결정인자는 확장기의 채움 정도이다. 더 많은 물을 넣으면 더욱 커지고 더 많이 늘어나는 물을 채운 풍선과 유사하다. 마찬가지로 확장기 채움이 클수록 EDV가 증가하고 심장은 더욱 늘어난다. 심장이 신장될수록 수축 전 심근 섬유의 시초 길이가 늘어난다. 길이의 증가는 이어지는 심장 수축에서 더 큰 힘으로 나타나고 따라서 박동량이 증가한다. 이러한 EDV와 박동량 간의 내인성 상관관계를 **심장의 프랭크–스탈링 법칙(Frank-Starling law of the heart)**이라고 한다. 간단히 말하면, 이 법칙은 심장은 정상적으로 확장기 동안 환류한 혈액량을 수축기동안 펌프질하므로 정맥 환류량의 증가는 박동량의 증가로 나타난다는 것을 말한다. ● **그림 9-19**에서 EDV가 A에서 B로 증가하였다고 가정하면 EDV의 이러한 증가는 A^1에서 B^1으로 박동량의 증가를 수반한다는 것을 알 수 있다.

심장의 길이–장력 관계의 장점 정맥 환류량에 연동되는 박동량의 고유한 관계는 두 가지 중요한 장점을 갖고 있다. 첫째, 이 내인성 기작의 가장 중요한 기능의 하나는 심장의 왼쪽과 오른쪽의 박출량을 일치시키는 것으로써, 심장이 펌프질한 혈액이 폐순환과 체순환 간에 동일하도록 분포시키는 것이다. 예를 들어, 만약

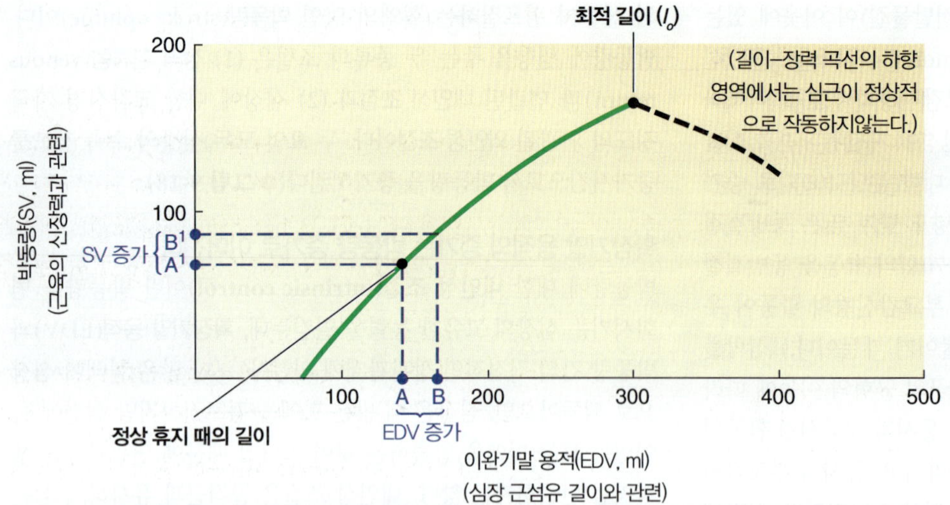

● 그림 9-19 **박동량의 내인성 조절과 프랭크-스탈링 곡선.** 심근 섬유의 길이는 정맥 충만 정도에 따라 결정되는데, 정상적으로 최대 장력을 발생시키는 최적 길이(l_o)보다 짧다. 그러므로 확장기말 용적이 증가하면(즉, 정맥 환류량이 증가하면), 심근 섬유의 길이가 l_o에 근접하여 다음 수축 시에 근섬유의 수축 강도가 증가한다. 수축의 강도가 증가할수록 더 많은 혈액을 밀어낸다. 그러므로 더 많은 혈액이 심장으로 되돌아올수록 확장기말 용적이 증가하고 심장은 자동적으로 그에 상응하여 더 많은 박동량을 펌프해 낸다.

심장의 오른쪽에서 다량의 박동량을 분출시키면 다량의 혈액이 폐순환으로 들어가고 심장의 왼편으로의 정맥 환류량이 따라서 증가한다. 좌심장의 EDV의 증가는 더 강하게 수축하게 하여 박동량이 더 많게 펌프질한다. 이러한 방법으로 두 심실의 압출량은 동일하게 유지된다. 만일 이러한 동일화 작용이 일어나지 않으면 압출량이 적은 심실의 앞에 있는 정맥계에 과량의 혈액이 쌓이게 될 것이다.

둘째, 운동과 같이 많은 심박출량이 요구될 때에 정맥 환류량이 교감신경계와 다음 장에서 설명하는 다른 기작에 의하여 증가한다. 그 결과 EDV가 증가하고 이는 자동적으로 박동량을 상응하게 증가시킨다. 운동은 또한 심박률을 증가시키므로 이 두 요소는 함께 심박출량을 증가시키어 더 많은 양의 혈액을 운동 중인 근육에 배달되도록 한다.

교감신경 자극은 심장의 수축성을 증가시킨다.

박동량은 내인성 조절에 더하여 심장 밖에서 유래되는 요인들에 의한 **외인성 조절(extrinsic control)**을 받는다. 가장 중요한 것은 교감신경과 에피네프린이다. 교감신경 자극과 에피네프린은 어떤 주어진 EDV에서의 수축의 강도인 심장의 **수축성(contractility)**을 증강시킨다. 다시 말하면, 교감신경 자극으로 심장은 보다 강하게 수축하여 심장에 들어 있는 혈액을 더 많이 퍼내게 하여 더 많이 분출하게 한다. 수축성의 증가는 노르에피네프린과 에피네프린에 의하여 촉발된 Ca^{2+} 유입의 증가에 기인한다. 추가된 세포질 Ca^{2+}은 교감신경 영향이 없을 때보다 가교 주기를 증가시켜 심근 섬유가 더 큰 힘을 내도록 한다. 평상시 EDV는 135 ml이고 박동량 70 ml에 대한 수축기말 용적(ESV)은 65 ml이다(● **그림 9-20a**). 교감신경 영향 아래서는 135ml의 EDV에서 ESV가 35ml이 되어 박동량은 100 ml가 된다(● **그림 9-20b**). 이런 효과로 교감신경 자극은 프랭크-스탈링 곡선을 왼쪽으로 이동시킨다(● **그림 9-21**). 교감신경 자극의 정도에 따라 곡선은 다양한 정도로 이동하는데 수축 강도는 정상에 비해 최대 100% 정도까지 증가할 수 있다.

이처럼 교감신경 자극은 박동량을 증가시키는데, 이는 심장의 수축성을 강화할 뿐만 아니라 정맥 환류량을 증가시키기 때문이다(● **그림 9-20c**). 교감신경 자극은 정맥을 수축하여 보다 많은 혈액을 심장 쪽으로 밀어내어 EDV가 증가되고, 이어서 박동량을 더욱 증가시킨다.

박동량과 심박출량에 영향을 미치는 요소들의 요약 심근 수축의 강도와 그에 따라 박동량은 (1) 수축 전의 심실 채움 정도에 의존하는 근섬유의 초기 길이의 변화(내인성 조절)과 (2) 교감신경 자극의 정도 변화(외인성 조절)(● **그림 9-18**)에 의해 바뀔 수 있다.

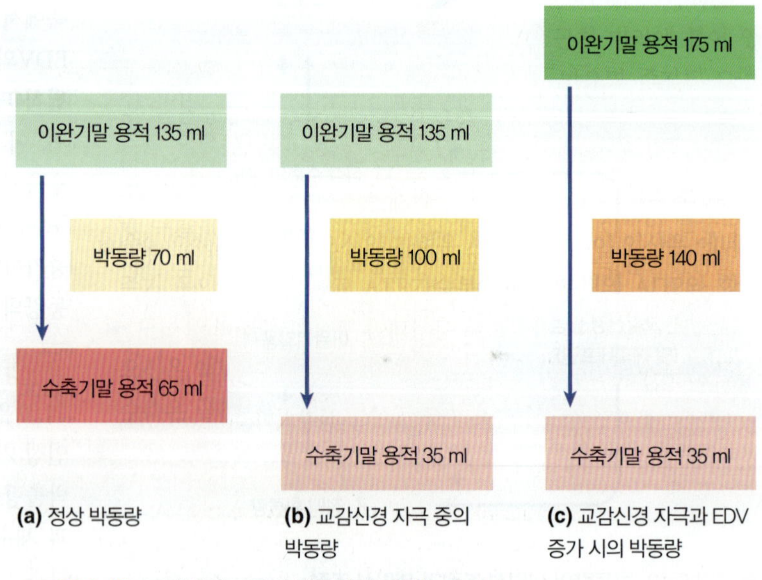

● 그림 9-20 **교감신경 자극이 박동량에 미치는 효과.**

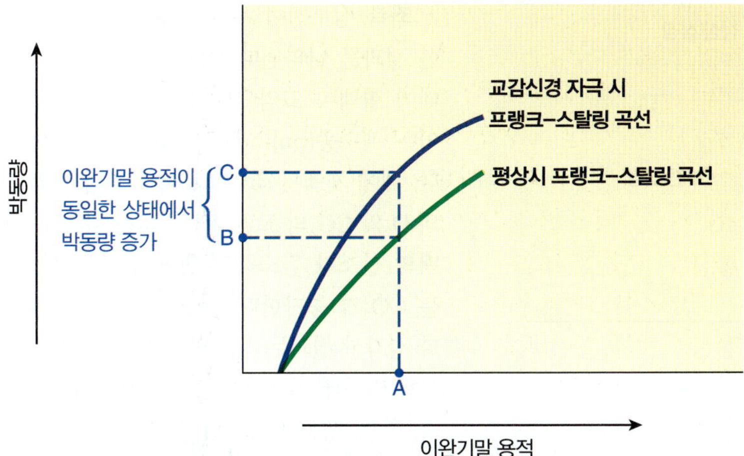

● **그림 9-21 교감신경 자극은 프랭크-스탈링 곡선을 왼쪽으로 이동시킨다.** 교감신경 자극은 심장의 수축성을 증가시켜 확장기말 용적이 동일한 상태(A 지점)에서 박동량을 증가시켜(B 수준에서 C 수준으로) 펌프해 낸다. 프랭크-스탈링 곡선은 교감신경 자극 정도에 따라서 다양한 정도로 왼쪽으로 이동한다.

이점은 골격근의 차등 수축과는 대비된다. 골격근은 연축의 가중(summation)과 운동단위의 동원으로 근수축의 강도를 다양하게 한다. 그러나 이러한 기작이 심근에는 적용되지 않는다. 심근에서는 긴 불응기 때문에 연축의 가중이 불가능하다. 심근 세포들은 기능적 합포체로 구성되어 있어서 매 수축 시 개개의 운동단위가 별개로 활성화되는 대신 모든 수축성 세포들이 흥분하고 수축하기 때문에 운동단위의 동원도 불가능하다.

심박률과 박동량에 영향을 주어 심박출량을 결정하는 모든 요소를 ● **그림 9-22**에 요약하였다. 주목할 것은 교감신경 자극은 심박률과 박동량 모두를 증가시켜 심박출량을 증가시킨다는 점이다. 예를 들어, 운동 시에는 빠른 ATP 소모를 지탱하기 위하여, 활동 중인 골격근에 O_2가 풍부한 혈액의 공급 증가가 필요한데, 이때 심장에 대한 교감신경의 활동이 증가한다.

다음에 기능부전 심장이 왜 충분한 혈액을 펌프질하지 못하는가를 살펴보고, 이 장의 마지막 부분에서 심근에 어떻게 영향을 주는지에 초점을 맞추어 알아본다.

심부전일 때 심장의 수축성은 감소한다.

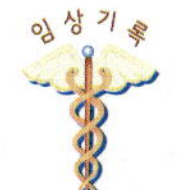

심부전(heart failure)은 심박출량이 영양물질의 공급과 노폐물의 제거를 위한 신체의 요구량에 보조를 맞추지 못하는 것이다. 심실 중 어느 하나 또는 둘 모두가 서서히 약화하고 나빠진다. 부전 심실이 환류하는 모든 혈액을 퍼내지 못하면 부전 심실의 뒤에 있는 정맥이 충혈하게 된다. 심부전은 여러 원인으로 발생할 수 있으나 두 가지 가장 일반적인 이유는 (1) 심장마비나 심근에의 순환 장애에 의한 심근의 손상과, (2) 만성적으로 상승한 혈압에 맞선 장기간의 펌프질이다. 현재 약 500만 명의 미국인이 심부전을 갖고 있으며, 이중 50% 정도는 진단 5년 내에 죽는다. 매년 약 50만 명이 새로 진단되는데, 이 수치는 인구의 고령화에 따라 증가할 것으로 예측된다.

심부전의 주요 결함 심부전의 주요 결함은 심장의 수축성 감소로 인하여, 약화된 심근 세포의 수축 효율이 감소하는 것이다. 압력을 생성하고 박동량을 분출하는 심장의 고유한 능력이 감소하여 심장은 하위의 길이-장력 곡선으로 작동한다(● **그림 9-23a**). 프랭크-스탈링 곡선이 오른쪽 아래 방향으로 이동하여, 부전 심장은 주어진 EDV에서 정상 건강한 심장보다 적은 양의 박동량을 밀어낸다.

심부전에 대한 보상 조치 심부전의 초기에는 두 가지 주요 보상 조치가 박동량이 정상으로 회복하도록 돕는다, 첫째, 심장 교감신경 활동이 반사적으로 증가하여 심장의 수축성을 정상으로 증가시킨다(● **그림 9-23b**). 교감신경 자극은 단지 제한된 시간 동안만 보상을 도울 수 있는데 이는 장기화된 교감신경 자극에 대하여 심장의 반응성이 낮아지기 때문이다. 둘째, 심박출량이 감소하면 신장은 감소한 혈류량을 개선시키기 위한 보상 시도로 오줌을 형성하는 동안 여분의 염과 물을 체내에 보존하여 혈액량을 증가시킨다. 순환하는 혈액량의 증가는 EDV를 증가시킨다. 그 결과 심장 근섬유가 신장되어 약화된 심장이 정상 박동량을 펌프질하도록 한다(● **그림 9-23b**). 심장은 이제 되돌아오는 혈액을 밀어내지만 심장 근섬유의 길이가 늘어난 상태에서 작동한다.

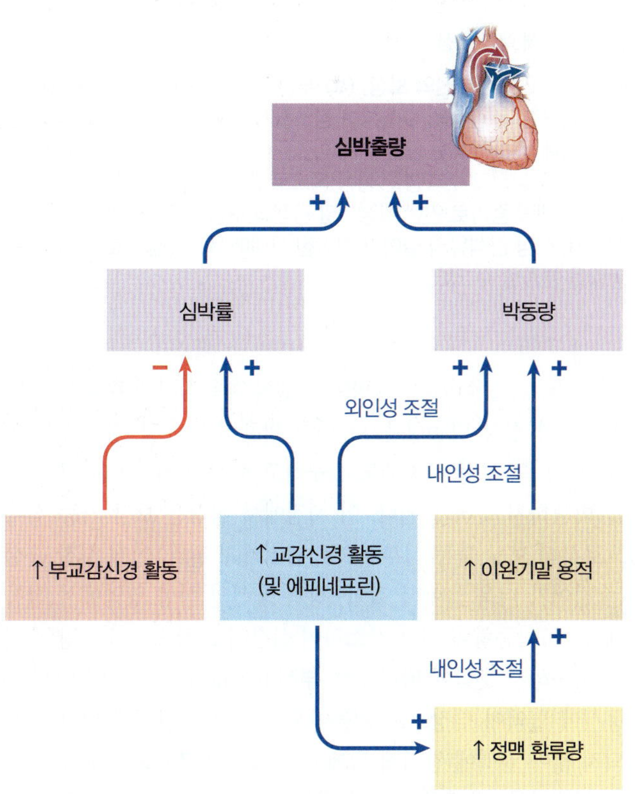

● **그림 9-22 심박출량의 조절.** 심박출량은 심박률과 박동량의 곱과 같기 때문에 이 그림은 그림 9-17b(심박률 조절)와 그림 9-18(박동량 조절)을 합성한 것이다.

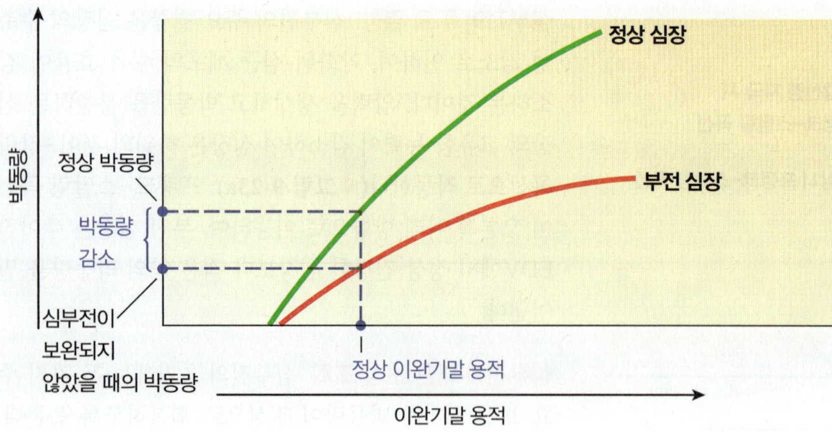

(a) 부전 심장에서 감소되는 수축성

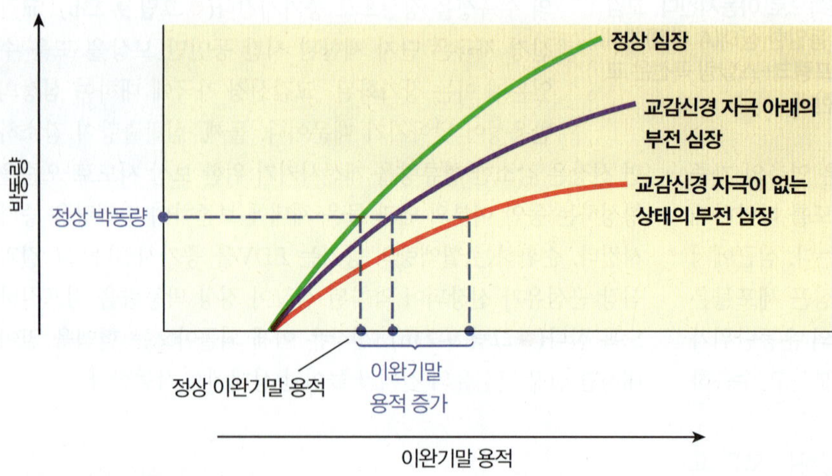

(b) 심부전에 대한 보상

● **그림 9-23 심부전의 보상.** (a) 부전 심장에서는 프랭크-스탈링 곡선이 오른쪽 아래 방향으로 이동한다. 심장의 수축성이 감소하기 때문에 부전 심장은 동일한 확장기말 용적에서 정상 심장에 비하여 박동량을 적게 박출한다. (b) 심부전의 보상 시에는 반사적인 교감신경 자극이 부전 심장의 수축성을 정상 쪽으로 증가시키어 프랭크-스탈링 곡선을 위쪽으로 이동시킨다. 혈액량 증가로 인한 확장기말 용적의 보상적 증가는 부전 심장의 수축 강도를 더욱 증가시킨다. 심장 근섬유의 길이가 길어진 상태에서 작동함으로써, 보상된 부전 심장은 정상의 박동량을 분출할 수 있다.

좌측 심부전이 우측 심부전보다 더 심각한 결과를 나타낸다. 좌심장의 후방 부전은 폐에 혈액이 고임으로써 조직액이 과량 쌓이는 폐수종(pulmonary edema)을 일으킨다. 폐에 체액이 쌓임으로써 공기와 혈액 간의 O_2와 CO_2의 교환이 감소되는 결과로, 동맥의 산소가 감소하고 혈액에 산을 생성하는 CO_2가 증가한다. 더불어 좌심부전의 보다 심각한 결과는 신장으로의 혈류량이 불충분해지는 데 이것이 이중으로 문제를 야기한다. 첫째, 생존에 중요한 신장의 기능이 억제되고, 둘째, 신장이 감소한 혈류량을 증가시키기 위하여 혈장량을 늘리려고 오줌 생성 중에 신체에 더 많은 염과 물을 보존하려 하는 것이다. 과도한 체액의 보유는 정맥계의 울혈이라는 기존의 문제를 더욱 악화시킨다.

그러므로 울혈성 심부전증의 치료에는 약화된 심장의 수축 능력을 강화하는 디기탈리스 등의 약제 처방과 염과 물의 보존을 감소시키고, 오줌 배설을 증가시키는 조치들을 포함한다.

9.5 심장근육에 대한 영양 공급

심장 근세포는 O_2 의존성 에너지 생성 소기관인 미토콘드리아를 많이 갖고 있다. 미토콘드리아가 심근세포 용적의 40%까지 차지하는 사실은 심장이 수축에 필요한 에너지를 발생시키기 위하여 얼마나 많이 O_2의 공급과 유기호흡에 의존하는가를 보여준다.

보상되지 않는 심부전 질병이 진행될수록 심장의 수축성은 더욱 손상되어 정상 박동량을 더 이상 박출하지 못할 정도까지 이르게 된다. 즉, 보상 조치에도 불구하고 심장이 되돌아온 모든 혈액을 박출하지 못하게 된다. 이 시점에서 심장은 보상 가능 심부전으로부터 보상 불능 심부전으로 넘어가게 된다. 이제 심장 근섬유는 길이가 더욱 늘어나 길이–장력 곡선의 하향 영역에서 작동하게 된다. 박동량이 점차 감소하여 심장이 조직으로 적정량의 혈액을 박출하지 못함에 따라 **전방 부전**(forward failure)이 발생한다. 동시에 혈액이 심장으로 되돌아오지 못하고 심장에 의하여 박출되지 않아 정맥에 쌓이게 됨에 따라 후방 부전(backward failure)이 발생한다. 정맥계의 울혈 때문에 이 증상을 때로 **울혈성 심부전(congestive heart failure)**이라고 한다.

심장은 대부분의 자체 혈액 공급을 확장기 동안의 관상 순환을 통하여 받는다.

비록 모든 혈액이 심장을 지나지만 심근은 두 가지 이유로 심장에 들어 있는 혈액으로부터 O_2와 영양물질을 추출해 쓸 수 없다. 첫째, 방수성인 내피가 혈액이 방에서 심근층으로 들어오는 것을 차단한다. 둘째, 심장 벽은 너무 두꺼워 O_2와 다른 공급물들이 방의 혈액으로부터 개개의 심근세포로 확산하기 어렵다. 그러므로 신체의 다른 조직과 마찬가지로 심근도 혈관을 통하여 혈액을 공급받는다. 이 순환을 특별히 **관상순환(coronary circulation)**이라고 한다. 관상동맥은 대동맥판막 바로 뒤의 대동맥에서 가지 쳐 나오고(● **그림 9-26**), 관상정맥은 우심방에 열려 있다.

심근은 대부분의 혈액을 확장기 동안에 공급받는다. 심근세포로의 혈류는 다음 두 가지 이유로 수축기 동안은 크게 감소한다. 첫째, 수축하는 심근층이 관상동맥의 주요 가지를 압박한다. 그러므로 관상동맥 혈류량의 대략 70% 정도는 확장기 동안 대동맥압에 의하여 흐르고, 단지 30%만이 수축기 동안 심실의 수축에 의하여 흐른다.

관상순환 혈액의 흐름이 제한된 시간 동안만 일어나기 때문에 심박률이 빨라 확장기가 아주 짧아지는 동안에는 이 시간이 특히 중요하다. 요구량이 증가하여 심장이 보다 빠르게 박출해야 할 때, 증가한 부하를 수행해야하는 심장 자체 근육에 O_2와 영양물질을 공급해야 하므로 시간이 짧다.

그럼에도 정상 상황에서는 심지어 관상혈류량이 안정 상태보다 5배까지 증가하는 운동 중에도 심근은 그 활동을 유지할 수 있는 적절한 혈류를 공급받는다. 주로 관상혈관의 이완과 확장에 의하여 심장세포로 운반되는 혈액이 증량된다. 혈관확장은 심장에 특히 확장기 동안 더 많은 혈액을 흐르게 한다. 관상혈류는 기본적으로 심장의 O_2 필요량의 변화에 반응하여 조정된다. 심장의 활동이 증가하고 더 많은 O_2를 필요로 할 때에는 국부의 화학적 변화가 관상혈관의 확장을 유도하여 O_2-채움 혈액이 더 많이 보다 활동적인 심근세포로 흘러 증가한 O_2 요구를 충족하게 한다. 이 O_2 요구량에 상응하게 O_2를 운반하는 것은 긴요한데, 그 이유는 심근이 에너지 생성을 산화성 호흡과정에 의존하기 때문이다. 심장은 무기호흡을 통하여 충분한 에너지를 얻지 못한다.

죽상동맥경화성 관상동맥 질환은 심장에 필수인 산소를 결핍시킬 수 있다.

임상기록

적정 심장 순환 혈류량은 매 순간의 심장의 O_2 요구량에 비례한다. 정상 심장에서는 O_2 요구량이 증가할수록 그에 대응하여 심장 순환 혈류량이 증가한다. 심장 동맥 질환이 있으면 심장 동맥 혈류량이 증가하는 O_2 요구량을 충족하지 못할 수도 있다. **관상동맥 질환(coronary artery disease: CAD)**은 심장 동맥벽의 병리학적 변화를 지칭하는 것으로서, 이러한 혈관을 통해서는 혈류량이 감소한다. 평상시에는 어느 일정량의 심장 순환 혈류량이 적당할 수도 있으나 운동 중이거나 스트레스 상황에서는 불충분할 수도 있다.

CAD는 미국에서 모든 사망의 약 50%의 원인의 된다. CAD는 심근 허혈(ischemia)을 야기할 수 있으며 다음의 3가지 기작으로 심장마비(heart attack)로 이어질 수 있다: (1) 심장 동맥의 심각한 혈관 경련, (2) 동맥경화성 반의 형성, (3) 혈전색전증. 각각을 순서대로 알아보자.

혈관 경련 **혈관 경련(vascular spasm)**은 비정상 경련성 수축에 의해 일시적으로 심장 혈관을 좁게 한다. 혈관 경련은 초기 CAD와 연관되어 있으며 추위에 노출, 과도한 신체 운동, 불안 등에 의해서도 촉발된다. 이 상황은 회복이 가능하고, 대부분의 경우 심근을 손상할 정도로 오래 지속하지는 않는다.

심장 혈관에 O_2가 너무 적으면 혈관 내피가 **혈소판 활성인자(platelet-activating factor: PAF)**를 분비한다. PAF는 다양한 효과를 발휘하는데, 그 이름은 처음 발견된 효과인 혈소판 활성 효과에서 유래한다. 여러 효과 중, 내피에서 PAF가 분비되면 그 아래의 혈관 평활근으로 확산하여 수축을 일으켜서 혈관 경련을 가져온다.

죽상동맥경화증 발생 **죽상동맥경화증(atherosclerosis)**은 점진적인 퇴행성 동맥 질환으로 발생한 혈관의 폐색(점진적 차단)으로 이어져, 그곳을 지나는 혈류량이 감소한다. 죽상동맥경화증의 특징은 혈관 내피 아래 동맥벽 안에 반이 형성되는 것이다. **죽상동맥경화증 반(atherosclerotic plaque)**은 지질이 다량 함유된 중심부와 그것을 싸고 있는 비정상의 과성장 평활근 세포들로 구성되어 있으며, 콜라겐이 많은 결합조직이 싸고 있다. 반이 형성되면서 혈관 안으로 불거진다(● **그림 9-24**).

반의 형성에 기여하는 모든 요인이 밝혀진 것은 아니지만 다음의 복잡한 일련의 과정이 죽상동맥경화증의 점진적 발생에 기여한다는 것을 알아냈다:

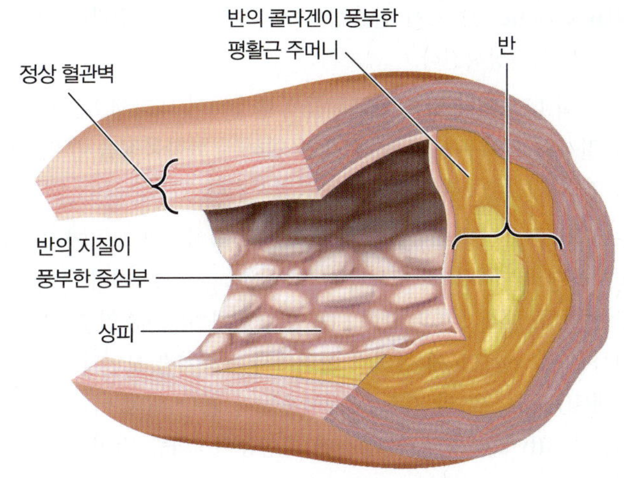

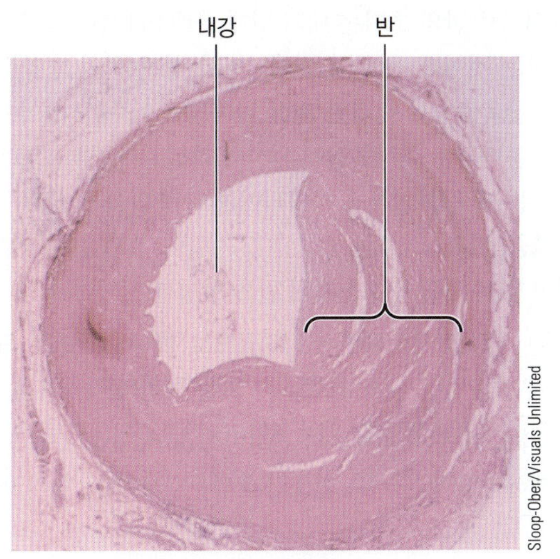

● **그림 9-24 관상혈관의 죽상동맥경화증 반.**

1. 죽상동맥경화증은 혈관 벽의 손상에 의하여 시작한다. 손상은 **염증반응**(inflammatory response)을 촉발하여 반 형성을 일으킨다. 일반적으로 염증은 감염에 대항하고 손상된 조직의 재생을 촉진하는 보호 반응이다(p. 355 참조). 그러나 혈관 벽에서 상해의 원인이 유지되면 십 여 년의 지속적인 미약한 염증반응이 서서히 동맥경화 반의 형성과 심장질환으로 이어질 수 있다. 반의 형성에는 많은 원인이 있는 것 같다. 혈관의 염증반응을 일으킬 것으로 추정되는 해로운 인자들에는 산화 콜레스테롤, 자유 라디칼, 고혈압, 호모시스테인, 지방세포에서 분비되는 화학물질, 또는 심지어 혈관 벽을 손상시키는 박테리아와 바이러스도 포함된다. 가장 일반적인 촉발 인자는 산화 콜레스테롤로 보인다. (죽상동맥경화증 발생에서 콜레스테롤과 기타 인자들의 역할에 대한 것은 pp. 294~295에 제시한 "기초의 응용"을 보라).

2. 전형적으로 죽상동맥경화증 초기의 특징은 "나쁜 콜레스테롤"이라 불리는 **저밀도 지질단백질**(low-density lipoprotein: LDL)이 내피 아래에 과량 축적되는 것이다. LDL은 콜레스테롤과 단백질 운반체의 복합체이다. LDL이 혈관 벽 안에 축적되면 이 콜레스테롤 산물이 주로 혈관 세포가 생성하는 산화 노폐물에 의하여 산화된다. 이 노폐물은 전자가 결핍된 불안정한 입자인 **자유 라디칼(free radical)**들로서 반응성이 커 다른 분자의 전자를 낚아채어 세포를 손상시킨다.

3. 산화 LDL이나 다른 자극원들에 반응하여 내피세포는 백혈구의 일종인 **단핵구**(monocye)를 유인하는 화학물질을 분비한다. 이 면역세포는 국부 염증반응을 촉발시킨다.

4. 단핵구가 혈액으로부터 혈관 벽으로 들어가면 그곳에 영구히 정착하면서, 비대해져 **대식세포**(macrophage)라는 커다란 식세포로 변한다. 대식세포는 산화 LDL을 탐식하여(p. 48 참조) 지방과 립들을 축적함으로써 현미경 아래에서 거품처럼 보인다. 이들 **거품세포**(foam cell)라 부르는 식세포들이 혈관 내피 아래에 쌓여 **지방끈**(fatty streak)를 형성하여 죽상동맥경화증 반이 형성되기 시작된다.

5. 그러므로 반의 초기는 내피 밑에 콜레스테롤이 풍부한 침전물이 쌓이는 것이다. 질환이 진행되면서 혈관 벽의 평활근 세포가 혈관의 근육층에서 축적된 지질 위쪽으로 이주한다. 이주는 염증 부위로 분비되는 화학물질에 의하여 촉발된다. 새 부위에서 평활근 세포는 계속 분열하고 증대되어 혈관벽 안에 양성(비-암성) 종양인 **죽종**(atheroma)을 생성한다. 지질이 풍부한 중심부와 그것을 싸고 있는 평활근이 성숙된 반을 형성한다.

6. 반은 성장을 지속하면서 점진적으로 혈관 안쪽으로 불거져 나온다. 불거진 반은 혈액이 흐를 수 있는 혈관의 직경을 좁힌다.

7. 산화 LDL은 내피세포의 **산화질소**(nitric oxide, NO)의 분비를 억제하여 혈관을 더욱 협소하게 만든다. NO는 혈관 벽 내피세포 아래의 정상 평활근 세포를 이완시키는 국소 화학인자이고, 평활근 세포의 이완은 혈관을 확장시킨다. 그러므로 반의 형성으로 손상된 혈관은 NO의 분비 감소 때문에 정상처럼 쉽게 확장할 수 없다.

8. 반이 두꺼워지면서 반이 있는 동맥벽에 있는 세포들의 영양물질 교환이 방해받아 반 주위의 벽이 퇴화한다. 손상된 부위로 **섬유아세포**(상처-형성 세포)가 침투하여 콜라겐이 다량인 결합조직 덮개를 만들어 반을 덮는다. [죽상동맥경화증(atherosclerosis)의 sclerosis는 "섬유성 결합조직의 과도 성장으로 인한 경화"를 의미하므로, 이 질환의 특징은 지질 축적과 함께 죽종(atheroma)과 혈관의 경화(sclerosis)인 것이다.]

9. 이 질환의 후기에는 반에 Ca^{2+}이 종종 침전된다. 이렇게 질환이 생긴 혈관은 경화되어 쉽게 늘어날 수 없다.

혈전색전증과 기타 죽상동맥경화증의 합병증 죽상동맥경화증은 전신의 동맥에 발생하지만 가장 심각한 결과는 뇌와 심장의 혈관 손상이다. 죽상동맥경화증은 뇌졸중(stroke)의 주요 원인이고, 심장에 심근 허혈과 이로 인한 합병증을 유발한다. 심장에서의 동맥 죽상동맥경화증의 잠재적 합병증은 다음과 같다.

- **협심증**(angina pectoris). 돌출된 반이 점차 커지면서 혈관 내경을 좁히면 심혈관 혈류량이 서서히 감소한다. 심장의 O_2 요구량에 따른 혈류량을 맞춰주는 능력이 더욱 제한되면서 점차 잦게 일시적인 심근 허혈의 발생을 촉발한다. 비록 심장이 정상적으로는 "감지"하지는 않지만, 통증은 심근 허혈과 연관되어 있다. **협심증**(**angina pectoris**, "가슴의 통증"을 의미)이라 하는 그러한 심장 통증은 흉골 아래에서 느껴지는데, 가끔은 왼쪽 어깨와 왼팔 아래에도 나타나거나 그곳에서 비롯된 것처럼 보인다(p. 141 참조). 운동 또는 정신적 스트레스 등으로 관상혈류량에 비하여 심장의 O_2 요구량이 너무 과도할 때에는 협심증의 증상은 언제든지 발생한다. 순간적인 협심증 발생과 연관된 허혈은 보통 한시적이며 회복 가능하여 휴식 또는 **니트로글리세린**(nitroglycerin)과 같은 혈관확장 약물의 복용 등에 의하여 완화될 수 있다. 니트로글리세린은 대사적으로 산화질소로 전환되고, 이것이 혈관의 평활근을 이완시켜 심장혈관 확장을 일으킨다.
- **혈전색전증**. 죽상동맥경화증 반이 비대해지면서 그것을 덮고 있는 약화된 내피층을 파괴할 수 있다. 그러면 혈액이 내피 아래 반의 콜라겐이 풍부한 결합조직 덮개의 콜라겐과 접촉한다. 거품세포가 화학물질을 분비하여 결합조직 섬유를 절단시킴으로써, 반의 섬유성 덮개를 약화시킨다. 두꺼운 섬유성 덮개의 반은 안정되어 있어 쉽게 파괴되지 않으나, 얇은 섬유성 덮개는 불안정하여 파괴되기 쉬워 혈전 형성을 쉽게 일으킨다.

혈소판(혈관 손상부에 마개를 형성하고, 혈병 생성에 관여하는 혈액 고형 성분)은 정상적으로는 매끄럽고 건강한 혈관 내피에는 달라붙지 않는다. 그러나 혈소판이 혈관이 손상된 부위의 콜라겐에 접촉하면 그 부위에 달라붙어 혈병 형성을 촉진한다. 더욱이 거품세포가 강력한 혈액응고 촉진제를 생산한다. 이처럼 혈관벽에 들러붙은 비정상 혈병을 **혈전(thrombos)**이라고 한다. 혈전은 점차 커져서 그 부위의 혈관을 완전히 봉쇄할 수도 있다. 또는 혈류가 지속적으로 혈전을 지나다 혈전을 떨어지게 할 수도 있다. 혈전이 떨어져 흐르면 부유성 혈병인 **색전(embolus)**이 작은 혈관을 완전히 막을 수 있다(● **그림 9-25**). 따라서 죽상동맥경화증은 **혈전색전증(thromboembolism)**을 일으켜 동맥 혈관(또는 어떤 혈관도 가능)을 점진적으로 또는 순간적으로 폐쇄할 수 있다.

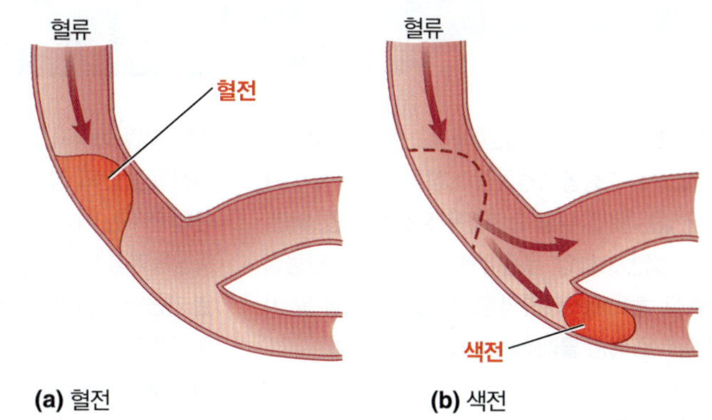

● **그림 9-25 혈전색전증의 결과들.** (a) 혈전이 점차 커져 혈관을 완전히 봉쇄할 수 있다. (b) 부착되었던 혈전이 떨어져 색전이 되어 하류의 작은 혈관을 완전히 봉쇄할 수 있다.

■ 심장마비. 심장 혈관이 완전히 막히면 그 혈관의 공급을 받는 심장 조직은 그 인근 혈관으로부터 혈액을 공급받지 못하면, 바로 O_2가 결핍되어 죽게 되고 **심장마비(heart attack)**가 일어난다.

심장마비에서 손상 부위의 넓이는 막힌 혈관의 크기에 의하여 결정된다. 막힌 혈관이 굵을수록 혈액 공급이 차단되는 부위가 넓어진다. ● **그림 9-26**과 같이 관상순환의 A 지점의 봉쇄는 B 지점의 봉쇄보다 더 넓게 손상을 초래할 것이다. 심장 관상동맥의 주 가닥은 오직 둘뿐이기 때문에 주 가닥의 어느 하나라도 막히면 광범위한 심근 손상을 일으킨다. 좌 관상동맥이 심장 조직의 85%에 혈액을 공급하기 때문에 이 가닥의 폐쇄가 가장 심각하다.

심장마비는 즉시 사망, 합병증에 의한 지연 사망, 완전한 회복 또는 기능이 손상된 부분적 회복 등 4가지 결과로 이어질 수 있다 (▲ **표 9-3**).

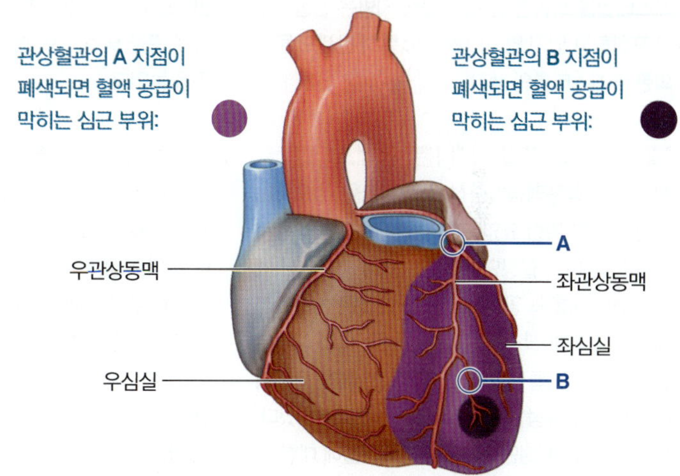

● **그림 9-26 폐색 혈관의 크기에 따른 심근 손상의 정도.**

▲ 표 9-3 급성 심근경색(심장마비)의 가능한 결과들

즉시 사망	합병증에 의한 추후 사망	완전한 기능 회복	기능 손상을 갖는 불완전 회복
심장이 너무 약해 효과적으로 펌프질하지 못하여 신체 조직을 지지하지 못하는 급성 심부전증	심장 벽의 괴사 또는 퇴화한 부위가 치명적으로 파열	손상 부위에 단단한 흉터가 생기고 나머지 정상 수축성 조직은 확대되어 손실된 심근을 보상한다.	자동박동능 조직과 전도 조직의 회복 불능 파괴로 인한 서맥, 전도 차단 등 영구적인 기능 손상
특정 전도 조직의 손상이나 O_2 결핍으로 치명적 심실세동이 발생	약화된 심장이 환류하는 모든 혈액을 박출하지 못함으로써 서서히 울혈성 심부전증으로 진행		

죽상동맥경화증: 콜레스테롤과 기타 요인

죽상동맥경화증의 원인은 아직도 완전히 밝혀지진 않았다. 죽상동맥경화증과 심혈관 질환에 연관되어 있는 몇몇 위험 요인들은 유전적 소인, 비만, 노화, 흡연, 고혈압, 운동 부족, 고농도의 C-반응성 단백질, 호모시스테인의 증가, 감염 인자들 및 가장 해로운 혈중 콜레스테롤의 증가 등이다.

콜레스테롤의 원천

신체는 두 경로로 콜레스테롤(cholesterol)을 얻는다: (1) 달걀 노른자, 적색육, 버터 등 콜레스테롤이 특히 풍부한 동물성 식품의 섭식(동물성 지방은 콜레스테롤을 포함한 반면, 식물성 지방은 전형적으로 포함하고 있지 않다), (2) 세포(특히 간세포)들에 의한 콜레스테롤의 생산.

"좋은" 콜레스테롤 대 "나쁜" 콜레스테롤

실제로 죽상동맥경화증성 심장질환을 일으키는 가장 중요한 위험 요인은 혈장 콜레스테롤의 총량이 아니라 여러 혈장단백질 운반체에 결합되어 있는 콜레스테롤의 양이다. 콜레스테롤은 지질이기 때문에 혈액에 잘 녹지 않는다. 혈액 내의 대부분 콜레스테롤은 특정 혈장단백질 운반체에 결합되어 혈액에 수용성인 지질단백질 형태로 되어 있다. 두 가지 주요 지질단백질은 콜레스테롤에 대한 단백질의 비중에 따라 이름을 짓는데, 대부분이 단백질이고 콜레스테롤이 적은 것을 **고밀도 지질단백질(high-density lipoprotein; HDL)**, 단백질이 적고 콜레스테롤을 보다 많이 갖고 있는 것을 **저밀도 지질단백질(low-density lipoprotein; LDL)**이라고 한다.

LDL 복합체에 있는 콜레스테롤은 LDL에 의하여 혈관 벽의 상피세포 등의 *세포들로* 운반되므로 "나쁜" 콜레스테롤이라 한다. 동맥 벽 내의 산화 LDL은 죽상동맥경화증 반의 발생을 유도하는 염증반응을 촉발하는 주요 인자다(p. 292 참조).

이와는 대조적으로, HDL복합체에 있는 콜레스테롤은 "좋은" 콜레스테롤이라 하는데 이는 HDL이 *세포들로부터* 콜레스테롤을 제거하여 간으로 운반함으로써, 신체로부터 일부 제거하기 때문이다. HDL은 조직으로부터 여분의 콜레스테롤을 제거할 뿐만 아니라 LDL의 산화를 방지하여 죽상동맥경화증 반의 형성 억제에 일조한다. 더욱이, 최근의 연구는 HDL이 항염증 효과를 가지고 있으며, 죽상동맥경화증 반을 안정화시킴으로써 반의 파열 가능성을 줄이고, 혈병 형성을 감소시킴을 시사하고 있다. 이 모든 활동이 죽상동맥경화증의 점진적 발생에 길항적이다. 죽상동맥경화증의 위험성은 혈중 HDL의 농도에 반비례한다. 즉, HDL의 농도 증가는 죽상동맥경화성 심질환의 발생 감소와 관련되어 있다.

죽상동맥경화성 위험성에 영향을 주는 다른 요인들도 HDL의 수준과 관련이 있다. 흡연은 HDL의 수준을 낮추는 반면, 규칙적인 운동은 HDL 수준을 높인다.

세포들에 의한 콜레스테롤 흡수

대부분의 지질과 달리 콜레스테롤은 세포에서 대사 연료로 쓰이지 않는다. 대신에 그것은 원형질막의 필수 성분이다. 더하여, 몇 가지 특별한 종류의 세포들은 콜레스테롤을 스테로이드 호르몬이나 담즙염 등, 분비 물질 합성의 전구체로 사용한다. 비록 대부분의 세포들이 자신의 원형질막에 필요한 콜레스테롤의 일부를 합성할 수 있지만, 충분한 양을 생산할 수는 없으므로 혈액에 의하여 공급되는 콜레스테롤의 추가량에 의존할 수밖에 없다.

세포는 LDL과 결합할 수 있는 특별한 수용체를 합성하고, 이 수용체를 원형질막에 삽입시켜 혈액으로부터 콜레스테롤을 흡수한다. LDL 과립이 막 수용체에 결합하면 세포는 수용체-매개성 세포내섭취작용으로 수용체와 과립 모두를 흡수한다(p. 48 참조). 세포 안에서 리소좀 효소가 LDL을 유리 콜레스테롤로 분해하여 세포가 새로운 세포막 합성에 사용할 수 있도록 한다. 세포 내에 유리된 LDL 수용체는 막 표면으로 되돌아간다.

유리 콜레스테롤이 너무 많이 세포 내에 쌓이면, LDL 수용체 단백질의 합성과 세포 자신의 콜레스테롤 합성이 정지된다. 반면에, 콜레스테롤이 부족한 상황에 부딪히면 세포는 더 많은 LDL 수용체를 만들어 혈액으로부터 더 많은 콜레스테롤을 섭취한다.

혈중 콜레스테롤 수준과 콜레스테롤 대사의 유지

섭식 콜레스테롤과 간에서 생산하는 콜레스테롤이 서로 상호작용하여 세포에 일정량의 혈액 콜레스테롤 공급이 유지된다. 섭식 콜레스테롤 양이 증가하면 혈액 내의 콜레스테롤이 콜레스테롤 생산에 필수인 간의 효소를 직접 억제하기 때문에 콜레스테롤 생산이 정지된다. 그러므로 콜레스테롤 섭취가 증가할수록 간에서의 생산은 감소한다. 반면에, 음식으로부터 콜레스테롤 섭취가 감소하면, 필수적인 간 효소에 대한 콜레스테롤의 억제 효과가 제거되므로 간은 이 지질을 더 많이 합성한다. 이러한 방식으로 콜레스테롤의 섭취량이 변할지라도 콜레스테롤의 혈중 농도는 대단히 일정한 수준으로 유지된다. 따라서 콜레스테롤의 섭취를 줄임으로써 혈중 콜레스테롤의 수치를 현저히 감소시키는 것은 어렵다.

HDL은 콜레스테롤을 간으로 운반한다. 간은 콜레스테롤과 콜레스테롤-유래 담즙염을 담즙(bile; 쓸개즙)으로 분비한다. 담즙은 소장으로 들어가고, 담즙염은 소화과정에 참여한다. 이후 분비된 대부분의 콜레스테롤과 담즙염은 소장에서 혈액으로 재흡수되어 간으로 되돌아간다. 그러나 재흡수되지 않은 콜레스테롤과 담즙염은 변(feces)으로 배출되어 몸에서 제거된다.

따라서, 간은 총 혈중 콜레스테롤 수준을 결정하는 주요 역할을 하고, LDL과 HDL 간의 상호작용이 간과 기타 세포 간의 콜레스테롤 운반을 결정한다. 이러한 기작이 변화되면 위와 같이 영향을 받아 혈중 콜레스테롤 수준이 죽상동맥경화증 발생의 개인적 소인에 영향을 준다.

식이 지방산의 섭취가 달라져도 콜레스테롤 균형 기작의 하나 또는 그 이상에 영향을 주어 총 혈중 콜레스테롤의 수준이 달라질 수 있다. 동물성 지방의 주성분인 포화지방산을 섭식하면 혈액 콜레스테롤 수준이 높아지는 경향이 있다. 이는 포화지방산이 콜레스테롤 합성을 촉진하고, 콜레스테롤이 담즙염으로 전환되는 것을 방지하기 때문이다. 이와는 대조적으로 대부분 식물성 지방의 주성분인 불포화지방산의 섭식은 콜레스테롤과 콜레스테롤-유래 담즙염들의 변으로의 배출을 촉진함으로써 혈액 콜레스테롤 수준을 낮춰준다.

콜레스테롤 이외의 위험 인자들

콜레스테롤과 심장질환 사이에 밀접한 관계가 있지만, 심장마비를 겪은 모든 환자의 반 이상은 정상 콜레스테롤 수치를 갖고 있으며, 그 외의 잘 알려진 위험 인자들을 갖고 있지 않다. 이러한 사람들의 관상동맥 질환 발생에는 다른 인자들이 관여되어 있음이 확실하다. 이들 다른 인자들이 콜레스테롤 수치가 높은 사람들의 죽상동맥경화증 발생에도 또한 기여할 것이다. 가능성 있는 위험인자들은 다음과 같다.

■ 최근의 연구는 아미노산인 **호모시스테인(homocysctein)**의 혈중 수준 증가가 인체의 콜레스테롤이나 지질의 조성에 관계없이 심장질환의 강력한 예측 변수임을 시사하고 있다. 호모시스테인은 필수 아미노산인 **메티오닌**(methionine)의 대사 중에 중간 산물로 생성된다. 호모시스테인이 동맥 봉쇄 상황 발생의 초기 단계인 혈관 평활근세포의 증식을 촉진하여 죽상동맥경화증에 기여하는 것으로 믿고 있다. 더욱이 호모시스테인은 내피세포를 손상시키고 LDL을 산화시키는 것으로 나타났다. 이 모두가 반의 형성에 기여한다. *엽산*(folic acid), 비타민 B_{12}, 비타민 B_6 등 세 가지의 비타민 B가 혈액으로부터 호모시스테인의 제거에 모두 중요한 역할을 한다. 그러므로 혈액의 호모시스테인을 안전 수준으로 유지하기 위해서는 이들 비타민 B가 모두 필요하다.

■ 염증의 혈액 표지인 **C-반응성 단백질(C-reactive protein)** 수준이 증가한 사람은 관상동맥 질환 발생 위험성이 높다. C-반응성 단백질의 혈액 수준이 높은 사람은 다가오는 10년 내에 심장마비가 일어날 가능성이 이 염증 단백질이 적은 사람보다 3배 정도 된다. 염증이 죽상동맥경화증 발생에 중심적인 역할을 하므로, 아스피린과 같은 항염증 약들은 심장마비를 예방하는데 일조한다. 더욱이 아스피린은 혈병 형성의 억제 역할을 통해서도 심장마비로부터 방어해준다.

■ 죽상동맥경화성 질환 발생의 여러 사례는 감염 인자들이 기본 요인임을 시사하는 자료들이 보고되고 있다. 호흡기에 감염되는 *클라미디아균*(*Chlamydia pneumoniae*), 구강 포진을 일으키는 헤르페스 바이러스, 치주염을 일으키는 박테리아 등이 가장 의심되는 인자들이다. 감염과 관상동맥 질환 사이의 연관성이 확인되면, 심장질환 예방 전략 수단에 항생제를 첨가할 수도 있겠다.

이상에서 알 수 있듯이, 죽상동맥경화증, 콜레스테롤, 기타 인자들 사이의 관계가 대단히 불명확하다. 죽상동맥경화증 발생이 빈번하고 이의 결과는 치명적이기 때문에 이 복잡한 질병에 대하여 많은 연구들이 현재 진행 중이다.

제9장 요약: 항상성 측면

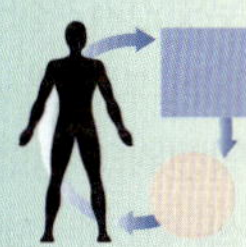

생존하기 위해서는 끊임 없이 신체의 모든 세포들에 필요 보급품을 배달하고, 세포에서 만들어진 노폐물을 지속적으로 제거해야 한다. 더욱이, 호르몬과 같은 조절성 화학 전달물질은 생산지로부터 그들이 다양한 활동을 조절하는 활동 지역으로 운반되어야만 한다. 대부분의 활동은 내부 환경을 안정되게 유지하는 방향으로 되어 있다. 마지막으로 정상 체온을 유지하기 위하여 근수축 동안 발생한 여분의 열은 피부로 옮겨져야만 열이 체표면을 통해 발산될 수 있다.

순환계는 신체의 수송계로 작용함으로써 항상성에 기여한다. 순환계는 신체의 한 지점으로부터 다른 부위로 물질들을 빠르게 이동시킨다. 순환계가 없다면 생명-유지 활동을 지지하는 데 필요한 물질들을 충분히 빠르게 공급할 수 없다. 예를 들면, O_2가 체표로부터 내부 기관들로 확산하려면 수개월에서 수년이 걸릴 것이다. 그러나 심장의 신속한 펌프질에 의하여 혈액은 수초 안에 모든 세포에 산소와 기타 물질들을 싣고 배달한다.

심장은 이중 펌프로서, 지속적으로 혈액을 O_2를 얻는 폐와 에너지 생산 화학반응을 위하여 O_2를 사용하는 신체의 다른 조직 사이를 순환시킨다. 혈액이 여러 조직을 통하여 순환하면서 O_2 외의 다른 물질들도 혈액과 조직 사이에 교환된다. 예로, 혈액은 소화관을 지나면서 영양물질을 싣고, 다른 조직은 혈액이 흘러 지날 때 혈액으로부터 영양물질을 내려 얻는다. 운동 중인 근육에서 발생한 여분의 열도 혈액에 의하여 피부로 운반되어 외부 환경으로 발산된다.

비록 신체의 모든 조직이 심장이 제공하는 생명-유지 혈류에 지속적으로 의존하지만 심장 자체는 상당히 독립적인 기관이다. 심장은 외부의 영향이 없이 자신이 필요로 하는 많은 것들을 스스로 처리한다. 이 거대한 근육의 수축은 변화하는 이온 투과성이 정교하게 조정되는 상호작용에 의하여 스스로 일어난다. 심장 내의 국부 기작이 심근으로의 혈류량이 자신이 필요로 하는 O_2를 정상적으로 충족하도록 보증한다. 또한, 심장은 환류하는 혈액량에 맞게끔 수축의 강도를 변화시킬 수 있는 능력을 내장하고 있다. 그렇다고 심장이 완전히 자동적으로만 작동하는 것은 아니다. 자율신경계가 분포하고, 호르몬(에피네프린)의 영향을 받으므로 이 두 가지가 신체의 혈액 수급 필요성에 맞추어 심박률과 수축성을 변화시킬 수 있다. 더욱이 모든 조직과 마찬가지로 심장을 이루는 세포도 그들이 생존하고 작동할 수 있는 안정된 내부 환경을 유지하기 위해서는 신체의 다른 기관계에 의존한다.

복습 문제 REVIEW EXERCISES

객관식

1. 심근에서 이웃 근세포들은 ____________이라 하는 분화된 구조로 끝과 끝이 연결되어 있다. 그것에는 __________과 __________이라 하는 두 종류의 막 연접이 있다.

2. 심장은 흉강의 왼편에 있다. (*진실 또는 거짓?*)

3. 심방과 심실 사이의 단 하나의 전기적 연결점은 판막을 싸서 지지해 주는 섬유성 조직이다. (*진실 또는 거짓?*)

4. 심방과 심실은 각각 기능적 합포체로 작동한다. (*진실 또는 거짓?*)

5. 다음 어느 것이 심장 흥분 전도의 정상 경로인가?

   a. 동방결절 → 방실결절 → 심방 근육 → 히스속 → 푸르키네섬유 → 심실 근육
   b. 동방결절 → 심방 근육 → 방실결절 → 히스속 → 심실 근육 → 푸르키네섬유
   c. 동방결절 → 심방 근육 → 심실 근육 → 방실결절 → 히스속 → 푸르키네섬유
   d. 동방결절 → 심방 근육 → 방실결절 → 히스속 → 푸르키네섬유 → 심실 근육

6. 심방이 수축하기 전 몇 %의 심실 채움이 이루어지는가?

   a. 0%
   b. 20%
   c. 50%
   d. 80%
   e. 100%

7. 교감신경 자극은 심장에서 ____________.

   a. 심박률을 증가시킨다.
   b. 심근의 수축성을 증가시킨다.
   c. 프랭크-스탈링 곡선을 위쪽으로 이동시킨다.
   d. (a)와 (b) 함께 발생.
   e. 위 모두 발생.

8. 다음 맞는 것을 서로 연결하라.

   ____ 1. 대정맥으로부터 산소가 적은 혈액을 받는다.
   ____ 2. 혈액이 심실로부터 심방으로 역류하는 것을 방지한다.
   ____ 3. 산소가 많은 혈액을 대동맥으로 방출한다.
   ____ 4. 혈액이 동맥으로부터 심실로 역류하는 것을 방지한다.
   ____ 5. 산소가 적은 혈액을 폐동맥으로 방출한다.
   ____ 6. 폐정맥으로부터 산소가 많은 혈액을 받는다.

   (a) 방실판
   (b) 반월판
   (c) 좌심방
   (d) 우심방
   (e) 우심방
   (f) 우심실

9. 각각의 경우에 바른 것을 골라 설명문을 완성하라.

   제1심음은 (*방실판/반월판*)의 닫힘과 관계있으며 (*수축기/확장기*)의 시작 신호이고, 제2심음은 (*방실판/반월판*)의 닫힘과 관계있으며 (*수축기/확장기*)의 시작 신호이다.

10. 각각의 경우에 바른 것을 골라 설명문을 완성하라.
    심실 채움 중에는 심실의 압력은 심방의 압력 (*이상/이하*)이어야 한다. 반면에 심실 분출 중에는 심실의 압력이 대동맥압 (*이상/이하*)이어야 한다. 심방의 압력은 항상 대동맥압 (*이상/이하*)이어야 한다. 등용적 심실 수축 중에는 심실의 압력은 심방압 (*이상/이하*)이고, 등용적 심실 이완 중에는 동맥압 (*이상/이하*)이다.

주관식

1. 순환계의 세 가지 기본 구성 요소는 무엇인가?
2. 혈액이 순환하는 순환계의 완전한 경로를 설명하라.
3. 심장의 네 개의 판막의 위치와 기능을 설명하라.
4. 심장벽을 구성하는 세 개의 층은 무엇인가? 심근세포의 차별화된 구조적 특징을 설명하라.
5. 두 가지 분화된 형태의 심근세포는 무엇인가?
6. 동방결절이 심장 박동의 조율기인 이유는 무엇인가?
7. 심장 흥분의 정상 전파 경로를 설명하라. 방실결절 지연의 중요성은 무엇인가? 심실 전도계는 왜 중요한가?
8. 심장 박동원 세포의 활동전위와 심근의 수축성 세포의 활동전위의 막전위의 변화를 비교 설명하라.
9. 심근에서는 왜 강축이 일어나지 않는가? 이 강축 불능성의 장점은 무엇인가?
10. 정상 심전도의 파형을 그리고 이름을 붙여 보라. 심전도의 각 요소는 어떤 전기적 사건을 나타내는가?
11. 심장주기의 기계적인 사건 즉, 압력의 변화, 용적의 변화, 판막 활동, 심음 등을 설명하라. 심장주기의 기계적인 사건과 전기적 활동을 연계하여 설명하라.
12. 협착성 판막과 불완전 판막의 차이는 무엇인가?
13. 다음 용어들을 설명하라. 확장기말 용적, 수축기말 용적, 박동량, 심박률, 심박출량
14. 자율신경계의 심박률 조절을 설명하라.
15. 박동량의 내인성, 외인성 조절을 설명하라.
16. 심장 근육에는 어떻게 혈액을 공급하는가? 심장은 자신의 혈액 공급량의 대부분을 왜 확장기 동안 받는가?
17. 심장 동맥 질환의 병리학적 변화와 결과는 무엇인가?
18. "좋은" 콜레스테롤과 "나쁜" 콜레스테롤을 비교 설명하라.

심화학습 문제 *POINTS TO PONDER*

1. 심실 조기수축(premature ventricular contraction: PVC) 다음의 심장 박동에서 분출되는 박동량은 보통 정상보다 많다. 그 이유를 설명하라. (힌트: 심박률이 일정할 때 조기 수축과 다음의 정상 수축 사이의 간격은 두 개의 정상 심박동 사이의 간격보다 길다.)
2. 단련된 운동선수는 보통 안정 시 심박률이 정상보다 낮다(예를 들어, 비활동적 사람은 분당 70회 박동하는데 비하여 운동선수는 분당 50회 박동한다). 안정 시 심박출량이 훈련된 운동선수나 비활동적 사람이나 모두 분당 5 L인 점을 고려하면 훈련된 운동선수의 서맥의 원인은 무엇인가?
3. 태아기에는 허탈된 비기능성 폐가 나타내는 저항이 대단하여 우심장과 폐순환계의 압력이 좌심장과 체순환계의 압력보다 높다. 출산 후에는 상황이 역전된다. 태아기에는 **동맥관(ductus arteriosus)**이라 하는 혈관이 폐동맥과 대동맥을 연결하여 이 두 주요 혈관이 함께 심장으로부터 나간다. 심장이 폐순환계로 방출하는 혈액은 폐동맥으로부터 동맥관을 거쳐 비기능성 폐를 우회하여 대동맥으로 들어간다. 어떤 힘이 혈액을 동맥관을 지나 이런 방향으로 흐르게 하는가? 출생 시 보통은 동맥관은 붕괴되고 궁극적으로 얇은 인대성 끈으로 퇴화한다. 가끔은 이 태아기 우회로가 출생 시 적절하게 폐쇄되지 않아 열린 관으로 된다. 이러한 혈액 흐름의 결과 때문에 일어날 것으로 예측하는 가능한 결과들은 무엇인가?
4. 이식된 심장이 신경이 분포하지 않음에도 불구하고 신체의 요구량 변화에 맞추게끔 심박출량을 조절하는 것은 어떤 조절기작에 의한 것일까?
5. 히스색은 오른쪽, 왼쪽 두 가닥이 있다. 각각은 심실 격벽의 양편에서 아래로 내려간다(● 그림 9-7 참조). 때때로 이 가닥 중 하나가 봉쇄되는데 이를 색가지 차단(bundle branch block)이라고 한다. 이 경우 흥분파가 정상 가닥 말단으로부터 퍼져나가 끝에는 모든 심근을 탈분극시키지만 정상으로 자극된 심실이 상당 시간 완전히 탈분극한 다음에 손상된 가닥이 있는 쪽의 심실이 탈분극한다. 예를 들어, 히스색의 왼쪽 가닥이 봉쇄되면 우심실은 좌심실에 비하여 두세 배 빠르게 완전하게 탈분극한다. 이런 장애가 심음에 어떻게 영향을 주겠는가?

임상관련 문제 *CLINICAL CONSIDERATION*

신체검사 중 레이첼(Rachel B.)의 심박률이 빠르고 불규칙하였다. 더구나, 청진기를 직접 심장에 대고 측정한 심박률이 동시에 손목에서 측정한 맥박률보다 빨랐다. 심박률과 요골 맥박률의 이런 차이를 맥박 결손(pulse deficit)이라고 한다. 레이첼의 심전도에서는 뚜렷한 P파가 잡히지 않았다. QRS복합파는 형태는 정상이었으나 산발적으로 일어났다. 이런 발견에 비추어 레이첼의 상태에 대한 가장 가능성 있는 진단은 무엇이겠는가? 왜 이 상황의 특징이 빠르고 불규칙한 심장 박동인지 설명해 보라. 이 상태가 심박출량을 심각하게 손상시키겠는가? 왜 그러한가? 맥박 결손의 원인은 무엇인가?

제9장 요점 정리

9.1 심장의 해부

■ 순환계는 신체의 수송계이다.

■ 순환계의 세 가지 주요 요소는 **심장(펌프)**, **혈관(도관)** 그리고 **혈액(수송 매질)**이다.

■ **심장(heart)**은 흉강의 중심선에 위치하는데 넓은 기저부가 오른쪽으로 향하고, 뾰족한 머리는 왼쪽으로 기울어져 있다.

■ 심장은 기본적으로 이중 펌프로서, **폐순환**(심장과 폐 사이)과 **체순환**(심장과 그 외 신체 부위)에 혈류의 추진압을 제공한다(그림 *9-1*, *9-2* 참조).

■ 심장은 4개의 방으로 되어 있다. 심장의 각 반쪽은 정맥이 들어오는 **심방(atrium)**과 동맥이 나가는 **심실(ventricle)**로 되어 있다. 우심방은 체순환으로부터 산소가 부족한 혈액을 받고, 우심실은 그 혈액을 폐순환계로 펌프질한다. 좌심방은 산소가 풍부한 혈액을 폐순환으로부터 받고 좌심실은 그 혈액을 체순환으로 보낸다(그림 *9-1*, *9-4* 참조).

■ 4 종류의 **심장 판막**이 혈액이 정상 방향으로 흐르도록 하고 역류되는 것을 방지한다. 오른쪽과 왼쪽 **방실판막(AV valve)**은 확장기동안 혈액이 심방에서 심실로 흐르도록 하고 수축기동안 심실에서 심방으로 역류하는 것을 방지한다. **대동맥 반월판(aortic semilurnar valve)**과 **폐동맥 반월판**은 각각 수축기 동안 혈액이 심실에서 대동맥 및 폐동맥으로 흐르도록 하고, 확장기 동안 이 두 주요 동맥으로부터 심실로 혈액이 역류하는 것을 방지한다(그림 *9-3*, *9-4* 참조).

■ 심장의 가지 친 근섬유들은 **개재판(intercalatted disc)**에 의하여 서로 연결되어 있다. 개재판에는 (1) 세포들을 서로 물리적으로 붙들어 매는 **데스모솜**, (2) 기능적 합포체로 함께 참여하는 세포 간에 활동전위의 전파를 가능하게 하는 **간극연접**이 있다. 심장의 각 방의 근섬유가 기능적 합포체로 작동함으로 각 방은 하나의 협동 단위로 수축하여 효율적으로 펌프질을 수행한다(그림 *9-5* 참조).

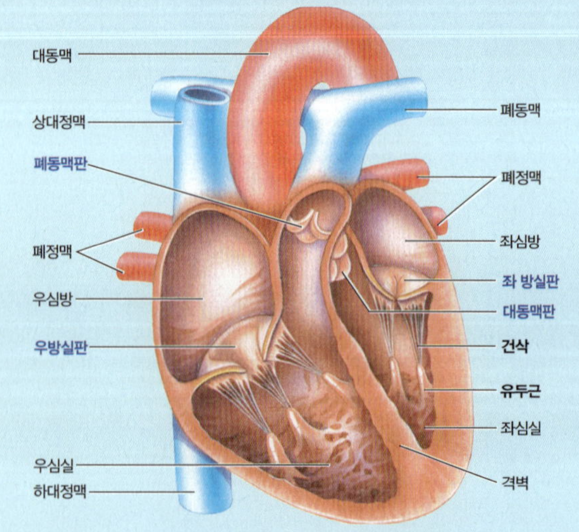

(a) 심장의 종단면에서 본 심장 판막들의 위치

9.2 심장의 전기적 활성

■ 심장은 자발적 흥분성을 띠어 스스로 율동적 수축을 일으킨다. **자동주기성 세포(autorhythmic cell)**들은 심근세포의 1%로서, 수축하지는 않지만 활동전위를 발생시키고 전파하게끔 분화되어 있다. 나머지 99%의 심근세포는 **수축성 세포**들로서 자동율동 세포에서 시작된 활동전위의 전파에 반응하여 수축한다.

■ 자동율동 세포들은 스스로 유도되는 역치전위까지 느리게 탈분극되는 박동원 전위를 나타낸다. 탈분극은 주로 이전의 활동전위의 끝의 과분극에 반응하여 열리는 독특한 **괴짜 채널(funny channel)**로 Na^{+}이 유입됨으로써 나타난다. 활동전위의 상승기는 역치에서 Ca^{2+} 통로의 열림에 의한 Ca^{2+} 유입의 결과이다. 하강기는 활동전위의 정상에서 K^{+} 통로가 열려 K^{+}이 나가기 때문이다(그림 *9-6* 참조).

■ 심장의 충격은 역치까지의 자발적 탈분극이 가장 빠른 심장의 **박동원**인 **동방결절(SA node)**에서 시작한다(표 *9-1*과 그림 *9-7*, *9-8* 참조).

■ 한번 시작하면 활동전위는 좌우 심방 전체로 전파되는데, 부분적으로는 분화된 전도 경로에 의하여 촉진되지만, 대부분은 간극연접을 통하여 세포에서 세포로 충격이 전파된다(그림 *9-7* 참조).

■ 충격은 심방에서 방실 간의 유일한 전기 접점인 **방실결절(AV node)**을 지나 심실로 옮겨간다. 활동전위는 방실결절에서 잠시 지체되기 때문에 심방 수축이 일어나 심실 채움이 완전하게 이루어진 다음 심실 수축이 일어난다(그림 *9-7* 참조).

■ 이후 충격은 **히스색(His bundle)**을 통하여 빠르게 심실 격벽을 따라 내려가고, **푸르키네 섬유(Purkinje fiber)**를 통하여 심근층으로 빠르게 퍼진다. 나머지 심실 세포는 간극 연접을 통한 충격의 세포 간 전파에 의하여 활성화된다(그림 *9-7* 참조).

■ 그러므로, 심방이 단일 단위로 수축한 다음 잠시의 지체 후에 동기화된 심실 수축이 이어진다.

■ 심장 수축세포들의 활동전위는 **장기화된 고원부 단계**를 가짐으로 지속적 수축이 수반되어 충분한 분출 시간을 부여한다. 이 고원부는 주로 느린 Ca^{2+} 채널의 활성화 결과이다(그림 *9-9* 참조).

■ T-소관의 느린 Ca^{2+} 채널을 통한 Ca^{2+} 유입이 심근 수축성 세포의 근소포체로부터 더 많은 양의 Ca^{2+} 분비를 촉발한다. 이 Ca^{2+}-유도성 Ca^{2+} 방출이 가교 주기와 수축을 이끈다(그림 *9-11* 참조).

■ 고원기가 길고 그와 함께 불응기가 길기 때문에 심근은 가중과 강축이 불가능하여 혈액의 펌프질에 필수인 수축기와 이완기가 교대로 반복된다(그림 *9-11* 참조).

■ 심장에서의 전기적 활동의 전파를 체표에서 기록할 수 있다. **심전도(ECG)**에서 P파는 심방의 탈분극을 나타내고, QRS복합파는 심실의 탈분극, T파는 심실의 재분극을 의미한다(그림 *9-12*~*9-14* 참조).

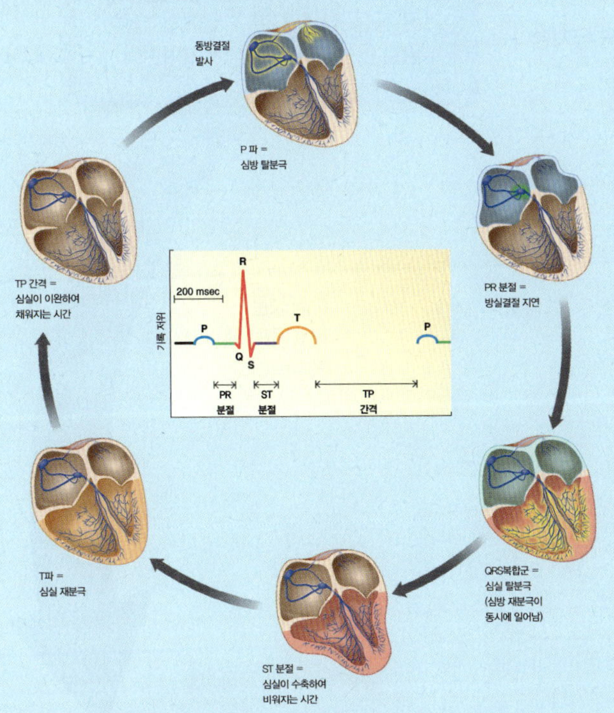

9.3 심장주기의 기계적 활동

■ **심장주기**는 세 가지 중요한 활동을 가진다: (그림 *9-15* 참조)

1. 심장이 자동율동적으로 탈분극하고 재분극하는 전기활동의 생성(그림 *9-13* 참조)

2. 수축기(수축과 비움)와 확장기(이완과 채움)가 교대되는 기계적인 활동. 이는 막전위의 율동적인 순환에 의하여 개시된다.

3. 심장의 4방을 경유하는 혈액의 방향성 흐름은 기계적 활동에 의하여 생성되는 압력 변화에 의하여 유발되는 판막의 여닫음에 의하여 유지된다.

■ **심방의 압력 곡선**은 전 심장주기를 통하여 단지 작은 변동만을 할뿐 낮게 유지된다(정상은 0과 8 mmHg 사이에서 변한다). 대동맥압 곡선은 어느 정도의 변동이 있으며, 전 기간 동안 높다(정상은 수축기압 120 mmHg와 확장기압 80 mmHg 사이에서 변한다). **심실의 압력 곡선**은 극단적으로 변동한다. 확장기 동안 방실판이 열리고 채움되기 위해서는 심실압은 낮은 심방압보다 필히 더 낮아야 하고, 대동맥판을 열고 분출시키기 위해서는 수축기 동안에는 높은 대동맥압보다 필히 더 높아야 한다. 그러므로 심실압은 보통 확장기의 0 mmHg에서 수축기의 120 mmHg를 약간 상회하는 정도까지 변화한다. 등용적 심실 수축기와 등용적 심실 확장기 동안에는 심실압은 낮은 심방압보다는 높고, 높은 대동맥압보다는 낮기 때문에 모든 판막이 닫혀 있어서 혈액이 심실로 들어가거나 심실에서 나오지 않는다(그림 *9-15* 참조).

■ **확장기말 용적(EDV)**은 확장기의 마지막에 심실이 완전히 채움하였을 때의 혈액의 용적이다. **수축기말 용적(ESV)**은 수축기의 끝에 분출이 마무리된 후 심실에 남아 있는 혈액의 양이다. **박동량(SV)**은 각 박동 때 각각의 심실에서 펌프되어 나가는 혈액량이다(그림 *9-15* 참조).

■ 판막의 닫힘은 두 개의 정상적 **심음**을 발생시킨다. **제1심음**은 방실판막이 닫힐 때 나고, 심실 수축 시작의 신호이다. **제2심음**은 확장기의 시초에 대동맥판과 폐동맥판이 닫힐 때 발생한다(그림 *9-15* 참조).

■ **판막 기능의 손상**은 난류의 혈류를 만들어 들을 수 있는 심장잡음을 만든다. 비정상 판막은 협착성으로 완전히 열리지 않거나, 부실하여 완전히 닫히지 않을 수도 있다(그림 *9-16*과 표 *9-2* 참조).

9.4 심박출량과 그 조절

■ **심박출량(cardiac output)**은 각각의 심실이 매분 분출하는 혈액량으로서, 심박률과 박동량에 의하여 결정된다(그림 *9-22* 참조).

■ **심박률(heart rate)**은 동방결절에 대한 교감신경과 부교감신경 영향의 차이에 따라 변한다. 부교감신경 자극은 심박률을 느리게 하고 교감신경 자극은 빠르게 한다(그림 *9-17* 참조).

■ **박동량(stroke volume)**은 (1) 심실 채움 정도와 (2) 교감신경 자극의 정도에 의존한다. 확장기말 용적의 증가는 길이-장력 관계(심장의 **프랭크-스탈링 법칙**, 내인성 조절)에 따라 박동량을 크게 증가시킨다. 교감신경 자극이 증가하면 심장의 수축성을 증가시킨다. 즉, 주어진 확장기말 용적에서 수축 강도가 증가하고 박동량이 증가한다(외인성 조절)(그림 *9-18*~*9-21* 참조).

9.5 심장근육에 대한 영양 공급

■ 심근은 심장의 방에 있는 혈액이 아니라, **관상순환**을 통하여 운반되는 혈액에 의하여 산소와 영양물질을 공급받는다.

■ 수축기 동안에는 수축한 심근이 관상 혈관들을 압박하기 때문에 대부분의 **관상순환 혈류**는 확장기 동안 일어난다.

■ 관상순환 혈류량은 보통 심장의 산소 요구량에 맞추어 변화한다.

■ 관상순환 혈류량은 **죽상동맥경화증 반**에 의하여 줄어들 수 있어서, **허혈성 심장 질환**을 유발한다. 질환 정도는 가벼운 흉통으로부터 치명적인 심장마비까지 정도가 다양하다(그림 *9-24*~*9-26* 과 표 *9-3* 참조).

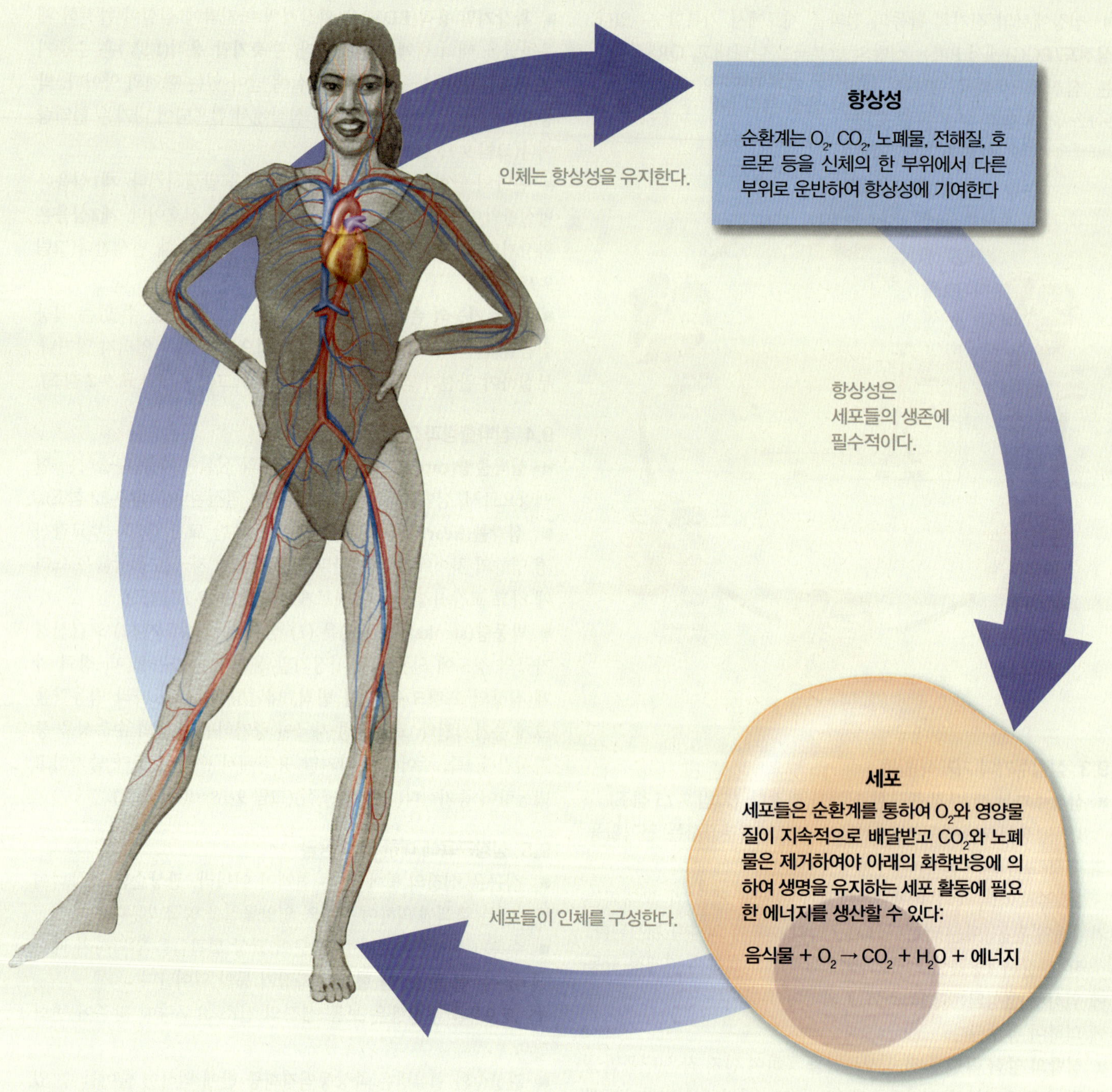

순환계(circulatory system)는 신체의 수송계 역할을 하여 항상성에 이바지한다. 혈관은 심장이 펌프질한 혈액을 운반하고 분배하여 신체가 필요로 하는 O_2와 영양물질을 배달하고, 노폐물을 제거하며 호르몬 신호 등을 전달한다. 탄성이 큰 **동맥(artery)**은 심장으로부터 기관으로 혈액을 운반하고, 심장이 이완하고 충만되는 시기에도 혈액이 계속하여 흘러가도록 하는 압력저장고로 작동한다. **평균 동맥압(mean arterial blood pressure)**은 기관으로 적정량의 혈액이 배달되도록 정교하게 조절된다. 어떤 기관을 지나는 혈액량은 그 기관에 분포하는 주로 근육질인 **소동맥(arteriole)**의 내경에 의하여 결정된다. 소동맥 내경의 조절에 의해 특정 기관으로의 혈류량은 매 순간 신체의 요구에 걸맞게 다양하게 조정된다. 얇은 벽으로 된 **모세혈관(capillary)**은 혈액과 주위의 조직 세포 사이에 실제로 물질교환이 일어나는 장소이다. 신전성이 큰 **정맥(vein)**은 기관으로부터 심장으로 혈액을 되돌리고, 혈액저장고로의 역할을 한다.

제 10 장

혈관과 혈압

The Blood Vessels and Blood Pressure

제 10장 요약 차례

10.1 혈류의 양상과 물리학

신체의 대부분의 세포는 외부환경과 직접 접하지 않는다. 그럼에도 이 세포들은 O_2와 영양물질을 받고 노폐물을 버리는 등 외부환경과 물질을 교환하여야 한다. 더욱이 세포들의 통합된 활동을 완수하기 위해서는 화학전달자들이 세포들 사이에서 운반되어야 한다. 이 먼 거리의 교환을 달성하기 위하여 세포들은 서로 연계되어 있으며 또한 혈관 고속로를 통하여 외부환경과 연계되어 있다. 혈액은 혈관계를 통하여 신체의 모든 부위에 운반되어 모든 세포들에게 새로운 물질들을 공급해 주고 그들의 노폐물을 제거한다.

다시 설명하면, 심장의 오른편이 펌프질하는 모든 혈액은 폐순환을 통하여 폐로 가서 O_2를 싣고 CO_2를 버린다. 심장의 왼편이 체순환계로 방출하는 혈액은 대동맥에서 분지되어 평행으로 배열된 혈관을 통하여 신체 기관들에 다양한 비율로 분배된다(● **그림 10-1**). 이러한 배열은 모든 기관들이 동일한 조성의 혈액을 공급받을 수 있도록 보장한다. 즉, 하나의 기관은 다른 기관을 거쳐 온 "쓰고 남은" 혈액을 공급받지 않는다. 이런 병렬 배열 때문에 신체 각 기관을 통한 혈류는 독립적으로 필요에 맞게 조정된다.

이 장에서는 먼저 혈류의 양상과 혈류 역학에 관한 몇 가지 일반 원칙을 살펴본 다음, 혈액이 흐르는 혈관의 여러 종류와 역할에 관해 알아볼 것이다. 마지막에 조직에 적정량의 혈액 배달을 보장하기 위하여 혈압을 어떻게 조절하는지 논의한다.

항상성을 유지하기 위하여 각 기관들은 자신들의 필요량 이상의 혈액을 공급받는다.

대사활동을 유지하기 위한 공급물자의 계속된 소모와 조직으로부터의 지속적인 노폐물의 첨가에도 불구하고 혈액은 끝이 없이 복원되어(reconditionded), 혈액의 조성은 비교적 일정하게 유지된다. 혈액을 복원시키는 기관들은 보통 그 기관의 기본 대사 요구량에 맞는 필요량보다 훨씬 많은 혈액을 공급받는다. 그리하여 그 기관들은 여분의 혈액을 조정함으로써 항상성을 달성할 수 있다. 예를 들면, 심박출량 중 많은 분량이 소화관(영양물질 적재를 위하여), 신장(대사 노폐물을 제거 및 수분과 전해질 조성 조정을 위해), 피부(열 발산을 위하여)로 분배된다. 심장, 골격근 등 기타 기관으로의 혈류는 오로지 그 기관들의 대사 요구를 충족시키고 위한 것으로, 그들의 활동에 따라 조정된다. 예를 들면, 운동 중에는 대사 요구의 증가에 맞게끔 운동중인 근육으로 혈액이 추가로 배달된다.

복원기관들, 즉 소화기관, 신장, 피부 등은 자신들의 필요량보다 과량의 혈액을 받기 때문에 혈류량이 일시 감소하더라도 혈액 공급의 여유가 없는 다른 기관에 비하여 더 잘 견딜 수 있다. 특별히 뇌는 일시적이라도 혈액 공급이 중단되면 회복 불능의 손상을 입는다. 실제로 O_2가 단 4분간만 중단되어도 영구적 뇌 손상이 일어난다. 그러므로 혈액 공급

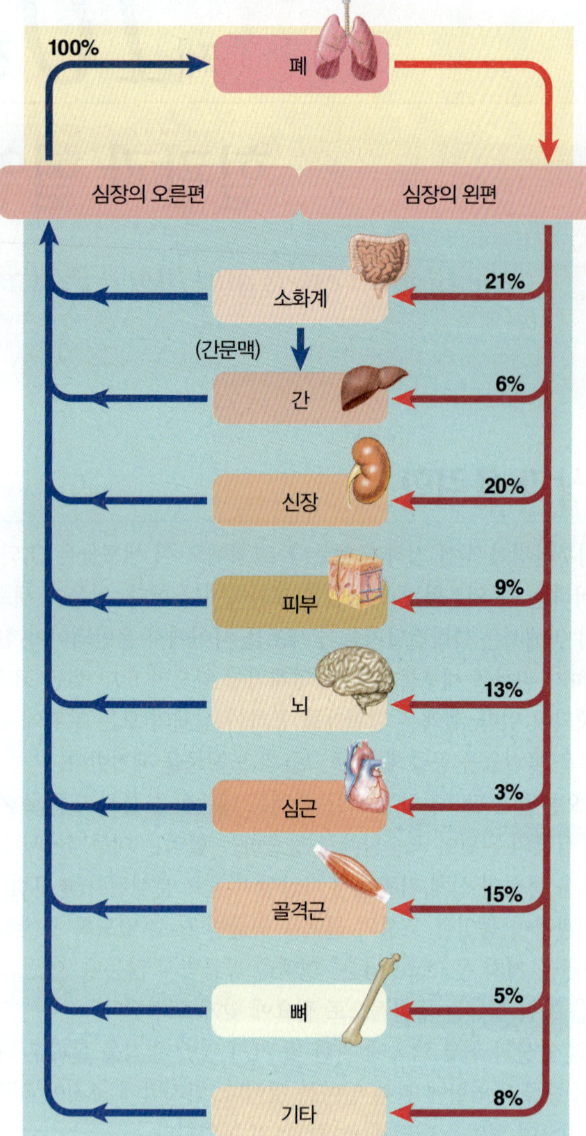

● **그림 10-1 안정 시 심박출량의 분포.** 폐는 오른쪽 심장이 박출한 모든 혈액을 받는다. 반면에 그 외 신체 기관들 각각은 왼쪽 심장이 박출한 혈액의 일부를 받는다. 안정 상태에서 여러 기관이 할당받는 혈액을 백분율로 표시하였다. 심박출량의 이러한 배분은 필요에 따라 조정될 수 있다.

이 방해되면 가장 견디기 어려운 뇌로 적정한 혈액을 지속적으로 배달하는 것이 순환계의 모든 임무 중에서 최우선이라고 할 수 있다.

이와는 대조적으로, 복원기관들은 혈류가 꽤 긴 시간 상당히 감소하여도 견딜 수 있는데, 가끔 그런 일이 일어난다. 예를 들면, 운동 중에는 보통 소화관과 신장으로 흐르는 혈액이 일부가 골격근으로 진로를 바꾼다. 마찬가지로, 추위에 노출되면 체온 유지를 위하여 피부로 가는 혈류가 크게 감소한다. (이 장의 뒤에서 신체가 처한 수요에 따라 심박출량을 어떻게 배분하는지 살펴볼 것이다.)

먼저 하나의 혈관을 통과하는 혈류에 영향을 미치는 요소들에 대하여 알아본다.

혈관을 통한 혈류량은 압력기울기와 혈관 저항에 의하여 결정된다.

한 혈관에서 단위 시간 당 통과하는 혈액의 양인 **혈류량(flow rate; 유동률)**은 압력기울기에 정비례하고, 혈관의 저항에 반비례한다:

$$F = \Delta P/R$$

여기서,

F = 혈관을 지나는 혈류량
ΔP = 압력기울기
R = 혈관의 저항

압력기울기 **압력기울기(pressure gradient)**란 혈관의 시작과 끝 간의 압력의 차이이다. 혈액은 압력이 높은 곳으로부터 압력이 낮은 곳으로 기울기를 따라 흐른다. 심장의 수축이 혈액에 압력을 가하는데 이것이 혈관을 통하는 흐름의 주요 원동력이다. 마찰에 의한 감소(저항) 때문에 혈액이 혈관을 따라 흐르면서 압력이 떨어진다. 따라서 혈관의 시작 부분이 말단 부위에 비하여 압력이 높아 혈관을 따라 압력기울기가 형성되어 혈액이 뒤쪽으로 흐르게 된다. 혈액을 미는 압력기울기가 클수록 그 혈관을 통한 혈류량이 커진다(● **그림 10-2a**). 수도꼭지에 연결되어 있는 정원용 호스(hose)를 생각해 보라. 꼭지를 조금 열면 호스의 시작 부위의 압력이 끝보다 약간 높기 때문에 호스 밖으로 약간의 물이 흘러나온다. 수도꼭지를 전부 열면 압력기울기가 최대로 증가하여 물이 호스를 통하여 빠르게 흐르고 호스의 끝에서 분출될 것이다. 혈관 내의 절대 압력이 아니라 혈관 양 끝 사이의 압력의 차이가 혈류량을 결정함을 유념하라.

저항 혈관을 통한 혈류량에 영향을 미치는 또다른 요인이 **저항(resistance)**인데, 이것은 혈류와 고정된 혈관벽 사이의 마찰에 의해 혈관을 통한 혈액 흐름의 장애 또는 방해 정도를 말한다. 혈류에 대한 저항이 증가하면 혈액이 혈관을 지나가기가 더욱 어려워 혈류량은 감소한다(압력기울기가 변하지 않는 동안은). 저항이 증가할 때에 혈류량을 동일하게 유지하려면 압력기울기가 상응하여 증가하여야 한다. 따라서 혈액 흐름에 대한 혈관 저항이 커지면 심장은 적정 순환을 위하여 더욱 힘들게 일을 하여야만 한다.

혈류에 대한 저항은 (1) 혈액의 점성도에 정비례하고, (2) 혈관의 길이에 정비례하며, (3) 혈관의 내경에 반비례하는데, 마지막 요소가 가장 중요하다:

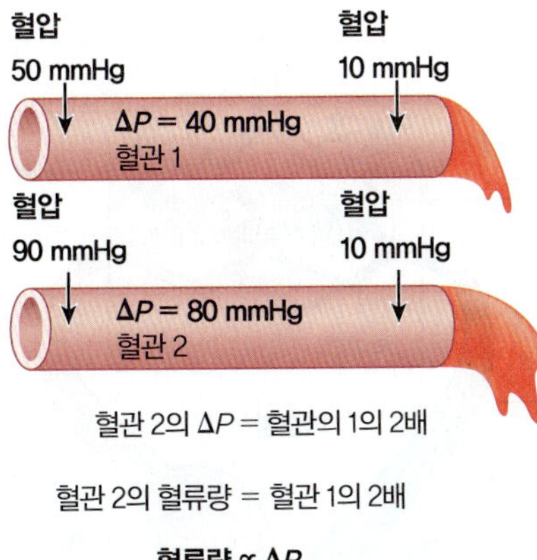

(a) ΔP가 다른 혈관의 혈류량

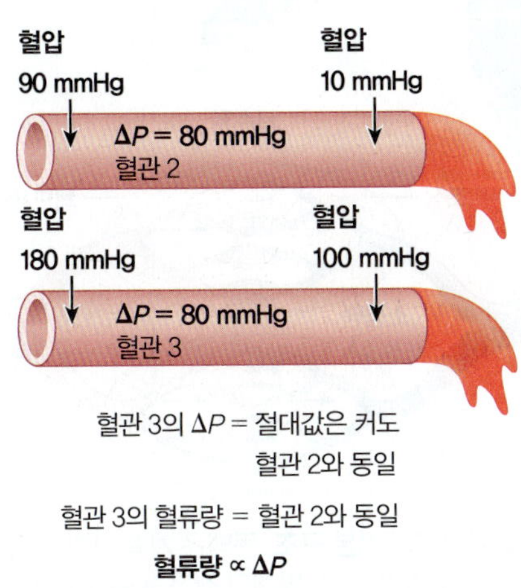

(b) ΔP가 같은 혈관의 혈류량

● **그림 10-2 혈관에서 압력기울기와 혈류량의 관계.** (a) 혈관 양끝 사이의 압력의 차이 (ΔP)가 증가할수록 혈류량이 비례하여 증가한다. (b) 혈류량은 혈관 양끝의 압력 크기가 아니고 양끝 사이의 압력 차이에 의하여 결정된다.

$$R \propto \eta L/r^4$$

여기서,

η = 점성도
L = 혈관의 길이
r = 혈관의 반경

점성도(viscosity)는 체액이 흐를 때 한 체액의 분자들이 서로를 스쳐가면서 그들 간에 발생하는 마찰이다. 저항이 클수록 흐름에 대한 저항도 커진다. 일반적으로 액체가 진할수록 더 큰 점성을 띈다. 예를 들면, 당밀이 물보다 천천히 흐르는데, 이는 당밀의 점성이 더 크기 때문이다. 혈액의 점성도는 주로 순환 중인 적혈구의 수에 의하여 결정된다. 정상에서 이 요소들은 비교적 일정하여 저항 조절에 중요하지 않다. 그러나 때로 혈액의 점성도와 혈류저항이 적혈구의 비정상 숫자에 의하여 변한다. 적혈구가 과량이면 혈류가 정상보다 느리다.

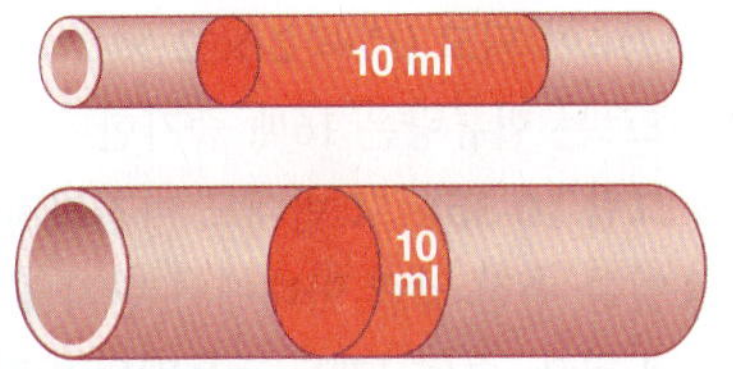

(a) 일정량의 혈액이 내경이 작은 혈관과 큰 혈관을 흐를 때 접촉하는 표면적

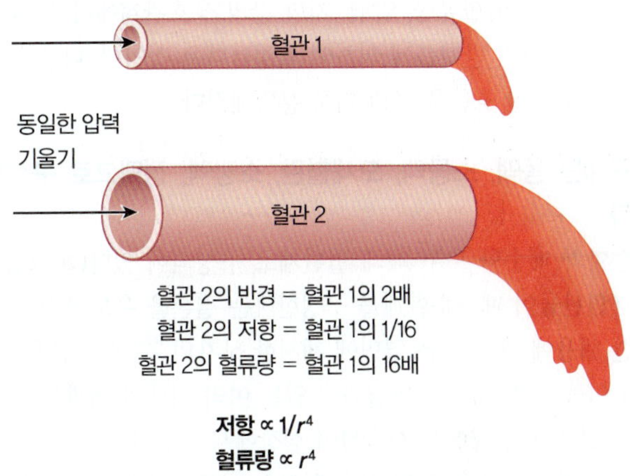

(b) 혈관의 내경이 저항과 혈류량에 미치는 영향

● **그림 10-3 혈관 반지름과 저항 및 혈류량의 관계.** (a) 반지름이 작은 혈관은 혈액이 상대적으로 더 넓은 표면적과 접촉하기 때문에 혈류에 더 큰 저항을 일으킨다. (b) 반지름이 배가 되면 저항은 1/16로 감소하고, 혈류량은 16배 증가한다. 이는 저항이 반지름의 4제곱에 반비례하기 때문이다.

혈액이 빠르게 흘러갈 때 혈관의 표면을 "스치면서" 흐르므로, 혈액이 접촉하는 혈관의 표면적이 넓을수록 혈류저항이 커진다. 표면적은 혈관의 길이와 내경에 의하여 결정된다. 반지름이 일정하면 혈관이 길수록 표면적이 커지고 혈류저항이 증가한다. 그러나 신체 혈관의 길이는 일정하게 유지되므로 혈관 저항을 조절하는 변수가 아니다.

따라서 혈류에 대한 저항의 주 결정인자는 혈관의 반지름이다. 혈액은 작은 혈관보다 커다란 혈관을 보다 쉽게 지나간다. 그 이유는 일정량의 혈액이 흐를 때 큰 반지름의 혈관보다 작은 반지름의 혈관에서 더 넓은 표면적과 접촉함으로써 더 큰 저항을 받기 때문이다 (● **그림 10-3a**).

더욱이 혈관 반지름의 작은 변화도 혈류에 뚜렷한 변화를 초래하는데 이는 앞 언급한 식에서처럼 저항 R이 반지름의 4제곱에 반비례 ($R \propto \eta L/r^4$)하기 때문이다. 따라서 반지름이 2배가 되면 저항은 처음의 1/16이 되고 ($r^4 = 2 \times 2 \times 2 \times 2 = 16$; $R \propto 1/16$), 그 혈관을 흐르는 혈류량은 16배 증가한다(동일한 압력기울기 아래에서)(● **그림 10-3b**). 그 반대도 마찬가지이다. 반지름이 반으로 줄면 동일한 추진 압력 아래에서 단지 1/16의 혈액량이 그 혈관을 흐르게 된다. 중요하게도 소동맥의 반지름은 조절될 수 있으며, 소동맥이 혈관 경로들 중 혈류에 대한 저항을 조절하는 가장 중요한 요소이다.

이상과 같이 혈류량, 압력, 저항 간의 상호관계에서 그 중요성은 주로 혈관의 반지름에 의하여 결정된다는 것인데, 다음 절에서 혈관들을 통한 흐름을 보면 더욱 분명해진다.

혈관계는 동맥, 소동맥, 모세혈관, 소정맥, 정맥으로 구성되어 있다.

체순환과 폐순환 모두 폐쇄 혈관계로 구성되어 있다(● **그림 10-4**). (혈관들이 폐쇄순환계를 구성한다는 결론을 유도한 발자취에 관한 내용에 관한 것은 옆면에 제시한 상자의 "기초의 응용"을 보라.) 이들 혈관 회로는 연결되어 있는 여러 형태의 혈관들로 구성되어 있으며, 심장에서 시작하여 심장에서 끝난다.

특별히 체순환을 살펴보면, 심장으로부터 기관들로 혈액을 수송하는 **동맥(artery)**은 가지를 쳐서 점차 작아지는 혈관들의 '나무'로 되고, 수많은 가지들은 신체의 여러 부위로 혈액을 운반한다. 작은 동맥은 그것이 공급하는 기관에 도달하면 수많은 **소동맥(arteriole)**들로 분지한다. 기관을 관류하는 혈액량은 그 기관 소동맥의 내경을 조절함으로서 조정할 수 있다.

소동맥은 기관 안에서 더욱 가지를 쳐서 가장 작은 혈관인 **모세혈관(capillary)**이 되고, 여기에서 주위의 세포들과의 모든 물질교환이 일어난다. 모세혈관 교환이 순환계의 최종 목적이다. 순환계의 다른 모든 활동은 모든 세포와의 물질교환이 이루어지도록 보급 혈액을 모세혈관으로 확실하게 적정히 분배하도록 하는 것이다. 모세혈관은 다시 합쳐져 작은 **소정맥(venule)**이 되고, 이것들이 다시 모여 작은 **정맥(vein)**이 되어 기관을 떠난다. 작은 정맥들은 점차 합쳐져 더 큰 정맥이 되어 마침내 심장에 다다른다.

소동맥, 모세혈관, 소정맥은 현미경으로만 보이기 때문에 이들을 합쳐서 **미세순환(microcirculation)**이라고 하며, 미세순환 혈관들은 모두 기관 안에 분포한다. 폐순환도 동일한 혈관 종류로 구성되어 있으나 이 회로에 있는 모든 혈액은 심장과 폐 사이만을 흐른다. 만일 몸 안의 모든 혈관들의 끝과 끝을 연결하면 지구를 두 바퀴 감을 수 있다!

이제부터 혈관의 종류들을 자세히 알아보고, 체동맥을 시작으로 체순환에서의 혈관들의 역할에 대해 알아보자.

10.2 동맥

혈관수(vascular tree)의 연속된 분절들은 특별한 임무를 수행하게끔 특화되어 있다(▲ **표 10-1**).

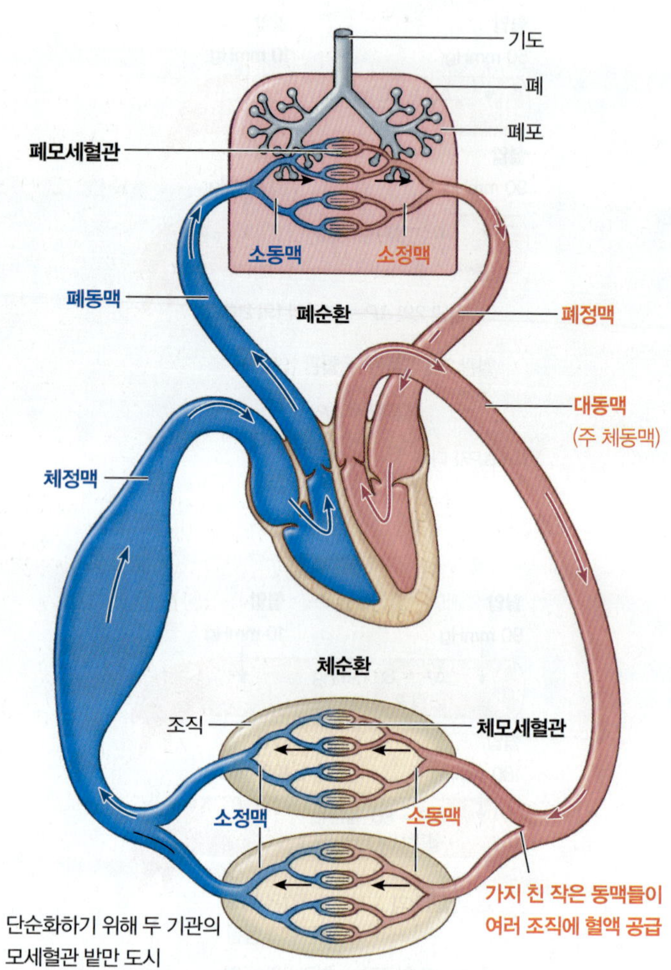

● **그림 10-4 심혈관계의 기본 구조.** 동맥은 계속 가지를 치면서 심장으로부터 기관으로 혈액을 운반한다. 별개의 작은 동맥 가지가 다양한 기관 각각에 혈액을 배달한다. 작은 동맥은 혈액을 공급하는 기관에 들어가면 소동맥으로 가지들을 치고 소동맥은 더욱 가지들을 쳐서 광대한 모세혈관 그물을 형성한다. 모세혈관은 다시 합쳐져서 소정맥이 되고 소정맥은 다시 합쳐져서 작은 정맥을 형성하여 기관을 떠난다. 작은 정맥은 점차 합쳐지면서 혈액을 심장으로 되돌린다.

동맥은 기관으로 가는 고속-운송 통로 및 압력저장고로서의 역할을 한다.

동맥은 (1) 혈액을 심장으로부터 기관으로 빠르게 운송하는 통로로 작동하고(동맥은 지름이 크기 때문에 혈류에 대한 저항이 낮음), (2) **압력저장고(pressure reservoir)**의 역할을 하여 심장이 이완될 때 혈액에 추진력을 제공하도록 특화되어 있다.

압력저장고로서의 동맥의 역할을 자세히 알아보자. 심장은 수축하여 혈액을 동맥으로 펌프질한 다음 이완하여 정맥으로부터 혈액을 재충전한다. 심장이 이완하고 재충전할 때 혈액은 방출되지 않는다. 그렇지만 모세혈관에서의 흐름은 심장의 수축기와 확장기 사이에 변동하지 않는다. 즉, 기관에 분포한 모세혈관을 통한 혈류는 지속된다. 심장이 이완하는 동안 기관으로 혈류가 지속되도록 해 주는 구동력은 동맥벽의 탄성이 제공한다.

모든 혈관은 한 층의 평평한 내피세포로 된 내피(endothelium)

체액설로부터 하비까지: 순환의 역사적 조명

오늘날은 초등학교에 다니는 어린이들도 심장이 혈액을 펌프질하고, 혈액은 끊임없이 혈관계 안에서 전신을 순환한다는 것을 알고 있다. 나아가 우리는 혈액이 폐에서 공기로부터 O_2를 획득하여 다양한 기관으로 배달한다는 것을 의심의 여지없이 받아들인다. 그러나 이런 일반적인 지식도 인류의 역사에서 최근에야 알려졌다. 혈액의 기능은 이미 서력기원전 5세기경에도 기술되어 있지만 순환의 현대적인 개념은 그로부터 2,000여 년이 지난 1628년에 **하비(William Harvey)**가 순환계의 고전적인 연구를 발표한 다음에야 형성되었다.

고대 그리스 사람들은 우주의 만물은 단 4가지 요소들인 지구, 공기, 불, 물로 이루어졌다고 믿었다. 이러한 관점은 인체에도 적용되어 이 4 요소가 네 가지 "체액"인 흑담즙(지구를 의미), 혈액(공기를 의미), 황담즙(불을 의미), 점액(물을 의미)을 구성한다고 생각하였다. 그리스인들은 어느 한 체액이 나머지 체액과의 정상 균형에서 벗어날 때 질병이 발생한다고 주장하였다. 질병의 "치료"는 논리적이어서, 체액의 정상 균형을 회복시키기 위하여, 과량이 된 체액을 빼내는 것이었다. 가장 쉽게 빼 낼 수 있는 체액이 혈액이기 때문에 사혈(bloodletting)이 여러 질병을 치료하는 표준 방법이 되었다. 이 치료법은 르네상스(1300년대에서 1600년대까지) 시대까지 잘 유지되어 왔었다.

비록 고대 그리스의 체액설(humorism)은 오류이긴 하지만, 신체에는 균형이 필요하다는 그들의 관념은 매우 정확한 것이었다. 우리가 지금 알고 있는 것처럼 생명은 항상성, 즉 내부 환경의 모든 요소들 간의 적당한 균형의 유지에 달려 있다.

아리스토텔레스(Aristotle, 384~322 BC)는 철학자이면서 생물학자로서, 처음으로 심장이 혈관계의 중심이라고 기술하였다. 그렇지만 그는 심장이 혈액을 덥히는 화로이며 또한 지성을 담당하는 곳이라고 생각하였다(1세기 전까지는 뇌가 지성을 담당하는 부위임이 밝혀지지 않았다). 신체가 식으면 곧 죽으므로, 그는 이 온기가 사람의 생기력이라고 생각하였다. **아리스토텔레스**의 또 하나의 오류는 호흡이 "화로"에 공기를 순환시키면서 냉각 인자 구실을 한다고 설명한 점이다. **아리스토텔레스**는 눈으로 사체의 동맥과 정맥을 관찰할 수는 있었지만 현미경이 없어서 모세혈관을 관찰하지는 못했다(현미경은 17세기가 되어서 발명되었음). 그러므로 그는 동맥과 정맥이 직접 연결되어 있다고 생각하지 않았다.

3세기에 들어서 최초의 "생리학자"라고 여기는 그리스인 **에라시스트라투스(Erasistratus)**는 간이 음식물을 이용하여 혈액을 만들고, 정맥이 이것을 다른 기관들에 배달한다고 제안하였다. 그는 동맥에는 혈액이 아니고 공기가 들어 있다고 믿었다. 그의 관점에 의하면, 삶의 동력인 **정기(pneuma**, 공기를 의미)는 폐에서 획득되어 심장으로 전달되며, 심장은 공기를 "생명 정기"로 변형하고, 동맥이 이것을 여러 기관들로 운반한다는 것이었다.

갈렌(Galen, AD 130~206)은 다작의 대담하며 독단적인 로마시대의 의사이며 철학자이고 학자였는데, 그는 **에라시스트라투스**와 이전 사람들의 연구를 확장하였다. **갈렌**은 정기설(pneumatic theory)을 더욱 다듬었다. 그는 신체에는 세 가지 기본 요소, 즉, 아래로부터 위로 간, 심장, 뇌가 있고, 각각은 특별한 정기(pneuma 또는 spirit)가 지배한다고 제안하였다. (그리스 시대, pneuma는 "공기" "호흡" "정기" 등 연관된 함축성 개념이었다.) 에라시스트라투스와 마찬가지로 **갈렌**도 간이 음식물로부터 "자연(물리) 정기(pneuma physicon)"를 얻어 혈액을 만든다고 믿었다. 새로 생성된 혈액은 정맥을 통하여 기관으로 간다는 것이었다. **갈렌**은 자연 정기는 혈액으로부터 유래하는 기운으로서, 영양, 성장, 발생 기능을 조절한다고 여겼다. 그는 정기의 공급이 한번 격감하면 혈액이 동일한 정맥 경로를 통하여 반대 방향으로 흘러 간으로 되돌아가 보충되는 것이며, 자연 정기가 정맥혈에서 심장으로 운반되면 정기는 폐가 흡식하여 심장으로 운반한 공기와 뒤섞인다고 주장하였다. 또 심장에서 공기와 접하면 자연 정기는 변형되어 고수준의 정기인 "생명 정기(vital sprit)"가 된다고 하였다. 그의 주장은 생명 정기는 동맥에 의하여 운반되어 전신에 열기와 생명을 전달하고, 생명 정기는 뇌에서 더욱 변형되어 더 높은 "영혼(또는 정신) 정기(pneuma psychikon)"가 된다는 것이다. 그리고 이 최상의 정기가 뇌, 신경, 감각 등을 조절한다는 것이었다. 그러므로 **갈렌**의 학설에 따르면 정맥과 동맥은 다른 수준의 정기를 운반하는 도관이고, 정맥과 동맥은 직접 연결되어 있지는 않다. 심장은 혈액 운반에는 참여하지 않고 대신 혈액과 공기가 혼합되는 장소라는 것이다. (이제는 혈액과 공기는 폐에서 만나 O_2와 CO_2가 교환된다는 것을 안다.)

갈렌은 실험의 필요성을 이해한 선구자의 한 사람이었지만, 불행히도 그는 성급함과 철학과 문학적 명성에 대한 갈망으로 포괄적인 설들을 개진하였는데, 모두가 시간을 요하는 증거 수집에 기초한 것은 아니었다. 신체 구조와 기능에 대한 그의 가정이 항상 옳지는 않지만, 당시에 알려진 지식들을 종합하는 논리적 방법으로 여겨졌기 때문에 그의 학설들은 설득력이 있었다. 나아가 그의 다작 편수만으로도 그는 권위자가 되었다. 해부와 생리학에 대한 그의 저술은 중세로부터 르네상스에 이르기까지 근 15세기 동안 "진실"로 인정되었다. **갈렌**의 학설을 너무도 신봉하였기 때문에 그의 정확성에 의심을 하는 사람들은 세속적 이단자로 몰릴 위험을 감수해야만 했었다.

르네상스 시기가 되어 고전 학문이 부흥된 후에야 독립심이 있는 유럽 연구자들이 **갈렌**의 학설에 반기를 들기 시작하였다. 가장 대표적인 사람이 영국의 의사 **윌리암 하비(William Harvey, 1578~1657)**였는데, 그는 심장, 혈관, 혈액의 역할에 대한 관점을 혁신하였다. 정교한 관찰과 실험 및 연역적 추론을 통하여 **하비**는 처음으로 심장이 펌프로써 반복적으로 소량의 혈액을 폐쇄된 혈관계(순환계)를 통과하는 순환경로를 따라 한 방향으로 전행시킴을 올바르게 밝혔다. 또한 혈액이 폐로 가서 공기와 섞임을(공기가 심장으로 가서 혈액과 섞이는 대신에) 바르게 제시하였다. 비록 그는 동맥과 정맥 간의 물리적 연결을 볼 수는 없었지만, 연결로가 있을 것으로 추측하였다. 15세기 말에 현미경이 발명된 후에야 **말피기(Marcello Malpighi, 1628~1694)**가 이러한 연결 고리인 모세혈관이 존재함을 확인하였다.

▲ 표 10-1 혈관의 특성

특성	혈관의 종류: 동맥	소동맥	모세혈관	정맥
수	수백*	50만	100억	수백*
특징	벽이 두껍고 탄성이 큼, 내경이 넓음*	벽이 주로 근육이고 신경이 많이 분포함; 내경이 좁음	벽이 매우 얇음; 총 단면적이 넓음	벽이 얇고 잘 확장됨, 내경이 넓음*
기능	심장으로부터 기관으로 흐르는 통로; 압력 저장창고	1차 저항 혈관; 심박출량의 분배 결정	물질교환 장소; 혈장과 간질액간의 세포외액의 배분 결정	기관으로부터 심장으로 가는 통로; 혈액 저장고

구조

벽을 구성하는 각층의 상대적 두께

*혈관의 숫자와 특징은 큰 동맥과 큰 정맥에 해당된다. 작은 동맥 가지와 소정맥은 다르다.

로 덮여 있으며, 심장의 내피와도 이어져 있다. 평활근과 결합조직으로 된 두터운 벽이 동맥의 내피를 싸고 있다(▲ **표 10-1**). 동맥의 결합조직에는 두 종류의 결합조직 섬유가 풍부하다: 콜라겐 섬유(collagen fiber)는 심장에서 압출된 혈액의 높은 추진압에 대하여 장력을 제공하고, 탄성 섬유(elastin fiber)는 동맥벽에 탄성을 주어 마치 풍선처럼 작용하게 한다.

심장이 심실수축기 동안 동맥으로 혈액을 펌프질하면 다량의 혈액이 심장으로부터 동맥으로 들어간 다음 소동맥으로 흘러 나간다. 이 작은 혈관들은 동맥에 비하여 높은 저항을 갖는다. 탄성이 큰 동맥은 일시적으로 확장하여 여분의 분출된 혈액을 보관하게 되고, 심장의 수축이 발휘한 압력 에너지의 일부를 신전된 벽에 저장하게(마치 풍선에 공기를 불어 넣으면 풍선이 부풀어 오르는 것처럼) 된다(● **그림 10-5a**). 심장이 이완하고 일시적으로 동맥으로의 혈액 분출이 멈추면 마치 바람이 빠지는 부풀은 풍선처럼 신전되었던 동맥벽이 수동적으로 원상으로 돌아온다. 이 반동이 확장기 동안 동맥 안의 혈액에 압력을 부여하며, 이 압력이 동맥에 있는 여분의 혈액을 아래쪽 혈관으로 밀어 줌으로써, 심장이 이완하여 혈관계로 혈액을 압출하지 않는 동안에도 기관들로 혈류가 계속되도록 한다(● **그림 10-5b**).

동맥압은 심실의 수축과 이완에 따라 변동한다.

혈압(**blood pressure**)은 혈액이 혈관 벽에 가하는 압력으로서, 혈관 안에 들어 있는 혈액의 양과 혈관 벽의 **신전도**[**(compliance)**

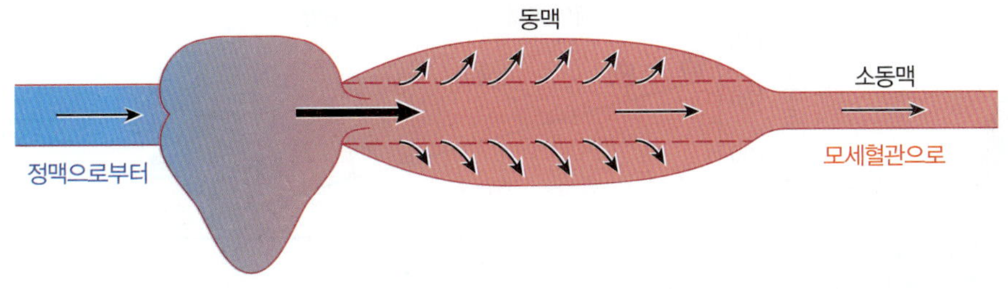

(a) 심장 수축과 비우기

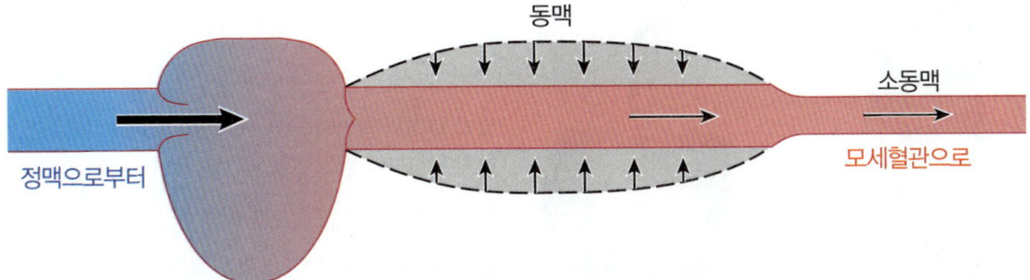

(b) 심장 이완과 채우기

● **그림 10-5 압력저장고로서의 동맥.** 동맥은 탄력성이 있어서 압력저장고로 작용한다. (a) 심장 수축기에 하류의 좁은 고-저항 소동맥으로 흘러 나가는 것보다 더 많은 혈액을 동맥 안으로 분출하기 때문에 탄성 동맥이 신전된다. (b) 동맥의 탄성 반동이 심장 확장기 동안 심장이 펌프질하지 않을 때에도 계속해서 혈액을 앞으로 밀어준다.

또는 **팽창성(distensibility)**]에 의하여 결정된다. 동맥으로 들어오는 혈액량이 같은 기간 동맥에서 나가는 혈액량과 동일하면 동맥의 혈압은 일정하게 유지될 것이다. 그러나 상황이 그렇지 않아서, 심실 수축기 동안 박동량만큼의 혈액이 심실로부터 동맥으로 들어오지만, 단지 1/3 정도의 혈액만이 동맥으로부터 소동맥으로 들어간다. 확장기 때에는 혈액이 동맥으로 들어오지 않음에도 불구하고, 탄력적 반동에 의하여 혈액이 계속하여 동맥을 나간다. 수축기 동안 동맥으로 혈액이 분출되어 동맥에 나타나는 최대 압력을 **수축기압(systolic pressure)**이라 하는데, 평균 120 mmHg 이다. 확장기 동안 혈액이 소동맥으로 빠져나갈 때 동맥에 나타나는 최소 압력을 **확장기압(diastolic pressure,** 또는 **이완기압)**이라 하는데, 평균 80 mmHg이다. 비록 심실의 압력이 확장기 동안 0 mmHg로 떨어져도 동맥압은 0 mmHg로 떨어지지 않는데, 그 이유는 동맥에서 모든 혈액이 흘러나가지 전에 다음번의 심장 수축이 재충전시키기 때문이다(● **그림 10-6**; ● **그림 9-15**, 참조)

임상에서는 동맥압을 수축기압/확장기압으로 표시하는데, 바람직한 혈압은 120/80 mmHg이거나 그보다 약간 낮은 정도이다.

피부 가까이 있는(손목이나 목) 동맥을 촉진(손가락으로 감지)할 때, 좌심실이 수축기 중에 동맥계로 혈액을 분출시키면 압력이 증가하면서 동맥이 확장하는 것을 느낄 수 있다. "맥박 측정" 할 때 느끼는 것은 수축기압과 확장기압의 차이이다: 확장기 중에는 아무 것도 느끼지 못하나 수축기에 압력이 급등하는 것은 감지할 수 있다. 이 압력의 차이를 **맥압(pulse pressure)**이라고 한다. 혈압이 120/80이면 맥압은 40(120−80)mmHg이다. 심실이 혈액을 동맥으로 펌프질할 때마다 맥압이 감지되므로 맥박률은 심박률을 나타낸다.

혈압은 혈압계를 이용하여 간접적으로 측정할 수 있다.

동맥에 바늘을 삽입하고 혈압 측정 기구를 연결하면 직접 심주기 동안의 동맥압의 변화를 측정할 수 있다. 그러나 **혈압계(sphygmomanometer)**를 이용하여 간접적으로 압력을 측정하는 것이 보다 편리하고, 상당히 정밀하게 측정할 수 있다. 혈압계는 압력측정기에 팽창이 되는 팔에 감는 완대(cuff)가 연결되어 있다. 완대를 상완(upper arm)에 감고 바람을 넣어 팽창시키면, 완대의 압력이 조직을 통하여 밑에 있는 전완(fore arm)으로 혈액을 운반하는 주 혈관인 상완동맥을 압박한다(● **그림 10-7a**). 이 방법은 완대의 압력과 동맥의 압력과의 균형에 의한다. 완대의 압력이 혈관의 압력보다 높으면 혈관이 눌리어 닫히기 때문에 혈액이 그 부위를 통과하여 흐르지 못한다. 혈압이 완대 압력보다 높으면 혈관이 열리고 혈액이 흐른다.

혈압측정 동안에는 청진기를 완대의 바로 아래쪽 상완동맥 위에 올려놓는다. 혈관을 통하여 혈액이 흐르지 않거나 혈액이 정상의 완만한 층류로 흐를 때는 소리가 들리지 않는다 (p. 284 참조). 반면에, 혈액이 난류가 되면 가청의 진동을 만든다. 혈압을 측정할 때 들리는 소리는 청진기로 심장의 소리를 들을 때 나는 판막의 폐쇄와 연관된 심음과는 다른 것이다.

혈압측정 시작 때에는 완대가 팽창되어 압력이 수축기압보다 높아 상완동맥이 압착된다. 외부에서 가한 압력이 혈관의 최고압보다 높으면 심주기 내내 동맥은 완전하게 압박 폐쇄되어 있어서

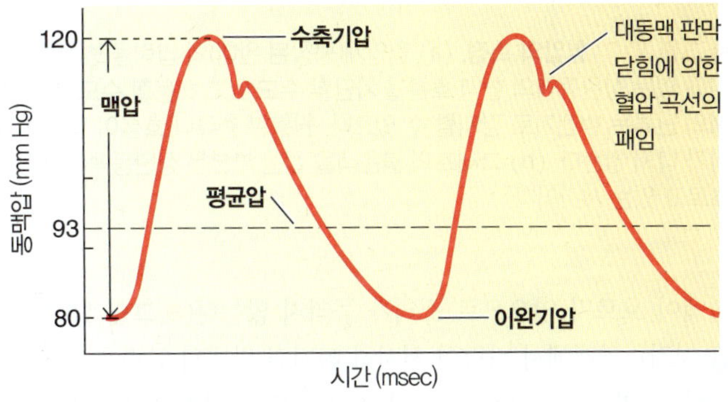

● **그림 10-6 동맥 혈압.** 수축기압은 심실 수축기에 혈액이 동맥으로 압출되면서 동맥에 발생하는 최고 압력이다. 확장기압은 심실 확장기 동안 혈액이 하류의 혈관으로 흘러나가면서 동맥에 나타나는 최저 압력이다. 맥압은 수축기압과 확장기압의 차이이다. 평균 동맥압은 심주기 동안 압력의 평균이다.

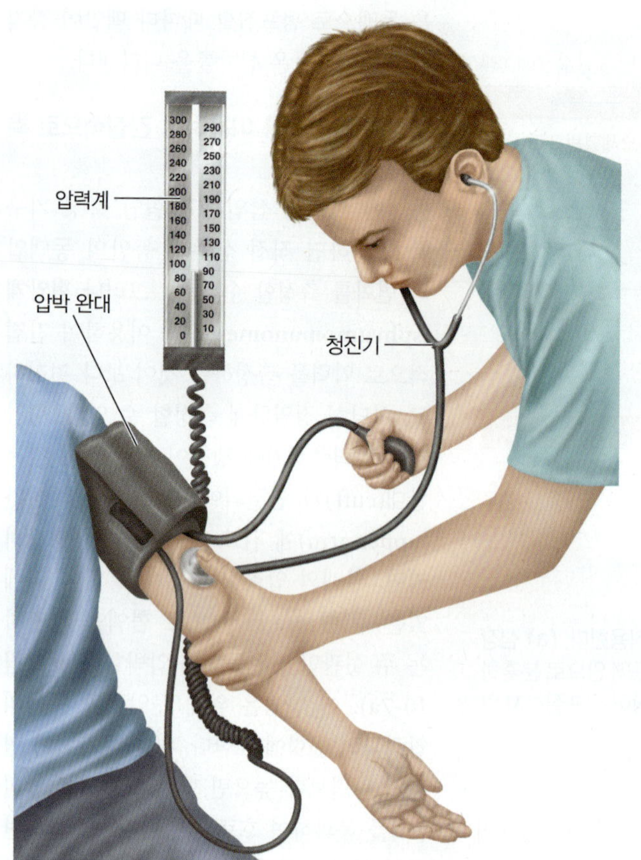

(a) 혈압계를 이용한 혈압 측정

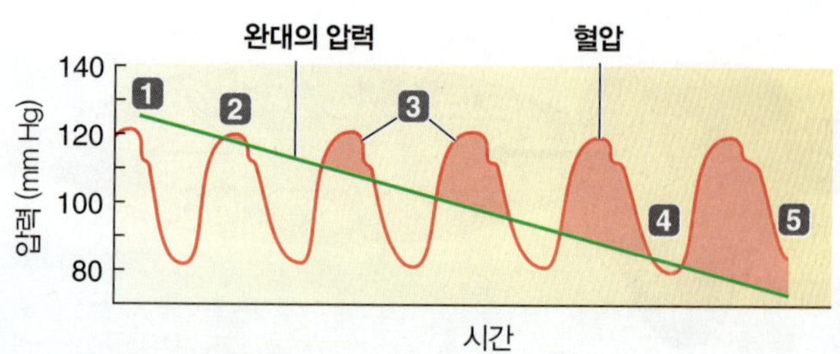

혈압이 120/80 일 때:

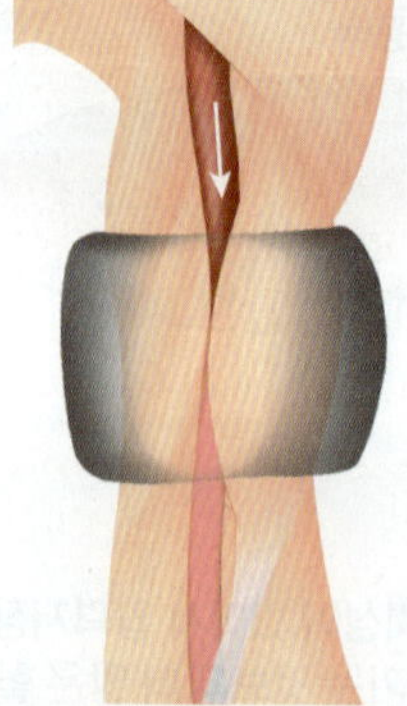

압박 완대의 압력이 120 mmHg 이상으로 심장주기 동안의 혈압보다 항상 높을 때:

혈관을 통과하여 혈액이 흐르지 않는다

1 혈액이 흐르지 않아 소리가 들리지 않는다.

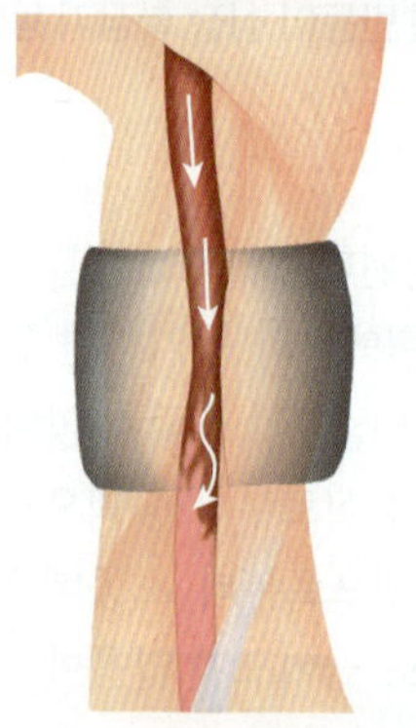

완대의 압력이 120~80 mmHg 사이:

혈압이 완대의 압력보다 높으면 혈관을 통과하는 혈류는 난류가 된다.

2 최고 수축기압에서 첫 번째 소리가 들린다.

3 혈압이 주기적으로 완대의 압력을 상회하면서 난류 분출에 의하여 단속적으로 소리가 들린다.

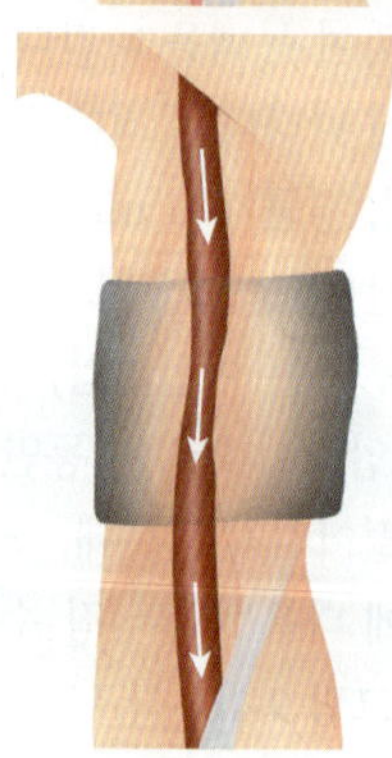

완대의 압력이 80 mmHg 이하로 심주기 동안의 혈압보다 항상 낮을 때:

혈관을 통하는 혈류는 원활한 층류가 된다.

4 최저 이완기압에서 마지막 소리가 들린다.

5 그 이후에는 지속적으로 원활한 층류로 흐르므로 소리가 나지 않는다.

(b) 상완동맥을 통한 혈액의 흐름과 완대의 압력 및 소리와의 관계

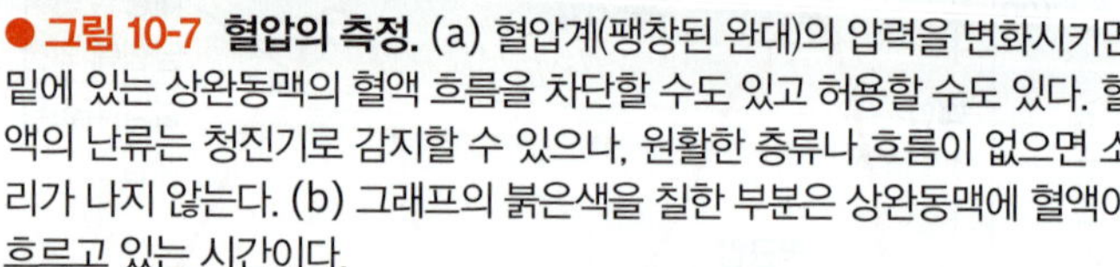

● **그림 10-7 혈압의 측정.** (a) 혈압계(팽창된 완대)의 압력을 변화시키면 밑에 있는 상완동맥의 혈액 흐름을 차단할 수도 있고 허용할 수도 있다. 혈액의 난류는 청진기로 감지할 수 있으나, 원활한 층류나 흐름이 없으면 소리가 나지 않는다. (b) 그래프의 붉은색을 칠한 부분은 상완동맥에 혈액이 흐르고 있는 시간이다.

혈액이 흐르지 않으므로 소리가 들리지 않는다(● **그림 10-7b**의 1 지점). 완대에서 바람이 서서히 빠지면 완대의 압력은 점차 감소한다. 완대의 압력이 수축기 최고압 바로 아래로 떨어지면 혈압이 최고치에 도달할 때 동맥이 잠간 일시적으로 열린다. 혈액이 부분 폐쇄된 동맥을 통하여 잠시 동안 흐르다가, 동맥압이 완대압력 아래로 떨어지면 동맥은 다시 막힌다. 이때의 혈액의 분출은 난류가 되어 소리가 들린다. 그러므로 첫 소리가 들릴 때의 완대의 최고 압력이 수축기압(systolic pressure)을 나타낸다(2 지점). 완대의 압력이 계속 떨어지면 매 심주기 때 동맥압이 완대의 압력을 상회할 때마다, 혈액이 간헐적으로 압박 동맥을 통해 분출되고, 소리를 만든다(3 지점).

마침내 완대의 압력이 확장기압 아래로 내려가면 심주기의 어느 시기에도 상완동맥이 더 이상 눌리어 막히지 않으므로 혈액이 혈관을 통하여 그침이 없이 흐를 수 있다(5 지점). 혈액이 층

류로 돌아오면서 더 이상 소리가 들리지 않는다. 그러므로 '마지막 소리'가 들릴 때의 가장 낮은 완대의 압력이 **확장기압**(diastolic pressure)을 나타낸다(4 지점).

평균 동맥압이 혈액 흐름의 주요 추진력이다.

평균 동맥압(mean arterial pressure)은 심주기 전 기간 동안 조직으로 혈액을 흐르게 하는 평균 압력(average pressure)이다. 우리의 생각과는 다르게 평균 동맥압은 수축기압과 확장기압의 중간값이 아니다. 예를 들면, 혈압이 120/80이면 평균 동맥압은 100 mmHg가 아니다. 그 이유는 동맥압이 매 심주기의 상당 기간에 수축기압보다 확장기압 근처에서 유지되기 때문이다. 안정 시 심박률에서는, 심주기의 2/3는 확장기이고 단지 1/3만이 수축기이다. 유사한 예로, 자동차가 시속 80 km로 40분간 달리고 120 km로 20분간 달렸다면 평균 속도는 중간값인 100 km가 아니고 시속 93 km가 된다.

유사하게, 평균 동맥압의 대략 값을 다음의 식으로 결정할 수 있다:

$$\text{평균 동맥압} = \text{확장기압} + 1/3\ \text{맥압}$$

혈압이 120/80 이면,

$$\text{평균 동맥압} = 80 + (1/3)\ 40 = 93\ \text{mmHg}$$

평균 동맥압은 이장의 뒤에 설명하는 혈압 반사에 의하여 감지되고 조절된다.

동맥은 혈류에 대한 저항이 낮으므로 그 안에서 마찰에 의한 압력 에너지의 손실은 미미할 뿐이다. 그러므로 수축기압, 확장기압, 맥압 및 평균 동맥압 등의 동맥압은 모든 동맥들에서 기본적으로 동일하다(● **그림 10-8**).

모든 혈관들에 혈압이 있으나 특정 종류의 혈관을 지칭하지 않고 사람의 "혈압"을 말할 때는 묵시적으로 동맥의 압력을 의미하는 것으로 이해하면 된다.

10.3 소동맥

동맥은 자신이 공급하는 기관에 이르면 그 안에서 가지를 쳐서 수많은 소동맥으로 된다.

소동맥은 주요 저항 혈관이다.

소동맥은 지름이 매우 작아서 혈류에 큰 저항을 나타내므로, 혈관수(vascular tree) 내의 주요 저항 혈관이다. (모세혈관의 지름이 소동맥보다 더 좁은데도 왜 모세혈관이 전체적으로 소동맥만큼의 혈류저항을 나타내지 않는지에 관한 것은 뒤에 설명한다.) 동맥의 낮은 저항에 반하여, 소동맥의 높은 저항은 혈액이 이 작은 혈관을 흐를 때 평균 압력을 크게 감소시킨다. 혈압은 평균적으로 혈액이 소동맥으로 들어오는 압력인 평균 동맥압 93 mmHg로부터 37 mmHg까지 떨어지며, 혈액은 소동맥을 떠나 모세혈관으로 들어간다(● **그림 10-8**). 압력의 이러한 감소가 압력 차이의 생성을 도와서, 심장으로부터 여러 기관들로의 혈액의 흐름을 촉진한다. 소동맥의 저항은 또한 동맥에서의 율동적인 수축기압과 확장기압의 진동을 없애줌으로써 모세혈관에서의 변함없는 압력으로 변화시킨다.

각 기관에 분포하는 소동맥의 지름(또한 그에 다른 저항)은 독립적으로 조정되어 두 가지 기능을 수행한다: (1) 신체의 매 순간 요구에 따라서 심박출량을 여러 신체 기관에 가변적으로 분배한다, (2) 동맥혈압 조절을 돕는다. 먼저 소동맥의 저항을 조절하는 기작을 살펴본 다음, 이러한 조정이 동맥의 두 기능을 완수하는 것이 얼마나 중요한지를 알아보도록 하겠다.

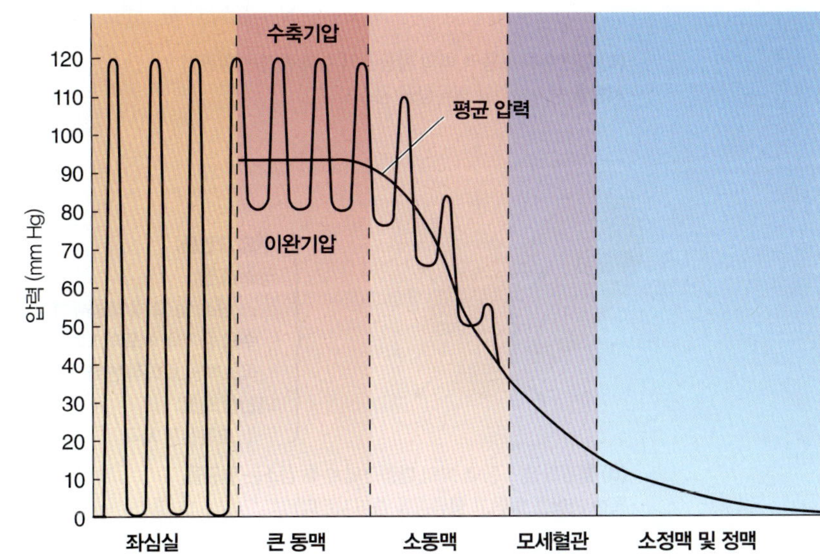

● **그림 10-8 체순환계 혈압의 변화.** 좌심실 압력은 확장기 때 0 mmHg에서 수축기 때 120 mmHg의 높은 혈압으로 변동한다. 동맥압은 매 심주기마다 최고 수축기압 120 mmHg에서 최저 확장기압 80 mmHg 사이에서 변동되는데 큰 동맥에서는 이 혈압이 동일하다. 혈액이 소동맥을 흐를 때에는 소동맥의 고-저항 때문에 혈압이 크게 떨어져서 수축기-확장기 간 파동성 혈압이 사라지고 비-맥동성 압력으로 바뀐다. 혈액이 모세혈관과 정맥을 흐르면서 혈압은 계속 그러나 느리게 감소한다.

혈관수축과 혈관확장 동맥과 달리 소동맥 벽에는 탄력성 결합조직이 적다. 그렇지만 소동맥은 평활근층이 두껍고 교감신경섬유가 많이 분포한다(▲ **표 10-1** 참조). 평활근은 또한 여러 국부적인 화학 변화, 몇 종류의 순환하는 호르몬, 기계적인 신전 등에 민감하다. 평활근층은 소동맥을 고리모양으로 감고 있어서(● **그림 10-9a**), 평활근층이 수축하면 혈관의 원둘레(또한 지름도)가 작아지고 저항은 커져 그 혈관을 통한 혈류량이 감소한다. 이와 같이 혈관이 좁아지는 것을 **혈관수축(vasoconstriction)**이라고 한다(● **그림 10-9c**). 반면에 평활근층이 이완함으로써 혈관의 둘레와 지름이 커지는 것을 **혈관확장(vasodialaion)**이라고 한다(● **그림 10-9d**). 혈관확장은 저항을 감소시키고 혈류량은 증가시킨다.

혈관 긴장 소동맥의 평활근은 정상으로 어느 정도 수축 상태를 나타내는데, 이를 **혈관 긴장(vascular tone)**이라고 하며, 이것이 기본 소동맥 저항을 만든다(● **그림 10-9b**) (p. 260 참조). 혈관 긴장의 원인에는 두 가지 요인이 있다. 첫째, 소동맥의 평활근은 근원성 활성을 상당히 갖고 있다. 즉, 어떠한 신경이나 호르몬의 영향과는 독립적으로 스스로 유발하는 수축 활성을 보인다(p. 258 참조). 둘째, 대부분의 소동맥에 분포하는 교감신경 섬유는 지속적으로 노르에피네프린을 분비하여 혈관 긴장을 더욱 강화한다.

이 지속적인 긴장 활성은 수축활동 정도를 증가 또는 감소 어느 쪽으로도 가능하게 하여 각각 혈관수축과 혈관확장을 일으킨다. 혈관 긴장이 없었다면 소동맥 벽의 장력을 감소시켜 혈관확장을 일으키는 것이 불가능하였을 것이며, 단지 혈관수축 정도를 변화시키는 것만이 가능하였을 것이다.

여러 인자들이 소동맥 평활근의 수축활동 정도에 영향을 미칠 수 있어서, 이들 혈관의 혈류저항을 상당히 변화시킨다. 소동맥의 혈관수축과 혈관확장을 일으키는 인자들은, (1) 심박출량의 분배 결정에 중요한 국부성(내인성) 조절과, (2) 혈압 조절에 중요한 외인성 조절의 두 범주로 나눌 수 있다. 이제부터 순서대로 각각에 대하여 살펴본다.

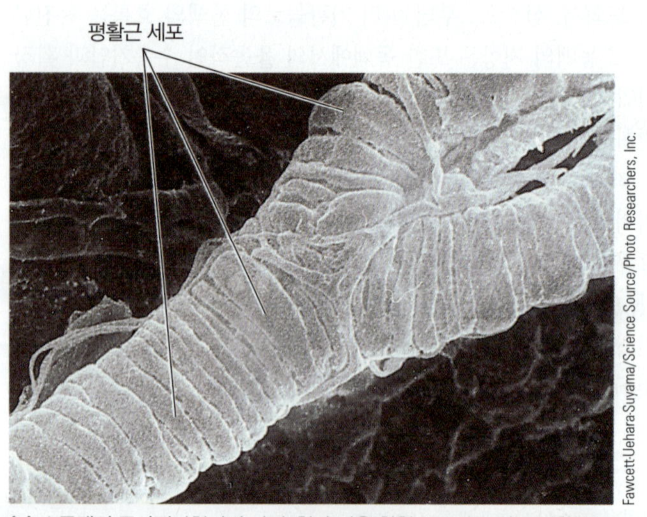

(a) 소동맥의 주사전자현미경 사진. 혈관 벽을 환형으로 감고 있는 평활근 세포를 보여준다.

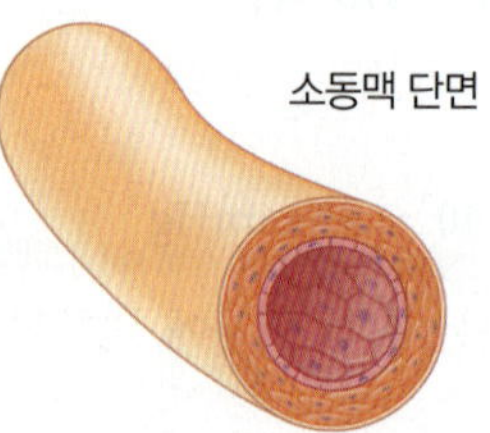

(b) 정상 소동맥의 긴장

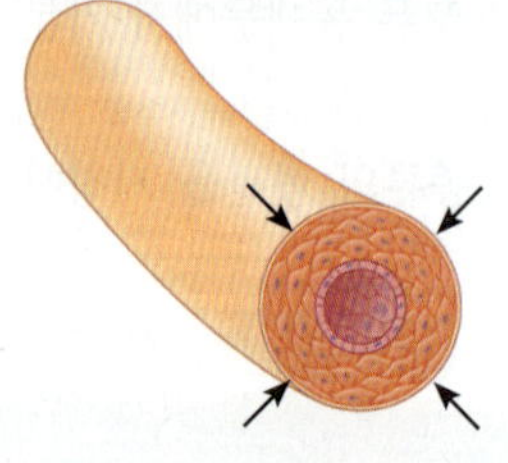

(c) 혈관수축(소동맥 벽의 환형근의 수축 증가는 혈관의 저항을 증가시키고 혈류량을 감소시킨다)

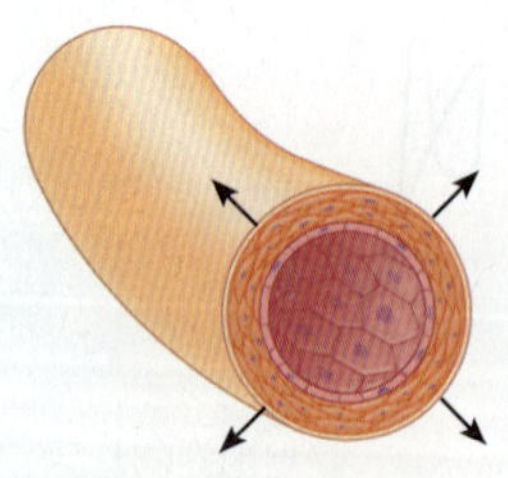

(d) 혈관확장(소동맥 벽의 환형근의 수축 감소는 혈관을 통한 저항을 줄이고 혈류량을 증가시킨다)

● **그림 10-9 소동맥의 수축과 확장.**

소동맥 반경의 국부 조절은 심박출량의 분배량 결정에 중요하다. 총 심박출량 중에서 각 기관으로 배달되는 분획은 항상 동일하지는 않다. 매 순간의 혈액 요구량에 따라 변한다. 각 기관이 받는 심박출량의 분획양은 그 부위에 분포하는 소동맥의 수와 내경에 의하여 결정된다. $F = \Delta P/R$임을 상기하라. 동일한 평균 동맥압에서 모든 기관에 혈액이 배달됨으로 각 기관으로의 혈류의 추진력은 동일하다. 그러므로 여러 기관으로의 혈류량의 차이는 혈관 발달 정도의 차이와 각 기관에 분포하는 소동맥이 만드는 저항의 차이에 의하여 결정된다. 여러 혈관밭(vascular bed)의 소동맥 저항을 다르게 조정함으로써 순간순간 심박출량의 분배를 변화시킬 수 있다.

비유로, 전 길이에 걸쳐 조정 밸브가 달려있는 수도관을 살펴보자(● **그림 10-10**). 관 내의 수압이 일정하다고 가정하면 각각의 밸브 밑의 비이커로 흘러나오는 수량의 차이는 전적으로 밸브가 열려있는지 또 어느 정도 열려 있는가에 달려 있다. 밸브가 잠겨있으면(높은 저항) 물이 나오지 않고, 부분적으로 열려 있는(중간형 저항) 꼭지보다 밸브가 완전히 열려 있는(낮은 저항) 꼭지에서 더 많은 물이 비이커로 흘러나온다.

유사하게, 통과에 가장 적은 저항을 나타내는 소동맥이 있는 부위로 더 많은 혈액이 흐른다. 예를 들어, 운동 중에는 심박출량이 증가할 뿐만 아니라 골격근과 심장의 혈관확장으로 박출된 혈액의 많은 분량이 이 기관들로 흘러 들어와 증가한 대사활동을 지원한다. 동시에 소화관과 신장으로의 혈류는 이 기관들의 소동맥 혈관수축에 의하여 감소한다. 오직 뇌로 공급되는 혈류량만은 사람이 무엇을 하든(격렬한 운동, 강한 주의 집중, 또는 수면 등) 상당히 일정하게 유지된다. 새로운 영상 방법에 의하면 비록 뇌로의 총 혈류량은 일정하더라도 뇌 안에서 국소 혈류량은 국소 신경 활동 양상에 밀접하게 연관되어 변한다(● **그림 5-8b** 참조).

국부적(내인성) 조절은 기관 안에서의 변화로서, 기관 소동맥 평활근에 직접 영향을 주어 혈관의 반경을 변화시킴으로써 기관으로의 혈류량을 조정하는 것이다. 국부적 영향은 화학적 영향 또는 물리적 영향 어느 것도 된다. 소동맥 반경에 영향을 주는 국부 화학적 영향에는 (1) 국부적 대사의 변화와, (2) 히스타민 분비가 있다. 국부 물리적 영향에는 (1) 신전에 대한 근원성 반응과, (2) 국부적 열기와 냉기이다. 이들 각각의 영향에 대한 기작과 역할을 살펴본다.

국부적 대사인자들은 소동맥 반경에 영향을 주어 기관 수요에 혈류량이 맞도록 돕는다.

소동맥 평활근에 대한 가장 중요한 국부 화학적 영향은 그 기관의 대사적 변화이다. 소동맥의 반경에 미치는 이러한 국부적 변화의 영향은 기관의 대사 요구와 기관으로의 혈류량을 맞춰주는데 중요하다. 국부적 대사조절은 대사활동과 혈액 수요가 정상적으로 크게 변화하는 기관인 골격근과 심장에서 특히 중요하다.

활동성 충혈 소동맥은 그들이 혈액을 공급하는 기관 안에 분포하며, 기관 안의 국부 인자들의 영향을 받는다. 운동 중 골격근이 수축할 때처럼 대사활동이 증가한 동안에는 기관의 몇 가지 화학물질들의 국부 농도가 변한다. 예를 들면, 활동적으로 대사 중인 세포가 ATP 생산을 위한 산화적 인산화를 지원하기 위하여 더 많은 O_2를 소모함에 따라서, 국부 O_2 농도가 감소한다(p. 54 참조). 이것과 기타 국부 화학적 변화(CO_2의 증가 등)가 인근의 소동맥 평활근의 이완을 촉발함으로써, 소동맥 확장을 야기한다. 국부적 소동맥 확장은 그 부위로의 혈류량을 증가시킨다. 조직의 활동 증가에 반응하여 혈류량이 증가하는 것을 **활동성 충혈(active hypermia)**이라고 한다. 세포가 대사적으로 더 활동적일수록 더 많은 O_2와 영양물질들을 공급받고, 대사 노폐물을 더 많이 제거하기 위하여 더 많은 혈액을 필요로 한다.

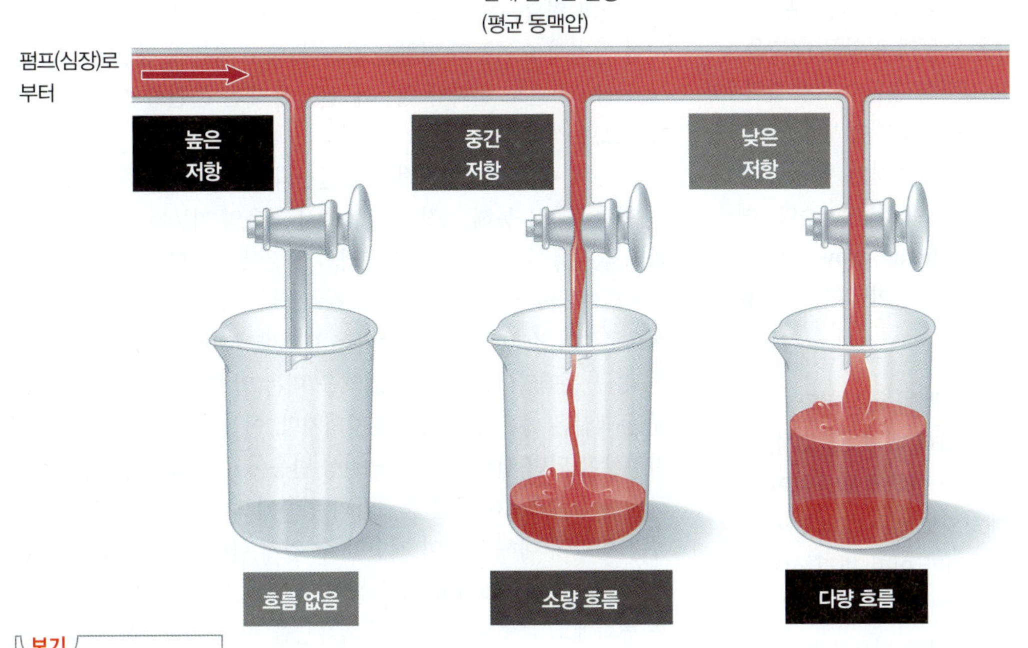

● **그림 10-10 혈류 속도는 혈류저항에 반비례한다.**

반대로, 이완된 근육처럼 기관이 대사적으로 활동성이 적을 때에는 혈액 배달 필요성이 감소하고, 그에 따른 국부적 화학적 변화들(예, 국소 O_2 농도의 증가)이 국부적인 소동맥 수축과 그에 따른 그 부위로의 혈류량의 감소를 유발한다. 국부적 대사 변화는 신경과 호르몬의 개입이 없이도 수요에 맞추어 혈류량을 조정할 수 있게 한다.

내피세포에서 유래된 혈관 작용 측분비 물질들 조직의 수요에 맞추어 혈류량을 맞춰주기 위하여 소동맥 내경을 "스스로" 국소적으로 조정하도록 해 주는 국부적 화학적 변화들은 혈관 평활근에 직접 작용하여 수축 상태를 변화시키는 것이 아니다. 그 대신에 모든 혈관들의 내강을 덮고 있는 한 층의 분화된 상피세포인 내피세포가 세포 환경의 화학적 변화에 반응하여(O_2의 감소 등) 측분비 물질(국소적으로 작용하는 화학 전달물질, p. 120 참조)을 분비한다. 이와 같이 혈관에 작용하는 측분비 물질들은 소동맥 평활근에 작용하여 수축 상태를 변화시키어서 국소적으로 소동맥의 내경을 조절한다.

이들 혈관작용 측분비 물질 중에 가장 잘 연구된 것이 **일산화질소(nitric oxide: NO)**로 NO는 인근의 소동맥 평활근을 이완시킴으로써 국소적으로 소동맥의 확장을 일으킨다. NO는 작고 반응성이 크나 단명의 가스 분자로 한때는 주로 유해한 공기 오염물질로 알려졌었다. 이제는 NO의 여러 가지 생물학적 역할들이 밝혀졌으며, 내피세포 외에도 많은 조직에서 생성된다. NO는 인체의 가장 중요한 전달물질의 하나이며, NO에 관해 밝혀진 일련의 기능들이 ▲**표 10-2**에 나열되어 있다. 표에서 알 수 있는 것처럼 이 다기능성 세포 간 전달물질이 신체의 대부분 부위들에 영향을 미친다.

내피세포는 NO 외에도 다른 중요한 측분비 물질을 분비한다. 한 가지 예로, 엔도텔린(endothelin)은 소동맥 평활근 수축을 일으키는 것으로 현재까지 밝혀진 가장 강력한 혈관수축 물질의 하나이다. 기관으로의 혈류량의 만성적인 변화에 대한 반응으로, 내피세포에서 분비되는 다른 화학물질들이 장기적인 혈관 변화를 촉발하여, 그 부위로의 혈류량에 영구적으로 영향을 준다. 예를 들면, **혈관내피 성장인자(vascular endothelial growth factor: VEGF)**는 새로운 혈관의 성장을 촉진하는데, 이 과정을 **혈관형성(angiogenesis)**이라고 한다.

국소적 히스타민 분비는 병리적으로 소동맥을 확장한다.

히스타민(histamine)은 또 다른 국소의 화학 매개물질로서, 소동맥의 평활근에 영향을 주지만 국부적 대사 변화에 반응하여 분비되는 것도 아니며, 내피세포에서 유래하지도 않는다. 히스타민은 정상으로는 혈류량 조절에 참여하지 않지만 어떤 병리 상황에서는 중요하다.

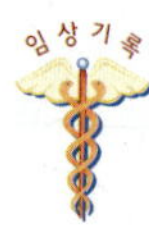

히스타민은 여러 기관의 특별한 결합조직 세포 및 특정 종류의 순환하는 백혈구에서 합성되고 저장된다. 기관이 손상되었을 때나 알레르기 반응 중에 히스타민이 분비되어 상해 부위에서 측분비 물질로 작용한다(p. 355 참조). 히스타민은 소동맥 평활근의 이완을 촉진하기 때문에 상처 부위의 혈관 확장을 일으키는 주요 원인이다. 그 결과 그 부위로 혈류가 증가하여 발적을 일으키고, 염증반응에서 보이는 부종을 일으킨다(자세한 내용은 11장 참조).

▲ 표 10-2 일산화질소(NO)의 기능

- 소동맥의 평활근을 이완시킨다. 이러한 활동으로 NO는 조직으로의 혈류량 조절과 평균 동맥압 유지에 중요한 역할을 한다.
- 음경과 음핵의 소동맥을 이완시킴으로써 이들 생식기관 발기의 직접적인 매개자로 작용한다. 발기는 이들 기관이 빠르게 충혈됨으로써 일어난다.
- 면역계의 거대 식세포인 대식세포가 박테리아나 암세포를 공격하는 화학적 무기로 사용된다.
- 혈관의 손상 부위에서 혈소판의 기능과 혈액 응고를 방해한다.
- 뇌와 그 외 부위들에서 새로운 형태의 신경전달물질로 작용한다.
- 기억 변환에 관여한다.
- 소화관 평활근의 이완을 촉진하여 소화관 내용물을 추진시키는 수축의 일종인 연동운동 조절을 돕는다.
- 폐 기도의 평활근 세포를 이완시켜 통로를 열어둠으로써 폐 내외로의 공기의 이동을 원활하게 한다.
- 오줌 형성에서 여과 과정을 조정한다.
- O_2 결핍 조직에 혈액이 흐르도록 한다.

혈관 신전에 대한 소동맥의 근원성 반응이 조직들 혈류량의 자동조절을 돕는다.

소동맥의 평활근은 국소적으로 작용하는 국부 화학적 영향에 더하여 물리적 요인들의 영향을 받는다. 국부 물리적 영향에는 신전(stretch)과 온도 변화가 있는데 신전에 대한 근원성 반응이 생리학적으로 가장 중요하다.

소동맥 평활근이 피동적으로 신전되면, 그에 반응하여 근원성인 혈관수축을 통해 긴장도를 높여서 처음의 피동적 신전에 반발하게끔 작용한다. 반대로, 소동맥의 신전이 감소하면, 혈관확장을 촉진하여 근원성 혈관 긴장도가 감소한다. 피동적 신전 정도는 동맥으로부터 소동맥으로 배달되는 혈액량에 따라 변하고, 혈액량은 평균 동맥압(소동맥으로 혈액을 미는 압력)에 의존적이다. 평균 동맥압은 좁은 범위에서 유지되지만, 이 추진압이 어떤 이유로 비정상이 되면 신전에 대한 근원성 반응이 소동맥의 반경을 적절하게 조정함으로써 평균 동맥압의 변화에 2차적으로 수반되는 혈류량 변화에 대해 조직이 저항할 수 있게 한다. 이러한 과정을 **자기조절(autoregulation)**이라 하며, 동맥의 평균 추진압의 상당히 큰 변화에도 불구하고, 조직의 혈류량을 비교적 일정하게 유지하도록 돕는다. 예를 들어, 평균 동맥압이 떨어지면(출혈이나 심장 약화 등 때문에) 추진력이 감소하므로 기관으로의 혈류량이 감소한다. 소동맥으로 혈액이 적게 흘러서 혈관이 정상만큼 신전되지 않으면, 소동맥은 신전 감소에 반응하여 혈관을 확장한다. 이렇게 확장된 소동맥을 통하여 혈류가 증가하기 때문에, 추진압의 감소에도 불구하고 조직의 혈류량이 정상으로 회복하도록 도와주는 것이다.

임상기록

국부적인 열기는 소동맥을 확장시키고, 냉기는 혈관을 수축시킨다.

소동맥에 미치는 온도 변화의 효과를 임상적으로 적용할 수 있다. 가열은 국부적으로 소동맥 확장을 일으킴으로써, 한 부위에 혈류량의 증가를 촉진하는 유용한 치료법이다. 반대로, 염증 부위에 얼음주머니를 올려놓으면 혈관수축을 일으켜 히스타민-유도성 혈관확장에 반대로 작용하므로 붓기를 줄인다.

이어서 소동맥 반경에 대한 외인성 조절에 관해 알아보자.

교감신경을 통한 소동맥 반경에 대한 외인성 조절이 혈압 조절에 중요하다.

소동맥 반경의 외인성 조절은 신경과 호르몬의 영향 모두가 포함되는데, 특히 교감신경계의 영향력이 가장 중요하다. 교감신경섬유는 뇌를 제외한 체순환계 모든 부위의 소동맥 평활근에 퍼져 있다. 어느 정도의 지속적인 교감신경 활동이 혈관의 긴장에 기여한다는 점을 상기하라. 교감신경 활동의 증가는 일반적으로 소동맥 수축을 일으키고, 교감신경 활동의 감소는 일반적으로 소동맥 이완을 유도한다. 소동맥 저항의 광범위한 변화는 이들이 총 말초저항에 미치는 영향 때문에 다음 설명과 같이 평균 동맥압에 변화를 초래한다.

총 말초저항이 평균 동맥압에 미치는 영향 소동맥 저항의 변화가 평균 동맥압에 미치는 효과를 알기 위해서는 단일 혈관에서와 같이 식 $F = \Delta P/R$ 을 전 순환계에 적용하면 된다:

- **혈류량(F).** 순환계를 전체로 볼 때, 체순환이든 폐순환이든 모든 혈관을 흐르는 혈류량(F)은 심박출량과 동일하다.
- **압력기울기(ΔP).** 전체 체순환을 일으키는 압력기울기(ΔP)는 평균 동맥압이다. (ΔP는 체순화계의 시점과 종점 사이의 압력의 차이이다. 시작점 압력은 혈액이 좌심실을 떠날 때의 평균 동맥압으로서 평균 93 mmHg이다. 우심방의 말단 압력은 0 mmHg이므로, $\Delta P = 93 - 0 = 93$ mmHg로서 평균 동맥압과 같다.)
- **저항(R).** 모든 체순환계의 말초 혈관들이 함께 일으키는 총 저항(R)을 **총 말초저항(total peripheral resistance; TPR)**이라 한다. 소동맥들이 기본 저항 혈관들이므로 총 말초저항의 가장 많은 부분은 소동맥 저항 때문이다.

그러므로 전체 체순환계에서,

$$F = \Delta P/R$$

이 식을 다시 정리하면,

$$\Delta P = F \times R$$

그러므로,

$$\text{평균 동맥압(MAP)} = \text{심박출량(CO)} \times \text{총 말초저항(TPR)}$$

따라서, 모든 체순환계 소동맥 전체가 나타내는 총 말초저항의 정도가 평균 동맥압에 크게 영향을 준다. 저수지를 이 관계에 비유할 수 있는데, 저수지에서 하류로의 배수량을 제한하면 동시에 저수지의 수위가 높아져 저수지 상류의 압력이 증가한다. 유사하게 교감신경에 의해 유도된 혈관수축은 반사적으로 기관으로 향하는 하류로의 혈류를 감소시키고, 반면에 위쪽의 평균 동맥압을 상승시키어 모든 기관으로 혈액이 흐르도록 하는 중심 추진력을 증가시킨다.

이러한 효과는 이율배반적으로 보인다. 기관에 위치하는 혈관을 좁힘으로써 기관으로의 혈류량을 감소시키면서, 한편으로는 동맥압을 증가시키어 기관으로의 혈류를 위한 추진력을 증가시키는 이유는 무엇일까? 효과면에서 볼 때, 교감신경 유발 소동맥 반응이 모든 기관에 적당한 추진압(평균 동맥압)이 적절히 유지되도록 돕는 것이다. 각 기관에 실제로 공급되는 혈류량의 정도는 교감신경의 수축 효과에 우선하는 국소 소동맥 조절에 의하여 결정된다. 만일 모든 소동맥이 확장하면 혈압이 크게 떨어져서 혈류를 위한 충분한 추진압은 사라질 것이다. 이러한 현상은 각 가정의 수도관에서 물을 흐르게 하는 수압에 비유된다. 즉, 수압이 충분하면 해당 수도꼭지를 열어 어느 꼭지에서도 선별적으로 충분한 물을 얻을 수 있다. 만일 수도관의 수압이 너무 낮으면 어떤 수도꼭지에서도 꼭지를 최대한 열어도 충분한 물을 얻을 수 없다. 그러므로 긴장성 교감신경 활동이(뇌의 혈관은 제외) 대부분의 혈관을 수축하여 기관으로의 압력 유지를 도움으로써, 기관들이 소동맥 반경을 조절하는 국소 조절기작을 통하여 필요한 만큼 혈액을 뽑아낼 수 있도록 해 주는 것이다.

뇌에서는 혈관수축이 일어나지 않는다. 뇌로의 혈류량은 신체의 어느 부위에서 무슨 일이 진행되든 간에 뇌의 끊임없는 O_2 요구량에 맞추어 일정하게 유지되어야 하기 때문에 뇌의 소동맥은 신경 영향에 의하여 반사적으로 수축하지 않는 것이 중요하다. 뇌의 혈관들은 거의 전적으로 국소 기작에 의하여 조절되어, 일정 혈류량을 유지함으로써 일정 수준의 뇌 대사활동을 지원한다. 실제로 순환계 나머지 부위의 반사적 혈관수축 활동은 생명 유지에 필수인 뇌로의 혈류를 위하여 적당한 압력을 유지하기 위함이다.

그러므로 교감신경 활동은 평균 동맥압을 유지하는 데 중요한 방식으로 기여함으로써, 혈류량의 감소에도 더 잘 견딜 수 있는 기관들을 희생시켜 뇌로의 혈류를 위한 적당한 추진력을 확보한다. 심근을 포함해 활동 중인 근육과 같이 실제로 여분의 혈액을 필요로 하는 다른 기관들은 교감신경 효과에 우선하는 국부적 조절을 통하여 추가로 혈액을 얻는다.

교감신경에 의한 혈관수축보다 우선하는 국부적 조절 골격근과 심근은 일반적인 교감신경 혈관수축에 우선하는 가장 강력한 국부적 조절 기작을 갖고 있다. 예를 들면, 자전거를 타고 있으면 운동에 수반하는 일반적인 교감신경에 의한 혈관수축에도 불구하고 다리 골격근 활동의 증가가 다리 근육에 혈관수축을 능가하는 국소적이며, 대사적으로 유도된 혈관확장을 가져온다. 그 결과 더 많은 혈액이 다리 근육을 통하여 흐르나 비활동 중인 팔 근육에서는 그렇지 않다.

부교감신경이 분포하지 않는 소동맥 소동맥에는 부교감신경이 뚜렷하게 분포하지는 않는다. 예외적으로, 음경과 음핵의 소동맥에는 혈관확장 부교감신경이 풍부하게 분포한다. 이들 기관에서 부교감신경 자극에 의한 신속하고 대단한 혈관확장(NO의 분비 촉진에 의함)이 발기를 일으키는 주요 원인이다. 그 외 부위의 혈관확장은 교감신경에 의한 혈관수축활동이 긴장 수준 이하로 떨어지기 때문에 발생한다. 평균 동맥압이 정상 이상으로 올라가면 교감신경의 혈관수축활동이 반사적으로 감소되어 일반적인 소동맥 확장을 이루어 추진압이 정상 쪽으로 떨어지는 것을 돕는다.

연수의 심혈관 조절중추와 몇 가지 호르몬들이 혈압을 조절한다. 소동맥으로의 교감신경 출력을 조정하는 뇌의 주요 부위는 뇌간의 연수에 있는 **심혈관 조절중추(cardiovascular control center)**로서, 이곳이 혈압 조절을 위한 통합 중추이다(이 장의 뒤에서 보다 자세하게 설명함). 뇌의 몇몇 다른 부위도 또한 혈액 분배에 영향을 주는데 가장 주목할 곳은 시상하부에 의한 체온 조절 기능의 일부로서 피부로의 혈류량을 조절하여 환경으로의 열 발산을 조정한다.

신경 반사활동에 더하여, 몇 가지 호르몬들이 소동맥 내경에 영향을 준다. 이러한 호르몬들에는 일반적으로 대부분의 기관에서 교감신경계 효과를 강화시키는 주요 부신수질 호르몬인 에피네프린과 체액 평형 조절에 중요한 바소프레신과 안지오텐신 II가 있다. 바소프레신은 주로 오줌의 생성 과정에서 신장이 보존하는 물의 양을 조절하여 물의 균형 유지에 관여한다(p. 452 참조). 앤지오테신 II는 호르몬 경로 레닌-앤지오텐신-알도스테론계(RAAS)의 한 부분이며, 신체의 염 평형 조절에 중요하다. 이 경로는 오줌 생성 중에 염의 보존을 촉진하고, 염은 세포외액에 물을 유지하는 삼투 효과를 발휘하기 때문에 물의 보유를 유도한다(p. 438 참조). 그러므로 이 두 호르몬은 신체의 체액 균형 유지에 중요한 역할을 수행하고, 이것은 혈장량과 혈압에 대한 중요 결정 인자가 된다.

아울러 바소프레신과 앤지오테신 II는 모두 강력한 혈관수축제이므로, 출혈동안 이들의 역할은 특별히 절대적이다. 혈액의 순간 손실은 혈장량을 감소시키고, 이것은 이 두 호르몬의 분비 증가를 촉발하여 혈장량이 회복하는 것을 돕는다. 이들의 혈관수축 효과는 또한 혈장량의 급격한 손실에도 불구하고 혈압 유지를 돕는다. (이 호르몬들의 기능과 조절은 이후 장들에서 보다 자세하게 설명한다.)

이상으로 총 말초저항에 영향을 주는 다양한 인자들에 대한 설명을 마친다. 그 중에 가장 중요한 것이 소동맥 내경의 조정 조절이며, 이 요인들을 ● **그림 10-11**에 요약하였다.

10.4 모세혈관

모세혈관은 혈액과 조직 세포 사이에 물질교환이 일어나는 장소로 가지를 대단히 많이 쳐서 근본적으로 모든 세포들에 혈액을 공급한다.

모세혈관은 물질교환 장소 역할에 적합하게 이상적으로 되어 있다.

모세혈관을 관통하는 운반체-매개형 운반계는 없다. 예외가 뇌의 혈액-뇌 장벽에서 작동하는 모세혈관이다 (p. 142 참조). 물질들은 주로 확산을 통하여 모세혈관 벽을 가로질러 교환된다.

모세혈관을 가로지르는 확산을 촉진시키는 요인들 모세혈관은 **피크(Fick)**의 확산 법칙에 따라 확산을 증대시키는데 매우 적합하게 되어 있다(p. 55 참조). 모세혈관은 아래와 같이 확산 거리를 최소화하는 반면에 확산에 필요한 표면적과 시간은 최대화한다:

1. 모세혈관은 벽이 얇고 지름이 작으며, 모든 세포들이 모세혈관에 근접해 있기 때문에 확산 분자는 혈액과 주위 세포 사이의 매우 짧은 거리를 이동한다. 이러한 단거리가 중요한데 그것은 거리가 멀수록 확산률이 감소하기 때문이다.

- **a.** 모세혈관 벽은 매우 얇다(두께가 1 μm, 사람의 머리카락의 지름 100 μm와 비교). 혈관은 단 한 층의 납작한 내피세포로 이루어져 있다(내피세포는 기본적으로 모든 종류의 혈관의 내면을 이룸) (▲ **표 10-1**, 참조). 모세혈관에는 평활근도 결합조직도 없다.
- **b.** 각 모세혈관은 내부 굵기가 매우 좁아서(지름 평균 7 μm), 적혈구(지름 8μm)들이 한 줄로 겨우 비집고 지나간다(● **그림 10-12**). 결과적으로 혈장 내용물도 모세혈관 벽의 내면과 직접 접하거나 벽으로부터 아주 짧은 확산 거리에 있게 된다.
- **c.** 연구자들의 측정에 의하면 모세혈관은 가지가 매우 많으므로, 어떤 세포도 모세혈관으로부터 0.01 cm 이상 떨어져 있지 않다.

2. 모세혈관은 그 수가 지극히 많이 있으므로(100~400억), 물질 교환을 위한 총 표면적이 대단히 넓다(대략 600 m^2). 모세혈관의 수가 이렇게 많음에도 불구하고 어떤 순간에도 이 미세한 혈관에는 총 혈액량의 단지 5%만이 들어 있다(총 혈액량 5000 ml 중의 250 ml). 그 결과 소량의 혈액이 광대한 표면적과 접촉한다. 만일

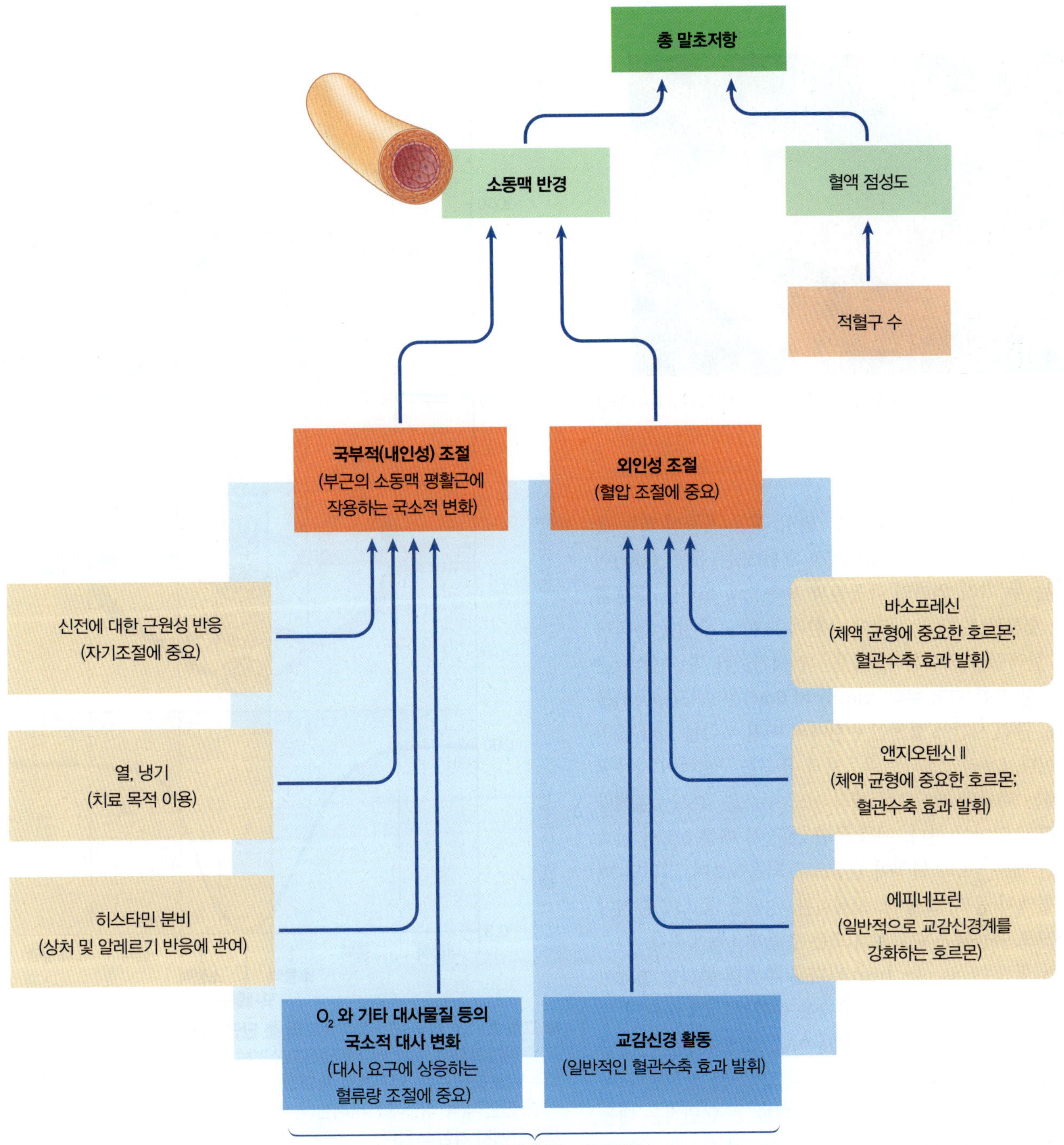

● **그림 10-11 총 말초저항에 영향을 미치는 요인들.** 총 말초저항의 기본 결정인자는 조정 가능한 소동맥 반지름이다. 두 주요 범주의 요인들이 소동맥 반지름에 영향을 준다: (1) 국부적(내인성) 조절은 주로 조직의 대사적 필요량에 따른 조직의 관류 혈류량을 맞춰주는데 중요하며, 소동맥 평활근에 작용하는 국부인자들에 의하여 매개된다. (2) 외인성 조절은 혈압 조절에 중요하며, 주로 소동맥 평활근에 작용하는 교감신경 영향에 의하여 매개된다.

모든 모세혈관의 표면을 얇은 종이장처럼 펼치고 그 위에 모세혈관에 들어 있는 혈액을 펼친 것은 대략 고등학교 체육관의 바닥에 0.25 L의 페인트를 펴놓은 것과 같다. 페인트의 두께가 얼마나 얇을지를 상상해 보라!

3. 혈액은 모세혈관에서 순환계의 어느 곳보다도 더 느리게 흐른다. 모세혈관의 수많은 가지치기가 모세혈관을 통한 이와 같이 느린 혈류 속도의 원인이다. 이제 모세혈관에서 혈액이 왜 느리게 흐르는지에 관해 살펴본다.

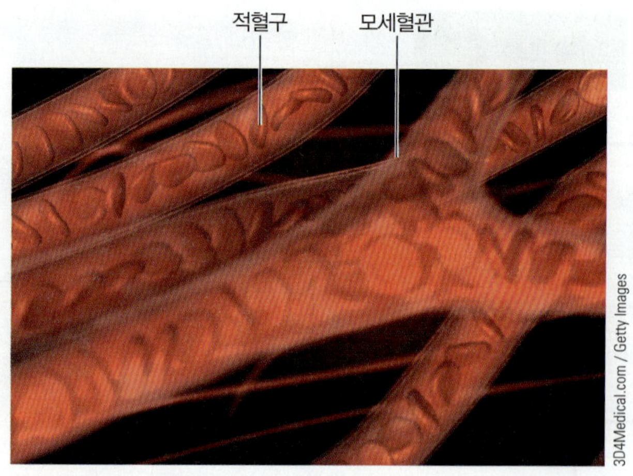

● 그림 10-12 **모세혈관 밭.** 모세혈관들은 매우 좁아서 적혈구들이 일렬로 통과한다.

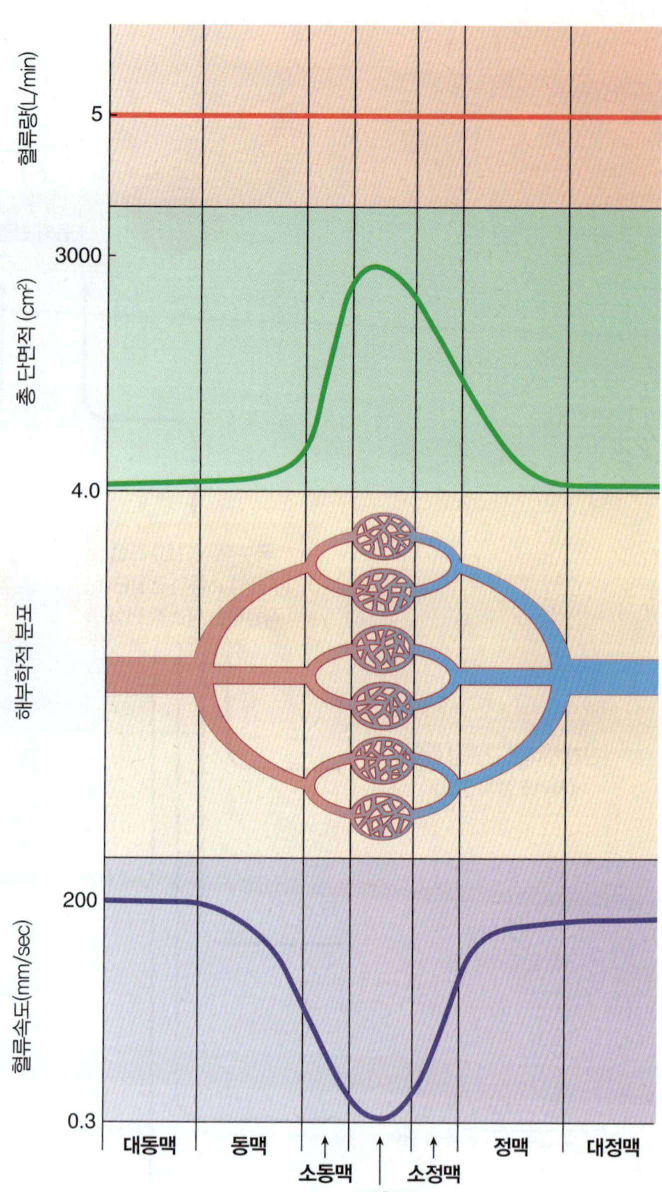

● 그림 10-13 **혈류량과 혈류속도의 총 단면적과의 관계.** 혈류량(적색선)은 순환계의 어느 곳에서나 동일하고 심박출량(안정 시 5 L/분)과 같다. 혈류속도(보라색선)는 혈관계를 통과하면서 변하는데 그 수준의 모든 혈관의 총 단면적(녹색선)에 반비례한다. 혈류속도는 총 단면적이 가장 넓은 모세혈관에서 가장 느리다.

모세혈관을 통과하는 느린 혈류 속도 먼저, 혼동 가능성 있는 용어를 분명히 할 필요가 있다. 영어에서 흐름(또는 유동, flow)이라는 용어는 두 가지 의미인 유동률과 유속으로 쓰인다. **유동률**(flow rate; **혈류량**)은 단위 시간에 순환계의 어느 부위를 통과하여 흐르는 혈액량을 의미한다. 이것은 압력기울기 및 저항과 관련하여 설명한 흐름이다. **유속**(velocity of flow)은 속도(speed)를 나타내는데, 단위 시간에 혈액이 순환계의 어떤 부위를 지나 흘러가는 거리이다. (우리말에서는 유동률과 유속을 구별하여 사용한다.) 순환계는 폐쇄된 계이므로 계의 어느 수준을 흐르는 혈액량은 심박출량과 같아야 한다. 예를 들면, 심장이 매분 5 L의 혈액을 박출하면 매분 5 L의 혈액이 심장으로 되돌아오며, 그러면 매분 5 L의 혈액이 동맥, 소동맥, 모세혈관, 정맥을 통하여 흘러야 한다. 그러므로 유동률은 순환계의 모든 수준에서 동일하다.

그렇지만 혈관수(vascular tree)의 다른 부위를 통하여 혈액이 흐르는 속도는 변한다. 그 이유는 유속은 순환계의 그 수준의 모든 혈관의 총 단면적에 반비례하기 때문이다. 각 모세혈관의 단면적은 커다란 대동맥의 단면적에 비하여 극단적으로 작지만 모세혈관 수가 대단히 많아 모든 모세혈관을 더한 총 단면적은 대동맥 단면적의 대략 750배에 이른다. 따라서 혈액이 모세혈관을 통과할 때는 상당히 느려진다(● **그림 10-13**). 이와 같이 느린 속도는 전체 순환계의 유일한 목적인 혈액과 조직 세포 사이의 영양물질과 대사산물의 교환에 충분한 시간을 허용한다. 모세혈관이 다시 합쳐져 정맥을 이루면 총 단면적은 다시 감소하고 혈액이 심장으로 되돌아오면서 혈류 속도는 빨라진다.

유사한 예로, 강(동맥계)이 넓어져 호수(모세혈관)가 된 다음 좁아져 다시 강(정맥계)이 되는 것이다(● **그림 10-14**). 유동률은 어느 지점에서나 동일하다. 즉, 강둑과 호숫가의 모든 지점에서 같은 양의 물이 흐르지만, 유속은 좁은 강보다는 넓은 호수에서 느리다. 이는 넓은 호수에서는 좁은 강에 비하여 넓은 단면적으로 퍼져 같은 양의 물이 일정 시간에 짧은 거리를 이동하기 때문이다. 빠르게 흐르는 강에서는 물이 앞으로 움직이는 것을 쉽게 관찰할 수 있지만, 호수에서는 물이 앞으로 움직이는 것을 인지하기 어렵다.

또한 비록 각각의 모세혈관이 소동맥에 비하여 반지름이 작지만 모세혈관의 엄청난 총 단면적 때문에 모든 모세혈관이 나타내는 저항은 모든 소동맥이 일으키는 저항에 비하여 작다. 이런 이유로 소동맥이 총 말초저항에 보다 더 많이 기여한다. 더구나 소동맥의 내경(그에 따른 저항)은 조절되지만 모세혈관의 내경은 조정되지 않는다.

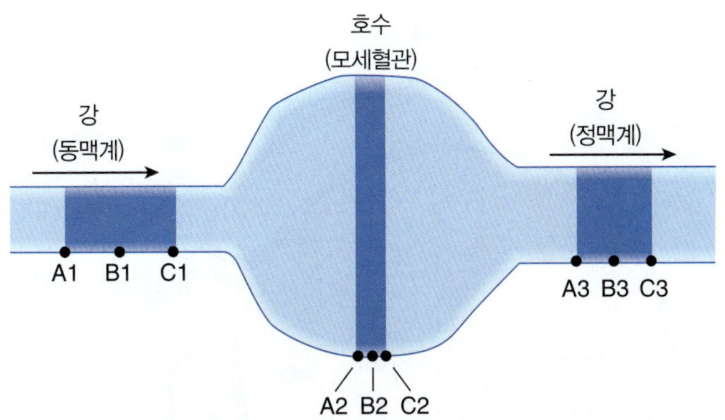

● **그림 10-14 총 단면적과 혈류속도의 관계.** 세 군데 감청색 부위는 동량의 물을 의미한다. 1 분 동안에 이 물은 A 지점에서 C 지점으로 이동한다. 그러므로 동량의 물이 같은 시간에 B1, B2, B3를 지난다. 즉, 혈류량은 이 수계의 어디에서나 같다. 그렇지만 같은 시간에 동량의 물이 강폭이 좁은 곳(A1에서 C1까지 및 A3에서 C3까지)보다 넓은 호수(A2에서 C2까지)에서는 짧은 거리를 이동한다. 따라서 유속은 강보다 호수에서 느리다. 마찬가지로 모세혈관에서의 유속이 동맥과 정맥에서보다 느리다.

모세혈관의 함수-소공들은 작은 수용성 물질들을 통과하게 한다.

모세혈관 벽을 가로지르는 확산은 또 교환하는 물질의 투과성에도 의존한다. 모세혈관 벽을 구성하는 내피세포는 그림조각 맞추기처럼 서로 맞물려 있는데, 그 정도는 아래 제시한 예와 같이 기관에 따라 상당히 다양하다:

- 가장 밀착되어 있는 경우는 뇌 모세혈관의 내피세포들로서, 그들은 서로 밀착연접(tight junction)에 의하여 결합되어 있다(p. 74 참조). 이 연접은 세포 사이로 물질이 통과하는 것을 방지함으로써 방어적인 혈액–뇌 장벽의 일부를 구성한다(p. 120 참조).
- 대부분의 모세혈관(예, 골격근와 폐 조직)에서는 내피세포들이 가까이 접하고 있으나 강하게 결합하고 있지는 않고, 물로 채워진 좁은 **소공(pore; 관공)**들이 세포 사이 연접부위에 있다(● **그림 10-15**). 이온, 포도당, 아미노산과 같은 작고 수용성인 물질들은 쉽게 소공을 통과할 수 있으나 혈장 단백질과 같은 커다란 수용성 물질들은 통과하지 못한다. O_2와 CO_2와 같은 지용성 물질들은 세포를 싸고 있는 원형질막의 지질이중층에 용해됨으로써 내피세포 자체를 쉽게 통과할 수 있다.
- 내피세포 사이의 좁은 소공에 더하여 신장(kidney)과 소화관의 누출성 모세혈관은 **천공(fenestration)**이라 부르는 보다 큰 구멍들이 내피세포들 자체를 관통하고 있다. 이들 세포를 관통하는 경로는 이들 기관이 오줌을 생성하거나 소화시킨 음식물을 흡수하는 동안 모세혈관을 가로질러 유동액의 빠른 이동에 중요하다.

편의상, 앞으로 세포 사이의 소공과 세포를 관통하는 천공을 묶어서 모세혈관 소공(capillary pore)이라는 하나의 범주에 넣겠다.

과학자들은 전통적으로 모세혈관 벽을 회반죽 사이에 틈이 있어서 구멍이 뚫린 벽돌담과 같은 수동적 체(sieve)로 여겨왔다. 그러나 최근의 연구들은 내피세포가 능동적으로 변화하여 모세혈관의 투과성을 조절할 수 있음을 시사한다. 즉, 적절한 신호에 반응하여 "벽돌들"이 스스로 재조정하여 그들 사이의 구멍의 크기를 변화시킬 수 있다는 것이다. 그러므로 어느 모세혈관 밭에서도 누출의 정도가 일정하게 유지되지 것은 아니다. 예를 들면, 히스타민은 내피세포의 수축 반응을 촉발하여 세포 간 틈을 넓힘으로써 모세혈관의 투과성을 증가시킨다. 모세혈관에는 평활근이 없으므로 이것은 근육의 수축이 아니다. 이것은 비-근육성 모세혈관의 내피세포의 액틴–미오신 수축 장치의 작용 결과이다. 이러한 소공의 확대로 그 모세혈관 벽은 누출성이 커진다. 그 결과 정상적으로는 통과하지 못하는 혈장 단백질이 주위 조직으로 빠져나가 그곳에서 삼투 효과를 일으킨다. 히스타민이 유도한 혈관 확장에 따라 국소적으로 여분의 체액이 적체되어 염증성 부종을 일으킨다.

소포운반(vesicular transport)도 모세혈관 벽을 지나는 물질들 이동에 어느 정도 참여한다. 혈액과 주위 조직 간에 필히 교환되어야 하는 단백질 호르몬들과 같은 커다란 비-지용성 분자들은 모세혈관 벽의 한 쪽에서 다른 쪽으로 세포내섭취-세포외배출 소포들 형태로 운반된다(p. 88 참조).

간질액은 혈액과 세포 사이의 수동적 중개자이다.

혈액과 조직 세포 간의 교환은 직접 이루어지지 않는다. 세포와 직접 접하고 있는 진정한 내부 환경인 간질액(interstitial fluid)이 중개자로 작용한다. 세포외액의 단지 20%만이 혈장으로써 순환한다. 나머지 80%는 간질액으로서 신체의 모든 세포 사이를 채우고 있다. 세포는 간질액과 직접 물질을 교환하는데 교환 방식과 정도는 세포 원형질막의 성질에 의하여 지배된다. 원형질막을 관통하는 이동은 수동적이거나(전기화학적 기울기에 따른 확산 또는 운반체-매개성 촉진확산) 또는 능동적이다(운반체-매개성 능동수송 또는 소포수송) (p. 89의 ▲ **표 3-2** 참조).

이와는 대조적으로, 혈장과 간질액 간의 모세혈관 벽을 관통하는 교환은 대부분 수동적이다. 이 벽을 관통하는데 에너지가 요구되는 유일한 운반은 소포운반에 국한한다. 모세혈관 벽은 투과성이 대단히 크기 때문에 교환이 원활하여 간질액은 기본적으로 유입되는 동맥혈과 조성이 같다. 단지 보통은 혈관 벽을 빠져 나가지 못하는 커다란 혈장 단백질만이 예외이다. 그러므로 혈액과 조직세포 사이의 교환을 이야기할 때는 묵시적으로 간질액을 수동적 중개자로 간주한다.

혈액과 주위 조직 간의 모세혈관 벽을 가로지르는 교환은 다음의 두 가지 방식으로 일어난다: (1) 농도기울기를 따라 이루어지는 수동적 확산이 각 용질 교환의 기본 기작이며, (2) 집단흐름은 혈관과 간질액 구역 사이에 세포외액 부피의 분배를 결정하는

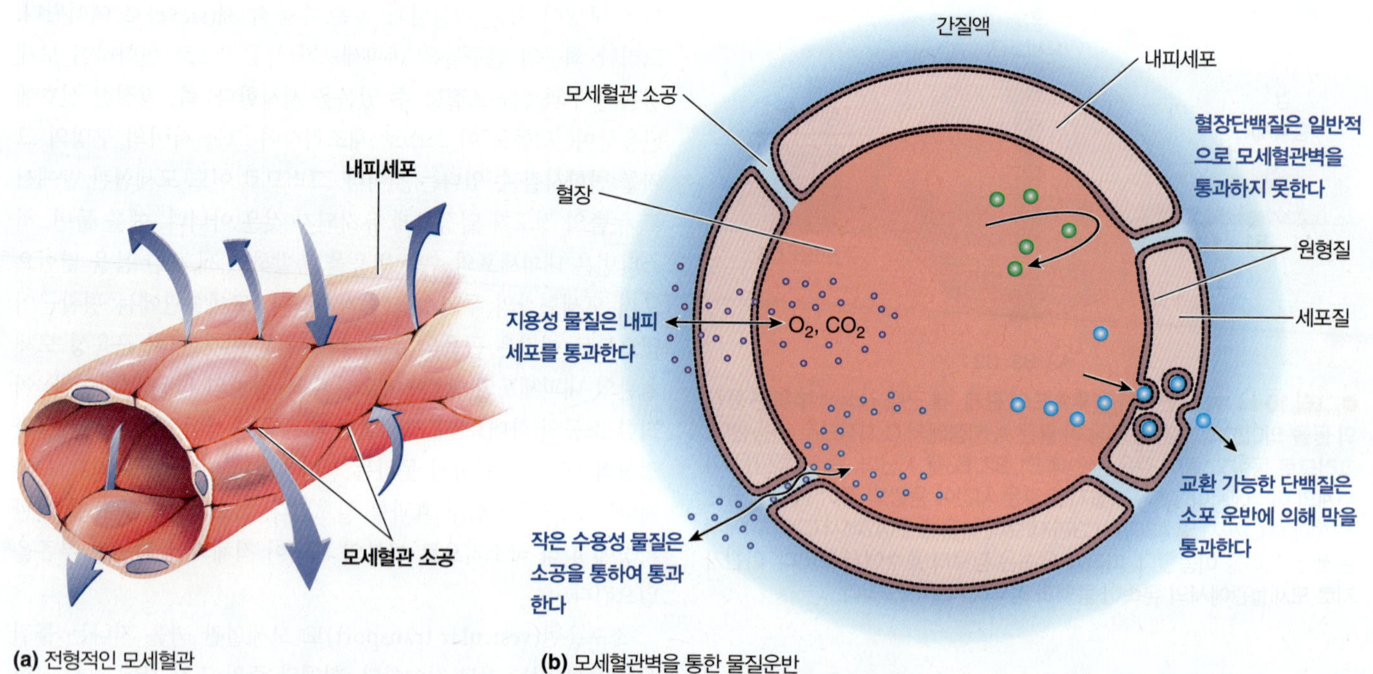

● **그림 10-15 모세혈관 벽을 통한 물질교환.** (a) 이웃한 내피세포 사이의 세극과 같은 틈이 모세혈관 벽에 소공을 형성한다. (b) 모세혈관 벽의 횡단 그림에 표시한 것처럼, 작은 수용성 물질은 함수-소공들을 통하여 혈장과 간질액 간에 교환되고, 지용성 물질은 내피세포를 통과하여 모세혈관 벽을 가로질러 교환된다. 통과되어야 할 단백질들은 소포(vesicle) 운반을 통하여 교환된다. (내피세포의 내층과 외층 사이의 공간은 소포 운반을 보여주기 위하여 과장하여 그렸다.) 일반적으로 혈장단백질은 모세혈관 벽을 빠져나가지 못한다.

다른 기능을 하는 과정이다. 이 두 가지의 기작에 대해 좀 더 자세히 알아보도록 하자.

모세혈관 벽을 통과하는 확산은 용질 교환에 중요하다.

대부분의 모세혈관 벽에는 운반체-매개성 수송계가 없기 때문에 용질은 기본적으로 농도기울기를 따라 확산에 의하여 통과한다. 각 용질이 모세혈관 벽을 가로질러 적정한 방향으로 이동하도록 각각의 용질 농도를 일정 수준으로 유지하기 위하여, 동맥혈액의 화학적 조성이 정교하게 조절된다. 회복기관들은 혈액이 그들을 통과하는 동안 지속적으로 영양물질과 O_2를 공급하고, CO_2와 다른 노폐물들을 제거한다. 동시에 세포들은 계속하여 공급 물품들을 사용하고 대사 노폐물들을 생산한다. 세포가 O_2와 포도당을 사용함에 따라 혈액은 계속하여 이 필수적 물질들을 새로 공급함으로써, 이 물질들이 혈액으로부터 세포로 순 확산(net diffusion)이 일어나도록 농도기울기를 유지한다. 동시에 세포로부터 혈액으로 CO_2와 그 밖의 노폐물들의 계속된 순 확산이 유지되는데 이는 세포들이 이들 노폐물들을 지속적으로 생산하고, 순환하는 혈액은 끊임없이 이들을 제거하기 때문이다(● **그림 10-16**).

모세혈관 벽이 혈장 단백질 외의 어떤 성분의 투과도 제한하지 않기 때문에 각 용질의 교환 정도는 혈액과 주위 세포 사이의 각 용질의 농도기울기 크기에 의해서 독립적으로 결정된다. 세포의 활동 정도가 커지면 여러 가지 중에서도 더 많은 O_2를 소모하고 더 많은 CO_2를 생산한다. 이것은 세포와 혈액 간에 O_2와 CO_2의 농도기울기를 더 크게 하여 더 많은 O_2가 혈액으로부터 세포로 확산하고, 더 많은 CO_2는 반대 방향으로 확산하여 증가한 대사활동을 지지하는데 도움을 주는 것이다.

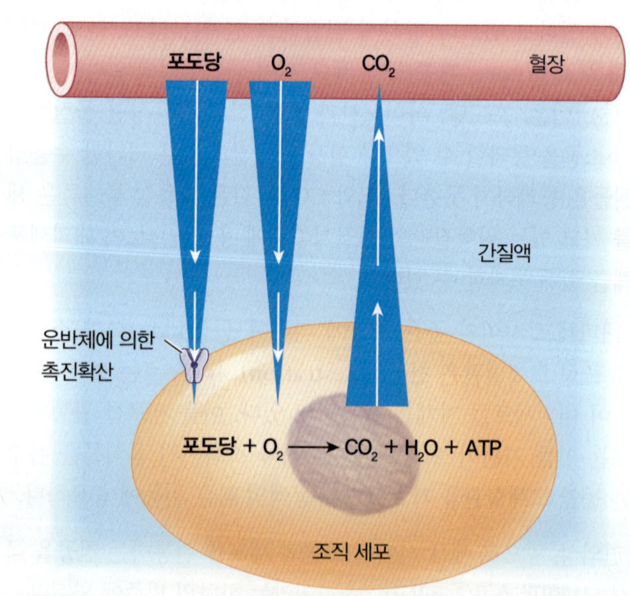

● **그림 10-16 각 용질은 각각의 농도기울기를 따라 모세혈관 벽을 가로질러 독립적으로 교환된다.**

모세혈관 벽을 관통하는 집단흐름은 세포외액의 분포에 중요하다.

모세혈관 벽을 가로질러 교환이 이루어지는 두 번째 방식이 집단흐름이다. 일정량의 무-단백 혈장(protein-free plasma)이 모세혈관 밖으로 여과되어 주위의 간질액과 섞인 다음, 다시 재흡수된다. 이 과정에서는 체액의 다양한 구성물들(물과 모든 용질들)이 함께 한 단위(집단)로 이동하기 때문에, 각 용질이 농도기울기를 따라 이동하는 개별적 확산과 달리 **집단흐름(bulk flow)**이라고 한다.

모세혈관 벽은 체처럼 작용하므로 체액들이 함수 소공(water-filled pore)들을 통과하여 이동한다. 모세혈관 안의 압력이 바깥의 압력보다 높으면 체액이 소공을 통과하여 밀려 나가므로, 이 과정을 **초미세여과(ultrafiltration)**라 한다. 소공의 여과 효과 때문에 이 과정 동안 비록 일부 혈장 단백질은 빠져 나가지만, 대부분은 안쪽에 남아 있게 된다. 혈장의 기타 모든 구성물들은 한 단위로 모세혈관을 떠나는 체액에 끌려 나가므로, 여과액은 본질적으로 무-단백 혈장이다. 모세혈관 벽을 가로지르는 내향성-이동 압력이 외향성 압력을 상회하면 소공을 통하여 간질액으로부터 모세혈관 안으로 체액의 내향성 순 이동이 일어나는데, 이 과정을 **재흡수(reabsorption)**라고 한다.

집단흐름에 영향을 주는 힘의 종류 집단흐름은 혈장과 간질액 사이의 정수압과 교질삼투압(colloid osmotic pressure)의 차이 때문에 발생한다. 순환계의 어느 곳이나 혈장과 주위 체액 사이에는 압력의 차이가 존재하지만, 오직 모세혈관에만 소공들이 있어서 체액이 통과할 수 있다. 네 가지 힘이 모세혈관 벽을 통과하는 체액의 이동에 영향을 준다(● **그림 10-17**):

1. **모세혈관 혈압**(P_C)은 혈액이 모세혈관 벽 안쪽에 나타내는 체액의 압력 또는 정수압이다. 이 압력은 체액을 모세혈관 밖인 간질액으로 밀어내려고 한다. 모세혈관은 상류의 고-저항 소동맥에서의 마찰에 의한 압력의 손실 때문에 혈압이 상당히 떨어져 있다. 평균적으로 조직 모세혈관의 소동맥 말단부에서는 정수압은 37 mmHg이다(평균 동맥압 93 mmHg와 비교). 모세혈관을 통과하면서 초여과를 통한 체액의 이동과 연계된 계속적 마찰 감소에 의하여 압력은 더욱 떨어져 모세혈관의 소정맥 말단부에서는 17 mmHg가 된다(● **그림 10-8** 참조).

2. **혈장-교질삼투압**(π_P)은 혈장 단백질들의 교질 분산에 의한 힘이다(부록 A.5 참조). 이 힘에 의해서는 간질액이 모세혈관 안으로 이동하게 한다. 혈장 단백질은 간질액으로 들어가지 않고 혈장에 남아 있기 때문에 혈장과 간질액 사이에는 단백질의 농도기울기가 있으므로, 이 두 구역 사이에는 물의 농도는 차이가 있다. 혈장은 간질액에 비하여 단백질의 농도는 높고, 물의 농도는 낮다. 이러한 차이가 삼투효과를 일으켜서 물은 물의 농도가 높은 간질액에서 물의 농도가 낮은(단백질의 농도가 높은) 혈장으로 이동한다(p. 79 참조). 다른 혈장 구성물들은 쉽게 모세혈관 벽을 통과하기 때문에 혈장과 간질액에서의 농도가 같으므로 삼투 효과를 일으키지 않는다. 혈장의 교질삼투압은 평균 25 mmHg이다.

3. **간질액의 정수압**(P_{IF})은 간질액이 모세혈관 벽의 바깥쪽에 미치는 유체 압력이다. 이 압력은 유체를 모세혈관 <u>안으로</u> 미는데 기여한다. 이 압력은 조직에 따라 변하는데 대기압보다 약간 높거나 약간 낮다. 도시하기 위하여 이 압력을 1 mmHg로 한다.

4. **간질액의 교질삼투압**(π_{IF})은 또 하나의 힘으로 보통은 집단흐름에 크게 기여하지는 않는다. 모세혈관에서 간질액으로 새어나간 약간의 혈장 단백질은 보통은 림프계를 통하여 혈액으로 되돌아온다. 그러므로 간질액의 단백질의 농도는 매우 낮고, 그에 따라 간질액의 교질삼투압은 기본적으로 0이다. 조직 상해 시에 히스타민에 의하여 모세혈관 소공이 확장되어 일어나는 것처럼 만일 혈장 단백질이 병적으로 간질액으로 새어나가면 침출된 단백질이 삼투 효과를 일으키어 체액이 모세혈관 밖으로 나가 간질액으로 이동하는 경향을 가진다.

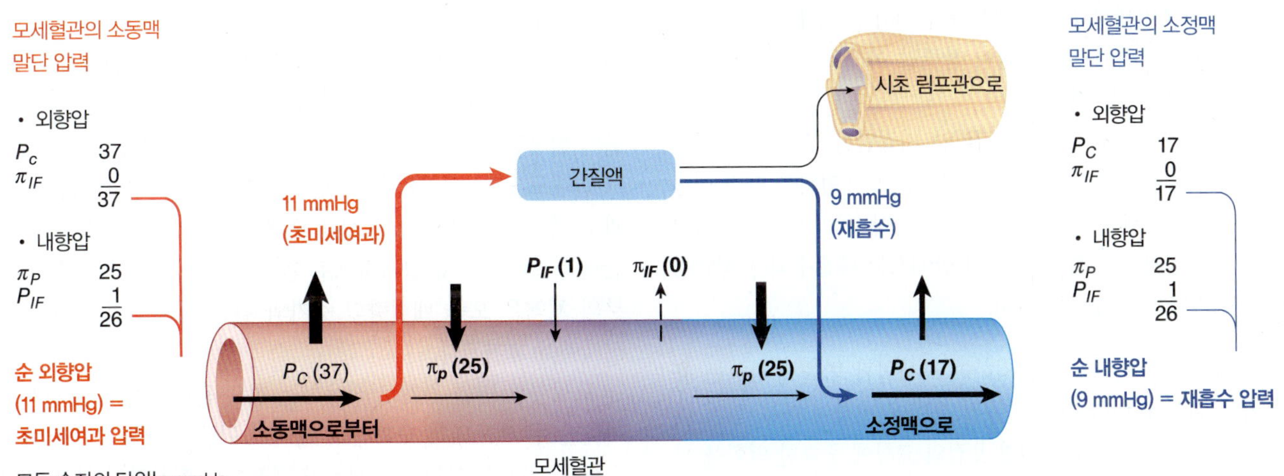

● **그림 10-17 모세혈관 벽을 통한 집단 흐름.** 모세혈관 벽 내외에 가해지는 물리적 힘의 불균형에 의하여 모세혈관의 소동맥 말단에서는 초미세여과가 일어나고, 소정맥 말단에서는 재흡수가 일어난다.

그러므로 체액을 모세혈관 밖으로 미는데 관여하는 두 힘은 모세혈관의 혈압과 간질액의 삼투압이며, 반대로 작용하는 두 힘은 혈장의 교질삼투압과 간질액의 정수압으로서 체액을 모세혈관 안으로 미는데 관여한다. 이 상반된 물리적 힘들의 불균형에 의해, 모세혈관 벽을 가로질러 일어나는 체액의 이동을 분석해 보자(● **그림 10-17**).

모세혈관 벽을 관통하는 체액의 순 교환 어느 지점에서나 모세혈관 벽을 관통하는 순 교환(net exchange)은 다음의 수식으로 계산할 수 있다:

$$\text{순 교환압} = \underset{(\text{외향압})}{(P_C + \pi_{IF})} - \underset{(\text{내향압})}{(\pi_p + P_{IF})}$$

양의 순 교환압(외향압이 내향압보다 클 때)은 초미세여과압을 의미한다. 음의 순 교환압(내향압이 외향압보다 클 때)은 재흡수압을 나타낸다.

모세혈관의 소동맥 말단에서는 외향압 합이 37mmHg가 되고 내향압 합은 26 mmHg가 되어 순 외향압은 11 mmHg가 된다. 이 외향성 압력기울기가 무-단백 여과액이 모세혈관 소공을 통과하도록 힘을 가하므로 모세혈관의 시작 부위부터 초미세여과가 일어난다.

모세혈관의 소정맥 말단에 다다를 때까지 모세혈관의 혈압은 떨어지지지만 다른 압력은 기본적으로 동일하게 유지된다. 이 지점에서 외향 압력은 총 17 mmHg로 떨어지고 총 내향압력은 그대로 26 mmHg이므로 순 내향압이 9 mmHg가 된다. 이 내향압 기울기가 체액을 모세혈관으로 되돌아가게 함으로써 소정맥 말단에서는 체액의 재흡수가 일어나는 것이다.

종합적으로, **집단흐름**이라는 초미세여과와 재흡수는 모세혈관 벽에 작용하는 수동적인 물리적 힘들 간의 균형이 이동한 결과이다. 혈장과 주위 간질액 사이의 체액의 집단 교환에는 어떠한 능동적 힘이나 국소적 에너지 소모도 없다. 단지 간질액 압력에 의한 작은 관여와 더불어 모세혈관 혈압이 혈장 교질삼투압을 초과하기 때문에 초미세여과는 모세혈관의 시작 부위에서 일어나고, 모세혈관 말단 부위에서는 혈압이 삼투압 아래로 떨어지기 때문에 재흡수가 일어나는 것이다.

가상의 모세혈관에서 처음과 끝 양 지점만을 "묘사"하였다는 것을 인식하는 것이 중요하다. 실제 혈압은 모세혈관을 따라 점진적으로 감소하기 때문에 혈관의 처음 절반에서는 여과되어 나가는 체액량이 점차 감소하고, 나머지 반에서는 재흡수되는 체액량이 점차 증가한다(● **그림 10-18**).

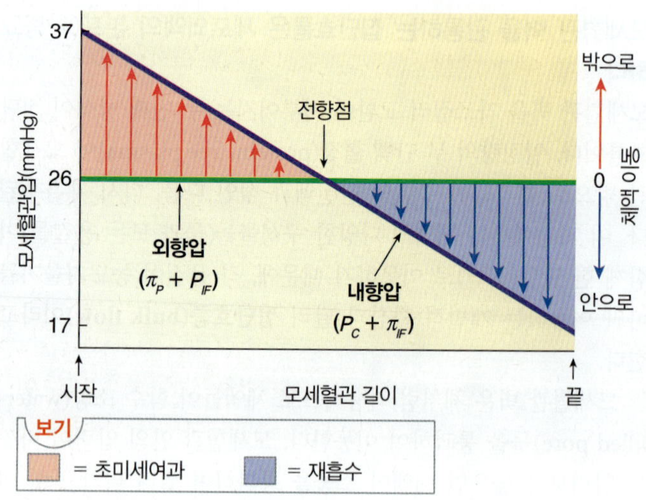

● **그림 10-18 모세혈관 부위에 따른 순 여과와 재흡수.** 내향압($\pi_p + P_{IF}$)은 모세혈관 전체 길이에 걸쳐 동일하다. 그러나 외향압($P_C + \pi_{IF}$)은 P_C가 점차 감소하기 때문에 모세혈관을 따라 감소한다. 혈관의 전반부에서는 외향압이 내향압보다는 높지만, 점차 감소하기 때문에 여과되는 체액량은 점차 줄어든다(상향 적색 화살표). 혈관의 후반부에서는 외향압이 내향압 아래로 더욱 떨어지기 때문에 점차 많은 양의 체액이 재흡수된다(하향 청색 화살표).

집단흐름의 역할 집단흐름에 의하여 모세혈관 벽을 통과하는 용질의 양은 확산에 의한 다량의 용질 운반에 비하여 매우 적기 때문에 혈액과 조직 사이에서 개별 용질의 교환에 중요한 역할을 하지는 않는다. 모세혈관 밖으로 걸러져 나가는 체액의 조성과 재흡수되는 체액의 조성은 기본적으로 같다. 그러므로 초미세여과와 재흡수는 영양물질과 노폐물의 교환에 중요하지는 않다. 그렇지만 집단흐름은 혈장과 간질액 간의 세포외액의 분포에 있어서 대단히 중요하다. 동맥압의 적정한 유지는 부분적으로는 순환 혈액량의 적절한 부피에 의존한다. 만일 혈장량이 감소하면(예를 들어 출혈 때문에) 혈압이 떨어진다. 그 결과 모세혈관 혈압이 감소하여 모세혈관 벽을 관통한 힘의 균형이 변한다. 순 외향압이 감소하는 반면, 순 내향압은 변함없이 유지되기 때문에 여과는 감소하고 재흡수는 증가하는 결과로 여분의 체액이 간질 구획에서 혈장으로 이동한다. 간질액으로부터 흡수한 여분의 체액은 혈장량에 추가되어 일시적으로 혈액의 손실을 보상한다. 그동안 심장과 혈관에 작용하는 반사 기작이(뒤에 설명) 작동하여 혈압 유지를 돕고, 이후 갈증과 해갈 및 오줌 배설량의 감소와 같은 장기적 기작들이 혈장량을 회복시키어 손실량을 완전하게 보상할 수 있다.

반대로 만일 과량의 음료 섭취로 혈장량이 과다해지면, 그 결과로 증가된 모세혈관 혈압이 모세혈관으로부터 여분의 체액을 간질액으로 밀어내 일시적으로 혈장량의 증가를 감소시킨다. 여분의 체액은 오줌 배설량의 증가와 같은 장기적 방법에 의하여 신체에서 제거된다.

모세혈관 벽을 경계로 작용하는 힘의 균형이 변하면 언제든지 이러한 두 세포외액 구획간의 체액의 이동이 자동적이고 즉각적으로 일어난다. 이들은 일시적인 기작으로 혈장량이 상당히 일정하게 유지되도록 돕는다. 혈장량을 적정 수준으로 회복시키는 과정에서 간질액의 부피는 변동되지만 순환계가 효과적으로 기능하도록 보장하기 위해서는 혈장량을 일정하게 유지시키는 것이 보다 더 중요하다.

림프계는 간질액이 다시 혈액으로 되돌아오는 부가적 통로이다.

정상 상황에서, 간질액에서 혈장으로 다시 재흡수되는 양보다 약간 많은 체액이 모세혈관에서 간질액으로 여과되어 나간다. 평균하여 순 여과압이 모세혈관의 기점에서 11 mmHg인데 반하여, 순 재흡수압은 단지 혈관의 끝에서 9 mmHg에 이를 뿐이다(● **그림 10-17**). 이와 같은 압력 차이에 의하여 평균적으로 모세혈관의 후반부에서 재흡수되는 양보다 더 많은 체액이 모세혈관의 전반부에서 여과되어 나간다. 이러한 여과–재흡수의 불균형에 의하여 생기는 여과된 여분의 체액은 **림프계(lymphatic system)**를 통하여 회수된다. 이 발달된 일방성 도관망은 체액이 간질액으로부터 혈액으로 되돌아올 수 있는 부가적인 통로를 제공한다. 림프계는 과량의 빗물을 거두어 운반함으로써 홍수가 나지 않도록 하는 폭우용 하수관과 유사한 기능을 한다고 할 수 있겠다.

체액의 회수와 림프 흐름 **시초 림프관(initial lymphatic)**이라 하는 작고 끝이 막힌 말단 림프관이 신체의 거의 모든 조직에 퍼져 있다(● **그림 10-19a**). 시초 림프관의 벽을 형성하는 내피세포는 지붕의 기와처럼 약간씩 겹쳐 있다. 겹쳐 있는 가장자리는 주위의 세포에 붙어 있지 않고 유동적이다. 이러한 배열이 림프관 벽에 일방향성 판막 같은 통로를 만든다. 림프관 밖의 체액의 압력이 겹쳐 있는 한 쌍의 가장자리의 제일 안쪽 끝을 안으로 밀어 넣음으로써 겹쳐 있는 가장자리 사이에 틈을 만든다(즉, 판막이 열림). 이 틈으로 간질액이 들어간다(● **그림 10-19b**). 간질액이 일단 림프관으로 들어가면 그때부터 **림프(lymph)**라고 부른다. 내부의 체액의 압력이 겹친 끝을 밀어 붙이면 판막이 닫히고 림프는 빠져나가지 못한다. 이들 림프관의 판막과 같은 틈은 모세혈관의 소공보다 크다. 그 결과 모세혈관으로는 들어가지 못하는 침출된 혈장 단백질, 박테리아 등 간질액의 큰 입자들도 시초 림프관으로 들어갈 수 있다.

시초 림프관들은 모여서 더 큰 **림프관(lymph vessel)**이 되고 최종적으로 혈액이 우심방으로 유입되는 부위 근처에서 정맥계로 들어간다(● **그림 10-20a**). 추진압을 제공하는 "림프 심장"이 없음에도 림프가 어떻게 조직으로부터 흉강의 정맥계로 흐르는지 궁금할 것이다. 림프 흐름은 두 가지 기작에 의하여 수행된다. 첫째, 시초 림프관 이후의 림프관은 평활근이 둘러싸고 있으며, 근원성 활성에 의해 율동적으로 수축한다. 림프관이 림프에 의해 확장되어 이 근육이 신전되면 근육은 내재적으로 더욱 강하게 수축하여 림프가 관을 통과하도록 밀어준다. 이 내인성 "림프 펌프"가 림프를 추진시키는 주 원동력이다. 교감신경계에 의한 림프 평활근의 자극은 림프관들의 펌프질을 더욱 증가시킨다. 둘째로, 림프관이 골격근 사이에 놓여 있어 골격근의 수축이 림프관을 압박하여 림프를 밀어낸다. 림프관의 중간 중간에 흩어져 있는 일방 판막이 림프가 가슴의 정맥 배출구 쪽으로 향하게 한다.

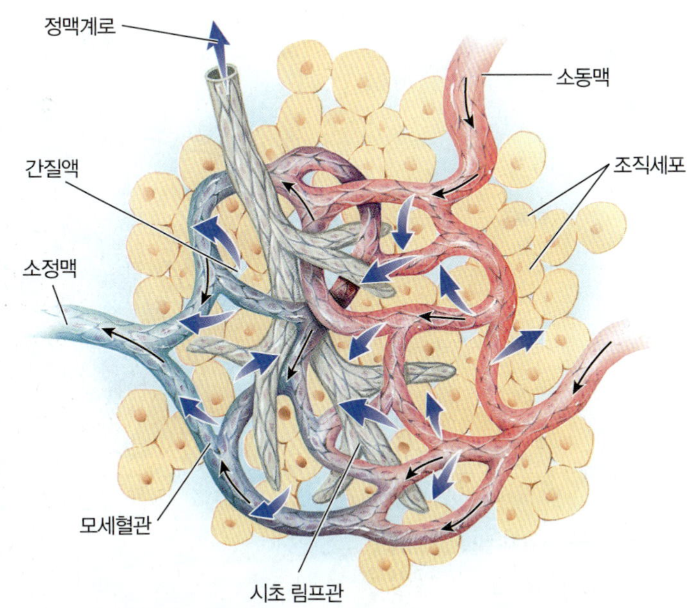

(a) 시초 림프관과 모세혈관의 관계

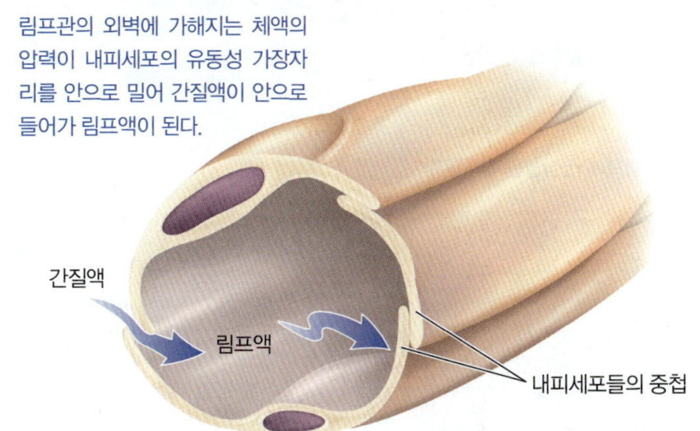

(b) 시초 림프관의 내피세포의 배열

● **그림 10-19 시초 림프관.** (a) 끝이 막힌 시초 림프관은 모세혈관에서 여과된 여분의 체액을 수거하여 정맥계로 되돌린다. 청색 화살표는 모세혈관에서 여과되거나 되돌아 들어가는 체액 및 모세혈관 대신 시초 림프관으로 들어가는 일부 체액을 나타낸다. (b) 내피세포의 중첩된 가장자리가 림프관 벽에 판막성의 틈을 만든다.

림프계의 기능 림프계의 가장 중요한 기능은 아래와 같다:

- **과량으로 여과된 체액의 회수.** 정상적으로 모세혈관의 여과량이 매일 약 3 L 정도 재흡수량보다 많다(20 L가 여과되고 17 L가 재흡수됨) (● **그림 10-20b**). 그럼에도 불구하고 전체 혈액량은 5 L에 불과하며 그중 단 2.75 L만이 혈장이다(혈구가 혈액량의 나머지를 차지함). 평균 심박출량을 감안하면 안정 상태에서 매일

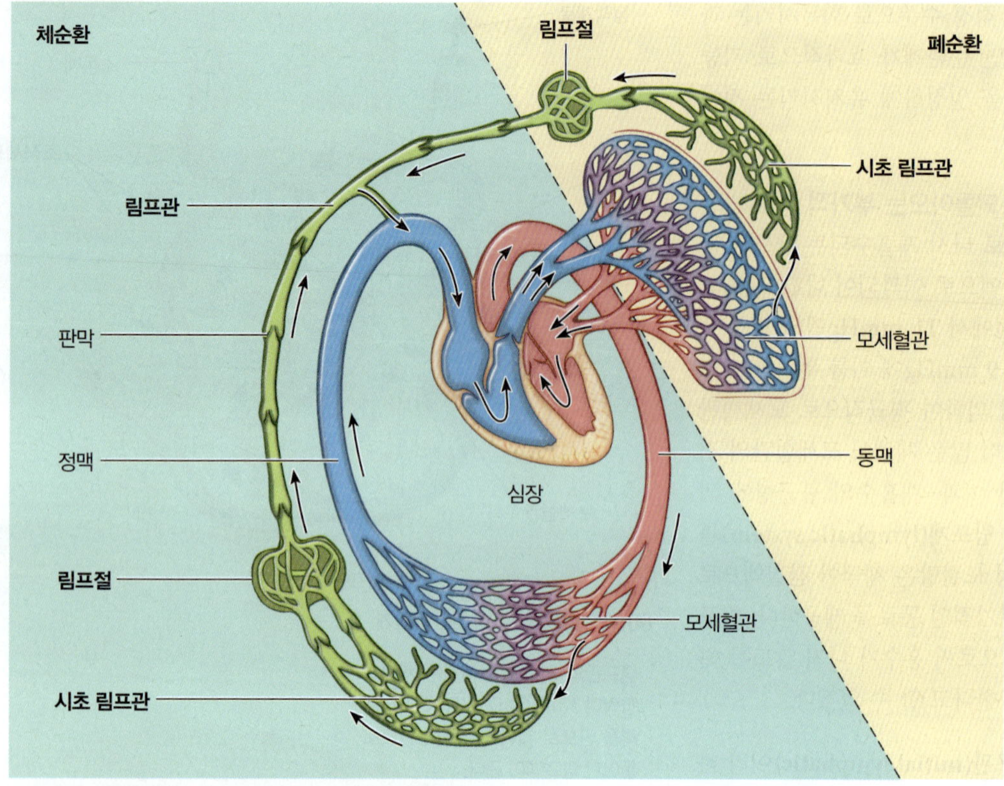

(a) 림프계와 심혈관계의 관계

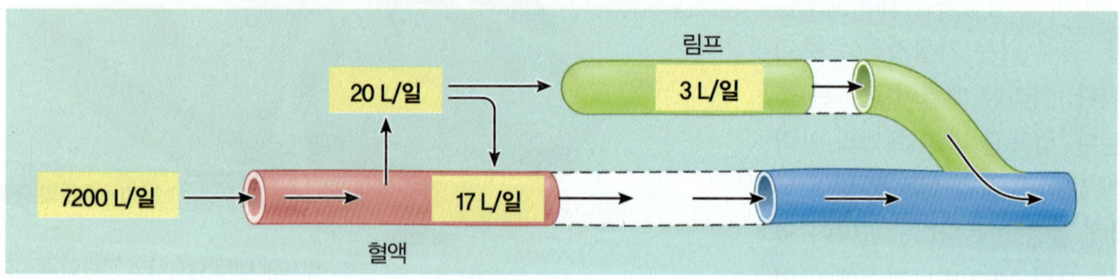

(b) 매일의 혈류량과 림프 유량

● 그림 10-20 **림프계.** (a) 림프는 대정맥의 우심방 입구 부근에서 정맥으로 들어간다. (b) 하루 평균 혈류량이 7,200 L인데 비하여 림프 유량은 하루 평균 3 L이다.

7,200 L의 혈액이 모세혈관을 지나가는 셈이다. 여과된 체액의 매우 적은 분획만이 모세혈관으로 재흡수되지 않지만, 매 심장박동마다 반복되는 이 과정의 누적 효과 때문에 혈장량 전체보다도 많은 양에 상당하는 양이 매일 간질액에 남게 된다. 분명히 이 체액은 순환하는 혈장으로 되돌아와야 한다. 이 임무가 림프관에 의하여 완수된다. 림프관을 통류하는 평균 혈류률은 매일 3 L로 순환계를 관류하는 7,200 L에 비하여 매우 적다.

■ 질병에 대한 방어. 림프는 림프계의 경로 중도에 위치하는 **림프절(lymph node)**을 통해 걸러진다. 이 체액이 림프절을 통과하는 것은 질병에 대한 신체의 방어 기작에서의 중요한 양상이다. 예로, 간질액에서 들어온 박테리아는 림프절에서 특정 식세포들에 의하여 파괴된다(11장 참조).

■ 흡수한 지방의 운반. 림프계는 소화관으로부터 지방의 흡수에 중요하다. 식이 지방의 최종 소화산물은 소화관의 내면을 이루는 세포들 안에서 지방 과립들로 포장되는데, 이들은 너무 커서 모세혈관으로 들어가지 못하지만 시초 림프관으로는 쉽게 들어간다(15장 참조).

■ 여과된 단백질의 환송. 대부분의 모세혈관에서 여과 중에 소량의 혈장 단백질들이 새어나간다. 이 단백질들은 모세혈관으로 다시 쉽게 재흡수되지 못하나 시초 림프관으로는 쉽게 들어갈 수 있다. 만약 이들 단백질이 림프계를 경유하여 순환계로 되돌아오지 않고 간질액에 쌓인다면, 간질액의 교질삼투압(외향성 압력)이 점차 증가하고 혈장의 교질삼투압(내향성 압력)은 점차 떨어진다. 그 결과로 여과력은 점차 증가하고 재흡수력은 점차 감소하여 혈장량은 감소하는 대신 간질 공간에 체액이 점차 쌓이게 된다.

부종은 과량의 간질액이 쌓여서 발생한다.

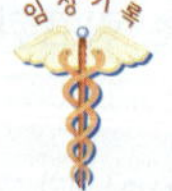

가끔 모세혈관 벽에 작용하는 물리적 힘 중 하나가 어떤 연유로 비정상이 되면 과량의 간질액이 쌓이게 된다. 과량의 간질액 때문에 조직이 붓는데 이를 **부종(edema; 수종)**이라 한다. 부종의 원인은 네 범주로 묶을 수 있다.

1. 혈장단백질 농도의 저하는 혈장-교질삼투압(π_p)을 낮춘다. 주 내향압의 이러한 저하로 과량의 체액이 여과되어 나가는 한편, 정상보다 적은 양의 체액이 재흡수된다. 그러므로 여분의 체액이 간질 공간에 남는다. 혈장단백질이 감소하여 부종이 발생하는 몇 가지 원인들에는 신장 질환으로 인하여 오줌으로 과량의 혈장단백질 손실, 간 질환에 의한 혈장단백질의 합성 감소(간은 거의 모든 혈장단백질을 합성함), 식이 중 단백질 부족, 또는 심한 화상으로 인한 상당량의 혈장단백질의 손실 등이 있다.

2. 모세혈관 벽의 투과성 증가는 혈장 단백질이 평소보다 더 많이 혈장으로부터 주위 간질액으로 통과하도록 한다. 한 예로, 조직의 상해나 알레르기 반응 중에 히스타민이 모세혈관 소공의 확장을 유도할 경우이다. 그 결과로 인한 π_p의 저하는 유효 내향압을 감소시킨다. 반면에 간질액의 과량의 단백질에 의한 **간질액의 교질 삼투압**(π_{IF})의 상승 결과는 유효 외향압을 증가시킨다. 이런 불균형이 상처(예, 수포)와 알레르기 반응(예, 벌)에 의한 국부적 부종에 어느 정도 관여한다.

3. 정맥압의 증가. 정맥에 다량의 혈액이 남게 되면, 정맥압이 증가하고 이에 따라서 **모세혈관 혈압**(P_C)이 증가한다. 모세혈관은 정맥으로 흐르므로 정맥에 혈액이 다량 있게 되면, 소동맥으로부터 모세혈관으로 들어오는 혈액보다 적은 량이 모세혈관에서 과적된 정맥으로이동하여 나가기 때문에 모세혈관에 혈액의 "체증"이 일어난다. 그 결과에 의해 모세혈관 벽에 가해지는 외향성 정수압의 상승이 울혈성 심부전증에서 나타나는 부종의 큰 이유이다(p. 290 참조). 정맥 환류가 국소적으로 제한될 수 있으므로 국소적으로 부종이 발생할 수도 있다. 한 예는 임신 중 때때로 발과 다리에 발생하는 부종이다. 확대된 자궁이 복강을 지나는 하지에서 올라오는 주요 정맥을 압박하기 때문이다. 이 정맥에 많은 양의 혈액이 머물게 되어 다리와 발의 모세혈관의 혈압을 높이고, 이것이 하지에 국소적으로 부종을 유발한다.

4. 림프관의 폐쇄도 부종을 일으킨다. 이는 과잉의 여과액이 림프계를 통하여 되돌아가지 못하고 간질액에 머물러 있기 때문이다. 간질액에 단백질이 축적되면 그에 의한 삼투 효과가 문제를 더 크게 만든다. 국소적 림프 폐쇄도 일어날 수 있는데, 그런 예로는 유방암 수술 중에 림프절을 제거한 결과로 팔로부터 가는 주요 림프관이 폐쇄된 여성의 팔에서 발생한다. 보다 광범위한 림프 폐쇄는 주로 열대 연안 지방에서 발견되는 모기가 매개하는 기생충에 의한 **필라리아증**(filariasis)이다. 이 질병은 작은 실과 같은 필라리아 원충이 림프관에 감염되어 적절한 림프의 배액을 막기 때문이다. 감염된 신체 부위 중 특히 음낭과 말단 부위가 심하게 붓게 된다. 이런 증상을 때로 **코끼리피부병**(상피병, elephantiasis)이라 부르는데, 그 이유는 부어 오른 말단 부분이 코끼리와 비슷한 모양을 하기 때문이다(● **그림 10-21**).

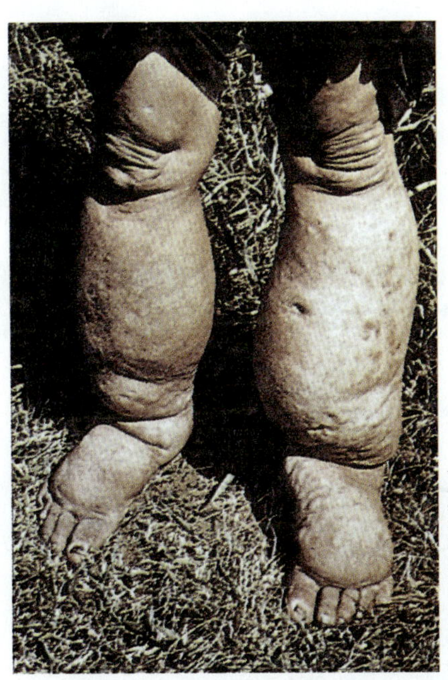

● 그림 10-21 **코끼리피부병.** 이 열대성 풍토병은 모기가 옮기는 기생충이 림프관에 침투하여 발생한다. 감염 신체 부위(보통은 사지)의 림프의 혈관계로의 환류를 방해하여 부종이 커져 마치 코끼리 다리처럼 보이는 병이다.

부종의 원인이 무엇이든 간에 중요한 결과는 혈액과 세포들 사이의 물질교환이 감소하는 것이다. 과잉의 간질액이 축적되면 혈액과 세포들 간의 거리가 증가되어 영양물질, O_2, 노폐물의 확산 거리가 멀어짐으로써 확산률이 감소한다. 그러므로 부종이 발생한 조직의 세포들에는 공급이 충분하지 못할 수 있다.

10.5 정맥

정맥계가 순환 회로를 완성한다. 모세혈관 밭을 지난 혈액은 정맥계로 들어가서 심장으로 되돌아간다.

정맥은 혈액저장고 및 심장으로 되돌아가는 통로의 역할을 한다.

정맥은 반지름이 크기 때문에 혈액 흐름에 대한 저항이 작다. 더욱이 작은 정맥들이 점차 더 큰 정맥으로 모아질수록 정맥계의 총 단면적이 점차로 감소하기 때문에 혈액이 심장에 가까워질수록 혈류 속도가 빨라진다.

체정맥은 혈액이 조직으로부터 심장으로 환류하는 저-저항 통로 구실을 할 뿐 아니라 **혈액저장고**의 구실을 한다. 정맥의 저장 용량 때문에 정맥을 때때로 **용량 혈관(capacitance vessel)**이라고도 부른다. 정맥의 벽은 동맥에 비하여 얇고 평활근이 적으며, 또 정맥의 결합조직에는 탄력성 섬유에 비하여 콜라겐 섬유가 상당히 더 많아서 동맥과 달리 정맥은 탄력성이 적다(▲ **표 10-1** 참조). 동맥의 평활근과는 다르게 정맥의 평활근은 고유의 근긴장도가 약하다. 이런 특성 때문에 정맥은 신전성(팽창성)이 크지만 **탄성적 반동**(elastic recoil)은 작다. 정맥은 쉽게 팽창되기 때문에 혈액이 추가되어도 정맥압은 아주 조금 증가한다. 동맥은 과량의 혈액에 의하여 신전되면 동맥 벽의 탄력성 섬유 때문에 퇴축하여 혈액을 앞으로 흐르게 하지만, 정맥은 여분의 혈액이 들어오면 탄력성 반동이 없이 쉽게 신전하여 추가 혈액을 수용한다. 이처럼 정맥은 **혈액저장고(blood reservoir)**의 구실을 한다. 즉, 혈액 수요가 적으면 정맥이 이런 수동적 신전성으로 인해 여분의 혈액을 저장한다. 안정 상태에서 정맥에 총 혈액량의 60% 이상이 들어 있다(● **그림 10-22**).

운동 중과 같이 저장된 혈액이 필요하면 외인성 인자들이 정맥 저장고의 용량을 축소하여 정맥으로부터 여분의 혈액을 심장

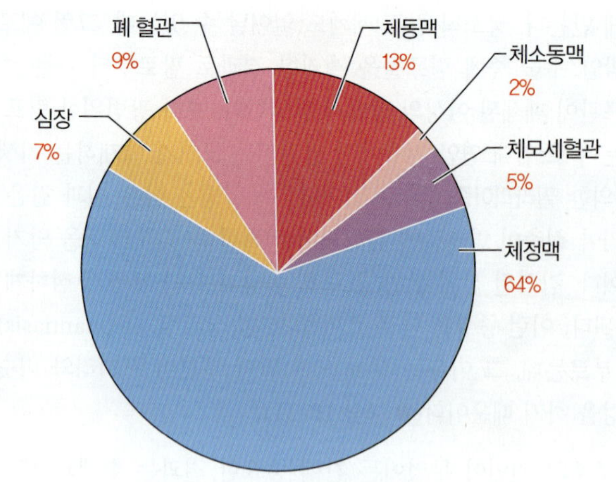

● 그림 10-22 순환계 각 부위의 총 혈액량에 대한 백분율.

으로 보내어 조직으로 박출되도록 한다. 정맥 환류량이 증가하면 심장의 프랭크-스탈링 법칙에 의하여 박동량이 증가한다(p. 287 참조). 반면에 혈액이 심장으로 되돌아가지 않고 너무 많은 량이 정맥에 있으면 심박출량이 비정상적으로 감소한다. 그러므로 정맥의 용량, 정맥 환류량, 심박출량 사이에는 세밀한 균형이 존재한다. 정맥 용량에 영향을 주고 정맥 환류량에 기여하는 인자들에 대해 알아보자.

정맥 환류량은 여러 외인성 인자들에 의하여 증가한다.

정맥 용량(**venous capacity**; 정맥이 수용할 수 있는 혈액량)은 정맥 벽의 팽창성과 정맥을 압박하는 외력의 영향에 달려 있다. 혈액량이 일정한 상태에서 정맥 용량이 증가하면 더 많은 혈액이 심장으로 되돌아가는 대신 정맥에 남아 있게 된다. 이러한 정맥의 저장은 심장으로 환류하여 심장에서 박출되는 혈액량인 유효 순환 혈액량을 감소시킨다. 반대로 정맥 용량이 감소하면 더 많은 혈액이 심장으로 환류하고 이어서 박출된다. 그러므로 정맥 용량의 변화는 직접 정맥 환류량에 영향을 주고, 이것은 다시 유효 순환 혈액량을 결정하는 중요 인자가 된다(유일한 것은 아니지만). 유효 순환 혈액량은 또한 혈관계와 간질액 구획 간의 집단흐름의 수동적 이동에 의하여 단기적으로 영향을 받고, 염과 물의 균형 조절처럼 총 세포외액의 부피를 조절하는 인자들에 의하여 장기적으로 영향을 받는다.

정맥 환류량(**venous return**)은 정맥으로부터 심방으로 매분 흘러드는 혈액량이다. 혈관을 통과하는 혈류량은 압력기울기에 정비례한다는 사실을 상기하라. 혈액이 정맥에 다다를 때는 심장 수축이 혈액에 가한 추진압이 많이 소실된다. 이는 혈관을 따라 특히 고-저항 소동맥을 통과할 때 마찰에 의하여 소실되기 때문이다. 혈액이 정맥계로 유입될 때는 혈압의 평균이 단지 17 mmHg가 된다(● **그림 10-8** 참조). 그렇지만 심방압이 거의 0 mmHg이므로 작지만 적절한 추진압이 아직도 있어서 혈액은 반지름이 넓은 저-저항 정맥을 통하여 흐른다.

임상기록 방실판막이 누출성인 경우에서처럼 심방압이 병적으로 증가하면 정맥-심방 압력기울기가 감소하여 정맥 환류량이 감소하고 정맥계에 다량의 혈액이 머물게 한다. 그러므로 여러 통상적 원인들 중에서도 심방압의 상승이 울혈성 심부전증을 야기할 수 있다(p. 290 참조).

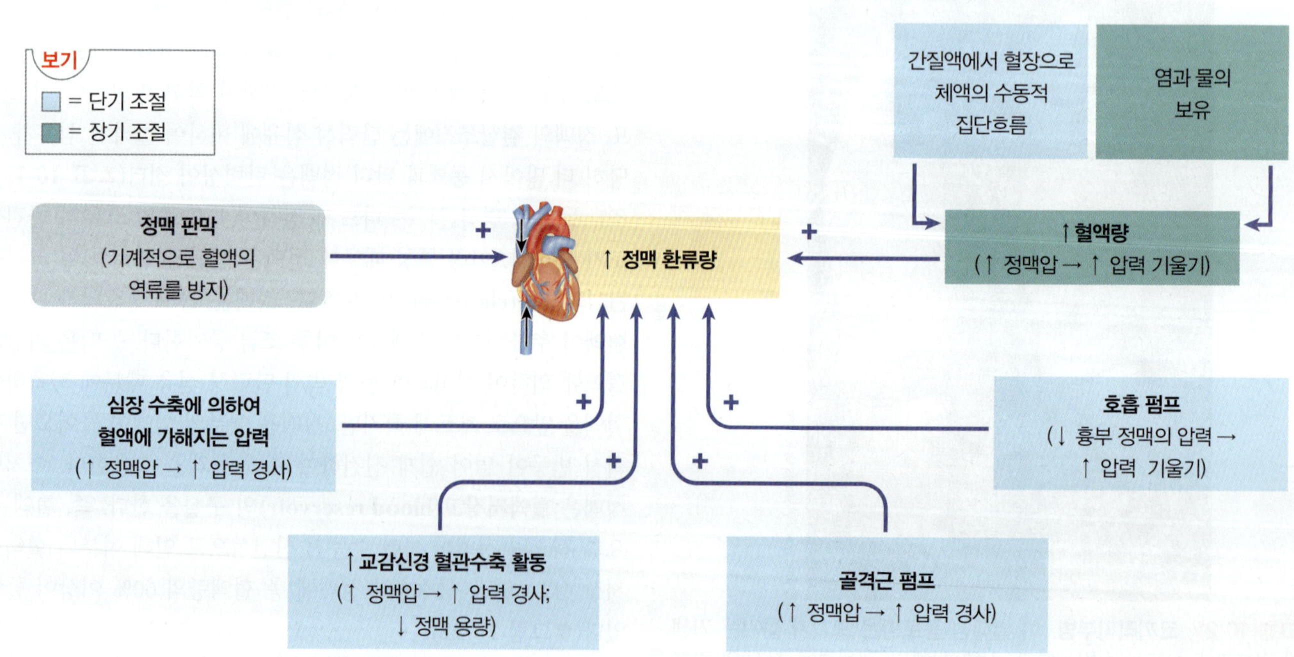

● 그림 10-23 정맥 환류를 촉진하는 요소들.

심장 수축에 의한 추진압에 더하여 교감신경이 유도하는 정맥 수축, 골격근 활동, 정맥 판막의 효과, 호흡 활동 등 네 가지 인자가 정맥 환류량을 증가시킨다(● **그림 10-23**). 이 부차적인 인자들 대부분은 정맥과 심장 간의 압력기울기에 영향을 주어 정맥 환류량을 변동시킨다.

교감신경 활동이 정맥 환류량에 미치는 효과 정맥은 근육이 많지 않고 고유 근긴장도가 작지만, 정맥 평활근에는 교감신경섬유가 풍부하게 분포한다. 교감신경 자극은 정맥의 혈관수축을 일으켜서 정맥압을 어느 정도 상승시킨다. 이것은 다시 압력기울기를 증가시켜 정맥에 저장된 혈액을 더 많이 우심방으로 흐르도록 하여 정맥 환류량을 증가시킨다. 또 정맥은 정상에서 반지름이 크므로 교감신경에 의한 온건한 혈관수축은 혈류저항에 거의 영향을 미치지 못한다. 정맥은 수축되었을 때에도 반지름이 비교적 커서 저-저항 혈관 구실을 한다.

소동맥과 정맥의 혈관수축의 결과가 다르다는 점이 중요하다. 소동맥 수축은 소동맥의 저항을 크게 하여 즉각 통과하는 혈류량을 감소시킨다(소동맥이 좁아지면 적은 양의 혈액이 유입되고 통과함). 반면에 정맥의 혈관수축은 용량 감소 때문에 즉각 혈류량을 증가시킨다(정맥이 좁아지면서 정맥에 있던 혈액을 더 많이 밀어내어 통과하는 혈류량을 증가시킴).

정맥 환류량의 증가는 확장기말 용적의 증가 때문에 심박출량의 증가로 이어진다. 교감신경의 심장에 대한 자극은 또 박동률과 심장의 수축성을 증가시켜 심박출량을 증가시킨다(pp. 286, 288 참조). 따라서 운동 중일 때와 같이 교감신경 활동이 상승되어 지속되는 동안에는 심장은 평소보다 많은 혈액을 내보내어 운동 중인 근육이 사용하도록 한다.

골격근 활동이 정맥 환류량에 미치는 효과 사지에 있는 여러 큰 정맥들은 골격근 사이에 놓여 있으므로, 근육이 수축하면 정맥을 압박하게 된다. 이러한 외래성 정맥 압박은 정맥 용량을 감소시키고 정맥압은 증가시킨다. 그 효과로 정맥에 있는 액체를 압착하여 심장 쪽으로 흐르게 한다(● **그림 10-24**). **골격근 펌프(skeletal lmuscle lpump)**라고 하는 이런 펌프질이 정맥에 저장된 여분의 혈액을 운동 때에 심장으로 되돌리는 또 하나의 길이다. 근육 활동의 증가는 더 많은 혈액을 정맥에서 심장으로 밀어낸다.

골격근 펌프는 또한 정맥계에 미치는 중력의 효과를 상쇄시킨다.

정맥계에 미치는 중력 효과의 상쇄 지금까지 살펴본 혈관수 여러 부위의 평균 압력은 누운 자세에서의 압력이다. 사람이 누우면 모든 부위에 동일한 중력이 작용하기 때문에 고려할 필요가 없다. 그렇지만 사람이 서 있으면 중력의 효과가 균일하지 않다. 통상의 심장 수축에 의한 압력에 더하여 심장보다 아래에 있는 혈관은 심장으로부터 혈관이 있는 위치까지의 혈액 기둥의 무게만큼 압력을 더 받는다(● **그림 10-25**).

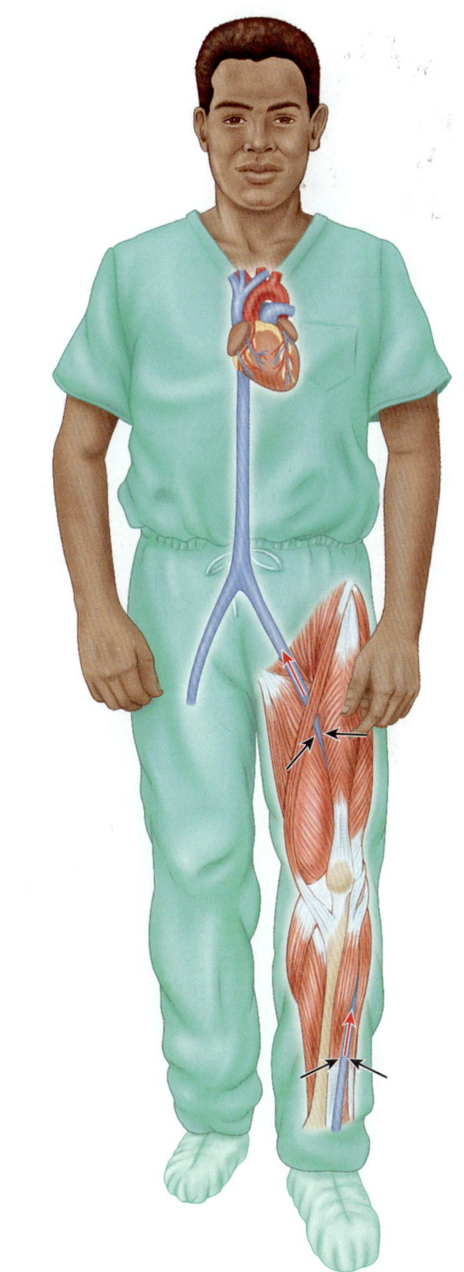

● **그림 10-24** **정맥 환류를 증강시키는 골격근 펌프.**

이 압력의 증가는 두 가지 중요한 결과를 가져온다. 첫째, 팽창성 정맥은 정수압이 증가하면 더욱 확장하여 용량이 증가한다. 비록 동맥에도 같은 중력 효과가 미치지만 그들은 거의 팽창하지 않으므로 정맥처럼 확장하지는 않는다. 모세혈관으로부터 유입되는 대부분의 혈액은 심장으로 되돌아가는 대신 확장된 다리의 정맥들에 고이기 쉽다. 정맥 환류량이 감소하기 때문에 심박출량이 감소하고 유효 순환량이 줄어든다. 둘째, 중력에 의한 모세혈관압도 뚜렷한 증가는 하지의 모세혈관밭에서 과량의 체액이 여과되어 나가도록 함으로써 국소적으로 부종을 일으킨다(다리와 발이 부음).

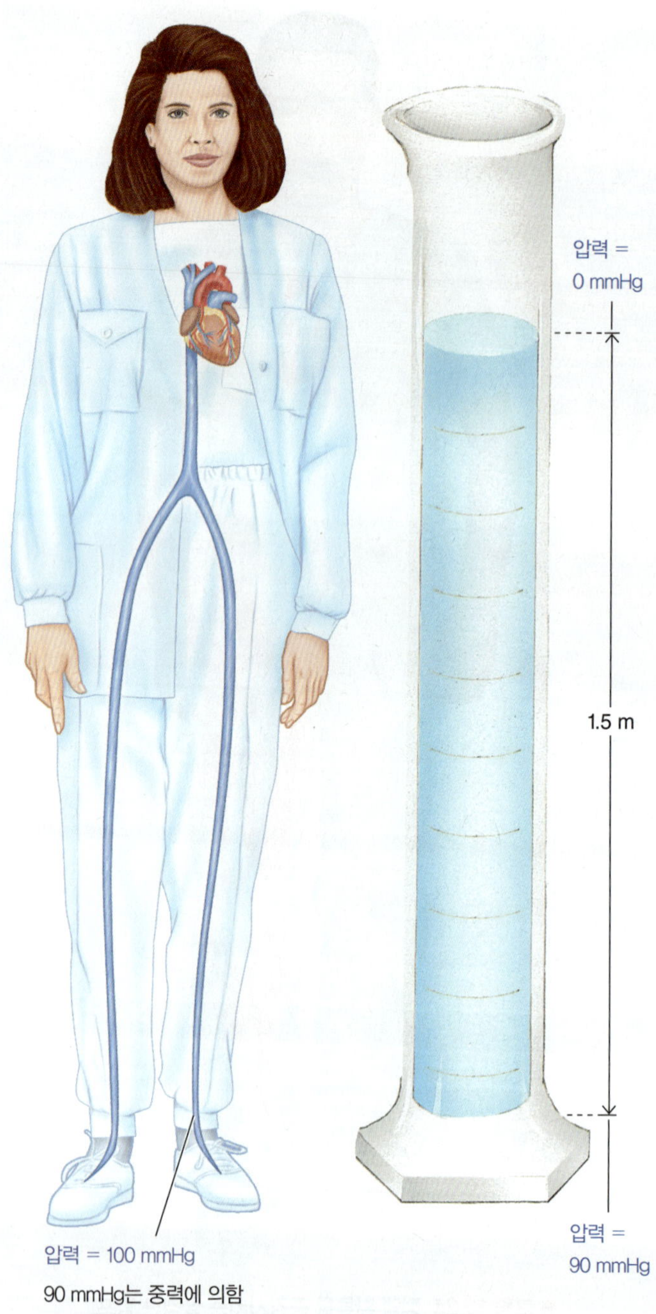

● **그림 10-25 중력이 정맥압에 미치는 효과.** 성인이 서 있으면 심장에서 발까지 뻗어 있는 혈관 속의 혈액은 1.5 m 기둥의 혈액과 동등하다. 중력의 효과로 인하여 이 기둥에 발생하는 압력은 90 mmHg이다. 심장에 의한 혈압은 관류하는 혈관에서의 마찰 손실 때문에 하지 정맥 부위에서는 10 mmHg 정도로 떨어진다. 두 압력을 더하면 발목과 발의 정맥의 혈압은 100 mmHg가 된다. 이 부위의 모세혈관도 동일한 중력 효과를 받는다.

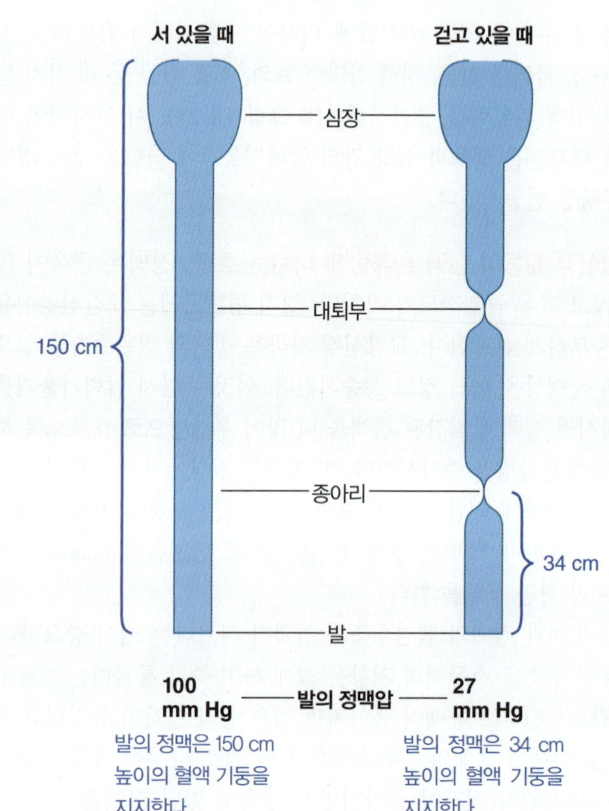

● **그림 10-26 중력의 효과와 반대로 작용하는 다리 골격근 수축의 효과.** 골격근의 수축은 (보행 시처럼) 정맥 분절을 완전하게 비움으로써, 아래쪽 정맥들이 지탱하여야 할 혈액 기둥을 단절시켜준다.

정상적으로 이런 중력의 효과를 상쇄시키는 보상 방법에는 두 가지가 있다. 첫째, 사람이 누워 있다가 일어설 때 발생하는 평균 동맥압의 감소가 교감신경 자극을 통하여 정맥 수축을 촉발하여 적체된 혈액 일부를 밀어 올린다. 둘째, 골격근 펌프가 간간이 정맥 분절을 완전하게 비워 혈액 기둥을 "단절시킴"으로써, 그 아래 부위의 정맥은 심장으로부터 그 부위에 이르는 전체 정맥 기둥의 무게를 받지 않게 한다(● **그림 10-26**, ● **그림 10-24** 참조). 골격근 활동 없이는 정맥의 혈관수축 반사가 중력 효과를 완전하게 보상하지는 못한다. 사람이 오랫동안 서 있으면 평균 동맥압을 유지시키고자 하는 반사작용에도 불구하고 유효 순환량의 감소로 인해 뇌로의 혈류량이 감소하여 실신하게 만든다. 자세를 수평으로 하면 혈관계에 미치는 중력 효과가 사라져 유효 순환량이 회복된다. 이런 이유 때문에 실신한 사람을 직립자세로 부축하려는 것은 역효과를 낳는다.

골격근 펌프는 정맥 환류를 촉진하기 때문에 순환계에 대한 중력의 유해 효과를 보상하는데 도움을 주므로, 책상에서 일할 때는 주기적으로 일어서고, 서 있을 때는 때때로 서성이는 것이 좋은 생각이다. 온건한 근육 활동은 "혈액을 흐르게 한다." 또 장기간 서 있어야만 하는 사람은 탄력성 양말을 신는 것이 좋다. 이것은 외부에서 지속적으로 부드럽게 압력을 가함으로써 골격근 수

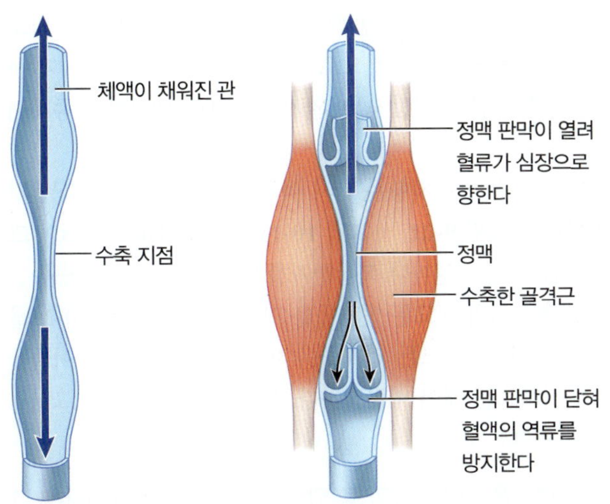

● 그림 10-27 **정맥 판막의 기능.** (a) 관의 중간을 압착하면 체액은 양방향으로 밀려간다. (b) 정맥 판막들은 혈액이 심장 쪽으로만 흐르도록 해 준다.

축의 효과와 비슷하게 다리 정맥들에 중력에 의하여 혈액이 적체되는 효과를 더욱 상쇄한다.

정맥 판막이 정맥 환류량에 미치는 효과 정맥 혈관수축과 외적인 정맥 압박 모두 혈액을 심장 쪽으로 민다. 액체가 들어 있는 관을 중간에서 압박하면 액체는 수축 지점으로부터 양방향으로 밀려간다(● **그림 10-27a**). 그런데 어째서 정맥 혈관수축과 골격근 펌프에 의하여 혈액이 앞으로는 흐르면서 뒤로는 밀려가지 않는가? 혈액은 전방으로만 흐를 수 있는데 이것은 큰 정맥들에는 일방향성 판막이 2~4 cm 간격으로 있기 때문이다. 이들 판막은 혈액이 심장을 향하여 전방으로만 움직이도록 하고 조직 쪽으로 후방으로의 움직임을 막아준다(● **그림 10-27b**).

임상기록

정맥류(varicose vein)는 정맥의 판막이 기능이 떨어져서 더 이상 혈액 기둥을 받쳐주지 못할 때 발생한다. 이 증상이 나타나는 성향의 사람은 정맥 벽이 선천적으로 과팽창되고 약하다. 장시간 자주 서 있어서 증상이 악화되면 정맥에 혈액이 적체되면서 혈관이 확장되면 판막이 더 이상 밀봉되지 않는다. 다리 피부 아래의 정맥류 혈관은 눈에 띄게 과팽창되어 있고 구불구불하다. 반면에 예측과는 달리 병적으로 확장된 정맥에 혈액의 만성적 고임(pooling)은 심박출량을 감소시키지 않는데, 이것은 총 순환 혈액량이 증가하여 이를 보상하기 때문이다. 오히려 정맥류의 가장 심각한 결과는 정체된 고인 혈액에서 비정상 혈전의 생성 가능성이다. 특히 위험한 것은 이런 혈전이 떨어져 나와 다른 곳의 작은 혈관 특히 폐의 모세혈관을 봉쇄할 경우이다.

호흡 활동이 정맥 환류량에 미치는 효과 호흡 활동의 결과로 흉강의 내압은 대기압에 비하여 평균 5 mmHg가 낮다(낮은 대기압). 정맥계가 신체의 아래 부위에서 혈액을 심장으로 되돌릴 때 혈액은 낮은 대기압을 가지는 흉부를 거친다. 사지와 복부의 정맥계는 정상 대기압 아래에 놓여 있으므로 하지정맥(대기압)과 가슴정맥(낮은 대기압) 사이에는 압력기울기가 존재한다. 이런 압력 차이가 아래의 정맥으로부터 혈액을 가슴 정맥으로 이동시키어 정맥 환류량을 증가시킨다(● **그림 10-28**). 정맥 환류를 촉진하는 이 기작은 호흡의 결과 때문이기에 **호흡 펌프(respiratory pump)**라고 한다. 운동 중에 호흡 활동의 증가는 골격근 펌프나 정맥 혈관수축과 마찬가지로 정맥 환류량을 증가시킨다.

10.6 혈압

신체에서 감시하고 조절하는 혈압은 동맥의 수축기압이나 이완기압, 맥압 또는 혈관수의 어느 다른 부위의 압력도 아닌 평균 동맥압이다. 일상의 혈압 측정은 동맥의 수축압과 이완기압을 기록하며 이는 평균 동맥압을 산출하는 척도가 된다.

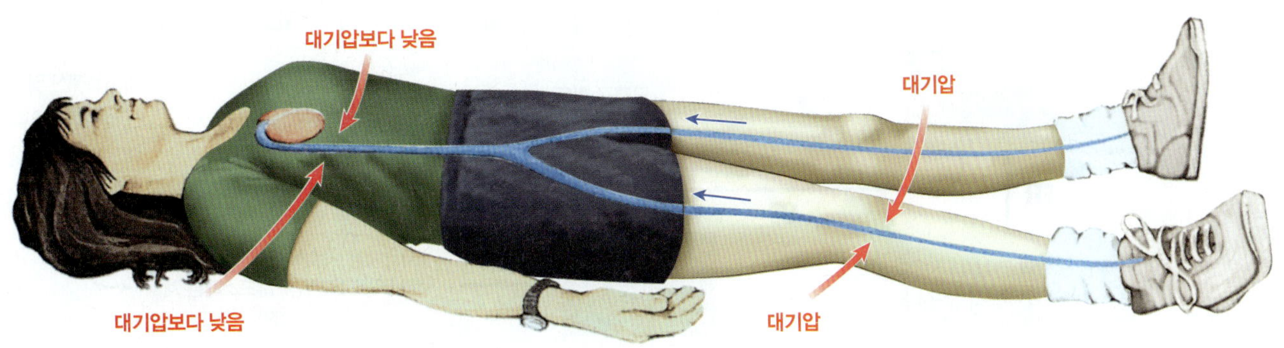

● 그림 10-28 **정맥 환류를 증강시키는 호흡 펌프.** 호흡 활동 결과로 가슴 정맥들 주위의 압력은 사지와 복부의 정맥들 주위의 압력보다 낮다. 이로 인해 정맥에 외부로부터 가해지는 압력에 기울기가 형성되어 혈액을 심장 쪽으로 민다.

혈압은 심박출량, 총 말초저항, 혈액량의 제어를 통하여 조절된다.

평균 동맥압은 조직으로 혈액을 추진시키는 원동력이다. 이 압력은 두 가지 이유로 정교하게 조절되어야 한다. 첫째, 압력이 높아야 충분한 원동력이 확보된다. 압력이 불충분하면 아무리 조직에 분포한 소동맥의 저항을 국소적으로 조절하더라도 뇌와 기타 기관들에 충분한 혈류량이 공급되지 않는다. 둘째, 이 압력은 너무 높지 않아야 한다. 혈압이 높으면 심장에 부담이 늘고 혈관 손상 및 작은 혈관의 파열 가능 위험성이 증가한다.

평균 동맥압을 결정하는 인자들 이 중요한 평균 동맥압의 조절에는 순환계와 다른 기관계의 다양한 구성 요소들의 통합 작용 등 정교한 기작이 필수이다(● **그림 10-29**). 평균 동맥압을 결정하는 두 가지 요소는 심박출량과 총 말초저항이다.

$$평균\ 동맥압 = 심박출량 \times 총\ 말초저항$$

(이 식은 평균 동맥압을 결정하는 인자가 심박출량과 총 말초저항의 정도임을 의미하는 것으로 평균 동맥압을 산출하는 데 사용하는 식, 즉 평균 동맥압 = 이완기압 + 1/3 맥압과 혼동해선 안된다.)

심박출량과 총 말초저항은 다시 여러 인자들이 결정한다는 것을 상기하라(● **그림 9-22**, ● **그림 10-11**, ● **그림 10-23** 참조). 그러므로 혈압 조절이 얼마나 복잡한가를 쉽게 알 수 있다. 평균 동맥압에 영향을 미치는 모든 인자들을 재고하면서 ● 그림 10-29를 설명한다. 이전에 이 모든 인자들을 이미 살펴보았지만, 이들을 종합하여 살펴보는 것이 바람직하다. 본문에 있는 숫자는 그림의 숫자에 해당한다.

- 평균 동맥압은 심박출량과 총 말초저항에 의해 결정된다(● **그림 10-29의 1**)
- 심박출량은 심박률과 박동량에 의해 결정된다(**2**).

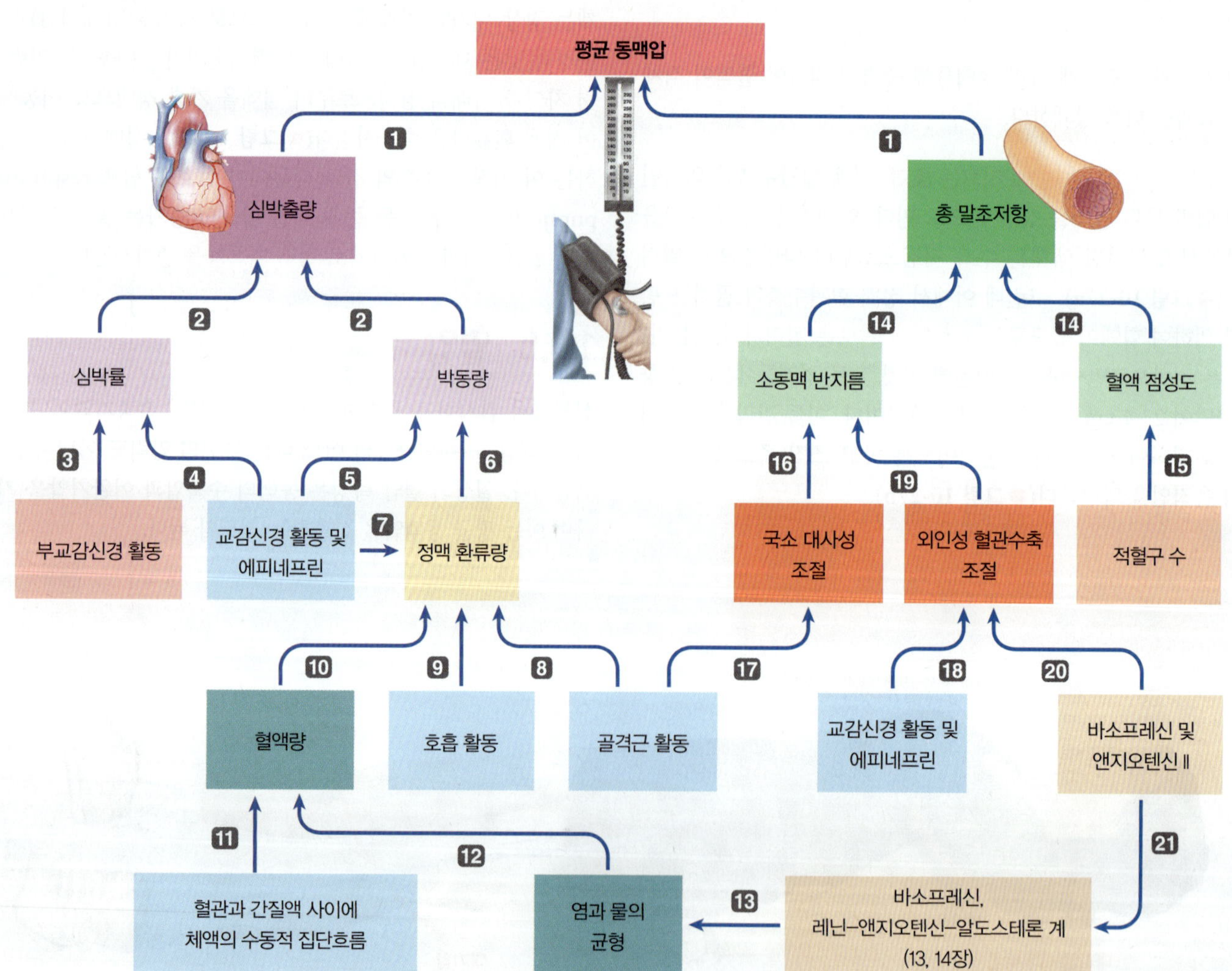

● **그림 10-29 평균 동맥압의 결정 요소들.** 이 그림은 기본적으로 그림 9-22 "심박출량의 조절", 그림 10-11 "총 말초저항에 영향을 미치는 요인들" 및 그림 10-23 "정맥 환류를 촉진하는 요소들"의 합성 그림이다. 숫자는 본문에서 설명한다.

■ 심박률은 심박률을 낮추는 부교감신경 활동과(3), 심박률을 높이는 교감신경(설명 전체에 에피네프린 포함) 활동(4)의 상대적 균형에 의하여 결정된다.

■ 박동량은 교감신경 활동에 반응하여 증가한다(5) (박동량의 외인성 조절).

■ 박동량은 또한 정맥 환류량의 증가에 따라 증가한다(6) (심장의 프랭크-스탈링 법칙에 따른 박동량의 내인성 조절).

■ 정맥 환류량은 교감신경이 유도하는 정맥 혈관수축(7), 골격근 펌프(8), 호흡 펌프(9)에 의하여 증대된다.

■ 유효 순환 혈액량은 또한 심장으로 환류하는 혈액량에 영향을 준다(10). 혈액량은 단기적으로는 모세혈관 벽을 관통하는 혈장과 간질액 사이의 수동적 집단흐름의 이동 정도에 의존한다(11). 장기적으로는 혈액량은 염과 물의 균형에 의해 결정된다(12). 이들은 각각 레닌-앤지오테신-알도스테론 계와 바소프레신 호르몬에 의하여 조절된다(13).

■ 평균 동맥압을 결정하는 다른 주요 인자인 총 말초저항은 혈류 속도와 모든 소동맥의 반지름에 의해 결정된다(14). 혈류 속도를 결정하는 주요 인자는 적혈구의 수이다(15). 그럼에도 소동맥의 반지름이 총 말초저항을 결정하는 보다 중요한 인자이다.

■ 소동맥의 반지름은 대사 요구량에 맞게 혈류량을 조절하는 국소적 (내인성) 대사조절에 영향을 받는다(16). 예를 들어, 활동적인 골격근에서 일어나는 국소적 변화는 국부적으로 소동맥의 혈관확장을 일으키어 근육으로의 혈류량을 증가시킨다(17).

■ 소동맥 반지름은 또한 교감신경의 영향을 받는다(18). 교감신경은 외인성 조절 기작으로서 소동맥 혈관수축을 야기하여(19), 총 말초저항과 평균 동맥압을 증가시킨다.

■ 소동맥의 반지름은 또한 바소프레신과 앤지오테신 II 호르몬에 의한 외인성 조절을 받는다. 이들은 강력한 혈관수축제이며(20), 염과 물의 균형에 중요하다(21).

혈압에 영향을 주는 관련 인자 중 어느 것이라도 변화하면 다른 변수가 보상적으로 변화하여 혈압을 일정하게 유지시키지 않는 한 혈압은 변화된다. 어떤 기관으로의 혈류량도 평균 동맥압에 의한 원동력과 기관에 분포한 소동맥의 혈관수축 정도에 따라 결정된다. 평균 동맥압은 심박출량과 소동맥 수축 정도에 달려 있으므로, 한 기관에 있는 소동맥이 확장하면 다른 기관의 소동맥은 필히 수축하여야 적절한 동맥압을 유지할 수 있다. 혈관이 확장된 기관들뿐만 아니라 일정한 혈액 공급이 필요한 뇌로 혈액을 추진시키는 원동력을 제공하기 위해서는 적절한 혈압이 필요하다. 그러므로 각 기관의 혈액 수요의 변화에도 불구하고 일정한 혈압을 유지하기 위해서는 심혈관계의 여러 변인들을 지속적으로 조율되어야만 한다.

단기적 조절 방식과 장기적 조절 방식 평균 동맥압은 순환계 내에 있는 압력 감지기인 **압력수용기(baroreceptor)**가 끈임 없이 감시하고 있다. 정상에서 벗어난 것이 감지되면 여러 반사 반응이 발동되어 평균 동맥압을 정상 수치로 되돌린다. 단기적(수초 이내) 조정은 심박출량과 총 말초저항의 변동으로 이루어지는데, 자율신경계가 심장, 정맥, 소동맥에 대한 영향을 주어 일어난다. 장기적(수분에서 수일이 걸리는) 조절은 총 혈액량의 조정으로 이루어지는데 이는 오줌 배설과 갈증의 조절 기작을 통하여 염과 물의 균형을 정상으로 회복시킴으로서 이루어진다(13, 14장 참조). 총 혈액량은 다시 심박출량과 평균 동맥압에 커다란 효과를 나타낸다. 이제 혈압을 지속적으로 조절하는 단기적 기작들을 살펴본다.

압력수용기 반사는 심장과 혈관에 즉각 효과를 미쳐 혈압을 조절하는 중요 단기적 기작이다.

평균 동맥압의 어떠한 변화도 자동적으로 **압력수용기 반사(baroreceptor reflex)**를 촉발하여 심장과 혈관에 영향을 줌으로써 심박출량과 총 말초저항을 조정함으로써 혈압이 정상으로 회복되도록 한다. 여느 반사들과 마찬가지로 압력수용기 반사는 수용기, 구심성 경로, 통합 중추, 원심성 경로, 효과 기관으로 구성된다.

순간순간의 혈압 조절에 관여하는 가장 중요한 수용기는 **목동맥동(carotid sinus)**과 **대동맥궁(aortic arch)**에 있는 압력수용기로서 평균 동맥압 변화에 민감한 기계적수용기이다. 이들 압력수용기는 전략적으로 위치하여(● **그림 10-30**) 각각 뇌로 향하는 혈관(목동맥동 압력수용기)과, 신체의 각 부위로 공급하는 혈관으로 갈라지기 전 주 동맥혈관(대동맥궁 압력수용기)의 혈압에 대한 중요 정보를 제공한다.

압력수용기는 끊임없이 평균 동맥압에 대한 정보를 제공한다. 다시 말하면 이들은 계속해서 동맥 내에 지속되는 압력에 반응하여 활동전위를 발생시킨다. 평균 동맥압이 증가하면 이 압력수용기의 수용기 전위가 증가하므로, 해당하는 구심성 뉴런에서 발사율이 증가한다. 반대로 평균 동맥압이 감소하면 압력수용기의 구심성 뉴런에서 발사율이 느려진다(● **그림 10-31**).

평균 동맥압의 상태에 관한 구심성 충격을 접수하는 통합중추가 **심혈관 조절중추**(cardiovascular control center)로서 뇌간의 연수에 위치한다. 원심성 경로는 자율신경계이다. 심혈관 조절중추는 효과기관들(심장과 혈관)에 대한 교감신경과 부교감신경 활동 비율을 변화시킨다. 자율적 변화가 어떻게 동맥압을 변동시키는지를 ● **그림 10-32**에 정리하였다. 이 그림은 부교감신경과 교감신경 자극이 심장과 혈관에 미치는 주요 효과를 요약한 것이다.

동맥압의 증가 또는 감소를 보상하는 반사활동을 추적하여 압력수용기 반사의 모든 조각을 함께 맞추어 본다. 어떤 연유이든 평균 동맥압이 정상 이상으로 증가하면(● **그림 10-33a**), 목동맥동과 대동맥궁의 압력수용기 각각의 구심성 뉴런의 발사율이 증가한다. 구심성 발사의 증가를 통해 혈압이 너무 높아졌다는 정보를 받게 되면, 심혈관 조절중추는 그 반응으로 심혈관계에 대

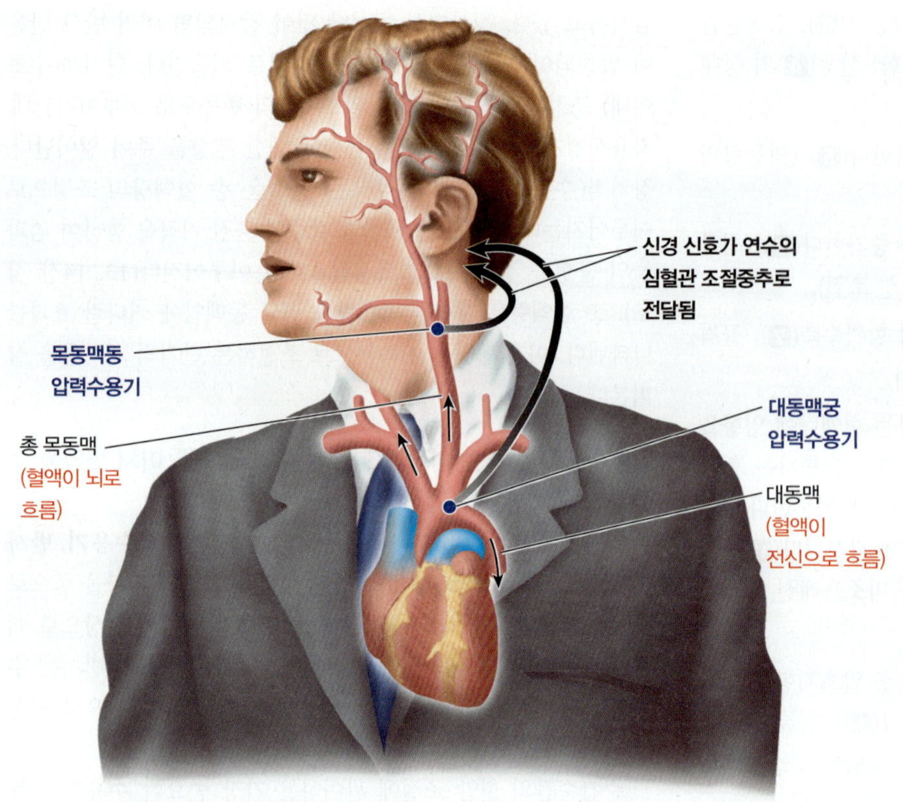

● **그림 10-30 동맥 압력수용기의 위치.** 동맥의 압력수용기는 전략적으로 목동맥과 대동맥궁에 위치하여 각각 뇌로 혈액을 공급하는 동맥(목동맥동 압력수용기)과, 신체 나머지 부위로 혈액을 공급하는 대동맥(대동맥궁 압력수용기)의 평균 동맥압을 감시한다.

한 교감신경의 활동은 감소시키고, 부교감신경 활동은 증진시킨다. 이러한 원심성 신호가 심박률을 감소시키고, 박동량을 감소시키고, 소동맥과 정맥의 혈관확장을 일으켜, 이들이 다시 심박출량의 감소와 총 말초저항의 감소로 이어지고 그 결과 혈압이 떨어져 정상 쪽으로 되돌아간다.

반대로, 혈압이 정상 아래로 떨어지면(● **그림 10-33b**), 압력수용기 활동이 감소하여 심혈관 중추가 심장의 교감신경과 혈관수축 신경 활동을 증가시키도록 유도하는 반면에 이들의 부교감신경 활동은 감소시킨다. 이런 원심성 활동 양상은 심박률과 박동량

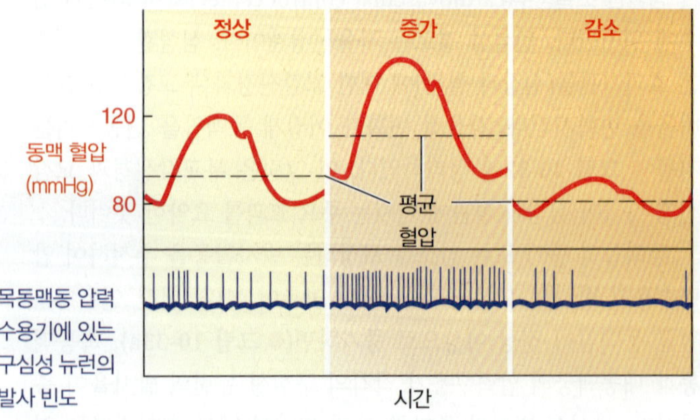

● **그림 10-31 목동맥동 압력수용기에 분포한 구심성 뉴런의 발사율과 평균 동맥압의 관계.**

의 증가를 유도하고, 소동맥과 정맥의 혈관수축이 동반된다. 이러한 변화는 심박출량과 총 말초저항 모두를 증가시키어 혈압을 정상 쪽으로 되돌린다.

이러한 조절 방식에도 불구하고 때로는 혈압이 적정한 수준으로 유지되지 않는다. 다음에 혈압 이상에 대하여 살펴본다.

고혈압은 국가적으로 심각한 공중보건의 문제이지만 그 원인은 거의 밝혀져 있지 않다.

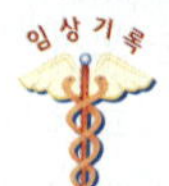

때로 혈압 조절 기작이 적절하게 작동하지 않거나 발생한 변화를 완전하게 보상하지 못한다. 혈압은 너무 높거나(140/90 mmHg 이상이면 고혈압) 또는 너무 낮을 수(100/60 mmHg이하면 저혈압) 있다. **저혈압(hypotension)**의 극단적인 형태는 순환성 쇼크(circulatory shock)이다. 혈압 이상 중 지금까지 가장 흔한 **고혈압(hypertension)**에 대해 먼저 알아본 다음, 저혈압과 충격(shock)을 설명하면서 장을 마치겠다.

고혈압은 원인에 따라 2차 고혈압과 1차 고혈압으로 두 개의 큰 범주로 나눈다, 고혈압의 정확한 원인이 확립된 것은 환자의 단 10%에 불과하다. 알고 있는 다른 1차적 문제에 2차적으로 병발하는 고혈압을 **2차 고혈압(secondary hypertension)**이라 한다. 예를 들면, 동맥의 탄력성 섬유의 감소나 죽상동맥경화성 반이 석회화되어 동맥의 탄력성이 감소하면 (p. 292 참조), 이러한 "동맥의 경화"에 의하여 동맥압이 만성적으로 증가한다. 마찬가지로 신장에 병이 생겨 정상으로 유입되는 염을 배출하지 못하면 고혈압이 발생한다. 염의 보유는 물의 보유를 유도하여 혈장량을 증가시켜 고혈압을 일으킨다.

나머지 고혈압 발생의 90%는 그 근본 원인을 알지 못한다. 이러한 고혈압을 **1차 고혈압(primary hypertension)** 또는 **본태성(essential)** 혹은 **원발성(idiopathic)** 고혈압이라고 한다. 1차 고혈압은 하나의 질병에 의하여 발병하기보다 여러 미지의 원인에 의하여 혈압이 상승한 모든 경우를 포함하는 포괄적 범주이다. 1차 고혈압이 발병하는 사람들은 유전적 경향을 강하게 보이고, 비만, 스트레스, 흡연, 식습관 등 고혈압 기여 인자들에 의하여 악화될 수 있다.

근원적 결함이 무엇이든 고혈압은 한번 시작되면 스스로 영속하는 것 같다. 혈압이 상승하여 지속되면 혈관 벽에 죽상동맥경화증이 잘 발생하고 이는 혈압을 더욱 더 높인다.

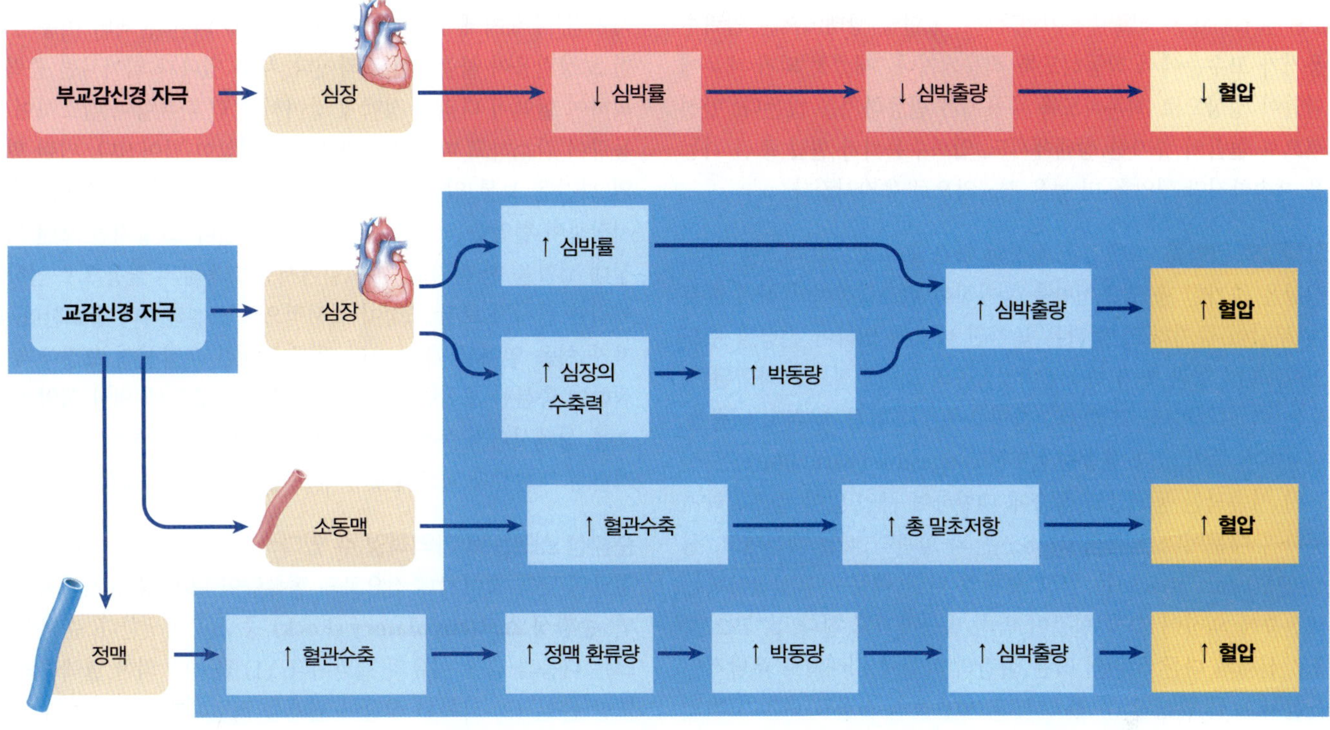

● 그림 10-32 부교감신경계와 교감신경계가 평균 동맥압에 영향을 미치는 인자들에 미치는 효과들의 요약.

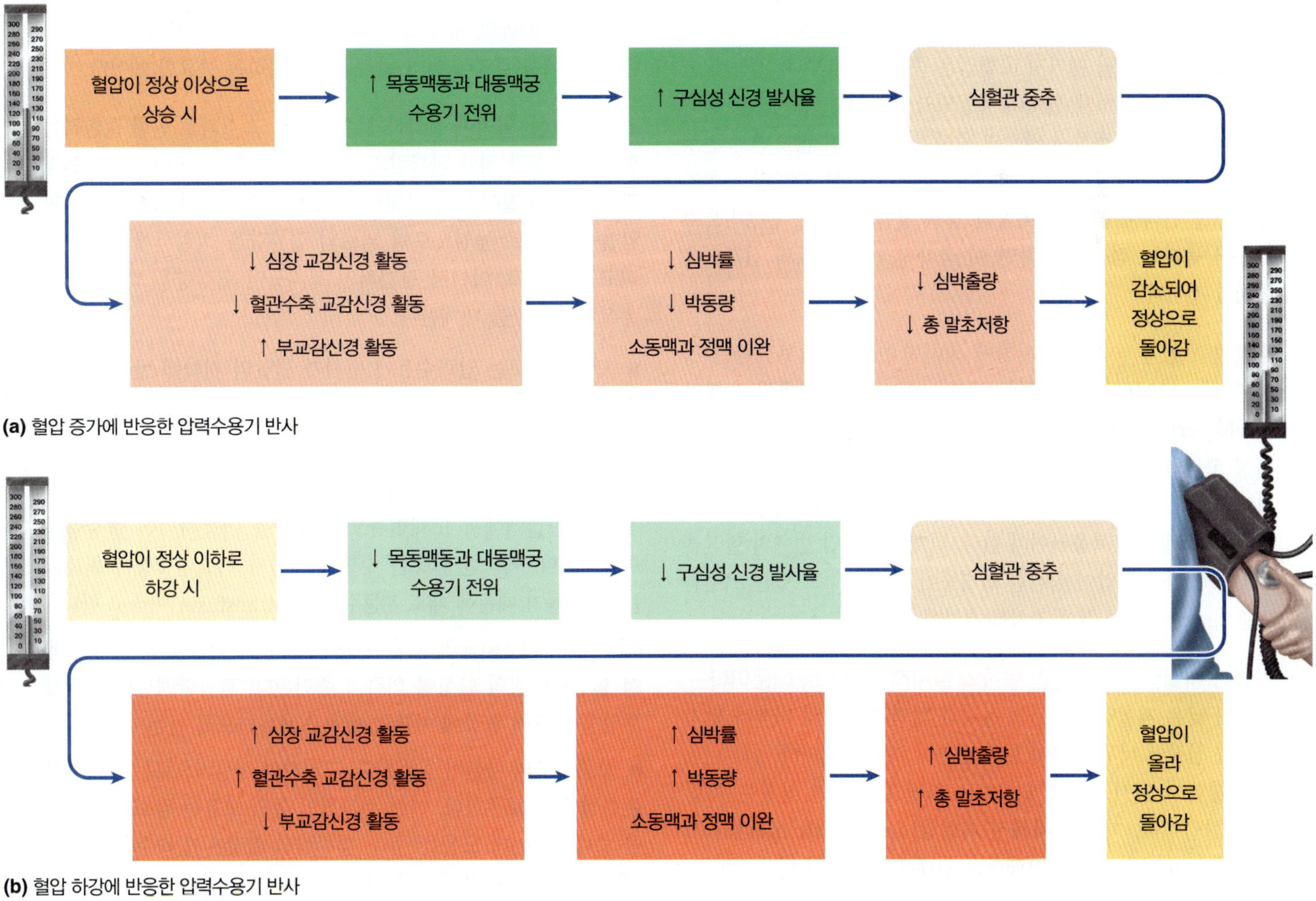

혈압이 정상 이상으로 상승 시 → ↑ 목동맥동과 대동맥궁 수용기 전위 → ↑ 구심성 신경 발사율 → 심혈관 중추 → ↓ 심장 교감신경 활동, ↓ 혈관수축 교감신경 활동, ↑ 부교감신경 활동 → ↓ 심박률, ↓ 박동량, 소동맥과 정맥 이완 → ↓ 심박출량, ↓ 총 말초저항 → 혈압이 감소되어 정상으로 돌아감

(a) 혈압 증가에 반응한 압력수용기 반사

혈압이 정상 이하로 하강 시 → ↓ 목동맥동과 대동맥궁 수용기 전위 → ↓ 구심성 신경 발사율 → 심혈관 중추 → ↑ 심장 교감신경 활동, ↑ 혈관수축 교감신경 활동, ↓ 부교감신경 활동 → ↑ 심박률, ↑ 박동량, 소동맥과 정맥 이완 → ↑ 심박출량, ↑ 총 말초저항 → 혈압이 올라 정상으로 돌아감

(b) 혈압 하강에 반응한 압력수용기 반사

● 그림 10-33 혈압을 정상으로 회복시키는 압력수용기 반사.

고혈압 상태에서 압력수용기의 적응 고혈압 상태에서는 압력수용기가 고수준에서 작동하도록 적응되거나 "재설정"되기 때문에 혈압이 정상으로 회복하도록 수용기가 반응하지를 않는다. 만성적으로 혈압이 증가한 상태에서도, 압력수용기가 혈압 조절 기능을 계속하지만 혈압을 더 높은 평균압으로 유지시킨다.

고혈압의 합병증 고혈압은 심장과 혈관 모두에 스트레스를 준다. 심장은 증가한 총 말초저항을 능가하여 펌프질하여야 하기 때문에 부담이 증가하고, 혈관은 높아진 내압에 의하여 손상될 수도 있다, 특히 혈관 벽이 죽상동맥경화증의 퇴화과정으로 약화된 경우는 더 그러하다. 고혈압의 합병증에는 울혈성 심부전, 뇌졸중, 심장마비 등이 있다. 울혈성 심부전(congestive heart failure)은 심장이 지속적인 동맥압의 상승에 대항하여 끈임 없이 펌프질하지 못하기 때문이다. 뇌졸중(stroke)은 뇌 혈관의 파열 때문이고, 심장마비(heart attack)는 심장 혈관의 파열 때문이다(심장마비는 색전증에 의하여 심장 혈관이 막혀 발생하기도 한다, p. 292 참조). 신체의 다른 부위의 작은 혈관의 파열에 의해서도 우발적인 출혈이 또한 발생할 수 있으나, 코 혈관들의 파열로 나는 코피의 예처럼 결과는 덜 심각하다. 또 하나의 고혈압의 심각한 합병증은 신부전(kidney failure)으로서 신장 혈관의 손상으로 혈류가 점진적으로 장애되기 때문이다. 더구나 눈에 분포한 혈관들의 변화에 의한 망막의 손상으로 점진적으로 시력이 상실되기도 한다.

합병증이 발생될 때가지 고혈압은 증상이 나타나지 않는데 이는 조직에는 적절하게 혈액이 공급되기 때문이다. 그러므로 혈압을 정기적으로 측정하지 않으면 증세가 감지되지 않으면서 진행되어 심각한 합병증이 발생할 수도 있다. 이러한 잠재적 고혈압 합병증을 인식하게 되고, 미국의 경우 성인의 1/3이 만성적으로 혈압이 높다는 점을 고려하면 이 국가적 건강 문제의 심각성을 이해할 것이다.

경계성 고혈압 최근의 지침에 의하면 미국 국립보건원은 정상 혈압 (120/80)과 고혈압 (140/90) 사이에 **경계성 고혈압(prehypertension)**이라 하는 새로운 혈압 범주를 만들었다. 경계성 고혈압 범위의 혈압은 보통 적당한 식이와 운동 방식으로 떨어지지만, 고혈압 범위의 혈압은 전형적으로 생활 습관을 바꾸고 혈압 조절약을 복용하여야 한다. 경계성 고혈압 범위의 혈압을 다루는 목적은 혈압이 심각한 합병증이 발생할 수도 있는 고혈압 수준으로 상승하기 전에 조치를 취하기 위함이다.

기립성 저혈압은 교감신경 활동의 일시적인 부조화 때문이다.

혈압이 낮은 저혈압은 혈관의 용량과 혈액량 사이의 비례가 맞지 않거나 심장이 너무 약하여 혈액 순환이 부족할 때이다.

저혈압이 일시적으로 발생하는 가장 일반적인 상황은 기립성 저혈압이다. **기립성(자세성)저혈압[orthostatic (postural) hypotension]**은 사람이 오랫동안 침대에서 휴식한 다음 일어날 때처럼, 수평자세에서 기립할 때 중력에 의한 혈액의 이동에 대한 보상반응이 불충분한 결과이다, 누워 있다가 일어서면 중력에 의하여 혈액이 다리의 정맥에 쌓여서 정맥 환류량이 감소하여 박동량이 감소하고 따라서 심박출량과 혈압이 떨어진다. 이런 혈압의 하강은 보통 압력수용기가 감지하여 즉각적으로 보상반응을 시작하여 혈압을 적정 수준으로 회복시킨다. 그렇지만 오랜 기간 침대 생활을 한 환자가 처음 일어서면 그동안의 불용으로 인하여 이러한 반사적 보상 조정이 일시적으로 소실되거나 감소한다. 환자가 처음 일어설 때는 다리 정맥에 대한 교감신경 조절이 부적절하여 충분한 보상반응이 작동하지 않아 중력에 의한 혈압의 감소를 상쇄시키지 못하고 혈액은 하지에 고이게 된다. 그 결과인 기립성 저혈압과 뇌로의 혈류 감소가 현기증과 졸도를 일으킨다.

순환성 쇼크는 비가역적일 수 있다.

혈압이 낮게 떨어져 조직으로의 혈류량이 더 이상 유지되지 못하면, **순환성 쇼크(circulatory shock)** 증상이 발생한다. 순환성 쇼크는 다음과 같은 이유의 결과이다: (1) 출혈에 의한 혈액량의 과도한 손실, (2) 약화된 심장이 혈액을 적절하게 펌프질하지 못함, (3) 혈관확장 물질들(중증 알레르기 반응에서 히스타민의 과도 분비 등)이 촉발하는 광범위한 소동맥 확장, (4) 신경에 의한 혈관수축 긴장의 결손 등이다.

출혈을 하나의 예로 쇼크의 보상 기작을 알아본다. 출혈 보상은 이 장에서 설명한 여러 원리들을 통합하는 중요한 예이다.

쇼크의 보상 혈액이 심각하게 손실되면 그 결과로 인한 순환하는 혈액량 감소가 정맥 환류량의 감소로 이어지고, 이어서 심박출량과 동맥압이 떨어진다. 아래와 같이 보상 조치들이 즉각적으로 혈압을 정상으로 높임으로써 뇌로의 혈류량을 적절하게 유지시키려고 시도하고, 이어서 장기적인 조치들이 혈장량을 회복시키고 손실된 적혈구를 대체한다:

- 단기적으로는 압력수용기 반사가 혈압의 저하에 반응하여 심박출량과 총 말초저항의 증가를 가져온다. 이들이 종합적으로 동맥압의 보상적 증가를 유도한다(● **그림 10-33**).
- 동맥압의 감소는 모세혈관압의 감소로 이어지고 이것은 즉각적으로 간질액에서 모세혈관으로 체액을 이동시키어 혈장량을 확장시킨다. 이러한 반응은 수혈과 마찬가지로 혈장량이 회복되는 것을 돕기 때문에 때로 자동수혈(autotransfusin)이라고 한다.
- 이러한 세포외액의 이동은 출혈이 있은 다음, 수일 동안 간에서 혈장단백질의 합성에 의하여 증진된다. 혈장단백질은 교질삼투압을 일으켜 혈장에 여분의 체액을 보유하도록 돕는다.
- 오줌으로의 배설이 감소한다. 그리하여 정상적으로는 신체에서 손실될 물을 보존한다. 이런 부가적인 물의 보유는 감소한 혈장량을 증대시키는데 도움을 준다. 혈장량의 확장은 압력수용기 반사에 의한 심박출량의 증가를 더욱 증가시킨다. 오줌 배설량의 감소

는 보상적인 신장 소동맥의 혈관수축에 의한 신장 혈류량의 감소로 일어나는 결과이다. 혈장량의 감소는 또한 바소프레신의 분비 증가와 염과 물을 보존하는 레닌-앤지오텐신-알도스테론 호르몬 경로의 활성화를 촉진하여 더욱 오줌 배설량을 감소시킨다.

- 출혈에 따른 혈장량의 감소는 갈증의 증가를 자극한다. 그 결과로 물의 섭취가 증가하여 혈장량의 회복을 돕는다.
- 장기간(일주 이상)에 걸쳐 손실된 적혈구는 신장으로의 O_2 배달의 감소에 의하여 촉발되는 적혈구 생산의 증가를 통하여 대치된다(자세한 설명은 p. 342 참조).

비가역적 쇼크 보상 기작이 때로는 막대한 체액의 손실을 상쇄시키기에는 충분하지 못하다. 비록 적당한 혈압은 유지할 수 있어도 단기 조치들이 무한정 계속하지는 못한다. 궁극적으로는 물의 음용, 수혈 또는 이 두 가지를 함께하여 외부로부터 체액량을 보충하여야만 한다. 신장, 소화관, 피부 및 기타 기관으로의 혈액 공급은 기관이 손상되기 전까지는 단지 뇌로의 혈류량을 유지하기 위하여 제한된다. 집중 치료에도 불구하고 조직의 손상으로 혈압이 급격히 떨어지는 상황에 이를 수도 있다. 이런 상태를 종종 비가역적 쇼크(irreversible shock)라고 한다. 대비되는 가역적 쇼크(reversible shock)는 보상 기작과 효과적인 치료에 의하여 정상화될 수 있다.

제10장 요약: 항상성 측면

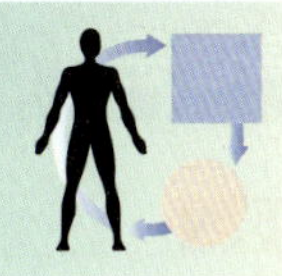

항상성 관점으로는 혈관은 산소와 영양물질의 배달, 노폐물의 제거, 체액과 염의 분배, 여분의 열 제거, 호르몬 신호 등을 위하여 혈액을 세포로 운반하는 통로이다. 혈액 공급이 끊어지면 세포는 곧 죽게 된다. 뇌 세포는 4분 이내에 죽는다. 혈액이 혈관계의 고속통로를 통하여 여러 기관을 통과하는 동안 계속하여 재생되고 복원된다. 그러므로 신체가 세포의 생존에 필요한 전체 체액 내부 환경의 화학적 조성을 일정하게 유지하는 데에는 단지 소량의 혈액만이 필요하다. 예로 O_2는 폐에서 혈액이 계속 취하여 지속적으로 신체 세포에 배달한다.

가장 작은 혈관인 모세혈관은 혈액과 주위 세포 사이에 실제로 교환이 일어나는 장소이다. 모세혈관은 항상성이 유지된 혈액을 신체의 모든 세포의 0.01 cm 이내로 운반한다. 이러한 근접성은 대단히 중요하다. 그 이유는 몇 cm만 떨어져 있어도 물질들이 생명-유지 활동을 지탱할 만큼 빠르게 확산되지 못한다. 폐에서 신체의 모든 세포로 확산한다면 수개월에서 수년이 걸릴 O_2를 모든 세포의 “문앞”까지 계속 배달하여, 그곳에서 모세혈관과 주위 세포 간에 단거리의 국소적 교환을 효과적으로 완수할 수 있다. 마찬가지로 호르몬은 순환계를 통하여 내분비선 생산 부위들로부터 신체의 다른 부위의 활동 부위들로 빠르게 운반되어야 한다. 이들 화학전달자는 표적 기관에서 효과적으로 조절 효과를 발휘할 정도로 빠르게 확산할 수는 없다. 그 중 많은 효과가 항상성 유지를 위한 것이다.

순환계의 나머지는 혈액을 세포로 배달하고 회수하기 위한 것이다. 동맥과 소동맥은 심장이 박출한 혈액을 모세혈관까지 분배하여 생명을 유지시키는 물질교환이 일어나도록 한다. 소정맥과 정맥은 모세혈관으로부터 혈액을 수집하여 심장으로 되돌려 보내고, 심장에서 이 모든 과정이 반복된다.

복습 문제 REVIEW EXERCISES

객관식

1. 일반적으로 혈관계의 병렬 구조가 각 기관이 독립적으로 자신의 동맥혈을 공급받도록 한다. (*진실 또는 거짓?*)
2. 심장의 수축기에는 확장기에 비하여 더 많은 혈액이 모세혈관을 통하여 흐른다. (*진실 또는 거짓?*)
3. 모세혈관에는 어느 순간에도 총 혈액량의 단지 5%만이 들어 있다. (*진실 또는 거짓?*)
4. 비록 모세혈관에서 혈액이 보다 천천히 흐르지만 1분 동안 대동맥을 통과하는 양과 동량의 혈액이 모세혈관을 통과한다. (*진실 또는 거짓?*)
5. 모세혈관에는 운반체 수송계가 없어서 모든 모세혈관은 동등한 투과성을 보인다. (*진실 또는 거짓?*)
6. 중력 효과로 인해 하지의 정맥압은 서 있을 때가 누워 있을 때보다 높다. (*진실 또는 거짓?*)
7. 다음의 어떤 기능이 소동맥의 속성인가? (*맞는 답을 모두 고르시오.*)
   a. 평균압을 유의하게 낮추어 심장과 기관 사이에 추진압의 기울기를 형성한다.
   b. 혈액과 주위 조직 세포 간에 물질교환 장소 구실을 한다.
   c. 총 말초저항의 주 결정인자로 활동한다.
   d. 심박출량의 배분 양상을 결정한다.
   e. 평균 동맥압의 조절을 돕는다.
   f. 동맥압의 맥동성을 하류의 혈관에서 평탄한 무변동 압력으로 전환한다.
   g. 압력저장고 역할을 한다.
8. 다음의 어느 인자가 정맥 환류량을 증가 혹은 감소시키는지 오른쪽에서 맞는 것을 골라라.

   ____ 1. 교감신경이 유도하는 정맥 혈관수축 (a) 정맥 환류량 증가
   ____ 2. 골격근 펌프 (b) 정맥 환류량 감소
   ____ 3. 정맥계에 미치는 중력 효과 (c) 정맥 환류량에 영향 없음
   ____ 4. 호흡 활동
   ____ 5. 누설성 방실판막에 의한 심방압의 증가

9. 심각한 출혈에 의한 저혈압에 반응하여 혈압을 정상으로 회복시키는데 질문지의 인자들에 어떤 변화가 보상적으로 일어나는지 오른쪽에서 맞는 것을 골라라.

   ____ 1. 목동맥동과 대동맥궁 압력수용기가 생성하는 구심성 충격 발사의 빈도 (a) 증가
   ____ 2. 심혈관 중추로부터의 교감신경 출력 (b) 감소
   (c) 효과 없음
   ____ 3. 심혈관 중추로부터의 부교감신경 출력
   ____ 4. 심박률
   ____ 5. 박동량
   ____ 6. 심박출량
   ____ 7. 소동맥 반지름
   ____ 8. 총 말초저항
   ____ 9. 정맥 반지름
   ____ 10. 정맥 환류량
   ____ 11. 오줌 배설량
   ____ 12. 신체에 체액의 보존
   ____ 13. 간질액에서 모세혈관을 가로질러 혈장으로 체액의 이동

주관식

1. 혈액 복원 기관과 비복원 기관을 통한 혈액의 흐름을 비교하라.
2. 혈류량, 압력기울기, 혈관 저항 간의 관계를 논하라. 무엇이 혈류저항의 주 결정인자인가?
3. 혈관수의 각 분획의 구조와 주요 기능을 설명하라.
4. 동맥이 어떻게 혈압저장고의 역할을 하는가?
5. 혈압계를 이용한 동맥압의 간접 측정 방법을 설명하라.
6. 혈관수축과 혈관확장을 설명하라.
7. 소동맥 저항을 제어하는 국소 조절과 외인성 조절을 설명하라.
8. 모세혈관 벽을 마주하여 개개 용질을 교환하는 1차적인 방법은 무엇인가? 어떤 힘이 모세혈관 벽을 관통하는 집단 흐름을 일으키는가? 집단흐름의 중요성은 무엇인가?
9. 어떻게 림프가 형성되는가? 림프계의 기능은 무엇인가?
10. 부종을 정의하고 가능한 발병 원인들을 설명하라.
11. 정맥은 어떻게 혈액저장고로 작용하는가?
12. 혈관수축이 소동맥과 정맥의 혈류 속도에 미치는 효과를 비교하라.
13. 평균 동맥압을 결정하는 인자들을 설명하라.
14. 부교감신경과 교감신경 자극이 순환계에 미치는 효과를 설명하라.
15. 2차 고혈압과 1차 고혈압의 차이를 설명하라. 고혈압이 가져올 잠재적 결과는 무엇인가?
16. 순환성 쇼크를 정의하라. 그것의 결과와 보상은 무엇인가? 비가역적 쇼크란 무엇인가?

심화학습 문제 *POINTS TO PONDER*

1. 관상동맥 우회술은 환자의 다리에서 한 조각의 정맥을 절취하여 심장 순환계에 덧붙여 혈액이 정맥을 통하여 심장 동맥의 봉쇄 부위를 우회하도록 한다. 왜 환자는 수술 후 한동안 정맥을 절단한 다리에 탄력성 양말을 신어야 하는가?

2. 어떤 사람의 혈압이 125/77 이라고 가정하자.

    a. 수축기압은 얼마인가?
    b. 확장기압은 얼마인가?
    c. 맥압은 얼마인가?
    d. 평균 동맥압은 얼마인가?
    e. 팔에 감은 외부 완대의 내압이 130 mmHg이면 어떤 소리라도 들리는가? (*예, 아니오*)
    f. 완대의 압력이 118 mmHg이면 어떤 소리라도 들리는가?
    g. 완대의 압력이 75 mmHg이면 어떤 소리라도 들리는가?

3. 실험실에서 서너 시간 동안 서서 실험하던 학생이 갑자기 기절하였다. 가능성 있는 원인을 설명해 보라. 옆에 있던 사람이 그를 부축하여 서 있게 하려고 하면 당신은 어떻게 하여야 하는가?

4. 절취한 한 조각의 소동맥에 약물을 처리하니 혈관의 이완을 일으켰으나 혈관의 다른 층에서 벗겨낸 한 조각의 소동맥 근육은 같은 약물에 반응하지 않았다. 그럴만한 이유를 설명하라.

5. 다음의 항-고혈압 약물들이 어떻게 동맥압을 낮추는지 설명하라.

    a. α_1-아드레니린성 수용체를 차단하는 약물(예, 펜톨라민) (*힌트*: p. 218 아드레나린성 수용체)
    b. α_1-아드레니린성 수용체를 차단하는 약물(예, 메타프로롤)
    c. 소동맥의 평활근을 직접 이완시키는 약물(예, 히드라진)
    d. 오줌의 배설을 증가시키는 이뇨 약물(예, 푸로세마이드)
    e. 교감신경 말단에서 노르에피네프린 분비 억제 약물(예, 구아네티딘)
    f. 뇌에 작용하여 교감신경 출력을 감소시키는 약물(예, 클로리딘)
    g. Ca^{2+} 통로 차단 약물(예, 베라파밀 등)
    h. 앤지오텐신 II의 생산을 방해하는 약물(예, 카프토프릴)
    I. 앤지오텐신 수용체 차단 약물(로사르탄 등)

임상관련 문제 *CLINICAL CONSIDERATION*

리-잉(Li-Ying C.)은 방금 과량의 에피네프린을 분비하는 부신수질 종양인 크롬 친화성 세포종에 의하여 2차적으로 발생한 고혈압인 것으로 진단받았다. 어떻게 이 질병이 2차 고혈압을 유도하였는지를 과량의 에피네프린이 동맥압을 결정하는 다양한 인자들에 미치는 효과에 근거하여 설명해 보라.

제 10 장 요점 정리

10.1 혈류의 양상과 물리학

■ 혈액을 기관으로 왕복 운반하는 혈관망에 의하여 신체의 여러 부위 간에 그리고 외부환경과의 물질을 교환한다(그림 *10-1* 참조).

■ 영양 물질을 보충하고 혈액으로부터 대사 노폐물을 제거하는 기관들은 심박출량 중에서 그들의 대사 요구량에 의해 필요한 량에 비하여 높은 비율의 혈액을 받는다. 이러한 "복원" 기관들은 혈액 공급이 감소하더라도 단지 자신의 대사 요구량에 맞는 혈액을 받는 기관들에 비하여 더 잘 견딜 수 있다. 소화기관, 신장, 피부 등이 **복원기관(reconditioning organ)**이다.

■ 뇌는 특히 혈액 공급의 감소에 취약하다. 그러므로 이 취약한 기관에 적당한 혈류를 유지하는 것이 순환계 기능의 최우선이다.

■ 혈관을 통한 **혈류량(blood flow;** 단위 시간에 흐르는 양)은 압력기울기에 비례하고 저항에 반비례한다. 심장의 수축이 혈액에 가하는 압력 때문에 혈관의 시작 부위에 보다 높은 압력이 형성된다. 말단부의 혈압이 더 낮은 것은 혈액이 혈관 벽을 스쳐 흐르면서 생기는 마찰에 의한 감소 결과이다(그림 *10-2* 참조).

■ 혈관을 통한 혈액 흐름의 방해인 **저항**은 주로 혈관의 반지름에 의하여 영향을 받는다. 저항은 반지름의 4승에 반비례하기 때문에 반지름의 작은 변화도 흐름에 막대하게 영향을 미친다. 반지름이 증가할수록 저항은 감소하고 혈류량은 증가한다. 그 반대도 마찬가지이다(그림 *10-3* 참조).

■ 혈액은 심장과 기관 사이의 폐쇄 고리 속을 흐른다. 동맥은 심장으로부터 온몸으로 혈액을 운반한다. 소동맥은 개개의 기관을 통류하는 혈액량을 조절한다. 모세혈관은 실제 혈액과 주위 조직 세포 사이에 물질교환이 일어나는 곳이다. 정맥은 혈액을 조직으로부터 심장으로 되돌린다(그림 *10-4*과 표 *10-1* 참조).

10.2 동맥

■ **동맥(artery)**은 심장으로부터 기관으로 가는 반지름이 크고, 저항은 작은 통로이다.

■ 동맥은 또 **압력저장고** 구실을 한다. 동맥은 풍부한 탄성 섬유에 의한 탄성 때문에 확장하여 심장 수축에 의하여 유입되는 과량의 혈액량을 수용하고, 심장이 이완할 때 그 반동으로 혈액을 계속 전행시킨다(표 *10-1*과 그림 *10-5* 참조).

■ **수축기압**(평균 120 mmHg)은 심장의 수축기 동안 압출된 혈액이 혈관 벽에 가하는 최고 압력이다. **확장기압**(평균 80 mmHg)은 심장의 이완기 동안 혈액이 하류의 혈관으로 흘러 나갈 때의 동맥의 최소 압력이다. 혈압이 120/80 mmHg이면 **맥압**(수축기압과 확장기압의 차이)은 40 mmHg가 된다(그림 *10-1, 10-7* 참조).

■ 심장주기 동안의 평균 추진압은 **평균 동맥압(mean arterial pressure; MAP)**으로서 다음의 수식으로 계산할 수 있다. 평균 동맥압 = 확장기압 + 1/3 맥압(그림 *10-8* 참조).

10.3 소동맥

■ **소동맥(arteriol)**은 주 저항 혈관이다. 소동맥의 높은 저항은 동맥과 모세혈관 사이에서 평균압을 크게 떨어뜨린다. 이런 하강은 심장과 기관 간의 압력차에 기여함으로서 혈액의 흐름을 증대시킨다(그림 *10-8* 참조).

■ 소동맥에는 두터운 한 층의 환형 평활근이 있으며, 평활근의 수축 변화로 소동맥의 반지름과 저항을 변동시킨다(표 *10-1* 참조). 소동맥에서는 수축활동의 기저인 긴장이 언제나 유지된다. 소동맥의 혈관확장(소동맥의 내경이 긴장 수준보다 높게 확장)은 저항을 낮추어 혈류를 증가시킨다. 반면에 혈관수축(혈관이 좁아짐)은 저항을 크게 하고 혈류를 감소시킨다(그림 *10-9* 참조).

■ 소동맥 내경을 조절하는 기작에는 국소적 조절과 외인성 조절의 두 가지가 있다.

■ **국소적(내인성) 조절**은 기본적으로 기관의 대사활동 정도의 변화에 수반한 국부적 화학적 변화(O_2의 국부적 변화)를 매개한다. 이들은 부근의 내피세포에서 혈관에 작용하는 측분비물질을 분비시킨다. 예로, 혈관을 확장시키는 **일산화질소(NO)**와 혈관을 수축시키는 **엔도텔린**이 있다. 이러한 혈관에 작용하는 매개물질들은 소동맥 평활근에 작용하여 기관에 분포한 소동맥의 내경에 적절한 변화를 초래한다. 혈류저항을 조정함으로서 국소적 조절 기작은 기관의 매 순간의 대사 요구량에 맞게 기관으로의 혈류량을 조정한다(그림 *10-9~10-11*과 표 *10-2* 참조).

■ 소동맥의 내경은 국소 조절 인자에 의하여 기관별로 독립적으로 조정될 수 있다. 그러한 조정은 심박출량을 다양하게 배분하는데 중요하다.

■ 다른 국소적 영향들에는 (1) **히스타민 분비**는 염증과 알레르기 반응에 중요하다, (2) **신전**에 대한 근원성 반응은 혈압에 의해 변화되는 혈류량에 의한 혈관 벽의 확장 변화를 저지한다. (3) 국소적인 **열기**와 **냉기**는 치료 요법에 중요하다.

■ **외인성 조절**은 기본적으로 소동맥의 평활근에 대한 **교감신경**과 조금은 덜하지만 **호르몬**들의 영향에 의하여 완수된다. 외인성 조절은 평균 동맥압을 유지하는데 중요하다. 소동맥은 교감신경 섬유가 많이 분포하여, 교감신경 활동이 증가하면 일반적인 혈관수축을 유발하여 그 결과 총 말초저항이 증가하고 그리하여 평균 동맥압이 증가한다. 교감신경 활동의 감소는 일반적인 혈관확장을 유발하고, 그것은 평균 동맥압을 낮춘다. 이러한 외인성의 소

동맥 내경의 통제된 조정은 조직으로 혈액을 전행시키는데 필요한 적당한 혈압의 유지를 돕는다. 대부분의 소동맥에는 부교감신경이 분포하지 않는다(그림 *10-11* 참조).

■ 외재적으로 소동맥 반지름에 영향을 주는 호르몬들에는 **에피네프린**, **바소프레신**, **앤지오텐신 II** 등이 있으며, 이 모두는 일반적으로 소동맥 혈관수축을 야기한다.

10.4 모세혈관

■ **모세혈관(capillary)**은 벽이 얇고 내경이 좁고 굉장하게 가지를 쳐서 혈액과 주위 조직 세포 사이의 물질교환 장소로 작용하기에 이상적으로 되어 있다. 해부학적으로 모세혈관은 물질교환 표면적이 최대화되어 있으며, 확산 거리는 최소화되어 있다. 더욱이 총 단면적이 넓어 모세혈관을 통한 혈류 속도는 상대적으로 느려서 교환이 일어날 수 있는 충분한 시간을 부여한다(그림 *10-12*~*10-14*와 표 *10-1* 참조).

■ 모세혈관 벽을 가로질러 두 종류의 **수동적 교환**인 확산과 집단흐름이 일어난다.

■ 각 용질은 기본적으로 농도기울기에 따른 **확산**에 의하여 교환된다. 지용성 물질들은 모세혈관의 내면을 이루는 한 층의 내피세포를 직접 통과한다. 반면에 수용성 물질들은 내피세포 사이의 함수-소공을 통과한다. 혈장 단백질은 일반적으로 빠져나가지 않는다(그림 *10-15*, *10-16* 참조).

■ 모세혈관 벽에 작용하는 물리적 압력의 불균형으로 소공을 통한 체액의 **집단흐름(bulk flow)**이 일어난다. (1) 모세혈관의 첫 부위에서는 외향압(주로 모세혈관 혈압)이 내향압(혈장의 교질삼투압)보다 커서 체액이 밀려 나간다(**초미세여과**). (2) 모세혈관의 후반부를 따라 외향압이 내향압 아래로 떨어지면서 체액이 모세혈관으로 되돌아온다. 모세혈관의 전 길이를 따라 균형이 이동하는 이유는 혈장의 교질삼투압은 일정하게 유지되는데 모세혈관 혈압은 계속하여 하강하기 때문이다. 혈장과 간질액 간에 세포외액이 분포는 집단흐름에 의한다(그림 *10-8*, *10-17*, *10-18* 참조).

■ 정상적으로 재흡수량보다 약간은 많은 체액이 여과된다. 조직의 여분의 체액, 유출된 단백질과 박테리아는 림프계가 수거한다. 박테리아는 림프가 정맥계로 되돌아오는 도중에 림프절을 통과하면서 파괴된다(그림 *10-17*, *10-19*, *10-20* 참조).

10.5 정맥

■ **정맥(vein)**은 반지름이 넓고 저항이 낮은, 혈액이 기관으로부터 심장으로 되돌아오는 통로이다. 더불어 용량 혈관으로서 얇은 벽과 커다란 신전성으로 인해 정맥은 수동적으로 신장되어 다량의 혈액을 저장할 수 있어 **혈액저장고** 구실을 한다. 정맥압은 근소하게 변화면서도 정맥의 혈액 저장 용량은 크게 변할 수 있다. 안정 시에 정맥에는 총 혈액량의 60% 이상이 들어 있다(표 *10-1* 과 그림 *10-22* 참조).

■ 정맥 흐름을 일으키는 1차적인 힘은 정맥과 심방 사이의 압력기울기이다 (즉, 심장 수축이 혈액에 가한 추진압 중 남은 압력)(그림 *10-8*, *10-23* 참조).

■ 교감신경이 유도하는 정맥의 혈관수축 및 주위의 골격근의 수축으로 인한 외부의 압박 모두가 정맥에서 혈액을 밀어내어 **정맥 환류량(venous return)**을 증강시킨다. 이러한 조치들은 정맥계에 미치는 중력의 효과를 상쇄시키는 데 일조한다(그림 *10-23*~*10-26* 참조).

■ 일방향성 **판막(valve)**은 혈액이 반드시 심장 쪽으로 전행하도록 하고 조직으로 역류하는 것을 방지한다(그림 *10-27* 참조).

■ 정맥 환류량은 또한 **호흡 펌프**에 의하여 증가한다. 호흡 활동은 흉강을 대기압 이하로 만들어 외부 압력기울기를 형성함으로써 대기압 아래의 하지 정맥으로부터 심장으로 배출되는 가슴 정맥으로의 혈류를 촉진한다(그림 *10-23*, *10-28* 참조).

10.6 혈압

■ **평균 동맥압**의 조절은 두 가지 주 결정인자인 심박출량과 총 말초저항의 제어에 의한다(그림 *10-29* 참조). **심박출량**의 제어는 다시 심박률과 박동량의 조절에 의한다(그림 *9-22* 참조). 반면에 총 **말초저항**은 주로 소동맥의 혈관수축에 의하여 결정된다(그림 *10-11* 참조).

■ **혈압(blood pressure)의 단기적 조절**은 주로 압력수용기 반사에 의하여 완수된다. 목동맥동과 대동맥궁의 압력수용기가 지속적으로 평균 동맥압을 감시한다. 정상으로부터 이탈이 감지되면 압력수용기는 연수의 **심혈관 중추**에 신호를 보내고, 중추는 심장과 혈관으로의 **자율신경** 출력을 조정하여 혈압을 정상으로 회복시킨다(그림 *10-30*~*10-33* 참조).

■ **혈압의 장기적 조절**에는 신장의 염과 물의 균형 조절을 통한 적당한 혈장량의 유지가 포함된다(그림 *10-29* 참조).

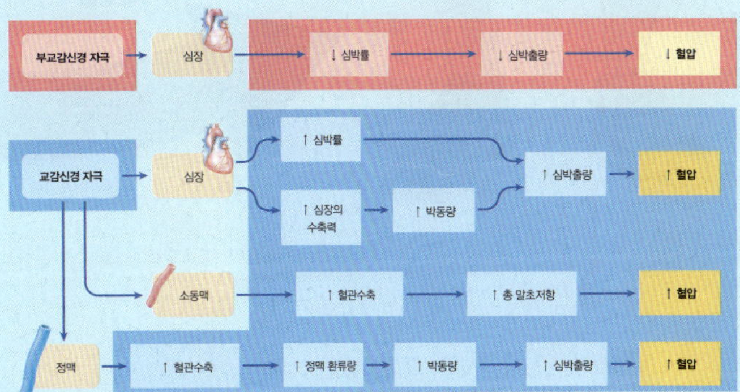

혈액; 면역계; 피부계(피부)

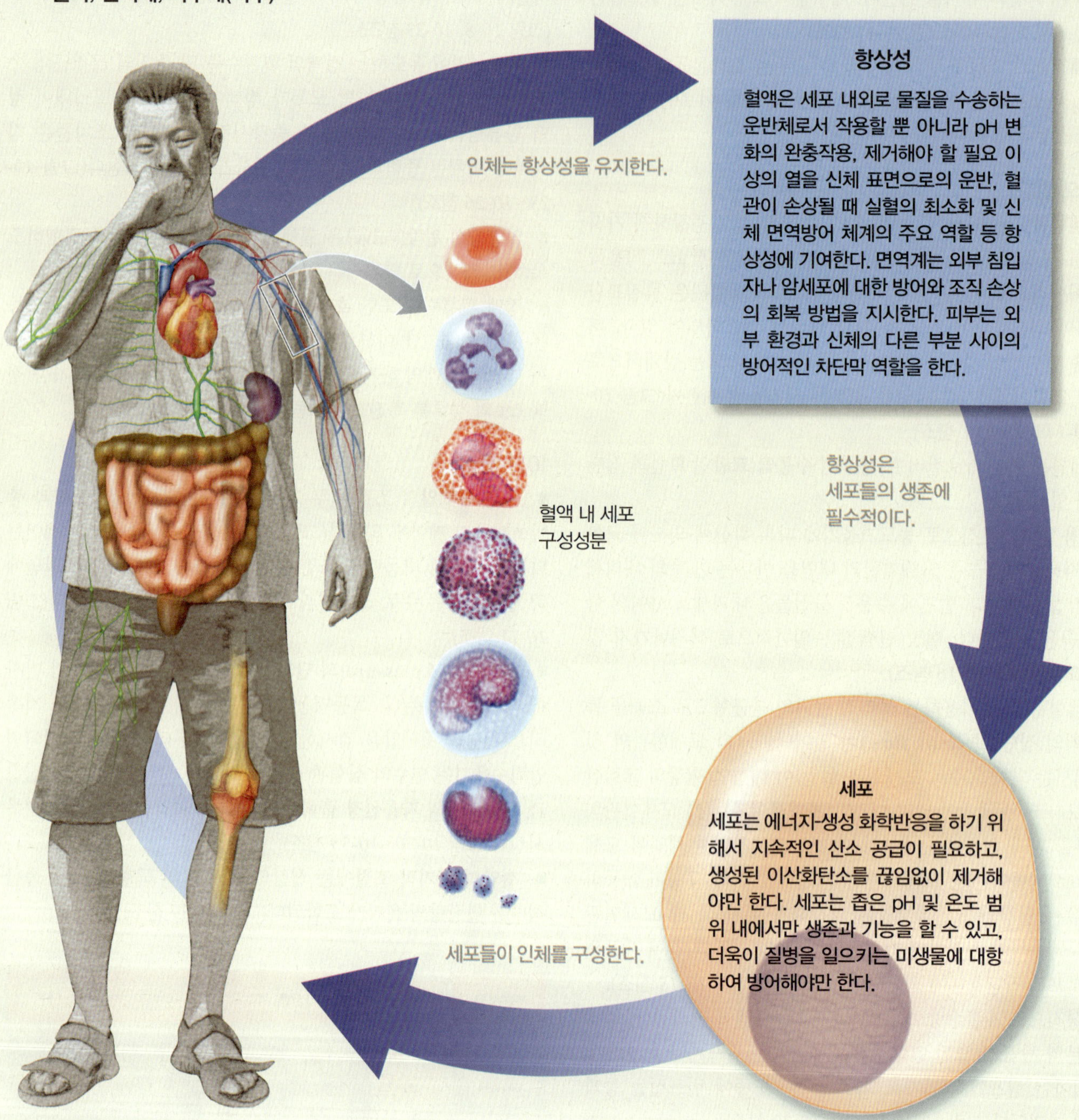

혈액은 세포와 외부 환경사이의 먼 거리 또는 세포 자신들 사이로 많은 양으로 물질들을 운반하는 운반체이다. 이러한 운반은 항상성을 유지하는데 필수적이다. 혈액은 세포성 구성성분들이 떠다니는 액체인 **혈장**(plasma)으로 구성되어 있다. 혈액의 세포성 구성성분들 중, **적혈구**(red blood cell 또는 RBC)는 혈액 내에서 산소를 운반한다. **혈소판**(platelet)은 손상된 혈관으로부터 출혈을 막는 항상성에 중요하다. **백혈구**(white blood cell 또는 WBC)는 복잡하고 다면적인 내부 방어체계인 **면역계**(immune system)의 한 부분이다. 이들은 혈액 속에서 손상 부위나 질병-원인 미생물의 침입 부위로 운반된다. 면역계는 항상성에 직접 관여하는 기관들의 건강을 유지하는데 도움을 줌으로써 간접적으로 항상성에 관여한다. **피부계**(integumentary system; 피부)는 내부 액체의 유실을 차단하며 외부 물질의 침입에 저항하는 가장 외부의 방어 차단막이다.

제 11 장

혈액과 신체 방어

The Blood and Body Defenses

제 11 장 요약 차례

11.1 혈장

혈구용적률은 침전된 세포의 용적을 말하며, 혈장은 그 나머지 용적을 말한다.

혈액은 전체 체중의 약 8%를 차지하며, 여성의 경우 평균 5 L 및 남자의 경우 평균 5.5 L의 부피에 해당된다. 혈액은 세 가지 유형의 특정한 세포 구성성분들인 **적혈구**, **백혈구** 그리고 **혈소판**이 액상 복합체인 혈장 속에 떠다닌다(● **그림 11-1**, ▲ **표 11-1**). 적혈구와 백혈구는 하나의 온전한 세포이고, 혈소판은 세포 조각이다.

혈관을 따라 흐르는 혈액의 일정한 이동은 혈장 내에 세포 구성성분들을 매우 고르게 분포하도록 유지시킨다. 그러나 시험관에 혈액 시료를 두고 응고방지제를 처리한다면, 무거운 세포들은 아래로 가라앉고 가벼운 혈장은 위로 떠오르게 된다. 원심분리기를 이용하여 속도를 올리면 세포들은 빠르게 시험관 바닥에 뭉쳐지게 된다(● **그림 11-1**). 혈액세포 중 99% 이상이 적혈구이기 때문에, **혈구용적률**[**hematocrit** 또는 **침전된 세포부피**(**packed cell volume**)]은 근본적으로 총 혈액부피 중 적혈구의 백분율을 나타낸다. 여성의 혈구용적률은 약 42%이거나 약간 더 높으며, 남성의 경우 45%에 해당된다. 혈장이 나머지 부분을 차지하므로, 여성의 경우 혈액 내 혈장의 부피는 58%이고 남성은 55%이다. 백혈구와 혈소판은 무색이고, 적혈구보다 밀도가 낮으며, 뭉쳐진 적혈구 상단에 얇은 크림색의 층인 **연막**(**buffy coat**)에 모여 있다. 이들은 총 혈액부피의 1% 미만이다.

혈액에서 가장 큰 부분을 차지하는 혈장의 특징을 먼저 설명하고, 혈액의 세포 구성성분에 대해 설명을 할 것이다.

혈장의 액체 성분은 많은 무기물질들과 유기물질들의 운반 매체이다.

액체로서의 혈장은 90%가 물이다. 혈장의 물은 혈액 내 물질들의 운반 매체이다. 많은 무기물질들과 유기물질들이 혈장에 녹아 있다. 또한 혈장은 조직 내에서 대사 동안에 생성된 열을 피부 표면으로 운반하여, 체온 유지에 필요하지 않은 열에너지를 외부로 제거한다.

무기 구성성분들은 혈장 무게의 약 1%를 차지한다. 혈장 내 가장 많은 전해질(이온)은 흔한 염의 성분인 Na^+와 Cl^-이며, 적은 양으로 HCO_3^-, K^+, Ca^{2+}와 다른 이온들도 존재한다. 이러한 이온들은 막 흥분성, 세포와 세포외액(extracellular fluid, ECF) 사이 체액의 삼투적 분포, pH 변화의 완충작용 등 가장 중요한 기능을 담당한다.

무게에 따른 가장 풍부한 유기 구성성분은 혈장단백질이며, 혈장 무게의 6%~8% 정

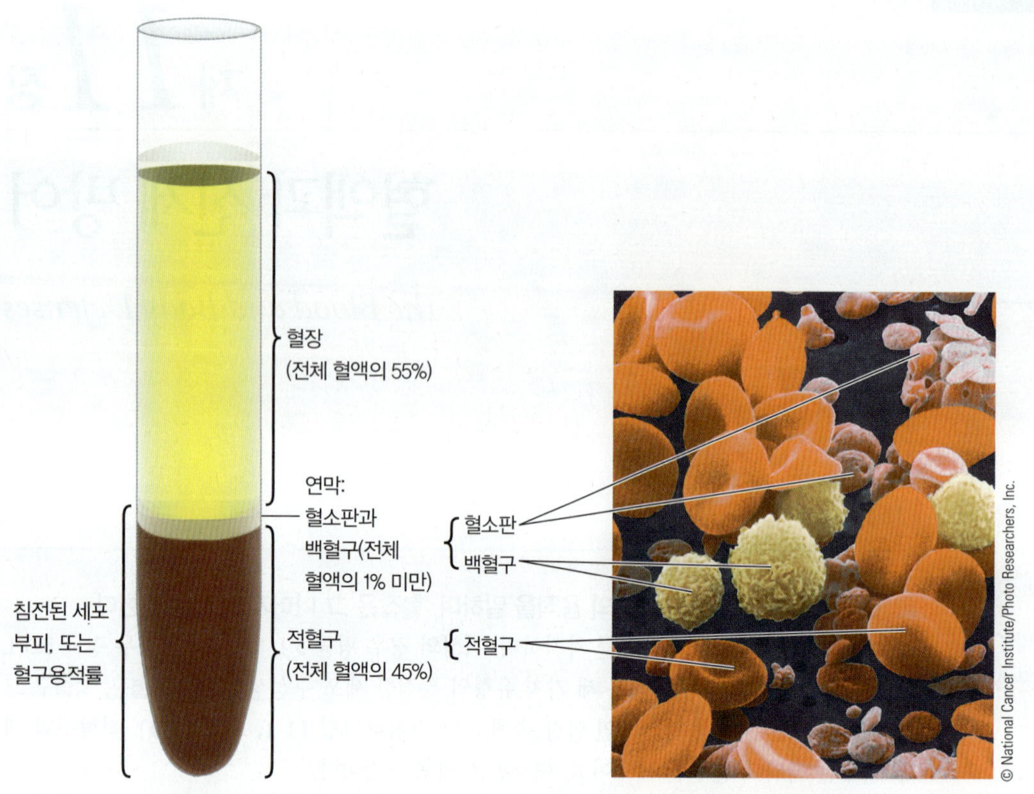

● **그림 11-1 혈구용적률과 혈구세포의 종류.** 표시된 수치는 남자의 경우이다. 여자의 평균 혈구용적률은 전체 혈액 부피의 42%이고 혈장은 58%를 차지한다. 적혈구의 오목한 모양에 주목하라.

도 차지한다. 혈장의 나머지 일부분은 다른 유기 물질들, 즉 영양분(포도당, 아미노산, 지질, 비타민), 폐기 생성물(크레아틴, 빌리루빈, 요소와 같은 질소화합물), 용해된 가스(산소와 이산화탄소), 호르몬 등이 포함된다. 이러한 물질의 대부분은 단지 혈장을 통해 수송될 뿐이다. 예를 들면, 내분비선은 호르몬을 혈장으로 분비하고, 혈장은 이 화학전달자를 작용부위로 운반한다.

혈장의 많은 기능들은 혈장 단백질들에 의해 수행된다.

혈장단백질(plasma protein) 들은 혈장의 구성성분 중 하나이다. 이들은 그냥 혈장을 따라 다니는 것이 아니라 여

▲ 표 11-1 혈액의 구성성분과 기능

구성성분	기능
혈장	
물	수송 용액으로 작용; 열을 운반
전해질	세포막 흥분성에 관여; 세포외액과 간질액 사이에서 용액의 삼투작용에 관여; pH 변화의 완충작용
영양분, 폐기물, 가스, 호르몬	혈액에 섞여 운반됨; 혈중 이산화탄소는 산-염기 평형에 관여
혈장 단백질	혈관과 간질 사이에서 세포외액 분포에 중요한 삼투작용에 관여함; pH 변화의 완충작용; 응고인자들, 불활성 전구체 분자들, 항체 등을 포함한 많은 물질의 수송
세포 성분	
적혈구	산소와 이산화탄소 운반(주로 산소)
백혈구	
호중구	세균이나 찌꺼기 포식
호산구	기생성 벌레를 공격; 알레르기 반응에 관여
호염기구	알레르기 반응에 중요한 히스타민 및 혈액으로부터 지방 제거에 도움을 주는 헤파린을 방출
단핵구	조직 대식세포로 되기 위한 수송 중의 상태
림프구	
B 림프구	항체 생산
T 림프구	세포-매개성 면역반응 수행
혈소판	지혈에 관여

러 가지 중요한 기능들을 수행한다. 이러한 기능 중 가장 중요한 것들은 아래에 설명되어 있고, 다른 장에서도 설명된다.

1. 혈장용액에 용해되어 있는 다른 구성성분과 다르게, 혈장단백질은 콜로이드상태로 분산되어 있다(부록 A.5 참조). 더욱이, 혈장 구성성분 중 혈장단백질은 가장 크기 때문에 모세혈관의 좁은 구멍을 통해 간질액으로 들어갈 수 없다. 혈장에서는 콜로이드 상태로 분산되어 있고 간질액에는 없기 때문에, 혈장단백질은 혈액과 간질액 사이에서 삼투기울기를 이루고 있다. 이러한 콜로이드 삼투압은 모세혈관으로부터 간질액으로 과도한 손실을 저해하는 주된 힘이 되어서 혈장 용적을 유지하는 역할을 한다(p. 319 참조).

2. 혈장단백질들은 pH 변화에 따른 완충작용을 하는 혈장의 기능에 일부 관여한다(p. 478 참조).

3. 일부 혈장단백질들은 혈장에서의 수송 목적으로 혈장에 거의 녹지 않는 물질들과 결합한다. 혈장단백질에 의해 운반되는 물질의 예로서 콜레스테롤(p. 294 참조)과 갑상선 호르몬(p. 102 참조) 등이 있다.

4. 혈액응고 과정에 관여하는 많은 인자들이 혈장단백질이다(p. 348 참조).

5. 일부 혈장단백질들은 불활성이고 순환하는 전구체 분자이기 때문에 특정 조절 작용에 의해 활성화된다. 예를 들면, 혈장단백질 앤지오텐시노겐(angiotensinogen)은 앤지오텐신(angiotensin)으로 활성화되어 신체의 염 평형을 조절하는데 중요한 역할을 한다(p. 439 참조).

6. 혈장단백질의 한 가지 특정 집단은 항체[antibody 또는 면역글로불린(immunoglobulin)]으로서 신체 방어기작에 중요한 역할을 한다(p. 362 참조).

대부분의 혈장단백질들은 간에서 합성된다. 항체는 예외로서 백혈구의 한 종류인 림프구에서 합성된다.

11.2 적혈구

혈액 1 ml에는 평균 50억 개의 **적혈구(erythrocyte, red blood cell, RBC)**가 포함되어 있고, 임상 보고에 의하면 보통 1 mm^3에 **적혈구 수치**는 500만 개이다.

적혈구의 구조는 혈액에서 산소(O_2)를 운반하는 주요 기능에 매우 적합하다.

적혈구는 자신의 주된 기능 즉, 산소 운반을 수행하는데 있어서, 이상적으로 적합한 모양을 하고 있다.

적혈구의 구조 적혈구의 두 가지 해부학적 특징은 산소를 운반하는 효능과 관련이 있다. 첫째, 적혈구는 편평하고 양쪽 면의 중앙이 들어간 원반-모양의 세포로서, 구멍이 아닌 편평한 중앙이 있는 도넛과 같은 모양이다(즉, 적혈구는 오목렌즈 원반형이다) (● **그림 11-1**). 혈장으로부터 막을 통과해 적혈구 내로 산소를 확산하는 기능면에서 같은 면적의 구형세포보다 이와 같이 특별한 모양이 더 큰 표면적을 제공받을 수 있다. 둘째, 적혈구가 산소를 운반할 수 있는 가장 중요한 해부학적 특징은 헤모글로빈을 함유하고 있는 것이다.

헤모글로빈의 운반능력 헤모글로빈은 적혈구에서만 발견된다. **헤모글로빈(hemoglobin; Hb)** 분자는 두 부분을 가진다: (1) **글로빈(globin)** 부분은 4개의 매우 접혀진 폴리펩티드 사슬로 된 단백질이며, (2) **헴 반응기(heme group)**는 4개의 철-함유 비단백질 반응기로서 각각은 폴리펩티드에 결합되어 있다(● **그림 11-2**). 4개의 철 원자 각각은 산소 한 분자와 가역적으로 결합한다. 따라서 각 헤모글로빈 분자는 폐에서 4개의 산소를 잡을 수 있다. 산소는 혈장에서는 거의 녹지 않기 때문에, 혈액에서 운반되는 산소의 98.5%는 헤모글로빈에 결합되어 있다(p. 409 참조).

헤모글로빈은 색소가 있다. 철을 함유하므로, 산소와 결합하면 붉게 되고 산소가 제거되면 푸르스름해진다. 따라서 완전히 산소가 결합된 동맥피는 붉고, 조직에서 일부 산소를 잃게 된 정맥피는 푸르다.

산소를 운반하는 것 외에 헤모글로빈은 다음 물질들과도 결합한다.

1. 이산화탄소(CO_2). 헤모글로빈은 이 가스를 조직 세포로부터 폐로 되돌리는 운반을 도와준다(p. 414 참조).

2. 이온화된 탄산(carbonic acid)의 산성 수소이온(H^+) 부분. H^+은 조직에서 CO_2로부터 생성된다. 헤모글로빈은 이 산을 완충하여 혈액의 pH 변화를 최소화한다(p. 478 참조).

3. 일산화탄소(CO). 이 가스는 일반적으로 혈액 내에 존재하지 않는다. 숨을 들이쉴 때 헤모글로빈의 산소-결합 부위에 우선적

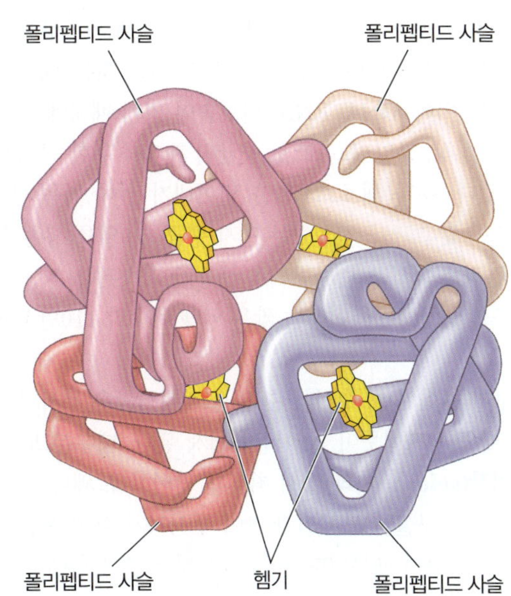

● **그림 11-2 헤모글로빈 분자.** 헤모글로빈은 4개의 매우 접혀진 폴리펩티드 사슬(글로빈 부위)과 4개의 철-함유 헴(heme)기로 구성되어 있다. 각 헴의 중앙에 있는 붉은 원은 철을 나타낸다.

으로 결합하여 독성의 일산화탄소로 된다(p. 413 참조).

4. 산화질소(NO). 폐에서 혈관확장제인 산화질소는 헤모글로빈과 결합한다. 조직에서 방출되는 NO는 국부 동맥들을 이완하여 확장시킨다(p. 312 참조). 혈관확장으로 인해 산소가 풍부한 혈액은 활력을 주고 혈압을 안정하게 해 준다.

그러므로 헤모글로빈은 산소 운반에 주된 역할을 하며, 혈액의 pH-완충작용과 이산화탄소 운반에도 기여한다. 더욱이, 자신의 혈관확장제를 따라 나르는 것처럼, 헤모글로빈은 산소를 지니고 공급한다.

핵과 세포소기관의 결핍 헤모글로빈의 함량을 최대화 하기 위해, 하나의 헤모글로빈은 거의 다른 것은 제외하고 2억5000만 개 이상의 헤모글로빈 분자를 포함하고 있다. (이는 각 적혈구는 10억 개 이상의 산소 분자를 가지고 있다는 의미이다.) 적혈구는 핵과 세포소기관이 없다. 세포 발생 동안, 이러한 구조들은 더 많은 헤모글로빈을 만들기 위해 밀려 나간다. 그래서 적혈구는 주로 원형질막으로 포장된 헤모글로빈 주머니라고 한다.

역설적으로, 적혈구는 신체의 모든 다른 조직으로 산소를 운반하는 수단이지만, 에너지 생산을 위하여 적혈구 스스로는 자신이 운반하는 산소를 사용할 수 없다. 산화적 인산화를 하는 효소들의 집합소인 미토콘드리아의 결핍으로, 적혈구는 ATP 생성을 위해 전적으로 해당과정에 의존한다(p. 51 참조).

골수는 오래된 적혈구를 지속적으로 교체한다.

사람은 정해진 시간에 혈관을 따라 총 25조~35조 개의 적혈구가 흐르고 있다. 이러한 활동적인 가스-운반 수단은 짧은 일생을 가져서 매 초당 평균 200만~300만 개의 세포가 교체된다.

적혈구의 짧은 생존기간 적혈구가 특수화된 세포내 장치를 제외하고 충분한 헤모글로빈 함량을 가질 수 있는 것은 그 생존기간이 짧기 때문이다. DNA, RNA, 리보솜이 없기 때문에, 적혈구는 세포 수선, 성장, 분열 또는 효소 공급의 재개를 위한 단백질을 합성할 수 없다. 핵과 세포소기관을 밀어내기 전에 처음 합성되어 공급된 것만 갖추고서, 적혈구는 단지 평균 120일을 생존한다. 반면에, 신경과 근육세포는 사람의 일생동안 지속된다. 각 적혈구는 맥관 구조를 통해 4개월이라는 짧은 일생동안 약 110만 km을 여행한다.

적혈구가 늙어가면, 수선할 수 없는 원형질막은 부서지고 혈관을 통해 세포를 짜내듯이 파괴되기 쉽게 된다. 대부분 노쇠한 적혈구는 **비장(spleen; 지라)**에서 최후를 맞이한다. 왜냐하면 이 기관의 좁고 구불구불한 모세혈관 망이 부서지기 쉬운 적혈구와 밀착되기에 적합하기 때문이다. 비장은 복부 좌측 상단에 위치한다. 대부분의 노쇠한 적혈구를 제거하는 것 외에, 비장의 육질 내부에는 건강한 적혈구를 저장하는 능력, 혈소판의 저장, 그리고 백혈구의 한 종류인 림프구를 풍부하게 가지고 있다.

적혈구생성 적혈구는 자기 자신의 수를 늘리기 위한 분열을 할 수 없어서, 낡고 파괴된 세포는 적혈구 공장인 **골수(bone marrow)**에서 생성된 새로운 세포로 교체되어야 한다. 골수는 뼈의 내강을 채우고 있는 부드럽고, 높은 세포성 조직이다. 골수는 보통 늙은 세포를 제거하며 일정한 속도를 유지하면서 **적혈구생성(erythropoiesis)**이라는 과정으로 새로운 적혈구를 생산한다.

어린이에게 대부분의 뼈는 혈구세포를 생성할 수 있는 **적(색)골수(red bone marrow)**로 채워져 있다. 그러나 성인이 되면 적혈구생성을 할 수 없는 지방성 **황(색)골수(yellow bone marrow)**로 점차적으로 대치되고, 적골수는 흉골, 늑골, 골반, 긴 사지골의 상단과 같은 소수 부위에만 남아 있다.

적골수는 적혈구를 생성할 뿐만 아니라 백혈구와 혈소판의 근본 원천이다. 골수에 있는 미분화된 **전분화능성 줄기세포(pluripotent stem cell)**들은 모든 혈액세포의 원천으로서 여러 형태의 혈구세포를 생성하기 위해 끊임없이 분열하고 분화한다(● **그림 11-13** 참조). 줄기세포와 함께 또 다른 미성숙 혈구세포들이 여러 발생 단계 상태로 적골수에 섞여 있다. 성숙이 되면 혈구세포들은 적골수에 퍼져 있는 모세혈관으로 방출된다. 조절인자들은 조혈성(hemopoietic) 적골수에 작용하여 생성될 세포의 유형과 수를 조절하여 혈액으로 방출시킨다. 혈구세포들 중에서 적혈구생성을 조절하는 기작이 가장 잘 알려져 있다.

적혈구생성은 신장에서 분비되는 적혈구생성소에 의해 조절된다.

산소 운반은 적혈구의 주된 기능이기 때문에, 이론적으로 적혈구생성을 증가시키는 주된 자극이 조직으로 산소 운반을 감소시킬 것으로 생각된다. 이것이 사실이더라도, 낮은 산소 농도는 적골수에 직접 작용하여 적혈구생성을 자극할 수 없다. 대신에, 신장으로의 감소된 산소 운반은 신장을 자극하여 호르몬인 **적혈구생성소(erythropoietin)**를 혈액으로 분비하고, 이어서 이 호르몬은 골수에서의 적혈구생성을 자극한다(● **그림 11-3**). 이렇게 증가된 적혈구생성 활성은 순환 적혈구의 수를 높게 함으로써, 혈액의 산소-운반능력을 증가시키고, 조직으로의 산소 수송을 정상으로 복구한다. 신장으로 산소 공급이 정상으로 되면 적혈수생성소 분비는 다시 필요할 때까지 떨어지게 된다. 이러한 방법으로, 적혈구생성은 적혈구 파괴나 손실에 대응하여 정상 균형을 맞춰주므로, 혈액 내 산소-운반능력은 매우 일정하게 유지된다.

수혈하게 되면, 순환 적혈구 공급은 일주일 이내로 재충전된다. 출혈 또는 어린 순환 적혈구의 비정상적 파괴와 같은 심각한 적혈구 손실이 생겼을 때, 적혈구생성 속도는 정상 수준보다 6배 이상 증가한다.

임상기록

합성 적혈구생성소 연구자들이 적혈구생성소 합성을 지시하는 유전자를 동정한 후, 이제는 실험실에서 이 호르몬을 생산할 수 있다. 실험실-생산의 적혈구생성소[에포겐(Epogen), 프로크리트(Procrit)]는 현재 생명공학의 단

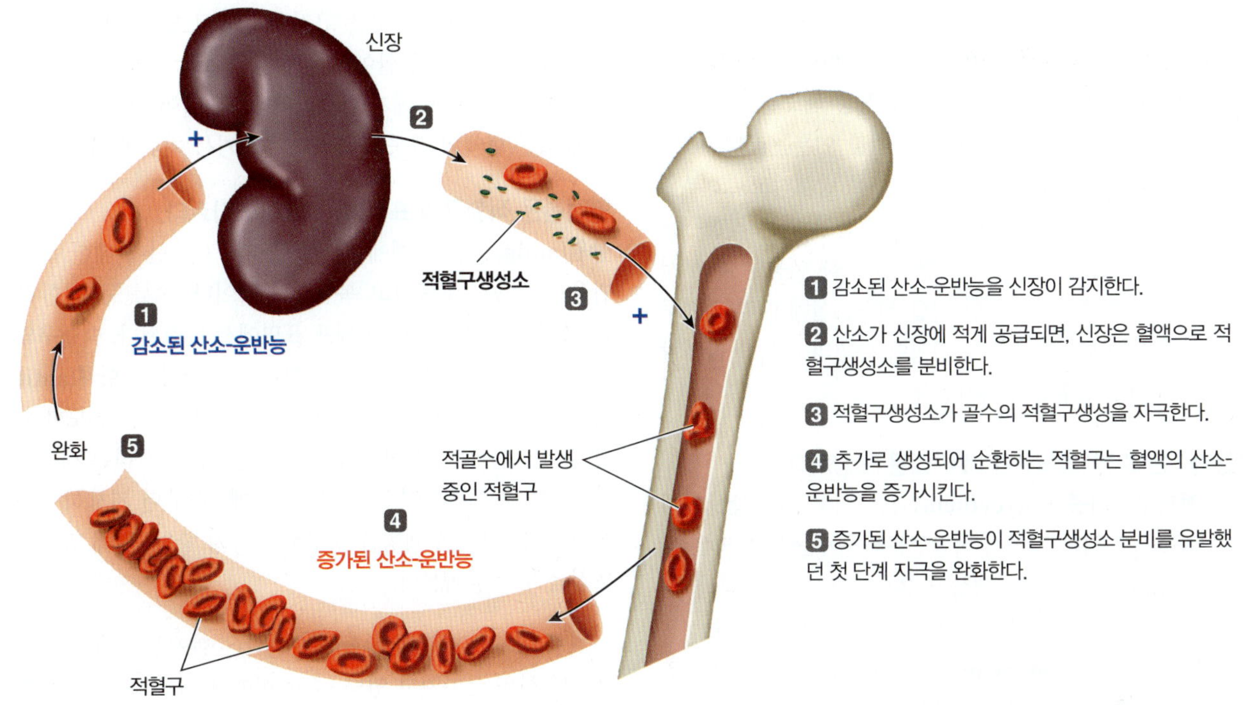

● **그림 11-3 적혈구생성의 조절.**

일품목으로 가장 많이 팔리는 것으로서 매년 10억 달러 넘게 수익을 올리고 있다. 이 호르몬은 신장에 손상이 있거나 항암치료제에 의해 적혈구생성이 억제된 환자들에서 적혈구생성을 증가시키는데 종종 사용된다.(화학치료제는 암 세포 및 발생 중인 적혈구가 빠르게 세포분열하는 특징을 저해한다.)

빈혈증은 다양한 장애의 원인이 될 수 있다.

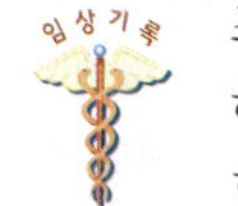

조절된 양에도 불구하고, 산소-운반능력이 조직이 원하는 만큼 항상 유지될 수는 없다. **빈혈증(anemia)**은 혈액의 산소-운반능이 정상보다 떨어져 적혈구용적률이 낮은 특징을 보인다. 빈혈증은 적혈구생성의 감소된 속도, 적혈구의 과다한 손실, 적혈구 내 헤모글로빈 함량 부족 등에 의해 야기된다. 빈혈증의 다양한 원인에 따라 6개 범주로 나뉜다:

1. **영양성빈혈(nutritional anemia)**은 적혈구생성에 필요한 인자의 식이부족이 원인이다. 적혈구생성은 필수적인 원료의 충분한 공급이 있어야 한다. 이들 중 일부는 신체에서 합성될 수 없고 식이섭취에 의해서만 얻을 수 있다. 예를 들면, **철결핍성빈혈(iron deficiency anemia)**은 헤모글로빈 합성에 이용될 충분한 철이 없을 때 일어난다.

2. **악성빈혈(pernicious anemia)**은 충분히 섭취된 비타민 B_{12}를 소화관으로부터 흡수가 미흡한 것이 원인이다. 비타민 B_{12}는 정상적인 적혈구생성과 성숙에 필수적이다. 다양한 음식에 풍부하게 있어서 식사에서 결핍되는 것은 드물다. 문제는 위 막에서 분비되는 특정 물질인 **내인성 인자(intrinsic factor)**의 결핍이다(p. 480 참조). 비타민 B_{12}가 내인성 인자와 결합되었을 때만 소화관에서 흡수할 수 있다.

3. **재생불량성빈혈(aplastic anemia)**은 적혈구생성에 필요한 모든 재료를 이용할 수는 있지만, 적혈구를 생산하는 골수의 장애가 원인이다. 감소된 적혈구생성 능력은 독성물질(예, 벤젠), 방사선의 과다 노출(예, 핵폭탄 폭발 낙진 또는 X-선 과다 노출), 암세포의 골수 침입, 항암치료제 등에 의한 골수의 파괴가 원인이 된다. 파괴 과정에 의해 골수의 적혈구생성을 선택적으로 감소시킬 수 있고, 백혈구와 혈소판의 생성 능력이 감소될 수도 있다. 빈혈증의 심각성은 조혈 조직의 파괴 정도에 따라 다른데, 심각한 손상은 죽음을 초래한다.

4. **신장성빈혈(renal anemia)**은 신장 질환이 원인이다. 신장의 적혈구생성소가 적혈구생성을 촉진하는 주된 자극이기 때문에, 질환이 있는 신장에서 부적당한 적혈구생성소 분비로 인해 적혈구 생성이 충분치 못하게 된다.

5. **출혈성빈혈(hemorrhagic anemia)**은 많은 혈액의 손실이 원인이다. 상처에 의한 급성 출혈이나 과다한 생리출혈 같이 만성적일 수 있다.

6. **용혈성빈혈(hemolytic anemia)**은 너무 많은 순환 적혈구의 파괴가 원인이다. 적혈구의 파괴인 **용혈(hemolysis)**은 말라리아균이 적혈구에 침입되는 것과 같이 다른 정상세포가 외적요인들에 의해 파괴되어 일어날 수 있거나 혹은 낫형 적혈구병 같이 세포의 결함으로 일어날 수 있다. **낫형 적혈구병(sickle cell disease)**은 세포를 부서지기 쉽게 만드는 적혈구의 다양한 유전질환 중 가장 많이 알려진 예이다. 미국 흑인 650명 중 약 1명 단위로 발생한다. 낫형 적혈구병은 헤모글로빈 폴리펩티드를 만드는 146-아미노산 사슬에서 단 하나의 아미노산이 변하는 유전적

돌연변이가 원인이다. 이러한 결함이 있는 헤모글로빈은 서로 단단한 사슬을 형성하여 적혈구를 초승달 또는 낫과 같은 딱딱하고 비자연적인 형태로 만든다(● **그림 11-4**). 정상 헤모글로빈과 다르게, 이러한 기형의 적혈구는 서로가 무리를 이루는 경향이 있다. 이 덩어리는 작은 모세혈관을 통한 혈류를 방해하고, 그 부위에 통증과 조직 손상이 유도된다. 더욱이, 결함이 있는 적혈구는 어린 세포이더라도 좁은 비장의 모세혈관을 통해 이동할 때 부서지고 파열된다. 지속적이고 과도한 적혈구의 손실에 따라 적혈구 생성 속도가 증가함에도 불구하고, 생성이 파괴의 속도를 따라갈 수 없기 때문에 결국 빈혈증이 야기된다.

적혈구증가증은 순환 적혈구가 너무 많은 증상이다.

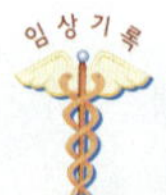

적혈구증가증(polycythemia)은 빈혈증과 상반되게 적혈구가 너무 많아서 적혈구용적률이 높은 특징을 보인다. 과도한 적혈구생성이 유도되는 상황에 따라 두 가지 유형, 즉 1차 적혈구증가증과 2차 적혈구증가증이 있다.

1차 적혈구증가증(primary polycythemia)은 정상적인 조절 기작에 따르는 것이 아니라 적혈구생성이 통제되지 않고 많이 생성되도록 하는 골수종양 같은 상태가 원인이다. 적혈구 수는 1,100만 개/mm^3(정상은 500만 개/mm^3)에 도달하고, 적혈구용적률은 70%~80%(정상은 42%~45%)까지 이른다. 산소공급은 정상 적혈구 수량보다 더 충분하더라도 혈액의 추가적인 산소-운반 능력에는 아무런 영향이 없다. 그러나 적혈구의 과도한 수는 혈액의 점성이 정상보다 5배~7배 증가하기 때문에(즉, 혈액이 더 걸쭉함), 혈류가 느리게 흐르게 되어 조직으로 실제적인 산소공급이 감소한다(p. 303 참조). 또한 증가된 점성은 전체적인 말초 저항을 증가시켜 혈압이 증가할 수도 있다. 따라서 혈압 조절 기작으로 보상되지 않으면 심장의 활동량이 증가하게 된다(● **그림 10-11** 참조).

2차 적혈구증가증(secondary polycythemia)은 조직으로 산소공급이 계속된 감소에 반응하여 혈액의 산소-공급 능력을 증가시키기 위해서 적절한 적혈구생성소-유도 적응기작이다. 이 질병은 공기 중에 산소가 낮은 고지대에 살고 있는 정상적인 사람이거나 또는 만성 폐질환이나 심장질환으로 조직으로 산소공급이 원활하지 않은 사람에게 발생한다. 이와 같이 산소공급을 개선하는 방법은 혈액의 점성이 증가되는 대가를 치뤄야 한다.

혈액형은 적혈구의 표면항원에 따라 다르다.

항원(antigen)은 신체에 침입했을 때 그 자신에 대한 특정 면역반응을 작동시키는 크고 복잡한 분자이다. 예를 들면, 항원은 세균 침입자와 같은 외래의 세포 표면에서 발견된다. 백혈구의 어떤 유형은 항원을 인식하여 특정 항체를 생산하다. **항체(antibody)**는 항원과 결합하여 다양한 방법으로 항원 파괴를 유도한다. 이와 같이, 신체는 자신과 적합하지 않은 항원을 생산하는 세포를 거부한다. 이 장의 후반부에서 면역반응에 대해 더 자세히 설명하므로, 다음은 다른 혈액형을 형성하는 특정 항원-항체 반응에 대해 초점을 두고 알아본다.

ABO 혈액형 사람의 적혈구 표면막은 혈액형에 따라 서로 다른 유전된 항원을 가지고 있다. 주요 혈액형 체계 중에서 **ABO식 혈액형**에서는, A형인 사람의 적혈구는 A항원을, B형인 사람은 B항원을, AB형인 사람은 A항원과 B항원 둘 다를 가지고 있으며, 그리고 O형인 사람은 적혈구 표면 항원 어느 것도 가지고 있지 않는다.

신체 자신의 적혈구에는 나타나지 않는 적혈구 항원에 대한 항체는 아기가 약 6개월 지난 후에 혈장에 나타나기 시작한다. 그래서 A형인 사람의 혈장에는 항-B 항체를, B형인 사람은 항-A 항체를 포함하고 있고, AB형인 사람은 ABO식 혈액형에 연관된 어떤 항체도 없고, O형인 사람은 항-A 항체와 항-B 항체를 둘 다 가지고 있다(▲ **표 11-2**). 일반적으로, 외래 항원이 포함된 혈액을 신체에 주사했을 때에만 유도되어, A항원 또는 B항원에 대한 항체가 생성되는 것이 예측된다. 그러나 다른 유형의 혈액에 노출된 적이 전혀 없는 사람의 혈장에서 이러한 항체가 높은 수준으로 발견된다. 따라서 자연적으로 일어나는 항체, 즉 항원에 노출되지 않아도 생성되는 것으로 여겨진다. 현재 과학자들은 어린 시절 무해한 창자의 세균과 연관된 소량의 A-유사 항원과 B-유사 항원에

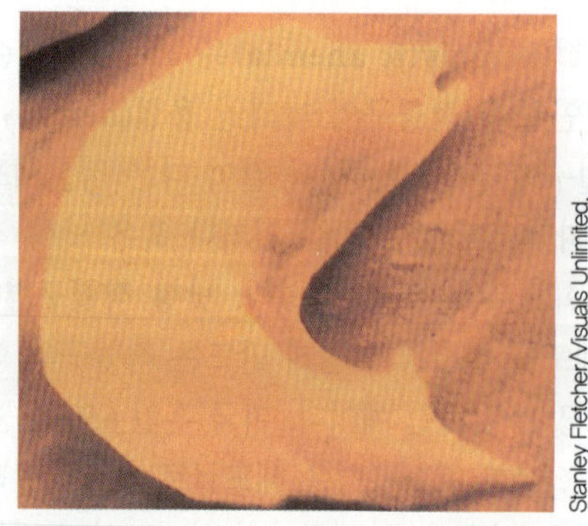

● 그림 11-4 낫형 적혈구.

▲ 표 11-2 ABO 혈액형

혈액형	적혈구 표면의 항원	혈장 내의 항체
A	A	항-B
B	B	항-A
AB	A와 B	항체가 없음
O	항원이 없음	항-A와 항-B 둘 다 있음

일상적으로 노출된다는 것을 알고 있다. 이러한 항원에 대해 생성된 항체는 외래 혈액형에 있는 거의 동일한 항원에 대해 처음 노출되었다 하더라도 동시적으로 상호작용할 수 있다.

임상기록 **수혈반응** 한 사람이 특정 혈액형과 일치하지 않는다면, 두 가지 항원과 항체는 상호작용이 일어난다. 당연히 더 심각한 결과는 들어온 공혈자 적혈구에 대한 수혈자의 혈장에 있는 항체의 영향으로 일어난다. 수혈자 적혈구-결합 항원에 대한 공혈자 항체의 영향은 크지 않다. 공혈자의 항체는 수혈자의 혈장에 의해 많이 희석되어 수혈자의 적혈구 세포는 거의 손상을 받지 않는다.

적혈구에 있는 항원과 결합한 항체는 그 적혈구들의 응집 또는 용혈을 일으킨다. 수혈자 혈장의 항체에 의한 공혈자 적혈구의 응집과 용혈은 때때로 치명적인 **수혈반응(transfusion reaction)**을 일으킨다(● **그림 11-5**). 들어온 기증 세포의 응집 덩어리는 작은 혈관을 막는다. 또한 잘못된 수혈의 가장 치명적인 결과 중 하나는 파괴된 공혈자 적혈구로부터 많은 양의 헤모글로빈의 방출이 원인이 되는 급성 신부전(kidney failure)이다. 혈장의 유리 헤모글로빈이 위험수위보다 올라가면, 신장에서 침전이 일어나서 소변형성 구조가 차단되고, 결국 급성 신장폐쇄가 유도된다.

만능 혈액 공혈자와 수혈자 O형인 사람은 A항원이나 B항원이 없기 때문에, 이 사람의 적혈구는 항-A 항체나 항-B 항체 어느 것에도 공격을 받지 않는다. 그래서 O형인 사람을 **만능 공혈자(universal donor)**라 하고, 이들의 혈액은 어떤 형에도 수혈할 수 있다. 그러나 O형인 사람은 단지 O형 혈액만 받을 수 있다. O형 혈장의 항-A 항체와 항-B 항체는 들어오는 혈액의 A항원이나 B항원 어느 것이나 공격하기 때문이다. 반대로, AB형 사람은 **만능 수혈자(universal recipient)**라 부른다. 항-A 항체와 항-B 항체가 없으므로, AB형은 어떤 유형의 공혈자 혈액을 받을 수 있다. 그러나 AB형은 AB형 사람에게만 수혈할 수 있다. AB형의 적혈구는 A항원과 B항원 둘 다 가지고 있기 때문에, A항원 또는 B항원 어느 것에 대한 항체를 가진 공혈자의 수혈의 받으면 이들 적혈구는 공격을 받게 된다.

그러나 만능 공혈자와 만능 수혈자란 용어는 잘못된 것이다. 왜냐하면, ABO 혈액형 이외에도, 수없이 많은 다른 적혈구 항원들과 혈장 항체가 수혈반응을 일으키기 때문인데, 그 중 가장 중요한 것이 Rh인자이다.

Rh 혈액형 **Rh인자**[붉은털원숭이(rhesus monkey)에서 처음 발견된 적혈구 항원이기 때문에 Rh로 명명됨]을 가진 사람을 Rh-양성(Rh^+)혈액을 가지고 있다고 말하고, Rh인자가 결핍된 사람을 Rh-음성(Rh^-)이라 한다. ABO식 혈액형과 다르게, 자연적으로 Rh인자에 대한 항체는 생기지 않는다.

임상기록 Rh^-인 사람이 Rh^+ 혈액에 있는 외래의 Rh항원에 처음 노출되었을 때 Rh^-인 사람에 의해서만 항-Rh 항체가 생성된다. 연속된 Rh^+ 혈액의 수혈은 민감화된 Rh^-인 사람에게서 수혈반응을 일으킨다. 반대로, Rh^+인 사람은 자신이 스스로 가지고 있는 Rh인자에 대한 항체를 생성할 수 없다. 그러므로 Rh^-인 사람은 Rh^- 혈액만 받을 수 있는 반면, Rh^+인 사람은 Rh^- 혈액이나 Rh^+ 혈액 모두를 안전하게 받을 수 있다. Rh^-인 산모가 Rh^+인 태아의 적혈구에 대한 항체를 생성할 때 Rh인자

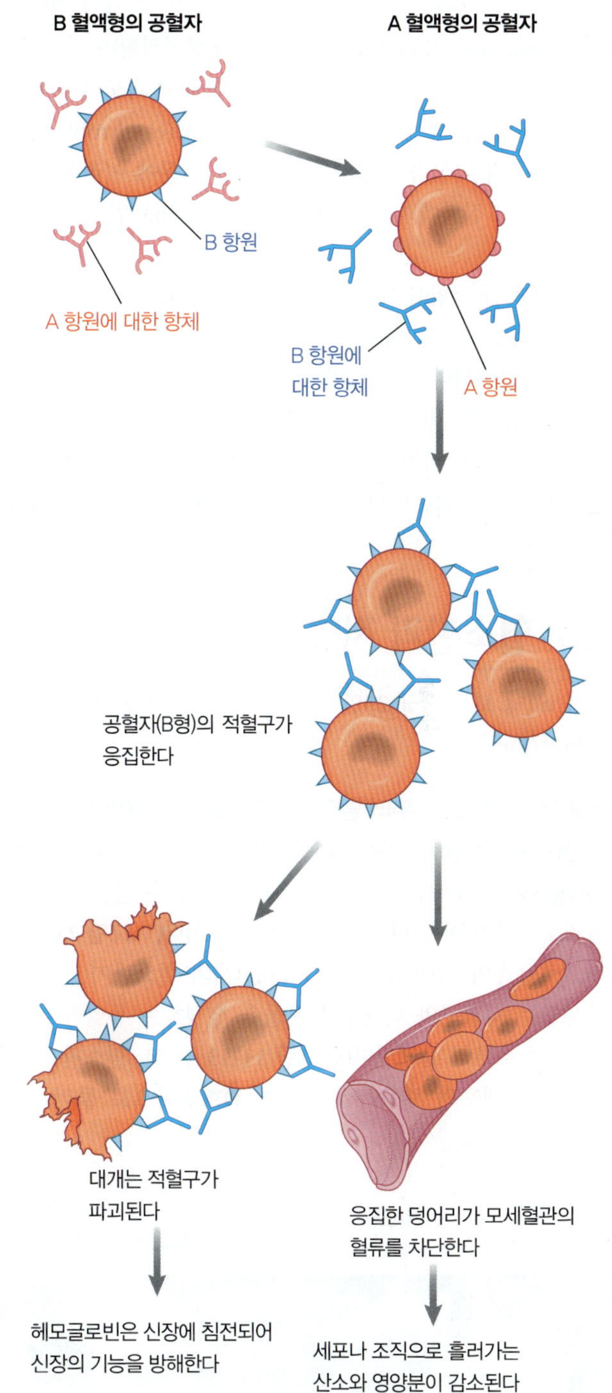

● **그림 11-5 수혈 반응.** 이 수혈 반응은 B형 혈액을 A 혈액형의 수혈자에게 수혈했을 때 일어나는 결과이다.

는 의학적으로 특이한 증상을 보이는데, 이 상태를 **태아 적아구증 (erythroblastosis fatalis** 또는 **신생아 용혈성질환)**이라고 한다. 태아의 골수는 산모의 항체에 의한 적혈구 파괴 속도만큼 빠르게 성숙한 적혈구를 생산하지 못하여, 적아세포(erythroblast)라고 하는 적혈구의 미성숙 전구체를 방출하기 때문에 이러한 이름이 붙여졌다. (이 질환에 대한 자세한 설명은 p. 363 '임상관련 문제'를 참조.)

심각한 응급 상황을 제외하고, ABO형과 Rh 검사로 이미 알고 있다 하더라도 수혈을 하기 전에 개인별로 교차-적합 혈액검사를 하는 것이 안전하다. 왜냐하면 약 23가지 부수적인 사람의 적혈구 항원들과 수백 가지의 아형들이 있기 때문이다. 적합성은 잠재적 공혈자 혈장의 적혈구와 수혈자의 혈장과 혼합하여 결정한다. 응집이 일어나지 않는다면, 그 혈액은 수혈하기에 충분한 적합으로 판정한다.

11.3 혈소판과 지혈

혈액 1 ml에 보통 평균 25만 개의 혈소판이 존재한다(범위는 15만~35만/mm^3).

혈소판은 거핵세포로부터 떨어져 나온 세포 조각이다.

혈소판(platelet; thrombocyte)은 완전한 세포가 아니라 **거핵세포(megakaryocyte)**라고 하는 기이하게 큰 골수-결합 세포의 가장자리로부터 떨어져 나온 작은 세포 조각이다(● **그림 11-6**). 일반적으로 1개의 거핵세포로부터 1,000개의 혈소판이 생성된다. 거핵세포는 적혈구와 백혈구 세포들을 생성하는 동일한 미분화 줄기세포들로부터 유래된다(● **그림 11-13** 참조). 혈소판은 본질적으로 거핵세포의 세포기질 일부를 원형질막으로 둘러싸면서 떨어져 분리된 소낭이다.

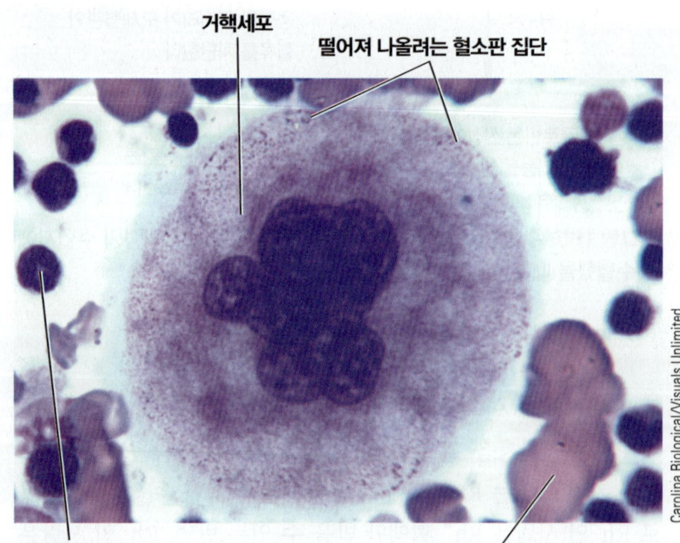

● **그림 11-6 혈소판을 생성하는 거핵세포.**

혈소판은 평균 10일 정도 기능을 유지하다가, 그 이후 특히 비장이나 간에 있는 조직 대식세포(큰 식균세포)에 의해 제거되며, 골수로부터의 새로운 혈소판으로 교체된다. 간에서 생성되는 호르몬인 **트롬보포이에틴(thrombopoietin)**은 골수에서 거핵세포의 수를 증가시키고, 각 거핵세포를 자극하여 필요한 더 많은 혈소판을 생성하도록 한다.

혈소판은 세포 조각이기 때문에 핵이 없다. 그러나 혈소판은 에너지 생성과 분비물을 합성하기 위한 세포소기관을 가지며, 세포기질 전반에 걸쳐 퍼져 있는 많은 과립에 세포기질 효소집단을 저장하고 있다. 더욱이, 혈소판은 세포가 수축할 수 있도록 고농도의 액틴과 미오신을 포함하고 있다. 혈소판의 분비능력과 수축기능이 지혈에 중요하며, 그에 관하여 이어서 설명한다.

지혈은 손상된 작은 혈관으로부터 출혈을 막는다.

지혈(hemostasis)은 손상된 혈관에서 피가 나는 것을 저지하는 것, 즉 출혈 방지이다. 혈관으로부터 일어나는 출혈은 혈관벽이 찢어지고 혈관 내부 압력이 외부 압력보다 더 높아서 손상부위를 통해 혈액이 밖으로 나가는 것이다.

작은 모세혈관, 소동맥, 그리고 소정맥은 일상생활 중 작은 외상에 의해 종종 파열된다. 이러한 외상은 어떤 손상이 일어난 것을 지각하지 못하더라도 출혈의 가장 보편적인 원인이다. 유전된 신체의 정상적인 지혈 기작은 손상을 밀봉하기에 충분하고, 이러한 미세순환 혈관을 통한 출혈을 막는다.

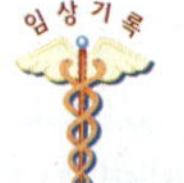

큰 혈관에서 드물게 일어나는 출혈은 신체의 일반 지혈기작 단독으로는 중단시킬 수 없다. 동맥에서의 심한 손상은 대량 출혈을 일으키므로 정맥출혈보다 더 위험하다. 이는 외부로 가하는 압력이 동맥에서 더 크기 때문이다. 심각하게 손상된 동맥 치료에 대한 응급처치 방법은 찢어진 혈관을 수술로 봉합할 때까지 일시적으로 출혈을 중단시키기 위해서는 상체에 동맥혈압보다 더 높게 외부 압력을 가하는 것이다. 외상에 의한 정맥출혈은 종종 정맥에 가해지는 중력을 감소시키기 위해 출혈되는 신체 일부를 단순히 들어올림으로써 멈출 수 있다(p. 325 참조). 정맥 압력을 낮추는 것이 출혈을 중단할 만큼 충분하지 않다면, 보통 간단한 외부 압박으로도 충분하다.

지혈은 세 가지 주요 단계들인 (1) **혈관경련**, (2) **혈소판 마개 형성**, 그리고 (3) **혈액 응고**가 관여한다. 혈소판이 지혈에서 중심적인 역할을 하여, 혈소판 마개를 형성하는데 명백히 주요 역할을 하지만, 또 다른 두 가지 단계들에도 상당히 기여한다.

혈관경련은 손상된 혈관을 통한 혈류량을 감소시킨다.

잘리거나 찢어진 혈관은 즉시 수축한다. 근본적인 기작은 분명하지 않지만 손상된 혈관의 안쪽에 늘어선 세포(내피세포)로부터 국부적으로 방출된 측분비물에 의한 내부반응이라고 생각된다(p. 282 참조). 이러한 수축, 즉 **혈관경련(vascular spasm)**은 손상된 곳에서 혈류를 느리게 하여 혈액 손실을 최소화한다. 또한 혈관의 반대쪽 내피세포 표면에 처음의 혈관경련과 함께 압력이 가해져서 서로의 점착성으로 부착하게 됨으로써 손상된 혈관이 봉합된다. 이러한 물리적 방법은 단독으로 혈액 손실을 완전하게 막을 수는 없지만, 다른 지혈 방법으로 구멍을 실제로 막기 전까지는 혈관 틈으로의 출혈을 최소화한다.

혈소판은 찢어지거나 잘린 혈관에 마개를 형성하기 위해 응집한다.

혈소판은 보통 혈관의 평활한 내피 표면에 부착되지 않지만, 혈관 손상으로 세포가 파열될 때 혈소판은 결합조직 하부에 있는 섬유성 단백질인 **콜라겐(collagen)**에 부착한다(p. 74와 p. 306 참조). 이러한 부착은 혈소판이 순환하면서 앞쪽으로 쓸려가는 것을 방지한다. 움직이지 못하는 혈소판 층은 손상부위에 지혈성 **혈소판 마개(platelet plug)**의 토대를 형성한다. 콜라겐은 결합된 혈소판을 활성화한다. 활성화된 혈소판은 삐죽한 돌기를 생성하기 위하여 액틴 세포골격을 빠르게 재편성하여 콜라겐과 다른 혈소판의 부착을 도와준다. 또한 활성화된 혈소판은 저장과립들로부터 여러 가지 중요한 화학물질들을 방출한다. 이러한 화학물질들 중 아데노신-2인산(ADP)은 다른 인접한 순환 혈소판을 활성화하여 표면을 끈적거리게 해서 서로 부착되도록 함으로써 응집된 혈소판 첫 층을 만든다. 이렇게 응집된 혈소판들은 더 많은 ADP를 계속 방출한다. 따라서 혈소판 마개는 양성되먹임 형식으로 손상된 부위에 빠르게 형성된다(● **그림 11-7**).

혈소판 응집이 저절로 생겨나는 성질을 생각해 볼 때, 혈소판 마개는 왜 인접한 정상 혈관 내피세포 표면으로도 발생하여 확장이 계속되지 않은가? 그 이유는 활성화된 혈소판에 의해 분비되는 ADP와 다른 화학물질이 인접한 정상 내피세포로부터 **프로스타시클린(prostacyclin)**과 **산화질소(nitric oxide)** 방출을 자극하기 때문이다. 두 가지 화학물질은 혈소판 응집을 완전히 저해한다. 이와 같이, 혈소판 마개는 손상부위에 국한되고 가까운 손상되지 않은 혈관조직으로 퍼지지 않는다(● **그림 11-7**).

응집된 혈소판 마개는 혈관의 틈을 물리적으로 봉합할 뿐만 아니라 세 가지 다른 중요한 역할도 수행한다. (1) 응집된 혈소판 내부의 액틴–미오신 복합체는 원래 느슨한 마개를 밀집되고 강화되도록 수축한다. (2) 혈소판 마개는 처음의 혈관경련을 보강하기 위하여 손상된 혈관의 극심한 수축을 유도하는 여러 가지 강

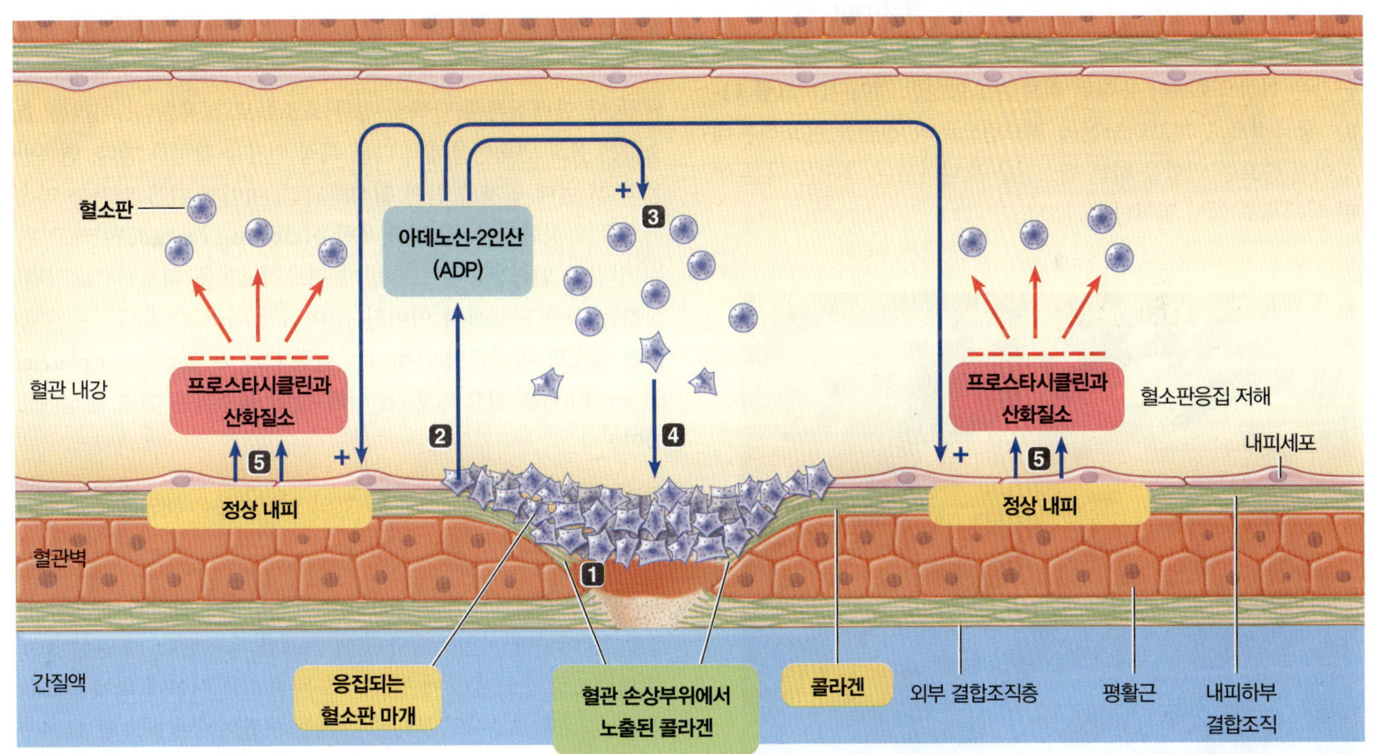

1 혈소판은 혈관 손상부위에 노출된 콜라겐에 부착하여 활성화된다.

2 활성화된 혈소판이 ADP를 방출한다.

3 ADP는 지나가는 다른 혈소판들도 활성화시킨다.

4 새롭게 활성화된 혈소판들은 성장하는 혈소판 마개에 응집되고 더 많은 혈소판-유도 화학물질을 방출한다.

5 정상(손상되지 않은) 내피세포는 프로스타시클린과 산화질소를 방출하고, 이들은 혈소판 응집을 저해하므로 혈소판 마개는 손상부위에 국한된다.

● **그림 11-7 혈소판 마개의 형성.** 혈소판은 양성되먹임 기작을 통해 혈관 손상부위에 응집된다. 양성되먹임 기작은 손상부위에 노출된 콜라겐에 붙은 혈소판으로부터 아데노신-2인산(ADP)(다른 화학물질은 표시하지 않음)의 방출에 관여한다. 또한 방출된 ADP는 손상되지 않은 내피세포로부터 프로스타시클린과 산화질소 방출을 촉진하여 인접해 있는 정상 혈관에 혈소판이 응집되는 것을 저해한다.

력한 혈관수축제를 방출한다. (3) 혈소판 마개는 혈액 응고 및 다음 단계의 지혈을 촉진하는 다른 화학물질들을 방출한다.

응고 형성은 혈장 응고인자들이 관여하는 사슬 반응을 작동함으로써 일어난다.

혈액 응고(blood coagulation; clotting)는 혈액이 액체에서 단단한 겔로 전환되는 것이다. 혈소판 마개 상단에의 응고 형성이 혈관 틈의 봉합을 보강하면서, 마개를 강화하고 지탱한다. 더욱이, 손상 혈관에 인접한 혈액이 굳어지면, 더 이상 출혈될 수 없다. 응고는 신체의 가장 강력한 지혈 기작이다. 응고는 거의 가장 극미한 손상으로부터 출혈을 멈추는데 필요하다.

혈병 형성 혈액응고의 최종 단계는 **피브리노겐(fibrinogen)**이 **피브린(fibrin; 섬유소)**으로 전환되는 것이다. 피브리노겐은 간에서 생성되는 크고 수용성인 혈장단백질이며 일반적으로 항상 혈장에 존재하다가 불용성이고 실 같은 피브린으로 전환된다. 피브린으로 전환되는 것은 손상부위에서 효소인 **트롬빈(thrombin)**에 의해 촉매된다. 피브린 분자는 손상된 혈관 표면에 부착하여, 혈소판 응집을 포함하여 혈구세포들을 갇히게 하는 느슨한 망상의 그물망을 형성한다. 그 결과의 덩어리인 **혈병(clot; 피떡)**은 일반적으로 갇히게 된 많은 적혈구 때문에 붉게 나타나지만, 혈병의 근간은 혈장으로부터 유래된 피브린이 형성한 것이다(● **그림 11-8**). 궁극적으로 피브리노겐을 피브린으로의 전환을 유도하는데 있어서 중요한 역할을 하는 혈소판을 제외하고는, 응고는 다른 어떤 혈액세포 없이 일어난다.

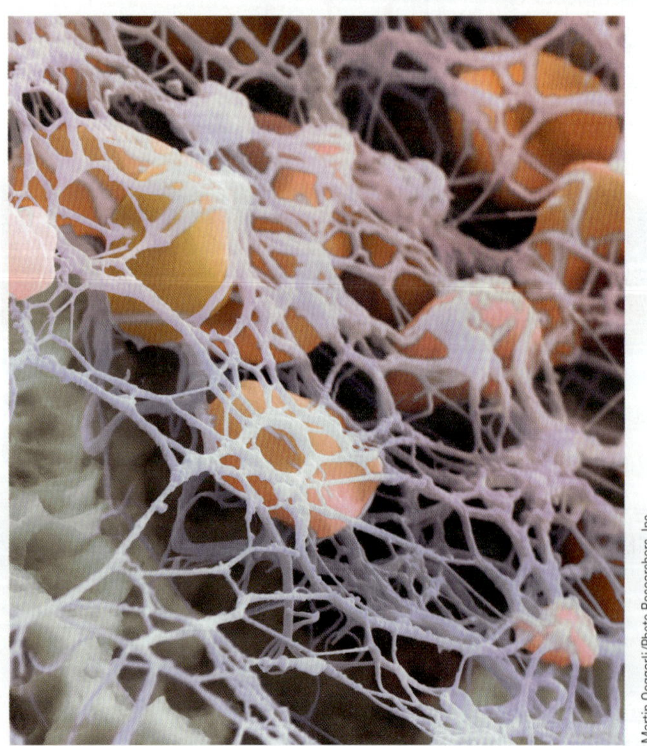

● **그림 11-8 혈액응고에서 피브린 그물망에 갇힌 적혈구.**

트롬빈은 혈장에 존재하는 피브리노겐 분자를 지혈을 위한 응고로 전환하기 때문에, 트롬빈은 손상된 혈관 인접 부위를 제외하고는 혈장에는 없어야만 한다. 그렇지 않으면, 혈액은 항상 응고되어 생명 유지에 부적합한 상황이 된다. 혈장에는 일반적으로 없는 트롬빈이 어떻게 쉽게 혈관이 상처가 났을 때 피브린 형성을 작동시킬 수 있는가? 그 해답은 혈장에서 트롬빈의 존재가 불활성 전구체 형태인 **프로트롬빈(prothrombin)**으로 있기 때문이다. 혈액 응고가 필요할 때 무엇이 프로트롬빈에서 트롬빈으로 전환하는가? 이러한 전환에는 응고 연쇄반응이 관여한다.

응고 연쇄반응 다른 활성화된 혈장 응고인자인 **인자 X**는 프로트롬빈을 트롬빈으로 전환한다. 인자 X는 대개 혈액 내에 불활성 형태로 존재하고 다른 활성화된 인자에 의해 활성 형태로 전환되어야만 한다. 모두 합쳐서 12가지 혈장 응고인자들이 피브리노겐이 안정화된 피브린 그물망으로 최종 전환을 유도하는 필수적인 단계들에 참여한다(● **그림 11-9**). 이러한 인자들은 응고 과정에 관여하는 순서가 아니라 발견된 순서에 따라 로마숫자로 명명된 것이다.[1] 대부분 응고인자들은 간에서 합성되는 혈장단백질들이다. 이들의 대부분은 혈장에서의 피브리노겐과 프로트롬빈처럼 대개 불활성 형태로 존재한다. 불용성 피브린 가닥으로 전환되는 피브리노겐과 다르게, 프로트롬빈과 다른 전구체들은 활성 형태로 전환될 때 단백질분해(단백질-절단)효소들로 작용한다. 이러한 효소들은 응고 연속반응에서 다른 특정 인자를 활성화 한다. 연속반응의 첫 번째 인자가 한번 활성화되면, 이어서 다음 인자를 연속적으로 활성화한다. **응고 연쇄반응(clotting cascade)**이라고 하는 일련의 연속반응은 트롬빈이 피브리노겐을 피브린으로 전환시키는 최종 단계까지 이어진다. 이러한 여러 가지 단계들은 응집된 혈소판 마개에서 분비되는 혈장 Ca^{2+}와 혈소판인자(platelet factor, PF3)를 필요로 한다. 이와 같이 혈소판은 혈병 형성에도 기여한다.

내인성 경로와 외인성 경로 응고의 연쇄반응은 내인성 경로와 외인성 경로에 의해 작동될 수 있다.

- **내인성 경로(intrinsic pathway)**는 손상된 혈관에 응고를 침전할 뿐 아니라 시험관에서 혈액 시료를 응고한다. 내인성 경로의 방법으로 응고 유도에 필요한 모든 요소들은 혈액 내에 존재한다. 이 경로는 7가지의 분리된 단계들이 관여하며(● **그림 11-9**에 파란색으로 표시), **인자 XII(하게만 인자, Hageman factor)**가 손상된 혈관에 노출된 콜라겐 또는 유리 시험관과 같은 외래 표면에 접촉하여 활성화될 때 개시된다. 또한 노출된 콜라겐도 혈소판 응집을 개시한다. 이와 같이, 혈관이 손상되었을 때 혈소판 마개의 형성과 응고 형성을 유도하는 사슬 반응은 동시에 작동하게 된다.

[1] 인자 VI 용어는 더 이상 쓰이지 않는다. 한때 따로 분리된 인자 VI로 간주되었으나 지금은 인자 V의 활성형으로 확인되었다.

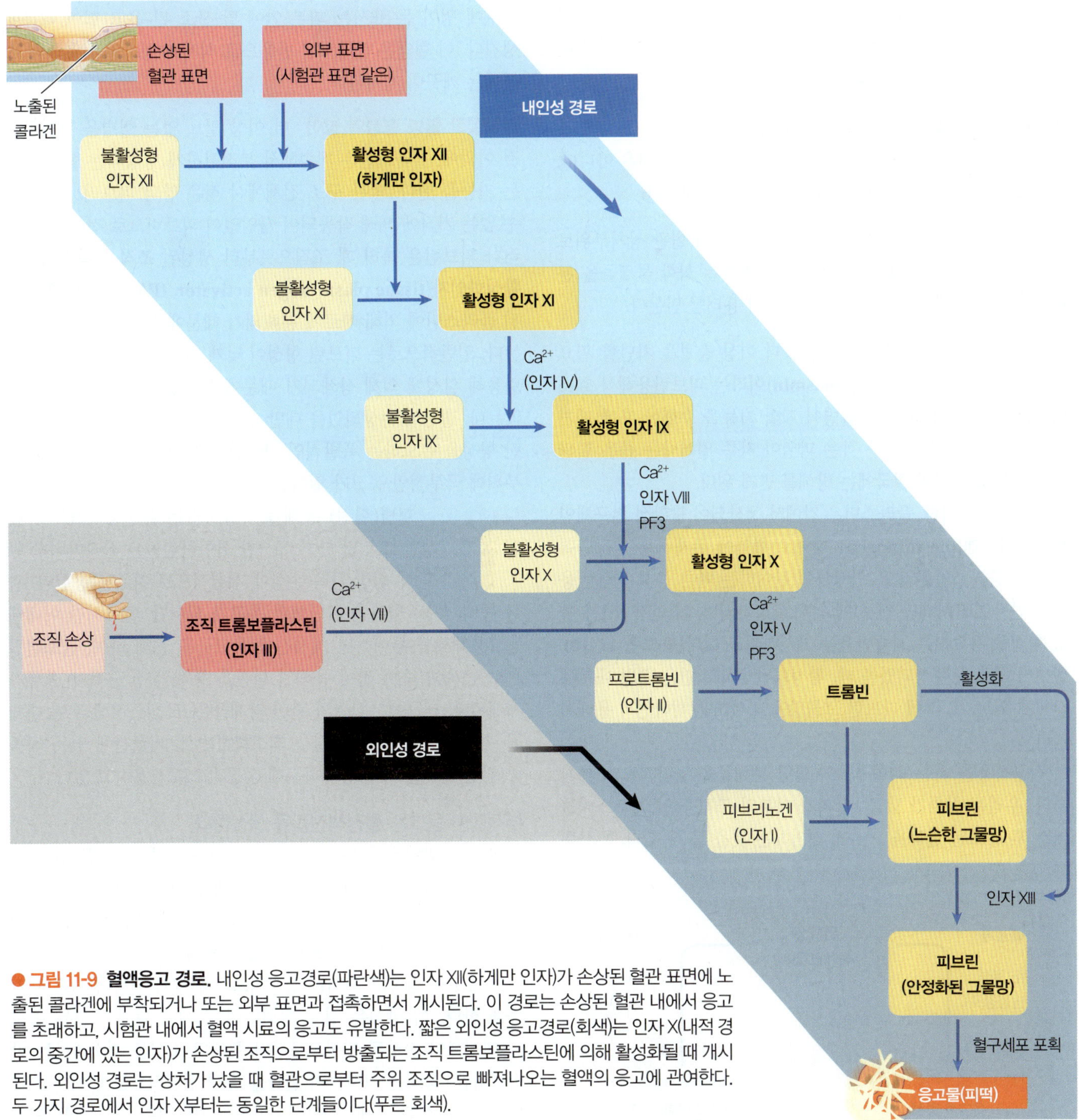

● **그림 11-9 혈액응고 경로.** 내인성 응고경로(파란색)는 인자 XII(하게만 인자)가 손상된 혈관 표면에 노출된 콜라겐에 부착되거나 또는 외부 표면과 접촉하면서 개시된다. 이 경로는 손상된 혈관 내에서 응고를 초래하고, 시험관 내에서 혈액 시료의 응고도 유발한다. 짧은 외인성 응고경로(회색)는 인자 X(내적 경로의 중간에 있는 인자)가 손상된 조직으로부터 방출되는 조직 트롬보플라스틴에 의해 활성화될 때 개시된다. 외인성 경로는 상처가 났을 때 혈관으로부터 주위 조직으로 빠져나오는 혈액의 응고에 관여한다. 두 가지 경로에서 인자 X부터는 동일한 단계들이다(푸른 회색).

■ **외인성 경로(extrinsic pathway)**는 간단하고 단지 4단계만 필요로 한다(● **그림 11-9**에 회색으로 표시). 이 경로는 혈액 외부의 조직인자의 자극이 필요하며, 조직으로 빠져나가는 혈액의 응고를 개시한다. 조직이 외상을 입었을 때 **조직 트롬보플라스틴(tissue thromboplastin)**이라는 단백질 복합체를 방출한다. 조직 트롬보플라스틴은 직접 인자 X를 활성화하기 때문에 내인성 경로의 앞 단계 모두를 우회한다. 이 단계부터는 두 가지 경로가 동일하다.

내인성 경로와 외인성 경로 기작은 대개 동시에 작동된다. 조직 손상이 혈관 파열에 관여할 때, 내인성 경로 기작은 손상된 혈관의 출혈을 멈추고, 외인성 경로 기작은 혈관이 봉합되기 전에 조직으로 나가는 혈액을 응고한다. 일반적으로 응고는 3분~6분 이내에 완전히 형성된다.

응혈수축 혈병이 한번 형성되면, 혈소판의 수축은 손상된 혈관의 끝을 서로 가깝게 당기면서 피브린 그물망이 움츠려 들면서 응고 안으로 가두게 된다. **응혈수축(clot retraction)** 동안에 응고물로부터 액체가 빠져나온다. 이 액체는 본질적으로 혈장에서 응고과정 중에 제거되었던 피브리노겐과 다른 응고인자 전구체들이 빠진 부분으로서 이를 **혈청(serum)**이라고 한다.

피브린용해성 플라스민은 혈병을 용해한다.

응고는 혈관 손상에 대한 영구적인 해결책을 뜻하는 것은 아니다. 혈관이 수선될 때까지 출혈을 막는 일시적인 장치이다.

혈관 수선 응집된 혈소판은 주위 결합조직에서 혈관 상처부위로 섬유아세포("섬유 형성자")의 침입을 촉진하는 화학 물질들을 분비한다. 섬유아세포는 혈관 결함부위에서 흉터를 만든다.

혈병 용해 상처회복과정과 동시에, 더 이상 출혈을 차단할 필요가 없을 때 혈병은 **플라스민(plasmin)**이라는 피브린용해성 효소에 의해 서서히 용해된다. 혈병이 지혈 기능을 수행한 후에 제거되지 않는다면, 특히 아주 작은 파열이 자주 일어나는 좁은 혈관은 혈병들로 인하여 결국에는 방해를 받게 된다.

응고인자들처럼, 플라스민은 간에서 생산되어 불활성 전구체인 **플라스미노겐(plasminogen)** 형태로 혈액에 존재하는 혈장단백질이다. 플라스민은 많은 인자들이 관여하는 빠른 응고 연쇄반응에서 인자 XII(하게만 인자)에 의해 활성화되며, 이 인자 XII는 응고 형성을 유도하는 사슬반응을 개시하기도 한다(● **그림 11-10**). 혈병이 빠르게 형성되었을 때, 활성화된 플라스민은 혈병 내부에 갇히게 되고, 그 후에 피브린 그물망을 서서히 분해하면서 용해시킨다.

식균작용을 하는 백혈구들이 혈병 분해물을 점차적으로 제거한다. 우리는 상처가 났을 때 피가 피부의 조직층 안으로 스며들어간 후 응고된 혈액을 느리게 제거하는 것을 볼 수 있다. 손상된 피부에 멍이 든 표시는 피부 안에 탈-산소 된 응고 혈액 때문에 생긴다. 이 혈액은 플라스민 반응으로 식세포 청소원들에 의해 결국에는 깨끗이 제거된다.

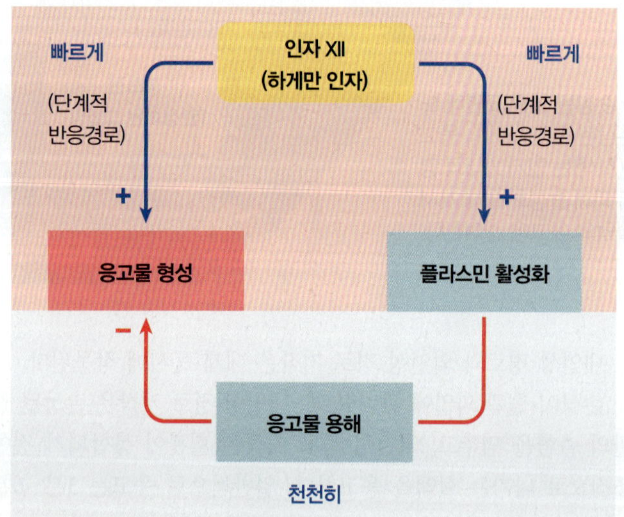

● **그림 11-10 혈액응고와 용해에서 인자 XII의 역할.** 인자 XII(하게만 인자)의 활성화는 응고를 형성하는 빠른 연쇄반응 및 플라스민을 활성화하는 빠른 연쇄반응을 동시에 개시하도록 유도한다. 응고물 속으로 들어간 플라스민은 이어서 천천히 응고물을 용해한다. 이러한 작용은 혈관이 수선된 후에 응고가 더 이상 필요치 않을 때 제거한다.

부적절한 혈병 형성의 방어 더 이상 필요 없는 혈병을 제거하는 것 이외에, 플라스민은 계속해서 부적절하게 형성되는 혈병을 막는 기능을 한다. 맥관 구조 전체에서 적은 양의 피브리노겐은 알 수 없는 기작에 의해 작동되어 끊임없이 피브린으로 전환된다. 그러나 피브린은 특히 폐 조직으로부터 생성된 **조직 플라스미노겐 활성화인자(tissue plasminogen activator, tPA)**에 의해 활성화된 플라스민에 의해 빠르게 분해되기 때문에 응고가 생겨나지 않는다. 일반적으로는 피브린 형성이 낮게 나타나는 것은 낮은 피브린용해 활성에 의해 상쇄되기 때문에 부적절한 응고는 일어나지 않는다. 혈관이 손상되었을 때만 추가적인 인자들이 더 많은 피브린 형성을 유도하는 폭발적인 사슬반응을 촉발시킨 결과로, 손상부위에 국부적인 응고가 일어난다.

임상기록 혈병(혈전) 용해를 작동시키는 유전공학적으로 합성한 tPA 및 다른 유사한 화학물질들은 심장마비가 왔을 때 심장 근육 손상에 제한적으로 자주 사용한다. 관상 동맥(심장) 혈관을 차단했던 응고가 일어난 후, 1시간 이내에 응고용해제를 투여하면 제시간에 응고물을 용해 하여, 산소결핍으로 근육이 죽기 전에 용해된 혈관을 통해 심장 근육에 혈류가 재개된다. 최근에는 tPA와 관련 약제들은 또 심근경색 후에 대체될 수 없는 뇌조직의 손실을 최소화하면서, 뇌혈관에 있는 뇌졸중-원인 혈전을 즉시 용해하는데 성공적으로 사용하고 있다

부적절한 응고는 혈전색전증을 생성한다.

임상기록 방어적인 목적에도 불구하고, 응고물이 가끔 정상 혈관에서도 형성된다. 혈관 내에 비정상 적이고 과도한 응고물 형성은—다른 말로 '잘못된 부위의 지혈'— 생명 유지에 필수적인 기관으로의 혈류를 위태롭게 할 수 있다. 신체의 응고와 항응고 체계는 정상적으로 견제와 균형 방식으로 기능을 한다. 이 방식은 서로 협의하여, "좋은" 혈액 응고는 즉시에 형성하여 손상된 혈관으로부터 혈액의 소실을 최소화하는 반면, "나쁜" 응고는 차단하여 혈관을 통해 정상적으로 혈액이 흐르도록 한다. 혈관 벽에 부착되는 비정상적인 혈관 내 응고물을 **혈전(thrombus)**이라고 하고, 자유롭게 떠다니는 응고물을 **색전(emboli, 단수는 embolus)**이라고 한다. 확장된 혈전은 이것이 생성된 혈관을 좁게 하여 결국 혈류의 흐름을 어렵게 한다. 또 순환하던 색전이 더 작은 혈관으로 들어가서 완전히 막아버리면 혈류가 갑자기 차단되게 된다(● **그림 9-25** 참조).

독립적이거나 동시적으로 작용하는 여러 가지 인자들은 혈전색전증(thromboembolism)의 원인이 된다. (1) 동맥경화증과 연관되어 거칠어진 혈관 표면은 혈전 형성을 유도할 수 있다(p. 292 참조). (2) 응고-항응고 체계의 불균형이 응고 형성을 작동시킬 수 있다. (3) 느리게 흐르는 혈액이 잘 응고되는 경향이 있다. 아

마도 소량의 피브린이 고여 있는 혈액, 예를 들어 정맥류성 다리 정맥에 모여 있는 혈액에 축적되기 때문이다. (4) 광범위한 응고는 가끔 외상 조직으로부터 혈액으로 많은 양의 조직 트롬보플라스틴의 방출에 의해 생겨난다. 광범위한 응고는 세균이나 세균의 독소가 응고 연쇄반응을 개시하는 **패혈(증)성 쇼크(septicemic shock)**에 의해서도 유사하게 일어난다.

항응고제는 때때로 응고 발생이 많이 발생하는 경향이 있는 사람에게 혈전색전증을 차단하는 목적으로 사용된다. 예를 들면, 주사제인 헤파린(heparin)은 정상적으로 혈액에 있는 트롬빈 저해제의 활성을 촉진시켜 응고 작동자인 트롬빈의 작용을 멈추게 한다. 경구용인 와파린[warfarin, 쿠마딘(coumadin)]은 비타민 K의 활성을 저해한다. 일반적으로 혈액-응고 비타민으로 알려진 비타민 K는 정상적인 혈액 응고에 필수적이다.

혈우병은 주로 과다한 출혈이 일어나는 질환이다.

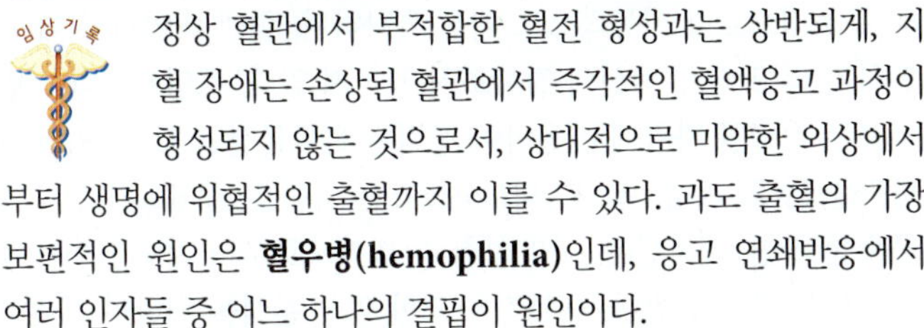

정상 혈관에서 부적합한 혈전 형성과는 상반되게, 지혈 장애는 손상된 혈관에서 즉각적인 혈액응고 과정이 형성되지 않는 것으로서, 상대적으로 미약한 외상에서부터 생명에 위협적인 출혈까지 이를 수 있다. 과도 출혈의 가장 보편적인 원인은 **혈우병(hemophilia)**인데, 응고 연쇄반응에서 여러 인자들 중 어느 하나의 결핍이 원인이다.

응고 기작의 결함으로 수반되는 많은 출혈과는 다르게, 혈소판 결핍인 사람은 응고가 일어나기 전에 작은 혈관의 조그만 틈으로부터 혈액이 새는 것처럼 신체 전 조직의 수백 개의 작은 국부적인 출혈이 계속해서 발생한다. 일반적으로 혈소판이 이러한 미세한 파열이 일어나는 곳에 주된 봉합자이다. 혈소판-결핍 사람의 피부는 확산된 모세혈관 출혈로 인하여 작은 자주색 반점이 나타난다. 이러한 상태를 **혈소판감소성 자반병(thrombocytopenia purpura)**이라는 용어를 사용한다.

비타민 K 결핍은 비타민 K-의존성 응고인자의 불완전한 활성화로 인하여 출혈성 소인이 될 수도 있다.

11.4 백혈구

백혈구(leukocyte, white blood cell, WBC)는 신체의 면역방어 체계로 작용하는 구성요소이다. **면역(immunity)**은 잠재적으로 해로운 외래성 물질에 대해 방어하거나 비정상 세포를 제거하는 신체의 능력이다. 외래 침입자에 대한 1차 방어선은 신체의 외부 표면(피부)을 둘러싸거나 체강(소화관과 폐)에 늘어서서 외부 환경과 직접 접촉하고 있는 상피세포 장벽이다. 이러한 상피세포 장벽들이 면역계의 일부분은 아니다. 먼저 면역계에 대해 상세히 알아보고, 이어서 신체의 전반적인 방어기작에서의 그 역할에 관해 설명하겠다.

다양한 혈장단백질과 함께 백혈구와 그 파생물들이 내부 방어 체계인 **면역계(immune system)**를 구성한다. 방어 체계는 "정상적인 자기(self)"가 아닌 물질들인, 신체로 들어오는 외래성 물질 또는 신체 내부에서 생겨난 비정상적인 세포를 인식하여 파괴하거나 중화시키는 작용을 한다:

1. 침입한 **병원체(pathogen**, 세균이나 바이러스와 같이 질병을 야기하는 미생물들)에 대해 방어한다.
2. 낡은 세포(예, 오래된 적혈구)나 조직 찌꺼기(예, 외상이나 질병에 의한 손상된 조직)를 제거하는 "미화원"으로서의 기능을 하여 상처회복과 조직 수선을 하는 방법을 마련한다.
3. 신체에서 발생한 비정상적이거나 돌연변이 세포를 인식하고 파괴한다. 면역감시(immune surveillance)라는 이 기능은 암에 대한 주된 내부-방어 기작이다.

백혈구는 주로 혈액 밖에서의 방어물로서 기능을 한다.

백혈구는 기능을 수행하기 위하여 대개 침입 장소나 조직 손상 부위로 가는 "색출 그리고 공격" 전략을 사용한다. 백혈구가 혈액에 있는 주된 이유는 생성 또는 저장된 부위로부터 이들이 필요한 어떤 장소라도 빠르게 수송되기 위해서이다. 적혈구와는 다르게, 백혈구는 공격당한 장소로 좁은 모세혈관 구멍을 꿈틀거리며 기어가는 아메바-유사 행동을 통해 혈액을 빠져 나갈 수 있다(● **그림 11-14** 참조). 그 결과, 면역계의 효과세포는 신체 전신에 넓게 퍼져 있으며 어떤 장소라도 방어할 수 있다.

병원성 세균과 바이러스가 면역계의 주된 표적이다.

면역계 방어에 대한 주된 외래의 적은 세균과 바이러스이다. 이들의 상대적인 크기를 비교하면, 세균의 평균 크기를 투수의 마운드라 가정할 때, 바이러스는 야구공 크기로 비유될 수 있다. **세균(bacteria)**은 자신의 생존과 증식에 필수적인 모든 것에 대한 자기-장비를 갖춘 무핵의 단일-세포 미생물이다. 신체에 침입한 병원성 세균은 세포나 기관에 영향을 주는 물리적 상처 또는 기능적으로 저해할 수 있는 효소나 독소를 방출하여 조직 손상과 질병을 야기한다. 병원균의 질병-유발 능력을 그 세균의 **발병력(virulence)**이라고 한다.

세균과 다르게, **바이러스(virus)**는 자생하는 세포성 독립체가 아니다. 이들은 단지 단백질 외피로 둘러싸여 있는 핵산(유전물질—DNA 또는 RNA)으로 구성되어 있다. 바이러스는 에너지 생성과 단백질 합성을 위한 세포 내 장치들이 없기 때문에, **숙주세포(host cell**, 감염된 개체의 신체 세포)에 침입하거나 자신이 사용할 목적으로 세포의 생화학 기능들을 탈취하지 않으면 대사나 증식을 할 수가 없다. 바이러스는 숙주세포의 에너지 자원을 약화시킬 뿐 아니라 바이러스 핵산의 복제에 필요한 단백질을 합성하도록 숙주세포를 조정한다.

바이러스가 숙주세포 안으로 도입되면 더 이상 정상세포로 인식될 수 없기 때문에, 신체 자신의 방어기작은 그 세포를 파괴할 수도 있다. 바이러스가 세포 손상이나 죽음을 유도하는 다른 방법은 세포가 독성을 가진 물질을 생성하게 하거나 세포를 암세포로 형질전환하도록 지시하면서 필수적인 세포 구성성분들을 제거하는 것이다.

백혈구에는 다섯 가지의 유형이 있다.

백혈구는 적혈구와 반대로 헤모글로빈이 없으므로, 현미경상 가

시성을 위해 염색하지 않는다면 무색(백색)이다. 획일적인 구조, 동일한 기능, 일정한 수를 가진 적혈구와 다르게, 백혈구는 구조, 기능, 수치가 다양하다. 호중구, 호산구, 호염기구, 단핵구, 림프구의 다섯 가지 유형의 순환하는 백혈구들이 각각 특징이 있는 구조와 기능을 가지고 있으며, 이들 모두는 대부분 적혈구보다 더 크다.

과립백혈구와 무과립백혈구 다섯 가지 유형의 백혈구는 그들의 핵의 형태와 현미경상으로 보이는 세포기질에서의 과립의 존재 여부에 따라 2개의 주요 범주로 나뉜다(● **그림 11-11**). 호중구, 호염기구, 호산구는 **다형핵성**(**polymorphonuclear**, "다양한-모양의 핵"의 뜻) **과립백혈구**(**granulocyte**, "과립-함유 세포"의 뜻)이다. 이들의 핵은 다양한 모양의 여러 가지 엽으로 분할되어 있고, 세포기질은 막-포장 과립을 다량 함유하고 있다. 세 가지 유형의 과립백혈구는 염료가 과립에 붙는 다양한 친화성에 따라 특징지어 진다. 호산구는 붉은 염료 에오신(eosin)에 친화성이 있고, 호염기구는 염기성 푸른색 염료를 잘 흡수하며, 호중구는 중성으로서 어떤 염료에 대한 선호도가 없다. 단핵구와 림프구는 **단핵성**(**mononuclear**, "하나의 핵"의 뜻) **무과립백혈구**(**agranulocyte**, "과립이 없는 세포"의 뜻)이다. 둘 다 하나의, 크고, 분할되지 않은 핵을 가지고 있고 과립이 거의 없다. 단핵구는 둘 중에서 더 크며 계란 또는 신장 모양의 핵을 가진다. 림프구는 백혈구 중 가장 작으며 세포 대부분을 차지할 정도로 큰 구형의 핵을 가진 것이 특징이다.

백혈구의 기능과 생존기간 다음은 과립백혈구의 기능과 생존기간이다.

- **호중구**(**neutrophil**)는 식균작용의 전문가이다. 이들은 세균을 둘러싸서 세포 내에서 파괴한다(● **그림 2-7c** 참조). 더 나아가서 호중구는 "자살 폭탄범"처럼 행동하여 특이한 형태의 세포자살을 수행한다. 생명유지에 필수적인 세포내 물질들을 사용하여 호중구 세포외 올가미(neutrophil extracellular trap, NET)라고 하는 섬유 그물망을 만들어서 자신이 죽은 곳의 세포외액으로 방출한다. 이러한 섬유망은 세균-살상 화학물질을 함유하고 있고, NET에 가두어서 세균을 세포 밖에서 파괴한다. 호중구는 언제나 세균 침입 현장에서 첫 번째 방어자이다. 더욱이 이들은 세포 찌꺼기를 탐식하여 정화한다. 이들의 기능적인 관점에서 추측되는 것처럼, 순환하는 호중구들의 증가는 일반적으로 급성 세균감염이 수반됨을 나타낸다.
- **호산구**(**eosinophil**)는 다른 유형의 전문가이다. 순환하는 호산구가 증가하면 알레르기 반응(천식과 건초열 같은 반응)과 내부 기생충 감염(예, 원충)과 관련이 있다. 호산구는 더 큰 원충을 포식할 수는 없지만, 원충에 부착하여 죽이는 물질을 분비한다.
- **호염기구**(**basophil**)는 백혈구 중에서 가장 적은 수치를 가지며, 대부분의 기능을 잘 모르고 있다. 이들은 비만세포(mast cell)와 구조적으로나 기능적으로 매우 유사하며, 혈액 내에서 절대 순환하지 않고 신체 전신의 결합조직에 퍼져 있다. 호염기구와 비만세포는 적절한 자극에 반응하여 강력한 화학물질인 히스타민과 헤파린을 합성, 저장, 분비한다. 히스타민 방출은 알레르기 반응에 중요한 반면, 헤파린은 지방 섭취 후 혈액으로부터 지방입자를 제거하는데 더 작용한다. 헤파린은 또한 임상 분석을 위하여 채취한 혈액 시료의 응고를 방지하는 항응고제로 널리 사용하지만, 항응고제로서의 생리적 기능에 대해서는 아직 논란 중에 있다.

골수로부터 혈액으로 한번 방출되고 나면, 과립백혈구는 항상 1일 미만으로 혈액에서 순환 중에 있다가 혈관을 통해 조직으로 들어간다. 조직에서는 임무를 수행하고 더 빨리 죽지 않는다면 3일~4일 더 생존한다.

무과립백혈구의 기능과 생존기간은 다음과 같다:

- **단핵구**(**monocyte**)는 호중구와 같이 전문 식균세포(phagocyte; 식세포)이다. 이들은 골수를 빠져나와 미성숙 상태에서 불과 하루

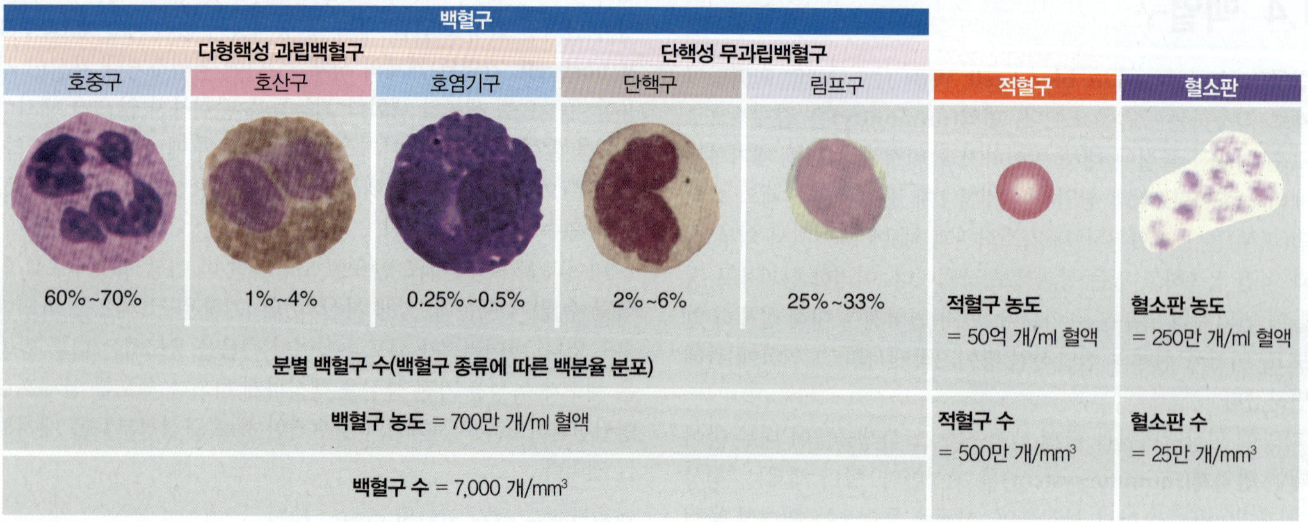

백혈구						
다형핵성 과립백혈구			단핵성 무과립백혈구			
호중구	호산구	호염기구	단핵구	림프구	적혈구	혈소판
60%~70%	1%~4%	0.25%~0.5%	2%~6%	25%~33%	적혈구 농도 = 50억 개/ml 혈액	혈소판 농도 = 250만 개/ml 혈액
분별 백혈구 수(백혈구 종류에 따른 백분율 분포)						
백혈구 농도 = 700만 개/ml 혈액					적혈구 수 = 500만 개/mm^3	혈소판 수 = 25만 개/mm^3
백혈구 수 = 7,000 개/mm^3						

● **그림 11-11 정상인의 혈액 내 세포 구성성분과 혈구세포 수.**

내지 이틀 순환하다가 신체 전신의 다양한 조직에 정착한다. 새로운 거주지에서 단핵구는 계속 성숙하고 매우 커져서 조직 식균세포인 **대식세포(macrophage)**로 분화한다. 대식세포의 생존 기간은 식균 활성이 수행하는 동안 바로 파괴되지 않으면 수개월에서 수년 범위이다. 식균세포는 외래 물질을 단지 제한된 양만큼 포식할 수 있다.

- **림프구(lymphocyte)**는 특별하게 프로그램되어 있는 표적에 대하여 면역 방어를 한다. 림프구에는 생김새가 비슷한 두 가지 유형인 B림프구(B세포)와 T림프구(T세포)가 있다. **B림프구(B lymphocyte)**는 항체를 생산하여 혈액을 따라 순환하면서 항체-매개성 면역[antibody-mediated immunity 또는 체액성 면역(humoral immunity)이라 함]에 관여한다. 항체는 자신의 생성을 유도한 세균과 같은 특정 종류의 외래 물질과 결합하여 파괴시킬(식균작용 또는 다른 방법) 표시를 한다. **T림프구(T lymphocyte)**는 항체를 생산하지는 않지만 대신에 희생될 세포에 구멍을 뚫는 화학물질을 분비하여 표적세포를 직접 파괴한다. 이러한 과정을 세포-매개성 면역(cell-mediated immunity)이라고 한다. T세포의 표적세포는 바이러스에 의해 감염된 세포나 암세포 등을 포함한다.

림프구는 100일~300일 정도 생존한다. 전체 림프구의 단지 소수만이 어떤 정해진 순간에 혈액을 따라 수송된다. 대부분은 혈액, 림프, 림프조직에서 끊임없이 재순환한다. 림프절과 편도선과 같은 **림프조직(lymphoid tissue)**들은 림프구-함유 조직으로서 림프구를 생산, 저장, 가공과정을 한다(● **그림 11-12**).

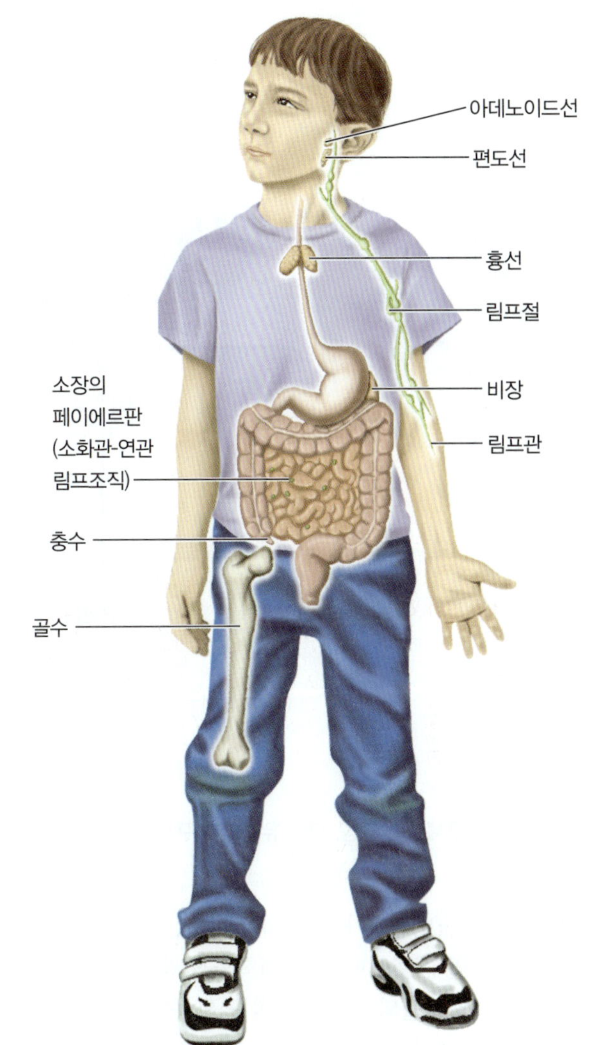

● 그림 11-12 **림프 조직.** 전신에 퍼져 있는 림프조직은 림프구의 생산, 저장 및 가공을 담당한다.

백혈구는 신체의 변화하는 필요성에 따라 다양한 속도로 생성된다.

모든 백혈구는 결국 적혈구와 혈소판을 생성하는 골수의 공통 전구체인 미분화 전분화능성 줄기세포로부터 기원된다(● **그림 11-13**). 백혈구로 될 운명의 세포들은 결국 여러 가지 예정된 세포 유형들로 분화하고 적절한 자극인자들의 영향에 의해 증식한다. 과립백혈구와 단핵구는 단지 골수에서만 생성되며, 성숙된 백혈구들은 혈액으로 방출된다. 림프구는 원래 골수에 있는 전구체로부터 유래하지만, 대부분 새로운 림프구는 실지로 림프조직에 이미 있던 림프구 집락(colony)들로부터 나온다. 하지만 림프구 집락도 원래 골수에서 유래한 세포의 증식으로 생겨난 것이다.

백혈구의 총 수치는 일반적으로 혈액 1 ml 당 500만~1,000만개 정도로 평균 700만/ml이며, 평균 **백혈구 수치(white blood cell count)**를 7,000/mm^{3}로 나타낸다. 백혈구는 적게 생성되는 것이 아니라 단지 혈액에 순환 중이기 때문에 적어도 혈액세포로서 많이 존재한다(700개 적혈구당 약 1개의 백혈구). 일반적으로 순환 중인 백혈구의 약 2/3은 과립백혈구이고 그 중의 대부분은 호중구인 반면, 1/3은 무과립백혈구로 림프구가 많다(● **그림 11-11** 참조). 그러나 백혈구의 총 수치와 각 유형의 백분율은 변화하는 방어 조건에 따라 상당히 다양할 수도 있다. 즉 신체가 전투를 하는 유형과 범위에 따라 다른 종류의 백혈구가 다양한 속도로 선택적으로 생성된다는 것이다. 침입되었거나 손상된 조직 또는 활성화된 백혈구 자신에게서 분비된 화학전달자들이 다양한 백혈구의 생성 속도를 조정한다. 적혈구생성소와 유사한 특정 전달자는 각 세포 유형의 분화와 증식을 조절한다. 일부 이러한 전달자들이 확인 되었고 실험실에서 생산될 수 있다. 예로서, **과립구 집락-자극인자(granulocyte colony-stimulating factor)**는 골수로부터 특히 호중구와 같은 과립백혈구의 증식과 방출을 증가시킨다. 뉴라스타(Neulasta)라는 상품명의 합성약제는 방어를 강화하는데 사용되거나, 암환자에게 화학치료제로서 감염 발생빈도를 감소시키는 새로운 강력한 치료제로 사용되고 있다. 이 약제는 표적 암세포뿐 아니라 골수에서 혈구세포를 포함하며 빠르게 증식하는 세포도 억제한다.

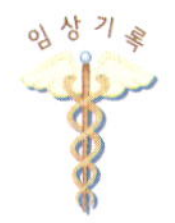

백혈구 생성의 기형 순환 백혈구의 수치가 다양하더라도, 이 수치의 변화는 신체의 요구에 따라 정상적으로 조절되고 적응된다. 그러나 백혈구 생성의 기형은 통

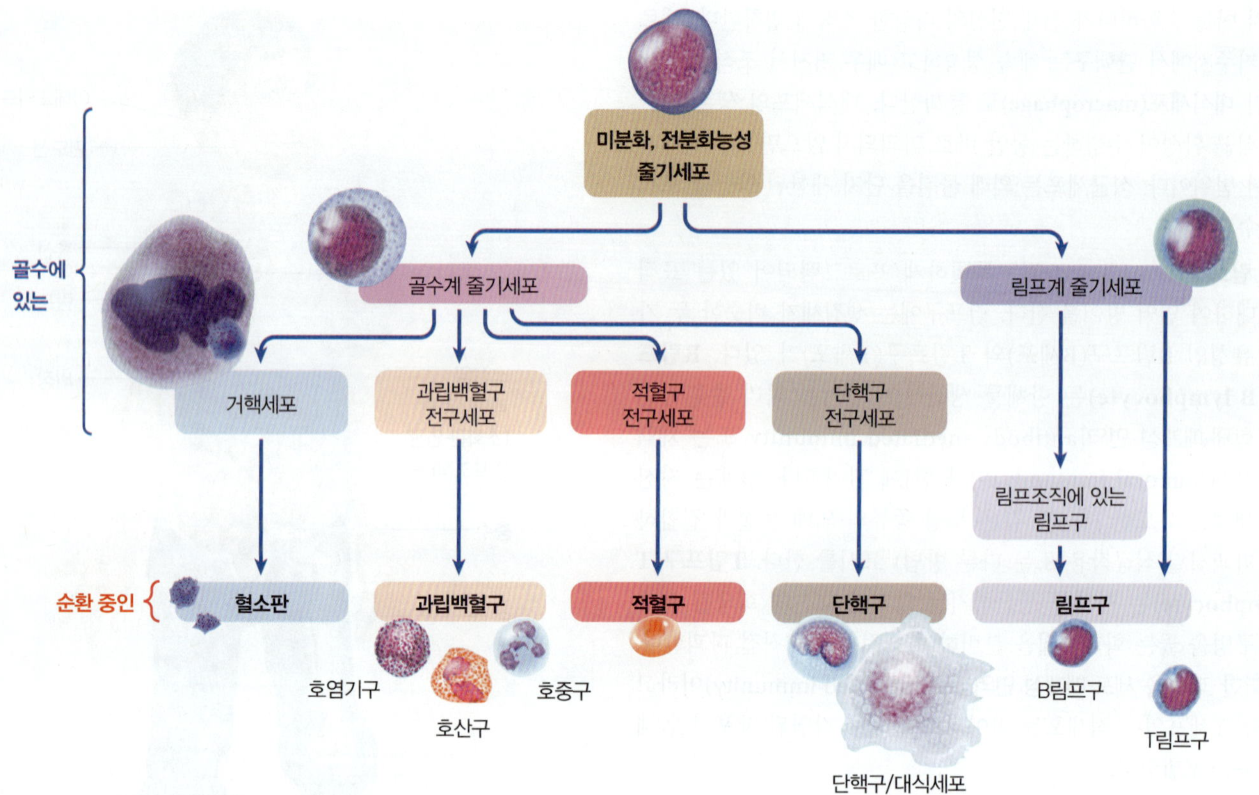

● **그림 11-13 혈구세포의 생성.** 모든 유형의 혈구세포는 적골수에 있는 동일한 미분화, 전분화능성 줄기세포로부터 생성된다.

제되지 않은 상태(백혈구가 너무 적거나 또는 너무 많이 생성된) 일 때 생긴다. 골수는 어떤 독성 화학물질(벤젠과 항암제) 또는 과도한 방사선에 노출되었을 때 백혈구 생성을 멈추거나 대개 천천히 진행한다. 가장 심각한 결과는 전문 식균세포(호중구나 대식세포)가 감소하여 침입한 미생물에 대한 신체의 방어 능력이 크게 감소하는 것이다. 골수에 결함이 생겼음에도 불구하고, 유일한 방어는 림프조직에서 생산되는 림프구의 면역 능력이다.

놀랍게도, 백혈구의 억제되지 않는 증식에 연관된 암 상태인 **백혈병(leukemia)**은 외래 침입균들에 대한 부적절한 방어 능력을 가지는 결과를 초래한다. 백혈병은 백혈구 수치가 정상 수치 7,000/mm^{3}에 비해 50만/mm^3 정도로 높게 나오며, 이들 대부분의 세포들이 비정상이거나 미성숙 상태라서 정상적인 방어 기능을 할 수 없다. 백혈병의 또 다른 엄청난 결과는 골수에서 다른 혈구세포를 대신하는 것이다. 그로 인해 적혈구생성 부족으로 빈혈증이 되고, 혈소판 부족으로 내부 출혈이 일어난다. 그 결과로, 엄청난 감염 또는 출혈이 백혈병 환자의 가장 공통적인 죽음의 원인이다.

면역반응은 선천성이면서 비특이적이거나 적응성이면서 특이적이다.

방어적 면역성은 두 가지로 분리되지만, 상호 보완적이며 면역계의 구성성분들이 상호의존적인 역할을 한다. 그 두 가지는 선천 면역계 및 적응(또는 후천적) 면역계이다. 이러한 두 가지 면역계의 반응은 방어 기작의 시기와 선택성에서 서로 다르다.

선천면역계(innate immune system)는 위협적인 물질에 노출되는 즉시 활동을 개시하는 신체의 비특이적 면역반응을 포함한다. 이러한 비특이적인 반응은 외래의 또는 비정상적인 어떤 유형의 물질이던, 또는 처음 노출되었다 하더라도 비선택적으로 방어하는 내재된(선천적) 방어기작이다. 그러한 반응은 감염성 물질, 화학적 자극물, 기계적 외상이나 화상에 따른 조직손상 등 다양한 위협에 대한 내부 반응의 첫 체계라고 여겨진다. 모든 사람은 일부 미묘한 유전적 차이가 있더라도 본질적으로 동일한 선천 면역반응 기작을 가지고 태어난다. 반대로, **적응[adaptive 또는 후천적(acquired)] 면역계**는 특정 외래 물질에 대해 선택적으로 표적을 하는 특이적 면역반응에 의존한다. 이러한 외래 물질은 신체에 이미 노출된 적이 있었거나 목표로서 공격하기 위해서 준비되어 기회를 엿보며 식별할 수 있는 적들을 포함한다. 적응면역계는 특정 적군에 대해 공격을 개시하는 데 상당한 시간이 더 걸린다. 선천 및 적응면역계는 해로운 물질들에 대하여 서로 협력하여 방어하고 제거하는 작용을 한다.

선천면역계 선천 면역계의 구성성분은 항상 경계하면서 어떠한 침입자에 대해서도 제한적이며 다소 대략적인 방어기작을 촉발할 준비를 하고 있다. 면역 효과세포들 중 호중구와 대식세포와 같은 식균작용의 전문가들이 선천면역계에서 특히 중요하다. 혈장단백질의 여러 가지 집단들도 중요한 역할을 한다. 사람에게는 없지만 일반적으로 세균 세포벽에 있는 탄수화물 같은 위협적인 물질과 관련된 포괄적인 분자 형태에 반응하여 다양한 비특이적인 면역반응으로 방어하고 있다. 반응하는 식균세포는 병원균-연관 분자 형태들(pathogen-associated molecular pattern; PAMP)들을 인식하는 **톨-유사 수용체(toll-like receptor, TLR)**라는 원형질막 단백질들을 가지고 있다. TLR은 이 면역 감지기를 피할 수 없는 독특한 병원균 표시를 인식하여 결합하기 때문에 "선천면역계의 눈"이라 불린다. 따라서 선천면역계의 효과세포는 "자기" 세포와 분명히 다른 것으로 병원균을 "보는" 것이다. 병원균에 대한 TLR의 인식은 식균세포로 하여금 감염성 미생물을 둘러싸서 파괴하도록 한다. 더욱이, TLR의 활성화는 식균세포들이 화학물질을 분비하도록 유도하고, 이러한 물질들 중 일부는 미생물 침입에 대한 선천면역반응에서 중요한 염증반응에 관여한다.

선천면역 기작은 모든 종류의 해로운 공격에 빠르면서 제한적이고 비선택적인 반응을 하는데, 이는 마치 중세의 근위병이 그들이 방어하는 성벽에 접근하는 어느 적군에게도 무자비한 무기를 휘두르는 것과 유사하다. 선천면역은 대개 감염의 확산을 방지하고 제한한다. 적응면역계가 매우 선택적인 무기를 가지고 적을 제거할 전략으로 인계받아 공격 개시할 준비가 될 때까지, 이러한 비특이적인 반응은 적을 특정 지역에 머물게 하는데 있어서 중요하다.

적응면역계 적응면역계는 B림프구와 T림프구가 매개하는 것이다. 각 B림프구와 T림프구는 세균의 한 균주와 같이 외래 물질의 단지 한 가지 특정 유형에 대하여 인식하고 방어한다. 신체의 수백만 개에 달하는 B세포와 T세포들 중에서 단지 한 종류 세포만이 특정 감염 물질의 고유한 분자 구조를 인식하는 특이적인 장비를 갖추고서, 이 물질에 대하여 차별적으로 방어할 작용에 동원된다. 선택된 림프구는 증식을 하여 침입자에 대하여 매우 선별적인 공격을 할 수 있는 전문가 집단으로 확장된다.

적응면역계는 대부분의 병원균에 대한 최고의 무기이다. 활성화되고 확장된 B세포 및 T세포의 모든 집단은 부딪히게 될 다양한 병원균에 반응하여 끊임없이 변화한다. 이와 같이, 적응면역계는 각 개인의 환경에 있는 특정 병원균에 대항하여 전투를 할 수 있도록 적응한다. 적응면역계의 표적은 사람들 사이에서 각 개인이 직면하는 면역 공격의 유형에 따라 다양하다. 더욱이, 적응면역계는 미래에 동일한 병원균이 재공격했을 때 특정 적군을 좀 더 효과적으로 근절할 수 있는 능력이 필요한데, 이것은 특정한 병원균과 직면하여 생성된 기억세포 집단을 확립함으로써, 후일에 같은 병원균에 노출되었을 때 침입자에 대항하여 더 신속히 방어할 수 있도록 한다.

먼저 선천면역계에 대해 자세히 알아본다.

11.5 선천면역

선천면역 방어에는 다음의 것들을 포함한다.

1. **염증반응**은 조직손상에 대한 비특이적인 반응이며, 식균작용의 전문가들(호중구와 대식세포)의 주된 기능으로서, 다른 면역세포들의 보조적인 역할을 한다.
2. **인터페론**은 바이러스 감염에 대하여 비특이적으로 방어하는 단백질의 한 종류이다.
3. **자연살생세포**는 림프구-유사 세포의 특이한 종류로서 자발적이고 비특이적으로 바이러스-감염 세포나 암세포를 파괴한다.
4. **보체계**는 불활성 혈장단백질의 한 집단으로, 순차적으로 활성화되어 외래 세포의 원형질막을 공격하여 파괴한다.

먼저 염증반응부터 설명한다.

염증반응은 외래의 침입이나 조직손상에 대하여 비특이적인 반응이다.

염증(inflammation)이란 용어는 외부의 침입이나 조직손상에 반응하여 선천적이고 비특이적인 일련의 상호 연관된 반응들이 작동하는 것을 말한다. 염증의 목적은 침입한 부위나 손상부위로 식균세포나 혈장단백질을 유도하여, (1) 침입자를 분리, 파괴, 또는 불활성화, (2) 세포 찌꺼기 제거, (3) 그 다음으로 치유에 대한 준비와 회복 등의 작용을 하는 것이다. 전반적인 염증반응은 상처를 낸 물질이나 손상부위에 따라 일부 미묘한 차이가 있더라도, 작동시키는 요인(세균침입, 화학적 상처, 또는 물리적 외상)이 무엇이든지 매우 유사하다. 염증 동안에는 전형적으로 다음과 같은 연속되는 반응들이 일어난다. 피부의 상처를 통해 세균이 침입했을 때를 예로서 알아보자(● **그림 11-14**).

상주하던 조직 대식세포들에 의한 방어 세균이 피부의 외부 차단벽의 틈으로 침입하면, 이 부위에 있던 대식세포들은 다른 기작이 작동하기 전에 처음 1시간 동안 감염에 방어하면서 외래 미생물을 즉시 식균작용하기 시작한다. 상주하던 대식세포들은 또한 그림에서 언급한 바와 같이 여러 가지 면역반응을 야기하는 **주화성 물질(chemotaxin)**과 **시토카인(cytokine)**과 같은 화학물질을 분비한다(● **그림 11-14**, **1** 단계).

국부적인 혈관확장 미생물의 침입과 거의 즉각적으로 손상부위의 소동맥이 팽창하고 혈류량이 증가한다. 이러한 국부적인 혈관확장은 대개 조직 손상부위에 있는 비만세포에서 분비되는 **히스타민(histamine)**에 의해 유도된다(**2** 단계). 국부적인 혈류의 증가는 이 부위로 방어반응에 결정적인 포식성 백혈구와 혈장단백질의 유입을 증가시킨다.

증가된 모세혈관 투과도 또한 방출된 히스타민은 모세혈관 소공

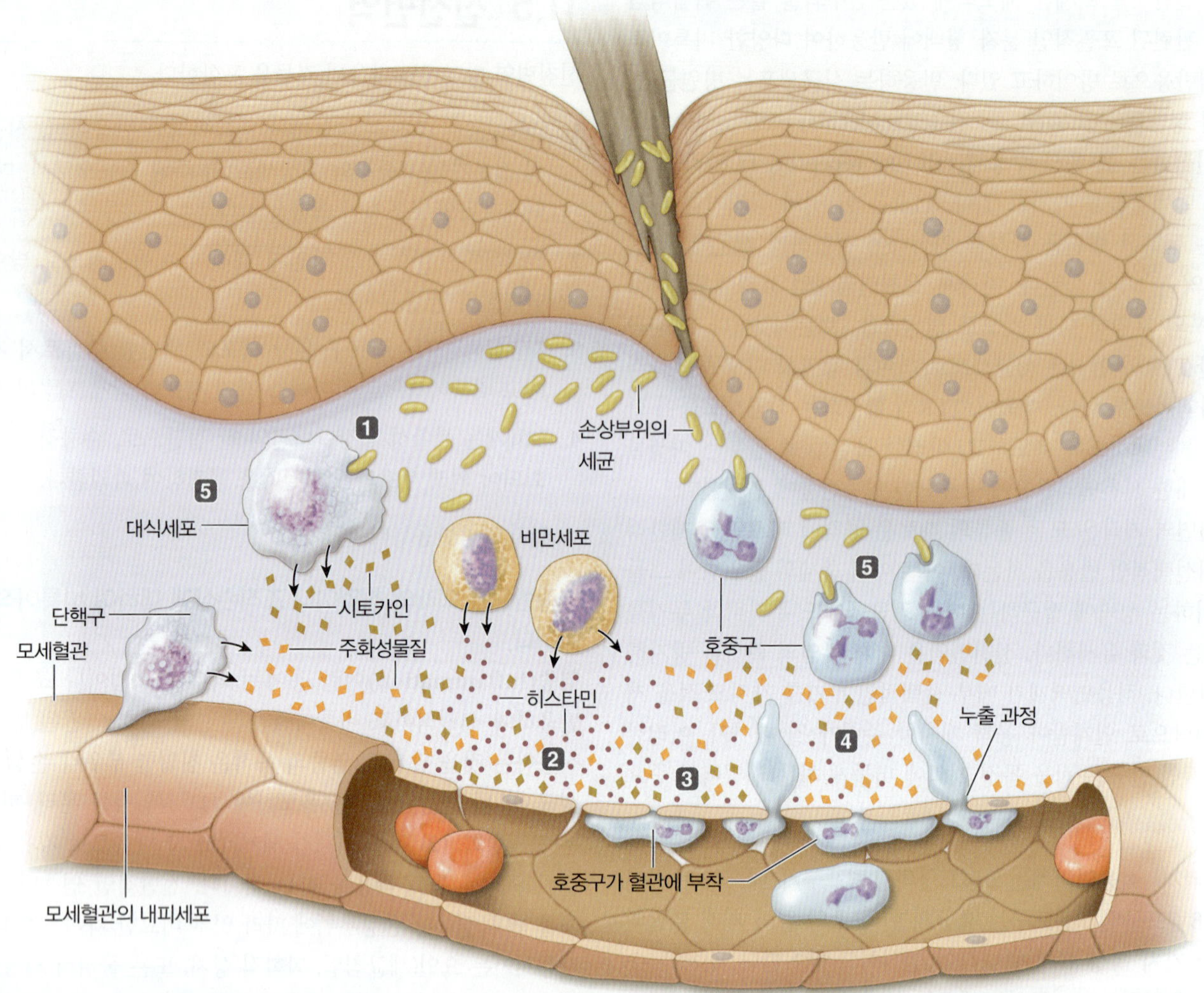

1 혈관의 틈으로 세균이 들어와서 상처부위에서 복제한다. 기다리고 있던 활성화된 대식세포는 병원균을 에워싸고 시토카인과 주화성물질을 분비한다.

2 활성화된 비만세포는 히스타민을 방출한다. 히스타민은 국소 혈관을 팽창시키고 모세혈관 소공을 넓힌다.

3 호중구와 단핵구가 부착하도록 혈관벽이 끈적끈적하게 된다.

4 호중구와 단핵구는 주화성물질에 유인되어 누출이라는 과정, 즉 혈관벽의 세포 사이로 비집고 들어가서 감염부위로 이주한다.

5 단핵구는 대식세포로 커지게 된다. 새롭게 도착한 대식세포와 호중구는 병원균을 에워싸서 죽인다.

● **그림 11-14 염증 반응의 단계.** 손상부위에 방출된 주화성물질은 식균세포를 그 부위로 유인한다. 백혈구의 이동이 누출(아메바-유사 행동으로 모세혈관 구멍을 통해 비집고 들어가듯이 혈액으로부터 조직으로 이주하는 것) 과정에 의함을 주목하라. 비만세포는 혈관 확장과 소공을 넓히는 히스타민을 방출한다. 대식세포는 다양한 국소 및 전신 반응을 일으키는 시토카인을 분비한다.

(내피세포사이의 공간)들을 커지게 해서 모세혈관의 투과도를 증가시킨다. 이로 인해 정상적으로는 혈액으로 유출되는 것이 저해되었던 혈장단백질들이 염증조직으로 빠져 나온다(p. 317 참조).

국부적인 부종 간질액에 누출된 혈장단백질의 축적은 국부적인 간질액-콜로이드 삼투압을 증가시킨다. 더욱이, 증가된 혈류량은 모세혈관 혈압을 올린다. 두 가지 압력은 모세혈관 밖으로 액체를 유동시키기 때문에, 이러한 변화는 향상된 여과를 도와주고 관련된 모세혈관을 가로질러 액체의 재흡수를 감소시킨다. 이러한 액체 균형 변화의 최종 결과는 국부적인 부종(edema)이다(p. 323 참조). 이와 같이, 염증에 수반되는 친숙한 부기는 히스타민-유도 혈관 변화에 따른 결과이다. 마찬가지로, 다른 염증현상으로 잘 알려진 발적(redness)과 발열(heat)은 대개 손상조직으로 따뜻한 동맥혈의 이동이 증가하였기 때문이다. 통증(pain)은 부어오른 조직 내의 국부적인 팽창 및 근처에서 생성된 물질이 그 부위에 공급된 구심 신경의 수용체 말단에 직접적으로 영향을 준 결과이다. 이러한 염증과정에서 일어나는 특징(부종, 발적, 발열, 통증)은 상처부위에서 혈관 변화의 주된 목적인 그 부위에 식균성 백혈구 및 결정적인 혈장단백질 수치의 증가가 동시에 발생한다(● **그림 11-15**).

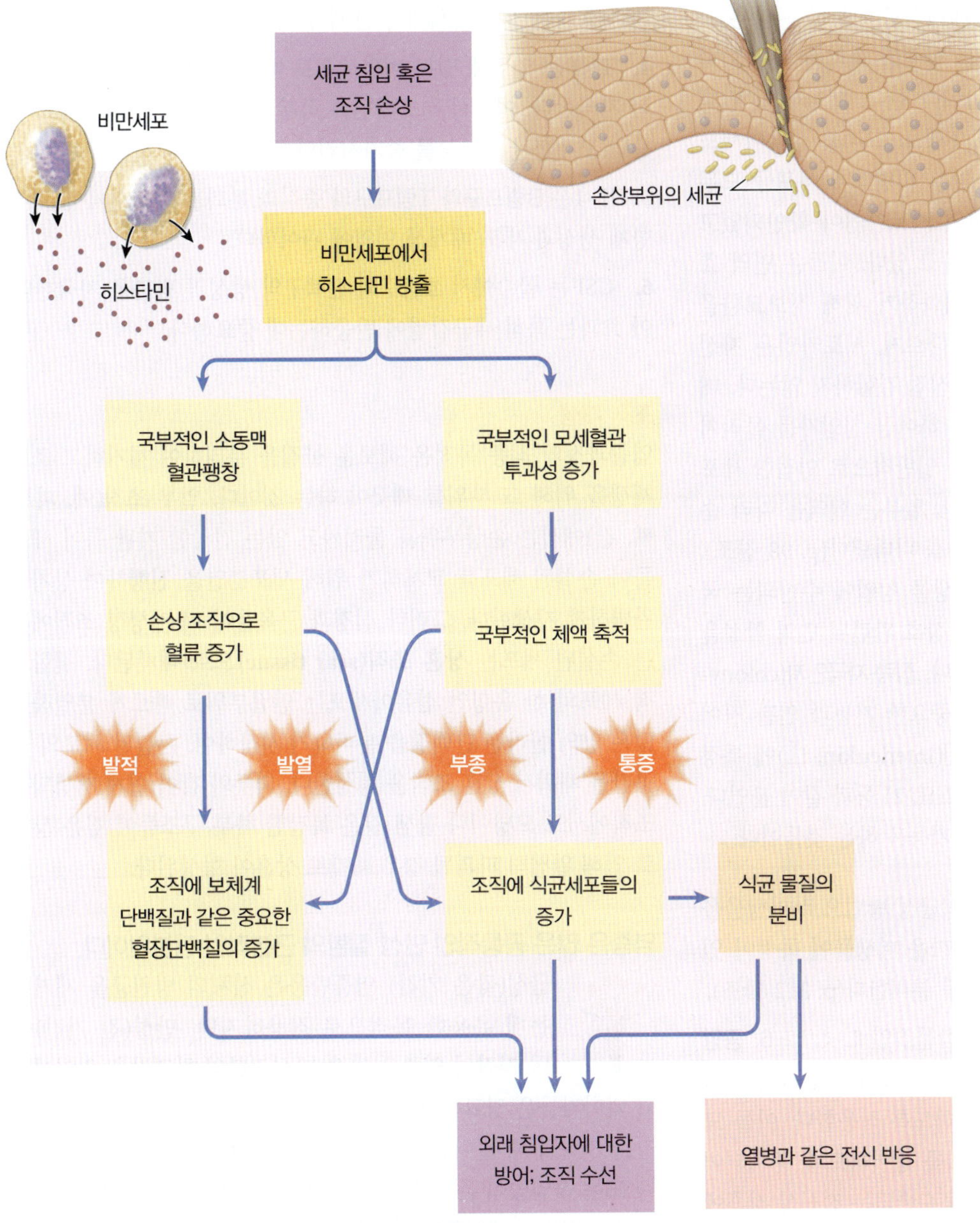

● **그림 11-15 염증반응에 따른 전체적인 징후와 결과.**

식세포의 전구체로서 많은 양이 이용되도록 한다(5 단계).

옵소닌이 파괴할 세균에 표시 식균세포는 파괴할 임무를 수행하기 전에 정상세포와 외래세포 또는 비정상세포를 명백하게 구별해야만 한다. 그렇지 않으면, 이들은 원치 않은 물질만을 선택적으로 포식하여 파괴할 수 없다. 첫째, 앞에서 설명하였듯이 식균세포는 TLR에 의한 방법으로 사람 세포에서 발견되지 않는 세균 세포벽 표준 구성성분을 가지고 있는 잠입자를 인식하여 포식한다. 둘째, 외래의 입자를 계획적으로 식균세포가 섭취하도록 면역계에서 생성된 화학 매개자로 피복하여 표시한다. 식균작용이 좀 더 용이하도록 세균에게 하는 이러한 신체-생성 화학물질을 **옵소닌(opsonin**, 이 뜻은 "섭취할 준비")이라고 한다. 가장 중요한 옵소닌은 항체 및 보체계의 활성화된 단백질 중 하나이다. 옵소닌은 외래세포와 결합하여 식균세포의 식균작용을 향상시킨다. 이러한 결합은 세균 희생자가 식균세포가 죽음의 공격을 하기 전에 도망갈 기회를 없애는 것이다.

백혈구의 세균 파괴 호중구와 대식세포는 감염성 및 독성 물질의 염증 부위뿐 아니라 조직 찌꺼기를 식세포작용과 비식균성 방법으로 제거한다. 이러한 청소 작업은 염증반응의 주된 기능이다.

식세포들은 외래 입자의 분해에 따른 독성의 부산물 또는 세포질로 리소좀 분해물질의 의도치 않은 방출로 결국 죽게 된다. 감염된 상처에 생긴 **고름(pus)**은 살아 있거나 죽은 식균세포와 세균들의 집합체이다. 괴사된 조직은 식세포들에서 방출되는 리소좀 효소에 의해 액화된다.

백혈구들의 이주 혈액-유래 호중구와 단핵구는 분비된 시토카인에 반응하여 내피세포에 부착한다(● **그림 11-14**, 3 단계). 혈액 내 백혈구들은 아메바와 유사한 행동으로 모세혈관 소공을 통해 빠져나와 상처부위 조직으로 이주할 수 있다(4 단계). 식균세포들은 상처부위에서 분비되는 화학 매개자인 **주화성물질(chemotaxin)**에 의해 끌려간다. 상처가 난 후 1시간 안에 그 부위는 혈관을 떠난 백혈구들로 가득 차게 된다. 호중구나 단핵구가 한번 혈류를 떠나게 되면 다시는 혈액으로 돌아오지 않는다.

백혈구 증식 염증반응의 개시 후 몇 시간 내에 혈액의 호중구 수치는 정상보다 4배~5배 이상 증가할 수도 있다. 또한 천천히 시작하지만 오랫 동안 지속되는 단핵구 생산의 증가도 일어나서 대

식균세포 분비 화학물질에 의한 염증반응 매개

미생물에 자극된 식균세포는 염증의 매개자로 기능하는 많은 화학물질을 방출한다. 백혈구가 분비하는 항체를 제외한 모든 화학물질을 총칭하여 **시토카인(cytokine)**이라 한다. 대식세포, 단핵구, 호중구, T세포의 한 유형인 보조 T세포, 그리고 섬유아세포(결합조직에서 섬유 형성자)와 같은 일부 비면역계 세포들 모두 시토카인을 분비한다. 100 종류 이상의 시토카인이 확인되었고 연구자들에 의해 계속 더 수치가 늘어나고 있다. 이들은 면역 효과세포들이 서로 자신들의 활성을 조직화하기 위해 정보교환을 하는 복잡한 화학적 방법이다. 항체와 다르게, 시토카인은 자신의 생성을 유도한 항원(외래의 물질)과 직접 결합하지 않는다. 대신에 시토카인은 대개 다른 면역세포들 하여금 침입자를 물리치도록 도와주는 작용을 한다. 시토카인은 일반적으로 인접한 세포에 측분비물처럼 국부적으로 작용하지만, 일부는 혈액을 따라 순환하면서 먼 거리 부위에 내분비적 효과를 나타낸다(p. 98 참조). 식균세포에서 분비되는 시토카인은 미생물 침입에 수반되는 국부적 반응에서 전신성 징후까지 다양한 상호 관련된 면역 활성을 유도한다. 일부 시토카인은 발견된 순서나, 집락-자극인자(colony-stimulating factor, CSF)와 같이 가장 중요한 기능과 연관 지어 명명되었다. 다른 시토카인들은 인터루킨(interleukin; IL)에 특정 숫자를 즉, 인터루킨 1(IL-1), 인터루킨 2(IL-2) 등과 같이 붙인다. 다음은 식균세포 분비물 중에서 중요한 기능을 하는 것들이다:

1. 일부 매우 파괴적인 화학물질은 비식균성 방법으로 미생물을 직접 죽인다. 예를 들면, 대식세포는 가까운 미생물에 독성이 있는 다목적성 화학물질인 산화질소(NO)를 분비한다(p. 312 참조).

2. 대식세포가 분비하는 여러 가지 화학물질인 IL-1, IL-6, 종양괴사인자(tumor necrosis factor, TNF)는 협동하여 신체 전신과 국부적으로 다양한 형태의 효과를 유도하도록 작용한다. 이들 모두는 감염이나 조직손상에 대하여 신체를 방어하도록 준비되어 있다. 또한 염증을 자극하고 대개 감염에 수반되는 전신성 징후에 관여한다.

3. 앞의 3 종류의 시토카인은 함께 열 발생을 유도하는 **내인성 발열인자(endogenous pyrogen, EP)**로 작용한다. 이 반응은 특히 침입하는 개체가 혈액으로 퍼져갈 때 일어난다. EP는 시상하부에서 방출되는 프로스타글란딘(prostaglandin)에 의해 분비되는 것인데, 이 물질은 체온을 조절하는 시상하부의 "온도계"를 켜는 국부적으로 작용하는 화학전달자이다. 감염과 싸우면서 체온을 올리는 결과적 기능에 대해서는 아직 분명하지 않다. 열은 염증의 흔한 전신적 징후로서, 올라간 체온은 전체 염증반응에서 중요하게 유익한 역할이라는 것이 현재까지의 연구 보고 내용이다. 더 높은 온도는 식균작용을 증가시키고, 많은 효소-의존성 염증 활성 속도를 증가시키며, 세균의 증식을 억제한다. 열병을 억제하려고 널리 쓰이는 약제와 함께 발열이 유익한지 아닌지에 관한 논란에 관한 것은 밝혀내야 할 매우 중요한 과제이다.

4. TNF는 인접해 있는 비만세포로 하여금 히스타민을 분비하도록 자극한다. 이어서 히스타민은 국부적 혈관확장을 자극하고 염증의 모세혈관 투과도를 증가시킨다.

5. IL-1은 B림프구와 T림프구의 증식과 분화를 촉진시켜서, 각각 항체 생성과 세포-매개성 면역에 관여한다.

6. CSF는 골수에서 호중구와 단핵구의 생성과 방출을 자극한다. 이 효과는 특히 세균감염에 반응하는데 중요하다.

조직 재생

염증과정의 최종 목적은 해로운 물질을 분리하여 제거하고 조직 재생을 위해 그 부위를 깨끗이 하는 것이다. 일부 조직(예, 피부, 뼈, 간)에서는 손상부위를 둘러싸고 있는 건강한 기관-특이 세포들이 손실된 세포를 교체하기 위해 세포분열을 진행하여 상처를 완벽하게 재생한다. 그러나 신경과 근육같이 비-재생성 조직에서는 손실된 세포는 **상흔 조직(scar tissue)**으로 대체된다. 결합조직 세포의 한 유형인 섬유아세포는 인접부위로 빠르게 분열하며 많은 양의 콜라겐 단백질을 분비하기 시작하여, 손실된 세포의 빈 공간을 채워서 상흔 조직을 형성한다. 피부와 같이 쉽게 재생되는 조직에서도 모낭이나 땀샘 같은 복잡한 하부 구조들이 깊은 상처로 인해 완전히 파괴될 경우 때때로 상흔이 형성된다.

염증은 많은 공통적인 만성 질환의 근본적인 장본인이다.

임상기록

급성(짧은 기간) 염증반응은 신체의 병원균을 제거하는데 유용한 목적으로 작용하지만, 만성(긴 기간)이며 저질의 염증은 많은 만성질환의 한결같은 원인이라고 과학자들은 경고하고 있다. 만성 염증은 작동시키는 물질이 장기간 지속될 때 일어난다. 즉, 그 물질이 완전히 제거되지 않았거나 또는 끊임없이 존재하거나 재개되기 때문이다. 만성 염증은 알츠하이머병, 동맥경화와 관상동맥 질환, 천식, 비만, 나아가 암 등 다른 건강 문제에 중요한 역할을 한다. 총괄적으로, 이러한 상태는 대부분의 질병 및 사망과 연관이 있다. 염증과정에 대한 근본적 통제가 전 세계 인구의 양적이나 질적인 삶에 큰 영향을 미친다고 하겠다.

비스테로이드성 항염제와 글루코코르티코이드는 염증을 억제한다.

임상기록

많은 약제들이 염증과정을 저해한다. 가장 효과적인 것은 비스테로이드성 항염제[non-steroidal anti-inflammatory drug, NSAID; 아스피린, 이부프로펜(ibuprofen)과 연관된 화합물]와 글루코코르티코이드(부신피질에서 분비되는 스테로이드 호르몬인 코르티솔과 유사한 약제, p.

573 참조)이다. 예를 들면, 아스피린은 히스타민 방출을 감소시켜 염증반응을 저해함으로써 통증, 부종, 발적을 감소시킨다. 더욱이, 아스피린은 내인성 발열인자-유도 열병의 국부 매개자인 프로스타글란딘 생성을 저해하여 열을 감소시킨다.

강력한 항염제인 글루코코르티코이드는 거의 모든 관점에서의 염증반응을 저해한다. 더욱이, 이들은 림프조직에서 림프구를 파괴하고 항체 생성을 감소시킨다. 이러한 치료용 물질은 알레르기 반응(예, 덩굴 옻나무 발진과 천식)과 관절염과 연관된 염증 같은 원하지 않은 면역반응에 처치하는 것이 유용하다. 그러나 염증과 세균의 위치를 알아내 제거하는 다른 면역반응을 억제함으로써, 이 약제가 오히려 감염에 저항하는 신체의 능력을 감소시킨다. 이러한 이유로 글루코코르티코이드는 선별적으로 사용하여야 한다.

인터페론은 대부분의 세포에서 바이러스 증식을 일시적으로 저해한다.

인터페론(interferon)은 바이러스-감염 세포로부터 분비되어 간단하게 바이러스 감염에 비특이적으로 저항하도록 한다. 이는 다른 숙주세포에 있는 동일한 또는 연관이 없는 바이러스의 복제를 일시적으로 저해한다. 사실, 인터페론이란 이름은 바이러스 복제를 "저해(interfere)"하는 능력에서 온 것이다.

인터페론의 항바이러스 효과 바이러스가 세포에 침입하면, 세포는 노출된 바이러스 핵산에 반응하여 인터페론을 합성하여 분비한다. 바이러스-감염 세포로부터 세포외액으로 한번 분비가 되면, 인터페론은 건강한 인접세포의 원형질막의 수용체와 결합하거나 혈액을 따라 멀리 있는 세포에도 도달하여 가능한 바이러스 공격에 대비하도록 세포에 신호를 보낸다. 이와 같이, 인터페론은 바이러스 공격을 당할 잠재적 건강한 세포에 미리 경고하여 방어할 준비를 하도록 도와주는 "내부 고발자"로서 작용을 한다. 인터페론은 직접 항바이러스 효과를 가지고 있지 않지만, 잠재적 숙주세포에 의한 바이러스-억제 효소들의 생성을 작동시킨다. 인터페론이 이러한 다른 세포와 결합하면, 이 세포는 바이러스 mRNA를 절단하는 효소를 합성하고(p. 44 참조) 단백질 합성을 저해한다. 이러한 두 가지 과정은 바이러스 복제에 필수적이다. 그런데도 바이러스가 미리 경고된 세포에 침입할 수 있다 하더라도, 바이러스 병원균은 자신의 복제를 위한 세포내 단백질 합성을 지배할 수 없다(● **그림 11-16**).

새롭게 합성된 억제성 단백질은 바이러스에 실지로 감염되지 않았다면 잠재적 숙주세포 내에서 불활성으로 남아 있다가, 바이러스 핵산이 있으면 활성화된다. 이러한 활성 필요성은 바이러스가 침입하지 않았는데 이들 효소에 의한 불필요한 저해로부터 자신의 mRNA와 단백질-합성 장치를 방어하기 때문이다.

인터페론은 어떠한 바이러스에 감염된 어떤 세포에서도 비특이적으로 분비되어, 자신이 도달하는 어떤 다른 세포에 많은 다른 바이러스에 대하여 일시적으로 자기-방어 활성을 유도할 수 있다. 이와 같이, 일반적으로 바이러스 침입에 대해서 빠르게 반응하는 전략은 더 특이적이고 느리게 반응하는 적응면역반응이 작용할 때까지 지속된다.

인터페론의 항암 효과 인터페론은 항바이러스뿐 아니라 항암 효과도 가지고 있다. 이것은 세포-살생 세포들(선천면역의 한 구성성분인 자연살생세포와 T림프구의 특정 유형인 세포독성 T세포)의 활성을 현저하게 향상시킨다. 이 세포들은 바이러스-감염 세포와 암세포를 공격하여 파괴한다. 더욱이, 인터페론 자체도 세포분열을 느리게 하고 종양 성장을 억제한다.

자연살생세포는 자신에게 처음 노출된 바이러스-감염 세포나 암세포를 파괴한다.

자연살생세포[natural killer(NK) cell]는 처음으로 노출된 세포의 막을 직접 용해하는 화학물질을 분비함으로써, 비특이적으로 바이러스-감염 세포나 암세포를 파괴하는 자연적으로 발생하는 림프구-유사 세포이다. 이들의 작용 방식과 주된 표적은 세포독성 T세포와 유사하지만, T세포는 이전에 노출된 적이 있었던 단지 특정 유형의 바이러스-감염 세포나 암세포만을 치명적으로 공격할 수 있다. 더욱이, 세포독성 T세포에 노출된 후에는 이들이 죽음의 공격을 하기 전에 성숙 기간이 필요하다. NK 세포는 더 특이적이고 더 많은 세포독성 T세포가 기능적으로 되기 전에 바이러스-침입 세포나 암세포에 대하여 즉각적으로 비특이적인 방어를 한다.

보체계는 미생물에 구멍을 뚫는다.

보체계(complement system)는 침입하는 개체에 반응하여 비특이적 작용을 유도하는 또 다른 방어기작이다. 이 보체계는 두 가지 방법으로 활성화될 수 있다:

1. 사람 세포에게는 없지만 미생물 표면에 있는 특정 탄수화물 사슬의 인식으로 활성화되는 비특이적 선천면역반응
2. 특정 외래 침입자에 대하여 생성된 항체의 인식으로 활성화되는 적응면역반응

보체계는 항체의 작용을 "보완(complement)"한다는 능력에서 그 이름이 유래된 것으로, 외래의 세포를 죽이는 항체에 의해 활성화되는 주된 기작이다. 보체계는 희생될 세포에 구멍을 뚫는 막공격복합체를 형성하여 세포를 파괴한다. 침입자를 직접 용해하는 것 이외에도, 보체 연쇄반응은 일반적인 염증 전술을 보강한다.

막공격복합체 형성 응고와 항응고와 같은 방식으로, 보체계는 간에서 생성되어 혈액에서 순환하는 혈장단백질들로 구성된다. 첫 번째 구성성분인 C1이 활성화되면 이어서 다음 성분인 C2로 이어지는 연쇄적인 순서로 활성화 반응이 일어난다. 최종 5개의 구성성분인 C5에서 C9는 큰 도넛-모양의 단백질복합체인 **막공격복

● 그림 11-16 바이러스 복제를 저해하는 인터페론의 활성 기작. 바이러스-감염세포에서 분비되는 인터페론은 다른 감염되지 않은 세포와 결합하여, 이 세포로 하여금 바이러스 복제를 저해하는 불활성 효소의 생성을 유도한다. 불활성 효소는 바이러스가 이렇게 준비된 세포들 중 하나에 다시 침입할 때에만 활성화된다.

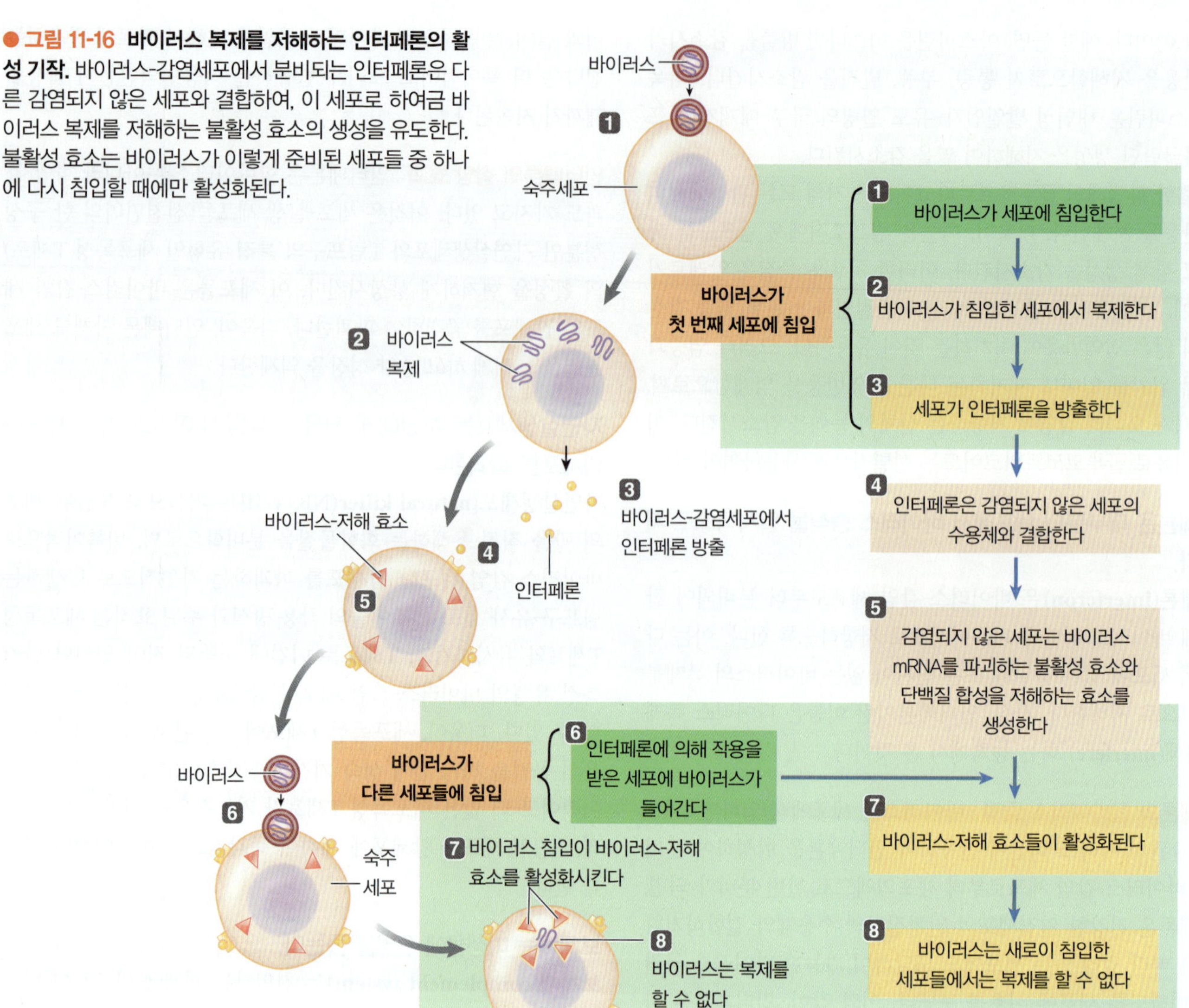

합체(membrane attack complex, MAC)를 조립하여, 인접한 미생물의 표면 막에 끼워 넣어 막을 관통한 큰 채널을 만든다(● 그림 11-17). 다른 말로 하자면, 보체계 일원들이 구멍을 만든다. 이러한 구멍을 뚫는 방식은 막을 매우 누출되게 만들어, 희생된 세포로 물의 삼투적인 유입으로 결국 팽창하여 터져버린다. 이러한 보체-유도 파괴는 식균작용 없이 미생물을 직접 죽이는 주요 방법이다.

염증의 증대 다른 연쇄반응 체계와 다르게, 최종 단계를 유도하는 여러 가지 성분들의 유일한 기능은 순서상 다음 전구체를 활성화하는 것이다. 보체의 연쇄반응에서 여러 가지 활성화된 단백질들은 부가적으로 다음과 같은 방법으로 염증과정을 증대하도록 스스로 작용한다:

- 주화성물질로 작용. 보체가 활성화된 부위(즉, 미생물 침입 장소)로 전문 식균세포를 유인하여 안내한다.
- 옵소닌으로 작용. 미생물에 결합하여 식균작용을 향상시킨다.
- 혈관확장 촉진과 혈관 투과도 증가. 침입한 부위의 혈류를 증가시킨다.
- 히스타민 방출 자극. 근처에 있던 비만세포에서 방출되면, 이어서 염증의 특징인 국부적인 혈관 변화를 향상시킨다.

연쇄반응에 있는 여러 가지 활성화된 구성성분들은 매우 안정하다. 불안정한 성분들은 활성화되어 분리되기 전에 인접한 지역에서만 순차적으로 수행하기 때문에, 보체의 공격은 보체계의 개시된 활성화가 존재하는 미생물의 표면 막에만 국한되어 있다. 인접한 숙주세포들은 이와 같이 용해성 공격으로부터 남아 있다.

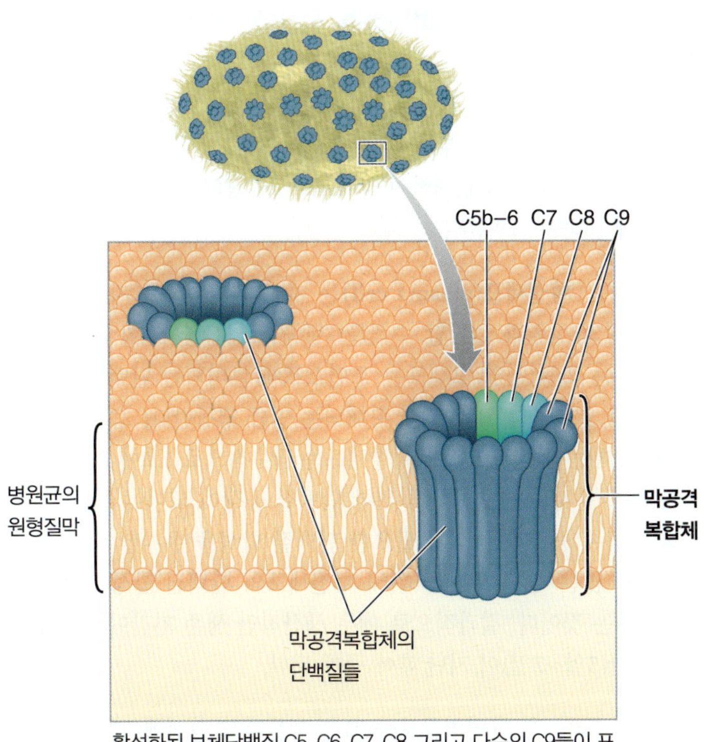

활성화된 보체단백질 C5, C6, C7, C8 그리고 다수의 C9들이 표적세포의 원형질막에 작은 구멍 같은 통로를 형성하기 위해 모이게 된다. 결과적으로 누출로 인하여 세포가 파괴된다.

● **그림 11-17 보체계의 막공격복합체.**

11.6 적응면역: 일반적 개념

특정 적응면역반응은 신체가 노출된 이후 특이적으로 준비한 특정 위험한 표적을 제한하거나 파괴하는 것을 목표로 한 선택적인 공격이다.

적응면역반응은 항체-매개성 면역과 세포-매개성 면역을 포함한다.

적응면역반응은 두 가지 종류, 즉 **형질세포(plasma cell)**로 알려진 B림프구 유사체의 항체 생성에 관여하는 **항체-매개성 면역[antibody-mediated immunity** 또는 **체액성 면역(humoral immunity)]** 및 원하지 않는 세포를 직접 공격하는 **활성화 T세포**의 생성에 관여하는 **세포-매개성 면역(cell-mediated immunity)**이다. 항체는 혈액 내 성분이므로 항체-매개성 면역은 때때로 체액성 면역으로 알려져 있다. 이는 고대 그리스 용어 humor가 다양한 신체의 용액이란 것에 근거한 것이다(p. 305 참조).

림프구는 거의 무제한의 다양한 외래의 물질뿐 아니라 암세포에 대항하여 특이적으로 인식하고 선택적으로 반응할 수 있다. B세포와 T세포에서의 인식과 반응과정은 서로 다르다. 일반적으로, B세포는 세균과 같은 유리형 침입자를 인식한 다음, 특이적인 항체를 분비하여 싸운다. T세포는 바이러스-감염 세포와 암세포를 포함하여 잘못된 신체 세포를 인식하고 파괴하는데 전문화되어 있다. 이러한 각각의 과정에 대한 것은 다음 절에서 설명한다. 먼저 B세포와 T세포의 서로 다른 생존 이력을 알아보기로 한다.

B세포와 T세포의 기원 모든 혈구세포와 유사하게 두 유형의 림프구는 골수에 있는 공통 줄기세포들로부터 유래된다(p. 354 참조). 한 림프구와 그의 모든 자손들이 B세포 또는 T세포로 되는 운명은 기원된 세포 혈통이 최종 분화와 성숙되는 장소에 따라 결정된다(● **그림 11-18**). B세포는 골수에서 성숙과 분화를 한다. T세포의 경우, 태아 시기와 초기 유아기 동안에 골수로부터 일부 미성숙 림프구가 혈액을 통해 흉선으로 이주한 다음, 거기서 T림프구(성숙된 장소의 이름)로 되기 위한 과정을 더 진행한다. **흉선(thymus)**은 양쪽 폐 사이 공간에 있는 심장 위쪽의 체강 안 정중앙에 있는 림프조직이다(● **그림 11-12** 참조).

골수 또는 흉선에서 혈액으로 방출되면, 성숙 B세포와 T세포는 말초 림프조직에서 자리를 잡고 림프구 집락들(colonies)로 확립된다. 여기서, 적절한 자극이 오면 자신들의 조상에 따라 B세포 또는 T세포의 새로운 세대를 생산하기 위해 세포분열을 수행한다. 초기 유아기 후에는, 대부분의 새로운 림프구는 골수라기보다는 말초 림프구 집락으로부터 유래한다.

사람은 2조(2×10^{12}) 개의 림프구를 가지는 것으로 추정되는데, 만약 덩어리로 뭉치게 되면 뇌 정도의 크기가 된다. 어느 시기가 되면, 대부분의 림프구는 전략적으로 다양하게 위치한 림프조직에 집중하게 되지만, B세포와 T세포는 지속적으로 감시해야 할 림프, 혈액, 신체조직 사이를 끊임없이 순환한다.

티모신의 역할 이주하고 분화하는 대부분의 T세포들은 발생 초기에 일어나기 때문에, 사람이 성숙하면 흉선은 점차적으로 퇴화하고 덜 중요하게 된다. 그러나 T세포 계열을 유지하는데 중요한 호르몬인 **티모신(thymosin)**을 지속적으로 분비한다. 티모신은 말초 림프조직에서 새로운 T세포의 증식을 향상시키고 기존의 T세포의 면역 기능을 증가시킨다.

다음은 림프구가 어떻게 선택된 표적을 감지하는지에 관해 알아본다.

항원은 그 자신에 대한 면역반응을 유도한다.

B세포와 T세포는 신체 자신의 정상세포와는 별개의 것으로, 파괴되어야 하는 원치 않는 세포와 다른 물질을 특이적으로 인식하여야만 한다. 항원의 존재는 림프구로 하여금 이러한 차이를 인식하도록 해준다. 항원은 그 자신에 대하여 특정 면역반응을 작동시키는 크고 독특한 분자임을 상기하라. 항원이 신체로 들어왔을 때 파괴를 유도하는 항체 생성과 같은 면역반응이 작동된다[**항원(antigen)**이란 **항체 생성자**(antibody generator)라는 의미이지만, 일부 항원은 항체 생성 대신에 세포-매개성 면역반응을 작동시킨다]. 일반적으로, 분자가 복잡할수록 더 큰 항원성을 가진다. 외래 단백질이 크기와 구조적 복잡성면에서 볼 때, 가장 보편적인 항원

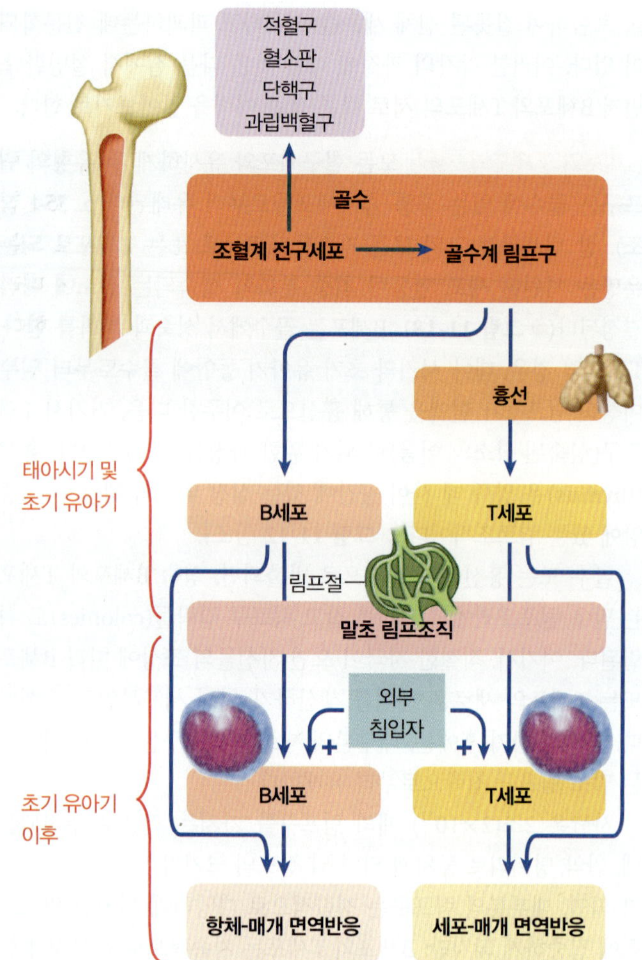

● **그림 11-18 B세포와 T세포의 기원.** B세포는 골수에서 성숙과 분화된 림프구로부터 유래되는 반면, T세포는 골수에서 기원되어 흉선에서 성숙과 분화된 림프구로부터 유래된다. 초기 유아기를 지난 후, B세포와 T세포는 일차적으로 태아시기와 초기 유아기 동안에 말초 림프조직에서 확립된 B세포 및 T세포 집단에 의해 생산된다.

이다. 항원은 세균 독소와 같이 분리된 분자로 존재하거나 또는 침입한 외래의 미생물 표면에 있을 때와 같이 다분자 구조의 내재된 부분으로 있을 수 있다.

11.7 B림프구: 항체-매개성 면역

각 B세포와 T세포는 많은 가능성 있는 항원들 중 특정 한 가지 유형과 결합하는 수용체인 **B세포 수용체(B-cell receptor, BCR)**와 **T세포 수용체(T-cell receptor, TCR)**를 표면에 가지고 있다(● **그림 11-19**). 이러한 수용체는 적응면역계의 "눈"이라 여겨지고, 정해진 림프구는 단지 하나의 고유한 항원을 "볼" 수 있다. 이것은 모든 미생물 침입자의 포괄적인 "상표"를 인식하는 선천면역 효과세포의 TLR과는 상반되는 것이다.

항원은 B세포를 자극하여 항체를 생산하는 형질세포로 전환시킨다.

B세포 수용체가 항원과 결합하면, 대부분의 B세포는 활성형인 형질세포로 분화하고, 일부는 휴면기의 기억세포로 된다. 먼저 형질세포의 기능과 항체에 대하여 알아보고, 이 장의 후반부에서 기억세포에 대하여 살펴본다.

형질세포 **형질세포(plasma cell)**는 자신의 활성화를 자극한 특정 유형의 항원과 결합할 수 있는 항체를 생산한다. 형질세포로 분화되는 과정 동안, B세포는 조면소포체(분비되는 단백질의 합성 장소, p. 23 참조)가 크게 확대되는 만큼 팽창한다(● **그림 11-20**). 항체는 단백질이기에 형질세포는 필수적으로 1초에 2,000개의 항체 분자들을 생산하기 위한 단백질 공장이 되어야 한다. 자신의 생존 능력과 성장에 필요한 단백질 합성을 유지할 수 없을 정도로 많은 항체 생산을 위해 형질세포의 단백질-합성 장치가 공헌하는 것이다. 결과적으로 매우 생산적인 생존 기간이지만 짧은 기간(5일~7일)이 지난 후에 죽게 된다.

항체의 종류 항체(면역글로불린)는 생물학적 활성에 따라 다섯 종류로 나뉜다. 예를 들어, **IgG** 항체는 세균 침입자와 바이러스의 소수 유형에 대한 가장 특이적인 면역반응을 하는 반면, **IgE**는 건초열, 천식, 두드러기와 같은 알레르기 반응에 공통적인 항체 매개자이며 또한 기생충성 원충에 대한 방어를 도와준다. 이러한 분류는 항체 기능이 서로 다른 방법인 것에 기초로 둔 것이지, 단지 5개의 다른 항체가 있다는 것을 의미하지는 않는다. 각 기능적인 항체들을 수백만 개의 다른 항체를 포함하고 있고, 이들 각각은 단 하나의 특정 항원하고만 결합할 수 있다.

항체는 Y 모양이고 자신의 꼬리부위의 성격에 따라 분류한다.

5종류의 모든 항체는 Y 모양으로 배열되어 있다(● **그림 11-21**). Y의 팔부위의 특징은 항체의 **특이성**(즉, 어떠한 항원이 항체와 결합하는가)을 결정한다. 항체의 꼬리부위의 특성은 항체의 **기능적 특성**(어떠한 항체가 항원과 결합하는가)을 결정한다.

항체는 각 팔의 말단에 1개씩, 2개의 동일한 항원-결합 부위를 가지고 있다. 이러한 **항원-결합 단편(antigen-binding fragment, Fab)**은 각 항체마다 독특하여 각 항체는 마치 자물쇠와 열쇠와 같이 특이적으로 적합한 항원하고만 상호작용할 수 있다. 서로 다른 항체 단편에서의 엄청난 변형들은 극도로 많은 독특한 항체들을 생성하여, 수백만 개의 서로 다른 항원과 특이적으로 결합할 수 있다.

팔의 말단에 있는 가변의 Fab 부위와는 다르게, 각 면역글로불린의 모든 꼬리부위는 동일하다. 꼬리부위인 항체의 **불변부[constant (Fc) region]**는 항체들 사이에서 다양한 항체-유도 활성을 위한 특정 매개자의 결합부위이다. 실제로, 불변부의 차이에

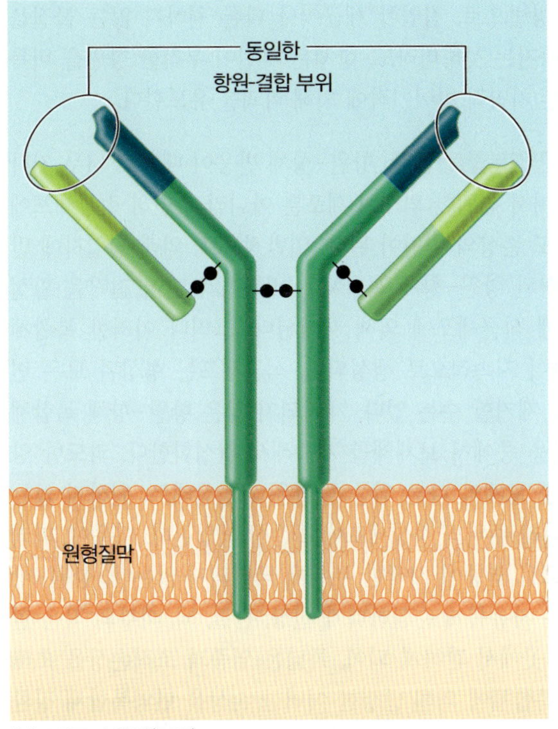

(a) B세포 수용체(BCR) **(b)** T세포 수용체(TCR)

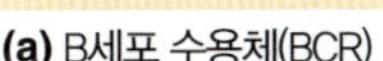

● **그림 11-19 B세포 수용체와 T세포 수용체.**

단계들을 유도한다.

항체들은 항원 파괴를 촉진하는 선천면역반응을 증폭시킨다.

표면에 항원을 결합하고 있는 외래의 개체나 다른 원하지 않는 물질을 항체가 직접 파괴할 수 없다. 대신에, 항체는 물리적으로 항원을 방해하거나 또는 더 보편적으로 선천면역반응을 증폭시켜서 방어적인 영향을 나타낸다 (● **그림 11-22**).

항원의 물리적 방해 응집은 항체가 어떻게 해로운 영향을 미치는 항원을 물리적으로 방해하는지를 알 수 있는 예이다. **응집(agglutination)**은 다양한 항체 분자들이 많은 항원들과 교차–결합하여 항원-항체 복합체의 사슬 또는 격자를 형성하는 것이다(● **그림 11-22a**). 이 방법을 통해, 세균 또는 부적합하게 수혈된 적혈구와 같은 외래의 세포를 함께 결합시켜 덩어리를 만든다. 파상풍 독소와 같은 수용성 항원이 연결되어 교차된 항원-항체 복합체 격자는 너무 커서 수용액으로부터 침강된다. [**침강(precipitation)**은 용액으로부터 물질이 분리되는 과정이다.]

기초로 하여 면역글로불린들을 구별하는 것이다. 예를 들면, Fab 부위에 결합한 항원에 의해 활성화될 때, IgG 항체들의 불변 꼬리부위는 식균세포와 결합하여 식균작용을 향상시키는 옵소닌으로서의 역할을 한다. 한편, IgE 항체의 불변 꼬리부위는 항체가 없더라도 비만세포와 호염기구에 부착하고, 적절한 항원이 신체로 들어와서 부착된 항체에 결합하면, 영향을 받은 비만세포와 호염기구는 히스타민을 방출한다. 이어서 히스타민은 알레르기 증상

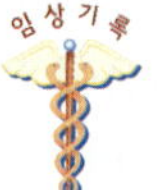

신체 내부에서, 이러한 물리적 방해 기작은 침입한 물질에 대한 단지 미세한 방어 역할을 한다. 그러나 어떤 항원이 특정 항체와 결합하여 응집이나 침강되어 큰 복합체를 형성하는 경향은 특정 항원이나 항체의 존재를 탐색하는데 유용하다. 예를 들어, 임신진단 시약은 이 원리를 이용하여 수정 후 빠르게 분비되는 호르몬의 존재 유무를 오줌에서 탐색한다.

선천면역반응의 증폭 항체의 가장 중요한 기능은 당연히 침입자들에 의해 이미 개시된 선천면역반응을 엄청나게 증가시키는 것이다. 항체는 표적으로서 외래 물질에 표지하여 보체계, 식균작용, 또는 자연살생세포에 의해 실제적 파괴를 하도록 한다. 이러한 다른 방어 체계의 활성을 다음과 같은 방법으로 증가시킨다:

● **그림 11-20 불활성 상태의 B세포와 형질세포의 비교.** (a) 불활성 상태의 B세포(작은 림프구), (b) 동일한 배율에서 형질세포의 전자현미경 사진. 형질세포는 활성화된 B세포이며, 항체분자들로 팽창된 많은 조면소포체로 채워져 있다.

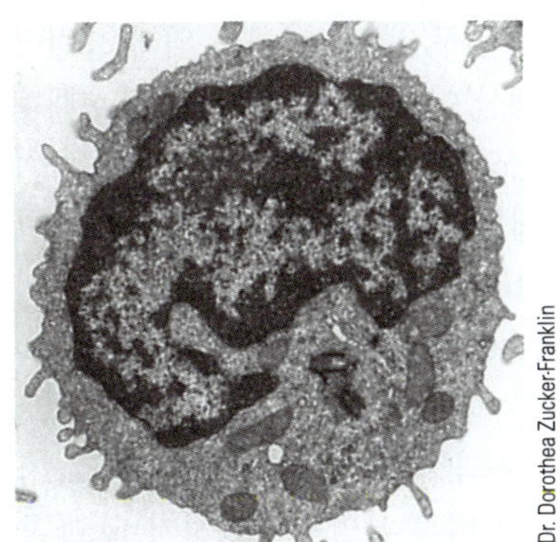

(a) 불활성 상태의 B세포

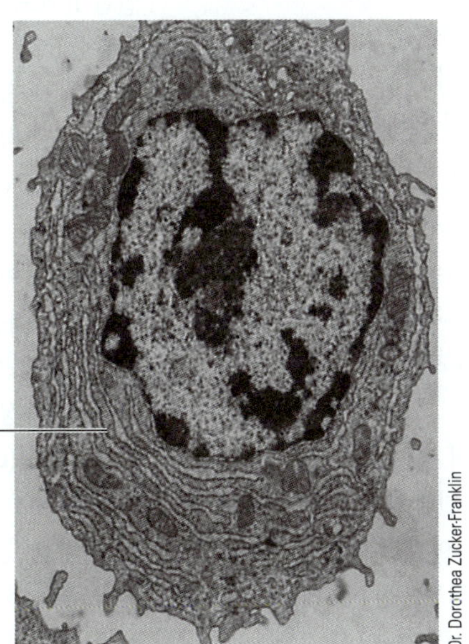

(b) 형질세포

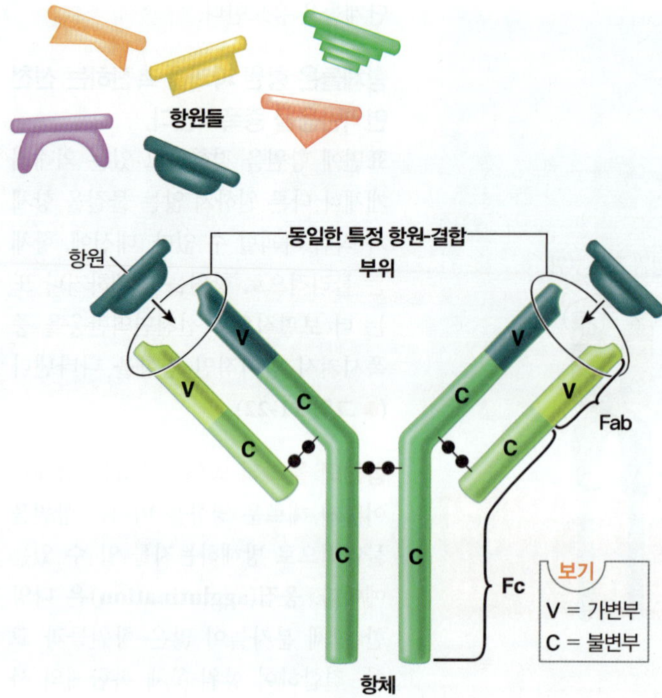

● **그림 11-21 항체의 구조.** 항체는 Y-모양의 구조이다. 항체 팔 끝에 있는 항원-결합부위(Fab)에 적합한 특정 항원하고만 결합할 수 있다. 꼬리 부분(Fc)은 항체-유도성 활성을 가진 특이 매개체와 결합한다.

1. **보체계의 활성화.** 적절한 항원이 항체와 결합하면, 항체의 꼬리부위에 있는 수용체에 보체계의 첫 번째 구성성분인 C1이 결합하여 활성화된다. 이것은 활성화과정을 개시시킨 항원을 생성하는 침입세포의 막에 특이적으로 직접 막공격복합체의 형성을 유도하는 연쇄반응을 시작하게 한다(● **그림 11-22b**). 항체는 보체계의 가장 강력한 활성제이다. 침입자의 막에 대해 그 다음에 촉발된 생화학적 공격은 항체에 의해 자신의 방어 영향을 나타내는 가장 중요한 기작이다. 더욱이, 활성화된 다양한 보체계 구성성분들은 염증과정의 각 단계들을 실질적으로 향상시킨다. 동일한 보체계는 어떤 유형의 항원과는 상관없이 항원-항체 복합체에 의해 활성화된다. 항체에 대한 항원의 결합이 매우 특이적이더라도, 항체의 불변 꼬리부위에 의해 결정되는 그 결과는 정해진 종류의 활성화된 모든 항체들에서 동일하다. 예를 들면, 모든 IgG 항체들은 같은 보체계를 활성화한다.

2. **식균작용의 촉진.** 항체 특히, IgG는 옵소닌으로 작용한다. 항원-결합 IgG 항체의 꼬리부위는 식균세포의 표면에 있는 수용체와 결합하여 항체에 결합된 항원-함유 희생물에 대한 식균작용을 촉진시킨다(● **그림 11-22c**).

3. **자연살생세포 자극.** 항원에 대한 항체의 결합은 또한 항원-생성 표적세포를 NK세포가 공격하도록 유도한다. NK세포는 항체의 꼬리부분에 대한 수용체를 가지고 있다. 이 경우에, 항체가 표적세포를 피복되면, 항체의 꼬리부분이 표적세포를 NK세포로 연결하여 원형질막을 용해하여 파괴한다(● **그림 11-22d**).

이러한 방법으로, 침입한 세균이나 다른 원하지 않는 물질을 직접 파괴하지는 못하더라도, 항체는 자신이 부착한 항원을 비특이적인 다른 치명적 방어기작에 의해 파괴를 유도한다.

임상기록 **면역복합체 질환** 항원-항체 반응이 때때로 너무 지나쳐서 침입한 외래의 세포뿐 아니라 우연히 정상세포에도 손상의 원인이 된다. 일반적으로, 외래 침입자에 반응하여 형성된 항원-항체 복합체는 비특이적 방어 전략을 활성화시킨 후에 식균세포에 의해 제거된다. 그러나 이러한 복합체의 많은 양이 지속적으로 생성되면, 식균세포는 형성된 모든 면역복합체를 제거할 수는 없다. 제거되지 않은 항원-항체 복합체는 다른 반응 중에서 보체계를 계속해서 활성화한다. 과도한 양의 활성화된 보체와 다른 염증 물질은 과잉상태로, 원하지 않는 세포뿐 아니라 주위의 정상세포에도 손상을 입힌다. 더욱이, 파괴는 필연적으로 염증이 시작한 부위에 국한되지 않는다. 항원-항체 복합체는 자유롭게 순환하다가 신장, 관절, 뇌, 피부의 작은 혈관 등 여러 곳에서 갇히게 되어, 폭넓은 염증과 조직손상을 초래한다. 면역복합체에 의해 발생한 이러한 손상을 **면역복합체 질환(immune complex disease)**라고 하며, 세균, 바이러스 또는 기생충 감염에 의한 복잡한 결과로 일어날 수 있다.

더 심각한 것은, 면역복합체 질환은 "자기-항원"(개개인 자신의 신체에 의해 합성된 단백질)과 이것에 대하여 실수로 생긴 항체의 결합으로 생긴 면역복합체에 의해 너무 지나치게 촉진된 염증 활성으로 생겨날 수 있다. 류마티스 관절염(rheumatoid arthritis)이 이러한 방법으로 발생한다.

클론선택은 항체 생성의 특이성을 나타낸다.

사람은 일생 동안 다양한 외래 분자들에 잠재적으로 마주치게 될 수 있다. 하지만 각 B세포는 아마도 1억(10^8) 개나 넘는 항원들 중 단지 1개만 반응하도록 미리 예정되어 있다. 다른 항원들은 동일한 B세포와 결합할 수 없고 다른 항체를 분비하도록 유도한다. 정말 놀라운 사실은 사람 개개인이 약 1억 개의 이미 형성된 B림프구를 가지고 있으며, 사람이 접할 수 있는 모든 가능한 항원에 대하여 적어도 하나의 B림프구는 있다는 것이다. 클론선택 이론이 하나의 "적합한" B세포가 어떻게 자신의 항원에 반응하는지를 설명한다.

면역학 이론에 대한 초기의 연구자들은 항체는 외래 항원이 신체로 들어올 때마다 "주문 생산"이라고 믿었다. 반대로 현재는 다양한 B림프구는 태아 발생 동안에 생성되어, 이전에 노출된 적이 없는 특정 항원에 대한 항체를 각각 합성할 수 있다고 제시한 **클론선택설(clonal selection theory)**을 수용하고 있다. 하나의 특정 조상 B림프구의 모든 자손들은 동일한 세포인 **클론(clone)**의 집단을 형성하고, 각 클론은 동일한 항체를 생성하는 것으로 약속된다. B세포는 적합한 항원과 직면하기 전에는 실지로 자신들의 특정 항체를 분비하거나 빠른 분열을 수행하지 않고 휴

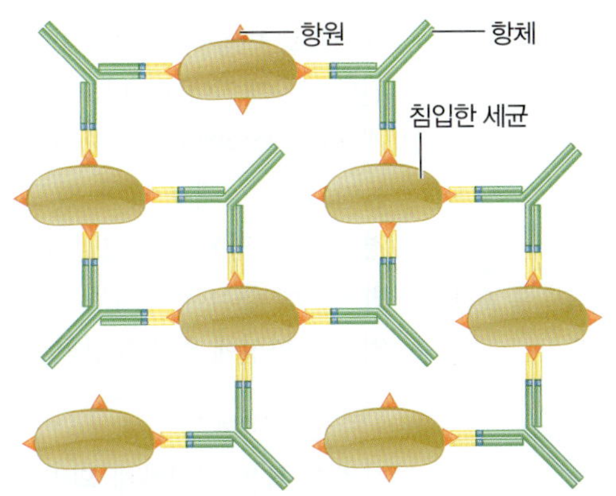

(a) 응집반응(항원성 세포들의 군집)과 **침전반응**(수용성 항원–항체 복합체가 너무 커서 용액 속에서 유지하지 못할 경우)

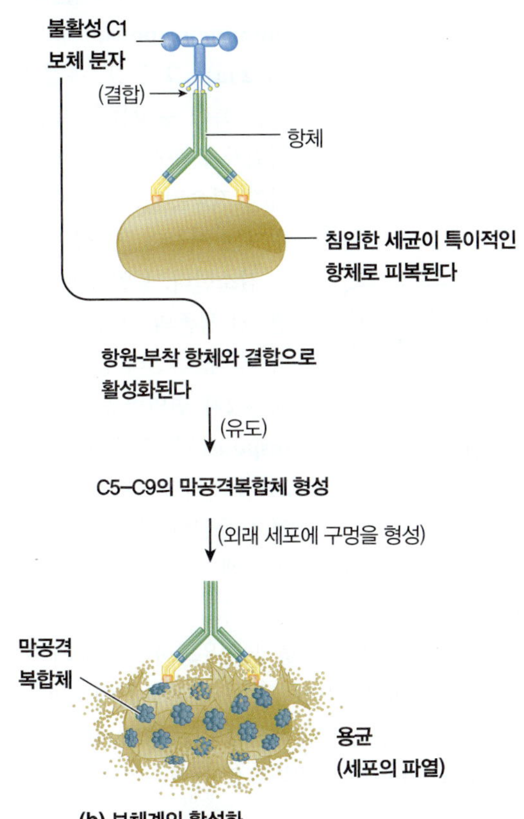

(b) 보체계의 활성화

(c) 식균작용의 촉진(옵소닌작용)

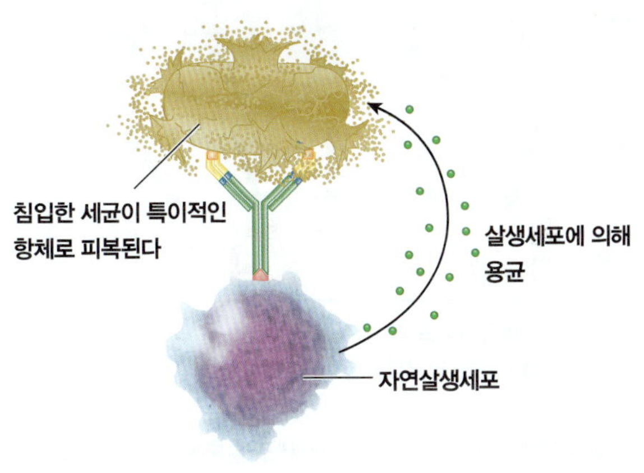

(d) 자연살생(NK)세포의 활성화

위 성분들은 실제 크기와는 다르게 그린 것임.

● 그림 11-22 항체들이 침입하는 미생물들을 제거하는 방법들. (a) 항체들은 항원들과의 응집반응과 같이 물리적으로 저해할 수 있다. 또 항체들은 (b) 보체계의 활성화, (c) 옵소닌으로 작용하여 식균작용의 촉진, (d) 자연살생세포의 자극 등에 의해서 선천적 면역반응을 증폭시킨다.

면 상태로 남아 있다. 항원이 신체로 들어 왔을 때, 그 항원에 대한 고유의 특정 표면 수용체(BCR)를 가진 B세포의 특정 클론이 BCR과 결합한 항원에 의해 활성화된다는 또는 "선택된다"는 것이 클론선택설이다(**● 그림 11-23**).

새롭게 형성된 B세포에 의해 생성되는 첫 번째 항체는 분비되기 보다는 세포의 원형질막에 삽입되어 있다. 원형질막에서 특정 종류의 항원과 결합하는 BCR로 작용하여, 그 세포가 생산하는 항체의 종류를 "선전"하는 것과 거의 유사하다. B세포에 적합한 항원의 결합은 공장에 "주문하여" 그 특정 항체를 대량 분비하라는 것에 해당된다.

선택된 클론은 활성형인 형질세포와 휴면기의 기억세포로 분화한다.

항원 결합은 활성화된 B세포 클론이 두 가지 세포 유형—앞에서 설명한 형질세포와 기억세포로 증식하고 분화하도록 한다. 대부분 자손들은 활성 형질세포로 전환되고, 이 세포는 표면 수용체로서 동일한 항원-결합 부위를 가지도록 주문 제작된 항체를 대량 생산한다. 혈액으로 분비된 항체는 침입하여 유리 상태로 존재

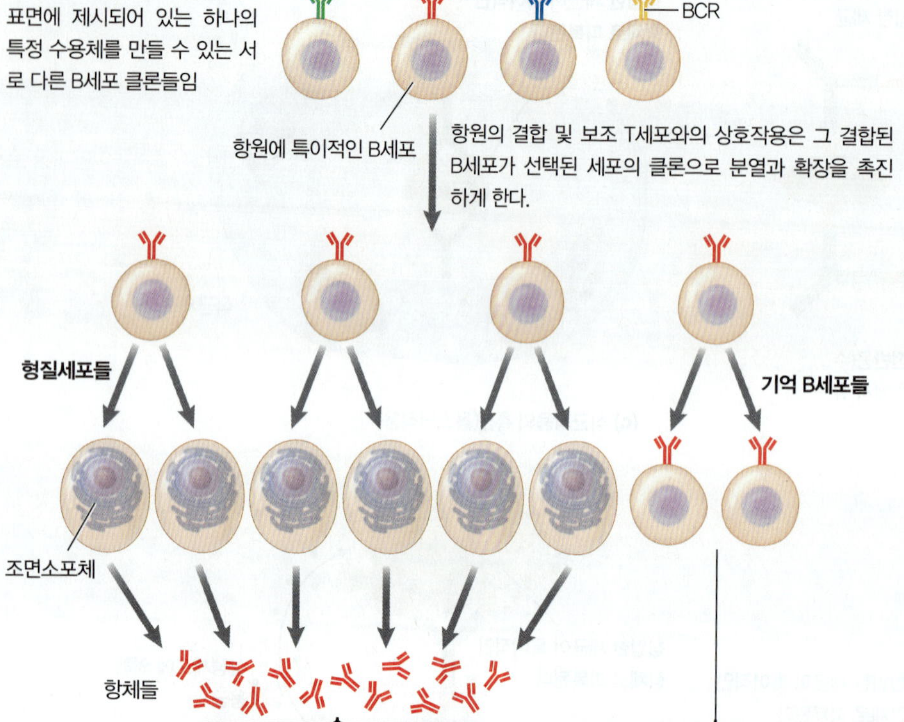

● **그림 11-23 클론선택설.** 항원에 특이적인 B세포 클론은 형질세포와 기억세포로 증식과 분화를 한다. 형질세포는 B세포에 결합하지 않은 유리 항원과 결합하는 항체를 분비한다. 기억세포는 다음의 동일한 항원 노출에 대비하여 준비한다.

하는 항원과 결합하여, 보체계, 식균세포의 포식, NK세포에 의해 파괴되도록 표시한다.

기억세포 특이적으로 활성화된 클론에 의해 생성된 새로운 모든 B림프구가 항체-분비 형질세포로 분화하는 것은 아니다. 소수의 일부는 **기억세포(memory cell)**들로 되어, 항원에 대한 면역공격에 참여하는 것이 아니라 휴면 상태로 남아 자신의 특정 클론을 증식한다. 사람이 다시 동일한 항원에 노출되면, 이러한 기억세포들이 자극을 받아 원래의 림프구 클론들이 하였던 것보다 훨씬 더 빠르게 작용하도록 준비한다.

각 사람은 본질적으로 서로 다른 B세포 클론들의 동일한 기원 집단을 가지고 있더라도, 그 집단은 점차적으로 각 개인의 특정 항원의 환경에 가장 효율적으로 반응하도록 적절하게 편중되게 된다. 각 개인이 한 번도 직면하지 못하게 되는 항원에 특이적인 클론들은 일생 동안 휴면 상태로 남아 있고, 개인의 환경에 있는 항원에 특이적인 클론들은 일반적으로 증식하고 매우 반응성이 큰 기억세포 형성에 의해 향상된다.

1차 면역반응과 2차 면역반응 미생물 항원과 처음 직면하게 되면, 항체반응은 며칠간의 지연기간이 있다가 형질세포들이 형성되어 2주 후에 정점에 도달한다. 이러한 반응을 **1차 면역반응(primary immune response)**이라고 한다(● **그림 11-24a**). 그 동안, 특정 미생물 침입에 따른 특이 증상들은 특정 면역공격으로 침입자가 죽거나 감염된 사람이 죽을 때까지 지속된다. 정점이 지난 후에 항체 수치는 시간이 지나감에 따라 점차적으로 감소한다. 동일한 항원이 다시 나타나면, 긴-생존의 기억세포들이 1차 반응보다 더 빠르고, 더 강력하고, 긴 시간 지속되는 **2차 면역반응(secondary immune response)**을 착수하게 된다(● **그림 11-24b**). 이러한 신속하고 더 강력한 면역공격은 동일한 미생물의 연속적 노출에 의한 감염을 막거나 최소화하기에 충분하여, 특정 질병에 대한 오랜 기간 면역력의 기초를 형성한다.

임상기록

기억세포 형성을 유도하는 항원의 처음 노출은 사람에게 질병으로 나타나거나 예방되는 것으로 일어날 수 있다. **백신접종[vaccination**, 또는 **예방접종(immunization)]**은 질병-유도 능력은 없지만 그래도 항체 생성

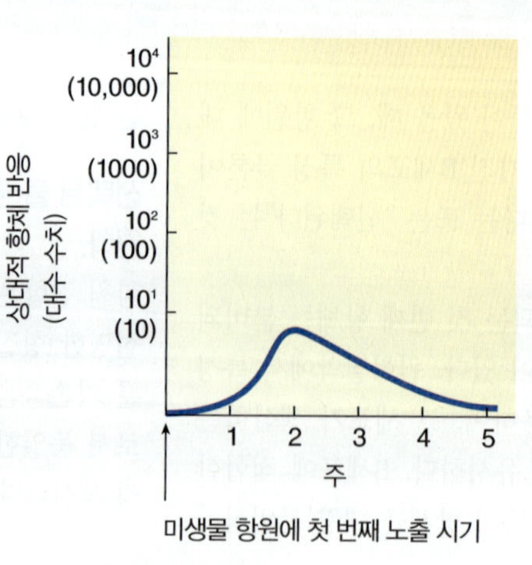

(a) 1차 면역반응

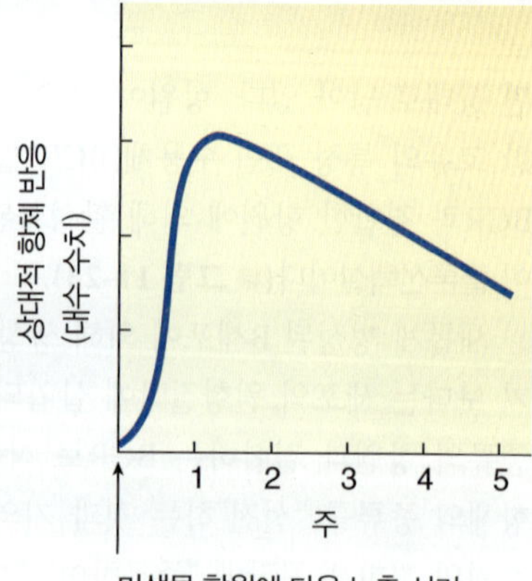

(b) 2차 면역반응

● **그림 11-24 1차 면역반응과 2차 면역반응.** (a) 미생물 항원에 처음 노출될 때의 1차 반응. (b) 동일한 미생물 항원에 다음에 노출될 때의 2차 반응. 1차 반응은 1~2주에 정점에 도달하지 못하는 반면, 2차 반응은 1주 내에 정점에 도달한다. 2차 반응의 규모는 1차 반응의 100배이다. (상대적인 항체 반응은 대수 수치로 나타내었다.)

기초의 응용 Beyond the Basics

종두법: 많은 무서운 질병을 극복한 승리

현대사회는 백신 개발이 거의 어떠한 치명적 감염 질병으로부터 인간을 보호해 줄 것이라고 희망하고 기대하고 있었다. 이러한 기대는 AIDS 원인 바이러스인 HIV에 대한 성공적인 백신을 개발하는 날까지는 아직은 미개발로 인한 현재의 좌절에 대하여 날카롭게 지적당하고 있다.

약 2,500년 전, 우리 조상들은 면역방어의 존재에 대하여 인식하고 있었다. BC 430년 아테네를 습격한 전염병에 대하여 기술하면서, **투키디데스(Thucydides)**는 같은 사람이 이 질병에 두 번 다시 공격당하지 않는다는 것을 알았다. 그러나 고대에는 이러한 방어의 기초를 이해하지 못하여 이들의 장점을 이용할 수 없었다.

매우 감염성이 높고 많은 죽음(감염자의 40% 이상이 죽음)으로 이끄는 치명적인 질병인 천연두(smallpox)에 대해 의도적으로 획득한 생명연장 방어로서 초기 시도는, 질병의 미약한 형태로 사람에게 직접 접촉하게 함으로서 의도적으로 노출하는 것이었다. 가벼운 질병상태에 의도적 유도 방법으로 천연두에 대한 미래의 치명적 병치레에 대한 방어를 기대하였다. 17세기 초반, 이 기술은 활성 천연두 농포(피부에 액체로 채워진 돌기로서, 회복 후에는 함입된 흉터 또는 "마마자국" 특징을 남김)에서 소량의 고름을 바늘로 추출하여 사용하는 것으로 진화하여, 이 감염성 물질을 건강한 사람에게 주입하는 것이었다. 이러한 접종 과정은 고름을 직접 피부의 경미한 상처부위에 주입하거나 건조한 고름을 호흡하도록 하여 행하였다.

영국의 내과의사 **에드워드 제너(Edward Jenner)**는 천연두와 유사하지만 덜 심각한 우두(cowpox)에 대한 면역이 또한 사람에게 천연두에 대해서도 방어할 수 있다는 것을 처음으로 제시하였다. 우두에 걸린 우유 짜는 하녀는 천연두에 방어된다는 사실을 관찰하여, 1796년 제너는 우두 종기로부터 추출한 고름을 건강한 소년에게 백신접종하였다(vaccination에서 vacca는 "소"를 뜻함). 소년이 회복한 후, **제너**는(인간을 대상으로 하는 연구에서 현대적 윤리 기준에 제한되지 않는) 정상적인 천연두 감염 물질을 치사량으로 소년에게 의도적으로 접종하였다. 그 소년은 생존하였다.

그러나 **제너**의 결과는 한 세기가 지난 1880년대까지 심각하게 받아들여지지 못했다. 위대한 첫 실험 면역학자 **루이스 파스퇴르(Louis Pasteur)**는 **제너**의 기술을 확대하였다. **파스퇴르**는 병원균의 질병-유도 능력을 크게 감소시켜(약화시켜) 신체에 주입했을 때는, 질병은 더 이상 일으키지 못하고 항체 생성은 계속 유도할 수 있다는 것—현재 백신들의 기본 원리를 입증하였다. 그의 첫 번째 백신은 양과 소를 죽음으로 모는 질병인 탄저병(anthrax)에 대한 것이었다. **파스퇴르**는 탄저균을 분리하여 열처리한 다음, 이렇게 약화시킨 개체를 건강한 양 집단에 주사하였다. 몇 주가 지난 다음, 동료 과학자들이 모인 자리에서 **파스퇴르**는 이러한 예방접종한 양들 뿐 아니라 예방접종하지 않은 양 집단에게도 완전히 강력한 탄저균을 주사하였다. 그 결과는 극적이었고—모든 예방접종한 양들은 살아남았지만, 예방접종하지 않은 모든 양들은 죽었다. **파스퇴르**의 이와 같은 카리스마적인 성격과 내과의사와 과학자들의 주의를 끈 것으로 악명 높은 공개적인 입증은 현대 면역학의 발전을 촉발시켰다.

은 유도할 수 있는 병원균을 의도적으로 사람에게 노출시키는 것이다. (백신 개발에 대한 초기 역사에 관하여 상단의 "기초의 응용"을 참조하라.)

11.8 T림프구: 세포-매개성 면역

B림프구와 항체의 중요성은 침입한 세균이나 다른 외래 물질에 대하여 특이적인 방어이므로, 단지 신체의 특정 면역방어의 절반에 해당된다. T림프구는 대부분의 바이러스 감염에 대한 방어로서 유사하게 중요하고 또 면역기작에서 중요한 조절 역할을 한다.

T세포는 자신의 표적과 직접 결합한다.

B세포와 항체는 세포외액에 있는 눈에 잘 띄는 침입자에 대한 방어인 반면, T세포는 항체나 보체계가 도달할 수 없는 세포 내부에 숨어 있는 변형된 침입자에 대하여 방어한다. 먼 거리에 있는 항원을 공격할 수 있는 항체를 분비하는 B세포와는 다르게, T세포는 항체를 분비하지 않는다. 대신에, 이들은 **세포-매개성 면역(cell-mediated immunity)**이라는 과정으로 자신의 표적을 직접 접촉해야만 한다. 암살자 유형의 T세포는 바이러스-감염 세포나 암세포와 같은 접촉하는 표적세포를 파괴하는 화학물질을 방출한다.

B세포처럼, T세포도 클론성이며 정교한 항원에 특이적이다. 각 T세포는 원형질막에 B세포의 표면 수용체와 동일하지는 않지만 유사한 자신만의 고유한 수용체 단백질인 **T세포 수용체(TCR)**를 가진다(● **그림 11-19b** 참조). 미성숙 림프구는 흉선에서 T세포로 분화하는 과정에서 TCR을 가지게 된다. B세포와 다르게, T세포는 개인 자신의 신분 표지를 세포 표면에 가지고 있을 때만 외래 항원에 의해 활성화된다. 즉, T세포가 결합하기 전에 외래 항원과 **자기-항원(self-antigen)** 두 가지가 세포 표면에 있어야만 한다. 흉선에서의 학습기간 동안, T세포는 개개인 자신의 조직 항원과 결합된 외래 항원만을 인식한다는 것을 T세포의 모든 미래 후손들에게 전달되는 가르침을 배우게 된다. 이러한 두 가지 항원 필요조건의 중요성과 자기 항원의 성격에 대하여 간단히 설명한다.

적절한 항원에 노출되고 일반적으로 며칠의 지연기간이 있고 난 후, **활성화된 T세포**들은 세포-매개성 면역공격을 시도할 준비를 한다. 특정 항원 조합에 노출되면, 상호 보완적인 T세포 클론들의 세포는 며칠 동안 증식하고 분화하여, 다양한 세포-매개성 반응을 수행할 활성화된 효과세포를 많이 생성하게 된다. B세포와 유사하게, T세포도 기억세포를 형성하고 1차 면역반응과 2차 면역반응을 나타낸다.

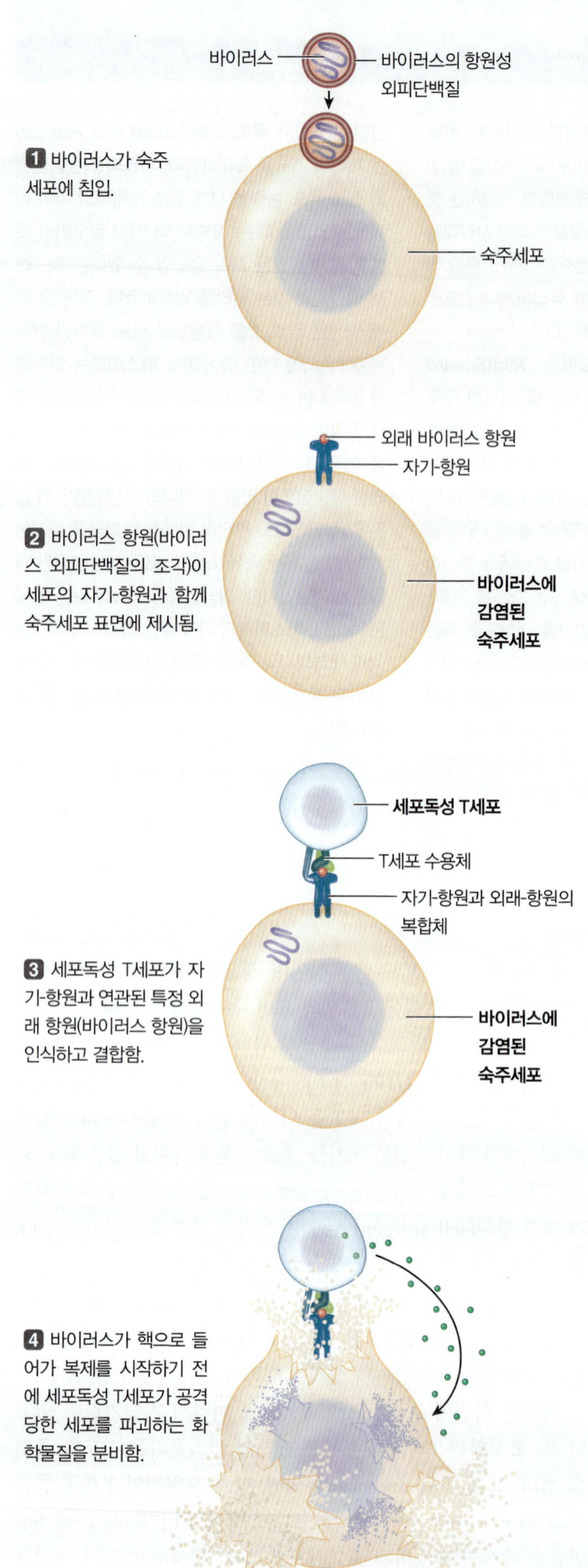

● 그림 11-25 바이러스가 침입된 세포를 죽이는 세포독성 T세포.

T세포에는 세포독성 T세포, 보조 T세포 그리고 조절 T세포의 세 가지 종류가 있다.

T세포는 항원에 의해 활성화될 때 자신의 역할에 따라 세 가지 집단으로 나뉜다.

- **세포독성[cytotoxic 또는 살생(killer)] T세포**는 어떤 외래 물질이 머무르고 있는 숙주세포를 파괴한다. 또한 바이러스에 감염된 신체 세포, 악성 변형으로 돌연변이 단백질을 가지고 있는 암세포, 이식된 세포들 등 외래의 항원을 생성하는 세포를 죽인다.
- **보조(helper) T세포**는 침입한 병원균의 면역 파괴에 직접 관여하지는 않는다. 대신에, 이들은 다른 면역세포의 활성을 변화시킨다. 다른 모든 림프구와 대식세포의 최대 활성을 가지도록 하는 데 중요한 역할을 하기 때문에, 보조 T세포는 면역계의 "주된 스위치"로 여겨진다. 보조 T세포는 순환 T세포 중 60%~80%를 차지하는 단연 가장 많은 T세포이다.
- **조절(regulatory) T세포**는 처음에는 **억제(suppressor) T세포**로 알려졌었고, 최근에 면역반응을 저해하는 T세포의 작은 집단으로 확인되었다. 이들은 엄격한 통제 아래 면역계의 다른 부분으로 유지된다. 조절 T세포는 해로운 면역병리학을 최소화하기 위해 견제와 균형으로 선천 및 적응면역반응을 저해하는 것으로 특수화되어 있다.

다음에서 가장 많고 가장 잘 알려진 세포독성 T세포와 보조 T세포에 대하여 자세히 알아본다.

세포독성 T세포는 표적세포를 파괴하는 화학물질을 분비한다.

세포독성 T세포는 현미경상으로 "암살자"이다. 이러한 파괴적인 세포의 가장 빈번한 표적은 바이러스에 감염된 숙주세포이다. 바이러스가 신체 세포에 침입하면, 세포는 생존을 하기 위해서 바이러스를 둘러싸고 있는 외피 단백질을 분해하여, 이 바이러스 항원의 단편을 새롭게 합성되는 자기-항원에 목말 태우듯이 얹어 놓는다. 자기-항원과 바이러스 항원의 복합체는 숙주세포의 표면막에 삽입되어서, 세포는 침입자가 머무르고 있다고 표시하는 붉은 깃발로서 작용한다(● **그림 11-25**, 1 단계와 2 단계). 세포내 바이러스를 공격하기 위하여, 세포독성 T세포는 절차를 거쳐 감염된 숙주세포를 파괴해야만 한다. 이러한 특정 바이러스에 대해 특이적인 세포독성 T세포 클론은 감염된 세포의 표면에 있는 바이러스 항원과 자기-항원을 인식하여 결합한다(3 단계). 이와 같이, 바이러스 항원에 의해 활성화된 T세포에서 방출되는 살생의 화학물질에 따라, 세포독성 T세포는 감염된 세포를 직접 또는 간접적인 방법으로 죽일 수 있다.

- 활성화된 세포독성 T세포는 바이러스가 복제를 시작하기 전에 공격받은 세포를 용해하는 화학물질을 방출하여 희생될 세포를 직접 죽일 수도 있다(4 단계). NK세포와 마찬가지로 세포독성 T세포는 특이적으로 **퍼포린(perforin)** 분자를 분비하여 표적세포를 파괴한다. 퍼포린은 표적세포의 표면 막을 관통하여 구멍 모양의 통로를 형성하기 위해 연결된다(● **그림 11-26**). 세포막에 구멍을 뚫어서 세포를 죽이는 이러한 방식은 보체 연쇄반응에서 막

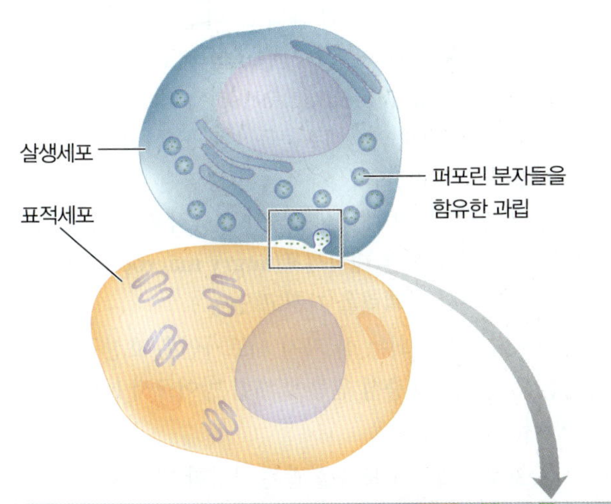

1 살생세포가 자신의 표적에 결합한다.

2 결합으로 인하여, 살생세포의 퍼포린-함유 과립이 원형질막과 융합한다.

3 과립은 세포외배출작용으로 살생세포와 표적세포 사이의 세포간 작은 틈으로 퍼포린을 배출한다.

4 이 공간에 칼슘이온이 노출되면, 각 퍼포린 분자들은 구형에서 원통형으로 모양이 변한다.

5 재구성된 퍼포린 분자들은 표적세포 막에 결합하여 안으로 끼어 들어간다.

6 각 퍼포린 분자는 구멍을 형성하기 위해 원통의 말뚝같이 함께 모이게 된다.

7 구멍은 염과 물을 통과시켜, 표적세포가 부풀려져서 파열된다.

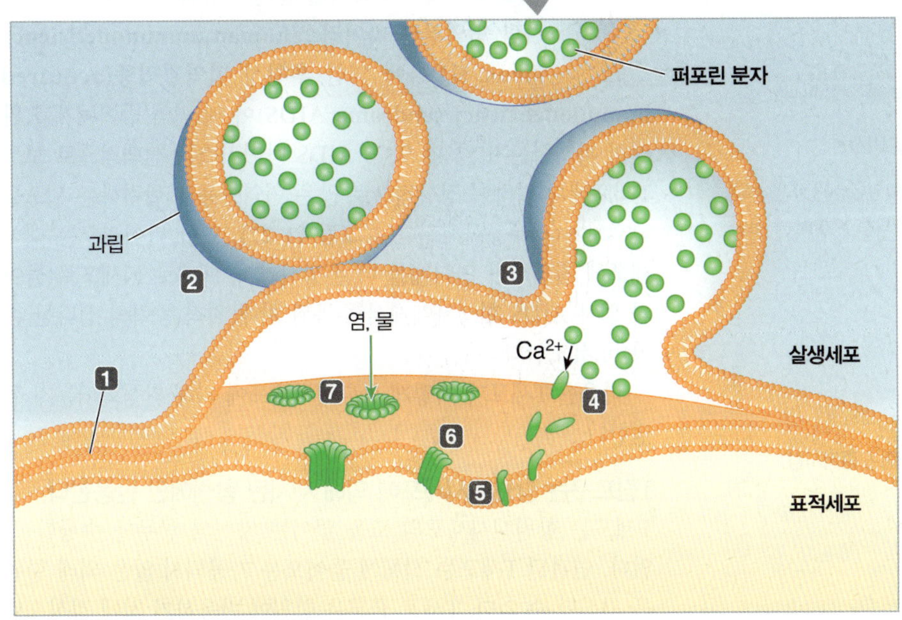

(a) 세포독성 T세포와 NK세포의 살생과정 상세도

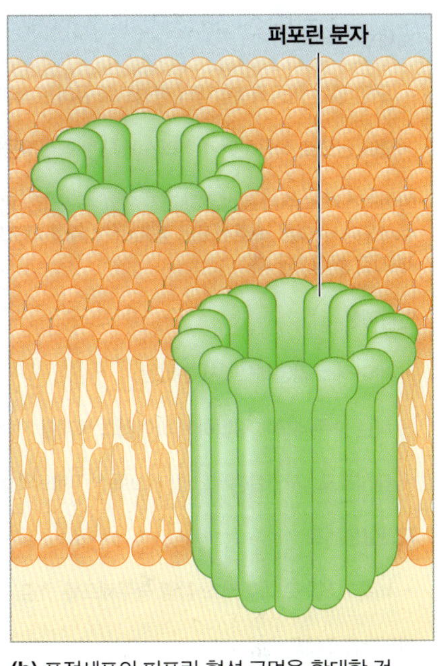

(b) 표적세포의 퍼포린-형성 구멍을 확대한 것

● **그림 11-26 살생세포에 의한 살생 기작.** 표적세포에 있는 퍼포린-형성 구멍이 보체분자들이 형성한 막공격복합체(그림 11-17 참조)와 유사함에 주목하라.

공격복합체가 수행하는 방법과 유사하다.

■ 또한 세포독성 T세포는 소화효소와 유사한 **그란자임(granzyme)**을 분비하여 감염된 숙주세포를 죽음으로 유도한다. 그란자임은 퍼포린 통로를 통해 표적세포로 들어간다. 이 화학물질은 세포 내부에서 바이러스-감염 세포를 세포자살을 통한 자기-파괴를 작동시킨다(p. 126 참조).

앞에서 설명한 어느 방법이던지 숙주세포 파괴로 방출된 바이러스는 세포외액에서 식균세포나 보체계에 의해 직접 파괴된다. 그 동안에 세포독성 T세포는 이 과정에서 해를 입지 않고 다른 감염된 숙주세포를 살생하기 위해 이주할 수 있다.

손실된 세포는 주위의 건강한 세포들이 세포분열 방법으로 대체된다. 일반적으로 바이러스 감염을 중단하기 위해서는 숙주세포의 단지 일부분만 파괴되어야 한다. 그러나 복제된 바이러스가 원래의 세포를 떠나 다른 숙주세포를 퍼지면서 증식할 기회를 가지게 되면, 세포독성 T세포의 방어기작은 심각한 기능 이상을 초래할 수도 있는 많은 양의 숙주세포를 희생하기도 한다.

바이러스 감염과 싸우도록 하는, 다른 비특이적인 방어기작으로는 가장 현저한 NK세포를 비롯하여 인터페론, 대식세포, 보체계가 포함되는 것을 상기하라. 평상시처럼, 바이러스 침입자에 대하여 착수되는 면역방어들은 복잡하게 상호작용하는 연결망이 존재한다(▲ **표 11-3**).

보조 T세포는 다른 면역세포의 활성을 증폭시키는 화학물질을 분비한다.

보조 T세포는 세포독성 T세포와는 다르게 살생세포는 아니다. 대신에, 보조 T세포는 거의 모든 측면의 면역반응을 도와주거나 증가시킨다. 다음은 보조 T세포의 가장 잘 알려진 시토카인들이다:

▲ 표 11-3 바이러스 침입에 대한 방어

바이러스가 세포외액에 유리 상태로 존재할 때

대식세포

- 식균작용에 의한 유리 바이러스 파괴.
- 바이러스 항원을 가공하여 보조 T세포에게 제시.
- 인터루킨-1을 분비하여 바이러스 항원에 특이적인 B세포와 T세포를 활성화.

바이러스 항원에 특이적인 B세포에서 유래한 형질세포가 항체를 분비

- 바이러스에 대한 식균작용이 증가되도록 옵소닌으로 작용.
- 적응면역의 일부로서 치사작용의 보체계를 활성화.

보체계

- 구멍 뚫는 막공격복합체의 형성으로 유리된 바이러스를 직접 파괴함.
- 옵소닌으로 작용하여 바이러스에 대한 식균작용을 증가시킴.

바이러스가 숙주세포(생존하고 복제할 수 있고, 복제된 바이러스가 최초 숙주세포에서 다른 숙주세포를 탐지하기 위해 세포외액으로 방출할 수 있는 세포)로 들어갔을 때

인터페론

- 바이러스-감염세포에서 분비됨.
- 다른 숙주세포에 결합하여 바이러스 복제를 저해함.
- 대식세포, 자연살생세포 및 세포독성 T세포의 살생력을 증가시킴.

자연살생세포

- 비특이적으로 바이러스-감염 숙주세포를 죽임.

세포독성 T세포

- 바이러스 항원에 의해 특이적으로 활성화되고 바이러스가 복제할 기회를 갖기 전에 감염된 숙주세포를 죽임.

보조 T세포

- 세포독성 T세포의 활성 및 B세포의 항체 생산을 촉진하는 시토카인을 분비함.

바이러스-감염세포의 파괴로 유리 바이러스가 세포외액으로 방출되면, 대식세포, 항체, 그리고 활성화된 보체 구성성분들이 직접 공격한다.

1. 보조 T세포는 B세포 성장인자(B-cell growth factor)를 분비하여 대식세포에서 분비된 IL-1과 협력하여 B세포 기능에 관여한다. 보조 T세포의 도움 없이 항체 분비는 크게 감소하거나 사라진다.

2. 보조 T세포는 유사하게 T세포 성장인자를 분비하여 침입한 항원에 반응하는 세포독성 T세포의 활성뿐 아니라 다른 보조 T세포 활성조차도 증가시킨다.

3. 보조 T세포에 의해 분비되는 일부 화학물질은 침입한 부위에 더 많은 호중구와 대식세포로 되려는 세포들을 유인하는 주화성 물질(chemotaxin)로 작용한다.

4. 대식세포가 감염부위로 유인되고 나면, 보조 T세포에서 분비되는 다른 중요한 시토카인인 **대식세포-이주 저해인자**(macrophage-migration inhibiting factor)는 밖으로 이주하는 것을 저해하여 그 지역에 식균세포들을 머물도록 한다. 그 결과로 주화성으로 유인된 많은 대식세포들이 감염된 부위에 축적된다. 이 인자는 또한 모여진 대식세포들의 식균작용 능력을 더 크게 향상시킨다. 이러한 **성난 대식세포(angry macrophage)**라 불리는 세포는 더 강력한 파괴력을 가지고 있다.

5. 보조 T세포에서 분비되는 한 가지 시토카인은 호산구를 활성화하고, 다른 하나는 기생충성 원충에 대한 방어로서 IgE 항체 생성을 촉진한다.

임상기록 보조 T세포의 도움을 받는 다양한 면역 활성을 보면 **사람 면역결핍 바이러스(human immunodeficiency virus, HIV)**에 의한 **후천성 면역결핍증(acquired immunodeficiency syndrome, AIDS)**이 왜 면역 방어체계를 완전히 파괴하는지 알 수 있다. AIDS 바이러스는 선택적으로 보조 T세포에 침입하여 정상적으로 많은 면역반응을 협력하는 세포를 파괴하거나 무능화시킨다(● **그림 11-27**). 또한 바이러스는 대식세포에 침입하여 면역계를 더 손상시키며, 때때로 뇌세포로 들어가 일부 AIDS 희생자에게서 주목된 치매(지적 능력의 심각한 손상)를 유도한다.

다음은 T세포가 어떻게 항원제시세포에 의해 활성화되는지 설명한다.

T림프구는 항원제시세포에 의해 제시된 항원에만 반응한다.

T세포는 항원제시세포의 도움 없이는 자신의 임무를 수행할 수 없다. 연관된 T세포는 신체에 들어오는 가공되지 않은 외래 항원을 인식할 수 없다. T세포 클론은 항원에 반응하기 전에 정식으로 항원을 소개받아야만 한다. **항원제시세포(antigen-presenting cell, APC; 항원표출세포)**가 정식 소개를 담당한다. 즉, 이 세포는 항원을 포식하여 가공하고 표면에 있는 자기-항원과 복합체를 형

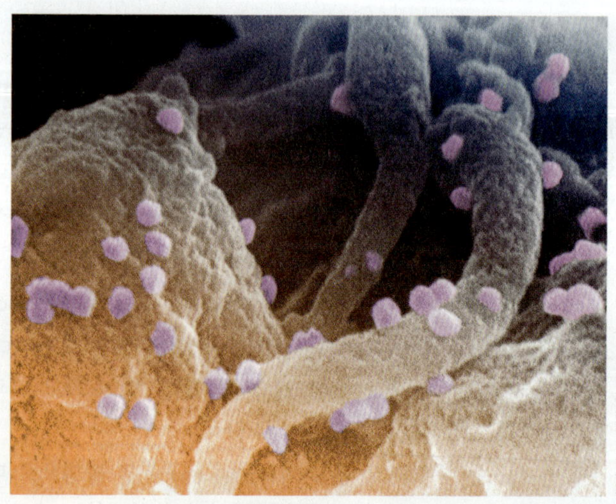

● **그림 11-27 AIDS(후천성면역결핍 증후군) 바이러스.** AIDS-원인 바이러스인 HIV(인간 면역결핍 바이러스; 작은 자주색 구형)가 그 일차 표적인 보조 T세포 일부분에서 보인다.

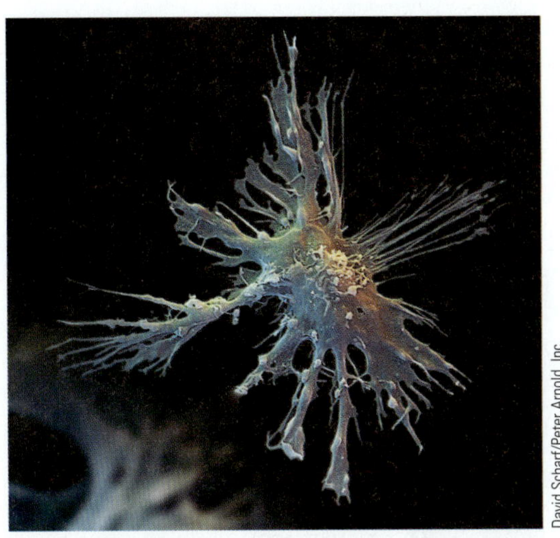

● **그림 11-28 수지상세포.**

성하여 T세포에게 제시한다. 세포표면에 제시되면, 자기-항원과 비자기-항원의 결합된 존재는 면역계에게 세포 내부에 원하지 않은 물질의 존재를 알린다.

APC는 대식세포 및 가깝게 연관된 수지상세포를 포함하는데, 두 세포는 선천 방어계의 식균작용의 효과세포일 뿐 아니라 세포-매개성 적응면역의 활성화에도 주된 역할을 한다. **수지상세포(dendritic cell)**는 거의 모든 조직에서 감시병으로 작용하는 특수화된 APC이다. 이들은 뉴런의 수상돌기와 유사한 돌기 또는 가지를 표면에 많이 가지고 있다(● **그림 11-28**). 수지상세포는 특히 피부 및 폐와 소화관의 점막세포에 풍부하게 존재한다(미생물이 신체로 들어올 가능성이 있는 곳에 전략적 배치).

T세포가 활성화되려면 APC의 표면에 자기-항원과 복합체를 이루고 있는 외래 항원과 결합해야만 한다. 면역계가 자신 세포의 표지자로서 인식을 학습하는 자기-항원의 본질이 무엇인가? 다음 절에서 이 주제에 대해 설명한다.

주조직적합성복합체는 자기-항원을 암호화한다.

자기-항원은 **MHC 분자**로 알려진 원형질막-결합 당단백질이다. MHC는 **주조직적합성복합체(major histocompatibility complex, MHC)**라는 유전자 집단에 의해 지시되어 합성된다. MHC 유전자는 사람에게 가장 변이가 많은 유전자이다. 사람 조직에서 100개 이상의 MHC 분자들이 확인되었지만, 각 개인에게 가능한 항원은 단지 3개에서 6개 정도를 암호화한다. 엄청나게 많은 수의 조합이 기능하지만, MHC 분자의 정확한 양상은 "생화학 지문" 또는 "분자 신분증"과 매우 유사하게 개인과 개인 사이에서 각각 다양하다.

주조직적합성복합체는 자신이 암호화하는 유전자와 자기-항원이 조직적합 검사(혈액형과 유사하게)와 연관해서 처음으로 식별하는 것, 즉 조직 이식을 위해 가장 적합한 유사성 유무를 판단할 때 이용된다. 그러나 한 사람에게서 다른 사람에게 조직이 옮겨가는 것은 자연 상태에서는 정상적으로 일어날 수 없다. MHC 항원의 정상적인 기능은 이식 조직을 거부하는 인위적인 것이 아니라, T세포의 반응을 지시하는 능력에 있다.

I형 MHC와 II형 MHC 분자 T세포는 정해진 MHC−외래 항원 조합이 자신과 적합할 때만 활성화된다. 특정 외래 항원과의 적합성을 가지는 것 외에도, T세포 수용체는 적절한 MHC분자와도 적합해야만 한다. 각 개인은 두 가지 주된 MHC-암호화된 분자들을 가진다. 세포독성 T세포와 보조 T세포는 각각 I형 MHC와 II형 MHC를 다르게 인식한다(● **그림 11-29**). I형과 II형 표식들은 세포독성 T세포와 보조 T세포에게 면역 활성이 가장 효과적인 정확한 세포의 위치를 안내하는 표지판으로 작용한다. T세포의 **공동수용체(coreceptor)**는 표적세포의 MHC 분자와 결합하여 두 세포들을 함께 연결한다.

세포독성 T세포는 핵을 가진 모든 신체 세포의 표면에서 발견되는 **I형 MHC 당단백질(class I MHC glycoprotein)**과 연관된 외래 항원에 대해서만 반응한다. 이러한 결합 특이성은 세포독성 T세포의 **CD8 공동수용체**가 I형 MHC하고만 상호작용하기 때문에 일어난다. 숙주세포에 침입한 병원균을 처리하는 임무를 수행하기 위하여, 세포독성 T세포(공동수용체 때문에 *CD8+* 세포로도 알려짐)는 바이러스에 감염된 신체 세포는 자기-항원과 연관된 외래 항원하고만 결합한다. 더욱이, 이러한 살생의 T세포는 어떠한 암적인 신체 세포와도 연결될 수 있다. 왜냐하면 I형 MHC 분자는 또 비정상적인 세포의 특징인 돌연변이된(그리고 이와 같이 "외래의 것"으로 보이는) 세포단백질을 제시하기 때문이다. 핵을 가진 모든 세포는 바이러스에게 침입될 수 있고 또한 암으로 될 수 있기 때문에, 모든 세포는 필수적으로 I형 MHC 당단백질을 제시하여 세포독성 T세포가 어떠한 바이러스-감염 세포나 어떠한 암세포라도 공격할 수 있도록 해 준다. 세포독성 T세포의 경우, 이러한 결합의 결과는 감염된 신체 세포의 파괴이다. 세포독성 T세포는 외래 항원이 없는 MHC 자기-항원과는 결합하지 않기 때문에, 정상적인 세포는 살생의 면역공격으로부터 방어된다.

반대로, **II형 MHC 당단백질(class II MHC glycoprotein)**은 보조 T세포에 의해 인식되어 면역세포 소수의 특정 유형의 세포 표면에만 제한되어 있다. 보조 T세포(CD4+ 세포로도 알려짐)와 연관된 **CD4 공동수용체**는 II형 MHC분자하고만 상호작용한다. 이와 같이, 세포독성 T세포와 보조 T세포의 특정 결합 필요조건은 적합한 T세포 반응을 할 수 있게 한다. 보조 T세포는 자신과 직접 상호작용하는 면역세포들인 대식세포, 수지상세포, B세포의 표면에서 발견되었을 때만 외래 항원과 결합할 수 있다. 대식세포와 수지상세포에서 발견되는 II형 MHC분자는 보조 T세포에게 항원을 제시하고, 그 뿐 아니라 B세포도 제시하여 보조 T세포에서 분비되는 시토카인에 의해 자신들의 활성을 향상시킨다. 항체-생성 B세포와 이에 적합한 T세포의 결합으로 인하여 T세포는 B세포를 활성화하는 시토카인을 분비하게 되어, 이 B세포 클론의 확장과 항체-생성 형질세포와 기억세포로의 분화를 유도한다(p.

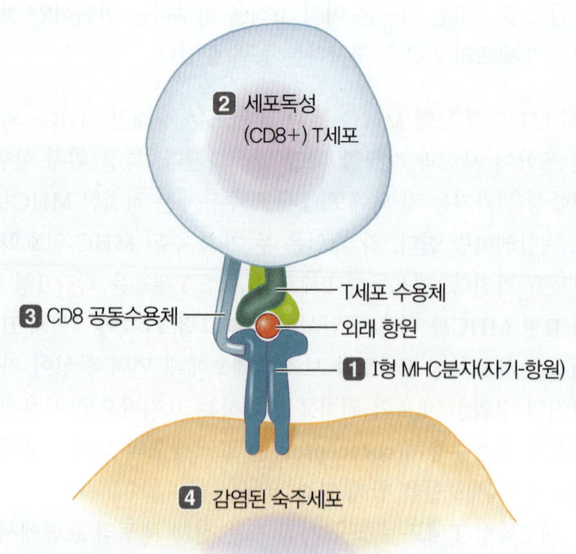

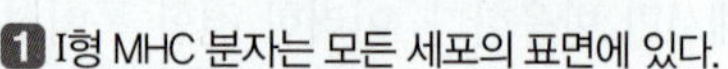

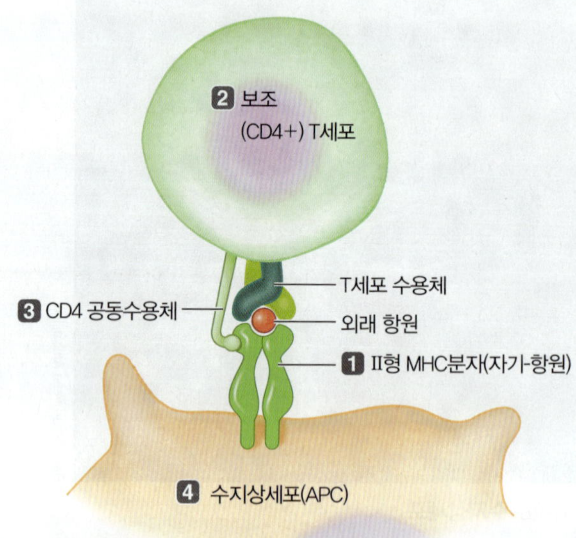

1 I형 MHC 분자는 모든 세포의 표면에 있다.
2 세포독성(CD8+) T세포만 이들을 인식한다.
3 CD8 공동수용체가 두 세포를 함께 연결한다.
4 이러한 연결 방법으로, 세포독성 T세포는 외래항원(바이러스)이 침입한 세포를 파괴할 수 있다.

(a) I형 MHC 자기-항원

1 II형 MHC 분자는 보조 T세포와 상호작용하는 면역계 세포(수지상세포, 대식세포, B세포)의 표면에 있다.
2 보조(CD4+) T세포만 이들을 인식한다.
3 CD4 공동수용체가 두 세포를 함께 연결한다.
4 활성화되기 위해서는, 보조 T세포는 II형 MHC-생성 APC(수지상세포 또는 대식세포)와 결합해야 한다. B세포를 활성화하기 위해서, 보조 T세포는 제시된 외래 항원과 함께 II형 MHC-생성 B세포와 결합해야 한다.

(b) II형 MHC 자기-항원

● **그림 11-29 I형과 II형 주조직적합성복합체(MHC) 당단백질의 비교.** 두 가지 유형의 T세포는 각 세포들이 상호작용할 수 있는 표적세포에만 결합하는 특이 결합조건이 있다. 세포독성 T세포는 신체 모든 세포의 표면에 있는 I형 MHC 당단백질이 항원과 결합되어 있을 때만 항원을 인식하고 결합한다. 바이러스가 신체 세포에 침입했을 때 이러한 필요조건에 직면하게 되고, 그 결과로 이 세포는 세포독성 T세포에 의해 파괴된다. 수지상세포, 대식세포, B세포와 한정되어 상호작용하는 보조 T세포는 이러한 면역세포의 표면에 있는 II형 MHC 당단백질에 항원이 연관되어 있을 때만 외래 항원을 인식하여 결합한다.

374와 ● **그림 11-30** 참조). 보조T세포의 능력은 자신이 특정 APC나 B 면역세포가 아닌 다른 신체 세포와 결합한다면 낭비적인 것이 될 것이다. 이것이 세균과 싸우는 적응면역계의 주된 경로이다. ▲ **표 11-4**에서 세균 감염에 대항하여 방어하는 선천 및 적응면역계를 요약하였다.

임상기록 **이식거부** T세포는 외래의 바이러스 항원 없이 이식된 세포의 표면에 있는 MHC 항원과 결합한다. 이식된 세포의 파괴에 이어서 이식된 조직의 거부반응을 작동시킨다. 이식받은 수혜자의 일부 T세포는 아마도 수혜자의 MHC 자기-항원과 복합체를 이루는 일반적인 외래 바이러스 항원의 조합과 근접하게 유사하여 공여자의 MHC 항원을 잘못 판단한다.

거부 현상을 최소화하기 위해서, 의사는 MHC 항원에 따라 가능하다면 최대한 근접하게 공여자와 수혜자의 조직을 적합하도록 한다. 그런 다음 면역계를 억제하는 치료 과정을 한다.

어떤 인자가 신체 자신의 자기-항원에 대하여 강력한 방어능력을 촉발하는 정상적인 적응면역계를 저해하는 것일까? 이 문제에 대해 다음에서 설명한다.

면역계는 일반적으로 자기-항원에 대하여 관용을 나타낸다.

여기서 **관용(tolerance)**이란 용어는 사람 자신의 조직을 공격하는 것으로부터 면역계를 저해하는 것을 의미한다. 배(embryo) 발생동안에, 일부 B세포와 T세포는 신체 자신의 조직 항원에 대하여 반응하도록 우연히 형성된다. 이러한 림프구 클론들이 기능하게 되면, 이들은 자신의 조직을 파괴한다. 다행스럽게도, 면역계가 정상적으로는 신체 자신의 자기-항원에 대한 항체나 활성화된 T세포를 생산할 수 없다.

다양한 기작들이 관용에 관여한다. 다음은 이러한 예들 이다.

1. **클론 결실.** 발생동안 신체 항원에 연속적인 노출에 반응하여, 이러한 자기-항원을 공격할 수 있는 B세포 및 T세포의 클론들 대부분의 경우는 각각 골수 및 흉선 내부에서 영구히 파괴된다. 이러한 **클론 결실(clonal deletion)**은 신체 자신의 단백질과 반응하는 미성숙 세포들의 세포자살을 작동시킴으로서 수행된다. 이와 같은 물리적 제거가 관용이 발생되는 주된 기작이다.
2. **클론 무반응.** 클론 무반응의 전제조건은 T림프구는 활성화되기 위해서는 두 가지 특정 동시적인 신호들을 받아야만 한다는 것이다. 하나는 적합한 항원으로부터, 하나는 APC 표면에만 발견되는 자극성 공동신호이다. 이러한 두 가지 신호(항원과 공동신호)는 자기-항원으로는 절대 존재하는 것이 아니다. 왜냐하면 이러한 항원들은 공동신호-생성 APC에 의해 처리되는 것이 아니기 때문이다. 자기-항원으로부터 하나의 신호에 대해 처음 노출은 적합한 T세포를 무력화시켜, 항원에 계속된 노출에 세포가 반응을 못하게 한다. 이러한 반응을 **클론 무반응(clonal anergy**; anergy는 "에너지 결핍"을 뜻함)이라고 한다. 즉, T세포는 항원에 활성화되기보다는 불활성화("게으른 상태")가 되기 때문이다. 무반응 상태인 T림프구는 생존은 하지만 기능은 없다.

▲ **표 11-4** 세균 침입에 대한 선천면역반응과 적응면역반응

선천면역 기작	적응면역 기작
염증반응 조직 거주 대식세포는 침입한 세균을 포식한다. 히스타민-유도 혈관 반응은 그 장소에 혈류를 증가시키고, 추가적인 면역-효과 세포와 혈장단백질이 모이게 한다. 호중구와 단핵구/대식세포는 혈액에서 빠져나와 외래 침입자를 에워싸서 파괴하고 또 세포 찌꺼기를 제거한다. 식균세포는 시토카인을 분비하여, 선천면역반응과 적응면역반응을 촉진 및 감염과 연관된 국소 증상과 전신 증후를 유도한다. **보체계의 비특이적 활성화** 보체 구성성분들은 세균세포를 용해하는 구멍-뚫기 막공격복합체를 형성한다. 보체 구성성분들은 주화성물질과 옵소닌 작용과 같은 염증반응의 많은 단계를 촉진한다.	항원에 특이적인 B세포는 보조 T세포에게 항원을 제시한다. B세포와 결합하게 되면, 보조 T세포는 B세포를 활성화 한다. 활성화된 B세포 클론은 형질세포와 기억세포로 증식하고 분화한다. 형질세포는 침입한 세균에 특이적으로 결합하는 맞춤형 항체를 분비한다. 형질세포의 활성은 다음에 의해 촉진된다. • 대식세포가 분비한 인터루킨-1 • 대식세포나 수지상세포에 의해 동일한 항원을 가공 및 제시로 인하여 활성화 되었던 보조 T세포 항체는 침입한 세균과 결합하여 세균 파괴를 유도하는 선천면역을 촉진한다. 특히, 항체들은 다음과 같은 작용을 한다. • 식균 활성을 촉진하는 옵소닌으로 작용 • 치사작용의 보체계 활성화 • 세균을 직접 용해하는 살생세포를 자극 기억세포는 동일한 세균을 다시 직면하게 되면 더 빠르고 더 강력하게 반응하도록 지속된다.

항원 표출에 의한 보조 T세포의 활성화

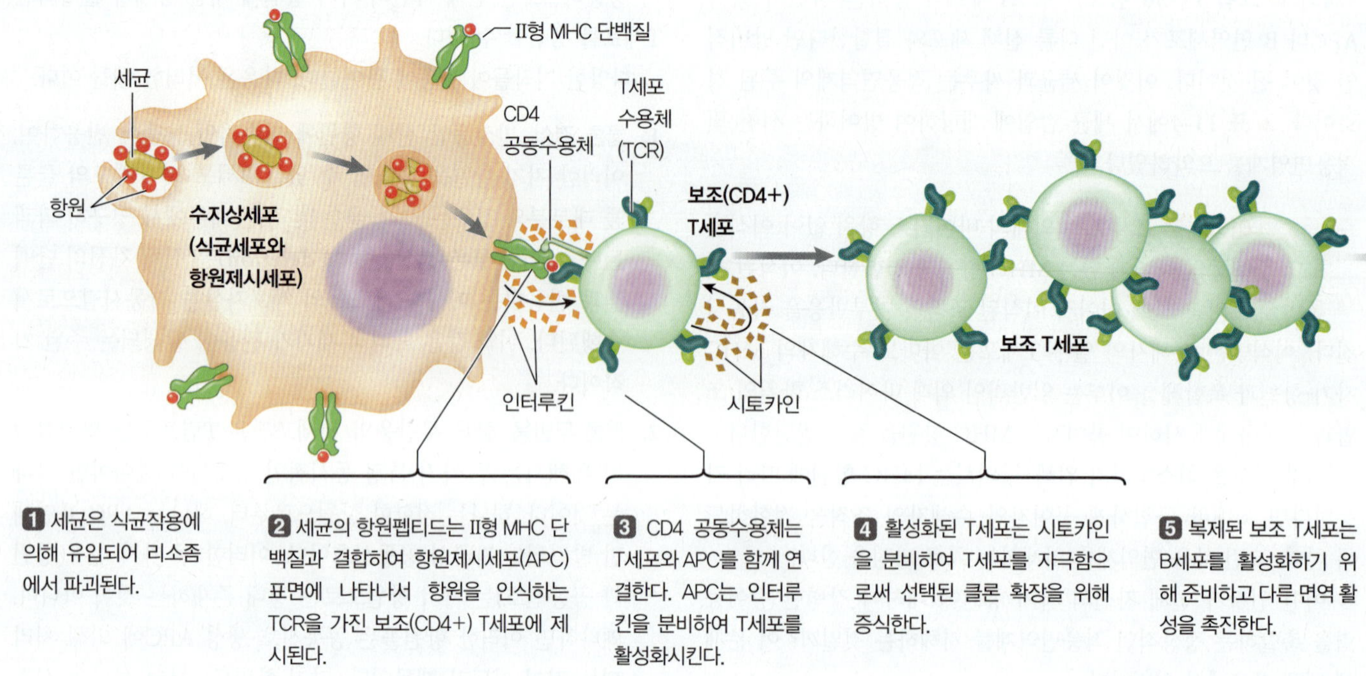

● 그림 11-30 보조 T세포와 큰 식균세포(항원제시세포) 및 B세포의 상호작용.

3. 수용체 편집. 신체 자신의 항원들 중 하나에 대한 수용체를 생성한 B세포는 자기-항원과 직면하게 되면, **수용체 편집(receptor editing)**에 의해, B세포는 자신의 항원 수용체에서 비자기 형태로 전환됨으로써 죽음을 피한다. 이러한 방법으로, 원래의 자기-반응성 B세포는 "재활 치료"를 통해 생존하여 다시는 신체 자신의 조직을 표적으로 하지 않는다.
4. 조절 T세포에 의한 활성 억제. 조절 T세포는 일생동안 신체 자신의 조직에 특이적인 일부 림프구 클론들을 저해하는 관용에 대한 역할을 한다.

임상기록

면역계는 가끔 자기-항원과 외래-항원을 구별하지 못하고 신체 자신의 하나 또는 그 이상의 조직에 대하여 강력한 힘을 촉발한다. 면역계가 인식을 하지 못하고 특정 조직과 연관된 자기-항원에 관용이 되지 못하는 상태를 **자가면역 질환(autoimmune disease)**라고 한다. 자가면역 질환은 면역계의 관용 기작의 실패를 유도하는 유전적 성향과 환경적 요인의 조합에서 비롯된다. 자가면역은 80가지 이상의 질병원인이며, 많은 질병은 잘 알려져 있다. 예로서, 다발성 경화증, 류마티스 관절염, 1형 당뇨병, 건선(마른버짐) 등이 포함된다. 약 5,000만 명의 미국인들이 일부 유형의 자가면역 질환으로 고통받고 있다.

이어서, 암에 대해서 방어하는 T세포의 역할을 자세히 알아보자.

암세포에 대한 면역감시는 면역세포와 인터페론의 상호작용이 관여한다.

바이러스에 감염된 숙주세포를 파괴하는 것 이외에도, T세포 체계의 중요한 기능은 증식하고 널리 퍼지기 전에 새롭게 나타난 잠재적이고 암적인 종양세포를 인식하고 파괴하는 것인데, 이러한 과정을 **면역감시(immune surveillance)**라고 부른다. 적어도 평균 하루에 한 번, 면역계는 암으로 될 가능성이 있는 잠재적 돌연변이 세포를 파괴한다. 만약 돌연변이가 세포분열과 성장을 지배하는 유전자에서 일어난다면, 어떤 정상적인 세포라도 변형되어 암세포로 될 수 있다. 이러한 돌연변이는 전리 방사선, 일부 환경 화학물질들 또는 물리적 자극물 등과 같은 **발암물질(carcinogen)** 인자에 한 번 또는 더 빈번한 노출로 인하여 일어날 수도 있다. 그렇지 않으면, 종양 바이러스가 원인인 일부 암은 세포에 종양 바이러스가 침투하여 암세포로 전환되는 경우도 있는데, 그 예가 자궁경부암의 원인인 인간 유두종바이러스(human papillomavirus)이다. 면역계는 세포의 정상적인 자기-항원과 비교하여 유전적 돌연변이나 종양 바이러스의 침입에 의해 새롭고 다른 표면 항원을 생성한 암세포를 구별한다.

양성 종양과 악성 종양 세포증식과 성장은 일반적으로 엄격한 통제 하에 있지만, 그 조절 기작은 대개 모르고 있다. 성인에서 세포의 증식은 일반적으로 소실된 세포를 대치하는 것에 국한되어 있다. 더욱이, 세포는 정상적으로는 신체의 세포 집단에서 자신의 위치와 공간을 준수한다. 그러나 만약 한 세포가 면역 파괴를 피하여 종양세포로 변환되면, 자신의 증식과 위치에 대한 정상적 통제를 거부한다. 하나의 종양세포가 무한정 분열하면 원래 돌연변이된 세포와 동일한 세포들의 클론으로 구성되는 **종양(tumor)** 덩어리로 된다.

덩어리가 천천히 자라면서 원래의 위치에 머무르고, 주위의 조직으로 침투하지 않는 것을 **양성 종양(benign tumor)**이라 한다. 반대로, 변형된 세포가 빠르게 증식하고 정상세포의 "이타적"

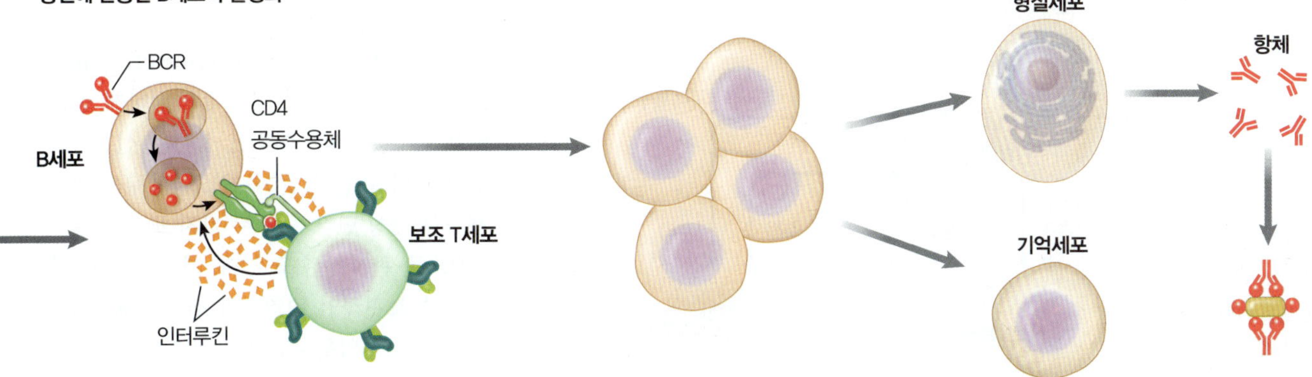

6 B세포 수용체(BCR)가 항원과 결합한다. 항원 고분자는 수용체-매개 세포내섭취작용으로 안으로 유입되어 분해된다. 생성된 항원펩티드는 II형 MHC 단백질에 결합되어 세포표면에 제시된다.

7 보조 T세포의 T세포 수용체(TCR)는 B세포의 특정 항원을 인식하고 CD4 공동수용체는 두 세포를 함께 연결한다.

8 보조 T세포는 인터루킨을 분비하여 B세포의 선택된 세포 클론들을 생산하도록 자극한다.

9 일부 복제된 B세포는 형질세포로 분화하여 항원에 특이적인 항체를 분비하고, 소수는 기억세포로 분화한다.

10 항체는 선천면역계에 의해 항원 침입자를 표적하여 파괴하도록 항원과 결합한다.

행동이 부족한 침투성 덩어리를 형성할 수도 있다. 이러한 침투성 종양을 **악성 종양(malignant tumor)** 또는 **암(cancer)**이라고 한다. 악성 종양세포들은 대개 인접한 정상세포에 잘 부착하며, 일부 암세포들은 종종 원래의 종양으로부터 떨어져 나온다. 이러한 "이주" 암세포는 혈액을 따라 새로운 영역으로 수송되어, 그 곳에서 다양한 악성종양을 형성하면서 증식을 계속한다. **전이(metastasis)**란 용어는 신체의 다른 부위로 암이 퍼지는 것을 말한다.

악성 종양이 전이되기 전에 일찍 발견되면, 수술로 제거할 수 있다. 암세포가 한번 퍼지고 여러 곳에서 암이 뿌리를 내리면, 악성 종양을 수술로 제거하는 것은 불가능하다. 이러한 경우에는, 세포가 빠르게 분열하고 성장하는 것을 방해하는 물질인 어떤 화학치료제를 악성 세포를 파괴할 목적으로 사용한다. 불행하게도, 이러한 약제는 신체의 정상세포들, 특히 혈구세포나 소화관 상피세포와 같은 빠르게 분열하는 세포들에도 해롭다.

치료되지 않은 암은 대부분의 경우 여러 가지 상호 연관된 원인으로 결국 치명적이게 된다. 통제되지 않게 성장하는 악성 덩어리는 공간과 영양분에서 활발하게 경쟁함으로써 정상세포를 밀어내기 때문에, 암세포들은 자신이 파괴한 세포의 기능을 대신 할 수 없다. 암세포들은 보통 미성숙 상태로 남아 있어서 특수화되지 않고, 종종 줄기세포들과 유사하게 된다(● **그림 11-31**). 이러한 분화되지 않는 악성 세포들은 자신이 돌연변이 시킨 정상세포 유형의 특수화된 기능을 수행할 능력이 부족하다. 영향을 받은 기관은 생명 유지의 기능을 더 이상 수행할 수 없을 때까지 점차적으로 파괴되어, 사람은 죽게 된다.

면역감시의 효과세포들 암에 대한 면역감시는 세 가지 유형의 면역세포들인 세포독성 T세포, NK세포, 대식세포와 인터페론과의 상호작용에 의존한다. 세 가지 면역세포들은 암세포를 직접 공격하고 파괴할 뿐 아니라 인터페론을 분비한다. 이어서, 인터페론은 암세포의 증식을 저해하고 면역세포의 살생 능력을 증가시킨다(● **그림 11-32**).

그렇더라도 암세포가 가끔 면역기작을 피하기 때문에 종종 암이 발생한다. 일부 암세포들은 면역 방어를 피함으로써 생존하는

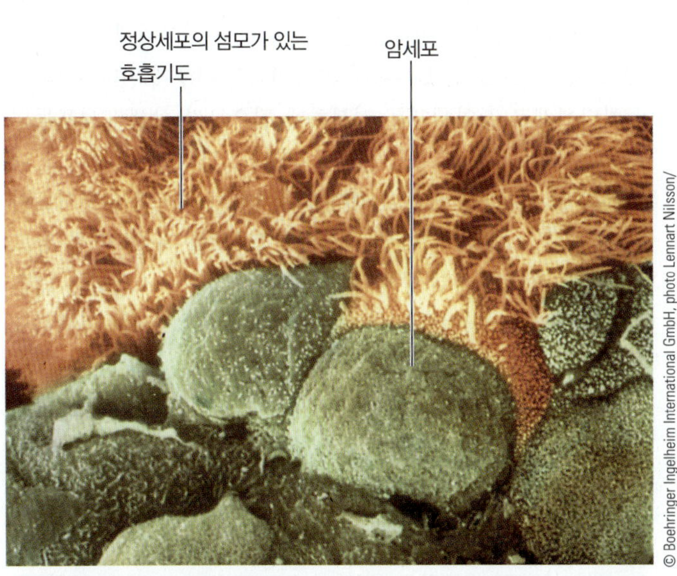

● **그림 11-31 넓은 호흡기도에서의 정상세포와 암세포의 비교.** 정상세포는 특이적인 섬모를 가져서 끊임없이 채찍 같은 운동으로 수축하여 호흡기도로부터 찌꺼기나 미생물을 제거한다. 따라서 폐 깊숙한 부위로 침입할 수 없다. 암세포는 섬모가 없으므로, 이러한 특이적인 방어 임무를 수행할 수 없다.

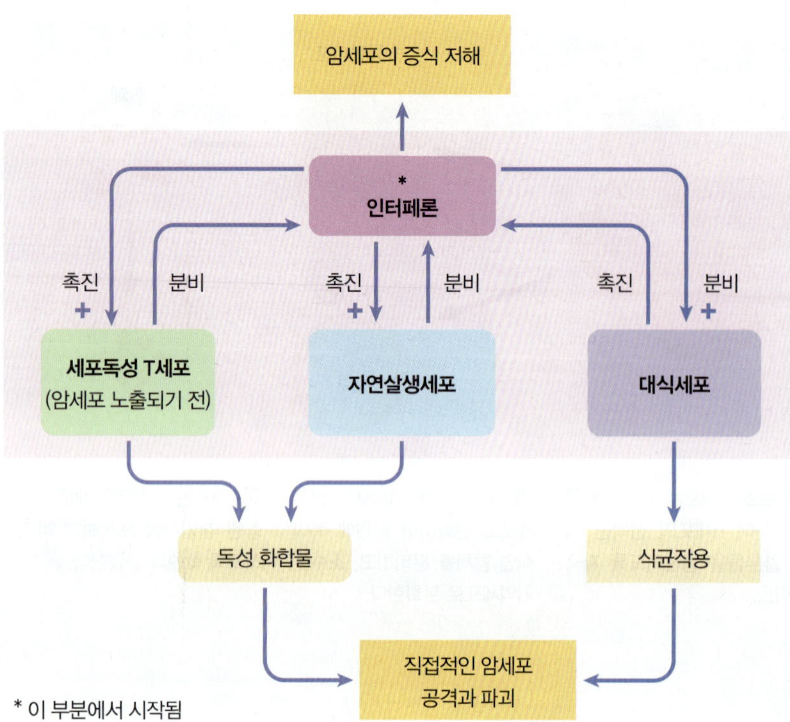

● 그림 11-32 **암에 대한 면역감시.** 세포독성 T세포, 자연살생세포, 대식세포 및 인터페론과의 항암 상호작용.

것으로 믿고 있다. 예를 들면, 자신의 표면에 확인된 항원제시를 못하거나 또는 T세포 기능을 방해하여 역효과를 낳는 **차단항체(blocking antibody)**로 둘러싸이는 것으로 피하게 된다. B세포와 항체는 암 방어에 직접적인 역할을 하는 것을 믿지는 않지만, "정상적인 자기"에게는 돌연변이 암세포를 외계인으로 보는 관점에서 B세포도 암세포에 대한 항체를 생성할 수도 있다. 이러한 항체는 불확실한 이유로 암세포를 파괴할 수 있는 보체계를 활성화하지 못한다. 대신에, 항체는 암세포의 항원성 부위에 결합하여, 세포독성 T세포들의 그 부위에 대한 인식을 감추게 된다. 이와 같이 차단항체로 종양세포를 피복하게 됨으로써 살생 T세포들의 공격으로부터 해로운 세포들을 방어한다. 그럼에도 불구하고 다른 생존 암세포들은 다른 추격자를 공격하여 면역력을 떨어뜨린다. 암세포는 자신과 결합한 세포독성 T세포를 자살하도록 유도한다. 추가적으로 일부 암세포들은 조절 T세포를 소집하는 많은 양의 특정 화학전달자들을 분비하여 세포독성 T세포를 억제하도록 유도한다.

지금까지 B세포와 T세포에 대하여 설명하였다. ▲ **표 11-5**는 두 가지 적응 효과세포들의 성격을 비교한 것이다.

11.9 면역계 질환들

면역계의 비정상적 기능은 두 가지 일반적인 방법, 즉 면역결핍 질환(면역반응이 거의 없는 상태)과 부적합한 면역공격(너무 과도하거나 잘못된 표적 면역반응)으로 면역질환을 유도한다.

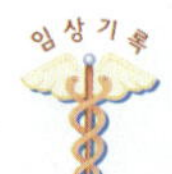

면역결핍 질환은 불충분한 면역반응으로 기인된다.

면역결핍 질환(immunodeficiency disease)은 면역계가 외래 침입에 적절하게 반응하지 못할 때 일어난다. 이러한 상태는 선천적이거나 후천적(비-유전적)일 수 있고, 항체-매개성 면역, 세포-매개성 면역 또는 두 가지 모두의 장애가 특이적으로 관여할 수도 있다. 가장 최근에 비참하며, 가장 보편적인 면역결핍 질환은 AIDS이다. 앞에서 설명 하였듯이 HIV가 원인이며, 이 바이러스가 대단히 중요한 보조 T세포에 침입하여 무력화하는 것이다.

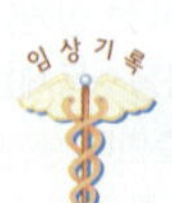

알레르기는 무해한 환경 물질에 대한 부적절한 면역 공격이다.

부적합한 면역 공격은 신체의 해로운 반응이 원인이다. 여기에는 (1) 자가면역 질환으로 신체 자신의 조직 중 하나에 대하여 면역계가 방향을 돌리는 것과(p. 374 참조), (2) 면역복합체 질환으로 지나치게 과도한 항체 반응과 손상된 정상조직이 관여하는 것(p. 364 참조), 그리고 (3) 알레르기 반응이 포함된다. 첫 두 가지는 앞에서 설명하였으므로, 여기서는 알레르기에 대한 것만 알아본다.

알레르기(allergy)는 먼지나 꽃가루 같은 일반적으로 무해한 환경 물질에 대하여 부적합한 특이적 면역 활성 또는 **과민증(hypersensitivity)**으로 일어난다. 이렇게 문제가 되는 물질을 **알레르겐(allergen)**이라고 알려져 있다. 민감한 사람에게 동일한 알레르겐이 계속해서 노출되면 면역공격을 이끌어 내어, 단지 짜증스러우며 경미한 정도에서 중증으로 죽음에 이를 수 있는 신체-손상 반응까지 될 수 있다.

알레르기 반응은 급성 및 지연성 과민증 두 가지 범주로 나뉜다. **급성 과민증(immediate hypersensitivity)**은 민감한 사람이 알레르겐에 노출된 후 약 20분 내에 알레르기 반응을 나타내는 것이다. **지연성 과민증(delayed hypersensitivity)**은 일반적으로 하루가 지나거나, 그 다음에 노출되었을 때 나타나는 것이다. 시간의 차이는 관여하는 매개자가 다르기 때문이다. 특정 알레르겐은 B세포나 또는 T세포를 활성화할 수 있다. 급성 알레르기 반응은 B세포가 관여하여 알레르겐과 항체의 결합을 유도한다. 지연성 과민증은 T세포가 관여하고 알레르겐에 대하여 세포-매개성 면역과정으로 더 느리게 반응한다. 이러한 각각의 반응들의 원인과 결과에 대해서 자세히 설명한다.

급성 과민증의 작동 급성 과민증에서, 알레르겐에 노출되어 뒤따르는 반응과 관여하는 항체는 일반적인 세균에 대한 항체-매개성 반응과는 다르다. 급성 과민증을 일으키는 가장 보편적인 알레르겐들에는 꽃가루, 벌침, 페니실린, 일부 음식, 곰팡이, 먼지, 깃

▲ 표 11-5 B림프구와 T림프구의 비교

특징	B림프구	T림프구
전구세포의 기원	골수	골수
성숙과정 장소	골수	흉선
항원에 대한 수용체	B세포 수용체(BCR)로서 원형질막에 내재되어 있는 항체; 높은 특이성	T세포 수용체(TCR)로서 원형질막에 존재하지만 항체와 동일하지는 않다; 높은 특이성
결합 상대	세균과 같은 세포외 항원들	바이러스-감염세포와 같은 자기-항원과 연관된 외래 항원들
활성형 세포의 유형	형질세포	세포독성, 보조, 조절 T세포
기억세포의 생성	생성함	생성함
면역반응 유형	항체-매개성 면역	세포-매개성 면역
분비 생성물	항체	시토카인
기능	유리 외래 침입자에 대한 선천면역반응을 촉진하여 그 항원을 제거한다; 대부분의 세균과 소수의 바이러스에 대한 면역성을 제공한다	바이러스-감염세포나 암세포의 파괴; 대부분의 바이러스와 소수의 세균에 대한 면역성을 제공한다; 면역반응을 조절한다
반감기	짧다	길다

털, 그리고 동물의 털 등이 있다. (실지로, 고양이에 대한 사람의 알레르기는 털 그 자체가 알레르겐이 아니다. 실지 알레르겐은 핥아먹을 때 털에 묻은 고양이의 침이다.) 이유는 아직 불명확하지만, 이러한 알레르겐들은 세균 항원과 연관된 IgG 항체가 아니고 IgE 항체와 결합하고 합성을 유도한다. IgE 항체는 최소량으로 있는 면역글로불린이지만, 이들의 존재가 문제를 야기한다. IgE 항체 없이는 급성 과민증을 일으키지 못한다. 알레르기 경향이 있는 사람이 특정 알레르겐에 처음 노출되면, 호환되는 보조 T세포는 유사한 B세포로 하여금 알레르겐에 특정적인 IgE 항체를 합성하도록 유도하는 시토카인을 분비한다. 이러한 초기 **민감화 시기(sensitization period)** 동안에는 아무런 증상이 없다가, 차후에 동일한 알레르겐에 연속노출로 인하여 더 강력한 반응을 하도록 준비된 기억세포가 형성된다.

세균 항원에 의해 유도되는 항체-매개성 반응과는 다르게, IgE 항체는 자유롭게 순환하지 않는다. 대신에, IgE 꼬리부위가 부착되는 비만세포와 호염기구는 미리 형성된 과립 속에 히스타민과 같은 강력한 염증 화학물질들을 생산하여 저장하고 있다. 비만세포는 피부, 눈의 바깥 표면, 호흡계와 소화계의 상피세포와 같은 외부 환경과 접하는 지역에 가장 많이 분포하고 있다. 적합한 알레르겐이 비만세포나 호염기구에 꽂혀 있는 IgE 항체의 뻗어 있는 팔부위에 결합하면, 세포 과립의 파열을 작동시킨다. 그 결과로 히스타민과 그 밖의 다른 화학매개자들이 주위의 조직으로 분출된다.

하나의 비만세포(또는 호염기구)는 여러 가지 서로 다른 IgE 항체로 피복되어 있을 수 있는데, 각각은 다른 알레르겐과 결합할 수 있다. 이와 같이, 비만세포는 여러 가지 알레르겐 중 어느 하나에 의해서도 화학적 산물을 분비하도록 작동될 수 있다(● **그림 11-33**).

급성 과민증의 화학전달자들 비만세포에서 방출되는 화학물질은 급성 과민증의 특징적인 반응을 일으킨다. 다음은 급성 알레르기 반응 동안에 방출되는 가장 중요한 화학물질들이다.

1. 히스타민은 혈관확장과 모세혈관 투과도를 증가시킬 뿐 아니라 점액 생성도 증가시킨다.
2. **아나필락시스의 저속-반응 물질(slow-reactive substance of anaphylaxis, SRS-A)**은 특히 작은 호흡기도에 있는 평활근의 지속적이고 강한 수축을 유도한다. SRS-A는 프로스타글란딘과 유사하게 국부적으로 작용하는 매개체인 류코트리엔(leukotriene) 종류의 세 가지 복합체이다(p. 614 참조).
3. **호산구 주화성인자(eosinophil chemotactic factor)**는 염증 부위로 호산구들을 특이적으로 유인하는 물질이다. 흥미롭게도, 호산구는 SRS-A를 불활성화시키고, 히스타민을 저해하는 효소를 방출한다. 이것은 아마도 알레르기 반응을 제한하기 위한 차단기로 작용할 것으로 추정된다.

급성 과민증의 증상 급성 과민증의 증상은 관여하는 부위, 알레르겐, 매개자들에 따라 다양하다. 가장 빈번한 것은 알레르겐과 처음 접촉하는 IgE-생성 세포가 있는 신체 부위에서 반응이 국부적으로 일어나는 것이다. 사람이 돼지풀 꽃가루와 같은 알레르겐을 들이마신 후에 반응이 상부 호흡기에 국한된다면, 방출된 화학물질은 **건초열(hay fever)**이라는 특이 증상을 일으킨다. 이 증상은 히스타민-유도 국부적인 부종과 재채기로 인해 코가 막히거나 점액 분비가 증가하여 콧물이 흐르게 된다. 만약 반응이 세기관지 내부에 주로 집중되면 **천식(asthma)**으로 나타난다. SRS-A에 반

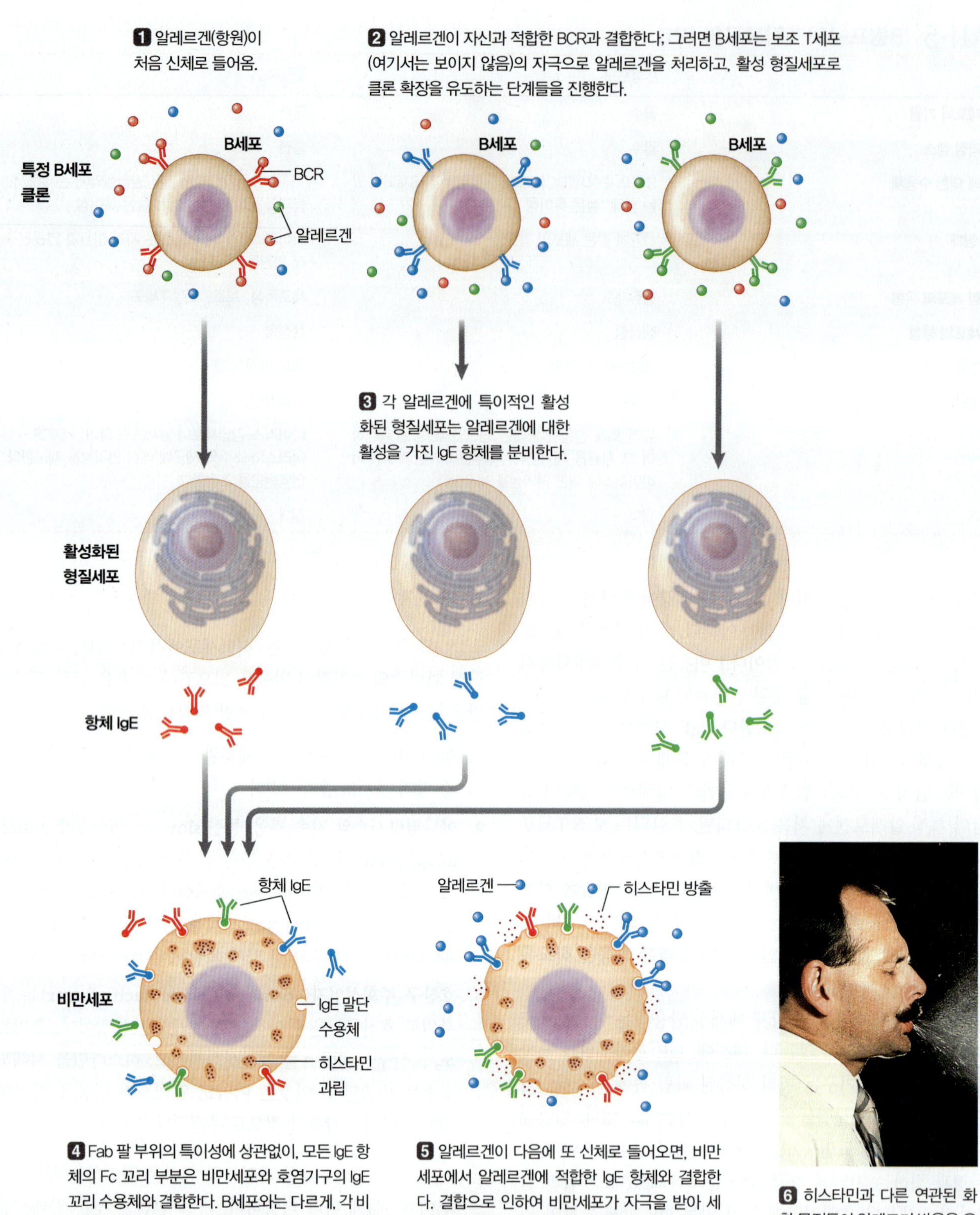

● **그림 11-33 급성 과민성반응에서 항체 IgE와 비만세포의 역할.** B세포 클론은 형질세포로 전환되고, IgE 항체를 분비하여 이 항체에 특이적인 알레르겐과 결합한다. 모든 IgE 항체는 항원 특이성에 상관없이 비만세포나 호염기구와 결합한다. 알레르겐이 비만세포 표면에 있는 특정 IgE 수용체와 결합하면, 비만세포는 히스타민과 다른 화학 물질을 세포외배출작용으로 방출한다. 이러한 화학물질들이 알레르기 반응을 야기한다.

응하여 세기관지 벽의 평활근 수축은 기도를 좁게 하거나 수축하게 되어 호흡 곤란을 일으킨다. 알레르기-유도성 히스타민 방출로 인하여 피부가 국부적인 부종이 되면 **두드러기(hives)**로 나타난다. 흡입한 알레르겐에 반응하여 소화관에서의 알레르기 반응은 설사로 나타난다.

급성 과민증의 치료 항히스타민제로 국부적인 급성 알레르기반응의 치료가 종종 증상의 부분적인 치료만 되는 것은, 일부 징후들은 이러한 약제에 저해되지 않는 다른 화학전달자에 의해 일어났기 때문이다. 예를 들면, SRS-A에 의해 일어난 가장 심각한 천식의 경우, 항히스타민제로 특이적인 효과를 볼 수 없다. 아드레날린 효능성 약물(교감신경계와 유사함, p. 219 참조)은 히스타민과 SRS-A 두 가지 모두에 대응하는 효과로서 혈관수축-기관지수축 작용을 통하여 도움을 준다. 코르티솔 유도체와 같은 항-염증 약물은 종종 천식과 연관된 진행성 알레르겐-유도 염증에 대한 주된 치료제로 사용된다. SRS-A를 포함하여 류코트리엔을 저해하는 싱귤에어(Singulair)같은 새로운 약물은 급성 알레르기에 처방되는 약제로 추가되었다.

아나필락시스 쇼크 생명-위협성 전신반응(신체 전체에서의 반응)은 알레르겐이 혈액에서 유래되었거나 또는 매우 많은 양의 화학물질이 국부 부위에서 순환 혈액으로 방출되면 일어날 수 있다. 이러한 많은 양의 화학 매개자들이 혈액으로 접근하면, 매우 심각한 **아필락시스 쇼크(anaphylatic shock)**라는 전신반응이 일어난다. 순환성 쇼크(p. 334 참조)를 유도하는 심각한 저혈압은 광범위한 혈관확장과 모세혈관 투과도의 전반적인 증가로 인한 혈장의 엄청난 간질 공간으로의 이동이 원인이다. 동시에 현저한 세기관지 수축이 일어나고 호흡곤란을 유도할 수 있다. 사람은 좁아진 기도를 통한 공기 이동이 불충분하여 질식할 수도 있다. 혈관수축-세기관지확장 약물을 투여하는 대책이 없으면, 급성 아나필락시스 쇼크는 종종 죽음으로 진행된다. 이처럼 알레르겐에 민감한 사람은 한 번의 벌침이나 견과류 복용조차도 이 반응으로 매우 위험하다.

지연성 과민증 일부 알레르겐은 B세포-IgE 항체반응인 급성이기보다는 T세포-매개성 면역반응인 지연성 과민증을 불러일으킨다. 이러한 알레르겐에는 덩굴 옻나무 독소, 화장품 및 가정용 세제와 같이 피부에 자주 노출되는 어떤 화학물질 등이 포함된다. 대부분 공통적으로 나타나는 반응의 특징은 T세포 체계가 이전에 민감화된 알레르겐에 접촉 후 1일~3일 지나서 정점에 달하는 지연된 피부 발진이다. 실지로 보여주는 것은, 덩굴 옻나무 독소는 피부 접촉에 해롭지는 않지만, 독소에 특이적인 T세포가 기억 구성성분을 형성하는 것을 포함하여 활성화된다. 독소에 계속해서 노출되면, 활성화된 T세포가 1일 또는 2일 안에 피부로 확산되어 존재하던 덩굴 옻나무 독소와 결합한다. 상호작용한 결과로 조직손상과 전형적인 가벼운 통증 상태를 유도한다. 가장 좋은 치료는 코르티솔 유도체를 포함하는 항염증성 약품을 투여하면 될 것이다.

▲ **표 11-6**은 급성 및 지연성 과민증에 대한 차이점을 요약한 것이다.

11.10 외부 방어

외래 미생물에 대한 신체의 방어는 실지로 신체에 침입한 미생물들을 파괴하는 복잡하고 상호 연관된 기작에만 국한된 것이 아니다. 내부 면역 방어체계에 부가해서, 신체는 외부 환경에 노출된 신체 조직 어디에서든 침입하는 미생물들을 방지하는 외부 방어체계도 갖추고 있다. 가장 명백한 외부 방어는 신체의 바깥을 싸고 있는 **피부(skin; integument)**이다.

▲ **표 11-6 급성 과민증과 지연성 과민증의 비교**

특징	급성 과민증	지연성 과민증
알레르겐에 노출된 후 증상이 나타나는 시간	20분 이내	1~3일 이내
면역반응의 유형	알레르겐에 대한 항체-매개성 면역	알레르겐에 대한 세포-매개성 면역
관여하는 면역계	B세포, 항체 IgE, 비만세포, 히스타민, 과민증의 지속-반응 물질, 호산구 주화성 인자	T세포
일반적으로 연관된 알레르기 반응	건초열, 천식, 두드러기 등 심하면 과민성 쇼크	덩굴 옻나무, 화장품, 가정용 세척제 등에 의한 접촉성 알레르기

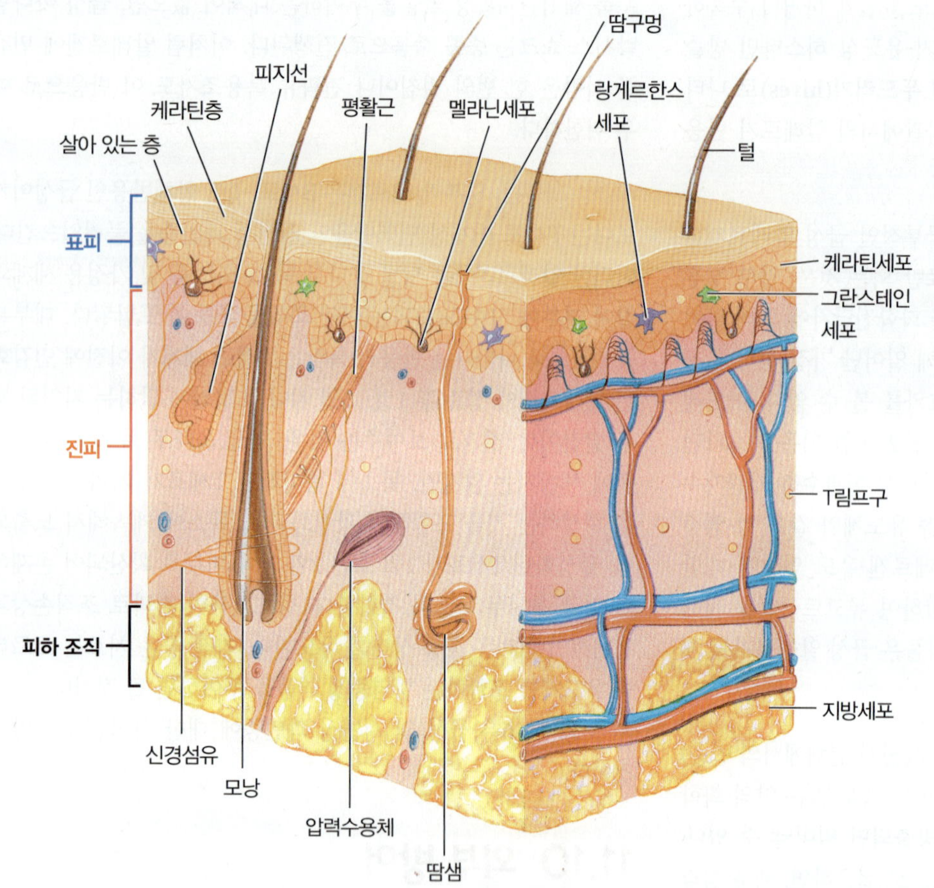

● 그림 11-34 피부의 구조. 피부는 두 가지 층, 즉 케라틴화된 바깥쪽 표피와 혈관이 풍부한 안쪽 결합조직인 진피로 구성되어 있다. 표피의 특이적으로 함입된 부분들은 땀샘, 피지선, 모낭을 형성한다. 표피는 4가지 유형의 세포들을 포함하고 있다: 케라틴세포, 멜라닌세포, 랑게르한스 세포, 그리고 그란스테인 세포. 피부는 느슨하고 지방-함유 결합조직층인 피하 조직으로 하부의 근육이나 뼈에 박혀 있다.

피부는 바깥쪽의 방어용 표피와 안쪽의 결합조직인 진피로 구성된다.

피부는 신체의 가장 광범위한 기관이며, 외부 환경과 하부 조직사이의 기계적 방어벽일 뿐 아니라 역동적인 방어기작 및 다른 중요한 기능에도 관여한다. 성인의 피부는 평균 무게 약 4 kg이고 표면적은 1.95 m^2에 해당된다. 더 깊은 층은 혈관이 풍부하고, 끝과 끝을 연결하면 17.7 km 이상 확대된다. 피부는 바깥쪽 **표피**와 안쪽 진피의 두 층으로 구성된다(**● 그림 11-34**).

표피 **표피(epidermis)**는 많은 표피세포의 층으로 구성된다. 표피는 평균 2.5 개월 주기로 대체된다. 안쪽 표피는 살아 있고 빠르게 분열하는 정육면체 모양의 세포들로 구성되는 반면, 바깥쪽에 있는 세포들은 죽은 상태이고 편평하다. 표피에는 직접적인 혈액 공급이 없다. 단지 진피 하부에 있는 풍부한 혈관망으로부터 영양분이 확산에 의해 세포로 공급된다. 안쪽층에서 새롭게 형성되는 세포는 표면에 더 근접하도록 낡은 세포들을 계속해서 밀어서 오히려 영양분 공급에서 더 멀어진다. 바깥층의 계속되는 압력과 "마모"에 대한 종속적인 연계로 인하여, 낡은 세포는 죽고 편평해 지게 된다. 표피세포들은 세포 내 케라틴섬유(p. 63 참조)와 상호 연결되는 데스모솜(p. 74 참조)에 의해 강한 화학결합의 덮개를 형성하여 함께 단단히 고정되어 있다. 케라틴-생성 세포의 성숙과정 동안, 케라틴섬유는 점차적으로 축적되고 세포기질 내에 있는 다른 물질과 교차-결합한다. 바깥 세포가 죽으면, 섬유성 케라틴 중심부는 남아서 편평하게 굳어진 비늘을 형성하여 강한 방어적인 **케라틴층(keratinized layer)**을 만든다. 케라틴층의 최 외부 비늘은 마모가 되어 벗겨지고, 안쪽 깊이 표피층에서 세포분열 방법으로 지속적으로 대체된다. 케라틴층은 밀폐되고, 상당히 방수가 되며, 모든 물질에 대해서 불침투성이다. 그래서 신체와 외부 환경 사이의 어느 방향으로든 어떤 물질도 통과하지 못한다. 따라서 신체로부터 수분과 다른 활성 구성성분의 소실을 최소화하며, 신체로 침투하는 대부분의 외래 물질들을 막는다.

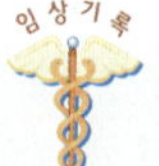

체액을 유지시키는 방어적인 표피층의 가치는 심각한 화상 이후에 명백해진다. 세균감염은 방어되지 않는 하층 조직에서 일어날 수 있고, 더 심각한 것은 노출된 화상 표면으로 체액과 혈장단백질의 소실로 인한 전신에서의 영향이다. 그 결과 혈액순환 장애로 생명이 위협받게 된다.

진피 표피 하부의 **진피(dermis)**는 많은 엘라스틴(elastin)과 콜라겐(collagen)뿐 아니라 풍부한 혈관과 특수화된 신경 말단을 함유하고 있는 결합조직 층이다. 진피의 혈관은 진피와 표피로 공급뿐 아니라 온도 조절에도 주된 역할을 한다. 혈관의 직경과 그에 따른 혈류의 부피는 피부 표면 혈관과 외부 환경 사이의 열 교환 량의 차이에 따라 조절받게 된다(16장 참조). 진피에서 구심신경섬유의 말초 말단에 있는 수용체는 압력, 온도, 통증과 다른 감각신경 입력을 감지한다. 진피에서 원심신경의 말단은 혈관 직경, 체모 직립, 피부의 외분비선 분비 등을 조절한다.

피부의 외분비선과 모낭 표피가 하층의 진피 쪽으로 특이하게 함입되어서 피부의 외분비선(땀샘과 피지선)과 모낭을 형성한다. **땀샘(sweat gland)**은 대부분의 신체에 분포하고 작은 구멍인 땀구멍을 통해 희석된 염 용액을 피부 표면으로 방출한다(● **그림 11-34**). 이 땀구멍들을 통한 증발은 피부를 서늘하게 하고 온도 조절에 중요하다.

피지선(sebaceous gland)의 세포는 인접한 모낭으로 방출되는 기름 분비를 생산한다. 여기서 피부 표면으로 피지의 유출은 체모와 피부의 바깥 케라틴층에 기름기가 있게 하여, 방수에 도움이 되며 건조하거나 갈라지는 것을 방지한다. 갈라진 손이나 입술은 피지에 의한 불충분한 방어를 나타낸다. 피지선은 청소년기에 특이적으로 활성이 높아서 십대들의 공통적인 윤기나는 피부의 원인이 된다.

각 **모낭(hair follicle)**에는 케라틴 및 모간을 형성하는 단백질들을 생산하는 특정 케라틴-생성 세포들이 나열해 있다. 체모는 피부 표면의 촉각 자극에 대한 민감도를 증가시킨다. 일부 다른 종에서 이 기능은 더 정교하게 조정되어 있다. 예를 들면, 고양이의 수염은 이러한 관점에서 정교하게 민감하다. 체모가 더 많은 동물 종들에서 체모의 더 중요한 역할은 열 보존이지만, 이 기능은 털이 없는 인간에게는 상대적으로 중요하지 않다.

피하 조직 피부는 소성결합조직 층인 **피하조직(subcutaneous tissue)**에 의해 하부 조직(근육 또는 뼈)에 기반을 두고 있다. 대부분 지방세포가 피하 조직 내에 위치하고 있다. 이러한 신체 전반에 지방 침전물을 총칭하여 **지방조직(adipose tissue)**이라고 한다.

상피조직에서의 특수화된 세포들은 케라틴과 멜라닌을 생산하고 면역방어에도 참여한다.

상피는 네 가지 유형의 뚜렷한 거주 세포들인 **멜라닌세포, 케라틴세포, 랑게르한스 세포, 그란스테인 세포**들과 상피와 진피에 골고루 퍼져 있는 일시적인 T림프구를 포함하고 있다. 이러한 각각의 거주 세포 유형들은 특정 기능을 수행한다.

멜라닌세포 **멜라닌세포(melanocyte)**는 색소인 **멜라닌(melanin)**을 생산하여 주위의 피부 세포로 확산시킨다. 흑색, 갈색, 황색, 적색 등 다양한 멜라닌의 양과 유형은 다양한 인종의 피부 색깔에 대한 미묘한 차이에 관여한다. 백인은 흑인과 거의 같은 수의 멜라닌세포를 가지고 있다. 피부 색깔의 차이는 각 멜라닌세포에서 생산하는 멜라닌의 양에 따라 다르게 된다. 멜라닌 함량의 유전적 결정 외에 부가적으로, 이 색소의 양은 태양의 자외선에 노출됨으로서 일시적으로 증가할 수 있다. 선탠으로 얘기하는 바깥 외모로 나타나는 이러한 부가적인 멜라닌은 해로운 자외선을 흡수하는 방어 기능을 수행한다.

케라틴세포 가장 많은 상피세포인 **케라틴세포(keratinocyte)**는 이름에서 알 수 있듯이 케라틴 생산에 특수화되어 있다. 이들이 죽게 되면 바깥쪽 방어적인 케라틴층을 형성한다. 이들은 또한 체모와 손발톱을 생성한다. 최근에 발견된 기능으로 놀라운 것은 케라틴세포가 면역 기능에서도 중요하다는 것이다. 이들은 피부에 거주하려는 경향이 있는 T세포의 성숙을 향상시키는 시토카인을 분비한다.

피부의 다른 면역세포들 다른 두 종류의 표피세포가 면역에서 어떤 역할을 담당한다. **랑게르한스 세포(Langerhans cell)**는 항원-제시세포로 작용하는 수지상세포이다. 이와 같이, 피부는 기계적인 방어막뿐 아니라 침입한 미생물에게 방어막에 구멍이 뚫리면 실제적인 림프구 역할을 한다. 반대로, **그란스테인 세포(Granstein cell)**는 피부-활성화 면역반응에 제동을 거는 작용을 하는 것으로 보인다. 이러한 세포들은 가장 최근에 발견되었고 피부 면역세포로서의 역할에 대한 것은 아직 잘 모른다. 의미 있는 것은, 랑게르한스 세포가 미생물 침입과 암세포에 더 취약한 피부를 떠나서, 그란스테인 세포보다 태양 자외선에 의한 손상이 더 민감하다는 것이다.

체강 내에서의 방어적인 조치는 신체로의 병원균 침입을 막는다.

사람 신체의 방어체계는 신체의 외부 표면을 통해 침입하는 잠재적 병원균에 대하여 보호해야만 한다. 뿐만 아니라 외부 환경과 직접 정보 교환하는 내강들인 소화계, 비뇨생식계, 호흡계를 통한 침입도 방어해야 한다. 이러한 체계들은 그 경로를 통해 침입하는 미생물들을 파괴하는 다양한 전술을 사용한다.

소화계의 방어 소화계 입구에서 입으로 분비되는 침은 섭취된 어떤 세균을 용해하는 효소들을 포함하고 있다. 혀 뒤쪽에 살고 있는 친근한 세균들은 음식-유래 질산염(nitrate)을 사람이 삼키는 아질산염(nitrite)으로 전환한다. 매우 산성인 위에 도달하여 아질산염의 산성화는 다양한 미생물에 독성을 가진 산화질소를 생성한다. 더욱이, 입으로 삼켜서 생존한 많은 미생물들은 위에서 강한 산성 위액에 의해 직접적으로 죽게 된다. 아래쪽으로 더 내려가서, 창자의 상피세포들은 창자-연관 림프조직을 지니고 있다. 그러나 이러한 방어기구가 100% 효과적인 것은 아니다. 일부 세균들은 생존하여 대장에 도달하여 끊임없이 번창한다. 놀라운 것은, 이러한 정상적인 미생물 집단은 하부 창자의 감염에 대한 자연적인 방어막이 된다. 이러한 무해한 거주 미생물들은 소화관의 초기 부분에서 항미생물 조치를 피해온 잠재적 병원균의 성장을 경쟁적으로 억제한다.

임상기록 신체의 다른 곳에서의 감염에 대비하여 경구 복용한 항생제 치료는 가끔 창자의 감염을 유도할 수도 있다. 정상적인 일부 장 세균들을 죽게 만들어서, 항생제가 오히려 항생제-저항 병원균들이 창자에서의 과도 성장을 허용할 수도 있다.

비뇨생식계의 방어 비뇨생식계 내에서는, 침입자가 되려고 하는 물질이 산성의 소변과 산성의 질 분비물에서 적대적인 환경에 직면한다. 비뇨생식기관은 끈적끈적한 점액을 분비하여 침입한 작은 입자들을 가둔다. 이어서, 그 입자들은 식균세포들에게 포식되거나 또는 기관 공간으로서 제거된다(예를 들면, 소변 줄기와 함께 쓸려나간다).

호흡계의 방어 호흡계도 유사하게 들이마신 특정 물질에 대하여 여러 가지 중요한 방어기작을 가지고 있다. 호흡계는 점점 더 오염된 외부 환경과 직접 접촉하는 신체의 가장 넓은 표면이다. 호흡계의 표면적은 피부보다 30배 정도로 공기에 노출되어 있다. 공기로 운반되는 더 큰 입자들은 비강의 입구에 있는 코털에 의해 호흡하는 공기에서 여과된다. 림프조직인 **편도선(tonsil)**과 **아데노이드선(adenoid)**은 호흡계 입구 근처에서 들이마신 병원균에 대한 면역방어를 한다. 호흡기도 하부는 **섬모(cilia)**라 불리는 수백만 개의 매우 작은 털 같은 돌기들이 바깥 방향으로 끊임없이 운동하고 있다(p. 60 참조). 호흡기도는 기도 상피세포에서 분비하는 두껍고 끈적끈적한 점액의 층으로 피복되어 있다. 이러한 편평한 점액 부위에 부착되는 어떤 먼지 같은 미립자 찌꺼기들로 덮이면, 섬모운동에 의해 목구멍 위로 계속해서 올라온다. 이런 점액의 계단식 이동을 **점액 에스컬레이터(mucus escalator)**라고 부른다. 더러워진 점액은 뱉거나 또는 대부분의 경우 사람은 의식 없이 삼켜버린다. 어떠한 소화가 되지 않는 미립자 물질도 나중에는 대변으로 제거된다. 폐를 깨끗하게 유지하는 것 이외에도, 이러한 기작은 많은 세균들이 먼지 입자에 묻혀 신체로 들어오기 때문에 세균 감염에 대해서도 중요한 방어이다. 호흡 감염에 대한 또 다른 방어는 점액에서 분비되는 항체이다. 추가적으로, 식균작용 전문가인 **폐포 대식세포(alveolar macrophage)**가 풍부하여 폐의 폐포 안을 청소한다. 더 나아가 호흡의 방어는 기침과 재채기를 포함한다. 일반적으로 경험한 반사작용 기작은 기침과 재채기에 의해 자극물들을 제거하는 시도로서 물질을 밖으로 강력하게 추출하는데 관여한다.

임상기록

흡연은 정상적인 호흡계의 방어를 저해한다. 한 개비의 담배에서 나온 연기는 여러 시간 동안 섬모를 무력하게 만들고, 계속된 노출은 결국 섬모의 파괴를 일으킨다. 미립자가 가득한 점액의 지속된 유출을 청소하기 위한 섬모 활성의 결함으로 들이마신 발암물질이 오랜 기간 동안 호흡기도에 부착한 상태로 남아 있게 된다. 더욱이, 흡연은 폐포 대식세포를 무력화시킨다. 나아가서 담배연기의 유독한 물질들이 호흡기도의 점막세포를 자극하여 과도한 점액이 생산됨으로 기도의 부분적 장애가 올 수도 있다. 흡연자의 기침은 이러한 과도한 정체성 점액을 제거하려고 시도하는 것이다. 폐 조직에 대한 이러한 여러 가지 독성 영향은 흡연과 연관된 폐암과 만성 호흡질환의 발생률을 증가시키게 된다.

제11장 요약: 항상성 측면

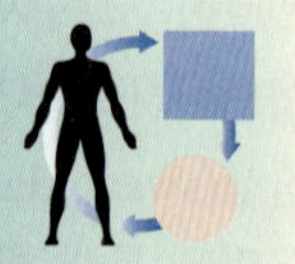

혈액은 다양한 방법으로 항상성에 기여한다. 첫째, 간질액의 조성은 실지로 세포의 물질을 직접 교환하는 내부 환경이므로 혈장의 조성에 의존한다. 간질구역과 혈관구역 사이에서 교환이 일어날 수 있기 때문에, 간질액은 모세혈관 벽을 통해 빠져나갈 수 없는 혈장단백질을 제외하고는 혈장과 동일한 조성을 가지고 있다. 이와 같이, 혈액은 물질들을 세포 내외로 빠르고, 장거리로, 다량으로 운반하는 운송 수단이고, 그리고 간질액은 그 중개자이다.

항상성은 세포가 공급된 물질들을 소비하는 만큼 빠르게 세포에게 산소와 영양분 같은 물질들을 운반하고, 세포가 생성물을 생산하는 만큼 빠르게 세포로부터 나오는 대사 폐기물 같은 물질들을 운반하는 혈액에 의존한다. 또한 호르몬 전달자를 생산지로부터 먼 거리의 작용 부위로 운반하는 것도 혈액에 의존한다. 물질이 한번 혈액으로 들어가면 수초 내에 신체 전신으로 운반될 수 있지만, 사람과 같은 크고 다세포성 개체에서 먼 거리를 지나 물질의 확산은 생존과 양립할 수 없는 상황에서는 수개월에서 수년이 걸린다. 그러나 확산은 혈액과 주위 세포 사이를 중간 간질액을 통하여 물질들의 짧은 국부적 교환으로 효율적인 수행을 한다.

혈액은 신체 전신으로 화학물들을 효과적으로 이동시키는 특정 운반능력을 가지고 있다. 예를 들면, 생명-유지의 산소는 물에 거의 녹지 않지만, 혈액은 산소-운반 전문가로서 산소를 운반하는 복합분자인 헤모글로빈을 가득 채운 적혈구를 가지고 있다. 유사하게, 항상성에 중요한 불용성 호르몬 전달자들을 혈장단백질 운반체에 의해 혈액에서 수송한다.

혈액의 특정 구성성분들은 혈액의 운반 기능과 관련이 없는 다음과 같은 추가적인 항상성 활성을 가지고 있다:

- 혈액은 신체의 산-염기 변화를 완충작용하여 내부 환경의 적절한 pH를 유지하는데 도움을준다.
- 혈액은 신체 전신에 분포하고 수축성 골격근 같은 열-발생 조직에서 생성된 열을 흡수함으로써 체온을 유지하는데 도움을 준다. 과도한 열은 혈액에 의해 운반되어 신체 표면에서 외부환경으로 제거한다.
- 혈장의 전해질은 막 흥분성에 중요하여 신경과 근육의 기능에 대단히 중요하다.
- 혈장의 전해질은 세포외액과 간질액 사이의 삼투 분포에 중요하다. 혈장단백질은 혈장과 간질액 사이의 세포외액의 분포에 결정적인 역할을 한다.
- 항상성 기능을 통하여, 혈소판과 응고인자들은 혈관 손상 후 생명-위협성인 혈액의 소실을 최소화 한다.

- 백혈구, 이들의 생성 분비물, 항체와 같은 혈장단백질의 어떤 유형들이 면역 방어체계를 구성한다. 이 체계는 침입하는 질병-원인 물질들을 방어하고, 암세포를 파괴하고, 죽은 세포나 손상된 세포의 찌꺼기를 청소하여 상처회복과 조직 재생하는 방법을 촉진한다. 이러한 작용은 항상성이 정상적인 상태로 직접 유지하는 기관을 도와줌으로서 항상성에 간접적으로 기여한다.

피부는 외부 환경과 신체의 나머지 부분사이의 방어적인 차단막으로서 작용하여 항상성에 간접적으로 기여한다. 또한 병원균과 독성물질과 같은 해로운 외래물질이 신체로 들어오는 것을 차단하는데 도움을 주고, 신체의 소중한 내부 체액의 손실을 막는데 도움을 준다. 피부는 땀샘과 혈류를 조정하는 방법으로 체온유지를 도움으로써, 항상성에 직접적으로 관여한다. 외부환경으로 소멸되도록 신체 표면에서 운반되는 열의 양은 피부로 흐르는 따뜻한 혈류량에 의해 결정된다.

소화계, 비뇨생식계 그리고 호흡계들처럼 외부 환경과 접하고 있는 내강계들도 이 기관의 통로로 들어오는 독성의 외부 물질들을 막기 위한 방어능을 가진다.

복습 문제 *REVIEW EXERCISES*

객관식

1. 헤모글로빈은 단지 산소만 운반할 수 있다. (*진실 또는 거짓?*)
2. 적혈구는 백혈구와 혈소판과 같이 동일한 미분화 전분화능 줄기세포로부터 기원된다. (*진실 또는 거짓?*)
3. 백혈구는 혈액에서 자신의 대부분 일생을 보낸다. (*진실 또는 거짓?*)
4. 보체계는 단지 항체에 의해서만 활성화될 수 있다. (*진실 또는 거짓?*)
5. 특정 적응면역반응은 호중구에 의해 수행된다. (*진실 또는 거짓?*)
6. 특정 질병에 대한 활성 면역은 실지로 단지 그 질병에 걸려야만 획득될 수 있다. (*진실 또는 거짓?*)
7. 2차 면역반응은 1차 면역반응보다 더 빠른 반응, 더 강력하고, 더 오랜 기간 지속된다. (*진실 또는 거짓?*)
8. ____________은 식균세포의 원형질막에 있는 수용체로서, 사람세포에는 없지만 미생물 표면에 존재하며 밖으로 드러난 분자 형태를 인식하고 결합한다.
9. 미생물과 식균세포 사이를 연결하는 작용을 함으로써 식균작용을 향상시키는 물질로 알려진 것을 ____________이라 한다.
10. ____________는 림프구에서 분비되는 항체와는 다른 모든 화학전달자를 총칭하여 부른다.
11. 다음 중 혈장단백질이 작용하는 기능이 아닌 것은?
    a. 혈관 내의 용액의 정체를 촉진한다.
    b. 혈액 응고에 중요한 역할을 한다.
    c. 혈액에서 어떤 호르몬과 결합하여 수송한다.
    d. 혈액에서 산소를 운반한다.
    e. 항체로서 작용한다.
    f. 혈액의 완충작용에 기여한다.
12. 다음 중 손상된 혈관에 노출된 콜라겐에 의해 직접 작동되는 것으로 아닌 것은?
    a. 초기 혈관경련
    b. 혈소판 응집
    c. 응고 연쇄반응 활성화
    d. 플라스미노겐 활성화
13. 다음 중 백혈구가 관여하는 설명으로 틀린 것은? (*틀린 모든 답을 표시하라.*)
    a. 단핵구는 대식세포로 전환된다.
    b. T림프구는 항체를 분비하는 형질세포로 전환된다.
    c. 호중구는 매우 이동적인 식균 전문가이다.
    d. 호염기구는 히스타민을 방출한다.
    e. 림프구는 대개 림프조직에서 기원된다.
14. 다음 혈액 비정상에 대한 그 원인을 찾아라.

____ 1. 내적 인자의 결핍	(a) 용혈성빈혈
____ 2. 충분한 헤모글로빈 합성에는 모자라는 철의 양	(b) 재생불량성빈혈
____ 3. 골수의 파괴	(c) 영양성빈혈
____ 4. 혈액의 비정상적 소실	(d) 출혈성빈혈
____ 5. 골수의 종양-유사 상태	(e) 악성빈혈
____ 6. 불충분한 적혈구생성소 분비	(f) 신장성빈혈
____ 7. 순환 적혈구의 과도한 파열	(g) 1차 적혈구증가증
____ 8. 고지대에서 생활한 결과	(h) 2차 적혈구증가증

15. 적합한 것을 찾아서 써라.

____ 1. 바이러스 감염에 대한 비특이적으로 방어하는 단백질	(a) 보체계
____ 2. 호중구와 대식세포가 중요한 역할을 하는 조직손상에 대한 방어	(b) 자연살생세포
____ 3. 활성화되면 외래 세포의 원형질막을 공격하여 파괴를 유도하는 혈장단백질들의 한 집단	(c) 인터페론
____ 4. 종양세포와 바이러스-감염 숙주세포를 자발적으로 죽이는 림프구-유사 세포들	(d) 염증

16. 오른쪽 답 부호를 사용하여, 숫자로 나타낸 적응면역계의 특징들이 항체-매개성 면역, 세포-매개성 면역 또는 두 가지에 모두 적용되는지 표시하라.

____ 1. 항체 분비에 관여한다	(a) 항체-매개성 면역
____ 2. B세포에 의해 매개된다	(b) 세포-매개성 면역
____ 3. T세포에 의해 매개된다	(c) 항체-매개성 면역과 세포-매개성 면역 둘 다 작용
____ 4. 흉선에서 학습된 림프구에 의해 수행된다	

____ 5. 특정 항원의 결합에 의해 작동된다

____ 6. 항원의 처음 노출에 반응하여 기억세포 형성에 관여한다

____ 7. 바이러스-감염 숙주세포에 대한 주된 공격을 한다

____ 8. 세균 침입자에 대한 주된 방어를 한다

____ 9. 표적세포를 직접 파괴한다

____ 10. 이식된 조직의 거부에 관여한다

____ 11. 유리 세포외 항원에 대한 림프구의 결합에 필요하다

____ 12. 외래 항원 및 숙주세포 표면에 존재하는 자기-항원 두 가지와 림프구 결합에 필요하다

객관식

1. 남성과 여성에서의 평균 혈액 용량은 얼마인가?
2. 적혈구와 혈장이 각각 차지하는 혈액의 정상 백분율은 얼마인가? 혈구용적률이 무엇인가? 연막이란 무엇인가?
3. 혈장은 무엇으로 구성되어 있는가?
4. 적혈구의 구조와 기능을 설명하라.
5. 적혈구는 왜 단지 약 120일만 생존하는가?
6. 적혈구생성의 과정과 조절에 대하여 설명하라.
7. 혈소판의 어원에 대하여 설명하라.
8. 응고 연쇄반응의 작동에 의한 내인성 경로와 외인성 경로의 비교를 포함하여 지혈의 3단계들을 설명하라.
9. 백혈구의 5가지 유형들의 구조와 기능들을 설명하라.
10. 세균과 바이러스를 구별하라.
11. 선천면역반응과 적응면역반응을 구별하라.
12. B세포와 T세포의 생존 내력을 비교하라.
13. 항원이란 무엇인가?
14. 항체의 구조를 설명하라. 항체는 어떤 방법으로 자신의 효과를 일으키는가?
15. 클론선택설을 설명하라.
16. B세포와 T세포의 기능을 비교하라. T세포의 3가지 유형들의 역할은 무엇인가?
17. 관용에 관여하는 4가지 기작들을 설명하라.
18. I형 MHC와 II형 MHC 분자들의 중요성은 무엇인가?
19. 암세포의 면역감시에 기여하는 인자들을 설명하라.
20. 면역결핍 질환에서 자가면역 질환, 면역복합체 질환, 급성 과민증, 지연성 과민증을 구별하라.
21. 피부의 면역 기능은 무엇인가?

심화학습 문제 *POINTS TO PONDER*

1. 헤모글로빈(Hb)에는 두 가지 형태가 있다. Hb A는 정상 성인의 헤모글로빈이다. Hb S는 적혈구가 휘어져 있어서 깨지기 쉽고 낫 모양의 비정상 형태이다. 태아시기의 적혈구는 Hb F를 가지고 있다가, 태어나면 곧장 생산이 중단된다. 현재 연구원들이 낫형 적혈구 빈혈을 치료할 목적으로 Hb F의 유전자를 조작하여 다시 합성을 재개하도록 시도하고 있다. 어떻게 이러한 태아 유전자가 유용한 치료로 될 수 있겠는가? (실제로, 낫형 적혈구빈혈을 치료하는 것으로 승인된 첫 번째 효능의 약물치료제인 수산화요소(hydroxyurea)는 골수에 작용하여 태아 Hb 합성이 조장된다.)
2. 흡혈박쥐, 거머리, 진드기는 유명한 동물들의 목록에는 낮은 수준이지만, 언젠가 인간의 삶을 간접적으로 구할지도 모른다. 과학자들은 현재 심장마비 환자의 심장 근육 손상을 제한하는 새로운 화학물질 연구로서 이러한 흡혈동물의 "침"을 시험하고 있다. 이렇게 수요가 많은 화학물질의 성격에 대하여 어떻게 생각하는가?
3. 배 발생 동안에 흉선의 결함이 출생 후 면역계에 어떤 영향을 주는가?
4. 의학 연구자들은 현재 외래의 조직을 "자기"로 인식하도록 면역계에게 "가르치는" 방법을 연구하고 있다. 이 기술의 무엇이 임상적으로 유용한 적용이 될 수 있는가?
5. 어떤 사람이 우리를 쳐다볼 때, 그 사람이 보는 우리의 신체 세포는 죽은 것인가 아니면 살아 있는 것인가?

임상관련 문제 *CLINICAL CONSIDERATION*

Rh^- 혈액을 가진 헤더(Heather)는 방금 Rh^+를 가진 첫 번째 아기를 출산하였다. 산모와 아기는 무사하지만, 의사는 향후 Rh^+ 아기가 신생아 적아구증(p. 345 참조)에 고통 받지 않도록 Rh 면역글로불린 주사를 투여하였다. 임신 기간 동안 태아와 엄마사이에 혈액은 섞이지 않는다. 대신에 임신 기간 동안 엄마와 태아 구조로부터 발생하는 특별한 기관(p. 634 참조)인 태반을 가로질러 두 순환계사이로 물질은 교환된다. 적혈구는 태반을 통과할 수 없지만 항체는 통과할 수 있다. 출생 시에는 소량의 태아 혈액이 엄마의 혈액순환으로 들어갈 수 있다.

1. 헤더의 첫-출산 아이는 신생아 적아구증을 가지지 않는 이유는 무엇인가? 즉, 임신 기간동안 Rh인자에 대한 엄마의 항체는 왜 태아의 Rh^+ 적혈구를 공격하지 않는가?
2. 산모가 Rh 면역글로불린 주사를 맞지 않는다면, 왜 다음의 Rh^+ 아기는 신생아 적아구증으로 발생할 가능성이 있는 것인가?
3. Rh^+ 태아를 가진 헤더의 첫 번째 임신 후 즉시 Rh 면역글로불린 주사가 어떻게 나중의 Rh^+ 다른 아이의 임신에서 신생아 적아구증을 막을 수 있는가? 유사하게, 왜 임신한 각각의 Rh^+ 아이의 출산이후에 헤더에게 Rh 면역글로불린 주사를 맞아야만 하는가?
4. 헤더가 첫 번째 Rh^+ 아이 출산 후에 Rh 면역글로불린 주사를 맞지 않았고, 두 번째 Rh^+ 아이가 신생아 적아구증이 발생하였다고 가정하자. 두 번째 출산 이후 즉시 헤더가 Rh 면역글로불린 주사를 맞는 것이 세 번째 Rh^+ 아이의 질환을 막을 수 있는가? 왜 그러한가 아니면 왜 아닌가?

제 11 장 요점 정리

11.1 혈장

■ 혈액은 세 가지 유형의 세포 구성성분인 적혈구, 백혈구, 혈소판으로 구성되며, 액상인 **혈장(plasma)**에 떠다닌다(그림 *11-1*과 표 *11-1* 참조).

■ 성인 남자의 혈액 5.5 L 용량에는 45% 적혈구, 55% 혈장, 그리고 1% 미만의 백혈구와 혈소판으로 구성된다. 전체 혈액 부피에서 적혈구가 차지하는 백분율을 **적혈구용적률(hematocrit)**이라 한다(그림 *11-1* 참조).

■ 혈장은 혈액 내에서 운반되어질 물질에 대한 수송 매체인 물이 90%로 구성된 복합 액체이다. 다양한 중요한 기능을 수행하는 혈장단백질을 제외한 모든 혈장 구성성분은 모세혈관 벽을 가로질러 자유롭게 확산된다(표 *11-1* 참조).

11.2 적혈구

■ **적혈구(erythrocyte; RBC)**는 혈액에서 산소를 운반하는 주된 기능을 하도록 특수화되어 있다. 이들의 양면이 오목한 모양은 그 용적만큼 세포로 산소의 확산에 도움이 되도록 표면적을 최대로 한다. 이들은 핵과 세포소기관은 함유하고 있지 않지만, 대신에 4분자의 산소를 운반하는 철-함유 분자인 **헤모글로빈(hemoglobin; Hb)**으로 가득 채워져 있다(그림 *11-1*, *11-2* 참조).

■ 세포 구성성분들을 교체할 수 없기 때문에, 적혈구는 약 120일 정도의 짧은 생존 기간으로 정해져 있다. **적골수(red bone marrow)**에 있는 미분화 **전분화능성 줄기세포**는 혈액에 있는 모든 세포성 성분들을 생성한다. 골수에서 적혈구생성은 정상적으로 적혈구소실 속도에 보조를 맞추어서 일정한 적혈구 수치를 유지한다. **적혈구생성(erythropoiesis)**은 감소된 산소 공급에 반응하여 신장에서 분비되는 호르몬인 **적혈구생성소**에 의해 촉진된다(그림 *11-3*, *11-13* 참조).

11.3 혈소판과 지혈

■ 골수에 있는 큰 거핵세포로부터 유래된 세포 단편인 **혈소판(platelet)**은 손상된 혈관으로부터 출혈을 막는 지혈 역할을 한다. **지혈(hemastasis)**의 주된 3 가지 단계는 다음과 같다. (1) 혈관 경련, (2) 혈소판 마개, (3) 혈병(피떡) 형성(그림 *11-6*, *11-7*, *11-11*, *11-13* 참조).

■ 응고 과정에 필요한 대부분 인자들은 혈장 내에서 항상 불활성 형태로 존재한다. 혈관이 손상되면 노출된 콜라겐이 응고인자들의 연속적인 활성화에 관여하는 연쇄반응들을 작동시켜, 궁극적으로 내적 **응고경로**를 통해 피브리노겐이 피브린으로 전환된다. 조직으로 빠져나가는 혈액은 응고되고, 조직 트롬보플라스틴에 노출되면 내적 응고경로가 작동에 들어간다. 피브린은 불용성이며 실 같은 분자로서 응고의 그물망으로서 축적되고, 이어서 그물망은 혈액의 세포성 성분들을 얽어매어 완전한 혈병을 만든다(그림 *11-8*과 *11-9* 참조).

■ 응고는 빠르게 일어난다. 더 이상 필요가 없게 되면 응고는 서서히 **플라스민(plasmin)**에 의해 용해되고, 이 피브린용해성 인자는 노출된 콜라겐에 의해서도 활성화된다(그림 *11-10* 참조).

11.4 백혈구

■ **백혈구(leukocyte, WBC)**는 신체의 방어 부대이다. 이들은 외래 침입자(세균과 바이러스)를 공격하고, 신체에서 생겨난 암세포를 파괴하며, 세포성 찌꺼기를 청소한다. 백혈구뿐 아니라 일부 혈장단백질도 면역계를 구성한다.

■ 백혈구의 각 유형은 서로 다른 임무를 가지고 있다. (1) **호중구**는 식균작용 전문가로서 세균과 찌꺼기를 포식한다. (2) **호산구**는 기생충성 원충을 공격하고 알레르기반응에 역할을 한다. (3) **호염기구**는 알레르기 반응에 중요한 히스타민을, 혈액으로부터 지방입자 제거에 도움이 되는 헤파린을 방출한다. (4) **단핵구**는 혈액으로 떠나 조직에 거주하여, 더 큰 조직 식균세포인 대식세포로 분화한다. (5) **림프구**는 세균, 바이러스, 그리고 특별히 예정되어 있는 표적세포에 대한 면역방어를 수행한다. 현미경상으로 호중구, 호산구, 그리고 호염기구는 **다형핵성 과립백혈구**이고, 단핵구와 림프구는 **단핵성 무과립백혈구**이다(그림 *11-11*과 표 *11-1* 참조).

■ 백혈구는 자신들이 생성되고 저장되는 장소에서 작용하는 부위로 이동할 때만 혈액에 존재한다. 어떤 정해진 시간에, 대부분의 백혈구는 감시를 위해 조직 밖에 있거나 또는 실지로 전투 임무를 수행 중에 있다.

11.5 선천면역

■ **면역(immunity)**은 잠재적으로 해로운 외래의 침입자들과 새롭게 생성된 돌연변이 세포들을 선천(innate) 면역반응 및 적응(adaptive) 면역반응으로 제거하거나 방어하는 신체의 능력이다. **선천면역반응**은 처음 노출되었더라도 외래 물질에 대하여 비선택적으로 방어하는 비특이적 방어이다. 선천면역반응은 염증, 인터페론, 자연살생세포 그리고 보체계가 포함된다. **적응면역반응**은 신체가 이전의 노출 이후에 특이하게 준비하여 특정 침입자 표적을 선택적으로 특정 반응을 하는 것이다.

■ **염증(inflammation)**은 외래 침입 또는 조직손상에 대하여 대개 전문적인 식균세포(호중구와 단핵구에서 전환된 대식세포)에 의해 매개되는 비특이적인 반응이다. 이러한 세포들은 식균작용과 살생의 화학물질을 분비함으로서 외래의 세포와 손상세포를 파괴한다. 식균세포는 다양한 **시토카인**(백혈구에서 분비되는 항체와는 다른 어떤 화학물질)을 분비하여 염증을 증가시키고, 발열과 같은 전신성 증상을 유도하고, 그리고 적응면역반응을 향상시킨다. 히스타민-유도 혈관확장과 염증부위 국부적 모세혈관의 투과도 증가는 더 많은 식균세포를 모이게 하고 눈에 보이는 염

증 증상인 **부종**, **발적**, **발열**, **통증** 등이 나타난다(그림 *11-14*, *11-15* 참조).

■ **인터페론(interferon)**은 바이러스-감염 세포에서 비특이적으로 분비되어 이들이 결합하는 다른 세포에서의 바이러스 증식을 일시적으로 저해한다(그림 *11-16* 참조).

■ **자연살생세포(NK cell)**는 자신에게 처음 노출된 바이러스-감염 세포와 암세포를 비특이적으로 용해하고 파괴한다(그림 *11-22* 참조).

■ 미생물에 의해 활성화되거나 또는 미생물에 대항하여 생성된 항체에 의하거나, **보체계(complement system)**는 외래의 침입자를 구멍-뚫는 **막공격복합체**를 형성하여 삼투적 파열로써 직접 파괴한다. 활성화된 보체의 구성성분들은 또한 **주화성물질**(식균세포를 유인하는 것)과 **옵소닌**(미생물을 식균세포에 연결하는 것)으로도 작용한다(그림 *11-17*, *11-22* 참조).

11.6 적응면역: 일반적 개념

■ **림프구(lymphocyte)** 즉, 적응면역의 효과세포는 수백만 외래의 분자들을 구별할 수 있다. 각 효과세포는 단지 하나의 특정 외래 복합체 분자 또는 항원하고만 결합하는 독특한 표면 막 수용체를 가지고 있기 때문이다.

■ **적응면역계(adaptive immune system)**의 두 가지 종류는 **B 림프구(B세포)**의 유사체인 형질세포가 수행하는 항체-매개성 면역과 **T림프구(T세포)**가 수행하는 세포-매개성 면역이다. B세포는 원래 골수에서 성숙한 림프구로부터 발생한다. T세포는 완전한 성숙을 하기 위해 골수로부터 흉선으로 이주해 온 림프구로부터 생성된다. 새로운 B세포와 T세포는 림프조직에 있는 림프구 집락으로부터 생성된다(그림 *11-12*, *11-18*과 표 *11-5* 참조).

11.7 B림프구: 항체-매개성 면역

■ 각 B세포는 세균 표면에 존재하는 것과 같이 하나의 특정 유리 세포외 항원을 인식한다. 특정 항원과 그 수용체(**B세포 수용체, BCR**)의 결합으로 활성화된 후, B세포는 빠르게 증식하여 침입자에 대한 특이적으로 공격할 수 있는 자신의 유형인 **클론(clone)**을 생성한다. 확장된 B세포 클론의 대부분 림프구들은 침입자에 대한 **1차 면역반응**에 참여하는 항체-분비 **형질세포(plasma cell)**로 된다. 새로운 일부 림프구는 공격에 참여하지 않고 **기억세포(memory cell)**로 되어, 동일한 외래물질이 다시 신체로 침입하면 더 빠르고 더 강력한 **2차 면역반응**을 위해 준비하며 기다리고 있다(그림 *11-19*, *11-20*, *11-23*, *11-24* 참조).

■ **항체(면역글로불린)**는 Y-모양의 분자이다. 항체의 각 팔 말단에 있는 항원-결합 부위는 어떤 특정 항원이 항체에 결합할 수 있는 지를 결정한다. 항체 꼬리부위의 특성은 어떤 항체가 항원과 결합하는 가를 결정한다(그림 *11-21* 참조).

■ 항체는 직접적으로 항원물질을 파괴하지는 않는다. 이들은 외래 침입에 의해 이미 작용한 살생의 선천면역반응을 강화한다. 항체는 식균작용을 향상시키는 옵소닌으로 작용하고, 보체계를 활성화하고, NK 세포를 자극한다(그림 *11-22*와 표 *11-4* 참조).

11.8 T림프구: 세포-매개성 면역

■ **T세포**는 자신의 표적들을 직접 접촉하고 시토카인을 분비하는 세포-매개성 면역을 수행한다.

■ T세포에는 세 가지 유형이 있다. (1) **세포독성 T세포**는 퍼포린 분자를 방출하여 바이러스 감염세포와 암세포의 막에 삽입되는 살생의 구멍-뚫는 복합체를 형성하여 파괴하거나, 그란자임을 방출하여 표적세포가 세포자살을 하도록 작동시킨다. (2) **보조 T세포**는 다른 면역세포와 결합하여 이들 세포의 활성을 증가시키는 시토카인을 분비한다. (3) **조절 T세포**는 다른 면역세포를 억제하는 시토카인을 분비하여, 견제와 균형 방식으로 면역반응에 제동을 건다(그림 *11-25*, *11-26*, *11-30*과 표 *11-3* 참조).

■ B세포처럼, T세포도 항원에 특이적인 수용체(**T세포 수용체, TCR**)를 가지고 있고(그림 *11-19* 참조), 클론선택을 수행하며, 1차 면역반응과 2차 면역반응을 하며, 그리고 이전에 노출된 적이 있는 표적에 대하여 장기간 지속되는 면역에 관여하는 기억세포 집단을 가진다. T세포는 신체 자신의 세포 표면에 있는 자기-항원과 이에 연관된 외래 항원인 두 가지 항원 결합 필요조건이 있다. 자기-항원은 각 개인에게서 독특한 I형 또는 II형 **MHC 분자**들이다(그림 *11-29*, *11-30* 참조).

■ 보조 T세포는 대식세포, 수지상세포와 같은 **항원제시(표출)세포(APC)**에 의해 가공하고 제시된 항원만을 인식하여 결합한다(그림 *11-28*, *11-30* 참조).

■ **면역감시(immune surveillance)** 과정에서는, 자연살생세포, 세포독성 T세포, 대식세포, 그리고 이들 세포가 다 함께 일반적으로 분비하는 인터페론이 새로이 생성된 암세포가 다른 곳으로 퍼지기 전에 이 세포들을 근절시킨다(그림 *11-32* 참조).

11.9 면역계 질환

■ **면역계 질환(immune disease)**은 두 가지 유형, 즉 면역결핍 질환(불충분한 면역반응)과 부적합한 면역공격(과도하거나 잘못된 표적 면역반응)이 있다.

■ 부적합한 공격에는 자가면역 질환, 면역복합체 질환, 알레르기 반응(과민증)이 포함되고, 알레르기 반응은 두 가지 유형, 즉 **B세포-매개 급성 과민증**과 **T세포-매개 지연성 과민증**이 있다(그림 *11-33*과 표 *11-6* 참조).

11.10 외부 방어

■ 외부 환경에 노출된 신체 표면(외부와 정보 교환하는 피부와 내강 상피세포)은 잠재적 병원성 침입자를 차단하는 **기계적 방어막**일 뿐 아니라 세균침입과 원치 않는 물질을 방어하는데 활동적인 역할도 한다.

■ **피부(skin)**는 바깥쪽 케라틴화된 표피와 안쪽 결합조직인 진피로 구성된다. **표피(epidermis)**는 4가지 유형, 즉 색소-생성 멜라닌세포, 케라틴-생성 케라틴세포, 항원-제시 랑게르한스 세포, 그리고 면역억제 그란스테인 세포가 있다(그림 *11-34* 참조).

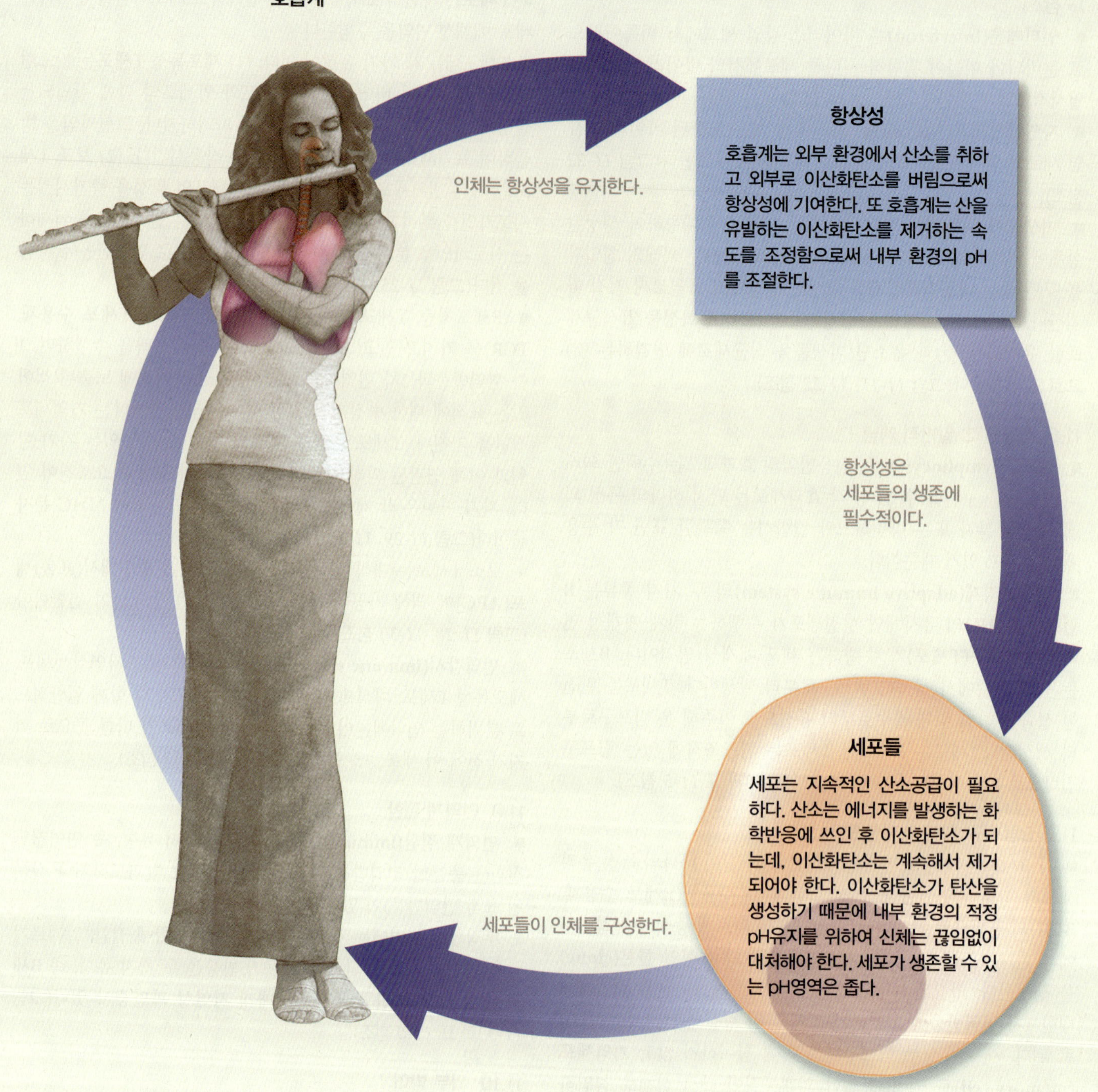

에너지는 생명을 유지하는 세포활성, 즉 단백질 합성 및 세포막을 통한 능동수송 등에 필수적이다. 신체의 세포들은 에너지를 생성하는 화학반응을 지원하기 위하여 끊임없는 O_2 공급을 필요로 한다. 이런 반응 중에 CO_2가 생성되는데, 이는 탄산을 발생하여 체내 pH의 변동을 초래한다. 그러므로 pH변동을 막기 위하여 우리 몸은 CO_2 생성과 같은 속도로 CO_2를 체외로 배출하여야 한다.

호흡(respiration)이란 세포대사를 지원하기 위하여 O_2가 대기로부터 조직으로 수동이동을 계속하면서 동시에, 대사활동에서 생성된 CO_2가 조직으로부터 대기로 끊임없이 수동 이동하는 모든 과정을 포함한다. **호흡계(respiratory system)**는 대기와 혈액 사이에서 O_2와 CO_2를 교환함으로써 항상성에 기여한다.

제 12 장

호흡계

The Respiratory System

제12장 요약 차례

12.1 호흡계의 해부

호흡의 일차적 기능은 신체 세포들이 사용하는 산소(O_2)를 얻고, 세포가 만들어내는 이산화탄소(CO_2)를 제거하는 것이다.

호흡계는 호흡의 모든 단계에 관여하지는 않는다.

대부분의 사람들은 숨을 들이쉬고 내쉬는 과정을 호흡이라고 생각하지만, 생리학에서 호흡이란 보다 넓은 의미를 가진다. 즉, 호흡이란 연관이 깊은 서로 다른 두 과정인 세포호흡과 외호흡을 말한다.

세포호흡 **세포호흡(cellular repiration)**이란 말은 미토콘드리아 내에서 일어나는 대사 과정을 일컫는데, 이는 영양분으로부터 에너지를 얻어내기 위하여 O_2를 쓰고 CO_2를 만들어내는 과정이다(p. 51 참조). **외호흡(external respiration)**이란 말은 외부환경과 조직세포 사이에서 O_2와 CO_2를 교환하는 일련의 과정을 일컫는다. 외호흡이 본 장의 주제이며 다음과 같은 네 단계를 포함한다(● **그림 12-1**).

1. 공기가 폐로 들어오기와 나가기를 번갈아 하면서, 대기(외부환경)와 폐의 기낭(폐포) 사이에서 기체교환이 일어날 수 있다. 이 교환은 **숨쉬기(breathing)** 즉, **환기(ventilation)**라는 기계적 작용을 동반한다. 신체의 O_2 흡수와 CO_2 제거에 대한 대사적 요구에 따라서 폐포와 대기 사이의 공기 흐름을 조정함으로써 환기률을 조절한다.
2. 폐 모세혈관 내에서는, 폐포 공기와 혈액 간에 O_2와 CO_2 교환이 확산에 의하여 일어난다.
3. 혈액은 폐와 조직 사이의 O_2와 CO_2 운반을 담당한다.
4. 체(조직) 모세혈관을 통한 확산에 의하여, 조직세포와 혈액 간에 O_2와 CO_2 교환이 일어난다.

호흡계에서 호흡의 모든 단계가 다 이루어지지는 않는다. 호흡계에서는 폐와 혈액 사이의 O_2와 CO_2 교환과 환기만 일어날 뿐이다(● **그림 12-1**의 **1** 단계와 **2** 단계). 나머지 단계들은 순환계에서 일어난다.

호흡계의 비호흡적 기능 호흡계는 다음과 같은 비호흡적 기능도 가지고 있다:

- 수분과 열 제거의 통로 역할을 한다. 호흡로는 들이마신 대기를 가습하고 데워서 내보낸다. 들이마신 공기의 습기는 폐포 안이 건조해지는 것을 방지한다. O_2와 CO_2는 건조한 막을 통하여 확산될 수 없다.
- 정맥 환류를 촉진한다(p. 327의 "호흡 펌프"를 보라).

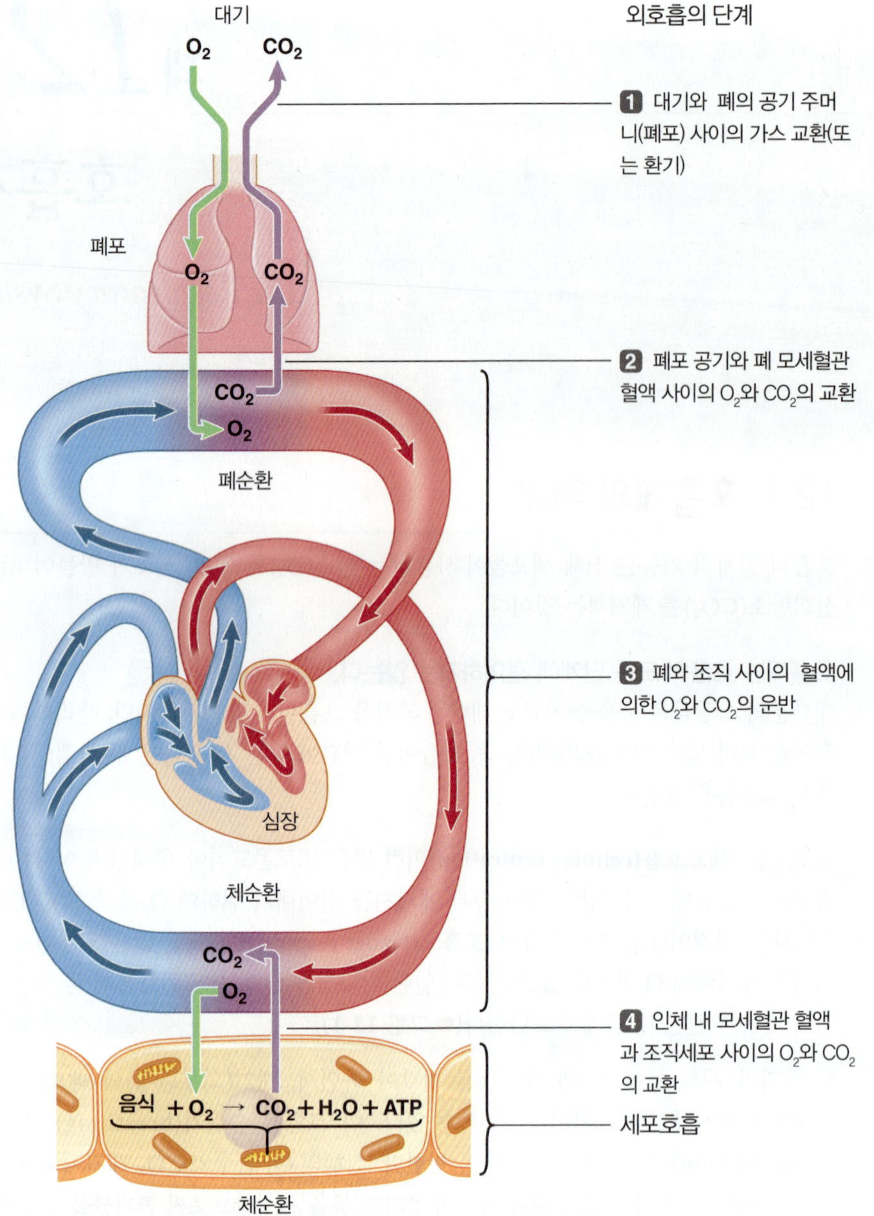

● **그림 12-1 외호흡과 세포호흡.** 외호흡은 외부 환경과 조직세포 사이의 O_2와 CO_2의 교환과 관련된 모든 단계들(1단계에서 4단계까지)을 포함한다. 세포호흡은 음식에서 에너지를 얻어내기 위하여 O_2를 이용하여 음식에서 에너지(ATP)를 얻어내고 부산물로서 CO_2를 생산하는 세포내 대사 반응들을 포함한다.

- H^+를 생성하는 CO_2를 호기를 통하여 내보냄으로써, 산-염기 평형을 정상으로 유지하는데 도움을 준다(p. 479 참조).
- 말, 노래 및 그 외의 소리를 낼 수 있게 한다.
- 흡기 내의 이물질에 대한 방어 작용을 갖는다.

폐순환을 통과하여 지나가는 여러 물질들을 제거, 변형, 활성화 또는 불활성화시킨다. 조직에서 심장으로 돌아온 혈액은 폐를 거쳐야만 다시 체순환으로 갈 수 있다. 그러므로 폐는 조직 수준에서 혈액에 첨가된 특이 물질들이 동맥을 통해 신체의 다른 조직으로 전달되기 전에, 어떤 작용을 가할 수 있는 유일한 곳이다. 예를 들어, 프로스타글란딘은 여러 조직들에서 특이한 국소반응을 매개하기 위하여 분비되는 화학신호로서(p. 614 참조) 혈액으로 방출되는데, 폐를 통과하는 동안 이들은 불활성화됨으로써 전신적 효과를 나타낼 수 없게 된다.

- 코는 호흡계의 일부로서, 냄새를 맡는 기관이다(p. 205 참조).

호흡로는 대기와 폐포 사이에서 공기를 이동시킨다.

호흡계(respiratory system)는 공기를 폐로 인도하는 호흡로, 폐 그리고 공기가 호흡로를 통해 폐 안팎으로 드나들게 하는 흉곽(가슴)[thorax(chest)]과 복부의 호흡근을 포함한다. **호흡로(respiraory airway)**는 대기와 폐포(기낭) 간에 공기를 운송하는 관인데, 폐포에서만 공기와 혈액 간 기체 교환이 일어난다. 호흡로는 **비강(코)[nasal passage(nose)]**에서 시작한다(● **그림 12-2a**). 비강은 **인두(pharynx)**로 열려 있는데, 인두는 호흡계와 소화계의 공동 통로로서 작용한다. 인두에는 관이 두 개 있는데, 인두-**기관(trachea)**으로 이어지는 관은 폐로 공기를 인도하며, 인두-**식도(esophagus)**로 이어지는 관은 음식이 식도로 가기 위하여 통과한다. 공기는 비강을 통하여 인두로 가는 것이 정상이지만, 비강이 막혔을 때 구강을 통하여 들어갈 수도 있다. 한 예로, 감기에 걸렸을 때 입으로 숨 쉴 수 있다. 인두가 음식과 공기의 공용 통로이기 때문에, 음식물을 삼키는 동안 기관을 막아서 음식물이 호흡로가 아닌 식도로 들어가도록 하는 반사 기작이 있다. 식도는 삼키는 동안을 빼고는 막혀 있어서 숨 쉬는 동안 공기가 위(stomach)로 들어가는 것을 막아준다.

후두[**larynx**; **성대(voice box)**라고도 함]는 기관지 입구에 있다. 후두의 전면은 튀어나와 있어서 "후두 융기(Adam's apple)"을 형성한다. **성대주름**은 후두 입구를 가로질러 놓인 탄력조직이 두 개의 밴드를 이룬 것인데, 후두근에 의하여 늘어나서 다양한 모양

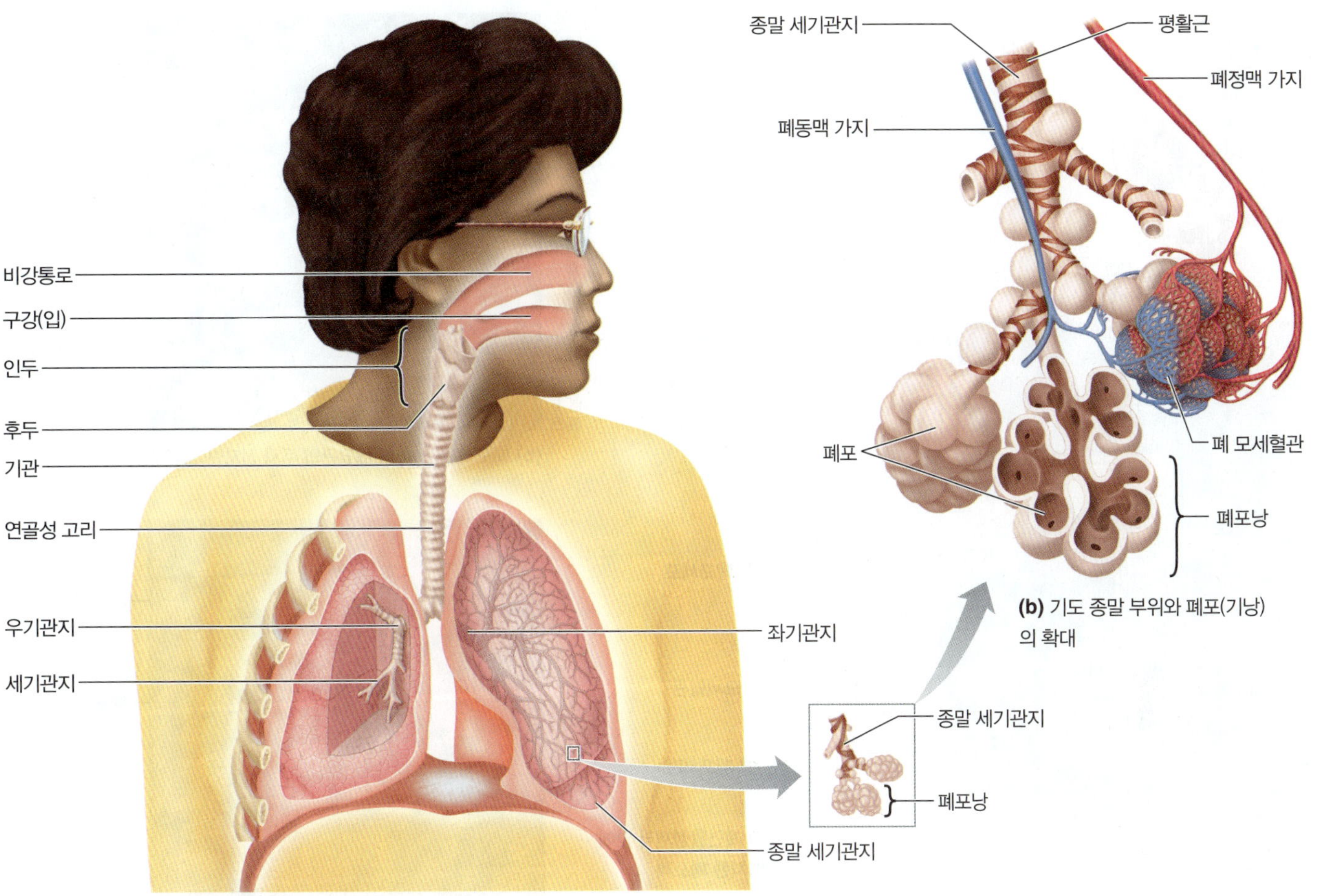

비강통로
구강(입)
인두
후두
기관
연골성 고리
우기관지
세기관지
좌기관지
종말 세기관지
폐포낭
종말 세기관지

(a) 호흡로

종말 세기관지
평활근
폐정맥 가지
폐동맥 가지
폐포
폐 모세혈관
폐포낭

(b) 기도 종말 부위와 폐포(기낭)의 확대

● 그림 12-2 **호흡계의 해부.** (a) 호흡로는 비강, 인두, 후두, 기관, 기관지와 세기관지를 포함한다. (b) 대부분의 폐포(기낭)는 종말 세기관지 말단에 포도송이 모양으로 모여 있다.

을 이룰 수 있다(● **그림 12-3**). 공기가 두 성대주름 사이를 통과하면서 후두로 간다. 후두입구를 **성문(glottis)**이라고 한다. 공기가 열린 성문을 통과하여, 다양한 모양으로 긴장된 주름을 지나갈 때 성대 주름이 진동하면서 여러 가지 말소리를 만들어내며, 입술과 혀가 소리를 분별 가능한 양상으로 변형시킨다. 삼키는 중에 성대주름은 말소리와는 관계없는 기능을 한다. 즉, 후두 근육이 성대주름을 서로 단단히 붙여서 기관 입구를 차단함으로써 음식물이 호흡로로 들어가지 못하게 한다(● **그림 12-3b**).

후두를 지나면 기관이 두 개의 가지 즉, 좌우 **기관지(bronchus**; 복수 **bronchi)**로 나뉘어서 각각 좌우 폐로 들어간다. 폐 안에서 기관지는 점점 더 가늘어지고 좁아지면서 더 많은 호흡로가 되어서 마치 가지가 많은 나무처럼 되는데, 이 작은 가지를 **세기관지(bronchiole)**라고 한다. 세 기관지 끝에 달린 포도송이 모양의 구조물이 **폐포(alveolus**; 복수 **alveoli)**로서, 이것이 공기와 혈액 간 기체 교환이 일어나는 작은 공기주머니이다(● **그림 12-2b**).

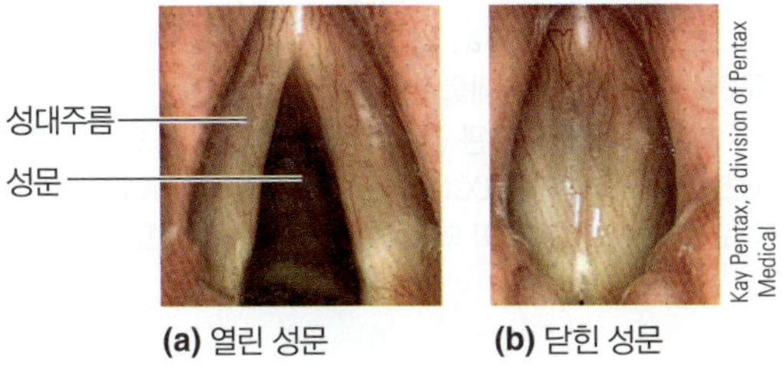

(a) 열린 성문 **(b)** 닫힌 성문

● 그림 12-3 **성대주름.** 후두 구멍 위에서 본 성대주름의 사진으로서, (a) 성문이 열렸을 때 성대 주름이 벌어져 있는 것과 (b)성문이 닫혔을 때 성대주름이 맞붙어 있는 것을 보여준다

가스교환을 하는 폐포는 벽이 얇고, 공기로 부풀어진 기낭으로서 폐 모세혈관에 둘러싸여 있다.

폐는 가스교환에 이상적인 구조를 갖추고 있다. **픽(Fick)**의 확산 법칙에 따르면, 확산 거리가 짧을수록 확산 속도는 빨라진다. 또한, 확산이 일어나는 표면적이 넓을수록 확산 속도는 빨라진다(p. 77 참조). 폐포 벽은 납작한 **I 형 폐포세포(type I alveolar cell)**가

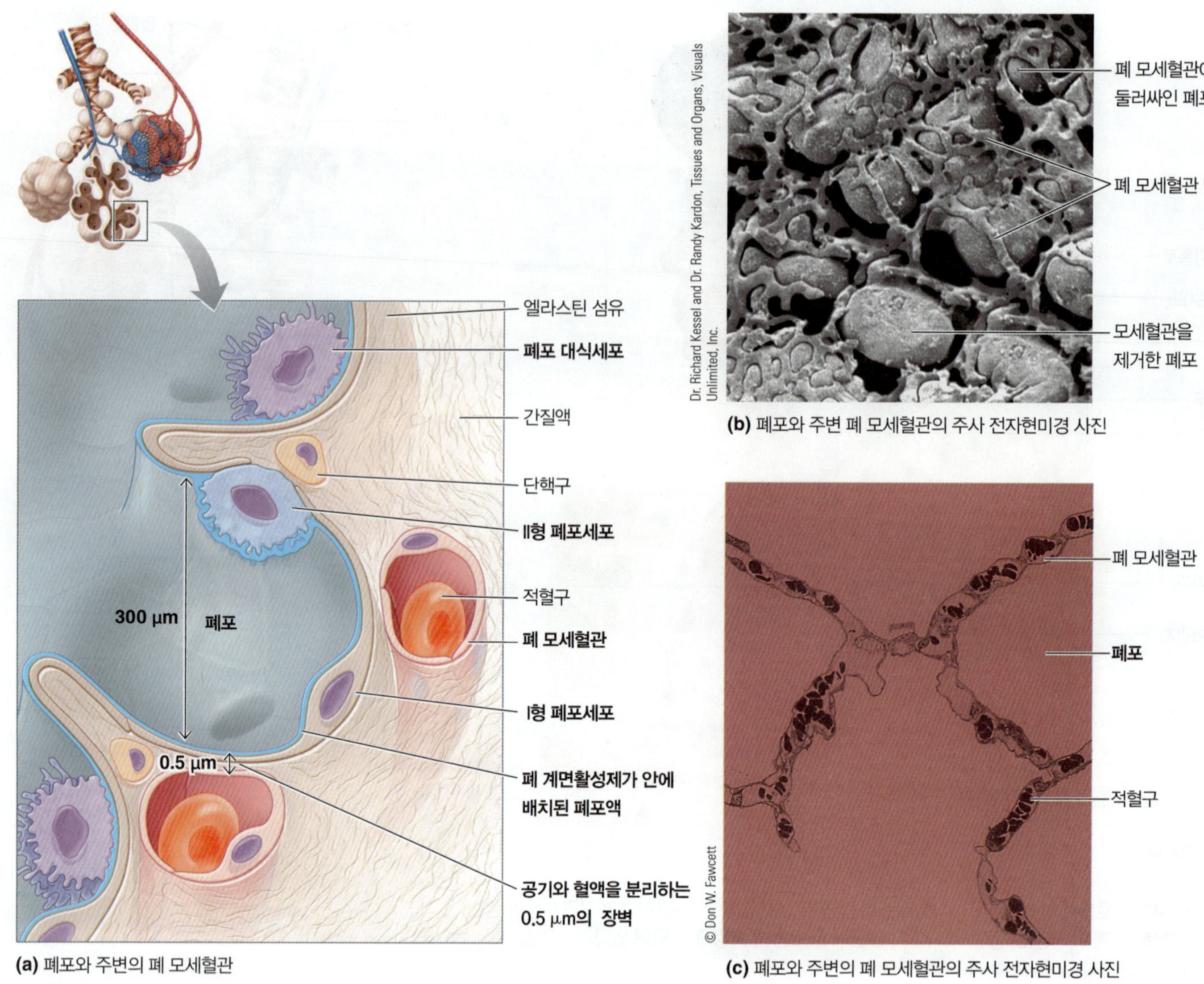

(a) 폐포와 주변의 폐 모세혈관

(b) 폐포와 주변 폐 모세혈관의 주사 전자현미경 사진

(c) 폐포와 주변의 폐 모세혈관의 주사 전자현미경 사진

● **그림 12-4 호흡계의 해부.** (a) 납작한 I형 폐포세포 한 겹이 폐포 벽을 이룬다. II형 폐포세포는 폐포 벽 내에서 파묻혀서 폐 계면활성제를 분비한다. 돌아 다니는 폐 대식세포들이 폐포의 강에서 발견된다. 세포와 호흡 막은 폐포나 폐 모세혈관 강에 비하여 과장되게 표시하였다. 실제 폐포의 직경은 공기와 혈액이 맞닿은 공간(0.5 μm)에 비하여 600배 정도 더 큰 300 μm이다. (b) 폐 모세혈관이 밀집한 망을 이루며 폐포마다 둘러싸고 있다. (c) 혈액이 마치 홑이불처럼 각 폐포를 둘러싸고 있는 것을 주목하라.

단일 층을 이루고 있다(● **그림 12-4a**). 각 폐포는 폐 모세혈관으로 둘러싸여 있는데, 폐포의 두께는 세포 하나 두께 정도에 지나지 않는다(● **그림 12-4b**). 폐포와 주변 폐 모세혈관망 사이는 극도로 얇은 장벽이 형성되어 있다. 즉, 폐포 안의 공기는 폐 모세혈관 안의 혈액과 0.5 μm 정도 거리를 두고 있으며(트레이싱 종이가 이 공기-혈액 장벽보다 50배나 더 두꺼움), 장벽이 이처럼 얇기 때문에 가스교환이 용이해진다.

더욱이 폐포의 공기-혈액 경계면은 가스교환을 위한 엄청난 표면적을 제공한다. 양쪽 폐는 직경 300 μm의 폐포를 5억 개나 가지고 있다. 폐 모세혈관망은 매우 조밀해서 빈틈없어 보이므로, 마치 혈액의 홑이불이 폐포를 싸고 있는 것처럼 보인다(● **그림 12-4c**). 폐포 공기와 폐 모세혈관 혈액 사이의 총 표면적은 약 75 m^2이다(테니스 코트 크기 정도). 만약 폐가 폐포 무리로 나뉘지 않고 하나의 방으로 이루어졌다면, 표면적이 0.01 m^2에 지나지 않는다.

얇고 벽을 형성하는 I형 폐포세포 외에 폐포 표면 상피세포의 5%는 **II형 폐포세포**가 차지한다(● **그림 12-4a**). II형 폐포세포들은 폐의 팽창을 용이하게 하는 물질인 폐 계면활성제(pulmonary sulfactant)를 분비한다(뒤에 설명함). 또한 방어를 담당하는 폐 대식세포들도 폐포들의 강(lumen) 안에 있다(p. 381 참조).

폐는 흉강의 대부분을 차지한다.

폐(lung; 허파)는 두 개인데 각각 기관지가 달려 있고, 각 폐는 몇 개의 엽으로 나뉘어져 있다. 폐 조직 자체는 연속적으로 가지가 나누어진 호흡로, 폐포, 폐혈관과 엄청난 양의 탄성 결합조직으로 구성되어 있다. 폐 속에서 근육이라고는 세동맥과 세기관지 벽의 평활근 밖에 없는데, 둘 다 조절을 받는다. 폐포벽 안에는 근육이 없기 때문에 호흡에 의존하여 부풀었다 꺼졌다 한다. 대신, 폐 용량의 변화(폐포 용량에 동반된 변화)는 흉강의 크기 변화에 기인한다. 호흡계의 해부에 대해 논의한 다음에 그 기작을 배우게 될 것이다.

폐는 **흉강(thoracic cavity)** 용적의 대부분을 차지한다. 가슴에서 폐 외의 다른 구조물은 심장과 그에 연관된 혈관, 식도, 흉선 및 약간의 신경뿐이다. 제일 바깥 가슴벽(**흉곽**)은 12쌍의 구부러진 **늑골(rib)**로 이루어졌는데, 앞에서는 흉골(sternum)과, 그리고 뒤에서는 **흉추 골(thoracic vertebrae)**과 연결되어 있다. 늑골 곽(rib cage)은 폐와 심장을 보호하는 골격이다. 골격근은 이들 뼈 구조물을 연결하여 흉강을 싸고 있다. **횡격막(diaphragm)**은 흉강의 바닥을 이루는데, 흉강과 복강을 나누는 큰 둥근 지붕 모양의 얇은 골격근이다. 그것을 관통하는 것은 흉부와 복부를 가로지르는 식도와 혈관뿐이다. 대기와 흉강 사이의 유일한 소통은 폐포로 가는 호흡로를 통하여 이루어진다.

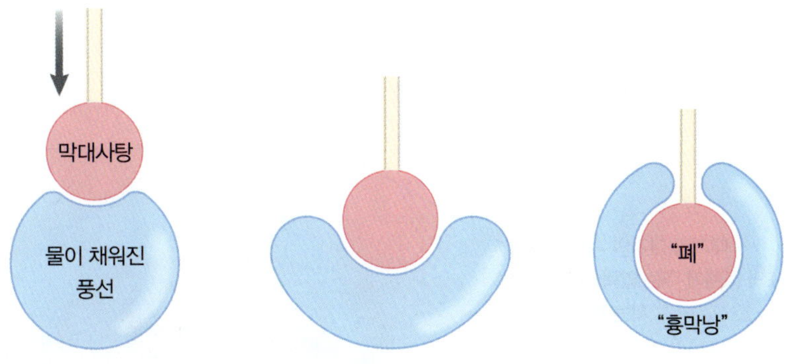

(a) 폐와 흉막낭 관계의 비유

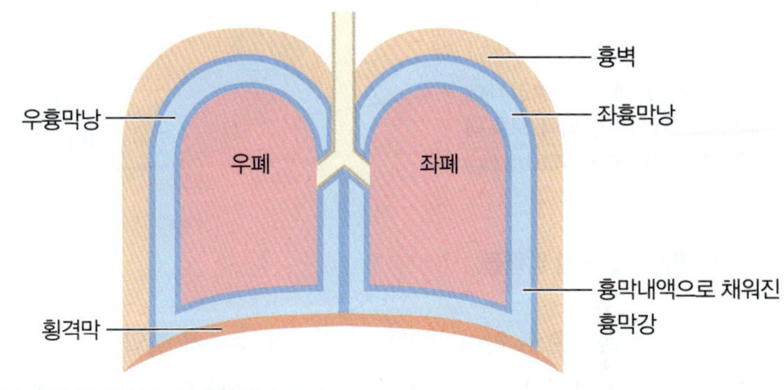

(b) 흉막낭, 흉벽 및 횡격막과 폐의 관계

● **그림 12-5 흉막낭.** (a) 막대사탕을 작은 물풍선으로 밀면, 두 겹의 벽으로 이루어져 있고 밀폐된 흉막강과 폐의 관계 즉, 흉막강이 폐를 감싸서 흉벽과 분리시키는 관계에 대한 비유가 된다. (b) 흉막강의 한 겹은 장측흉막(visceral pleura)으로서 폐의 표면과 밀착되어 있는데, 이는 돌아서 자신을 감싸면서 흉벽의 안쪽을 따라 내려오는 흉막강의 다른 겹인 체측흉막(parietal pleura)이 된다. 두 겹 흉막 사이의 공간인 흉막강은 보기 쉽도록 크게 확대한 것이다.

흉막낭은 두 폐와 흉벽 사이를 분리한다.

흉막낭(pleural sac)은 두 겹의 벽으로 싸인 주머니인데 두 폐를 흉벽과 다른 주변 구조물들로부터 분리한다(● **그림 12-5**). 흉막낭의 내부를 흉막강(pleural cavity)이라 한다. 그림에서 흉막강은 이해하기 쉽게 하기 위하여 상당히 과장해서 그려졌다. 사실 흉막낭을 이루는 두 겹 막들은 서로 가까이 붙어 있다. 흉막의 표면은 얇은 **흉막내액(intrapleural fluid)**을 분비하여, 호흡운동 동안 흉막 표면이 잘 미끄러지도록 해 주는 윤활제 작용을 한다.

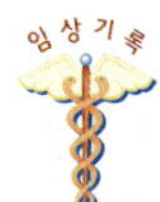

늑막염(pleurisy)란 흉막낭의 염증으로서, 폐가 팽창하고 수축할 때마다 마찰 때문에 "마찰음"을 일으키므로 고통스런 호흡이 수반된다.

12.2 호흡 기작

공기는 압력이 높은 곳에서 낮은 곳으로, 즉 **압력기울기(pressure gradient)**를 따라 이동한다.

폐 내외 압력들의 상호관계가 환기에 중요하다.

숨 쉬는 동안에, 호흡근의 활성이 주기적으로 바뀜에 따라 폐포와 대기 사이에 압력기울기가 번갈아 가며 생기는데 이를 따라서 공기가 폐의 안팎으로 흐른다. 환기에서 중요하게 고려해야 하는 압력은 다음 세 가지이다(● **그림12-6**):

1. **대기압(atmospheric pressure)**은 대기 중 공기의 무게 때문에 지표에 있는 물체가 받는 압력으로서, 해수면 수준에서 760 mmHg이다(● **그림 12-7**). 지표 위로 공기층의 두께가 감소할수록 즉, 해수면 위로 고도가 높아질수록 대기압은 감소한다. 기압이 오르거나 내리는 기후 조건의 변화 때문에 대기압이 약간씩 변하기도 한다.

2. **폐포내압(intra-alveolar pressure)**은 폐포 내부의 압력이다. 폐포는 유도 호흡로를 통하여 대기와 소통하기 때문에, 폐포내압이 대기압과 차이가 나기만 하면 언제라도 압력기울기를 따라 흘러내린다. 압력이 평형을 이룰 때까지 공기는 계속해서 흐른다.

3. **흉막내압(intrapleural pressure)**은 흉막낭 내부의 압력이다. 이는 흉강 내에서 폐의 바깥부분에 가해지는 압력이다. 폐포내압은 보통은 대기압보다 낮아서 휴식 시에는 평균 756 mmHg

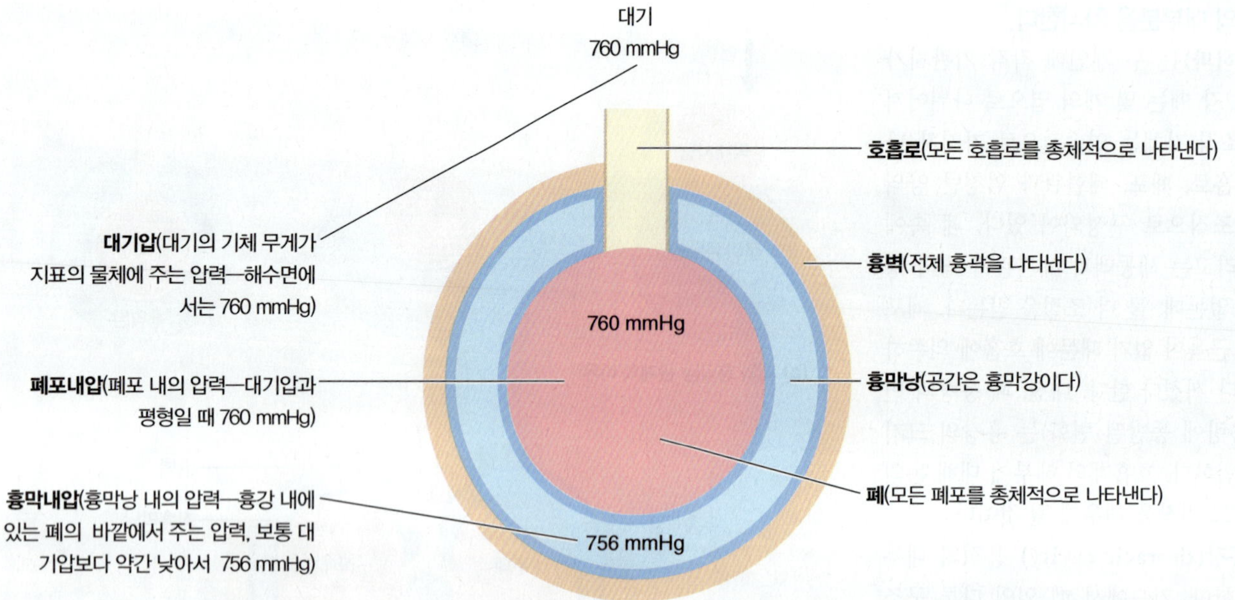

● **그림 12-6 환기에 중요한 압력들.**

이다. 대기압을 기준 값으로 하여 혈압을 측정하면 수축기 혈압이 120 mmHg로 나타나는데, 이는 대기압 760 mmHg보다 120 mmHg 더 높다는 말로써 실제 압력은 880 mmHg를 의미한다. 그러므로 756 mmHg를 대기압을 기준 값으로 해서 측정해보면 −4 mmHg가 된다. 그러나 실제로 절대 음압이란 있을 수 없으며, −4 mmHg란 단지 정상 대기압 760 mmHg에 비교해서 음압이라는 의미이다. 우리는 혼동을 피하기 위하여 호흡에 대하여 논할 때 절대 양압 값을 쓰고 있다.

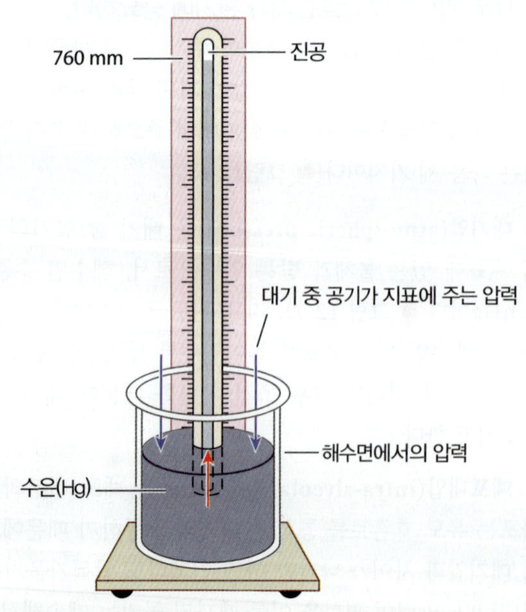

● **그림 12-7 대기압.** 대기 중 공기가 해수면의 지표에 있는 물체에 미치는 압력 때문에 수은주가 높이 760 mm까지 밀려 올라간다. 그러므로 해수면에서의 대기압은 760 mmHg이다.

흉막은 출구가 없이 밀폐된 주머니이기 때문에, 흉막내압은 대기와 평형을 이루지 않고 폐포내압과도 평형을 이루지 않는다. 그래서 흉막강이 대기나 폐 사이에 이루는 압력기울기에도 불구하고 공기가 들어갈 수도 나올 수도 없다.

경벽압 기울기 때문에 정상 폐는 신장되어 보다 큰 흉강을 채울 수 있다.

신체의 발달 과정에서 폐보다 흉벽이 더 빨리 자라기 때문에, 폐가 신장되지 않으면 흉곽보다 작다. 그러나 폐벽을 두고 생기는 경벽압 기울기 때문에 폐와 흉벽은 밀착해서 나란히 위치하는데, 폐가 신장하게 되면 좀 더 큰 흉강을 가득 채우게 된다. 이제 경벽압 기울기의 중요성과 그 발생에 대해 알아보자.

경벽압 기울기 760 mmHg의 대기압과 평형을 이룬 폐포내압은 756 mmHg의 흉막내압보다 크다. 따라서 폐벽이 안으로 미는 압력보다 더 큰 압력으로 바깥으로 밀고 있다. 이 순수 외향성 압력차인 **경벽압 기울기(transmural pressure gradient)**는 폐를 바깥으로 밀어서 신장(팽창)시킨다(● **그림 12-8**). 이 압력기울기 때문에 폐는 그 크기에 관계없이 항상 흉강을 가득 채우게 한다. 흉강이 커질 때 폐도 따라서 커진다. 즉, 폐는 흉벽의 움직임에 따른다.

흉막내압이 대기압보다 적은 이유 폐가 신장되어 좀 더 큰 흉강을 채우게 될 때, 폐의 탄성 때문에 폐는 흉벽으로부터 떨어지려한다. 하지만 경벽압 기울기가 있으므로 폐가 약간 당겨지는데 그치게 된다. 그 결과로 흉막강의 미세한 확장이 있는데, 이는 흉막내압이 4 mmHg만큼 떨어뜨리는 정도이어서 흉막내압이 대기압보다 낮은 756 mmHg가 된다. 약간 더 큰 용적을 채

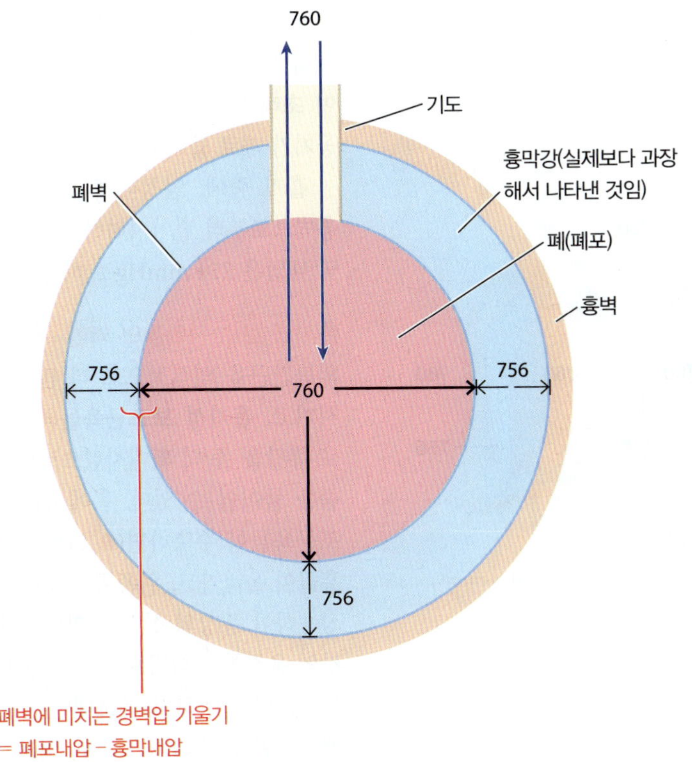

● **그림 12-8 경벽압 기울기.** 폐벽을 두고, 760 mmHg의 폐포내압이 바깥으로 미는 반면에, 756 mmHg의 흉막내압이 안으로 민다. 4 mmHg의 압력 차는 경벽압이 되어 폐를 바깥으로 밀어서, 폐보다 큰 흉곽을 가득 채우도록 폐를 신장시킨다. 흉벽을 두고, 760 mmHg의 대기압이 안으로 미는 반면, 756 mmHg의 흉막내압이 바깥으로 민다. 4 mmHg 압력 차는 경벽압 기울기가 되어 흉곽을 안으로 밀어 압박한다.

우도록 확장할 수 없는 액체가 흉막강을 채우고 있기 때문에 이와 같은 압력강하가 발생한다. 그러므로 미세하게 확장된 흉막강에 극미량의 진공이 생겨서 흉막내압이 대기압보다 약간 더 낮아진다.

경벽압 기울기와 대기압보다 낮은 흉막내압 사이의 상호관계를 유의하라. 흉막내압이 대기압보다 낮아서 폐벽을 두고 생기는 경벽압 기울기 때문에 폐는 신장한다. 이제 신장된 폐가 흉벽으로부터 떨어지려 하기 때문에 흉막내압이 대기압보다 낮아지므로, 흉막강을 약간 확장시키고 흉막내압을 대기압보다 낮춘다.

임상기록 **기흉** 흉막강과 대기 또는 흉막강과 폐포 사이는 서로 통하지 않기 때문에, 정상적으로는 공기가 흉막강으로 들어가지 않는다. 그러나 흉벽에 구멍이 생기면(예를 들어, 예리한 것에 찔린 상처나 늑골의 골절), 공기가 압력이 높은 대기로부터 압력기울기를 타고 흘러 들어가서, 흉막 공간으로 밀려들어간다(● **그림 12-9a**). 공기가 흉막강 내로 들어간 비정상적 상태를 **기흉(pneumothorax)**이라고 한다. 이때 흉막내압과 폐포내압이 모두 대기압과 평형을 이루어서, 폐벽에 대하여 경벽압 기울기가 더 이상 존재하지 않게 된다. 이 경우 폐를 신장시킬 힘이 없으므로, 폐가 원래 크기로 오므라들어서 폐가 붕괴된다(● **그림 12-9b**). 이와 유사하게 어떤 질환 때문에 폐에 생긴 구멍을 통해 공기가 흉막강 안으로 들어가면, 기흉과 폐 붕괴가 일어날 수 있다(● **그림 12-9c**).

폐포내압의 주기적 변화 때문에 폐의 안팎으로 공기의 흐름이 일어난다.

공기가 압력기울기를 타고 흐르기 때문에, 폐포내압이 대기압보다 낮아져서 흡기 동안 공기가 폐로 흐른다. 비슷하게, 폐포내압이 대기압보다 더 크면 호기 중에 공기가 폐에서 흘러나온다. 보일의 법칙에 따라 폐용적이 바뀌면 폐포내압이 바뀐다. **보일(Boyle)의 법칙**이란, 일정한 온도에서 밀폐된 용기 안에서 기체가 가하는 압력은 기체 용적에 반비례한다는 것이다(● **그림 12-10**). 즉, 기체 용적이 증가할수록 기체가 가하는 압력이 감소한다. 호흡성 근육의 활성은 간접적으로 폐 용적 변화와 그에 따른 폐포내압의 변화를 초래한다.

숨 쉬게 하는 호흡성 근육은 직접 폐의 용적 변화를 일으키지 않는다. 대신에 이런 근육들은 흉강 용적을 변화시키고 그에 따라 폐용적이 변화된다. 왜냐하면 흉벽과 폐가 경벽압 기울기를 통하여 연결되어 있기 때문이다.

이제부터 한 번 들이쉬고(**흡기, inspiration**), 한 번 내쉬는(**호기, expiration**)동안 일어나는 변화인 호흡주기에 대해 알아본다.

흡기의 개시: 흡기성 근육의 수축 안정적 일상 호흡 시, 흡기가 일어나기 위하여 수축하는 주된 근육인 **흡기성 근육(inspiratory muscle)**은 횡격막과 외늑간근이다(● **그림 12-11**). 흡기가 일어나기 전에 모든 호흡성 근육은 이완되어 있다(● **그림 12-12a**). 흡기 개시 때, 흡기성 근육이 수축하도록 자극받으면 흉강이 커진다. 주된 흡기성 근육은 횡격막이다. 이완된 횡격막은 흉부 쪽으로 불룩 나온 둥근 지붕 형태이다. 횡격막이 수축하면 아래로 내려가서 흉강이 수직방향으로 커짐으로써 흉강용적이 커진다(● **그림 12-12b**). 조용한 호흡 시, 흡기 동안에 횡격막이 1 cm 하강하지만, 심호흡 중에는 10 cm 정도 하강한다. 횡격막이 하강하면서 복강 내용물을 아래로 그리고 앞으로 밀어내기 때문에, 흡기 동안에는 복벽이 불룩 앞으로 나온다. 조용한 흡기 동안에 흉강 확장의 75 %가 횡격막 수축에서 기인된 것이다.

므로 폐로 들어간 공기 때문에 폐가 팽창되는 것이 아니라, 폐의 팽창에 의하여 초래되는 폐포내압의 감소 때문에 공기가 폐로 들어오는 것이다.

흡기 중에, 엄청나게 신장된 폐가 흉벽으로부터 떨어지려하기 때문에 흉막 내압은 754 mmHg로 하강한다.

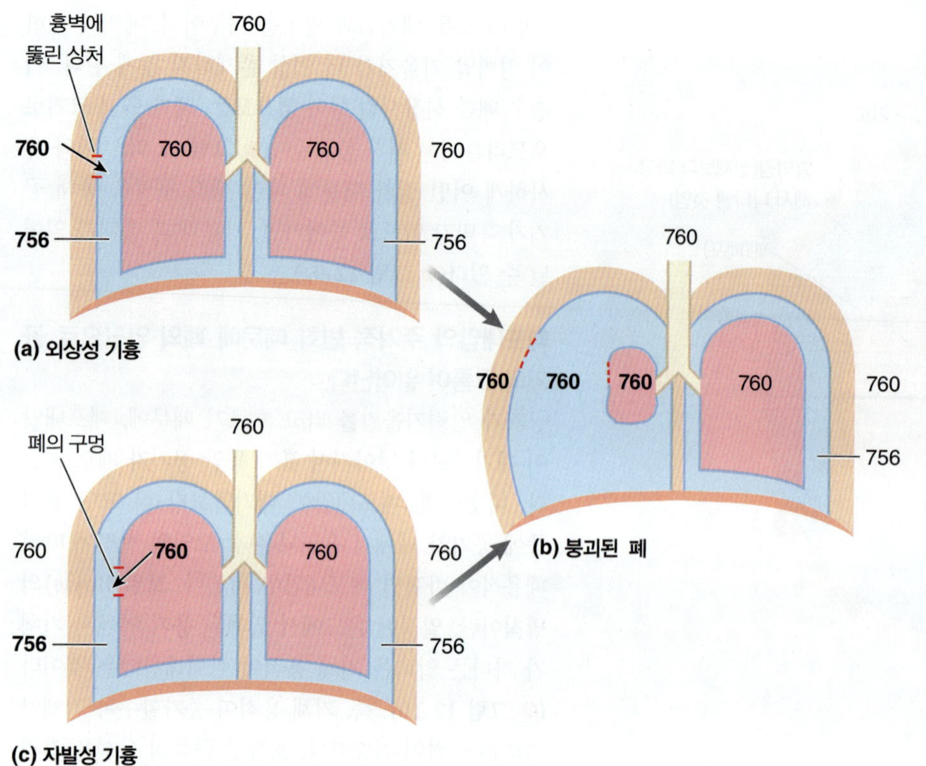

● **그림 12-9 기흉.** (a) 외상성 기흉에서는 흉벽에 뚫린 구멍으로 대기 중 공기를 만나면, 압력 차에 따라 공기가 흉막강 내로 들어온다. 그 결과, 경벽압 기울기가 사라진다. (b) 경벽압 기울기가 없어졌을 때 폐가 붕괴되어 흉벽이 바깥으로 튀어 오르게 된다. (c) 자발성 기흉 에서는 폐벽의 구멍 때문에 공기가 압력기울기에 의해 폐에서 흉막강으로 빠져 나간다. 그 결과 경벽압 기울기가 사라진다. 외상성 기흉과 마찬가지로 폐가 오그라든다.

흡기성 보조 근육들의 역할 횡격막과 외늑간근을 의식적으로 더 많이 수축시키고, **흡기성 보조근육**들의 작용으로 흉강을 좀 더 확대시킴으로써, 깊이 숨을 들이쉴 수 있다. 목에 위치한 보조근육들이 수축하면(● **그림 12-11**), 흉골이 올라가고, 위쪽 두 개의 늑골이 상승하여 흉강의 상부가 확대된다. 흉강의 용적이 휴식기보다 더 커질 때 폐는 좀 더 확장하고 폐포내압은 좀 더 떨어뜨린다. 결과적으로 더 많은 공기의 내향성 흐름이 일어나서 대기압과 평형이 될 때까지 지속된다. 그래서 더 깊은 호흡이 일어나는 것이다.

호기의 개시: 흡기성 근육의 이완 흡기 종료 시에, 흡기성 근육은 이완한다. 이로 인하여 횡격막이 원래의 위치로 돌아간다. 외늑간근이 이완할 때 상승했던 늑골 곽이 중력을 받아 하강한다(● **그림 12-12c**). 흉벽을 확장하려는 힘이 작용하지 않으므로, 흉벽과 신장된 폐는 탄성 때문에 흡기 전 크기로 반동 하는데, 이는 마치 불었던 풍선을 놓쳤을 때와 같다. 폐가 반동하여 용적이 작아지면서 폐포내압은 증가하는데, 이는 흡기 말에 더 많은 기체 분자가 더 큰 용적 내에 들어있다가 용적이 더 작게 압축되기 때문이다. 안정 시 호기에서는 폐포내압이 대기압보다 1 mmHg 정도 더 커져서 761 mmHg가 된다(● **그림 12-13c**). 이제 공기가 압력기울기를 따라서, 압력이 높은 폐포에서 압력이 낮은 대기로 떠나간다. 폐포내압이 대기압과 같아져서 압력기울기가 더 이상 존재하지 않을 때, 공기의 외향성 흐름은 그친다. ● **그림 12-14**는 호흡주기 중에 일어나는 폐포내압과 흉막내압의 변화를 요약한 것이다.

강제 호기: 호기성 근육의 수축 조용한 호흡 시, 흡기근의 이완하면 폐는 자체의 탄성 때문에 반동하고 이로 인하여 호기가 일어난다. 따라서 근육의 노동이나 에너지 소모가 필요하지 않기 때문

늑골의 앞뒤로는 두 종류의 **늑간근(intercostal muscle)**인 늑골 사이에 있는데, 외늑간근과 내늑간근이 있다. **외늑간근(external intercostal muscle)** 섬유는 위 아래로 인접 늑골에 달려있으며 이 근육의 수축 때문에 흉강이 전후 및 좌우로 확대된다. 즉, 외늑간근이 수 축하면, 늑골이 상승하고 이어서 흉골이 앞으로 그리고 위로 들려 올라가는 것이다(● **그림 12-12b**).

흡기 직전(앞선 호기의 종료 시기)에는, 폐포내압이 대기압과 같아서 공기가 폐로 드나들지 않는다(● **그림 12-13a**). 흡기 중에 횡격막 및 외늑간근의 수축으로 인하여 흉강이 확대되면서, 폐도 팽창하여 보다 더 큰 흉강을 가득 채우게 된다. 폐가 확대되면서 공기분자가 더 큰 공간을 차지하게 되므로 폐포내압은 떨어진다. 전형적 흡기에서 폐포내압은 1 mmHg 떨어져서 759 mmHg가 된다(● **그림 12-13b**). 이제 폐포내압이 대기압보다 낮기 때문에 공기는 압력이 높은 곳에서 낮은 곳으로 압력기울기를 따라 흐르게 된다. 공기가 더 이상 압력기울기가 없을 때까지(즉, 폐포내압이 대기압과 같아질 때까지) 계속해서 폐로 흘러간다. 그러

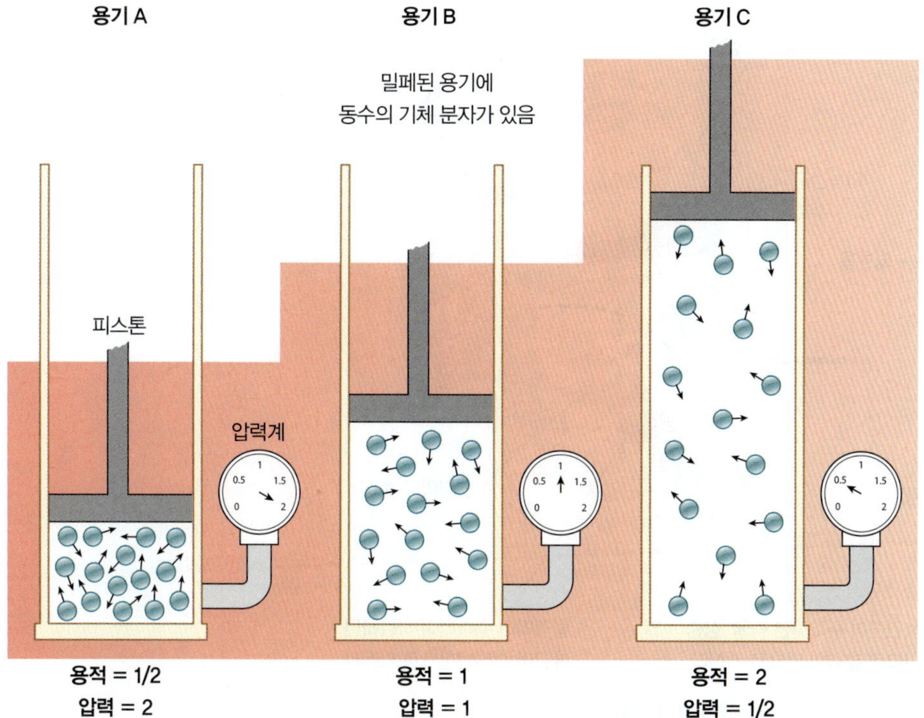

● **그림 12-10 보일의 법칙.** 각 용기에 동수의 기체 분자를 담고 밀폐했다. 기체분자가 무작위로 움직이기 때문에 용기의 내벽을 쳐서 압력을 가할 공산은 일정한 온도에서 용기 용적에 따라 달라질 것이다. 용기 B의 기체는 더 큰 용기인 C의 기체 보다 압력을 더 크게 가하지만, 더 작은 용기인 A의 기체보다 압력을 덜 가할 것이다. 이런 관계는 보일의 법칙으로 나타낼 수 있다: $P_1V_1 = P_2V_2$. 즉, 기체 용적의 증가에 비례하여 기체의 압력은 감소한다. 역으로 용적 감소에 비례하여 압력은 증가한다.

에 이때의 호기는 수동적이다. 이와는 반대로, 흡기성 근육은 에너지를 사용하면서 수축해야만 흡기가 일어나기 때문에 흡기는 항상 능동적이다. 그러나 운동을 동반하는 심호흡처럼, 조용한 호흡 때보다 폐를 더 완전히 비우기 위해서는 호기도 능동적이다. 단순한 흡기성 근육 이완 및 폐의 탄력적 반동이 야기하는 폐포내압의 증가보다는 훨씬 더 큰 폭의 증가, 즉 대기압을 상회하는 수준의 폐포내압 증가가 있어야, 좀 더 많은 공기를 내보낼 수 있다. 이런 **강제적** 또는 **능동적 호기(foeced, or active expiration)**를 하기 위해서는 호기성 근육이 수축하여 흉강과 폐 용적이 훨씬 더 많이 감소되어야 한다(● **그림 12-11**과 **12-12d**). 가장 중요한 **호기성 근육(expiratory muscle)**은 복벽의 근육이다. 복근 수축에 따라 복 내압이 증가하면 이것이 횡격막에 상향의 힘을 가하며, 결과적으로 이완되었을 때보다 횡격막이 흉강으로 더 들려 오름으로써, 흉강이 수직방향으로 더 많이 감소한다. 다른 호기성 근육은 **내늑간근(internal intercostal muscle)**인데, 이 근육의 수축 때문에 늑골이 아래로 그리고 안으로 당겨지면, 흉벽이 납작해지고 흉강의 크기가 더 많이 감소한다. 이 작용은 외늑간근의 작용과 반대이다.

호기성 근육의 능동적 수축 때문에 흉강 용적이 더 많이 감소하므로, 더 작아진 흉강에 찰만큼만 폐가 신장해야 하므로 폐 용적도 더 많이 감소한다. 즉, 폐가 더 작은 용적으로 반동하게 된다. 또 폐의 공기가 더 작은 용적 내에 한정되기 때문에 폐포내압이 더 많이 증가한다. 폐포내압과 대기압의 차는 수동적 호기보다 더 커서, 더 많은 공기가 압력기울기를 따라 떠나서 압력이 평형을 이루게 된다. 이런 방법으로 강제적, 능동적 호기 중에는 조용한 수동적 호기 때보다 폐가 더 완전히 비워진다.

호흡로 저항이 기류 속도에 영향을 미친다.

이 절에서는, 폐를 드나드는 기류를, 폐포와 대기 사이의 압력기울기 크기에 대한 방정식으로 논의해 본다. 기류를 다음과 같은 방정식으로 표현할 수 있는데, 이는 혈관을 통과하는 혈류가 압력기울기와 혈관이 주는 저항에 의존적인 것과 같다:

$$F = \frac{\Delta P}{R}$$

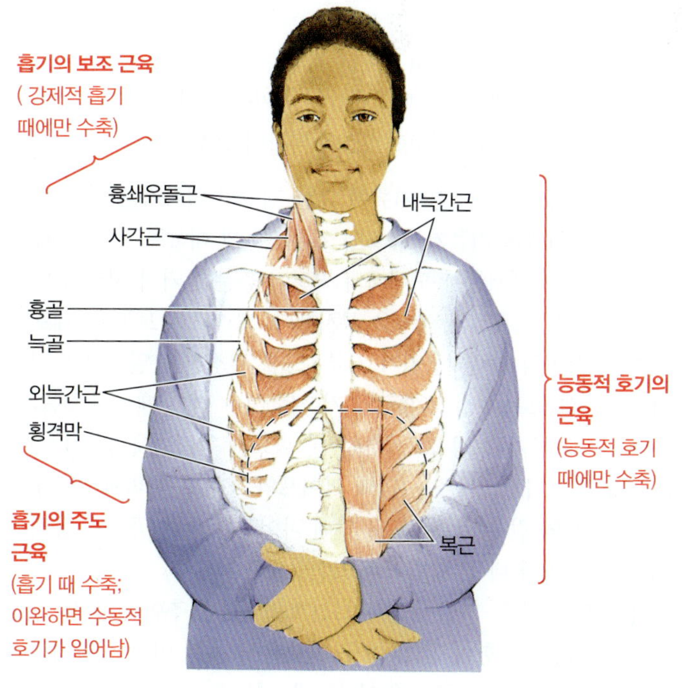

● **그림 12-11 호흡근육의 해부.**

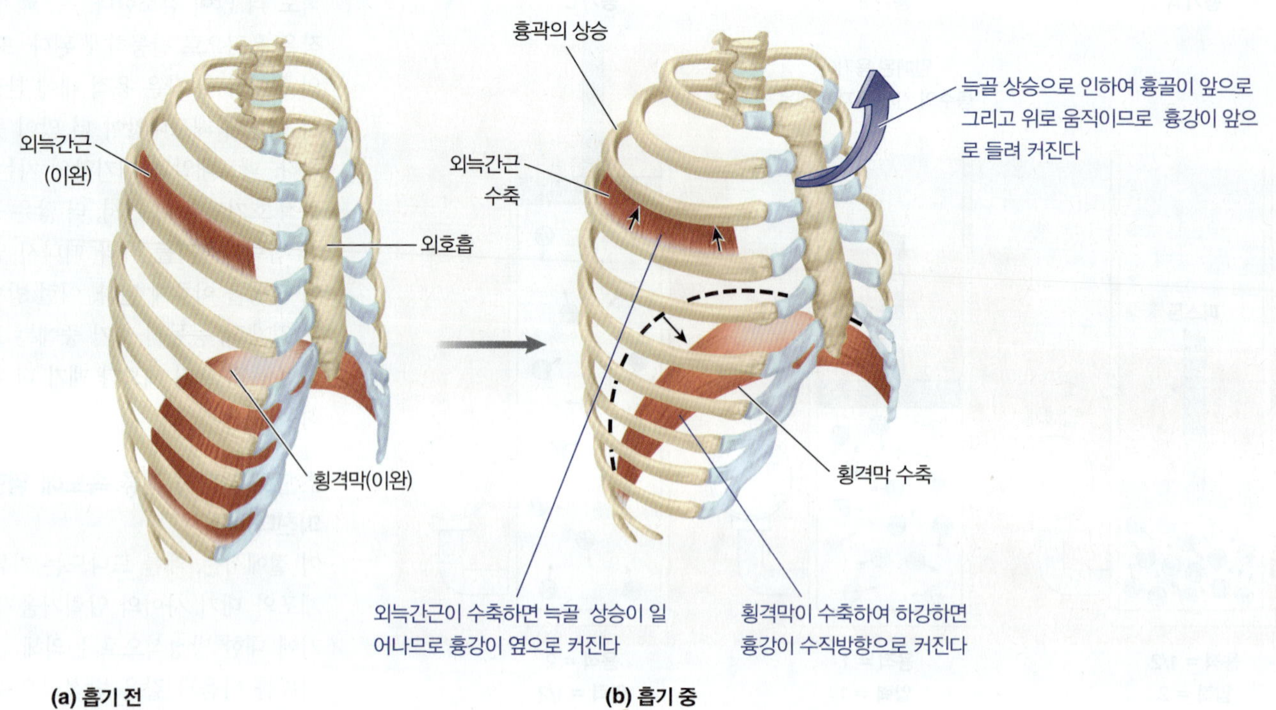

● **그림 12-12 흡기 및 호기 중 호흡근의 활성.** (a) 흡기 전에는 모든 호흡근이 이완되어 있다. (b) 흡기 중에 횡격막이 수축하여 하강하면 흉곽이 수직 방향으로 커진다. 외늑간근의 수축으로 인하여 늑골과 흉골을 들어 올려서 흉곽이 앞으로, 뒤로 그리고 옆으로 커진다.

여기서

F = 기류속도

ΔP = 대기압과 폐포내압의 차이(압력기울기)

R = 기류의 저항(직경에 의하여 결정됨)

유도 호흡로의 직경은 기류에 대한 저항의 일차적 결정 요인이다. 앞에서 압력기울기-유도성 기류속도에 대하여 논의할 때, 건강한 호흡계에서는 유도체계의 직경이 충분히 커서 저항이 매우 낮으므로, 호흡로의 저항을 무시했다. 그러므로 보통은, 폐포와 대기 사이의 압력기울기가 기류속도를 결정하는 일차적 요인이 된다. 실제로, 정상 호흡로의 저항은 매우 낮기 때문에, 폐를 드나드는 기류가 적정속도를 내는데 필요한 압력기울기는 1~2 mmHg에 지나지 않는다. (담배 파이프와 호흡로를 비교해보자. 호흡로에서와 같은 기류속도로 담배 파이프를 통해 공기를 움직이려면 250배나 더 큰 압력기울기가 필요하다.)

정상적인 경우, 자율신경계가 신체요구에 맞추어서 적정 호흡로 크기를 조절한다. 기류 요구가 낮은 조용한 이완 상황에서는 부교감신경계의 자극이 일어나는데, 이는 기관지 평활근의 수축을 촉진하여 **기관지 수축**(**bronchoconstriction**; 기관지 직경 감소)을 일으키므로, 호흡로 저항이 증가된다. 반대로 교감신경과 그에 연관된 호르몬인 에피네프린을 자극하면, **기관지 확장**(**bronchodilation**)이 일어나고 기관지 평활근의 이완을 촉진하므로 호흡로 저항이 감소한다. 따라서 산소 흡입에 대한 요구가 증가해서 교감신경이 우세해진 시기에는, 기관지 확장이 일어나 저항을 최소화시킴으로써, 호흡근이 유발하는 압력기울기로 인한 기류 속도를 최대로 끌어올릴 수 있다. 이와 같은 기관지 확장 작용 때문에, 에피네프린 혹은 그와 연관된 약물(예, 알부테롤)을 기관지 경련 환자의 호흡로 협착에 대한 치료 도구로서 사용한다.

질환으로 인하여 호흡로 강(lumen)이 좁아질 때 생기는 저항은 기류가 흐르는데 극히 중요한 걸림돌이 된다. 우리 모두는 감기에 걸렸을 때, 호흡로 저항이 숨쉬기에 미치는 영향을 일시적으로 경험해 본 적이 있을 것이다. 우리는 부은 비강과 콧물에 의한 막힘에 의해 비강이 좁아졌을 때, 막힌 코를 통하여 적절한 기류속도를 유지하는 것이 얼마나 힘든지 알고 있다. 만성적 폐쇄성 폐질환에서는 좀 더 심한데, 다음에서 살펴보겠다.

만성폐쇄성폐질환에서 호흡로 저항이 비정상적으로 증가한다.

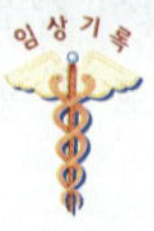

만성폐쇄성폐질환(**COPD, chronic obstructive pulmonary disease**)은 호흡로 하부 강이 좁아져서, 호흡로 저항 증가라는 특징을 보이는 일단의 폐질환

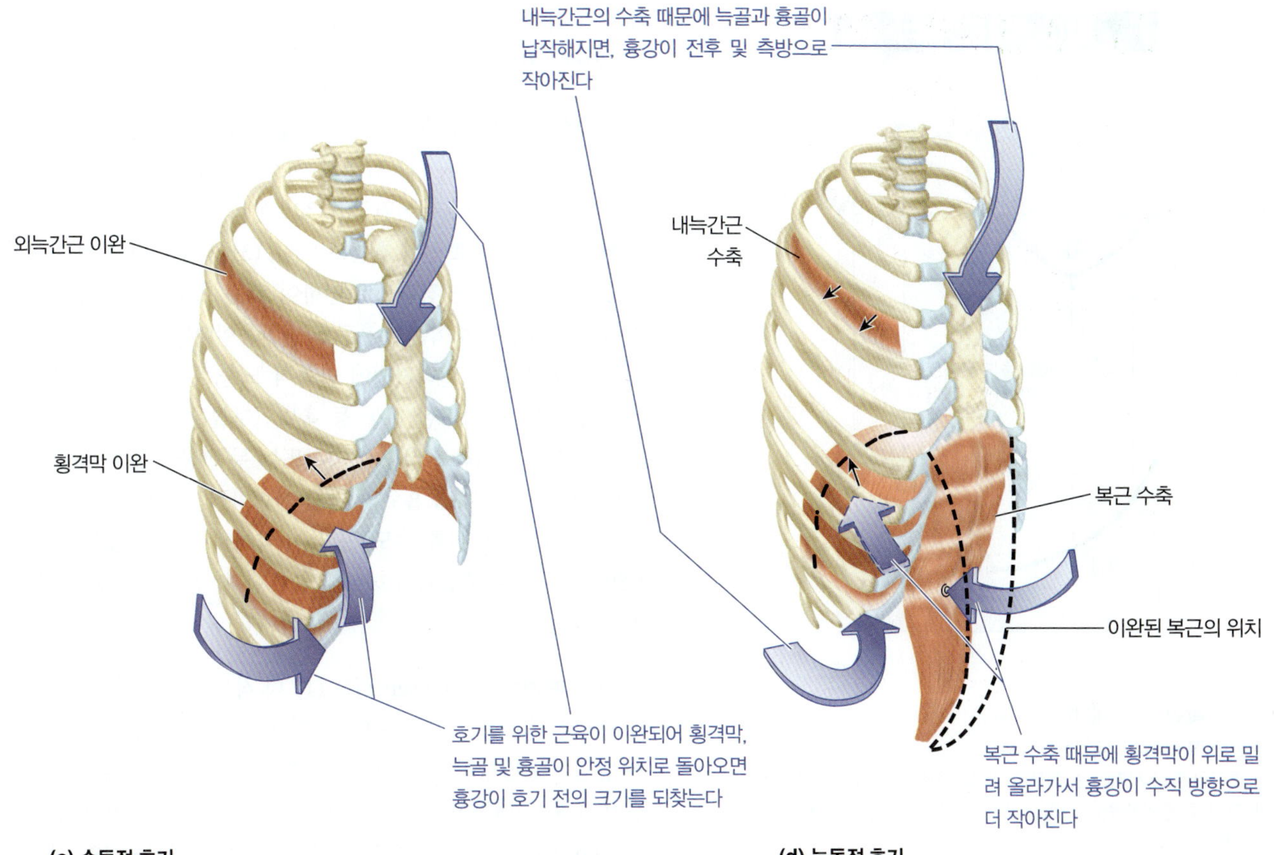

● **그림 12-12 흡기 및 호기 중 호흡근의 활성(*계속*).** (c) 조용한 수동적 호기 중에는, 횡격막의 이완으로 인하여 흡기 중 커졌던 흉강의 용적이 감소한다. 외늑간근 이완함에 따라 상승했던 흉곽이 중력의 영향을 받아서 하강하게 된다. 이는 또 흉강 용적을 감소시킨다. (d) 능동적 호기 중에는, 복근 수축으로 인하여 복내압이 상승하는데,이는 횡격막을 위로 들어 올리는 힘으로 작용한다. 이로 인하여 흉강의 수직 방향 감소가 조용한 수동적 호기 때보다 더 크게 나타난다. 내늑간근 수축으로 늑골과 흉골이 납작해지면 흉강이 앞으로, 뒤로 그리고 옆으로 줄어든다.

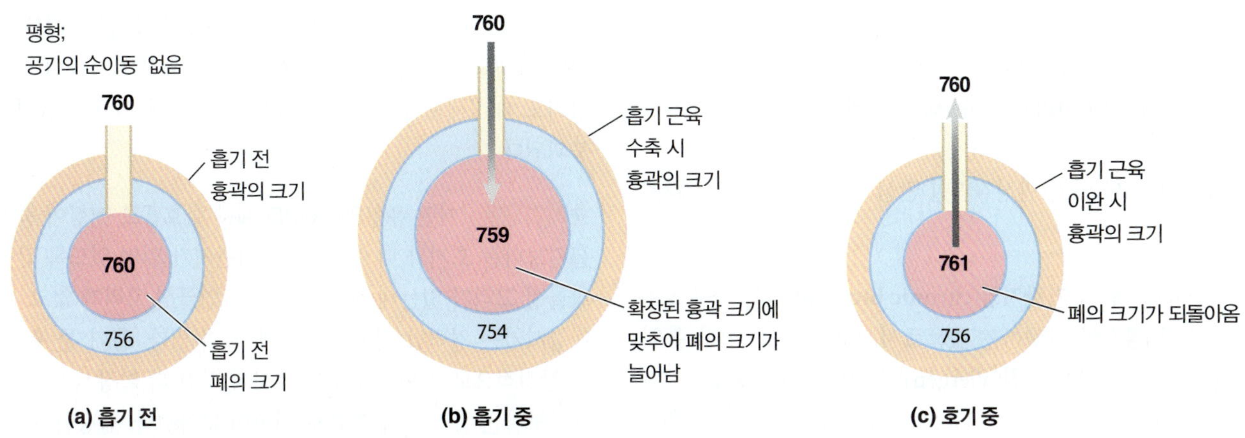

숫자는 압력을 나타내며, 단위는 mmHg이다.

● **그림 12-13 흡기 및 호기 중 폐 용적과 폐포내압의 변화.** (a) 흡기 전에는, 앞선 호기의 종료 시기이므로 폐포내압이 대기압과 평형을 이룬다. 따라서 공기의 흐름이 없다. (b) 흡기 중에는 폐 용적 증가로 인하여 폐포내압이 감소하므로, 압력기울기를 따라 공기가 대기에서 폐포로 흘러들어온다; 즉, 흡기가 일어난다. (c) 흡기근육의 이완됨에 따라 폐가 흡기 전 크기로 되돌아가므로, 폐포내압이 증가하고 압력기울기가 생성되는데, 이에 의해 공기가 폐포에서 대기로 흘러나온다; 즉, 호기가 일어난다.

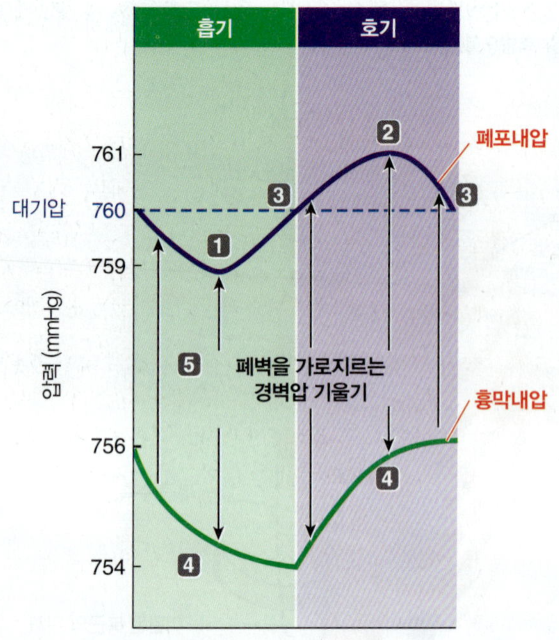

1 흡기 중에는 폐포내압이 대기압보다 낮다.
2 호기 중에는 폐포내압이 대기압보다 높다.
3 흡기와 호기의 종료 시기에는, 폐포와 대기가 직접 소통하고, 공기가 압력기울기를 타고 두 곳의 압력이 같아질 때까지 이동하므로, 폐포내압이 대기압과 같아진다.
4 전체 호흡주기를 통틀어서, 흉막내압이 폐포내압보다 낮다.
5 그러므로 경벽압 기울기가 항상 존재하고, 폐는 항상 어느 정도 신장되어 있다. 심지어 호기 중에도 신장되어 있다.

● **그림 12-14 호흡주기 동안 폐포내압 및 흉막내압의 변화.**

들을 일컫는다. 호흡로 저항이 증가할 때, 정상 기류속도를 유지하기 위하여 보다 큰 압력기울기가 있어야 한다. 예를 들어, 만약 호흡로 강이 좁아짐에 의해 저항이 두 배가 된다면, 건강한 사람이 조용한 호흡을 할 때 폐 안팎으로 같은 유속의 공기가 드나들게 하기 위해서는 호흡근의 힘을 증가시킴으로써 ΔP를 두 배로 만들어야 한다. 즉 COPD 환자는 숨쉬기 위해서 더 일을 해야 하는 것이다.

COPD에는 세 가지 만성질환인 만성 기관지염, 천식과 폐기종이 있다.

만성 기관지염 **만성 기관지염(chronic bronchitis)**은 하부 호흡로에 장기간 염증이 발생하는 것으로서, 일반적으로 심한 흡연, 오염된 공기 또는 알러지원(allergen)에 빈번하게 노출됨으로써 유발된다. 만성 자극에 대한 반응으로서, 오랫동안 호흡로 안이 부어서 두꺼워짐으로써 호흡로가 좁아지고, 두꺼운 점액이 과도하게 생산된다. 만성 자극과 연관된 잦은 기침에도 불구하고, 막힌 점액이 만족스럽게 제거되지 않는다. 특히 자극원이 섬모-점액 에스컬레이터를 움직이지 못하게 하기 때문이다(p. 359 참조). 축적된 점액은 박테리아 생장의 좋은 배지가 되므로 폐는 박테리아 감염이 자주 일어난다.

천식 **천식(asthma)**에서는 다음과 같은 원인으로 인하여 호흡로가 폐쇄되는 것이다: (1) 감염과 히스타민-유도성 부종(edema) 때문에 호흡로 벽이 두꺼워짐(p. 323과 p. 355 참조), (2) 두꺼운 점액의 과량 분비로 인한 호흡로 막힘, (3) 촉발 인자에 의한 이들 호흡로 벽의 평활근 경련으로 인하여 가는 호흡로들의 심각한 협착이라는 특징을 보이는 호흡로 과민반응이다(p. 377 참조). 진드기 오염물과 같은 알러지원에 반복적 노출, 흡연과 같은 자극원, 호흡기 감염 및 과도한 운동 등 촉발인자들은 염증성 변화 혹은 과장된 기관지 협착을 유도하거나 또는 두 반응 모두를 유도한다. 심한 천식 발작 시, 호흡로의 막힘과 좁아짐 때문에 모든 기류를 차단하여 죽음에 이를 수도 있다. 미국에서 천식을 앓는 인구가 1,500만 명으로 추정되며 해마다 증가한다. 천식은 가장 흔한 아동 질환이다.

폐기종 **폐기종(emphysema)**은 (1) 더 작은 호흡로의 붕괴와 (2) 폐포벽의 파괴의 특징을 보인다. 이 비가역적 조건은 다음과 같은 방법으로 발생한다. 흡기된 담배연기 또는 다른 자극물질에 만성적 노출에 대하여 반응하는 방어기구로서 폐 대식세포가 트립신(trypsin)이라는 단백질분해효소를 과잉 분비하는 것이 폐기종의 제일 흔한 원인이다. 정상 폐는 트립신을 저해하는 α_1-안티트립신(α_1-antitrypsin)에 의하여 이 효소에 의한 손상을 방지한다. 그러나 만성적 자극에 반응하여 이 파괴적 효소(트립신)를 만성적으로 과잉 분비하면, α_1-안티트립신의 방어력을 능가하기 때문에 이 효소가 이물질을 파괴할 뿐 아니라 폐 조직 자체도 파괴한다. 폐 조직의 상실은 폐포 벽 붕괴와 작은 호흡로의 붕괴를 유도하여 폐기종의 특징을 보이게 된다.

흔하지는 않지만, 유전적으로 α_1-안티트립신 생산 능력이 결여되어서 트립신으로부터 폐 조직을 보호할 수 없기 때문에 폐기종이 발생하기도 한다. 보호되지 않는 폐 조직은 자극원의 흡입이 없이도 대식세포가 분비하는 소량의 효소에 의하여 점진적으로 붕괴된다.

호기의 곤란 어떤 유형의 COPD 때문에 호흡로 저항이 증가하면 흡기보다는 호기가 더 어렵다. 큰 기관지가 열려 있도록 잡아주는 연골성 고리가 있는데 작은 기관지는 연골성 고리가 없고, 폐포를 팽창시키는 경벽압 기울기 때문에 열려 있다. 흡기 중 흉강 확장은 간접적으로 호흡로를 호기 때보다 약간 더 확장시킨다. 그래서 호기보다는 흡기 중에 호흡로 저항이 낮아진다. 건강한 사람은 호흡로 저항이 항상 낮아서 흡기와 호기 사이 변이가 크지 않다. 그러나 천식 발작 중에 호흡로 저항이 증가할 때는 그 차이는 상당하다. 그래서 천식환자는 흡기보다 호기가 더 어려워서 공기가 좁은 호흡로를 애써 통과하느라고 특유의 "색색" 소리를 낸다.

폐의 탄력적 행동은 탄성 결합조직과 폐포 표면장력에서 기인한다.

호흡주기 동안에 폐는 흡기 중 팽창과 호기 중 반동을 번갈아 한다. 폐의 어떤 특성 때문에 폐가 풍선처럼 행동할 수 있을까? 어떻게 신장했다가 신장시키는 힘이 사라지면 휴지 위치로 되돌아갈 수 있을까? 밀접한 두 개념인 신전도와 탄력적 반동이 폐의 탄력성에 관여한다.

신전도(compliance)란 폐를 신장 또는 확장하는데 얼마나 큰 노력이 필요한가하는 것이며, 풍선을 불기 쉽거나 어려운 것에 비유할 수 있다(비교해보면, 폐를 부풀리는 것보다 장난감 풍선을 부풀리는 것이 100배나 더 큰 압력을 필요로 한다). 신전도는 주어진 경벽압 기울기 즉, 폐를 신장시키는 힘의 변화에 따라 폐 용적이 얼마나 많이 변화하는지에 대한 척도이다. 주어진 경벽압 기울기 변화에 대하여 높은 신전도의 폐는 낮은 신전도의 폐에 비해 더 많이 신장한다. 달리 말해서, 폐 신전도가 낮을수록 더 큰 경벽압 기울기가 있어야만 흡기 중 정상 폐 확장을 할 수 있다는 것이다. 바꾸어 말하면, 흡기 중에 정상 경벽압 기울기보다 더 큰 기울기를 얻기 위해서는, 흉막내압이 정상 때보다 더 낮아야 한다. 이를 위해서는 호흡성 근육이 더욱 강력하게 수축해서 흉강을 더 크게 확장해야만 한다. 그러므로 어떤 수준으로 폐를 부풀리기 위해서는, 폐의 신전도가 낮을수록 큰 일이 요구된다. 그러므로 폐가 정상적인 신전도를 갖지 못할 때에는 정상적으로 신장을 할 수 없기 때문에 "뻣뻣한(stiff)" 폐라고 한다.

임상기록 호흡의 신전도는 **폐섬유증**(pulmonary fibrosis)에서처럼 몇 가지 요인에 의하여 감소하는데, 호흡 중에 석면이나 그 유사한 자극이 만성적으로 주어진 결과로서 정상 폐 조직이 상흔-형성 섬유성 결체조직들로 대체되는 것이다.

탄력적 반동(elastic recoil)이란 신전된 후에 얼마나 잘 되돌아오는지를 말한다. 이는 흡기 종료 시 흡기성 근육의 이완에 의해 폐가 흡기 전 용적으로 되돌아가는 것을 일컫는다. 폐의 탄력적 행동은 주로 두 가지 요인인 폐의 고탄력 결합조직과 **폐포 표면장력**에 의존한다. 폐 결합조직은 신장성이 좋은 엘라스틴 섬유를 엄청나게 많이 함유하고 있다(● **그림 12-4a**). 폐의 탄력성에 조금 더 중요한 요인은 **폐포 표면장력(alveolar surface tension)**인데, 이는 각 폐포의 내부를 덮고 있는 얇은 액체막이다. 공기-물의 계면에서 표면에 있는 물 분자들이 위쪽의 공기 분자와의 인력보다는 주변의 다른 물 분자들과 더 강한 인력을 나타낸다. 이와 같은 불평등 인력 때문에 액체의 표면에서 표면장력(surface teusion)이라는 힘이 생겨난다. 표면장력은 두 배의 효과를 보인다. 첫째, 표면적을 증가시키는 힘에 대하여 액체 층이 저항하게 된다. 즉, 표면의 물이 서로 떨어지지 않으려하기 때문에 폐포의 확장에 대항한다. 따라서 표면장력이 클수록 폐 신전성은 작아진다. 둘째, 표면 물 분자들이 서로에게 우선적으로 끌려서, 가능하면 서로 가까이 있으려 하기 때문에, 표면적을 가능한 한 작게 응축한다. 따라서 폐포벽 안쪽을 덮은 액체가 그 표면장력 때문에 내부의 공기를 쥐어짜므로, 폐포의 크기가 감소하려 한다. 이와 같은 특성과 신장된 엘라스틴 섬유의 반발력으로 인하여, 흡기가 끝날 때 폐가 흡기 전 크기로 되돌아가려는 탄력적 반동을 만들어낸다.

폐 계면활성제가 표면장력을 감소시키고, 폐 안정성에 기여한다.

물 분자 사이의 응집력이 강하기 때문에, 폐포 내부가 물로만 덮여 있다면, 폐를 붕괴시킬 정도로 표면장력이 클 것이다. 엘라스틴 섬유와 표면장력에서 기인된 반동력은 경벽압 기울기에 기인한 반대 방향의 신장력을 능가할 것이다. 더구나, 폐의 신전도는 매우 작으므로 폐포를 부풀리고 신장시키는데 엄청난 근육 운동이 필요할 것이다. 순수한 물의 엄청난 표면 장력은 폐 계면활성제에 의하여 정상으로 대응된다.

폐 계면활성제 **폐 계면활성제(pulmonary sulfactant)**는 II형 폐포 세포에서 분비되는 지질과 단백질의 복합 혼합물이다(● **그림 12-4a**). 폐포 안을 덮고 있는 물 분자 사이에 폐 계면활성제가 섞이면, 물 분자와 인접한 폐 계면활성제 분자 사이의 응집력이 매우 낮기 때문에, 폐포 표면장력이 낮아진다. 폐포 표면장력을 낮춤으로써, 폐 계면활성제는 다음과 같은 이점을 제공한다: (1) 폐 신전성을 증가시켜서 폐를 부풀리는데 행하는 일을 경감시킨다. (2) 폐가 반동하려는 경향을 경감시켜서 폐가 쉽게 붕괴되지 않는다.

▲ **표 12-1**는 폐에 작용하는 대항력들인 폐포를 열린 채 유지하려는 힘과 폐포 붕괴를 촉진하는 힘의 특징들을 비교 정리한 것이다.

임상기록 **신생아 호흡장애증후군 발달** 중인 태아의 폐는 임신 후기가 될 때까지 정상적으로 폐 계면활성제를 합성할 수 없다. 특히 조산아의 경우에는 폐포 표면장력을 적정수준으로 감소시키기에 충분한 양의 폐 계면활성제를 생성할 수 없을 것이다. 그 결과로 생기는 증상들을 **신생아 호흡장애증후군(newborn respiratory distress syndrome)**이라고 한다. 신생아는 매우 좋지 않은 신전성을 가진 폐를 부풀리기 위한 시도를 하는데, 큰 표면 장력을 극복하기 위해서 엄청나게 애를 써야

▲ **표 12-1 폐에 작용하는 대항 힘들**

폐포를 열리게 해 주는 힘	폐포 붕괴를 촉진하는 힘
경벽압 기울기	신장된 폐 엘라스틴 결합조직 섬유의 탄성
폐 계면활성제 (폐포 표면장력에 반대로 작용)	폐포의 표면장력

숨을 들이쉴 수 있다. 게다가 계면활성제가 없으므로 호기 때마다 폐포가 거의 완전히 붕괴되려는 경향을 보이기 때문에, 숨쉬는 일이 더욱 증가된다. 약간 확장된 폐포를 어떤 용적만큼 확장시키는 것보다 완전히 붕괴된 폐포를 동일한 용적만큼 확장시키는 것이 더 어렵다(더 큰 경벽압 기울기가 요구됨). 그 상황은 새 풍선을 부는 것과 유사하여, 새 풍선을 불기 시작할 때 첫 번 숨을 불어넣는 것이 약간 부풀린 풍선에 부가적으로 숨을 더 불어넣는 것보다 더 큰 노력이 요구되는 것과 같다. 이처럼 신생아 호흡장애 증후군에서는 매 호흡이 새 풍선 불기를 시작하는 것과 같다. 이 경우 20~30 mmHg(정상적으로는 4~6 mmHg)의 경벽압 기울기가 있어야 계면활성제가 결여된 폐포가 붕괴하려는 경향을 극복하고 폐 확장을 할 수 있다. 신생아의 근육이 아직 연약하다는 것이 더욱 불리한 점이다. 숨쉬는 일이 지치거나 미흡해서 충분한 기체교환을 유지하지 못하면 계면활성제 결핍으로 인한 호흡곤란은 사망으로 이어질 수 있다.

미국에서는 매년 30,000~50,000명의 신생아(특히 조산아)가 이와 같은 생명-위협 상황에 처한다. 이런 아기들은 계면활성제를 분비하는 세포가 충분히 성숙할 때까지 계면활성제를 대체해 주는 치료를 받아야 한다. 또 약물로써 분비세포의 성숙을 앞당길 수도 있다.

폐는 절반만 채워져서 작동한다.

건강한 젊은 남성의 폐는 평균적으로 최대 5.7 L(여성은 4.7 L)까지 공기를 채울 수 있다. 해부학적 구성, 연령, 폐의 팽창성 그리고 폐질환 유무 등이 총 폐용량에 영향을 미친다. 조용한 호흡 중에 정상 폐는 최대 한도까지 부풀지도 않고 최소 한도까지 오므라들지도 않는다. 따라서 호흡 주기 동안, 폐가 어느 정도 부풀어 있는 것은 정상이다. 정상 안정 호흡 종료기에도 폐는 여전히 2,200 ml의 공기를 함유하고 있다. 전형적인 안정 호흡 중에 폐는 약 500 ml의 공기를 들이쉬고 동량을 불어내므로, 안정호흡 중에 폐용적은 호기 종료기에 2,200 ml에서 흡기 종료기에 2,700 ml로 변한다(● **그림 12-15a**). 최대 호기 중에 폐용량은 남성의 경우 1,200 ml(여성은 1,000 ml)로 감소하는데, 강제호흡 중에 폐용적이 적으면 작은 호흡로가 붕괴되어 더 이상의 공기유출을 차단하기 때문에, 폐는 절대로 완전히 오므라들 수 없다.

폐가 완전히 비워질 수 없기 때문에 최대 호기 중에도 남아 있는 폐포 공기와 폐를 관통하는 혈액 간에 기체교환을 계속할 수 있다는 이점이 생긴다. 결과적으로, 조직으로의 배송을 위해 폐를 떠나는 혈액의 기체 함량이 전 호흡주기 내내 놀라울 정도로 일정하게 유지된다. 반대로, 만약 폐가 매 호흡 시에 완전히 채워지고 완전히 비워진다면, 혈액이 취한 O_2 양과 버린 CO_2 양이 호흡주기에 따라 크게 달라질 것이다. 매 호흡 시에 폐가 완전히 비워지지 않아서 생기는 또 다른 장점은 호흡작용에 드는 일이 감소된다는 것이다. 완전히 붕괴된 폐포를 부풀리는 것보다 부분적으로 부풀린 폐포를 부풀리는데 힘이 덜 든다는 것을 상기해 보라.

호흡에 따른 폐 용적의 변화는 **폐활량계(spirometer)**로 측정할 수 있다. 전통적인 습식 폐활량계는 물로 채워진 방에 공기로 채워진 통에 띄워놓은 것이다. 사람이 폐활량계의 공기통에 연결된 관을 통하여 숨을 들이쉬고 내쉴 때마다, 통이 물로 채워진 방에서 떠올랐다 내려간다. 이와 같은 오르내림을 기록하여 용적의 변화를 측정한 것이 **폐용량곡선(spirogram)**이다. 흡기 때 위로 편향되고, 호기 때 아래로 편향되는 것으로 기록된다. 오늘날에는 덜 번거롭도록 전산화된 폐활량계가 임상에 대신 보급되고 있는데, 폐용량(lung volume)과 폐수용량(lung capacitance)을 측정하는 기본 원리는 구식 기계와 동일하다.

폐용량과 폐수용량 ● **그림 12-15b**는 건강하고 젊은 성인 남성의 폐용량곡선의 예를 보여준다. 일반적으로 여성의 수치는 낮다. 폐용량과 폐수용량(폐수용량은 두 개 이상의 폐용량의 합임)은 다음과 같이 측정될 수 있다.

- **1회 호흡량(tidal voleme, TV)**. 한 번 숨 쉴 때 공기가 들어가고 나가는 용량. 안정기에는 평균 500 ml임.
- **흡기성 예비용량(inspiratoty reserve voleme, IRV)**. 전형적 안정 1회 호흡량 이상으로 공기가 최대 흡입될 수 있는 추가 용량. 흡기성 예비용량은 횡격막, 외늑간근과 호기성 보조 근육을 최대 한도로 수축시킴으로써 얻을 수 있다. 평균치는 3,000 ml임.
- **흡기용량(inspiratory capacity, IC)**. 정상 안정 호기 종료 직후에 흡기할 수 있는 공기의 최대 용량(IC = IRV + TV). 평균치는 3,500 ml임.
- **호기성 예비용량(expiratoty reserve voleme, ERV)**. 전형적 안정 1회 호흡량만큼 내불은 다음, 호기성 근육을 더 수축하여 최대한 능동적으로 내뱉을 수 있는 공기 용량 중에서 정상적 수동 호기량을 넘어서는 추가 용량. 평균치는 1,000 ml임.
- **잔기용량(residual volume, RV)**. 최대 호기 후에도 폐에 남아 있는 공기의 최소 용량. 평균치는 1,200 ml임. 잔기용량은 폐로 드나들지 않는 수치이기 때문에 이 용량은 폐활량계로 직접 측정할 수는 없다. 그러나 헬륨과 같이 무해한 추적 기체를 일정량 흡입시키는 기체희석 기법을 통하여 추정할 수 있다.
- **기능적 잔기용량(functional residual capacity, FRC)**. 정상적 수동 호기 종료 시기에서의 폐의 공기 용량(FRC = ERV + RV). 평균치는 2,200 ml임.
- **폐활량(vital capacity, VC)**. 최대한 흡기한 후 단숨에 내뱉을 수 있는 공기량의 최대치. 즉, 먼저 최대로 흡입한 다음 최대로 내뱉은 양(VC = IRV + TV + ERV). 폐활량은 폐 내의 폐 용량 변화의 최대치를 나타낸다. 최대한 근육을 수축하면 지치게 되므로 이것은 거의 쓰이지 않는다. 그러나 폐의 기능적 수용량를 결정하는데는 매우 소중한 자료이다. 평균치는 4,500ml임.

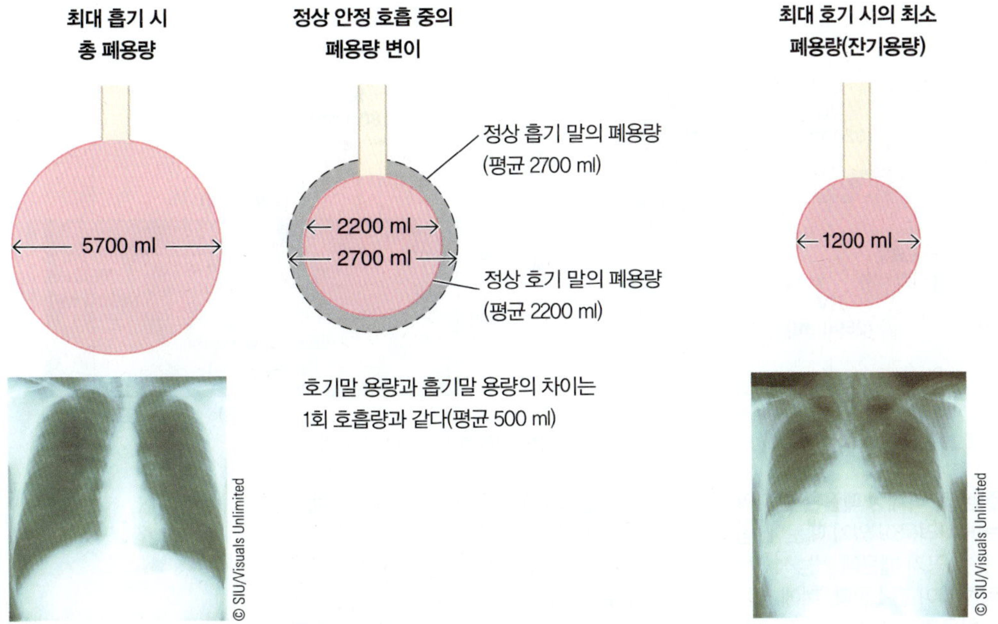

(a) 건강한 젊은 성인 남성의 정상 및 최대 폐용량

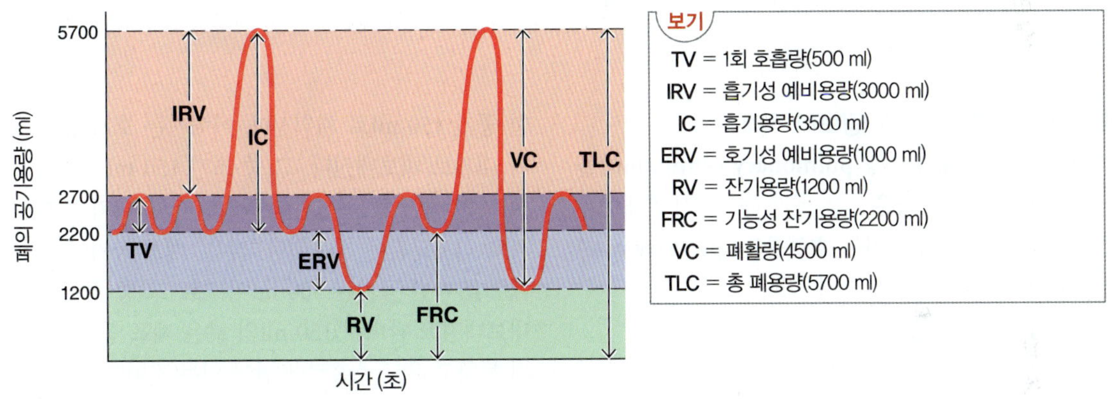

(b) 건강한 젊은 성인 남성의 정상 호흡곡선

● **그림 12-15 건강한 젊은 남성에서 폐용적의 다양성.** 여성의 경우에는 수치가 좀 더 낮다. (폐활량기로 잔기용량은 측정할 수 없고 다른 방법으로 추정할 수 밖에 없음을 유의하라.)

■ **총 폐용량(total lung capacity, TLC).** 폐가 지닐 수 있는 공기의 최대 용량(TLC = VC + RV). 평균치는 5,700 ml임.

■ **1초 강제 호기용량(forced expiratory voleme in 1 second, FEV1).** 폐활량 결정 시 호기의 첫 1초 동안 내뱉을 수 있는 공기의 용량. 보통은 1초 강제 호기용량이 폐활량의 80% 정도이다. 즉, 최대로 부풀려진 폐에서 강제로 내보낼 수 있는 공기의 80%가 1초 이내에 호기될 수 있다. 이 측정치는 폐에서 유출되는 최대 기류속도를 나타낸다.

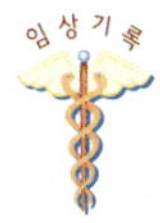

호흡기능 장애 호흡기능 장애의 일반적 범주에 속하는 폐쇄성 폐질환(폐를 비우기가 힘듬)과 억제성 폐질환(폐를 채우기가 힘듬)은 폐활량계 측정에서 비정상으로 나온다(● **그림 12-16**). 이외에 다른 호흡기능 장애도 있으며, 폐 기능을 검사하는 다른 방법도 있다. 호흡기능에 영향을 미치는 다른 조건들은 다음과 같다: (1) 폐의 막을 통한 O_2와 CO_2 확산이 손상된 질환, (2) 호흡성 근육에 영향을 미치는 신경근 부전들과 같은 기계적 문제 때문에 환기가 감소함, (3) 관류가 미흡함(적절한 폐 혈류의 장애), 또는 (4) 공기와 혈액이 부합되지 않아서 효율적 기체교환이 일어날 수 없는 환기–관류 불균형등이 포함된다. 실제로 여러 유형의 기능장애가 일부 폐질환에서 복잡하게 섞여 나타나기도 한다. 어떤 비정상이 있는지 진단하기 위해서는 폐활량 검사 외에도 다양한 폐 기능 검사들인 X-선 검사, 혈액-기체 결정법과 폐포 모세혈관의 확산력 검사 등을 수행해야한다.

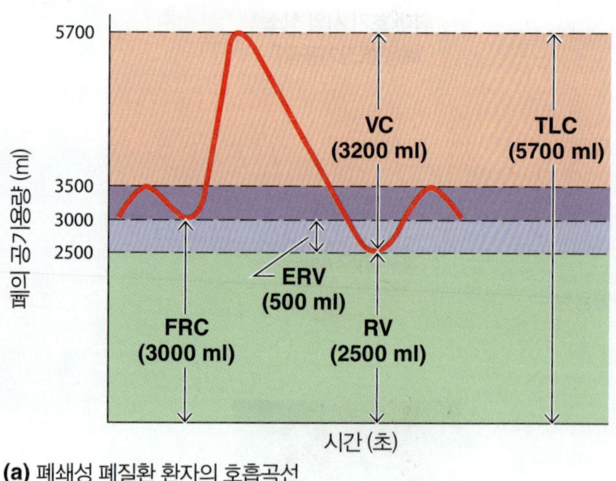

(a) 폐쇄성 폐질환 환자의 호흡곡선

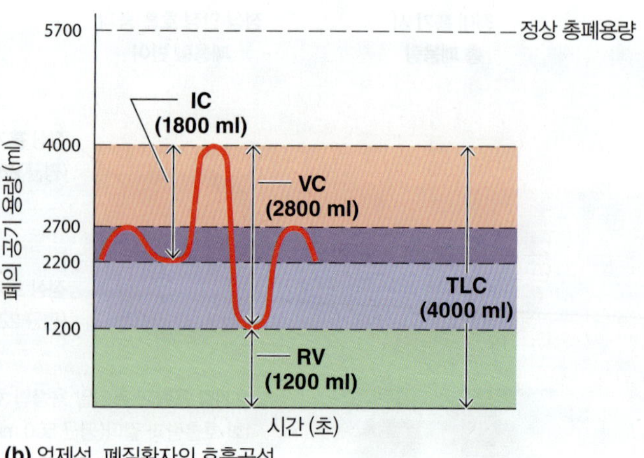

(b) 억제성 폐질환자의 호흡곡선

● **그림 12-16 폐쇄성 폐질환 및 억제성 폐질환 환자의 비정상 호흡 곡선.** (a) 폐쇄성 폐질환 환자는 폐의 공기를 채우기보다 비우는데 어려움이 있기 때문에, 총폐용량(TLC)은 기본적으로 정상이지만, 호기 후에 폐에 갇혀서 빠져 나오지 못한 공기 때문에 기능적 잔기용량(FRC)과 잔기용량(RV)이 상승한다. 잔기용량이 증가하기 때문에 폐활량(VC)이 감소한다. 폐에 남는 공기가 많을수록, 총폐용량(TLC) 중 더 적은 양의 공기가 대기와 교환하는데 이용된다. 또 다른 점은 기도의 폐쇄로 인하여 공기의 유속이 감소하므로 초당 강제 호기용량 (FEV1)이 현저히 감소한다는 것이다. (b) 억제성 폐질환 환자에서는 폐의 신전성이 감소한다. 폐가 정상적으로 확장되지 않으므로 총폐용량, 흡기용량(IC) 및 폐활량(vc)이 감소한다.

사강 때문에 폐포 환기량이 폐 환기량보다 적다.

폐 용량의 다양한 변화는 **폐 환기량(pulmonary ventilation)**을 결정하는 한 인자인데, 폐 환기량은 1 분 동안 들이마시고 내쉬는 공기의 용량이다. 다른 중요한 인자는 **호흡률(respiratory rate)**인데, 이는 분당 호흡수로서 평균 12 회/분이다.

$$\underset{(ml/분)}{폐\ 환기량} = \underset{(ml/호흡)}{1회\ 호흡량} \times \underset{(호흡/분)}{호흡률}$$

1회 호흡량은 평균 500 ml/호흡이고 호흡률은 12회/분이라면, 폐 환기량은 6,000 ml/분 즉, 안정기에 1분 동안 6 L의 공기를 들이쉬고 내쉬게 된다. 단기간에, 건강한 젊은 성인 남성이 자발적으로 총 폐환기량을 25배 즉, 150 L/분까지 증가시킬 수 있다. 폐 환기량이 증가하기 위하여 1회 호흡량과 호흡률 둘 다 증가하지만, 호흡 깊이가 호흡 빈도보다 더 많이 증가한다. 해부학적으로 사강이 존재하기 때문에 호흡률보다 1회 호흡량을 더 증가시키는 것이 보다 유리하다.

해부학적 사강 흡기된 공기가 모두 폐에서 기체교환되는 것은 아니다. 일부가 유도 호흡로에 남아 있어서 기체교환에 쓰이지 못한다. 유도 통로의 용량은 성인에서 평균이 150 ml 정도이다. 유도 호흡로 내에 있는 공기는 교환에 쓸모가 없기 때문에 이 용적을 **해부학적 사강(anatomic dead space)**이라고 한다. 해부학적 사강은 폐 환기량 효율에 크게 영향을 미친다. 해부학적 사강이 150 ml를 점유하기 때문에, 매 호흡 시에 500 ml의 공기가 드나드는데도 불구하고 실제로는 350 ml만 교환된다.

● **그림 12-17**을 보며, 흡기 종료 시기에 호흡로는 대기의 신선한 공기 150 ml로 채워진다. 이어지는 호기 중에 500 ml의 공기가 대기로 내보내진다. 그 중 초기 150 ml는 호흡로에 남아 있어서 쓰인 적이 없는 신선한 공기이다. 나머지 흡기 350 ml는 혈액과의 기체교환에 참여했던 "낡은" 폐포 공기이다. 동일 흡기 중에 폐포를 떠난 공기는 500 ml이므로, 그 중 초기 350 ml는 대기로 내보내지고 나머지 150 ml의 낡은 폐포 공기는 대기까지 도달하지 못하고 유도 호흡로에 남아 있는 것이다.

그 다음 흡기에서 500 ml의 기체가 폐포로 들어온다. 폐포로 들어오는 공기 중 처음 들어오는 150 ml는 앞선 호기에서 사강에 남아 있던 낡은 폐포 공기이다. 폐포로 들어오는 나머지 350 ml는 대기로부터 들어오는 신선한 공기이다. 동시에 500 ml 공기가 대기로부터 들어온다. 대기에서 들어오는 첫 350 ml는 폐포에 도달하지만 나머지 150 ml는 유도 호흡로에 남아서 혈액과 교환되어보지 못한 채 호흡주기의 흐름에 따라 다시 대기로 내보내진다.

폐포 환기량 폐포에 도달해서 실제로 혈액과 기체 교환에 쓰일 수 있는 대기 공기량이 총 호흡량보다 더 중요하기 때문에, **폐포 환기량(alveolar ventilation)** 즉, 대기와 폐포 간의 분당 교환되는 공기의 용량이 폐 환기량보다 더 중요하다. 폐포 환기량을 결정하는데 있어서, 해부학적 사강을 통하여 드나드는, 소용되지 않은 공기의 양을 다음과 같이 고려해야 한다.

폐포 환기량 = (1회 호흡량−사강 용적) × 호흡률

안정기 평균값들을 대입하면,

폐포 환기량 = (500 ml/호흡−150 ml 사강용적) × 12 회/분
= 4,200 ml/분

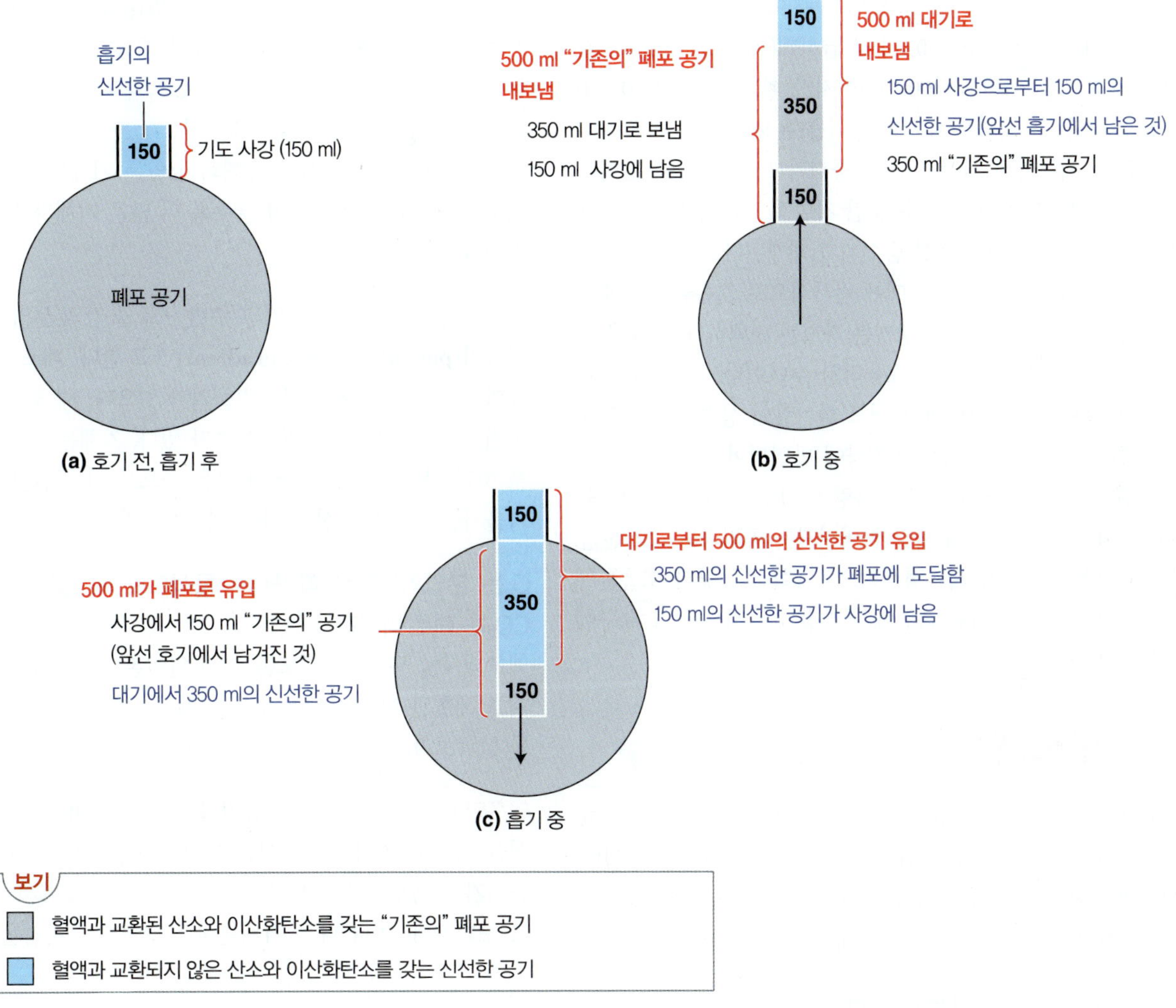

● **그림 12-17 대기와 폐포 간 1회 호흡량 교환에 미치는 사강 용적의 영향.** 500 ml의 공기가 대기와 호흡계 사이를 드나들고, 매 호흡 시에 500 ml가 폐포를 드나드는 데도 불구하고, 해부학적으로 사강(호흡 기도의 공기 용적)이 존재하기 때문에 실제로는 350 ml만 대기와 폐포 사이에 교환된다.

▲ 표 12-2 숨쉬기 양상이 폐포 환기에 미치는 영향

숨쉬기 양상	1회 호흡량 (ml/호흡)	호흡률 (회/분)	사강 용적 (ml)	폐 환기 (ml/분)*	폐포 환기 (ml/분)**
휴식 시 조용한 숨쉬기	500	12	150	6000	4200
천천히 깊은 숨쉬기	1200	5	150	6000	5250
급하고 얕은 숨쉬기	150	40	150	6000	0

* 1회 호흡량×호흡률과 같다.
**(1회 호흡량−사강 용적)×호흡률과 같다.

따라서, 안정기 호흡에서 폐 환기량이 6,000 ml/분이지만, 폐포 환기량은 4,200 ml/분이다.

호흡양상이 폐포 환기량에 미치는 영향 사강이 폐포 환기량을 결정하는데 얼마나 중요한지 이해하기 위하여, 폐포 환기량에 미치는 영향을 미치는 여러 가지 호흡 양상을 조사해보면 ▲ **표 12-2**와 같다. 만약 어떤 사람이 의도적으로 심호흡(예, 1회 호흡량 1,200 ml)을 천천히(예, 호흡률 5회/분)하고 있다면 폐 환기는 6,000 ml/분로서 안정기의 조용한 호흡할 때와 같다. 그러나 폐포 환기량은 5,250 ml/분으로 조용한 호흡의 4,200 ml/분과 비교해 보면 증가한 것을 알 수 있다. 반대로, 어떤 사람이 의도적으로 얕은 숨(예, 1회 호흡량 150 ml)을 급하게(예, 호흡률 40회/분) 쉰다면, 폐 환기는 여전히 6,000 ml이지만 폐포 환기량은 0 ml/분이 될 것이다. 그 사람은 대기의 공기를 유용하게 쓸 폐포와 교환하지 않고 해부학적 사강 내외로 공기가 드나들게 할 뿐이다. 그 사람이 그런 호흡 양상을 수 분간 자발적으로 유지하고 나면 의식을 잃게 되고, 그러면 정상 숨쉬기가 재개된다.

운동 중 폐환기량이 증가할 때에 반사적으로 호흡률보다 호흡 깊이가 더 크게 증가함으로써 생기는 가치는 명백하다. 이것은 폐포 환기량을 상승시키는 가장 효율적인 수단이다. 1회 호흡량이 증가할 때에는 전체 증가량만큼 폐포 환기량이 상승하는 반면에, 호흡률 증가가 전적으로 폐포 환기량에 반영되어 증가하지 않는다. 호흡률이 증가할 때에는 각 호흡량의 일부는 사강 내외로 들어오고 나가야 하기 때문에 사강에 버려지는 공기량도 증가한다. 요구가 다양할 때, 환기량은 정상적으로 1회 호흡량과 호흡률에 맞춰지는 것이 에너지 비용 측면에서 가장 효율적으로 그 요구에 대처하는 것이다.

12.3 기체교환

호흡의 목적은 신선한 산소(O_2)를 혈액이 취하도록 공급해 주고, 혈액으로부터 이산화탄소(CO_2)를 넘겨받아서 제거하는데 있다. 혈액은 폐와 조직 사이에서 O_2와 CO_2를 운송하는 체계인데, 조직세포는 혈액으로부터 O_2를 추출해내고 CO_2를 내버린다.

기체는 분압기울기를 따라서 이동한다.

폐 모세혈관과 조직 모세혈관 수준에서 기체교환은 O_2와 CO_2의 분압기울기를 따라서 이동되는 단순 수동확산에 의한다. 이들 기체들의 이동에는 어떤 능동기작도 있지 않다. 이제 분압기울기가 무엇이고 어떻게 생기는지 알아보자.

분압 공기에는 여러 종류의 기체가 혼합되어 있다. 즉, 건조한 공기는 전형적으로 79%의 질소(N_2), 21%의 산소(O_2) 그리고 미량의 이산화탄소(CO_2), 수증기 및 그 밖의 기체들과 오염물들을 함유하고 있다. 이러한 기체들이 해수면에서의 대기압을 760 mmHg로 가하고 있는 것인데, 이 총 압력은 혼합물의 각 기체가 부분적으로 분담하는 압력의 합과 같다. 특정 기체에 의하여 나타나는 압력은 총 기체 혼합물에서 그 기체의 비율에 정비례한다. 각 기체 분자는 그 크기에 상관없이 같은 압력을 가한다. 예를 들면, N_2 분자는 O_2 분자와 같은 압력을 가한다. 공기의 79%가 N_2 분자이므로 대기압 760 mmHg의 79%인 600 mmHg가 N_2분자가 가하는 압력이다. 마찬가지로, O_2 분자는 대기의 21%를 차지하므로 대기압 760 mmHg의 21%인 160 mmHg가 O_2분자가 가하는 압력이다(● **그림 12-18**). 기체 혼합물 내에서 특정 기체가 독자적으로 가하는 개별 압력을 **분압(partial pressure)**이라고 하며, $P_{기체}$로 표현한다. 그래서 대기 중 공기에서 O_2 분압인 P_{O_2}는 정상적으로 160 mmHg이고, CO_2의 대기 중 분압인 P_{CO_2}는 0.23 mmHg로 작은 분압을 갖는다.

혈액이나 다른 체액에 용해되어 있는 기체도 역시 분압을 가진다. 액체 내 기체 분압이 클수록 더 많은 기체가 용해되어 있는 것이다.

분압기울기 모세혈관 혈액과 주변 구조물 간의 분압 차이를 **분압기울기(partial pressure gradient)**라고 한다. 폐포 공기와 폐 모세혈관 혈액 사이에는 분압기울기가 있으며, 체 모세혈관 혈액과 주변 조직 사이에도 분압기울기가 있다. 기체는 항상 분압기울기를 따라 분압이 높은 곳에서 낮은 곳으로 이동하는데, 이는 농도 기울기를 따라서 확산이 일어나는 것과 유사하다.

O_2는 분압기울기를 따라서 수동적으로 폐 혈액으로 들어가고 CO_2는 폐로 나간다.

폐포의 P_{O_2} 및 P_{CO_2} 정도를 먼저 알아본 다음, 폐포와 들어오는 폐 모세혈관 혈액 사이에서 두 기체를 움직이게 하는 분압기울기를 살펴보자.

폐포의 P_{O_2}와 P_{CO_2} 대기 공기를 흡기할 때 폐포 공기가 같은 조성을 가지고 있지는 않은데, 그 이유는 다음과 같다. 첫째, 대기 공기가 호흡로에 들어오자마자 습기 찬 호흡로에서 기체가 H_2O로 포화된다. 여타 다른 기체들처럼 수증기도 분압을 낸다. 분압

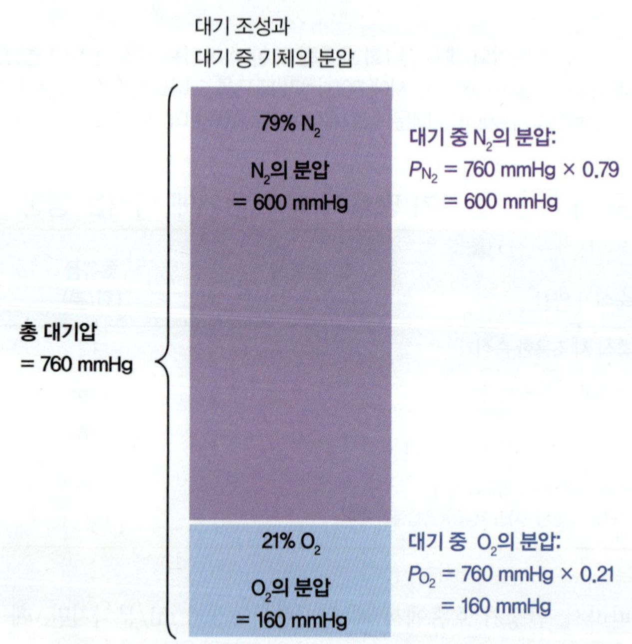

● **그림 12-18 분압의 개념.** 혼합 기체에서 각 기체의 분압은 총 압력에 기체 혼합물 중 그 기체의 구성비를 곱한 것과 같다.

의 총합이 총 대기압과 같기 때문에, 흡입되는 공기를 가습하면 분압이 희석되는 효과를 가진다. 둘째, 흡기된 신선한 공기(평균 용량은 1회 호흡량 500 ml 중 350 ml이다)가 앞선 호기 종료기에 폐에 남아 있던 많은 양의 오래된 공기(기능적 잔기용량으로 평균 2,200 ml)와 섞이기 때문에 폐포 P_{O_2}도 역시 대기 P_{CO_2}보다 낮다. 흡기 종료기 때에는 폐포 내 공기 중 13%만 신선한 공기이다. 가습과 폐포 공기의 낮은 회전율 때문에 평균 폐포 P_{O_2}는 100 mmHg이다. 반면, 대기 중 P_{O_2}는 160 mmHg이다.

폐포 P_{O_2}는 흡기 동안 신선한 공기가 도달하면 상승하고 호기 동안 하강하는 것이 당연해 보인다. 그러나 다음 두 가지 이유 때문에 변동 폭이 작다. 첫째, 매 호흡 시 총 폐포 공기 중 적은 부분만 교환된다. P_{O_2}가 높은 공기는 상대적으로 적은 양이 들어 와서 낮은 P_{O_2}를 가진 많은 양의 폐포 공기와 재빨리 섞인다. 따라서 흡기된 공기 속 O_2는 총 폐포 P_{O_2}를 약간 상승시키는데 그친다. 이 잠정적 P_{O_2}의 미량 상승조차도 다른 이유 때문에 사라진다. 산소는 분압기울기를 따라 계속해서 폐포에서 혈액으로 수동 확산하여 이동한다. 새로 흡기된 공기에서 폐포에 도달한 O_2가 단지 폐포 밖 폐 모세혈관으로 확산하는 O_2를 대체한다. 그러므로 폐포 P_{O_2}는 호흡 주기 내내 100 mmHg 정도에서 상대적으로 일정하게 남아있다. 폐 혈액의 P_{O_2}가 폐포 P_{O_2}와 평형을 이루기 때문에, 폐를 떠나는 혈액의 P_{O_2}도 이 수준으로서 상당히 일정한 편이다. 이렇게 하여 조직에 쓰이는 혈액의 O_2양은 호흡 주기 동안 별로 변하지 않는다.

이런 상황이 CO_2에는 반대로 존재한다. CO_2는 신체 조직에서 대사 폐기물로써 계속 만들어져 체 모세혈관 수준의 혈액에 일정하게 첨가된다. 폐 모세혈관에서 CO_2가 분압기울기를 따라 혈액에서 폐포로 확산하고 나면, 호기 중에 신체로부터 제거된다. O_2처럼 P_{CO_2}도 전체 호흡주기를 통하여 상당히 일정하지만 그 값이 40 mmHg로 낮다.

폐 모세혈관에 대한 P_{O_2}기울기와 P_{CO_2}기울기 혈액이 폐를 통과할 때, 분압기울기를 타고 혈액과 폐포 사이를 단순 확산에 의해 폐가 O_2를 취하고 CO_2는 내보낸다. 환기에 의해 폐포는 일정하게 O_2를 보충 받고 CO_2가 제거되어, 확산이 일어나는 적절한 기울기를 유지한다. 폐 모세혈관으로 들어가는 혈액은 체 정맥혈이 폐동맥을 통과하여 폐로 펌프된 것이다. 신체 조직으로부터 방금 돌아온 이 혈액은 상대적으로 O_2가 낮아서 P_{O_2}가 40 mmHg이며, 상대적으로 CO_2가 높아서 P_{CO_2}가 46 mmHg이다. 이 혈액이 폐 모세혈관을 통과할 때 폐포 공기에 노출된다(● **그림 12-19**). 폐포 P_{O_2}는 100 mmHg로서, 폐로 들어오는 혈액의 P_{O_2}인 40 mmHg보다 높기 때문에, O_2가 분압기울기를 따라 기울기가 더 이상 존재하지 않을 때까지 폐포에서 혈액으로 확산된다. 혈액이 폐 모세혈관을 떠날 때 혈액의 P_{O_2}는 폐포의 P_{O_2}와 같은 100 mmHg가 된다.

CO_2에 의한 분압기울기는 반대 방향이다. 즉, 폐 모세혈관으로 들어오는 혈액은 P_{CO_2}가 46 mmHg이지만, 폐포 혈액의 P_{CO_2}는 40 mmHg일 뿐이다. CO_2가 혈액에서 폐포로 확산되어서 혈액의 P_{CO_2}가 폐포의 P_{CO_2}와 평형을 이루게 된다. 따라서 폐 모세혈관을 떠나는 혈액은 40 mmHg의 P_{CO_2}를 가진다. 폐를 떠난 후, 혈액은 P_{O_2}가 100 mmHg이고 P_{CO_2}가 40 mmHg인데, 심장으로 되돌아간 다음 체 동맥혈로서 신체 조직으로 펌프되어 나간다.

조직에서 폐로 돌아오는 혈액은 아직도 O_2(체 정맥혈의 P_{O_2} = 40 mmHg)를 보유하며, 폐를 떠나는 혈액은 아직도 CO_2(체 동맥혈의 P_{CO_2} = 40mmHg)를 보유하고 있음을 유의하라. 조직으로 정상적으로 보내주는 이상으로 혈액에 운반되는 O_2를 즉시 쓸 수 있는 예비 O_2라고 하며, 이는 조직 세포의 산소 요구가 증가할 때마다 조직세포가 이용할 수 있다. 폐를 통과했는데도 불구하고 혈액에 남아 있는 CO_2는 탄산을 생성하기 때문에 신체의 산-염기 평형에서 중요한 역할을 한다. 동맥의 P_{CO_2}는 호흡을 촉진하기 때문에 더욱 중요한데, 이에 관한 것은 뒤에 설명한다.

폐가 취하는 O_2양은 조직이 추출해서 쓰는 양과 같다. 조직이 보다 능동적 대사를 많이 할 때(예, 운동할 때), 조직이 혈액으로부터 더 많은 혈액을 추출하므로 체 정맥 P_{O_2}가 40 mmHg 아래로(예, P_{O_2}가 30 mmHg) 감소한다. 이 혈액이 폐로 돌아오면, 새로 들어 온 혈액과 폐포 공기 사이에는 정상 P_{O_2} 기울기보다 더 큰 기울기가 존재한다. 폐포와 혈액 사이의 P_{O_2} 차이가 정상 조건에서는 60 mmHg(100 mmHg의 폐포 P_{O_2}와 40 mmHg의 혈액 P_{O_2})인데, 이 조건에서는 70 mmHg(100 mmHg의 폐포 P_{O_2}와 30 mmHg의 혈액 P_{O_2})이다. 그러므로 더 큰 분압기울기를 따라 좀 더 많은 O_2가 혈액 P_{O_2}와 폐포 P_{O_2}가 같아질 때까지 폐포에서 혈액으로 확산한다. 혈액으로의 O_2의 부가적 이동이 증가된 O_2 소모량을 채워주므로, O_2 소모가 증가할 때조차도 O_2 흡수율이 O_2 소모율을 맞추게 된다. 분압기울기 때문에 폐포에서 혈액으로 더 많은 O_2가 확산할 때, 대기에서 O_2가 폐포로 더 신속하게 들어가서 혈액으로 확산되어 나가는 O_2를 채워주도록 환기가 촉진된다. 혈액에서 폐포로 내보내는 CO_2양은 조직에서 치워지는 양과 일치한다.

분압기울기 외의 다른 요인들도 기체 이동속도에 영향을 준다.

분압기울기가 기체의 확산을 결정하는 유일한 요인인 것처럼 폐포와 혈액 간 O_2와 CO_2의 확산에 대하여 설명하였다. 확산에 대한 **픽(Fick)**의 법칙에 따르면 한 겹의 조직을 통한 기체 확산 속도는 표면적과 기체가 확산되어 통과하는 막의 두께에 의존적이다. 즉, 표면적 감소에 따라 확산 속도가 감소하고, 두께 증가에 따라 확산 속도가 감소한다. 안정기의 건강한 폐에서 다른 요인들은 상대적으로 일정하다. 그러므로 정상 기체교환 속도는 혈액과 폐포 간 분압기울기의 변화에 의하여 주로 결정된다.

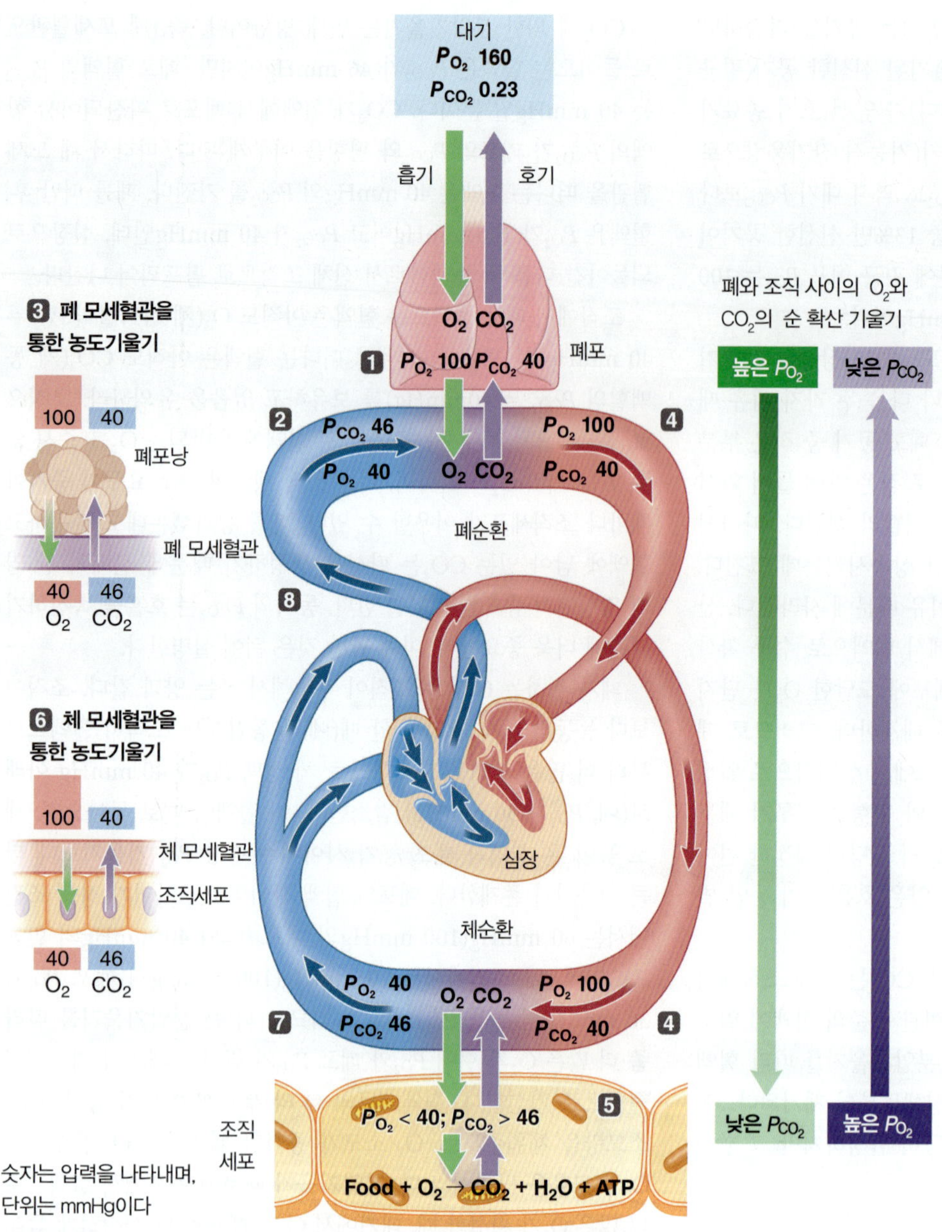

1 폐포의 P_{O_2}는 상대적으로 높고, 폐포의 P_{CO_2}는 상대적으로 낮게 남는다. 왜냐하면 매 호흡 시에 폐포 공기의 일부만 대기의 신선한 공기와 교환되기 때문이다.

2 반대로, 폐로 들어가는 체 정맥혈은 O_2가 상대적으로 낮고 CO_2가 높다. 왜냐하면, 체 모세혈관 수준에서 O_2를 주고 CO_2를 취하기 때문이다.

3 폐포 공기와 폐 모세혈관의 혈액 사이에 생긴 분압기울기는 O_2를 혈액 속으로, 그리고 CO_2를 혈액 밖으로 수동확산하도록 유도하는데, 혈액과 폐포의 분압이 같아질 때까지 확산하게 한다.

4 그래서 폐를 떠나는 혈액은 상대적으로 O_2가 높고 CO_2가 낮다. 폐를 떠날 때와 같은 혈액-기체 조성을 가지고 조직에 도달한다.

5 O_2-소모 중이고, CO_2-생성 중인 조직세포에서, O_2 분압은 상대적으로 낮고 CO_2 분압은 상대적으로 높다.

6 결과적으로, 조직세포에서 기체교환을 위한 분압기울기는 O_2가 혈액에서 세포로 수동 이동하도록 도와서, 세포의 대사 요구를 지원한다. 동시에 CO_2가 혈액으로 옮겨지도록 돕는다.

7 조직세포와 평형이 된 다음에 혈액이 조직을 떠나므로, 그 혈액은 상대적으로 낮은 O_2와 높은 CO_2를 가진다.

8 그 다음 혈액은 폐로 돌아가서 다시 O_2를 채우고 CO_2를 비운다.

● **그림 12-19 분압기울기로 인한 폐 모세혈관 및 체 모세혈관에서 O_2와 CO_2 교환.**

임상기록

그러나 몇몇 병리적 상황 때문에 폐 표면적이 상당히 감소하고 따라서 기체교환 속도가 감소할 수 있다. 가장 주목할 만한 예가 **폐기종**(emphysema)인데, 이 경우 폐포 벽이 많이 상실되어, 방의 크기는 커지고 개수는 줄어서 표면적이 감소한다(● **그림 12-20**).

공기와 혈액을 분리하는 장벽의 두께가 병적으로 증가하면 기체교환이 적절히 일어나지 않는데, 다음 경우에 두께가 증가한다: (1) **폐부종**(pulmonary edema)인 경우에 폐포와 폐 모세혈관 사이에 간질액이 과잉 축적되는데, 이는 폐 염증이나 심장 좌측의 충혈성 심부전에 기인한다(p. 290 참조); (2) **폐섬유증**(pulmonary fibrosis)인 경우는 어떤 만성 자극원에 대한 반응으로서 섬세한 폐 조직이 두꺼운 섬유성 조직으로 대체된다; (3) **폐렴**(pneumonia)은 폐포 내 혹은 주변에 염증성 체액이 축적되는 것이다.

체 모세혈관을 통한 기체교환도 분압기울기를 따라서 일어난다.

폐 모세혈관에서 일어나는 것처럼, 체 모세혈관 혈액과 조직 세포 사이에서 O_2와 CO_2가 분압기울기를 따라 단순 수동 확산하여 이동한다(● **그림 12-19**). 체 모세혈관에 도달한 동맥혈은 기본적으로 폐정맥을 통해 폐를 떠나는 혈액과 동일한 것이다. 전체 순환계에서 두 곳에서만 기체교환이 일어나는데 폐 모세혈관과 체 모세혈관이 그곳이다. 동맥 P_{O_2}는 100 mmHg이고 동맥 P_{CO_2}는

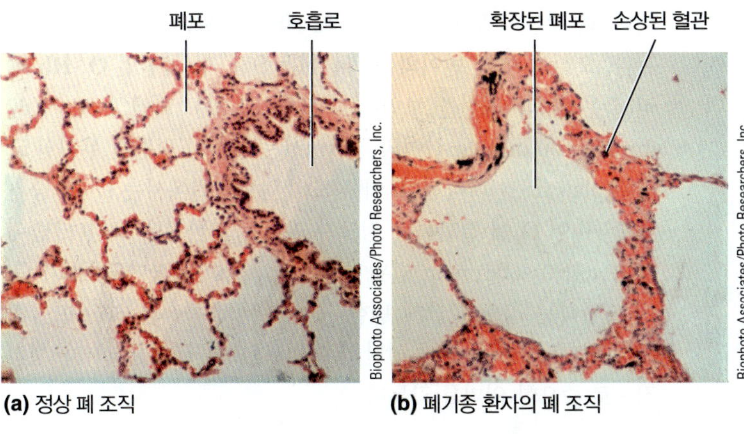

● **그림 12-20 정상과 폐기종의 폐 조직 비교.** (a) 가장 작고 빈 공간들이 정상 폐의 폐포 강이다. (b) 폐기종 폐에서는 폐포 벽이 상실되어 더 커진 폐포가 드문드문 방을 이루는 것에 주목하라.

40mmHg로서, 폐포의 P_{O_2} 및 P_{CO_2}와 같다.

체 모세혈관에 대한 P_{O_2} 기울기와 P_{CO_2} 기울기 세포는 산화적 대사를 통하여 일정하게 O_2를 소모하고, CO_2를 생산한다. 세포의 P_{O_2}와 P_{CO_2} 값은 세포 대사활성 수준에 따라 변이가 심함에도 불구하고 평균적으로 P_{O_2}는 40 mmHg이고, P_{CO_2}는 46 mmHg이다. 산소는 분압기울기를 따라 들어오는데, 체 모세혈관 혈액(P_{O_2} = 100 mmHg)에서 주변 세포(P_{CO_2} = 40 mmHg)로 단순 확산하여 이동함으로써 평형에 도달한다. 그러므로 체 모세혈관을 떠나는 정맥혈의 P_{O_2}는 조직의 P_{O_2}와 같이 평균 40 mmHg이다.

CO_2는 반대 상황에 놓인다. CO_2는 계속되는 CO_2 생산에 의해 생긴 분압기울기를 따라서 세포(P_{CO_2} = 46 mmHg) 밖으로 신속히 확산하여 모세혈관 혈액(P_{CO_2} = 40 mmHg)으로 들어간다. CO_2의 이동은 혈액 P_{CO_2}가 조직 P_{CO_2}와 같아질 때까지 일어난다.[1] 따라서 체 모세혈관을 떠나는 혈액은 평균 P_{CO_2}가 46 mmHg이다. 이 체 정맥혈은 O_2 함량(P_{O_2} = 40 mmHg)이 상대적으로 낮고, CO_2 함량(P_{CO_2} = 46 mmHg)은 상대적으로 높은데, 이 혈액이 심장으로 돌아갔다가 심장주기에 따라 폐로 펌프된다.

조직의 대사활동이 활발할수록 세포 내 P_{O_2}는 낮아지고, 세포 내 P_{CO_2}는 높아진다. 혈액-세포 간 분압기울기가 클수록 더 많은 O_2가 혈액에서 조직으로 확산하고, 더 많은 CO_2가 반대 방향으로 이동하여서, 혈액의 P_{O_2} 및 P_{CO_2}가 주변세포와 평형을 이루게 된다. 그러므로 세포로 이동하는 O_2양과 세포로부터 나오는 CO_2 양은 둘 다 세포의 대사속도에 의존적이다.

[1] 실제로, 체 혈액 내 기체의 분압은 조직 P_{O_2} 및 P_{CO_2}와 완전히 평형을 이루지 않는다. 세포가 계속 O_2를 소모하고, CO_2를 생산하기 때문에 P_{O_2}가 체 모세혈관을 떠나가는 혈액이 들어오는 P_{O_2} 보다 약간 낮다. 그리고 조직 P_{CO_2}는 체 정맥의 P_{CO_2}보다 약간 높다.

폐포와 조직 간 O_2와 CO_2의 순 확산 O_2의 순 확산(net diffusion)은 먼저 폐포와 혈액 사이에서 일어난 후 혈액과 조직 사이에서 일어나는데, 이는 폐포 환기에 의하여 신선한 폐포 O_2가 계속해서 보충되며, 세포에서 O_2를 지속적으로 소모하기 때문에 생기는 O_2 분압에 의하여 일어나는 것이다. CO_2의 순 확산은 반대방향으로 일어난다. 즉, 먼저 조직과 혈액사이에서 일어난 다음, 혈액과 폐포 사이에서 일어나며, 이는 폐포 환기 과정을 통하여 신선한 폐포 CO_2가 계속해서 제거되며, 세포에서 CO_2를 지속적으로 생성하기 때문에 생기는 CO_2분압에 의하여 일어나는 것이다(● **그림 12-19**).

이제부터 O_2와 CO_2가 폐포와 조직 사이의 혈액에서 어떻게 운반되는지 알아보자.

12.4 기체운반

폐에서 혈액이 취하는 산소는 세포가 쓸 수 있게 조직으로 운반되어야 한다. 반대로, 세포수준에서 생산된 CO_2는 폐기되기 위하여 폐로 운반되어야 한다.

혈액에 있는 대부분의 O_2는 헤모글로빈에 결합되어 운반된다.

산소는 물리적으로 용해된 것과 헤모글로빈에 화학적으로 결합된 것의 두 가지 형태로 혈액에 존재한다(▲ **표 12-3**).

물리적으로 용해된 O_2 O_2는 체액에 잘 용해되지 않으므로, 소량의 O_2만 혈장의 물에 용해되어 있다. 용해량은 혈액의 P_{O_2}에 직접적으로 비례하므로 P_{O_2}가 높을수록 더 많은 O_2가 녹는다. 정상 동맥 P_{O_2}인 100 mmHg 하에서 1 L의 혈액에 3 ml의 O_2만 녹을 수 있다. 따라서 5 L/분의 정상 폐 혈류에서 분당 15 ml의 O_2가 용해할 수 있다. 휴식 조건 하에서도, 세포는 평균적으로 분당 250 ml의 O_2를 소모한다. 그리고 격렬한 운동 중에는 산소 소모가 25배까지 증가한다. O_2가 용해된 형태로만 운반된다면, 조직에 산소를 배달하기 위하여 휴식 중에도, 심박출량이 83.3 L/분은 되어야 한다. 분명히 O_2를 조직으로 운반하기 위한 또 다른 기작이 있어야 하는데, 그것이 헤모글로빈(hemoglobin, Hb)이다. 혈

▲ **표 12-3 혈액 내 기체 운반의 방법**

기체	혈액 내 운반 방법	이 방법으로 운반되는 퍼센트(%)
O_2	물리적 용해	1.5
	헤모글로빈에 결합	98.5
CO_2	물리적 용해	10
	헤모글로빈에 결합	30
	중탄산이온(HCO_3^-) 형태로	60

액 내 산소의 1.5%만이 용해된 형태이고 나머지 98.5%는 헤모글로빈과 결합되어 운반된다. **헤모글로빈에 결합된 산소는 혈액의 P_{O_2}에 기여하지 않는다;** 그러므로 혈액 P_{O_2}는 혈액의 총 O_2함량의 척도가 아니고 O_2 중 용해된 부분에 대한 척도라 할 수 있다.

헤모글로빈에 결합된 O_2 헤모글로빈은 철을 함유한 단백질 분자로서 적혈구 내에 있는데, O_2와 느슨하고 가역적인 결합을 한다(p. 341 참조). O_2와 결합하지 않으면 **환원형 Hb (reduced Hb)** 혹은 **데옥시헤모글로빈(deoxyhemoglobin)**이라 하고, O_2와 결합하면 **산소헤모글로빈(oxyhemoglobin, Hb-O_2)**이라 한다.

$$\underset{(\text{환원된-Hb})}{Hb} + O_2 \rightleftharpoons \underset{(\text{산소헤모글로빈})}{HbO_2}$$

O_2 운반에 관한 Hb의 역할에 대하여 다음과 같은 몇 가지 질문에 대한 답이 요구된다. O_2와 Hb이 서로 결합할지 해리할지를 결정하는 요인은 무엇인가? Hb이 폐에서는 O_2와 결합하고, 조직에서는 O_2를 방출하는 이유는 무엇인가? Hb이 어떻게 조직의 활성에 맞추어서 O_2 방출량을 조절할 수 있는가? O_2의 98.5%가 Hb에 결합되어 있어서 혈액의 P_{O_2}에 기여하지 않는다면, 어떻게 O_2 분압기울기를 혈액과 주변 조직 사이에서 O_2 이동을 어떻게 설명할 수 있는가?

P_{O_2}는 헤모글로빈 포화도를 결정하는 일차적 요인이다.

헤모글로빈(Hb)의 헴(heme) 부분 내에는 철 원자가 4개 있는데, 각각의 철 원자가 O_2분자 한 개씩과 결합하므로, Hb 한 분자는 O_2 네 분자를 운반할 수 있다. 모든 Hb이 최대한 O_2를 운반할 때 완전히 포화되었다고 하는데, **% Hb 포화도(% Hb saturation)**는 Hb이 O_2와 결합한 정도에 대한 척도로서 0~100%까지 다양하다.

% Hb 포화도를 결정하는 가장 중요한 요인은 혈액의 P_{O_2}인데, 이는 물리적으로 혈액에 용해되어 있는 O_2농도와 관련된다. **질량작용의 법칙(law of mass action)**에 따르면, 가역적 반응에 참여하는 한 물질의 농도가 증가하면 반대 방향의 반응이 촉진된다. 반대로 한 물질의 농도가 감소하면, 그 반응은 정방향으로 촉진된다. 이 법칙을 Hb와 O_2의 가역반응($Hb + O_2 \rightleftharpoons HbO_2$)에 적용하면, 폐 모세혈관에서 보듯이 혈액의 P_{O_2}가 증가할 때, 반응은 반응식의 오른쪽 방향으로 쏠려서 HbO_2 형성이 증가할 것이다(% Hb 포화도의 증가). 체 모세혈관에서 보듯이 혈액의 P_{O_2}가 감소할 때의 반응은 반응식의 왼쪽 방향으로 쏠리므로, HbO_2가 해리하여 Hb에서 O_2가 방출될 것이다(% Hb포화도의 감소). 따라서 폐와 그 외 조직 간의 P_{O_2} 차이 때문에, 환기가 일어나서 계속적으로 신선한 O_2를 공급받는 폐에서는 Hb이 자동적으로 O_2를 싣고, 일정하게 O_2를 써버리는 조직에서는 Hb이 O_2를 부려놓는다.

O_2-Hb 해리곡선 혈액의 P_{O_2}와 % Hb 포화도 사이의 상관관계는 직선적이 아닌데, 그것이 바로 생리적으로 매우 중요한 점이다. 즉 분압이 두 배가 되어도 % Hb 포화도는 두 배가 되지 않는다. 오히려 이들 변이의 상관관계는 S자-형 곡선인 **O_2-Hb 해리(혹은 포화) 곡선**을 보인다(● **그림 12-21**). 혈액의 P_{O_2}가 60 mmHg-100 mmHg 사이의 상단에서는 곡선이 평평한 부위인 고평부(plateau)를 나타낸다. 이 정도의 압력범위에서는 P_{O_2}가 증가해도 Hb이 O_2에 결합하는 정도가 약간 증가하는데 그친다. 반대로, P_{O_2}가 0~60mmHg 범위에서는 P_{O_2} 변화가 작아도 Hb가 O_2에 결합하는 정도가 크게 변한다(이 부분의 곡선은 하단의 급경사로 나타남). 곡선에서 상단의 고원부와 하단의 급경사가 생리적으로 중요한 의미를 갖는다.

O_2-Hb 곡선에 고원부의 중요성 곡선의 고원부는 O_2와 흡착된 Hb을 함유한 폐 모세혈관 혈액의 P_{O_2} 범위이다. 폐를 떠나는 체 동맥의 혈액은 폐포 P_{O_2}와 평형을 이루는데, 그 P_{O_2}가 100 mmHg인 것이 정상이다. O_2-Hb 곡선을 보면, 혈액 P_{O_2}가 100

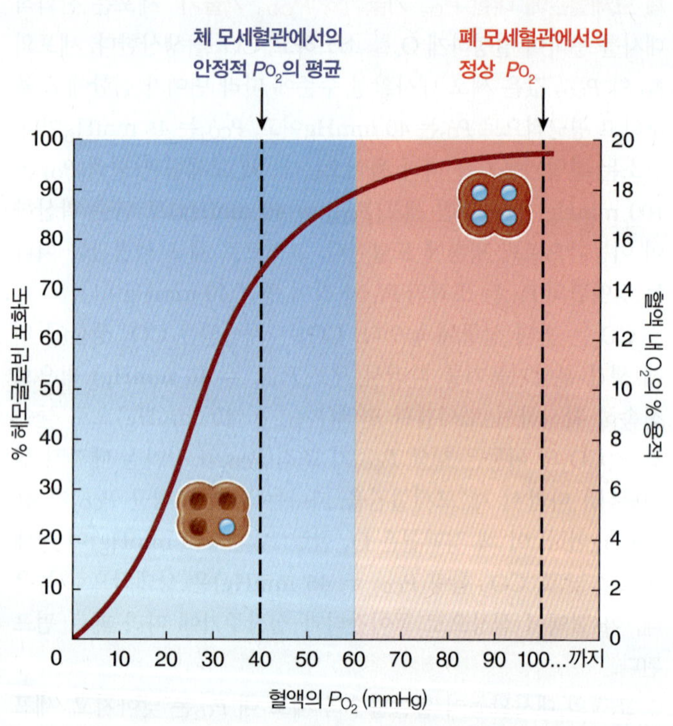

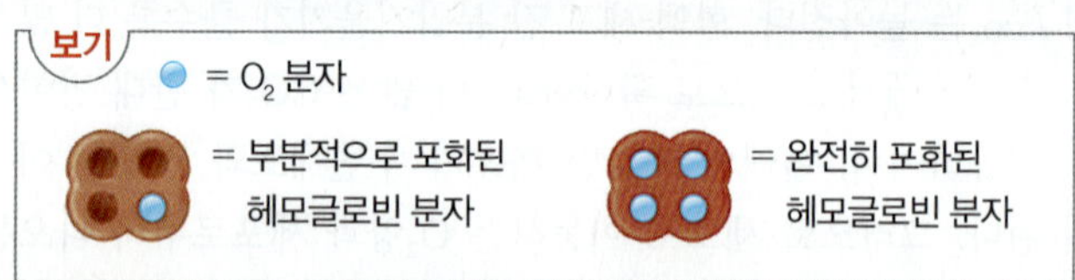

● **그림 12-21 산소-헤모글로빈(O_2–Hb) 해리(포화)곡선.** 헤모글로빈 포화도(그래프의 좌측 눈금)는 혈액의 P_{O_2}에 의존적이다. 두 변수 사이의 관계는 S자 곡선을 보이는데, 혈액의 P_{O_2}가 0~60 mmHg 사이에서 경사를 보이다가 P_{O_2}가 60~100 mmHg 사이에서 고원부가 나타난다. 혈액의 P_{O_2}가 헤모글로빈에 흡착한 O_2량에 미치는 영향을 표현하는 다른 방법은 혈액 내 O_2의 % 용적 (혈액 100ml 당 헤모글로빈에 흡착된 O_2의 ml 용적)이다. 그 관계는 그래프의 우측 눈금이 보여준다.

mmHg일 때 Hb이 97.5% 포화되어 있음을 주목하라. 이는 체 동맥혈의 Hb은 거의 포화되어 있음을 말해준다.

폐포 P_{O_2}(결과적으로 동맥 P_{O_2})가 정상 이하로 떨어진다고 해도 P_{O_2}가 60 mmHg 이하로 떨어지지 않으면, 혈액에 의하여 운반되는 O_2의 총량은 별로 감소하지 않는데, 이는 이 부위가 곡선의 고원부에 속하는 영역이기 때문이다. 만약 동맥 P_{O_2}가 100 mmHg에서 60 mmHg로 40% 감소한다면, 용해된 O_2의 양은 P_{O_2}를 그대로 반영하기 때문에 그 양이 40% 감소할 것이다. 그러나 % Hb 포화율는 여전히 높은 수준인 90%이다. 따라서 혈액 내 총 O_2 함유량은 P_{O_2}가 40% 감소하는데도 불구하고 별로 감소하지 않는다. 이는 Hb이 아직도 거의 포화된 수준의 O_2를 싣고 있으며, 운반되는 O_2의 대분분은 용해되었던 것이 아니고 Hb에 실려 있던 것이기 때문이다. 따라서 순수 O_2를 호흡해서 혈액의 P_{O_2}가 엄청나게 증가했다고 할지라도(예, 600 mmHg까지), 혈액에 부가되는 O_2는 거의 없음을 나타낸다. 추가적으로 용해되는 O_2는 소량이지만, % Hb 포화율은 단지 2.5% 증가하여 최대치(100% 포화)에 달할 수 있다. 그러므로 60~600 mmHg 이상의 P_{O_2} 범위에서는 Hb에 의하여 취해지는 O_2의 양이 10% 차이 밖에 나지 않는다. 그러므로 O_2−Hb 곡선의 고원부는 혈액의 O_2 운반능에 안전 범위를 제공한다.

임상기록 환기 부족이나 기체교환 결함이 동반되는 폐질환 및 폐로 가는 혈류 부족을 초래하는 순환계 질환 때문에 동맥의 P_{O_2}가 감소할 수 있다. 다음과 같은 조건인 경우, 건강한 사람에서도 동맥의 P_{O_2}가 감소할 수 있다: (1) 고도가 높은 곳 즉, 총 대기압과 흡기의 산소 분압이 감소하는 지역에서, 또는 (2) O_2-결핍성 환경에서 그렇다. 그러나 동맥 P_{O_2}가 병적 조건이나 비정상적 환경 등으로 인하여 크게 떨어지지(60 mmHg 이하로) 않는다면, 여전히 조직에 정상 수준 근처의 O_2량을 운반할 수 있다.

O_2−Hb 곡선의 가파른 기울기 부분의 의미 곡선에서 0~60 mmHg 사이의 가파른 기울기 부분은 체 모세혈관에서 혈액의 P_{O_2} 범위이다. 그 범위에서 Hb는 O_2를 내놓는다. 체 모세혈관에서는 혈액의 P_{O_2}는 40 mmHg인 주변 조직세포와 평형을 이룬다. ● **그림 12-21**에서 P_{O_2}가 40 mmHg일 때 % Hb 포화도는 75%임을 주목하라. P_{O_2}가 100 mmHg(97.5% Hb 포화도)인 상황 하에서 혈액이 조직 모세혈관에 도착한다. P_{O_2}가 40 mmHg 하에서는 체 모세혈관의 Hb은 75% 포화될 뿐이다. 거의 25%가 해리해서 환원형-Hb과 O_2가 되어야한다. 이 방출된 O_2는 분압기울기를 따라서 적혈구에서 혈장과 간질액을 통과한 후 조직 세포로 자유롭게 확산한다.

폐로 돌아온 정맥혈의 Hb가 아직도 75% 포화인 것이 정상이다. 만약 조직세포가 대사활동을 좀 더 능동적으로 수행한다면, 세포들이 O_2를 더 신속하게 소모하기 때문에, 체 모세혈관 혈액의 P_{O_2}는 감소한다(예를 들어, 40 mmHg에서 20 mmHg로). 곡선에서 이와 같이 20 mmHg 떨어지면, % Hb 포화도가 75%에서 30%로 감소한다. 즉, 정상보다 45%이상의 HbO_2에서 O_2가 방출되어 조직에서 쓰이게 되는 것이다. 체 모세혈관에서 P_{O_2}가 100 mmHg에서 40 mmHg으로 감소될 때(감소폭이 60 mmHg) 때에 약 25%의 HbO_2가 O_2를 내려놓는다. 비교해 본다면, P_{O_2}가 추가적으로 20 mmHg만 더 감소할 뿐인데 45%의 HbO_2가 O_2를 내놓는다. 왜냐하면 이 범위의 O_2 분압이 곡선의 가파른 기울기 부분에서 작용하기 때문이다. 이 범위에서는 체 모세혈관의 P_{O_2}의 작은 감소만으로도 자동적으로 많은 양의 O_2를 만들어낼 수 있기 때문에, 보다 능동적으로 대사를 수행 중인 조직의 산소 요구에 즉각적으로 대처할 수 있다. 격렬한 운동 중에는 대사 중인 세포에 능동적으로 O_2를 내놓는 Hb이 85%에 달한다. 이와 같이 보다 철저히 혈액의 O_2를 추출해낼 뿐 아니라, 순환계와 호흡계를 조정하여 활동적인 조직에 산소-함유 혈액의 유속을 증가시키는데, 이를 통하여 더 많은 O_2를 운동 중인 근육과 같이 능동적으로 대사활동 중인 세포에 공급된다.

헤모글로빈은 폐포와 조직 수준에서 O_2의 순 운반을 촉진한다.

우리는 아직도 기체교환에서의 Hb의 역할에 대하여 알아보지 못했다. 혈액의 P_{O_2}는 전적으로 용해된 O_2의 농도에 의존하기 때문에, 앞에서 O_2가 P_{O_2} 기울기에 의하여 폐포에서 혈액으로 이동하는 것에 대하여 논할 때 Hb에 결합된 O_2는 무시했었다. 그러나 Hb이 많은 양의 O_2을 이동시키는데 결정적 역할을 하는데, 이는 혈액의 P_{O_2}가 주변 조직과 평형이 될 때까지 일어나는 것이다 (● **그림 12-22**).

폐포 수준에서 헤모글로빈의 역할 헤모글로빈은 O_2의 저장고로 작용한다. 즉, O_2가 폐포에서 혈액으로 들어오자마자 용액에서 O_2를 제거한다. 용해된 O_2만이 P_{O_2}에 기여하므로 Hb에 결합된 O_2는 혈액 P_{O_2}에 기여할 수 없다. 체 정맥혈이 폐 모세혈관으로 들어갈 때, 정맥혈 P_{O_2}가 폐포 P_{O_2}보다 상당히 낮기 때문에, O_2가 즉시 혈액으로 확산하고 따라서 혈액 P_{O_2}가 상승한다. 혈액 P_{O_2}가 상승하자마자, O_2와 결합된 Hb의 %가 같이 증가한다(이는 O_2−Hb 곡선에서 알 수 있음). 결과적으로, 혈액으로 확산된 O_2의 대부분은 Hb과 결합해서 더 이상 혈액 P_{O_2}에 기여하지 않는다. O_2가 Hb에 결합함으로써 제거될 때, 혈액의 총 O_2의 양은 실제로 증가하였는데도 불구하고, 혈액의 P_{O_2}는 혈액이 폐로 들어왔던 때와 거의 같은 수준으로 떨어진다. 혈액의 P_{O_2}가 또다시 폐포의 P_{O_2}보다 상당히 낮기 때문에, 더 많은 O_2가 폐포에서 혈액으로 확산되며 이는 Hb에 의하여 또 제거된다.

우리가 이 과정을 단계적으로 생각해보더라도, 폐포에서 혈액으로의 O_2의 순 이동은 특정 P_{O_2} 하에서 Hb이 가능한 한 O_2로 포화될 때까지 계속해서 일어난다. 즉, 100 mmHg의 정상 P_{O_2}에서 Hb이 97.5% 포화되어 있으므로, O_2가 제거되더라도, P_{O_2}를 낮게 만들어 분압기울기를 오래 지속시킴으로써, O_2가 혈액으로 대량 순 이동할 수 있게 해 준다. Hb이 더 이상 O_2를 저장할 수

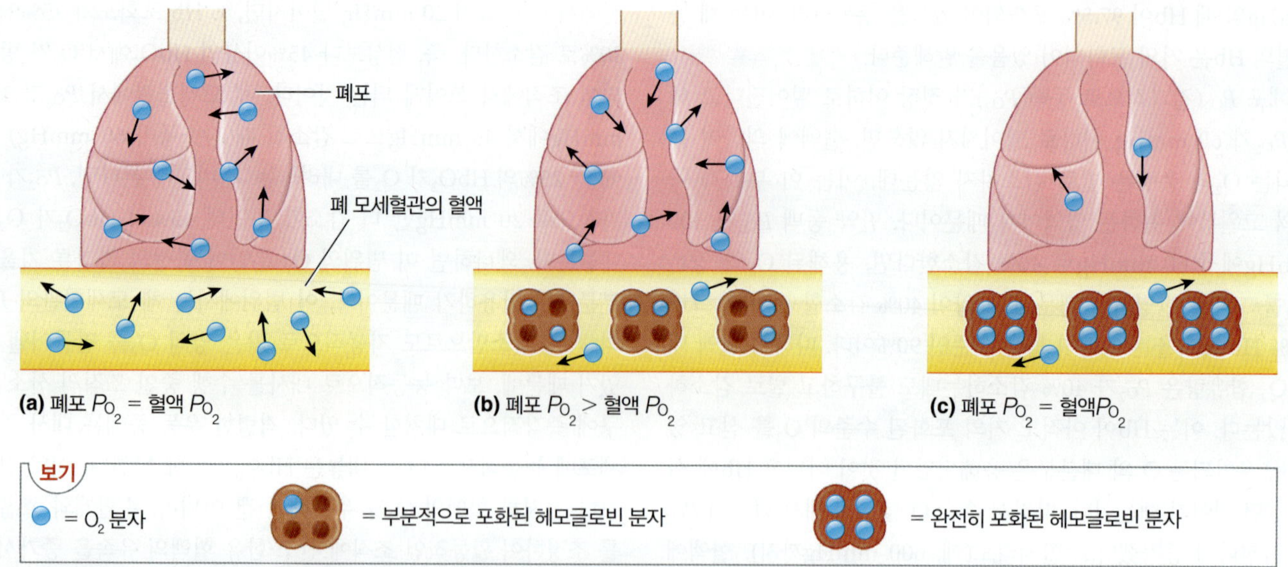

● **그림 12-22 헤모글로빈은 P_{O_2}를 낮게 유지하기 위한 저장고로 작용함으로써 O_2 이동을 용이하게 함.** (a) 혈액에 헤모글로빈이 없다고 가정하면, 폐포의 P_{O_2}와 폐 모세혈관 혈액의 P_{O_2}는 동일하다. (b) 헤모글로빈을 폐 모세혈관 혈액에 첨가하였다. Hb이 O_2를 흡착하기 시작하면서 용액에서 O_2가 제거된다. 혈액 내에 O_2 분자 총수가 (a) 경우와 같은데도 불구하고, 용해된 O_2만 혈액 P_{O_2}에 기여하므로, 혈액 P_{O_2}는 폐포 P_{O_2}보다 떨어진다. 용해된 O_2의 일부를 빨아들임으로써, Hb은 좀 더 많은 O_2가 분압기울기를 타고 폐포에서 혈액으로 확산되기 쉽게 한다. (c) 헤모글로빈은 O_2에 의해 완전히 포화되고, 폐포와 혈액의 P_{O_2}는 다시 평형을 이룬다. Hb의 부재 시에 혈액 P_{O_2}가 폐포 P_{O_2}와 같은 것을 보여주는 (a) 경우보다 혈액 내의 총 O_2 함량이 훨씬 많은데도 불구하고, 용해된 O_2에 기인한 혈액 P_{O_2}는 폐포 P_{O_2}와 같다.

없을 때(그 P_{O_2} 하에서 Hb이 최대로 포화된 때)가 되어야, 혈액으로 이동한 O_2가 모두 용해하여 P_{O_2}에 직접 기여한다. 이제 혈액 P_{O_2}는 신속하게 폐포 P_{O_2}와 평형을 이루고 더 이상의 O_2 이동을 멈추게 된다. 그러나 Hb가 이미 가능한 최대치까지 O_2를 싣고 난 후에야, 이 지점에 도달한다. 혈액의 P_{O_2}가 일단 폐포 P_{O_2}와 평형을 이루면, 이동한 O_2의 총량이 많던지 적던지 상관없이 더 이상의 O_2 이동이 일어나지 않는다.

조직 수준에서 헤모글로빈의 역할 조직 수준에서는 반대 상황이 일어난다. 체 모세혈관으로 들어오는 혈액의 P_{O_2}는 주변 조직의 P_{O_2}보다 상당히 높기 때문에, O_2가 즉시 혈액에서 조직으로 확산해서 혈액의 P_{O_2}를 낮춘다. 혈액의 P_{O_2}가 떨어지면 % Hb 포화도가 감소하기 때문에 Hb는 저장 중인 O_2 일부를 내놓아야만 한다. Hb에서 O_2가 방출되어 혈액에 용해될 때, 혈액 P_{O_2}는 증가하고 주변 조직의 P_{O_2}를 또 다시 넘어선다. 혈액 내 O_2 총량은 이미 떨어졌는데도 불구하고, 이는 O_2가 혈액 밖으로 더 많이 이동하도록 해준다. Hb가 더 이상 O_2를 용액으로 내놓지 못할 때에만 (즉, Hb이 체 모세혈관에서의 P_{O_2}가 허용하는 최대치까지 내놓았을 때), 혈액의 P_{O_2}는 떨어진다. 이 때에서야 O_2 이동이 멈춰진다. Hb은 많은 양의 O_2를 저장하는데, 그 O_2는 체 모세혈관 수준에서 P_{O_2}가 약간만 감소해도 떨어져 나오기 때문에, Hb이 없을 때보다 Hb이 있을 때에 엄청나게 더 많은 O_2를 이동할 수 있다.

따라서 Hb은 혈액이 폐에서 취하고, 조직에서 내려놓는 O_2의 총량에 매우 중요한 역할을 수행한다. 만약 심한 빈혈 환자에서 보듯이(p. 343 참조), Hb이 정상의 절반으로 떨어진다면, 동맥 P_{O_2}가 100 mmHg(Hb 포화도가 97.5%)로서 정상이라 할지라도 O_2-운반력이 50%로 감소한다. 이처럼 Hb이 얼마나 많은 O_2를 폐에서 취하고 조직에 제공해야하는지를 결정하는데 있어서, 포화될 수 있는 Hb의 양이 얼마나 중요한지를 말해준다고 하겠다.

조직 수준의 요인들이 헤모글로빈에서 O_2의 방출을 촉진한다.

% Hb 포화도를 결정하는 주된 요인이 혈액의 P_{O_2}라 할지라도, 그 밖의 요인들도 Hb과 O_2 간의 친화력(결합의 강도)에 영향을 끼치므로 O_2-Hb 곡선의 위치를 변경시킬 수 있다. (즉, 주어진 P_{O_2}에서 % Hb 포화도가 변할 수 있다.) 이와 같은 요인들에는 CO_2, 산도, 온도 및 2,3-bisphosphoglycerate(2,3-BPG)이 있다. 이미 친숙해진 O_2-Hb 해리곡선(● **그림 12-21**)은 정상적인 동맥 CO_2와 산도, 정상 체온 그리고 정상 2,3-BPG 농도 하에서의 전형적 곡선이다.

CO_2가 % Hb 포화도에 미치는 영향 P_{O_2}가 증가하면 O_2-Hb 곡선이 오른쪽으로 이동한다(● **그림 12-23**). % Hb 포화도는 여전히 P_{O_2}에 의존하지만, 어떤 주어진 P_{O_2}에서는 산소와 Hb이 덜 결합한다. 이 효과는 CO_2가 세포로부터 혈액으로 기울기를 따라 확산됨에 따라서 체 모세혈관 혈액의 P_{CO_2}가 증가하기 때문에 중요하다. 혈액에 부가적인 CO_2가 존재하면 Hb의 O_2에 대한 친화력이 감소하므로, Hb은 조직에서 체 모세혈관의 P_{O_2} 감소가 % Hb

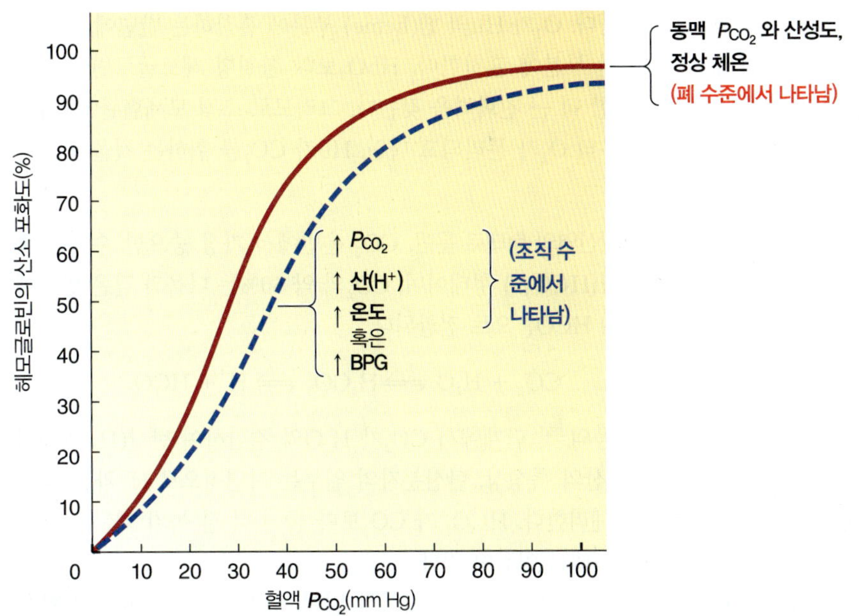

● **그림 12-23 O_2–Hb 곡선에 미치는 P_{CO_2}, H^+, 온도 및 2,3-2인산 글리세르산(BPG)의 영향.** 조직 수준에서 관찰되는 바와 같이 P_{O_2}, 산 및 온도가 증가하면, O_2–Hb 곡선이 오른쪽으로 이동한다. 그 결과, 주어진 P_{O_2} 하에서 O_2와 Hb가 덜 결합되므로, 더 많은 O_2가 Hb으로부터 떨어져 나와 조직에서 이용된다. BPG는 동맥 HbO_2가 만성적으로 정상 이하일 때 적혈구에서 많이 생성되는 화합물인데, 이 물질도 O_2–Hb 곡선을 오른쪽으로 이동시킨다. 따라서 조직 수준에서 BPG는 O_2 가용성을 증대시킨다.

포화도에 영향을 끼치는 유일한 요인일 경우보다 더 많은 O_2를 내놓는다.

산이 % Hb 포화도에 미치는 영향 산도가 증가해도 곡선이 오른쪽으로 이동한다. CO_2는 탄산을 생성하기 때문에, 혈액이 체 모세혈관 수준에서 조직으로부터 CO_2를 취하면 혈액이 점점 산성화된다. 산도가 증가하면 O_2에 대한 Hb의 친화력이 감소하는데, 이는 주어진 P_{O_2}에 대하여 조직에서 O_2가 보다 더 많이 방출되는 결과를 초래한다. 능동적으로 대사하는 세포(예, 운동 중인 근육 세포)에서는 탄산이 CO_2로 더 많이 바뀔 뿐 아니라 세포가 무산소 호흡을 하게 된다면 젖산도 합성될 것이다(p. 54와 p. 246 참조). 운동 중인 근육에서는 국부적으로 산도가 상승하는데, 이는 바로 그 조직에 필요한 O_2를 더 많이 내려놓기 쉽게 한다.

온도가 % Hb 포화도에 미치는 영향 온도가 상승하면 앞에서와 유사한 양상으로 O_2–Hb 곡선이 오른쪽으로 움직여서, 주어진 P_{O_2}에서 더 많은 O_2를 내려놓는 결과를 초래한다. 운동 중인 근육 또는 그 외 능동적 대사를 수행 중인 세포들은 열을 생산한다. 그 결과로 국부적 체온 상승이 일어나는데, 이는 좀 더 활발한 조직에 유용하도록 Hb에서 O_2를 내려놓는 일을 촉진시킨다.

조직 수준과 폐 수준에서 이들 요인들의 비교 방금 배운 바와 같이, 조직에서 세포대사 증가와 O_2 소모 증가와 연관된 물질들인 CO_2, 산도 및 온도는 Hb에서 O_2의 방출을 용이하게 하는데 있어서 P_{O_2} 감소의 효과를 촉진시킨다. 이 효과는 폐 수준에서는 역전되는데, 이는 폐에서는 산을 형성하는 CO_2 추가분이 분출되어 버리고, 공기가 통해서 국부적으로 시원해지기 때문이다. 그러므로 폐 모세혈관의 환경에서, Hb의 O_2에 대한 친화력이 증가하여 O_2가 Hb에 결합하는데 있어서 P_{O_2} 증가의 효과를 올려준다.

2,3-2인산 글리세르산이 % Hb 포화도에 미치는 영향 앞에서 살펴 본 변화들은 적혈구의 환경에서 일어나는 것들이다. 그러나 **2,3-2인산 산(2,3-bisphosphoglycerate; BPG)**과 같은 적혈구 내부의 한 인자가 O_2–Hb 결합 정도에 영향을 끼친다. 이 적혈구 구성성분은 적혈구 대사 중에 생성되는데, 가역적으로 Hb과 결합하여 CO_2와 H^+처럼 Hb의 O_2 친화도를 감소시킨다. 그래서 BPG 증가는 다른 인자들처럼 O_2–Hb 곡선이 오른 쪽으로 이동시켜 혈류가 이 조직을 지나갈 때 O_2를 잘 내려놓도록 한다.

적혈구의 BPG 생산은 동맥혈의 Hb이 만성적으로 불포화될 때(동맥 HbO_2가 정상수준을 밑돌 때) 점점 증가한다. 이 조건은 고도가 높은 지역에 사는 사람들이나 어떤 유형의 순환기 질환이나 호흡기 질환 또는 빈혈을 앓는 사람들에서 일어날 수 있다. 조직 수준에서 Hb으로부터 O_2의 분리를 도움으로써 BPG는 동맥 O_2가 만성적으로 감소되더라도, 조직의 O_2 이용도를 유지하도록 도와준다.

헤모글로빈은 O_2보다 일산화탄소에 훨씬 더 높은 친화력을 가진다.

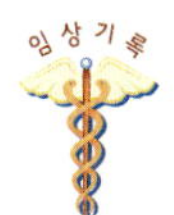

일산화탄소(carbon monoxide, CO)와 O_2는 Hb의 동일한 결합 부위를 두고 경쟁하지만, CO가 O_2에 비하여 240배나 친화력이 더 크다. CO와 결합한 Hb를 **카르복시헤모글로빈(carboxy hemoglobin, HbCO)**이라고 한다. Hb가 CO와 우선적으로 결합하기 때문에 소량의 CO라 할지라도 많은 Hb들이 O_2운반에 참여할 수 없도록 할 수 있다. 따라서 Hb농도와 P_{O_2}가 정상이라 할지라도 혈액의 O_2 함량은 심각하게 감소한다.

다행히, 흡기된 정상적 공기에는 CO가 함유되어 있지 않다. CO는 자동차 연료용 석유, 석탄, 나무 그리고 담배가 불완전연소할 때 발생하는 유독성 기체이며, 서서히 퍼지기 때문에 특히 위험하다. 밀폐된 환경에서 CO가 생성되어 농도가 계속 증가한다면(예를 들어, 공회전하면서 창을 닫은 차량에서), 희생자는 위험을 인지하지 못한 채 치명적 수준에 도달할 수 있다. CO는 냄새, 색깔, 맛은 물론 자극성도 없기 때문에 검출할 수도 없다. 더구나, 나중에 설명하겠지만, 희생자들은 세포의 O_2가 고갈되는데도 불구하고 호흡곤란을 느낄 수 없어서 환기를 시도하지도 못한다.

대부분의 이산화탄소(CO_2)는 혈액에서 중탄산염으로 운반된다.

동맥혈이 조직 모세혈관을 통과하여 흐를 때, CO_2가 분압기울기를 따라서 조직에서 혈액으로 확산된다. CO_2는 다음의 세 가지 방법으로 운반된다(● **그림 12-24**와 ▲ **표 12-3**).

1. 물리적으로 용해되어 운반. 용해된 O_2처럼, 물리적으로 혈액에 용해되는 CO_2의 총량은 P_{CO_2}에 의존한다. CO_2가 O_2보다 물에 더 잘 용해되기 때문에 총 CO_2에 비해 혈액에 용해된 CO_2 비율이 O_2의 경우보다 더 크다. 그런데도 불구하고 정상 체 정맥 P_{CO_2} 수준 하에서, 혈액의 총 CO_2함량의 10% 정도만 이 방법으로 운반된다.

2. 헤모글로빈에 흡착하여 운반. CO_2의 30% 정도가 Hb에 결합하여 **카르바미노헤모글로빈(carbamino hemoglobin, $HbCO_2$)**을 형성한다. O_2가 Hb의 헴(heme) 부분에 흡착하는 반면에, CO_2는 글로빈 부분에 흡착한다. HbO_2보다 환원형 헤모글로빈이 CO_2에 대한 더 큰 친화력을 갖는다. 그러므로 조직 모세혈관에서 Hb으로부터 O_2가 분리되고 나면, Hb가 CO_2를 취하는 것을 촉진시킨다.

3. 중탄산염의 형태로 운반. CO_2 운반에서 가장 중요한 수단이 **중탄산염(HCO_3^-)** 형태이며, CO_2의 약 60%는 다음과 같은 반응에 의하여 HCO_3^-으로 전환된다.

$$CO_2 + H_2O \rightleftharpoons H_2CO_3 \rightleftharpoons H^+ + HCO_3^-$$

반응의 첫 단계에서 CO_2가 H_2O와 결합하여 탄산(H_2CO_3)이 된다. 산의 특성상, 탄산분자의 일부는 자연적으로 H^+과 HCO_3^-으로 해리한다. HCO_3^-가 CO_2보다 물에 더 잘 녹기 때문에 이와 같은 형태는 이점이 있다.

이 반응은 혈장에서 서서히 일어나지만, 적혈구 효소인 **탄산무수화효소(carbonic anhydrase)**가 이 반응을 촉매하기 때문에 적혈구 안에서는 빠르게 일어난다. 사실, 탄산무수화효소의 영향하에서 반응은 중간에 H_2CO_3 단계를 거치지 않고 바로 CO_2 + H_2O에서 $H^+ + HCO_3^-$로 일어난다:

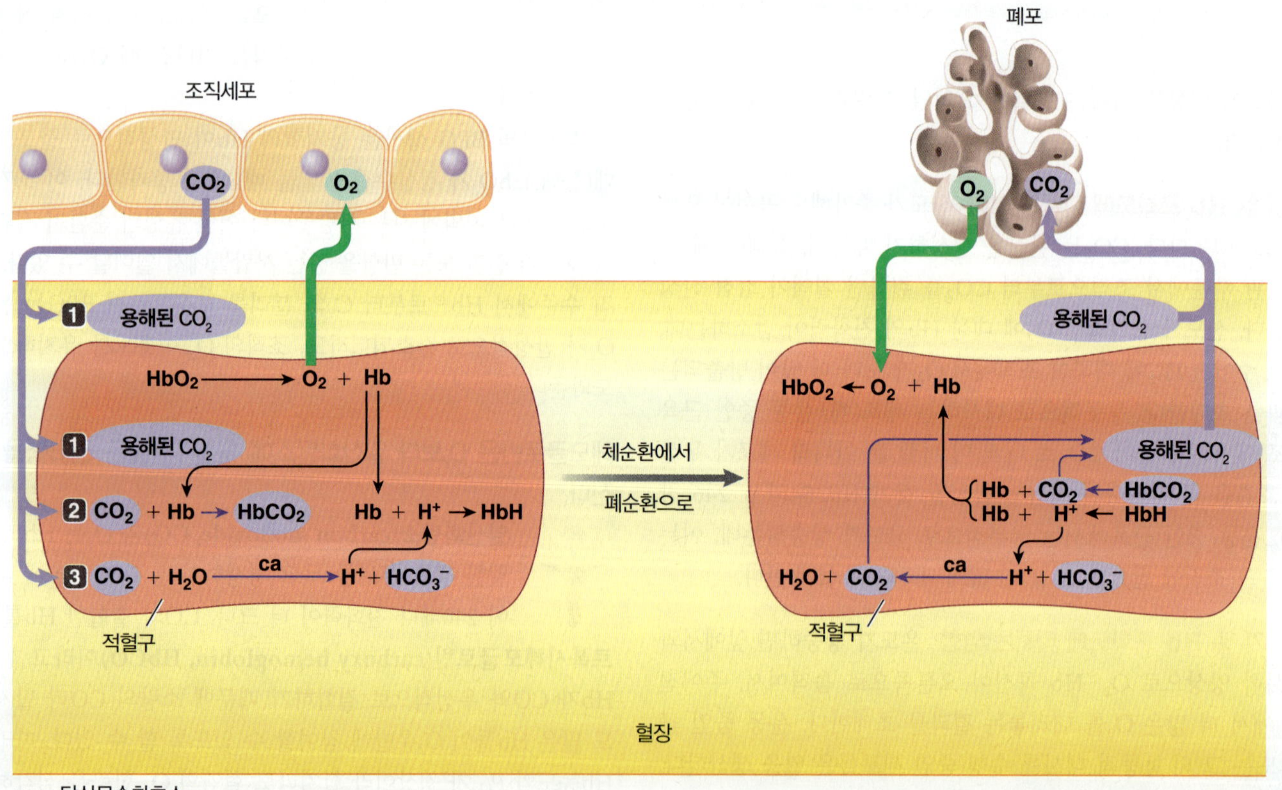

● **그림 12-24 혈액 내 이산화탄소 수송.** 조직에서 포착된 이산화 탄소(CO_2)는 혈액에서 폐로 운반되는데, (1) 용해된 형태, (2) 헤모글로빈(Hb)에 결합하여, 그리고 (3) 중탄산이온 (HCO_3^-) 형태로의 세 가지 방법에 의한다. 헤모글로빈은 적혈구에만 존재하며, HCO_3^- 생성을 촉매하는 효소인 탄산무수화효소(carbonic anhydrase)도 그렇다. HCO_3^-가 생성되면서 만들어지는 H^+도 Hb에 흡착된다. 중탄산이온은 농도기울기를 타고 촉진확산에 의하여 적혈구에서 혈장으로 이동한다. 동일한 매개 분자에 의하여 염소이온(Cl^-)이 적혈구 내로 이동하는데, 이는 HCO_3^-의 외향성 확산에 의하여 생긴 전기적 기울기때문에 가능하다. 조직 수준에서 일어나는 반응들은 폐 수준에서는 역방향으로 일어난다. 즉, CO_2가 혈액 밖으로 확산해 나가서 폐포로 들어간다.

$$CO_2 + H_2O \xrightarrow{\text{탄산무수화효소}} H^+ + HCO_3^-$$

헤모글로빈은 적혈구 내에서 형성되는 대부분의 H^+와 결합한다. CO_2의 경우와 같이, HbO_2보다 환원형 Hb가 H^+에 대한 친화력이 더 크다. 그러므로 Hb가 O_2를 내려놓으면, CO_2가 생성하는 H^+를 취하기 용이해진다. 자유롭고 용해된 H^+만이 용액의 산도에 기여하기 때문에, 만약 Hb가 조직에서 생성되는 대부분의 H^+를 제거되지 않는다면, 정맥혈은 동맥혈보다 훨씬 더 산성일 것이다.

Hb이 조직에서 어떻게 O_2를 내려놓고 동시에 CO_2 및 CO_2가 생성하는 H^+를 취하는지 주목하라. CO_2와 H^+가 증가하면 Hb에서 O_2 방출이 증가하고, Hb의 O_2 방출 증가는 Hb에 의한 CO_2와 H^+흡수 증가로 이어지므로, 전체 과정은 효율적이다. 환원형 Hb는 폐로 돌아가서 O_2를 재충전한다. O_2가 방출되고 난 후에, Hb는 새로운 승객(CO_2와 H^+)을 태우고 폐로 간다.

CO_2가 조직에서 혈액으로 들어갈 때 조직에서의 반응은 반대로 일어나, 혈액이 폐에 도달하고 CO_2가 혈액을 떠나 폐포로 들어간다(● **그림 12-24**).

다양한 호흡 상태는 비정상 혈액-기체 수준에서 특징을 보인다.

▲ **표 12-4**는 비정상 호흡과 연관된 여러 상태를 설명하는 용어들인데, 대부분은 여기서 자세히 알아보고, 이 장의 마지막 절에서도 알아보도록 하겠다.

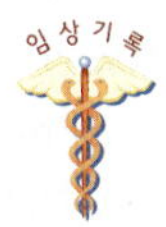

비정상 동맥 P_{O_2} 저산소증(hypoxia)이란 세포 수준에서 O_2가 불충분한 조건으로서, 일반적으로 네 가지 종류가 있다:

1. 저산소성 저산소증(hypoxic hypoxia)은 부적당한 Hb 포화도와 동맥혈 P_{O_2}저하라는 특징을 보인다. 원인으로는 (a) 전형적으로 폐포 P_{O_2}는 정상이지만 동맥 P_{O_2}는 감소하는 것처럼 호흡의 기능부진으로 부적당한 기체교환에 의한 호흡기능 부전, 또는 (b) 고산지대에 노출 혹은 질식 등으로 인하여 대기 P_{O_2}가 낮아서 폐포와 동맥 P_{O_2}가 감소되는 것을 들 수 있다.

2. 빈혈성 저산소증(anemic hypoxia)은 혈액의 산소운반능력이 감소한 것인데, 그 원인으로는 (a) 순환하는 적혈구 수의 감소, (b) 적혈구 내 Hb 양의 부족, 또는 (c) CO 중독 등이다. 모든 빈혈성 저산소증에서 동맥 P_{O_2}는 정상이나 유효한 Hb가 모자라기 때문에 동맥혈의 O_2 함량은 정상보다 부적당하다.

3. 순환성 저산소증(circulatory hypoxia)은 산소가 너무 적게 포함된 혈액이 조직으로 배달되었을 때 일어난다. 순환성 저산소증은 국부 혈관의 차단에 의하여 국부적으로 일어날 수 있거나, 울혈성 심부전(congestive heart failure)이나 순환성 쇼크(shock; 충격)를 겪을 때 전신적으로 일어날 수 있다. 이 경우 동맥 P_{O_2}와 O_2는 정상이지만 너무 산소가 너무 적은 혈액이 세포에 도달한다.

4. 조직독성 저산소증(histotoxic hypoxia)은 조직에 산소 공급은 정상이지만 조직이 그 산소를 이용할 수 없는 것이다. 대표적인 예가 **CN 중독(cyanide poisoning)**인데, CN이 세포호흡의 필수적 효소들을 차단한다(p. 32 전자전달계 효소 참조).

고산소증(hyperoxia)은 동맥 P_{O_2}가 정상보다 높은 것을 말하며, 이는 해수면의 고도에서 대기를 호흡할 때는 일어날 수 없다. 그러나 고농도 산소를 호흡하면 폐포 P_{O_2}가 증가하고, 이어서 동맥 P_{O_2}가 증가한다. 들이마신 공기에 O_2가 많을수록 들이마신 공기의 총 압력 중 P_{O_2}이 차지하는 비중이 크기 때문에, 동맥 P_{O_2}가 폐포 P_{O_2}와 평형이 될 때까지 더 많은 O_2가 혈액에 용해한다. 동맥 P_{O_2}가 증가하는데도 불구하고, Hb가 정상 수준의 동맥 P_{O_2}하에서는 Hb이 충분히 포화되지 않기 때문에 총 혈액 O_2 함량은 증가하지 않는다. 그렇지만, 동맥 P_{O_2} 감소와 연관 있는 어떤 폐질환인 경우에는 O_2가 보강된 공기를 투여하면 폐포-혈액 기울기를 더 크게 만들어서 동맥 P_{O_2}를 개선시킬 수 있다. 동맥 P_{O_2}가 많이 상승하는 것은 좋지 않고, 오히려 위험하다. 동맥 P_{O_2}가 너무 높으면 **산소 독성(oxygen toxicity)**이 일어날 수 있다. 혈액의 산소 함량이 약간만 증가하더라도 P_{O_2}가 높아지면 뇌손상이 올 수 있으며, 망막에 실명의 원인이 되는 손상이 올 수 있다. 그러므로 산소치료는 매우 조심스럽게 시행되어야만 한다.

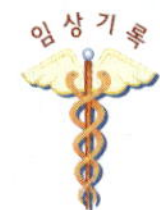

비정상 동맥 P_{O_2} **고탄산혈증(hypercapnia)**은 동맥혈에 과량의 CO_2가 있는 것을 말한다; 그 원인은 **저환기(hypoventilation;** O_2 공급과 CO_2 제거에 대한 대사

▲ 표 12-4 임상적으로 중요한 호흡 상태에 대한 요약

무호흡(Apnea) 일시적으로 호흡을 멈춤

질식(Asphyxia) 조직의 산소 고갈. 공기의 O_2 결핍,호흡부진, 조직의 O_2 이용불능에 기인함

청색증(Cyanosis) 동맥에서 혈액 산소화가 충분히 일어나지 않기 때문에 피부가 청색을 띠게 됨

호흡곤란(Dyspnea) 짧은 호흡의 주관적 느낌으로서 자주 힘들고 어려운 호흡을 동반함

정상호흡(Eupnea) 정상적으로 호흡함

고탄산증(Hypercapnia) 동맥혈의 O_2 과잉

과호흡(Hyperpnea) 대사 요구 증가에 맞추어서 폐환기가 증가됨. (예, 운동 시)

고환기(Hyperventilation) 폐 환기가 대사 요구보다 더 많이 증가되어, P_{CO_2} 감소 및 호흡성 알칼리 혈증을 초래함

저탄산증(Hypocapnia) 동맥혈의 CO_2가 정상보다 낮음

저환기(Hypoventilation) 대사 요구에 비추어 환기가 덜 일어나서, P_{CO_2} 증가 및 호흡성 산혈증을 초래함

저산소증(Hypoxia) 세포 수준에서 산소가 충분하지 않음

호흡마비(Respiratory arrest) 영구적인 호흡 정지(임상적 처치가 없다면)

질식(Suffocation) 산소가 함유된 공기를 호흡할 수 없어서 초래된 O_2 고갈

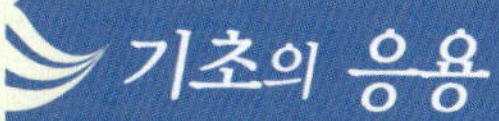

기초의 응용 Beyond the Basics

고도와 심도가 신체에 미치는 영향

우리 신체는 대기압 하에서 존재하기 위한 최상의 채비를 갖추고 있다. 해수면보다 더 높은 고산 지역을 오르거나 심해로 잠수해서 내려가는 것은 신체에 좋지 않은 영향을 미칠 수 있다.

© F. Westmorland/Photo Researchers, Inc.

높은 고도가 신체에 미치는 영향

고도가 증가할수록 대기압은 점점 감소한다. 해수면보다 약 5.5 km의 고도에서는 대기압이 해수면에서의 절반인 380 mmHg밖에 되지 않는다. 공기 중 O_2와 N_2의 비는 같기 때문에 이 고도에서 흡입된 공기의 P_{O_2}는 380 mmHg의 21%인 80 mmHg이고, 폐포 P_{O_2}는 더 낮아서 45 mmHg이다. 3 km 이상의 고도에서는 동맥 P_{O_2}가 O_2-Hb 곡선 고평부의 안전 범위 아래의 기울기 부분으로 떨어진다. 그 결과로 고도가 더 높아짐에 따라 동맥혈의 % Hb 포화도가 급격히 감소한다.

따라서 3 km 이상의 고도로 급하게 오르는 사람은 **급성 고산증(acute mountain sickness)**에 걸리는데, 이 경우엔 저산소성 저산소증과 그로 인한 탄산과다증-유도성 알칼리혈증이 된다. 더 많은 산소를 얻기 위하여 호흡이 항진되지만, 산을 형성하는 CO_2를 생성량보다 더 많이 내보내기 때문에 **호흡성 알칼리증(respiratory alkalosis)**을 초래하는 것이다. 고산증의 증상에는 피로, 구역질, 식욕 감퇴, 힘든 숨쉬기, 심박동률 증가(저산소증에 의하여 유발되는 보상작용으로서 조직에 O_2배달을 증가시키기 위함), 그리고 신경기능장애(판단력 저하, 어지러움, 균형장애) 등이 있다.

이와 같은 높은 고도에 대한 반응에도 불구하고 수백만의 사람들이 3 km 이상의 고도에서 살고 있으며, 특히 안데스 산맥에서는 4.8 km 이상의 고도에서 거주하는 종족들도 있다. 그들은 어떻게 살고 정상적으로 기능하는 것일까? 그들은 **순화(acclimatization)** 과정을 통하여 고산지대에 살 수 있게 된 것이다. 어떤 사람이 고지에 있게 되면, 급성 보상작용들인 환기량 증가와 심박출량 증가가 며칠 또는 그 이상에 걸쳐서 서서히 조직으로의 적절한 산소 공급과 산-염기 균형의 정상화가 이루어지게 된다. 신장으로 운반되는 O_2의 감소에 반응하여 신장에서 만들어지는 적혈구생성소(erythropoietin)에 의해 적혈구 생성이 증가한다(p. 320 참조). 적혈구 수가 늘어나면 혈액의 O_2 운반능력이 증가한다. 저산소증 때문에 적혈구 내에서 BPG 합성도 촉진되어서 조직에서 Hb로부터 O_2 분리가 용이해진다(p. 391 참조). 조직 내 모세혈관 수도 증가하여서, 혈액으로부터 세포로 도달하기 위한 O_2 확산

적 요구에 미흡한 환기)이다. 대부분의 폐질환에서 동맥혈에 CO_2 축적과 O_2 결핍이 일어난다.

저탄산혈증(hypocapnia)은 동맥혈의 P_{CO_2}가 정상보다 낮은 것인데, **고환기(hyperventilation)**가 원인이다. 고환기는 환기율이 신체의 CO_2제거에 대한 대사 요구를 초과하여 과도하게 호흡할 때 일어난다. 그 결과 조직의 CO_2 생산 속도보다 빨리 CO_2를 대기 중으로 분출해서 동맥 P_{CO_2}가 떨어진다. 걱정이 있거나 열이 나거나 아스피린에 중독되었을 때 고환기가 유발될 수 있다. 고환기는 신체에서 CO_2수준에 중대한 영향을 끼치지만, 신체 O_2 함량에는 별 영향을 미치지 않는다. 고환기 중에 신성한 O_2가 추가적으로 흡기되어서 폐포와 동맥의 P_{O_2} 증가되어도, Hb가 정상 동맥 P_{O_2} 하에서 거의 완전히 포화되어 버렸기 때문에 혈액에 첨가되는 O_2는 거의 없다. 용해된 O_2가 소량 추가된 것을 제외하고는 기본적으로 혈액 O_2 함량이 고환기로 인하여 변하지 않는다.

환기 증가와 고환기는 의미가 같지 않다. 운동으로 인한 O_2공급과 CO_2제거에 대한 요구증가와 같은 상황 즉, 대사 요구의 증가에 부합하기 위한 것이 환기증가인데 **과호흡(hyperpnea)**이라고 한다. 운동 중에 O_2소모와 CO_2 생산이 증가에 맞추어 대기교환이 커지면서도, 폐포와 동맥의 P_{O_2}와 P_{CO_2}는 일정하다.

비정상적 동맥혈 기체의 결과 저산소증 동안, O_2 효용성 감소가 조직에 미치는 결과는 명백하다. 세포는 에너지 생산하는 대사활동을 계속하기 위하여 적당한 O_2를 필요로 한다. 비정상적 혈액 CO_2의 결과는 덜 명확하다. 혈액 CO_2 농도의 변화는 일차적으로 산-염기 균형에 영향을 미친다. 저탄산증은 CO_2-인한 H^+ 생성을 증가시킨다. H^+ 과잉 생성은 산성조건을 만드는데, 호흡성 산증(respiratory acidosis)이라 한다. 반대로 저탄산증의 CO_2 때문에 H^+가 정상보다 적어져서 결과적으로 알칼리 (정상보다 산성이 덜함) 조건이 되는데 이를 호흡성 알칼리증(respiratory akalosis)이라 한다(14장을 보라). (등산과 잠수가 혈액 기체에 미치는 영향에 관한 것은 "기초의 응용"을 보라.)

거리를 줄여준다. 또한, 고산지대 거주자들은 해수면 근처의 거주자들보다 10배나 많은 산화질소(nitroc oxide, NO)를 방출한다. 이와 같은 과다한 NO 때문에, 순화된 사람들에게는 혈류가 두 배 이상 증가된다. 더구나, 순화된 세포들은 미토콘드리아(에너지 생산 세포소기관)들이 증가되어서(p.50 참조), O_2를 보다 효율적으로 이용할 수 있다. 신장은 정상적으로는 소변으로 버려질 산을 보존함으로써, 동맥 pH를 정상 범위로 만들어 준다(p. 480 참조). 이러한 보상작용들은 바람직하지 않은 결과들을 초래한다. 예를 들어서, 적혈구 수가 많으면 많을수록 혈액의 점도가 상승해서(혈액을 끈적끈적하게 함), 혈류에 대한 저항이 커지므로 심장이 혈관으로 혈액을 펴내기 위하여 좀 더 힘들게 일해야 한다.

© Dave B. Fleetham/Visuals Unlimited

심해 다이빙이 신체에 미치는 영향

호흡보조 장비인 잠수용 수중 호흡장치(scuba; 스쿠버)의 도움을 받으며 심해로 내려갈 때, 신체는 대기압보다 높은 압력에 노출된다. 물의 무게 때문에, 바다 깊이가 깊어질수록 압력은 급격히 증가한다. 해수면 이하 9 m 정도 내려가면 압력은 두 배가 된다. 이와 같이 높은 압력 하에서 스쿠버 장비가 공기를 폐로 공급한다. (1) 용액에서 기체의 총량은 기체분압과 정비례며, (2) 공기의 79%는 질소(N_2)라는 것을 기억해 보라. 질소는 신체조직에서 잘 용해되지 않지만, 심해에서 잠수하는 중에는 P_{N_2}가 높아지게 되므로, 체액에 녹을 수 있는 N_2량이 정상 조건에서보다 더 많아진다. 해수면에서는 소량의 N_2가 조직에 녹기 때문에 별 문제가 없다. 그러나 바다의 깊이가 깊어질수록 더 많은 N_2가 용해되므로, **질소중독(nitrogen narcosis)** 혹은 **"심해 황홀증 (rapture of the deep)"**이 발생한다. 이는 질소중독에 따른 지용성이 좋은 N_2가 지질막에 녹아서 신경 흥분성이 감소하는데에 기인한다. 약 45 m 깊이의 수중에서는 다이버들은 칵테일을 마셨을 때와 같은 희열감과 나른함을 느낀다. 90~120 m 정도의 더 깊은 곳에서는 다이버들이 약해지고 서투르게 되어 의식을 잃는다. 수중 깊이 내려감에 따른 또 다른 효과로는 높은 P_{O_2}로 인한 산소중독이 있다. 만약 오랫동안 수중에 잠수해 있음으로 하여 충분히 많은 N_2가 조직에 녹은 상태에서 다이버가 수면 위로 올라온다면, P_{N_2}의 급작스러운 감소 때문에 혈중 N_2가 기화되어 체 내에서 기체 상태의 N_2 거품이 생기는데, 이것은 마치 샴페인의 코르크마개를 땄을 때, CO_2 기체 거품이 생기는 것과 같다. 이런 조건을 **잠수병(decompression sickness)**이라고 하는데, 이런 피해자들이 고통 때문에 몸을 구부리므로 **"구부림 병(the bends)"**이라고도 한다. 잠수병은 서서히 수면으로 올라오거나 과잉 N_2가 거품을 형성하지 않고 폐를 통해 분출되도록 감압탱크를 점차 감압시킴으로써 예방할 수 있다.

12.5 호흡의 조절

심장의 박동처럼 호흡도 일정하고 주기적인 양상으로 일어나야만 생명 공정을 떠받칠 수 있다. 심장근육은 주기적으로 수축과 이완을 번갈아 수행함으로써 심장에 혈액을 비우고 다시 채운다. 흡기성 근육도 이와 비슷하게 주기적으로 수축과 이완을 번갈아 수행함으로써 폐에 공기를 채우고 다시 비운다. 이 두 가지 활동들은 의식적인 노력 없이 자동적으로 일어난다. 그러나 이 두 체계를 조절하는 기작은 뚜렷이 다르다.

뇌간의 호흡 중추가 주기적 호흡 양상을 수립한다.

심장은 내부의 박동원 활성 때문에 자체 주기성을 생성하는 반면에, 골격근으로 이루어진 호흡근육들은 신경자극이 있어야만 수축한다. 호흡의 주기적 양상은 호흡근육들에 대한 주기적 신경활성 때문에 확립된다. 다시 말해서, 호흡주기를 확립하는 박동원 활성이, 폐 호흡 근육들 그 자체에 있지 않고 뇌의 호흡 조절중추에 있다. 심장으로 오는 신경은 심장 박동을 시작하는데 필요한 것이 아니고, 심장수축의 속도와 강도를 변형시킬 뿐이다. 이와는 대조적으로, 호흡계에 분포된 신경은 호흡을 유지하며, 변화하는 O_2 흡입과 CO_2 제거 요구에 부합하도록 반사적으로 환기 수준을 조정하는데 필수적이다. 더욱이 심장 활동과는 달리 호흡활동은 수의적으로 변형할 수 있으므로, 말하기, 노래하기, 휘파람 불기, 관악기 연주하기, 또는 수영 중에는 숨을 참을 수 있다.

호흡을 조절하는 신경 요소들 호흡의 신경성 조절은 (1) 흡기-호기를 번갈아하는 주기를 만드는 요인들, (2) 환기의 크기를 조절하는 요인들(호흡의 속도와 깊이), (3) 그 외 목적으로 호흡활성을 변형하는 요인들의 세 가지 요인들을 포함하는데, 뒤의 두 요인은 말할 때 호흡을 조절하는 것처럼 수의적이거나, 기침과 재채기에 관여하는 호흡동작처럼 불수의적이다.

호흡조절 중추는 뇌줄기(brain stem; 뇌간)에 있으며 호흡의 주기적 양상을 만든다. 일차적 호흡조절 중추는 **연수 호흡중추**로서 신경세포체가 연수 내에 모여 있는 것인데, 그 신경들은 호흡 근육들로 뻗어 있다. 또한 다른 두 호흡중추인 **호흡조정 중추**와 **지속성흡기 중추**가 뇌간의 뇌교의 위 쪽에 있다. 이들 뇌교 중추는 연수 호흡조절 중추의 결과에 영향을 준다(● **그림 12-25**).

연수 중추에 있는 흡기성 신경들과 호기성 신경들 흡기성 근육들인 횡격막과 외늑간근이 수축과 이완을 번갈아 하므로 안정기 호흡 중에 주기적으로 숨을 들이쉬고 내쉴 수 있다. 연수 호흡중추로부터의 운동뉴런들이 이들 근육에 자극을 보내서 근육의 수축과 이완을 명령하기 때문에 이 작용이 일어나는 것이다.

연수 호흡중추(medullary respiratory center)는 배측호흡군과 복측호흡군의 두 그룹으로 이루어져 있다(● **그림 12-25**).

- **배측 호흡군(dorsal repiratory group, DRG)**은 주로 흡기성 신경들로서, 신경섬유가 흡기성 근육들에 연결된 운동신경들에서 끝난다. DRG 흡기성 신경들이 발사하면 흡기가 일어나고 그들이 발사를 멈추면 호기가 일어나는데, 흡기성 신경들이 다시 발사될 때 호기가 종료된다. DRG는 복측 호흡군과 중요한 상호 연관성을 갖는다.
- **복측 호흡군(ventral repiratory group, VRG)**는 흡기성 신경들과 호기성 신경들로 구성되어 있는데, 둘 다 조용한 정상 호흡 중에는 불활성인 채 있다. 환기 요구가 증가하면 DRG가 "과도한 촉발" 기작으로서 이 영역을 활성화시킨다. 이것은 능동적 호기에 특히 중요하지만, 조용한 호흡 동안에는 호기성 신경으로부터 충격이 생기지 않는다. 능동적 호기 동안에만 호기성 신경이 호기성 근육(복근과 내늑간근)에 연결된 운동신경들을 자극한다. 더욱이, 환기 요구가 높을 때 DRG가 VRG 흡기성 신경들을 자극하고, 이어서 흡기 활성이 올라간다.

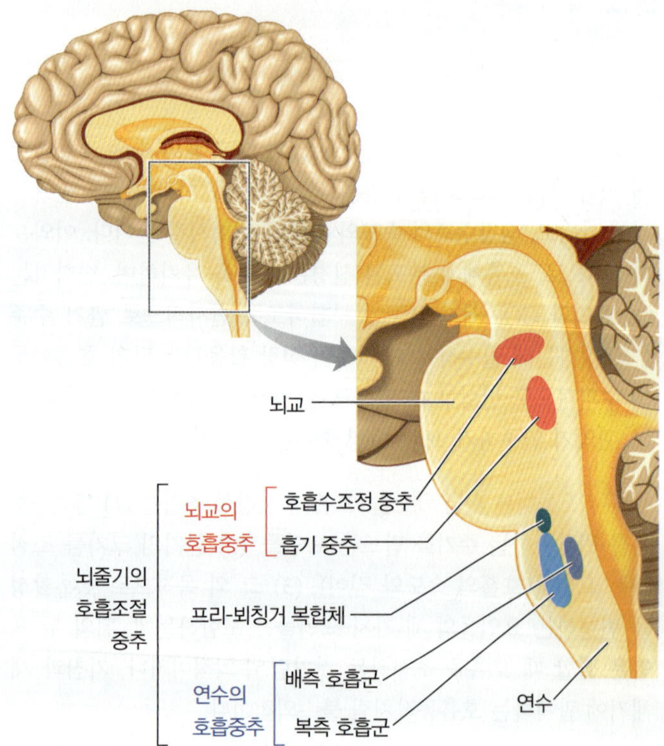

● **그림 12-25 뇌줄기의 호흡 조절 중추.**

호흡주기의 생성 최근까지 DRG가 환기의 기본적인 주기를 만든다는 것이 일반적 견해였었다. 그러나 최근에는 호흡주기가 **프리-뵷징거 복합체(pre-Bözinger complex)**에서 생성한다고 알려져 있는데, 이 영역은 연수 호흡중추의 위쪽 끝에 위치한다(● **그림 12-25**). 이 영역의 신경망은 심장의 동방결절처럼 자발적 활동전위를 나타내는 박동원 활성을 가지고 있다. 과학자들은 이 복합체로부터 시냅스를 통해 DRG 흡기성 신경을 조절하며, 이에 의해 흡기성 신경의 발사주기가 조절된다고 믿고 있다.

호흡수조정 중추와 지속성흡기 중추의 영향 흡기와 호기가 정상적이고 부드럽게 일어나도록 돕기 위하여 뇌교의 호흡중추가 연수중추에 미세-조정하는 영향력을 행사한다. **호흡조정 중추(pneumotaxic center)**는 DRG에 충격을 보내어 흡기성 신경의 스위치를 꺼서 흡기지속기간을 제한한다. 반대로, **지속성흡기 중추(apneustic center)**는 흡기성 신경의 스위치가 꺼지는 것을 방지함으로써 흡기를 추가적으로 더 북돋운다. 이러한 검토-평형 체계에서, 호흡조정 중추는 지속성흡기 중추보다 우세하며, 그에 의해 흡기를 중단하고 호기가 정상적으로 일어나게 돕는 작용을 한다. 흡기조정 중추를 제동하지 않으면, 흡기가 지속되다가 급히 짧은 호기가 일어나는 호흡 양상을 보인다. 이와 같은 비정상적 호흡양상을 **지속성흡기(apneusis)**라고 하는데, 이런 유형의 호흡을 촉진하는 중추가 지속성흡기 중추이다. 지속성흡기는 심각한 뇌손상의 어떤 유형에서 일어난다.

헤링-브로이어 반사 운동할 때처럼 1회 호흡량이 클 때(1 L 이상일 때), 폐가 과다 팽창되는 것을 막기 위하여 **헤링-브로이어 반사(Hering-Breuer reflex)**가 유발된다. 1회 호흡량이 커서 폐가 신장되면, 호흡로의 평활근 층에 있는 **폐 신장수용기(pulmonay stretch receptor)**가 활성화된다. 이 신장수용기에서 활동전위가 구심성 신경을 타고 연수중추로 이동해서, 흡기성 신경을 억제한다. 고도로 신장된 폐에 의한 이런 음성되먹임이 폐가 과도하게 부풀기 전에 흡기를 멈추게 한다.

환기의 크기를 조정하는 세 가지 화학적 인자: P_{O_2}, P_{CO_2}, H^+ 조직 수준에서, 얼마나 많은 O_2가 혈액에서 추출되는지 또는 얼마나 많은 CO_2가 혈액에 첨가되는지에 상관없이, 폐를 떠나는 체 동맥혈의 P_{O_2}와 P_{CO_2}는 놀랍도록 일정하다. 이는 동맥혈-기체함량이 정밀하게 조절됨을 시사한다. 신체의 O_2 흡입과 CO_2

제거 요구에 부합하도록 환기의 크기(호흡의 깊이와 빈도)를 다양하게 함으로써, 동맥혈의 기체함량은 정상범위 내에서 유지된다. 조직에서는 대사활동이 활발하여서 폐포로부터 더 많은 O_2가 추출되고 더 많은 CO_2가 혈액에 제거된다면, 환기가 증가하여서 신선한 O_2가 더 많이 들어오고 CO_2가 더 많이 불어 내보내게 된다.

기체교환에 대한 신체 요구의 정보가 연수의 호흡중추로 전달되면, 연수의 호흡중추가 호흡성 근육들과 연결된 운동신경들에 적절한 신호를 보냄으로써 반응한다. 즉, 환기속도와 깊이를 조정하여 대사 요구에 대처한다. 환기를 증가시키는 가장 명확한 두 신호는 동맥 P_{O_2} 의 감소 또는 동맥 P_{CO_2}의 증가이다. 이 두 인자는 실제적으로 환기 크기에 영향을 끼치지만, 동일 경로를 통하지도 않으며, 그 경도도 동일하지 않다. 세 번째 화학물인 H^+도 호흡 활성에 주목할 만한 영향을 미친다. 환기조절에서 이들 각 인자의 역할을 (▲ **표 12-5**)에 제시하였다.

감소된 동맥 P_{O_2}는 응급 기작으로서만 환기를 증가시킨다.

좌우 총경동맥(뇌에 혈액 공급 혈관)에 있는 **목동맥소체(carotid body)**와 대동맥궁에 있는 **대동맥소체(aortic body)**라는 **말초 화학수용기(peripheral chemoreceptor)**들에서 동맥 P_{O_2}를 감지한다(● **그림 12-26**). 이 화학수용기들은 그들이 잠겨 있는 동맥혈의 화학적 조성의 특이한 변화에 반응한다. 그들은 근처에 있는 목동맥동과 대동맥궁에 있는 압력수용기(baroreceptor)들과는 다르다. 후자는 화학적 변화보다는 압력의 변화를 감지하며, 체동맥혈압을 조절하는데 중요하다(p. 329 참조).

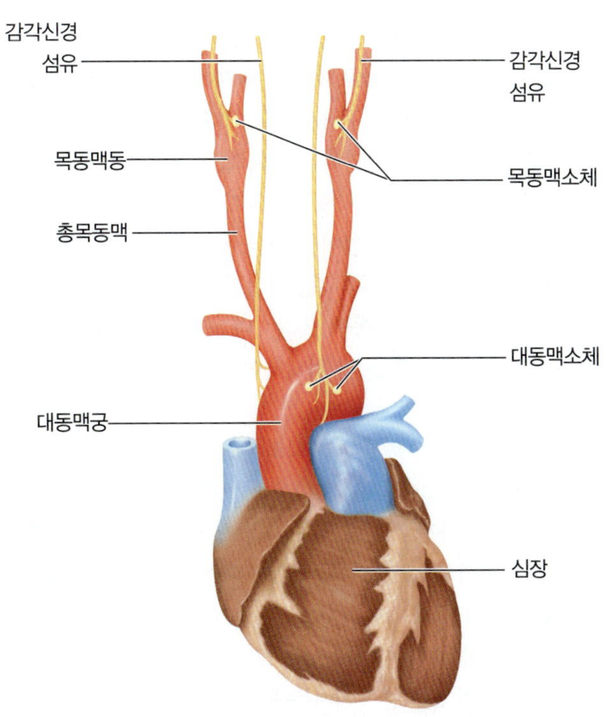

● **그림 12-26 말초 화학수용기의 위치.** 목동맥소체는 목동맥동에, 대동맥소체는 대동맥궁에 위치한다.

P_{O_2}의 큰 감소가 말초 화학수용기에 미치는 영향 말초 화학수용기는 동맥 P_{O_2}의 일상적 감소에는 반응하지 않는다. 동맥 P_{O_2}가 60 mmHg 이하로 떨어져야(40% 이상 감소), 말초 화학수용기가 반응하여 구심성 충격을 연수의 흡기성 신경에 보냄으로써, 반사적으로 환기를 증가시키게 된다. 심각한 폐질환이나 대기 P_{O_2} 감소와 같이 흔치 않은 환경에서만 P_{O_2}가 60 mmHg 이하로 떨어지기 때문에, 일상적 호흡조절에서는 말초 화학수용기가 역할을 하지 않는다. 환기의 일차적 기능이 O_2를 충분히 공급하여 혈액이 흡입하도록 하는 것이기 때문에, 이 사실이 처음에는 놀라웠다. 그러나 동맥 P_{O_2}가 60 mmHg이하로 떨어지기 전에는 환기를 증가시킬 필요가 없다. 그 이유는, % Hb 포화도의 안전 범위 때문인데, O_2-Hb 곡선에서 고원부가 보여준다. 동맥 P_{O_2}가 60 mmHg일 때 Hb은 아직도 90% 포화되어 있지만 동맥 P_{O_2}가 더 떨어지면 % Hb 포화도가 급격히 떨어진다. 그러므로 말초 화학수용기에 의한 호흡의 반사적 자극은 P_{O_2}가 위험수준으로 낮아진 상태에서는 중요한 응급기작이다.

▲ 표 12-5 화학적 요인이 호흡에 미치는 영향

화학적 요인	말초 화학수용기에 미치는 영향	중추 화학수용기에 미치는 영향
↓동맥혈의 P_{O_2}	동맥P_{CO_2}가 생명을 위협하는 수준(60mmHg 이하)까지 떨어질 때만 자극함 즉, 응급 기구임	산소의 분압이 60mmHg 이하일 때 중추의 화학수용기 및 호흡중추 자체를 직접 억제함
↑동맥혈의 P_{CO_2} (↑뇌 ECF의 H^+)	약하게 자극함	강하게 촉진함. 즉, 환기의 우세한 조절자임 (이산화탄소 분압이 70~80mmHg 이상일 때 호흡중추 및 중추 화학수용기를 직접 억제함)
↑동맥혈의 H^+	자극함. 즉, 산-염기 평형에 중요함	영향을 미치지 않음. 즉, 혈액-뇌 장벽을 넘을 수 없음

P_{O_2}의 큰 감소가 호흡중추에 미치는 직접적 영향 동맥 P_{O_2}가 60 mmHg 이하로 떨어질 때, 말초 화학수용기에 의하여 유발하는 환기의 반사적 증가는 목숨을 구하는 기작이다. 왜냐하면 낮은 동맥 P_{O_2}는 뇌의 다른 부분을 억압하는 것처럼, 호흡중추도 직접 억압하려는 경향이 있기 때문이다. 동맥 P_{O_2}가 위협적으로 낮게 떨어질 때 말초 화학수용기의 개입이 없다면, 호흡주기가 정지될 것이다. 상당히 낮은 P_{O_2}가 호흡중추를 직접 억압하기 때문에 환기는 더 감소하며 이로 인하여 동맥 P_{O_2}는 더 큰 폭으로 떨어질 것이므로, 그 결과가 호흡중추를 더 억제하여 환기가 정지되고 사망에 이르게 된다.

임상기록 말초 화학수용기가 혈액의 O_2 총량에 반응하는 것이 아니고 P_{O_2}에 대하여 반응하기 때문에, 말초 화학수용기가 반사적으로 호흡을 자극하지 않는다면, 동맥혈의 O_2 함량이 위험할 정도로 또는 치명적 수준까지 떨어질 수 있다. 용해된 O_2만이 P_{O_2}에 기여한다는 것을 기억해 보라. O_2를 운반하는 Hb이 감소하는 빈혈 상태 또는 Hb가 O_2보다는 CO에 우선적으로 결합해버린 CO 중독에서는 동맥혈의 총 O_2 함량이 감소할 수 있다. 조직으로의 O_2 운반이 감소하여 세포의 O_2 결핍으로 사람이 죽을 지경에 이른다 할지라도, 두 경우 모두 동맥 P_{O_2}는 정상이므로 호흡이 촉진되지는 않는다.

뇌에서 이산화탄소가 생성하는 H^+는 정상적으로 환기를 조절하는 주된 요인이다.

동맥 P_{O_2}가 호흡조절에 시시때때로 관여하지 않는 것과는 대조적으로, 동맥 P_{CO_2}는 안정기에 환기 크기를 조절하는 가장 중요한 정보이다. 폐 환기 변화가 동맥의 P_{CO_2}에 즉각적이고 심각한 영향을 미치기 때문에, 이러한 역할은 적절한 것이다. 대조적으로, 동맥 P_{O_2}가 40% 이상 감소하기 전까지 환기의 변화는 % Hb 포화도와 조직의 O_2 효용성에 별 영향을 미치지 못한다. 그러나 P_{CO_2}는 정상보다 약간만 변해도 환기에 상당한 반사 효과를 유발한다. 동맥 P_{CO_2}의 증가는 반사적으로 호흡중추를 자극해서, 과잉의 CO_2를 대기 중으로 배출하도록 환기를 증가시킨다. 반대로, 동맥 P_{CO_2}가 떨어지면 반사적으로 호흡 진행이 감소한다. 이어지는 환기의 감소 때문에 대사과정에서 생산되는 CO_2가 축적되면, P_{CO_2}가 정상 수준으로 돌아올 수 있다.

P_{CO_2} 증가가 중추 화학수용기에 미치는 영향 놀랍게도 동맥 P_{CO_2}가 호흡조절에 중요한 역할을 하지만 동맥 P_{CO_2}를 감지하는 중요한 전담 수용체가 없다. 목동맥소체와 대동맥소체는 동맥 P_{CO_2}변화에 약하게 반응할 뿐이므로, 이들 그 수용체는 동맥 P_{CO_2}의 상승에 반응하여 반사적으로 환기를 자극하는데 있어서 작은 역할을 담당할 뿐이다. 호흡중추 근처의 연수에 위치한 **중추 화학수용기(central chemoreceptor)**가 동맥 P_{CO_2} 변화와 환기의 보상적 조정을 연결하는데 있어서 더 중요하다. 이들 중추 화학수용기들은 CO_2 그 자체를 감지하지 않으나, 중추수용기가 잠겨 있는 뇌의 세포외액(ECF)의 CO_2-유도성 H^+ 농도 변화에 민감하다.

물질이 뇌 모세혈관을 통과하는 것은 혈액–뇌 장벽(blood-brain barrier)에 의하여 제한된다(p. 120 참조). CO_2는 이 장벽에 대해 투과성이므로 CO_2가 압력기울기를 따라서 뇌혈관들로부터 뇌-ECF로 확산된다. 따라서 동맥 P_{CO_2}의 증가는 뇌-ECF의 P_{CO_2} 증가로 이어진다. 탄산무수화효소의 영향 하에서, 뇌-ECF 내의 P_{CO_2}증가는 질량작용의 법칙에 따라서 그대로 H^+의 농도의 증가로 나타난다($CO_2 + H_2O \rightleftharpoons H^+ + HCO_3^-$). 뇌-ECF의 H^+ 농도 상승은 직접적으로 중추 화학수용기를 자극한다. 이어서 연결된 시냅스를 통하여 호흡중추가 자극되어서, 환기가 증가한다 (● **그림 12-27**). 과량의 CO_2를 불어 내보냄에 따라서, 동맥의 P_{CO_2}와 뇌-ECF의 P_{CO_2}와 H^+ 농도는 정상으로 돌아온다. 반대로, 동맥 P_{CO_2}가 정상 이하로 감소하면 뇌-ECF P_{CO_2}와 H^+ 농도가 동시에 감소하는데, 그 결과로 중추 화학수용기–매개성 환기 감소를 초래한다. 세포대사에 의하여 생성된 CO_2가 축적됨에 따라 동맥의 P_{CO_2}와 뇌-ECF의 P_{CO_2}와 H^+ 농도는 정상으로 돌아온다.

CO_2와는 달리 H^+는 혈액–뇌 장벽을 통과할 수 없으므로, 혈장의 H^+는 중추 화학수용기에 접근할 수 없다. 따라서 중추화학수용기는 뇌 ECF 내로 들어온 CO_2로부터 생성된 H^+에만 반응한다. 따라서, 안정 상태에서 환기를 제어하는 주된 기작은 뇌-ECF의 H^+ 농도 조절에 목적이 있는 것이며, 뇌-ECF의 H^+ 농도는 동맥 P_{CO_2}를 직접적으로 반영하고 있는 것이다. 흡기된 공기의 O_2 효용성 감소와 같은 상황이 아니라면, 뇌-ECF의 H^+ 환기유발 기작에 의하여 동맥 P_{O_2}도 정상 수치로 유지된다.

중추 화학수용기가 호흡중추에 미치는 강력한 영향은 우리가 1 분 이상 숨을 참을 수 없게 한다. 여러분이 숨을 참는 동안 대사에서 생성된 CO_2는 혈액에 계속해서 축적되어, 뇌-ECF의 H^+ 농도를 올려준다. 결론적으로, P_{CO_2}와 H^+ 증가에 의한 호흡자극은 강력해서 중추 화학수용기에 의한 호흡 흥분성이 자발적 호흡 억제성보다 우위에 있으므로, 숨을 참으려고 애쓰는데도 불구하고 호흡이 재개된다. 동맥 P_{O_2}가 말초 화학수용기를 자극할 정도로 위협적으로 낮은 수준까지 떨어지기 훨씬 전에 호흡은 재개된다. 그러므로, 동맥혈의 CO_2를 위험할 정도로 높이거나 동맥혈의 P_{O_2}를 위험할 정도로 낮출 수 있을 정도로, 당신이 숨을 오래 참을 수가 없다.

P_{CO_2}의 큰 증가가 호흡중추에 미치는 직접적 영향 P_{CO_2}와 H^+ 증가가 호흡활성에 미치는 효과가 정상적이고 반사적인 기작인 반면에, 매우 높은 수준의 CO_2는 매우 높은 수준의 O_2처럼, 호흡중추를 포함하는 전체 뇌를 직접적으로 억압한다. P_{CO_2}가 70~80 mmHg까지는, P_{CO_2} 수준이 높을수록 더 격렬하게 호흡하여 CO_2를 불어 내보내려 한다. 그러나 P_{CO_2}가 70~80 mmHg 넘어서 증가해도 더 이상 환기가 증가하지는 않지만, 실제로는 호흡성 신경을 억압한다. 이런 이유 때문에 밀폐된 마취 기계, 해저 또는 우

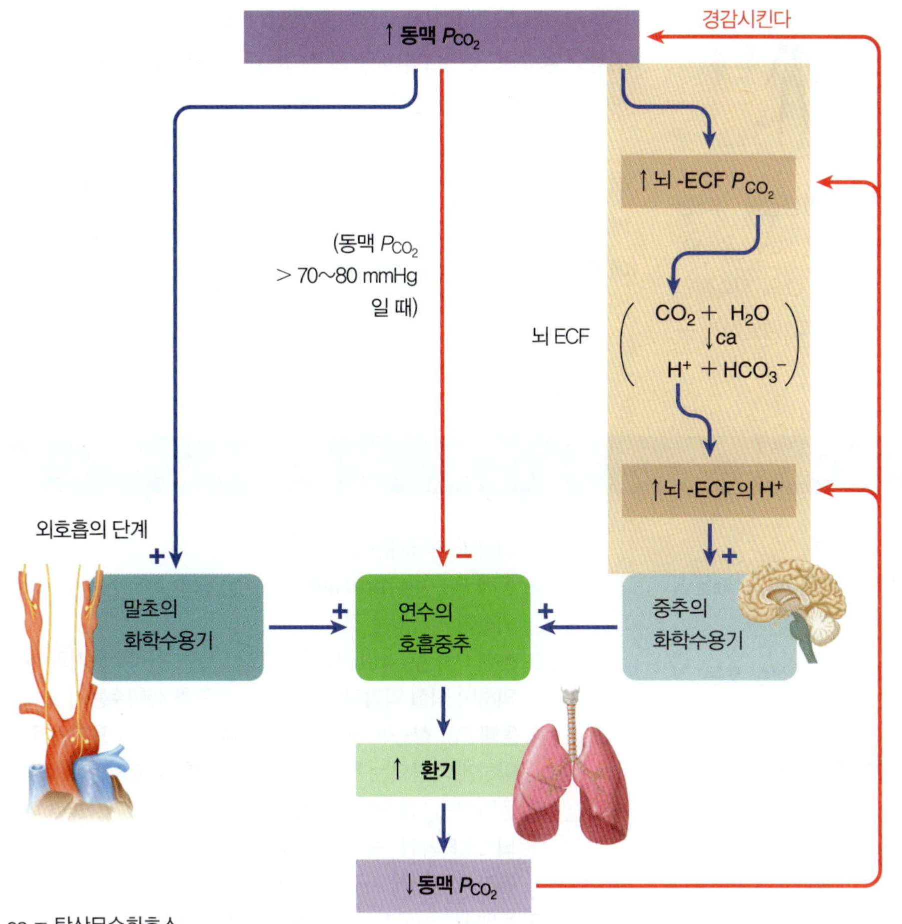

● **그림 12-27 동맥 이산화탄소 분압(P_{CO_2}) 증가가 환기에 미치는 영향.**

주선 같이 밀폐된 환경에서는 O_2 공급과 함께 CO_2도 제거되어야 한다. 그렇지 않으면, CO_2가 호흡을 억압할 뿐 아니라 그것이 심각한 호흡성 산증을 일으키기 때문에 생명을 위협하게 된다.

동맥 H^+ 변화에 반응한 환기 조정은 산-염기 균형에 중요하다.

H^+는 혈액-뇌 장벽을 통과할 수 없기 때문에, 동맥 H^+농도의 변화는 중추 화학수용기에 영향을 미칠 수 없다. 그러나 경동맥 소체와 대동맥 소체의 말초 화학수용기는 동맥 H^+ 농도의 변동에 매우 민감한데, 이는 동맥 P_{CO_2}에 대해서는 약하게 반응하고 동맥 P_{O_2}가 정상보다 40% 감소하기 전 반응하지 않는 것과 대조적이다. 많은 경우에, CO_2에 의하여 생성되지 않은 산이 신체에 첨가되거나 상실되면, P_{CO_2}가 정상인데도 불구하고, 동맥 H^+는 변화한다. 예를 들어서, 당뇨환자에서는 H^+를 생성하는 케토산들이 비정상적으로 많이 생성되어 혈액에 첨가되기 때문에 동맥 H^+ 농도가 증가한다. 동맥 H^+ 농도가 증가하면 말초 화학수용기를 통해서 반사적으로 환기를 자극한다. 반대로, 비호흡성 원인에 의한 동맥 H^+ 농도의 감소에 반응하여 말초 화학수용기는 반사적으로 호흡 활동을 억제한다. 이 기작에 의한 환기의 변화들이 신체의 산-염기 평형을 조절하는데 극히 중요하다. 환기 크기가 변화하는데 따라서 H^+를 생성하는 CO_2의 배출량이 달라진다. CO_2로부터 혈액에 부가되는 H^+의 양을 조정하면, 비호흡적 원인에 의하여 유도된 동맥 H^+ 농도의 비정상이 보상될 수 있다(14장에서 더 구체적으로 설명할 것임).

무호흡 중에는 호흡하는 것을 망각한다.

무호흡(apnea)은 일시적인 환기 중단을 말하는데, 자연적으로 호흡이 재개된다. 숨쉬기가 재개되지 않는다면, 이 조건을 **호흡정지(respiratory arrest)**라고 한다. 수면 중에는 환기가 정상적으로 감소하고 중추 화학수용기가 동맥 P_{CO_2}에 덜 민감하기 때문에, 대개는 무호흡이 수면 중에 발생한다. 수면 중 무호흡 증상이 있는 사람들은 수초 또는 1~2분 동안, 하룻밤에 500회 정도 호흡을 중단한다. 폐나 순환기 질환이 없다면, 약한 수면 무호흡이 위험하지는 않지만, 무호흡을 반복하면 악화될 수 있다.

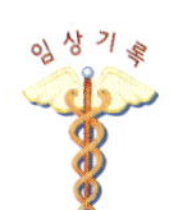

영아 돌연사증후군 수면 무호흡의 극단적 경우는, 희생자가 무호흡 기간에서 회복할 수 없어서 사망에 이른다. 이는 **영아 돌연사증후군(sudden infant death syndrome, SIDS)**의 경우로서, 탄생 후 첫 1년 이내 사망의 가장 큰 원인이다. 수면 무호흡의 비극적 형태는 전에 건강하던 2~4개월 된 영아가 특별한 이유 없이 요람에서 사망한 채 발견되는 것이다. SISD의 원인은 집중적 연구 주제이다. 대부분의 연구결과는 아기의 호흡상태를 감지하는 화학수용기나 뇌교에서의 호흡제어 기작이 미숙하기 때문에 호흡하는 것을 망각하는 것으로 시사하고 있다. 어떤 경우는 비정상적 폐 발달이 연관된 것으로 추정하기도 한다.

무호흡의 원인이 무엇이든 간에, 아기들이 SIDS에 대해 취약하게 하는 몇몇 위험 요인이 있다. 그러한 것들 중에는 수면 자세(엎드려 자는 것이 바로 누워 자거나 옆으로 자는 것에 비하여 SIDS 발생률이 40% 더 높음), 태중 또는 생후에 니코틴에 노출되는 것 등이 포함된다. 엄마가 임신 중에 흡연을 했거나 집에서 담배연기를 세 차례 이상 마신 영아는 그렇지 않은 영아에 비하여 SIDS로 사망하는 비율이 더 높다.

제 12 장 요약: 항상성 측면

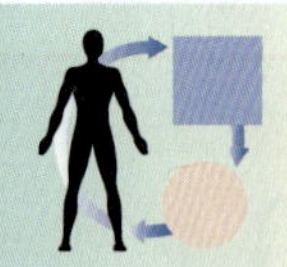

호흡계는 외부환경에서 O_2를 취하고 CO_2를 버림으로써 항상성에 기여한다. 신체의 모든 세포들은 영양물질을 산화해서 ATP를 생성하기 위하여 궁극적으로 적당한 O_2 공급을 필요로 한다. 뇌세포는 특히 O_2의 지속적인 공급에 의존적이어서, 4분 이상 O_2 공급이 없으면 죽게 된다. 맹렬하게 운동하는 근육과 같이, 무산소 대사를 통해 에너지를 생성할 수 있는 세포들 조차도 일시적으로 산소부채를 질 수 있다. 운동 후에는 과량의 O_2를 소모하여 산소부채를 갚게 된다(p. 247 참조).

에너지를 발생하는 대사반응의 결과로 신체는 다량의 CO_2를 생산하는데, 이는 배출되어야만 한다. CO_2와 H_2O가 탄산을 형성하기 때문에 호흡계가 CO_2를 배출하는 속도를 조정하는 것이 내부 환경의 산-염기 평형 조절에 중요하다. 세포는 좁은 pH 영역 내에서만 살아갈 수 있다.

복습 문제 REVIEW EXERCISES

단답형

1. 폐 조직 내에서 근육이 수축과 이완이 번갈아 가며 일어나기 때문에 호흡을 할 수 있다. (*진실 또는 거짓?*)
2. 정상적으로 최대호기 중에 폐포는 완전히 비워진다. (*진실 또는 거짓?*)
3. 폐 환기가 증가할 때 폐포 환기가 항상 증가하지는 않는다. (*진실 또는 거짓?*)
4. 헤모글로빈은 다른 물질보다 O_2에 대한 친화력이 더 높다. (*진실 또는 거짓?*)
5. 호흡의 주기성은 호흡성 근육이 보여주는 박동원 활성에 의하여 유발된다. (*진실 또는 거짓?*)
6. 조용한 정상 호흡 중에 호기성 신경은 호기성 근육을 조절하는 운동신경에 충격을 보낸다. (*진실 또는 거짓?*)
7. 폐포를 열려 있게 하는 두 힘은 ____________과 ____________이다.
8. 폐포 붕괴를 촉진하는 두 힘은 ____________과 ____________이다.
9. __________는 주어진 경벽압 기울기 변화에 의하여 얻어진 폐 용적 변화의 크기에 대한 척도이다.
10. ______________는 폐가 신장했다가 원래 크기로 되돌아가는 현상이다.
11. ____________는 적혈구 효소로서 CO_2가 HCO_3^-로 전환을 촉매한다.
12. 다음 반응 중에서 폐 모세혈관에서 일어나는 것은?
    a. $Hb + O_2 \rightarrow HbO_2$
    b. $CO_2 + H_2O \rightarrow H^+ + HCO_3^-$
    c. $Hb + CO_2 \rightarrow HbCO_2$
    d. $Hb + H^+ \rightarrow HbH$
13. 어느 화학 수용기에 대한 설명인지 오른쪽 답안에서 찾아 써라.

____ 1. 동맥 P_{O_2}가 80 mmHg에 의하여 자극되는 것	(a) 말초 화학수용기
____ 2. 동맥 P_{O_2} 55 mmHg에 의하여 자극되는 것	(b) 중추 화학수용기
____ 3. 동맥 P_{O_2} 55 mmHg에 의하여 직접 억압되는 것	(c) 말초 화학수용기와 중추 화학수용기 둘 다
____ 4. 동맥 P_{O_2} 상승에 의하여 약하게 자극되는 것	(d) 말초 화학수용기와 중추 화학용 수기 모두 아님
____ 5. 동맥 P_{CO_2} 상승에 의하여 유도되는 뇌-ECF의 H^+ 농도가 상승함에 따라서 강하게 자극되는 것	
____ 6. 동맥 H^+ 농도가 상승에 의하여 자극되는 것	

14. 기체교환에 중요한 O_2와 CO_2 분압의 상관관계를 옳게 표현하는 적당한 부호(더 크면 >, 더 작으면 <, 같으면 =)에 동그라미를 하라.
    a. 폐 모세혈관에 들어오는 혈액의 P_{O_2} (>, <, =) 폐포 P_{O_2}
    b. 폐 모세혈관에 들어오는 혈액의 P_{CO_2} (>, <, =) 폐포 P_{CO_2}
    c. 폐포 P_{O_2} (>, <, =) 폐 모세혈관을 떠나는 혈액의 P_{O_2}
    d. 폐포 P_{CO_2} (>, <, =) 폐 모세혈관을 떠나는 혈액의 P_{CO_2}
    e. 폐 모세혈관을 떠나는 혈액의 P_{CO_2} (>, <, =) 체 모세혈관에 들어오는 혈액의 P_{CO_2}
    f. 폐 모세혈관을 떠나는 혈액의 P_{CO_2} (>, <, =) 체 모세혈관에 들어오는 혈액의 P_{CO_2}
    g. 체 모세혈관에 들어오는 혈액의 P_{O_2}(>, <, =) 조직세포에서의 P_{O_2}
    i. 조직세포에서의 P_{O_2} (>, <, 대략 =) 체 모세혈관을 떠나는 혈액의 P_{O_2}
    j. 조직세포에서의 P_{CO_2} (>, <, 대략 =) 체 모세혈관을 떠나는 혈액의 P_{CO_2}
    k. 체 모세혈관을 떠나는 혈액의 P_{O_2} (>, <, =) 폐 모세혈관에 들어오는 혈액의 P_{O_2}
    l. 체 모세혈관을 떠나는 혈액의 P_{CO_2} (>, <, =) 폐 모세혈관에 들어오는 혈액의 P_{CO_2}

주관식

1. 세포호흡과 외호흡을 구별하여 기술하라. 외호흡의 단계에 대한 목록을 만들어라.

2. 호흡계의 구성에 대하여 서술하라. 기체교환은 어디에서 일어나는가?
3. 대기압, 폐포내압과 늑막내압을 비교 서술하라.
4. 왜 폐는 호기 중에도 정상적으로 신장되는가?
5. 흡기 중에 폐로 공기가 들어가고, 호기 중에 폐에서 공기가 나가는 이유를 서술하라.
6. 정상 조건에서 흡기가 능동적이고, 호기가 수동적인 이유를 설명하라.
7. 만성폐쇄성폐질환(COPD)에서 기류속도를 결정하는데 호흡로 저항이 중요한 이유를 설명하라.
8. 신전도(compliance)와 탄력적 반동(elastic recoil)에 근거하여 폐 탄성을 설명하라.
9. 폐 계면활성제의 생산과 기능에 대하여 기술하라.
10. 여러 가지 폐 용량과 폐 수용량을 정의하라.
11. 폐 환기량과 폐포 환기량을 비교 설명하라. 또 해부학적 사강이 어떤 결과를 초래하는지 설명하라.
12. 공기와 혈액 중의 기체분압을 결정하는 요인에 대하여 설명하라.
13. 혈액에서 O_2와 CO_2를 운반하는 방법에 대한 목록을 만들라.
14. % Hb 포화도를 결정하는 일차적 요인은 무엇인가? O_2–Hb 해리곡선에서 고원부와 기울기 부분은 어떤 의미를 가지는가?
15. 헤모글로빈은 어떻게 폐포에서 혈액으로 O_2의 순 이동을 촉진하는가?
16. 다음을 정의하라: 저산소성 저산소증(hypoxic hypoxia), 빈혈성 저산소증(anemic hypoxia), 순환성 저산소증(circulatory hypoxia), 조직독성 저산소증(histotixic hypoxia), 고탄산혈증(hypercapnia), 저탄산혈증(hypocapnia), 고환기(hyperventilation), 저환기(hypoventilation), 과호흡(hyperpnea), 무호흡(apnea).
17. 호흡조절 중추 세 가지의 위치와 기능은 무엇인가? 배측 호흡군(DRG)과 복측 호흡군(VRG)를 구별하여 설명하라.
18. 어떤 뇌 영역이 호흡주기를 수립하는가?

심화학습 문제 *POINTS TO PONDER*

1. 비행기 내부를 가압하는 것(즉, 비행기 주변의 대기압은 낮지만, 비행기 내부는 해수면에서와 같은 대기압을 유지한다)이 왜 중요한가? 비행기 내부 압을 제대로 유지할 수 없으면 산소마스크를 쓰는데, 그 생리학적 가치를 설명하라.

2. 다음과 같은 상황에서 고탄산증이 저산소증을 동반하는가? 아닌가? 그 이유는?
   a. CN 중독
   b. 폐부종
   c. 억제성 폐질환
   d. 높은 고도
   e. 심각한 빈혈
   f. 울혈성 심부전
   g. 폐쇄성 폐질환

3. 정상체온에서 수증기의 분압은 47 mmHg이다. 고도가 해수면보다 1.6 km 더 높은 지역(그곳의 대기압은 630 mmHg)에 사는 사람이 호흡할 때, 들이 마신 공기가 폐포에 도달 하기 전에 호흡로에서 일단 가습이 되었다면, 흡입된 공기의 P_{O_2}는 얼마가 되었을까?

4. 호흡조절에 대한 지식을 바탕으로 해저로 잠수하기 전에 자발적 과환기를 통해 P_{CO_2}를 낮추는 것이 위험한 이유를 설명하라.

5. 질병으로 인해 폐포막이 두꺼워진 사람이 폐포 P_{O_2}가 100 mmHg이고 폐포 P_{CO_2}가 40 mmHg라면 체 동맥혈의 기체 분압에 대한 수치에 가장 근접하는 것은?
   a. P_{O_2} = 105 mmHg, P_{CO_2} = 35 mmHg
   b. P_{O_2} = 100 mmHg, P_{CO_2} = 40 mmHg
   c. P_{O_2} = 90 mmHg, P_{CO_2} = 45 mmHg

   만약 사람이 100% O_2를 호흡했다면, 동맥 P_{O_2}는 증가할까? 감소할까? 아니면 그대로 남아 있을까? 동맥 P_{CO_2}는 증가할까? 감소할까? 아니면 그대로 남아 있을까?

임상관련 문제 *CLINICAL CONSIDERATION*

케이트(Keith M.)는 심한 흡연 전력이 있는데, 폐기종을 앓고 있다. 이 조건이 호흡로 저항에 어떤 영향을 미칠까? 호흡로 저항의 이와 같은 변화는 케이트의 흡기와 호기 노력에 어떤 영향을 미칠까? 정상적 1회 호흡량을 얻는데 있어서, 정상인과 비교할 때 그의 호흡성 근육과 폐포내압이 어떤 차이를 보이는지 기술하라. 케이트의 조건이 폐 기체교환에는 어떤 영향을 미치는가? 혈액의 기체는 어떻게 비정상적일까? 케이트와 같이 심한 만성폐질환 환자 중에는 동맥 P_{CO_2} 상승을 감지할 수 없는 사람도 있다. 장기간 CO_2 정체로 인하여 뇌 ECF에서 H^+ 생성이 지속적으로 증가되는 조건에서 HCO_3^-는 혈액-뇌 장벽을 건너서 과량의 H^+를 중화시킬 수 있다. 첨가된 HCO_3^-는 잉여 H^+와 흡착함으로써 용액에서 H^+를 제거하여 더 이상 자유 H^+ 농도가 증가하지 못하게 한다. 뇌-ECF의 HCO_3^- 농도가 올라갈 때, 동맥 P_{O_2}와 뇌-ECF P_{CO_2}는 여전히 높은데도 불구하고 뇌-ECF의 H^+농도는 정상으로 돌아온다. 뇌-ECF의 H^+가 정상이기 때문에 중추의 화학수용기는 더 이상 P_{O_2} 상승을 인지하지 못한다. 더 이상 중추 화학수용기가 P_{CO_2} 상승에 반응하여 호흡중추를 자극할 수 없기 때문에, 그런 환자에서 CO_2 제거가 재촉되지 않는다. 즉, 동맥혈 P_{CO_2}가 높은 점을 감안하면 환기 수준이 여전히 비정상적으로 낮다. 정상인에서는 동맥 P_{CO_2}가 환기의 크기를 제어하는 주된 요인인 반면, 이런 환자에서는 저산소증이 환기를 촉진하는 일차적 자극이 된다. 주어진 상황에서 케이트에게 O_2를 주는 것이 저산소증을 완화하는 적절한 방법일까?

12.1 호흡계의 해부

■ 세포호흡은 영양물질을 산화하면서 에너지를 수거하는 동안 O_2를 쓰면서 CO_2를 생산하는 세포대사 반응이다. **외호흡**은 외부 환경과 조직세포 사이에서 O_2와 CO_2를 전달하는 것이다. 호흡계와 순환계가 같이 외호흡을 완성한다.(그림 *12-1* 참조)$_2$

■ **호흡계**는 대기와 폐 사이에서 공기를 교환한다. 호흡로는 대기로부터 폐포로 공기를 유도하고, 폐포를 통과하여 O_2와 CO_2 교환 즉, 기낭에 있는 공기와 폐포 주변의 폐 모세혈관의 혈액 사이에서 O_2와 CO_2를 교환한다. 극히 얇은 폐포벽은 I형 폐포세포로 형성되어 있다. II형 폐포세포는 폐 계면활성제를 분비한다.(그림 *12-2, 12-4* 참조)

■ 폐는 가슴의 밀폐된 구획인 흉강 안에 있는데, 주변의 호흡성 근육이 수축함에 따라 그 용량이 변화할 수 있다.

■ 각 폐는 두 겹의 막으로 닫힌 주머니 즉, 흉막이 둘러싸고 있다(그림 *12-5* 참조).

12.2 호흡의 기작

■ 환기(숨쉬기)는 공기가 폐로 주기적으로 드나드는 과정으로서, 이를 통하여 O_2를 내주고, CO_2를 함유한 낡은 폐포 공기가 신선한 공기와 교환된다.

■ 폐가 주기적으로 확장하고 반동하면, 방향이 번갈아 가며 압력 기울기가 생긴다. **압력기울기**의 변화에 따라 대기와 폐 사이에서 기류가 생김으로 인하여 환기가 이루어진다. **흡기(inspiration)** 중에 폐 확장의 결과로 폐포내압이 감소할 때, 압력이 더 높은 대기에서부터 폐로 공기가 흐른다. **호기(expiration)** 중에 **폐 반동**의 결과로 폐포내압이 증가할 때, 폐에서부터 압력이 더 낮은 대기로 공기가 흐른다. 폐포내압과 대기압이 평형을 이룰 때까지 공기는 흐르기 때문에, 어느 방향이던지 상관없이 폐포와 대기 사이의 압력 기울기가 클수록 기류속도가 커진다(그림 *12-6, 12-7, 12-10, 12-13, 12-14* 참조).

■ **흡기성 근육**(일차적으로는 횡격막 그리고 다음으로는 외근간근)이 수축과 이완을 번갈아가며 수행하면 흉강이 주기적으로 확장했다가 줄어들었다 하는데, 이는 간접적으로 폐를 주기적으로 부풀렸다 꺼지게 한다. 즉, 폐가 수동적으로 흉강의 움직임을 따라 움직이게 된다(그림 *12-11, 12-12* 참조).

■ 폐벽을 두고 생기는 경벽압 기울기(흉막내압이 대기압보다도 낮은데, 폐포내압보다도 낮음)가 폐를 신장시켜서 좀 더 큰 흉강에 가득 채우기 때문에, 폐는 흉강의 움직임을 따라 움직인다(그림 *12-8, 12-14* 참조).

■ 흡기성 근육을 수축하는데 에너지가 필요하기 때문에 흡기는 능동적 과정이지만, 안정기 호흡에서 호기는 흡기성 근육의 이완에 따라 폐가 탄력적 반동함으로써 에너지 소모 없이 이루어지기 때문에 수동적 과정이다(그림 *12-12a, 12-12c* 참조).

■ 보다 강제적이고 **능동적 호기**를 위한, **호기성 근육**(일차적으로는 복근 그리고 다음으로는 내늑간근)의 수축 때문에 흉강과 폐의 크기가 더 감소한다. 이는 폐포와 대기 사이의 경벽압 기울기를 더 증가시킨다(그림 *12-11, 12-12d* 참조).

■ 보다 강제적이고 **능동적 흡기**를 위해 목에 있는 흡기 보조 근육의 수축에 의해 흉강과 폐가 조용한 호흡 때보다 더 커지고 폐포내압은 조용한 호흡 때보다 더 떨어져, 평형에 도달하기 전에 더 큰 흡기가 이루어진다.

■ 기류속도는 압력기울기에 정비례하는 대신에, 호흡로 저항에 반비례한다. 호흡로 저항은 유도 호흡로의 직경에 의존하는데, 호흡로 저항이 정상적으로는 매우 낮기 때문에 기류속도는 폐포와 대기 사이의 압력기울기에 일차적으로 의존한다. 폐쇄성 폐질환에서는 호흡로 저항이 증가한다.

■ 흡기 중에 폐는 다양한 크기로 신장할 수 있고, 호기 중에는 폐의 탄력성 때문에 흡기 전 크기로 반동한다. **폐 신전도(pulmonary compliance)**는 폐의 팽창성이다. 즉, 주어진 경벽압 기울기 변화에 반응하여 얼마나 신장하는가 하는 것이다. 탄력적 반동은 호기 중에 폐가 휴식 위치로 되돌아가는 것이다.

■ 폐의 탄력적 행동은 폐 내부의 탄성 결합조직에 의존하며, 폐포의 표면 장력–폐 계면활성제의 상호작용에 의존한다. 폐포의 표면장력은 각 폐포의 내벽을 덮고 있는 표면 물 분자 사이의 인력에서 기인하는데 폐포가 신장하여 부풀리는 것(신전성이 감소함)에 저항하는 경향을 나타내게 하고, 꺼질 때는 표면적이 더 작게 돌아가려는 경향을 나타내게 한다(표 *12-1* 참조).

■ 폐포 내벽이 물로만 덮여 있다면 폐 장력이 커서 폐 신전성이 나쁠 것이고 붕괴하려는 경향을 보일 것이다. **폐 계면활성제**는 물 분자를 흩뜨려서 폐 표면장력을 낮추는데, 신전성을 높이고 폐포가 붕괴되려는 경향을 중화한다(표 *12-1* 참조).

■ 성인 남성의 폐는 최대 흡기 시에 5,700 ml를 채울 수 있고, 최대 호기 시에는 비우면 1,200 ml가 된다(여성의 경우에는 수치 좀 더 작음). 정상적으로 폐는 반만 채운다. 매 호흡 시에 500 ml의 1회 호흡량이 드나들 때, 폐 용량은 약 2,200 ml에서 2,700 ml로 변한다(그림 *12-15* 참조).

■ 1분 동안 폐로 드나드는 공기의 양이 **폐 환기량(pulmonary ventilation)**이다. 폐 환기량 = 1회 호흡량 × 호흡률

■ 드나드는 공기 중 일부를 **유도 호흡로(해부학적 사강)**가 차지하기 때문에, 드나드는 모든 공기가 혈액과 기체교환에 쓰이지는 않는다. 폐포 환기 즉, 1분 동안 대기와 폐포 간에 교환되는 공기의 양은 혈액과 기체교환에 실제로 쓰이는 공기의 척도이다. **폐포 환기량** = (1회 호흡량 - 사강 용적) × 호흡률(그림 *12-15*와 표 *12-2* 참조).

12.3 기체교환

■ O_2와 CO_2는 분압기울기를 타고 수동적 확산하여 신체의 막을 가로질러 움직인다. 공기 중 기체의 분압은 개별 기체가 총 기압에 기여하는 부분인데, 공기 중 이 기체의 %와 정비례한다. 혈액에서 한 기체의 분압은 혈액에 용해된 그 기체의 양에 의존한다(그림 *12-18* 참조).

■ 세포의 끊임없는 O_2의 소모와 환기를 통한 폐포의 신선한 O_2 보충 때문에 만들어지는 O_2의 분압기울기에 의하여, **O_2의 순 확산**이 일어나는데, 처음에는 폐포와 혈액 사이에서, 그 다음에는 혈액과 조직 사이에서 일어난다. CO_2의 순 확산은 반대 방향으로 일어난다. 세포의 끊임없는 CO_2 생산과 환기를 통한 폐포의 CO_2 제거 때문에 만들어지는 O_2의 분압기울기에 의하여, 처음에는 조직과 혈액 사이에서, 그 다음에는 혈액과 폐포 사이에서 일어난다(그림 *12-19* 참조).

■ 기체교환 속도에 영향을 끼치는 다른 요인들에는 기체교환이 일어나는 막의 표면적과 두께가 있다(픽의 확산 법칙).

12.4 기체 운반

■ O_2와 CO_2는 혈액에 매우 잘 용해하지는 않기 때문에, 그들은 단순한 용해가 아닌 기작을 통하여 일차적으로 운반된다(표 12-3 참조).

■ O_2의 1.5%만 혈액에 물리적으로 용해되고, 나머지 98.5%는 헤모글로빈(Hb)에 화학적으로 결합한다.

■ Hb와 O_2의 결합 정도(**% Hb 포화도**)를 결정하는 일차적 요인은 혈액의 P_{O_2}인데, 이는 O_2−Hb 해리곡선으로 알려진 S자-형 곡선으로 묘사된다. 폐 모세혈관의 P_{O_2}범위(곡선의 고원부)에서는, 혈액의 P_{O_2}가 40%만큼 떨어져도 Hb은 거의 다 포화되어 있다. 이는 동맥 P_{O_2}가 감소하는데도 불구하고 조직으로 O_2의 배달이 정상에 가깝게 지켜 주는 안전한 체계를 제공한다. 체 모세혈관의 P_{O_2} 범위(곡선의 기울기 부분)에서는, 세포대사와 연관된 혈액 P_{O_2}의 작은 감소에도 Hb은 많은 O_2를 내놓는다. 이렇게 하여 조직의 요구증가에 부합하기 위하여 더 많은 O_2가 공급된다(그림 *12-21* 참조).

■ 조직수준에서 P_{CO_2}의 증가, 산의 증가, 그리고 온도 상승 때문에 **O_2−Hb 해리곡선**이 오른쪽으로 이동해서, 조직에서 소모되기 위해서 Hb은 O_2를 내놓기 용이해진다(그림 *12-23* 참조).

■ 혈액의 총 O_2 함량이 상당량 증가하는데도 불구하고, P_{O_2}(즉, 용해된 O_2 농도)를 낮게 유지하기 위하여 Hb이 O_2의 저장고로 작용한다. 이것이 폐포와 혈액 사이에서, 그리고 혈액과 조직 세포 사이에서 O_2의 순 전달이 용이하도록 해 준다(그림 *12-21* 참조).

■ 체 모세혈관이 취하는 CO_2는 세 가지 방법에 의하여 혈액에서 운반된다. (1) 10%는 물리적으로 용해됨. (2) 30%는 Hb에 결합함. (3) 60%는 중탄산염(HCO_3^-)의 형태임. 적혈구 효소인 **탄산무수화효소**는 $CO_2 + H_2O \rightleftharpoons H^+ + HCO_3^-$ 반응에 따라서 CO_2가 HCO_3^-로 전환되는 것을 촉매한다. 폐에서는 CO_2가 폐포로 제거되므로 이 모든 반응이 반대 방향으로 일어난다(표 *12-3*과 그림 *12-24* 참조).

12.5 호흡의 조절

■ **환기**는 두 측면을 포함하는데, 둘 다 신경의 제어에 따른다. (1) 흡기와 호기 사이의 주기적 순환 (2) 환기크기의 조절인데, 호흡률과 1회 호흡량이 깊이의 조절에 의존한다.

■ **호흡 주기성**은 프리-뵛징거 복합체에 의하여 수립된다. 프리-뵛징거 복합체는 박동원 활성을 보이며, 연수의 호흡조절 중추의 **배측 호흡군(DRG)**에 있는데, 흡기성 신경을 자극한다. 이 신경이 발사할 때, 충격이 궁극적으로 흡기성 근육에 도달하여 조용한 호흡의 흡기를 일으킨다(그림 *12-25* 참조).

■ 흡기성 신경이 발사를 멈출 때, 흡기성 근육은 이완하고 수동적 호기가 일어난다. 능동적 호기를 하기 위해서, 연수의 호흡조절 중추의 **복측 호흡군(VRG)**에 있는 호기성 신경이 호기성 근육을 활성화시킨다. 보다 더 강한 호기를 하기 위해서는 VRG의 흡기성 신경도 작용하도록 부른다.

■ **뇌교(pons)**에 있는 호흡수 조정 중추와 지속성 흡기 중추 때문에 기본 주기성이 부드러워진다. 지속성 **흡기 중추**는 흡기를 연장시킨다. 좀 더 강력한 **호흡수조정 중추**는 흡기를 제한한다(그림 *12-25* 참조).

■ 세 가지 화학적 요인이 환기의 크기를 결정하는데 역할을 한다. 동맥의 P_{CO_2}, P_{O_2} 와 H^+ 농도가 그것이다(표 *12-5* 참조).

■ 환기크기를 조절하는 주요 요인은 동맥 P_{CO_2}인데, P_{CO_2}증가는 환기를 증가시키는 가장 강력한 화학적 자극이다. 동맥 P_{CO_2}변화가 뇌-ECF의 H^+ 농도 변화를 초래함으로써, 환기를 바꾼다. 중추화학수용기는 뇌-ECF의 H^+ 농도 변화에 매우 민감하다(그림 *12-27* 참조).

■ **말초 화학수용기**는 동맥의 H^+ 농도 증가에 반응하여 반사적으로 환기를 증가시킨다. H^+을 생성하는 CO_2를 조정하는 것이 신체의 산−염기 평형을 유지하는데 중요하다.(그림 *12-27* 참조)

■ 말초 화학수용기는 동맥 P_{CO_2}의 뚜렷한 감소(60 mmHg)에 반응하여 반사적으로 환기를 증가시킨다. 이는 동맥 P_{CO_2} 수준이 O_2−Hb 곡선의 고원부에 해당하는 안전 범위 아래로 떨어질 때, 호흡을 증가시키는 응급기작으로 작용한다.

■ 호흡 활동은 수의적으로 변형될 수도 있다.

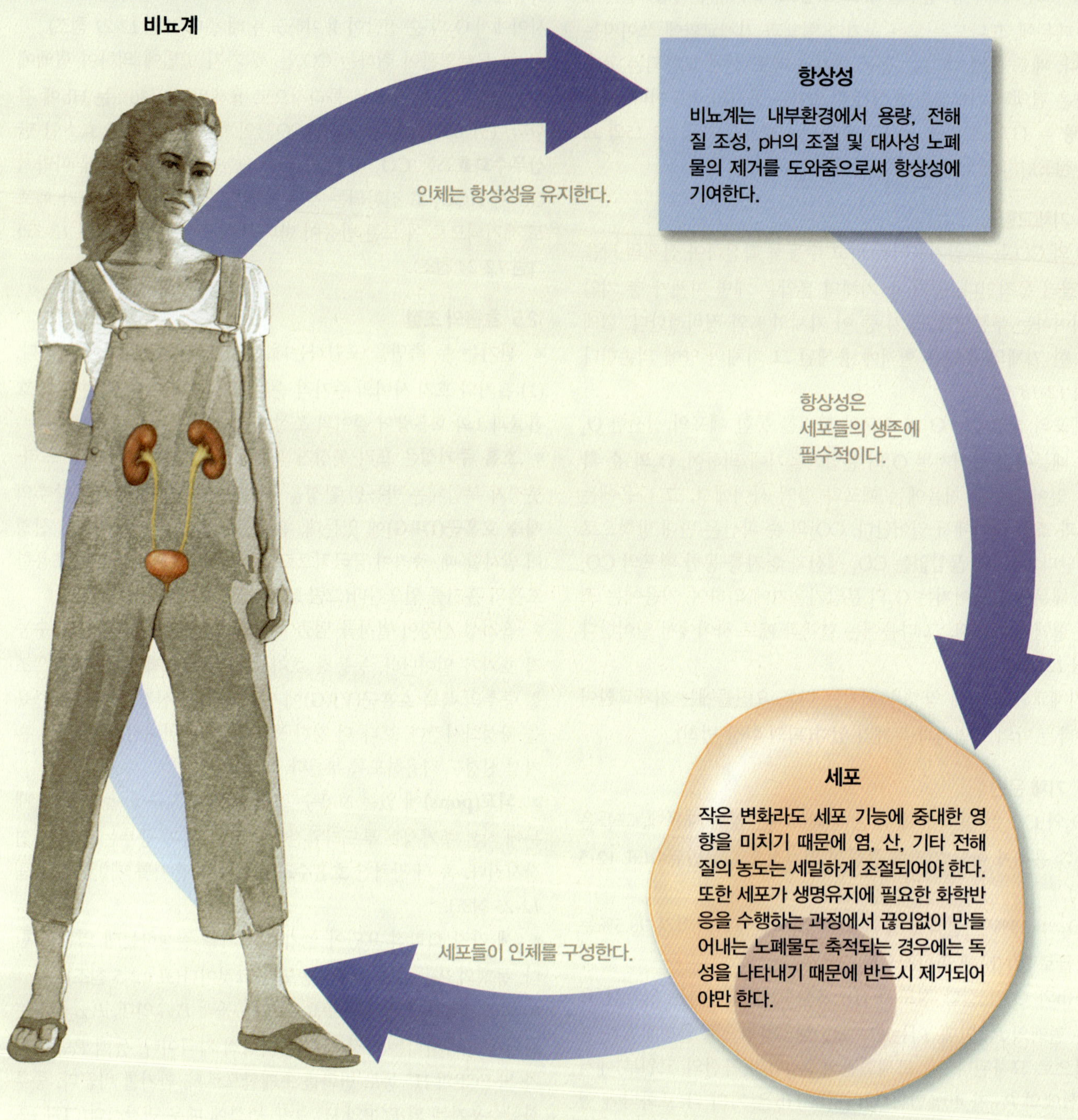

세포는 내부 액체 환경에 있는 염분, 산, 기타 전해질의 농도를 안정적으로 유지해줘야만 생존과 적절한 기능을 할 수가 있다. 또한 세포는 생명을 유지하기 위한 화학반응이 이루어질 때마다 만들어지는 대사성 독성 노폐물을 지속적으로 제거해줘야만 생존할 수 있다. 신장은 여러 가지 혈장구성 성분들(특히 전해질과 물)의 농도를 조절하고 모든 대사성 노폐물(CO_2는 예외로서 폐에서 제거 됨)을 처리함으로써 항상성 유지에서 중요한 역할을 한다. 신장은 지속적으로 혈장을 여과하면서 신체에 중요한 구성성분은 몸 안에 남겨두고 필요 없거나 너무 많은 물질은 오줌으로 제거한다. 특히 중요한 것은 염분과 수분의 균형을 제어함으로써 내부 액체환경의 부피와 삼투질농도(용질의 농도)를 조절할 수 있는 신장의 능력이다. 또한 오줌으로의 산과 염기의 제거를 제어함으로써 pH를 조절하는 것을 도와주는 신장의 능력을 들 수 있다.

제 13 장

비뇨계

The Urinary System

13.1 신장: 기능, 해부학, 기본적 과정

만일 세포외액(ECF)을 안정하게 유지시켜주는 기작(mechanism)이 존재하지 않는다면 모든 세포들이 떠 있는 액체의 조성은 세포와 체내의 액체환경 사이에서 일어나는 교환에 의해 현저하게 변할 수 있다.

신장은 항상성을 유지하는 목적을 가지고 다양한 기능을 수행한다.

신장(kidney)의 기능을 조절해 주는 호르몬과 신경계로부터 오는 입력정보와 더불어 신장은 세포외액(ECF)의 부피, 전해질 조성, 삼투질농도(용질의 농도)를 안정적으로 유지해 주는 주요 기관이다. 신장은 몸 안에 남겨두거나 오줌으로 제거하는 물이나 여러 혈장성분의 양을 조정함으로써, 비록 다른 기관에서는 물과 전해질의 유입이나 손실이 급격히 일어남에도 불구하고 생명을 유지시켜 줄 수 있도록 매우 좁은 범위에서 이들의 균형을 유지한다. 신장은 수분(H_2O), 염분 및 여러 다른 전해질의 섭취를 변동시켜줄 뿐만 아니라 많은 땀, 구토, 설사, 출혈을 통해 이 성분들이 비정상적으로 다량 손실되는 것을 보충하기 위하여 비뇨계를 통한 이들 ECF 성분의 배출도 조정해 준다. 즉, 신장이 항상성 유지를 위해 수행하는 것에 따라서 오줌의 조성도 크게 변하게 된다.

ECF에 수분이나 염화나트륨(NaCl)과 같은 특정 전해질이 많을 경우에는, 신장은 몸에 필요한 만큼을 제외한 나머지를 오줌으로 배출한다. 만일 모자라는 경우에는 신장은 그 성분의 부족한 양만큼을 추가적으로 공급해 주지는 못하지만 부족한 물질이 오줌으로 손실되는 것을 제한함으로써 우리가 부족한 물질을 더 많이 섭취할 때까지 보존해 준다. 따라서 신장은 모자라는 것보다는 넘치는 것에 대해서 더 효과적으로 상쇄해 줄 수 있다고 하겠다. 비록 우리 몸에 어떤 물질이 부족한 경우에도 신장은 오줌을 통해서 이 소중한 물질이 손실되는 것을 멈추지 못하는데, 그 대표적인 예가 수분(H_2O)의 부족이다. 즉, 어떤 사람이 물을 마시지 못하더라도 신장은 신체를 청소해 주는 또 다른 주요한 역할을 위해서 매일 0.5 L 정도의 H_2O를 배출해야만 한다.

신장은 체액 및 전해질의 균형을 유지하는 중요한 조절기능 외에도 독성 대사노폐물들이나 외래 화합물들을 몸에서부터 제거해 주는 주요 경로로서 작용한다. 이들 노폐물들은 고체 상태로는 배출되지 못하고 액체로서 배설되야 하기 때문에 신장은 하루에 노폐물로 차 있는 500 ml 정도의 최소량의 오줌을 생산해야만 한다. 오줌으로 제거되는 H_2O는 혈장에서 유래하기 때문에, 물이 없는 곳에서 오도 가도 못하는 사람은 오줌으로 수분을 배설하다가 사망하게 된다. 이는 노폐물과 더불어 어쩔 수 없이 수분이 제거됨에 따라서 혈장의 부피가 치명적 수준까지 낮아지기 때문이다.

신장기능의 개요 신장은 내부 액체환경을 일정하게 유지하는 것을 도와주기 위하여 다음과 같은 고유의 기능들을 수행한다:

1. 몸 안에서 H_2O의 균형을 유지한다(14장 참조)

2. 주로 H_2O의 균형 조절을 통하여 체액에서의 적절한 삼투질농도를 유지한다. 이 기능은 치명적인 세포의 팽창이나 수축을 일으킬 수 있는 세포 안쪽 혹은 바깥쪽으로의 삼투적 흐름을 방지하는데 중요하다(4장 참조).

3. Na^+, Cl^-, K^+, Ca^{2+}, H^+, HCO_3^-, PO_4^{3-}, SO_4^{2-}, Mg^{2+}과 같은 주요 ECF 이온들의 농도와 양을 조절한다. 이들 전해질들 중 일부는 ECF 농도가 약간이라도 변하게 되면 심각한 영향을 미칠 수 있다. 예를 들면 K^+의 ECF 농도 변화는 치명적인 심장기능 이상을 초래할 수도 있다.

4. 혈장의 부피를 적절하게 유지해 준다. 이것은 동맥압의 장기 조절에 중요한데, 이 기능은 신장의 염분(Na^+와 Cl^-)과 H_2O의 균형을 조절해 주는 역할을 통해 이루어진다(14장 참조).

5. 몸의 산-염기 평형이 적절하게 유지될 수 있도록 돕는다. 이것은 오줌을 통한 H^+와 HCO_3^-의 배출을 조정함으로써 이루어진다(14장 참조).

6. 신체 대사과정에서 나오는 최종산물(노폐물)을 배설(제거)한다. 노폐물에는 요소(단백질 대사), 요산(핵산 대사), 크레아티닌(근육 크레아틴 대사), 빌리루빈(헤모글로빈 대사), 호르몬 대사산물 등이 있다.

7. 몸으로 들어온 외부 물질을 배설한다. 이러한 물질들에는 약물, 식품첨가물, 살충제, 및 다른 외래성 비영양분 물질들이 있다.

8. 적혈구생성소(erythropoietin)를 생산한다. 이것은 적혈구의 생산을 자극하는 호르몬이다.

9. 레닌(renin)을 생산한다. 레닌은 신장에서 염분을 보존하는데 중요한 연쇄반응을 유발하는 효소성 호르몬이다.

10. 비타민 D를 활성 형태로 전환시켜준다(17장 참조).

신장은 오줌을 만들고, 비뇨계의 나머지 기관들은 오줌을 외부로 운반한다.

비뇨계(urinary system)는 오줌을 만드는 기관인 **신장(kidney)**과 오줌(urine)을 몸에서 제거하기 위하여 신장에서부터 바깥으로 운반하는 구조물들로 이루어져 있다(● **그림 13-1a**). 신장은 한 쌍의 콩 모양을 하고 있는 기관으로서 길이는 10-13 cm이며, 복강의 뒤편(흉강과 등근육 사이)에 위치하고 있는데, 허리보다 약간 위쪽에서 척추의 양쪽에 하나씩 자리하고 있다. 각 신장을 보면 중간 부분에 움푹 들어간 곳을 통해서 **신(장)동맥(renal artery)**과 **신(장)정맥(renal vein)**이 신장을 들어오고 나가고 있다. 신장은 혈관을 따라서 들어온 혈장을 처리하여 오줌을 만들고, 몸 안에 남겨야 할 물질들은 보존하며, 불필요한 물질들을 오줌으로 제거한다.

오줌이 만들어진 다음에, 각 신장의 수질 중심부에 위치한 중앙 수집강인 **신우(renal pelvis)**로 흘러가게 된다. 여기서 나온 오줌은 평활근으로 둘러싸여 있으면서 신동맥과 신정맥에 근접한 중앙 경계로 빠져나가는 도관인 **수뇨관(ureter)**으로 들어간다. 수뇨관은 2개가 있어서 각 신장에서부터 나온 오줌을 하나의 방광으로 운반한다.

방광(urinary baldder)은 일시적으로 오줌을 저장하고 있는데 가운데가 비어 있으며, 확장이 가능한 평활근으로 둘러싸인 주머니이다. 주기적으로 방광이 수축함에 따라서 오줌은 또 다른 관인 **요도(urethra)**를 통해서 방광에서부터 외부로 비워지게 된다. 여성에서는 요도가 짧고 직선 모양이어서 방광의 목 부분에서 외부로 바로 나가고 있으며, 남성에서는 요도가 길어서 곡선 경로를 따라서 전립선과 음경을 지나 외부로 나가고 있다(● **그림 13-1a**; ● **그림 18-1** 참조). 남성의 요도는 방광에서 나온 오줌을 내보내는 통로이면서 생식기관에서 나온 정액의 통로로서의 두 가지 기능을 한다. 방광의 목 부분 아래에 위치한 전립선(prostate gland)은 요도를 완전히 둘러싸고 있다.

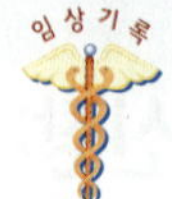

중년 이후에 종종 생기는 전립선 비대에 의해서 요도가 부분적으로 혹은 완전히 막히게 되면 오줌이 흘러나가는 것이 막힐 수가 있다. 신장을 제외한 비뇨계의 다른 부분은 단순히 오줌을 외부로 내보내는 '도관'으로서 작용한다. 신장에서 만들어진 오줌은 나머지 통로를 지나서 흘러가는 동안에는 그 조성이나 부피가 변하지 않는다.

네프론은 신장의 기능적 단위이다.

각 신장에는 대략 100만 개 정도의 현미경적 기능 구조인 **네프론(nephron)**이 결합조직으로 연결되어 있다(● **그림 13-1**). 기능적 단위란 각 기관에서 모든 기관이 하는 기능을 할 수 있는 가장 작은 단위라는 것을 기억하라. 신장의 주요기능이 오줌을 만들고, 이 과정에서 일정한 ECF 조성을 유지하는 것이기 때문에 네프론이 바로 오줌을 만드는 가장 작은 단위인 것이다.

신장 내부에서 네프론이 배열하는 것에 의해 두 가지 서로 다른 부위가 생기게 된다. 즉, 외부는 **신장피질(renal cortex)**이라고 하는데 과립모양을 하고 있으며, 내부는 **신장수질(renal medulla)**이라고 하며 무늬를 갖는 삼각형 모양의 **신장 피라미드(renal pyramid)**로 구성되어 있다(● **그림 13-1b, c**).

각 네프론의 구조적 배열에 대한 지식은 신장의 피질과 수질 부위의 차이를 구별하고 더 중요하게는 신장의 기능을 이해하는데 있어서 필수적이다. 각 네프론은 혈관 구성요소(vascular component)와 세뇨관 구성요소(tubular component)로 이루어져 있는데 각각이 구조적이나 기능적으로 밀접하게 관련되어 있다(● **그림 13-2**).

네프론의 혈관 구성요소 네프론의 혈관 구성요소 가운데 주요 부분은 **사구체(glomerulus)**로서, 이것은 공 모양의 모세혈관 다발인데 여기를 통해서 흘러가는 혈액으로부터 물과 용질의 일부가 여과된다. 여과된 액체는 혈장과 조성이 거의 동일한데 네프론의 세뇨관 구성요소를 지나면서 여러 수송과정을 거쳐 오줌으로 전환된다.

신동맥은 신장으로 들어가면서 갈라지게 되는데 궁극적으로는 **수입소동맥(afferent arteriole)**이라고 하는 많은 수의 작은 혈관으로 되면서 각각 네프론으로 들어가 사구체 모세혈관과 연결된다. 사구체 모세혈관은 다시 모여서 또 다른 소동맥인 **수출소동맥(efferent arteriole)**을 형성하는데 세뇨관 구성요소로 여과되지 못한 혈액은 이를 통해서 사구체를 나가게 된다(● **그림 13-2**

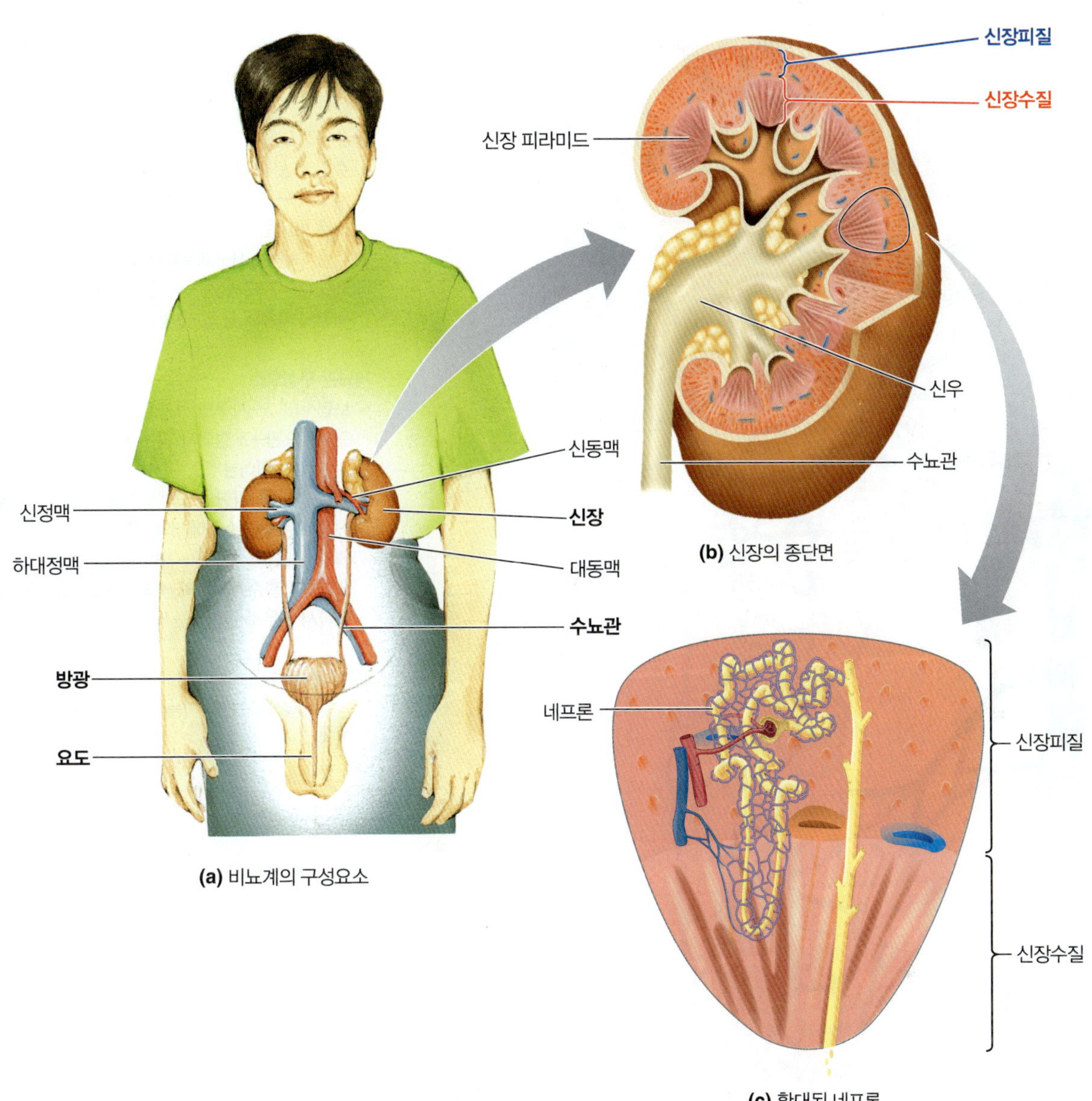

● **그림 13-1 비뇨계.** (a) 한 쌍의 신장에서 만들어진 오줌은 수뇨관을 따라서 방광으로 운반된다. 방광에 저장된 오줌은 요도를 통해 주기적으로 외부로 배출된다. (b) 신장은 외부에 있는 과립 모양의 신장피질과 내부에 있는 가로무늬 모양의 신장수질로 이루어져 있다. (c) 각각의 신장에는 수백만 개의 네프론이 있다. 크게 확대된 현미경적 기능단위인 네프론이 신장피질과 신장수질에 걸쳐 있는 신장 피라미드에 있다.

와 **13-3**). 수출소동맥은 모세혈관으로부터 혈액이 흘러가는 유일한 몸 안의 소동맥이며, 모세혈관으로 갈라졌다가 다시 모여서 소정맥을 형성한다. 사구체 모세혈관에서는 신장 조직이 사용하기 위한 O_2나 영양분들이 혈액으로부터 추출되는 것도 아니며, 주변 조직으로부터 어떤 노폐물을 받아들이는 것도 아니다. 따라서 동맥혈은 수입소동맥을 통해서 사구체 모세혈관으로 들어갔다가 수입소동맥을 통해서 사구체를 나가게 되는 것이다.

수출소동맥은 바로 두 번째 모세혈관의 집단인 **세뇨관주위 모세혈관(peritubular capillary)**으로 나뉘어져서는 신장조직으로 혈액을 공급하는데 이는 여과액을 오줌으로 전환시키는 동안에 세뇨관 계와 혈액 사이의 교환에서 중요한 역할을 한다. 이들 세뇨관주의 모세혈관은 이름이 말해주듯이 세뇨관 계를 둘러싸고 있다. 세뇨관주위 모세혈관은 다시 모여서 소정맥을 형성한 다음에 궁극적으로는 신정맥으로 흘러가서 신장을 빠져나가게 된다.

네프론의 세뇨관 구성요소 네프론의 세뇨관 구성요소는 한 층의 상피세포에 의해 만들어진, 가운데가 비어 있으며 액체로 차 있는 관이다. 비록 세뇨관은 사구체 근처에 있는 시작 부위에서부터 신우에 있는 마지막 부위까지 하나로 이어져 있지만 전체 길이에 걸쳐, 구조와 기능의 차이에 따라서 여러 구획으로 나뉜다(● **그림 13-2**). 세뇨관 구성요소의 시작 부위는 **보먼주머니(Bowman's capsule)**로서 이는 펼쳐진 이중벽을 가진 일종의 "컵"으로서 사구체를 둘러싸고 있으면서 사구체 모세혈관에서 여과된 액체를 모으는 역할을 한다. 피질에 존재하는 모든 사구체와 여기에 부속된 보면주머니가 이 부위의 과립모양을 만들어 낸다.

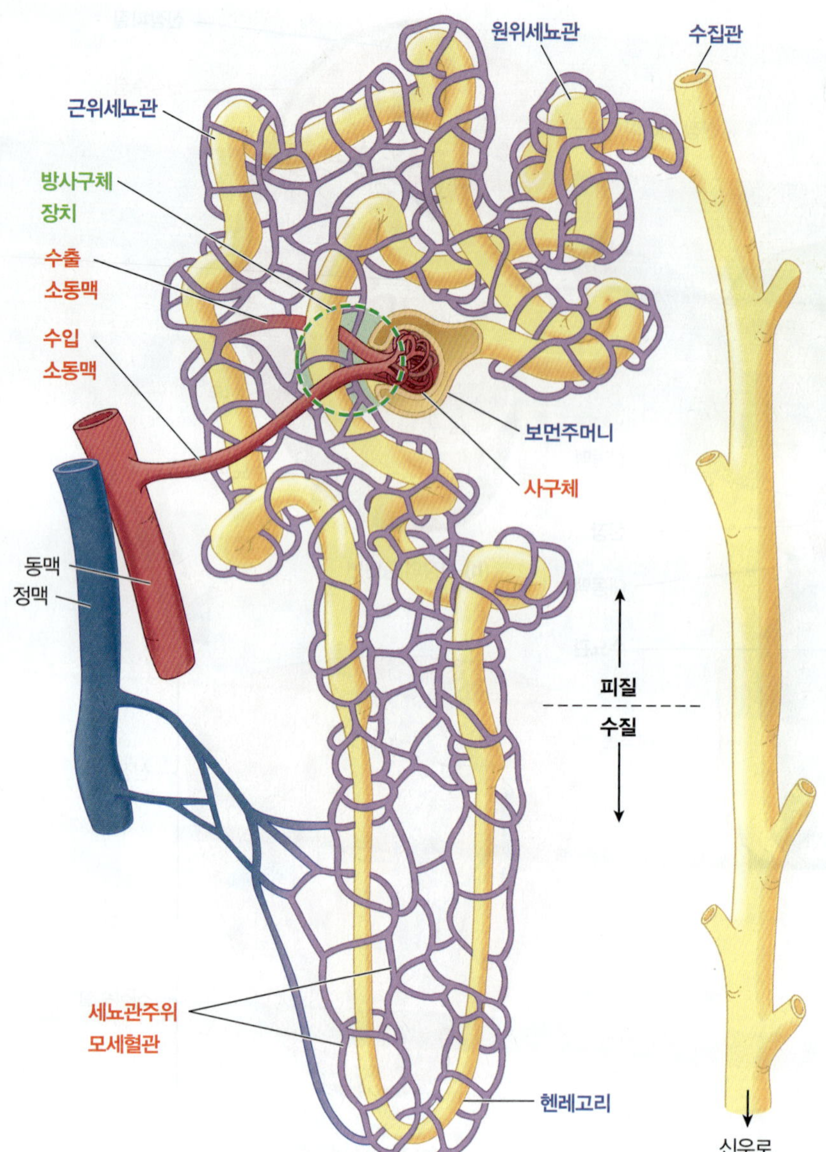

네프론의 각 부위가 수행하는 기능의 개요

혈관 구성요소

- 수입 소동맥—사구체로 혈액을 보냄
- 사구체—단백질이 제거된 혈장을 여과하여 관상 구성요소로 보내는 모세혈관 다발
- 수출소동맥—사구체로부터 혈액을 내보냄
- 세뇨관주위 모세혈관—신장조직에 혈액을 공급; 세뇨관 내강의 액체와 물질교환을 함

세뇨관 구성요소

- 보먼주머니—사구체 여과액의 수집
- 근위세뇨관—조절되지 않는 재흡수 및 선택적인 물질의 분비가 일어남
- 헨레고리—다양한 농도의 오줌을 생산하는 신장의 기능에 중요한 신장수질에서의 삼투기울기를 형성함
- 원위세뇨관과 수집관—가변적이며, 조절 가능한 Na^+와 H_2O의 재흡수 및 K^+와 H^+의 분비가 일어남; 수집관을 지나서 신우로 들어가는 액체가 오줌임

혈관/세뇨관 복합 구성요소

- 방사구체장치—신장기능 조절에 관여하는 물질을 만들어냄

● **그림 13-2 네프론.**

여과된 액체는 보먼주머니를 나와서 **근위세뇨관(proximal tubule)**으로 흘러가는데, 이것은 전체가 피질에 있으면서 대부분이 심하고 꼬이거나 곱슬 모양을 하고 있다. 다음 구획은 **헨레고리(loop of Henle)**로서 머리핀 혹은 뾰족한 U자-모양을 하고 있으면서 신장수질 안쪽으로 내려가 있다. 헨레고리의 **하행각(descending limb)**은 피질에서 수질로 들어가 있으며, **상행각(ascending limb)**은 다시 수질을 가로질러 피질로 되돌아온다. 상행각은 자신의 네프론에 있는 사구체 지역으로 돌아오는데, 여기서 수입소동맥과 수출소동맥이 형성하고 있는 분기점을 지나가게 된다. 이 지점에 있는 세뇨관과 혈관 세포는 특수화되면서 **방사구체장치(juxtaglomerular apparatus; JGA)**를 형성하는데, 이것은 사구체 바로 옆에 위치한다. 이 특수화 지역은 신장기능 조절에서 중요한 역할을 한다. 방사구체장치를 지나서는 세뇨관은 다시 단단히 꼬이면서 **원위세뇨관(distal tubule)**을 형성하는데 이것도 역시 전체가 피질에 위치한다. 원위세뇨관은 **수집관(collecting duct)**으로 흘러 들어가는데, 각 수집관은 최대 8개의 네프론들로부터 흘러오는 액체를 모은다. 각 수집관은 수질을 따라 내려가면서 액체 내용물(이제는 오줌으로 전환됨)을 신우로 흘려보낸다. 수질에서 긴 헨레고리와 수집관이 평행적 배열을 하고 있어서 이 부분이 가로무늬로 보이게 된다.

신장에서 일어나는 3가지 기본적 과정은 사구체 여과, 세뇨관 재흡수, 세뇨관 분비이다.

오줌을 만드는 데에는 사구체 여과, 세뇨관 재흡수, 세뇨관 분비의 3가지 기본적 과정이 관여한다. 이들 3가지 기본적 과정 사이의 관계를 시각화하는 데에 도움을 주기 위해서 ● **그림 13-4**에 보이는 것처럼 네프론을 펼쳐서 도식화하였다.

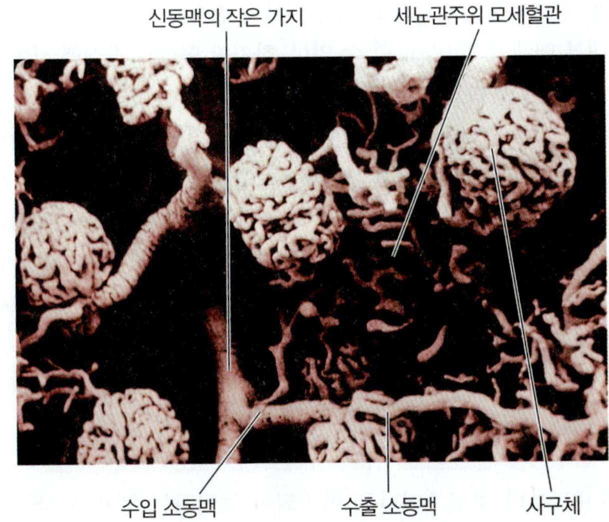

● **그림 13-3 사구체 및 연결된 소동맥의 주사전자현미경 사진.**

사구체 여과 혈액이 사구체를 흘러가는 과정에서 단백질이 제거된 혈장은 사구체 모세혈관을 통해 여과되면서 보먼주머니로 들어간다. 정상에서는 사구체로 들어오는 혈액의 약 20%가 여과된다. 이 과정을 **사구체 여과(glomerular filtration)**라고 하는데 오줌을 만드는 첫 번째 단계이다. 평균적으로 모든 사구체를 거쳐서 1분마다 총 125 ml의 사구체 여과액이 만들어진다. 이는 하루로 치면 180 L에 해당하는 양이다. 어른에서 혈장의 평균부피가 2.75 L인 것으로 고려하면 이는 하루에 신장이 전체 혈장 부피를 65번이나 여과한다는 것을 의미한다. 만일 모든 것이 오줌으로 여과되어 나간다면 혈장 전체가 30분이 되지 않아서 모두 다 오줌으로 배설될 것이다. 그러나 이런 일은 일어나지 않는데, 그 이유는 신장의 세뇨관과 세뇨관주위 모세혈관이 전체 길이를 따라 서로 밀착되어 있으면서, 세뇨관 내부의 액체와 세뇨관주의 모세혈관 내부의 혈액 사이에서 물질이 수송될 수 있기 때문이다.

세뇨관 재흡수 여과액이 세뇨관을 따라서 흐르는 동안 몸에 중요한 물질들은 세뇨관주위 모세혈관으로 되돌아간다. 세뇨관 내부(세뇨관 내강)로부터 혈액으로 이런 물질들이 선택적으로 수송되는 것을 **세뇨관 재흡수(tubular reabsorption)**라고 한다. 재흡수된 물질들은 몸에서부터 오줌으로 없어지는 대신에 세뇨관주위 모세혈관에 의해 정맥계로 운반되어 심장으로 들어갔다가 다시 재순환된다. 하루에 여과되는 180 L의 혈장 가운데 평균적으로 178.5 L는 재흡수된다. 나머지 1.5 L는 세뇨관에 남겨진 다음, 신우로 흘러가서 오줌으로 배출된다. 일반적으로 몸에 남아 있어야 하는 물질들은 선택적으로 재흡수되는 반면에, 불필요한 물질들은 오줌에 남아서 제거되어야만 한다.

세뇨관 분비 신장에서 일어나는 세 번째 과정인 **세뇨관 분비(tubular secretion)**에서는 세뇨관주위 모세혈관으로부터 세뇨관 내강으로 물질이 선택적으로 수송된다. 이는 혈액으로부터 세뇨관으로 물질이 들어가는 두 번째 경로이다(첫 번째 경로는 사구체 여과).

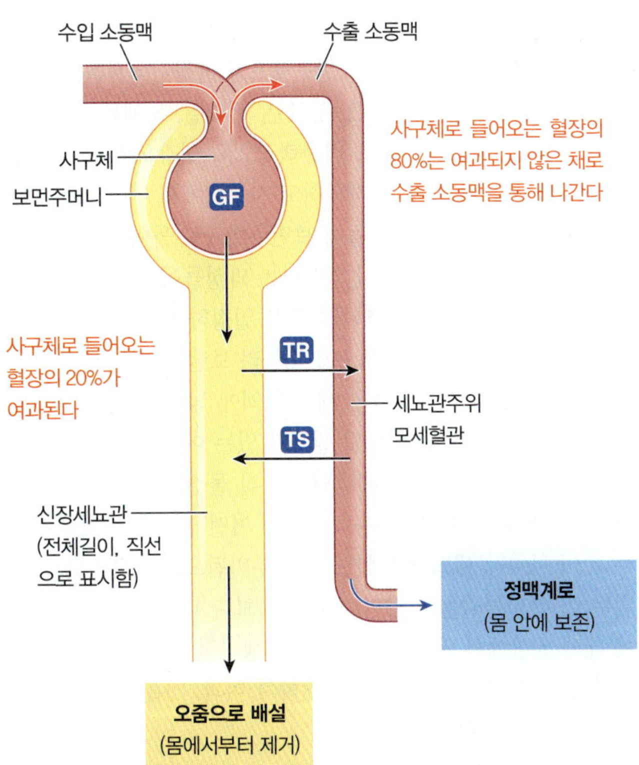

GF = **사구체 여과**—단백질을 제외한 혈장을 사구체로부터 보먼주머니로 구별 없이 여과시키는 것
TR = **세뇨관 재흡수**—여과된 물질을 세뇨관 내강으로부터 세뇨관주위 모세혈관으로 선택적으로 이동시키는 것
TS = **세뇨관 분비**—여과되지 않은 물질을 세뇨관주위 모세혈관으로부터 세뇨관 내강으로 선택적으로 이동시키는 것

● **그림 13-4 신장에서 일어나는 기본적 과정.** 여과되거나 혹은 분비되지만 재흡수되지 않는 모든 것은 오줌으로 배설되면서 몸에서 제거된다. 여과되었다가 이후에 다시 재흡수되는 것이나 전혀 여과되지 않는 것은 정맥혈로 들어가서 몸 안에 보존된다.

사구체 모세혈관을 흘러가는 혈장의 20%만이 보먼주머니로 여과되며 나머지 80%는 수출소동맥을 통해서 세뇨관주위 모세혈관으로 흘러간다. 세뇨관 분비는 세뇨관주위 모세혈관에 있는 80%의 여과되지 않은 혈장으로부터 추가적인 양의 특정 물질들을 더 빠르게 제거하여, 여과에 의해 이미 세뇨관에 들어 있는 특정 물질들에 이들을 합쳐주는 기작을 제공한다.

오줌배설 **오줌 배설(urine excretion)**은 몸에서부터 물질들을 오줌으로 배출하는 것으로서 이는 별도의 과정이 아니라 앞서 3가지 과정의 결과로 일어나는 것이다. 여과되고 분비되지만 재흡수되지 않는 모든 혈장 성분들은 세뇨관에 남아 있다가 신우로 흘러들어간 다음에 오줌으로 배설되면서 몸에서부터 제거된다(● **그림 13-4**). (배설과 분비를 혼동하지 말라.) 여과되었다가 이후에 재흡수되거나 혹은 전혀 여과되지 못하는 어떤 물질도 비록 신장을 거쳐서 흘러가지만 오줌으로 배설되지 않고 세뇨관주위 모세혈관으로부터 정맥계로 들어가서는 몸 안에 남아 있게 된다.

신장에서 일어나는 기본적 과정의 개요 사구체 여과는 대부분이 무분별한 과정라고 볼 수 있다. 혈구세포와 혈장단백질을 제외한 혈액 내 모든 구성성분들(H_2O, 영양분, 전해질, 노폐물, 기타)은 여과과정 동안 대규모 단위로 비선택적으로 내강으로 들어온다. 다시 말하면, 혈장단백질을 제외하고 사구체에서 여과되는 20%의 혈장에 들어 있는 모든 것들이 보먼주머니로 들어온다는 것이다. 여과된 다음에 세뇨관에서 일어나는 과정들이 매우 선별적으로 여과액에 작용하여, 내부 액체환경을 일정하게 유지하는 데 필요한 조성과 양의 액체를 혈액으로 되돌려 보낸다. 여과된 물질들 중 우리 몸에 불필요한 것들은 세뇨관 액에 남아 있다가 오줌으로 배설된다. 몸 안에 남겨야 할 필요가 있는 여과된 물질들은 재흡수하여 회수하는 반면에, 배설되어야 할 물질들은 남겨두는 것은 세뇨관 계에 달려 있다. 뿐만 아니라 어떤 물질은 여과되기만 하는 것이 아니라 세뇨관 부위로 다시 분비됨으로써 오줌으로 배설되는 이 분비물질들의 양이 여과된 양보다 더 많다. 여러 물질들에 대해 신장에서 일어나는 과정들은 생리적 조절을 받는다. 따라서 신장은 혈장 성분들 각각에 대하여 여과, 재흡수 및 분비의 특정 조합에 의해 수행한다.

신장은 혈장에만 작용하지만, ECF는 혈장과 간질액(interstitial fluid; ISF)으로 구성되어 있다. 간질액은 ECF 성분 가운데 유일하게 세포와 직접 접촉하고 있기 때문에 진정한 의미에서 우리 몸의 내부 액체환경이라고 할 수 있다. 하지만 혈장과 간질액 사이에서는 모세혈관 벽을 사이에 두고(혈장단백질 제외) 자유롭게 물질 교환이 일어나기 때문에 간질액의 조성이 혈장의 조성을 그대로 반영한다고 할 수 있다. 따라서 신장은 혈장을 조절하고 배설을 시킴으로써 최적의 세포 기능에 적합한 내부 간질액 환경을 유지해 주고 있다. 이제부터 신장에서 일어나는 기본적 과정이 어떻게 일어나는지 그리고 어떤 기작을 통해 항상성을 유지할 수 있도록 세밀하게 조절되는지에 대해서 알아보도록 하겠다.

13.2 사구체 여과

사구체로부터 보먼주머니로 여과되어 들어가는 액체는 사구체 막을 구성하는 세 층을 지나가야만 한다(● **그림 13-5**).

1. **사구체 모세혈관 벽**(glomerular capillary wall)은 단일 층의 평평한 내피세포로 이루어져 있다. 여기는 많은 수의 커다란 구멍[혹은 천공(fenestration); p. 317 참조]이 뚫려 있어서 몸 안의 다른 모세혈관보다 H_2O나 용질이 100배 이상 잘 투과한다.

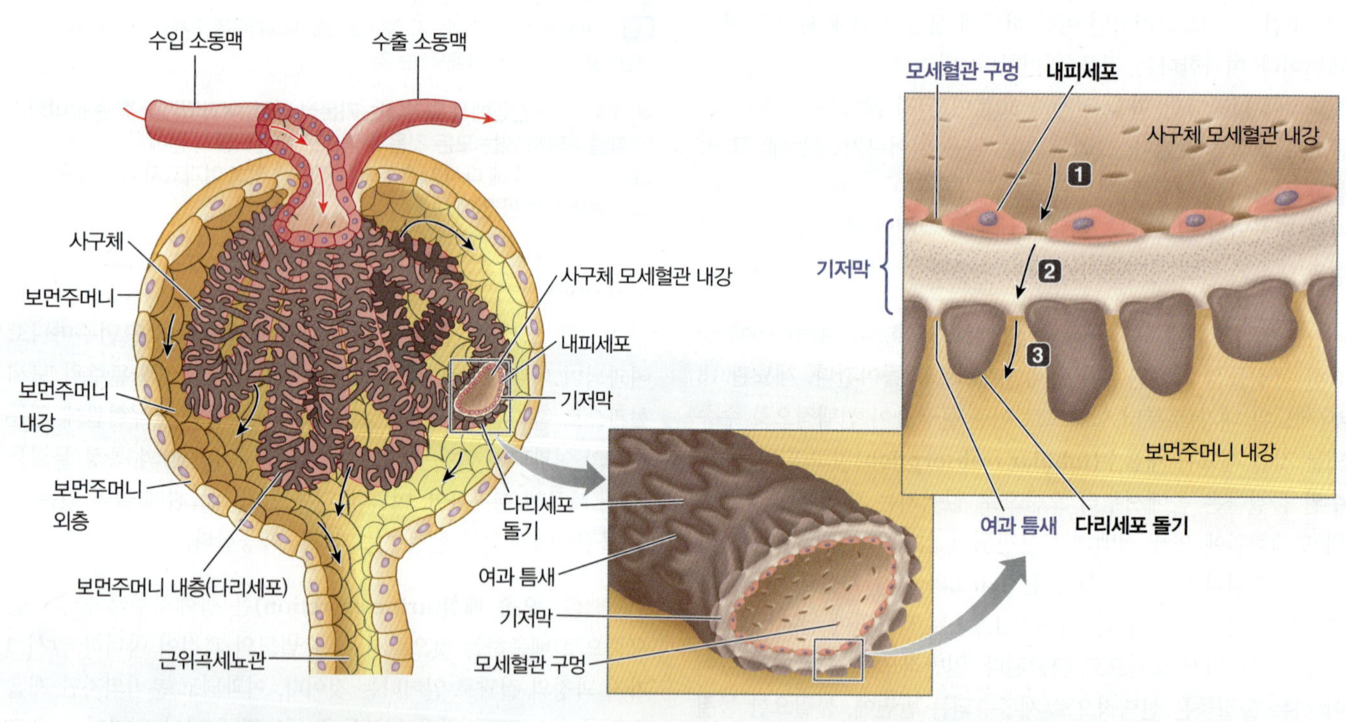

● **그림 13-5 사구체 막을 구성하는 여러 층들.**

2. 기저막(basement membrane)은 무세포성 젤라틴 형태의 층으로서 사구체와 보먼주머니 사이에 샌드위치처럼 끼워져 있다.

3. 보먼주머니 내층(inner layer of Bowman's capsule)은 문어처럼 생긴 세포로서 사구체 다발을 둘러싸고 있는 **다리세포(podocyte)**들로 이루어져 있다. 각 다리세포는 많은 수의 길게 나온 발돌기(foot process)를 가지고 있어서 인접한 다른 다리세포의 발돌기와 맞물려 있는데 마치 손을 오므려서 공을 잡을 때 손가락을 서로 깍지를 끼고 있는 것과 비슷하다(● **그림 13-6**). 인접한 발돌기 사이에 있는 좁은 틈을 **여과틈새(filtration slit)**라고 하는데 사구체 모세혈관을 빠져나온 액체가 보먼주머니 내강으로 들어갈 때 통로로서의 역할을 한다.

따라서 여과된 물질이 사구체 막을 가로질러 가는 경로는 완전히 세포 바깥쪽으로서 처음에는 모세혈관 구멍, 다음에는 무세포성의 기저막, 그리고 최종적으로는 보먼주머니의 여과세극을 지나게 된다(● **그림 13-5**). 이 세 가지 층은 함께 모여 촘촘한 분자체로서 작용함으로써 혈구세포와 혈장단백질은 남겨두고 H_2O와 용질들이 여과되도록 한다.

사구체 모세혈관의 혈압이 사구체 여과가 일어나게 하는 주요 힘이다.

사구체 여과가 일어나게 하기 위해서는 어떤 힘이 작용하여 사구체에 들어 있는 혈장의 일부분을 사구체 막에 있는 통로로 밀어내야만 한다. 혈장이 사구체 막을 가로질러서 보먼주머니로 움직이는 데에는 어떠한 능동수송이나 국소적 에너지 소비도 관여하지 않는다. 다른 곳에 있는 모세혈관에 작용하는 것과 유사하게 수동적 물리적 힘이 사구체 여과가 일어나도록 한다. 사구체가 모세혈관의 다발이기 때문에 다른 모세혈관을 가로질러서 초미세여과가 일어나게 하는 유체역학의 원리(p. 319 참조)가 다음 두 가지 중요한 차이점을 제외하고는 여기에도 똑같이 작용한다: (1) 사구체 모세혈관은 다른 곳의 모세혈관보다 투과도가 높아서 같은 여과압력에서도 더 많은 액체가 여과된다. (2) 사구체 막을 사이에 두고 힘이 균형을 맞추고 있어서 여과가 모세혈관 전체 길이에서 일어난다. 이와는 대조적으로 다른 모세혈관에서는 힘이 균형을 맞추게 되면 혈관의 시작부분에서는 여과가 일어나지만, 뒤쪽으로 가면서는 재흡수가 일어나게 된다(● **그림 10-18** 참조).

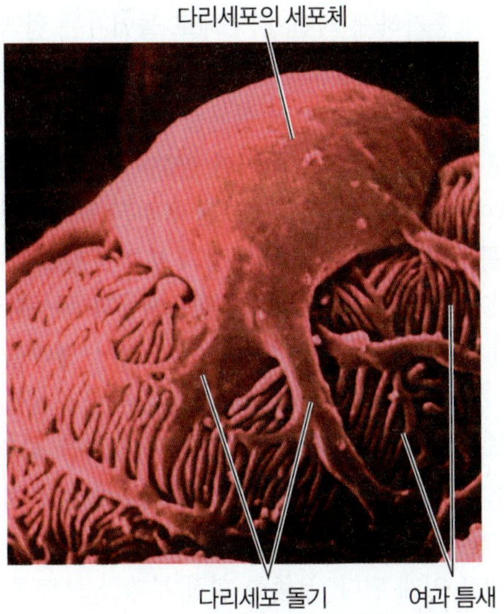

사구체 여과에 관여하는 힘 사구체 여과에는 사구체 모세혈관 혈압, 혈장-교질 삼투압, 보먼주머니 정수압의 3가지 물리적 힘이 관여한다(▲ **표 13-1**).

1. **사구체 모세혈관 혈압**(glomerular capillary blood pressure)은 사구체 모세혈관에 들어 있는 혈액이 만들어 내는 액체 압력(정수압)이다. 이것은 궁극적으로는 심장 수축(사구체 여과를 일으키게 하는 에너지의 원천)과 수입소동맥 및 수출소동맥에서 가해지는 혈류에 대한 저항에 따라서 정해진다. 사구체 모세혈관 혈압은 평균 값이 55 mmHg로서 다른 곳의 모세혈관 혈압보다 높다. 이렇게 높은 압력이 일어나는 이유는 수입소동맥의 직경이 수출소동맥보다 크기 때문이다. 좁은 수출소동맥을 통해 혈액이 흘러나가는 것보다는 넓은 수입소동맥을 통해서 혈액이 더 빨리 사구체로 들어오기 때문에 사구체 모세혈관에는 혈액이 몰리게 되고

● **그림 13-6 보먼주머니 다리세포의 돌기 및 여과 틈새.** 주사전자현미경 사진에서 보이는 서로 인접한 돌기들 사이에 있는 여과 틈새들을 주목하라. 다리세포와 돌기가 사구체 모세혈관을 둘러싸고 있다.

▲ **표 13-1 사구체 여과에 작용하는 힘**

힘	효과	힘의 크기 (mmHg)
사구체 모세혈관의 혈압	여과를 촉진	55
혈장-교질의 삼투압	여과를 억제	30
보먼주머니의 정수압	여과를 억제	15
순 여과압 (여과를 촉진하는 힘과 억제하는 힘의 차이)	여과를 촉진	10

55 − (30 + 15) = 10

그 결과 사구체 모세혈관 혈압은 높게 유지된다. 또한 수출소동맥의 저항이 크기 때문에 다른 모세혈관에서처럼 사구체 모세혈관을 따라 지나가면서 혈압이 낮아지는 경향을 보이지 않는다. 이런 높아진 상태로 줄어들지 않는 사구체 혈압에 의해 사구체 모세혈관 전체 길이에 걸쳐서 사구체로부터 보먼주머니로 액체가 밀려 나가게 되며, 이것이 사구체 여과를 가능하게 하는 주요 힘으로 작용한다.

사구체 모세혈관 혈압이 여과를 촉진하는 반면에, 다른 두 가지의 힘(혈장-교질의 삼투압과 보먼주머니 정수압)은 사구체 막을 가로질러서 작용하면서 여과가 일어나지 못하게 한다.

2. 용질-교질 삼투압(plasma-colloid osmotic pressure)은 사구체 막을 사이에 두고 혈장단백질이 불균등하게 분포하기 때문에 생긴다. 혈장단백질은 여과되지 못하기 때문에 사구체 모세혈관 안에는 존재하지만 보먼주머니에는 없다. 이에 따라서 보먼주머니에서의 H_2O의 농도는 사구체 모세혈관에서의 농도보다 높아진다. 결과적으로, 삼투에 의한 농도기울기를 따라서 삼투에 의해 H_2O가 보먼주머니에서 사구체로 들어가려는 경향 때문에 사구체 여과가 억제된다. 이런 반대방향의 삼투압은 평균 30 mmHg로서 다른 모세혈관에서보다는 약간 큰 편이다. 이는 더 많은 H_2O가 사구체 혈액으로부터 여과되어 나가기 때문이며, 혈장단백질의 농도도 다른 곳보다는 높은 편이다.

3. 보먼주머니의 정수압(Bowman's capsule hydrostatic pressure)은 세뇨관의 시작부분인 보먼주머니에 있는 액체가 만들어내는 압력으로서 대략 15 mmHg 정도로 예측된다. 이 압력은 보먼주머니로부터 액체를 밀어내려는 경향이 있어서 사구체로부터 보먼주머니로 액체가 여과되는 것을 억제한다.

사구체 여과율 ▲**표 13-1**에서 볼 수 있는 것처럼 사구체를 사이에 두고 작용하는 힘들은 균형 잡혀 있지 못하다. 여과를 촉진하는 힘 전체는 사구체모세혈관 혈압으로서 55 mmHg이며, 여과를 억제하는 두 힘을 합하면 45 mmHg가 된다. 이 둘 사이의 차이(10 mmHg의 압력)가 여과를 촉진하게 되는데 이를 **순 여과압(net filtration pressure)**이라고 한다. 이와 같이 별로 크지 않은 압력에 의해서 혈액으로부터 많은 양의 액체가 투과성이 좋은 사구체 막을 통과하게 된다.

정상적으로는 사구체로 들어오는 혈장의 약 20%가 10 mmHg의 순 여과압에 의해 여과되므로 모든 사구체를 거치는 양을 합하면 180 L의 사구체 여과액을 만들어 내는데, 남자의 경우에는 평균 **사구체 여과율(glomerular filtration rate; GFR)**은 분당 125 ml/min이다(여자의 경우는 평균 GFR이 115 ml/min로서 하루에 160 L의 여과액을 생산한다).

GFR의 변화는 주로 사구체 모세혈관 혈압의 변화에 의해 일어난다.

사구체 여과를 일으키는 순 여과압은 단순히 사구체 모세혈관에 있는 혈장과 보먼주머니에 들어 있는 액체 사이의 상반된 물리적 힘의 불균형에서 오는 결과로서, 이들 물리적 힘 가운데 어떤 것이라도 변하게 되면 GFR에 영향을 주게 된다. 다음에서는 이들 물리적 힘이 변하게 될 때 GFR에 어떤 영향을 미치는 지에 대해 살펴보도록 하겠다.

조절되지 않으면서 GFR에 영향을 주는 것들 혈장-교질 삼투압과 보먼주머니 정수압은 조절을 받지 않으며 정상 조건에서는 거의 변하지 않는다.

임상기록

그러나 병리적으로는 변화를 일으켜 어쩔 수 없이 GFR에 영향을 미친다. 혈장-교질 삼투압이 여과를 억제하기 때문에 혈장단백질 농도가 낮아지게 되면 압력이 줄어들면서 GFR을 증가시킨다. 예를 들어, 심하게 화상을 입은 환자는 타버린 피부 표면을 통해서 혈장-유래의 단백질이 풍부한 체액이 다량 손실되기 때문에 혈장단백질의 농도가 통제되지 못한 채로 감소하게 된다. 이와는 반대로, 탈수가 심한 설사의 경우에는 혈장-교질 농도가 올라가면서 GFR이 감소하게 된다.

신장 결석이나 전립선 비대에 의해 요도가 막히는 경우에는 보먼주머니의 정수압도 통제 불가능하게 증가할 수 있으며 이에 따라서 여과도 감소하게 된다. 요도에서 막힌 곳 뒤쪽으로 액체가 몰리게 되면서 주머니 내부의 정수압을 올린다.

통제 가능한 GFR의 조정 여러 질병 상태에서는 통제 불가능하게 변하면서 그 결과 부적절하게 GFR을 바꿀 수 있는 혈장-교질 삼투압이나 보먼주머니 정수압과는 다르게, 사구체 모세혈관 혈압은 몸의 필요에 맞게 GFR을 조정하기 위해 통제될 수 있다. 다른 모든 조건이 일정하다고 가정할 때, 사구체 모세혈관의 혈압이 올라감에 따라 순 여과압이 증가하게 되면 이에 따라서 GFR도 증가한다. 사구체 모세혈관의 혈압은 각 사구체 안을 흐르는 혈류 속도에 따라서 세기가 변하게 된다. 사구체를 흐르는 1 분당 혈액의 양은 주로 수입소동맥의 저항에 의해 결정된다. 만일 수입소동맥에서 저항이 증가하게 되면, 사구체로 들어가는 혈액이 줄어들게 됨에 따라서 GFR도 감소하게 된다. 교감신경계는 수입소동맥의 직경을 조절하여 사구체로의 혈류를 조정함으로써, GFR을 조정한다. 부교감신경계는 신장에 어떤 영향도 미치지 않는다.

교감신경에 의한 GFR 조정의 주된 목적은 동맥압의 장기조절에 있다. 예를 들면, 출혈로 인해 혈장의 부피가 감소하게 되면 동맥압이 떨어지는데, 이것을 동맥의 대동맥궁과 목동맥궁의 압력수용기가 감지하게 되면 신경반사를 일으켜서 혈압을 정상으로 올려준다(p. 329 참조). 이런 반사반응은 뇌간의 심혈관 중추가 총괄하는데, 주로 심장과 혈관으로의 교감활성을 증가시킴으로써 조절한다. 비록 단기적으로는 심박출량과 총 말초저항을 증가시켜서 혈압을 정상으로 올려줄 수는 있지만, 혈장의 부피는 여전히 감소한 채로 있게 된다. 부족한 혈장 부피를 보충해 주는 방법의 하나가 오줌으로 배출되는 양을 줄여주는 것인데, 이를 통해서 정상보다 많은 양의 액체가 몸에 남아 있게 해 준다. 오줌 배출량은 부분적으로는 GFR을 감소시키면 줄일 수 있다; 만일 적은 양의 액체가 여과되면 배설할 수 있는 양도 줄어들게 된다.

GFR의 외인적 조절에서 압력수용기 반사가 하는 역할 GFR을 감소시키기 위해서는 새로운 기작이 필요하지는 않고, 혈압 강하에 따른 압력수용기 반사에 의해 GFR이 감소하게 된다(● **그림 13-7**). 이 반사가 일어나는 동안에는 총 말초저항을 증가시켜 주는 보상 기작으로서 몸 전체에 있는 대부분의 소동맥들(수입소동맥 포함)에서 교감신경이 유발하는 혈관수축이 일어난다. 교감 활성의 증가로 사구체로 혈액을 보내주는 수입소동맥이 수축하게 되면 정상보다 적은 양의 혈액이 사구체로 흘러들어오면서 사구체 모세혈관 혈압이 내려가게 된다. (● **그림 13-8a**). 이 결과로 GFR이 감소하면서 오줌의 양이 줄어든다. 이와 같이하여 정상적으로는 오줌으로 배출되려던 H_2O와 염분의 일부가 몸 안에 남아있게 되면서, 장기적으로는 혈장의 부피를 정상으로 회복될 수 있도록 해 주기 때문에 그때까지 작용하던 단기 심혈관조정은 더 이상 필요하지 않게 된다. H_2O와 염분의 세뇨관 재흡수를 증가시키거나 갈증이 더 일어나게 하는 것과 같은 다른 기작도 마찬가지로, 혈장의 부피를 회복시켜줌으로써 혈장 부피의 감소가 일어나더라도 장기적 혈압 유지에 기여한다.

반대로 만일 혈압이 상승하게 되면(예, 과도한 양의 액체를 들이마신 다음에 일어나는 혈장 부피의 증가 때문에), 정반대의 반응이 일어나게 된다. 즉, 혈압이 올라간 것을 압력수용기가 감지하게 되면 반사에 의해서 교감신경 활성에 의한(신장의 수입소동맥을 포함) 소동맥의 혈관수축이 줄어들면서 수입소동맥의 혈관확장이 일어나게 된다. 확장된 수입소동맥을 따라서 더 많은 혈액이 사구체로 들어오게 됨으로써 사구체 모세혈관 압력이 올라가므로 GFR이 증가하게 된다(● **그림 13-8b**). 이에 따라 더 많은 액체가 여과되면서 더 많은 액체가 오줌으로 배출된다. 호르몬이 H_2O와 염분의 세뇨관 재흡수가 감소되도록 조정해 주면 오줌의 양이 늘어나게 된다. 이와 같이 신장에서 일어나는 두 가지의 기작인 사구체 여과의 증가 및 H_2O와 염분의 세뇨관 재흡수 감소에 의해서, 오줌의 양이 늘어나면서 몸으로부터 과량의 액체가 제거된다. 갈증이 줄어들고 액체의 섭취가 줄어드는 것 역시 장기적으로는 상승한 혈압을 정상으로 회복시켜주는 것을 도와준다.

재흡수에 관한 내용으로 들어가기 전에, 신장으로 가는 심박출량의 비율을 검토해 보도록 하겠다.

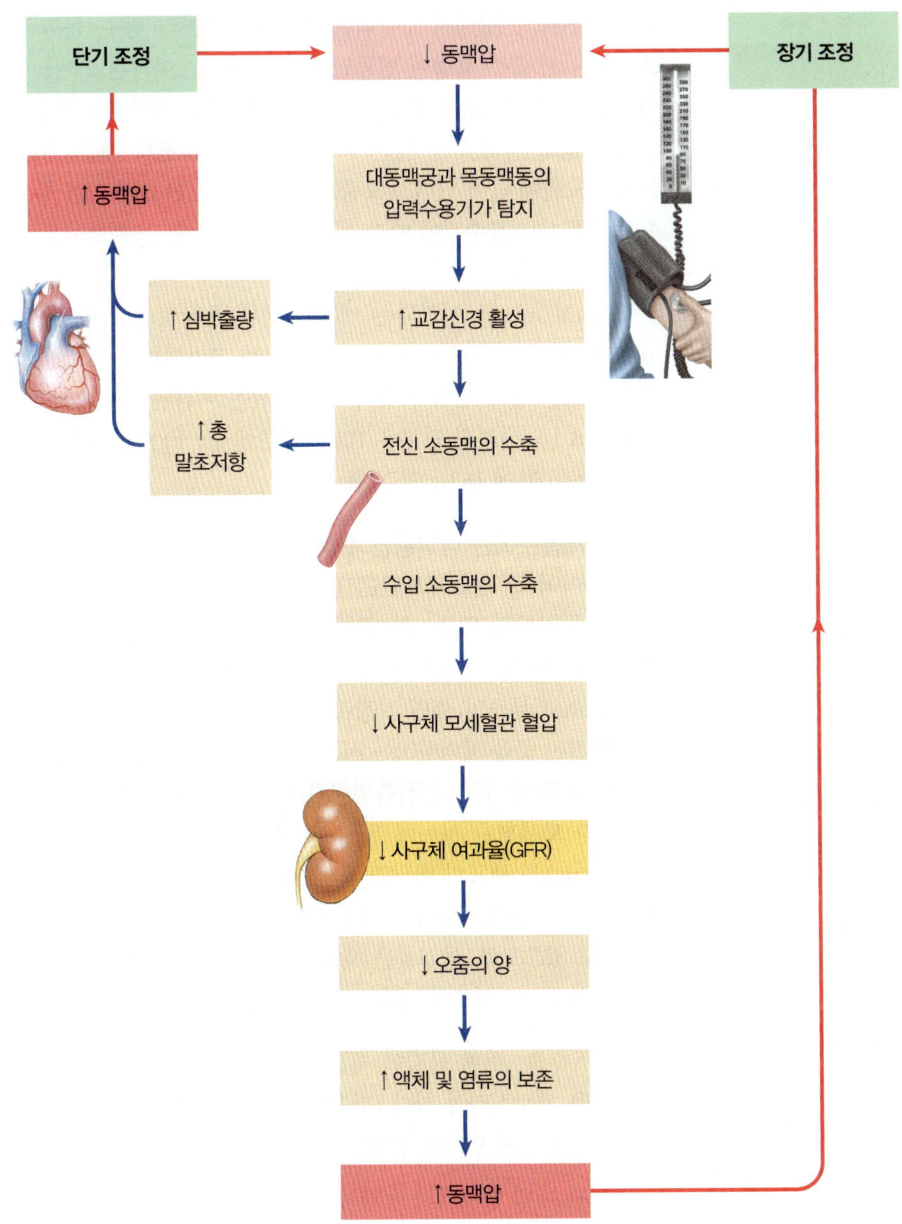

● 그림 13-7 **동맥압의 장기 조절에서 압력수용기 반사는 사구체 여과율(GFR)에 영향을 미친다.**

정상에서 신장은 심박출량의 20~25%를 받아들인다.

평균 순 여과압에서는 신장으로 들어오는 혈장의 20%가 사구체 여과액으로 전환된다. 이는 평균 125 ml/min의 GFR에서 총 신장 혈장유속이 평균 625 ml/min가 되어야 한다는 것을 의미한다. 혈액의 55%가 혈장이기 때문에(p. 339 참조), 신장으로 들어오는 총 혈류속도는 분당 1,140 ml이다. 비록 신장의 무게가 총 체중의 1%도 되지 않지만 이 정도의 양은 5 L/min인 전체 심박출량의 약 22%에 해당한다.

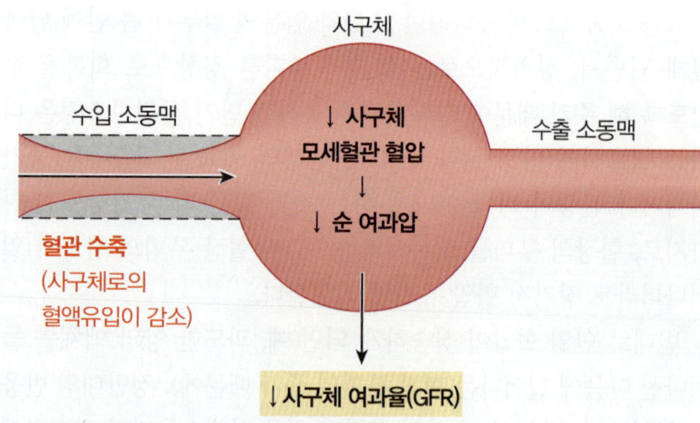

(a) 소동맥이 수축하면 GFR이 감소한다.

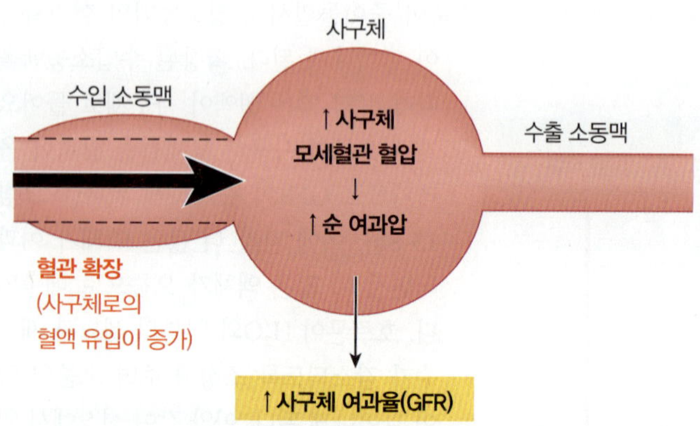

(b) 소동맥이 확장하면 GFR이 증가한다.

● 그림 13-8 수입 소동맥의 수축과 확장에 의한 사구체 여과율(GFR)의 조절.

내부 액체환경의 안정성을 유지하기 위해 신장은 운반되어 들어오는 막대한 양의 혈장을 조절하고 배설하는 기능을 끊임없이 수행해야 하므로 신장은 이렇게 부적절할 만큼의 많은 심박출량을 받아들인다. 신장으로 들어오는 대부분의 혈액은 신장조직에 공급을 하기 위해서가 아니라, 성분이 조정되고 정제되기 위해서 신장으로 들어오는 것이다. 평균적으로 매분 심장에서 펌프질되어 나온 혈액의 20~25%가 조직에서 물질교환을 하는 정상적인 목적을 수행하는 대신에 "세탁소"인 신장으로 보내지는 셈이다. 이렇게 많은 양의 혈액을 끊임없이 처리해야지만 신장은 체내 환경의 부피와 전해질 조성을 정확하게 조절할 수 있으며 쉬지 않고 만들어지는 많은 양의 대사노폐물 역시 적절히 제거할 수 있다.

13.3 세뇨관 재흡수

혈장단백질을 제외한 모든 혈장성분은 사구체 모세혈관을 통해서 무차별적으로 여과된다. 몸에서 제거해야만 하는 노폐물과 과다하게 존재하는 물질들 외에도 여과액에는 영양분들, 전해질들 및 그 밖의 몸이 오줌으로 손실해서는 안 되는 물질들이 들어 있다. 이런 물질들은 전체 몸에 존재하는 양보다 더 많은 양이 하루에 사구체 여과에 의해 걸러지고 있다. 여과된 필수물질들은 세뇨관 재흡수(tubular reabsorption)라고 하는 세뇨관 내강에서 세뇨관주위 모세혈관으로 물질을 수송하는 별개의 과정을 거쳐서 혈액으로 되돌아온다.

세뇨관 재흡수는 규모가 크고, 매우 선택적이며 다양하다.

세뇨관 재흡수는 매우 선택적인 과정이다. 사구체 여과액의 모든 성분들의 농도는 혈장단백질을 제외한 혈장에서의 그들 농도와 같다. 대부분의 경우에서, 각 물질의 재흡수되는 양이 내부 액체 환경의 적정한 조성과 부피를 유지하는데 필요한 양이다. 일반적으로 세뇨관은 몸이 필요로 하는 물질의 재흡수 용량은 매우 큰 반면에, 필요하지 않는 물질의 재흡수 용량은 매우 낮은 편이다. 따라서 여과된 혈장성분 중 몸에 유용한 것들은 대부분이 재흡수되어 혈액으로 되돌아가고 극히 일부만 오줌에 남아 있게 된다. 전해질과 같은 필수물질은 추가적으로 존재하는 양만 오줌으로 배설된다. 신장에서 조절되는 필수 혈장성분의 경우, 몸의 필요에 따라서 흡수 용량이 변동된다. 대조적으로 여과된 노폐물의 대부분은 오줌에 남아 있다. 필요가 없거나 혹은 축적되는 경우에 몸에 독성을 나타낼 수 있는 이들 노폐물들은 전혀 재흡수되지 않고 세뇨관에 남아 있다가 오줌으로 제거된다. H_2O와 다른 중요한 성분들이 재흡수됨에 따라 세뇨관에 남아 있는 노폐물들은 고농도로 농축된다.

125 ml/min로 여과되는 액체 가운데 통상적으로 124 ml/min가 재흡수된다. 사구체 여과의 규모를 고려해보면 세뇨관 재흡수 정도는 실로 엄청난 것이다: 세뇨관은 여과된 물은 99%(하루에 178 L), 여과된 당분은 100%(하루에 1.1 kg), 여과된 염분은 99.5%(하루에 163 g)를 재흡수한다.

세뇨관 재흡수에는 상피횡단 수송이 관여한다.

전체 길이에 걸쳐서 세뇨관은 벽의 두께가 세포 한 개 정도로, 주변을 둘러싸고 있는 세뇨관주위 모세혈관과 매우 근접해 있다(**● 그림 13-9**). 이웃하고 있는 세뇨관 세포는 내강막(luminal membrane) 부근의 측면 가장자리에서 밀착연접(p. 52 참조)에 의해 연결된 곳을 제외하고는 서로 접촉하고 있지 않다. 간질액은 인접한 **세포 사이의 간극[측면공간(lateral space)]**뿐만 아니라 세뇨관과 모세혈관 사이에 위치하고 있다. 기저측막(basolateral membrane)은 세포의 바닥과 측면 가장자리에서 간질액을 향하고 있다. 밀착연접은 물질이 세포 사이에서 이동하는 것을 대부분 막아주고 있으므로, 물질들은 세뇨관 내강을 나와서 혈액으로 들어가기 위해서는 세포를 가로질러야 한다.

상피횡단 수송 어떤 물질이 재흡수되기 위해서는 5개의 개별적인 장벽을 가로질러야 한다 (다음의 번호는 **● 그림 13-9**에 표시되어 있는 장벽의 번호와 같다).

1. 세뇨관 내의 액체에서 나와서 세뇨관 세포의 내강막을 가로질러야만 한다.
2. 세뇨관 세포의 한쪽에서 반대쪽으로 세포질을 통과해야만 한다.

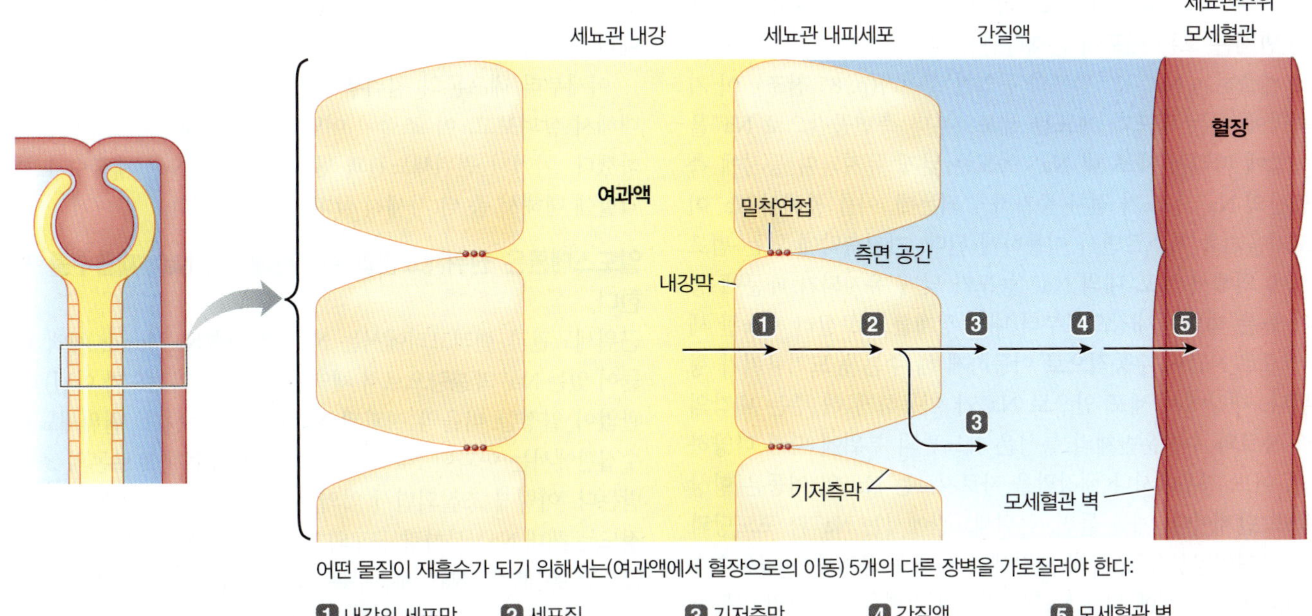

● **그림 13-9 내피세포를 관통하는 물질수송.**

3. 세뇨관 세포의 기저측막을 가로질러서 간질액으로 들어가야만 한다.

4. 간질액을 확산되어 나가야만 한다.

5. 혈장으로 들어가기 위해서는 모세혈관 벽을 관통해야 한다.

이런 순차적 단계의 전체를 **상피횡단 수송(transepithelial transport)**이라고 한다.

수동적 재흡수 대 능동적 재흡수 세뇨관에서 특정물질을 재흡수 하는데 있어서 국소적으로 에너지소비가 필요한지 유무에 따라 수동적 및 능동적의 두 종류로 나뉜다. **수동적 재흡수(passive reabsorption)**에서는 세뇨관 내강에서 혈장으로 어떤 물질이 상피횡단 수송되는 모든 단계가 수동적이다; 즉, 전기화학적 기울기나 삼투기울기에 따라서 일어나는(p. 78 참조) 어느 물질의 순 이동에 에너지가 사용될 필요가 없다는 뜻이다. 대조적으로 만일 어떤 물질의 상피횡단 수송에서 어느 한 단계라도 에너지가 필요하게 되면 비록 나머지 4개의 단계가 수동적이라고 하더라도 **능동적 재흡수(active reabsorption)**가 일어난다. 능동적 재흡수에서는 세뇨관 내강에서 혈장으로 전기화학적 기울기를 거슬러서 물질의 순 이동이 일어난다. 능동적으로 재흡수되는 것들에는 포도당, 아미노산, 기타 유기영양분 그리고 Na^+, PO_4^{3-}와 같은 전해질처럼 우리 몸에서 특별히 중요한 물질들이다. 여기서는 혈장으로 되돌아가는 많은 여과된 물질들 각각의 재흡수 과정을 따로 설명하기보다는 Na^+ 재흡수와 같이 독특하면서 중요한 경우에서의 특징을 강조한 다음에, 이 과정에 관여하는 일반적인 기작의 예를 설명하도록 하겠다.

Na^+의 재흡수에는 기저측막에 있는 능동적 Na^+-K^+ ATPase 펌프가 필수적이다.

나트륨의 재흡수는 독특하면서도 복잡하다. 신장에서 사용하는 전체 에너지의 80%를 Na^+ 수송에서 쓰는 것으로 보아, 이 과정이 얼마나 중요한지를 말해준다. 대부분의 여과된 용질과는 달리 Na^+은 세뇨관의 모든 구역에서 재흡수되지만 구역에 따라서 그 정도는 차이가 있다. 정상적으로는 여과된 Na^+의 99.5%가 재흡수된다. 재흡수되는 Na^+ 중 평균 67%는 근위세뇨관에서, 25%는 헨레고리에서, 그리고 8%는 원위세뇨관에서 일어난다. Na^+ 재흡수는 세뇨관의 각 부위에서 서로 다른 중요한 역할을 하는데, 그 개요는 다음과 같다:

- 근위세뇨관에서 일어나는 Na^+의 재흡수는 포도당, 아미노산, H_2O, Cl^- 및 요소의 재흡수에서 중심적 역할을 한다.
- 헨레고리의 상행각에서 일어나는 Na^+의 재흡수는 Cl^-의 재흡수와 더불어서 몸에서 H_2O를 보존하거나 제거해야 할 필요에 따라 신장이 다양한 농도와 양의 오줌을 만들어내는 능력에서 결정적인 역할을 수행한다.
- 원위세뇨관과 수집관에서 일어나는 Na^+의 재흡수는 가변적이며, 호르몬의 조절을 받는다. 이 과정은 장기적 동맥압 조절에서 중요한 ECF의 부피를 조절하는데 있어서 핵심적 역할을 하며, 부분적으로는 K^+ 재흡수와도 연계되어 있다.

Na^+은 헨레고리의 하행각를 제외하고는 세뇨관 전체에서 재흡수된다(이 예외가 가지는 중요성에 대해서는 뒤에서 언급될 것임). 세뇨관에 있는 Na^+ 재흡수 부위 전체에 걸쳐서 일어나는 능동적 Na^+ 재흡수 단계에는 세뇨관 세포의 기저측막에 위치한 에

너지 의존적 Na^+-K^+ ATPase 운반체가 관여한다(● **그림 13-10**). 이 운반체는 모든 세포에 존재하면서 세포로부터 Na^+을 능동적으로 배출하는 Na^+-K^+ 펌프와 동일한 것이다(p. 85 참조). 이 기저측막에 있는 펌프가 세뇨관 세포로부터 측면공간으로 Na^+을 수송함에 따라서 세포 내 Na^+ 농도는 낮게 유지되며 동시에 측면공간의 Na^+ 농도가 점차 증가하게 되는데, 이를 통해서 Na^+이 농도기울기를 거스르면서 이동하게 된다. 기저측막에 있는 펌프 활성에 의해서 세포 내의 Na^+ 농도가 낮게 유지되기 때문에 농도가 높은 세뇨관 내강으로부터 내강 경계를 가로질러 세뇨관 세포 안으로 Na^+이 수동적으로 이동하게 해 주는 농도기울기가 형성된다. 내강에서 세포 안으로 Na^+가 이동하게 해 주는 내강의 Na^+ 통로와 수송운반체의 특성은 세뇨관의 부위에 따라 다양하지만, 어느 경우에서나 내강막을 가로지르는 Na^+의 이동은 항상 수동적 단계이다. 예를 들면, 근위세뇨관에서는 Na^+과 포도당과 같은 유기영양분을 동시에 내강에서 세포로 옮겨주는 공동수송(symport) 운반체에 의해 Na^+이 내강의 경계를 가로질러 이동한다. 대조적으로 수집관에서는 Na^+ 누출채널(leak channel)을 통해 Na^+가 내강의 경계를 가로질러 이동한다(p. 71 참조). 일단 어떤 방법에 의해서든지 내강의 경계를 가로질러 세포 안으로 Na^+이 이동하게 된 다음에는, 기저측막에 있는 Na^+-K^+ 펌프에 의해서 능동적으로 측면공간으로 배출된다. 이 단계는 세뇨관 어디서든지 동일하게 일어난다. 나트륨은 농도기울기에 따라서 농도가 높은 측면공간에서부터 주변의 간질액으로 그리고는 최종적으로는 세뇨관주위 모세혈관에 있는 혈액으로 확산되어 들어간다. 따라서 세뇨관 내강에서부터 혈액으로 Na^+이 순 이동하는 과정은 에너지를 사용하여 일어난다.

이제부터 네프론의 원위부에서 Na^+ 재흡수 조절의 중요성에 대해서 살펴보고, 이 조절이 어떻게 이루어지는지를 알아보도록 하겠다. 이어서 원위세뇨관과 헨레고리에서 Na^+ 재흡수가 하는 역할에 대해서 좀 더 자세히 살펴보도록 하겠다.

알도스테론은 원위세뇨관과 수집관에서의 Na^+ 재흡수를 자극한다.

근위세뇨관과 헨레고리에서는 **Na^+ 부하량(Na^+ load**: 체액 내에 들어 있는 Na^+의 총량으로서 체액에서의 *Na^+의 농도*가 아님)과 상관없이 일정한 비율의 여과된 Na^+이 재흡수된다. 원위세뇨관과 수집관에서는 여과된 Na^+의 소량만의 재흡수가 호르몬의 조절을 받는다. 이렇게 조절되면서 임의적으로 결정할 수 있는 재흡수의 정도는 체내 Na^+ 부하량 규모와 반대로 작용한다. 즉, Na^+이 너무 많으면 통제받는 Na^+ 재흡수는 거의 일어나지 않는 대신 오줌으로 빠져나감으로써 몸에 여분으로 있는 Na^+을 제거하게 된다. 만일 Na^+이 모자라면 통제받는 Na^+ 대부분 혹은 전부가 재흡수되면서 오줌으로 빠져나갈 수 있었던 몸 안의 Na^+을 보존해준다.

몸 안의 Na^+ 부하량은 ECF 부피로 반영된다. 나트륨과 동반적 음이온인 Cl^-는 ECF에서의 삼투활성의 90% 이상을 차지한다. 우리가 Na^+에 대해 말할 때마다 Cl^-가 Na^+와 같이 움직이기 때문에 묵시적으로는 염분부하를 의미하기도 한다. Na^+ 부하량이 조절을 받으면 Cl^-는 수동적으로 이에 따른다: 넓은 의미에서 삼투압을 H_2O를 끌어들이고 붙잡아 두려는 일종의 '잡아당기는' 힘이라고 생각할 수 있다는 점을 기억하라(p. 79 참조). Na^+ 부하량이 정상 이상일 때에는 이에 따라서 ECF의 삼투활성도 증가하므로, 추가적 Na^+이 물을 잡아둠으로써 ECF의 부피를 늘려준다. 이와는 반대로 Na^+ 부하량이 정상 이하이면 그에 따라서 ECF의 삼투활성이 줄어들어 정상상태보다는 적은 양의 H_2O가 ECF에 유지되면서 결국 ECF의 부피도 줄어든다. 혈장이 ECF의 일부이기 때문에 ECF의 부피가 변하면서 일어나는 가장 중요한 결과는 이에 부응하는 혈압의 변화로서 혈장의 부피가 늘어나면 혈압이 올라가게 되고, 혈장 부피가 줄어들면 혈압이 내려가게 된다. 따라서 동맥압의 장기 조절은 궁극적으로는 Na^+을 조절해 주는 기작에 의존하게 된다. 이런 기작에 대해서 알아보자.

레닌-앤지오텐신-알도스테론계의 활성화 Na^+ 조절에 관여하는 가장 중요하면서 잘 알려진 호르몬계가 **레닌-앤지오텐신-알도스테론계(RAAS; renin-angiotensin-aldosterone system)**이다. 다시 원래 자리로 되돌아오는 세뇨관이 사구체로 들어오면서 수입소동맥과 수출소동맥이 합쳐지는 꺽인 부위를 지나는 곳의 세뇨관 세포들과 혈관 세포들이 특수하게 결합하여 만든 방사구체장치(juxtaglomerular apparatus; JGA)에

보기
→ = 농도기울기를 거스른 이온의 능동수송
→ = 농도기울기에 따른 이온의 수동수송

● **그림 13-10 나트륨의 재흡수.** 기저측의 Na^+-K^+ 펌프는 Na^+을 세뇨관 세포로부터 측면 공간 안쪽에 있는 간질액으로 능동적으로 수송한다. 이 과정에 의해 내강에서 세뇨관 세포로 그리고 측면 공간에서 세뇨관주위 모세혈관으로 Na^+ 수동수송에 필요한 농도기울기가 형성되는데, 이를 통해 에너지를 소비하면서 세뇨관 내강으로부터 혈액으로 Na^+를 순 수송하고자 하는 목적을 달성하게 된다.

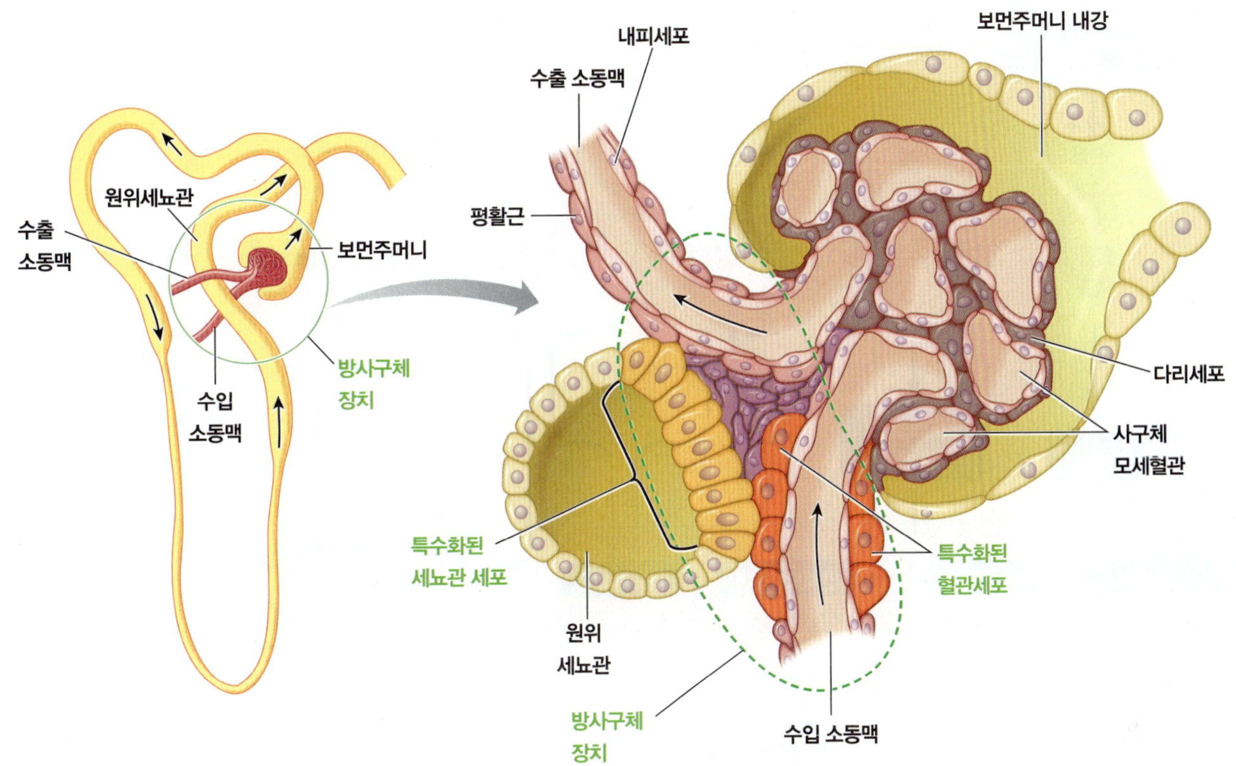

● **그림 13-11 방사구체 장치.** 방사구체 장치는 하나의 네프론에 있는 수입 소동맥과 수출 소동맥에 의해 형성된 분기점을 원위세뇨관이 지나는 지점에 있으며, 특수화된 혈관세포들과 특수화된 세뇨관 세포들의 집단들로 이루어져 있다.

서부터 이 조절계는 시작된다(● **그림 13-11**). JGA에서는 NaCl, ECF 부피, 동맥압이 떨어지면 이에 대한 반응으로서 효소이면서 호르몬인 **레닌(renin)**을 혈액으로 분비한다. 레닌의 분비를 증가시키는 이들 서로 연관된 신호는 모두 장기적으로는 동맥압을 정상으로 올리기 위해서 혈장 용량을 늘려줄 필요가 있다는 것을 의미한다. RAAS가 관여하는 복잡한 일련의 과정을 거치면서 레닌 분비가 늘어나면 원위세뇨관과 수집관에 의한 Na^+의 재흡수가 늘어나게 된다(Na^+의 능동적 이동을 따라서 Cl^-이 수동적으로 이동함). 이런 염분 보존의 궁극적인 혜택은 H_2O를 삼투적으로 보존하여 혈장 부피를 회복하는데 도움을 주는 것이다.

이제, 최종적으로는 Na^+의 재흡수를 늘려주는 RAAS 기작에 대해서 좀 더 자세하게 살펴보자. 일단 혈액으로 분비된 레닌은 **앤지오텐시노겐(angiotensinogen)**을 **앤지오텐신 I(angiotensin I)**으로 활성화시키는 효소로 작용한다. 앤지오텐시노겐은 간에서 합성되는 혈장단백질이며, 항상 혈장에 높은 농도로 존재한다. 폐순환을 통해 폐를 지나가는 동안에 앤지오텐신 I은 폐의 모세혈관에 풍부하게 존재하는 **앤지오텐신전환효소(angiotensin converting enzyme; ACE)**에 의해 **앤지오텐신 II(angiotensin II)**로 전환된다. 앤지오텐신 II는 부신피질에 작용하여 호르몬인 알도스테론(aldosterone)의 분비를 유발하는 주요 자극이다. 부신피질(adrenal cortex)은 내분비선의 하나로서, 서로 다른 자극에 반응하여 여러 호르몬들을 분비한다.

레닌-앤지오텐신-알도스테론계의 기능 **알도스테론(aldosterone)**의 여러 기능들 가운데 하나가 원위세뇨관과 수집관에서의 Na^+ 재흡수를 증가시키는 것이다. 알도스테론은 내강막에 Na^+ 누출채널을 삽입하고, 원위세뇨관과 수집관세포 기저막에 Na^+-K^+ 펌프를 추가로 삽입해줌으로써 Na^+의 재흡수를 증가시켜준다. 그 결과, 내강으로부터 세뇨관 세포로 더 많은 Na^+이 수동적으로 이동하며, 세포로부터는 혈장으로 Na^+가 펌프되어 나가는 것이 증가하게 된다(Na^+ 재흡수가 증가하면, Cl^-는 그 뒤를 수동적으로 따르게 됨). 따라서 RAAS는 염분 보존과 이 결과로 인한 수분 보존을 통해 동맥압을 상승시킨다. 그렇게 된 후, 이 호르몬계는 음성되먹임 방식으로 염분손실, 혈장부피의 감소, 낮아진 동맥압과 같이 처음에 레닌의 분비를 유발시켰던 요인들을 완화시켜준다.

앤지오텐신 II는 알도스테론 분비를 자극하는 것 외에도 체 소동맥(systemic arteriole)을 강하게 수축시켜서 총 말초저항을 증가시킴으로써(p. 313 참조) 직접적으로 혈압을 올려주는 역할도 한다.

Na^+ 부하량, ECF와 혈장의 부피 그리고 동맥압이 정상보다 높을 때에는 앞과는 반대의 상황이 생긴다. 즉, 이때는 RAAS가 활성화되지 않으므로, 알도스테론-의존적인 원위세뇨관에서의 Na^+ 재흡수도 일어나지 않고, 재흡수되지 못한 Na^+이 오줌으로 소실된다. 알도스테론이 없으면 적은 비율의 여과된 Na^+가 계속해서 소실됨에 따라서 몸에서부터 여분의 Na^+를 빠르게 제거할 수 있다. 비록 여과된 Na^+의 불과 8%만이 알도스테론-의존적이지만, 이와 같은 적은 양의 소실이라도 하루에 혈장의 전체 부피

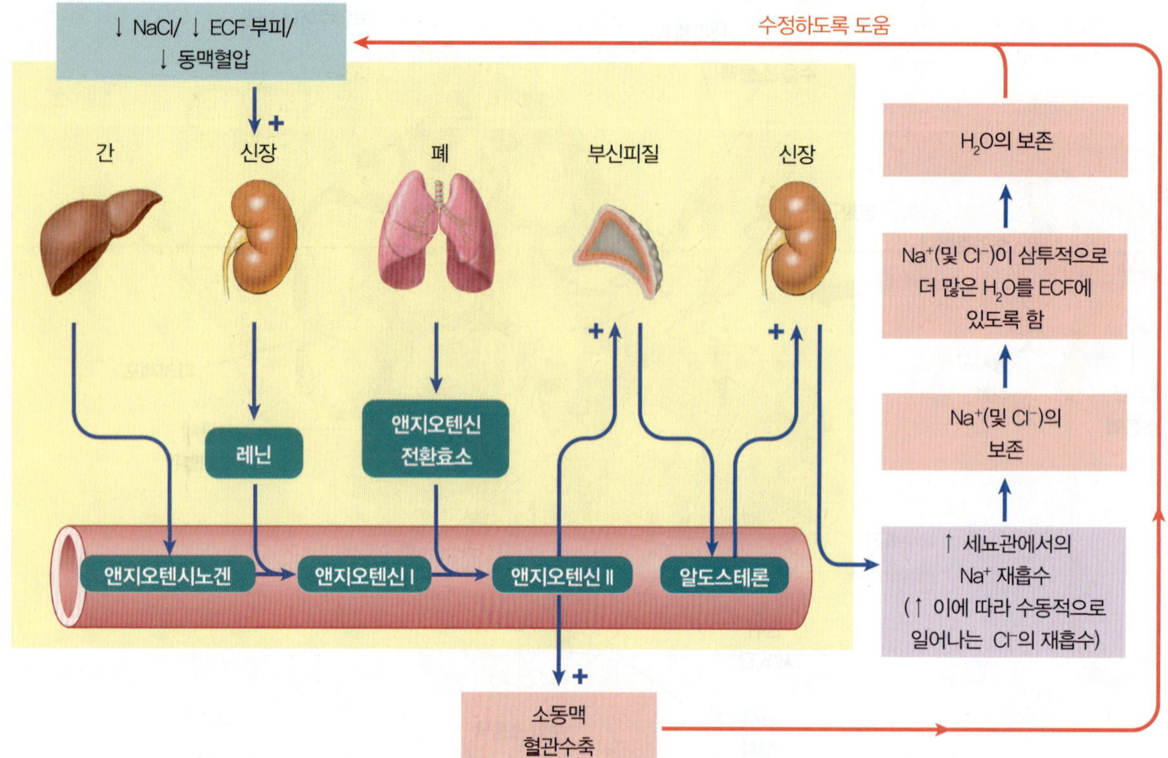

● **그림 13-12 레닌-앤지오텐신-알도스테론계(RAAS).** NaCl, 세포외액(ECF)의 부피, 동맥혈압이 감소하게 되면 이에 대한 반응으로 신장은 효소이자 호르몬인 레닌을 분비한다. 레닌은 간에서 합성되는 혈장단백질인 앤지오텐시노겐을 앤지오텐신 I으로 활성화시킨다. 앤지오텐신 I은 폐에서 만들어지는 앤지오텐신전환효소(ACE)에 의해서 앤지오텐신 II로 전환된다. 앤지오텐신 II는 부신피질을 자극하여 신장에서의 Na^+ 재흡수를 자극하는 호르몬인 알도스테론을 분비시킨다. 결과적으로 보존된 Na^+은 삼투효과를 나타내면서 ECF에서 더 많은 H_2O가 남아 있게 한다. 이렇게 보존된 Na^+와 H_2O는 함께 소동맥 수축과 같이 처음에 이 호르몬계를 활성화시켰던 자극을 조정할 수 있게 해 준다.

가 신장에서 여러 차례 여과됨에 따라서 몇 배로 늘어나게 되면 상당한 Na^+의 소실로 이어지게 된다.

알도스테론이 전혀 없는 경우에는 매일 20g의 염분이 배설될 수 있다. 알도스테론이 최대로 분비되는 경우에는 여과된 모든 Na^+(그리고 이에 따라서 여과된 모든 Cl^-)은 재흡수되므로, 오줌으로 염분이 배설되는 양은 0이 된다. 분비되는 알도스테론의 양, 그리고 이에 따른 보존된 염분 대 배설된 염분의 상대적인 양은 몸의 요구에 따라서 이 두 극단 사이에서 변하게 된다. 예를 들면, 평균적으로 염분을 섭취하는 사람은 통상 오줌을 통해서 하루에 대략 10g의 염분을 배설하지만, 염분 섭취를 많이 하는 사람은 더 많이 배설하고, 땀을 많이 흘려서 상당한 양의 염분이 빠져나간 사람은 오줌으로 염분을 덜 배출하게 된다. 염분에 의해 결정되는 신체 내 액체 부하량에 따라 레닌과 알도스테론의 분비되는 양을 변동시킴으로써 신장은 보존하거나 제거해야 할 염분의 양을 미세하게 조절할 수 있다. 그리고 이렇게 함으로써, 비록 염분 섭취에서 큰 차이가 나거나 염분이 들어 있는 오줌이 비정상적으로 소실된다고 하더라고, 염분 부하량, ECF의 부피, 그리고 동맥압을 비교적 일정하게 유지할 수 있게 된다. 따라서 일부 고혈압이 RAAS 활성의 비정상적인 증가에 의해 일어난다는 것은 그리 놀랄 일도 아니다.

임상기록

이뇨작용(diuresis; 오줌배출량이 증가하는 것)을 일으켜서 몸으로부터 액체 손실을 증가시키는 치료제인 **이뇨제(diuretics)** 가운데 많은 종류는 세뇨관에서의 Na^+ 재흡수를 억제함으로써 작용한다. 더 많은 Na^+가 배설되면 더 많은 H_2O 역시 몸에서부터 소실되는데 이것이 여분의 ECF를 배출하는 것을 도와준다. 이뇨제는 울혈성 심부전(p. 290 참조)이나 특정한 경우의 고혈압을 치료하는데 있어서 종종 도움이 된다.

앤지오텐신 전환효소(ACE)의 활성을 억제하는 **ACE 저해제(ACE inhibitor drug)** 그리고 **알도스테론 수용체 억제제(aldosterone receptor blocker)**도 마찬가지로 이런 증상들을 치료하는 데 도움이 된다. 이 두 종류의 약물은 각각 앤지오텐신 II의 생성 그리고 알도스테론과 신장 수용체의 결합을 방해함으로써 궁극적으로는 RAAS에 의한 소동맥 수축효과 및 염분과 체액을 보존하려는 활성을 멈추게 한다.

심방 나트륨이뇨성 펩티드는 Na^+ 재흡수를 억제한다.

신장이 Na^+을 취급하는 데에서는 RAAS가 가장 강력한 영향력을 미치지만 Na^+을 유지하고 혈압을 올려주는 이 조절계와는 반대로, Na^+을 소실시키며 혈압을 낮춰주는 조절계로는 호르몬인 **심방 나트륨이뇨성 펩티드(ANP; atrial natriuretic peptide)**가 관여한다. 심장은 펌프작용을 하는 기능 외에도 ANP를 생산하는

데, ANP는 심장 내 특수한 심방세포에 저장되어 있다가 ECF의 부피가 늘어나서 순환 혈장의 부피가 늘어남에 의해 심장근육세포가 기계적으로 확장될 때 방출된다. Na^+와 H_2O가 체내에 남아서 일어나는 이와 같은 확장에 의해 동맥압은 올라가게 된다. 따라서 ANP의 주요 작용은 네프론의 원위세뇨관 부위에서 Na^+ 재흡수를 억제하여 Na^+ 배출을 늘려주면서 이와 동반되는 삼투에 의한 오줌으로의 H_2O 배출을 촉진하는 것이다. 이 나트륨이뇨작용(natriuresis)과 동반되는 이뇨작용(diuresis)은 Na^+ 부하와 이에 따른 체내 액체부하량을 줄여줌으로써 간접적으로 혈압을 내려주게 된다. 그뿐만 아니라 ANP는 심장과 혈관에 대한 교감신경 활성을 억제함으로써 심박출량과 말초혈관 저항을 줄여주면서 직접적으로 혈압을 낮춰준다.

염분과 H_2O 균형의 유지 및 혈압조절에 ANP가 상대적으로 기여하는 바에 대해서는 현재도 많은 연구가 진행 중이다. 최근 연구에 의하면 균형을 맞춰주는 나트륨이뇨계에 결함이 생기면서 체내의 강력한 Na^+ 보존계가 억제되지 못하는 것이 일부 만성 고혈압의 원인이 될 수 있다고 제시되고 있다. 결과적으로 염분이 체내에 남겨지게 되면(특히 많은 양의 염분섭취와 동반하여), ECF 부피의 증가 및 혈압의 상승이 일어나게 된다.

이제부터 여과된 다른 용질의 재흡수에 대해 알아보도록 하겠지만, 다른 여러 가지 용질들의 재흡수가 어떤 측면에서는 Na^+ 재흡수와 연계되어 있음을 기억하도록 하라.

포도당과 아미노산은 Na^+ 의존적 2형 능동수송에 의해 재흡수된다.

포도당과 아미노산과 같이 영양적으로 중요한 유기분자들은 매일 많은 양이 여과된다. 정상상태에서 이 물질들은 근위세뇨관에 위치한 에너지 및 Na^+ 의존적 기작에 의해서 완전히 재흡수되므로 오줌으로 전혀 배설되지 않는다. 세뇨관 시작부분에서 일어나는 빠르고 철저한 재흡수 덕분에 이들 중요한 유기분자들의 손실을 막을 수 있다.

포도당과 아미노산의 재흡수는 **2형 능동수송(secondary active transport)**에 의해 일어난다. 이 과정에는 **나트륨-포도당 공동수송체**(SGLT; sodium and glucose cotransporter)와 더불어 근위세뇨관에만 존재하는 특이적 **공동수송 운반체**(symport carrier)가 있어서 내강으로부터 세포로 Na^+과 특정 유기분자를 동시에 수송한다(p. 86 참조). 근위세뇨관에서는 내강에 위치한 이 공수송 운반체를 통해서 Na^+이 내강막을 수동적으로 가로질러 이동한다. 에너지를 사용하는 기저측 Na^+-K^+ 펌프가 유지하는 내강-세포 방향의 Na^+ 농도기울기가 이 공동수송계를 구동함에 따라서 유기분자들은 직접적 에너지의 사용 없이도 농도기울기를 거슬러서 세뇨관 세포 안으로 들어오게 된다. 전체적인 포도당과 아미노산 재흡수 과정은 에너지를 사용하기 때문에 이들 유기분자가 내강막을 가로질러 세포 안으로 수송되는 데에는 에너지가 직접적으로 사용되지 않음에도 불구하고 능동적으로 재흡수된다고 간주된다. 본질적으로 보면, 포도당과 아미노산은 Na^+ 재흡수에서 이미 사용된 에너지를 대가로 '무임승차'를 하는 것이다. 일단 세뇨관 세포로 수송되어 들어온 다음에 포도당과 아미노산은 농도기울기에 따라서 기저측막을 가로질러 혈장으로 수동적으로 확산되는데 이 과정은 에너지가 필요하지 않는 **포도당 수송체**(GLUT; glucose transporter)와 같은 운반체에 의해 촉진된다(p. 584와 ● **그림 3-17** 참조).

일반적으로 능동적으로 재흡수된 물질은 최대 운반능을 보인다.

능동적으로 재흡수되는 모든 물질들은 형질막에 있는 운반체와 결합한 다음 막을 가로질러 농도기울기를 거슬러서 수송된다. 각 운반체는 수송하는 물질의 종류에 따라 특이적이다; 예를 들어, SGLT는 포도당은 운반하지만 아미노산은 운반하지 않는다. 세뇨관 세포들에는 제한적 숫자의 각 종류 운반체가 존재하기 때문에 주어진 기간 동안 세뇨관액으로부터 특정 물질이 얼마나 많이 능동수송 되는지에 대한 상한선이 존재한다. 어떤 물질에 특이적인 운반체 전부가 결합되어 포화상태가 되면 이 시점에는 더 이상 그 물질을 운반할 수 없게 되면서 재흡수는 최대치에 이르게 된다(p. 60 참조). 이런 재흡수의 최대치를 **최대수송능(T_m; tubular maximum)**이라고 부른다[1]. 어떤 물질이라도 T_m을 넘어서 여과된 양은 재흡수되지 못하고 대신 오줌으로 소실된다. Na^+를 제외한 모든 능동적으로 재흡수되는 물질은 T_m을 가지고 있다. (비록 개별적인 Na^+-수송운반체는 포화될 수 있지만, 필요한 경우에는 알도스테론이 원위세뇨관과 수집관에 더 많은 능동 Na^+-K^+ 운반체를 삽입시킬 수 있기 때문에 세뇨관 전체로 보면 Na^+에 대한 T_m을 갖지 않는다.)

운반체에 의해 제한받는 재흡수가 일어나는 일부 물질들의 혈장 농도는 신장에 의해 조절된다. 재흡수되어 혈장으로 되돌아가는 물질의 양을 신장세뇨관이 제한하는 경우에 신장은 어떻게 능동적으로 재흡수되는 어떤 물질은 조절하고 다른 물질은 조절하지 않는 것일까? 다음에서 T_m은 있지만 **신장에 의해 조절되지 않는** 물질인 포도당과 T_m에 제한을 받으면서 **신장에 의해 조절되는** 물질인 인산을 비교해 보겠다.

포도당은 신장에 의해서 조절되지 않는 능동적으로 재흡수되는 물질의 한 예이다.

정상 혈장 포도당 농도는 100 ml의 혈장 당 100 mg이다. 포도당은 사구체에서 자유롭게 여과되기 때문에 혈장에서와 동일한 농도로 보먼주머니로 들어가므로, 여과된 혈장에도 100 ml 당 100 mg의 포도당이 들어 있다. 정상적으로는 매분마다 125 ml의 혈장이 여과되기 때문에(평균 GFR = 125 ml/min), 매분 여과액

---

[1] 비록 둘 다 T_m이라고 표시하지만 구별할 필요가 있는데, 막수송에서 최대수송능(transport maximum)은 어느 물질에 특이적 운반체 모두가 포화되었을 때 나타나는 이 물질이 세포의 형질막을 가로질러서 수송될 수 있는 상한선을 의미하지만(p. 60 참조), 세뇨관수송에서 최대수송능(tubular maximum)은 어느 물질에 특이적 운반체 모두가 포화되었을 때 이 물질이 신장 세뇨관을 가로질러서 상피횡단 수송될 수 있는 상한선을 의미한다.

과 함께 125 mg의 포도당이 보먼주머니로 들어가는 것이다. 매분 여과되는 어떤 물질의 양을 **여과 부하량(filtered load)**이라고 하는데 다음과 같이 계산된다.

어떤 물질의 여과 부하량 = 혈장농도 × 물질의 GFR

포도당의 여과 부하량 = 100 mg/100 ml × 125 ml/min
= 125 mg/min

일정한 GFR에서 포도당의 여과 부하량은 혈장 포도당 농도와 직접적으로 비례한다. 혈장 포도당 농도를 200 mg/100 ml로 두 배로 올리면, 포도당의 여과 부하량도 250 mg/min로서 두 배로 올라간다(● **그림 13-13**).

포도당의 최대수송능 포도당의 T_m은 평균 375 mg/min이다; 이는 포도당 운반기작이 최대수송능력에 도달하기 전에 분당 375 mg의 포도당을 능동적으로 재흡수할 수 있다는 것을 의미한다. 정상인의 혈장 포도당 농도인 100 mg/100 ml에서는 여과부하량이 포도당 T_m보다 훨씬 낮기 때문에 분당 여과된 125 mg의 포도당은 포도당 운반기작에 의해 쉽게 재흡수된다. 따라서 정상에서는 오줌에 포도당이 나타나지 않는다. 포도당의 여과 부하량이 375 mg/min을 넘기 전까지는 T_m에 도달하지 않는다. T_m을 초과했기 때문에 재흡수할 수 있는 양보다 더 많은 포도당이 여과되면 최대치까지는 재흡수되지만 나머지는 여과액에 남아서 배설된다. 따라서 혈장 포도당 농도는 여과된 양이 375 mg/min을 초과하여 오줌으로 포도당의 빠져 나오기 전까지는 300 mg/100 ml(정상보다 3배 이상)보다 더 높아진다.

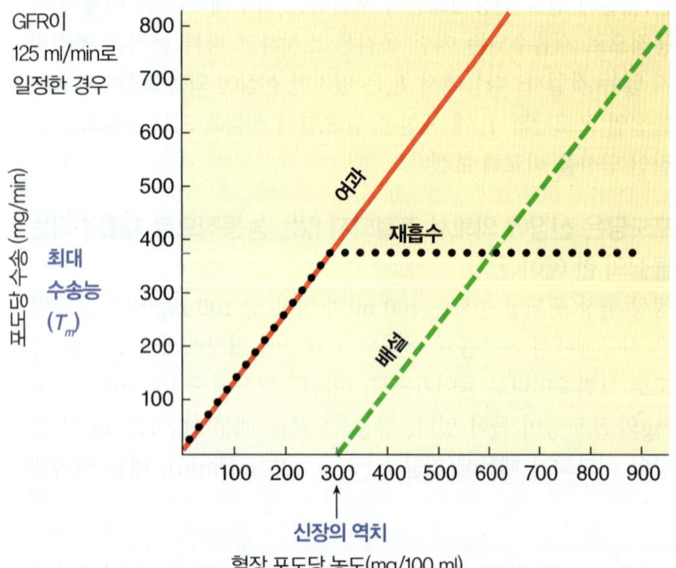

● **그림 13-13 혈장 포도당 농도에 따른 신장에서의 포도당 처리.** 일정한 GFR에서는 분당 여과되는 포도당 양은 혈장 내 포도당 농도에 직접적으로 비례한다. 여과된 포도당 전량은 최대수송능(T_m)까지 재흡수될 수 있다. 만약 분당 여과되는 포도당의 양이 T_m을 초과하게 되면 포도당의 최대치(T_m 값에 해당하는)는 재흡수 되고, 나머지는 여과액에 남아서 오줌으로 배설된다. 신장의 역치란 T_m에 도달했을 때의 혈장 농도로서, 이 지점부터 오줌에 포도당이 나타나기 시작한다.

포도당의 신장역치 어떤 물질이 T_m에 도달해서 처음으로 오줌으로 나오기 시작할 때의 혈장 농도를 **신장역치(renal threshold)**라고 한다. 평균 T_m이 375 mg/ml이고 GFR이 125 ml/min일 때 포도당의 신장역치는 300 mg/100 ml이 된다.[2] T_m을 넘어가면 재흡수는 최대치로 일정하게 유지되고 여과 부하량이 이 수준 이상으로 증가하면 배설되는 물질의 양과 직접적으로 비례하게 된다. 예를 들어, 혈장 포도당 농도가 400 mg/100 ml이고 포도당의 여과 부하량이 500 mg/min이라고 하면, 이 가운데 375 mg/min는 재흡수되고 125 mg/min는 오줌으로 배설되는 것이다(● **그림 13-13**).

임상기록 인슐린이 제대로 작동하지 못하는 내분비질환인 당뇨병(diabetes mellitus)에서는 혈장 포도당 농도가 극단적으로 높아질 수 있다. 인슐린은 췌장에서 만들어지는 호르몬으로서 많은 신체 세포 안으로의 포도당 수송을 촉진한다. 세포가 포도당을 제대로 받아들이지 못할 경우에는 세포 안으로 들어가지 못한 포도당은 혈장에 남아 있으므로 혈장 포도당 농도를 올려준다. 결과적으로 정상에서는 포도당이 오줌에 나타나지 않지만, 치료받지 못한 당뇨병 환자에서는 혈장 포도당 농도가 신장역치를 넘어서게 되어, 신장의 기능에는 변화가 없더라도 오줌으로 포도당이 나오게 된다.

혈장 포도당 농도가 정상치 아래로 내려가면 어떤 일이 생길까? 포도당 재흡수 능력에 훨씬 못미치기 때문에 신장 세뇨관은 여과된 모든 포도당을 재흡수하게 된다. 신장은 낮은 혈장 포도당 수준을 정상으로 되돌리기 위해서 할 수 있는 것이 없다. 신장은 단순히 여과된 모든 포도당을 혈장으로 되돌려 보낼 뿐이다.

신장은 왜 포도당을 조절하지 못하나? 신장은 혈장 포도당 농도가 비정상적으로 낮은 수준에서부터 정상치의 3배까지 넓은 범위에 걸쳐서 영향을 주지 못한다. 포도당의 T_m이 정상 여과 부하량보다 훨씬 높기 때문에 신장은 모든 포도당을 보존해줌으로써 오줌으로 중요한 영양분이 소실되는 것을 막아준다. 신장은 포도당을 특정 혈장농도가 되도록 유지하지 않기 때문에 포도당을 조절하지는 못한다. 정상인에서 이런 포도당 농도는 내분비 및 간의 기작에 의해 조절되며, 다른 기작에 의해 혈장 포도당 농도가 어떻게 설정되더라도(너무나 높은 수준 때문에 신장의 재흡수능력에 과부하가 걸릴 때에는 예외) 신장은 단순히 그대로 유지만 한다. 이런 원리는 아미노산이나 수용성 비타민과 같은 다른 혈장 내 유기영양분들에도 똑같이 적용된다.

[2] 이것은 이상적인 상황이다, 실제로 포도당은 혈당 농도가 180 mg/100 ml 이상부터는 종종 오줌으로 빠져나가기 시작한다. 포도당은 종종 신장역치인 300 mg/100 ml에 다다르기 전부터 배설되는 데, 그 이유는 다음의 두 가지이다. 첫째, 모든 네프론들이 동일한 T_m을 가지고 있지 않아서 일부 네프론들은 T_m를 초과해서 포도당을 배설하는 반면, 다른 네프론들은 T_m에 다다르지 않을 수 있다. 둘째, 포도당 공동수송 운반체의 효율이 높은 농도에서는 최대용량만큼 작동하지 못해 실제 T_m보다 작을 수 있으므로, 비록 평균 신장역치에 아직 도달하지 못했어도 여과된 포도당의 일부는 재흡수되지 못하고 오줌으로 빠져나간다.

인산은 신장에 의해서 조절되는 능동적으로 재흡수되는 물질의 한 예이다.

여러 무기이온들의 신장역치는 정상 혈장농도와 동일하기 때문에 신장은 인산(PO_4^{3-}), 칼슘(Ca^{2+})과 같은 여러 전해질의 조절에 직접적으로 기여한다. 인산을 예를 들어 설명하도록 하겠다. 일반적으로 우리 식단에서 인산은 풍부하지만 세뇨관은 정상 혈장농도에 해당하는 양의 PO_4^{3-} 까지만 재흡수 할 수 있기 때문에 섭취한 PO_4^{3-} 가운데 여분으로 남는 양은 빠르게 오줌으로 빠져나가게 되면서 혈장 농도는 정상으로 회복된다. 몸에서 필요한 것보다 초과하여 섭취한 PO_4^{3-}의 양이 많을수록 배설되는 양도 많아진다. 이런 방법으로 신장은 섭취한 PO_4^{3-} 가운데 여분은 제거하는 한편 원하는 혈장 PO_4^{3-} 농도를 유지한다.

유기영양분의 재흡수와는 달리 PO_4^{3-}과 Ca^{2+}의 재흡수는 호르몬의 통제를 받는다. 부갑상선 호르몬은 PO_4^{3-}와 Ca^{2+}의 신장역치를 변동시켜서 몸에서 순간적으로 필요로 하는 양에 따라서 이들 전해질이 보존되는 양을 조정한다(17장 참조).

능동적 Na^+ 재흡수는 Cl^-, H_2O, 요소의 수동적 재흡수가 일어나게 해 준다.

포도당과 아미노산의 2차 능동수송만 기저측막의 Na^+-K^+ 펌프와 연계되어 있는 것이 아니라 Cl^-, H_2O, 요소의 수동적 재흡수도 Na^+의 능동 재흡수 기작에 의존하고 있다.

염소의 재흡수 음으로 하전된 염소이온(Cl^-)은 양으로 하전된 나트륨이온(Na^+)의 능동적 재흡수에 의해 만들어진 전기적 기울기를 따라서 수동적으로 재흡수된다. 대부분의 구역에서 Cl^-은 세뇨관 세포를 관통하는 것이 아니라 '누출성' 밀착연접을 통해서 틈 사이를 빠져나간다. 재흡수되는 Cl^-의 양은 신장에 의해 직접 통제되는 것이 아니라 Na^+의 능동적 재흡수의 정도에 따라서 결정된다.

물의 재흡수 물은 세뇨관의 전체길이에 걸쳐서 능동적으로 재흡수되는 Na^+를 따라서 삼투에 의해 수동적으로 재흡수된다. 여과된 H_2O 가운데 65%(하루에 117 L)는 근위세뇨관 말단에서 수동적으로 재흡수된다. 여과된 H_2O 가운데 또 다른 15%는 헨레고리에서 의무적으로 재흡수된다. 이들 80%의 여과된 H_2O는 몸의 H_2O 부하량과 상관없이 근위세뇨관과 헨레고리에서 재흡수되며 조절 받지 않는다. 나머지 20%는 세뇨관의 원위 부위에서 가변적인 양이 재흡수된다. 즉, 원위세뇨관과 수집관에서의 재흡수 정도는 몸의 수분공급 상황에 따라서 호르몬에 의해 직접적으로 조절 받는다. 세뇨관의 어떤 부위에서도 엄청난 양의 H_2O 재흡수를 위해서 에너지를 직접적으로 필요로 하지 않는다.

재흡수가 일어나는 동안에 H_2O는 주로 세뇨관 세포의 특이 형질막 단백질이 만드는 **아쿠아포린(aquaporin)**이라는 **물 채널(water channel)**를 통해서 이동한다. 네프론의 여러 부위에는 다른 종류의 물 채널들이 존재하고 있다. 근위세뇨관에 있는 물 채널들은 항상 열려 있어서 이 부위에서 물의 투과가 대규모로 일어나게 해 준다. 원위세뇨관 부위에 있는 물 채널들은 대조적으로 호르몬인 **바소프레신**(vasopressin)에 의해 조절되고 있어서, 이 부위에서 H_2O가 가변적으로 재흡수되도록 한다. 근위세뇨관 이후에서 일어나는 H_2O 재흡수 기작에 대해서는 뒤에 설명할 것이다.

요소의 재흡수 Cl^- 및 H_2O와 더불어 단백질 분해과정에서 생기는 노폐물인 요소(urea)의 수동적 재흡수는 Na^+의 능동 재흡수와 간접적으로 연결되어 일어난다. Na^+의 능동적 재흡수에 이어서 근위세뇨관에서 2차적으로 삼투에 의해 일어나는 H_2O의 재흡수에 의해 수동적 재흡수를 촉진해 주는 요소의 농도기울기가 형성된다(● **그림 13-14**): 근위세뇨관에서 H_2O 재흡수가 대규모로 일어나면서, 원래 125 ml/min이었던 여과액이 근위세뇨관 끝부분의 내강에서는 불과 44 ml/min로 줄어들게 된다(즉, 최초 여과액에 있던 H_2O의 65%가 81 ml/min로 재흡수됨). 여과되었으나

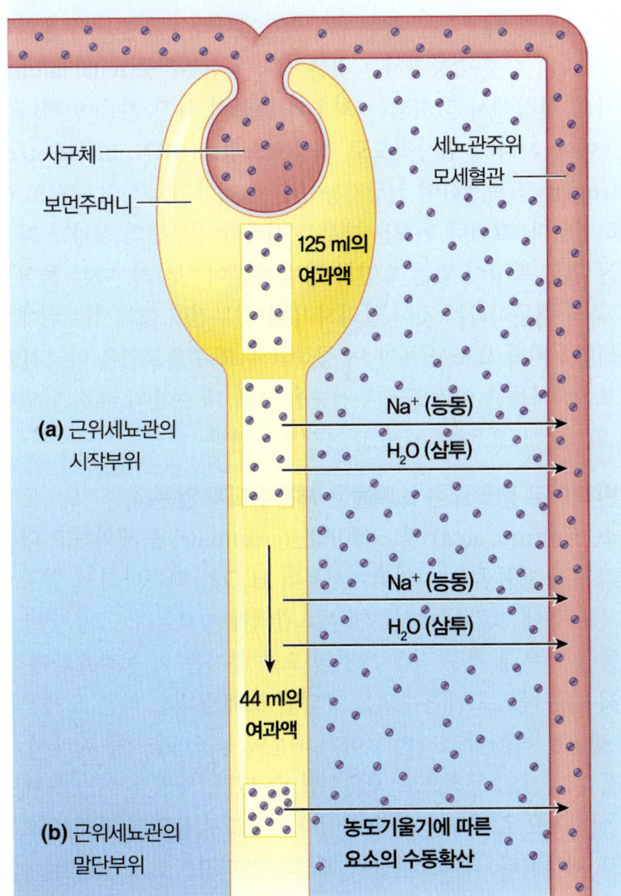

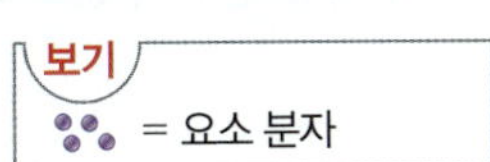

● **그림 13-14 근위세뇨관 말단부에서의 요소의 수동적 재흡수.** (a) 보먼주머니와 근위세뇨관 시작부위에서의 요소 농도는 혈장이나 주변 간질액의 농도와 같다. (b) 근위세뇨관이 끝나는 부위에서는 최초 여과액의 65% 정도가 재흡수가 되면서 나머지 여과액에 들어 있는 여과된 요소가 농축된다. 이를 통하여 요소의 수동적 재흡수를 촉진해 주는 농도기울기가 형성된다.

재흡수되지 못한 물질들 중 H_2O는 재흡수되고 그들은 남아 있으면서 세뇨관액에서 점차적으로 더 농축된다. 이런 물질들 중의 하나가 요소이다.

사구체에서 여과된 요소의 농도는 세뇨관주위 모세혈관으로 들어가는 혈장 농도와 동일하다. 하지만 근위세뇨관의 시작부분에서 125 ml의 여과액에 들어 있던 요소의 양이 근위세뇨관 끝부분에서는 여과액이 44 ml만 남게 되면서 거의 3배 이상으로 농축된다. 이 결과 세뇨관액 내부에서의 요소농도는 주변 모세혈관에서의 농도보다 훨씬 높아지게 된다. 따라서 요소의 농도기울기가 형성되면서 세뇨관 내강으로부터 세뇨관주위 모세혈관의 혈장으로 요소는 수동적으로 확산되어 나간다. 근위세뇨관의 벽은 요소를 어느 정도만 투과시키기 때문에 여과된 요소의 대략 50%만이 이 방법을 통해서 수동적으로 재흡수된다.

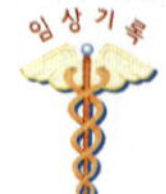

비록 네프론을 한번 지나갈 때 혈장에서 여과된 요소의 절반만 제거되기는 하지만 이 정도 제거율은 적정한 편이다. 신장기능에 이상이 생겨서 절반에 못 미치는 요소만 제거되는 경우에는 혈장에서의 요소농도가 올라간다. 요소의 수준이 증가하는 것은 심각한 신부전증(renal failure) 환자의 혈장에서 감지되는 최초의 화학적 특징 가운데 하나이다. 이에 따라서 임상적으로 **혈중요소질소(BUN: blood urea nitrogen)**를 측정하여 신장기능 진단에 대한 대략적인 단서로 사용하였었다. 그러나 현재는 대부분 심각한 신부전의 결과가 자체로는 별로 독성이 없는 요인의 정체 때문이 아니라, 다른 물질들의 축적 때문이라는 것이 알려져 있다(신부전에 대해서는 뒤에서 논의함). 비록 요소 정체가 이 증상의 주요 위협요인은 아니지만, 의료종사자들은 아직도 신부전증을 혈액 내 여분의 요소가 있다는 의미에서 '요독증(uremia)'이라고도 한다.

일반적으로 불필요한 노폐물은 재흡수되지 않는다.

요소, 요산(uric acid) 및 크레아티닌(creatinine)을 제외하고 다른 여과된 노폐물들은 여과액에서부터 H_2O가 빠져나와서 혈장으로 들어감에 따라서 유사하게 세뇨관액에 농축된다. 그렇지만 노폐물들 가운데 가장 작은 크기인 요소 분자는 이 농축효과에 의해서 수동적으로 재흡수되는 유일한 노폐물이다. 다른 노폐물들은 세뇨관 벽을 투과하지 못하기 때문에 농도기울기를 따라서 내강을 떠나서 수동적으로 재흡수될 수 없다. 따라서 이들 노폐물은 일반적으로 세뇨관에 남아 있다가 고도로 농축된 형태로 오줌으로 배설된다. 대사노폐물의 배설은 생리적으로 조절되지는 않지만, 신장기능이 정상일 때 이 배설과정은 만족할 만한 수준으로 진행된다.

13.4 세뇨관 분비

세뇨관 재흡수와 마찬가지로 세뇨관 분비에서도 상피횡단 수송이 관여하지만, 이번에는 단계들이 반대로 일어난다. 세뇨관주위 모세혈관으로부터 세뇨관 내강으로 물질을 개별적으로 수송하는 세뇨관 분비(tubular secretion)는 선택된 물질에 대해서 세뇨관으로 들어가는 2차적 경로를 제공함으로써 이들 물질을 신체로부터 빨리 제거할 수 있는 보조적 기구이다. 사구체 여과나 세뇨관 분비에 의해 일단 세뇨관 액으로 들어갔다가 재흡수되지 못하는 모든 것들은 오줌으로 제거된다.

세뇨관에서 분비되는 가장 중요한 물질은 수소이온(H^+), 칼륨이온(K^+), 유기 양이온과 유기 음이온으로서 이들 가운데 상당수는 외부로부터 들어온 화합물이다.

수소이온의 분비는 산-염기 평형에 중요하다.

신장에서의 수소이온(H^+) 분비는 몸에서 산-염기 평형을 조절하는데 있어서 매우 중요하다. 세뇨관액으로 분비되는 H^+은 오줌으로 들어가서 몸으로부터 제거된다. H^+은 근위세뇨관, 원위세뇨관, 수집관에서 분비되는데 체액의 산성도에 따라서 H^+ 분비 정도가 결정된다. 체액이 너무 산성일 때에는 H^+ 분비가 증가하게 되는 반면에, 체액의 H^+농도가 너무 낮을 때에는 H^+ 분비가 감소한다(더 자세한 내용은 14장에서 다룸).

칼륨이온의 분비는 알도스테론에 의해 조절된다.

칼륨이온(K^+)은 몸에서 가장 풍부한 양이온의 하나이지만 Na^+-K^+ 펌프가 능동적으로 K^+을 세포 안으로 수송하기 때문에 K^+의 98% 정도는 세포 안에 들어 있다. ECF에는 아주 작은 양만 존재하기 때문에 비록 ECF K^+ 부하량의 작은 변화가 있다고 하더라도 혈장 K^+ 농도에는 확연한 효과가 나타나게 된다. 혈장의 K^+ 농도에 변화가 일어나면 막 흥분도에 눈에 띄는 영향을 미치게 된다. 따라서 혈장의 K^+ 농도는 주로 신장에 의해 엄격히 조절된다.

K^+은 세뇨관의 서로 다른 부위에서 반대 방향으로 선택적으로 이동한다. 즉, 근위세뇨관에서는 능동적으로 재흡수되고, 원위세뇨관과 수집관에서는 능동적으로 분비된다. 또 세뇨관의 앞부분에서는 K^+은 조절되지 않은 상태로 일정하게 재흡수되는 반면에, 세뇨관 뒷부분에서의 K^+ 분비는 가변적인 조절을 받는다.

K^+ 결핍이 있는 동안에는 네프론의 원위 부위에서의 K^+ 분비가 거의 최소한도로 감소하면서, 근위세뇨관에서 재흡수되지 못한 낮은 비율의 K^+만이 오줌으로 배설된다. 이런 방법으로 정상인에서는 오줌으로 소실되었을 K^+이 몸 안에 남아 있게 된다. 반대로 혈장 K^+ 수준이 올라갔을 때에는 K^+ 분비가 조절되면서 적당한 양의 K^+가 여과액에 더해져 제거됨으로써 혈장 K^+ 농도가 정상으로 되돌아가게 된다. 따라서 K^+ 배설속도를 조절하고 혈장 K^+ 농도를 원하는 수준으로 유지하기 위해서는 K^+의 여과나 재흡수가 아니라 K^+ 분비가 조절되면서 변하게 된다.

K^+ 분비 기작 원위세뇨관과 수집관에서의 K^+ 분비는 에너지 의존적 Na^+-K^+ 펌프에 의한 Na^+ 재흡수와 연관되어 있다(● **그림 13-15**). 이 펌프는 Na^+을 세포로부터 측면공간으로 내보내는 것뿐만 아니라 K^+을 측면공간에서부터 세뇨관 세포로 수송하기도 한다. 이렇게 형성된 높은 세포 내 K^+ 농도는 세포로부터 세뇨관 내강으로 K^+을 순 이동시키는 것을 촉진한다. 내강막을 가로지

르는 이동은 주로 원위세뇨관과 수집관의 장벽에 있는 많은 수의 K^+ 누출채널을 통하여 수동적으로 일어난다. 기저측막에 있는 펌프는 K^+을 주변 간질액에서부터 세뇨관 세포로 수송하면서 간질액의 K^+ 농도를 낮게 유지함으로써 K^+이 세뇨관주위 모세혈관에 있는 혈장으로부터 나와서 세포 안으로 들어가는 것을 촉진시켜준다. 이런 방식으로 혈장을 나온 K^+은 나중에 세포 안으로 펌프되어 들어가는데, 여기서 다시 수동적으로 내강으로 나가게 된다. 이와 같은 방법으로 네프론의 원위세뇨관 부위에서의 기저측막 펌프는 세뇨관주위 모세혈관의 혈장으로부터 세뇨관 내강으로 K^+이 순 분비되는 것을 활발하게 유도한다.

K^+ 분비가 Na^+-K^+ 펌프에 의한 Na^+ 재흡수와 연관되었기 때문이라면 K^+은 왜 세뇨관에서 Na^+ 재흡수가 일어나는 부위 전체가 아니라 오직 네프론의 원위 부위에서만 분비되는 것일까? 그 해답은 수동 K^+ 누출채널의 존재 위치에 있다. 원위세뇨관과 수집관에서 K^+ 채널은 내강막에 몰려 있어서 세포로 펌프되어 들어갔다가 내강으로 빠져나가는 길(K^+ 분비채널)을 제공한다. 그러나 세뇨관의 다른 부위에서는 K^+ 누출채널이 주로 기저막에 위치하고 있다. 결과적으로 Na^+-K^+ 펌프에 의해서 측면공간으로부터 세포 안으로 펌프되어 들어온 K^+은 단순히 이 채널을 통해서 측면공간으로 다시 빠져나가게 된다. 이런 K^+의 순환은 국소적으로는 K^+에 순 영향을 주지 않으면서 Na^+-K^+ 펌프가 계속적으로 작동하여 Na^+ 재흡수를 할 수 있도록 만들어준다.

K^+ 분비의 조절 K^+의 분비량은 여러 요인들에 의해서 변할 수 있는데, 그 가운데 가장 중요한 것이 알도스테론이다. 이 호르몬은 네프론 뒷부분에 있는 세뇨관 세포에서의 K^+ 분비를 자극하는 동시에 이들 세포의 Na^+ 재흡수를 향상시켜준다. 혈장의 K^+ 농도가 올라가게 되면 부신피질을 직접 자극하여 알도스테론의 분비를 늘려주며, 이는 다시 여분의 K^+ 분비 및 궁극적으로는 오줌을 통한 배설을 촉진한다. 반대로 혈장 K^+ 농도가 감소하게 되면 알도스테론 분비가 줄어들게 되고, 이에 따라서 알도스테론에 의해 자극을 받는 신장에서의 K^+ 분비도 감소하게 된다.

혈장 K^+ 농도의 상승이 직접적으로 부신피질에서 알도스테론의 분비를 자극하는 반면, 혈장 Na^+ 농도의 하락은 복잡한 RAAS 경로를 통하여 알도스테론의 분비를 자극한다는 것을 주목하라. 이렇게 볼 때, 알도스테론 분비는 두 가지 독립적인 경로에 의해서 자극될 수 있다(**● 그림 13-16**).

신장은 일반적으로 혈장 K^+ 농도를 미세한 정도까지 조절한다. 혈장 K^+ 농도의 작은 변동도 흥분성 조직에 있는 막의 전기적 활성에는 해로운 영향을 줄 수 있어서 조직의 기능 수행에 악영향을 미칠 수 있다. 예를 들면, ECF K^+ 농도의 변화는 어떤 방향이든 간에 심장기능에 이상을 일으킬 수 있고, 이에 따라서 치명적인 부정맥으로 진행될 수 있다.

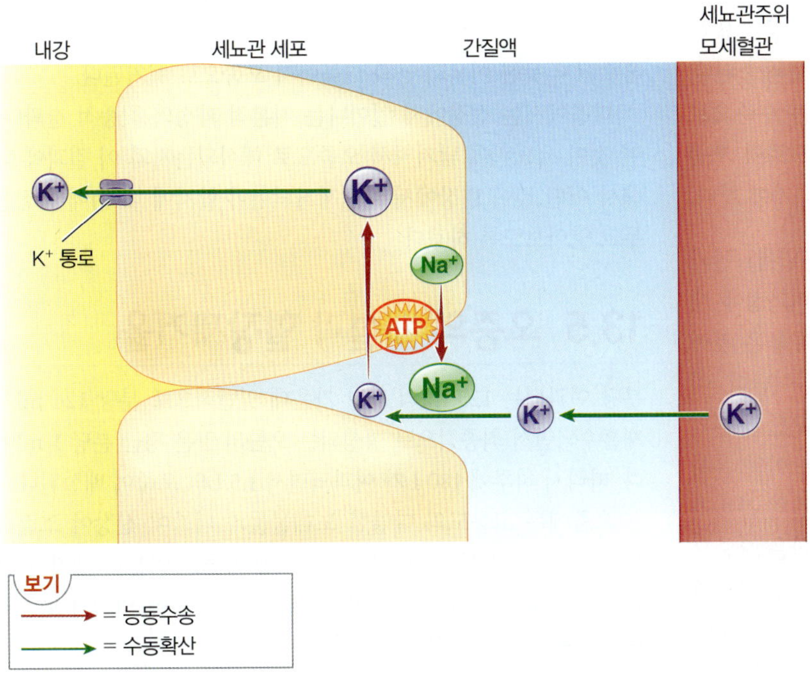

유기 음이온과 유기 양이온의 분비는 몸에서부터 외래화합물을 효과적으로 제거하는 것을 도와준다.

근위세뇨관은 2개의 다른 종류의 분비운반체를 가지고 있는데 하나는 유기 음이온의 분비를 위한 것이고 또 다른 하나는 유기 양이온의 분비를 위한 것이다.

● 그림 13-15 칼륨이온의 분비. 기저측에 있는 펌프는 동시에 Na^+은 기저측 공간으로 K^+은 세뇨관 세포로 수송한다. K^+을 분비하는 세뇨관 부위에서는 K^+이 내강측 경계면에 위치한 누출채널을 통해 세포 밖으로 나가고 있어서 분비되는 것이다. (K^+을 분비하지 않는 세뇨관 부위에서는 Na^+이 재흡수되는 동안에 세포 안으로 펌프되어 들어온 K^+은 기저측 경계면에 위치한 누출채널을 통해서 세포 밖으로 나가고 있어서 몸 안에 남는다)

유기이온 분비계의 기능 유기이온 분비계는 다음의 2가지 주요 기능을 한다.

1. 사구체 여과에 의해서 세뇨관액으로 이미 들어온 것에 더 많은 양의 특정 종류 유기이온을 더해줌으로써, 유기적 분비경로는 이 물질들의 배설을 촉진한다. 이들 유기이온에는 프로스타글란딘이나 에피네프린처럼 목적을 달성한 다음에 혈액으로부터 신속히 제거됨으로써 이들의 생물학적 활성이 지나치게 지속되지 않도록 해야 하는 혈액을 순환하고 있는 특정한 화학적 전달물질들이 포함되어 있다.

2. 근위세뇨관의 유기이온 분비계는 몸으로부터 여러 가지 외래 화합물들을 제거하는 데 있어서 결정적인 역할을 한다. 이런 분비계들은 많은 수의 서로 다른 유기이온들(몸에서 만들어졌거나 체액으로 들어온 외래 유기이온들)을 분비한다. 이런 비선택성 덕분에 식품첨가물, 환경오염물질(예, 살충제), 약물, 몸으로 들어온 다른 비영양분 유기물질을 포함한 많은 외래 유기화학물질들의 신속한 제거가 가능해진다. 비록 이 기작이 잠재

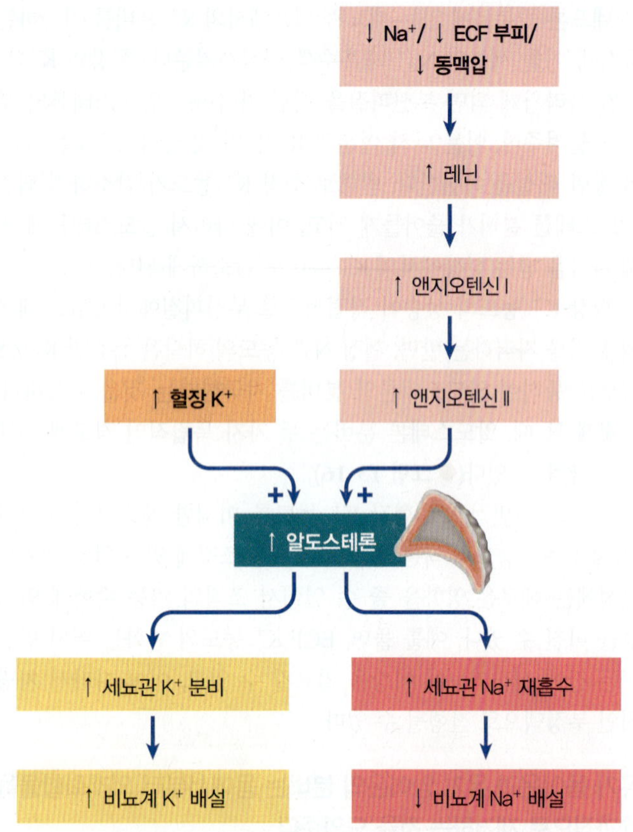

● **그림 13-16** **K^+과 Na^+에 의한 알도스테론 분비의 이원적 조절.**

적으로 해로운 외래화합물들을 제거하는 것을 도와주지만 생리적으로 조절되지는 않는다. 이들 운반체는 유기이온들의 부하가 증가하는 상황에 직면할 때에도 분비속도를 높여줄 수가 없다.

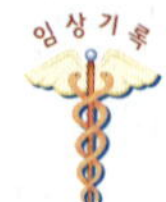

페니실린이나 비-스테로이드성 소염제와 같은 많은 약물은 몸에서 이런 유기이온 분비계에 의해 배출된다. 이들 약물의 혈장 농도를 효과를 나타내는 수준으로 유지하기 위해서는 그 약물을 자주 반복해서 복용함으로써 오줌을 통해 이들 화합물이 빠르게 제거되는 속도를 맞춰나가야 한다.

재흡수 과정과 분비 과정의 요약 이로서 네프론의 근위세뇨관과 원위세뇨관 부위를 가로질러 일어나는 재흡수와 분비과정에 대한 논의를 마쳤다. ▲**표 13-2**는 이들 과정들을 요약해 놓은 것이다. 일반적으로 대부분의 재흡수는 근위세뇨관에서 일어난다. 이들 대량 재흡수에 관여하는 요인들은 여과된 물과 필요한 용질의 대부분을 조절하지 않으면서 혈액으로 되돌려 보낸다. 이와 유사하게 근위세뇨관은 K^+의 분비를 예외로 하고는, 물질의 분비가 일어나는 주요 부위이다. 따라서 원위세뇨관과 수집관은 오줌으로 배설되면서 몸으로부터 제거되어야 할 H_2O, Na^+, K^+, H^+과 같은 물질의 최종 양을 결정한다. 이들은 분비되는 K^+과 H^+의 양과 재흡수되는 Na^+와 H_2O의 양을 미세조절함으로써 목적을 달성한다. 네프론 원위세뇨관 부위에서 일어나는 이들 과정 모두는 몸의 일시적인 필요에 따라서 조절된다. 이들 불필요한 여과된 노폐물은 뒤에 남겨졌다가 여과되었거나 분비된 비노폐물에서 재흡수되지 못한 여분의 양과 더불어서 오줌으로 제거된다.

다음에서는 신장에서 일어나는 기본적 과정의 최종적 결과(어떤 것이 세뇨관에 남겨져서 오줌으로 배설되는지와 이 결과에 의해서 어떤 것이 혈장에서부터 제거되어야 할지에 대해)에 초점을 두고 알아보도록 하겠다.

▲**표 13-2** **네프론의 근위부 및 원위부에서 일어나는 물질수송에 대한 요약**

재흡수	분비
근위세뇨관	
여과된 Na^+의 67%가 능동적으로 재흡수되며, 조절받지 않음; 이어서 수동적으로 Cl^-이 재흡수됨	신체의 산-염기 상태에 따라서 H^+ 분비가 가변적으로 일어남
여과된 포도당과 아미노산은 2형 능동수송에 의해 전량 재흡수됨; 조절받지 않음	유기이온이 분비; 조절 받지 않음
여과된 PO_4^{3-}와 다른 전해질이 가변적으로 재흡수됨; 조절 받음	
여과된 H_2O의 65%가 삼투적으로 재흡수됨; 조절받지 않음	
여과된 요소의 50%가 수동적으로 재흡수 ; 조절받지 않음	
여과된 K^+의 거의 대부분이 재흡수됨; 조절받지 않음	
원위세뇨관 및 수집관	
재흡수	**분비**
가변적 Na^+의 재흡수가 일어나며, 알도스테론에 의해 조절받음; 이어서 수동적으로 Cl^-이 재흡수됨	신체의 산-염기 상태에 따라서 H^+ 분비가 가변적으로 일어남
가변적 H_2O의 재흡수가 일어나며, 바소프레신에 의해 조절받음	K^+의 분비가 가변적으로 일어나며, 알도스테론에 의해 조절받음

13.5 오줌의 배설과 혈장제거율

분당 여과되는 125 ml의 혈장 가운데 일반적으로 분당 124 ml가 재흡수되면서 최종적으로 형성되는 오줌의 양은 평균 분당 1 ml이다. 따라서 하루에 180 L가 여과되면서 1.5 L의 오줌이 배설된다.

오줌에는 고농도의 다양한 노폐물들과 더불어 신장이 조절하는 가변적 양의 물질들이 들어 있는데 이들은 여분이 생기는 만큼 오줌으로 빠져나간다. 유용한 성분은 재흡수에 의해서 보존되면서 오줌으로 배출되지 않는다.

재흡수되는 여과물의 양에 상대적으로 작은 변화만 있더라도 만들어지는 오줌의 부피에는 큰 변화가 생기게 된다. 예를 들면, 분당 124 ml에서 123 ml로 전체 재흡수율이 1% 미만이라도 감소하게 되면 오줌배설율은 분당 1 ml에서 2 ml로 100%나 증가하게 된다.

혈장제거율은 1분당 특정물질이 제거되는 혈장의 부피를 말한다.

신동맥을 거쳐서 신장으로 들어가는 혈장과 비교해보면 신정맥을 통해서 신장을 나오는 혈장에는 오줌으로 제거되기 위해 남겨진 물질들이 들어 있지는 않다. 오줌으로 물질이 배설됨에 따라서 신장을 흘러나오는 혈장에는 이들 성분이 '제거 혹은 청소'된 상태이다. 어떤 물질의 **혈장제거율(plasma clearance; 혈장청소율)**은 1분당 신장에서 어떤 물질이 완전히 제거되는 부피로서 정의할 수 있다.[3] 이 개념은 제거되는 물질의 양이 아니라 이런 양을 제거하기 위해 필요한 혈장의 부피를 말하는 것이다. 사실 혈장제거율은 오줌배설보다는 좀 더 유용한 단위이다; 체액으로부터 물질을 제거하는데 오줌배설이 어떤 영향을 미치는지를 아는 것이 버려지는 오줌의 부피와 조성을 아는 것보다 더 중요하다는 것이다. 즉 혈장제거율은 신장이 내부 액체환경에서 다양한 물질들을 제거하는 효율성을 말해준다 하겠다.

어떤 혈장구성성분에 대한 혈장제거율은 다음과 같이 계산될 수 있다:

$$\text{어떤 물질의 혈장제거율 (ml/min)} = \frac{\text{물질의 오줌 농도 (양/ml 오줌)} \times \text{오줌의 유량 (ml/min)}}{\text{물질의 혈장농도 (양/ml 혈장)}}$$

여러 다른 물질의 혈장제거율은 신장이 각 물질을 어떻게 처리하는 지에 따라서 변한다.

어떤 물질이 여과되지만, 재흡수되거나 분비되지 않으면 혈장제거율은 GFR과 같다.

혈장성분인 물질 X가 사구체에서 자유롭게 여과되지만 재흡수되거나 분비되지 않는다고 가정해보자. 125 ml/min의 혈장이 여과되고 이어서 재흡수되는 동안 125 ml에 들어 있던 원래 물질 X의 양이 바로 세뇨관에 남아서 배설되는 양이 된다. 즉, 125 ml의 혈장에서 물질 X가 매분마다 제거되는 것이다(● **그림 13-17a**). (여과된 125 ml/min의 혈장 가운데 물질 X를 빼고 남은 124 ml/min의 여과액이 재흡수를 통해 혈장으로 되돌아가기 때문에 물질 X의 혈장제거율은 124 ml/min이 된다. 뿐만 아니라 오줌으로 소실되는 1 ml/min의 액체도 나중에 같은 양의 물질 X가 이미 제거된 새로 섭취한 H_2O로 대체된다. 따라서 실제로는 1분당 여과되는 혈장 125 ml 마다 물질 X가 제거된 125 ml의 혈장으로 되돌아오는 것이다).

[3] 실제적으로 어떤 특정물질이 오줌으로 배설될 때에 혈장 내의 물질의 농도는 순환계 전체에서 혼합되면서 전체가 획일적으로 감소하기 때문에 혈장제거율은 인위적인 개념이다. 하지만 이것은 비교 목적으로는 유용하며 제거라는 개념을 신장이 어떤 물질을 1분 내로 배설하는 경우에 이들 전체가 들어 있을 수 있는 혈장부피로—1분당 어떤 물질을 완전히 제거하는데 필요한 가상적 혈장의 부피—생각하면 유효하다.

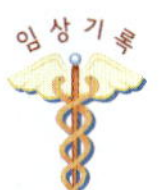

몸 안에 있는 화학물질 가운데 정상적으로는 물질 X의 특성을 가지는 것은 없다. 자연적으로 혈장 내 존재하는 모든 물질(심지어 노폐물도)은 어느 정도는 재흡수되고 분비된다. 하지만 무해한 외래 탄수화물인 **이눌린(inulin;** 인슐린과 혼동하지 말 것)은 자유롭게 여과되지만 재흡수되거나 분비되지 않는 이상적인 물질이다. 이눌린은 주사로 주입될 수 있기 때문에 이눌린의 혈장제거율을 가지고 GFR을 결정하는데 임상적으로 사용될 수 있다. 모든 사구체 여과물에는 이눌린이 제거되어 있어서 분당 이눌린이 제거된 혈장부피가 바로 분당 여과된 혈장부피인 GFR이다.

어떤 물질이 여과되고 재흡수되지만, 분비되지 않으면 혈장제거율은 항상 GFR보다 낮다.

여과되었다가 재흡수되는 물질의 일부 혹은 전부는 혈장으로 되돌아간다. 여과된 혈장 부피보다 물질이 제거된 혈장의 부피가 작기 때문에 재흡수되는 물질의 혈장제거율은 항상 GFR보다 낮다. 예를 들면, 정상에서 포도당의 혈장제거율은 0이다. 여과된 포도당은 나머지 되돌아가는 여과물과 더불어서 모두 재흡수되며 따라서 어떤 혈장에서도 포도당은 제거되지 않다(● **그림 13-17b**).

요소와 같이 부분적으로 재흡수되는 물질의 경우에는 여과된 혈장의 일부에서만 물질이 제거된다. 약 50%의 여과된 요소가 수동적으로 재흡수되는 경우에, 분당 여과된 혈장의 절반(62.5 ml)에서만 요소가 제거되어 있다(● **그림 13-17c**).

어떤 물질이 여과되고 분비되지만, 재흡수되지 않으면 혈장제거율은 항상 GFR보다 높다.

세뇨관 분비 덕분에 신장은 혈장으로부터 특정한 물질들을 더 효과적으로 제거할 수 있다. 신장으로 들어오는 혈장의 20%만 여과된다. 나머지 80%는 여과되지 않은 체로 세뇨관주위 모세혈관으로 들어간다. 체순환으로 돌아가기 전에 신장을 지나는 동안에 이렇게 여과되지 못한 혈장에서부터 어떤 물질을 제거할 수 있는 유일한 방법은 분비뿐이다. 하나의 예가 H^+이다. 여과된 혈장은 재흡수되지 못하는 H^+가 제거되어 있을 뿐만 아니라 H^+를 분비했던 혈장 역시 H^+가 제거되어 있다. 예를 들면, 만일 분비된 H^+의 양이 25 ml의 혈장에 들어 있는 H^+의 양과 동일하다면 H^+의 혈장제거율은 정상 GFR인 125 ml/min에서는 150 ml/min가 될 것이다. 매분마다 여과 및 재흡수 실패에 의해 125 ml의 혈장에서부터 H^+를 소실하게 되며 25 ml의 혈장에서도 추가적으로 분비에 의해서 H^+를 소실하게 된다. 분비되는 물질의 혈장제거율은 항상 GFR보다 크다(● **그림 13-17d**).

임상적으로 GFR을 결정하는데 이눌린이 사용되는 것처럼 또 다른 외래성 유기 음이온인 **파라아미노 마뇨산(paraaminohippuric acid; PAH)**의 혈장제거도 신장에서의 혈장흐름을 측정하는데 사용될 수 있다. PAH도 이눌린처럼 자유롭게 여과되며 재흡수되지 않는다. 그러나 다른 점은 여과를 피해서 혈장으로 나온 모든 PAH는 근위세뇨관에 있는 유

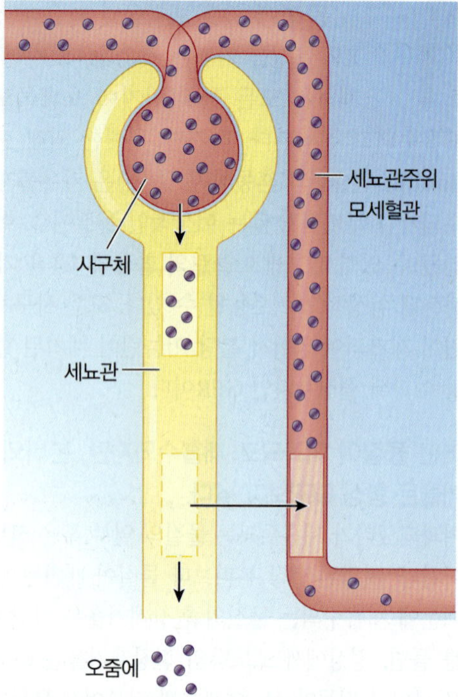

(a) 이눌린처럼 여과되지만 재흡수나 분비되지 않는 물질은 여과된 혈장에는 전혀 남아 있지 않는다.

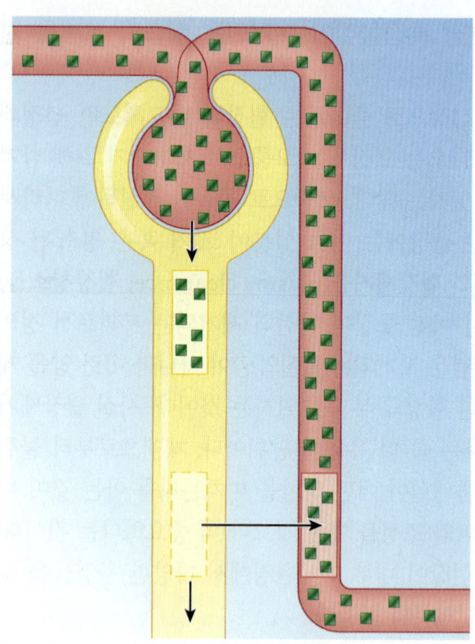

(b) 포도당처럼 여과되지만 분비되지 않고 완전히 재흡수되는 물질은 여과된 혈장에서 제거되지 않는다.

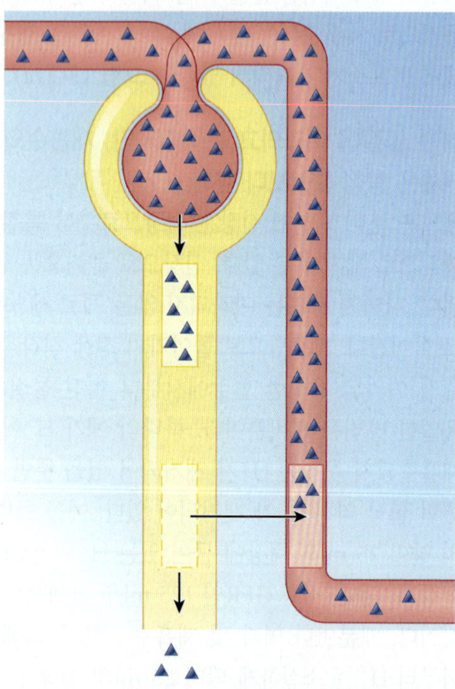

(c) 요소처럼 여과되지만 분비되지 않고, 부분적으로 재흡수되는 물질은 여과된 혈장에서 일부만 제거된다.

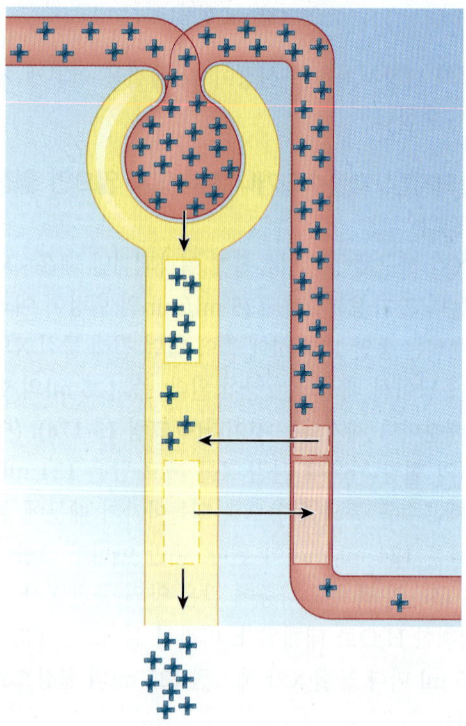

(d) 수소이온처럼 여과되고 분비되지만 재흡수되지 않는 물질은 혈장에서 모두 제거되며, 물질이 분비되는 세뇨관 주위 혈장에도 남아 있지 않게 된다.

● **그림 13-17 신장에서 다양한 방식으로 처리되는 물질의 혈장 제거.**

기 양이온 분비경로에 의해서 세뇨관주위 모세혈관으로부터 분비된다. 따라서 신장을 흘러서 지나가는 모든 혈장(여과되었다가 이후에 PAH 없이 재흡수된 혈장 그리고 세뇨관주위 모세혈관으로 계속해서 들어가서는 세뇨관으로의 능동수송에 의해 PAH를 잃어버린 여과되지 못한 혈장)으로부터 PAH가 제거된다. 따라서 신장을 흘러가는 모든 혈장에서 PAH가 제거되기 때문에 PAH의 혈장제거율은 혈장이 신장을 지나서 흘러가는 속도에 대한 합리적인 추산 수치라고 할 수 있다. 일반적으로 신장혈장유속은 평균 625 ml/min인데 이는 신장혈류(혈장과 혈구세포를 합쳐서) 속도가 1,140 ml/min인 경우의 심박출량보다 20% 더 많은 것이다.

여과분률 만일 PAH의 제거율(신장에서의 혈장유속)과 이눌린의 제거율(GFR)을 안다면, 사구체로 흘러가서 세뇨관으로 여과되는 혈장의 부분인 **여과분률(filtration fraction)**을 쉽게 결정할 수가 있다.

$$\text{여과분률} = \frac{\text{GFR(이눌린의 혈장제거율)}}{\text{신장혈장의 유속(PAH의 혈장제거율)}}$$

$$= \frac{125\ \text{ml/min}}{625\ \text{ml/min}} = 20\%$$

따라서, 일반적으로 사구체로 들어가는 혈장의 20%가 여과된다.

신장은 몸의 수분공급 정도에 따라서 가변적 농도의 오줌을 배설한다.

앞에서 신장이 혈장에 들어 있는 다양한 용질들을 어떻게 처리하는지를 알아보았으니, 이제부터는 신장이 혈장 H_2O를 어떻게 처리하는지에 대해서 알아보기로 한다. ECF의 삼투질 농도[용질의 농도; 단위는 밀리오스몰/L(mOsm/L)]는 용질에 대한 H_2O의 상대적 양에 따라 변한다. 정상적 액체 균형과 용질의 농도에서 체액은 **등장성(isotonic)**이 되며, 이때 삼투질농도는 300 mOsm이다(p. 81와 부록 A.5 참조). 만일 용질의 부하량에 비해 H_2O가 너무 많은 경우에는 체액은 **저장성(hypotonic)**이 되는데, 이것은 체액이 너무 희석되어서 삼투질농도가 300 mOsm 이하라는 뜻이다. 하지만 용질 부하량에 비해 H_2O가 모자라게 되면, 체액은 너무 농축되면서 **고장성(hypertonic)**이 되며, 이때 삼투질농도는 300 mOsm 이상이 된다.

세뇨관 전체에 걸쳐서 H_2O 재흡수를 일어나게 하는 구동력이 세뇨관 내강과 주변 간질액 사이의 삼투기울기라는 것을 알고 있기 때문에, 삼투 조건을 고려해보면 신장이 체액에 비해 진하거나 묽은 오줌은 배설하지 못할 거라고 생각할 수 있을 것이다. 사실, 신장의 세뇨관 주변을 둘러싸고 있는 간질액과 몸의 다른 부분에 있는 체액의 삼투질농도가 동일하다면 이 예측은 맞을 것이다. 그리고 물의 재흡수는 세뇨관이 간질액과 삼투적으로 평형을 이룰 때까지만 진행된다. 따라서 체액이 저장성인 경우 혹은 고장성이지만 물을 보존해야만 하는 경우에도 우리 몸에서 여분의 H_2O를 제거할 수 있는 방법은 없게 된다.

다행히 신장수질에 있는 간질액에서는 큰 규모의 **수직적 삼투기울기(vertical osmotic gradient)**가 독특하게 유지되고 있다. 간질액의 농도는 피질 경계부위에서부터 신장수질로 내려가면서

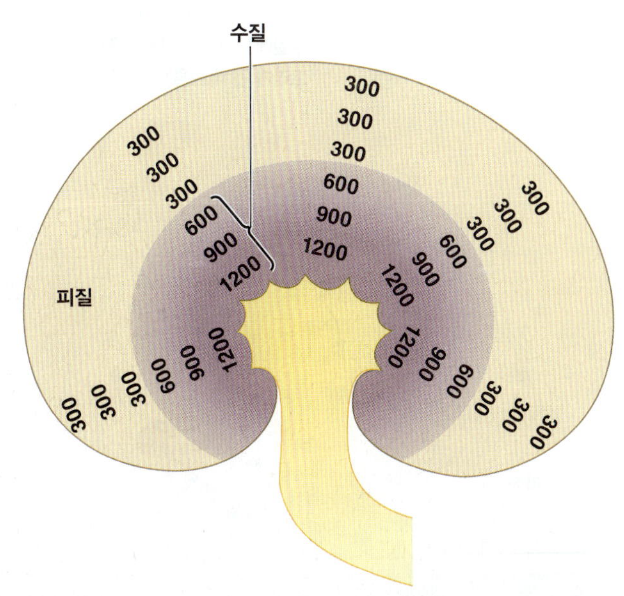

● **그림 13-18 신장수질에서의 수직적 삼투기울기.** 위 그림에서는 신장수질에서의 수직적 삼투기울기를 좀 더 잘 나타내기 위해서 똑바로 서 있는 사람의 신장을 정상 위치에서 90° 회전시켜서 보여주고 있다. 모든 단위는 mOsm이다. 신장피질의 모든 간질액의 삼투질농도는 등장성으로서 300 mOsm이지만, 신장수질에 있는 간질액의 삼투질농도는 피질과의 경계면에서는 300 mOsm이지만 신우와 만나는 지점에서는 최대 1200 mOsm까지 점진적으로 증가한다.

점차적으로 증가하는데, 사람의 경우 신우와 만나는 지점에 이르면 최대 1,200 mOsm이 된다(● **그림 13-18**).

이런 농도기울기는 뒤에 설명하는 기작을 통해 몸의 수분 공급 상태에 따라서, 신장이 농도 범위 100~1,200 mOsm인 오줌을 만드는 것을 가능하게 해준다. 몸이 이상적인 액체균형 상태일 때에는 1 ml/min의 등장성 오줌이 만들어지지만, 몸에 수분이 너무 많을 때에는 신장이 묽은 오줌을 다량으로 만들어냄으로써(100 mOsm의 저장성 오줌을 최대 25 ml/min 까지) 오줌을 통해 여분의 H_2O를 제거한다. 반대로 몸이 탈수증상을 겪을 때에는 신장이 소량의 농축된 오줌을 배설함으로써(1,200 mOsm의 고장성 오줌을 최소 0.3 ml/min 까지) 몸 안의 H_2O를 보존해준다.

신장수질에 있는 다양한 네프론 구성성분의 독특한 해부학적 배열과 복잡한 기능적 상호작용이 수직적 삼투기울기를 형성하고, 이를 활용하고 있다. 대부분의 네프론에서 헨레고리에 있는 머리핀 모양의 고리는 수질부위에 약간만 들어가 있지만 약 20%의 네프론은 수질의 깊이 전체를 따라 내려가면서 끝이 신우 근처까지 이르고 있다(● **그림 13-19**). 헨레고리의 긴 고리에서의 흐름은 두 개의 서로 인접한 고리의 가지가 서로 반대방향으로 향하기 때문에 **역류**(countercurrent)라고 한다. 또한 두 종류의 네프론 모두에서 수집관은 수질을 따라서 신우에 이르는 경로에서 아래방향으로만 향하고 있다. 이런 배열은 세뇨관 여러 부위의 투과도와 수송의 특성과 더불어, 신장이 몸에 수분을 보존할지 아니면 제거할지 여부에 따라 다양한 농도의 오줌을 만들 수 있는 능력에서 핵심적인 역할을 한다. 간단히 말하자면 긴 헨레고리는 수직적 삼투기울기를 형성해 주며, 모든 네프론의 수집관은 바소

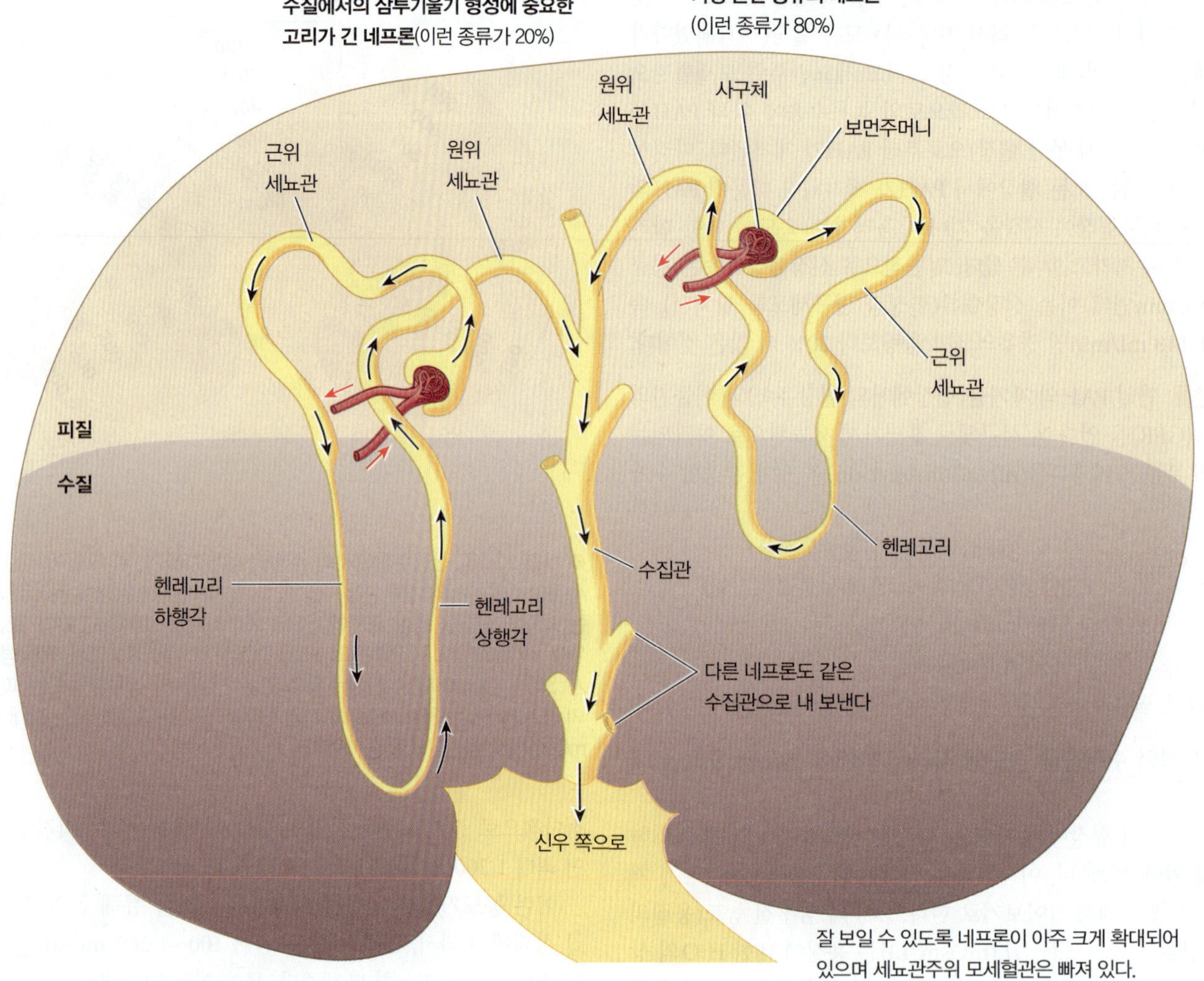

● **그림 13-19 두 가지 종류의 네프론을 보여주는 모식도.** 긴 고리모양의 네프론에 있는 헨레고리가 수질에 더 깊숙이 들어가 있는 것을 주목하라.

프레신 호르몬과 함께 삼투기울기를 활용하여 다양한 농도의 오줌을 만들어낸다. 종합하여, 이 전체적인 기능적 구성을 **수질 역류계(medullary countercurrent system)**라고 한다. 다음에서 이들 각각에 대해서 좀 더 자세히 알아보도록 하겠다.

신장수질에서의 수직적 삼투기울기는 역류증폭에 의해 형성된다.

지금부터 긴 고리 네프론을 흐르는 여과액을 따라가면서, 이 구조가 어떻게 수질에 수직적 삼투기울기를 형성시키는지를 알아보도록 하자. 여과액이 만들어진 직후에 여과된 H_2O는 근위세뇨관에서 능동적 Na^+ 재흡수에 대한 2차적인 방법에 의해 삼투적으로 통제되지 않은 채로 재흡수된다. 그 결과로 근위세뇨관 끝 부분에 가면 여과액의 약 65%가 재흡수되는데, 아직 나머지 35%는 체액과 같은 삼투질 농도를 가지면서 세뇨관 내강에 남아 있게 된다. 따라서 헨레고리로 들어가는 액체는 아직도 등장성이다. 수직적 삼투기울기가 형성되고 유지되는 동안(세뇨관액의 삼투질 농도는 이 과정에서 변하면서)에 여과된 H_2O의 15%는 추가적으로 헨레고리에서 필연적으로 재흡수된다.

긴 헨레고리의 하행각와 상행각의 성질 긴 헨레고리의 하행각(액체를 근위세뇨관에서 수질 깊은 곳으로 내려보냄)과 상행각(액체를 수질 부위에서 원위세뇨관으로 올려보냄) 사이의 기능적 차이는 수질의 간질액에서 일정하게 삼투기울기가 증가하도록 만드는데 핵심적이다.

하행각은

1. H_2O가 매우 잘 투과한다(항상 열려 있는 풍부한 물 채널를 통하여).

2. 능동적으로 Na^+을 밀어내지 않는다. (즉, Na^+를 재흡수하지 않으며, 전체 세뇨관에서 Na^+의 재흡수가 일어나지 않는 유일한 부분이다.)

상행각은

1. 세뇨관 내강에서 능동적으로 NaCl을 주변의 간질액으로 내보낸다.

2. H_2O가 투과하지 못한다. 그래서 염분이 세뇨관액을 빠져나갈 때 H_2O가 삼투적으로 뒤따라 나가지 않는다.

역류증폭 기작 두 개의 가지가 서로 근접해 있고, 역류로 흐르고 있어서 이들 사이에는 중요한 상호작용이 일어날 수 있다. 비록 헨레고리를 따라서 액체가 끊임없이 흐르지만, 마치 동영상을 느리게 재생하면서 각각의 구성 장면을 보는 것처럼 여기서는 단계마다 어떤 일이 일어나는 지를 살펴보도록 하겠다.

처음에 수직적 삼투기울기가 형성되기 전에는 수질의 간질액 농도는 다른 곳에 있는 체액과 마찬가지로 동일하게 300 mOsm이다(● **그림 13-20**).

상행각에 있는 능동 염분 펌프는 주변의 간질액이 이 부분의 내강액보다 200 mOsm 더 농축될 때까지 NaCl을 내강 밖으로 수송할 수 있다. 상행각의 펌프가 능동적으로 NaCl을 밀어내기 시작하면 수질의 간질액은 고장성이 된다. 상행각에서는 물이 투과하지 못하기 때문에 삼투적으로 물이 따라나갈 수 없지만, 하행각에서는 H_2O가 간질액으로 순 확산된다. 근위세뇨관에서 나와 원위세뇨관으로 들어가는 세뇨관액은 등장성이다. H_2O는 하행각를 아주 잘 투과하기 때문에 하행각에서 삼투에 의해 빠져나온 H_2O은 하행각 안의 액체와 간질액의 삼투질농도가 평형을 이룰 때까지 계속해서 수동적으로 이동한다. 따라서 헨레고리로 들어가는 세뇨관액은 H_2O가 소실되면서 바로 더 농축되기 시작하는 것이다. 평형상태에서 상행각 안에 있는 액체의 삼투질농도는 200 mOsm이고 간질액과 하행각 안에 있는 액체의 삼투질농도는 동일하게 400 mOsm이다(● **그림 13-20**, 1 단계).

이제 헨레고리에 있는 액체 기둥 전체를 몇 단계 앞으로 옮기면(2 단계), 일정량의 200 mOsm 액체가 상행각의 꼭대기에서 나와서 원위세뇨관으로 들어가고, 새로이 일정량의 300 mOsm 등장성 액체가 근위세뇨관에서 나와서 하행각 꼭대기로 들어온다. 고리의 바닥부위에서는 이와 비교되게 일정량의 400 mOsm 액체가 하행각에서 나와서 바닥부위를 돌아 상행각으로 들어가서는 하행각의 400 mOsm 지역의 반대편에 위치하게 된다. 이제 고리의 꼭대기와 바닥 모두에서 200 mOsm의 농도차이가 없어진 것을 주목하라. 상행각의 펌프는 H_2O가 수동적으로 하행각을 빠져나와서 각 수평면에서 상행각 그리고 간질액과 하행각 사이에서 200 mOsm의 차이가 다시 형성될 때까지 다시 NaCl을 밖으로 수송한다(3 단계). 그렇지만 세뇨관액 농도가 하행각에서는 점차 증가하고 상행각에서는 점차 감소한다는 것을 주목하라.

세뇨관액이 좀 더 이동함에 따라서(4 단계), 한번 더 모든 수평면에서 200 mOsm의 농도기울기는 붕괴된다. 다시 한번 하행각으로부터 H_2O가 순 확산되어 나오는 것과 연계되면서, 상행각으로부터 NaCl이 능동적으로 빠져나오며 각 수평면에서 200 mOsm의 농도기울기가 다시 형성된다(5 단계).

액체가 다시 약간씩 앞으로 흘러나가고 이런 단계별 과정이 반복되면 (6 단계) 하행각에 있는 액체는 점차적으로 더 고장성이 되면서 나중에는 고리의 바닥에서 체액의 정상 농도의 4배인 최대농도 1,200 mOsm에 다다르게 된다. 간질액은 항상 하행각과 평형을 이루기 때문에 300에서 1,200 mOsm 범위의 수직적 농도기울기의 증가는 수질의 간질액에서 형성되는 것과 동일하다. 대조적으로 세뇨관액의 농도는 NaCl이 펌프되어 나가지만 H_2O는 따라 나가지 못하면서 점차적으로 감소하게 된다. 사실상 세뇨관액은 상행각을 빠져나와서 체액 정상농도의 1/3인 100 mOsm의 농도로, 원위세뇨관으로 들어가기 전에 더욱 저장성이 된다.

비록 수질의 각 수평면에서 상행각과 주변 액체 사이에 200 mOsm의 기울기만 존재하지만 수질의 꼭대기에서 바닥까지는 훨씬 더 큰 수직적 농도기울기가 존재한다는 것을 주목하라. 비록 상행각의 펌프는 200 mOsm의 기울기만 형성할 수 있지만 이런 효과가 고리 내부의 역류흐름에 의해 여러 배로 증폭되면서 훨씬 더 큰 수직적 기울기를 형성하게 된다. 헨레고리에 의해서 이루어지는 이런 농축기작을 **역류증폭(countercurrrent multiplication)**이라고 한다.

위에서는 이해를 돕기 위해서 역류증폭을 인위적으로 정지-흐름이라는 단계별 방식으로 설명하였다. 지속적인 상행각의 능동수송과 이에 따른 하행각의 수동 흐름과 연계되어서 끊임없이 액체가 흐르기 때문에 일단 수질에서 증가세의 기울기가 형성되면 이것이 일정하게 지속된다는 것을 이해하는 것이 중요하다.

역류증폭의 이점 만일 세뇨관액이 헨레고리를 지나가는 동안에 세뇨관액에서 일어나는 일만 고려한다면 전체과정은 헛수고를 하는 것처럼 보일 수도 있다. 고리로 들어온 등장성 액체가 하행각을 내려가면서 점차적으로 농축되다가 최대 농도인 1,200 mOsm에 도달한 이후에는 상행각을 올라가면서 점차적으로 희석되다가 고리를 빠져나올 때에는 최소농도인 100 mOsm이 된다. 이처럼 액체를 4배 농축시켰다가 다시 되돌아서 빠져나갈 때에는 들어올 때 농도의 3분의 1이 될 때까지 희석을 시키는 이유는 과연 무엇일까? 이런 기작에는 두 가지의 장점이 있다. 첫째로, 수질 간질액에 수직적 삼투기울기를 형성시킨다. 이어서 이 기울기를 이용하여 수집관이 세뇨관액을 농축시킴으로써 정상 체액보다 더 농축된 오줌을 배설하게 해준다. 둘째로, 액체가 세뇨관의 원위 부위로 들어갈 때에는 저장성이기 때문에 신장은 정상 체액보다 더 많이 희석된 오줌을 배설하게 된다. 어떤 조절에 의해 이렇게 되는지 살펴보자.

세뇨관 최종 부위에서는 바소프레신에 의한 조절로 가변적 H_2O 재흡수가 일어난다.

근위세뇨관(여과된 H_2O의 65%)과 헨레고리(여과된 H_2O의 15%)에서 의무적으로 H_2O가 재흡수된 다음에, 여과된 H_2O의

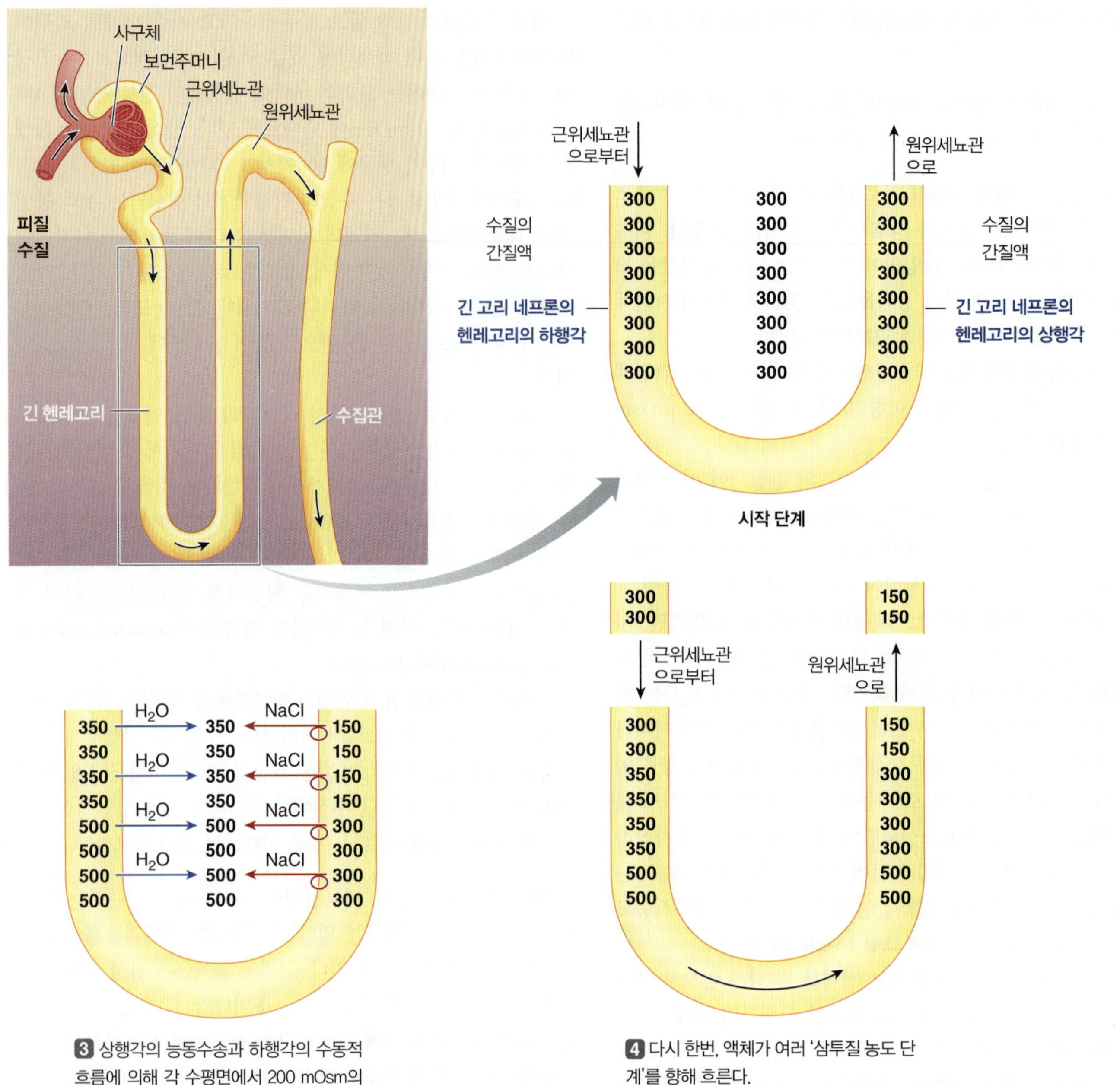

● **그림 13-20 신장수질에서의 역류증폭.** 모든 숫자의 단위는 mOsm이다.

20%는 내강에 남아 있다가 원위세뇨관과 수집관으로 들어가서는 호르몬의 조절에 의한 가변적 재흡수가 일어난다. 이는 아직도 큰 부피의 여과된 H_2O에서 조절된 재흡수가 일어나는 것이다: 20% x GFR (하루에 180 L) = 하루에 36 L에서 몸의 수분공급 정도에 따라서 다양한 정도의 재흡수가 일어난다는 것이다. 이는 전체 순환계에 들어 있는 혈장 H_2O의 양보다 13배 이상 많은 것이다.

헨레고리를 나와서 원위세뇨관으로 들어가는 액체는 100 mOsm로서 이는 주변의 등장성 신장피질의 간질액에 비해 저장성이다. 수집관으로 연결되어 비워지는 원위세뇨관은 수질을 관통하여 내려감에 따라서 점진적으로 농도가 증가하는 주변 간질액(300에서 1200 mOsm으로)에 담겨 있게 된다.

바소프레신의 역할 세뇨관의 어떤 지역을 가로질러서 H_2O 흡수가 일어나기 위해서는 다음의 두 가지 기준이 맞아야 한다: (1) 세뇨관을 가로지르는 삼투기울기가 반드시 존재해야 한다, (2) 세뇨관 부위가 물을 잘 투과시켜야 한다. 원위세뇨관과 수집관은 H_2O에 대한 투과도를 늘려주는 **항이뇨호르몬(antidiuretic hormone)**[4]으로도 잘 알려져 있는 **바소프레신(vasopressin)**이

[4] 비록 교과서들은 전통적으로는 특히 신장에서의 작용에 대해 설명하면서 이 호르몬을 항이뇨호르몬이라는 이름으로 부르고 있었지만 이제는 이 분야의 연구자들은 바소프레신이라는 이름을 더 선호한다.

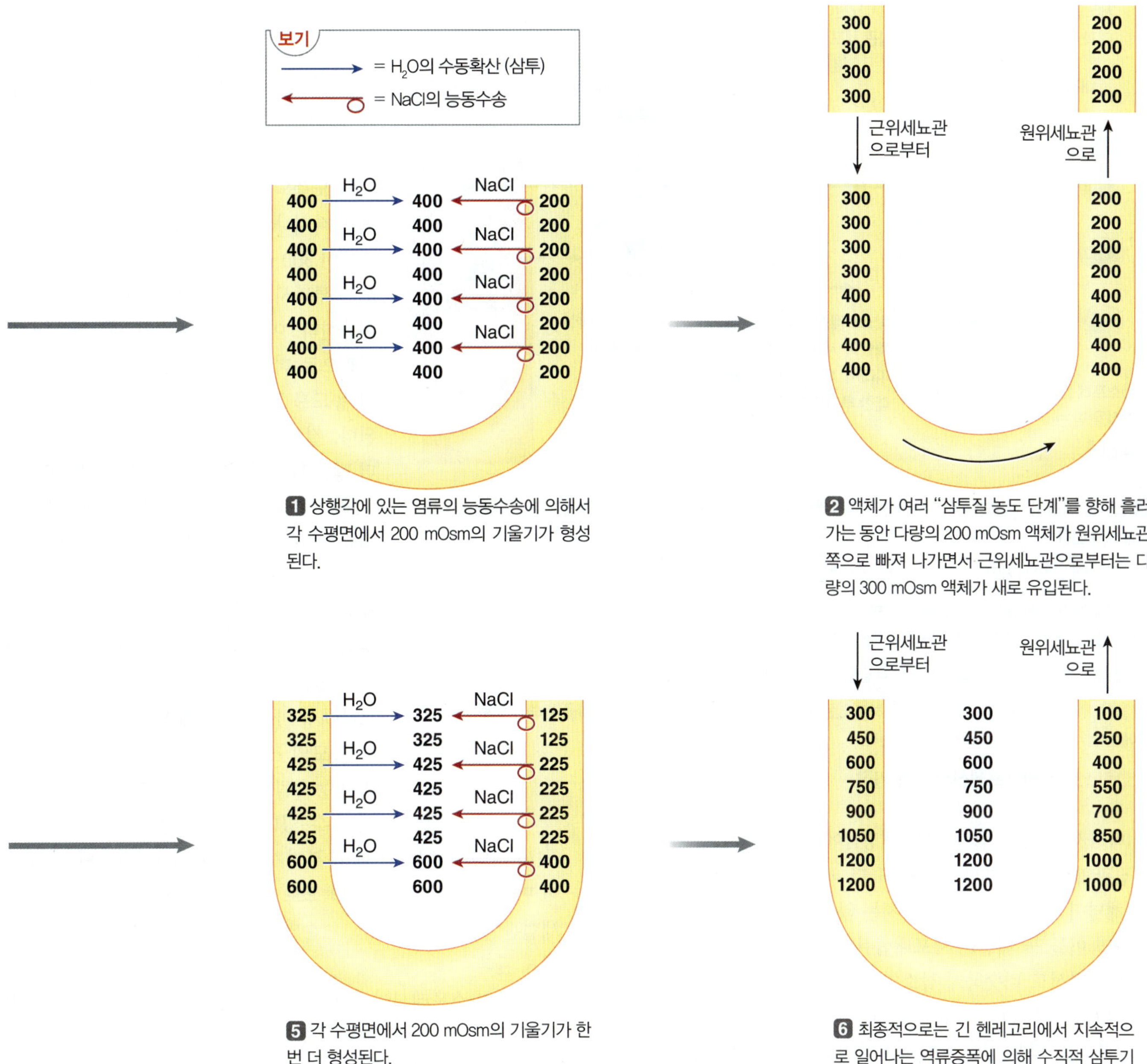

1 상행각에 있는 염류의 능동수송에 의해서 각 수평면에서 200 mOsm의 기울기가 형성된다.

2 액체가 여러 "삼투질 농도 단계"를 향해 흘러가는 동안 다량의 200 mOsm 액체가 원위세뇨관 쪽으로 빠져 나가면서 근위세뇨관으로부터는 다량의 300 mOsm 액체가 새로 유입된다.

5 각 수평면에서 200 mOsm의 기울기가 한 번 더 형성된다.

6 최종적으로는 긴 헨레고리에서 지속적으로 일어나는 역류증폭에 의해 수직적 삼투기울기가 만들어지면서 유지된다.

존재할 때를 제외하고는 H_2O가 투과하지 못한다. 바소프레신은 **시상하부**에 있는 여러 특이 신경세포체에서 만들어지고, 가는 줄기로 시상하부에 부착되어 있는 **뇌하수체후엽**에 저장된다(● **그림 17-4** 참조). 시상하부는 뇌하수체후엽에서 바소프레신이 혈액으로 분비되는 것을 조절한다. 음성되먹임 방식에 의해서 바소프레신의 분비는 ECF가 너무 농축되었을 때나(고장성) H_2O가 몸에 반드시 보존되어야 할 때에는 H_2O 결핍에 의해 자극되며, ECF가 너무 희석되어서(저장성) 여분의 H_2O를 오줌으로 제거해야 할 필요가 있을 때에는 H_2O에 의해서 억제된다.

바소프레신은 순환계를 통해서 원위세뇨관과 수집관의 벽을 따라 위치한 세뇨관 세포의 기저측막에 다다르게 된다. 여기서 바소프레신은 특이 수용체와 결합한다(● **그림 13-21**). 이 결합에 의해서 세뇨관 세포의 고리형-AMP(cAMP) 2차전달자계의 활성화가 일어난다(p. 124 참조). 이 결합은 세포외배출(exocytosis) 방법으로 내강막에 바소프레신이 조절하는 물 채널의 삽입을 촉진함으로써 결과적으로는 반대편 내강막의 투과도를 증가시켜준다. 이 물 채널이 없으면 H_2O는 내강막을 투과할 수 없다. 일단 H_2O가 바소프레신에 의해 조절되는 내강의 물 통로를 통해서 여과액으로부터 세뇨관 세포로 들어오면, H_2O는 수동적으로 삼투기울기에 따라서 기저측막을 가로질러 간질액으로 들어간다. 원위세뇨관과 수집관의 기저측막에는 물 채널이 항상 존재하고 열려 있기 때문에 H_2O는 항상 이 부위를 투과한다. 더 많은 H_2O가 내강에서 세뇨관 세포로 투과하는 것을 도와줌으로써 바소프레신에 의해 조절되는 내강측 통로는 여과액으로부터 간질액으로 H_2O가 재흡수되는 것을 증가시켜준다. 바소프레신에 대한 세뇨관의 반응은 단계적이다: 더 많은 바소프레신이 존재함

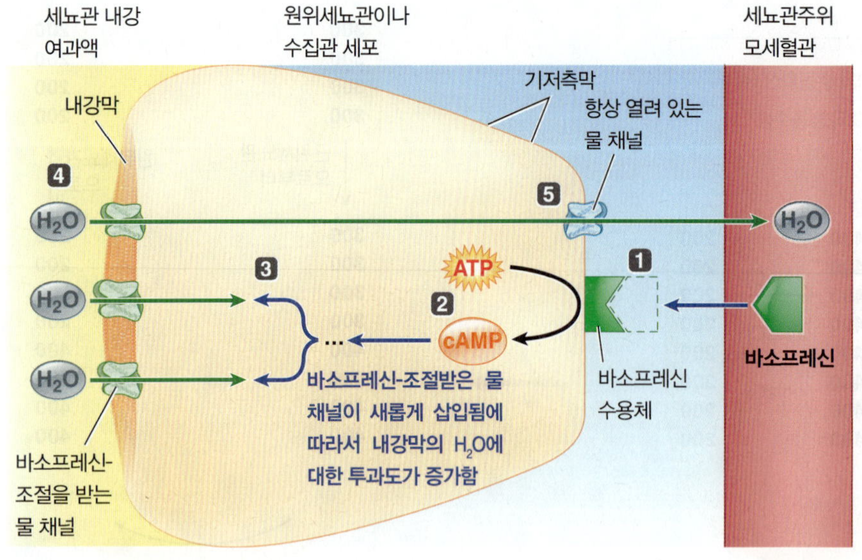

1 혈액을 따라서 운반되던 바소프레신이 원위세뇨관 혹은 수집관 세포의 기저측막에 있는 수용체 부위에 결합하게 된다.

2 결합하게 되면서 세포 내부에 있는 cAMP 2차전달자계의 활성화가 일어난다.

3 cAMP은 바소프레신이 조절하는 물 채널이 삽입되는 것을 촉진함으로써 반대편 내강막의 H_2O에 대한 투과도를 높인다. 바소프레신이 없는 경우에는 물이 이 막을 투과하지 못한다.

4 삽입된 물 채널을 통해 물이 세뇨관 내강으로부터 세뇨관 세포 안으로 들어간다.

5 물은 기저측 경계에 영구적으로 위치하고 있는 항상 열려 있는 다른 종류의 물 채널을 통해 밖으로 나간 다음에는 혈액으로 들어감으로써 재흡수된다.

● 그림 13-21 바소프레신의 작용 기작.

에 따라서 더 많은 물 채널이 내강막에 삽입되면서 원위세뇨관과 수집관의 H_2O에 대한 투과도도 더 커지게 된다. 하지만 내강막 물 채널이 영구적으로 증가하지는 않는다. 바소프레신 분비가 감소하면 이들 물 채널은 세포내섭취에 의해 안으로 들어가게 되고 cAMP 활성도 비슷하게 감소하며, 이에 따라서 바소프레신 분비가 감소하면 H_2O 투과도도 줄어들게 된다. 이들 물 채널은 내부 소낭에 저장되어 있다가 다시 바소프레신의 분비가 증가하면 재삽입이 되도록 대비한다. 바소프레신의 명령에 의해서 조절성 물 채널이 내강막으로 왕복하여 들어오고 나가는 것은 몸의 일시적인 요구에 따라서 원위세뇨관과 수집관에서의 H_2O의 투과도를 재빠르게 조절하는 방법이 된다.

바소프레신은 원위세뇨관과 수집관에서만 H_2O의 투과도에 영향을 미친다. 근위세뇨관과 헨레고리에서 조절되지 않으면서 의무적으로 재흡수되고 있는 80%의 여과된 H_2O에는 바소프레신이 영향을 미치지는 않는다. 헨레고리의 상행각은 바소프레신이 있는 경우에도 H_2O가 투과하지 못한다.

H_2O 결핍에 대한 반응으로서 H_2O 재흡수의 조절 H_2O의 결핍에 대한 반응으로 바소프레신 분비가 증가하고 이에 따라서 원위세뇨관과 수집관의 H_2O에 대한 투과도가 증가하게 되면, 세뇨관액이 처음에는 등장성의 피질을 흘러가다가 이어서 신우 쪽을 향해 내려가면서 삼투질농도가 계속해서 커지는 수질 간질액에 노출되면 네프론의 원위 부위로 들어오는 저장성의 세뇨관액은 삼투에 의해 간질액으로 점차 더 많은 H_2O를 소실하게 된다(**● 그림 13-22a**). 100 mOsm의 세뇨관액이 원위세뇨관으로 들어가서 300 mOsm의 주변 간질액에 노출되면, 삼투에 의해 H_2O는 세뇨관액을 빠져나와서 원위세뇨관 끝부분의 세뇨관액이 300 mOsm의 최대농도가 될 때까지 물을 투과시키는 세뇨관 세포들을 가로질러 이동한다. 이 300 mOsm의 세뇨관액이 수집관으로 더 전진함에 따라서 더 높은 삼투질 농도를 갖는 주변 수질의 간질액에 노출된다. 결과적으로 세뇨관액은 삼투에 의해 더 많은 H_2O를 소실하고 더욱 농축된다.

최대 수준의 바소프레신 영향하에서는 세뇨관액은 수집관 끝 부분에 도달할 때에는 최대 1,200 mOsm까지 농축이 가능하다. 세뇨관액은 수집관을 넘어서는 더 이상 농축되지 않기 때문에 이 지점에서 세뇨관에 남아 있는 것이 오줌이다. 이런 세뇨관의 뒷부분에서 바소프레신에 의해 촉진되는 막대한 규모의 H_2O 재흡수 결과 1,200 mOsm까지 농축될 수 있는 작은 부피의 오줌이 배설될 수 있다. 따라서 정상 오줌 유속인 1 ml/min의 ⅓ 이하인 매분 부피가 최소 0.3 ml까지 농축된 오줌이 만들어진다. 수질 간질액으로 재흡수된 H_2O는 세뇨관주위 모세혈관이 받아들인 다음, 체순환으로 보내줌으로써 몸 안에 보존되게 된다.

비록 바소프레신이 몸에서의 H_2O 보존을 촉진하지만 심지어 어떤 사람이 전혀 H_2O를 마시지 않는 경우라 하더라도 용질노폐물을 내보내기 위해서는 최소 부피의 H_2O가 같이 배설되어야 하기 때문에 오줌의 생성을 멈추지는 못한다. 종합하면, 매일 평균적으로 600 mOsm의 노폐물과 다른 성분이 오줌으로 제거된다. 오줌의 최대 농도가 1,200 mOsm이기 때문에 이들 노폐물을 배설하기 위해 필요한 최소한의 오줌 부피는 하루에 500 ml이다(하루에 600 mOsm의 노폐물 ÷ L당 1,200 mOsm인 오줌 = 하루에 0.5 L 혹은 0.3 ml/min). 따라서 바소프레신의 최대 영향 하에서 하루에 여과되는 180 L의 혈장 H_2O 가운데 99.7%가 혈액으로 되돌아가고 0.5 L의 H_2O는 의무적으로 소실된다.

신장이 필요한 경우에 H_2O의 소실을 최소화하기 위하여 오줌을 엄청나게 농축시킬 수 있는 능력은 수질에 수직적 삼투기울기가 존재하기 때문에 가능하다. H_2O 재흡수의 유일한 구동력이 세뇨관액과 간질액 사이의 농도 차이기 때문에, 만일 이런 기울기가 존재하지 않으면 아무리 많은 바소프레신이 분비되더라도 신장은 체액보다 더 농축된 오줌을 만들어낼 수가 없는 것이다.

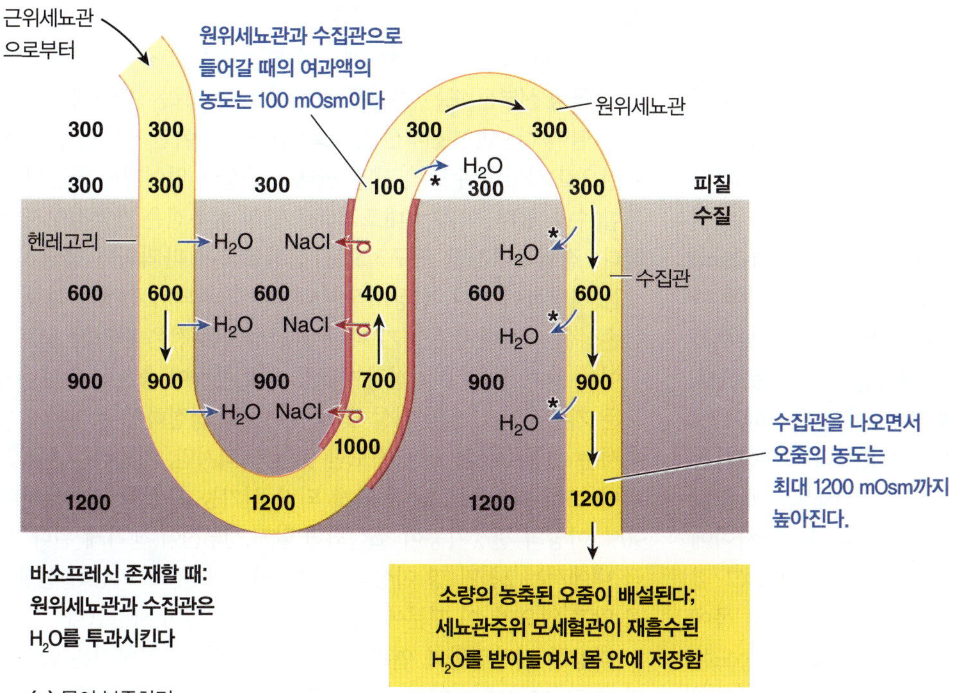

(a) 물이 부족하면

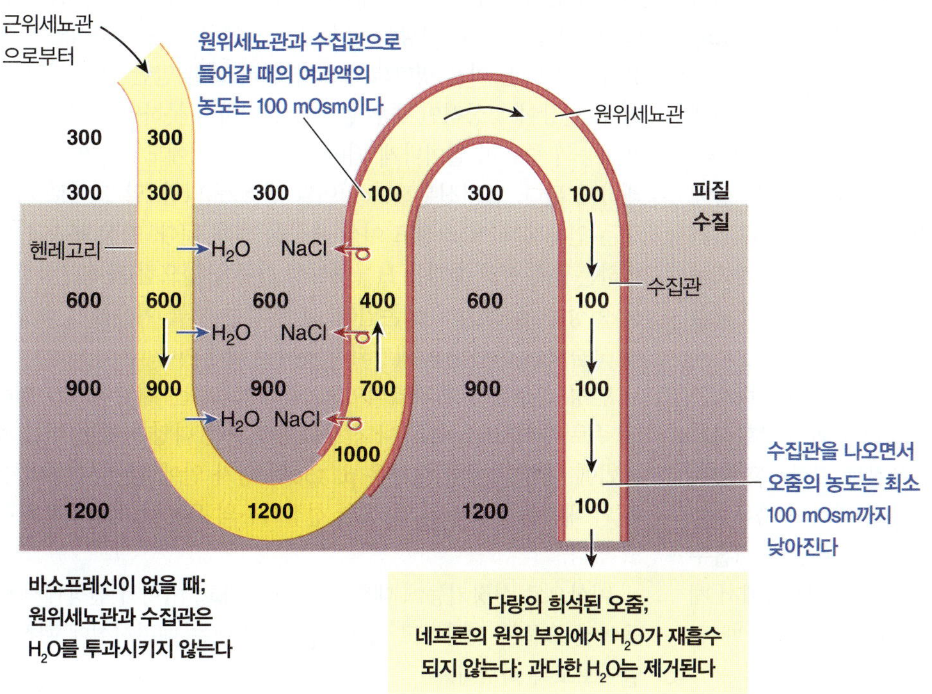

(b) 물이 너무 많아지면

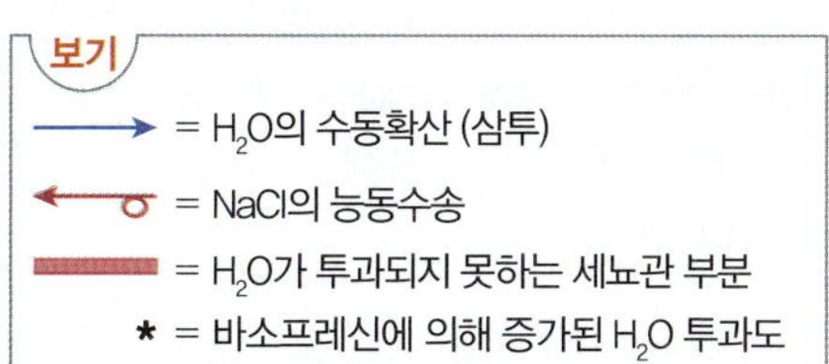

● **그림 13-22 신체의 필요에 따른 다양한 농도의 오줌 배설.** 모든 숫자의 단위는 mOsm이다.

H_2O 과다에 대한 반응으로서 H_2O 재흡수의 조절 앞과는 반대로, 어떤 사람이 많은 양의 H_2O를 섭취했을 때에는 여분의 H_2O는 항상성을 유지하는 데 필수적인 용질이 동시에 소실됨이 없이 몸에서 제거되어야 한다. 이런 상황에서는 바소프레신이 분비되지는 않기 때문에 원위세뇨관과 수집관은 여전히 H_2O를 투과시키지 못한다. 원위세뇨관으로 들어오는 세뇨관액은 헨레고리에서 H_2O의 손실 없이 염분이 손실되었기 때문에 저장성(100 mOsm)이다. 이런 저장성의 액체가 원위세뇨관과 수집관을 지나감에 따라서(● **그림 13-22b**), 수질의 삼투기울기는 세뇨관의 후반부가 H_2O를 투과시키지 않기 때문에 아무런 영향을 미치지 못한다. 즉, 세뇨관액이 주변 간질액보다 덜 농축되었음에도 불구하고 세뇨관에 남아있는 H_2O는 내강에서 나와서 재흡수되지 않는다는 것이다. 따라서 바소프레신이 없는 경우에는 원위세뇨관에 도달한 20%의 여과된 액체의 재흡수가 일어나지 않는다. 그 사이에 노폐물과 다른 비뇨계 용질들의 배설은 그대로 유지된다. 그 결과로 최종적으로 많은 부피의 희석된 오줌이 만들어지면서 몸에서 여분의 H_2O를 제거하는 것을 도와준다. 오줌의 삼투질 농도는 원위세뇨관으로 들어오는 액체와 같은 100 mOsm까지 낮아질 수 있다. 바소프레신이 없는 경우에 오줌의 유량이 25 ml/min까지 증가할 수 있는데, 이에 비해 정상적인 오줌 생산속도는 1 ml/min이다.

체액보다 덜 농축된 오줌을 만드는 능력은 네프론의 원위세뇨관 부위로 들어오는 세뇨관액이 저장성인지 여부에 달려 있다. NaCl은 능동적으로 배출되지만 H_2O가 따라 나가지 못하는 상행각에서는 오줌의 희석이 이루어진다. 따라서 헨레고리는 수질의 삼투기울기를 형성하고 원위 부위로 들어가기 전에 세뇨관액을 희석함으로써, 신장이 농도 범위가 100~1,200 mOsm인 오줌을 배설하는 것을 가능하게 해준다.

수질의 수직적 삼투기울기와 네프론의 원위 부위에서 바소프레신이 조절하고 있는 H_2O 투과도 변화가 주는 효과가 복합적으로 작용하면서 신체는 **자유수(free H_2O**; 용질과 결합하고 있지 않은 H_2O)를 보존하거나 소실할 수 있게 된다. 따라서 자유수는 체액의 고장성을 보정하기 위한 필요에 상응하는 용질의 재흡수 없이도 재흡수가 가능하다. 반대로 많은 양의 자유수는 몸에서 체액의 저장성을 보정하기 위해 여분의 순수 H_2O를 제거할 때 필요에 상응하는 용질의 배설 없이도 배설될 수 있다.

알코올이 바소프레신 분비를 억제하기 때문에 알코올을 섭취한 다음에 신장은 비정상적으로 많은 양의 H_2O를 소실하게 된다. 일반적으로 음주를 하는 경우, 마시는 것보다 많은 양의 액체가 오줌으로 소실되기 때문에 비록 상당한 양의 액체를 마심에도 불구하고 몸은 탈수상태가 된다.

신부전은 다양한 범위의 결과를 나타낸다.

오줌의 배설과 이에 따른 혈장에서 노폐물과 여분의 전해질의 제거는 항상성 유지에 있어서 결정적이다. 신장 양쪽 모두가 그 기능에 영향을 받게 되면 신장은 항상성을 충분히 유지하기 위한 조절 및 배설기능을 할 수 없게 되고, 그 결과 **신부전(renal failure)**이 일어나게 된다. 신부전은 하루에 오줌 생산이 필수 최소량인 500 ml 이하로 빠르게 감소하는 현상이 갑작스럽게 일어나는 **급성 신부전** 또는 천천히 점진적으로 모르는 사이에 신장기능이 떨어지는 **만성 신부전** 형태로 나타난다. 어떤 사람이 급성 신부전으로 사망할 수도 있지만, 반대로 증상이 없어지면 완전히 회복할 수도 있다. 이와는 대조적으로 만성 신부전은 가역적이지 못하다. 점진적이지만 영구적으로 신장조직이 파괴되면 궁극적으로는 치명적이 된다. 신장조직의 75%가 파괴되기 전에는 신장 기능손상을 자각하지 못하기 때문에 만성 신부전은 환자가 모르는 사이에 일어나게 된다. 신장기능의 예비 분량이 충분하기 때문에 모든 기본적인 신장의 배설 및 조절기능을 적절하게 유지하기 위해서는 신장조직의 25% 정도만 있어도 되지만, 기능하는 신장조직이 25% 미만으로 남아 있게 되면 신기능 부전이 명백해진다. 90% 이상의 신장기능이 소실되면 **말기 신부전**이 생기게 된다. 미국 내에서는 2천만 명 이상의 환자들이 어느 정도 이상의 신장병을 앓고 있으며, 이 때문에 해마다 8만 명 이상이 사망한다.

다양한 신장질환과 연관된 증상과 단계를 구분하지는 않겠지만 ▲ **표 13-3**에 요약되어 있는 신부전의 잠재적 결과들을 보면, 신장의 손상이 얼마나 광범위하게 우리 몸에 영향을 미치는지를 알 수 있을 것이다. 신장이 항성성 유지에서 하는 중추적인 역할을 감안한다면 이들 영향의 정도가 그리 놀랄 만한 일도 아닐 것이다. 신장이 정상적인 내부 환경을 유지하지 못하면 광범위한 세포기능의 중단이 일어나게 되며, 다른 기관계에도 기능이상을 초래하게 된다. 말기신부전이 일어날 단계가 되면, 말 그대로 거의 모든 인체계가 어느 정도 이상 손상을 받게 된다. 가장 목숨을 위협하는 신부전의 결과는 H^+(대사성 산증을 일으킴)과 K^+(심장기능 이상을 일으킴)의 보존인데, 그 이유는 이들 이온들이 적절하게 오줌으로 분비되고 제거되지 못하기 때문이다.

만성 신부전은 비가역적이고, 궁극적으로는 치명적이기 때문에 주로 투석(dialysis)이나 신장이식과 같은 다양한 방법(이들 치료법에 대한 자세한 설명은 p. 458의 상자 안에 있는 '기초의 응용'의 내용을 참조하라)을 통한 신장기능의 유지에 치료목적을 두고 있다.

이상으로 신장기능에 대한 논의를 마치고, 이어서 신장에서 만들어진 오줌을 저장하고 몸 밖으로 내보내는 배관시설에 관하여 알아보도록 하겠다.

오줌은 일시적으로 방광에 저장되었다가 배뇨에 의해 배출된다.

신장에서 만들어진 오줌은 수뇨관을 따라서 방광으로 운반된다. 오줌은 수뇨관에서 단지 중력의 힘에 의해서만 흐르는 것은 아니다. 수뇨관 벽에 있는 평활근의 연동 수축에 의해서 오줌이 신장에서부터 방광으로 밀려 내려간다.

방광의 역할 방광은 다양하게 변동하는 양의 오줌을 담아둘 수 있다. 방광벽은 긴장도를 축적하지 않으면서도 엄청나게 늘어날 수 있는 평활근으로 이루어져 있다 (p. 260 참조). 신장에서는 끊임없이 오줌이 만들어지기 때문에 방광은 끊임없이 오줌을 비워야 할 필요가 없게끔, 충분한 저장능력을 가지고 있어야 한다.

▲표 13-3 신부전에 의해 일어날 수 있는 결과들

뇨독증은 노폐물 축적에 의해 생긴다

- 소화계에 대한 독성효과에 의한 구역질, 구토, 설사 및 궤양
- 혈소판 기능에 대한 독성효과에 의한 출혈 경향
- 중추신경계에 대한 독성효과에 의한 정신적 변화들(주의력 저하, 불면증, 집중기간의 단축, 경련이나 혼수로의 진행 등)
- 말초신경계에 대한 독성효과에 의한 감각이나 운동 활성의 이상

대사성 산증은 대사활성의 산물로서 끊임없이 체액으로 방출되는 H^+를 신장이 적절하게 분비하지 못함으로써 생긴다(*신부전의 결과 중 가장 생명을 위협하는 것들 중 하나*)

- 효소에 대한 너무 많은 산의 작용에 의한 효소활성의 변화
- 너무 많은 산이 신경 흥분성 방해에 의한 중추신경계 위축

칼륨 적체는 부적절한 K^+의 세뇨관 분비에 의해 생긴다(*신부전의 결과 중 가장 생명을 위협하는 것들 중 하나*)

- 흥분성 세포의 휴지막 전위 변화에 의한 심장이나 신경의 흥분성의 변화

나트륨 불균형은 Na^+ 소모 변화에 균형 맞추기 위해 신장이 수행하는 Na^+ 분비 조절능의 결손에 의해 일어난다

- Na^+을 너무 많이 섭취할 때, 혈압상승, 전신부종, 울혈성 심부전증이 생길 수 있음
- Na^+을 너무 적게 섭취할 때, 고혈압이나 심한 경우에는 순환계 쇼크가 생길 수 있음

인산과 칼슘 불균형은 이들 전해질 재흡수에 문제가 생길 때 일어난다

- 뼈를 단단하게 하는 인산칼슘 결정의 축적 이상에 의한 골격구조의 장애

혈장단백질의 손실은 사구체 막에서의 누출이 증가함으로써 일어난다

- 혈장-교질 삼투압의 감소에 의한 부종

오줌농도의 조정불능은 역류증폭계의 손상에 의해 일어난다

- H_2O의 과량 섭취에 의한 저장성 체액
- H_2O의 과소 섭취에 의한 고장성 체액

고혈압은 과다한 앤지오텐신 II의 작용에 의한 혈관수축 및 염류와 액체의 적체가 복합적으로 효과를 미칠 때 일어난다

빈혈은 적혈구생성소의 불충분한 생산에 의한다

면역계의 억제는 독성 수준의 노폐물과 산에 의해 주로 일어난다

- 감염에 대한 감수성 증가

방광의 평활근에는 부교감신경이 풍부하게 분포하고 있어서, 자극을 받게 되면 방광이 수축하게 된다. 만일 요도에서 바깥으로 나가는 통로가 열려 있다면, 방광 수축에 의해서 방광으로부터 오줌이 배출된다. 하지만 방광에서 나가는 출구는 **내요도 괄약근**과 **외요도 괄약근**의 두 종류 괄약근에 의해 개폐가 이루어지고 있다.

요도괄약근의 역할 괄약근(sphincter)은 고리 형태의 근육으로서 열린 구멍으로 향하는 통로를 가변적으로 열거나 닫을 수 있다. **내요도 괄약근(internal urethral sphincter)**은 평활근으로서 불수의적으로 조절된다. 이 괄약근은 사실 별개의 근육이 아니라 방광의 끝 부분으로 이루어져 있다. 방광이 이완하게 되면, 내요도 괄약근 부위의 해부적인 배열에 의해서 방광으로 가는 출구가 닫히게 된다.

통로를 따라서 더 내려가면 요도는 골격근인 한 층의 **외요도 괄약근(external urethral sphincter)**으로 둘러싸여 있다. 외요도 괄약근에 연결된 운동신경은 억제받지 않은 한, 적절한 속도로 끊임없이 신호를 보내어 이 근육이 긴장성 수축을 하게 유지해 줌으로써 오줌이 요도를 빠져나가는 것을 막아준다. 정상적으로는 방광이 이완하여 채워지게 되면 내 · 외요도 괄약근 둘 다 닫히면서 오줌이 흘러나가는 것을 막아 준다. 또한 외요도 괄약근은 골격근이고 수의적 조절을 받기 때문에 방광이 수축하여 내부 괄약근이 열렸을 때에도 사람이 의도적으로 이 근육을 수축시키면 오줌이 나오는 것을 막을 수 있다.

배뇨반사 **배뇨(micturition, urination)**는 방광을 비우는 과정으로서 배뇨반사와 수의적 조절의 두 가지 기작에 의해서 조절된다. **배뇨반사(micturition reflex)**는 방광벽 내에 있는 신장수용기가 자극을 받으면서 시작된다(● **그림 13-23**). 어른의 방광은 신장수용기를 활성화시키기에 충분할 만큼 방광벽의 긴장도가 오르기 전에 250~400 ml의 오줌을 담아둘 수 있다. 이 지점보다 더 팽창하게 되면 수용기도 더 활성화된다. 신장수용기로부터 나온 구심성 신경섬유가 척수로 자극을 보내면 최종적으로는 연합뉴런을 거쳐서 방광에 연결된 부교감신경이 자극되고 외요도 괄약근에 연결된 운동신경은 억제된다. 부교감신경에 의해서 자극을 받으면 방광이 수축을 한다. 내요도 괄약근을 열기 위해서는

기초의 응용 Beyond the Basics

투석: 인공신장으로 셀로판 배관이나 복막을 이용한다.

만성신부증은 비가역적이며 궁극적으로는 치명적이기 때문에 주로 투석이나 신장이식과 같은 다양한 방법을 통한 신장기능의 유지에 치료목적을 두고 있다. 미국에서는 현재 30만 명 이상이 투석을 받고 있으며 이 숫자는 인구의 고령화와 신부전의 주된 원인의 하나인 당뇨병 발병이 계속 증가하고 있어서 늘어날 것으로 예상되고 있다. 당뇨병에 의한 말기 신부전(10% 미만의 신장기능)은 해마다 11% 이상 증가하고 있다.

투석과정은 신장이 정상적으로 액체 및 전해질 균형을 유지해야 할 필요가 없게끔 인공적으로 노폐물을 제거해 준다. 투석의 원래 방법인 **혈액투석(hemodialysis)**에서는 환자의 혈액을 정상 혈장과 구성이 비슷한 큰 부피의 액체로 둘러싸인 셀로판 튜브를 통해서 흘려준다. 투석이 끝나면 혈액은 다시 환자의 순환계로 되돌아간다. 혈액을 투석하는 동안에는 항상 250 ml 정도의 혈액이 몸 밖에 나와 있게 된다.

모세혈관과 비슷하게 셀로판은 대부분의 혈장 용질은 투과시키지만, 혈장단백질은 투과시키지 않는다. 튜브를 따라서 혈액이 흐르는 사이에 용질은 자신들의 농도기울기에 따라서 셀로판을 가로질러서 간다. 그러나 혈장단백질은 혈액 안에 머물러 있는다. 요소와 기타 노폐물은 투석액에는 들어 있지 않기 때문에 혈장으로부터 주변 액체로 확산되어 나가면서 혈액으로부터 제거된다. 포도당과 같이 신장에 의해 조절되지 않고 정상 농도로 존재하는 혈장성분들은 이들의 이동을 구동시키는 힘이 없기 때문에 셀로판을 가로질러 투석액으로 흘러가지 않는다(투석액의 포도당 농도는 정상 혈장의 포도당 농도와 같다). 병든 신장이 여분의 양을 제거해 주지 못해서 정상 혈장보다 농도가 높은 K^+이나 PO_4^{3-}와 같은 전해질은 혈장과 투석액 사이에 평형이 이루어질 때까지 혈액에서부터 빠져나간다.

투석액의 용질의 농도는 정상 혈장의 농도와 맞게 유지되기 때문에 투석 후 환자에게 되돌아간 혈액의 용질농도는 기본적으로는 정상이다. 혈액투석은 혈장성분이 허용 가능한 수준에서 유지될 수 있도록 필요한만큼 계속 반복한다. 통상적으로는 일주일에 3번씩, 한 번에 몇 시간씩 걸려서 치료센터나 가정에서 혈액 투석을 하는데, 좀 더 사용자 친화적인 새로운 가정용 투석방법을 이용하면 일주일에 6번까지 밤낮 구분 없이 환자가 자는 동안에 투석을 할 수 있다. 이와 같이 더 빈번한 투석방법을 사용하면, 덜 빈번한 투석방법보다 혈장성분의 안정성을 더 잘 유지할 수 있다.

또 다른 투석방법인 **지속성 외래복막 투석(CAPD: continuous ambulatory peritoneal dialysis)**에서는 복막(복강 안쪽의 막)을 투석막으로 이용한다. 이 방법에서는 영구적으로 삽입된 도관(catheter)을 통하여 약 2 L의 투석액을 복강에 주입한다. 요소, K^+, 기타 노폐물, 여분의 전해질은 혈장에서 빠져 나와서 복막을 가로질러서 투석액으로 확산되어 나가며, 이후 투석액을 흘려보낸 다음 하루에 몇 차례씩 투석액을 갈아준다. CAPD 방법은 몇 가지 장점이 있다: 환자 스스로가 할 수 있으며, 환자의 혈액이 지속적으로 정화되고 조정되며, 환자는 투석을 하는 동안에 다른 일상적인 활동도 할 수 있다. 한 가지 단점은 복막감염의 위험도가 증가한다는 것이다.

비록 투석이 대사노폐물과 외래 화합물을 제거하고, 액체 및 전해질 균형을 허용 가능한 범위 내로 유지시켜 주기는 하지만 이런 혈장청소 기술이 병든 신장에서 호르몬(혈구생성인자와 레닌)의 생산과 비타민 D를 활성화시키는 능력이 감소되는 것까지 보충해 주지는 못한다. 새로운 실험기술에서는 돼지에서 유래한 살아 있는 신장세포를 투석기에 투입하여 사용한다. 혈액투석에서 사용되는 것처럼 표준적인 미세여과기술이 혈장을 정화하고 조정해 준다. 중요한 것은 살아 있는 세포가 K^+와 같은 혈장성분을 더 잘 유지하게 도와줄 뿐만 아니라 기계를 흘러가는 혈장에 부족한 신장호르몬을 첨가해 주며 비타민 D도 활성화 시켜준다는 데 이점이 있다는 것이다. 그러나 이런 전망이 밝은 신기술은 아직은 대규모 임상실험을 통해 검증되지는 않았다.

현재로서는 공여자로부터 받는 건강한 신장을 이식하는 것이 만성신부전 치료에 선택되는 또 다른 방법이다. 신장은 살아 있는 공여자로부터 이식받을 수 있는 몇 안 되는 기관이다. 전체 신장조직의 25%만으로도 우리 몸을 유지할 수 있기 때문에 공여자나 수혜자 모두 신장이 하나만 있어도 충분한 신장기능을 할 수 있다. 이식에 따른 가장 큰 문제는 환자의 면역계가 새로운 기관을 거부할 가능성이다. 이식거부의 위험성은 공여자와 수혜자의 조직형을 최대한도로 가깝게 맞추면서 면역억제제를 같이 사용하면 최소화할 수 있다(가장 좋은 공여자는 보통 가까운 일가친척임). 해마다 미국에서는 1만 5천 건 이상의 신장이식이 이루어지고 있으며 6만 명 이상의 환자들이 공여자로부터 신장을 이식받기 위해 대기자 명단에 이름을 올려놓고 있다.

말기 신부전을 치료하기 위해 떠오르는 또 다른 신규 기술의 하나가 원래의 신장기능을 모방하도록 연속적으로 기능하는 인공신장이다. 나노기술(nanotechnolgy)을 이용하여 연구자들은 두 개의 막(하나는 사구체처럼 혈액을 여과하며, 다른 하나는 선택적으로 여과액을 변화시킴으로써 세뇨관을 모방하는)을 가진 장치를 개발하려고 한다. 투석액을 사용하지 않으면서 연속적으로 혈액을 직접 처리하는 이 장치는 사용 후 버릴 수 있는 주머니를 외부 방광으로 이용하여 불필요한 물질들을 배출하는 한편, 중요한 물질은 몸으로 되돌려 보낸다. 과학자들은 이런 장치 제작을 위한 컴퓨터 모델을 개발하였으며, 현재까지 여과막을 만들어 내기도 하였다.

특이적 기작이 필요하지 않다; 수축기 동안 방광의 형태가 변하면 기계적으로 내부 괄약근을 잡아당긴다. 동시에 운동신경이 억제됨에 따라서 외부 괄약근이 이완하게 되고, 방광의 수축하는 힘에 의해서 오줌이 요도를 따라서 배출된다. 이런 배뇨반사는 전적으로 척추반사로서 유아에서 방광을 비우는 것을 조절한다. 이 반사를 자극하기에 충분할 정도로 방광이 차게 되면 아기는 자동적으로 오줌을 싸게 된다.

배뇨의 수의적 조절 방광이 차게 되면 배뇨반사를 일으킬 뿐만 아니라 오줌을 누고 싶다는 의식적인 충동도 증가한다. 방광이 찼다는 인식은 외요도 괄약근이 반사적으로 이완되기 전에 일어나

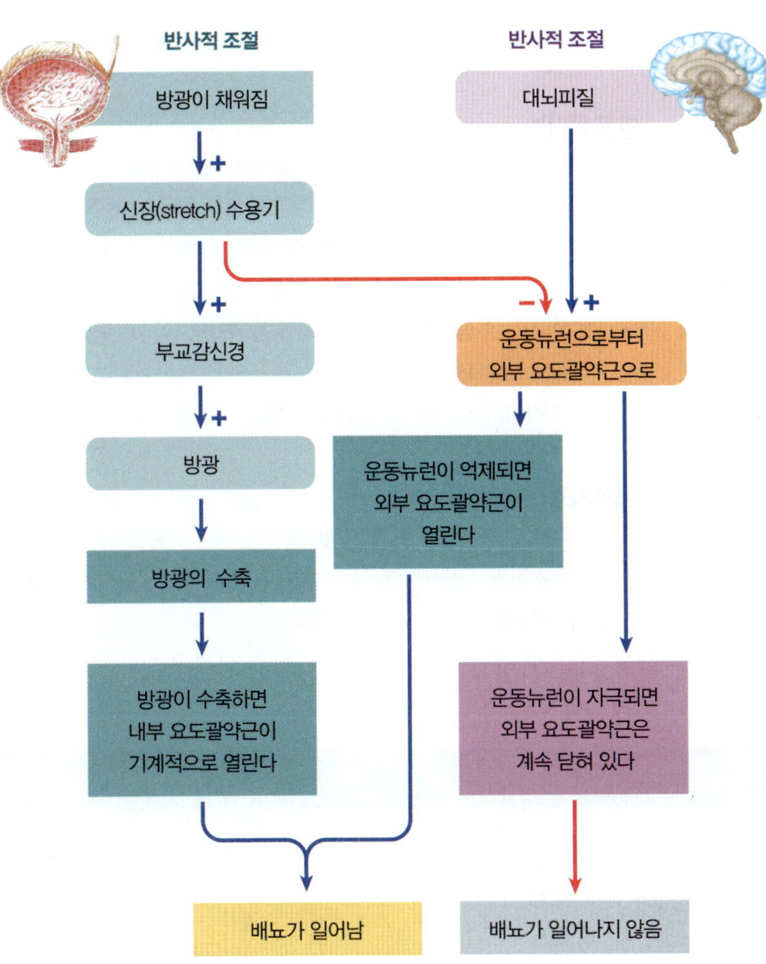

● **그림 13-23 배뇨의 반사 및 수의적 조절.**

면서 배뇨가 임박했음을 경고한다. 이 결과 어렸을 때 화장실 훈련에서 배우는 배뇨의 수의적 조절이 일어나면서, 배뇨반사를 압박함으로써 방광이 차면서 신장수용기를 활성화시키는 때가 아닌, 자신의 편리에 따라 방광을 비울 수 있게 해 준다. 만일 배뇨반사가 시작되는 시점이 배뇨에 적절하지 않으면 이 사람은 고의로 외요도 괄약근을 수축시켜서 수의적으로 방광배출을 막을 수 있다. 대뇌피질에서 오는 수의적 흥분자극이 신장수용기로부터 배뇨에 관여하는 운동신경으로 전해지는 반사적 억제신호를 압도하게 되면(EPSP와 IPSP의 상대적인 균형) 오줌이 배출되지 못하게 근육은 계속해서 수축한다(p. 117 참조).

배뇨는 무한정 연기되지는 못한다. 방광이 점점 차올라 오면서 신장수용기에 오는 반사신호가 점점 증가한다. 결국 외요도 괄약근 운동신경으로 가는 반사 억제신호가 너무 강해져서 수의적 자극신호가 더 이상 압도하지 못하게 되면 괄약근이 이완하면서 방광은 통제 불능 상태로 배출된다.

배뇨는 또한 방광이 팽창되지 않았어도 수의적으로 외부괄약근을 이완시킴으로써 의도적으로 시작될 수도 있다. 골반층을 낮춰주면 방광이 아래쪽으로 내려가면서 동시에 내부 요도괄약근이 열리게 되어서 방광벽을 늘려준다. 이후에 신장수용기가 활성화 되면서 배뇨반사에 의한 방광수축이 일어나게 된다. 복강벽과 횡경막을 수축시키면 수의적으로 방광배출을 더 많이 일어나게 해준다. 수축에 의해 복강내부의 압력이 증가하게 되면 방광을 압박하게 되면서 방광배출이 촉진된다.

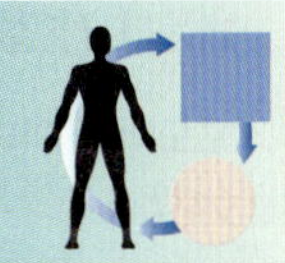

요실금 **요실금(urinary incontinence;** 오줌배출을 억제하지 못하는 증상)은 척수손상처럼 외부괄약근의 수의적 조절을 매개하는 척추의 하행전도가 파괴되면 일어난다. 척추하부에 있는 배뇨 반사궁의 구성요소는 아직 온전하기 때문에 갓난아기처럼 통제 불능의 척추반사에 의해서 방광배출이 조절된다. 가벼운 요실금에서는 기침이나 재채기를 할 때처럼 일시적으로 방광의 압력이 갑자기 올라가면서 오줌이 빠져나가는데, 이는 괄약근 기능이 손상되면 일어날 수 있다. 이런 증상은 출산한 여성이나 전립선 수술에서 괄약근이 손상된 남성에서 흔히 일어난다.

제 13장 요약: 항상성 측면

신장은 다른 어떤 단일기관보다 항상성에 더 광범위하게 기여한다. 신장은 내부 환경에서의 전해질 구성, 부피, 삼투질 농도, pH를 조절하고 호흡으로 제거되는 CO_2를 제외하고는 몸에서 나오는 모든 노폐물을 제거한다. 신장은 노폐물 그리고 과다하게 섭취한 염분이나 물과 같이 몸에서 필요하지 않은 물질을 오줌으로 제거하는 반면에, 유용한 물질은 보존함으로써 이런 조절기능을 이루어낸다. 다른 기관들에서는 이들 물질의 유입이나 소실이 매우 다양하게 일어남에도 불구하고, 신장은 생명에 적합한 좁은 범위 내에서 이들을 조절함으로써 혈장성분을 유지한다. 신장이 하는 일의 규모를 설명하자면 체순환으로 펌프되는 혈액의 ¼ 정도는 신장으로 들어가서 조정되고 정화되는 반면, 전체 혈액의 ¾만이 다른 모든 조직에 공급되고 있다.

신장은 다음에 설명하고 있는 특수한 방법을 통해서 항상성에 기여한다.

조절기능

- 신장은 적절한 신경-근육 흥분성을 유지하는데 중요한 전해질을 포함하여 대부분의 ECF 전해질의 양과 농도를 조절한다.

- 신장은 여분의 H^+(산) 혹은 HCO_3^-(염기)를 제거함으로써 적절한 pH를 유지해준다.
- 신장은 몸에서 염류 균형을 조절함으로써 동맥압의 장기적 조절에 중요한 혈장부피를 유지해 준다. Na^+와 동반 음이온인 Cl^-가 ECF 삼투 활성의 90% 이상을 담당하기 때문에 혈장부피를 포함한 ECF 부피는 ECF에 있는 총 염분 부하량을 반영한다.
- 신장은 적정한 ECF 삼투질 농도(용질의 농도)를 유지하는 데 있어서 중요한 역할을 하는 몸 안의 물 균형을 유지해 준다. 이 역할은 물을 삼투적으로 세포 안 혹은 밖으로 이동하지 못하게 해서 세포 부피를 안정적으로 유지시켜 주는데 중요하며, 이렇게 함으로써 세포가 팽창 혹은 수축하지 못하게 방지해 준다.

배설기능

- 신장은 대사의 최종산물을 오줌으로 배설한다. 만일 이들 노폐물이 축적되면 세포에 독성을 나타내게 된다.
- 신장은 또한 몸으로 들어온 많은 외래 화합물들을 배출한다.

호르몬기능

- 신장은 골수를 자극하여 적혈구를 만들어내게 하는 적혈구생성소(erythropoietin)를 생산하는데, 이런 작용은 혈액 내에 적정한 O_2 양을 유지시켜줌으로써 항상성에 기여한다. 혈액 내 O_2의 98% 이상은 적혈구 내에 있는 헤모글로빈과 결합하고 있다.
- 또한 신장은 장기적인 혈장 부피와 동맥압의 유지에 중요한 세뇨관에서의 Na^+ 재흡수를 조절하는 레닌-앤지오텐신-알도스테론 경로를 시작시켜주는 호르몬인 레닌을 생산한다.

대사기능

- 신장은 비타민 D가 활성화 형태로 전환되는 것을 도와준다. 비타민 D는 소화관으로부터 Ca^{2+}을 흡수하기 위해서는 필수적이다. 그리고 Ca^{2+}은 다양한 항상성 기능을 한다.

복습 문제 REVIEW EXERCISES

객관식

1. 신장으로 공급된 에너지의 일부는 사구체 여과를 위해 쓰인다. (*진실 또는 거짓?*)
2. 나트륨 재흡수는 세뇨관 전체 길이에 걸쳐서 호르몬에 의해서 조절받는다. (*진실 또는 거짓?*)
3. 포도당과 아미노산은 2형 능동수송에 의해서 흡수된다. (*진실 또는 거짓?*)
4. 물의 배설은 이에 상응하는 용질의 배설 없이도 일어날 수 있다. (*진실 또는 거짓?*)
5. 신장의 기능단위는 ______ 이다.
6. ______은 근위세뇨관에서 능동적으로 재흡수되는 유일한 이온이며 원위세뇨관과 수집관에서는 능동적으로 분비된다.
7. 노폐물을 배설하기 위해서 의무적으로 소실되어야 하는 하루 최소한의 H_2O 양은 ______ ml 이다.
8. 다음의 여과된 물질 가운데 어떤 것이 정상적으로는 오줌에 들어 있지 않는 것인가?
   a. Na^+
   b. PO_4^{3-}
   c. H^+
   d. 포도당
   e. 요소
9. 다음 중 어떤 물질의 재흡수가 능동적 Na^+ 재흡수와 어떤 형태로든 연관되어 있지 않는가?
   a. 포도당
   b. PO_4^{3-}
   c. H_2O
   d. 요소
   e. Cl^-

문제 10번에서 12번까지 빈칸에 질문하고 있는 구조를 관통하여 액체가 흘러가는 적정한 순서를 적어 넣어라.

10. ____ ____ ____ ____ ____
    a. 수뇨관
    b. 신장
    c. 요도
    d. 방광
    e. 신우
11. ____ ____ ____ ____ ____ ____
    a. 수출소동맥
    b. 세뇨관주위 모세혈관
    c. 신동맥
    d. 사구체
    e. 수출소동맥
    f. 신정맥
12. ____ ____ ____ ____ ____ ____ ____
    a. 헨레고리
    b. 수집관
    c. 보먼주머니
    d. 근위세뇨관
    e. 신우
    f. 원위세뇨관
    g. 사구체

13. 네프론의 각 정해진 지점에서 세뇨관액의 삼투질 농도가 얼마인지를 오른쪽에서 찾아 써라.

____ 1. 보먼주머니	(a) 등장성 (300 mOsm)
____ 2. 근위세뇨관의 끝부분	(b) 저장성 (100 mOsm)
____ 3. 긴고리 네프론의 헨레고리의 꼭지점 부분(U자 모양의 바닥부분)	(c) 고장성 (1200 mOsm)
	(d) 저장성에서 고장성까지 (100~1200 mOsm)
____ 4. 긴고리 네프론의 헨레고리의 끝부분 (원위세뇨관으로 들어가기 전)	
____ 5. 수집관의 끝부분	

주관식

1. 신장의 기능에 대한 리스트를 만들라.
2. 비뇨계의 해부학적 특징을 서술하라. 네프론의 구성요소를 서술하라.
3. 신장에서 일어나는 3가지 기본적 과정을 설명하라. 이들이 오줌배설에서 어떻게 관련되어 있는지를 지적해 보라.
4. 분비(secretion)와 배설(excretion)을 구분해 설명해 보라.
5. 사구체 여과에 관여하는 힘을 설명하라. 평균 GFR이란 무엇인가?
6. 압력수용기 반사의 일환으로 어떻게 GFR이 조절되는가?
7. 신장은 왜 보기에 비정상적으로 많은 양의 심박출량을 받는가? 정상적으로는 신장 혈류량 의 몇 % 정도가 여과되는가?
8. 상피횡단 수송의 단계에 대한 리스트를 만들라.
9. 능동적 재흡수와 수동적 재흡수를 비교 설명하라.
10. 기저측막의 Na^+-K^+ ATPase 운반체와 연계된 모든 세뇨관 수송과정을 설명하라.
11. 레닌–앤지오텐신–알도스테론계(RAAS)를 설명하라. 알도스테론과 앤지오텐신 II의 기능은 무엇인가? 심방 나트륨이뇨성 펩티드(ANP)의 근원과 기능을 설명하라.
12. 최대수송능(T_m)과 신장 역치이라는 용어는 무엇을 뜻하는 것인가? 같은 T_m을 가진 두 개의 물질(하나는 신장에 의해 조절되고, 다른 하나는 조절되지 않는)을 비교해 보라.
13. 세뇨관 분비의 중요성은 무엇인가? 가장 중요한 분비과정은 무엇인가?
14. 오줌 형성의 평균속도는 무엇인가?
15. 혈장제거율을 정의하라.
16. 수질의 간질액에서 수직적 삼투기울기를 형성시키는 것은 무엇인가? 이 기울기가 가지는 중요성은 무엇인가?
17. 바소프레신의 근원, 기능 그리고 작용 기작을 설명하라.
18. 방광으로 오줌이 이동하는 과정, 이곳에서 오줌이 저장되는 과정 그리고 오줌이 배출되는 과정을 설명하라.

심화학습 문제 *POINTS TO PONDER*

1. 사막쥐처럼 최소한의 물 소비로도 생존할 수 있도록 적응된 동물의 긴 고리 네프론은 사람보다 비교적 긴 헨레고리를 가지고 있다. 이런 긴 고리가 가지는 장점은 무엇인가?
2. 주어진 데이터를 이용하여 가상 물질 X의 여과율, 재흡수율, 배설율을 계산하라.
   (a) 물질 X의 혈장농도가 200 mg/100 ml이고 GFR이 125 ml/min이면 이 물질의 여과 부하량은 얼마인가?
   (b) 물질 X의 T_m이 200 mg/min이라면 혈장농도가 200 mg/100 ml이고 GFR이 125 ml/min에서는 얼마나 많은 물질 X의 재흡수가 일어날까?
   (c) 물질 X는 얼마나 많은 양이 배설될까?
3. 콘증후군(Cohn's syndrome)은 부신피질에 종양이 생겨서 알도스테론에 대한 통제불능 상태로 과다하게 분비되기 때문에 생기는 내분비질환이다. 알도스테론의 기능에 대하여 아는 바를 근거로 해서, 이 증후군에서 볼 수 있는 가장 현저한 특징을 설명하라.
4. 어떤 아이가 돌연변이에 의해 물을 투과할 수 있는 헨레고리 상행각을 가지고 태어나게 되었다. 이 아이가 만들어내는 오줌의 최소 및 최대 삼투질농도(mOsm 단위)는 얼마일까?
   a. 100/300
   b. 300/1200
   c. 100/100
   d. 1200/1200
   e. 300/300
5. 어떤 사고환자가 척추 아랫부분에 영구적 손상을 입게 되면서 허리 아래가 마비되었다. 이런 환자에서는 방광배출이 어떻게 조절되는지를 설명하라.

임상관련 문제 *CLINICAL CONSIDERATION*

마커스(Marcus T.)는 오줌의 양이 점차 줄어들 뿐만 아니라 배뇨를 시작하는 데도 어려움을 겪고 있다. 자주 오줌을 누어야 하며 방금 오줌을 누었는데도 방광이 비어 있지 않은 것처럼 느끼는 경우도 많아졌다. 마커스의 소변검사 결과 아무런 이상을 찾을 수 없었다. 그의 이런 요도관 증상은 신장질환, 방광감염, 전립선비대 가운데 어떤 것에 의해서 일어날 가능성이 가장 높을까?

제 13 장 요점 정리

13.1 신장: 기능, 해부학, 기본적 과정

■ 한 쌍의 **신장(kidney)**은 각각 바깥쪽 신장피질과 안쪽 신장수질로 이루어져 있다. 신장은 오줌을 생성한다. 신장은 중요한 물질은 체내에 보존하는 반면, 불필요한 혈장 성분은 오줌으로 제거한다. 각 신장에서 나온 오줌은 신우에 모아지고 한 쌍의 수뇨관을 거쳐서 두 개의 신장에서 나와서 하나의 방광으로 운반되었다가 요도를 통해 밖으로 배출될 때까지 저장된다(그림 *13-1* 참조).

■ 신장에서 오줌을 만드는 기능적 단위인 **네프론(nephron)**은 서로 연관된 혈관 구성요소와 세뇨관 구성요소로 이루어져 있다. 혈관 구성요소는 이어져 있는 두 개의 모세혈관 연결망으로 이루어져 있는데, 첫 번째는 **사구체(glomerulus)**로서 모세혈관 다발인 이 부위에서 단백질을 제외한 많은 부피의 혈장이 세뇨관 구성요소로 여과된다. 혈액은 수입소동맥을 따라서 사구체로 들어오고 수출소동맥을 따라서 나가는데 이는 다시 두 번째 모세혈관 연결망인 세뇨관주위 모세혈관으로 갈라진다. 세뇨관을 감싸고 있는 **세뇨관주위 모세혈관**은 신장조직에 영양분을 공급하며 세뇨관액과 혈장 사이에서 일어나는 교환에 참여한다(그림 *13-2, 13-3* 참조).

■ **세뇨관 구성요소**는 여과액을 받을 수 있게 사구체를 둘러싸고 있는 컵인 **보먼주머니**에서 시작하는데 이어서 **근위세뇨관(proximal tubule)**, **헨레고리(loop of Henle)**, **원위세뇨관(distal tubule)**과 **수집관(collecting duct)**을 거쳐서 궁극적으로 **신우(renal pelvis)**로 이어지는 특이하게 복잡한 경로가 계속되어 있다.(그림 *13-2* 참조) 여과액이 세뇨관의 여러 부분을 지나가는 동안에 세뇨관 벽에 위치한 세포들은 여과액을 변경시키고 적절한 ECF 조성과 부피를 유지하기 위해 필요한 물질만 혈장으로 되돌려 보낸다. 세뇨관에 남아 있다가 배설되는 것이 바로 오줌이다.

■ 신장은 3가지 기본적 과정을 수행한다: (1) 사구체 여과로서 차별 없이 단백질을 제외한 혈장을 혈액으로부터 세뇨관으로 보낸다; (2) 세뇨관 재흡수로서 여과액에 들어 있는 특정 성분을 세뇨관주위 모세혈관의 혈액으로 선택적으로 수송한다; (3) 세뇨관 분비로서 세뇨관주위 모세혈관 혈액으로부터 선별된 물질을 세뇨관액으로 보내는 매우 특이한 이동과정이다(그림 *13-4* 참조).

13.2 사구체 여과

■ 사구체 여과액은 각 사구체를 흐르는 혈장의 일부가 압력에 의해서 수동적으로 그물망과 같은 사구체 막을 통과하여 아래에 있는 보먼주머니로 들어가면서 생산된다. 순 여과압은 여과가 일어나게 하는 사구체 모세혈관의 높은 혈압이 여과를 억제하는 혈장-교질의 삼투압과 보먼주머니의 정수압의 힘이 합쳐진 것보다 더 세기 때문에 일어나게 된다(그림 *13-5, 13-6*과 표 *13-1* 참조).

■ 평균적으로 심박출량의 20%~25%는 신장의 조절 및 배설과정에 작용하기 위하여 신장으로 운반된다. 신장을 흘러가는 혈장은 정상적으로는 20%가 사구체를 거쳐서 여과되며 평균 **사구체 여과율(GFR)**은 125 ml/min이다.

■ GFR은 동맥압의 변화를 보상하려는 압력수용기 반사작용 반응의 일부로서 수입소동맥의 교감영향을 통한 사구체 모세혈관의 혈압 변화에 의해 의도적으로 변동될 수 있다. 혈압이 너무 낮게 떨어졌을 때에는 교감신경이 유발한 수입소동맥의 혈관수축이 사구체 혈압과 GFR을 감소시킨다. 혈압이 너무 높게 올라갔을 때에는 교감활성이 감소하면서 수입소동맥의 혈관확장을 일으켜서 GFR의 증가를 일으킨다. GFR이 변화함에 따라서 이에 맞추어서 오줌으로 소실되는 체액의 양이 변하게 되고, 오랜 기간에 걸쳐서 혈압이 회복될 수 있게 도와주기 위해 혈장 부피도 조절된다(그림 *13-7, 13-8* 참조).

13.3 세뇨관 재흡수

■ 여과액이 만들어진 후에 세뇨관은 각각 여과된 물질을 별도로 취급하기 때문에 비록 초기 사구체 여과액이 혈장(혈장 단백질은 예외)과 동일하더라도 여과액이 세뇨관을 따라서 흐르는 동안에 다양한 성분의 농도는 가변적으로 조정된다(표 *13-2* 참조).

■ 세뇨관 계의 재흡수 용량은 매우 크다. 여과된 혈장의 99% 이상은 재흡수를 통하여 혈액으로 되돌아온다. 평균적으로 분당 여과된 125ml 중에서 124ml가 재흡수된다.

■ 세뇨관 재흡수에는 세뇨관 내강에서 세뇨관주위 모세혈관 혈장으로의 **상피관통 수송**이 관여한다. 이 과정은 능동적(에너지 요구하는) 이거나 수동적(에너지를 사용하지 않는)으로 일어난다(그림 *13-9* 참조).

■ 대부분의 재흡수 과정과 연관된 중심적 사건은 세뇨관 세포의 기저측막에 있는 에너지 의존적 Na^+-K^+ 펌프에 의한 Na^+의 능동적 재흡수이다. 세포 밖으로 빠져 나온 Na^+이 이 운반체에 의해 인접한 세포 사이의 측면 공간으로 수송되는 것에 의해 세뇨관 내강으로부터 세뇨관주위 모세혈관 혈장으로 Na^+가 순 재흡수된다(그림 *13-10* 참조).

■ 대부분 Na^+ 재흡수는 조절받지 않으면서, 네프론의 앞부분에서 지속적으로 일어난다. 하지만 원위세뇨관과 수집관에서 일어나는 작은 양의 여과된 Na^+ 재흡수는 주로 **레닌-앤지오텐신-알도스테론계(RAAS)**에 의해서 변화되며 조절된다.

■ ECF에서 Na^+와 동반 음이온인 Cl^-는 삼투활성이 높은 주요 이온이기 때문에, ECF 부피는 체내에서 **Na^+ 부하량**에 의해 결정된다. (Na^+ 부하량은 체액에 들어 있는 Na^+의 총량으로서 체액에서의 Na^+의 농도가 아니다.) 이어서 총 ECF 부피를 반영하는 혈장 부피는 동맥압의 장기적 결정에 중요하다. Na^+ 부하량,

ECF 부피, 동맥압이 정상보다 낮을 때에는 언제나 방사구체장치에서 호르몬성 효소인 레닌이 분비되는데, 이 호르몬은 일련의 과정을 유발함으로써 궁극적으로는 부신 피질에서 알도스테론 분비를 증가시킨다. **알도스테론(aldosterone)**은 세뇨관 원위 부위에서의 Na^+ 재흡수를 증가시켜서 원래 감소했던 Na^+, ECF 부피 그리고 혈압을 보정해준다(그림 *13-11*, *13-12* 참조).

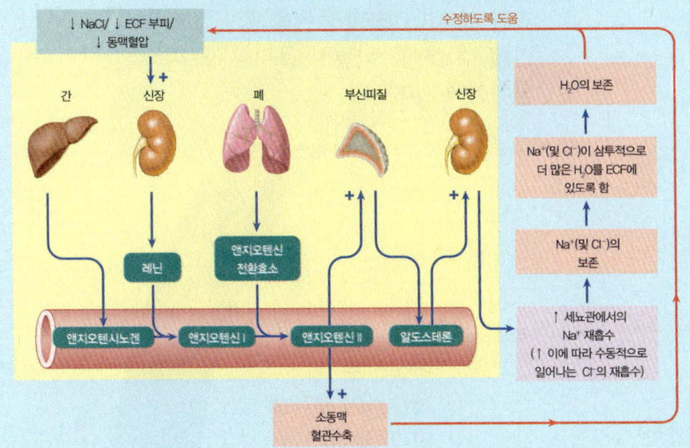

■ 대조적으로 **Na^+ 재흡수**는 ECF 부피의 팽창과 이어지는 혈압 상승에 대한 반응으로 심장의 심방에서 분비되는 심방 나트륨이뇨성 펩티드(ANP)에 의해 억제된다.

■ Na^+ 재흡수를 일으키는 것 외에도 Na^+-K^+ 펌프에 의해 사용된 에너지는 궁극적으로 근위세뇨관에서 2차 능동수송에 의한 유기물질(포도당 또는 아미노산)의 재흡수도 일으키게 한다(그림 *3-17* 참조).

■ PO_4^{3+}와 Ca^{2+}과 같이 세뇨관에 의해 능동적으로 재흡수된 다른 전해질은 근위세뇨관 내에 독립적으로 기능하는 스스로의 운반체계를 가지고 있다.

■ 전해질과 영양분의 운반은 포화될 수 있기 때문에 각각은 운반체에 의해 제한되는 **최대수송능(T_m)**을 보인다. 일단 능동적으로 재흡수된 물질의 여과 부하량이 T_m을 초과하면 재흡수는 최대속도에서 일정하게 일어나며 여과된 물질의 추가적 양은 오줌으로 분비된다(그림 *13-13* 참조).

■ 능동적 Na^+ 재흡수는 또한 Cl^-(전기적 기울기를 통해서), H_2O(삼투압에 의해), 요소(광범위한 삼투로 인한 H_2O 재흡수의 결과로 생긴 요소의 농도기울기를 따라서)의 수동적 재흡수가 일어나게 한다. 여과된 H_2O 가운데 65%는 근위세뇨관에서 조절받지 않으면서 삼투적으로 재흡수된다. H_2O 재흡수는 세뇨관액에 남아 있는 다른 물질의 농도를 증가시키는데 이들 대부분은 여과된 노폐물이다. 작은 크기의 요소 분자는 세뇨관 막을 수동적으로 투과할 수 있는 노폐물이어서, 요소는 농축의 결과로 부분적으로(50%) 재흡수되는 유일한 노폐물이다(그림 *13-14* 참조).

■ 재흡수되지 않는 다른 노폐물들은 고농도 상태로 오줌에 남아 있다.

13.4 세뇨관 분비

■ **세뇨관 분비**에는 세뇨관주위 모세혈관 혈장으로부터 세뇨관 내강으로의 상피횡단 수송이 관여한다. 세뇨관 분비를 통해서 신장 세뇨관은 이미 여과된 여과액에 몇몇 물질들을 선택적으로 추가할 수 있다. 물질의 분비는 오줌으로의 이들의 배설을 촉진한다.

■ 가장 중요한 분비계에는 (1) 산–염기 균형을 조절하는 H^+ 분비계, (2) 심장, 기타 근육, 신경에서 정상적 막 흥분성을 유지하기 위해 필요한 수준으로 K^+ 농도를 유지시켜주는 K^+ 분비계, (3) 몸에서 외래 유기화합물을 더 효과적으로 제거해 주는 것을 도와주는 유기이온의 분비계 등이 있다. H^+은 근위세뇨관, 원위세뇨관, 수집관에서 분비된다. K^+은 알도스테론의 조절을 받는 원위세뇨관과 수집관에서만 분비된다. 유기이온은 오직 근위세뇨관에서만 분비된다(그림 *13-15*, *13-16*과 표 *13-2* 참조).

13.5 오줌의 배설과 혈장제거율

■ 125 ml/min의 형성된 사구체 여과액 가운데 정상적으로는 세뇨관내에 단지 1 ml/min만 남았다가 오줌으로 배설된다. 몸에 불필요한 노폐물과 여분의 전해질만 남겨졌다가 일정량의 H_2O에 녹아서 오줌으로 제거된다.

■ 배설된 물질들이 혈장에서 제거되거나 '깨끗해지기' 때문에 **혈장제거율(renal cloarance)**이라는 용어는 신장 활성에 의해 특정한 물질이 제거된 혈장의 1분당 부피를 의미한다(그림 *13-17* 참조).

■ 체내 H_2O가 부족하거나 많음에 따라서 신장은 H_2O를 제거하거나 보존하기 위해 다양한 부피와 농도의 오줌을 배설할 수 있다. 신장은 네프론 원위 부위에서부터 다양한 양의 H_2O 재흡수를 통해서 1,200 mOsm에서는 0.3 ml/min부터 100 mOsm에서는 25 ml/min까지 다양한 범위의 오줌을 생성할 수 있다.

■ 가변적 재흡수는 긴 헨레고리에 의해 역류증폭을 통해 수질의 간질액에 형성된 수직적 삼투기울기에 의해 일어날 수 있다(그림 *13-18*~*13-20* 참조). 저장성(100 mOsm) 세뇨관액이 네프론의 원위세뇨관 부위를 흘러가면서 이런 수직적 삼투 기울기에 노출이 되면, 이것이 세뇨관액으로부터 점진적으로 H_2O를 재흡수하기 위한 수동적 구동력을 만들지만 실제로 H_2O 재흡수 정도는 분비되는 **바소프레신(항이뇨 호르몬)**의 양에 따라 결정된다(그림 *13-22* 참조).

■ 바소프레신은 원위세뇨관과 수집관에서의 H_2O 투과도를 증가시킨다; 이곳은 바소프레신이 없으면 H_2O를 투과시키지 못한다(그림 *13-21* 참조). H_2O 부족에 반응하여 바소프레신 분비가 증가하여 H_2O 재흡수를 늘려준다. H_2O 여분에 대한 반응으로 바소프레신의 분비가 억제되면 H_2O 재흡수가 감소된다. 따라서 바소프레신에 의해 조절되는 H_2O 재흡수는 어떠한 체액 불균형도 보정해 줄 수 있다.

■ 일단 만들어진 오줌은 일시적으로 저장되기 위해서 연동수축에 의해서 수뇨관을 거쳐서 신장에서부터 방광으로 옮겨진다.

■ 방광벽에 위치한 신장수용기가 **배뇨반사**를 시작하기 전까지는 방광은 250~400 ml의 오줌을 수용할 수 있다. 이 반사에 의해 방광 수축과 내부 및 외부 요도 괄약근의 확장이 동시에 일어나면서 방광배출이 갑자기 불수의적으로 일어나게 된다. 배뇨는 자발적으로 외부 괄약근을 조여주면 일시적으로 억제될 수 있다 (그림 *13-23* 참조).

체액 및 산-염기 평형 유지와 관련된 주요 기관계

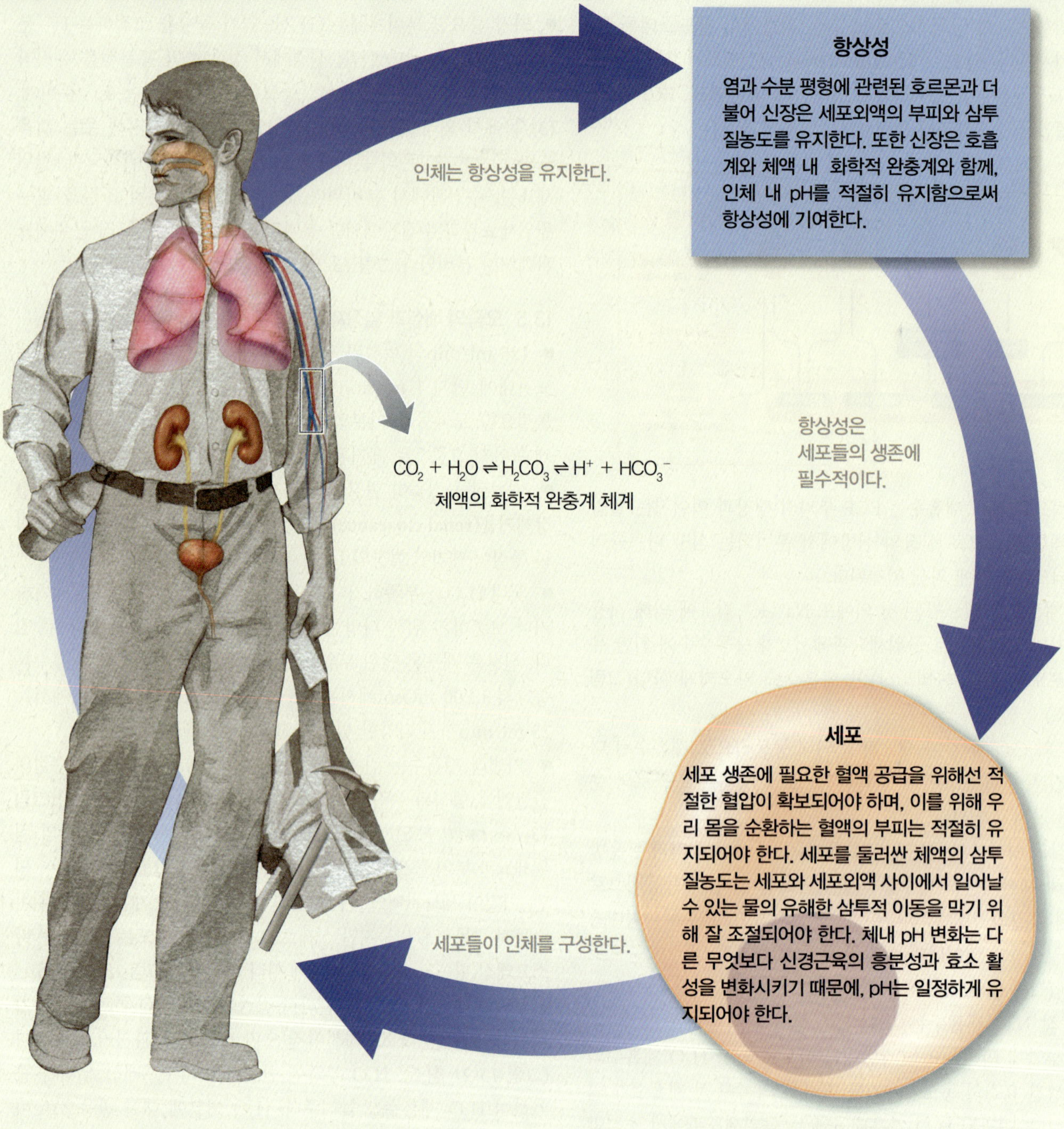

인체는 항상성을 유지한다.

항상성

염과 수분 평형에 관련된 호르몬과 더불어 신장은 세포외액의 부피와 삼투질농도를 유지한다. 또한 신장은 호흡계와 체액 내 화학적 완충계와 함께, 인체 내 pH를 적절히 유지함으로써 항상성에 기여한다.

항상성은 세포들의 생존에 필수적이다.

$CO_2 + H_2O \rightleftharpoons H_2CO_3 \rightleftharpoons H^+ + HCO_3^-$

체액의 화학적 완충계 체계

세포

세포 생존에 필요한 혈액 공급을 위해선 적절한 혈압이 확보되어야 하며, 이를 위해 우리 몸을 순환하는 혈액의 부피는 적절히 유지되어야 한다. 세포를 둘러싼 체액의 삼투질농도는 세포와 세포외액 사이에서 일어날 수 있는 물의 유해한 삼투적 이동을 막기 위해 잘 조절되어야 한다. 체내 pH 변화는 다른 무엇보다 신경근육의 흥분성과 효소 활성을 변화시키기 때문에, pH는 일정하게 유지되어야 한다.

세포들이 인체를 구성한다.

항상성(homeostasis)은 생체 구성성분의 유입과 배출 사이의 평형 유지에 의해 결정된다. **체액 평형(fluid balance)**의 조절은 혈장 부피를 포함한 세포외액(ECF) 부피의 조절과 ECF의 삼투질농도의 조절 두 요소를 포함한다. **신장은 염 평형(salt balance)**을 유지함으로써 ECF의 부피를 조절하고, **수분 평형(water balance)**을 유지함으로써 세포외액의 삼투질농도를 조절한다. 신장은 염과 수분의 비정상적인 유입과 소실을 보상하기 위하여, 소변으로의 배출을 조절함으로써 이들 평형을 유지한다.

또한 신장은 수소이온(산)과 중탄산염이온(염기)의 소변으로의 배출을 조절함으로써 **산-염기 평형(acid-base balance)**을 유지한다. 체액의 수소이온(H^+) 농도 변화를 보상하는 완충계와 함께, H^+을 생성하는 CO_2의 배출 속도를 조절하는 폐 또한 산-염기 평형에 기여한다.

제 14 장

체액과 산-염기 평형

Fluid and Acid-Base Balance

제 14 장 요약 차례

14.1 평형의 개념

다세포 생물의 세포는 자신을 둘러싼 체액인 세포외액(extracellular fluid; ECF) 조성의 좁은 범위 내에서만 생존하며 작용할 수 있다.

물질의 내부 풀은 세포외액에 있는 물질의 양이다.

ECF에 있는 물질의 양이 쉽게 이용 가능한 내부 **풀(pool)**이다. 풀 내 물질의 양은 외부 환경으로부터 유입되거나(가장 일반적으로 음식물 섭취), 또는 체내에서 대사적으로 생성됨으로써 증가할 수 있다(● **그림 14-1**). 이들 물질은 밖으로 분비되거나 대사활동에 사용됨으로써 체내에서 감소한다. 체내에서 물질의 양을 일정하게 하기 위해선, 음식물 섭취 및 대사작용을 통하여 증가된 **유입(input)** 양과 동량의 물질을 제거(또는 대사활동으로 소비), 즉 **배출(output)**함으로써 평형이 유지되어야 한다. **평형 개념(balance concept)**으로 알려진 이러한 관계는 항상성 유지에 매우 중요하다. 모든 유입과 배출 경로가 모든 체액 구성물질에 대해 적용되지는 않는다. 예를 들어, 염은 체내에서 합성되거나 소비되지 않으므로, 체액에서의 염 농도의 유지는 전적으로 유입과 배출 사이의 평형에 의존한다.

ECF 풀은 구성물질을 체내 저장소로 이동시킴으로써 변한다. 체내에 저장된 물질이 너무 많거나 부족하면, ECF 내 물질의 농도를 항상성 범위 내로 유지하면서 저장소를 줄이거나 확장시킨다. 예를 들어, 식사를 한 후에 세포가 사용하는 것보다 더 많은 포도당이 혈장으로 들어오면, 여분의 포도당은 즉시 글리코겐의 형태로 근육세포나 간세포에 저장된다. 이렇게 저장된 포도당은 식사를 통하여 혈액에 공급되는 포도당이 부족할 때 혈장 내 포도당 농도를 일정하게 유지한다.

세포외액 구성물질의 안정한 평형상태를 유지하기 위해서는, 유입량과 배출량이 동일해야만 한다.

특정 물질에 대하여 몸 전체의 유입량과 배출량이 동일하면 **안정한 평형(stable balance)** 상태이다. 특정 물질에 대하여, 흡수를 통한 증가량이 배출을 통한 감소량보다 많으면 **양의 평형(positive balance)** 상태가 되며, 결과적으로 그 물질의 체내 전체량은 증가한다. 반면에, 물질의 감소량이 증가량을 초과하게 되면 **음의 평형(negative balance)** 상태가 되어, 그 물질의 체내 전체량은 감소한다.

특정 물질에 대한 유입 및 배출 경로의 변화는 그 물질의 혈장 농도를 바꿀 수 있다. 항상성을 유지하기 위해선, 유입에서 어떠한 변화가 있으면 반드시 그에 상응하는 배출의 변화를 통하여 평형을 맞춰야 하며(예를 들어, 염 섭취가 증가하면 소변으로 동일한 양의 염이 배출되어야 함), 반대로 배출량이 증가하면 유입량의 증가를 통해 보상하여야

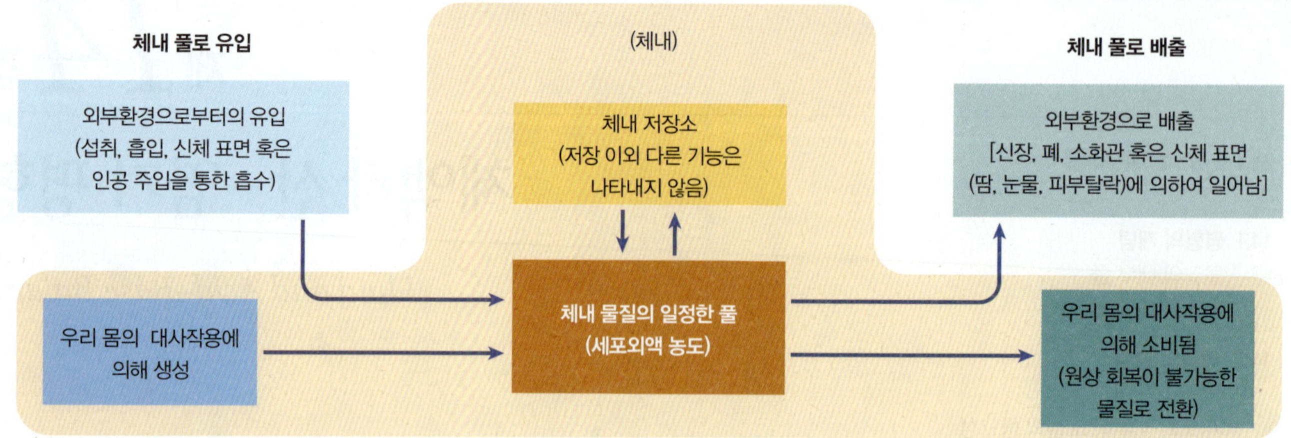

● 그림 14-1 우리 몸을 구성하는 물질의 유입 및 배출을 통한 내부 풀(pool)의 유지.

한다. 그러므로 안정한 평형 상태를 유지하기 위해서는 조절이 필요하다. 이 장에서는 체액의 평형(염과 H_2O의 평형 유지) 및 산-염기 평형(H^+의 평형 유지)의 조절에 대해 알아본다.

14.2 체액의 평형

물(H_2O)은 인체의 가장 풍부한 구성성분으로, 평균적으로 체중의 60%를 차지한다. 우리 몸은 H_2O 양을 일정하게 유지하는데, 이는 신장이 효과적으로 H_2O 평형을 조절하기 때문이다.

체수분은 세포내액과 세포외액에 분포한다.

체수분(body water)은 2개의 주요 체액 구획에 분포하는데, 하나는 세포 내에 있는 **세포내액(intracellular fluid, ICF)**이고, 또 다른 하나는 세포를 둘러싸고 있는 **세포외액(ECF)**이다(**▲ 표 14-1**). [수분(물)과 체액이라는 용어는 일반적으로 혼용해서 사용된다. 이러한 혼용은 체액에 존재하는 용질을 무시하기 때문에 정확하지는 않지만, 체액의 대부분이 물로 구성되어 있기 때문에 이러한 혼용에는 큰 무리가 없다.]

▲ 표 14-1 체액의 분류

분류	체액량 (L)	체액의 백분율(%)	체중의 백분율(%)
전체 체액	42	100	60
세포내액(ICF)	28	67	40
세포외액(ECF)	14	33	20
혈장	2.8	6.6 (ECF의 20%)	4
간질액	11.2	26.4 (ECF의 80%)	16

세포내액(ICF) 구획은 전체 체수분의 2/3를 차지한다. 비록 세포는 독특한 조합의 구성물질들을 가지지만, ICF 구획은 전체적으로 하나의 큰 체액 구획으로 간주된다.

체수분의 나머지 1/3은 세포외액(ECF)으로서, 혈장과 간질액으로 나뉜다. **혈장(plasma)**은 세포외액 부피의 1/5을 차지하며, 혈액 내에 존재하는 체액이다. **간질액(interstitial fluid)**은 세포외액의 나머지 4/5를 차지하며, 세포 사이 공간에 존재하는 체액이다. 간질액이 세포를 둘러싸고 있으며, 조직세포들과 물질 교환을 한다.

혈장과 간질액의 조성은 비슷하나, 세포외액와 세포내액은 매우 다르다.

체액은 여러 가지 장벽으로 분리된다. 그 결과 H_2O와 용질의 구획 간 이동이 제한되며, 그 정도는 다양하다.

혈장과 간질액 사이의 장벽: 혈관벽 세포외액의 두 성분인 혈장과 간질액은 혈관벽에 의해 분리된다. 혈장단백질을 제외한 모든 혈장 물질과 물은 얇은 모세혈관 벽을 통하여 수동적인 방법으로 혈장과 간질액 사이를 끊임없이 자유롭게 이동한다. 따라서 간질액에 혈장단백질이 없는 것을 제외하고는, 혈장과 간질액의 조성은 거의 동일하다. 이들 체액은 끊임없이 섞이기 때문에, 이들 구획의 어느 하나라도 변하면 다른 구획도 빠르게 변한다.

세포외액과 세포내액 사이의 장벽: 세포의 원형질막 혈장과 간질액의 구성이 거의 유사한 것과는 달리, 세포외액(ECF)과 세포내액(ICF)의 구성은 상당한 차이를 보인다(**● 그림 14-2**). 세포는 원하는 물질만 통과시키는 매우 선택적인 원형질막에 의해 둘러싸여 있다. 막을 통한 이동은 수동적인 방법과 능동적인 방법을 통해 일어나며, 이들은 큰 차이를 보인다(p. 89, 표 3-2 참조).

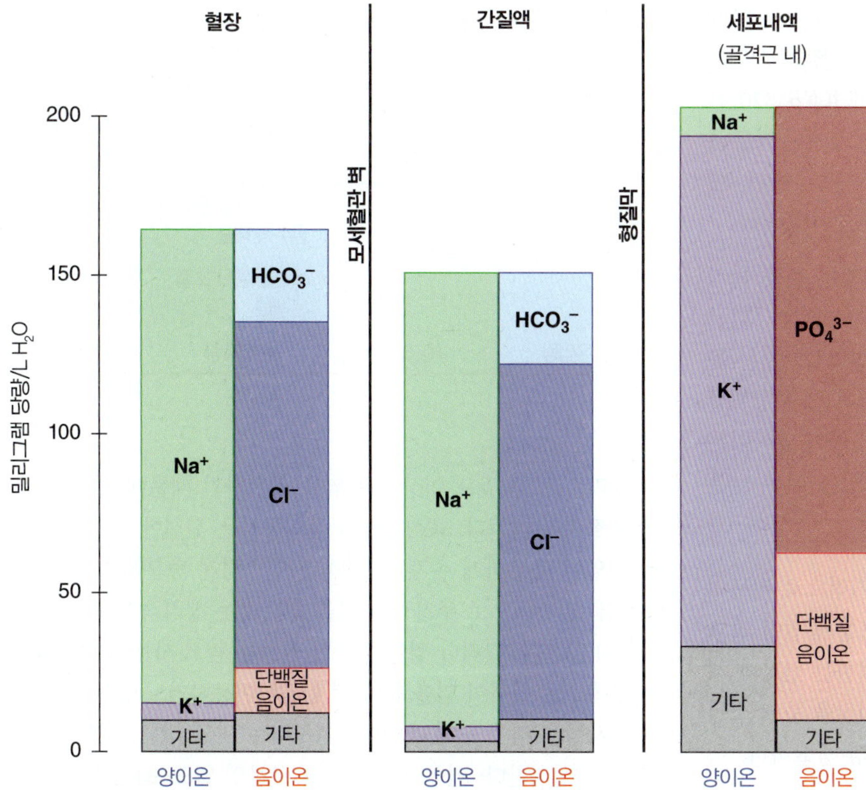

● **그림 14-2 우리 몸의 주요 구획에서 체액 내 이온 조성.**

세포외액과 세포내액의 큰 차이점은 (1) 막을 뚫고 세포 밖으로 나갈 수 없는 세포내액 단백질의 존재, (2) 세포막에 존재하는 Na^+–K^+ 펌프의 활동으로 인한 Na^+, K^+, 그리고 이들의 부수적인 음이온들의 불균등한 분포이다. Na^+–K^+ 펌프는 Na^+을 세포 밖으로, K^+을 세포 안으로 능동수송하므로, 세포외액의 주된 양이온은 Na^+이고, 세포내액의 주된 양이온은 K^+이다(p. 85와 ▲ **표 3-3** 참조).

전기적 불균형 분포를 나타냄으로써 막전위를 형성하는 극소량의 세포 내/외부의 이온을 제외하고는, 세포외액과 세포내액 이온의 대부분은 전기적으로 평형을 이룬다. 세포외액에서 Na^+은 많게는 Cl^-을, 적게는 HCO_3^-을 동반한다. 세포 내 주요 음이온은 PO_4^{3-}와 세포 내 음전하 단백질들이다.

모세혈관 벽을 통한 혈장과 간질액 사이의 H_2O의 이동은 모세혈관 혈압과 교질삼투압(p. 319 참조) 사이의 상대적인 불균형에 의해 좌우된다. 원형질막을 통한 간질액과 세포내액 사이의 H_2O의 이동은 삼투작용으로 일어난다(p. 80 참조). 간질액과 세포내액의 정수압(hydrostatic pressure)은 매우 낮게 유지된다.

체액의 평형은 세포외액의 부피와 삼투질농도 조절에 의해 유지된다.

세포외액은 세포와 외부 환경간의 중간 매개체이다. 세포내액과 외부 환경 사이의 물질(H_2O를 포함) 교환은 세포외액을 통해서 일어난다. 체액으로 들어온 물은 항상 세포외액으로 먼저 들어가고, 체액은 항상 세포외액을 통해 몸 밖으로 나간다.

혈장은 세포외액의 부피와 조성을 직접적으로 조절하는 유일한 체액이다. 이러한 혈장은 모든 기관을 순환하며 항상성을 유지한다(p. 301 참조). 그러나 모세혈관 벽을 통해 자유로운 교환이 일어나기 때문에, 혈장의 부피와 조성이 조절되면 세포를 둘러싸고 있는 간질액의 부피와 조성 또한 조절된다. 따라서 혈장에 작용하는 어떠한 조절 기작도 결국 세포외액도 조절하게 된다. 또한 세포를 둘러싼 막의 투과성에 의해 허용된 범위까지 세포내액 역시 세포외액의 변화에 영향을 받는다.

체액 평형(fluid balance)을 유지하기 위해서는 세포외액 부피와 삼투질농도의 두 가지 요인이 조절된다. 이 두 가지 요인의 조절은 서로 연관되어 있고, 둘 다 체내 NaCl과 H_2O의 상대적인 양에 의존적이지만, 그들이 조절되는 원인이나 기작은 매우 다르다:

1. 세포외액의 부피는 혈압을 유지하기 위해 엄밀하게 조절되어야만 한다. 염의 평형 유지는 장기적인 세포외액 부피의 조절에 가장 중요하다.

2. 세포외액의 삼투질농도는 엄밀하게 조절되어야만, 세포의 팽창 및 수축을 방지한다. 수분 평형 유지는 세포외액의 삼투질농도 조절에 가장 중요하다.

세포외액 부피의 조절은 장기적인 혈압 조절에 중요하다.

세포외액 부피의 감소는 혈장 부피를 감소시킴으로써 동맥혈압을 낮춘다. 반대로, 세포외액 부피의 팽창은 혈장 부피를 증가시켜 동맥혈압을 높인다. 세포외액 부피가 정상으로 회복될 때까지, 두 가지 보상 방법이 일시적으로 혈압을 조절한다. 이에 대해 알아보자.

혈압 유지를 위한 단기적 조절

1. 압력수용기 반사(baroreceptor reflex)는 심장과 혈관에 대한 자율신경계 작용을 통하여 심박출량과 총 말초저항을 변화시켜 적절한 방향으로 혈압을 조절한다(p. 329 참조). 혈압이 과도하게 떨어지면, 혈압을 올리기 위해서 심박출량과 총 말초저항은 증가하는 반면, 혈압이 너무 높으면 이를 낮추기 위해 심박출량과 총 말초저항은 감소한다.

2. 혈장 부피가 정상을 벗어나면, 모세혈관 벽을 가로질러 나타나는 정수압과 삼투압의 평형이 달라져서, **혈장과 간질액 사이에서 체액의 이동이 반사적으로 그리고 일시적으로 일어난다**(p. 320 참조). 혈장 부피가 감소하면, 간질액에서 혈관으로 체액이 이동하여 혈장 부피를 증가시킴으로써, 부분적으로 보상된다. 반면, 혈장 부피가 너무 커지면 많은 체액이 간질액 구획으로 이동한다.

이상의 두 가지 방법은 혈압이 일정하게 유지되는 것을 돕기 위해서 일시적으로 작동할 뿐, 장기적인 해결책이 아니다. 더구나, 이러한 일시적인 보상 방법들은 혈압을 크게 변화시키지는 못한다. 예를 들어, 심장의 펌프 기능이 얼마나 강력하든, 저항혈관이 얼마나 수축하든, 혈관으로 이동하는 간질액의 양이 얼마이든 관계없이, 혈장 부피가 지나치게 불충분하면, 혈압은 매우 낮은 상태가 된다.

혈압 유지를 위한 장기적인 조절 방법 따라서, 장기적으로 세포외액 부피를 정상으로 회복시키기 위해서는 다른 보상 방법이 필요하다. 혈압의 장기적인 조절은 소변의 배출을 조절하는 신장과 체액의 흡수를 조절하는 갈증 기작에 의존하는데, 신장을 통해 소변의 배출을 조절하는 것이 혈압을 유지하는데 가장 중요하다. 이 장기적인 기작에 대해 자세히 알아보자.

염 평형의 조절이 세포외액 부피를 조절하는데 가장 중요하다.

나트륨과 이에 수반되는 음이온들이 세포외액 삼투활동의 90% 이상을 차지한다. 신장에서 염이 일정량 유지되면, H_2O는 삼투적으로 Na^+을 따르기 때문에 자동적으로 H_2O가 보존된다. 이와 같이 보존된 염 용액은 등장성이다(p. 81 참조). 세포외액에 더 많은 염이 존재하면, H_2O도 더 많이 존재한다. 체내에서 염의 농도는 그 양이 변하더라도 바뀌지 않고 일정하게 유지되는데, 이는 삼투평형(osmotic equilibrium)을 유지하기 위해 H_2O가 항상 염을 따르기 때문이다. 염의 양이 감소하면 H_2O 보존량도 감소하게 되어, 세포외액은 등삼투압을 유지하고 세포외액 부피는 감소된다. 그러므로 세포외액의 Na^+ 염의 총량(Na^+ **부하량**)이 세포외액 부피를 결정하며, 세포외액 부피의 조절은 주로 염 평형 조절에 의존한다.

염 평형을 유지하기 위해 염의 유입량과 배출량은 동일하다. 그 결과 체내에서의 염 과잉축적과 결핍을 방지할 수 있다. 지금부터 염의 유입과 배출 경로, 그리고 그 조절에 대해 알아보자.

염 유입에 대한 빈약한 조절 염을 섭취하는 유일한 경로는 음식물 섭취로서, 일반적으로 과도한 양의 염이 섭취되므로 의식적으로 저-염식으로 대체하는 자세가 요구된다. 일반적인 하루 평균 염 섭취량은 10.5 g이다(▲ **표 14-2**). (미국인 대부분이 의도적으로 염 섭취량을 줄이고 있음에도 불구하고, 하루 평균 염 섭취량은 10~15 g이다.) 주로 대소변과 땀으로 소실되는 소량의 염을 보충하기 위해서는 하루에 0.5 g의 염이면 충분하다.

▲ 표 14-2 하루 동안의 염 평형

염 유입		염 배출	
경로	유입량 (g/일)	경로	배출량 (g/일)
섭취	10.5	땀과 대변을 통한 필수적 배출	0.5
		소변을 통한 조절된 배출	10.0
총 유입량	10.5	총 배출량	10.5

우리는 보통 필요 이상으로 염을 섭취하기 때문에, 염 섭취는 잘 조절되지 않는다. 육식동물과 잡식동물은 신선한 고기(세포외액에 염이 풍부하게 존재)를 통해 자연스럽게 충분한 염을 얻기 때문에, 일반적으로 추가적인 염을 얻으려는 생리적인 욕구가 나타나지 않는다. 그러나 염이 부족한 식물을 먹고 사는 초식동물은 염 부족으로 인하여 염을 찾아 몇 km를 이동하기도 한다. 일반적으로 사람은 염 농도의 조절이라기보다는 맛에 대한 즐거움 때문에 염을 섭취한다; 염을 유지하는 호르몬인 **알도스테론**의 결핍으로 인한 비정상적 염 부족 상황을 제외하고는, 생리적인 욕구 때문이라기보다 우리가 염을 좋아하기 때문에 그것을 소비한다.

소변을 통한 염 배출의 정교한 조절 염 평형을 유지하기 위해, 과량으로 섭취된 염은 소변을 통해 반드시 배출되어야 한다. 염을 배출하기 위한 세 가지 방법은 **땀**과 **대변**을 통한 염의 필연적인 상실과, **소변**을 통한 조절된 염의 배출이다(▲ **표 14-2**). 생성되는 전체 땀의 양은 체온을 조절하는 요인들에 의해 결정되므로, 염 평형과는 관련이 없다. 대변으로 배출되는 소량의 염은 조절의 대상은 아니다. 땀이 심하게 나거나 설사를 제외하고는, 몸에서 매일 0.5 g의 염만이 조절되지 않는 상태로 감소되며, 이 양만이 일반적인 염 섭취로 대체되는 것이다.

일반적으로 우리는 조절되지 않는 상태로 감소한 염을 보상하기 하기 위해 필요한 양 이상으로 염을 섭취하기 때문에, 신장은 소변을 통해 과량의 염을 정교하게 배출함으로써 염의 평형을 유지한다. 예를 들면, 염의 전체 배출량과 유입량을 정확하게 맞추기 위해선 10 g 염이 매일 소변을 통해 배출되어야 한다. 염 섭취의 현저한 변화나 땀 또는 설사에 의한 비정상적 소실에도 불구하고, 소변으로의 염 배출 속도를 조절함으로써(즉, Na^+과 Cl^- 분비 속도를 조절함으로써), 신장은 세포외액의 전체 Na^+ 양을 일정하게 유지한다. 세포외액의 전체 Na^+ 양(전체 Cl^- 양을 포함한)을 일정하게 유지함으로써, 세포외액의 부피는 정상적인 순환 기능을 수행하는데 필요한 수준으로 유지된다.

염의 양적 변화와 수반되는 세포외액 부피의 변화는 신장의 보상 반응을 촉진함으로써 빠른 속도로 Na^+ 양과 세포외액 부피를 바로 잡는다. Na^+은 사구체에서 자유롭게 여과되고 활발하게 재흡수 되지만, 세뇨관으로 분비되지는 않는다. 따라서 소변으로 배출되는 Na^+의 양은 여과된 후 재흡수된 나머지 Na^+의 양을 나타낸다.

$$Na^+ \text{ 배출량} = \text{여과된 } Na^+ \text{ 양} - \text{재흡수된 } Na^+ \text{ 양}$$

신장은 (1) 사구체 여과율(GFR)의 조절과, (2) 더 중요한 것으로, Na^+의 세뇨관 재흡수 조절의 두 가지 조절과정을 통해서 염의 배출량을 조절하는데, 그 조절 기작에 대한 것은 13장에서 이미 상세히 배웠다(● **그림 13-7**과 ● **그림 13-12** 참조).

- 여과되는 Na^+의 양은 사구체 여과율(*GER*) 조절에 의해 제어된다. 여과되는 Na^+의 양은 혈장의 Na^+ 농도에 사구체 여과율을 곱한 값이다. 어떤 주어진 Na^+과 동반되는 채액의 양을 바꾼다. 따라서 사구체 여과율의 제어는 시간당 여과되는 Na^+의 양을 조절할 수 있다. 사구체 여과율이 변화함으로써 염과 체액의 여과량을 바꾸는데, 이것은 혈압 변화에 대한 일반적인 압력수용기 반사 반응의 일부이다(● **그림 13-7** 참조).

몸에서 Na^+ 양의 변화는 그 자체로 감지되지 않고, 대신에 Na^+ 부하가 혈압에 미치는 영향을 통해 간접적으로 감지된다. 혈압의 변동을 감시하는 압력수용기는 여과 및 배출되는 Na^+의 양을 조절한다.

- Na^+의 재흡수 양은 레닌-앤지오텐신-알도스테론계(renin-angiotensin-aldosterone system, RAAS)를 통해 조절된다. Na^+의 재흡수 양은 혈압을 조절하는데 중요한 조절 시스템의 영향을 받는다. Na^+은 세뇨관의 대부분에서 재흡수되지만, 세뇨관 끝 부분에서의 재흡수만이 조절된다. 원위세뇨관과 수집관에서 Na^+의 재흡수 정도를 조절하는 주요인자는 Na^+ 재흡수 및 유지를 촉진하는 레닌-앤지오텐신-알도스테론계이다. 나트륨 유지는 H_2O의 삼투적 보존, 그리고 혈장부피의 확장과 동맥혈압의 증가를 촉진한다. NaCl, 세포외액 부피와 동맥혈압의 감소는 Na^+ 유지체계를 활성화한다(● **그림 13-12** 참조).

사구체 여과율과 Na^+ 재흡수의 조절은 상호 밀접한 관계를 가지며, 혈압에 반영되는 세포외액 부피의 장기적인 조절과 연관성을 가지고 있다. 예를 들어, 동맥혈압의 감소는 (1) Na^+의 여과량을 줄이기 위한 사구체 여과율의 반사적인 감소와, (2) 호르몬에 의해 조절되는 Na^+의 재흡수량 증가를 일으킨다(● **그림 14-3**). 이러한 작용은 Na^+의 배출량을 줄여, 동맥혈압의 감소를 보상하기 위해 요구되는 체내의 Na^+과 H_2O를 유지하게 된다(부족한 혈장부피에 대해 운동성 근육과 냉각 기작이 어떻게 경쟁하는지에 관한 것은 다음 페이지에 제시된 '기초의 응용'을 참조하라).

세포외액의 삼투질농도를 조절함으로써 세포내액 부피의 변화를 억제한다.

체액 평형의 유지는 세포외액 부피와 세포외액 삼투질농도 조절에 의해 결정된다. 세포외액의 부피 조절은 혈압의 장기적인 조절에 중요한 반면, 세포외액의 삼투질농도 조절은 세포의 부피 변화를 억제하는 역할을 한다. 체액의 **삼투질농도(osmolarity)**는 체액에 녹아 있는 각 용질 분자의 농도이다. 삼투질농도가 높을수록, 용질의 농도가 높아진다. 다른 측면에서 보면 H_2O의 농도가 낮아지는 것이다. 물은 농도기울기를 따라 용질 농도가 낮은(H_2O가 더 높은) 쪽에서 용질 농도가 높은(H_2O가 더 낮은) 쪽으로 삼투에 의해 이동하는 것이다(p. 79 참조).

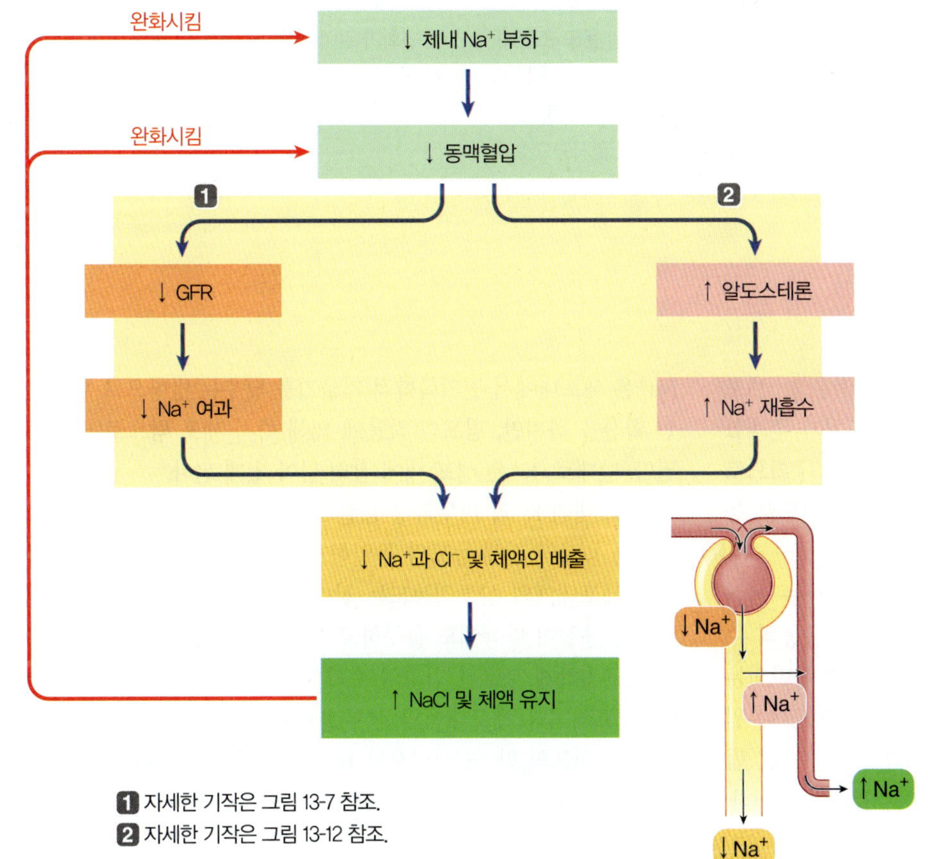

● **그림 14-3 신장의 Na^+ 조절에서 동맥혈압 감소의 두 가지 효과.**

기초의 응용 *Beyond the Basics*

치명적일 수 있는 대립관계: 불충분한 양의 혈장을 두고 운동성 근육과 냉각 기작이 경쟁할 때

육체적 건강을 향상시키고 심혈관 질환의 위험을 감소시키기 위해, 걷기나 조깅 프로그램에 참여하는 사람의 수가 여러 연령층에서 증가하고 있다. 우리는 계절에 따라 온도가 변하는 환경에 살고 있다. 시원한 날씨의 봄에서 여름의 덥고 습한 날씨로 바뀔 때, 실외에서 갑자기 운동을 하면 체액 소실을 일으켜 위험할 수 있다. 만약 더운 환경에 적응할 때까지 운동의 강도를 조절하지 않으면, 탈수와 염 소실로 열 경련(heat cramp)과 열피로(heat exhaustion)가 일어나고, 심하면 열사병(heat stroke)과 죽음에까지 이를 수 있다.

순화(acclimatization)란 온도 변화와 같은 주변 환경의 물리적 변화에 대하여 장기적인 항상성을 유지하도록 서서히 적응하는 것을 의미한다. 더운 날씨에 적응하지 않고 운동을 하면, 신체는 심각한 문제를 일으킨다. 운동에 필요한 O_2와 영양분을 제공하고, 운동으로 축적된 노폐물을 제거하기 위해서 많은 양의 혈액이 근육으로 공급된다. 운동성 근육은 또한 열을 발생시킨다. 생성된 열로부터 체온을 유지하기 위하여, 피부를 통하여 열이 주변 환경으로 나갈 수 있도록 피부로 공급되는 혈류가 증가한다. 체온보다 주변 온도가 높으면, 피부 혈관이 최대로 확장되더라도 열이 주변 환경으로 빠져나갈 수 없다. 오히려 우리 몸은 더 더운 주변으로부터 열을 흡수하게 되어, 더욱 어려움을 겪게 된다. 사람이 더운 날씨에 운동을 하면, 혈액은 근육과 피부 모두로 이동하기 때문에 보다 적은 양의 혈액이 심장으로 되돌아오고, 심장은 **프랑크-스탈링 기작(Frank-Starling mechanism)**에 따라 심장 박동 당 더 적은 혈액을 심장 밖으로 내보낸다(p. 287 참조). 따라서 시간당 동일한 양의 혈액을 내보내기 위해서, 무더운 날씨에는 심장이 더 빠르게 박동해야만 한다. 심장의 펌프작용이 증가하면, 더 많은 열이 생긴다.

또한 과도한 열로부터 체온을 유지하기 위해서는, 증발에 의한 냉각이 일어날 수 있도록 땀을 많이 흘리게 된다. 아직 적응이 되지 않은 사람은 시간당 최대 약 1.5 L의 땀을 흘린다. 땀을 흘리는 동안, 수분뿐만 아니라 수분에 있는 염도 소실된다. 땀으로 혈장 부피가 감소되면 근육 운동과 피부 혈관 확장을 통한 냉각에 이용할 수 있는 혈액이 더욱 감소된다.

심장은 최고의 속도로 박동한다. 고강도의 운동을 계속하면, 운동성 근육이 혈액 공급에 대한 경쟁에서 이겨 혈액을 공급받는다. 피부로 공급되는 혈류는 감소하므로, 냉각 작용은 잘 일어나지 않는다. 운동을 계속하면, 체온은 계속 올라가고, 열피로(빠르고, 약한 맥박, 저혈압, 다량의 땀, 방향감각 상실) 또는 열사병(시상하부의 온도 조절 중추 작동 실패, 뜨겁고, 건조한 피부, 극도의 혼란 또는 무의식, 사망)이 발생할 수 있다(p. 543 참조). 덥고, 습한 날씨에 마라톤을 하다가 열사병으로 죽는 경우가 매년 발생한다. (어떤 사람들은 운동할 때 카페인이 함유된 에너지 음료를 섭취함으로써 상황을 더욱 악화시킨다. 카페인 한 모금은 에너지를 제공할 수도 있지만, 사람들이 생각하는 것과는 정반대의 효과로, 이런 음료는 이뇨제로 작용하거나 탈수반응을 일으킬 수도 있다.)

반면에, 더운 환경에서 안전하고 약한 강도로 운동을 2주 동안 하고 나면, 신체는 적응하여 시원한 환경에서 가능했던 것과 동일한 양의 운동을 할 수 있다: (1) 혈장 부피가 12% 정도 증가한다. 혈장 부피가 증가하면, 운동성 근육과 피부(냉각을 위한)로 충분한 혈액을 공급하게 된다. (2) 신체는 냉각 시스템이 작동하기 전에 체온이 올라가지 않도록 보다 낮은 온도에서 땀을 흘린다. (3) 최대 땀 흘리는 속도를 3배 가까이 증가시켜 시간당 4 L의 땀이 몸 전체적으로 골고루 빠져나가게 한다. 이러한 증발에 의해 냉각이 증가하면, 피부혈관 확장을 통한 냉각의 필요성은 줄어든다. (4) 땀이 더 묽어지게 되면 땀으로 소실되는 염은 줄어든다. 남아 있는 염은 삼투작용으로 체내 수분을 보존하고, 순환하는 혈장 부피를 유지한다. 이러한 적응은 14일 정도 걸리며, 더위에서 운동할 때만 일어난다. 이런 변화가 일어날 때까지 참으면 여름 내내 안전하게 운동할 수 있다.

세포외액 및 세포내액 삼투질농도에 영향을 미치는 이온들 세포외액과 세포내액 사이에 이동할 수 없는 용질의 농도차가 존재할 때만 세포막을 통한 삼투가 일어난다. 체액을 두 개의 구획으로 나누는 장벽을 통과할 수 있는 용질은 두 구획에 빠른 속도로 동일하게 분포되므로, 삼투 차이는 일어나지 않는다.

입자 수 측면에서 세포외액에 가장 풍부하게 존재하는 용질인 Na^+과 그것과 결합하는 음이온이 세포외액의 삼투활동의 주요 원인이다. 반면, 세포내액의 삼투활동은 K^+과 이에 동반되는 세포내 음이온에 의해 좌우된다. 비록 적은 양의 Na^+과 K^+이 원형질막을 통해 수동적인 확산이 항상 일어나더라도, Na^+-K^+ 펌프 활성으로 인해 두 개의 이온은 통과하지 않는 것처럼 보인다. Na^+은 세포내에서 전기화학적 기울기를 낮추는 방향으로 수동적인 확산을 하지만, 펌프의 작용에 의해 즉시 세포 밖으로 나가게 된다. 반대로, K^+은 세포 내에 잡혀 남아 있게 된다.

세포 내의 K^+과 비투과성 용질의 전체 농도는 세포 밖 체액의 Na^+와 용질의 전체 농도와 동일하기 때문에, 정상적으로 세포외액과 세포내액의 삼투질농도는 같다. 세포외액과 세포내액의 비투과성 용질이 다름에도 불구하고 이들의 농도는 동일하며, 부피당 불균일하게 분포된 입자의 수가 체액의 삼투질농도를 결정한다. 세포외액과 세포내액의 삼투질농도는 일반적으로 동일하기 때문에, 세포의 안 또는 밖으로 H_2O의 이동이 일어나지 않는다. 그러므로 세포의 부피는 항상 일정하게 유지된다.

세포외액 삼투질농도 조절의 중요성 자유수(free water)를 소실하거나 획득하게 되는 환경(즉, 용질 부족 또는 초과를 동반하지 않는 H_2O의 소실 또는 획득)은 세포외액 삼투질농도의 변화를 일으킨다. 세포외액에 자유수가 부족하면, 용질이 심하게 농축되고 세포외액 삼투질농도는 비정상적으로 높아진 **고장성**(hypertonic)이 된다(p. 81 참조). 세포외액에 자유수가 많아지면, 용질은 심하게 묽어지고 세포외액 세포질 농도는 비정상적으로 낮아진 **저장성**(hypotonic)이 된다. 세포내액 삼투질농도와 비교하여 세포외액 삼투질농도가 변할 때, 세포외액이 세포내액에 비해 얼마나 농축되었는지에 따라, H_2O가 세포 안으로 빠져나오거나 들어가는 삼투현상이 일어난다.

따라서 세포 밖이나 안으로의 원하지 않는 H_2O의 이동을 방지하기 위해, 세포외액 삼투질농도는 조절되어야만 한다. 세포외액만을 고려한다면, 용질의 농도는 크게 문제가 되지 않는다. 그러나 세포의 수축 또는 팽창을 방지하기 위해, 세포외액 삼투질농도는 좁은 범위 내에서 유지되는 것이 중요하다.

세포외액 삼투질농도가 세포내액에 비해 고장성이거나 저장성일 때, 세포외액과 세포내액 간에 일어나는 체액의 이동에 대해 살펴보자. 수분 평형과 세포외액 삼투질농도가 세포의 부피 손상을 최소화하기 위해 어떻게 정상적으로 유지되는지 알아볼 것이다.

세포외액이 고장성일 경우, 세포는 H_2O가 빠지면서 수축한다.

용질의 농도가 높은 **고장성(hypertonisity)**의 세포외액은 주로 **탈수(dehydration)** 또는 음성 자유수 균형을 일으킨다.

고장성의 원인(탈수) 고장성과 함께 수반되는 탈수는 세 가지 경로를 통해 일어난다:

1. 사막에서 여행을 하거나 물을 마시기 어려운 상황에서 나타나는 H_2O 섭취의 부족

2. 심하게 땀을 흘리거나, 구토, 설사를 할 때 일어나는 과잉의 H_2O 소실

3. 바소프레신의 결핍으로 인한 질병인 **요붕증(Diabetes insipidus)**

바소프레신(항이뇨 호르몬)은 신장의 원위세뇨관과 수집관의 H_2O 투과성을 증가시키고, 소변으로 배출되는 물의 양을 줄여서 수분을 유지한다(p. 452 참조). 충분한 바소프레신이 없으면, 신장은 네프론의 말초부분에서 H_2O를 재흡수할 수 없기 때문에 H_2O를 일정하게 유지할 수 없다. 정상인의 하루 평균 소변량이 1.5 L인 것과 비교하여, 바소프레신이 제대로 분비되지 않는 환자는 하루에 묽은 소변을 20 L 이상 배출한다. H_2O의 섭취 없이 소변으로 H_2O가 과도하게 소실되면, 그 사람은 빠르게 탈수 증상을 나타낸다. 이러한 환자들은 물을 마시고 밤낮으로 화장실에 가는데 많은 시간을 보내느라 고통을 겪는다. 다행히, 코에 뿌리는 스프레이를 통해 인공 바소프레신 치료를 받을 수 있다.

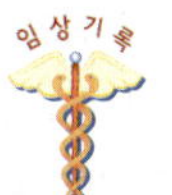

고장성에 의한 수분 이동의 방향과 증상 세포외액이 고장성일 때, 세포내액 삼투질농도가 세포외액의 삼투질농도와 평형이 될 때까지, 수분은 삼투현상에 의해 농축된 세포외액으로(세포 밖으로) 빠져나간다. H_2O가 나가면, 세포는 수축된다. 뇌 신경세포의 지나친 수축은 뇌의 기능을 방해하며, 경미한 경우 정신적 혼란(mental confusion)과 이상행동(irrationality)을 나타내고, 더 심각한 고장성 상태에서는 섬망증(delirium), 경련(convulsion), 또는 혼수(coma)를 보인다.

심각한 신경 증상과 비슷하게 일어나는 것으로 순환기 장애가 있는데, 이는 탈수증과 관련하여 혈장 부피가 감소되어 발생한다. 순환기 장애는 경미하게는 혈압을 떨어뜨리는 것에서부터 쇼크 그리고 사망을 일으킬 수도 있다.

또 다른 증상으로 흔히 나타나는 가벼운 탈수증이 있다. 예를 들어, 건조한 피부와 움푹 파인 눈은 이들 조직에서 H_2O가 소실되어 나타나며, 입이 바싹 마르는 것은 침 분비가 억제되기 때문이다.

세포외액이 저장성일 때, H_2O가 유입되어 세포는 팽창한다.

저장성(hypotonicity)의 세포외액은 주로 **수분과잉(overhydration)** 즉, 자유수가 과도한 상태를 나타낸다. 양성의 자유수 균형일 경우, 세포외액은 정상보다 덜 농축되어 있다(더 묽다).

저장성의 원인(수분과잉) 보통, 여분의 자유수는 즉시 소변으로 배출되기 때문에 대체로 저장성 상태를 유발하지 않지만, 다음과 같은 세 가지 요인에 의해 저장성이 야기될 수 있다:

1. 묽은 소변을 배출할 수 없는 신장 이상을 가진 환자가 용질보다 상대적으로 더 많은 수분을 섭취했을 때 저장성이 된다.

2. 신장이 여분의 H_2O를 제거하는 것보다 더 빨리 과량의 H_2O가 유입되면, 건강한 사람에게도 일시적으로 저장성이 나타날 수 있다.

3. 바소프레신 분비이상 증후군의 결과로 용질 없이 여분의 H_2O가 체내에 보존될 때, 저장성이 일어날 수 있다.

바소프레신은 일반적으로 H_2O 결핍에 반응하여 분비되는데, 이것은 네프론의 원위 부위에서의 수분 재흡수에 의해 완화된다. 하지만, 체내에 H_2O가 결핍이 되지 않은 경우에도 고통, 충격, 그리고 심한 스트레스에 의해서 바소프레신 분비가 증가되어, 세뇨관의 H_2O 재흡수가 조절된다. 스트레스에 의해 증가한 바소프레신 분비와 H_2O 보존은 스트레스에 의한 혈액 소실의 가능성을 미리 예상하여 일어나는 현상이다. 여분으로 보존된 H_2O는 혈압에 영향을 미칠 수 있는 혈액량의 소실을 최소화한다. 그러나 오늘날 일반적으로 스트레스가 많은 상황에서 혈액 소실과는 관련이 없기 때문에, 체내 체액 균형에 관한 바소프레신 분비의 증가는 적절하지 않다. 재흡수와 과량의 H_2O 보존은 체내의 용질을 묽게 한다.

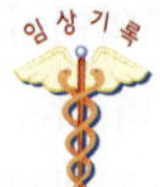

저장성 상태에서 수분이동의 방향과 그에 따른 징후들 여분의 자유수 유지는 먼저 세포외액을 묽게 하여, 저장성으로 만든다. 세포외액과 세포내액 간의 삼투활동 차이는 H_2O를 묽은 세포외액에서 세포 안으로 삼투현상에 따라 이동시켜 세포를 팽창시킨다. 대뇌 뉴런들의 수축처럼, 뇌 세포의 현저한 팽창 또한 뇌 기능의 이상을 일으킨다. 증상으로는 혼란, 불안정성, 무기력, 두통, 현기증, 구토, 졸음 등이 있으며, 심각한 경우, 경련, 혼수와 사망에 이르기도 한다.

과잉수분에 의한 비신경적 증상으로는 근육 세포의 팽창으로 인한 신체의 허약이 있고, 혈장 부피 팽창으로 인한 고혈압(hypertension)과 부종(edema)을 포함한 순환기 장애가 있다.

세포외액의 등장성 체액 증가 및 소실 동안, 세포 안팎으로 물이 이동하지 않는다.

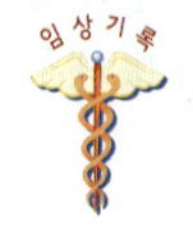

등장성 체액 증가의 예로, 치료용 등장성 식염수의 정맥주사 투여가 있다. 등장성 체액이 세포외액 구획으로 주입되면, 세포외액 부피는 증가하지만, 세포외액 용질의 농도는 변하지 않고, 세포외액은 여전히 등장성이다. 세포외액 삼투질농도가 변하지 않기 때문에, 세포외액과 세포내액은 여전히 삼투 평형 상태에 있으며, 두 구획 사이에서 체액 이동은 일어나지 않는다. 즉, 세포외액 구획이 세포 안으로 이동하는 H_2O 없이 부피가 증가하게 된 것이다.

유사하게, 출혈(hemorrhage)과 같은 등장 체액의 소실이 있을 때, 이에 상응하는 세포내액에서의 체액 소실이 없이 세포외액 내에서만 소실이 일어난다. 체내에 남아 있는 세포외액은 여전히 등장이기 때문에, 체액은 세포 밖으로 이동되지 않으며, 삼투 경사는 H_2O를 세포 밖으로 내보내지 않는다. 많은 기작들이 혈액의 소실을 보충하지만, 세포내액 구획에 직접적인 영향은 없다.

일반적으로 자유수 평형이 어떻게 유지되는지에 대해 알아보겠다.

바소프레신에 의한 수분 평형의 조절은 세포내액 삼투질농도를 조절하는데 중요하다.

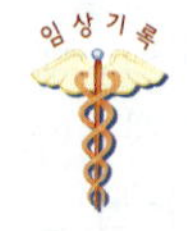

자유수 평형의 조절은 세포외액 삼투질농도 조절에 중요하다. 자유수의 증가는 세포외액을 매우 묽게 하고, 자유수의 결핍은 세포외액을 매우 농축시키므로, 세포 안팎으로 체액의 유해한 이동을 막기 위해서는 자유수 평형을 회복시키고, 세포외액 삼투질농도는 보상되어야만 한다. 즉, 안정된 H_2O 평형을 유지하기 위해서 H_2O의 유입과 배출은 같아야 한다.

H_2O 유입의 요인들

■ 사람에서 전형적인 H_2O 평형을 보면(**▲ 표 14-3**), 매일 1 L가 조금 넘는 H_2O를 액체 형태로 마심으로써 체내에 추가된다.

■ 놀랍게도, 그 양은 거의 고형의 음식 섭취를 통해 얻는 양과 동일하다. 근육의 약 75%가 H_2O이다[고기(동물 근육)는 75%가 H_2O임]. 과일이나 야채는 60~90%의 H_2O를 가지고 있다. 그러므로 사람은 정상적으로 액체 형태와 마찬가지로 고형의 음식에서도 많은 H_2O를 얻는다.

▲ 표 14-3 하루 동안의 수분 평형

수분 유입		수분 배출	
경로	유입량 (ml/일)	경로	배출량 (ml/일)
수분섭취량	1,250	폐와 땀을 흘리지 않는 피부에서 감지할 수 없는 수분 배출	900
음식을 통한 H_2O 섭취량	1,000	땀	100
대사작용으로 생산된 H_2O량	350	대변	100
총 유입량	2,600	총 배출량	2,600

■ H_2O 유입의 세 번째 요인은 물질대사(metabolism)로 생성되는 H_2O이다. 세포 내 화학 반응은 영양물질과 O_2를 에너지로 변환하고, CO_2와 H_2O를 생성한다. 세포의 대사과정에 의해 생산되어 세포외액으로 방출되는 **대사성 H_2O**의 양은 하루 평균 약 350 ml이다.

앞의 세 가지 요인을 통하여 하루에 평균적으로 유입되는 H_2O의 양은 약 2,600 ml이다.

H_2O 배출의 요인들

■ H_2O 평형의 배출 측면에서, 우리 몸은 자각하지 못한 상태에서 하루에 1 L의 H_2O를 방출한다. 이런 **무의식적 수분상실(insensible loss)**은 폐 및 땀이 아닌 형태로 피부를 통해 일어난다. 호흡하는 동안, 들이마신 공기는 기도 내에 있는 H_2O와 함께 포화상태가 된다. 수분을 내포한 공기를 내뿜으면서 H_2O가 소실된다(p. 389 참조). 일반적으로, 우리는 이런 H_2O 소실을 자각하지 못하지만, 추운 날에 H_2O 증기가 농축되어 나온 입김을 통해 볼 수 있다. 또 다른 무의식적 수분상실은 땀이 나지 않을 때에도 피부에서 지속적으로 일어나는 H_2O의 소실이다. 물 분자들은 피부 세포를 통해 확산되고, 알아차릴 수 없게 증발될 수 있다. 다행히, 피부는 지나친 H_2O의 소실을 막기 위해 외부층이 각질화되어 있다(p. 379 참조).

■ 피부에서 **땀(sweat)**을 통해 일어나는 H_2O의 소실은 사람이 자각하는 소실로, H_2O 배출의 또 다른 방법이다. 20°C의 기온에서, 하루 평균 100 ml의 H_2O가 땀을 통해 소실된다. 땀을 통한 수분의 소실은 주변 온도와 습도 그리고 신체활동의 정도에 따라 상당히 변할 수 있다(0에서 매우 더운 날씨에는 시간당 몇 L까지 변할 수 있음).

■ 체내에서 H_2O 소실의 또 다른 방법이 **대변**(feces)을 통한 것이다. 정상인에서 약 100 ml의 H_2O를 매일 이 방법으로 방출한다. 대장에서 대변을 형성하는 동안, 대부분의 H_2O는 소화관 내강으로부터 혈액 안으로 흡수됨으로써 체액을 보존하고, 제거될 내용물만을 응고시킨다. H_2O는 구토나 설사를 통해 소화관에서 추가적으로 소실될 수 있다.

■ 가장 중요한 배출 기작은 **소변 배설**(urine excretion)로서, 매일 생산되는 소변은 평균 1.5 L이다.

▲ **표 14-3**에서 보는 바와 같이, 하루 동안 H_2O 총 배출량과 총 유입량은 2,600 ml로 동일하다. 이러한 평형은 우연히 일어나는 것이 아니다. 정상에서 H_2O 유입이 H_2O 배출과 동일하여 체내의 H_2O가 평형을 유지하는 것이다.

수분 평형 유지를 조절하는 요인들 H_2O 유입과 배출을 일으키는 요인들 중에서, H_2O 평형을 유지하기 위해 두 가지가 조절된다. 유입 측면에서는 갈증이 섭취하는 수분의 양에 영향을 주며, 배출 측면에서는 신장이 소변 생성량을 조절한다. H_2O 평형 조절에서 가장 중요한 기작은 소변을 통한 H_2O 배출이다.

다른 몇몇 요인들도 조절되지만, H_2O 평형을 유지하기 위한 것은 아니다. 음식 섭취는 에너지 평형을 유지하고, 땀을 조절하는 것은 체온을 유지하는데 중요하다. 대사작용에 의한 H_2O 생성과 무의식적 수분상실은 조절되지 않는다.

바소프레신에 의한 소변으로의 수분 배출 조절 H_2O 유입과 배출 사이의 불균형에 의한 세포외액 삼투질농도의 변화는 염의 배출 변화 없이 H_2O의 소변 배출만을 조절함으로써 빠르게 보상된다. 즉, H_2O 재흡수 및 배출은 용질의 그것과는 부분적으로 구분되므로, 세포외액의 삼투질농도를 빠르게 회복시키기 위해서 유지 또는 제거되는 자유수 양의 변화는 다양하다. 자유수의 재흡수와 배출은 바소프레신 분비를 통해 조절된다(● **그림 13-22** 참조). 다시 설명하면, 염의 재흡수는 H_2O 재흡수를 동반하기 때문에 네프론을 통한 대부분의 H_2O 재흡수는 세포외액 부피 조절에 중요하다. 그러나 신장 수질에서의 수직적인 삼투기울기 때문에, 원위세뇨관과 수집관에서는 염의 재흡수 없이 자유수 재흡수가 일어날 수 있다. 바소프레신은 세뇨관 뒷부분에서의 H_2O 투과성을 증가시킨다. 세포외액 삼투질농도를 정상으로 회복시키기 위하여 재흡수되는 자유수의 양은 바소프레신의 양에 의해 조절된다.

갈증에 의한 수분 흡수 조절 **갈증**(thirst)은 H_2O의 섭취를 유도하는 주관적인 감각이다. **갈증 중추**(thirst center)는 시상하부에서 바소프레신을 분비하는 세포 가까이에 위치한다.

이제부터 바소프레신 분비와 갈증을 조절하는 기작에 대해 자세히 알아보도록 하겠다.

바소프레신 분비와 갈증은 거의 동시에 유도된다.

시상하부의 조절 중추는 상호작용을 통하여 바소프레신 분비(그 결과인 소변 배출)와 갈증을 조절한다. 바소프레신 분비와 갈증은 부족한 자유수에 의해 자극되고, 과다한 자유수에 의해 억제된다. 그러므로 체내 H_2O 보존을 위해서 소변으로의 배출을 감소시키는 것은 체내 H_2O를 보충하는 갈증 감각을 활성화하는 것과 같은 상황이다.

시상하부 삼투수용기의 역할 바소프레신 분비와 갈증을 위한 주요 흥분성 자극은 바소프레신-분비 세포와 갈증 중추 가까이에 위치한 **시상하부 삼투수용기**(hypothalamic osmoreceptor)들에 의해서 일어난다. 삼투수용기는 주변 체액의 삼투질농도를 감지하는데, 이는 결과적으로 체액의 전체 농도를 반영한다. H_2O가 너무 적어서 삼투질농도가 증가하여 H_2O 보존 필요성이 증가하면, 바소프레신 분비와 갈증 기작이 동시에 활성화된다(● **그림 14-4**). 그 결과, 원위세뇨관과 수집관에서 H_2O의 재흡수가 증가되어 소변의 배출량은 줄어들고, H_2O가 보존된다. 이 현상은 고갈된 H_2O 저장소를 회복시켜서, 용질을 정상적인 농도로 희석시키고 고장성 상태로 되는 것을 방지하는 것이다. 반면에, 세포외액 삼투질농도가 감소하여 H_2O가 많아지면, 즉각적으로 바소프레신 분비 감소를 통해 소변의 배출량을 증가시키고, 갈증 억제를 통해 체내의 수분량을 감소시킨다.

좌심방 혈장부피 수용기의 역할 비록 바소프레신과 갈증에 대한 주요 자극이 세포외액 삼투질농도의 증가이지만, 바소프레신-분비 세포와 갈증 중추는 **좌심방 혈장부피 수용기**(left atrial volume receptor)들 자극에 의한 세포외액 부피 변화에 의해서도 어느 정도 영향을 받는다. 좌심방에 위치한 이 혈장부피 수용기들은 세포외액 부피를 반영하는 혈류에 의해 생기는 압력-유도성 신장에 반응한다. 즉, 혈장부피 수용기들이 혈관계의 "충만함(fullness)"을 감지하는 것이다. 반면에, 대동맥궁과 목동맥동의 압력수용기는 순환계의 평균 혈압을 감지한다(p. 329 참조). 따라서 출혈이 일어날 때와 마찬가지로, 세포외액 부피와 동맥압이 크게 감소하면 좌심방의 혈장부피 수용기는 반사적으로 바소프레신의 분비와 갈증을 자극한다. 바소프레신의 방출과 갈증의 증가는 각각 소변의 배출을 감소시키고, 체액의 흡수를 증가시킨다. 뿐만 아니라, 세포외액 부피와 동맥압을 크게 감소시키는 바소프레신은 소동맥에서 강한 혈관수축 작용을 나타낸다(p. 314 참조). 바소프레신은 세포외액 및 혈장의 부피를 팽창시키고, 총 말초저항을 증가시킴으로써, 자신의 분비를 유도하는 저혈압을 완화시키는 작용을 한다. 동시에 대동맥궁과 목동맥동의 압력수용기는 저혈압을 감지하여 심장과 혈관에 대한 교감신경 활동을 촉진시킴으로써 혈압을 증가시킨다(● **그림 10-33** 참조).

반대로, 세포외액 부피(그에 따른 혈장 부피)와 동맥혈압이 증

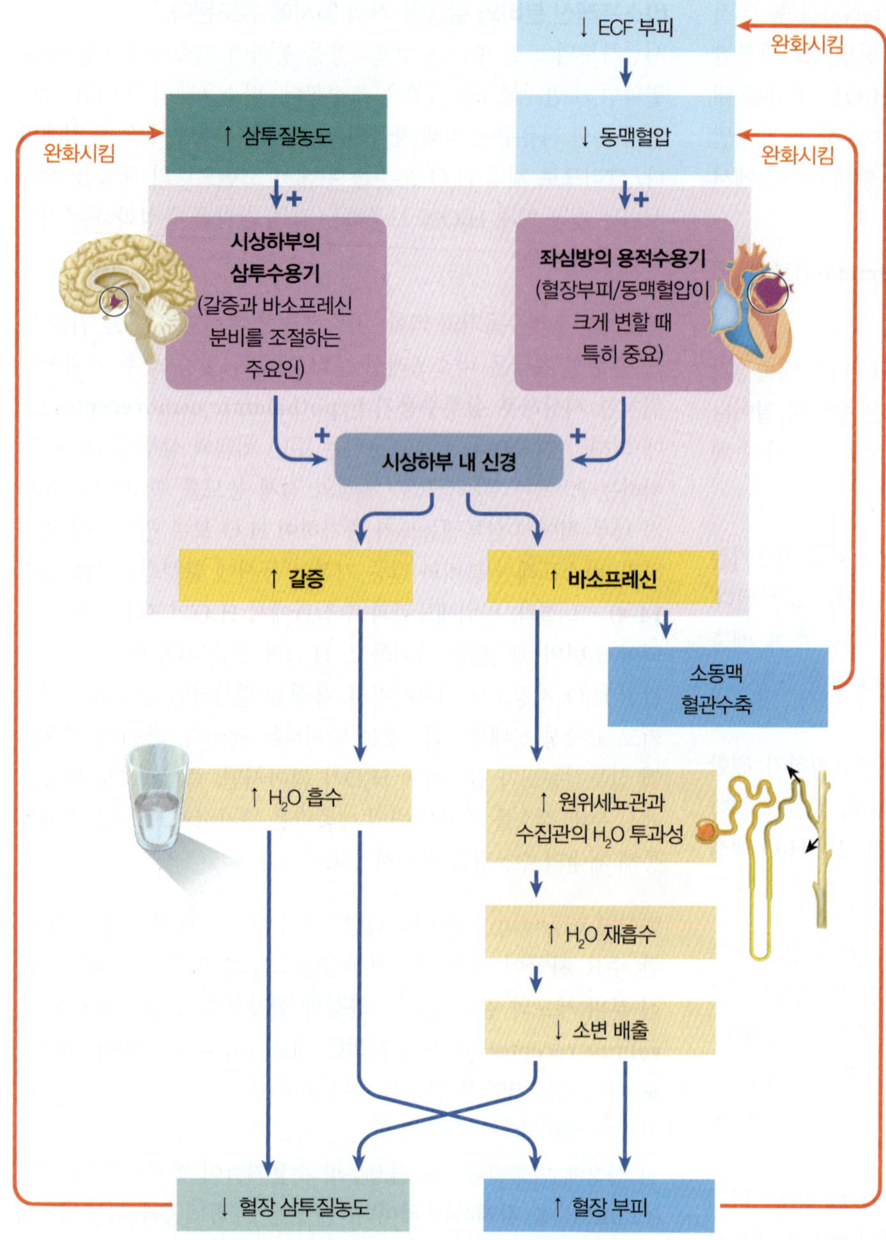

● 그림 14-4 H_2O 부족으로 인한 바소프레신 분비 증가와 갈증 조절.

가하면, 바소프레신과 갈증이 동시에 억제된다. 과잉의 세포외액과 혈장을 소변으로 배출함과 동시에 H_2O의 섭취를 억제함으로써, 혈압을 정상으로 회복시킨다.

낮은 세포외액과 혈장 부피 그리고 낮은 동맥혈압 또한 RAAS(레닌-앤지오텐신-알도스테론계)를 경유하여 반사적으로 알도스테론 분비를 증가시킨다. 그 결과 증가된 Na^+ 재흡수는 H_2O의 삼투 유지, 세포외액의 부피 팽창, 그리고 동맥혈압의 증가를 일으킨다. 결론적으로, 알도스테론에 의해 조절되는 Na^+ 재흡수는 세포외액 부피 조절에 가장 중요하며, 바소프레신과 갈증 기작은 보조적인 기능만 한다.

체액 흡수에서 비-생리적인 영향들 H_2O의 흡수를 조절하기 위하여 갈증 기작이 존재하지만, 사람의 수분 섭취는 종종 H_2O 평형 조절보다는 습관과 사회적인 요인들에 의해 더 많은 영향을 받는다. H_2O 섭취가 체액 평형을 유지하는데 중요하더라도, 사람에게서 H_2O 섭취는 완벽하게 조절되지 않는다. 일반적으로 갈증이 나면 물을 마시지만, 차를 마시는 것과 같이 갈증이 나지 않을 때에도 종종 마시기도 한다.

H_2O 섭취는 잘 조절되지 않으므로 실질적으로 체내 H_2O 불균형이 일어나는데, 이때 H_2O 평형 유지에 중요한 요인은 신장을 통한 소변 배출이다. 따라서 바소프레신에 의해 조절되는 H_2O 재흡수는 세포외액 삼투질농도를 조절하는데 가장 중요하다.

체액 평형 유지에 중요한 두 가지 요인인, 세포외액 부피와 삼투질농도의 조절에 대하여 요약한 ▲**표 14-4**를 살펴보라.

14.3 산-염기 평형

메모: 이 주제에 대한 것은 화학적 지식이 없는 학생들도 이해할 수 있도록 내용을 기술하였다. 산-염기 평형에 대한 이론 및 폭넓은 이해를 위해서는 화학적으로 더 자세히 설명된 부록 C를 참고하기 바란다.

산-염기 평형(acid-base balance)은 체액에서 자유 **수소이온(H^+) 농도**의 정밀한 조절을 의미한다. 화학물질의 농도를 나타내기 위하여 대괄호 안에 부호를 넣는다. 즉, $[H^+]$는 H^+의 농도를 나타낸다.

산은 자유 수소이온을 방출하는 반면, 염기는 수소이온을 받는다.
산(acid)이란 수소를 함유한 물질로서, 용액에서 해리되어 자유 H^+과 음이온을 내놓는 물질을 말한다. 다른 많은 물질들(예, 탄수화물) 또한 수소를 가지고 있지만, 그들의 분자구조 내에 있는 수소는 단단히 결합되어 있어서 절대로 자유 H^+로 해리되지 않기 때문에, 산으로 분류되지 않는다.

강산은 약산보다 용액에서 해리되는 성향이 더 크다; 즉, 강산의 분자들이 자유 H^+과 음이온으로 분리되는 비율이 더 높다. 염산(HCl)은 강산의 한 예로서, H_2O에 녹았을 때, 모든 HCl 분자는 자유 H^+과 염소이온(Cl^-)로 해리된다. 탄산(H_2CO_3)과 같은 약산은 용액에서 분자 중 단지 일부만이 H^+과 HCO_3^-로 해리되

▲표 14-4 세포외액 부피와 삼투질농도의 조절에 대한 요약

조절된 변수	변수 조절의 중요성	비정상적 변수로 발생하는 결과	조절 기작
세포외액의 부피	장시간 동맥혈압 조절	↓ 세포외액 부피 → ↓ 동맥혈압	염 평형의 유지(염이 삼투적으로 H_2O를 "유지"함으로써, Na^+ 부하가 세포외액의 부피 결정
		↓ 세포외액 부피 → ↑ 동맥혈압	주로 알도스테론에 의한 소변 내 Na^+ 방출조절에 의해 이루어짐
세포외액의 삼투질농도	세포외액과 세포내액 사이에서 H_2O의 해로운 삼투적 이동 방지	↓ 세포외액 삼투질농도(저장성) → H_2O가 세포 안으로 들어감 → 세포 팽창	H_2O 균형의 유지는, 주로 바소프레신에 의한 소변 내 H_2O 방출 조절에 의해 이루어짐
		↑ 세포외액 삼투질농도(고장성) → H_2O가 세포를 빠져나감 → 세포 수축	

고, 남아 있는 H_2CO_3 분자들은 그대로 유지된다. 자유 수소이온만이 산성에 기여하므로, H_2CO_3은 용액에서 자유 수소이온을 많이 내놓지 않기 때문에 H_2CO_3은 HCl보다 약한 산성을 나타낸다(● **그림 14-5**).

염기(base)는 용액에서 자유 H^+과 결합하여 자유 H^+을 제거할 수 있는 물질이다. 강염기는 약염기보다 더 쉽게 H^+과 결합할 수 있다.

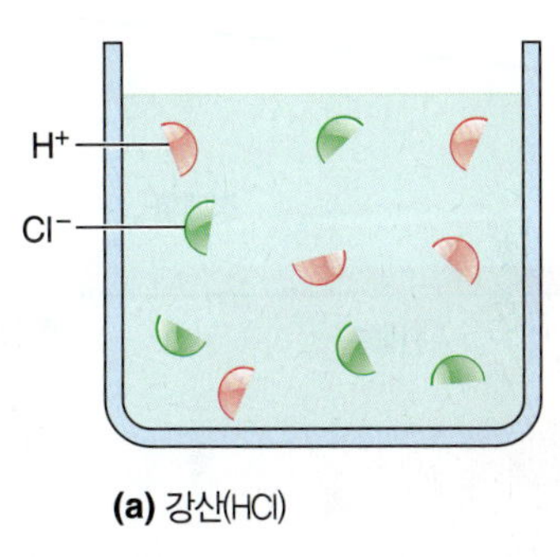

(a) 강산(HCl)

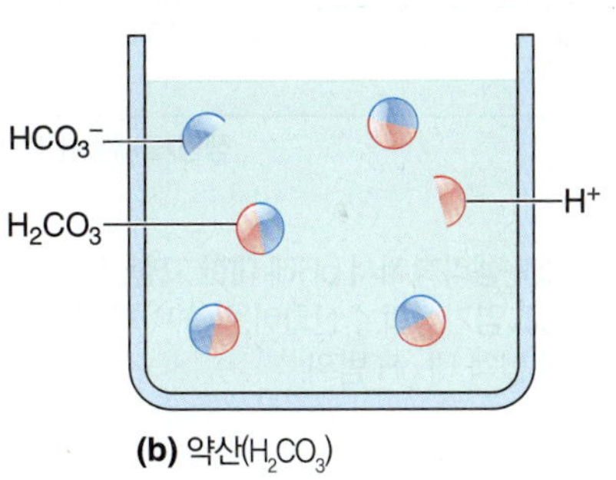

(b) 약산(H_2CO_3)

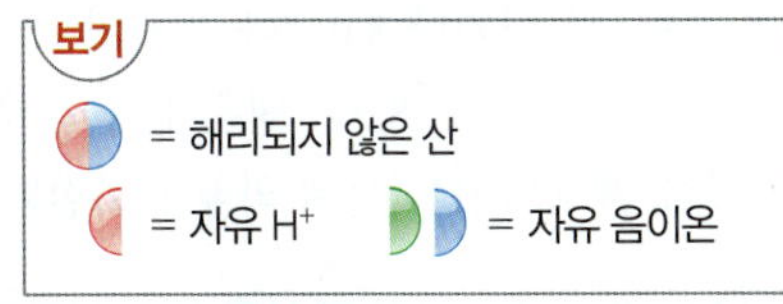

● **그림 14-5 강산과 약산의 비교.** (a) 다섯 분자의 강산. 염산(HCl)과 같은 강산은 용액에서 자유 H^+와 음이온으로 완전히 해리된다.
(b) 다섯 분자의 약산. 탄산(H_2CO_3)과 같은 약산은 용액에서 일부만 자유 H^+와 음이온으로 해리된다.

pH는 $[H^+]$를 표시하는데 사용된다.

pH의 개념은 $[H^+]$의 낮은 값을 더 편리하게 표시하기 위해 개발되었다. 구체적으로 설명하면, pH는 $[H^+]$ 역수의 상용 로그(logarithm, log)값을 나타낸다.

$$pH = \log \frac{1}{[H^+]}$$

식이 복잡해 보이지만, 여기에서 중요한 것은 $[H^+]$가 분모에 있기 때문에, 높은 $[H^+]$는 낮은 pH에 상응하고, 낮은 $[H^+]$는 높은 pH에 상응한다. 즉, $[H^+]$가 높을수록, 1을 나누는 수가 커지게 되고 pH는 낮아진다.

화학에서 산과 염기 용액 순수한 H_2O의 pH는 7.0으로, 이는 화학적으로 중성을 나타낸다. H_2O 분자 중 지극히 작은 양만이 H^+과 수산화이온(OH^-)으로 해리된다. H_2O은 동일한 수의 산성 H^+과 염기성 OH^-로 되어 있기 때문에, 산성이나 염기성이 아닌 중성이다. pH 7.0보다 낮은 용액은 순수한 H_2O보다 $[H^+]$가 더 높고, 이는 산성으로 간주된다. 반면에, pH 7.0보다 높은 용액은 낮은 $[H^+]$를 가지고 있어 **염기성(basic)** 또는 **알카리성(alkaline)**으로 간주한다(● **그림 14-6a**). ● **그림 14-7**은 일반적인 용액의 pH 값을 비교한 것이다.

체내에서의 산혈증과 알카리혈증 정상인에서 동맥혈은 pH 7.45이고 정맥혈은 pH 7.35이므로, 혈액은 평균적으로 pH 7.4이다. 조직 모세혈관에 더해진 CO_2에서 H_2CO_3이 형성될 때 H^+이 발생하기 때문에 정맥혈의 pH는 동맥혈보다 약간 낮다(즉, 더 산성이다). **산혈증(acidosis)**은 혈액이 pH 7.35 아래로 떨어질 때 생기고, **알카리혈증(alkalosis)**은 혈액이 pH 7.45 이상일 때 일어난다(● **그림 14-6b**). 인체의 산-염기 상태를 결정하는 기준점은 화학적으로 중성인 pH 7.0이 아니라, 혈액의 정상 pH 7.4이다. 그러므로 화학에서 pH 7.2는 염기성으로 분류하지만, 인체에서의 혈액 pH 7.2는 산성으로 간주한다.

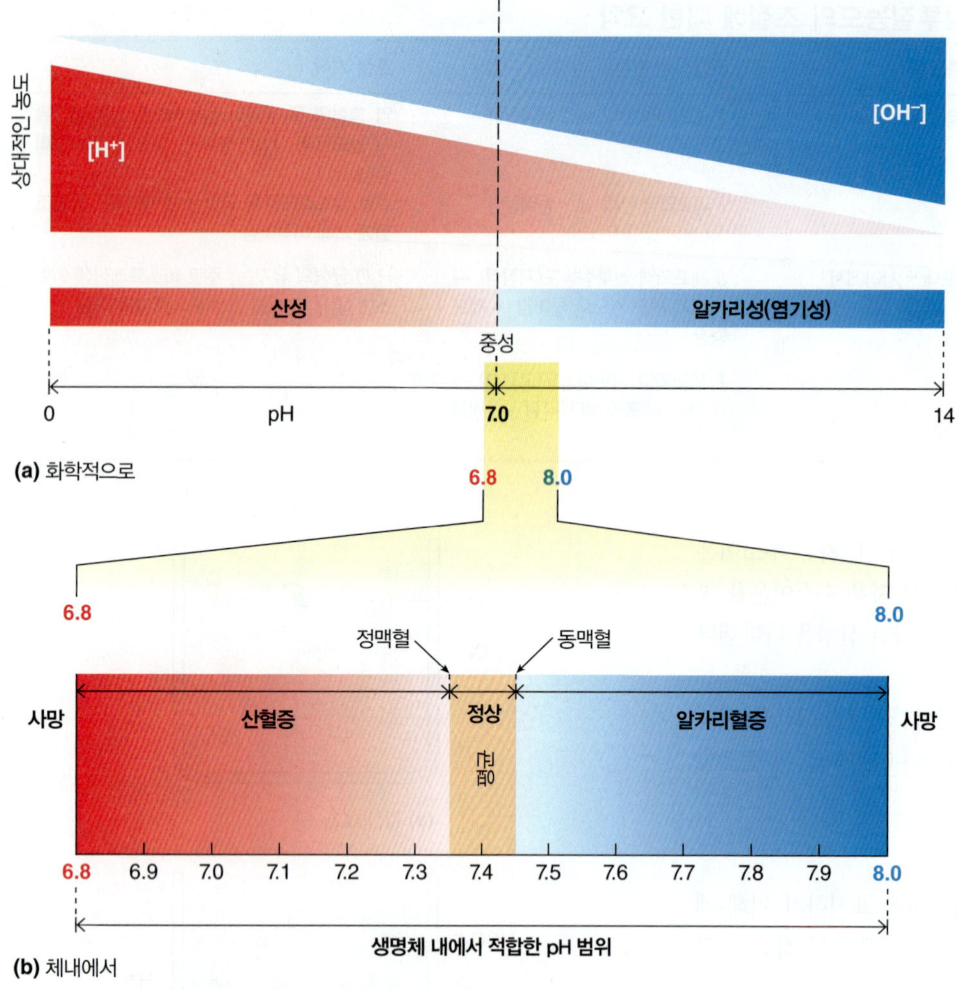

● **그림 14-6 화학과 생리학에서 pH에 대한 고찰.** (a) 화학적으로 중성, 산성, 그리고 알카리성 상태에서 산성의 수소이온(H⁺)과 염기성의 수산화이온(OH⁻)의 상대적 농도와 pH의 관계. (b) 정상, 산혈증, 그리고 알카리혈증 상태에서의 혈액 내 pH 범위.

동맥의 pH가 6.8보다 낮거나 8.0보다 높으면 생명에 심각한 문제가 생긴다. 동맥이 pH 6.8~8.0의 범위에서 몇 초 이상 벗어나면 사망할 수 있어, 체액의 [H^+]는 주의깊게 조절되어야 한다.

[H^+]의 변화는 신경 및 효소, K^+의 활성을 변화시킨다.

[H^+]의 작은 변화조차도 정상 세포의 기능에는 엄청난 변화를 초래하기 때문에, pH는 좁은 범위 안에서 유지되어야만 한다.

1. 신경 및 근육 세포의 흥분성 변화는 비정상인 pH의 주요 임상 징후 중 하나이다.

- 증가된 [H^+](산혈증)는 임상 측면에서 중추신경계(CNS)의 기능저하를 일으킨다. 산혈증 환자는 정신적 혼란에 빠지기도 하고, 심한 경우는 혼수상태에 빠져 결국 사망에 이른다.
- 반면에, 감소한 [H^+](알카리혈증)는 임상측면에서 초기에는 말초신경계(PNS)에, 나중에는 중추신경계의 과도한 흥분을 일으킨다. 말초신경은 일반적인 자극 없이도 쉽게 흥분된다. 구심성(감각) 신경의 과도한 흥분은 비정상적인 "따끔따끔한 통증(pins-and-needles)"을 보이는 저림(tingling) 증상을 일으킨다. 원심성(운동) 신경의 과도한 흥분은 반복적 근연축반응을 일으키고, 더 심각한 경우엔 심한 근육 경련(muscle spasm)을 일으킨다. 호흡기관 근육의 경련은 심각한 호흡 방해를 일으키기 때문에, 극심한 알카리혈증의 경우 CNS의 과도한 흥분으로 인한 경련으로 사망할 수도 있다. 그리 심각하지 않는 상황에서도, CNS의 과도한 흥분은 극도의 긴장감을 나타낸다.

2. 수소이온농도는 효소 활성에 큰 영향을 미친다. [H^+]가 약간만 변해도 단백질 분자의 모양과 활성이 변하게 된다. 효소는 단백질이기 때문에, 체내의 산-염기 균형의 변화는 효소에 의해 촉진되는 정상적인 대사활동을 방해한다.

3. [H^+]의 변화는 체내의 K^+ 농도에 영향을 준다. 신장 사구체 여과액에서 Na^+의 재흡수가 일어날 때, 세뇨관 세포는 Na^+ 대신 K^+이나 H^+을 분비한다. 일반적으로, 세뇨관 세포들은 H^+에 비해 K^+을 더 많이 분비한다. 신장을 통한 H^+ 및 K^+ 분비 사이의 밀접한 관계 때문에 산혈증을 없애기 위해 H^+ 분비가 증가할 경우, 평소보다 적은 K^+이 분비될 수 있다. 반면에, 알카리혈증 동안 H^+ 분비가 감소할 경우, 평소보다 더 많은 K^+이 분비된다. 세포외액의 [K^+] 변화는 심장에 이상을 일으키는 악영향을 미친다(p. 445 참조).

대사활동의 결과로 수소이온은 계속 체액에 축적된다.

다른 성분들처럼, 체액에서 일정한 [H^+]를 유지하기 위해 H^+의 유입은 같은 양의 배출에 의해 평형이 맞춰져야만 한다. 유입 측면에서, 해리된 적은 양의 H^+은 음식을 통해서만 흡수된다. 이와 같은 음식의 예로 약한 구연산이 포함된 오렌지가 있다. 체액의 H^+ 대부분은 체내 대사활동으로부터 발생한다.

체내에서 H^+의 공급원 일반적으로 H^+은 다음의 3가지 공급원으로부터 지속적으로 체액에 더해진다:

1. 탄산의 형성. H^+의 주요 원천은 대사작용으로 생성되는 CO_2이다. 세포의 영양물 산화는 에너지를 생산하고, 이와 함께 최종

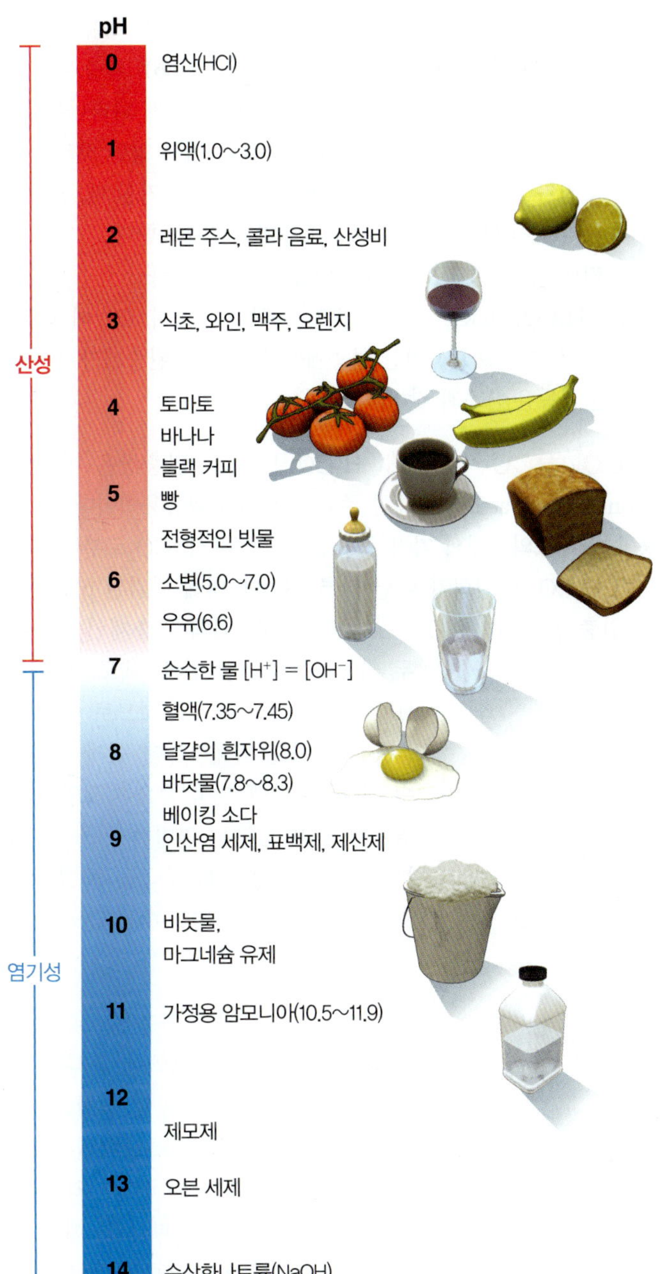

● **그림 14-7 흔히 보는 용액의 pH 값 비교.**

산물로 CO_2와 H_2O를 형성한다. 촉매 작용 없이, CO_2와 H_2O는 천천히 H_2CO_3로 되고, 이것은 일부 빠르게 분리되어 자유 H^+과 HCO_3^-으로 유리된다:

$$CO_2 + H_2O \overset{천천히}{\rightleftharpoons} H_2CO_3 \overset{빠르게}{\rightleftharpoons} H^+ + HCO_3^-$$

첫 번째 반응은 속도-제한 단계로서 혈장에서 느리게 일어나지만, CO_2의 수산화반응(H_2O와 결합)은 적혈구에서 **탄산무수화효소**(carbonic anhydrase)에 의해 촉진된다(p. 414 참조). 아래의 식처럼, 탄산무수화효소(다음 등식에서 ca로 표시됨)의 영향으로 세포는 CO_2와 H_2O를 H^+과 HCO_3^-(H_2CO_3의 중간 생산물 없이)으로 즉시 전환한다:

$$CO_2 + H_2O \overset{ca}{\rightleftharpoons} H^+ + HCO_3^-$$

이 반응은 **질량작용의 법칙**(law of mass action)에 따라서 농도에 의존하여 양방향으로 일어나는 가역적인 반응이다(p. 410 참조). 조직에서 대사작용으로 생산된 CO_2가 모세혈관 내로 들어오면서 혈액 내 CO_2 농도가 증가한다. 이것은(탄산무수화효소와는 상관없이) H^+이 증가하는 방향으로 반응을 유도한다. 폐에서 이 반응은 반대 방향으로 일어난다: CO_2는 폐 모세혈관의 혈액에서 폐포로 확산되어, 공기 중으로 나간다. 혈액 내 CO_2의 감소 결과로 CO_2를 증가시키는 반응이 일어난다. H^+과 HCO_3^-은 다시 CO_2와 H_2O를 형성한다. 조직에서 생성된 H^+은 H_2O 분자로 들어가고, CO_2는 호흡으로 방출된다.

호흡계와 대사작용의 속도가 비슷하면, 대사작용으로 생산된 CO_2에서 체액으로의 H^+의 유입이나 소실은 없다. 그러나 폐에서의 CO_2 제거속도와 조직에서의 CO_2 생성 속도가 다르면, CO_2가 축적되거나 결핍되어 각각 체액 내의 자유 H^+의 과잉 또는 부족이 일어난다.

2. 무기산들(inorganic acids)은 영양물의 분해 과정에서 만들어진다. 고기에 많이 들어 있는 식이 단백질들은 많은 양의 황(S)과 인(P)을 함유하고 있다. 따라서 이런 영양물질들이 분해되면, 부산물로 황산과 인산이 생성된다. 이들 무기산들은 약한 강산들로서, 크게 해리되어 체액으로 자유 H^+을 유리시킨다.

3. 대사작용의 결과 생성되는 유기산들(organic acids). 많은 유기산들은 정상적인 대사작용으로 생성된다. 예를 들어, 지방산(fatty acid)은 지방 대사에 의해 생성되고, 젖산은 심한 운동 중에 근육을 통해 생성된다(p. 247 참조). 이런 유기산들은 부분적으로 해리되어 자유 H^+을 생성한다.

그러므로 대사작용의 결과로 인해, H^+의 생성은 지속적으로 일어난다. 우리 몸에 질병이 있을 때에도, 체내 H^+의 풀 전체에 추가적인 H^+이 생성되기도 한다. 예를 들어, 당뇨병(diabetes mellitus)의 경우, 비정상적인 지방 대사에 의해 많은 양의 케토산이 생성될 수 있다(p. 586 참조). 따라서 H^+의 유입은 끊임없이 일어나고, 변동이 매우 심하며, 근본적으로 조절되지 않는다.

[H^+]의 변화에 대한 세 가지 방어기작 H^+ 평형의 핵심은 이러한 지속적인 산의 증가에도 불구하고 세포외액을 pH 7.4로 정상적인 알카리성을 유지하는 것이다. 체내에서 생성된 자유 H^+은 대부분 제거되어 체액의 pH가 생명에 적합한 범위 내에 들도록 한다. 또한 세포외액이 지나치게 알카리성이 되는 경우에 대비하여 빠르게 보상하는 기작도 필요하다.

유입량이 조절되지 않음에도 불구하고, 거의 일정한 농도로 체액의 [H^+]를 유지하는 데에는 (1) **화학적 완충계** (2) **호흡에 의한 pH 조절** 그리고, (3) **신장에 의한 pH 조절**의 세 가지 방어 기작이 있다. 지금부터 이들 기작을 살펴보도록 하겠다.

화학적 완충계는 자유 수소이온과 결합하거나 자유 수소이온을 생성하여 pH 변화를 최소화한다.

화학적 완충계(chemical buffer system)는 두 개의 화학적 복합체로 이뤄진 혼합물로서, 여기에 산이나 염기를 첨가하거나 제거하여도 pH 변화를 최소화해 주는 계를 일컫는다. 완충계는 가역적인 반응을 포함한 물질의 쌍으로 구성되어 있다. 즉 하나는 $[H^+]$가 감소할 때 자유 수소이온을 유리시키는 것이고, 다른 하나는 $[H^+]$가 증가할 때 자유 수소이온과 결합(따라서 용액으로부터 자유 수소이온은 제거)하는 것이다.

이와 같은 완충계의 중요한 예로 탄산–중탄산염(H_2CO_3:HCO_3^-) 완충 쌍을 들 수 있으며, 이 완충계는 아래의 가역반응을 포함하고 있다.

$$H_2CO_3 \rightleftharpoons H^+ + HCO_3^-$$

완충능을 갖지 않는 용액에 HCl과 같은 강산을 첨가하면 H^+이 전부 해리된다(**● 그림 14-8a**). 반면에, H_2CO_3:HCO_3^- 완충쌍이 포함된 용액에 HCl을 첨가하면, HCO_3^-은 즉시 자유 수소이온과 결합하여 H_2CO_3을 형성한다(**● 그림 14-8b**). 완충계가 존재하지 않거나 첨가된 H^+이 해리된 상태로 있을 때 나타나는 pH의 급격한 감소와는 달리, 약산인 H_2CO_3은 적은 양만 해리된다. 염기의 첨가나 산의 소실에 의해 용액의 pH가 증가할 때, 완충쌍 중에 H_2CO_3이 H^+을 방출하여 pH 증가를 최소화한다.

우리의 몸에는 다음 4가지의 완충계가 존재한다:

(1) H_2CO_3:HCO_3^- 완충계, (2) 단백질 완충계, (3) 헤모글로빈 완충계, 그리고 (4) 인산 완충계이다. 각각의 완충계가 가지는 중요한 기능은 다음과 같다.

H_2CO_3:HCO_3^- 완충계 H_2CO_3:HCO_3^- 완충쌍은 비-탄산(noncarbonic acids)에 대한 주요 세포외액 완충용액이다. 이 완충계는 세포외액에서 가장 중요한 완충계로서, CO_2로부터 만들어진 H_2CO_3의 변화가 아닌 다른 원인에 의해 야기된 pH 변화를 완충작용한다. 이것이 효과적인 세포외액 완충계인 이유는 두 가지가 있다. 첫 번째, 세포외액에는 H_2CO_3과 HCO_3^-이 풍부하므로 이 체계는 pH 변화를 억제하는데 쉽게 이용될 수 있다. 두 번째, 더욱 중요한 것인데 이 염기쌍의 각 성분은 면밀하게 조절된다는 점이다. 신장은 HCO_3^-을 조절하고, 호흡계는 CO_2를 조절하여 H_2CO_3을 생성한다.

단백질 완충계 단백질 완충계는 주로 세포 내에서 중요하다. 체액에 풍부한 완충물질은 세포 내 단백질 및 혈장단백질을 포함한 단백질들이다. 단백질은 H^+을 주거나 받을 수 있는 산성기와 염기기를 모두 가지고 있기 때문에, 매우 훌륭한 완충제이다. 양적으로도 세포 내에 단백질이 매우 풍부하므로 단백질 완충계는 세포내액에서 $[H^+]$ 변화의 완충작용에 가장 중요하다. 제한적이지만 일부 혈장 단백질은 세포외 완충작용에서의 H_2CO_3:HCO_3^- 완충계를 보충해 준다.

헤모글로빈 완충계 헤모글로빈(hemoglobin; Hb)은 물질대사로 생성되어 조직과 폐 사이를 이동하는 CO_2로부터 만들어진 H^+에 대해 완충작용을 한다. CO_2는 그것을 만든 조직 세포로부터 모세혈관으로 끊임없이 빠져나온다. 대부분의 CO_2는 H_2O과 함께 적혈구 내의 탄산무

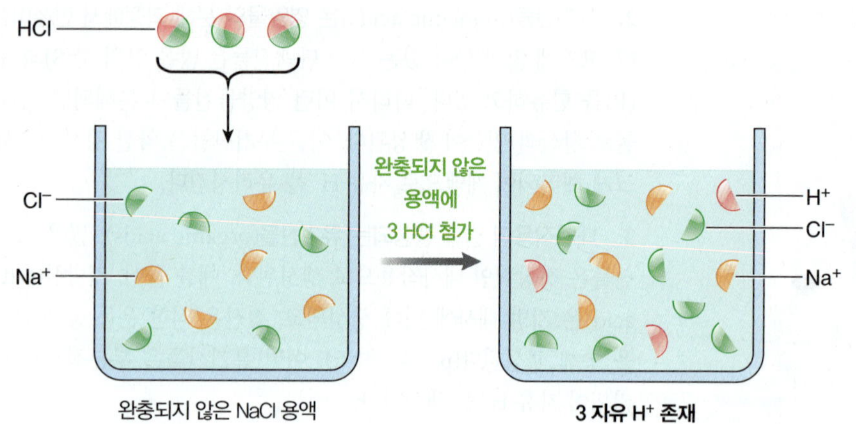

(a) 비완충용액에 HCl 첨가

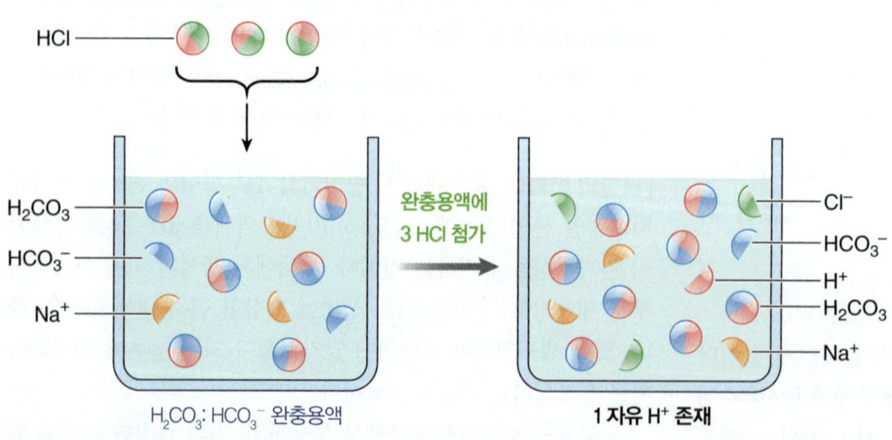

(b) 완충용액에 HCl 첨가

● 그림 14-8 화학적 완충용액의 작용. (a) 완충되지 않은 용액에 HCl의 첨가. 첨가된 모든 수소이온(H^+)은 자유 상태로 되어 용액이 산성을 띄게 한다. (b) 완충된 용액에 HCl의 첨가. 완충 쌍에서 염기 부분인 중탄산염이온(HCO_3^-)이 첨가된 H^+과 결합하여 H^+를 제거하므로, 용액은 거의 산성을 나타내지 않는다.

수화효소의 작용으로 H^+과 HCO_3^-으로 된다. CO_2로부터 만들어진 H^+은 환원된 Hb에 결합하여 더 이상 체액을 산성화시키지 않는다(p. 415 참조). Hb이 없다면, 혈액은 조직에서 만들어진 CO_2에 의해 매우 산성화될 것이다. Hb의 엄청난 완충작용 능력으로, 정맥혈이 많은 양의 H^+을 생성하는 CO_2를 운반함에도 불구하고 동맥혈보다 아주 약간 산성을 띨 뿐이다. 폐에서는, 이러한 반응이 반대로 일어나 CO_2가 배출된다.

인산 완충계 인산 완충계는 소변의 중요한 완충제이다. 이것은 $[H^+]$가 감소할 때 자유 수소이온을 제공할 수 있는 산성의 인산염과, $[H^+]$가 증가할 때 자유 수소이온을 받아들일 수 있는 염기성의 인산염으로 구성되어 있다. 인산 쌍이 아무리 좋은 완충제라도, 세포외액에서는 그 농도가 매우 낮기 때문에 완충제로서 큰 역할을 하지 못한다. 그러나 인산이 세포 내에 많이 있기 때문에, 풍부한 세포내 단백질의 완충작용에 비할 만큼 세포내 완충작용에 상당히 기여한다.

더 중요한 것은 인산 체계가 소변의 뛰어난 완충제로 작용한다는 점이다. 사람은 보통 필요 이상으로 더 많은 인산을 섭취한다. 신장을 통하여 여과된 과도한 인산은 재흡수 되지 않고 세뇨관액에 남아 배출된다(인산에 대한 신장역치가 초과되기 때문, p. 442 참조). 이 배출된 인산염은 세뇨관액으로 분비된 H^+을 제거함으로써 생성된 소변을 완충작용한다. 세뇨관액에는 어떠한 체액 완충계도 존재하지 않으므로 소변이 생성되는 동안 완충작용을 하지 못한다. Hb과 혈장 단백질은 여과되지 않는 반면, 여과된 HCO_3^-과 $CO_2(H_2CO_3)$의 대부분 혹은 전부는 재흡수 된다.

화학적 완충계는 $[H^+]$의 변화에 대한 1차 방어선으로 작용한다.

모든 화학적 완충계는 순식간에 반응하여 pH 변화를 최소화한다. $[H^+]$가 변할 때, 그에 대한 보상과 관련된 완충계의 가역적인 화학 반응들은 동시에(질량작용의 법칙에 의해) 일어난다. 그러므로 이들 완충계는 $[H^+]$의 변화에 반응하는 첫 번째 기작이기 때문에 1차 방어선이 된다.

대부분의 H^+들은 형성되자마자 완충작용 기작을 통해 제거되기 때문에, 체액으로부터 없어진 것처럼 보인다. 그러나 실제로 몸에서 H^+을 제거하는 화학적 완충계는 없다. 이들 이온은 염기쌍의 한 성분으로 들어가 용액으로부터 제거됨으로써, 체액 산성화에 기여하지 않을 뿐이다. 이들 완충계는 H^+을 흡수하는 능력이 제한적이기 때문에, 끊임없이 생성되는 H^+은 결국 몸 밖으로 제거되어야 한다. 만약 H^+이 제거되지 않으면, 체액의 모든 완충용액은 H^+과 결합하기 때문에 더 이상 완충능력을 나타내지 못하게 된다.

호흡 및 신장의 pH 조절 기작은 단순히 산을 억제하는 것이 아니라, 몸 밖으로 산을 제거하는 역할을 나타내며, 화학적 완충계보다 서서히 작용한다. 이어서 산-염기 평형의 변화에 대항하는 이들 방어기전에 대해 알아보기로 한다.

호흡계는 CO_2 제거속도를 조절하여 $[H^+]$를 조절한다.

호흡계는 폐환기(pulmonary ventilation)를 통하여 결과적으로 H^+을 생성하는 CO_2의 배출을 조절함으로써 산-염기 평형에서 중요한 역할을 한다. 호흡활성의 일부분은 동맥의 $[H^+]$에 의해 조절된다(▲ **표 14-5**):

- 비-호흡(또는 물질대사의)의 결과로 동맥의 $[H^+]$가 증가하면, 뇌간의 호흡 중추가 자극되어 반사적으로 폐환기가 증가한다(p. 421 참조). 호흡의 속도와 정도가 증가한 만큼 CO_2는 평상시보다 많이 배출된다. CO_2의 수화(hydration)가 H^+을 형성하기 때문에, CO_2의 제거는 본질적으로 몸에서 산을 제거하는 것이 된다.
- 역으로, 동맥의 $[H^+]$가 감소하면 폐환기는 감소한다. 대사적으로 생성된 CO_2는 느리고 낮은 호흡의 결과로 폐에 의해 혈액에서 제거되는 것보다 더 빠르게 세포에서 혈액으로 확산되므로, 혈액 내에 산을 형성할 수 있는 CO_2의 양이 평상시보다 많이 축적되어, $[H^+]$가 정상으로 회복된다.

호흡계는 $[H^+]$의 변화에 대항하는 2차 방어선으로 작용한다.

화학적 완충계 단독으로 $[H^+]$의 변화를 최소화할 수 없을 때, 호흡에 의한 조절이 적절한 속도로 활동하게 된다. $[H^+]$의 변화가 발생하면, 완충계가 즉시 반응하지만 폐환기는 시작하는 데 몇 분 정도 시간이 소요된다. 만약 완충계에 의해 $[H^+]$의 변화가 신속

▲ **표 14-5 물질대사로 인한 산혈증과 알카리혈증에 대한 호흡계의 보정 작용**

	산-염기 상태		
호흡계에 의한 보정작용	정상(pH 7.4)	물질대사에 의한 산혈증 (pH 7.1)	물질대사에 의한 알카리혈증 (pH 7.7)
호흡을 통한 산소 공급	정상	↑	↓
CO_2 제거	정상	↑	↓
CO_2에서 H^+ 생성	정상	↓	↑

하고 완벽하게 보상되지 않는다면, 몇 분 뒤에 호흡계가 [H^+]의 변화에 대항하는 2차 방어선으로 작용한다.

[H^+]의 변화가 비정상적인 호흡으로 인한 [CO_2]의 변화로 일어날 때, 호흡기작은 pH 조절에 기여할 수 없다. 예를 들어, 폐질환에 의해 야기된 CO_2의 축적으로 산혈증이 생긴다면, 손상된 폐는 CO_2의 제거속도를 증가시켜서 산혈증을 보상할 수 없다. 신장의 조절과 더불어 완충계(H_2CO_3:HCO_3^-쌍 이외의)는 호흡에 의한 비정상적인 산-염기 평형을 제어하는 유일한 기작이다.

이제부터 신장이 산-염기 평형을 유지하는데 어떻게 도움을 주는지 살펴보자.

신장은 H^+ 및 HCO_3^-의 배출, 그리고 NH_3 분비를 조절함으로써 산-염기 평형 유지에 기여한다.

신장은 서로 연관된 3가지 요소들을 조정하여 체액의 pH를 조절한다: (1) H^+ 배출, (2) HCO_3^- 배출, 그리고 (3) 암모니아(NH_3) 분비이다. 각각의 기작에 대해 알아보자.

신장의 H^+ 배출 대사적 활동의 결과로 산은 체액에 계속 더해진다. 인체의 완충계가 H^+을 제거함으로써 pH의 변화를 억제할지라도, 산성의 대사산물이 끊임없이 형성되어 결국 이 완충능력의 한계를 초과해 버린다. 그러므로 끊임없이 형성되는 H^+은 궁극적으로 몸에서 제거되어야 한다. 폐는 CO_2를 제거할 수 있으므로 오직 CO_2가 생성하는 H^+만을 제거할 수 있다. 황산, 인산, 젖산, 그리고 다른 산들로부터 유래된 H^+의 제거는 신장이 하게 된다. 더욱이 신장은 CO_2로부터 유래된 여분의 H^+도 제거할 수 있다.

여과된 H^+은 전부 분비되지만, H^+의 대부분은 소변으로 배출된다(p. 444 참조). 세뇨관 세포들의 막에 있는 에너지 의존적 운반체는 여분의 H^+을 세뇨관주위 모세혈관 혈장에서 세뇨관액으로 분비한다. 근위세뇨관, 원위세뇨관, 그리고 수집관 모두가 H^+을 분비한다. 신장은 정상적으로 H^+을 분비하기 때문에 소변은 대개 평균 pH 6.0의 산성을 띤다.

H^+ 분비 정도는 신장의 세뇨관 세포에 직접적인 영향을 미치는 혈장의 산-염기의 상태에 따라서 결정된다(● **그림 14-9**). 여기에는 신경이나 호르몬 조절이 관여하지 않는다.

- 세뇨관 주위 모세혈관을 따라 이동하는 혈장의 [H^+]가 정상보다 높으면, 세뇨관 세포들은 혈장에서 세뇨관액으로 평상시보다 많은 H^+을 분비하여 소변으로 배출한다.

- 반대로 혈장의 [H^+]가 정상보다 낮아지면, 신장은 H^+ 분비와 소변으로의 배출을 감소시켜 H^+을 보존한다.

신장의 HCO_3^- 배출 비-탄산으로부터 형성된 H^+은 신장에 의해 제거되기 이전에 주로 혈장 HCO_3^-에 의해 완충된다. 그러므로 산-염기 평형을 위해 신장은 혈장의 H^+ 양에 의존하여 HCO_3^- 배출을 조절한다(● 그림 14-9).

- 혈장의 [H^+]가 정상보다 올라가면, 신장은 소변으로 배출하기 보다는 많은 HCO_3^-을 재흡수하여 몸에 있는 여분의 H^+ 양을 완충하는데 이용한다.

- 혈장의 [H^+]가 정상보다 낮아지면, H^+ 완충작용에 평소보다 낮은 비율의 HCO_3^- 풀이 관여하게 되므로, 혈장의 [HCO_3^-]는 정상보다 증가하게 된다. 신장은 HCO_3^-을 적게 재흡수하고, 소변으로 더 많은 HCO_3^-을 배출하며, 혈장으로부터 사용하지 않는 과도한 HCO_3^-을 제거함으로써 이를 보상한다.

산혈증에 대한 보상으로, 신장은 소변을 산성화하고(여분의 H^+을 제거함으로써) 혈장을 알카리화함으로써(HCO_3^-을 보존함으로써) 혈장 pH를 정상화시킨다. 알카리혈증인 경우에는 신장이 알카리성 소변(과도한 HCO_3^-을 제거함으로써)을 만들어, 혈장을 산성화함으로써(H^+을 보존함으로써) 혈장 pH를 정상화시킨다(▲ **표 14-6**).

신장의 NH_3 분비 세뇨관 세포들의 에너지 의존적 운반체는 농도기울기에 역행하여 세뇨관액(소변)이 혈장보다 800배 더 산성화될 때까지 H^+을 분비한다. 이 시점에서, 분비과정을 지속하기에는 농도기울기가 너무 커져 있으므로 H^+ 분비는 중단된다. 신장은 농도기울기에 의해 제한되기 때문에, 소변은 pH 4.5를 초과하여 산성화될 수 없다. 만약 완충되지 않고 자유 H^+이 남아 있다면 매일 분비되는 H^+의 단지 1%만이 소변의 pH에 영향을 미치고, 나머지 99%는 제거되지 못할 것이다. H^+ 분비가 계속되려면 대부분의 분비된 H^+은 세뇨관액에서 완충되어서 자유 H^+로 존재하지 않아야만 하며, 그 결과로 세뇨관의 산성화가 일어나지 않게 되는 것이다.

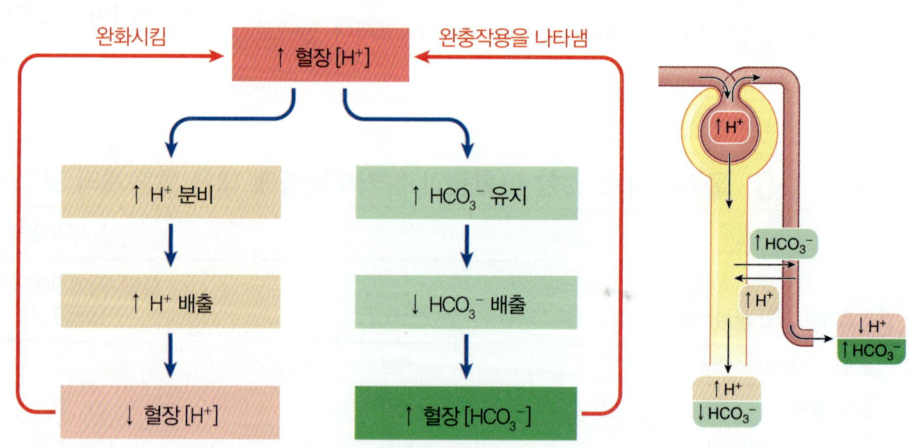

● **그림 14-9 세뇨관의 H^+ 분비와 HCO_3^- 재흡수 조절.**

▲ 표 14-6 산혈증과 알카리혈증에 대한 신장 반응의 요약

산-염기 평형 이상	H^+ 분비	H^+ 배출	HCO_3^- 재흡수	HCO_3^- 배출	소변의 pH	혈장 pH의 보상적 변화
산혈증	↑	↑	↑	↓	산성	정상쪽으로 알카리화
알카리혈증	↓	↓	↓	↑	알카리성	정상쪽으로 산성화

중탄산염(bicarbonate)은 세포외액의 H^+을 완충하는 것처럼 소변의 H^+을 완충할 수 없다. 그 이유는 HCO_3^-이 H^+과 동시에 소변으로 배출되지 않기 때문이다. 소변에서의 중요한 완충제에는 (1) 여과된 인산 완충용액과 (2) 분비된 암모니아의 두 가지가 있다.

■ **소변의 완충제로서 여과된 인산염.** 일반적으로, 분비된 H^+은 우선 세뇨관액에서 인산 완충계에 의해 완충된다. 과도하게 섭취한 인산염은 여과 되지만 재흡수되지는 않기 때문이다. H^+ 배출이 많으면, 소변에 있는 인산염의 완충기능을 벗어나, 신장은 염기성인 인산염을 분비할 수 없게 된다. 분비되는 양이 아니라, 단지 재흡수 되는 인산염의 양만이 조절된다. 동시에 분비된 염기성 인산염 이온이 H^+을 흡수하면, 더 많은 H^+이 분비되면서 세뇨관액이 빠르게 산성화된다. 다른 추가적 완충기능 없이 세뇨관액의 자유 $[H^+]$가 위태로운 제한 수위까지 빠르게 증가하면 H^+의 분비는 즉시 중단된다.

■ **소변의 완충제로서 분비된 NH_3.** 산혈증이 있을 때 정상적인 소변의 인산염 완충제가 포화되면, 세뇨관 세포들은 세뇨관액으로 **암모니아(NH_3)**를 분비한다. NH_3는 신장이 자유 수소이온 분비를 계속할 수 있게 하는데, 이는 NH_3가 세뇨관액에서 자유 H^+과 결합하여 **암모늄 이온(ammonium ion, NH_4^+)**을 형성하기 때문이다:

$$NH_3 + H^+ \rightleftharpoons NH_4^+$$

NH_4^+은 세뇨관막을 투과할 수 없기 때문에 세뇨관액에 남아서, H^+ 하나씩을 가지고 소변으로 제거된다. 그러므로 산혈증 동안 분비된 NH_3는 세뇨관액에서 여분의 H^+을 완충작용하여 제한값인 pH 4.5까지 떨어지기 전에 소변으로 많은 양의 H^+을 분비하게 한다. 만약에 NH_3가 분비되지 않으면, 인산 완충의 수용력이 얼마가 되든 H^+ 분비는 제한된다.

신장은 $[H^+]$의 변화에 대항하는 강력한 3차 방어선이다.

pH의 변화를 보상하기 위해서 즉각적인 반응을 보이는 완충계 또는 몇 분 후에 반응하는 호흡계와는 다르게, 신장은 몇 시간에서 며칠까지 시간이 필요하다. 따라서 이 방법은 체액의 $[H^+]$ 변화를 막아주는 3차 방어선 역할을 한다. 신장은 가장 강력한 산-염기 조절 기작이다; 어떤 요인에서 비롯되었든지 간에 상황에 따라 H^+을 제거할 수 있을 뿐만 아니라, 체내의 산-염기 상태에 따라 가변적으로 HCO_3^-을 보존하거나 제거할 수 있다. 체내에서 H^+을 만드는 CO_2의 양만을 조절할 수 있는 폐와 달리, 신장은 체액에서 동시에 산(H^+)을 제거하고 염기(HCO_3^-)를 더하여 보다 더 효율적으로 pH를 정상으로 복구할 수 있다.

산-염기 불균형은 호흡기관의 기능이상이나 대사작용의 교란에 의해 발생한다.

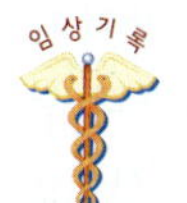

정상적인 범위의 산-염기 상태에서 벗어나는 것은 비정상적인 $[H^+]$ 변화의 요인과 방향에 따라 네 개의 범주로 나뉜다. 이에는 **호흡성 산혈증, 호흡성 알카리혈증, 대사성 산혈증** 그리고 **대사성 알카리혈증**이 있다. 산-염기 불균형을 나타내는 호흡은 비정상적인 $[CO_2]$와 관련되어 있다. 비정상적인 $[CO_2]$가 아닌 다른 원인에 의해 pH가 변하는 이유는 대사작용(또는 비호흡성)의 산-염기 불균형 때문이다.

호흡성 산혈증 **호흡성 산혈증(respiratory acidosis)**은 호흡저하(hypoventilation; p. 415 참조)로 야기된 비정상적인 CO_2 유지에 의한 결과이다. 정상보다 적은 양의 CO_2가 폐를 통해 배출되면, 그 결과 증가한 CO_2는 더 많은 H^+을 생성한다. 이것은 폐질환, 약 또는 질병에 의한 호흡 중추의 쇠약함, 신경 및 호흡근의 기능을 감소시키는 근육 장애, 심지어 일시적으로 호흡을 멈추는 행위 등에 의해 유발될 수 있다.

호흡성 알카리혈증 **호흡성 알카리혈증(respiratoy alkalosis)**은 **과도호흡**(hyperventilation; p. 416 참조)의 결과로 과잉의 CO_2가 체내에서 빠져나갈 때 일어난다. CO_2 생성 속도에 비해 폐환기가 지나치게 증가할 때, 과도한 CO_2가 뿜어 나가며, 그 결과로 더 적은 $[H^+]$가 형성된다. 호흡성 알카리혈증을 유발하는 요인으로는 발열(fever), 불안, 아스피린 중독 등이 있으며, 이들은 모두 체액의 O_2, CO_2, 또는 H^+ 상태에 관계없이 과도한 폐환기를 일으킨다. 호흡성 알카리혈증은 또한 높은 산에 올랐을 때 나타나는 생리적인 기작으로도 일어난다. 동맥혈 내의 낮은 O_2 농도 때문에, 반사적으로 더 많은 O_2를 얻기 위해 폐환기를 자극하면, 많은 CO_2를 내뿜고 무의식중에 알카리혈증 상태가 유도된다(p. 416 참조).

대사성 산혈증 **대사성(비호흡성) 산혈증[metabolic(nonrespiratory) acidosis]**은 체액의 과잉 CO_2에 의해 일어나는 것 이외의 모든 유형의 산혈증을 포함한다. 대사성 산혈증은 가장 자주 직면하는 산-염기 이상의 유형이며, 다음은 가장 일반적인 경우들이다:

1. 심한 설사. 소화가 되는 동안, HCO_3^-이 풍부한 소화액은 이자에 의해 소화관으로 분비되고, 소화가 끝나면 혈장으로 재흡수 된다. 설사를 하면, HCO_3^-이 재흡수 되지 않고 몸에서 빠져나간다. HCO_3^-의 소실 때문에 H^+을 완충할 수 있는 HCO_3^-의 양이 적어서, 더 많은 자유 H^+이 체액에 존재하게 된다.

2. 당뇨병. 불충분한 인슐린 작용 때문에 포도당을 잘 이용하지 못하는 세포에서 발생하는 비정상적 지방 대사는 과잉의 케토산을 형성하며, 케토산의 해리가 혈장의 $[H^+]$를 증가시킨다.

3. 격렬한 운동. 격렬한 운동으로 인해 근육에서 혐기성 해당과정이 일어날 때, 과잉의 젖산이 생성되어 혈장의 $[H^+]$를 증가시킨다.

4. 요독성 산혈증. 심각한 신장 결손(요독증, uremia)의 신장이 대사과정에 의해 비-탄산들에서 생성된 H^+을 체내에서 제거할 수 없기 때문에, H^+은 체액에 축적된다. 또한, 이러한 신장은 정상적인 양을 완충하는데 필요한 적절한 양의 HCO_3^-을 보존할 수 없다.

대사성 알카리혈증 **대사성(비호흡성) 알카리혈증[metabolic (nonrespiratory) alkalosis]**은 비-탄산들의 결핍으로 야기되는 혈장 $[H^+]$의 감소를 말한다. 이런 상태를 일으키는 원인들은 다음과 같다:

1. 구토는 산성의 위액 소실의 결과로, 우리 몸으로부터 비정상적 H^+의 소실을 일으킨다. 염산은 소화과정에서 위 내강에 분비되고, 나중에 혈장으로 재흡수 된다.

2. 위산과다증(gastric hyperacidity)을 치료하기 위해 사용하는 베이킹 소다($NaHCO_3$)와 같은 **알카리성 약의 섭취**는 알카리혈증을 일으킬 수 있다. 위에서 과잉의 산이 중화됨으로써, HCO_3^-은 위 고통과 가슴앓이의 증상을 완화한다; 그러나 필요 이상으로 HCO_3^-을 섭취하면, 과잉의 HCO_3^-이 소화관으로부터 흡수되어 혈장의 $[HCO_3^-]$를 증가시킨다. 과잉의 HCO_3^-은 비-탄산 요인으로부터 나와 혈장에 존재하는 자유 H^+과 결합하여, 자유 $[H^+]$를 줄인다. (반대로, 위산과다증 치료제로 시중에 판매하고 있는 알카리성 제품들은 소화관에서 전혀 흡수되지 않으므로 체내의 산–염기 상태를 바꾸지 않는다.)

제 14장 요약: 항상성 측면

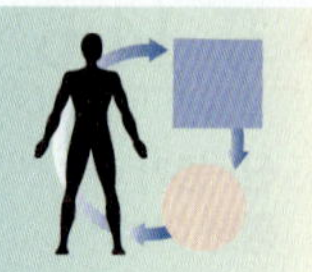

항상성은 내부의 체액 환경에 존재하는 모든 구성물질들의 유입과 배출 간의 평형 유지에 의해 결정된다. 체액 평형의 조절에는 두 개의 서로 다른 구성요소인 염 평형의 조절과 수분 평형의 조절이 포함된다. 염 평형(salt balance)의 조절은 주로 동맥혈압의 장기적인 조절에서 중요한데, 이는 체내 염분량이 삼투적으로 H_2O를 유지하여 세포외액 부피(혈장 부피를 포함하는)를 결정하기 때문이다. 세포외액에 증가된 염분량은 혈장 부피를 포함한 세포외액의 팽창을 일으키고, 결국 혈압을 증가시킨다. 반대로, 세포외액 염분량의 감소는 혈압을 감소시킨다. 염 평형은 조절되지 않고 가변적인 염분의 섭취를 맞추기 위해, 소변으로 염분 배출을 끊임없이 조절함으로써 유지된다.

수분 평형(H_2O balance)의 조절은 세포와 세포외액 사이에서 H_2O의 유해한 삼투 이동을 일으키는 세포외액 삼투질농도의 변화를 방지하는데 중요하다. 세포의 안 또는 밖으로의 H_2O 이동은 각각 세포를 팽창시키거나 수축시키게 된다. 세포(특히 뇌신경)는 팽창 또는 수축되면 일반적으로 제 기능을 하지 못한다. 땀이나 설사와 같이 조절되지 않는 H_2O 소실 또는 불충분하게 조절되는 H_2O 섭취를 보상하기 위해, 수분 평형은 소변으로 배출되는 자유 H_2O(용질을 수반하지 않는 H_2O)의 부피를 조절함으로써 유지된다. 우리 몸은 필요에 따라 H_2O 섭취를 조절하기 위해 갈증 기작이 존재하지만, 사람이 마시는 양은 종종 갈증 대신에 사회적 관습과 습관의 영향을 받는다.

H^+의 섭취와 배출 사이의 평형은 생명체에 적합한 범위 내로 체내의 산–염기 평형을 유지하는데 중요하다. 체액 환경에서 pH가 정상을 벗어나면, 신경-근육 흥분성 전도의 변화, 효소에 의해 조절되는 대사활동의 변화, 부정맥을 야기하는 K^+ 불균형이 일어난다. pH 6.8~8.0의 범위를 벗어나면 치명적이다.

최적의 신체 기능을 위해 세포외액 pH는 약알카리 수준인 pH 7.4로 일정하게 유지되어야 하지만, 대사활동의 결과로 수소이온(H^+)들이 조절할 수 없는 상태로 계속 체액에 더해진다. 염과 H_2O의 평형처럼, 신장에 의한 H^+ 배출 조절은 H^+ 평형을 이루기 위한 주요 조절 기작이다. H^+이 생성하는 CO_2의 배출 속도를 조절할 수 있는 폐 또한 체내에서 H^+을 제거하는 것을 돕는다. 더욱이, 화학적 완충계는 H^+의 방출량과 유입량이 일치할 때까지 H^+을 받아들이거나 유리시킴으로써 체내의 H^+ 농도를 일정하게 유지한다. 이런 기작은 염이나 H_2O 평형에는 적용되지 않는다.

복습 문제 *REVIEW EXERCISES*

객관식

1. 세포와 외부 환경 사이에서 물질이 교환될 수 있는 유일한 경로는 세포외액이다. (*진실 또는 거짓?*)
2. 세포외액 부피가 등장성 체액 획득에 의해 팽창될 때, 물이 세포 내로 들어온다. (*진실 또는 거짓?*)
3. 염 평형은 우리의 염분에 대한 본능적 욕구 때문에 잘 조절되지 않는다. (*진실 또는 거짓?*)
4. 가장 큰 체액 구획은 __________ 이다.
5. H_2CO_3:HCO_3^- 완충계의 두 요인인, __________은 폐에 의해 조절되고, __________ 은 신장에 의해 조절된다.
6. 다음 중에서 바소프레신 분비를 증가시키는 요인이 아닌 것은?
   a. 세포외액의 고장성
   b. 출혈에 따른 세포외액 부피의 소실
   c. 동맥혈압의 증가
   d. 스트레스 상황
7. 알맞은 답을 모두 골라라:
   a. pH는 log 1/[H^+]와 같다.
   b. 산혈증은 pH가 높다.
   c. [H^+] 증가는 pH를 낮춘다.
8. 알맞은 답을 모두 골라라:
   a. 산혈증은 신경계의 흥분성 항진을 일으킨다.
   b. 산혈증은 혈장이 pH 7.35 아래로 떨어질 때 나타난다.
   c. 산혈증은 CO_2가 대사 활동에 의해 생성되는 것보다 더 빠르게 배출될 때 일어난다.
   d. 산혈증은 설사로 인해 과도한 HCO_3^-이 몸으로부터 소실될 때 일어난다.
9. 다음 중 알맞은 답을 모두 골라라: 신장의 세뇨관 세포가 NH_3를 분비한다.
   a. 소변의 pH가 너무 높아졌을 때.
   b. 몸이 알카리혈증 상태일 때
   c. 신장에 의한 H^+의 분비가 일어날 수 있게 하기 위해
   d. 과잉의 여과된 HCO_3^-을 완충하기 위해
   e. 체액에 과잉의 NH_3가 있을 때
10. 산-염기 불균형을 일으키는 요인을 연결하라.

1. 호흡성 산혈증	(a) 구토
2. 호흡성 알카리혈증	(b) 당뇨병
3. 대사성 산혈증	(c) 폐렴
4. 대사성 알카리혈증	(d) 아스피린 중독

주관식

1. 평형 개념에 대해 설명하라.
2. 체내 H_2O의 분포에 대해 설명하라.
3. 혈장, 간질액, 세포내액의 이온 조성을 비교 설명하라.
4. 체액 평형을 유지하기 위해 어떤 요인들이 조절되는가?
5. 세포외액 부피의 조절이 왜 중요한가? 이것은 어떻게 조절되는가?
6. 세포외액 삼투질농도의 조절이 왜 중요한가? 이것은 어떻게 조절되는가? 세포외액의 고장성과 저장성의 원인과 결과는 무엇인가?
7. 하루 동안의 염 평형과 H_2O 평형에서 흡수와 배출 원인을 간략하게 설명하라. 이 중 체액 균형 유지를 위해 조절되는 것은 무엇인가?
8. 산과 염기를 구별하라.
9. [H^+]와 pH 사이의 관계는 무엇인가?
10. 체액의 정상적인 pH는 무엇인가? 이것을 H_2O의 pH와 비교하면 어떤가? 산혈증과 알카리혈증을 정의하라.
11. [H^+]의 변화의 결과는 무엇인가?
12. 체내에서 H^+ 공급원은 무엇인가?
13. [H^+]의 변화에 대한 3가지 방어 방법을 기작과 작용 속도 측면에서 설명하라.
14. 체내에서 작용하는 각각의 화학적 완충계의 종류 및 그 기능을 설명하라.
15. 네 가지 종류의 산-염기 불균형의 원인은 무엇인가?

심화학습 문제 *POINTS TO PONDER*

1. 알코올 음료는 바소프레신 분비를 억제한다. 이런 사실을 바탕으로 알코올이 소변 생성 속도에 미치는 영향을 예상하라. 세포외액 삼투질농도에 미치는 알코올의 작용을 예상하라. 알코올 음료를 지나치게 마신 후에 사람들이 왜 갈증을 더 느끼는지 설명하라.
2. 만약에 염분이 풍부한 땀을 1,500 ml 소실하고, 이와 동시에 물을 1,000 ml 마신다면, 바소프레신 분비는 어떻게 되겠는가? 물과 염을 모두 원래 상태로 놓는 것이 왜 중요한가?
3. 덱스트로오스(dextrose, 일종의 당)와 같이 원형질막을 관통할 수 있는 용질을 물에 녹여 체액의 농도와 동일하게 정맥으로 주입한다면, 체액 평형에 미치는 영향은 무엇인가?
4. 완충계는 스스로 완충할 수 없는 이유를 설명하라. 예를 들어, 왜 H_2CO_3:HCO_3^- 완충계는 호흡기 질환의 결과로 인한 CO_2 유지에 의해 일어나는 혈장 [H^+]의 증가를 보상할 수 없는가?

임상관련 문제 *CLINICAL CONSIDERATION*

마릴린(Marilyn Y.)은 잘못 다루어진 음식을 먹고 장 감염세균인 살모넬라균에 의한 식중독에 걸려 일주일 이상 설사 증세를 보였다. 이와 같은 장기적인 설사가 체액과 산-염기 평형에 미치는 영향은 무엇인가? 마릴린은 이런 불균형을 보상하기 위하여 어떤 방법을 시도하여야 하는가?

14.1 평형의 개념

■ 어떤 물질의 내부 풀(pool)은 세포외액에 존재하는 그 물질의 양이다. 풀로의 유입은 물질의 섭취 또는 대사적 생성을 통해 일어난다. 풀로부터의 배출은 물질의 배출 및 대사적 소비를 통해 일어난다(그림 *14-1* 참조).

■ 물질의 안정한 평형상태를 유지하기 위하여 유입과 배출은 같아야 한다.

14.2 체액 평형

■ 평균적으로, **체액**은 전체 체중의 60%를 차지한다. 체내 H_2O의 3분의 2는 세포내액에 있다. 나머지 3분의 1은 세포외액에 있으며, **혈장**(세포외액의 20%)과 **간질액**(세포외액의 80%)으로 분배되어 있다(표 *14-1* 참조).

■ 혈장의 모든 구성성분은 모세혈관 벽을 자유롭게 이동할 수 있기 때문에, 간질액에서의 혈장 단백질 결핍을 제외하고는 혈장과 간질액은 조성이 거의 동일하다. 그러나 세포외액과 세포내액은 완전히 다른 조성을 가지고 있다. 왜냐하면 형질막이 물질을 세포의 안 또는 밖으로 이동시키는데 매우 선택적이기 때문이다(그림 *14-2* 참조).

■ **체액 평형**의 중요한 요소는 **염 평형 유지**를 통한 세포외액 부피의 조절과 **수분 평형 유지**를 통한 세포외액 삼투질농도의 조절이다(표 *14-2~14-4* 참조).

■ 세포외액의 주요 양이온인 Na^+의 삼투압을 유지하는 힘 때문에, 체내 전체 Na^+의 함량의 변화는 세포외액 부피(혈장 부피를 포함)의 변화를 일으키고, 동맥혈압을 변화시킨다. 따라서 Na^+-조절 기작은 세포외액 부피와 동맥혈압의 변화를 적절하게 보상한다(표 *14-4* 참조).

■ 염의 섭취는 조절이 잘 되지 않지만, 소변에서 염의 배출은 정교하게 조절되어 **염 평형**을 유지한다. 혈압조절 기작(압력수용기 반사)은 사구체로 공급되는 구심성 소동맥의 반지름을 조절함으로써 GFR과 여과되는 Na^+의 양을 변화시킬 수 있다. 혈압 조절 기작(레닌-앤지오텐신-알도스테론 시스템, RAAS) 역시 알도스테론 분비를 다르게 하여 세뇨관에 의한 Na^+의 재흡수를 조절한다. Na^+의 여과와 재흡수를 조절하면 얼마나 많은 양의 Na^+이 소변으로 배출되어야 하는지를 조절할 수 있기 때문에 장기적으로 혈장 부피와 동맥혈압을 조절한다(그림 *14-3* 참조).

■ 세포외액 삼투질농도는 세포외액과 세포내액 간의 수분의 삼투성 이동 억제를 위하여 매우 엄격하게 조절되어야 한다. 왜냐하면 세포의 팽창이나 수축은 위험하며, 특히 뇌신경에 해롭기 때문이다. 세포외액의 과도한 자유 H_2O는 세포외액 용질을 희석시킨다; 그 결과, 저장성의 세포외액에서 세포 내로 물이 이동된다. 반대로 세포외액에 자유 H_2O이 부족하면, 세포외액 용질은 농축되어 세포 내의 물이 고장성의 세포외액으로 들어간다(표 *14-4* 참조).

■ 이러한 물의 해로운 이동을 막기 위하여, 세포외액 삼투질농도의 변화는 우선적으로 자유 H_2O 평형(용질을 수반하지 않는 물)을 유지하는 시스템에 의하여 감지되고 조절되어야 한다. **자유 수분 평형**은 주로 바소프레신에 의해 조절되며, 또한 어느 정도는 갈증에 의해서 조절된다. 이들 요소 둘 다 주로 세포외액 삼투질농도를 감지하는 시상하부의 삼투수용기에 의해 조절되고, 어느 정도는 혈관의 충만함을 감지하는 좌심방의 혈장부피 수용기에 의해 조절된다. 분비된 바소프레신은 네프론의 원위세뇨관과 수집관을 통해 거의 대부분의 자유 H_2O 재흡수를 결정하고, 이것에 의해 소변으로 배출되는 양이 결정된다(그림 *14-4* 참조).

■ 동시에, 갈증의 정도 역시 수분 섭취량을 조절한다. 그러나 수분 섭취량이 갈증과 직접적으로 연관되어 있지 않기 때문에, 바소프레신에 의한 소변으로의 배출 조절이 수분 평형 유지에 매우 중요한 조절 기작이다.

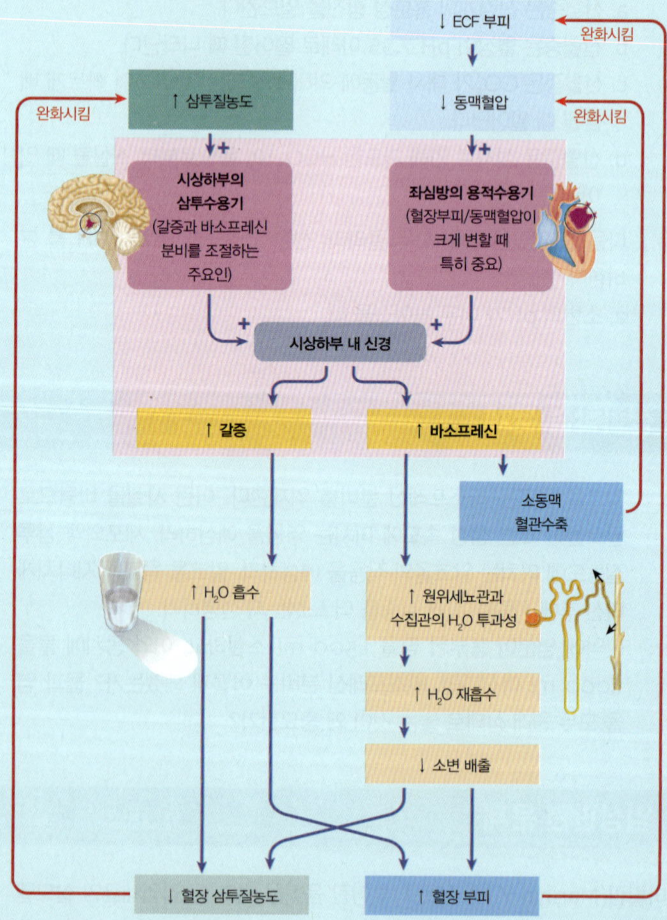

14.3 산-염기 평형

■ **산**은 자유 H^+을 용액으로 유리시킨다; **염기**는 자유 H^+과 결합하여 용액으로부터 제거한다(그림 *14-5* 참조).

■ **산-염기 평형**은 체액 내에서 수소이온농도($[H^+]$)의 조절과 연관되어 있다. $[H^+]$를 정확하게 유지하기 위해선, 대사작용에 의해 증가한 H^+의 유입량은 소변에 의한 배출량 및 H^+을 생성하는 CO_2가 호흡을 통하여 제거될 때 생성된 H^+의 배출량과 동일해야 한다. 뿐만 아니라, $[H^+]$의 생성과 제거되는 시간 사이에 $[H^+]$의 급격한 변화를 막기 위하여, H^+은 체내에서 완충되어야 한다.

■ **수소이온농도**는 보통 **pH**로 표현하고, 이는 $1/[H^+]$의 상용로그값이다.

■ 혈장은 pH 7.4가 정상으로, pH 7.0의 중성의 물에 비교하여 약간 염기성을 띤다. 정상에 비해 pH가 낮으면(정상보다 $[H^+]$가 높음) **산혈증**의 상태를 나타낸다. 정상에 비해 pH가 높은 것은(정상보다 $[H^+]$가 낮음) **알카리혈증**의 특징이다(그림 *14-6* 참조).

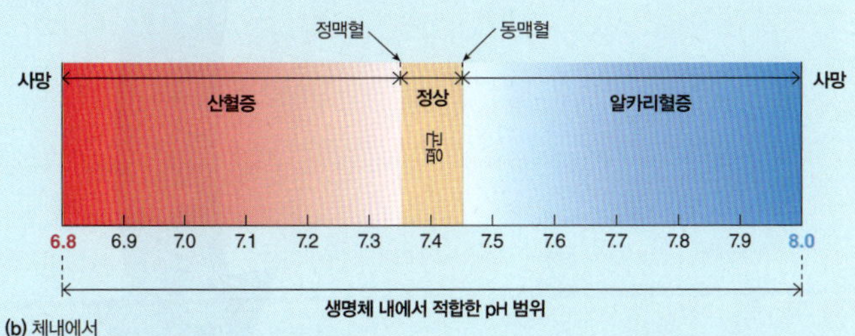

■ $[H^+]$의 변화는 엄청난 영향을 미치는데, 가장 일반적으로 (1) 신경 근육 흥분성 전도가 변화하고, 특히 CNS에서 산혈증은 흥분성을 감소시키며, 알카리혈증은 PNS와 CNS에서 과흥분성을 나타낸다; (2) 모든 효소들의 구조와 기능 변화를 통해 정상적인 대사작용이 파괴된다; 그리고 (3) H^+에 의하여 신장에서의 K^+ 제거속도가 변화함에 따라 혈장 $[K^+]$가 변화한다(심장의 기능에 영향을 줌).

■ 산-염기 평형 조절에서 주된 과제는, 대사활동으로 증가한 H^+의 혈장으로의 지속적인 유입에도 불구하고, 정상 혈장의 알카리성을 유지하는 것이다. H^+의 주요한 근원은 CO_2에 의해 생성되는 H^+이다.

■ $[H^+]$의 변화에 대항하는 방어체계 3가지는 (1) 화학적 완충계, (2) 호흡에 의한 pH 조절, 그리고 (3) 신장에 의한 pH 조절이다.

■ **화학적 완충계**는 한 쌍의 화학 물질로 이뤄져서 가역적인 반응을 나타내며, 하나는 H^+을 방출하고 다른 하나는 H^+와 결합하여 제거한다. 질량작용의 법칙에 따라 완충쌍은 pH의 변화를 최소화하기 위해 빠르게 작용한다. 4가지의 화학적 완충계는 (1) **H_2CO_3:HCO_3^- 완충계**(비-탄산 변화에 대항한 주요한 세포외액 완충용액), (2) 단백질 완충계(주요한 세포내액 완충용액), (3) **헤모글로빈 완충계**(탄산 변화에 대항하는 주요한 완충용액), (4) **인산 완충계**(중요한 비뇨기 완충용액) 이다(그림 *14-8* 참조).

■ 호흡계는 일반적으로 대사적으로 생성된 CO_2를 제거함으로써, CO_2에 의해 생성되는 H^+이 축적되지 않도록 한다.

■ 화학적 완충계만으로 pH의 변화를 즉시 최소화할 수 없을 때, CO_2 제거속도를 변화시키도록 수 분 내에 호흡계가 반응한다. CO_2 외에 다른 요인에 의해 $[H^+]$가 증가하면 호흡을 자극하여 H^+을 생성하는 CO_2를 배출한다. 이는 CO_2와 관련된 H^+ 형성을 감소시켜 산혈증을 보상한다. 역으로, $[H^+]$가 감소하면 호흡 활동을 감소시켜 CO_2와 이로부터 생성된 H^+을 체액 내에 축적하여 알카리혈증을 보상한다(표 *14-5* 참조).

■ **신장**이 pH 변화에 대한 가장 강력한 방어기구를 담당한다. 신장에 의한 체액의 pH 변화를 보상하는데는 몇 시간에서 며칠이 필요하다. 신장은 CO_2가 아닌 다른 요인으로부터 생성된 적정량의 H^+을 제거할 수 있을 뿐만 아니라, CO_2 의존적으로 그리고 비의존적으로 생성된 산의 변화에 대응하여 H^+ 제거속도를 바꿀 수 있다. 이와는 달리, 폐는 오로지 CO_2로부터 생성된 H^+만을 조절할 수 있다. 뿐만 아니라, 신장은 체액의 $[HCO_3^-]$를 조절할 수 있다.

■ 신장은 혈장으로의 새로운 HCO_3^-을 추가하여 HCO_3^- 완충용액 풀을 확장하면서, 소변으로는 과도한 H^+을 분비하여 산혈증을 보상한다. 알카리혈증 동안, 신장은 소변에서 H^+ 분비를 감소시킴으로써 H^+을 보존한다. 신장에서 H^+ 공급이 부족하면 평소보다 적은 HCO_3^-이 H^+ 완충작용에 관여하기 때문에, 과도한 HCO_3^-은 제거된다(그림 *14-9*와 표 *14-6* 참조).

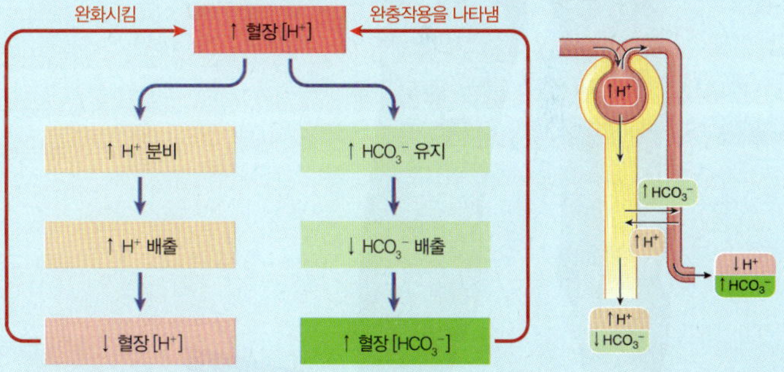

■ 분비된 H^+은 세뇨관액에서 완충되어서, H^+ 농도기울기가 지나치게 증가하지 않도록 H^+의 분비를 억제한다. 일반적으로 과도하게 섭취된 인산염은 몸에서 배출되는 소변으로 빠져나가기 때문에, H^+은 세뇨관액에 풍부한 소변의 인산염 완충쌍에 의해 완충된다.

■ 산혈증에서, 모든 인산염 완충용액이 분비된 H^+의 완충작용에 이미 다 사용되었을 때, 신장은 세뇨관액으로 NH_3를 분비하여 완충작용을 함으로써 H^+ 분비를 계속할 수 있다.

■ **산-염기 불균형**의 4가지 종류는 호흡성 산혈증, 호흡성 알카리혈증, 대사성 산혈증, 그리고 대사성 알카리혈증이다. 호흡성의 산-염기 장애는 정상적인 $[CO_2]$로부터 변화하기 때문에 발생하지만, 대사성(비호흡성) 산-염기 불균형은 비정상적 $[CO_2]$에 의한 것이 아닌 다른 모든 pH의 변화를 포함한다.

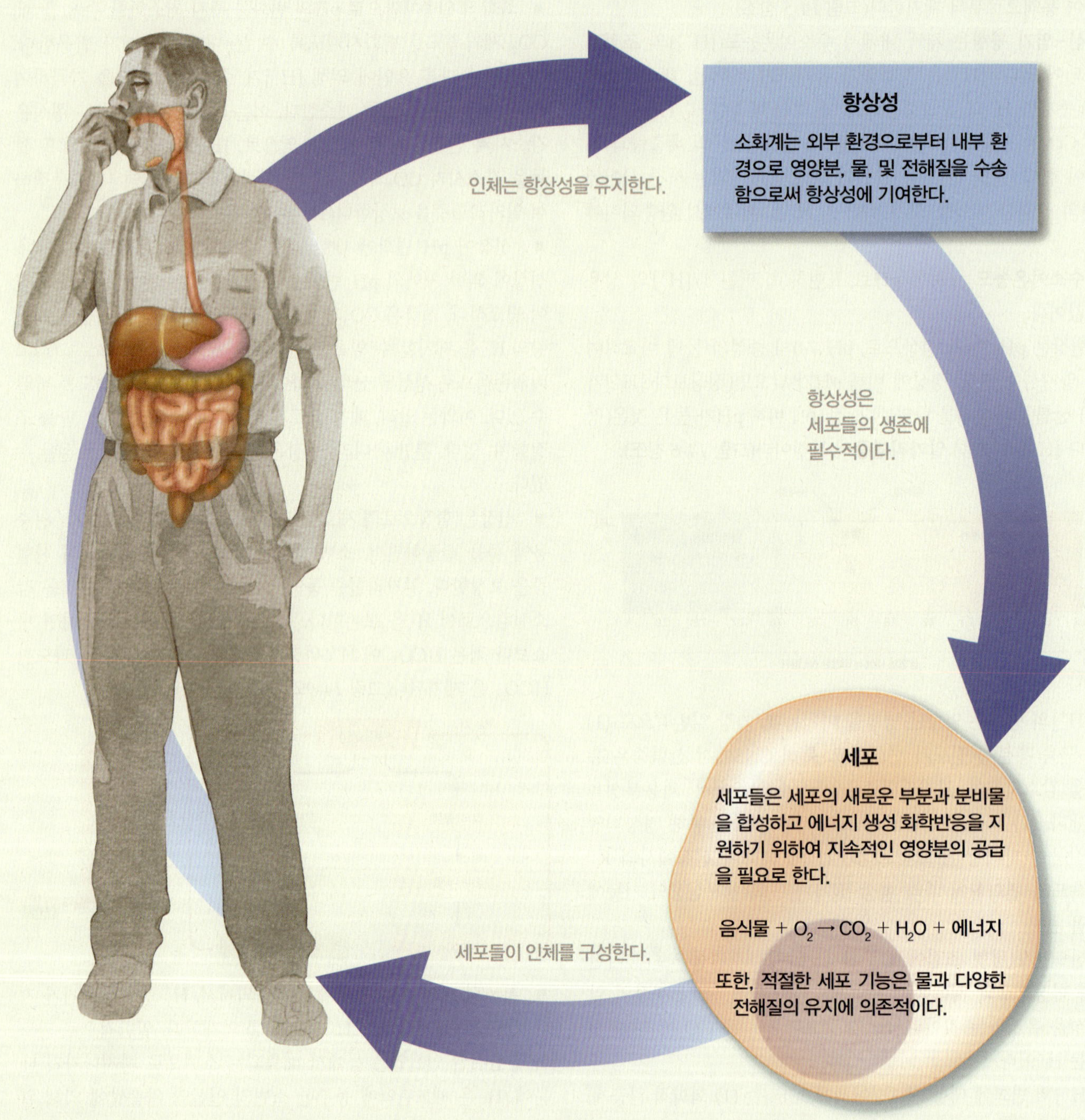

항상성을 유지하기 위해서 에너지 생성에 사용되는 영양분들이 반드시 에너지가 풍부한 영양분들로 지속적으로 대체되어야 한다. 특히 단백질은 성장과 조직 교체의 과정에서 새로운 세포와 세포의 부분을 계속해서 합성하기 위하여 필요하다. 물과 전해질도 오줌과 땀을 통하여 지속적으로 소실되므로, 다른 통로를 통하여 반드시 조절에 의해 재충전되어야만 한다.

소화계(digestive system)는 외부 환경으로부터 내부 환경으로 영양분, 물, 및 전해질을 수송함으로써 항상성에 공헌한다. 소화계는 내부 환경의 이들 농도를 직접적으로 조절하지는 않는다. 소화계는 소수를 제외하고 몸의 요구에 따라 영양분, 물, 및 전해질의 획득을 조절하지 않는 대신, 섭취될 물질들 대한 분해와 흡수를 최적화한다.

제 15 장

소화계

The Digestive System

제15장 요약 차례

15.1 소화에 관한 일반적 특성

소화계의 일차적인 기능은 우리가 먹는 음식물로부터 몸의 내부 환경으로 영양소들, 물 및 전해질들을 옮기는 것이다. 섭취된 음식물은 에너지원(에너지 연료)들로서 필수적이다. 세포들은 이들로부터 아데노신 3-인산(ATP)을 생산하고, 이 ATP를 이용하여 능동수송, 수축, 합성, 및 분비와 같은 특정 에너지 의존적 생명활동을 수행한다. 음식물은 또한 조직의 첨가와 교체에 대한 구성물들의 원천이기도 하다.

섭식이 바로 음식물의 유기분자들을 세포들이 바로 사용 가능한 형태로 자동적으로 만들지 못한다. 음식물은 반드시 세포들에게 배분하기 위하여, 순환계로 흡수될 수 있는 작고 간단한 분자들로 소화계에서 생화학적으로 분해(소화)되어야만 한다. 정상적으로 섭식한 음식물의 95%가 몸에서 사용 가능한 형태로 만들어진다.

먼저 소화계의 다양한 구성물의 일반적인 형태를 보여주는 소화계의 개관을 살펴본 다음, 자세한 소화과정에 대해서 알아보도록 하겠다.

소화계는 4종류의 기본적인 소화과정을 수행한다.

소화계는 4종류의 기본적인 소화과정인 운동, 분비, 소화, 흡수 단계를 거친다.

운동 **운동**(mobility)이란 소화관의 근 수축을 의미하며, 근 수축에는 추진운동과 혼합운동이 있다. **추진운동**(propulsive movement)은 소화관을 통하여 소화 내용물을 밀어내는 것을 말하는데, 서로 다른 부위에서 수행되는 추진운동은 기능에 따라 속도가 다르다. 예를 들면, 식도를 통한 음식물의 이동은 빠른데, 식도는 입으로부터 위로 단순한 전달경로이기 때문에 속도가 빠른 것이 적합하다. 이와 비교해서 소장(소화와 흡수의 주된 부위)에서는 음식물들을 분해하고 흡수하기 위한 시간을 주기 위하여 느리게 앞으로 움직인다.

혼합운동(mixing movement)은 두 가지 기능을 가지고 있다. 첫째는 음식물과 소화액을 혼합함으로써 음식물의 소화를 촉진시키는 것이고, 둘째는 소화관의 흡수 표면에 장(창자)의 모든 내용물을 노출시킴으로써 흡수를 촉진시킨다.

소화기관의 벽에 있는 평활근의 수축은 소화관의 대부분을 통과하는 물질의 운동을 동반한다. 예외는 관의 끝에 있는데, 식도의 앞부분이 입으로 열려 있고, 말단은 항문괄약근을 통해 몸 밖으로 열린다. 항문괄약근은 평활근 활성보다는 골격근 활성을 갖고 있다. 골격근은 수의적 조절 하에 있기 때문에, 저작 활동, 삼키는 운동 및 배변 등은 수의적 구성물들인 것이다. 대조적으로 관의 나머지 전체에서의 평활근에 의해 수행되는 운동성은 복잡한 불수의적 기작에 의해 조절된다.

분비 많은 종류의 소화액은 특이적 분비물을 갖고 있는 외분비선(exocrine gland)들에 의해 소화관 내강으로 분비된다. 각 **소화성 분비물(digestive secretion)**은 물, 전해질, 및 효소, 담즙염, 또는 점액질과 같은 소화 과정에 중요한 특이 유기성분들로 구성되어 있다. 분비세포들은 많은 분량의 물과 그들의 특이적 분비물을 생산하기 위한 원료를 세포질로부터 획득한다. 모든 소화액의 분비는 세포로 원료를 능동수송하기 위한 에너지와 소포체에서 분비물의 합성을 위한 에너지를 필요로 한다. 적절한 신경이나 호르몬의 자극에 의해서, 분비물은 소화관 내강으로 방출된다. 정상적으로, 소화 분비물은 소화에 참가한 후에 동일하거나 다른 형태로 혈액에 재흡수된다. 구토나 설사와 같은 재흡수의 실패는 세포질로부터 "빌려온" 액체의 손실로 결과가 나타난다.

소화 사람은 **탄수화물, 단백질, 및 지방**의 3종류 에너지-풍부 음식물들을 소모한다. 이들 거대 분자들은 원래 형태로는 소화관 내강으로부터 혈액이나 림프로 흡수되기 위하여 세포막을 통과할 수 없다. **소화(digestion)**란 개념은 다음과 같이 소화효소들에 의해 구조적으로 복잡한 음식물을 흡수할 수 있는 작은 단위체로 분해하는 생화학적 과정을 말한다.

1. 가장 간단한 **탄수화물(carbohydrate)**들은 식단에서 발견되는 포도당, 과당, 및 엿당과 같은 **단당류(monosaccharide)**들이다(부록 A.9 참조). 섭식하는 대부분의 탄수화물은 포도당이 연결된 **다당류(polysaccharide)** 형태이다. 가장 보편적인 소모성 탄수화물은 식물로부터 온 **녹말(starch, 전분)**이다. 이에 더하여, 고기는 근육에 저장되어 있는 포도당 저장형 다당류인 **글리코겐(glycogen)**을 갖고 있다. 식물 세포벽에서 발견되는 다른 형태의 다당류인 **셀룰로오스(cellulose; 섬유소)**는 사람이 분비하는 소화액에 의해서는 구성 단당류로 분해되지 않는, 비-소화성 섬유질이다. 다당류 다음으로, 식이 탄수화물로는 **설탕(sucrose**; 포도당과 과당으로 구성)과 **젖당(lactose**; 포도당과 엿당으로 구성)이 포함된 **이당류(disaccharide)**가 있다. 소화과정을 통하여, 녹말, 글리코겐, 이당류는 그들의 구성성분인 단당류로 전환된다. 단당류는 주로 포도당이며, 약간의 과당과 엿당이 포함된다. 단당류는 탄수화물의 흡수될 수 있는 단위체이다.

2. 식이 **단백질(protein)**은 펩티드 결합에 의해 연결된 다양한 **아미노산(amino acid)**들의 조합으로 구성되어 있다(부록 A.11 참조). 소화과정을 통하여, 단백질은 그들의 구성 성분들인 아미노산들로 분해된다. 아미노산이 단백질의 흡수될 수 있는 단위체이다.

3. 대부분의 식이 **지방(fat)**은 중성지방이면서 1분자의 글리세롤에 3분자의 지방산이 결합되어 있는 **트리글리세리드(triglyceride)**로 존재한다(부록 A 참조). 소화가 되는 동안, 2개의 지방산 분자는 분해되어 떨어지고, 1분자의 지방산이 글리세롤에 부착되어 있는 **모노글리세리드(monoglyceride)**가 남는다. 따라서 지방소화의 최종 소화산물은 지방의 흡수될 수 있는 단위체인 모노글리세리드와 유리지방산이다.

소화는 효소적 **가수분해(hydrolysis**, 부록 A.11 참조)에 의해 수행된다. 화학결합 부위에 물이 첨가되면, 소화 분비액에 있는 효소가 영양물 분자 내의 작은 분자 단위체를 연결시키고 있던 결합을 분해하여 작은 분자들이 되면 이 분자들은 자유형이 된다(● **그림 15-1**). 결합부위에서의 물의 제거는 영양물 분자를 형성하면서 작은 분자단위체를 연결시킨다. 가수분해는 물을 대체시키고, 흡수 가능한 작은 단위체를 자유롭게 해 주는 것이다. 소화효소들은 그들이 가수분해할 수 있는 결합들에 특이적이다. 음식물이 소화관을 따라 이동하면서, 음식물은 더 분해할 다양한 효소들과 만난다. 이와 같은 방법으로, 큰 음식물 분자들이 흡수될 수 있는 간단한 단위체로 전환된다. 소화관의 내용물이 앞으로 이동됨에 따라, 이 과정은 합성 단계의 반대 방식으로 진행성을 가지고 단계적으로 일어난다.

흡수 소장에서 소화가 완결되고, 대부분의 흡수가 일어난다. **흡수(absorption)** 공정을 통해, 소화의 결과 산물들인 작고 흡수될 수 있는 단위체들은 물, 비타민, 및 전해질과 함께 소화관 내강으로부터 혈액이나 림프로 이동된다.

소화관을 개구로부터 말단까지 따라가면서 운동, 분비, 소화, 및 흡수의 4과정을 그들이 일어나는 소화기관에서 알아보도록 하자(▲ **표 15-1**).

소화관과 부속 소화기관이 소화계를 형성한다.

소화계는 **소화관[**또는 **위장관(gastrointestinal tract)]**과 부속 소화기관들로 구성되어 있다. 부속 소화기관들에는 **침샘(타액선)**, 외분비 이자, 및 간과 담낭(쓸개)으로 구성된 담즙계가 포함된다. 이들 외분비 기관은 소화관 바깥에 놓여 있고 소화관 내강으로 열려있

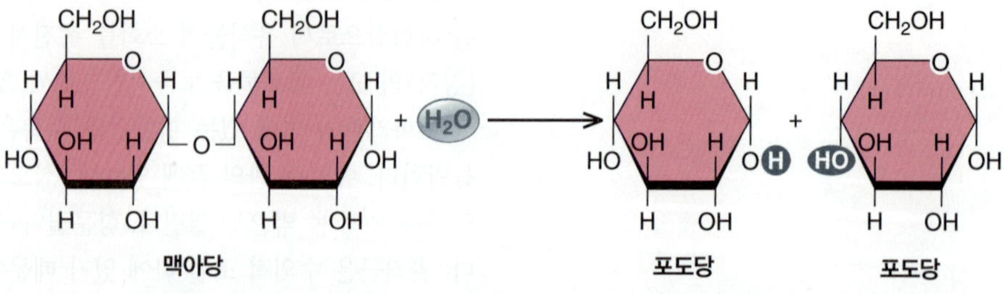

● **그림 15-1 가수 분해의 예.** 이 예에서, 이당류인 맥아당(다당류 분해의 중간 산물)은 결합 부위에 H_2O가 첨가됨으로써 두 분자의 포도당으로 분해된다.

는 관을 통하여 분비물을 내보낸다.

소화관은 기본적으로 정상적인 수축 상태에서 약 4.5 m 길이의 관이다.[1] 몸체의 중간을 통과하는 소화관은 **구강, 인두(목), 식도, 위, 소장(십이지장, 공장, 회장), 대장(맹장, 충수, 결장, 및 직장)**, 및 **항문**과 같은 기관들을 포함하고 있다(**▲ 표 15-1**). 이들 기관들이 서로 연속적일지라도 그들의 부위별 변형 때문에 그들은 독립된 항목으로 간주하며, 이는 이들이 특정한 소화활동에 특화될 수 있도록 한다.

소화관은 입부터 항문까지 연속적이기 때문에, 빨대와 비슷한 내강은 외부 환경과 연속적이다. 결과적으로, 빨대를 통해 빨아들이는 소다수는 빨대가 아닌 것처럼, 소화관 내강의 내용물은 엄밀히 말하자면 몸의 바깥이다. 단지 물질이 소화관 벽을 통과하여 내강으로부터 흡수된 후에야 물질을 몸의 일부분으로 간주한다. 소화 공정에 필수적인 조건은 몸체의 심부에 대해서는 내성이 없고 소화관 내강에서만 내성이 있기 때문에, 소화관 내강이 몸 바깥이라는 사실은 중요하다. 다음의 예들을 생각해 보라:

- 체액의 pH 범위는 삶에 적합한 6.8~8.0이지만, 위의 pH는 위의 염산(HCl) 분비로 인하여 2.0 정도로 낮아진다.
- 음식물의 단백질을 가수분해하는 소화효소는 그 효소를 생산하는 몸의 조직 자체를 파괴할 수 있다. (단백질은 세포의 주된 구조적 성분이다.) 그러므로 이들 효소들은 불활성 상태로 합성되고, 그들이 몸 밖의 음식물을 활동적으로 공격할 소화관 내강에 도달할 때까지 불활성이며, 이것이 몸체 조직들의 자가 소화에 대하여 보호 작용을 하는 것이다.
- 수 천조(10^{12})의 미생물들이 대장 내에서 살고 있다. 동일한 미생물들이 몸의 내부로 들어가면(충수가 터진 것처럼), 매우 나쁘거나 치명적이지만, 대장에서는 미생물들이 정상적으로 해가 없으며 득이 되기도 한다.
- 음식물이 몸의 내부와 접촉하면, 음식물은 면역계에 의해 공격을 받을 수 있는 복잡한 외래 물질이다. 그러나 음식물은 체 내에 있는 단순 에너지 분자와 구별할 수 없는 포도당, 아미노산, 및 지방산으로 내강에서 분해된다.

소화관 벽은 4종류의 조직층으로 이루어져 있다.

일반적으로 소화관 벽들은 동일한 구조물을 갖고 있다. 각 부위별로 약간의 국소적인 변화를 갖지만, 이 구조물은 식도에서부터 항문까지 전 길이에 걸쳐 있다. 소화관의 횡단면은 4 종류의 조직층으로 구성되어 있는데(**● 그림 15-2**), 제일 안쪽 층으로부터 바깥쪽으로 **점막층, 점막하층, 외부 근육층**, 및 **장막층**이 존재한다.

점막층 **점막(층)(muscosa)**은 소화관의 내강 표면을 덮고 있다. 점막의 기본적인 구성성분은 보호 표면으로 작용하는 안쪽 상피층인 점액성 막이다. 또 점막은 분비와 흡수를 위해서 특정 부위에서는 변형되어 있다. 점막은 소화액 분비를 위한 외분비선 세포들, 혈액 내의 위장관 호르몬의 분비를 위한 내분비선 세포들, 및 소화된 영양분 흡수를 위해 특성화된 상피세포들을 갖고 있다.

점막하층 **점막하층(submucosa)**는 소화관이 팽창성과 탄력성을 가질 수 있게 하는 두꺼운 결합조직 층이다. 이 층에는 많은 혈관들과 림프관들이 있다. 혈관과 림프관은 안쪽으로는 점막으로 가지를 내고 있고, 바깥쪽으로는 두꺼운 근육층을 싸고 있다. 또한 점막하층에는 **점막하 신경총(submucosal plexus)**이라는 신경 망이 있다.

외부 근육층 소화관의 평활근 외피인 **외부 근육층(muscularis externa)**은 점막하층을 싸고 있다. 관의 대부분에서, 외부 근육층은 안쪽의 **환상근층(circular muscle layer)**과 바깥 쪽의 **종주근층(longitudinal muscle layer)**의 두 층으로 되어 있다. 점막하층과 인접해 있는 안쪽 평활근 층의 근섬유는 관을 원형으로 싸고 있다. 환상근 섬유들의 수축은 수축 점에서 수축하면서 내강의 직경을 감소시킨다. 관의 전 길이에 걸쳐 종주로 달리는 바깥층 섬유의 수축은 관을 단축시킨다. 평활근 층의 협동적인 수축활동들이 소화내용물을 밀어내고 섞어 주는 운동을 일으킨다. **장근 신경총(myenteric plexus)**은 두 근육층 사이에 있다. 점막하층과 장근 신경총은 호르몬과 국소적 화학 매개자와 더불어 국소적 장 활동의 조절을 돕는다.

장막층 소화관을 싸고 있는 결합 조직의 바깥쪽이 **장막(serosa)**이다. 장막은 주위의 내장기관과 소화기관 사이의 마찰을 방지하고 부드럽게 해 주는 미끄러운 액체를 분비한다.

소화기능의 조절은 복잡하며 상승적이다.

소화의 운동성과 분비는 섭식된 음식물의 소화와 흡수를 최적화 시키기 위하여 조심스럽게 조절된다. 4가지 요인들인 (1) 자율적 평활근 기능, (2) 내재성 신경총, (3) 외인성 신경, 그리고 (4) 위장관 호르몬 등이 소화계 기능 조절에 관여한다.

자율적 평활근 기능 자가-흥분성 심근세포들처럼, 소화성 평활근 세포들에서도 어떤 특화된 세포들은 주기적이고 자발적인 막전위 변화를 나타내는 박동원 세포들이다. 소화성 평활근에서 자가-유도 전기활성의 현저한 형태는 소화관의 **기본 전기적 주기(basic electrical rhythem, BER)**인 **서파 전위(slow-wave potential)**이다(p. 258 참조). **카알 간질세포(interstitial cell of Cajal)**로 알려

[1] 사체의 비수축 소화관은 생체의 수축 소화관보다 두 배 길기 때문에, 해부학 책에서는 9 m로, 생리학 책에서는 4.5 m로 표시한다.

▲표 15-1 소화계 구성 성분의 해부와 기능

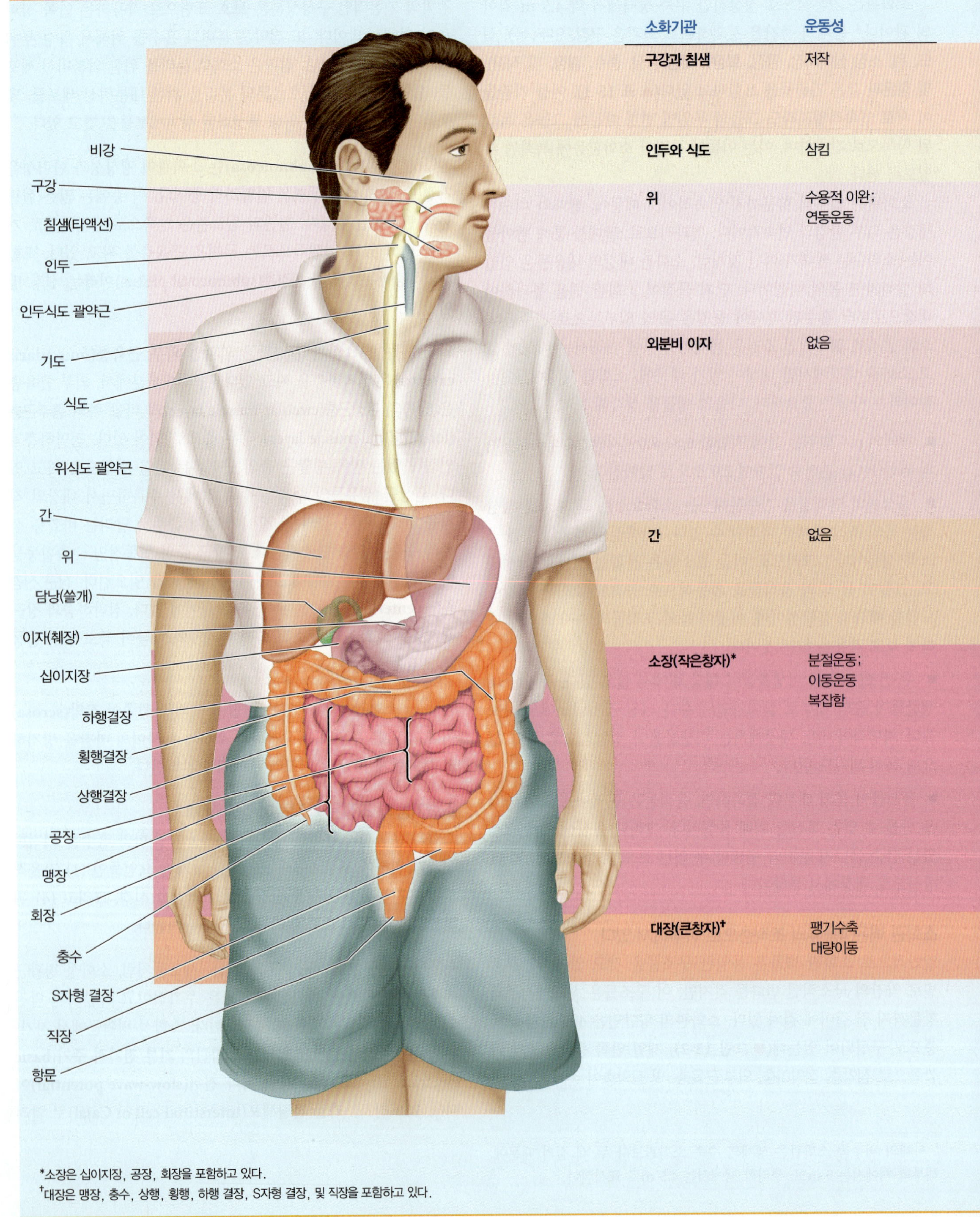

소화기관	운동성
구강과 침샘	저작
인두와 식도	삼킴
위	수용적 이완; 연동운동
외분비 이자	없음
간	없음
소장(작은창자)*	분절운동; 이동운동 복잡함
대장(큰창자)†	팽기수축 대량이동

*소장은 십이지장, 공장, 회장을 포함하고 있다.
†대장은 맹장, 충수, 상행, 횡행, 하행 결장, S자형 결장, 및 직장을 포함하고 있다.

분비	소화	흡수
침샘 • 아밀라아제 • 점액 • 라이소자임	탄수화물 소화 시작	음식물 흡수 못함 약간의 약물; (예, 니트로글리세린)
점액	없음	없음
위액 • HCl • 펩신 • 점액 • 내인성 인자	탄수화물 소화는 위에서 지속적으로 일어남; 단백질 소화는 위의 상단부에서 시작됨	음식물 흡수 못함; 약간의 지용성 물질 (예, 알코올, 아스피린)
이자 소화효소 • 트립신, 키모트립신, 카르복시펩티다아제 • 아밀라아제 • 리파아제 이자의 $NaHCO_3$ 용액 분비	이자 효소들은 십이지장에서 소화를 수행	관련 없음
담즙 • 담즙염 • 염기성 물질 분비 • 빌리루빈	담즙은 어떤 것도 분해하지 못 하나, 담즙염은 십이지장에서 지방의 소화와 흡수를 촉진시킴	관련 없음
장액 • 점액 • 염 (작은창자에서 이당류 분해 효소와 아미노펩티다아제는 분비되지는 않으나, 털연변부의 세포 내에서 기능을 수행함)	내강에서, 이자 효소들과 담즙의 영향 하에, 탄수화물과 단백질 소화는 지속되고 지방 소화는 완전히 수행됨; 털연변부에서 단백질과 탄수화물 소화는 종결됨	모든 영양분, 대부분의 전해질 및 물
점액	없음	염과 물, 내용물을 대변으로 전환함

진 비-수축성 세포인 박동원 세포는 종주근과 환상근 사이의 경계에 있다. 이들 박동원 세포들은 전하를 가진 이온이 흐를 수 있는 간극연접에 의해 주위의 평활근 세포들과 연결되어 있다(p.75 참조). 따라서 한번 전기적 활성이 박동원 세포에 의해 촉발되면, 전기적 활성은 이웃한 수축성 세포들로 퍼진다. 느린-파동은 활동전위가 아니며 직접적으로 근 수축을 유도하지도 않는다; 전기적 활성은 막전위에서의 주기적인 파동성 변동이며, 막전위는 순환적으로 역치전위에 도달하였다가 벗어났다 한다. 이들 파동들이 탈분극의 정점에서 역치전위에 도달하면, 활동전위는 각 지점에서 일제히 격발되고, 그에 따라 율동적인 근수축의 회로가 나타난다.

심근에서처럼, 소화계 평활근 세포의 층도 간극연접들에 의해 연결되어 있어서, 근 세포 전체 층이 기능적 합체와 같은 행동을 하고, 역치에 도달할 때에 한 단위체로 흥분하고 수축한다(p. 258 참조). 역치전위에 도달하지 못하면, 파상적인 느린-파동 전기 활성은 수축활성을 동반하지 못 하고, 근육층을 넘어 지속적으로 제거된다.

역치에 도달 여부는 다양한 기계적, 신경성, 및 호르몬 인자들의 효과에 의존적이다. 인자들은 시작점에 영향을 미치고, 느린-파동성 리듬은 시작점 근체에서 요동친다. 음식물이 소화관에 있는 것처럼 시작점이 역치 수준 근처에 있으면, 느린-파동 탈분극 정점이 역치에 도달하고, 활동전위 빈도와 동반된 수축활성이 증가한다. 역으로, 음식물이 없는 것처럼 시작점이 역치와 멀면, 역치에 덜 도달하고, 활동전위의 빈도와 수축활성은 감소한다.

자가-유도의 율동적 소화성 수축활성은 위의 **연동운동**(peristalsis), 소장의 **분절운동**(segmentation) 및 대장의 **팽기수축**(haustral contraction)을 포함하고 있다. 주기적 수축에 대한 자세한 특이성은 기관에서 논의할 것이다.

내재성 신경총 **내재성 신경총(intrinsic nerve plexus)**은 두 개로, **점막하 신경총(submucosal plexus)**과 **장근 신경총(myenteric plexus)**이며, 이들은 완전히 소화관 벽 내에 놓여 있고 전 길이에 걸쳐 있다. 따라서 어떤 다른 체계와는 다르게, 소화관은 척수(1억 뉴런)만큼이나 많은 뉴런을 갖고 있고, 상당한 정도의 자가-조절을 소화관에 부여하는 자체적인 신경계를 가지고 있다. 두 신경총은 자주 **내장신경계(enteric nervous system)**라고 부른다(p. 138 참조).

내재성 신경총은 소화관 활동의 모든 면에 영향을 미친다. 다양한 형태의 뉴런들이 내재성 신경총에 존재하는데, 어떤 것은 감각신경이다. 감각신경은 소화관에서 섭식된 단백질과 같은 국소적인 특이 자극에 반응하는 수용기들을 가지고 있다. 다른 국소 뉴런들은 평활근과 외분비와 내분비세포들에 분포하고 있으며, 내분비세포들은 소화관의 운동성, 소화액의 분비 및 위장관 호르몬의 분비 등에 직접적으로 영향을 미친다. 중추신경계와 같이, 내장신경계의 입력과 출력 뉴런들은 연합뉴런들에 의해 연결되어 있다. 출력 뉴런들의 어떤 것은 흥분성이고, 어떤 것은 억제성

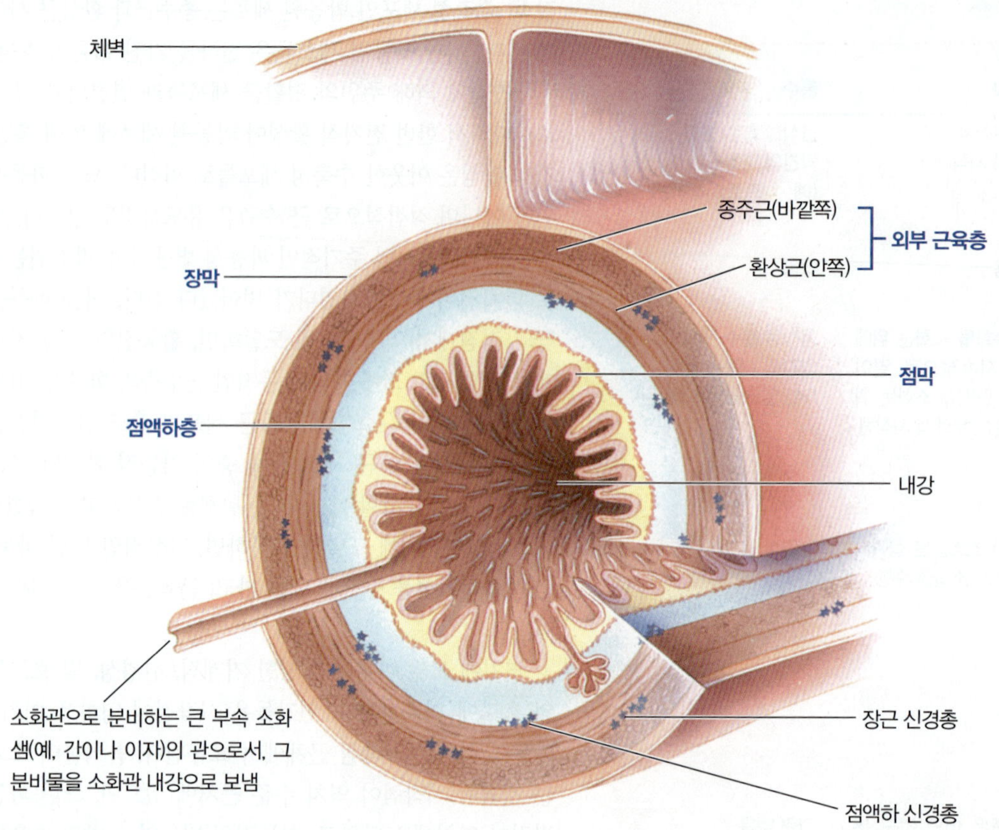

● **그림 15-2 소화관 벽의 층들.** 소화관 벽은 안쪽으로부터 바깥쪽으로, 점막층, 점막하층, 근육층 및 장막층의 4층으로 구성되어 있다.

이다. 이들 내재성 신경총은 기본적으로 소화관 내에서 국소적 활성에 상호 협동적이다. 예를 들면, 큰 음식물 덩어리가 식도로 삼켜지면, 내재성 신경총은 음식물을 앞으로 밀기 위하여 국소적 반응과 상호협력한다. 조절의 복잡성과 소화관 전체를 통하여 완성된 과도한 상호협력이 더해져서, 내재성 신경활성은 내분비, 측분비, 및 외인성 신경 신호들의 방대한 영향을 받을 수 있다.

외인성 신경 **외인성 신경(extrinsic nerve)**들은 소화관 바깥에서 유래하며, 소화기관에 신경을 내고 있는 자율신경계의 신경섬유들이다. 자율신경은 위장관 호르몬 분비 수준을 변화시키는, 내재성 신경의 진행 중인 활성의 변형, 평활근이나 샘(선)에 직접적인 작용에 의한 소화관 운동성과 분비에 영향을 미친다.

일반적으로 교감신경과 부교감신경은 조직에 상반된 활동을 제공한다는 것을 기억하라. "알림반응(flight-or-fight)"에 대한 주된 작용을 하는 교감신경계는 소화관 수축과 분비를 억제하거나 늦추려는 경향을 가진다. 몸이 알림반응에 직면할 때 소화 공정이 가장 우선이 아님을 고려할 때, 이런 활동은 적절하다. 대조적으로 소화와 같은 활동의 유지 상태가 최적으로 진행될 수 있을 때, 부교감신경계는 조용한 "휴식-소화(rest-and-digest)" 상황에서 우선적이다. 따라서 미주신경 경로로 소화관에 일차적으로 도달하는(p. 160 참조) 부교감신경 섬유들은 평활근 운동을 증가시키고, 소화효소들과 호르몬들의 분비를 촉진하는 경향을 갖는다.

일반적인 교감신경과 부교감신경 흥분 동안에 일어나는 활동에 더하여, 특히 미주신경은 단지 소화 활성을 조정하기 위하여 따로 활성화 될 수 있다. 외인성 신경의 특이적 활성의 중요 목적 중에 하나가 소화계의 여러 다른 부위에서 일어나는 활동을 통합하는 것이다. 예를 들면, 음식물의 저작운동은 반사적으로 침샘 분비뿐만 아니라 위, 이자, 및 간 분비를 음식물 도달 예정에 대한 미주신경 반사궁을 통하여 증가시킨다.

위장관 호르몬 소화관의 특정 부위들 점막에 숨겨져 있는 내분비선 세포들은 적절한 자극에 의해 혈액으로 호르몬들을 분비한다. 이들 **위장관 호르몬(gastrointestinal hormone)**들은 혈액을 통하여 평활근과 내분비선 세포들에 흥분성이나 억제성 영향을 수행하는 소화관의 다른 부위들로 운반된다.

수용기 활성화는 신경 반사와 호르몬 경로를 통하여 소화관 활성을 변화시킨다.

소화관 벽은 소화관의 국소적 변화에 반응하는 세 종류의 감각수용기를 가지고 있다: (1) 내강에 있는 화학물질에 민감한 화학수용기, (2) 소화관 벽의 장력과 신장에 민감한 기계적수용기(압력수용기), (3) 내강 내용물의 삼투질농도에 민감한 삼투수용기.

이 수용기들의 자극이 소화계의 효과기 세포들의 활성 수준을 변화시키는 신경 반사궁과 호르몬 분비 모두를 유도한다. 효과기 세포들은 평활근 세포(운동성 변화를 위한), 외분비선 세포(소화액 분비 조절을 위한), 및 내분비선 세포(위장관 호르몬의 분비 변화를 위한)를 포함하고 있다(● **그림 15-3**).

이처럼, 위장관 기능의 조절은 매우 복잡하다. 섭식된 음식물을 소화하고 흡수하기 위한 적절한 반응이 일어나는 것을 유지하기 위하여 상호 상승적이고 밀접한 많은 경로들에 의해 위장관 기능의 조절이 일어난다.

구강에서 시작하여 항문에서 종결하는 소화관을 따라 일어나는 네 가지 기본적인 소화공정을 요약한 ▲ **표 15-1**가 이 장 전체에 걸쳐 유용한 참고가 될 것이다.

15.2 입

구강은 소화관의 입구이다.

소화관은 **입**[mouth 또는 **구강**(oral cavity)]을 통하여 들어간다. 입은 입 안에서 음식물을 공정하고, 안내하며, 함유하는 것을 도와주는 근육질인 **입술**(lips)을 가진다. 입술은 또 비-소화적 기능도 갖고 있어서, 말하기(많은 소리의 명확성은 입술의 특별한 형태에 달려 있음)에 중요하고, 인간관계에서 감각수용기로도 작용한다(예, 키스).

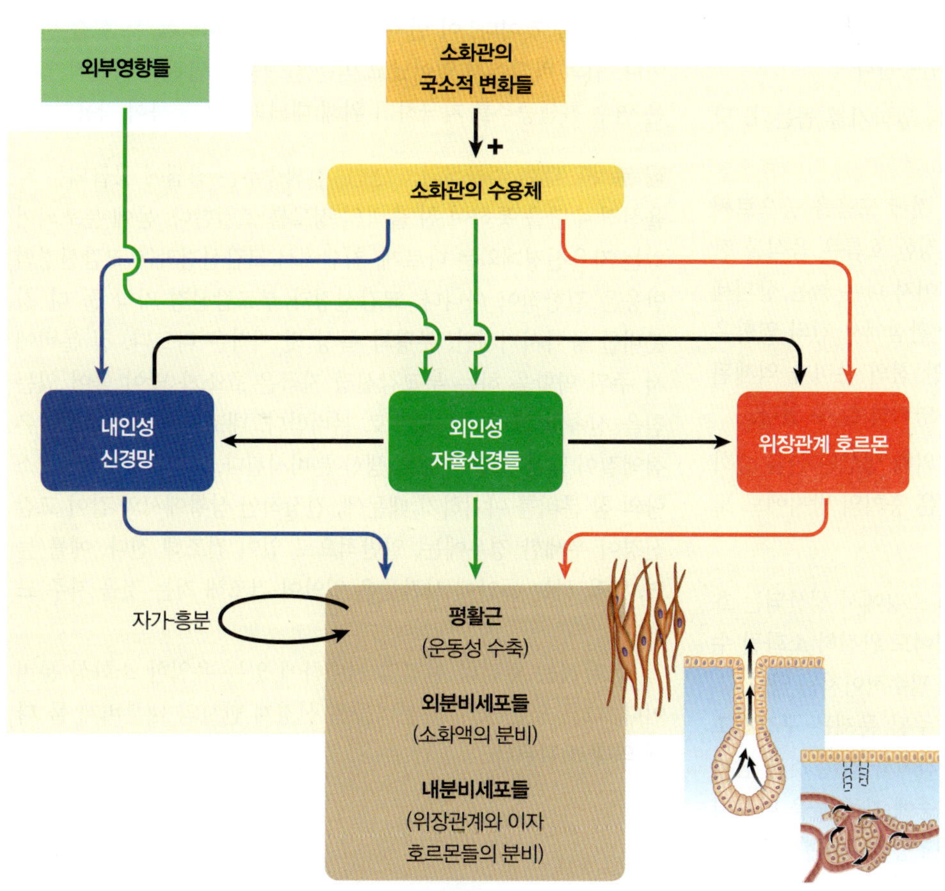

● **그림 15-3 소화계의 활동을 조절하는 경로의 요약.**

구강의 활 모양 지붕을 형성하는 **입천장(palate; 구개)**은 비강과 입을 구분해 준다. 이것은 숨 쉬는 것과 씹는 것 또는 빠는 것을 동시에 할 수 있게 한다. 목의 후미에서 입천장에 달려 있는 돌기가 **목젖(uvula)**으로서, 이것은 삼키는 동안 비강 경로를 닫아주는 중요한 역할을 한다. (목젖은 당신이 "아하하" 말할 때 들어 올리는 구조물이어서 의사가 당신의 목을 보다 잘 볼 수 있게 한다.)

구강의 바닥을 형성하는 **혀(tongue)**는 수의적으로 조절되는 골격근으로 구성되어 있다. 혀의 운동은 씹거나 삼키는 동안에 입 안에서 음식물 안내에 중요하며, 말하기에 중요한 역할을 한다. 더욱이, 주된 **미뢰(taste bud; 맛봉오리)**들이 혀에 자리 잡고 있다(p. 203 참조).

인두(pharynx)는 목의 후미에 있는 강(cavity)이다. 이것은 소화계(음식물을 위해 입과 식도 사이에서 연결부로 작용)와 호흡계(공기를 위해 비강과 기관 사이의 연결부로 작용) 모두의 공통적인 경로로 작용한다. 이런 배열은 인두 아래의 깊은 경로로 음식물과 공기를 안내할 기작을 필요로 한다. 몸의 방어계 역할을 하는 림프조직인 **편도(tonsil)**는 인두의 벽에 위치하고 있다(p. 353 참조).

치아는 저작에 적합하다.

소화과정의 첫 번째 단계는 **치아(teeth; 이)**에 의해 섭식된 음식물을 부수고, 찢고, 갈며, 섞는 것을 포함한 입의 운동인 **저작(작용)(mastication)**이다. 치아는 턱뼈에 깊이 박혀 있고 돌출되어 있다. 치아의 노출된 부분은 몸의 단단한 구조물인 **에나멜(enamel)**에 의해 싸여 있다. 에나멜은 치아가 분출됨에 따라 소실되는 특이 세포들에 의해 치아가 분출되기 전에 형성된다.

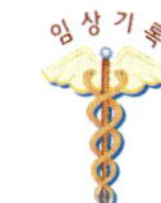

에나멜은 치아가 만들어진 이후에는 재생되지 않기 때문에, 에나멜에 발생된 어떤 결함[예, **충치(dental caries)**]은 인공 충진물로 메워줘야 하며, 그렇지 않으면 표면이 살아 있는 치수로 계속해서 침식이 일어난다.

저작의 기능은, (1) 삼키는 것을 촉진키고 침샘 효소가 작용할 음식물의 표면적을 증가시키기 위하여 음식물을 보다 작은 조각으로 갈고 쪼개는 것, (2) 음식물을 침과 섞는 것, (3) 미뢰를 자극하는 것이다. 세 번째 기능은 맛의 상쾌한 감각을 증가시킬 뿐만 아니라, 음식물의 도착을 준비하기 위하여 반사적으로 침샘, 위장, 이자, 및 담즙 분비를 증가시킨다.

침은 탄수화물 소화를 시작하며, 구강 위생에 중요하고, 말하기를 촉진시킨다.

입에서 분비되는 **침(saliva; 타액)**은 구강 외부에 위치하고 있는 세 쌍의 침샘(salivary gland; 타액선)에 의해 다량으로 합성되며, 입으로 열려 있는 짧은 관을 통하여 배출된다.

침은 99.5%의 물과 0.5%의 전해질과 단백질로 구성된다. 침 속의 염(NaCl) 농도는 짠맛 인지에 중요하다. 유사하게, 단맛의 구별도 침의 포도당 부재에 의해 강화된다. 침의 가장 중요한 단백질들은 아밀라아제, 점액, 및 라이소자임이다. 이들의 역할은 다음과 같다:

1. 침은 입에서 다당류를 포도당 두 분자로 이루어진 맥아당(이당류)으로 분해하는 **침 아밀라아제(saliva amylase)**의 작용을 통하여 탄수화물의 소화를 시작한다(**● 그림 15-1**).

2. 침은 음식물 입자가 축축하게 됨에 따라 뭉쳐지고, 축축하게 해 주며, 두껍고 매끄러운 **점액(mucus)**에 의해 윤활능을 제공함으로써 삼키는 것을 촉진시킨다.

3. 침은 세균의 세포벽을 분해하여 세균을 파괴시키는 **라이소자임(lysozyme)**에 의한 것과 음식물을 세균으로부터 세척하는 것의 두 가지 효과에 의해 항균작용을 갖는다.

4. 침은 미뢰를 촉진하는 분자에 대한 용매로서 작용한다. 수용액에 있는 분자들만이 미뢰의 수용기들과 반응한다.

5. 침은 입과 혀의 운동을 촉진시킴으로써 말하기를 돕는다. 당신의 입이 건조해지면 말하기가 힘들다.

6. 침은 입과 치아를 청결하게 유지하는 것에 도움을 줌으로써 구강 위생에 중요한 역할을 한다. 침의 일정한 흐름은 음식물 잔류물, 외래 입자, 및 구강 점막으로부터 떨어져 나온 늙은 상피세포들을 씻어 내는 데 도움을 준다. 이러한 관점에서 침의 역할은 발열이나 장시간 긴장 상태에서 얼마 동안 침의 분비가 억제된 경우에, 입에서 악취를 경험한 사람들에서 명백히 알 수 있다.

7. 침은 산성 음식물이나 입 속의 세균에 의해 생성된 산을 중화시키는 중탄산염 완충액이 풍부하며, 이것은 충치의 방지에도 도움을 준다.

이들의 많은 기능에도 불구하고, 이자와 소장에서 생산되는 효소들에 의해 음식물은 침과 위장의 분비 없이도 완전히 소화될 수 있기 때문에, 침은 음식물의 소화와 흡수에 필수적이지는 않다.

임상기록 침샘 분비의 감소와 연관된 주된 문제는 **구강건조증(xerostomia)**으로 알려진 조건에서 씹는 것과 삼키는 것이 힘들다는 것이며, 대화 중에 자주 물을 마시지 않으면 발음이 모호해 지고, 극심한 구강건조증은 특별한 예방 조치를 하지 않으면 충치를 증가시킨다.

침 분비는 지속적이고 반사적으로 증가될 수 있다.

평균적으로, 1~2 L의 침이 하루에 분비되고, 침의 분비속도는 지속적이고 자발적인 기본적 속도인 0.5 ml/min부터 레몬을 빠는 것과 같은 강력한 자극의 반응인 최대 속도 5 ml/min까지의 범위를 보인다. 적절한 자극이 없이 일어나는 침의 지속적인 기본적 분비는 침샘에서 종결되는 부교감신경 말단에 의한 지속적인 저-준위 자극으로부터 온다. 이 기본적 분비는 입과 목을 항상 촉촉이 하는 데에 중요하다. 지속적인 저-준위 분비에 더하여, 침 분비는 단순 침 반사와 조건 침 반사의 두 종류 침 반사에 의해 증가되기도 한다(**● 그림 15-4**).

단순 침 반사와 조건 침 반사 구강에 있는 화학수용기와 압력수용기가 음식물 존재에 반응하였을 때, **단순 침 반사(simple salivary reflex)**가 일어난다. 활성화되면, 이들 수용기는 정보를 소화 활성을 조절하는 뇌의 모든 중추처럼 뇌간의 연수에 위치하고 있는 침샘중추로 보내는 구심성 신경섬유에서 충격 신호를 보낸다. 이에 의해 **침샘중추(salivary center)**는 침 분비의 증가를 촉진시키기 위하여 외부 자율신경계를 통하여 침샘으로 신호를 보낸다.

침의 분비는 **조건(획득) 침 반사[conditioned(acquired) salivary reflex]**에 의해 구강의 자극 없이도 일어난다. 맛있는 음식 준비를 보거나, 맡거나, 들으면, 이 반사에 의해 침이 분비된다. 우리 모두는 맛있는 무엇인가를 예상하면 침이 고이는 것을 경험하였을 것이다. 이 반사는 앞선 경험에 바탕을 둔 학습 반응이다. 입의 바깥에서 일어났고 먹는 즐거움에 연관된 정신적 입력은 연수 침샘중추를 자극하기 위해 대뇌피질을 통하여 작용한다.

침 분비에 대한 자율신경의 영향 침샘중추는 침샘에 공급되는 자율신경 수단을 통하여 침 출력의 정도를 조절한다. 몸에 분포되어 있는 자율신경계와는 다르게, 침샘에서 교감신경과 부교감신경의 반응은 길항적이 아니다. 교감신경과 부교감신경 자극 둘 다 침 분비를 증가시키지만, 분량과 특성 및 기작은 다르다. 침 분비에서 주된 역할을 하는 부교감신경 자극은 효소가 많이 들어 있는 침을 신속히 그리고 다량으로 분비한다. 대조적으로 교감신경은 점액질이 많은 소량의 침을 생산 분비시킨다. 교감신경 자극은 소량의 침 분비를 야기하기 때문에, 긴장적인 상황에서와 같이 교감신경이 우세한 경우에는, 일반적으로 입이 건조해 진다. 예를 들면, 말을 하는 동안에 사람들은 입안이 건조해 지는 것을 자주 느낀다.

침 분비는 완전히 신경의 지배하에 있는 유일한 소화성 분비이다. 다른 모든 소화성 분비들은 신경계 반사와 내분비계 둘 다에 의해 조절된다.

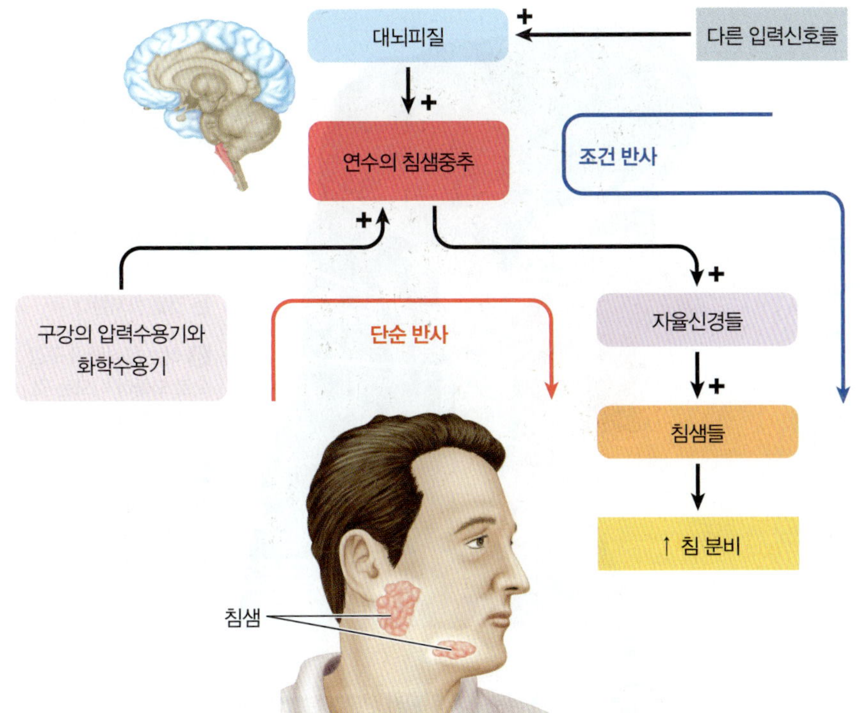

● **그림 15-4 침 분비의 조절.**

구강에서 소화는 최소로 일어나며, 영양분의 흡수는 일어나지 않는다.

구강에서의 소화는 아밀라아제에 의한 다당류를 이당류로의 가수분해를 포함하고 있다. 그러나 효소에 의한 대부분의 소화는 음식물과 침이 삼켜진 후에 위(stomach)에서 완결된다. 산은 아밀라아제를 불활성화시키나, 위산이 아직 도달하지 않은 음식물의 중심부에서 침의 효소는 수 시간 동안 기능을 지속한다.

음식물의 흡수가 구강으로부터 일어나지는 않는다. 중요하게, 어떤 약물들은 구강 점막에 의해 흡수될 수 있다. 대표적인 예가 심근성 허혈(p. 281 참조)과 관련 있는 협심증을 완화시키기 위하여 심장 환자에게 사용되는 혈관확장 약물(p. 292 참조)인 니트로글리세린(nitroglycerine)이다.

15.3 인두와 식도

인두 그리고 식도와 연관된 운동성은 **삼킴(swallowing; 연하)**이다. 우리들 대부분은 삼킴을 음식물이 입에서 식도로 이동하는 제한적인 활동으로만 생각하고 있다. 그러나 실질적으로 삼킴은 음식물이 구강에서 식도를 거쳐 위 안으로 이동되는 전 과정을 말한다.

삼킴은 연속적이며 프로그램된 실무율 반사이다.

씹은 액체성 음식물 덩어리가 혀에 의해 수의적으로 구강의 뒤편과 인두로 넘겨질 때에 삼킴은 시작된다. **음식물 덩어리(bolus)**의 압력은 구심성 자극을 뇌간의 연수에 있는 **삼킴중추(swallowing center; 연하중추)**로 보내는 인두의 압력수용기를 촉진시킨다. 삼킴중추는 삼킴에 연관된 적절한 연속적 근육들을 반사적으로 활성화시킨다. 삼킴은 우리 몸에서 가장 복잡한 반사이다. 고도로 상호협동적인 다단계 반응들이 삼킴 활동의 종결 때까지 특이적인 실무율 양상으로 촉발된다. 삼킴은 수의적으로 개시되지만, 한번 시작하면 멈출 수 없다. 단단한 큰 사탕 조각이 무심코 목으로 넘어갈 때 이와 같은 상황을 경험하였을 것이다.

삼킴의 구강-인두 단계 동안에, 음식물은 잘못된 경로로 들어가는 것이 방지된다.

구강-인두 단계(oropharyngeal stage)는 약 1초 동안 지속되는데, 음식물이 입으로부터 인두를 통하여 식도로 이동하는 것을 포함하고 있다. 음식물이 인두로 들어오면, 음식물은 반드시 식도로 인도되고 인두와 연결되어 있는 다른 개구로 들어가는 것은 방지된다. 즉, 음식물이 입으로 재차 들어가는 것과 비강과 기관으로 들어가는 것이 방지된다는 것이다. 이 모든 것은 다음과 같은 상호협동적인 활동들에 의해 이루어진다(● **그림 15-5**).

- 경구개(hard palate)에 대한 혀의 위치가 음식물의 삼킴 동안에 다시 입으로 들어가는 것을 방지한다.
- 목젖(uvula)은 상승되어 목의 되돌림을 막아주며, 인두로부터 비강을 폐쇄하여 음식물이 코로 들어가지 못 하게 한다.
- 후두의 상승과 후두의 개구인 **성문(glottis)**을 가로지르는 성대(주름)를 단단히 막아서 음식물이 기관으로 들어가는 것이 방지된다. 기관의 첫 부분은 **성대**가 늘어나 가로지르는 **후두(larynx)**이다. 삼키는 동안에 성대는 언어와는 상관없는 목적으로 사용된다. 후두 근육의 수축이 성대주름 각각에 대하여 단단한 위치로 배열하게 하고, 성문 입구를 폐쇄시킨다(● **그림 12-3** 참조). 또한, 음식물이 호흡기도로 들어가는 것을 더 방지하기 위하여, 음식물 덩어리는 연골성 조직의 작은 경첩인 후두개(epiglottis)를 닫힌 성문 위로 뒤쪽으로 굽혀 막아준다.
- 삼킴중추가 근처의 호흡중추를 짧게 억제하기 때문에, 삼키는 동안에 호흡경로가 순간적으로 중단될 때에 무익한 호흡 노력을 시도하지는 않는다.
- 후두와 기관이 닫힘에 따라, 인두 근육은 음식물을 식도로 밀어 넣기 위해 수축한다.

인두-식도 괄약근은 호흡 동안에 소화관으로 공기가 들어가는 것을 방지한다.

식도는 인두와 위 사이에 연결되어 있는 매우 곧게 뻗어 있는 근육성 관(tube)이다(▲ **표 15-1**). 대부분 흉강에 존재하기 때문에, 식도는 횡격막을 통과하여 횡격막 몇 cm 밑 복강에 있는 위와 연

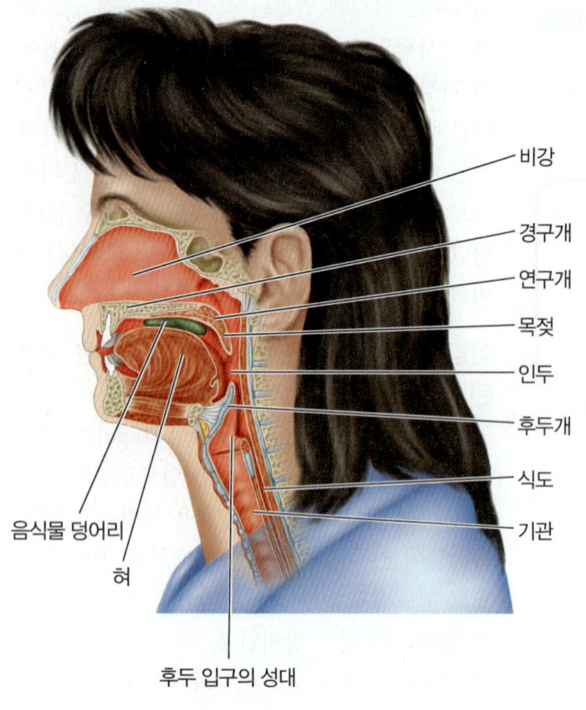

(a) 휴식 중 구강인두 구조물의 위치

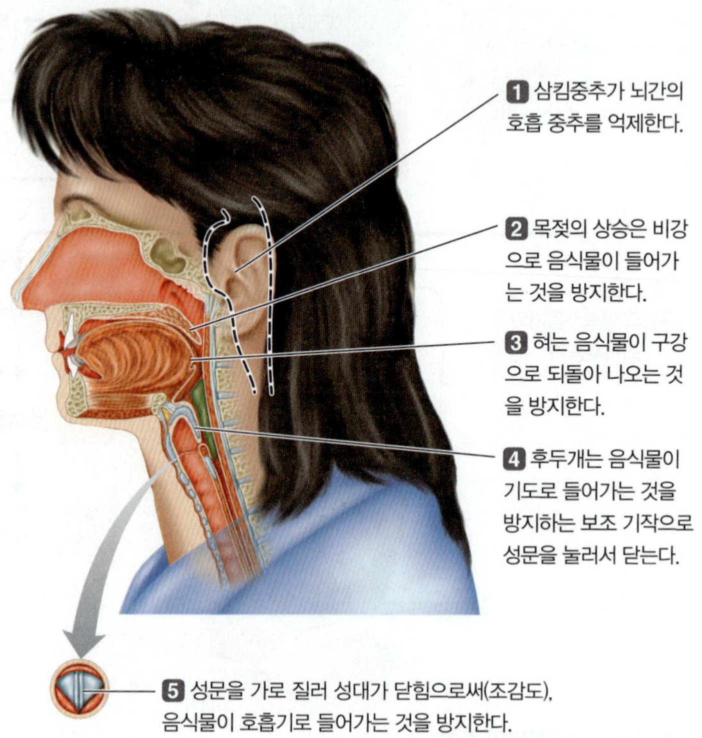

(b) 음식물이 이상 경로로 들어가는 것을 방지하기 위하여, 삼키는 동안의 구강인두 상태의 변화

● **그림 15-5 삼키는 동작 중의 구강인두의 상태.**

결되어 있다.

식도는 양 말단에서 괄약근에 의해 경계되어진다. 괄약근은 닫히면 경계된 관을 통하여 이동하는 것을 방지하는 고리 모양의 근육 구조물이다. 식도 상단 괄약근은 인두-식도 괄약근이며, 식도 하단 괄약근은 식도-위장 괄약근이다.

삼키는 동안을 제외하고는, **인두-식도 괄약근(pharyngoesophageal sphincter)**은 호흡 동안에 식도와 위로 다량의 공기가 들어가는 것을 방지하기 위하여 식도의 입구를 닫고 있다. 이렇게 하여 공기는 단지 호흡기도로만 인도된다. 다른 상황에서는, 소화관은 과도한 트림처럼 큰 부피의 기체를 유도하기에 알맞다. 삼키는 동안, 이 괄약근은 열리고 음식물이 식도로 들어가도록 허용된다. 음식물이 식도로 들어가면, 인두식도 괄약근은 닫히고, 호흡기도는 열리며, 숨을 다시 쉰다. 구강인두 단계는 종결되고, 삼킴이 처음 시도된 이후로 약 1초 정도가 경과된다.

연동 파동은 음식물을 식도를 통하여 민다.

삼킴의 **식도 단계(esophageal stage)**가 이제 시작된다. 삼킴 중추는 식도의 입구로부터 말단까지 식도를 통하여 위장으로 음식물을 밀어내는 **1차 연동 파동(primary peristaltic wave)**을 촉발한다. **연동(운동)(peristalsis)**는 연속적으로 앞으로 진행되며 수축 앞쪽의 이완된 부위로 음식물을 밀어내는 환상 평활근의 고리형의 수축으로 일어난다(● **그림 15-6**). 연동 파동에 의해 음식물 덩어리가 식도의 하단에 도달하는 데에 약 5~9초 걸린다.

삼킨 덩어리가 땅콩 샌드위치 조각과 같이 크거나 끈적거리면 1차 연동 파동에 의해 위장까지 운반되는 것을 실패하고, 부하된 덩어리는 식도를 팽창시켜 벽 안에 있는 압력수용기를 자극한다. 그 결과, 보다 강력한 **2차 연동 파동(secondary peristaltic wave)**이 팽창된 곳에서 내재 신경망에 의해 매개되어 개시된다. 이들 2차 연동 파동은 삼킴 중추를 포함하고 있지 않으며, 이들의 발생을 자각하지도 못한다. 식도의 팽창은 반사적으로 침의 분비를 증가시킨다. 포획된 덩어리는 여분의 삼킨 침과 강력한 2차 연동 파동에 의한 윤활의 조합을 통하여 결국 앞으로 이동되어 식도를 벗어난다.

식도-위장 괄약근은 위 내용물의 역류를 방지한다.

삼키는 동안을 제외하고는, **식도-위장 괄약근(gastroesophageal sphincter)**은 위와 식도 사이의 장벽으로 유지되기 위하여 수축한 상태로 머무르고, 산성 위 내용물이 식도로 역류할 기회를 줄인다. 위 내용물이 괄약근에도 불구하고 역류를 하면, 내용물의 산성도는 식도를 헐게 하여 **가슴앓이(heartburn)**로 알려진 식도

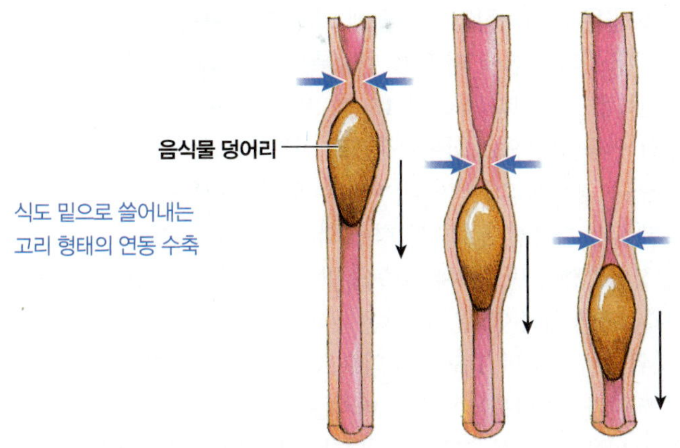

● **그림 15-6 식도의 연동 운동.** 연동 수축 파동이 식도를 따라 내려감에 따라, 음식물 덩어리는 위(stomach) 방향으로의 이완된 곳으로 밀려 나간다.

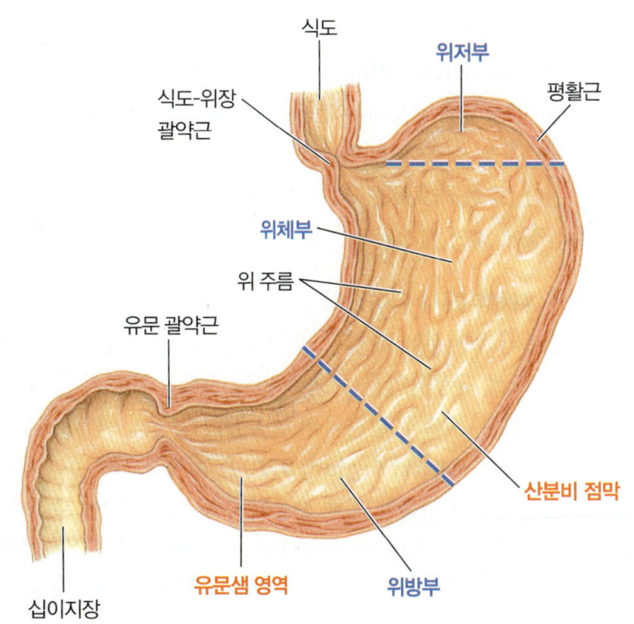

● **그림 15-7 위의 해부.** 위는 구조와 기능에 따라 위저부, 위체부 및 위방부의 세 부분으로 나눈다. 위의 점액성 내면은 샘 분비의 차이에 기초를 두고 산분비 점막과 유문샘 영역으로 구분한다.

의 불편함을 일으킨다. (이때 심장 자체는 관여되지 않는다.)

연동 파동이 식도를 쓸어내림에 따라, 식도-위장 괄약근은 이완을 하고, 덩어리는 위로 통과할 수 있다. 덩어리가 위로 들어간 후에, 삼킴은 완결되고 하단 식도 괄약근은 다시 수축한다.

식도 분비는 완전히 보호적이다.

식도 분비액은 모두 점액이다. 사실, 점액은 점막에 있는 점액-분비세포들에 의해 전 소화관에 걸쳐 분비된다. 식도 점액은 음식물 통과의 윤활에 의해 새로이 들어온 음식물에 있는 날카로운 끝에 의한 손상을 입을 가능성을 줄인다. 더욱이, 점액은 위 역류가 일어나면 산, 효소, 및 위액으로부터 식도 벽을 보호한다.

인두와 식도의 완전한 이동은 평균 6~10초이고, 이 부위에서 어떤 소화나 흡수가 일어나기에는 너무 짧다.

15.4 위

위(stomach)는 식도와 소장 사이에 놓여 있는 J-모양의 주머니와 비슷한 방이다. 위는 구조적 기능적 차이를 기초로 세 부위로 나누어진다(● **그림 15-7**). **위저부(fundus)**는 식도의 개구부보다 위에 있는 부위이다. 위의 중간 또는 주된 부위가 **위체부(body)**이다. 위체부와 위저부의 평활근 층은 얇으나, 위의 저층부인 **위방부(antrum)**는 두꺼운 근육을 갖고 있다. 근육 두께의 차이는 두 부위에서 위 운동에 중요한 역할을 한다. 또한 점액 분비의 차이도 있다. 위의 마지막 부위는 위와 소장의 상단부인 십이지장 사이의 장벽으로 역할을 하는 **유문 괄약근(pyloric sphincter)**이다.

위는 음식물을 저장하고 단백질 소화를 한다.

위는 아래의 주된 세 가지 일을 한다:

1. 위의 가장 중요한 기능은 섭식한 음식물의 저장고이다. 위는 최적 소화와 흡수를 위하여 적절한 속도로 소장으로 비울 때까지 음식물을 저장한다. 소화 작용은 수 분(min) 단위로 일어나지만, 음식물을 소화하고 흡수하는 데에는 수 시간(hour) 걸린다. 소장이 소화와 흡수에 대한 기본적인 장소이기 때문에, 위가 소장의 능력을 초과하지 않는 속도로 십이지장으로 음식물을 이동시키고 저장하는 것이 중요하다.
2. 위는 염산(HCl)과 단백질 소화를 시작하는 효소를 분비한다.
3. 위 혼합운동을 통하여, 섭식된 음식물은 **유미즙(chyme)**이라는 진한 액체 혼합물을 생성하기 위하여 위산 분비물과 섞이고 분쇄된다. 위 내용물은 십이지장으로 비워지기 전에 반드시 유미즙으로 전환되어야 한다.

이제부터 위에서 일어나는 기본적인 소화의 네 과정인 운동, 분비, 소화, 및 흡수에 대하여 알아본다. 위에서의 소화는 운동으로부터 시작하는데, 위의 운동은 복잡하며, 여러 조절 입력에 의해 이루어진다.

위 운동의 4가지 양상은 (1) 채움, (2) 저장, (3) 혼합, (4) 비움이다.

위 채움은 수용적 이완을 포함한다.

위는 비웠을 때 그 부피가 약 50 ml이지만, 식사 동안에 약 1,000 ml까지 팽창할 수 있다. 위는 위벽의 장력과 위 내압의 상승 없이 다음과 같은 기작에 의해 이와 같은 부피의 20배 변화에 순응할 수 있다: 위의 내벽은 깊게 주름이 잡혀 있다. 식사 동안에 한 입씩 채워질 때 위가 이완함에 따라, 주름은 작아지고 거의 평평해진다. 이것은 응축된 얼음주머니가 채워짐에 따라 팽창하는 것과 유사하다. 음식물을 받아들이는 것과 같은 위의 반사 이완은 **수용적 이완(receptive relaxation)**이라고 불린다; 이것은 위가 압력의 증가 없이 식사에 순응하는 것을 허용하는 것이다. 그러나 1 L 이상의 음식물을 소모하면, 위는 과팽창되고 사람은 불편함을 경험하게 된다. 수용적 이완은 먹는 행위에 의해 촉발되는데, 이것은 미주신경에 의해 매개된다.

위 저장은 위체부에서 일어난다.

위의 상단부인 위저부에 위치한 박동원 세포들의 집단은 3회/분(min)의 속도로 유문괄약근 쪽으로 위의 전체로 내려가는 서파전위를 생성한다. 자발적 탈분극의 율동적인 양상인 위의 기본 전기적 율동(basic electrical rhythm; BER)은 지속적으로 일어나고, 위의 환상 평활근의 수축에 의해 순응될 수도 있고, 안 될 수도 있다. 위 근육의 흥분 수준에 따라, BER은 역치에 도달하고 차례로 연동 파동을 촉발하는 활동전위를 수행한다. 연동 파동은 BER 상황에서 3회/분의 속도로 위 전체로 전달된다.

한번 촉발된 연동 파동은 위저부, 위체부를 넘어 위방부과 유문괄약근으로 퍼진다. 위저부와 위체부의 근육층은 얇기 때문에, 연동 수축은 이 부위에서 약하다. 파동이 위방부에 도달하면, 근육층이 두꺼워 파동 수축은 강해지고 격렬해진다.

단지 희미한 혼합운동이 위체부와 위저부에서 일어나기 때문에, 식도로부터 위로 배달된 음식물은 비교적 혼합되지 않은 채로 저장된다. 위저부 영역은 일반적으로 음식물을 저장하지 않고 단지 기체만을 갖고 있다. 음식물이 위체부로부터 혼합이 일어나는 위방부로 점진적으로 이입된다.

위 내용물의 혼합은 위의 위방부에서 일어난다.

강한 위방부 연동 수축은 유미즙을 생산하기 위하여 음식물을 위의 분비물과 혼합한다. 각각의 위방부 수축 파동은 유문괄약근 쪽으로 유미즙을 민다(● **그림 15-8**). 유문괄약근의 긴장성 수축은 (p. 260 참조) 정상적으로 거의 모두 유지되나, 완전히 닫히지는 않는다. 개구부는 물과 다른 용액이 쉽게 통과하기에 충분히 크지만, 강한 위방부 연동 수축이 밀어내는 것을 제외하고는 걸쭉한 유미즙이 통과하기에는 너무 작다. 그렇다 할지라도, 위방부에 30 ml의 유미즙이 머무르고, 일반적으로 위방부 내용물의 몇 ml씩이 개개의 연동 파동에 의해 십이지장으로 밀려 내려간다. 더 많은 유미즙이 짜내지기 전에, 연동 파동은 유문괄약근에 도달하고 더 강력하게 수축하여 출구를 봉쇄하여 십이지장으로 더 이상의 통과를 막는다. 앞쪽으로 밀렸으나 십이지장으로 밀리는 것에 실패한 위방부 유미즙의 다량은 닫힌 괄약근에서 갑자기 멈추게 되고 위방부으로 되돌려진다. 새로운 연동이 진행됨에 따라, 앞쪽으로 밀리고, 다시 되돌려진다. 이런 주고받는 과정은 위방부에서 유미즙을 전체적으로 섞는다.

위 비움은 십이지장의 요인들에 의해 조절된다.

위 내용물의 혼합에 더하여, 위방부 연동 수축은 위 비움에 대한 추진력을 제공한다(● **그림 15-8**). 유문괄약근이 닫히기 전에 개개의 연동 파동으로 십이지장으로 이동하는 유미즙의 양은 위방부 연동 강도에 의존적이다. 위방부 연동의 강도는 십이지장으로부터 오는 다양한 신호의 영향에 의해 뚜렷하게 변화될 수 있다.

십이지장은 반드시 유미즙을 받아들일 준비가 되어 있어야만 한다. 또한 십이지장은 더 많은 유미즙에 순응할 준비가 될 때까지 위방부 연동의 강도를 줄임으로써 위 비움을 지연할 수 있어야만 한다. 위 비움에 영향을 미치는 가장 중요한 십이지장의 4가지 요인은 지방, 산, 고장성 및 팽창이다. 십이지장에 이들 자극의 하나나 그 이상의 존재가 적절한 십이지장 수용기를 활성화한다. 수용기는 위방부 연동 활동성을 억제하는 신경 또는 호르몬 반응을 촉발시킴으로써, 위 비움의 속도가 느려지게 한다.

- 신경 반응은 내재성 신경총과 자율신경 둘 다에 의해 중계된다. 총체적으로 이들 반사를 **위장관 반사(enterogastric reflex)**라고 한다.
- 호르몬 반응은 **엔테로가스트론(enterogastrone)**이라 알려진 몇 가지 호르몬들의 소장 점막으로부터의 분비를 포함하고 있다. 혈액은 이들 호르몬을 그들이 위 비움을 감소시키기 위하여 억제하는 위로 수송한다. 중요한 엔테로가스트론 두 가지가 **세크레틴(secretin)**과 **콜레시스토키닌(cholecystokinin, CCK)**이다. 세크레틴은 1902년에 처음 발견된 호르몬인데, 이것은 혈액으로 들어가는 분비물질이었기 때문에, 세크레틴으로 용어가 결정되었다. 콜레시스토키닌 명칭은 담즙을 함유하고 있는 담낭의 수축을 유발하는 같은 호르몬으로부터 왔다. 세크레틴과 CCK는 엔테로가스트론 역할 외에 다른 중요한 기능을 수행하는 주된 위장관 호르몬이다.

십이지장의 4가지 자극들(지방, 산, 고장성, 및 팽창) 각각이 위 비움을 지연시키는 것이 왜 중요한지에 대해 알아보자.

- 지방. 지방은 다른 영양분보다 느리게 소화되고 흡수된다. 더욱이, 지방의 소화와 흡수는 단지 소장의 내강 내에서만 일어난다. 따라서 지방이 이미 십이지장에 있을 때에는, 지방이 다량 함유된 위 내용물의 십이지장으로의 더 많은 위 비움은 소장이 이미 있는 지방을 처리할 때까지 방지된다. 지방은 위 운동의 억제에 대한 가장 강력한 자극이다. 당신이 고-지방 식사의 비움 속도(6시간 후, 베이컨-달걀 식사는 위에 아직 남아 있음)와 단백질과 탄수화물 식사의 비움 속도(살코기와 감자의 식사는 3시간 내에 비워짐)의 비교가 그 증거이다.

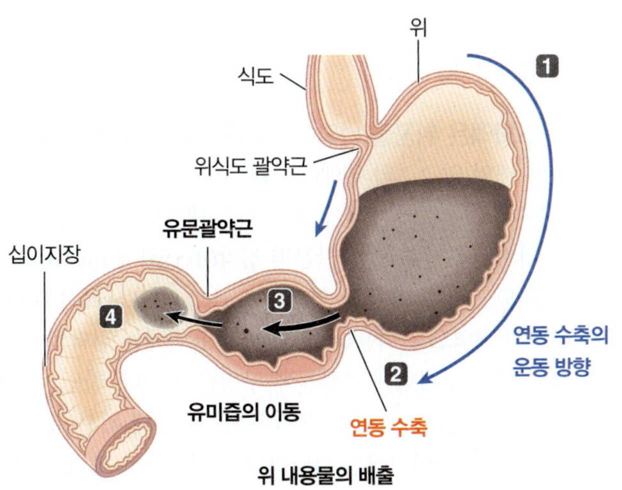

1 연동 수축은 상부 위저부에서 기원하고 유문괄약근 방향으로 내려간다.

2 수축이 두꺼운 근육으로 된 위방부에 도달함에 따라, 수축은 격렬하게 된다.

3 강한 위방부의 연동 수축은 유미즙을 앞으로 민다.

4 소량의 유미즙이 부분적인 개방을 통하여 십이지장으로 밀린다. 위방부 수축이 강할수록, 더 많은 유미즙이 각 수축 파동에 따라 비워진다.

5 연동 수축이 유문괄약근에 도달하면, 괄약근은 단단히 닫히고 더 이상의 비움은 일어나지 않는다.

6 밀린 유미즙이 닫힌 괄약근에 부닥치면, 위방부로 되돌아간다. 연동 수축에 의해 유미즙이 밀리고 되돌아감에 따라, 유미즙의 혼합이 완료된다.

● **그림 15-8 위방부의 연동 수축에 의한 유미즙의 혼합과 배출.**

■ **산.** 위는 염산(HCl)을 분비하기 때문에, 십이지장으로 비워진 고-산성 유미즙은 우선 이자로부터 십이지장 내강으로 분비되는 중탄산염($NaHCO_3$)에 의해 중화된다. 중화되지 않은 산은 십이지장 점막을 헐고 십이지장 내강으로 분비되는 이자 소화효소를 불활성화시킨다. 그러므로 십이지장의 비-중화 산은 완전한 중화가 완결될 때까지 산성 위 내용물을 더 비우지 못하도록 적절히 억제한다.

■ **고장성.** 단백질과 녹말 분자들이 십이지장에서 소화됨에 따라, 많은 수의 아미노산과 포도당 분자들이 방출된다. 이들 아미노산과 포도당 분자들의 흡수가 단백질과 탄수화물의 소화속도로 유지되지 않으면, 이들 많은 수의 분자들은 유미즙에 남아 있고 십이지장 내용물의 삼투질농도를 증가시킨다. 삼투질농도는 존재하는 분자의 크기가 아닌 분자 수에 의존하고, 한 단백질 분자는 원래의 단백질 분자와 동일한 삼투능력을 갖는 수 백 개 아미노산 분자로 나누어질 수 있다. 이것은 작지만 동일한 삼투능력을 가지는 수많은 포도당 분자들을 생산하는 큰 녹말 분자에 대해서도 동일하게 적용된다. 물은 십이지장의 벽을 자유스럽게 확산하기 때문에, 물은 십이지장의 삼투질농도가 증가함에 따라 혈장으로부터 십이지장 내강으로 들어간다. 혈장으로부터 장으로 들어간 많은 물의 양은 장의 팽창을 이끄는데, 더욱 중요한 것은 혈장부피의 감소 때문에 순환 교란의 결과를 나타낸다는 것이다. 이들 효과를 방지하기 위하여, 위 비움은 십이지장 내용물의 삼투질농도가 증가하기 시작하면 반사적으로 억제된다. 따라서 흡수 과정이 따라 잡을 기회가 될 때까지 더 소화되어 증폭적인 삼투활성입자로 전환되는 음식물의 십이지장으로의 진입이 감소된다.

■ **팽창.** 십이지장의 너무 많은 유미즙은 더 많은 위 내용물의 비움을 억제하고, 유미즙을 더 얻기 전에 과도한 부피의 유미즙을 대처하도록 팽창된 십이지장에 시간을 준다.

감정은 위 운동에 영향을 미친다.

감정과 같은 소화와 직접 상관없는 다른 요인들도 위 평활근 흥분성의 정도에 영향을 미치는 자율신경을 통한 작용에 의해 위 운동을 변화시킬 수 있다. 위 운동에 대한 감정의 효과가 사람마다 다르고 항상 예측 가능하지 않을지라도, 슬픔과 두려움은 일반적으로 운동성을 감소시키는 반면에, 화와 공격성은 운동성을 증가시킨다. 감정적 영향에 더하여, 몸의 어떤 부위로부터 격렬한 고통은 위뿐만 아니라, 소화관 전체의 운동성을 저해한다. 이 반응은 증가된 교감신경 활동에 의해 야기된다.

위는 구토에 활동적으로 참여하지 않는다.

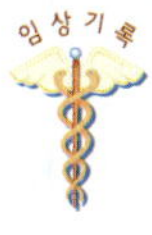

입을 통한 위 내용물의 강력한 배출인 **구토(vomiting, emesis)**는 예측한 것처럼 위의 역연동운동에 의하여 수행되지 않는다. 실질적으로, 위와 식도 및 연관된 괄

약근 모두가 구토 동안에 이완된다. 배출을 위한 주된 힘은 놀랍게도 호흡기 근육들[횡격막(주된 흡기 근육)과 복근(활동적 호기 근육)]들의 수축으로부터 온다(● **그림 12-12** 참조).

구토의 복잡한 활동은 뇌간의 연수에 있는 **구토중추(vomiting center)**에 의해 조정된다. 구토는 깊은 흡기와 성문의 닫힘으로 시작된다. 횡격막 수축은 위를 하강시키고, 반면에 동시적인 복근 수축은 복강을 압축하여 내-복강 압력을 증가시키고 복강 내장을 강제적으로 올린다. 축 늘어진 위가 상부로부터 횡격막과 하부로부터 압축된 복강 사이에서 눌려짐에 따라, 위 내용물은 이완된 괄약근과 식도를 통하여 입 밖으로 배출된다. 이때 성문은 닫혀져서, 구토 내용물이 호흡기도로 들어가지는 않는다. 또한 목젖(uvula)은 상승되고 비강은 닫힌다. 구토 회로는 위가 비워질 때까지 수차례 반복된다. 구토는 모두 자율신경계의 일반화된 방출의 특징인 풍부한 타액, 발한, 급격한 심장 박동, 및 구역질이 먼저 일어난다.

구토의 원인들 구토는 몸 전체의 수많은 수용기로부터 구토 중추로 가는 구심성 입력에 의해 개시될 수 있다. 구토 유발의 원인들은 다음과 같다:

- 목 뒤쪽의 촉각(접촉) 자극이 가장 강력한 자극의 하나이다. 예를 들면, 목 뒤쪽을 손가락으로 찌르는 것이나, 혀를 누르거나, 또는 입 뒤쪽에 접촉되는 치과 도구는 구역질과 구토를 유도하기에 충분하다.
- 위와 십이지장의 과민반응이나 팽창.
- 뇌출혈에 의해 야기된 것과 같은 두개 내 압력의 상승. 따라서 뇌 손상 이후 구토는 심각할 정도로 나쁜 징후이다; 이것은 두개강(cranial cavity) 내의 부기나 출혈을 의미한다.
- 멀미와 같은 현기증을 유발하는 머리의 회전과 가속.
- 약물이나 구토를 유발하는 유해한 물질(즉, 구토제)을 포함한 화학 물질들. 구토제는 위장관의 상단부에 작용하거나 뇌의 구토 중추 옆에 있는 특성화된 **화학수용기 촉발 구역(chemoreceptor trigger zone)**에서 화학수용기를 자극하며, 이 영역의 활성화는 구토 반사를 촉발시킨다. 예를 들면, 암 처치에 사용되는 화학요법 약물들은 화학수용기 촉발 영역에 작용함으로써 종종 구토를 야기한다.
- 감정 요인에 의해 유도된 심리적 구토. 이것은 시험 보기 전이나 다른 긴장성 상황처럼 구역질 광경과 냄새와 걱정 등을 포함한다.

구토의 효과들 과도한 구토로 인해 몸은 일반적으로 재흡수되는 분비액과 산의 큰 소실을 체험한다. 이러한 결과로 나타나는 혈장 부피의 감소는 탈수와 순환 문제를 이끌 수 있으며, 위로부터 산의 손실은 **대사적 알칼리증(metabolic alkalosis)**을 이끌 수 있다.

위 운동에 관한 설명은 여기서 끝내고, 이제부터 위 분비에 대해 알아본다.

위 소화액은 위공들 바닥에 위치한 샘들로부터 분비된다.

위는 매일 약 2 L의 위액(gastric juice)을 분비한다. 위액을 분비하는 세포는 위의 내면에 존재한다. 내면인 위 점막은 (1) 위체부와 위저부를 덮고 있는 **산분비 점막(oxynthic mucosa)**, (2) 위방부를 덮고 있는 **유문샘 영역(pyloric gland area, PGA)** 두 가지 구별된 영역으로 나눈다. 위의 내강 표면에는 점막의 함입으로 형성된 깊은 주머니 구조물들에 구멍들이 있다. 함입의 첫 번째 부분을 **위공(gastric pit)**이라 부르며, 그 밑에 **위선(gastric gland)**들이 있는데, 여기에는 다양한 분비세포들이 자리 잡고 있다. 이 세포들 중 어떤 것은 내분비세포들이고, 어떤 것은 외분비세포들이며, 또 어떤 것은 측분비세포들이다(▲ **표 15-2**).

이러한 세 종류의 위 외분비세포들은 산분비 점막의 샘과 위공의 벽에서 발견된다.

- **점액세포(mucous cell)**는 위공과 샘의 입구에 놓여 있다. 이들은 물 같은 묽은 **점액**(mucus)을 분비한다.
- 위선들의 깊은 부분에는 주세포와 벽세포가 놓여 있다. 수가 더 많은 **주세포(chief cell)**는 효소 전구체인 **펩시노겐**(pepsinogen)을 분비한다.
- 산분비 점막의 **벽세포(parietal cell)**는 염산과 내재성 인자를 분비한다.

외분비 분비물들은 모두 위 내강으로 분비되어, 집합적으로 위 소화액을 만든다. 약간의 **줄기세포(stem cell)**들이 위공에서 발견되는데, 이 세포들은 빠르게 분열하고 위 점막의 모든 새로운 세포의 모세포이다. 세포분열의 결과인 딸세포들은 위공의 바깥으로 이주하여 표면 상피가 되거나, 세포들이 위선의 보다 깊은 쪽으로 이주하여 거기서 주세포나 벽세포로 분화한다. 이런 활동을 통하여, 전체 위 점막은 약 매 3일마다 교체된다. 점막세포가 강한 산성 위 내용물에 많은 탈착으로 노출되기 때문에, 이와 같은 잦은 교체는 중요하다.

위공 사이에서, 위 점막은 **표면 상피세포(surface epithelial cell)**들로 덮여져 있고, 표면 상피세포들이 끈적끈적한 알칼리성 점액을 분비하며, 점액은 점막 위에 수 mm로 두꺼운 층을 형성하여 육안으로 볼 수 있다.

염산은 펩시노겐을 활성화시킨다.

벽세포는 위공의 내강으로 염산을 능동적으로 분비하고, 이들이 위 내강으로 이동된다. 염산 분비의 결과에 따라, 내강 내용물의 pH는 2.0 이하로 내려간다. 수소이온(H^+)과 염소이온(Cl^-)은 벽세포의 세포막에 있는 각각의 펌프에 의해 능동적으로 수송된다. 수소이온은 매우 큰 농도기울기를 역행하여 능동적으로 수송된

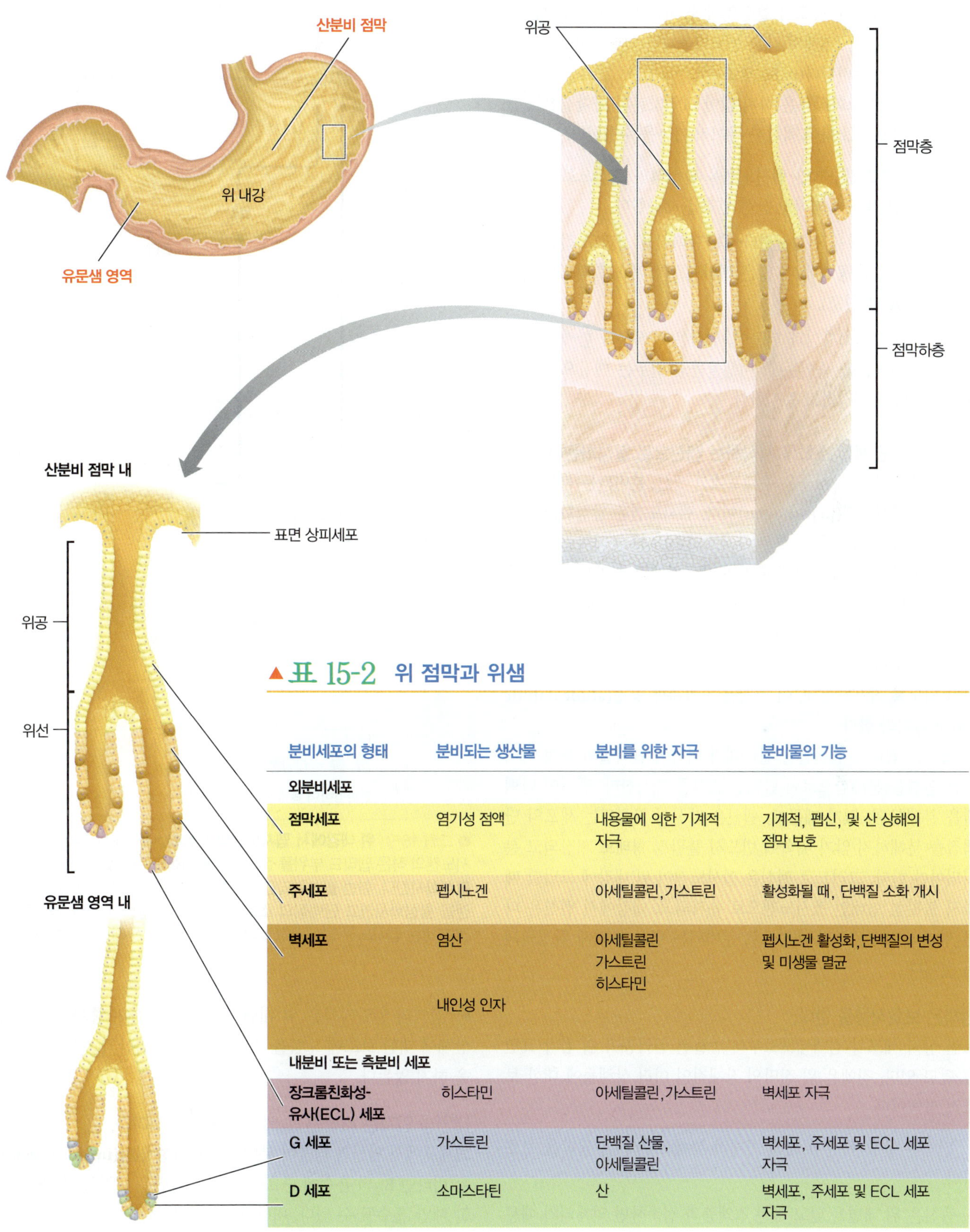

▲ 표 15-2 위 점막과 위샘

분비세포의 형태	분비되는 생산물	분비를 위한 자극	분비물의 기능
외분비세포			
점막세포	염기성 점액	내용물에 의한 기계적 자극	기계적, 펩신, 및 산 상해의 점막 보호
주세포	펩시노겐	아세틸콜린, 가스트린	활성화될 때, 단백질 소화 개시
벽세포	염산	아세틸콜린 가스트린 히스타민	펩시노겐 활성화, 단백질의 변성 및 미생물 멸균
	내인성 인자		
내분비 또는 측분비 세포			
장크롬친화성-유사(ECL) 세포	히스타민	아세틸콜린, 가스트린	벽세포 자극
G 세포	가스트린	단백질 산물, 아세틸콜린	벽세포, 주세포 및 ECL 세포 자극
D 세포	소마스타틴	산	벽세포, 주세포 및 ECL 세포 자극

다. 내강의 수소이온 농도가 혈장의 수소 이온 농도보다 300만 배 높다. 염소는 단지 1.5배의 작은 농도기울기를 역행하여 2형 능동수송 기작으로 분비된다(p. 86 참조).

염산이 직접 소화작용은 하지 않아도(영양분의 화학결합을 끊지 않음), 염산은 소화에 적합한 특이적 기능을 수행한다:

1. 염산은 효소전구체인 펩시노겐을 활성형인 펩신으로 활성화시키고, 펩신 작용에 최적인 산성 환경을 제공한다.

2. 염산은 단백질을 변성시킨다; 즉, 단백질을 상당히 접힌 최종 형태로부터 효소 공격에 더 많은 펩티드 결합이 노출되도록 풀어준다(부록 A.11 참조).

3. 침 속의 라이소자임과 더불어, 염산은 음식물과 함께 섭식된 대부분의 미생물을 죽이는데, 미생물들의 일부는 대장으로 이동해서 그곳에서 성장하고 증식한다.

펩시노겐은 단백질 소화를 시작하는 펩신으로 활성화된다.

위액의 주된 소화 구성물은 주세포에서 생산, 분비되는 불활성 효소분자인 **펩시노겐(pepsinogen)**이다. 펩시노겐은 활성화되면 단백질 소화를 시작한다. 이것은 주세포의 세포질 분비과립들에 저장되어 있다가, 적절한 자극에 따라 세포외배출에 의해 방출된다. 펩시노겐이 위 내강으로 분비되면, 염산은 펩시노겐의 작은 절편을 절단하여 활성 형태의 효소인 **펩신(pepsin)**으로 전환한다 (● **그림 15-9**). 한번 형성되면, 펩신은 다른 펩시노겐 분자가 펩신이 되도록 작용하는데, 이 기작을 **자가촉매 공정(atuocatalytic process)**이라 한다.

펩신은 펩티드 절편들을 잘라내기 위하여 단백질의 특정 아미노산 연결을 분해함으로써 단백질 소화를 개시한다. 펩신이 단백질을 분해할 수 있기 때문에, 펩신은 자신이 합성되는 세포의 단백질을 분해하지 않기 위하여 반드시 불활성 형태로 저장되고 분비되어야 한다. 그러므로 펩신은 펩시노겐이 위 내강에 도달할 때까지 불활성 형태인 펩시노겐으로 유지되고, 내강에서 펩신은 다른 형태의 세포로부터 내강으로 분비되는 염산에 의해 활성화되는 것이다.

점액은 보호작용을 한다.

표면 상피 세포와 점액세포로부터 방출된 점액층이 위 점막 표면을 덮고 있다. 점액은 위 점막의 잠재적인 여러 상해들에 대한 보호적 장벽이다:

- 점액은 윤활 특성에 의해 기계적 상해로부터 위 점막을 보호한다.
- 펩신은 위 내면을 덮고 있는 점액층과 접촉하면 억제되기 때문에, 점액은 자가-소화에 대한 세포벽 보호작용을 한다. (그러나 점액은 내강에서 펩신 활성에 영향을 미치지 않고, 내강에서는 음식 단백질들의 소화는 간섭 없이 진행된다.)

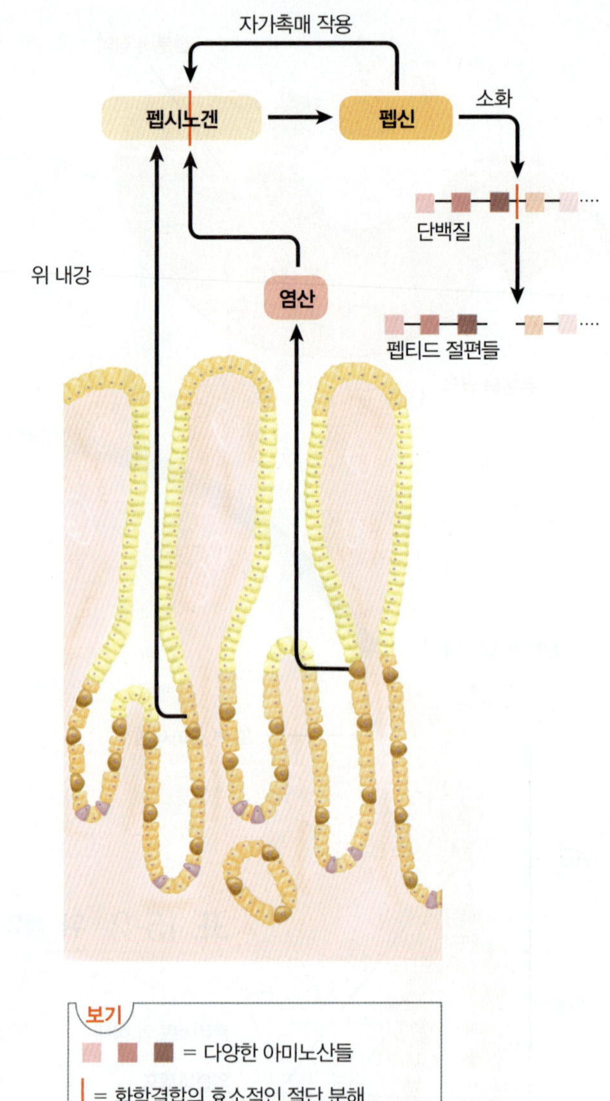

● **그림 15-9 위 내강에서 펩시노겐의 활성화.** 내강에서, 염산(HCl)은 펩시노겐의 작은 펩티드 부위를 절단하여 제거함으로써, 활성형인 펩신으로 활성화시킨다. 한번 활성화되면, 펩신은 자가 촉매적으로 더 많은 펩시노겐을 활성화시키고 단백질의 소화를 시작한다. 불활성 형태로의 펩시노겐 분비는 펩시노겐-생산 세포들의 구조 단백질을 분해로부터 보호한다.

- 점액의 알칼리성은 위 내면 근처에서 염산의 중화에 의해 산 상해에 대한 보호에 도움을 주나, 내강에서 염산의 기능에는 간섭을 하지 않는다.

내인성 인자는 비타민 B_{12}의 흡수에 필수적이다.

벽세포에서 염산과 더불어 분비되는 **내인성 인자(intrinsic factor)**는 비타민 B_{12}의 흡수에 중요하다. 이 비타민은 내인성 인자와 결합할 때만 흡수될 수 있다. 비타민 B_{12}와 내인성 인자의 결합물은 소장의 최종 부위인 회장에서 이 복합체의 수용기-매개 세포내섭취를 일으킨다(p. 48 참조).

비타민 B_{12}는 적혈구의 정상적인 생성에 필수적이다. 내인성 인자의 부재에서, 비타민 B_{12}가 흡수되지 않으면, 적혈구 생산은 결핍되고 악성 빈혈이 나타난다(p. 343 참조)

여러 가지 조절 경로들이 주세포와 벽세포에 영향을 미친다.

위는 외분비세포들에 더하여, 위선의 다른 분비세포들은 위 내강에서 영양분 소화에 관여하는 생산물 대신에 내분비와 측분비 조절인자들을 방출한다(p. 120 참조). 이들 다른 분비세포들에 관한 것은 ▲**표 15-2**에 나타내었다.

- 유문샘 영역(PGA)의 위공에서만 발견되는 **G 세포(G cell)**라는 내분비세포는 혈액으로 **가스트린** 호르몬을 분비한다.
- **장크롬친화성-유사(enterochromaffin-like, ECL)** 세포들은 산분비 점막의 위선의 주세포와 벽세포 사이에 분산되어 있고, 측분비 물질인 **히스타민**을 분비한다.
- **D 세포**는 유문 근처의 샘에 분산되어 있으나 십이지장에 수가 더 많고, 측분비 물질인 **소마토스타틴**을 분비한다.

위공으로부터 나오는 이들 세 조절 인자들은 신경전달물질인 **아세틸콜린**(ACh)과 더불어 기본적으로 위 소화액의 분비를 조절한다. 벽세포는 이들 화학전달자 각각에 대한 분리된 수용체를 갖고 있다. 그들 중의 세가지인 ACh, 가스트린, 및 히스타민은 HCl의 분비를 촉진한다. 네 번째 조절 인자인 소마토스타틴은 HCl의 분비를 억제한다. ACh와 가스트린은 또한 주세포에 대한 촉진 효과를 통하여 펩시노겐의 분비를 증가시킨다. 이들 화학전달자들에 대해 좀 더 자세하게 알아본다.

- **아세틸콜린(acetylcholine, ACh)**은 국소적 반사와 미주신경 자극 둘 다의 반응에 의해 내재성 신경총으로부터 분비되는 신경전달물질이다. ACh는 G 세포와 ECL 세포와 마찬가지로 주세포와 벽세포 모두를 자극한다.
- G 세포는 위 내강에서 단백질 생산물의 반응과 ACh 반응에 의해 혈액으로 호르몬 **가스트린(gastrin)**을 분비한다. 세크레틴과 CCK처럼, 가스트린은 주된 위장관 호르몬이다. 혈액에 의해 위체부와 위저부로 다시 수송된 후에, 가스트린은 주세포와 벽세포를 자극하여 다량의 산성 위액의 분비를 촉진시킨다. 벽세포를 직접적으로 자극하는 것에 더하여, 가스트린은 벽세포를 자극하는 히스타민을 분비하는 ECL 세포를 자극해서 간접적으로 염산의 분비를 촉진한다. 가스트린은 음식물 소화 동안에 염산 분비를 증가시키는 주된 인자이다.
- 측분비 물질인 **히스타민(histamine)**은 ACh와 가스트린에 대한 반응으로 ECL 세포로부터 방출된다. 히스타민은 국소적으로 인접한 벽세포에 염산의 분비를 가속하는 작용을 한다.
- **소마토스타틴(somatostatin)**은 산에 대한 반응으로 D 세포로부터 방출된다. 이것은 벽세포, G 세포, 및 ECL 세포에 의한 분비를 억제하기 위한 음성되먹임 양상의 측분비로 국소적으로 작용하므로, 염산-분비세포와 가장 강력한 촉진 경로를 끈다.

이상에서 살펴 본대로, 여러 가지 화학전달자가 벽세포와 주세포에 영향을 미칠 뿐만 아니라 이들 화학물질이 다른 것에도 영향을 미친다는 것은 명확하다. 이제부터 어떠한 상황에서 이들 조절 물질이 분비되는지를 알아보자.

위에서의 분비 조절은 세 단계를 포함하고 있다.

위에서의 분비 속도는 다음에 의해 영향을 받을 수 있다; (1) 위에 음식물이 도착하기도 전에 증가하는 인자들, (2) 위에 음식물의 존재 결과 때의 인자들, (3) 음식물이 위를 떠난 다음 십이지장의 인자들. 따라서 위 분비는 뇌, 위, 장의 세 단계로 나눈다.

위 분비의 뇌 단계 위 분비의 뇌 단계는 음식물이 위에 도착하기도 전에 머리에 작용한 반응으로서, 예정된 방식으로 일어난 염산과 펩시노겐의 증가된 분비를 의미한다. 음식물에 대한 생각, 시각, 후각, 미각, 저작, 및 삼킴은 두 경로로 미주신경 활동에 의해 위 분비를 증가시킨다. 첫째, 내재성 신경총의 미주신경 자극은 ACh의 분비를 촉진시키고, ACh는 분비세포들에 의한 염산과 펩시노겐의 분비 증가를 이끈다. 둘째, PGA에 있는 G 세포의 미주신경 자극은 가스트린의 분비를 야기하고, 가스트린은 히스타민 분비 촉진에 의한 염산과 펩시노겐의 분비를 촉진시킨다(▲**표 15-3**).

위 분비의 위 단계 위 분비의 위 단계는 음식물이 위에 실질적으로 도달하였을 때에 시작한다. 위에 작용하는 자극들인 **단백질**, **팽창**, **카페인**, 및 **알코올**은 원심성 경로와 겹쳐 위 분비를 증가시킨다. 예를 들면, 가장 강력한 자극인 위에 도달한 단백질은 내재성 신경총을 활성화시키는 화학수용기를 자극하고, 이어서 내재성 신경총은 분비세포를 자극한다. 더욱이, 단백질은 외인성 미주신경 섬유의 활성을 위로 오게 한다. 미주신경 활성은 분비세포들의 내재성 신경총 자극을 더욱 증강시키고 가스트린의 분비를 촉발시킨다. 단백질은 또한 직접적으로 가스트린 분비를 자극한다. 이어서 가스트린은 염산과 펩시노겐의 분비에 대한 강력한 자극이 되고, 더 나아가 염산의 분비를 증가시키는 히스타민의 분비를 일으킨다. 이들 상승적이고 겹친 경로들을 통하여, 단백질은 높은 산성, 펩신-풍부 위액의 분비를 촉진하고, 위액은 개시된 단백질 소화를 지속한다.

위가 소화될 필요가 있는 단백질-풍부 음식물로 팽창되면, 이들 분비 반응들은 적절하게 일어난다. 카페인과 알코올은 낮은 수준에서 그리고 음식물이 없어도 높은 산성 위액의 분비를 자극한다. 이런 불필요한 산은 위와 십이지장의 내면을 상하게 할 수 있다. 이런 이유 때문에 위궤양이나 위산 과다인 사람은 카페인과 알코올 음료를 피해야 한다.

위 분비의 장 단계 위 분비의 장 단계는 위 분비에 영향을 미치는 소장에서 유래한 인자들을 포함하고 있다. 다른 단계들은 흥분성이지만, 이 단계는 억제성이다. 유미즙이 소장으로 비워짐에 따라 장 단계가 위액 흐름의 중단에 도움을 주는 데에 중요하다.

▲ 표 15-3 위액 분비의 자극

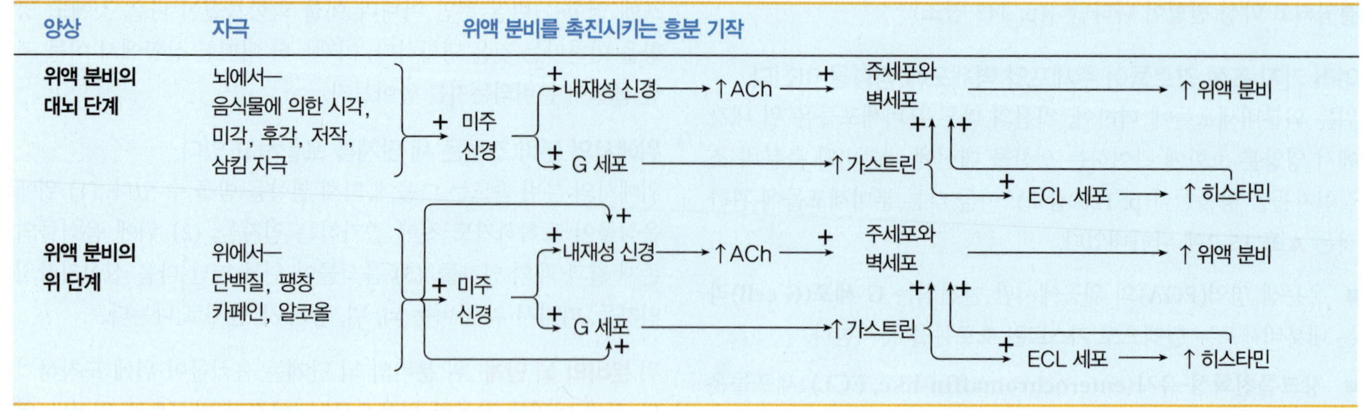

위 분비는 음식물이 위로부터 소장으로 비워짐에 따라 점진적으로 감소한다.

당신은 이제 식사 전과 식사 동안에 어떤 인자들이 위 분비를 일으키는지 알지만, 위 분비가 더 이상 필요 없을 때에는 어떻게 위액의 흐름을 중단시키는지는 모른다. 위 분비는 위가 비워짐에 따라 세 가지 방법으로 점진적으로 감소한다(▲ **표 15-4**):

1. 음식물이 십이지장으로 점진적으로 비워짐에 따라, 증강된 위 분비에 대한 주된 자극(위 속에 단백질의 존재)이 소멸된다.

2. 음식물이 위를 떠나고 위액의 pH가 매우 낮게 떨어지는 정도까지 축적된 후에, 소마토스타틴이 방출되고, 소마토스타틴의 억제 효과에 의해, 위액 분비가 줄어든다.

3. 위 운동성을 억제하는 동일한 자극(지방, 산, 고장성, 또는 위 내용물이 십이지장으로 비워짐에 의해 야기되는 십이지장의 팽창)도 역시 위 분비를 억제한다. 위-내장 반사와 엔테로가스트론이 함께 위방부 연동운동을 감소시키는 동시에 그들은 위 분비세포들을 억제한다. 이 억제 반응은 위 분비의 장 단계이다.

위의 점액 장벽이 위액으로부터 위 내면을 보호한다.

위는 어떻게 자신은 분해되지 않고 강산성의 내용물과 단백질분해효소를 갖고 있을 수 있을까? 앞에서 이미 점액이 보호적인 물리적 덮개를 제공한다는 것을 배웠다. 더욱이 표면 점액-분비세포들은 점액에 포획되어 있고, 부근에서 산을 중화하는 HCO_3^-를 분비한다. 점액성 산 손상에 대한 다른 장벽은 점액성 내면 그 자체에 의해 이루어진다. 첫째, 위 점막 세포의 내강 막은 H^+에 대하여 거의 비-투과성이어서, 산이 세포로 투과될 수 없고, 손상을

▲ 표 15-4 위액 분비의 억제

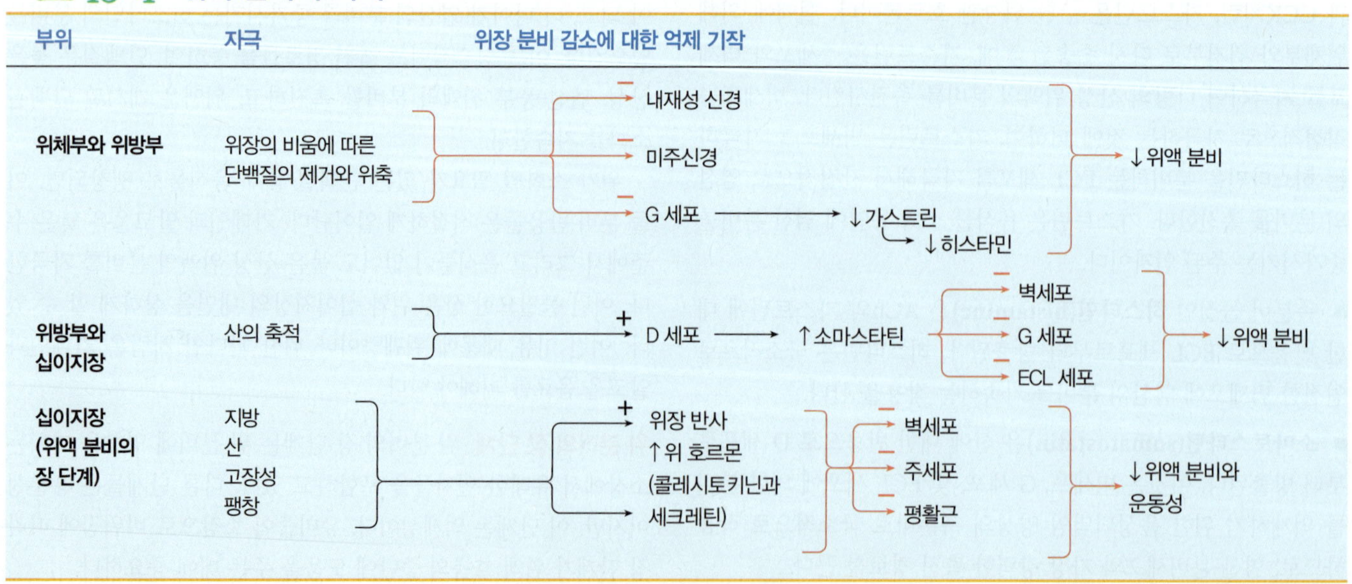

입힐 수도 없다. 둘째, 이들 세포의 측면 경계는 밀착연접에 의해 연결되어 있으므로 산이 내강으로부터 점막하층의 세포들로 확산될 수 없다(p. 74 참조). 자가-손상 없이 위가 산을 담을 수 있는 위 점막의 특성이 **위점막 장벽(gastric mucosal barrier)**을 구성한다(● **그림 15-10**). 이들 보호적 기작은 전체 위 내면이 매 3일마다 교체되는 것에 의해 더 강화된다. 빠른 점막 교체 때문에, 일반적으로 세포들이 손상에 의해 고통받을 만큼 강한 위산에 노출되기 전에 교체된다.

임상기록 위 점막 장벽은 때때로 부서지고, 산과 효소 작용에 의해 손상된다. 그 결과, 위벽의 침식 또는 **소화성 궤양(peptic ulcer; 위궤양)**이 나타난다. 식도로 과도한 위 역류가 일어나던가 다량의 산성 위 내용물의 십이지장으로 내려가면, 이들 장소에서도 소화성 궤양이 생길 수 있다. (위궤양에 대한 상세한 것은 다음 페이지에 제시한 상자의 "기초의 응용"을 보라.)

이제부터 위에서의 소화와 흡수 과정에 대해 알아보기로 한다.

탄수화물 소화는 위의 위체부에서 지속되며, 단백질 소화는 위방부에서 시작된다.

두 개의 구별된 소화 공정이 위 안에서 일어난다. 위체부의 연동수축은 혼합이 일어나기에는 너무 약하기 때문에, 음식물은 위체부에서 반고체 덩어리로 남아 있다. 음식물이 위체부에서 위 분비물과 혼합되지 않았기 때문에, 이곳에서는 단백질 소화가 거의 일어나지 않는다. 그러나 덩어리의 내부에서 탄수화물의 소화는 침 아밀라아제의 작용으로 지속된다. 산이 침 아밀라아제를 불활성시키더라도, 음식물 덩어리의 혼합되지 않은 내부는 산으로부터 자유롭다. 위 내용물이 위방부에 도달할 때까지 음식물은 염산과 섞이지 않는다.

위액 자체에 의한 소화는 위의 위방부에서 완결되는데, 여기서 음식물은 염산과 펩신과 전체적으로 섞여 단백질 소화가 시작된다.

위는 알코올과 아스피린은 흡수하나 음식물은 흡수하지 않는다.

음식물과 물은 위 점막을 통하여 혈액으로 흡수되지 않는다. 그러나 비영양 물질인 에틸알코올과 아스피린은 위에서 직접 흡수된다. 알코올은 약간 지용성이어서, 위 내면 상피세포들의 지질막을 통과할 수 있고 점막하층의 모세혈관을 통하여 혈액으로 들어간다. 알코올이 위 점막에 의해 흡수되지만, 소장의 흡수 표면적이 위의 표면적보다 크기 때문에 알코올은 소장의 점막에 의해 훨씬 빨리 흡수된다. 따라서 위 비움이 지연되면 알코올 흡수는 느리게 일어난다. 지방은 위 운동성을 억제하기 위한 가장 강력한 십이지장 자극이기 때문에, 음주 전이나 음주 동안에 지방이 많이 함유된 음식(예, 전지 우유, 피자나 땅콩)을 먹으면 위 비움이 지연되어 술에 빨리 취하는 것을 방지한다.

임상기록 위 점막에서 흡수되는 다른 물질로서 가장 잘 알려진 것이 **아스피린(aspirin**; 성분이 아세틸살리실산이라는 약산)이다. 위 내강의 높은 산성 환경에서 약산은 지용성이어서, 아스피린은 위 내강 상피세포들의 세포막을 가로질러 빠르게 흡수될 수 있다. 대부분의 다른 약물은 소장에 도달할 때까지 흡수되지 않기 때문에, 효과가 빨리 나타나지 않는다.

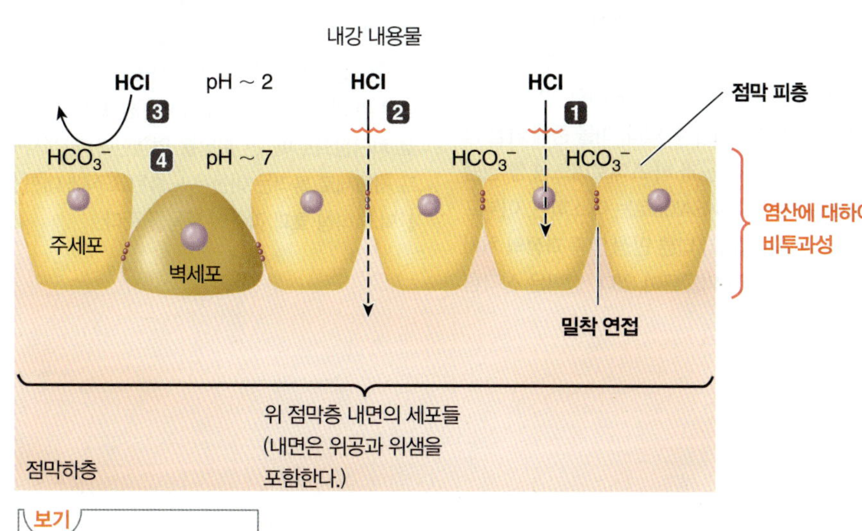

위장 점액 장벽의 내용물은 위가 자체의 상처 없이 산을 가질 수 있도록 한다.

1 위 점막 세포들의 내강측 막은 H^+에 대하여 비투과성이어서 염산은 세포로 투과되지 않는다.

2 세포들은 염산이 세포 사이를 투과하는 것을 방지하는 밀착연접에 의해 연결되어 있다.

3 위 점막층 위의 점막 피층은 산의 투과에 대한 물리적 장벽이다.

4 HCO_3^--풍부 점액은 점막 근처에서 산을 중화시키는 화학적 장벽으로 작용한다. 내강의 pH가 2일지라도, 점액의 pH는 7이다.

● **그림 15-10 위 점막 장벽.**

기초의 응용

Beyond the Basics

궤양: 미생물이 장벽을 파괴할 때

소화성 위궤양(peptic ulcer)은 전형적으로 위의 점막 내면에서 시작하고 위벽 깊숙한 층으로 투과할 수 있는 침식이다. 위 점막 장벽이 파괴됐을 때 위궤양이 일어난다. 따라서 펩신과 염산이 위 내강의 음식물 대신에 위벽에 작용한다. 식도로의 산성 위액의 잦은 역류나 중화되지 않은 과량의 산이 십이지장으로 내려갈 때에도, 이들 부위에서 소화성 궤양을 일으킬 수 있다. 1990년대 초에, 세균인 헬리코박터 피로리(*Helicobacter pylori*)가 모든 소화성 궤양의 80% 이상의 원인으로 정확히 밝혀졌다. 미국에서는 국민의 30% 정도가 *H. pylori*를 갖고 있다. 이 세균을 갖고 있는 사람은 없는 사람에 비해, 10년에서 20년 사이에 위궤양에 걸린 위험이 3~12배 높다. 그들은 또한 위암으로 발달될 위험도 높다.

일반적으로 세균들은 위 내강과 같이 강산 환경에서 생존할 수 없기 때문에, 과학자들은 몇 년 동안 감염성 원인에 의해 위궤양이 일어날 가능성을 간과하였다. *H. pylori*는 예외적으로 이런 적대적인 환경에서 생존할 수 있는 몇 가지 전략을 개발한다. 첫째, 이 생물체는 4~6개의 편모(채찍과 유사한 부속지; 사진을 보라)를 갖고 있어서 이동성이고, 편모는 이 생물체가 위의 두꺼운 알칼리성 점액 층을 뚫고 그 아래에서 거주할 수 있도록 해 준다. 이곳에서 세균들이 높은 산성 위 내용물로부터 보호된다. 둘째, 염산이 위의 상단부로부터 위방부로 도달한다 할지라도, *H. pylori*는 산성을 생산하는 벽세포가 없는 위방부에 주로 정착한다. 셋째, 이들 세균은 요소를 분해하는 **우레아제(urease)**를 생산하여, 단백질 대사의 최종 산물인 요소를 암모니아와 이산화탄소로 분해한다. 암모니아는 *H. pylori*의 근처에서 국소적으로 위산을 중화시키는 완충능(p. 481 참조)을 제공된다.

*H. pylori*는 군집된 곳에서 영구적 염증이나 만성 표면 위염을 일으키는 독소의 분비에 의해 위궤양 형성에 부분적으로 관여한다. *H. pylori*는 위 상피세포들 사이의 밀착연접을 파괴함으로써 위 점막 장벽을 더 약하게 하여 정상보다 위 점막이 더 뚫리게 된다.

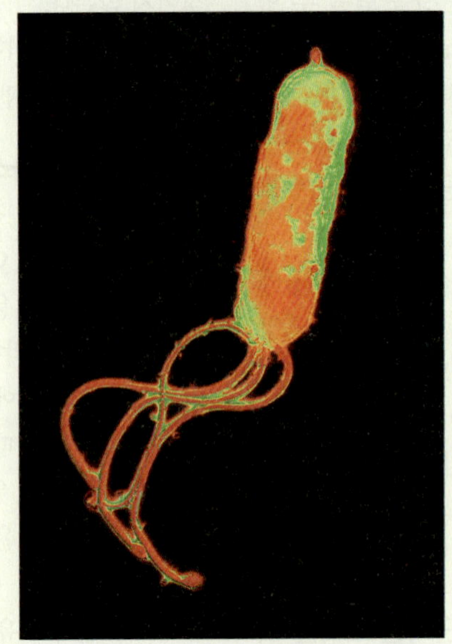

헬리코박터 피로리(*Helicobacter pyroli*). 대부분 위궤양의 원인 세균인 헬리코박터균은 가혹한 내강 내용물로부터 위를 보호하는 위 내면을 덮고 있는 점액의 보호층 밑으로 구멍을 뚫을 수 있는 편모를 가지고 있다.

이 세균들 단독 또는 이 감염성 범법자와 연대하여, 다른 인자들이 위궤양 형성에 기여하는 것으로 알려져 있다. 어떤 화학물질들에의 잦은 노출이 위 점막 장벽을 파괴할 수 있다; 이들 중에 가장 중요한 것이 에틸알코올과 비-스테로이드성 항-염증 약물(NSAIDs)이다. NSAIDs로는 아스피린, 이부프로펜 또는 관절염이나 다른 만성 염증 과정의 처치를 위한 더 강력한 약물들이 있다. 장벽은 심각한 상처나 감염과 같은 기존의 쇠약한 조건을 갖고 있는 환자들에서 자주 파괴된다. 지속적인 긴장 상황들도 종종 위궤양과 연관되어 있으며, 아마도 긴장에 대한 감정적 반응이 과도한 위 분비를 촉진하는 것에 연유할 것이다.

위 점막 장벽이 파괴되면, 산과 펩신은 심각한 병리적 결과와 함께 점막과 밑에 있는 점막하층으로 확산된다. 표면 침식이나 위궤양은 산과 펩신이 위벽을 손상시키는 수준으로 지속됨에 따라 크게 진행된다. 위궤양의 가장 심각한 두 가지 결과는 (1) 점막하층 모세혈관들의 손상결과에 의한 **출혈(hemorrhage)**과 (2) 위벽을 통한 완전한 침식인 **천공(perforation)**이다. 천공은 강력한 위 내용물이 복강으로 가게 하는 결과를 야기한다.

위궤양 치료제로는 항생제, H-2 히스타민 수용체 차단제 및 양성자-펌프 저해제 등이 있다. 대부분 위궤양들의 감염성분들의 발견으로 인하여, 지금은 항생제 처방에 의한 치료효과가 좋다. 다른 약물들도 또한 단독이나 항생제와 함께 사용된다.

*H. pylori*가 발견되기 20년 전, 연구자들은 위로부터 분비되는 히스타민과 결합하는 H-2 수용체를 특이적으로 차단하는 항-히스타민제인 **시메티딘(cimetidine)**을 발견하였다. 이들 수용체들은 알레르기 호흡 이상에 관여된 히스타민과 결합하는 H-1 수용체와는 다르다. 따라서 호흡 알레르기(천식과 발열과 같은)에 사용되는 전통적인 항-히스타민제들은 위궤양에 대해서 효과가 없고, 시메티딘은 호흡 이상증에 대하여 사용할 수 없다.

위궤양 처치에서 최근에 사용되는 다른 약물들은 위 내강으로 H^+을 수송하는 펌프를 직접적으로 차단함으로써, 산 분비를 억제한다. 양성자-펌프 저해제로 불리는 이들은 노출된 조직에 대한 염산의 부식성 효과 감소에 도움을 준다.

15.5 이자와 담즙계

위(stomach) 내용물이 소장으로 비워지면, 그들은 소장 점막에 의해 분비되는 소장액뿐만 아니라 십이지장 내강으로 방출되는 이자와 간의 외분비물과도 혼합된다.

이자는 외분비와 내분비 조직의 혼합체이다.

이자(pancreas; 췌장)는 위의 뒤쪽 아래인 십이지장의 첫 번째 고리 위에 놓여 있는 길쭉한 구조의 샘(gland)이다(● **그림 15-11**). 이자는 외분비선과 내분비선 조직 둘 다를 포함하고 있다. 우위를 점하는 외분비 부분은 포도-모양을 형성하고 있고 선포세포들의 주머니 구조물인 **포도상선(acini)**이라 불리는 샘으로 되어 있는데, 이 샘조직으로부터 외분비액을 십이지장으로 비우는 관으로 연결되어 있다. 보다 작은 내분비 부분은 이자 전체에 퍼져 있는 내분비조직인 **랑겔한스 섬(islets of Langerhans)**으로 구성되어 있다. 섬 세포들에 의해 분비되는 가장 중요한 호르몬은 인슐린과 글루카곤이다(17장 참조).

외분비성 이자는 소화효소들과 알칼리성 용액을 분비한다.

외분비성 이자는 두 구성 성분들인 (1) 포도상선을 이루는 선포세포들에 의해 활동적으로 분비되는 **이자 효소**들과, (2) 이자관을 덮고 있는 관 세포들에 의해 분비되는 **알칼리성 용액**으로 된 이자액을 분비한다. 알칼리성 용액에는 중탄산나트륨($NaHCO_3$)이 많이 들어있다.

펩시노겐과 같이, 이자 효소들도 생산된 후에 분비소포 안에 저장되어 있고, 요구에 따라 세포외배출에 의해 방출된다. 이자

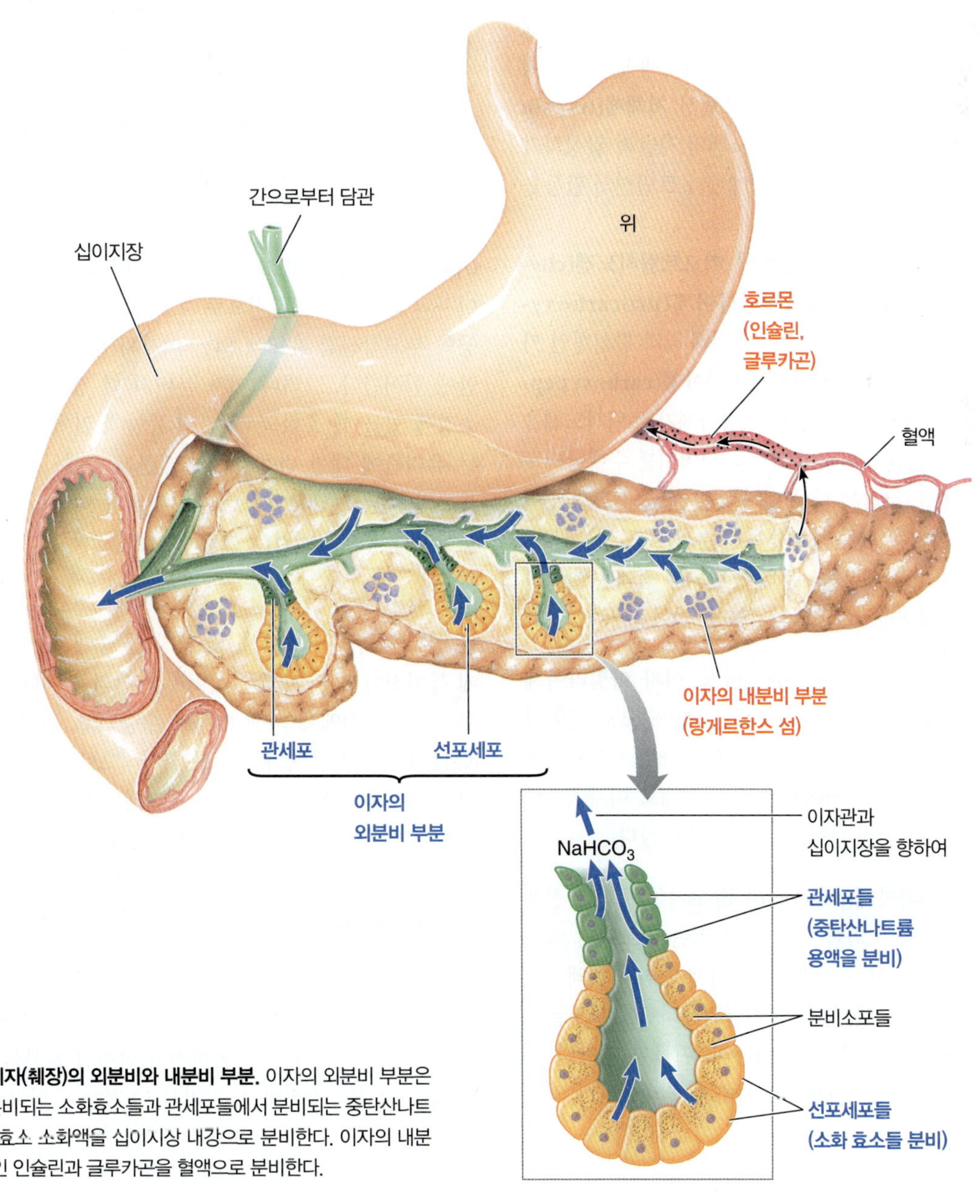

● **그림 15-11 이자(췌장)의 외분비와 내분비 부분.** 이자의 외분비 부분은 선포세포들에서 분비되는 소화효소들과 관세포들에서 분비되는 중탄산나트륨 용액을 함유한 효소 소화액을 십이시상 내강으로 분비한다. 이자의 내분비 부분은 호르몬인 인슐린과 글루카곤을 혈액으로 분비한다.

효소들은 모든 다른 소화분비물 없이도 음식물을 완벽하게 거의 소화할 수 있으므로 중요하다. 선포세포들은 음식물의 3종류 성분들을 소화시키는 능력을 가진 세 형태의 효소들인 (1) 단백질 소화를 위한 **단백질분해효소**, (2) 탄수화물을 소화를 위한 **이자 아밀라아제** 그리고 (3) 지방소화를 위한 **이자 리파아제**를 분비한다.

이자의 단백질분해효소들 세 가지 주된 **단백질분해효소(proteolytic enzyme)**는 트립시노겐, 키모트립시노겐, 및 프로카르복시펩티다아제이며, 각각은 불활성 형태로 분비된다. **트립시노겐(trypsinogen)**이 십이지장 내강으로 분비되면, 그것은 십이지장 점막의 내면을 덮고 있는 세포의 내강막에 박혀 있는 엔테로키나아제(enterokinase)에 의해 활성형 효소인 트립신(trypsin)으로 된다. 펩시노겐과 유사하게, 트립시노겐은 이 단백질분해효소를 그것이 형성된 세포의 단백질 소화로 부터 방지하기 위하여 이자 내에서 반드시 불활성 형태로 있어야 한다. 그러므로 트립시노겐은 십이지장 내강에 도달할 때까지 불활성 상태로 남아 있고, 엔테로키나아제가 활성화 과정을 일으키면, 자가촉매적으로 진행된다. 이자는 이자세포의 보호를 위해서 **트립신 저해제(trypsin inhibitor)**라는 물질을 생산한다. 트립시노겐의 자발적 활성화가 이자 내에서 우연히 일어날 때, 트립신 저해제가 트립신의 활동을 차단한다.

다른 종류의 이자 단백질분해효소들인 **키모트립시노겐(chymotrypsinogen)**과 **프로카르복시펩티다아제(procarboxypeptidase)**는 십이지장 내강에서 트립신에 의해 각각 활성형인 **키모트립신(chymotrypsin)**과 **카르복시펩티다아제(carboxypeptidase)**로 전환된다. 따라서 한번 엔테로키나아제가 트립시노겐을 약간 활성화시키면, 트립신이 활성화 과정의 나머지를 수행한다.

이들 단백질분해효소 각각은 다른 펩티드 결합을 공격한다. 이들의 작용으로 만들어지는 최종 생산물은 작은 펩티드 사슬과 아미노산의 혼합물이다. 소장세포들로부터 분비되는 점액은 활성화된 단백질분해효소들에 의한 소장 벽의 소화를 막아준다.

이자 아밀라아제 침 아밀라아제와 유사하게, **이자 아밀라아제(pancreatic amylase)**는 다당류를 이당류인 맥아당으로 전환함으로써 탄수화물 소화에 관여한다. 활성 아밀라아제는 분비세포에 위험하지 않기 때문에, 아밀라아제는 활성 형태로 이자액으로 분비된다. 이들 세포들은 어떤 다당류도 갖고 있지 않다.

이자 리파아제 **이자 리파아제(pancreatic lipase)**는 소화계 전체에 걸쳐 분비되는 지방을 소화할 수 있는 유일한 효소이기 때문에 특히 중요하다. (사람에서는 소량의 리파아제가 침과 위액에서 분비된다.) 이자 리파아제는 음식 중 트리글리세리드를 모노글리세리드와 유리 지방산으로 가수분해하는데, 이들이 지방의 흡수–가능한 단위체이다. 아밀라아제와 유사하게, 리파아제에 의한 이자의 자가-소화의 위험이 없기 때문에, 리파아제는 활성형으로 분비된다. 트리글리세리드도 이자 세포의 구조성분이 아니다.

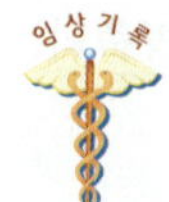

이자액 부족 이자 효소들이 결핍되었을 때, 음식물의 소화는 불완전하다. 이자만이 리파아제의 유일한 원천이기 때문에, 이자효소의 결핍은 심각한 지방의 소화불량으로 결과가 나타난다. 이자 외분비액 부족의 주된 임상적 증상은 대변에 많은 양의 소화되지 못한 지방이 섞여 있는 **지방설사(steatorrhea)**이다. 침, 위, 및 소장 효소들이 단백질과 탄수화물 소화에 관여하기 때문에, 단백질과 탄수화물의 소화는 덜 손상을 받는다.

이자 알칼리성 용액의 분비 이자 효소들은 중성이나 약간 알칼리성 환경에서 가장 잘 활성을 나타내지만, 위로부터 십이지장 내강으로 들어온 산성의 유미즙은 이자 효소들의 최적 활성뿐 아니라 십이지장 점막에 대한 산 손상을 방지하기 위해서 신속히 십이지장 내강에서 중화되어야만 한다. 이자관 세포들에 의해 십이지장 내강으로 분비되는 알칼리성($NaHCO_3$-풍부) 용액은 이 산성 유미즙을 중화하는 중요한 기능을 가진다. $NaHCO_3$ 용액은 이자 분비액 중 가장 많은 성분이다. 이자 분비의 부피는 하루에 1~2 L의 범위이며, 자극의 형태와 정도에 의존적이다.

이자의 외분비는 세크레틴과 콜레시스토키닌에 의해 조절된다.

이자의 외분비는 기본적으로 호르몬 기작에 의해 조절된다. 작은 양의 부교감신경 유도에 의한 이자의 분비는 소화의 뇌 단계 동안에 일어난다. 그러나 이자 분비의 더 강력한 자극은 유미즙이 소장에 있을 때 소화의 장 단계 동안에 일어난다. 십이지장에 있는 유미즙에 대한 반응인 세크레틴과 콜레시스토키닌(CCK) 두 종류의 주된 엔테로가스트론의 분비가 이자의 외분비 조절에서 중심적인 역할을 한다(● **그림 15-12**).

이자 분비에서 세크레틴의 역할 엔테로가스트론 분비를 자극하는 인자(지방, 산, 고장성, 및 팽창)들 중에서, 세크레틴(secretin)에 특이적인 기본 자극은 십이지장 안의 산이다. 산 자극에 의해 세크레틴은 혈액에 의해 이자로 수송되고, 거기서 십이지장으로 $NaHCO_3$-풍부 용액의 분비를 획기적으로 증가시키기 위하여 관세포를 자극한다. 다른 자극이 세크레틴 분비를 일으킬 수 있을지라도, 세크레틴은 산을 중화시키는 알칼리성 이자액 분비를 촉진하기 때문에 가장 강력한 자극이 산인 것이 적절하다. 이 기작이 소장에서 유미즙의 중성을 유지해 주는 조절 체계를 제공한다.

이자 분비에서 CCK의 역할 CCK도 이자 소화효소 분비 조절에서 중요하다. 십이지장 점막으로부터 CCK 분비에 대한 주된 자극은 지방의 존재와 조금 약하지만 단백질 생산물이다. 순환계는 CCK를 이자로 수송하고, 거기서 CCK는 소화효소 분비를 증가

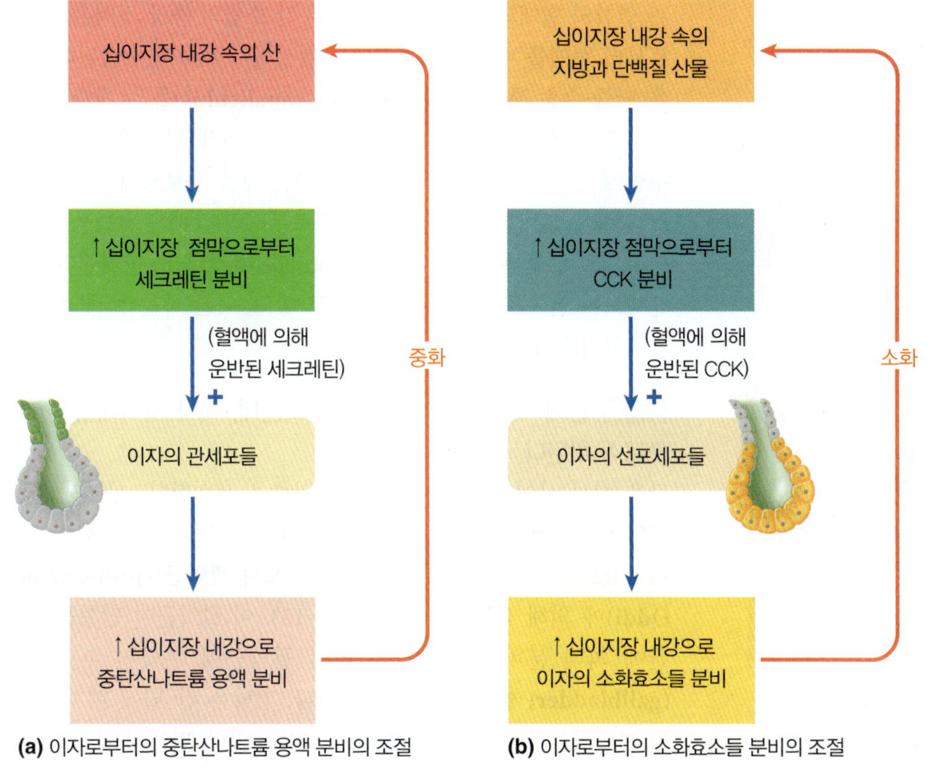

(a) 이자로부터의 중탄산나트륨 용액 분비의 조절 **(b)** 이자로부터의 소화효소들 분비의 조절

● 그림 15-12 이자로부터의 외분비액 분비의 호르몬 조절.

시키기 위하여 이자 선포세포들을 자극한다. 이들 효소들 중에 리파아제와 단백질분해효소들은 탄수화물의 소화 개시를 돕는 지방과 단백질을 소화한다. 지방과 단백질과는 대조적으로, 탄수화물은 이자 소화효소 분비에 직접적으로 영향을 미치지 않는다.

간은 담즙 생산을 포함하여 다양하고 중요한 기능을 수행한다.

이자액과 별도로, 십이지장 내강으로 방출되는 다른 분비 산물이 **담즙(쓸개액, bile)**이다. **담즙계(biliary system)**는 간, 담낭(쓸개)과 및 연관된 관을 포함한다.

간의 기능 **간(liver)**은 몸에서 가장 크고 중요한 물질대사 기관으로서, 몸의 주된 생화학 공장으로 간주한다. 소화계에 대한 간의 중요성은 지방의 소화와 흡수가 목적인 담즙염의 분비이다. 간은 또한 소화와 관련되지는 않지만, 다음과 같은 중요한 기능들을 수행한다.

1. 소화관으로부터 소화산물들이 흡수된 이후, 주요 영양분(탄수화물, 단백질, 및 지방)들의 대사 공정(p. 521 참조).
2. 약물과 외래 물질들 및 노폐물과 호르몬 등의 해독이나 분해
3. 혈장 단백질 합성. 간에서 합성되는 혈장 단백질은 혈액 응고에 필요한 단백질들(p. 344 참조), 스테로이드 호르몬, 갑상선 호르몬과 콜레스테롤 등의 운반에 필요한 혈액 단백질들, 및 염 보존에 중요한 레닌–앤지오텐신–알도스테론 체계에 중요한 단백질인 앤지오텐시노겐(p. 439 참조)이 있다.
4. 글리코겐, 지방, 철, 구리 및 많은 비타민들의 저장(p. 59 참조)
5. 간이 신장과 연계하여 작용하는 비타민 D의 활성화
6. 간에 있는 대식세포들에 의한 세균과 낡은 적혈구의 제거(p. 352 참조)
7. 호르몬인 트롬보포이에틴(thrombopoietin, 혈소판 생성을 촉진; p. 346 참조)과 인슐린-유사 성장 인자(성장을 촉진; p. 620 참조)의 분비
8. 콜레스테롤과 빌리루빈(수명을 다한 적혈구의 파괴로부터 나온 분해 산물)의 배설(pp. 46와 342 참조)

기능이 복잡하지만, 놀랍게도 간을 구성하고 있는 세포들이 어떤 특이성을 갖지 않는다. 각각의 **간세포(hepatocyte)**는 동일하게 광범위하며 다양한 물질대사와 분비 업무를 수행한다. 특이성은 개개의 간세포 내에 있는 매우 발달된 세포소기관들로부터 온다. 간세포에 의해 완성되지 않는 단지 하나의 기능은 그곳에 있는 대식세포들에 의해 수행되는 식균작용이다.

간에서의 혈액 흐름 광범위하고 다양한 일들을 수행하기 위하여, 간의 해부학적 조직화는 개개의 간세포가 두 원천인 동맥으로부터 오는 동맥혈과 소화관으로부터 직접 오는 정맥혈과 직접적으로 접촉이 허용되도록 되어 있다. 다른 세포들과 유사하게, 간세포들은 간동맥을 통하여 신선한 동맥혈을 받는데, 동맥혈이 산소를 공급하고 간 공정을 위한 대사산물을 공급한다. 정맥혈도 또한 소화관과 간 사이의 독특하고 복잡한 연결 혈관체계인 **간 문맥계(hepatic portal system)**로 들어간다(**● 그림 15-13**). 즉, 소화관(위와 소장)에서 흡수된 영양분들을 함유한 정맥은 **간 문맥(hepatic portal vein)**을 통해 간으로 들어가서 공정, 저장, 및 해독 과정을 거친 다음에 일반적인 순환계로 들어가, 하대정맥을 통해 심장으로 연결된다. 간 내에서 간 문맥은 혈액과 간세포 사이의 물질교환을 허용하기 위하여 하대정맥과 연결된 간정맥으로 들어가기 전에 다시 **모세혈관망**(동양 혈관들)으로 나누어진다.

간의 구성 간은 **소엽(lobule)**으로 알려진 기능적 단위로 구성되어 있고, 소엽은 중앙 정맥을 싸고, 혈관계와 담관(bile duct)에 의해 윤곽이 그려진 육각형 배열의 조직을 이룬다(**● 그림 15-14a**).

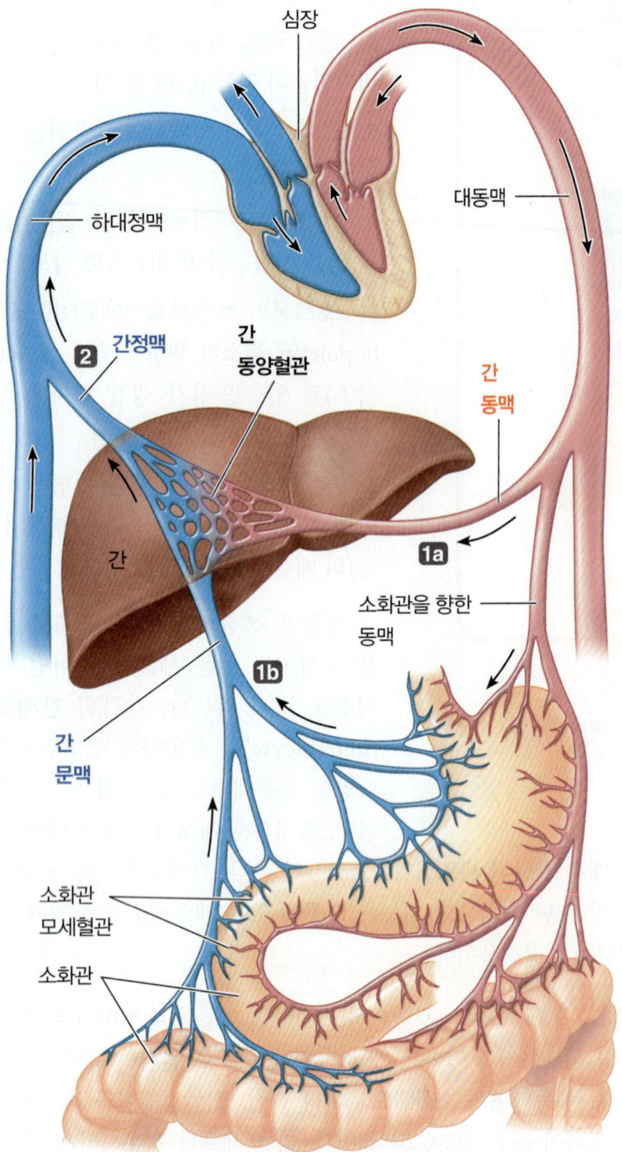

간은 두 원천으로부터 혈액을 받는다:

1a 간에 산소를 공급하고, 간 공정을 위한 대사산물-함유 혈액을 운반하는 동맥 혈액은 **간동맥**에 의해 전달된다.

1b 소화관으로부터 연결된 정맥 혈액은 새로이 흡수된 영양분의 공정과 저장을 위하여 **간문맥**에 의해 운반된다.

2 혈액은 **간정맥**을 통하여 떠난다.

● 그림 15-13 간의 혈액 흐름 모식도.

소엽의 여섯 외곽 모퉁이에는 세 종류 혈관인 간 동맥의 가지, 간 문맥의 가지 그리고 담관이 있다. 간 동맥과 간 문맥 둘 다 가지로부터의 혈액은 소엽의 주변으로부터 크고, 팽창된 모세혈관 공간인 **동양혈관(sinusoid; 굴형혈관)**들로 들어가고, 동양혈관들은 자전거 바퀴 살 모양으로 간세포들의 열 사이를 통해 중앙 정맥으로 간다(**● 그림 15-14b**). 간세포는 동양혈관 사이에 두 세포층 두께 정도인 판에 배열되어 있어서, 개개의 측 경계는 동양혈관 연합의 혈액과 만나고 있다. 모든 간 소엽의 중앙 정맥은 간으로부터 혈액을 내보내는 간정맥을 형성하기 위하여 수렴된다. 얇은 담즙-수송 통로인 **모세담관(bile canaliculus)**들은 개개의 간판구조 내에서 세포 사이들로 뻗어 있다. 간세포는 담즙을 소엽 주변에 있는 담관으로 담즙을 수송하는 얇은 통로로서 지속적으로 담즙을 분비한다. 다양한 소엽으로부터의 담관은 담즙을 십이지장으로 수송하는 총담관(common bile duct)으로 합쳐진다. 각 간세포는 한쪽은 동양혈관과 접하고 있고, 다른 쪽은 모세담관과 접하고 있는 것이다.

담즙은 간에 의해 지속적으로 분비되는데, 식사 사이에는 담낭으로 우회된다.

간은 식사 사이에서도 지속적으로 담즙을 분비한다. 십이지장으로의 담즙 관의 개구는 식사의 소화 동안을 제외하고 담즙이 십이지장으로 들어가는 것을 방지하는 **오디 괄약근(sphincter of Oddi)**에 의해 감시된다(**● 그림 15-15**). 이 괄약근이 닫혔을 때, 간에 의해 분비되는 담즙은 닫힌 괄약근에 부딪친 후 **담낭(gallbladder; 쓸개)**으로 되돌아간다. 담낭은 간 밑에 삐져나와 있으나 직접적으로 간과 연결되어 있지는 않다. 따라서 담즙이 간으로부터 담낭으로 직접적으로 수송되는 것은 아니다. 담즙은 식사 사이에 담낭에 저장되고 농축된다. 식사 후, 담즙은 오디 괄약근의 이완, 담낭 수축 및 간으로부터 온 증가된 양이 합쳐져 십이지장으로 들어간다. 하루에 분비되는 담즙의 양은 250 ml~1 L의 범위를 가지는데, 자극의 강도에 의존한다.

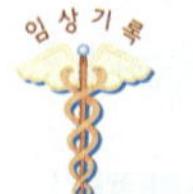

담낭은 농축된 담즙을 저장하기 때문에, 농축된 담즙 성분이 **담석(gallstone)**으로 침전되는 일차적인 장소이다. 다행스럽게도, 담낭은 필수적인 소화 역할을 하지 않아서, 담석이나 다른 담낭 질병의 처리로 제거하여도 특별한 문제가 나타나지는 않는다. 담낭 제거 후에, 식사 사이에 분비되는 담즙은 대신에 팽창되는 총담관에 저장된다.

담즙염은 장간순환을 통하여 재순환된다.

담즙은 몇 가지 유기 성분을 함유하고 있다; 즉, **담즙염**, **콜레스테롤**, **레시틴**(인지질), 및 **빌리루빈** 등 모두 간세포 유래의 물질들이 알칼리성 용액(관 세포에 의해 첨가된)에 들어 있다. 담즙은 어떤 소화효소도 갖고 있지 않더라도, 담즙은 기본적으로 담즙염의 활성을 통하여 지방의 소화와 흡수에 중요하다.

담즙염(bile salt)들은 콜레스테롤 유도체이며, 담즙으로 능동적으로 분비되고 다른 담즙 성분과 더불어 최종적으로 십이지장으로 들어간다. 지방소화와 흡수에 참여에 이어서, 대부분의 담즙염은 회장에만 있는 특이 능동-수송 기구에 의해 혈액으로 재흡수된 다음, 담즙염은 간 문맥에 의해 간으로 되돌아가고, 간에서 담즙으로 재분비된다. 소장과 간 사이의 담즙염의 재순환을 **장간순환(enterohepatic circulation)**이라고 한다(**● 그림 15-15**).

우리 몸에서 담즙염의 평균 총량은 평균 약 3~4 g이지만, 단

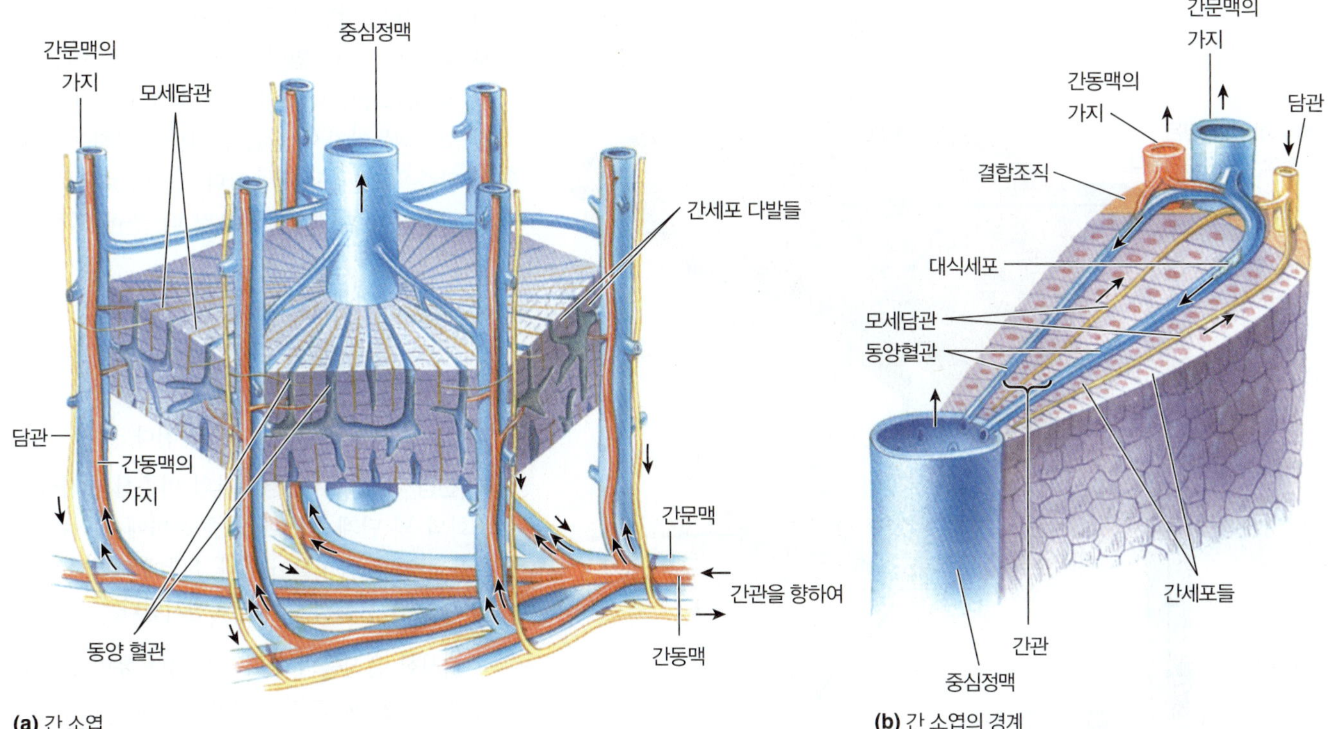

(a) 간 소엽

(b) 간 소엽의 경계

● **그림 15-14 간의 해부도.**

일 식사에서 3~15g의 담즙염이 십이지장으로 분비된다. 간과 소장 사이의 담즙염의 장간순환은 전형적인 식사의 소화 동안에 평균 두 번 일어난다. 일반적으로 분비된 담즙염의 약 5%만이 매일 대변에 섞여 나간다. 소실된 담즙염은 간에 의해 합성된 새로운 담즙염으로 대체되므로, 담즙염의 총량은 일정하게 유지된다.

담즙염은 지방의 소화와 흡수를 돕는다.

담즙염은 세제작용(유화작용)을 통하여 지방의 소화를 돕고, 미셀 형성에 참여함으로써 지방 흡수를 촉진시킨다. 두 기능 다 담즙염의 구조와 연관이 있는데, 이에 대해 알아본다.

담즙염의 세제작용 **세제작용(detergent action)**이란 용어는 큰 지방 방울을 많은 작은 지방 방울의 형태인 **지질 유액(lipid emul-sion)**으로 전환시키는 담즙염의 능력을 말하는데, 이와 같은 유화작용(emulsification)에 의해 불용성 지방이 수용성이 되고, 이자 리파아제에 의한 접촉 가능한 지방의 표면적이 증가된다. 큰 지방 방울은 소화되지 않은 트리글리세리드 분자들로부터 만들어지는데, 그 크기는 문제되지 않으며, 지방을 소화시키기 위하여 리파아제는 반드시 트리글리세리드 분자들과 직접적으로 접촉하여야 한다. 트리글리세리드는 물에 용해되지 않기 때문에, 그들은 소장 내강의 수성 환경에서 큰 방울로 뭉치는 경향이 있다. 담즙염이 이들 큰 방울을 유화시키지 않으면, 리파아제는 단지 큰 기름방울의 표면에서만 트리글리세리드 분자에 작용할 수 있고, 지방의 소화는 상당히 지연될 것이다.

담즙염은 접시를 닦을 때에 동물기름을 파괴하기 위하여 세척제를 쓰는 것과 비슷하게 세제 역할을 한다. 담즙염 분자는 지용성 부분(콜레스테롤부터 유래된 스테로이드 부분)과 음성 전하를 띤 수용성 분자를 포함하고 있다. 담즙염의 지용성 부분이 기름방울의 표면에 돌출된 전하를 가진 수용성 부분을 남긴 채로 기름방울에 용해되는 것이다(● **그림 15-16a**). 소장 운동에 의한 혼합작용이 큰 지방 방울을 작은 지방 방울들로 쪼갠다. 담즙염이 개개의 방울 표면에 흡수되지 않아 수용성 음성 전하의 껍질이 형성되지 않으면, 작은 방울들은 빠르게 다시 융합한다. 동일 전하는 반발력을 나타내므로, 방울 표면에 있는 음성 전하 집단은 지방 방울이 서로 반발하게 한다(● **그림 15-16b**). 전기적 반발이 작은 방울이 큰 방울로 재융합하는 것을 방지하므로, 리파아제 활동이 가능한 표면적을 증가시키는 지방 유액들이 만들어진다.

미셀 형성 담즙염이 들어 있는 담즙 성분은 콜레스테롤과 레시틴을 가지므로, 이들이 미셀 형성을 통하여 지방 흡수를 촉진키는 데 중요한 역할을 한다. 담즙염과 유사하게, 레시틴(세포막의 지질 이중층에 있는 것과 비슷한 인지질)은 지용성 부분과 수용성 부분 모두를 가지며, 반면에 콜레스테롤은 거의 물에 불용성이다. 미셀(micelle)에서, 담즙염과 레시틴은 지용성 부분이 모여 중간에 소수성 핵심을 형성하고, 수용성 부분이 친수성 껍질을 형성하는 작은 송이로 뭉쳐진다(● **그림 15-17**). 미셀은 직경이 3~10 nm이고, 유화된 지방 방울의 직경은 평균 1000 nm이다. 미셀은 친수성 껍질 때문에 수용성이나, 비수용성(지용성) 물질을 지용성 핵심에 녹일 수 있다. 따라서 미셀은 수용성인 내강 내용물을 통하여 비수용성 물질을 위한 손쉬운 운반자를 제공하는 것이다. 미셀로 운반되는 가장 중요한 지용성 물질들은 지방소화의 산

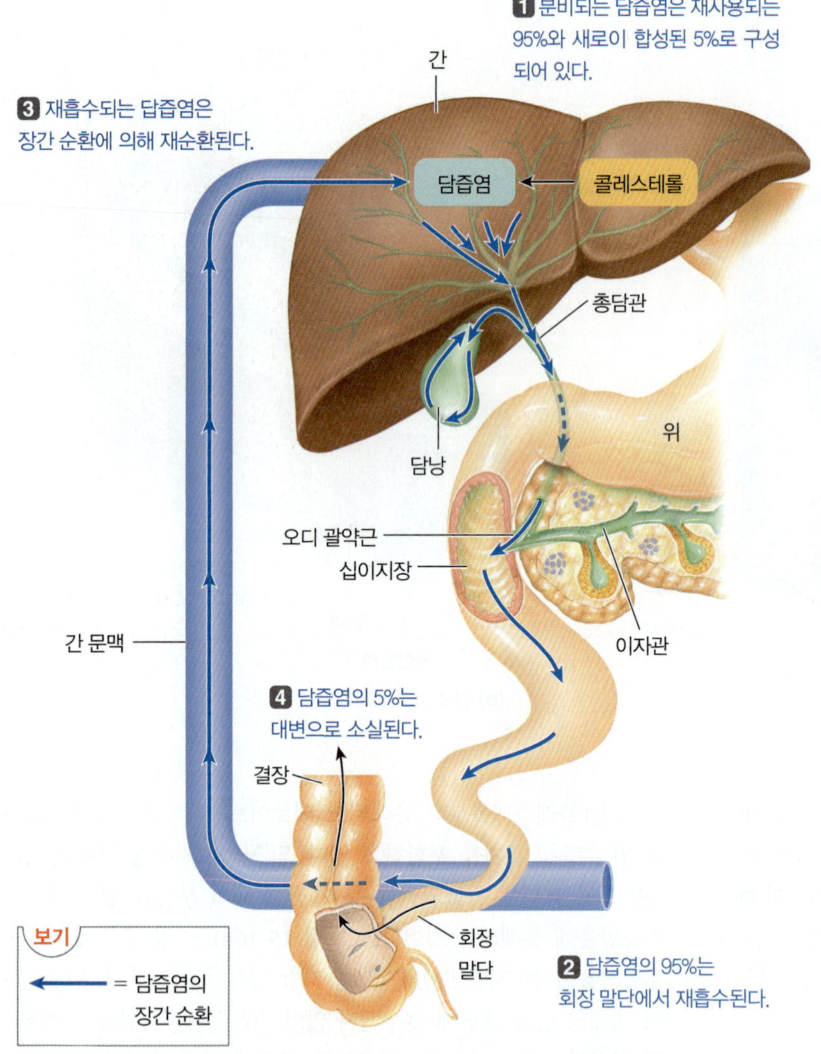

● **그림 15-15 담즙염의 장간 순환.** 담즙염의 대부분은 장간 순환을(청색 화살표) 통하여 간과 소장 사이에서 재순환된다. 지방 소화와 흡수에 참여한 후에, 대부분의 담즙염은 회장 말단에서 능동수송으로 재흡수된 후 간문맥을 통하여 간으로 되돌아가며, 간은 담즙을 재분비한다.

물(모노글리세리드와 지방산)들과 마찬가지로 지용성 비타민들이다. 이들이 수용성 미셀에 포함되지 않으면, 지용성 비타민들은 수용성인 유미즙에 뜰 것이므로(수면에 기름이 뜨는 것처럼), 소장의 흡수 표면에 도달할 수 없다.

더욱이 상당히 비수용성인 물질인 콜레스테롤은 미셀의 소수성 핵심에 녹는데, 이는 콜레스테롤 항상성에 중요하다.

담즙염은 담즙 분비를 증가시키는 가장 강력한 자극이다; CCK는 담낭의 비움을 촉진시킨다.

간에 의한 담즙 분비는 화학적 기작, 호르몬 기작, 및 신경 기작 등에 의해 증가될 수도 있다:

■ 화학적 기작(담즙염). 담즙 분비를 증가시키는 모든 물질을 **담즙유도물질(choleretic)**로 부른다. 가장 강력한 담즙유도물질은 담즙염 그 자체이다. 식사 사이에 담즙은 담낭에 저장되지만, 식사 동안에는 담낭이 수축함에 따라 십이지장으로 방출된다. 담즙염이 지방소화와 흡수에 참여한 후에, 그들은 재흡수되고 장간 순환에 의해 간으로 되돌아가서, 담즙 분비를 자극하는 강력한 담즙유도물질로 작용한다. 그러므로 식사 동안 담즙염이 요구되고 사용될 때, 간에 의한 담즙 분비는 증강된다.

■ 호르몬 기작(세크레틴). 이자에 의한 수성 $NaHCO_3$ 분비의 증가 이외에, 세크레틴은 상응하는 어떠한 담즙염의 증가 없이 간 관에 의한 알칼리성 담즙의 분비를 촉진시킨다.

■ 신경 기작(미주 신경). 간의 미주신경 자극은 소화의 뇌 단계 동안에 담즙 분비에서 작은 역할을 하지만, 음식물이 위나 소장에 도착하기 전에 간 담즙 흐름의 증가를 촉진시킨다.

식사한 음식물의 소화 동안이나 유미즙이 소장에 도착할 때, 그리고 십이지장 내강에 음식물의 존재할 때(특히 지방 산물)는 CCK의 분비가 촉진된다. 이 호르몬은 오디 괄약근의 이완과 담낭의 수축을 촉진하여 담즙이 십이지장으로 흐르게 함으로써, 십이지장에서 CCK의 분비를 개시하였던 지방의 소화와 흡수를 적절히 돕는다.

빌리루빈은 담즙에서 배설되는 노폐물이다.

담즙의 또 다른 주성분인 **빌리루빈(bilirubin)**은 소화에서 어떤 역할은 하는 것이 아니고 담즙을 통해 배설되는 노폐물이다. 빌리루빈은 수명을 다한 적혈구의 분해에 의해 만들어지는 기본적인 담즙 색소이다. 순환계에서 적혈구의 전형적인 수명은 120일이며, 수명을 다한 적혈구는 간 동양혈관 내면에 있으며, 신체의 다른 부위에 거주하는 대식세포에 의해 혈액으로부터 제거된다. 빌리루빈은 늙은 적혈구에 있는 헤모글로빈의 헴(철-함유) 분해의 최종 산물이다(p. 319 참조). 빌리루빈은 간세포에 의해 혈액으로부터 추출되어, 담즙에 섞여 능동적으로 배설된다.

빌리루빈은 담즙의 색상을 제공하는 노란 색소이다. 장 관 내에서, 색소는 세균효소들에 의해 변형되어, 대변의 독특한 갈색 색상을 나타낸다. 담석에 의해 담관이 완전히 막힘에 따라 담즙 분비가 일어나지 않으면, 대변은 회백색을 나타낸다. 정상적으로 적은 양의 빌리루빈은 장에 의해 재흡수되어 혈액으로 돌아가, 궁극적으로 오줌으로 배설되므로 이에 의해 오줌이 노란 색상을 나타낸다. 빌리루빈이 간과 장을 통하여 통과하는 동안에 변형이 될 때까지는 신장이 빌리루빈을 배설할 수는 없다.

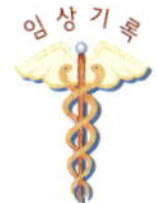

빌리루빈이 배설되는 것보다 빠르게 형성되면, 몸안에 축적되어 **황달(jaundice)**을 일으킨다. 이런 상황을 가진 환자는 피부색이 노랗게 되고, 특히 노란 색상은 눈에 쉽게 띤다. 황달은 세 가지 원인에 의해 일어날 수 있다:

1. 용혈성 황달(hemolytic jaundice)은 적혈구의 과도한 분해(용혈)로부터 일어나고, 간이 배설할 수 있는 양보다 더 많은 양이 간에 존재한다.
2. 간성 황달(hepatic jaundice)은 간이 질병에 걸리거나, 빌리루빈의 정상적인 부하를 처리하지 못 할 때 일어난다.
3. 폐쇄성 황달(obstructive jaundice)는 담석과 같은 것에 의해 담 관이 막혔을 때 일어나며, 빌리루빈이 변으로 제거되지 못한다.

15.6 소장(작은창자)

소장(small intestine; 작은창자)는 대부분의 소화와 흡수가 일어나는 장소이다. 내강 내용물이 소장을 넘어 이동한 후에는 더 이상의 소화와 흡수는 일어나지 않으며, 대장에서는 소량의 염과 물이 흡수될 뿐이다. 소장은 복강 내 위와 대장 사이에서 꼬여 있는데, 소장은 앞에서부터 차례로 **십이지장(duodenum)**, **공장(jejunum)**, 및 **회장(ileum)**의 세 부분으로 나눈다.

이제부터 이 순서에 따라 소장의 운동성, 분비, 소화, 및 흡수에 관해 알아볼 것이다. 소장의 운동성에는 분절운동과 이동형 운동 복합체가 있다.

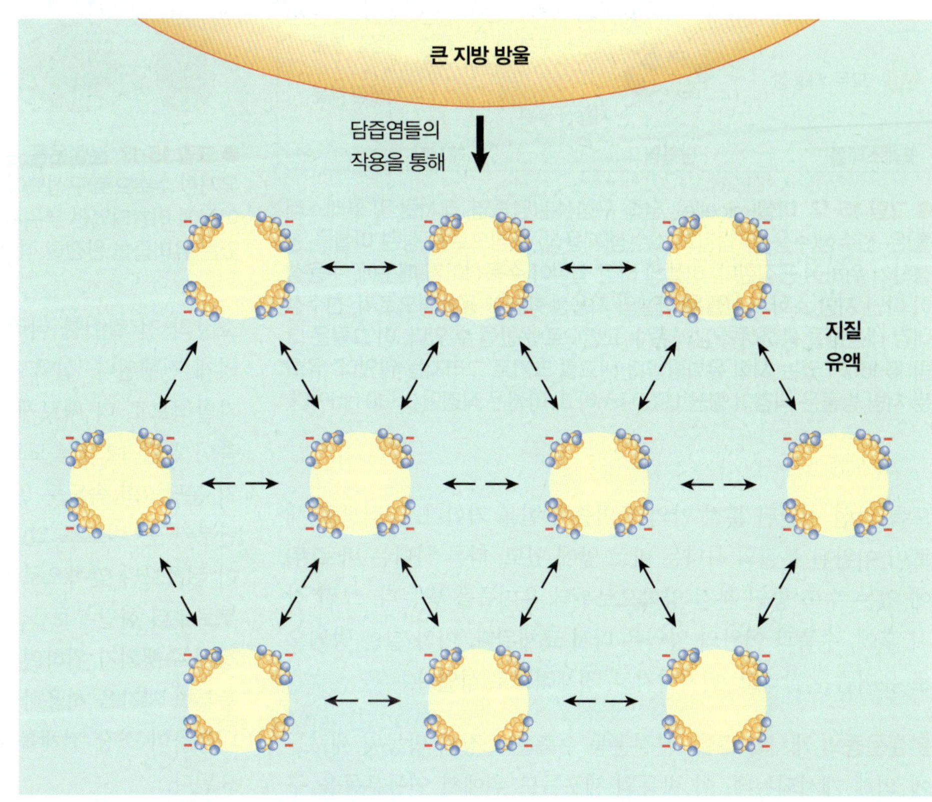

(a) 담즙염의 구조와 작은 기름방울 표면에 흡수된 모습

(b) 담즙염의 작용을 통한 지질 유액의 형성

● **그림 15-16 담즙염의 구조와 기능의 모식도.** (a) 담즙염은 기름방울을 용해하는 지용성 부분과 방울의 표면으로부터 돌출되어 있는 음전하를 띈 수용성 부분으로 구성되어 있다. (b) 큰 지방 방울이 장 수축에 의해 작은 기름방울로 쪼개지면, 담즙염은 작은 기름방울의 표면에 흡수되어, 기름방울을 서로 밀어내는 음 전하 수용성 담즙염의 껍질이 생성된다. 이런 유화 작용은 분리된 기름방울을 고정하고 다시 뭉치는 것을 방지하며, 이자 리파아제에 의한 소화가 가능한 노출된 지방의 표면을 증가시킨다.

분절운동 수축은 유미즙을 혼합하며, 소화산물을 천천히 밀어낸다.

식사물의 소화 동안에 소장의 기본적인 운동 방법인 **분절운동(segmentation)**은 유미즙을 혼합하고 천천히 밀어낸다. 분절운동은 소장 전체에 걸쳐 일어나는 환상 평활근의 고리모양 같은 수축에 의한 진동을 가지며, 수축된 분절 사이에 유미즙의 작은 덩어리를 함유하고 있는 이완 영역이 있다. 수축성 고리는 매 몇 cm마다 일어나고, 마치 소시지 사슬처럼 소장을 분절로 나눈다. 수축성 고리는 연동 파동에서처럼 장의 전 길이를 따라 이동하지 않는다. 오히려, 짧은 기간 후에 수축된 분절은 이완하고, 고리와 같은 수축이 이전에 이완되었던 부위에서 일어난다(● **그림 15-18**). 새로운 수축은 새로이 이완된 인접한 분절 양쪽으로 움직이

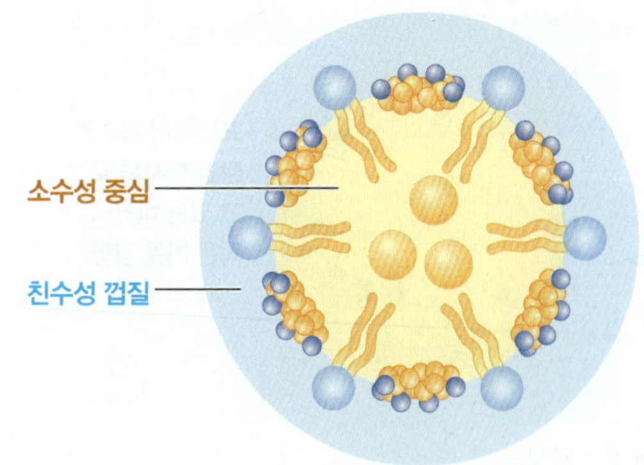

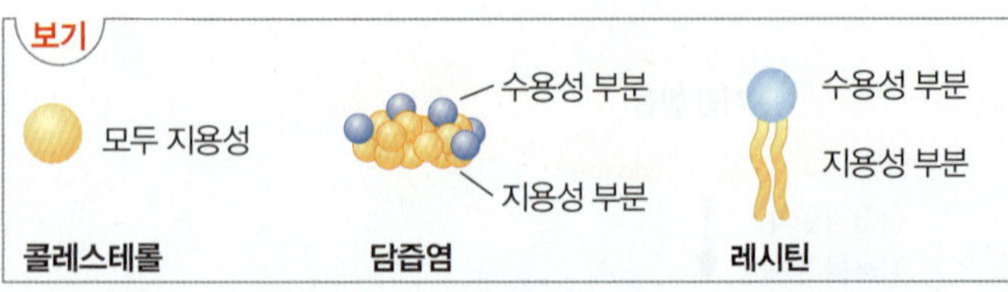

● **그림 15-17 미셀(micelle).** 담즙 구성성분(담즙염, 레시틴 및 콜레스테롤)은 친수성(수용성) 껍질과 소수성(지용성) 중심으로 구성된 미셀을 형성하기 위하여 응집한다. 미셀의 바깥 껍질이 수용성이기 때문에, 수용성이 아닌 지방 소화의 산물은 미셀의 지용성 핵심에 용해됨으로써, 친수성 내강 내용물을 통하여 소장의 흡수 표면으로 운반될 수 있다. 이 그림은 그림 15-16b에 있는 지질 유화방울과 비교할 크기로 그리지는 않았다. 유화된 지방 방울은 직경이 평균 1,000 nm이고, 미셀은 직경이 3~10 nm이다.

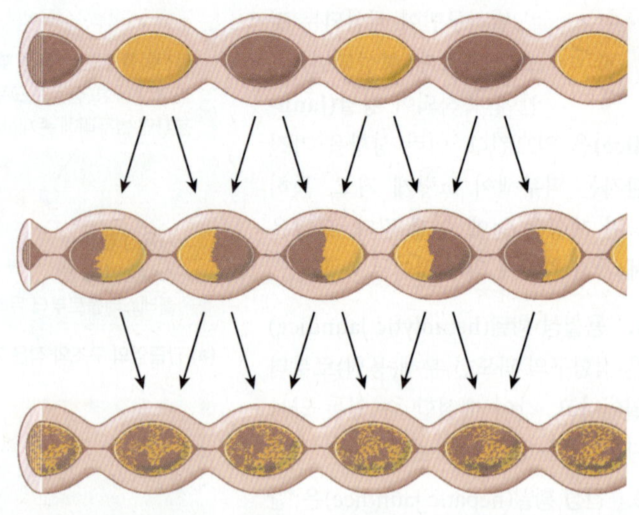

● **그림 15-17 분절운동.** 분절운동은 소장의 전체에 걸쳐 일어나는 고리와 유사한 수축으로 구성되어 있다. 수 초(sec) 내에, 수축된 분절은 이완되고, 이전에 이완되었던 부위가 수축한다. 이런 파동성 수축은 소장 내강 내에 있는 유미즙을 완전히 섞어준다.

도록 앞선 이완된 분절 안의 유미즙에 힘을 가한다. 그러므로 새로이 이완된 분절의 하나는 바로 앞에 있고, 다른 하나는 바로 뒤에 있는 수축 중인 분절 양쪽으로부터 유미즙을 받는다. 그런 잠시 후에, 수축과 이완의 영역은 다시 교체된다. 이와 같은 방법으로 유미즙은 잘리고, 휘저어지고, 전체적으로 섞인다.

분절운동의 개시와 조절 분절운동 수축은 소장의 박동원 세포들에 의해 개시되는데, 이 박동원 세포들도 위에서 연동운동을 구성하는 기본 전기적 율동(basic electrical rhythm; BER)과 비슷한 BER을 생성한다. 소장 BER이 환상 평활근 층을 역치로 올리면, 분절운동은 BER의 빈도에 따른 빈도로 유도된다.

분절운동은 식사 사이에는 약하거나 없지만, 식사 후에는 즉시 격렬해진다. 소장으로 음식물이 처음 들어오면, 십이지장과 회장 둘 다는 동시적으로 분절운동을 시작한다. 십이지장은 유미즙의 존재에 의해 야기된 국소적 팽창에 대한 반응으로 기본적인 분절운동을 시작한다. 대조적으로 빈 회장의 분절운동은 **위-회장 반사(gastroileal reflex)**로 알려진 기작인 위의 유미즙 존재에 대한 반응으로 분비되는 가스트린에 의해 일어난다. 외인성 신경자극은 수축의 강도를 변형할 수 있어서, 부교감신경 자극은 분절운동을 강화하는 반면에, 교감신경 자극은 억제한다.

분절운동의 기능 분절운동은 유미즙을 혼합할 뿐만 아니라 소장을 통하여 느리게 이동시킨다. 각각의 분절 수축이 유미즙을 앞뒤로 밀면, 어떻게 이동을 수행할 수 있겠는가? 분절운동의 빈도가 소장의 전 길이를 따라 줄어들기 때문에, 유미즙은 앞쪽으로 느리게 진행된다. 십이지장의 박동원세포들은 더 아래의 관들보다 자발적으로 더 빠르게 탈분극되며, 십이지장에서는 분절운동 수축이 분당 12회 속도로 일어나는데 반하여, 종착 회장에서는 단지 분당 9회 속도로 일어난다. 분절운동이 소장의 하단부보다 상단부가 큰 빈도로 일어나기 때문에, 평균적으로 더 많은 유미즙이 뒤쪽보다 앞쪽으로 밀린다. 결과적으로, 유미즙은 소장의 상단부로부터 하단부로 느리게 이동되며, 전체적으로 혼합과 흡수 과정이 수행되기 위하여 앞뒤로 뒤섞인다. 소화와 흡수 공정을 위한 충분한 시간을 허용하기 때문에 느린 추진 기작이 유리한 것이다. 내용물이 소장 전체를 이동하는 데에 일반적으로 3~5시간이 소요된다.

이주형 운동 복합체가 식사 사이에 장을 깨끗이 청소한다.

대부분의 음식물이 흡수되면 분절 수축은 중지하고, 식사 사이에 **이동형 운동 복합체(migratory motility complex)**라는 연동 운동 형태로 바뀐다. 이것은 식사 사이 운동성이 소멸되기 전에 장 하단부로 짧은 거리를 이동하는 약하고 반복적인 연동 파동으로 구성되어 있다. 파동은 위에서 시작하고 장 밑으로 이주한다. 즉, 개개의 새로운 연동 파동이 소장 약간 밑에서 시작된다. 이들 짧은 연동 파동은 위로부터 소장의 말단까지 점진적으로 이동하는 데에 100~150분을 소요하며, 좋은 "장 청소부"처럼 개개의 수축 공정을 통해 어떤 음식물의 잔류물과 점막 파편 및 세균들을 합해서 결장 쪽으로 청소해 준다. 소장의 말단에 도달한 이후에, 회로는 다시 시작하고 다음 식사 때까지 지속적으로 반복한다. 이동형 운동 복합체의 운동은 식사 사이에서 일어나지만, 이 복합체 운동은 식사하지 않는 동안에 소장 점막의 내분비세포에 의해 분비되는 호르몬인 **모틸린(motilin)**에 의해 조절된다. 다음 식사가 시작되면, 분절 활동이 다시 촉발되고, 이주형 운동 복합체 운동은 중지되며, 모틸린 분비는 억제된다.

회-맹장 연접은 결장 세균에 의한 소장의 오염을 방지한다.

소장과 대장 사이의 연결에서, 회장의 마지막 부분은 맹장으로 비운다(● **그림 15-19**). 두 인자들이 소장과 대장 사이의 장벽으로 작용하는 부위의 능력에 공헌한다. 첫째, 회장으로부터 맹장의 내강으로 돌출된 판막과 유사한 조직의 접힘과 같은 해부학적 배열이다. 회장 내용물이 앞쪽으로 밀리면, **회-맹장 판막(ileocecal valve)**은 쉽게 밀려서 열리나, 맹장 내용물이 뒤쪽으로 이동을 시도할 때, 조직의 접힘은 강력하게 닫힌다. 둘째, 회장 벽의 최종 몇 cm 내에 있는 평활근은 비후해져 있고, 신경과 호르몬 조절하에 있는 괄약근을 형성한다. 대부분의 시간에, **회-맹장 괄약근(ileocecal sphincter)**는 최소한 중간 정도 수축한 체로 남아 있다. 괄약근의 맹장 면에 가해진 압력은 괄약근을 더욱 강력하게 수축하도록 한다; 맹장 쪽의 팽창은 이 부위의 내재성 신경총에 의해 매개되는 반응인 괄약근의 이완을 야기한다. 이런 방법으로, 회-맹장 연접은 회장 내용물이 결장으로 통과하게 하더라도, 대장의 세균들이 많은 내용물에 의한 소장의 오염을 방지한다. 결장 세균들이 영양분-풍부한 소장에 대한 접근을 획득하면, 그들은 급격히 증식된다. 가스트린 활성의 증가가 일어났을 때, 괄약근의 이완은 식사의 개시에서 가스트린 분비에 의해 증강된다. 새로운 음식물이 소화관에 들어옴에 따라, 이완은 선행된 식사로부터 나온 소화되지 않은 섬유와 흡수되지 않은 용질이 앞쪽으로 이동하는 것을 허용한다.

소장 분비물에는 어떤 소화효소들도 포함하지 않는다.

매일, 소장 점막의 외분비선 세포들은 내강으로 약 1.5 L의 염 용액과 점액을 분비한다. 분비는 식사 후에 유미즙의 존재에 의한 소장 점막의 국소적 자극에 대한 반응으로 증가한다.

점막의 분비물은 보호와 윤활을 제공한다. 더욱이 수액성 분비물은 음식물에 대한 효소들에 의한 소화에 참여하는 물을 풍부하게 제공한다. 소화는 가수분해 반응들이므로, 모든 반응물이 용액 상태에 있을 때 공정이 가장 효과적이라는 것을 상기해 보라.

소화효소들은 장액으로는 분비되지 않는다. 소장은 소화효소들을 생산하지만, 효소들이 내강으로 직접적으로 분비되는 대신에, 내강을 덮고 있는 상피세포들의 털연변부 내의 세포들 사이에서 작용한다.

소장 효소들은 털연변부 막 내에서 소화를 종결시킨다.

소장 내강 내에서 소화는 이자 효소들에 의해 수행되고, 지방소화는 담즙 분비에 의해 증강된다. 이자 효소들 활성의 결과에 따라, 지방은 흡수될 수 있는 단위체인 모노글리세리드와 유리 지방산으로 환원되고, 단백질은 작은 펩티드 절편과 아미노산들로 쪼개지며, 탄수화물은 이당류와 단당류로 환원된다. 따라서 지방소화는 소장 내강에서 종결되나, 탄수화물과 단백질은 소화는 종결되지 않은 상태이다.

소장 상피 세포의 내강 표면에는 머리털과 같은 특별한 돌기인 **미세융모(microvilli)**는 **털연변부(brush border)**를 형성한다 (p. 62 참조). 털연변부 세포막은 세 종류의 막-결합 효소를 갖고 있다:

1. **엔테로키나아제(enterokinase)**는 이자액의 단백질분해효소인 트립시노겐을 활성화시킨다.
2. **이당류분해효소(disaccharidase)**[말타아제(maltase), 수크라아제(sucrase), 락타아제(lactase)]들은 잔류 이당류들[맥아당(maltose), 설탕(sucrose), 젖당(lactose)]을 그들의 구성 단당류로 가수분해함으로써 탄수화물 대사를 종결시킨다.
3. **아미노펩티다아제(aminopeptidase)**는 작은 펩티드 절편을 그들의 구성 아미노산으로 가수분해하여, 단백질 소화를 종결시킨다.

따라서 탄수화물과 단백질 소화는 털연변부 내에서 종결된다. (▲ **표 15-5**는 영양분의 세 주요 범주에 대한 소화 과정의 요약을 제시한 것이다.)

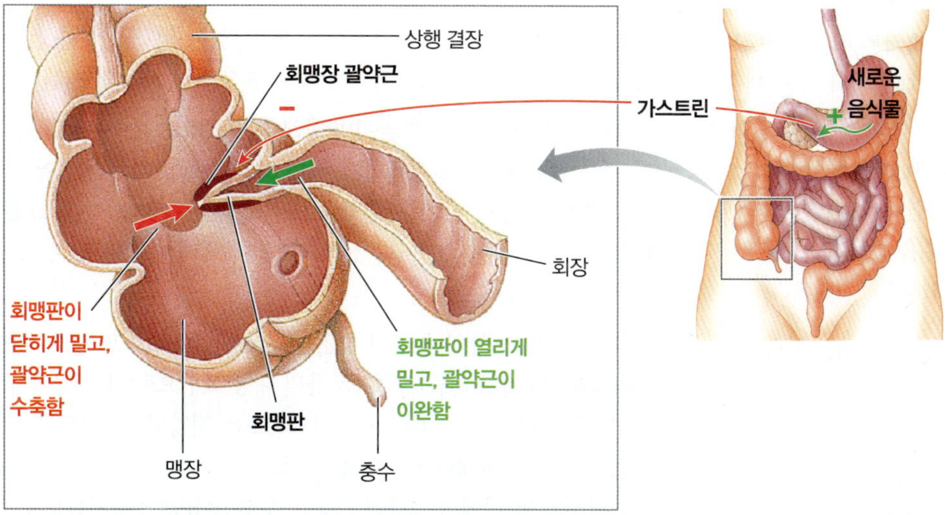

● **그림 15-19 회맹판과 괄약근의 조절.** 회장과 대장(맹장)의 연접부가 회맹판으로서, 이것은 두꺼운 평활근인 회맹장 괄약근으로 싸여 있다. 맹장 쪽에서의 압력은 판이 닫히게 밀고 괄약근을 수축하여, 세균이 있는 대장 내용물이 영양이 풍부한 소장을 오염시키는 것을 방지한다. 판의 회장 쪽 압력과 새로운 음식물의 위 유입에 따라 분비된 가스트린 호르몬에 의한 반응으로 회맹판-괄약근이 열리면 회장 내용물이 대장으로 들어가는 것이 허용된다.

▲표 15-5 세 종류 주요 영양소에 대한 소화 과정

영양소	영양분 소화 효소	효소의 기원	효소의 작용 부위	효소의 작용	흡수 가능한 영양소의 단위체
탄수화물	아밀라아제	침샘	구강과 위체부	다당류를 이당류(맥아당)로 가수분해	
		외분비 이자	소장 내강		
	이당류분해효소(말타아제, 슈크라아제, 락타아제)	소장 상피세포	소장 털연변부	이당류를 단당류로 가수분해	단당류(특히 포도당)
단백질	펩신	위의 주세포	위방부	단백질을 펩티드 절편으로 가수분해	
	트립신, 키모트립신, 카르복시펩티다아제	외분비 이자	소장 내강	다른 펩티드 절편을 공격	
	아미노펩티다아제	소장 상피세포	소장 털연변부	펩티드 절편을 아미노산으로 가수분해	아미노산
지방	리파아제	외분비 이자	소장 내강	트리글리세리드를 지방산과 모노글리세리드로 가수분해	지방산과 모노글리세리드
	담즙염(효소가 아님)	간	소장 내강	이자 리파아제가 공격할 수 있게 큰 지방 방울을 유화	

임상기록 일반적 이상증의 하나인 **젖당불내증(lactose intolerance)**은 젖당의 특이적 이당류분해효소인 락타아제의 결핍을 포함하고 있다. 네 살 이하의 대부분 어린이들은 충분한 락타아제를 갖고 있으나, 많은 어른들에서 이 효소는 점진적으로 소실되고 락타아제 활성은 약해지거나 없다. 락타아제가 결핍된 사람이 젖당이 풍부한 우유나 유제품을 먹으면, 소화되지 않은 젖당이 내강에 남아 있게 되어, 몇 가지 연관된 결과들을 보인다. 첫째, 소화되지 않은 젖당의 축적은 장 내강으로 물을 잡아당기는 삼투기울기를 만든다. 둘째, 대장에서 사는 세균은 젖당 분해 능력을 갖고 있어서, 에너지 원천으로 젖당을 맹렬히 공격하고, 이 과정에서 다량의 이산화탄소와 메탄을 생산한다. 용액과 기체 둘 다에 의한 장의 팽창은 고통(경련)과 설사를 일으킨다. 젖당불내증을 가진 영아는 영양실조로 고통을 받을 수도 있다.

이제부터 영양분들의 흡수에 대해 알아본다.

소장은 흡수의 기본적인 역할에 뚜렷이 잘 적응되어 있다.

탄수화물, 단백질, 및 지방의 모든 산물과 마찬가지로 섭식한 모든 전해질, 비타민, 및 물은 정상적으로 소장에 의해 모두 흡수된다. 정상인에서 단지 칼슘과 철만이 몸의 요구에 맞추어진다. 따라서 더 많은 음식을 소모할수록, 더 많이 소화되고 흡수되기 때문에, 체중을 조절하려고 시도하는 사람은 모든 것을 의식하는 것이 너무 고통스럽다.

소장의 점막 내면은 두 가지 특징들에 의해 특이한 흡수 기능에 잘 적응되어 있다. 그것은 (1) 점막 내면이 큰 표면적을 갖고 있고, (2) 내면의 상피세포들이 특성화된 다양한 수송 기작을 갖고 있다는 것이다.

소장의 표면적을 증가시키는 적응 소장 점막의 다음과 같은 특이적 변형이 흡수에 대하여 가능한 표면적을 매우 증가시켜 주고 있다(● **그림 15-20**):

- 소장의 내부 표면은 육안으로도 볼 수 있는 영구적인 환상 주름을 안으로 내놓고 있고, 이로 인해 표면적을 세 배 증가시킨다.
- 현미경적 손가락-모양 돌기인 **융모돌기(villus, 복수는 villi)**들이 주름 잡힌 표면으로부터 돌출되어 있고, 융모돌기는 내면에 융단 모양의 모습을 하여 표면적을 다시 10배 증가시킨다(● **그림 15-21**). 각 융모는 중간마다 점액세포들이 흩어져 있는 상피세포들로 표면이 덮여 있다.
- 더욱이 털-모양의 돌기인 털연변부[brush border 또는 미세융모(micovillus)]가 이들 상피세포들의 내강 표면으로 나와 있어서, 표면적을 20배 증가시킨다. (각 상피세포는 전자현미경만으로 볼 수 있는 3,000~6,000개의 미세융모를 갖고 있다.) 소장효소들은 털연변부의 막 내에서 그들의 기능을 수행한다(앞에 설명함).

장 주름, 융모돌기, 미세융모가 다 함께 소장 표면적을 동일한 길이와 직경을 갖고 있는 밋밋한 관에 비해서 600배 증가시켜 주는 셈이다.

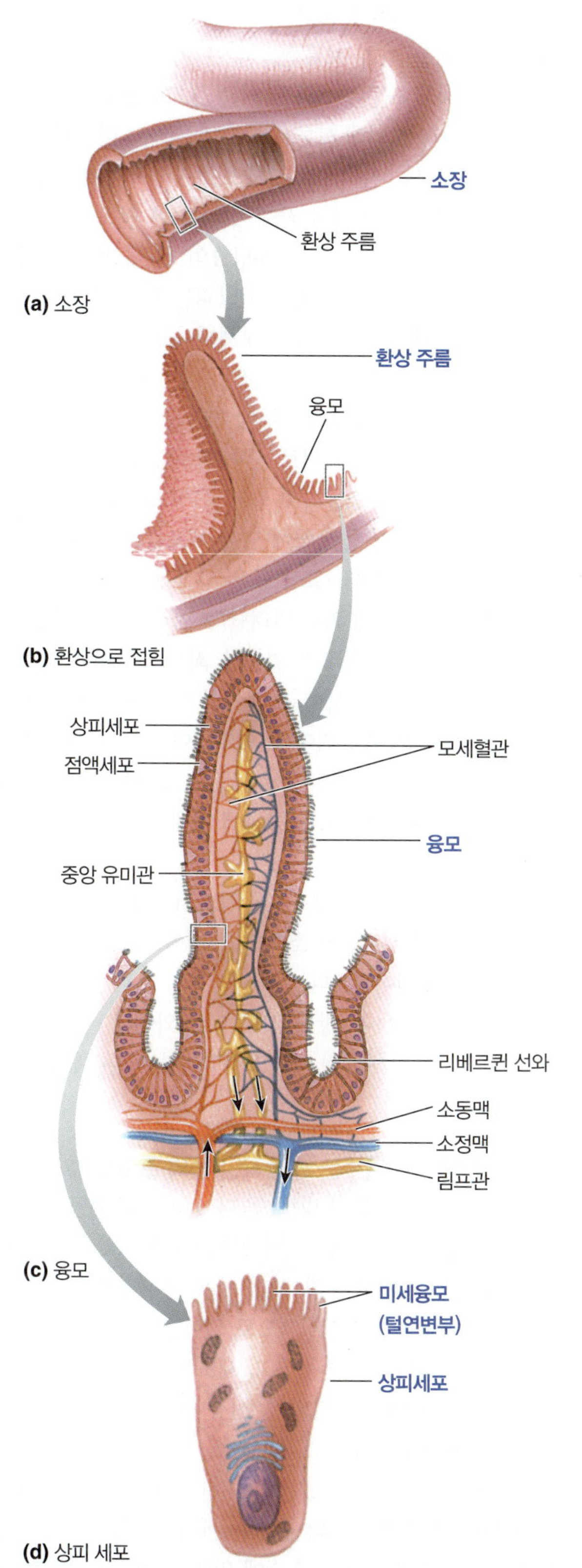

● **그림 15-20 소장의 흡수 표면.** (a) 소장의 전체 구조. (b) 소장 점막의 환상 주름은 흡수 표면적을 총체적으로 3배 증가시킨다. (c) 현미경적 손가락 모양의 돌기인 융모는 표면적을 총체적으로 또 다시 10배 증가시킨다. (d) 융모돌기에 있는 각 상피세포는 내강 연변부에 미세융모를 갖고 있고, 미세융모는 표면적을 또 다시 20배 증가시킨다. 종합해서, 이들 표면의 변형은 소장 흡수 표면적을 600배 증가시킨다.

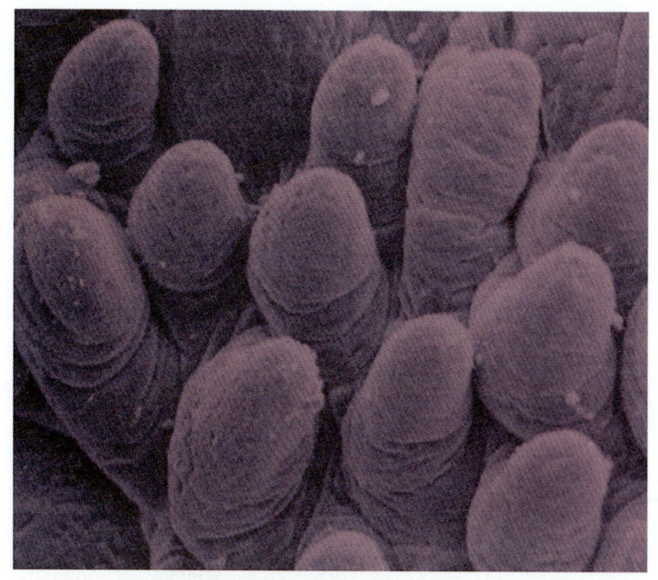

● **그림 15-21 소장 점막으로부터 돌출된 융모돌기의 주사전자현미경 사진.**

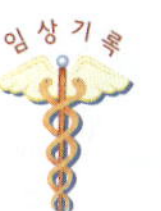

흡수이상(malabsorption)은 소장의 표면적의 손상과 감소에 의해 야기될 수도 있다. 가장 일반적인 원인 중에 하나가 **소아지방변증(celiac disease)**으로도 알려진 **글루텐 내장질환(gluten enteropathy)**이다. 이 조건에서, 사람의 소장은 비정상적으로 밀, 보리 및 호밀의 단백질 성분인 글루텐에 민감하다. 이들 곡식 생산물은 가공 식품으로 많이 생산된다. 글루텐 내장질환은 장의 융모돌기를 손상시키는 T-세포 반응(p. 367 참조)을 잘못되게 활성화시키는 글루텐에 노출된 복잡한 면역 이상증이다. 이 질환자들에서는 정상적인 융모돌기의 풍부한 배열이 감소되고, 점막은 편평해지고, 그리고 미세융모는 짧아지고 뭉툭해진다(● **그림 15-22**). 융모돌기의 소실은 흡수 가능한 표면을 감소시키기 때문에, 영양분의 흡수가 손상을 입는다. 처치 조건은 식단으로부터 글루텐을 배제하는 것이다.

융모돌기의 구조 소화관 벽을 가로지르는 흡수는 신장 세뇨관 횡단 물질이동과 유사한 상피횡단 수송을 포함하고 있다(p. 437 참조), 각각의 융모돌기는 다음과 같은 주된 구조물들을 갖고 있다(● **그림 15-20c**):

- 융모돌기의 표면을 덮고 있는 상피 세포. 소장의 밀착연접들이 위(stomach)의 그것들보다는 더 누수성이지만, 상피세포들은 세포 사이로 내강 내용물의 통과를 제한하는 밀착연접들에 의해 측면 경계가 결합되어 있다. 내강 털연변부 내에서, 상피 세포들은 탄수화물과 단백질 소화를 종결시키는 막-결합 소화효소들과 마찬가지로 내강으로부터 전해질과 특이적 영양분의 흡수를 위한 운반자들을 갖고 있다.
- 하나의 결합조직 중심.
- 모세혈관 그물. 각각의 융모돌기는 융모돌기의 중심 내의 모세혈

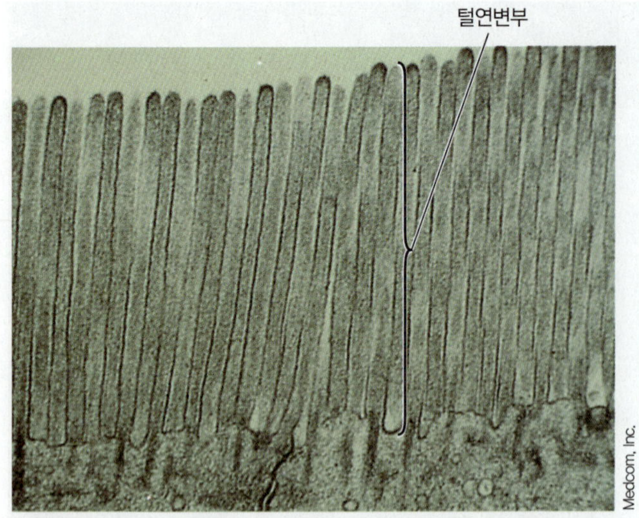

(a) 정상

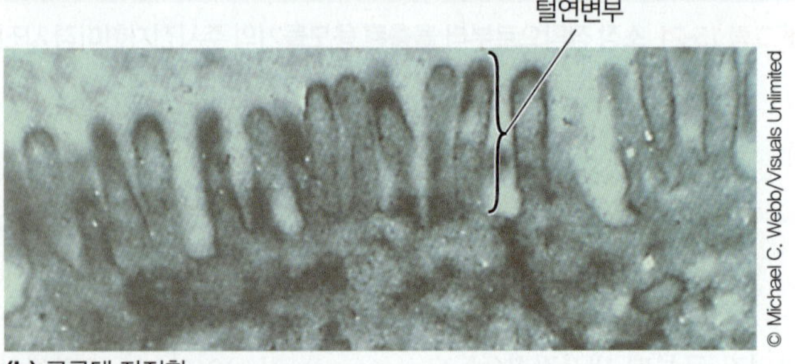

(b) 글루텐 장질환

● 그림 15-22 글루텐 장질환에 의한 털연변부의 감소. (a) 정상적인 개인에서 소장 상피세포의 털연변부 전자현미경 사진. (b) 글루텐 장질환 환자에서 소장 상피세포의 짧고 뭉툭한 털연변부 전자현미경 사진.

관 그물로 나누어지는 소동맥에 의해 공급받는다. 모세혈관은 융모돌기로부터 빠져나오는 소정맥을 형성하기 위하여 재결합한다.

- 말단 림프관. 각 융모돌기는 융모돌기 중앙을 점유하고 있는 **중앙 유미관(central lacteal)**으로 알려진, 끝이 막힌 하나의 림프관이 분포되어 있다.

흡수 과정 동안, 소화된 물질들은 모세혈관 그물이나 중앙 유미관들로 들어간다. 흡수되기 위해서, 물질은 상피세포를 반드시 완전히 관통하여야 하며, 융모돌기의 중심 결합조직 내의 간질액을 통하여 확산하여야 하고, 그런 다음에 모세혈관이나 림프관의 벽을 횡단한다. 신장에서의 수송과 유사하게, 간질 흡수는 상피 횡단 수송 단계 동안에 에너지를 소비를 포함하는 최소한 하나의 능동수송이거나 수동수송일 수 있다.

점막 내면은 신속히 교체된다.

리베르퀸 선와(crypts of Lieberkühn)로 알려진 좁은 함입부가 융모돌기 사이의 점막 표면 안쪽에 있다(**● 그림 15-20c**). 위공과는 다르게, 이들 장 선와는 소화효소들을 분비하지는 않으나, 융모돌기의 표면에서 세포들에 의해 분비되는 점액과 더불어 장액을 구성하는 물과 염을 분비한다.

더욱이, 선와는 마치 보육원과 같은 기능을 한다. 즉, 소장을 덮고 있는 상피세포들은 선와에 있는 **줄기세포**들의 높은 체세포분열 활성의 결과에 의해 빠른 속도로 벗겨지고 대체된다. 선와에서 지속적으로 생산되는 새로운 세포들은 융모돌기로 상승 이주하고, 과정 중에 융모돌기의 끝에 있는 늙은 세포들을 내강으로 밀어낸다. 이와 같은 방법으로, 분당 1억 개 이상의 세포들이 탈피한다. 선와로부터 끝까지 완전한 탈피는 평균 3일이어서, 소장의 상피 내면은 대략 매 3일마다 교체된다고 할 수 있다. 이와 같이 빠른 세포분열의 속도 때문에, 선와 줄기세포들은 세포분열을 억제하는 방사선과 항암제에 모두에 의한 손상에 매우 민감하다.

새로운 세포들이 융모돌기로 상승 이주함에 따라 몇몇 변화를 수행한다. 털연변부 효소들의 농축이 증가하고, 흡수에 대한 용량이 증진되어서, 융모돌기의 끝에 있는 세포들은 소화와 흡수능력을 최대한으로 갖게 된다. 그와 같은 정점에서 이들 세포들은 새로이 이주하는 세포들에 의해 밀려난다. 따라서 내강 내용물은 효율적으로 완결된 소화와 흡수 기능을 최적으로 갖춘 세포들에게 지속적으로 노출된다. 더욱이, 소장에서 세포들의 빠른 교환은 거친 내강 조건 때문에 필수적이다. 연마성이고 부식성인 내강 내용물에 노출된 세포들은 쉽게 손상을 입고 오랫동안 살 수 없으므로, 그들은 신선한 신생세포들 공급에 의해 반드시 지속적으로 교체되어야 한다.

내강으로 벗겨진 늙은 세포들은 몸에서 완전히 소실되지 않는다. 이들 세포들의 성분들은 소화되고, 혈액으로 흡수되어 새로운 세포들의 합성에 재이용된다.

줄기세포들에 더하여, 방어세포들이 선와에서 발견된다. 이 세포들은 세균들을 방해하는 라이소자임이나 다른 화학 물질들을 생산하다.

에너지-의존성 Na^+ 흡수는 수동적인 물의 흡수를 추진한다.

나트륨은 능동적과 수동적 방법 둘 다에 의해 흡수될 수 있다. 전기화학적 기울기가 내강으로부터 혈액으로 Na^+의 이동을 선호하면, Na^+의 수동적 확산은 장 상피 세포 사이에서 "누수" 밀착연접을 통하여 융모돌기의 간질액으로 일어날 수 있다. 세포를 통한 Na^+의 이동은 에너지 의존적이고, 세포의 기저측 경계에 위치한 Na^+-K^+ 펌프에 의해 추진되며, 신장 세뇨관 횡단 재흡수 과정과 유사하다(p. 436 참조).

네프론의 초기 부분에 있는 세뇨관처럼, 소장으로부터 Cl^-, H_2O, 포도당 및 아미노산의 흡수는 에너지 의존성 Na^+ 흡수와 연결되어 있다. 염소는 Na^+ 흡수에 의해 만들어진 전기적 기울기에 수동적으로 따라 가고, 필요하면 능동적으로도 흡수된다. 물은 Na^+의 능동적 재흡수에 의해 생성된 삼투기울기를 따라 수동적으로 재흡수된다.

소화된 탄수화물과 단백질은 모두 2형 능동수송에 의해 흡수되어, 혈액으로 들어간다.

탄수화물과 단백질 모두의 소화 최종 산물들의 흡수는 Na^+와 에너지-의존성 2형 능동수송에 의해 일어난다(p. 64 참조), 그리고 두 종류의 최종 산물들은 혈액으로 흡수된다.

탄수화물 흡수 섭식한 탄수화물은 흡수를 위하여 주로 이당류 형태인 맥아당, 설탕 및 젖당으로 소장에 존재한다. 소장 세포의 털연변부 막에 위치한 이당류는 흡수 가능한 단당류 단위체들인 포도당(대부분), 갈락토오스 및 과당으로 더 분해된다(앞에 설명함).

포도당과 갈락토오스는 모두 2형 능동수송에 의해 흡수되는데, 이는 내강 막에 있는 나트륨-포도당 공동수송자(● **그림 3-17** 참조)와 같은 공동수송자(symporter)가 단당류와 Na^+을 내강으로부터 장 세포 안으로 수송한다. 이들 공동수송자들에 의해 세포 내에 농축된 포도당(또는 갈락토오스)은 융모돌기 내의 모세혈관망으로 들어가기 위하여 촉진확산에 의해 농도기울기를 따라 세포를 떠난다. 과당은 단지 촉진확산에 의해서 혈액으로 흡수된다.

단백질 흡수 소화관 내강에 들어온 섭식된 단백질들과 다음과 같은 출처의 내인성 단백질 모두는 소화되고 흡수된다:

- 소화효소들은 모두 단백질로 되어 있고, 내강으로 분비
- 단백질, 점막 교환 과정 동안에 융모돌기로부터 내강으로 벗겨진 세포의 단백질들

내인성 단백질 약 20~40 g이 매일 그 출처로부터 내강으로 들어간다. 이 양은 섭식된 음식물에 있는 단백질의 양보다 많을 수도 있다. 모든 내인성 단백질들은 체 단백질 저장의 고갈을 방지하기 위하여 식단 단백질과 함께 반드시 소화되고 흡수된다. 섭식 및 내인성 단백질 모두로 흡수된 아미노산은 기본적으로 몸에서 새로운 단백질의 합성을 위한 재료들로 사용된다.

흡수를 위하여 소장에 존재하는 단백질은 아미노산의 형태이다. 아미노산은 포도당과 갈락토오스 흡수와 비슷하게 공동수송에 의해 장 세포로 흡수된다. 단당류와 비슷하게, 아미노산도 촉진확산에 의해 장 세포를 떠나 융모돌기 내의 모세혈관 망으로 들어간다.

소화된 지방은 수동적으로 흡수되어, 림프로 들어간다.

지방의 물에 대한 불용성이 특별한 문제를 나타내기 때문에, 지방 흡수는 탄수화물과 단백질의 흡수와 매우 다르다. 지방은 수용성이 아닐지라도, 지방은 반드시 수성 유미즙으로부터 수성 체액을 통하여 수송되어야 한다. 그러므로 지방은 소화와 흡수 동안에 이 문제를 우회하기 위하여 반드시 일련의 물리적 및 화학적 전환이 이루어져야 한다(● **그림 15-23**).

지방 유화와 소화의 복습 위(stomach) 내용물이 십이지장으로 비워질 때, 섭식된 지방은 유미즙에 뜨는 트리글리세리드의 큰 지방방울로 뭉쳐진다. 소장에서 담즙염의 세제 역할을 통하여, 큰 방울이 작은 방울의 지방 유액으로 분산되고, 이자 리파아제에 의한 소화를 위한 더 넓은 지방의 표면적을 노출한다는 것을 기억해 보라(● **그림 15-23**, **1** 단계). 리파아제 소화의 산물(모노글리세리드와 유리 지방산; **2** 단계)들도 또한 매우 수용성이 아니므로, 이들 지방소화의 최종 산물은 수성 유미즙을 통하여 흡수 내면에 도달할 수 있다. 그러나 담즙 성분의 미셀 형성에 의해 지방의 최종 산물의 흡수가 촉진된다.

지방 흡수 미셀은 지방소화의 최종 산물을 지용성 내부에 가지고 운반할 수 있는 수용성 입자라는 것을 상기해 보라(● **그림 15-23**, **3** 단계). 미셀이 상피세포들의 내강 막에 도달하면, 모노글리세리드와 지방산은 미셀로부터 상피세포 막의 지방 성분을 통하여 이들 세포들의 안으로 수동적으로 확산된다(**4** 단계). 지방 소화 산물들이 미셀을 떠나고, 상피세포 막을 건너 흡수됨에 따라, 미셀은 지방유화물에 있는 다른 트리글리세리드 분자의 소화로부터 생산된 모노글리세리드와 유리 지방산을 더 첨가시킬 수 있다.

모든 지방이 흡수될 때까지, 담즙염은 소장의 전체에 걸쳐 지질-용해 기능을 지속적으로 반복한다. 비교적 작은 양의 담즙염은 재흡수될 때까지 반복적으로 나룻배 기능을 하는 개개의 담즙염을 가지고 다량의 지방의 소화와 흡수를 촉진할 수 있기 때문에, 이것은 효율적인 과정이라 할 수 있다.

상피세포의 내에서, 모노글리세리드와 지방산은 트리글리세리드로 재합성된다(**5** 단계). 트리글리세리드는 방울로 둥글게 뭉치고, 지방 방울을 수용성으로 만드는 지질단백질(상피 세포의 소포체에서 합성된)의 층으로 싸인다(**6** 단계). **유미입자(chylomicron)**로 알려진 크고 껍질을 쓴 지방 방울들은 상피세포로부터 융모돌기 내의 간질액으로 세포외배출에 의해 방출된다(**7** 단계). 유미입자는 직경이 75~500 nm이고, 미셀은 직경이 3~10 nm이다. 유미입자들은 이어서 두 관의 구조적 차이 때문에 모세혈관보다는 중앙 유미관으로 들어간다(**8** 단계). 모세혈관은 유미입자가 들어가는 것을 방지하는 기저막(다당류의 외층)을 갖고 있으나, 림프관은 이 장벽이 없다. 따라서 지방은 혈액으로 직접 흡수되는 것이 아니라, 림프로 흡수된다.

지용성 지방 최종 산물들은 막의 지질 성분에 단순히 녹고 통과하기 때문에, 유미즙으로부터 소장 상피 세포의 내강 막을 횡단하는 모노글리세리드와 유리 지방산의 실질적인 흡수는 수동적 과정이다. 그러나 지방 흡수를 위해 요구되는 전체의 연속적인 일은 에너지를 요구한다. 예를 들면, 담즙염은 간에 의해 능동적으로 분비되고, 상피세포 내에서 트리글리세리드의 재합성과 유미입자의 형성은 능동적 과정이고, 유미입자들의 세포외배출은 에너지를 요구한다.

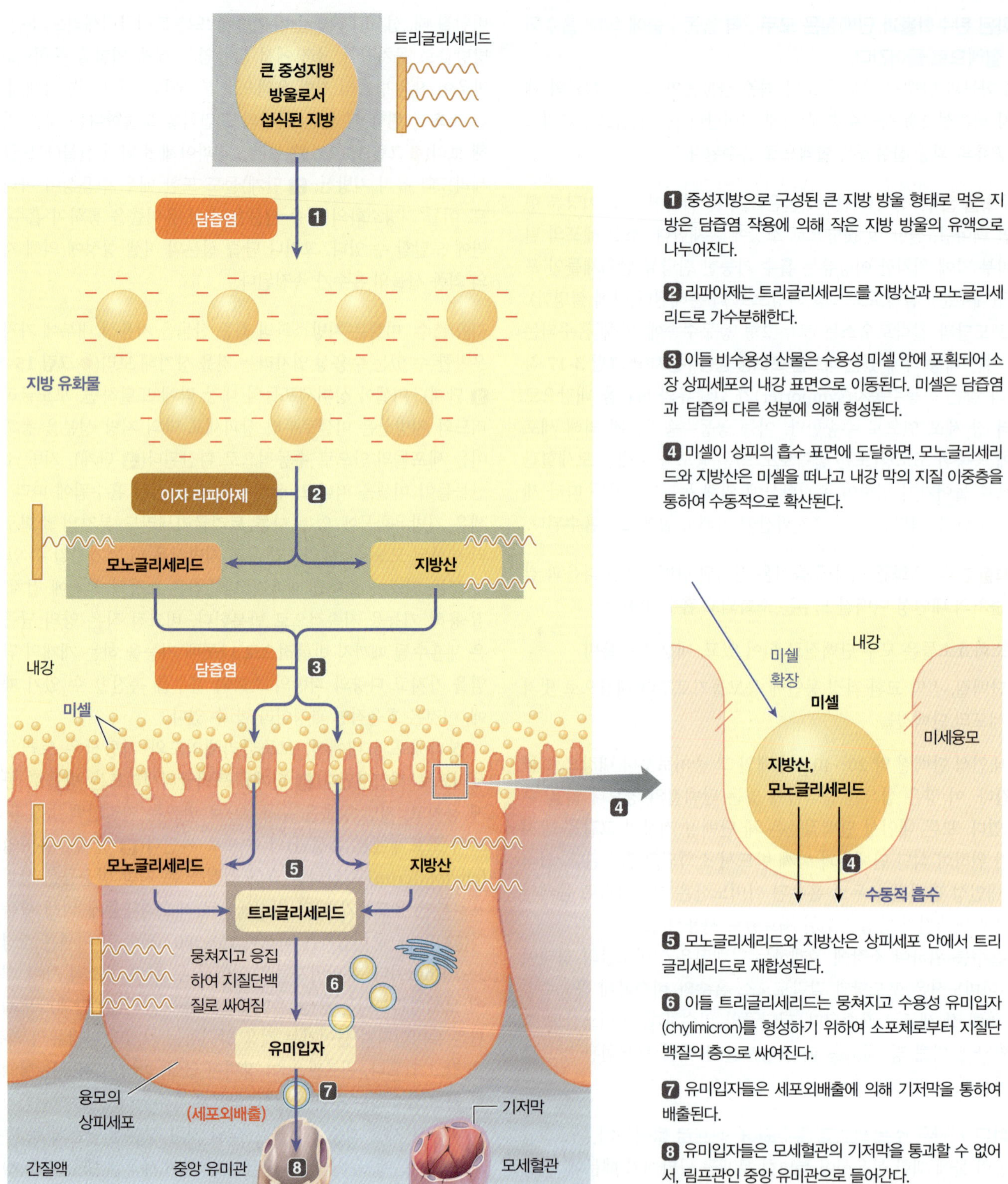

1 중성지방으로 구성된 큰 지방 방울 형태로 먹은 지방은 담즙염 작용에 의해 작은 지방 방울의 유액으로 나누어진다.

2 리파아제는 트리글리세리드를 지방산과 모노글리세리드로 가수분해한다.

3 이들 비수용성 산물은 수용성 미셀 안에 포획되어 소장 상피세포의 내강 표면으로 이동된다. 미셀은 담즙염과 담즙의 다른 성분에 의해 형성된다.

4 미셀이 상피의 흡수 표면에 도달하면, 모노글리세리드와 지방산은 미셀을 떠나고 내강 막의 지질 이중층을 통하여 수동적으로 확산된다.

5 모노글리세리드와 지방산은 상피세포 안에서 트리글리세리드로 재합성된다.

6 이들 트리글리세리드는 뭉쳐지고 수용성 유미입자(chylimicron)를 형성하기 위하여 소포체로부터 지질단백질의 층으로 싸여진다.

7 유미입자들은 세포외배출에 의해 기저막을 통하여 배출된다.

8 유미입자들은 모세혈관의 기저막을 통과할 수 없어서, 림프관인 중앙 유미관으로 들어간다.

● **그림 15-23 지방의 소화와 흡수.** 지방은 물에 녹지 않기 때문에, 소화되고 흡수되기 위해서 변형의 단계를 반드시 수행하여야 한다.

비타민 흡수는 대부분 수동적이다.

수용성 비타민들은 기본적으로 물과 함께 수동적으로 흡수되는 반면, 지용성 비타민들은 지방소화의 최종 산물들과 함께 유미입자로 수송되고 흡수된다. 필요한 경우에, 어떤 비타민은 운반자에 의해 흡수될 수도 있다. 비타민 B_{12}는 독특하게 흡수를 위하여 반드시 위(stomach)의 내재성 인자와 결합하여야만 하고, 회장에서 수용체-매개형 세포내섭취에 의해 흡수된다.

철과 칼슘 흡수는 조절된다.

다른 섭식된 전해질들이 조절되지 않고 거의 완전히 흡수되는 것과는 대조적으로, 철과 칼슘의 흡수는 이들 전해질에 대한 몸의 요구에 의존하여 조절되기 때문에, 식단 철과 칼슘은 완전히 흡수되지 않을 수도 있다. 정상적으로, 단지 필요한만큼의 철과 칼슘만이 이들 전해질의 항상성을 유지하기 위하여 혈액으로 능동적으로 흡수되고, 섭식된 과도한 양은 대변으로 소실된다.

흡수된 영양분들의 대부분은 공정을 위하여 즉시 간을 통과한다.

소장 융모돌기를 떠나는 소정맥은 소화관의 나머지로부터 오는 혈관과 더불어 혈액을 간으로 수송하는 간 문맥으로 들어간다. 결과적으로, 소화관 모세혈관으로 흡수된 어떠한 것도 일반 순환으로 들어가기 전에 반드시 처음으로 간(liver)의 생화학 공장을 통과한다. 따라서 탄수화물과 단백질의 소화산물들은 즉각적인 물질대사 공정을 담당하는 간으로 운반된다. 더욱이, 흡수될 수도 있는 해로운 물질들은 일반 순환계에 접근하기 전에 간에 의해 해독된다. 간 순환을 통과한 후에, 조직에 의해 사용될 포도당과 아미노산을 수송하는 소화관으로부터 나온 정맥혈은 몸 전체로 배분하기 위하여 대정맥으로 들어가고 심장으로 되돌아간다.

장 모세혈관을 통과하지 못하는 지방은 대신에 중앙 유미관을 통해 림프계로 들어간다. 융모돌기의 수축은 중앙 유미관을 주기적으로 가압하고 이 관으로부터 림프를 짜낸다. 더 작은 림프관들은 수렴되어 최종적으로 흉강 내에서 정맥으로 들어가는 큰 림프관을 형성한다. 이와 같은 방법으로, 지방이 몸 전체로 배분되기 위하여 혈액으로 들어가는 것이다.

소장에 의한 과도한 흡수는 분비와 보조를 맞춘다.

소장은 정상적으로 하루에 9 L의 액체를 영양분의 흡수 가능한 단위체들, 비타민 및 전해질을 포함한 용질과 물의 형태로 흡수한다. 사람은 하루에 단지 1,250 ml의 용액과 1,250 g의 고체 음식물(80%가 물)을 정상적으로 섭식하는 데, 어떻게 위와 같은 일이 가능한가? ▲ **표 15-6**은 소장에 의해 매일 수행되는 엄청난 흡수를 보여준다. 매일, 약 9,500 ml의 물과 용질이 소장으로 들어간다. 이 9,500 ml 중 단지 2,500 ml만이 외부 환경으로부터 섭취되었음을 유의하라. 나머지 7,000 ml의 용액은 혈장으로부터 유래된 소화액들이다. 분비세포는 분비 산물에 필요한 원료를 혈장으로부터 추출하기 때문에, 혈장이 소화 분비물의 궁극적인 근원이다. 전체 혈장 부피가 단지 약 2.75 L인 것을 생각하면, 혈장 부피를 급격한 추락으로부터 유지하기 위하여 흡수는 반드시 분비와 밀접하게 병행되어야 한다.

▲ 표 15-6 소장과 대장에서 하루에 흡수되는 양

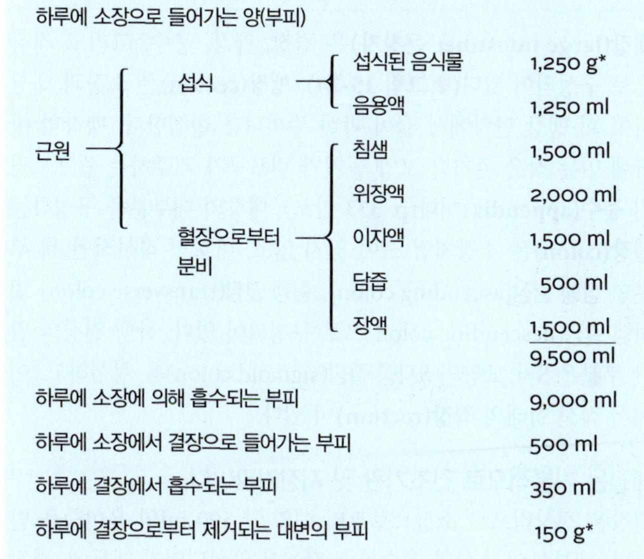

하루에 소장으로 들어가는 양(부피)			
근원	섭식	섭식된 음식물	1,250 g*
		음용액	1,250 ml
	혈장으로부터 분비	침샘	1,500 ml
		위장액	2,000 ml
		이자액	1,500 ml
		담즙	500 ml
		장액	1,500 ml
			9,500 ml
하루에 소장에 의해 흡수되는 부피			9,000 ml
하루에 소장에서 결장으로 들어가는 부피			500 ml
하루에 결장에서 흡수되는 부피			350 ml
하루에 결장으로부터 제거되는 대변의 부피			150 g*

*물 1 ml는 1 g이다. 그러므로 음식물과 대변의 상당 부분은 물이기 때문에, 우리는 음식물과 대변의 무게를 액체의 ml로 취급할 수 있다.

하루에 소장 내강으로에 들어가는 용액 9,500 ml 중, 약 90%인 9,000 ml의 용액이 정상적으로 소장에 의해 혈장으로 다시 흡수되고, 단지 500 ml의 소장 내용물이 결장으로 들어간다. 따라서 몸은 정상적으로 소화액을 잃지 않는다. 소화액의 성분이 소화관 내강으로 분비되고 그들의 기능을 수행한 후 혈장으로 되돌아가는 것이다. 몸으로부터 도망 가는 분비물질들 중 단 한 가지가 반드시 제거되어야 할 노폐물인 빌리루빈이다.

설사는 용액과 전해질의 손실로 결과지어진다.

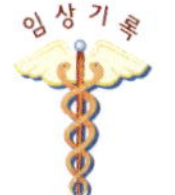

설사(diarrhea)는 종종 증가된 배변의 빈도와 더불어 높은 액체성 변의 통과로 특징지어 진다. 소장이 정상처럼 광범위하게 용액을 흡수할 수 없기 때문에, 변의 비정상적 액체성이 일어난다. 이 여분의 흡수되지 않은 용액이 변으로 빠져나가는 것이 설사이다. 설사의 가장 일반적인 원인은 소장의 세균이나 바이러스 감염에 의한 장 벽의 국소적 과민성이나 감정적 스트레스로부터 일어나는 과도한 소장의 운동성이다. 소장 내용물의 빠른 이동은 용액의 적절한 흡수가 일어날 충분한 시간을 허용하지 않는 것이므로, 섭취한 물질을 잃을 뿐만 아니라 정상적으로 재흡수될 분비된 물질도 역시 잃는다. 장 내용물의 과도한 손실은 탈수, 흡수되지 않은 영양분의 손실을 일으키고, HCO_3^- 손실의 결과로 대사적 산증을 일으킨다(p. 482 참조)

15.7 대장(큰창자)

대장(large intestine; 큰창자)은 결장, 맹장, 충수, 그리고 직장으로 구성되어 있다(● **그림 15-24**). **맹장(cecum)**은 소장과 대장 사이 회-맹장 판막에서 끝이 막힌 주머니를 형성한다. 맹장의 바닥에 있는 작은 손가락-모양 돌기가 림프구가 거주하는 림프조직인 **충수(appendix)**이다(p. 353 참조). 대장의 대부분을 구성하는 **결장(colon)**은 소장처럼 꼬여 있지 않고, 비교적 직선적인 세 부분인 상행 결장(ascending colon), 횡행 결장(transverse colon) 및 하행 결장(descending colon)으로 구성되어 있다. 하행 결장의 말단 부분은 S자 모양의 S자형 결장(sigmoid colon)을 형성하고, 이어서 직선 형태의 **직장(rectum)**이 있다.

대장은 기본적으로 건조기관 및 저장기관이다.

결장은 정상적으로 소장으로부터 매일 약 500 ml의 유미즙을 받는다. 대부분의 소화와 흡수가 소장에서 완성되었기 때문에, 결장으로 배달된 내용물은 비소화성 음식 잔류물(섬유소와 같은), 비-흡수성 담즙 성분 및 잔류 용액들로 구성되어 있다. 결장은 내용물로부터 물과 염을 더 추출하며, 제거될 잔류물이 **변(feces)**이다. 대장의 1차적인 기능은 배변 전에 변을 저장하는 것이다. 식단의 섬유소와 다른 비-소화성 물질들이 결장 내용물들의 부피를 제공함으로써 규칙적인 대장 운동 유지에 도움을 준다.

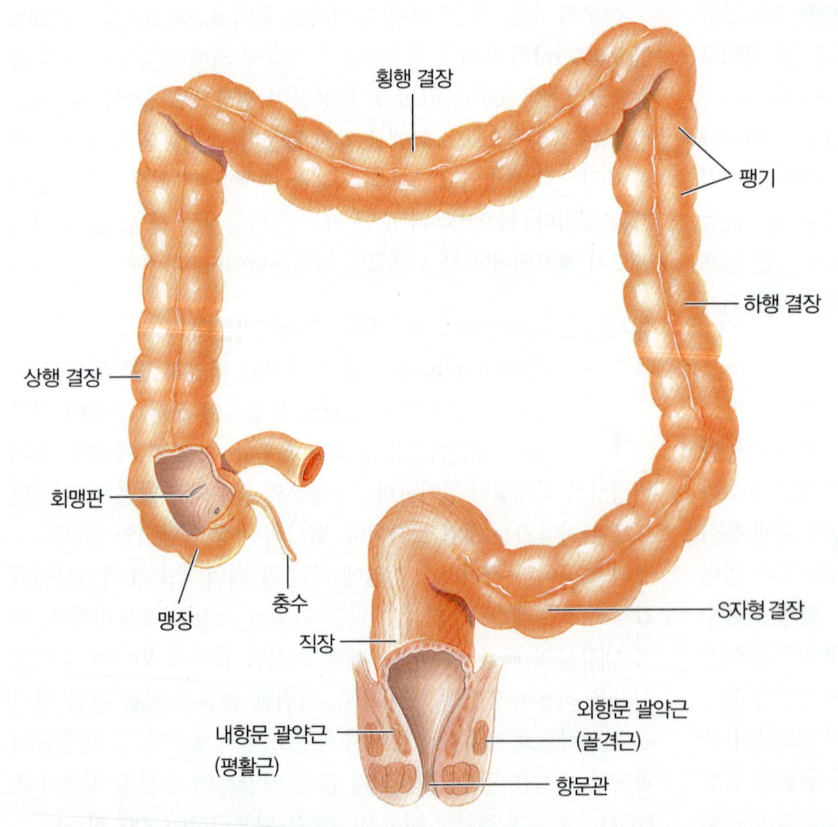

● **그림 15-24 대장의 해부도.**

팽기수축은 느리게 결장 내용물을 앞뒤로 섞는다.

대부분 시간에 대장의 운동은 흡수와 저장 기능에 적절하게 느리고 추진력이 없다. 결장의 주된 운동성은 결장 평활근 세포의 자율적 율동성(BER)에 의해 개시되는 **팽기수축(haustral contraction)**이다. 대장을 **결장팽대(haustrum)**라 불리는 주머니 모양의 구조물로 투입하는 수축은 소장의 분절운동과 비슷하지만 낮은 빈도로 일어난다. 팽기수축 사이는 30분이 소요되고, 반면에 분절 운동은 분당 9~12회 일어난다. 주머니를 형성한 이완된 분절은 천천히 수축하고 반면에 이전에 수축하였던 영역은 새로운 주머니를 형성하면서 동시적으로 이완하기 때문에 흡수 주머니의 위치는 변화된다. 이들 운동은 비추진적이다; 그들은 결장 내용물을 흡수성 상피에 노출시키는 운동을 혼합하면서 내용물을 앞뒤로 섞는다. 팽기수축은 내재 신경총을 포함한 국소적 매개 반사에 의해 조절된다.

집단이동은 변을 먼 거리로 민다.

하루에 3~4회(일반적으로 식사 후), 상행 결장과 횡행 결장의 큰 절편이 동시에 수축하는 동안, 변을 수 초 내에 결장 전 길이의 1/3에서 3/4 이동시키면서 운동성에서 뚜렷한 증가가 일어난다. **집단이동(mass movement)**이라 불리는 큰 수축이 결장 내용물을 대장의 말단 부로 이동시키고, 거기서 배변이 일어날 때까지 물질이 저장된다.

음식물이 위로 들어오면, 집단이동은 가스트린과 외인성 자율신경에 의해 위로부터 결장으로 매개되는 위-결장 반사에 의해 1차적으로 결장에서 촉발된다. 많은 사람에서, 하루의 첫 식사 후에 배변에 대한 충동이 일어나는 것이 이 반사의 증거이다. 따라서 새로운 음식물이 소화관으로 들어가면, 반사는 들어오는 음식물을 위해 기존의 내용물을 관을 따라 더 이동시키기 위하여 개시된다. 위-회장 반사는 남아 있는 소장 내용물을 대장으로 이동시키고, 그리고 위-결장은 배변 반사를 일으키면서 결장 내용물을 직장으로 민다.

변은 배변 반사에 의해 제거된다.

결장의 집단이동이 변을 직장으로 이동시키면, 직장의 결과지어진 팽창은 **배변 반사(defecation reflex)**를 개시하면서 직장 벽에 있는 신장수용기를 자극한다. 이들 반사는 평활근인 **내부 항문괄약근(internal anal sphincter)**을 이완시키고 직장과 S-결장을 더 격렬하게 수축시킨다. 골격근인 **외부 항문괄약근(external anal sphincter)**도 또한 이완되고, 배변이 일어난다. 골격근이기 때문에, 외부 항문괄약근은 수의적 조절 하에 있다. 직장 벽의 초기 팽창은 배변의 의식적인 충동을 동반한다. 환경이 배변에 적절하지 않으면, 외부 항문괄약근의 수의적 수축이 배변 반사에도 불구하고 배변을 방지할 수 있다. 배변이 지연되면, 팽창된 직장 벽은 점진적으로 이완되고, 그리고 다음 집단이동이 직장을 다시 팽창시키고 배변 반사를 촉발하면서 변을 직장으로 더 밀 때까지, 배변의 충동은 사라진다. 불활성의 기간 동안, 항문괄약근 둘 다는 배변 자세를 지키면서 수축한 상태로 남아 있다.

배변이 일어날 때, 일반적으로 복근 수축과 닫힌 성문에 대한 강력한 호기를 함께 포함한 수의적 긴장성 운동에 의해 도움을 받는다. 이러한 책략이 변의 배출을 도와주는 복강 내 압력을 상당히 증가시킨다.

변비는 변이 매우 건조하였을 때 일어난다.

배변이 너무 지연되면, **변비(constipation)**가 결과로 나타날 수 있다. 직장 내용물이 정상보다 긴 시간 간직되면, 일반적인 물의 양보다 많은 양이 변으로부터 흡수되어 변이 단단하고 건조하게 된다. 변비를 유도할 수 있는 지연된 배변의 가능한 원인으로는 (1) 배변 충동의 무시; (2) 노화, 감정이나, 적은-분량 식사가 동반된 감소된 결장 운동; (3) 대장에서 국소적 종양이나 결장 경련에 의한 변의 막힘; (4) 연관된 신경 경로의 상처를 통한 것과 같은 배변 반사의 장애 등이 포함된다.

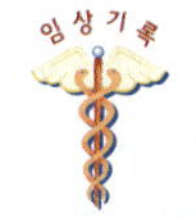

단단한 변 물질이 충수에 차게 되면, 그것은 정상적인 순환과 좁고, 끝이 막힌 충수로의 점액 분비를 막을 수 있다. 이런 차단이 **충수염(appendicitis)**을 일으킨다. 곪은 충수는 종종 부풀어 오르고 고름으로 차게 되며, 조직이 국소적 순환 방해의 결과로 죽을 수도 있다. 수술로 제거하지 않으면, 병에 걸린 충수가 복강으로 감염성 내용물을 내놓으면서 터질 수 있다.

대장 분비는 완전히 보호적이다.

대장은 어떠한 소화효소도 분비하지 않는다. 소화는 유미즙이 결장에 도달하기 전에 종결되기 때문에, 필요한 것이 없다. 결장의 기능은 기계적 및 화학적 상처로부터 대장 점막의 보호물인 알칼리성($NaHCO_3$) 점액을 분비하는 것이다. 점액은 변의 통과를 촉진하는 윤활제 역할을 하고, $NaHCO_3$은 국소적 세균 발효에 의해 생산되어 자극하는 산을 중화시킨다.

소화효소가 없기 때문에, 소화는 대장 내에서 일어나지 않는다. 그러나 결장내 세균들은 그들이 사용하기 위하여 섬유소를 분해한다.

결장은 수많은 유익한 세균을 함유하고 있다.

느린 결장 이동 때문에, 세균은 대장에서 자라며, 축적될 시간을 갖는다. 대조적으로, 소장에서의 내용물은 세균의 성장이 일어날 수 없게 빠르게 이동한다. 더욱이 입, 위, 및 소장은 항-세균 물질을 분비하지만 결장은 하지 않으므로, 섭식된 모든 세균들이 라이소자임과 염산에 의해 파괴되지 않아서, 생존한 세균들은 대장에서 계속해서 자란다. 사람이 가지고 있는 세포보다 약 10배 많은 수의 세균들(500~1,000종)이 사람 결장에서 살고 있다. 이들 미생물들은 전형적으로 해가 없을 뿐만 아니라 오히려 우리 몸에 이롭다. 토착 세균들은 (1) 잠재적 병원성 미생물들과 영양분과 공간에 대하여 경쟁함으로써 장 면역을 증강시키고(p. 59 참조), (2) 결장 운동성을 촉진시키며, (3) 결장 점액 보존에 도움을 주고, (4) 영양적으로 공헌한다. 예를 들면, 세균은 흡수 가능한 비타민 K를 합성하고 결장 산도를 증가시키며, 그럼으로써 칼슘, 마그네슘, 및 아연의 흡수를 촉진시킨다.

대장은 내강 내용물을 변으로 전환하면서 염과 물을 흡수한다.

흡수가 결장 내에서 일어나지만, 소장에서 일어나는 정도는 아니다. 결장의 내강 표면은 확실히 매끄럽기 때문에, 그것은 소장보다 상당히 덜 흡수적인 표면을 갖는다. 또한 결장은 소장처럼 상당히 특성화된 수송 기구를 가지고 있지 않다. 과도한 소장 운동성에 의해 영양분의 흡수가 완결되기 전에 내용물이 결장으로 배달되도, 결장은 이들 영양분을 흡수할 수 없어서 설사로 소실된다.

결장은 일반적으로 물과 염을 흡수한다. 나트륨은 능동적으로 흡수되고, 염소는 전기적 기울기를 따라 수동적으로 들어오며, 그리고 물은 삼투로 따라온다. 결장은 결장 세균에 의해 합성된 비타민 K와 마찬가지로 다른 전해질도 상당한 양을 흡수한다.

염과 물의 흡수를 통하여, 단단한 변이 형성된다. 하루에 소장으로부터 결장으로 들어가는 물질 500 ml 중에, 결장은 정상적으로 약 350 ml을 흡수하고, 매일 몸으로부터 제거될 150 g의 변을 남긴다. 이들 변 물질은 정상적으로 100 g의 물과 소화되지 않는 섬유소, 빌리루빈, 세균 및 약간의 염이 포함된 50 g의 고체로 구성되어 있다. 따라서 대중의 생각과 상반되게, 소화관은 몸으로부터 노폐물 제거를 위한 주된 배설 경로가 아니다. 변으로 배설되는 주된 노폐물은 빌리루빈이다. 다른 변 구성성분은 실질적으로 몸의 일부분이 아닌 흡수되지 않는 음식물 잔류물과 세균이다. 세균이 변의 건조 중량의 거의 1/3을 차지한다.

장 기체는 흡수되거나 배출된다.

때때로, 변이 항문으로부터 나가는 대신에 장 기체인 **방귀(flatus)**가 나간다. 결장의 기체 대부분은 세균 활동에 기인하고, 기체의 양과 성질은 먹은 음식물의 종류와 결장 세균의 특성에 의존적이다. 콩과 같은 음식물은 사람이 소화할 수 없으나 기체-생성 세균은 사용할 수 있는 형태의 탄수화물을 함유한다. 기체의 많은 양이 장 점막을 통하여 흡수되고, 나머지가 항문을 통하여 배출된다.

결장에 변이 있는 채로 기체를 선택적으로 배출하기 위하여, 사람은 복근과 외부 항문괄약근을 동시에 수의적으로 수축한다. 복부 수축이 수축된 항문괄약근에 대하여 압력을 충분히 상승시키면, 압력기울기는 너무 좁아 변은 도망갈 수 없는 틈과 유사한 항문 개구를 통하여 높은 속도로 공기를 밀어낸다. 높은 속도로의 공기의 통과는 항문 개구의 경계를 진동시키고, 기체 통과와 동반하여 독특한 저음을 낸다.

15.8 위장관 호르몬들: 개관

이상에서 살펴본 소화에 관련된 내용 전체에 걸쳐, 세 종류의 위장관 호르몬인 가스트린, 세크레틴 및 CCK의 다른 기능들이 반복적으로 언급되었었다. 아래에서 이들 호르몬의 기능을 정리해 봄으로써 이들에 의한 상호 작용이 소화의 전체적인 적응에 중요함을 알게 하고자 한다. 또한, 극히 최근에 동정된 위장관 호르몬인 GIP에 대해서도 소개하겠다.

가스트린 위 속의 단백질은 다음과 같은 기능을 수행하는 가스트린의 분비를 자극한다:

1. 가스트린은 단백질의 소화를 개시하는 데에 1차적으로 중요한 두 물질인 HCl과 펩시노겐의 분비를 증가시키는 여러 경로들에 작용한다.

2. 가스트린은 위 운동성을 증강시키고, 회장 운동성을 촉진하며, 회-맹장 괄약근을 이완시키고, 결장에서의 집단이동을 유도한다. 이 모든 기능들은 새로운 음식물이 도달함에 따라 소화관을 통한 내용물의 이동을 유지하는 데 맞추어져 있다.

예상할 수 있듯이, 가스트린 분비는 위에서 산의 축적에 의해, 그리고 산과 가스트린 분비에서 지연을 필요로 하는 다른 구성성분들의 십이지장의 존재에 의해 억제된다.

세크레틴 위 내용물이 십이지장으로 비워짐에 따라, 십이지장에서 산의 존재는 다음과 같은 상호 연관적인 기능을 수행하는 세크레틴의 분비를 촉진한다:

1. 세크레틴은 이미 존재하는 산이 중화될 때까지 산이 십이지장으로 더 들어가는 것을 방지하기 위하여 위 비움을 억제한다.

2. 세크레틴은 생산되는 산의 양을 줄이기 위하여 가스트린의 분비를 억제한다.

3. 세크레틴은 산을 중화하기 위하여 십이지장으로 방출되는 많은 양의 $NaHCO_3$ 용액을 생산하기 위하여 이자관 세포를 자극한다. 십이지장에서 산성 유미즙의 중화는 십이지장 벽에 대한 손상을 방지하고, 산에 의해 억제되는 이자 소화효소의 최적 기능을 위하여 알맞은 환경을 제공한다.

4. 세크레틴은 유사하게 중화 과정을 돕기 위하여, 간에서 십이지장으로 방출되는 $NaHCO_3$-풍부 담즙의 분비를 촉진한다.

콜레시스토키닌(CCK) 유미즙이 위로부터 방출됨에 따라, 지방과 다른 영양분들은 십이지장으로 들어간다. 이들 영양분, 특히 지방과 정도는 약하지만 단백질 산물들이 다음과 같은 연관된 기능을 수행하는 CCK의 분비를 일으킨다:

1. CCK는 위 운동성과 분비를 억제함으로써, 십이지장에 이미 있는 영양분이 소화되고 흡수될 수 있는 적절한 시간을 허용하게 한다.

2. CCK는 십이지장에서 이들 영양분의 소화를 지속하는 이자 효소들의 분비를 증가시키기 위하여 이자 선포세포들을 자극한다(이자 리파아제는 지방을 소화하는 유일한 효소이기 때문에, 이 활동은 특히 지방소화를 위하여 중요하다).

3. CCK는 담낭의 수축과 오디 괄약근을 이완시키고, 담즙이 지방의 소화와 흡수를 돕기 위하여 십이지장으로 방출된다. 담즙염의 세제 작용은 이자 리파아제가 소화작용을 수행하게 하는 데에 대단히 중요하다. CCK의 여러 가지 효과들은 지방의 존재에 의해 호르몬의 분비를 촉발시키는데 뚜렷히 잘 적응되어 있다.

4. 섭식된 영양분의 소화를 촉진하는 것 외에도, CCK는 음식 섭취량의 중요한 조절자이다. 이것은 충분히 먹었다는 감각인 포만감에서 중요한 역할을 한다(p. 514 참조).

GIP 십이지장에 의해 분비되는 보다 최근에 발견된 GIP는 흡수된 영양분의 대사 과정을 촉진하는 데 도움을 준다. 이 호르몬은 엔테로가스트론으로 예측된 역할에 근거하여 원래는 위 억제 펩티드(gastric inhibitory peptide, GIP)로 이름을 붙였다. 이것은 세크레틴과 CCK와 비슷하게 위의 운동과 분비를 억제하는 것으로 믿었다. 소화 관점에서 현재까지 이 호르몬은 이 정도로만 고려할 정도로 미미하다. 대신에, 이 호르몬은 이자에 의한 인슐린의 분비를 촉진하기 때문에 지금은 **포도당-의존성 인슐린촉진 펩티드(glucose-dependent insulinotropic peptide, GIP)**로 불린다. 이 작용은 뚜렷하게 적응적이다. 음식물이 흡수되자마자, 몸은 새로이 도착한 영양분을 사용하고 저장하기 위하여 물질대사 장치를 반드시 이동시켜야 한다. 흡수적인 양상의 물질대사 활성도는 크게 인슐린의 조절 하에 있다(pp. 560과 562 참조). 특히, 소화관에 있는 포도당, 음식물의 존재에 의해 자극되는 GIP은 음식물의 흡수 예상 속에서 인슐린의 분비를 개시한다. 인슐린은 특히 포도당의 섭취와 저장의 촉진에 중요하다.

위장관 호르몬에 관한 여러 가지, 통합적이고, 적응적인 기능들의 개요는 우리 몸의 뚜렷한 효율성 측면에서의 좋은 예라 할 수 있겠다.

제15장 요약: 항상성 측면

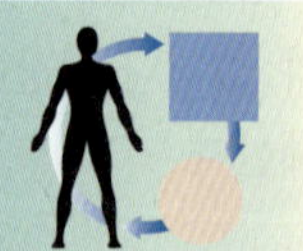

내적 환경의 불변성을 유지하지하기 위하여, 몸에서 고갈된 영양분들(에너지풍부 영양분과 산소와 같은)이나 몸으로부터 조절되지 않은 손실(기도로부터 기화된 물이나 땀으로의 염 손실)은 외부 환경으로부터 이들 물질의 새로운 공급에 의해 반드시 지속적으로 교체되어야 한다. 산소의 신선

한 공급은 호흡계에 의해 내적 환경으로 전달되나, 항상성 유지를 위해 요구되는 모든 영양분들, 물, 및 다양한 전해질들은 소화계를 통하여 취득된다. 섭식된 크고 복잡한 음식물들은 소화계에 의해 작은 흡수성의 단위체들로 분해된다. 이들 작은 에너지-풍부 영양분들은 세포에 배달하기 위하여 소장을 건너 혈액으로 전달된다. 세포는 ATP 생산과 세포수선 및 조직의 성장을 위해 지속적으로 사용된 영양분을 교체한다. 유사하게, 섭식된 물, 염, 및 다른 전해질은 장에 의해 혈액으로 흡수된다.

대부분 몸 체계에서의 조절과는 다르게, 소화계 활성도의 조절은 항상성을 유지하는 것에 목적을 두지는 않는다. 섭식된 영양분과 물의 양은 조절을 필요로 하나, 소화관에 의해 흡수된 물질의 양은 약간의 예외를 제외하고는 조절을 필요로 하지 않는다. 배고픔 기작은 에너지 균형 유지를 돕기 위하여 음식 섭취량을 지배하고(16장 참조), 목마름 기작은 물의 균형 유지를 돕기 위하여 물의 섭취량을 조절한다(14장 참조). 그러나 우리가 배고프거나 목마르지 않을 때, 우리는 종종 먹고 마시는 기작에 주의를 기울이지 않는다. 이들 물질이 소화관에 있기만 하면, 소화관은 영양분, 물이나 전해질 섭취량의 속도를 몸의 요구에 따라 변화시키지 않고(철과 칼슘은 예외다); 오히려 섭식된 것의 소화와 흡수를 최적화시킨다. 실질적으로, 여러분이 먹은 것을 여러분이 얻는 것이다. 소화계는 많은 조절과정을 필요로 하지만, 이들이 몸의 영양 상태나 수화 상태에 의해 영향을 받지 않는다. 대신에, 이들 조절 기작은 소화관 내용물의 구성과 부피에 지배를 받아서, 운동성의 속도와 소화액의 분비가 섭식된 음식물의 소화와 흡수에 최적화된다.

과도한 에너지-풍부 영양분이 섭취되고 흡수된다면, 과도한 영양분은 지방조직처럼 저장고에 자리를 잡아서 영양분 분자의 혈액 수준은 일정한 수준으로 유지되게 한다. 과도하게 섭취된 물과 전해질은 이들 구성성분의 혈액 수준을 항상적으로 유지하기 위하여 오줌으로 제거한다.

복습 문제 *REVIEW EXERCISES*

객관식

1. 소화관으로부터 영양분 섭취량의 정도는 몸의 요구에 의존적이다. (*진실 또는 거짓?*)
2. 위는 구토 동안에 이완된다. (*진실 또는 거짓?*)
3. 산은 위 내면 세포의 사이나 안으로 정상적으로 투과될 수 없고, 이것은 위가 자신의 상해 없이 산을 함유하는 것을 가능하게 한다. (*진실 또는 거짓?*)
4. 단백질은 변으로 나가는 소화적인 분비와 탈피된 상피를 통하여 몸으로부터 끊임없이 손실된다. (*진실 또는 거짓?*)
5. 음식물은 소장에 의해 흡수되지 않고, 대장에 의해 흡수된다. (*진실 또는 거짓?*)
6. 내분비 이자가 세크레틴과 CCK를 분비한다. (*진실 또는 거짓?*)
7. 음식물이 기계적으로 분쇄되고 위 분비물과 혼합하면, 결과지어진 진한 액체 혼합물은 ________으로 알려져 있다.
8. 소장의 내면 전체는 약 ________일마다 교체된다.
9. 단지 종착 회장에서만 특이한 수송 기작에 의해 흡수되는 물질은 ________ 과 ________이다.
10. 가장 강력한 담즙 유도 물질은 ________이다.
11. 다음 중에서 침의 기능이 아닌 것은?
    a. 탄수화물 소화의 개시
    b. 구강 점막을 가로질러 포도당 흡수의 촉진
    c. 발성의 촉진
    d. 항-세균 효과의 작용
    e. 구강 위생에서 중요한 역할
12. 다음에서 일치하는 것을 골라라.

____ 1. 삼키는 동안 구강으로 음식물 재유입의 방지	(a) 인두-식도 괄약근 닫힘
____ 2. 삼킴 반사의 격발	(b) 목젖의 상승
____ 3. 삼키는 동안 구강의 폐쇄	(c) 경구개에 대한 혀의 위치
____ 4. 호흡 동안 식도로의 공기 유입 방지	(d) 식도-괄약근의 닫힘
____ 5. 삼키는 동안 호흡기도의 폐쇄	(e) 혀에 의해 구강 뒤편으로 밀린 음식물
____ 6. 위 내용물의 식도로 역류 방지	(f) 성대의 단단한 닫힘

13. 열거된 물질의 특징과 동일한 것을 옆의 기호에서 골라라.

____ 1. 펩시노겐의 활성화	(a) 펩신
____ 2. 아밀라아제의 저해	(b) 점액
____ 3. 비타민 B_{12}의 흡수에 필수적	(c) HCl
____ 4. 자각-촉매적으로 작용 가능	(d) 내인성 인자
____ 5. 산 분비의 강력한 촉진제	(e) 히스타민
____ 6. 단백질의 변성	
____ 7. 단백질 소화의 개시	
____ 8. 윤활제로서 작용	
____ 9. 섭식된 세균의 살균	
____ 10. 알칼리성	
____ 11. 악성 빈혈에서 결핍	
____ 12. 위 점막을 덮음	

주관식

1. 기본 소화 공정 4가지를 묘사하라.
2. 에너지-풍부 음식물의 세 범주와 흡수 가능한 단위체를 열거하라.
3. 소화계의 구성 성분을 열거하라. 소화관의 횡단면 해부를 묘사하라.
4. 소화계의 기능의 조절에 관여되어 있는 범용 인자 4가지는 무엇인가? 개개의 역할은 무엇인가?
5. 소화관의 각 구성성분에서 운동성의 형태를 묘사하라. 각 형태의 운동성을 조절하는 인자는 무엇인가?
6. 소화계의 각 기관에 의해 분비되는 소화액의 구성성분을 서술하라. 또 각 소화적인 분비를 조절하는 인자를 묘사하라.
7. 음식물의 각 범주에 관여된 효소들을 열거해 보라.
8. 왜 어떤 소화효소는 불활성 상태로 분비되는가? 그들은 어떻게 활성화 되는가?
9. 소화계의 각 구성물에서 어떤 흡수 공정이 일어나는가? 소장의 어떠한 특이적 적응이 그것의 흡수능력을 증강시키는가?
10. 염, 물, 탄수화물, 단백질, 및 지방에 대한 흡수기작을 묘사하라.
11. 부속 소화기관은 어떠한 공헌을 하는가? 간의 비소화적 기능은 무엇인가?
12. 세 주요 위장관 호르몬의 각각의 기능을 요약해 보라.
13. 어떤 노폐물이 변으로 분비되는가?
14. 어떻게 구토가 수행되는가? 구토와 설사의 원인과 결과는 무엇인가?

심화학습 문제 *POINTS TO PONDER*

1. 위암이나 소화성 궤양으로 위의 많은 부분을 제거한 환자는 왜 하루에 세 번 식사를 하는 대신에 작은 양을 자주 먹는가?
2. *장-연관 림프 조직*(gut-associated lymphoid tissue, GALT)에 있는 면역세포들의 수가 몸의 나머지 부분에 있는 방어 세포들의 총 개수와 같은 것으로 추정된다. 소화계의 굉장한 방어 능력의 적응적인 의미를 추정해보라.
3. 척수 밑 부분의 상해로 허리 밑으로 반신불구가 된 환자는 어떻게 배변을 하겠는가?
4. 간에 의해 빌리루빈이 혈액으로부터 추출된 후에, 이것은 글루쿠론산 *전달효소*(glucuronyl transferase)에 의해 글루쿠론산(glucuronic acid)과 혼합된다. 단지 혼합된 빌리루빈만이 능동적으로 담즙으로 배설될 수 있다. 삶의 첫 며칠 동안에, 간은 글루쿠론산 전달효소의 적절한 양을 만들지 못 한다. 어떻게 일시적인 효소의 결핍이 신생아에서 황달의 일반적인 조건을 유도하는지를 설명해 보라.
5. 위나 말단 회장의 제거가 왜 악성 빈혈을 유도하는지를 설명해 보라.

임상관련 문제 CLINICAL CONSIDERATION

토마스(Thomas W.)는 고-지방 식사 후에 복부 상부 오른쪽에 격렬한 통증을 경험하였다. 그는 또한 그의 변이 갈색 대신에 회백색인 것을 알게 되었다. 무엇이 그의 증상의 가장 유사한 원인인가? 왜 이와 같은 증상이 어떤 조건에서 일어나는가를 설명해 보라.

제 15 장 요점 정리

15.1 소화에 관한 일반적 특성

- 기본적인 **소화과정**은 운동성, 분비, 소화 및 흡수 4과정이다.
- 에너지가 풍부한 영양분의 세 집단은 다음과 같이 흡수 가능한 단위체로 가수분해된다: (1) 다당류인 녹말과 글리코겐의 형태의 식단 탄수화물은 대부분 포도당인 단당류로 소화된다(그림 *15-1* 참조). (2) 단백질은 아미노산으로 소화된다. (3) 지방(트리글리세리드)은 모노글리세리드와 유리 지방산으로 소화된다.
- **소화계**는 소화관과 부속 소화기관(침샘, 외분비 이자 및 담즙계)으로 구성되어 있다(표 *15-1* 참조).
- **소화관**(입으로부터 항문까지 주행하는 관)의 내강은 외부 환경과 연결되어 있어서, 그것의 내용물은 기술적으로 몸 바깥이다; 이들 배열이 과정 중에 자가 소화 없이 음식물의 소화를 허용한다.
- **소화관 벽**은 바깥의 가장 안쪽부터 **점막층**, **점막하층**, **외부 근육층** 그리고 **장막층**의 4층으로 이루어져 있다. **점막(층)(mucosa)**은 내강으로 소화액을 분비하는 외분비세포, 혈액으로 위장관 호르몬을 분비하는 내분비세포 및 소화된 영양분 흡수를 위하여 특성화된 상피세포들을 함유하고 있다.
- 소화 활성은 상승적인 자율신경(내인성과 외인성 둘 다)과 섭식된 음식물을 최대한 몸에 유지하도록 만드는 것을 보장하는 호르몬 기작에 의해 정밀하게 조절된다. 점맥하층의 신경총과 장관 근의 신경총이 **내재성 신경총**을 형성한다(내장 신경계). **외인성 조절**은 소화 활성도를 증강시키는 부교감신경과 소화 활성도를 느리게 하는 교감신경에 의해 일어난다(그림 *15-3* 참조).

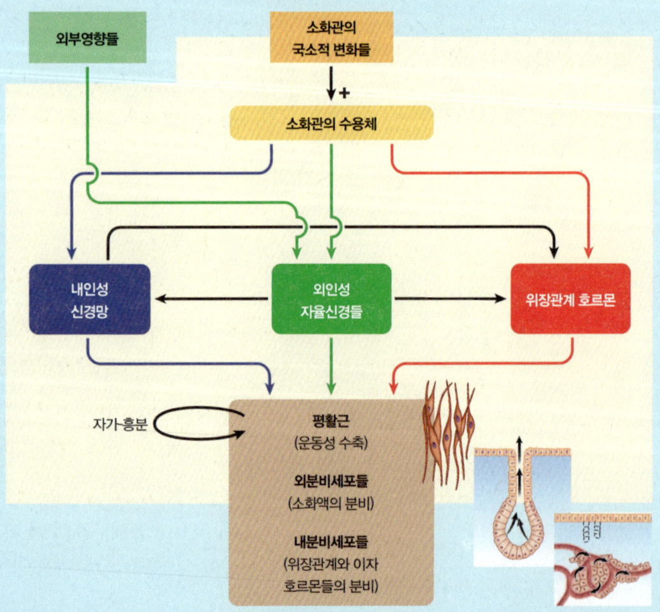

15.2 입

- **운동성**(motility): 음식물은 씹히고 침과 섞이는 입을 통하여 소화계로 들어간다.
- **분비**(secretion)와 **소화(digestion)**: 침샘 효소인 아밀라아제는 다당류를 이당류인 맥아당으로 소화를 시작하고, 이 과정은 삼킨 후 위에서도 지속된다. 침의 분비는 자율신경에 의해 침샘으로 매개되는 연수의 침샘 중추에 의해 조절된다(그림 *15-1*, *15-4* 참조).
- **흡수**(absorption): 입에서는 음식물이 흡수되지 않는다.

15.3 인두와 식도

- **운동성**: 혀는 **삼킴(연하) 반사**를 개시하는 목의 뒤편으로 음식물의 덩어리를 민다. 연수에 있는 삼킴 중추는 호흡 경로의 폐쇄와 인두와 식도를 통하여 위로 음식물의 추진으로 결과가 나타나는 활동들의 복잡한 집단을 조정한다(그림 *15-5*, *15-6* 참조).
- **분비**, **소화**, 및 **흡수**; 식도 분비물인 점액은 보호적이다. 음식물의 소화나 흡수는 일어나지 않는다.

15.4 위

- **운동성**: 위 운동성은 채움, 저장, 섞음, 및 비움을 포함한다. 위 채움은 위의 수용적인 이완에 의해 촉진된다. 위 저장은 위의 **위체부(fundus)**에서 일어나며, 위체부에서 얇은 근육 벽의 연동 수축은 내용물을 혼합하기에는 너무 약하다. 두꺼운 근육으로 된 **위방부(antrum)**에서 위 혼합은 격렬한 연동 수축으로부터의 결과이다(그림 *15-7*, *15-8* 참조).
- 십이지장에서 지방, 산, 고장성, 및 팽창은 십이지장이 더 많은 유미즙을 공정할 준비가 될 때까지 위 비움을 지연시킨다. 이들 인자들은 위방부 연동 활동을 억제하고, 그리고 위장관 반사와 십이지장의 점막에 의해 분비되는 **엔테로가스트론(enterogastron)** 들인, **세크레틴(secretin)**과 **콜레시스토키닌(cholecystokinin; CCK)**을 통하여 위 비움을 느리게 한다(그림 *15-8*과 표 *15-4* 참조).
- **분비**: 위 내강으로의 위 분비는 (1) 펩시노겐을 활성화시키는 HCl(벽세포로부터); (2) 활성화되면 단백질을 소화하는 펩시노겐(주세포로부터); (3) 보호적인 껍질을 제공하는 점액(점액세포로부터); 및 (4) 비타민 B_{12} 흡수에 필요한 내재성 인자(벽세포로부터)를 포함한다(표 *15-2*와 그림 *15-9*, *15-10* 참조).
- 위 또한 위 분비 촉진 역할을 하는 호르몬인 **가스트린(gastrin)**, 그리고 비교적 위 분비를 촉진하고 억제하는 측분비 물질인 **히스타민(histamin)**과 **소마토스타틴(somatostatin)**을 분비한다.
- 위 분비는 가스트린과 히스타민의 자극성 작용과 더불어 흥분성인 **미주신경(vagus nerve)**과 내재성 신경 반응 등을 통하여 식사 전과 동안에 증가된다. 음식물을 비운 후에, 위 분비는 자극성 인자의 회수, 억제적 소마토스타틴의 분비, 및 위장관 반사와

엔테로가스트론의 억제적 작용에 의해 감소된다(표 *15-3*과 그림 *15-4* 참조).

■ **소화와 흡수:** 탄수화물 소화는 위의 위체부에서 삼켜진 침 아밀라아제에 의해 계속된다. 단백질 소화가 위 위방부에서 펩신에 의해 개시되며, 위방부에서 격렬한 연동 수축은 음식물을 **유미즙(chyme)**이라 알려진 진한 액체 혼합물로 전환하면서 음식물과 위 분비물을 섞는다(표 *15-5* 참조). 영양분은 위로부터 흡수되지 않는다.

15.5 이자와 담즙계

■ 이자의 외분비액와 간으로부터의 담즙(bile)은 모두 십이지장 내강으로 들어간다.

■ **이자(pancras)**의 외분비액은 (1) 선포세포로부터 음식물의 모든 세 범주를 소화하는 강력한 효소들, 그리고 (2) 관 세포로부터 위로부터 십이지장으로 방출된 산성 내용물을 중화시키는 **$NaHCO_3$** 용액을 포함한다. 세크레틴은 이자관 세포를 자극하고, CCK는 선포 세포를 자극한다(그림 *15-11, 15-12* 참조).

■ **이자 소화효소들**에는 (1) 불활성 형태로 분비되고 십이지장 내강에서 엔테로키나아제와 활성화된 트립신에 노출되어 활성화되는 단백질분해 효소 트립시노겐, **키모트립시노겐**, 및 프로카르복시펩티다아제; (2) 계속적으로 탄수화물을 소화하는 **이자 아밀라아제**; 및 (3) 지방소화를 수행하는 **리파아제**를 포함한다(표 *15-5* 참조).

■ 몸에서 가장 크고 가장 중요한 물질대사 기관인 **간(liver)**은 매우 다양한 기능을 수행한다. 이것은 담즙염을 함유하고 있는 **담즙(bile juice)**의 분비로 소화에 공헌한다. **담즙염(bile salt)**은 세제 작용[이자 리파아제의 공격에 노출된 표면적을 증가시키는 **지질유액(lipid emusion)**을 형성하는]을 통하여 지방의 소화를 보조하고, 지방소화의 비수용성 산물을 흡수 부위로 운반하는 수용성 **미셀(miscelle)**을 형성함으로써 지방의 흡수를 촉진한다(그림 *15-14~15-17, 15-23* 참조).

■ 식사 사이에, 담즙은 CCK에 의해 수축이 자극되고 음식물 소화 동안 십이지장으로 비우는 담낭에 저장되고 농축된다. 지방의 소화와 흡수에 참여한 후에, 담즙염은 재흡수되고 **간 문맥계(hepatic portal system)**를 통하여 간으로 되돌아가고, 간에서 그들은 재분비되고 더 많은 담즙의 분비를 자극하는 강력한 담즙 유도물질로 작용한다(그림 *15-13*과 *15-15* 참조).

■ 담즙은 또한 변에 있는 주된 배설 산물이며, 분해된 헤모글로빈의 유도체인 **빌리루빈(bilirubin)**을 포함하고 있다.

15.6 소장(작은창자)

■ **운동성:** 음식물 소화 동안 소장의 기본적인 운동성인 **분절운동(segmentation)**은 소화를 촉진하기 위하여 유미즙과 소화액을 전체적으로 섞는다; 이것은 또한 소화 산물을 흡수 표면에 노출시킨다(그림 *15-18* 참조). 식사 사이에, **이동형 운동 복합체(migratory motility complex)** 운동이 내강을 깨끗이 청소한다.

■ **분비:** 소장으로부터 분비되는 액은 어떠한 소화효소도 갖고 있지 않다. 소장에 의해 합성되는 소화효소는 상피세포들의 **털연변부(brush border)** 막 내에서 작용한다.

■ **소화:** 소장은 소화와 흡수의 주된 부위이다. 탄수화물과 단백질 소화는 이자 효소들에 의해 소장의 내강에서 지속되고 소장 털연변부 효소들(이당류분해효소와 아미노펩티다아제)에 의해 완결된다. 지방은 완전히 소장 내강에서 이자 리파아제에 의해 소화된다(표 *15-5* 참조).

■ **흡수:** 소장 내면은 그것의 소화와 흡수 기능에 대하여 뚜렷하게 적응되어 있다. 이것의 주름에는 작고 털-모양 돌출인 **미세융모(털연변부)**를 수많이 갖고 있는 손가락-모양 돌기인 **융모돌기들(villi)**이 풍부하게 배열되어 있다. 이들 표면 변형은 막-결합 효소가 거주하고 흡수가 수행되는 가능한 면적을 함께 엄청나게 증가시킨다(그림 *15-20~15-22* 참조). 이 내면은 거친 내면 조건에도 불구하고 최적으로 건강을 보장하기 위하여 매 3일마다 교체된다.

■ Na^+ 흡수의 **에너지-의존성 수송 기구**가 Cl^-, 물, 포도당, 및 아미노산 흡수의 추진력을 제공한다. 흡수된 모든 산물들은 혈액으로 들어간다.

■ 지방의 소화 산물은 물에 용해되지 않기 때문에, 그들은 궁극적으로 **림프**로 들어가기 위하여 그들이 수동적으로 흡수될 수 있게 하는 일련의 전환과정을 반드시 수행하여야 한다(그림 *15-23* 참조).

■ 소장은 섭식된 음식물부터 소화 분비물, 벗겨진 상피 세포까지 존재하는 거의 모든 것을 흡수한다. 섭식된 영양분, 물, 및 대부분의 전해질의 거의 완전하고 비조절적인 흡수와는 대조적으로, 철과 칼슘의 흡수되는 양은 변동되고 조절을 필요로 한다. 단지 용액과 비소화성 음식 잔류물의 소량만이 대장으로 넘어간다(표 *15-6* 참조).

15.7 대장(큰창자)

■ **운동성: 결장(colon)**은 변으로 제거될 수 있을 때까지 소화되지 않은 음식 잔류물(섬유, 즉 식물 셀룰로오스)과 빌리루빈을 농축하고 저장한다(그림 *15-24* 참조). **팽기수축(haustral contraction)**은 결장 내용물을 앞뒤로 느리게 섞어주며, 잔류 용액의 대부분을 흡수한다. **집단이동(mass movement)**은 하루에 수차례 일어나고, 일반적으로 식사 후에 변을 장거리로 민다. 변의 직장으로 이동은 **배변 반사**를 촉발한다.

■ **분비, 소화, 및 흡수:** 알칼리성 점액 분비물은 보호 작용을 한다. 소화효소의 분비와 영양분의 흡수는 결장에서 일어나지 않는다. 잔류 염과 물의 흡수는 결장 내용물을 변으로 전환한다.

15.8 위장관 호르몬들: 개관

■ 주된 세 가지 위장관 호르몬은 위 점막으로부터 가스트린과 십이지장 점막으로부터의 세크레틴과 콜레시스토키닌이다. **가스트린(gastrin)**은 위에 있는 단백질의 반응으로 1차적으로 분비되고, 이것의 효과는 단백질 소화를 촉진시킨다. **세크레틴(secretin)**은 십이지장에 있는 산에 대한 반응으로 1차적으로 분비되고, 이것의 효과는 산을 중화시킨다. **콜레시스토키닌(cholecystokinin; CCK)**은 십이지장에 있는 지방에 대한 반응으로 1차적으로 분비되고, 이것의 효과는 지방소화를 위한 조건을 최적화시킨다.

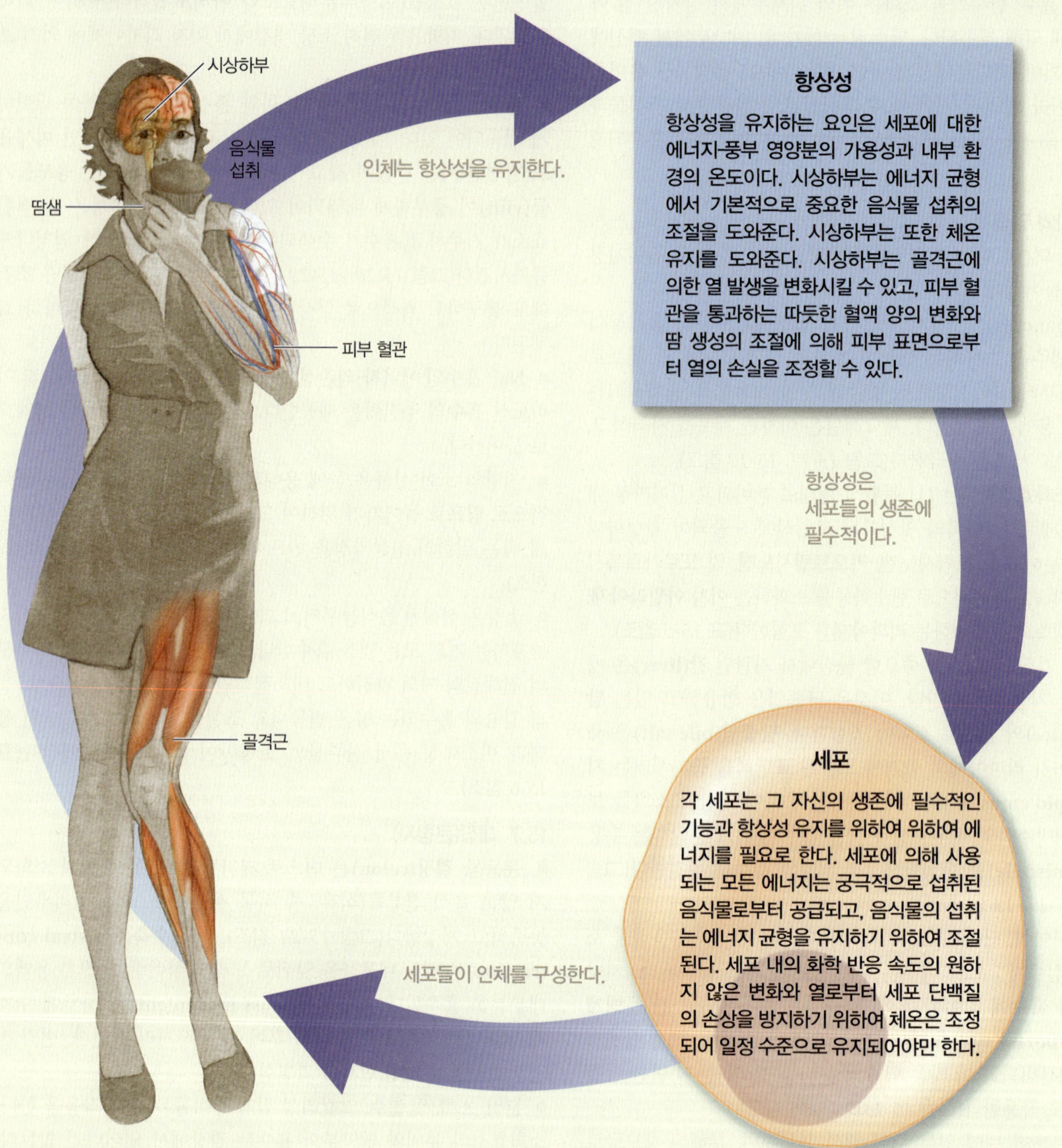

음식물 섭취는 세포 활동에 동력을 공급하기 위하여 필수적이다. 체중이 일정하게 유지되는 동안, 음식물의 열량은 총 에너지 요구량과 반드시 일치한다. **에너지 균형(energy balance)**과 체중은 음식물 섭취량의 조절에 의해 기본적으로 유지된다.

에너지 소비는 **온도 조절(temperature regulation)**에 중요한 열을 발생시킨다. 사람은 일반적으로 환경의 온도가 체온보다 낮기 때문에, 체온을 유지하기 위하여 반드시 지속적으로 열을 발생하여야 한다. 또한, 열-생성 골격근 활동이나 더운 외부 환경으로부터 너무 많은 열을 얻으면, 사람은 반드시 체온을 식히는 기작을 갖아야 한다. 세포 화학반응은 온도에 의존적이고 과열은 세포 단백질에 손상을 입히기 때문에, 체온은 반드시 조절되어야 한다.

시상하부는 에너지 균형과 체온의 유지를 위한 주된 통합중추이다.

제 16 장

에너지 균형과 체온 조절

Energy Balance and Temperature Regulation

제 16 장 요약 차례

16.1 에너지 균형

몸을 이루는 각 세포들은 세포 자신의 생존에 필수적인 기능(예, 능동 수송과 세포 수선 등)들과 항상성 유지를 위한 특성화된 기능(예, 샘 분비나 근 수축 등)들을 수행하기 위하여 에너지를 필요로 한다. 세포에 의해 사용되는 모든 에너지는 근본적으로 음식물 섭취에 의해 제공된다.

대부분의 음식물 에너지는 몸에서 궁극적으로 열로 전환된다.

열역학 제1 법칙(first law of thermodynamics)에 따르면, 에너지는 창출될 수도 없고 소멸될 수도 없다. 그러므로 에너지는 물이나 염과 같은 몸의 화학 성분들처럼 동일한 종류의 입력-출력 균형을 필요로 한다(p. 443 참조)

에너지 입력과 출력 섭취된 음식의 에너지는 몸에 대한 에너지 입력(energy input)에 기여한다. 영양소 분자들에서 원소들을 붙잡고 있는 화학결합에 잠겨있는 화학에너지는 이들 분자들이 체내에서 분해될 때 방출된다. 세포들은 이들 영양분 에너지의 일부를 ATP(p. 29와 부록 A.13 참조)의 고 에너지 인산 결합으로 획득한다. 섭취된 영양분의 화학 공정으로부터 수확된 에너지는 생물학적 일을 수행하기 위하여 즉시 사용되거나, 음식물이 소화되고 흡수되지 않는 동안에 필요한 일에 사용하기 위하여 몸에 저장한다.

몸에 의한 에너지 출력이나 에너지 소비는 외부 일과 내부 일의 두 범주로 나눈다(● **그림 16-1**). **외부 일(external work)**은 환경과 관련되어 외부 물체를 이동시키거나 몸을 이동하기 위하여 골격근이 수축할 때에 소모되는 에너지이다. **내부 일(internal work)**은 신체외부에서 기계적 일을 수행하지 않는 나머지 모든 형태에 소모되는 생물학적 에너지이다. 내부 일은, (1) 자세 유지나 떨림과 연관된 근수축처럼 외부 일보다 다른 목적으로 사용된 골격근 활동, (2) 생명이 유지되는 모든 시간에 반드시 수행되는 모든 에너지-소비 활동, 두 종류의 에너지-의존성 활동들을 망라한다. 후자는 혈액 펌프의 일과 호흡, 세포막을 가로지르는 주요 물질의 능동 수송에 필요한 에너지, 세포 구조의 유지, 수선 및 성장에 필수적인 합성 반응 동안 사용되는 에너지 등(간략하게 "삶의 대사 비용")을 포함한다.

영양분 에너지의 열로의 전환 영양분의 모든 에너지가 생물학적 일을 수행하기 위한 동력으로 사용되는 것은 아니다. 에너지는 창출되거나 소멸될 수 없으나, 하나의 형태에서 다른 형태로 전환될 수는 있다. 에너지가 필요한 일에 사용되지 않은 영양소 분자들의 에너지는 **열에너지[thermal energy** 또는 **열(heat)]**로 전환된다. 생화학 공정에서 영양소 분자들의 에너지는 단지 약 50%만이 ATP로 전달되고, 나머지 50%는 즉시 열로 소실된다. 세포가 ATP를 소비하면, 섭취된 음식으로부터 유래된 에너지의 또 다른 25%가 열로 된다.

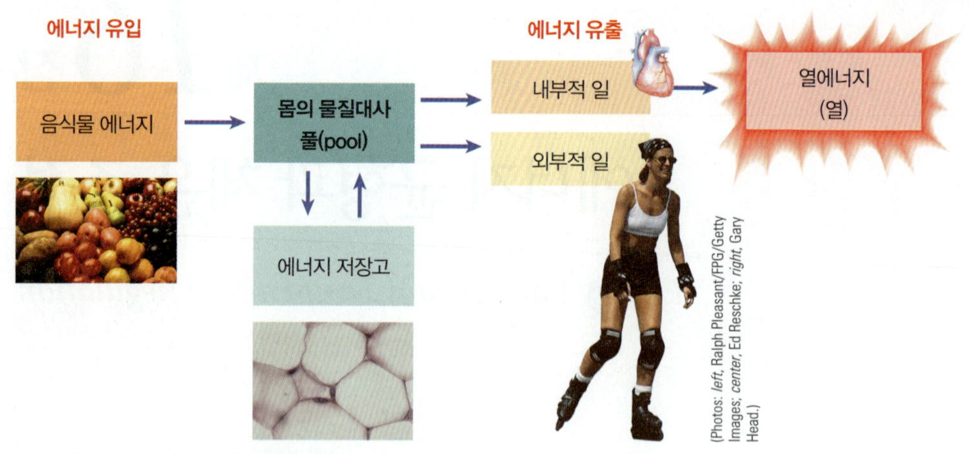

● 그림 16-1 에너지의 유입과 유출.

몸은 열기관이 아니기 때문에, 열이 일로 전환될 수 없다. 그러므로 영양분 에너지의 25% 이상은 내부 일이나 외부 일을 위한 사용이 불가능하다. 나머지 75%는 영양소 분자들에서 ATP로, 그리고 세포 체계로 연속적인 에너지 전환 동안 열로 소실된다.

더욱이, 몸에 사용하기 위하여 활동적으로 획득된 에너지의 대부분도 소비되어 궁극적으로 열이 된다. 예를 들면, 혈액을 펌프하기 위하여 심장에 의해 소비된 에너지는 혈액이 혈관을 따라 흐름에 따라 마찰에 의해 점진적으로 열로 변화된다. 이와 유사하게, 구조단백질 합성에 사용된 에너지도 그 단백질이 몸 구성성분의 정상적인 교체 과정 동안에 분해될 때 궁극적으로 열로 나타난다. 외부 일을 수행함에 있어서도, 골격근은 화학적 에너지를 비효율적으로 기계적 에너지로 전환한다. 즉, 소비된 에너지의 75% 이상을 열로 손실한다. 따라서 외부 물질을 이동시키기 위하여 직접적으로 사용되거나 지방조직에 지방으로(또는 성장의 경우에는 단백질로) 저장되는 에너지를 제외하고는, 섭취된 음식으로부터 나온 모든 에너지는 궁극적으로는 체열이 된다. 그러나 이 열은 상당 부분이 체온을 유지하는 데에 사용되기 때문에 완전히 쓸데없는 에너지는 아니다.

대사율는 에너지 사용의 속도이다.

외부 일이나 내부를 수행하는 동안에 몸에서 사용되는 에너지의 소비 속도가 **대사율(metabolic rate)**이라고 알려져 있다:

$$\text{대사율} = \text{에너지 소비량}/\text{단위 시간}$$

신체에서 에너지 소비의 대부분은 궁극적으로 열로 나타나기 때문에, 대사율은 정상적으로 시간당 kcal로 표시하는 열 생산속도로 표현한다. 열에너지의 기본 단위는 칼로리(calorie, cal)이고, 1 칼로리는 물 1 g을 1°C 상승시키는 데 필요한 열의 양이다. 이 단위는 사람 몸에 적용하기에는 너무 작아서, 1,000 칼로리와 동일한 **킬로칼로리(kcal 또는 Cal)**가 사용된다. 영양학자들이 다양한 음식의 에너지 함량을 정량적으로 칼로리라고 이야기할 때, 그들은 실질적으로 kcal를 의미한다. 산화는 몸 안이나 바깥에서 일어나는 것과 상관없이, 포도당 1 g이 산화되면("연소되면"), 열에너지 4 kcal가 방출된다.

기초대사율 측정을 위한 조건 대사율(결과적으로는 열 생산 속도)는 활동, 고민, 떨림, 및 음식 섭취량과 같은 여러 가지 인자들에 의존하여 변화된다. 증가된 골격근 활동은 대사율을 최대한 증가시킬 수 있는 요인이다. 약간 증가한 근육의 강도도 대사율을 명백히 증가시키고, 육체적 활동의 다양한 수준은 에너지 소비와 열 생산을 뚜렷하게 변화시킨다(▲ **표 16-1**). 이런 이유로, 개인의 대사율은 대사율을 변화시키는 다양한 조건들에 대한 조절이 정립된 표준화된 기초 조건 하에서 결정된다. 특히, 개인은 반드시 쾌적한 상온에서 육체적 및 정신적으로 휴식 상태에 있고, 최근 12시간 내에 아무 것도 먹지 않았어야만 한다. 이런 방법으로 휴식 중인 기본적 신체 기능에 필요한 대사 활성도가 결정될 수 있다. 그러므로 **기초대사율(basal metabolic rate, BMR)**은 몸의 "게으른 속도"를 나타낸다고 볼 수 있겠다.

기초대사율의 측정 방법 기초대사율의 열 생산 속도는 직접적 또는 간접적으로 측정될 수 있다. 열 생산을 직접적으로 측정하기 위하여, 개인은 벽을 통한 물 순환을 가진 차단된 방에 앉아 있

▲ 표 16-1 체중 70 kg인 사람의 여러 활동에서의 에너지 소비율

활동	에너지 소비율(kcal/hr)
취침	65
깸, 누워 있음	77
앉아서 휴식	00
편한 자세로 서 있음	105
옷을 입음	118
타자치기	140
평지에서 천천히 걷기(4 km/hr)	200
목공일이나 집 도색	240
성교	280
평지에서 자전거 타기(9 km/hr)	304
삽으로 눈을 치우기나 나무를 톱질	480
수영	500
조깅(8.5 km/hr)	570
노 젓기(20 회/min)	828
계단 오르기	1100

어야 한다. 방으로 들어가고 나오는 물의 온도 차이가 개인에 의해 방출되고, 물이 방을 통과함에 따라 얻은 열량을 반영한다. 그러나 열 생산율을 간접적으로 결정하는 보다 편리한 방법이 널리 사용되도록 개발되었다. 간접적인 방법이란 단지 개인이 단위 시간당 섭취하는 O_2를 측정하는 것이고, 이것은 간단한 기구를 사용하는 단순한 일이다. 다음을 기억해 보라.

음식물 + O_2 → CO_2 + H_2O + 에너지(대부분 열로 전환된)

따라서 사용된 O_2의 부피와 생산된 열의 양은 직접적인 관계가 있다. 이 관계식은 산화된 음식물의 형태에 의존적이다. 탄수화물, 단백질, 및 지질은 산화될 때, 산화에 필요한 O_2의 양이 다르고 다른 양의 kcal를 산출한다 할지라도, 평균 추정치는 전형적인 미국식 식단에 따라 소모한 O_2의 L당 생산한 열량을 산출할 수 있다. **산소의 에너지 등량가(energy equivalent of O_2)**로 알려진 이 근사치는 4.8 kcal/O_2 L이다. 이 방법을 사용하면, 산소를 시간당 15 L 소모하는 개인의 대사율을 다음과 같이 추정할 수 있다:

15	L/hr = O_2 소모율
× 4.8	kcal/L = O_2의 에너지 등량가
72	kcal/hr = 추정 대사율

열 생산율은 앞에 설명한 기초 조건 하에서 결정되므로, 이것은 에너지 기초 소모율에 영향을 미치는 성(sex), 연령, 신장, 및 체중에 대한 평균치와 반드시 비교하여야 한다. 예를 들면, 큰 사람은 작은 사람보다 열 생산율이 높으나, 총 표면적(신장과 체중의 반영)의 용어로 표현되면, kcal/hr/표면적 m^2으로 표시되는 출력은 평균적으로 같다.

기초대사율에 영향을 미치는 요인들 갑상선 호르몬은 1차적 요인이지만 기초대사율의 독자적 결정자는 아니다. 갑상선 호르몬이 증가함에 따라, 기초대사율은 증가한다.

놀랍게도, 기초대사율이 몸의 최저 대사율은 아니다. 수면 동안 에너지 소모율은 수면 단계 동안에 모순되게 일어나는 더 완전한 근육 이완 때문에 기초대사율보다 10% 내지 15% 낮다(p. 139 참조)

에너지 입력은 중립적인 에너지 균형을 유지하기 위하여, 반드시 에너지 출력과 같아야 한다.

에너지는 창출되거나 소멸될 수 없기 때문에, 에너지 입력은 다음과 같이 반드시 에너지 출력과 같아야 한다:

에너지 입력 = 에너지 출력

소모된 음식물의 에너지 = 외부 일 + 내부 열 생산량 ± 저장된 에너지

에너지 균형에는 세 가지 가능한 상태가 있다:

- **중립적 에너지 균형.** 섭취한 음식물이 가지는 에너지의 양이 외부 일을 수행하는 근육에 의해 소모된 에너지와 궁극적으로 체열로 나타나는 기초 내부 에너지 소모량의 합과 정확히 같다면, 에너지 입력과 출력은 정확히 균형을 이루고, 체중은 일정한 상태로 남아 있다.
- **양성적 에너지 균형.** 음식물 섭취량에 있는 에너지의 양이 외부 일과 내부 기능의 수단에 의해 소모된 에너지의 양보다 많다면, 섭취되었으나 사용되지 않은 여분의 에너지는 몸에 1차적으로 지방조직으로 저장되고, 체중은 증가한다.
- **음성적 에너지 균형.** 역으로, 섭취된 음식물로부터 유래된 에너지가 몸의 즉각적인 에너지 요구보다 적다면, 몸은 에너지 요구량을 공급하기 위하여 반드시 저장된 에너지를 사용하므로, 그에 따라 체중은 감소한다.

개인이 일정한 체중을 유지하기 위하여(물의 양의 변화에 의해 야기되는 체중의 사소한 변동은 예외), 음식물 섭취를 통하여 획득한 에너지는 몸에 의해 소모되는 에너지와 반드시 같아야 한다. 평균적으로 성인은 장기간에 걸쳐 일정한 체중을 명확히 유지한다. 이는 정밀한 항상성 기작이 에너지 섭취와 에너지 소모 사이에 장기간 균형을 유지하기 위하여 존재함을 의미한다. 이론적으로, 총 체 에너지 함유량은 음식물 섭취, 육체적 활동, 또는 내부 일과 열 발생의 규모를 조절함으로써 일정한 수준으로 유지될 수 있다. 대사적 소모 변화에 일치하는 음식물 섭취량의 조절이 중립적 에너지 균형을 유지하는 주된 수단이다. 육체적 활동의 수준은 1차적으로 수의적 조절 하에 있고, 내부 일과 열 생산의 정도를 변화시키는 기작은 총 에너지 균형보다는 1차적으로 체온조절을 보조한다.

그러나 몸이 요구하는 양보다 음식물 섭취를 적게 또는 많게 몇 주 동안 한 후에, 상쇄하는 작은 변화가 물질대사에서 일어날 수도 있다. 예를 들면, 단식자에게서 첫 4.5 kg의 체중이 쉽게 빠진 후에, 소식(적게 먹는 것)에 대한 반응으로 몸의 에너지 사용 효율성의 보상적인 증가가 정체기에 드는 이유를 부분적으로 설명한다. 유사하게, 과식에 대한 반응으로 에너지 사용 효율성에서의 보상적인 감소는 매우 마른 사람이 체중을 고의로 증가하는 데 있어서 어려움을 겪는 것을 부분적으로 설명한다고 하겠다. 대사에서 이와 같은 적절한 보상 변화에도 불구하고, 음식물 섭취량 조절이 에너지 균형과 체중의 장기간 유지에 가장 중요한 요인이다.

음식물 섭취는 1차적으로 시상하부에 의해 조절된다.

음식물 섭취량이 시간에 걸쳐 에너지 소비량 변화에 맞추어져 있다하더라도, 에너지 입력, 에너지 출력, 또는 총 체에너지 함유량을 점검하는 자체의 칼로리 수용체들은 없다. 그 대신에 얼마나 많은 지방이 저장되어 있는지 또는 섭식 상태와 같은 몸의 영양 상태에 대한 신호를 보내는 다양한 혈액 내 화학 인자들이 음식물 섭취량 조절에 중요하다. 음식물 섭취의 조절은 단일신호의 변화에 의존하지 않고, 몸의 에너지 상태에 대한 정보를 제공하는 많은 입력들의 통합에 의해 결정된다. 여러 가지 분자 신호들이

섭식 행동이 몸의 즉각적인 에너지 요구량과 장기간 에너지 요구량에 일치되는 것을 함께 보장한다. 어떤 정보는 식사량과 빈도 조절에 도움을 주면서 음식물 섭취량의 단기간 조절에 대하여 사용된다. 그렇다 하더라도, 24시간에 걸쳐 섭식한 음식물의 에너지는 그날 에너지 소비와 거의 일치하지는 않는다. 그러나 총 에너지 섭취와 총 에너지 출력 사이의 관계는 장기간에 걸쳐 뛰어나다. 결과적으로, 몸의 총 에너지 함유량인 체중은 장기간 비교적 일정하게 남는다. 따라서 에너지 항상성(에너지 균형)은 신중하게 조절된다고 할 수 있다.

궁상핵의 역할: NPY와 멜라노코르틴류 시상하부의 **궁상핵(arculate nucleus)**은 에너지 균형과 체중의 장기간 조절과 식사에서 식사로의 음식물 섭취량의 단기간 조절 모두에서 중심적인 역할을 한다. 궁상핵은 제 3뇌실의 바닥 근처에 위치한 뉴런들의 활-모양을 하는 신경 집단이다. 다수의 상당히 통합된 그리고 풍부한 신경들이 섭식과 포만을 포함하는 복잡한 체계의 직접적인 명령을 전하면서 궁상핵 안팎으로 교차한다. **섭식(feeding**, 혹은 **식욕(appetite)**] 신호는 **허기(hunger)** 감각을 일으켜서 우리가 먹도록 추진한다. 대조적으로 **포만(satiety)**은 가득함을 느낀다. 포만 신호는 우리에게 충분히 먹었다고 느끼게 하고, 먹는 것에 대한 욕망을 억제한다.

궁상핵은 서로 길항적으로 기능을 하는 두 종류 신경의 소단위 집단을 가지고 있다. 하나의 소집단은 신경펩티드 Y를 분비하고, 다른 하나는 멜라노코르틴류를 분비하는데 이것은 여러 방법으로 분해되어 몇 가지 호르몬 생산물을 만들 수 있는 전구물질인 프로피오멜라노코르틴(propiomelanocortin)으로부터 유래되는 물질이다(p. 534 참조).[1] 현재까지 발견된 것들 중 가장 강력한 식욕 촉진제 중의 하나인 **신경펩티드 Y(neuropeptide Y, NYT)**는 음식물 섭취량의 증가를 유도하고, 그에 따라서 체중의 획득을 촉진한다. 전통적으로 어떤 생물종에서 위장의 목적으로 피부 색상을 변화시키는 데에 중요한 것으로 알려진 호르몬의 집단인 **멜라노코르틴류(melanocortins)**는 사람에서는 에너지 항상성에서 예측하지 못했던 역할을 하는 것으로 밝혀졌다. 가장 두드러진 것이 시상하부로부터의 색소세포-촉진 호르몬인 멜라노코르틴류가 식욕을 억제하고, 따라서 음식물 섭취의 감소와 체중 손실을 이끈다.

그러나 NPY와 멜라노코르틴류가 식욕 조절에 대한 최종 효과자가 아니다. 이들 궁상핵-유래 화학전달자들이 음식물 섭취에 대하여 보다 직접적으로 조절 작용을 하는 신경펩티드들 분비에 뇌의 다른 부분에서 차례로 영향을 미친다. 과학자들은 식욕을 조절하기 위하여 NPY와 멜라노코르틴류들로부터의 상향-하향 조절 단계들에 작용하는 다른 인자들을 밝혀내기 위하여 노력하는 중이다. 최근 증거에 근거하여 볼 때, 궁상핵에 관련된 여러 조절 입력이 에너지 균형의 장기간 유지와 식사에서 음식 섭취량의 단기간 조절에서 중요하다(● **그림 16-2**).

에너지 균형의 장기간 조절에서 궁상핵에 대한 조절 입력: 렙틴과 인슐린 지방조직에서 **지방세포(adipocyte)**들은 단순히 트리글리세리드 지방에 대한 저장고라는 것이 과학자들의 통상적 개념이었던 것이, 에너지 항상성에서 그들의 능동적인 역할의 발견으로 인하여 지난 세기 후반에 극적인 변화가 일어났다. 지방세포들은 에너지 균형과 대사에 중요한 역할을 하는 몇 가지 호르몬 집단인 **아디포카인류(adipokines)**를 분비한다. (따라서 현재는 지방조직이 내분비선으로 고려된다.) 어떤 아디포카인류는 저장된 지방으로부터만 분비된다; 예를 들면, 렙틴(leptin)은 에너지 균형에서 중요한 역할을 한다. 염증-관련 종양괴사인자(tumor necrosis factor; TNF)와 인터루킨 6(interleukin 6; IL-6)과 같은 것들은 지방조직과 면역세포들로부터 분비되며, 이들은 과도한 지방 저장에서 오는 만성적 저-준위 염증에 관여 한다. 비스파틴(visfatin)과 같은 어떤 것들은 단지 복부기관들을 싸고 있는 깊고 "나쁜" 지방인 **내장지방(visceral fat)**으로부터만 분비된다. 내장지방은 만성 염증과 더 유사하고, 피부 밑에 쌓이며 더 표면적인 덜 해로운 **피하지방(subcutaneous fat)**과는 대조적으로 심장 질환의 증가와 관련되어 있다.

가장 중요한 아디포카인류 중의 하나가 정상적인 체중 조절에 필수적인 호르몬인 **렙틴(leptin**; "홀쭉하다"를 의미함)이다. 혈액에 있는 렙틴의 양은 지방조직에 저장된 트리글리세리드 지방 총량의 뛰어난 지표로서, 지방 저장량이 많을수록 혈액으로 더 많은 렙틴이 방출된다. 1990년대 중반에 발견된 이 혈액 내 신호는 동정된 최초의 분자 포만 신호이다. 이 발견은 음식물 섭취와 몸의 크기를 조절하는 화학신호들의 복잡한 상호작용에 대한 최근 연구의 돌풍을 일으켰다.

궁상핵은 렙틴 작용에 대한 주된 부위이다. 음성되먹임 양상으로 작용함에 따라, 급증하는 지방 저장량으로부터 증가된 렙틴이 "떨어뜨리는" 신호로 제공된다. 렙틴은 식욕-촉진 NPY의 시상하부 출력의 억제와 식욕-억제 멜라노코르틴류 출력 촉진에 의해 식욕을 억제하고, 따라서 음식물 소모를 줄이고 체중 손실을 촉진한다. 역으로, 지방 저장량의 감소와 렙틴 분비의 결과적인 감소는 식욕을 증가시키고, 따라서 체중이 증가한다. 렙틴 신호는 일반적으로 음식물 섭취와 에너지 소비의 장기간 일치에 대하여 책임을 지는 우월적 인자로 인정되며, 총 체 에너지 함유량은 균형적으로 남아 있고 체중이 일정 수준으로 남아있게 한다.

렙틴 이외에 체중의 장기간 조절에 중요한 역할을 하는, 다른 혈액내 인자는 **인슐린(insulin)**이다. 식사에 이은 혈액의 포도당 농도의 증가와 다른 영양분의 증가에 대한 반응으로 이자로부터 분비되는 호르몬인 인슐린은 이들 영양분의 세포내 섭취, 사용, 및 저장을 촉진시킨다(p. 562 참조). 따라서 영양분 풍부, 사용, 및 저장과 동반된 인슐린 분비의 증가는 궁상핵의 NPY-분비 세포를 적절하게 저해하고, 더 많은 음식물 섭취를 억제한다.

[1] 궁상핵에 있는 뉴런의 두 하부 집단은 NPY/AgRP 집단과 POMC/CART 집단이다. AgRP는 agouti-related protein을 표시한다. NTY와 AgRP 둘 다는 식욕을 촉진한다. CART는 cocaine-and amphetamine-related transcript를 표시한다. 멜라노코르틴류와 CART 둘 다는 식욕을 억제한다. 간단하게 말하면, 우리는 NPY와 멜라노코르틴류의 역할만을 논의하지 궁상핵으로부터 분비되어 비슷한 기능으로 작용하는 것으로 인지된 것은 논의하지 않는다.

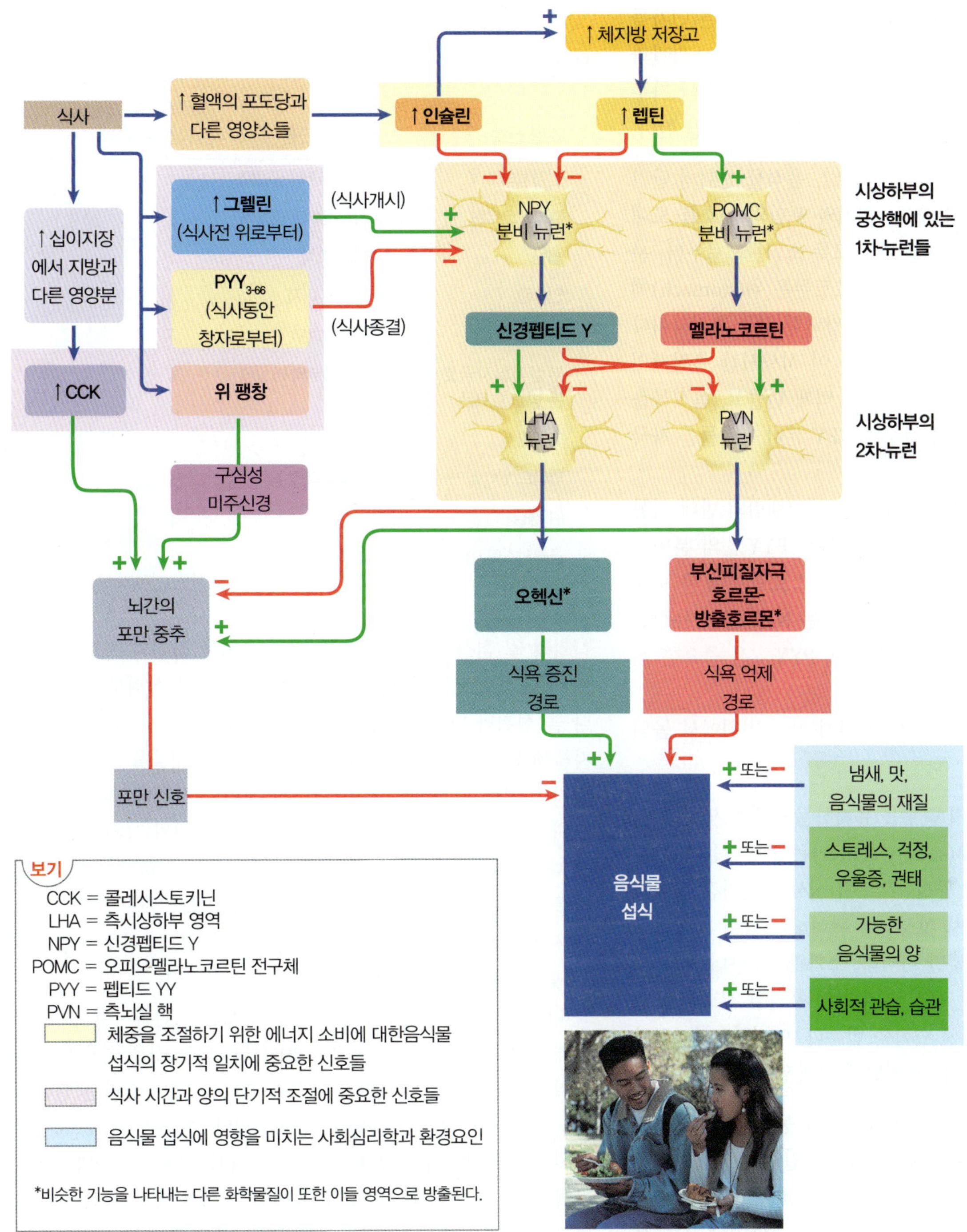

● **그림 16-2 음식물 섭취에 영향을 미치는 요인들.**

궁상핵을 넘어서: 오렉신과 그 밖의 조절인자들 시상하부의 두 영역은 궁상핵의 NPY-분비 뉴런들과 멜라노코르틴-분비 뉴런들이 풍부하게 분포하고 있다. 에너지 균형과 음식물 섭취에 참여하는 이들 2차원적 뉴런들의 영역은 **측시상하부 영역(lateral hypothalamic area, LHA)**과 **측뇌실핵(paraventricular nucleus, PVN)**이다. LHA와 PVN은 궁상핵으로부터 입력에 내한 반응으로 화학전달자들을 분비한다. 이들 전달자들은 식욕을 조절하기 위하여 NPY와 멜라노코르틴 신호로부터 아래 단계에 작용한다. LHA는 음식물 섭취의 강력한 촉진자인 **오렉신(orexin)**을 생산한다(orexis는 "식욕"을 의미함). NPY는 식욕-증강 유도물질인 오렉신의 분비를 촉진하고, 멜라노코르틴류는 그것의 분비를 억제한다. 대조적으로, PVN는 식욕과 음식물 섭취를 감소시키는 화학전달자들, 예를 들면, **부신피질자극호르몬-방출 호르몬(corticotrophin-releasing hormone)**을 방출한다(p. 536 참조). 멜라노코르틴류는 이들 식욕-억제 화학물질들의 분비를 촉진하고, NPY는 그들의 분비를 억제한다.

체중의 장기간 조절에서 중요한 신호들에 더하여, 다른 인자들이 식사의 시간과 양의 조절에서 중요한 역할을 한다. 소화관과 이자로부터의 여러 혈액 내 전달자들이 주어진 날에 얼마나 자주 그리고 얼마나 많이 먹느냐를 조절하는 데에 중요한 역할을 한다.

단기간 섭식 행동: 그렐린과 PYY_{3-36} 분비 음식물 섭취의 단기간 조절에 중요한 두 개의 펩티드는 허기와 포만의 신호를 보내는 그렐린과 펩티드 YY_{3-36}인데, 두 가지 모두 소화관으로부터 분비된다. **그렐린(ghrelin)**이라고 불리는 호르몬은 위(stomach)에서 생성되며, 섭식 상태에 의해 조절되는 강력한 식욕 촉진자이다(*ghrelin*은 "성장"을 의미하는 힌두어임). 이 식사시간 촉진자의 분비는 식사 전에 정점을 이루어 사람을 먹게 만들고, 음식물을 먹으면 낮아진다. 그렐린은 시상하부의 NPY-분비 뉴런들을 자극하여 식욕을 촉진시킨다.

펩티드 YY_{3-36}(peptide YY_{3-36}, PYY_{3-36})은 그렐린의 반대 역할을 하는 물질이다. 소장과 대장에서 생산되는 PYY_{3-36}의 분비는 식사 전에 최저가 되나, 식사 동안에 상승하고 포만 신호를 보낸다. 이 펩티드는 궁상핵에서 식욕을 촉진하는 NPY-분비 뉴런을 저해함으로써 작용한다. 식욕 훼방에 의해, PYY_{3-36}은 중요한 식사시간 종결자로 믿어지고 있다.

뒤에 설명하는 다른 인자들도 역시 허기-기아 범위에서 몸의 신호 전달에 관여한다.

포만중추 시상하부가 에너지 균형을 유지하는 중요한 역할에 더하여, 뇌간에 있는 **포만중추(satiety center)**는 포만감을 느끼는 데 중요한 신호를 수용하여 공정함으로써 식사의 단기간 조절에 관여한다. 포만중추는 에너지 항상성에 관여하는 상위 시상하부 뉴런들로부터 입력을 받을 뿐만 아니라, 소화관으로부터(예를 들면, 위 팽창의 양을 나타내는 구심성 입력)와 포만감 신호를 보내는 모든 곳으로부터의 구심성 입력을 받는다. 이어서 이들 포만 신호들 중 가장 중요한 콜레시스토키닌에 대해 알아본다.

포만 신호로서 콜레시스토키닌 식사의 소화 동안 십이지장 점막으로부터 분비되는 위장관 호르몬 중 하나인 콜레시스토키닌(cholecystokinin, CCK)은 식사의 양을 조절하기 위한 중요한 포만 신호이다. CCK는 소장의 음식물 존재에 대한 반응으로 분비되며, 소화관에서 여러 가지 효과를 통하여 이들 영양분의 소화와 흡수를 촉진시킨다(p. 502 참조). 이 혈액 내 신호는 식사를 마쳤지만 섭식된 음식물이 소화되어 흡수되기 전에 포만 감각에 관여하는 것이 적절하다. 이 혈액 내 신호 분비의 속도는 섭식된 영양분의 양과 상호관계가 있다. 몸의 에너지 저장량이 아직 낮다 하더라도, 저장량을 보충하는 적당한 음식물이 소화관에 있을 때, 우리는 만족을 느낀다. 이것이 섭식된 음식물이 몸의 에너지 요구를 충당하기 위하여 사용가능한 것으로 되기 전에 우리가 먹는 것을 중지하는 이유를 설명한다. ▲ **표 16-2**는 식욕에 대한 불수의적 조절 신호의 효과들을 요약한 것이다.

▲ 표 16-2 식욕에 미치는 불수의적 조절신호들의 영향

조절 신호	신호의 근원	식욕에 대한 신호의 영향
신경펩티드 Y	시상하부의 궁상핵	↑
멜라노코르틴	시상하부의 궁상핵	↓
렙틴	지방 조직	↓
인슐린	내분비 이자	↓
오렉신	측시상하부	↑
부실피질자극호르몬-방출 호르몬	시상하부의 방실핵	↓
그렐린	위	↑
펩티드 YY_{3-66}	소장과 대장	↓
위 팽창	위	↓
콜레시스토키닌	소장	↓

심리적 및 환경적 영향 이제까지는 음식물 섭취의 조절에 대하여, 자율적으로 일어나는 불수의적 신호들만을 살펴보았다. 그러나 물 섭취와 더불어 사람의 식습관도 심리적, 사회적, 환경적 인자들에 의해 영향을 받는다. 종종, 우리가 음식물을 먹을지 또는 먹지 말지를 결정하는 것이 단순히 허기나 포만에 의해서만 결정되지는 않는다. 우리는 자주 습관적으로 먹거나(허기와 포만에 대한 우리의 상태와는 상관없이 계획에 따라 하루에 세 번 식사를 하는) 또는 사회적 이유로 먹는다(음식은 종종 오락, 여가, 및 사업 활동에서 중요한 역할을 함). 좋은 의도의 가족의 압박인 "그릇을 깨끗이 비워라"도 먹는 양에 영향을 미칠 수 있다.

더욱이, 먹는 즐거움의 정도가 섭식 행동을 변화시킬 수 있다. 유쾌한 맛, 냄새 및 질감을 갖는 음식물을 먹는 것은 식욕과 음식 섭취량을 증가시킬 수 있다. 이러한 결과는 매우 맛있는 인간의 음식물을 먹여 본 쥐 실험에서 증명되었다. 쥐들은 70~80%까지 과식하였고 비만이 되었다. 이 쥐들을 다시 단조롭고 영양적으로 균형 잡힌 쥐 먹이를 먹도록 되돌리면, 그들은 맛있는 먹이에 대한 쾌락적 충동에서 다시 정상 생리적 상태로 조절됨으로써, 그들의 비만은 급속히 역전되었다.

스트레스, 근심, 우울, 및 권태 등은 실험동물과 사람 모두에서 에너지 요구와는 관계가 없는 방법으로 섭식 행동을 변화시키는 것을 보여 왔다. 사람은 종종 허기를 만족시키기보다는 심리적 욕구를 만족시키기 위하여 먹는다. 더욱이 음식물의 가능 양과 같은 환경적 영향이 음식 섭취량의 정도를 결정하는 데에 중요한 역할을 한다. 따라서 음식 섭취량이 어떻게 조절되느냐에 대한 어떤 이론적인 설명도 섭식행동을 지배하는 내적 신호들을 강화하거나 또는 억압할 수 있는 이들 수의적 활동들을 고려하여야 한다.

비만은 태우는 것보다 더 많은 칼로리를 먹을 때 일어난다.

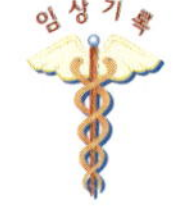

비만(obesity)은 지방조직 저장고의 과도한 지방 함량으로 정의된다. 일반적으로 비만에 대한 임의적인 경계는 평균적 표준에 비교하여 20% 이상의 과체중보다 큰 것으로 간주한다. 미국에서 성인의 2/3 이상이 현재 임상적으로 과체중이고, 1/3이 임상적으로 비만이다. 더 안 좋은 것은 비만의 증가 추세이다. 미국에서 비만 성인의 수는 15년 전보다 현재 75%가 높다. 세계의 여러 나라들이 같은 경향을 따라오고, 세계보건기구(WHO)가 범세계적인 상황을 묘사하기 위하여 세계적인 **비만추세(globesity)**라는 신조어를 만들도록 이끌었다.

비만은 오랜 시간 동안 몸의 에너지 요구를 지지하기 위하여 사용되는 것보다 더 많은 칼로리를 섭식하였을 때에 지방조직에 트리글리세리드로 저장된 과도한 에너지를 보유함으로써 일어난다. 비만의 원인은 매우 많은데, 어떤 것은 애매하다.

비만의 가능한 원인들 비만의 발달에 관여할 수도 있는 요인들에는 다음 것들이 포함될 수 있다.

- **렙틴-신호 경로의 교란.** 비만의 어떤 경우는 렙틴 저항과 연결되어 있다. 어떤 연구자들은 에너지 항상성 유지에 관여하는 시상하부 중추가 비만인 사람들에서 "높은 수준에 맞추어져" 있다고 제안한다. 예를 들면, 풍부한 지방 저장고로부터 나와서 순환하는 렙틴의 높은 수준에 대하여 적절하게 반응하지 않는, 뇌의 불완전한 렙틴수용체에 의해 문제점이 나타난다는 것이다. 따라서 뇌는 높은 기준점이(결론적으로 많은 지방의 저장) 달성될 때가지 식욕을 낮추는 신호로서 렙틴을 감지하지 못 한다. 이것은 과체중인 사람이 평균 수준보다 높은 수준에서 그들의 체중을 유지하려는 경향을 보이는 원인을 설명한다.
- **운동 부족.** 많은 연구들에서 평균적으로 뚱뚱한 사람이 마른 사람보다 많이 먹지 않는다는 것을 보여 왔다. 하나의 가능한 설명은 과체중인 사람이 과식을 하지는 않으나, 운동 부족인 "게으르고 비활동적인 사람(couch potato)" 증후군이다. 전형적으로 육체적 활동의 낮은 수준이 음식 섭취량의 상대적인 감소를 동반하지는 않는다.

이와 같은 이유 때문에, 최신 기술은 현재의 비만 유행에 대하여 부분적으로 비난을 받는다. 우리 조상들은 생활을 꾸려나가기 위하여 육체적 노동을 하여야만 했다. 이와는 다르게, 현재 우리는 많은 근육노동을 대체하는 기계, 최소한의 노동으로 기계를 작동하기 위하여 원격 조정 그리고 장시간 앉아 있도록 조장하는 컴퓨터를 갖고 있다. 우리는 운동에 대하여 의식적인 노력을 반드시 해야만 하겠다.

- **"조바심 인자"의 차이들.** **비운동성 활동 열발생(nonexercise activity thermogenesis, NEAT)** 또는 "조바심 인자"는 사람들 사이에서 지방 저장의 어떤 차이를 설명할 수도 있다. 발가락을 비비거나 혹은 반복적이고, 자발적인 육체적 활동에 몰두해 있는 사람들은 의식적인 노력 없이 하루에 걸쳐 상당히 더 많은 열을 소모한다.
- **음식물로부터 에너지 추출에서의 차이.** 마른 사람과 뚱뚱한 사람이 동일한 칼로리를 소모하는 데도 불구하고, 체중에서 극적인 차이가 날 수 있는 또 다른 이유는 음식물로부터 에너지 추출 효율성의 차이이다. 연구들은 마른 사람이 음식물 에너지의 더 많은 부분을 즉각적인 이용이나 또는 저장을 위한 것보다 열로 전환하기 때문에 음식물로부터 에너지를 덜 추출하는 경향이 있다는 것을 제안한다.
- **유전적인 경향.** 종종, 에너지 균형—음식물 섭취의 지배 혹은 에너지 소비에 미치는 영향—을 위한 조절 경로들에서 차이가 유전적 변이로부터 온다.
- **과식의 결과에 따른 과도한 수의 지방세포들의 발달.** 비만과의 전쟁에서 문제점 중의 하나가 한번 생성된 지방세포들은 식이요법과 체중 손실로도 사라지지 않는다는 것이다. 식이요법자가 지방세포에 저장되어 있던 트리글리세리드 지방의 많은 부분을 잃더라도, 결핍된 세포들은 남아 있다. 그러므로 체중 감소 후에 재결합 체중 회득은 피하기가 힘들고, 식이요법자를 낙담시킨다.
- **갑상선 기능저하증과 같은 특정 내분비계 이상.** 갑상선 기능저하증(hypothyroidism)은 기초대사율을 증가시키는 주요 인자인 갑상선 호르몬의 결핍을 포함하여, 몸은 나태한 상태에서 열을 덜 태운다(p. 548 참조).
- **수면 부족.** 어떤 연구들은 수면시간의 감소가 비만의 최근 증가에 공헌한 인자일 수도 있다고 제안한다. 평균적으로 미국 사람들은 40년보다 밤 동안 1~2시간 덜 잔다. 밤에 전형적으로 6시간 자는 사람은 통상적으로 7~8시간 자는 사람보다 23%가 비만이고, 평균 5시간 자는 사람은 50%가 비만이며, 4시간 자는 사람은 75%가 비만이다. 통상적으로 8시간 자는 사람과 비교하여 덜 자는 사람들에서 렙틴(식사 중단 신호)의 수준은 낮아지고 그렐린(식사 개시 신호)의 수준은 높아진 것으로 나타났다.
- **가능한 바이러스와의 연관성.** 흥미 있는 제안은 감기 바이러스와 과체중이 될 경향이 연관되어 있고, 최근 비만 유행성에 대한 부분적인 이유로 설명될 수도 있다.
- **편리하고 매우 맛있으며, 에너지-함량이 높으면서 비교적 저렴한 음식물의 풍부성.**
- **다른 만족들에게 과식으로 대체하게 하는 감정적 교란.**

비교적 긴 목록임에도 불구하고, 원하는 수준에서 체중을 안정시키려고 지속적으로 노력하는 수많은 사람들에 의한 경험들처럼, 비만의 원인과 조절에 대한 우리의 지식은 아직도 제한적이다. 이것은 미적 관점 이상으로 중요하다. 비만, 특히 남성들에서는 개인을 아프게 하고 여러 가지 질병으로 요절하도록 하는 것이 알려져 있다.

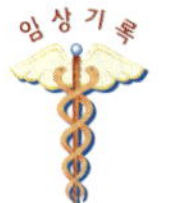

남성형 비만과 여성형 비만 뚱뚱해지는 두 가지 방법이 있는데, 한 방법이 다른 방법보다 더 위험하다. 비만 환자들은 허리둘레와 엉덩이 둘레의 비로 측정한 지방조직의 해부학적 분포를 근거로 하여, 지방조직 분포의 남성 형태인 남성형과 여성 형태의 분포인 여성형의 두 범주로 나눌 수 있

다. **남성형 비만(android obesity)**은 복부지방 분포로 특징지어지나("사과"와 비슷한 모양의 사람), 반면에 **여성형 비만(gynoid obesity)**은 엉덩이와 허벅지에 지방의 분포로 특징지어진다("배(pear)"와 비슷한 모양의 사람). 우리나라의 배가 아니라 서양 배의 형태를 생각하라. 그렇지만, 두 성 모두에서 남성형 혹은 여성형 비만이 나타날 수 있다. 남성형 비만은 인슐린 저항, 2형(성인병) 당뇨병, 고지혈증, 고혈압, 관상동맥 질환, 뇌졸중을 포함한 수많은 이상 증상들과 연관되어 있다. "사과" 형태의 복부지방을 갖는 사람은 더 많은 내장지방을 갖고 있다. 내장지방은 인슐린 저항성을 촉진시키고, 죽상동맥경화증(atherosclerosis)의 근본이 되는 저-준위 염증을 끌어올리는 더 나쁜 아디포카인을 분비하기 때문에(p. 269 참조), 내장지방은 피하지방의 축적보다 더 나쁘다. 여성형 비만은 이들 질병의 높은 위험성과는 관계가 없다.

신경성 식욕부진으로 고통을 받는 사람은 체중 증가에 대한 병리학적 두려움을 갖고 있다.

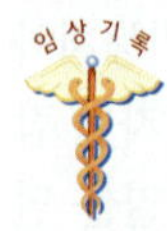

비만의 반대 증상은 일반적으로 영양 결핍이다. 에너지 요구량보다 낮은 음식물 섭취의 감소에 대한 뚜렷한 원인들은 유용한 음식물의 부족, 삼킴이나 혹은 소화의 간섭, 그리고 식욕 장애 등이다.

잘 이해되지 않은 이상(disorder)인 식욕 결핍의 우월적 양상이 **신경성 식욕부진(anorexia nervosa)**이다. 대부분 사춘기 소녀와 젊은 여성들에서 이러한 이상을 가진 환자들은 뚱뚱해지는 것에 대한 병적인 두려움을 갖고 있다. 그들은 실제보다 자기 자신을 더 뚱뚱하게 보는 경향이 있는 왜곡된 신체상을 갖고 있다. 그들은 음식에 대한 혐오를 갖고 있기 때문에, 거의 먹지 않고 결과적으로 상당한 체중 손실을 가지며, 심지어는 굶어 죽을 수도 있다. 조건의 다른 특징들에는 여러 호르몬들의 변형된 분비, 생리의 부재 및 저체온 등이 있다. 이들 증상이 일반적인 영양실조의 결과에 따라 2차적으로 일어나는지 또는 1차적인 시상하부 이상의 한 부분처럼 섭식 교란을 독립적으로 일으키는지는 명확하지 않다. 많은 연구자들은 근본적 문제는 생물학적이기 보다는 심리적인 것으로 생각한다. 어떤 전문가들은 식욕부진 환자들에서 지속적 기아 동안에 분비되는 것으로 생각되어지는 자가-생산의 모르핀-유사 물질인 내재성 아편물질들(p. 156 참조)에 대한 탐닉으로부터 고통을 받을 수도 있다고 생각한다.

16.2 체온 조절

사람들은 일반적으로 자신의 몸보다 차가운 환경에 놓여 있으나, 그들은 체온 유지에 도움을 주는 열을 내부에서 지속적으로 생산한다. 열 생산은 궁극적으로 음식물로부터 유래된 대사 연료들의 산화에 의존한다.

두 방향으로의 체온 변화는 모두 세포 활동들을 변화시킨다. 즉, 온도의 상승은 세포 화학반응 속도를 증가시키고, 반면에 온도의 하강은 이들 화학반응을 느리게 한다. 세포 기능은 내부 온도 변동에 민감하기 때문에, 사람은 안정된 세포대사를 위하여 최적 수준에서 체온을 항상적으로 유지한다. 과열은 냉각보다 더 심각하다. 체온의 온화한 상승에서도 신경의 이상과 비가역적인 단백질 변성이 일어나기 시작한다. 대부분의 사람은 내부 체온이 41°C에 도달하면 경련으로 고통을 받으며, 43.3°C는 생명의 한계치로 고려되고 있다.

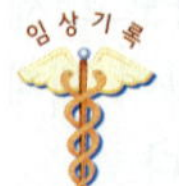

대조적으로 몸 조직의 대부분은 상당한 냉각에 일시적으로 내성을 가질 수 있다. 이런 특징은 심장이 반드시 멈추어야 하는 심장 외과수술 동안에 유용하여서, 이런 외과수술 때에는 환자의 체온을 고의로 낮춘다. (냉각된 조직은 감소된 대사활동 때문에 정상 체온에 있는 조직보다 영양분을 덜 요구한다.) 그러나 심각할 정도로 지속된 체온 저하는 치사 수준으로 대사를 느리게 할 수 있다.

내부 핵심 온도는 항상성으로 37.8°C로 유지된다.

구강에서 측정된 정상적인 체온은 전형적으로 37°C로 생각되어 왔다. 그러나 최근의 연구들에서 정상적인 체온은 개인에 따라 다르고, 하루에 걸쳐서도 다르다는 것을 보이고 있어서, 아침에 35.5°C로부터 저녁에 37.7℃까지의 범위이고, 전체 평균은 36.7°C이다. 이러한 변화는 주로 타고난 생물학적 리듬인 "생물시계"에 기인한다.

더욱이, 체온은 기관들 사이에서도 다르기 때문에, 체온은 하나가 아니다. 체온조절 관점에서 볼 때, 몸은 편리하게 외피에 둘러싸인 심부로 볼 수 있다. 복부와 흉부 기관, 중추신경계, 및 골격근을 구성하는 심부 내의 온도는 일반적으로 매우 일정하다. 이들 내부의 **심부온도(core temperature)**는 항상적 불변성을 유지하기 위하여 정확한 조절의 대상이다. 심부 조직들의 기능은 비교적 일정한 체온인 37.8°C 근처에서 최고로 발휘된다.

피부와 피하지방이 외피를 구성한다. 심부의 일정한 고온과는 대조적으로, 외피 내의 온도는 일반적으로 낮고 상당히 변화될 수 있다. 예를 들면, 피부 온도는 20°C~40°C 사이에서 손상 없이 변동될 수 있다. 뒤에서 보겠지만, 피부의 온도는 심부온도 불변성 유지에 도움을 주기 위한 조절 수단으로서 고의적으로 변화된다.

체온 점검을 위한 장소들 쉽게 접근할 수 있는 몇 부위가 체온 점검을 위하여 사용된다. 구강과 겨드랑이 온도가 편리한 반면, 직장 온도는 평균보다 0.56°C 높다. 또한 고막에 의해 발생되는 열을 조사하는 온도-점검 장치도 가능하며, 이 온도를 구강 등가로 전환한다. 보다 최근의 기구로는 측두 동맥의 온도를 측정하는 측두 스캐너가 있다. 컴퓨터화된 이 기구는 측두 부위의 피부 2 mm 이하 밑에 있는 측두 동맥에 이마 부분으로부터 다른 부위로 기구를 설치한다. 측두 온도는 심장에 존재하는 혈액의 온도와 거의 동일하다. 그러나 이들 측정의 어떤 것도 점검된 부위보다 약간 높은 37.8°C인 내부 심부온도의 정확한 표시는 아니다.

열 입력은 안정된 심부온도를 유지하기 위하여 열 출력과 반드시 균형을 맞추어야 한다.

심부온도는 몸의 총열량을 반영한다. 몸에 대한 열 입력은 일정한 총열량과 그에 따른 안정된 심부온도를 유지하기 위하여 열 출력과 반드시 균형을 이루어야 한다(● 그림 16-3). 열 입력(heat input)은 외부 환경으로부터 열 획득과 내부 열 생산 방법들에 의해 일어나고, 후자가 몸을 위한 가장 중요한 열 원천이다. 몸의 에너지 소모의 대부분은 궁극적으로 열로 나타난다는 것을 기억해 보라. 이 열이 심부온도를 유지하는 데에 중요하다. 일반적으로, 정상적인 체온을 유지하는 데에 필요한 것보다 더 많은 열이 발생되고, 과도한 열은 반드시 제거되어야 한다. 열 출력은 외부 환경에 노출된 체 표면으로부터의 열 손실 방법에 의해 일어난다.

열 입력과 열 출력 사이의 균형은 다음에 의해 자주 교란된다. (1) 체온조절과 관계가 없는 목적을 위한 내부 열 생산의 변화(뚜렷하게 열 생산을 증가시키는 운동에 의한 변화), (2) 몸과 외부 환경 온도 사이에서 일어나는 열 획득 또는 열 손실의 강도에 영향을 미치는 외부 환경 온도의 변화가 그것이다. 대사적인 열 생산의 변화와 환경 온도의 변화에도 불구하고 체온을 좁은 한계 내에서 유지하기 위하여, 보상적인 조정은 열-손실과 열-획득 기작에서 반드시 일어나야 한다. 이제부터 이러한 조정에 대하여 알아본다.

열 교환은 복사, 전도, 대류, 및 증발에 의해 일어난다.

몸과 환경 사이의 모든 열 손실 또는 열 획득은 반드시 체 표면과 주위 환경 사이에서 일어난다. 무생물간에 열전달을 지배하는 자연의 동일한 물리 법칙들이 체 표면과 환경 사이의 열전달을 조절한다. 물체의 온도는 물체 내의 열의 측정치이다. 열은 항상 **열 기울기(thermal gradient)**에 따라서 따듯한 곳으로부터 차가운 곳으로 움직인다. 몸은 열전달의 4가지 기작인 복사, 전도, 대류, 및 증발을 사용한다.

복사 **복사(radiation)**는 따듯한 몸의 체 표면으로부터 공간을 통하여 이동하는 **전자기파[electromagnetic wave** 혹은 **열파(heat wave)]** 형태로의 방사형 열에너지이다(● 그림 16-4a). 복사에너지가 물질과 충돌하고 흡수되면, 파동 운동의 에너지는 물체 내의 열로 전환된다. 사람 몸은 복사에너지를 방사하기도 하고(열 손실의 원천), 흡수하기도 한다(열 획득의 원천). 몸이 복사에너지에 의해 열을 획득할지 또는 손실할지는 피부 표면과 몸의 환경에 있는 다른 물질의 표면 사이의 온도 차이에 의존한다. 복사에 의한 순 열전달은 항상 따듯한 물체로부터 차가운 물체로 일어나기 때문에, 몸은 피부 표면보다 따듯한 태양, 방열기 또는 장작불과 같은 물체로부터의 복사열을 획득한다. 대조적으로, 몸은 피부보다 표면 온도가 차가운 건물 벽, 가구, 혹은 나무와 같은 환경에 있는 물체들에 의해 복사로 열을 잃는다. 평균적으로, 사람은 복사를 통하여 열에너지의 반 가까이를 잃는 셈이다.

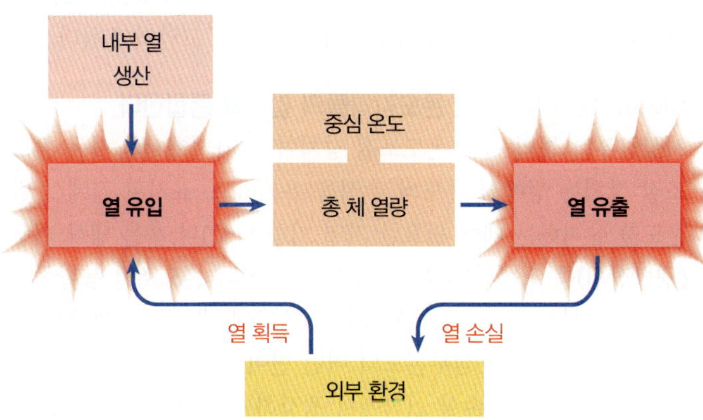

● **그림 16-3 열의 유입과 유출.**

전도 **전도(conduction)**는 서로에 대하여 직접적인 접촉이 있는 두 물체의 온도 차이에 따라 따듯한 것으로부터 차가운 것으로의 열전달이다(● 그림 16-4b). 예를 들어, 당신이 눈덩이를 잡고 있으면, 열이 당신의 손으로부터 눈덩이로 이동하기 때문에 당신의 손은 차가워진다. 역으로, 당신이 몸의 일부분에 가열 패드를 데면, 열이 패드로부터 몸으로 직접 전달됨에 따라 그 부분은 따듯해진다.

비슷하게, 당신은 당신의 몸과 직접적으로 접촉하고 있는 공기층으로부터 전도에 의해 열을 얻기도 하고, 잃기도 한다. 열전달의 방향은 공기가 당신 피부보다 비교적 따듯한지 혹은 차가운지에 달려 있다. 그러나 공기가 좋은 열 전도체가 아니기 때문에, 단지 총 열 교환의 낮은 비율만이 피부와 환경 사이에 전도 단독에 의하여 일어난다. (이와 같은 이유 때 문에, 26.7℃ 수영장 물이 같은 온도의 공기보다 차갑게 느껴진다; 열은 체 표면으로부터 좋은 전도체인 물로 더 빠르게 전도되고, 이어서 빈약한 전도체인 공기로 전도된다.)

대류 **대류(convection)**는 공기(혹은 물)의 흐름에 의한 열에너지의 전달을 의미한다. 몸이 주위의 차가운 공기로 전도에 의해 열을 잃음에 따라, 피부와 직접적으로 접촉한 공기는 데워진다. 따듯한 공기가 차가운 공기보다 가볍기 때문에 데워진 공기는 상승하고, 반면에 보다 차가운 공기는 비운 따듯한 공기를 대체하기 위하여 피부로 들어가는 과정이 반복된다(● 그림 16-4c). 대류 흐름으로 알려진 공기의 이동은 몸으로부터 열을 제거하는 데에 도움을 준다. 대류 흐름이 없으면, 몸을 직접 싸고 있는 공기층의 온도가 피부 온도와 평형이 되어, 더 이상 열은 피부로부터 전도에 의해 분산되지 않는다.

몸으로부터 열 분산의 결합된 전도와 대류 과정은 바람 혹은 선풍기에 의해 일어나는 것과 같은 외부 공기 이동이나 자전거를 타는 동안에 공기를 통과하는 몸의 이동인 체 표면을 가로지르는 공기의 강제된 운동에 의해 강화된다. 강제된 공기 이동은 전도에 의해 데워진 공기를 제거하고 차가운 공기로 보다 빠르게 대체하기 때문에, 더 많은 총열량이 주어진 기간에 몸으로부터 제거될

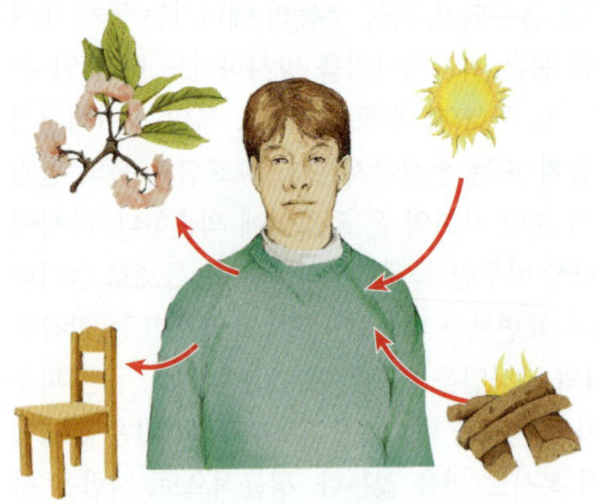

(a) **복사**—고온 물체에서 저온 물체로 공간을 이동하는 전자기파("열 선") 형태의 열에너지 전달.

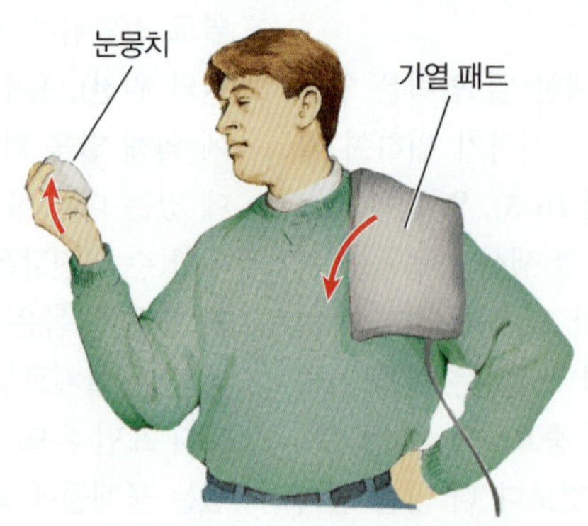

(b) **전도**—집적적인 접촉으로 고온 물체에서 저온 물체로 열에너지 전달. 열은 열에너지 이동을 통하여 분자로부터 이웃 분자로 전달된다.

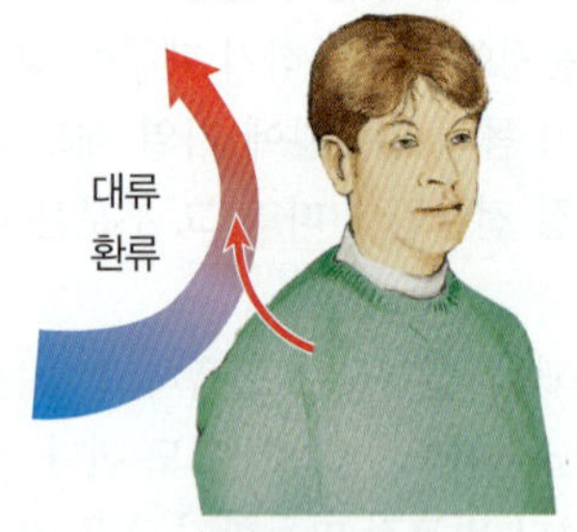

(c) **대류**—공기 환류에 의한 열에너지의 전달. 대류를 통하여 몸에 의해 차가운 공기가 올라가고 더 차가운 공기가 대체된다. 이 과정은 체 표면을 통과하는 공기의 강화된 이동에 의해 증강된다.

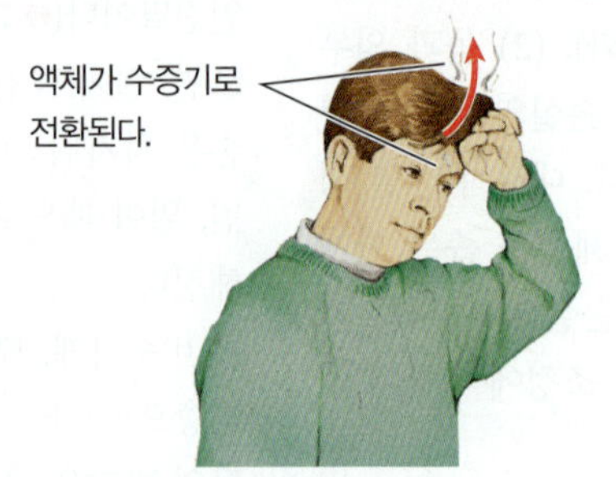

(d) **증발**—땀과 같은 액체가 수증기로 전환. 피부로부터 흡수되는 열이(기화열) 필요한 과정.

● **그림 16-4 열전달의 기작들.** 화살표의 방향은 열전달 방향을 나타낸다.

수 있다. 따라서 더운 여름날의 바람은 우리를 시원하게 하고, 겨울에 바람부는 날에는 같은 온도에서 평온한 날보다 더 춥게 느껴진다. 이런 이유로, 기상 예보자는 **체감 인자**(wind chill factor)의 개념을 개발하여 왔다(얼마나 춥게 느끼느냐).

증발 체 표면으로부터 **증발(evaporation)** 동안, 물을 액체 상태에서 기체 상태로 전환하는 데에 요구되는 열이 피부로부터 흡수되므로 몸은 냉각된다(● **그림 16-4d**). 당신은 증발열 손실로 인해 목욕탕이 젖어 있을 때보다 건조할 때 더 시원하게 느낀다. 증발열 손실은 호흡 기도의 내면과 피부의 표면으로부터 지속적으로 일어난다. 공기가 기관계를 통과하는 동안에 습기를 갖게 됨에 따라 배기된 공기로 열은 지속적으로 잃는다(p. 389 참조). 이와 유사하게, 피부가 완전히 방수된 것은 아니기 때문에 물 분자는 피부를 통하여 지속적으로 확산되고 증발된다(p. 472 참조). 피부로부터 진행 중인 증발은 땀샘과는 관계가 없다. 이들 수동적 증발에 의한 열-손실 과정은 생리적 조절이 필요 없으며, 체열 보존이 중요한 매우 추운 겨울에도 계속해서 일어난다.

발한은 조절된 증발 열-손실 과정이다.

발한(sweating)은 교감신경 조절의 지배하에 있는 능동적인 증발 열-손실 과정이다. 증발 열-손실의 속도는 요구된 것보다 과도한 열을 제거하는 중요한 항상성 기작인 발한의 양을 변화시킴으로써, 고의적으로 조정될 수 있다. 정상적인 온도에서, 하루에 100 ml의 땀이 생성되는데, 이 수치는 더운 날씨 동안에는 1.5 L까지 상승하고 맹렬한 운동 동안에는 4 L까지 급상승한다.

땀(sweat)은 몸 전체에 분산되어 있는 땀샘에 의해 피부의 표면에서 능동적으로 배출되는 묽은 염 용액이다. 땀은 열 손실이 일어나기 위하여 체 표면으로부터 반드시 증발되어야 한다. 땀이 피부 표면으로부터 단순히 떨어지거나 닦여지면, 열 손실은 완성되지 않는다. 땀의 증발량을 결정하는 가장 중요한 요인은 주위 공기의 **상대 습도**(특정 온도에서 공기가 품을 수 있는 최대한의 수증기에 대한 공기에 존재하는 실질적인 수증기의 백분율; 예를 들면, 상대 습도 70%는 공기가 가능한 품을 수 있는 수증기의 70%를 함유하고 있다는 것을 의미함) 이다. 상대 습도가 높을 때, 공기는 이미 수증기로 거의 포화되었고, 이것은 피부로부터 습기를 받아들이는 능력을 제한한다. 따라서 증발 열손실은 무더운 날에 거의 일어날 수 없다. 땀샘은 분비를 계속하나, 땀은 피부에 단순히 남아 있거나 혹은 증발과 냉각 효과의 생산 대신에 떨어진다. 혼합된 열과 높은 습도와 연관된 불쾌지수가 **온도-습도 지표**[temperature-humidity index) 혹은 **열 지표**(heat index)]로 고안되어 왔다.

시상하부는 여러 가지 온도감각들의 입력을 통합한다.

시상하부는 몸의 자동 온도조절 장치이다. 가정에서의 자동 온도 조절 장치는 방에서 온도의 추적을 유지하고, 표지된 점에서 방 온도를 유지하는 데에 필요한 가열 기구(난로)나 혹은 냉각 기구(냉방장치)를 작동하게 한다. 유사하게, 몸의 온도조절 통합중추인 시상하부는 몸의 다양한 부위의 온도에 대한 구심성 정보를 받고, 정상으로부터 심부온도의 어떤 변이도 교정하기 위하여 필요한 열-획득과 열-손실 기작에서 굉장히 복잡하고, 협동적인 조정을 개시한다. 시상하부는 당신 가정의 자동 온도 조절 장치보다 훨씬 더 민감하다.

이것은 0.01℃만큼 작은 혈액 온도의 변화에도 반응할 수 있다.

열-손실 기작과 반대적인 열 생산 사이의 열-보존 기작의 미묘한 균형을 적절하게 조정하기 위하여, **온도수용기(thermoreceptor)**로 불리는 특성화된 온도-민감 수용체에 의해 심부와 피부 온도 둘 다 반드시 지속적으로 시상하부에 통고되어야 한다. 심부온도는 복부 기관과 어디에도 있는 것과 마찬가지로 시상하부 그 자체에 위치해 있는 **중앙 온도수용기**에 의해 검색된다. **말초 온도수용기**는 몸 전체를 통틀어 피부 온도를 검색한다.

온도 조절을 위한 두 개의 중추가 시상하부에 있다. 추위에 의해 활성화되는 **뒤쪽 부위(posterior region)**는 열 생산과 열 보존을 매개하는 반사를 격발한다. 더위에 의해 활성화되는 **앞쪽 부위(anterior region)**는 열 손실을 매개하는 반사를 개시한다. 이어서 시상하부가 온도조절 기능을 수행하는 수단에 대해 알아보자.

떨림은 열 생산 증가의 1차적인 불수의적 수단이다.

몸은 대사활동에 의해 발생된 내부 열 생산과 체온보다 따듯한 외부 환경으로부터 열을 얻을 수 있다. 체온은 일반적으로 환경 온도보다 높기 때문에, 대사열 생산이 체열의 1차적인 원천이다. 휴식중인 사람에서, 대부분의 체열은 진행 중이며 삶의 비용적인 대사활동의 결과로서 주로 흉부와 복부 기관에 의해 생산된다. 이 기본 수준을 넘어서, 골격근 활동의 변화에 의해, 혹은 작은 정도이지만 특정 호르몬의 작용에 의해 대사열 생산율은 다양하게 변화될 수 있다. 따라서 골격근 활동의 변화가 온도 조절을 위해 조절되는 주된 열 획득 방법이다.

골격근에 의한 열 생산의 조정 추위에의 노출에 의해 야기된 심부온도의 하강에 대한 반응으로, 시상하부는 더 많은 열을 생산하는 증가된 골격근 활동의 이점을 택한다. 골격근을 조절하는 운동신경에 종착하는 하강 경로를 통한 작용으로써, 시상하부는 첫째로 골격근 강도를 점진적으로 증가시키고, 곧이어 떨림이 시작된다. **떨림(shivering)**은 초당 10~20회로 빠르게 일어나는 리듬적이고, 진동적인 골격근 수축으로 구성되어 있다. 이 기작은 열 생산 증가에서 효율적이고 효과적이다; 외부적인 일이 전혀 수행되지 않기 때문에, 이들 근육 몸서리 동안에 방출되는 모든 에너지는 열로 전환된다. 몇 초~몇 분 이내에 내부 열 생산은 떨림의 결과로 2~5배 증가할 수도 있다.

자주, 골격근 활동에 대한 이러한 반사적 변화는 앉았다 일어서기나 혹은 박수와 같은 수의적인 열-생산 활동의 증가에 의해 증대될 수 있다. 대뇌변연계의 일부분처럼 시상하부는 유발된 행동 조절에 광범위하게 관여한다(p. 132 참조).

반대 상황 즉, 열 노출에 의해 야기되는 심부온도의 상승에서는, 근육 강도가 반사적으로 감소하고, 수의적 운동이 단축되는 두 기작에 의해 열-생산 골격근 활동을 감소시킨다. 공기가 매우 데워지면, 사람은 종종 "움직이기에 너무 덥다고" 불평한다.

비떨림 열발생 근육 활동의 반사와 수의적 변화가 열 생산율을 증가시키는 주된 수단이라 할지라도, **비떨림[(화학적) 열발생(nonshivering (chemical) thermogenesis]** 또한 체온조절에서 중요한 역할을 한다. 대부분의 실험동물에서, 만성적 추위에의 노출은 열발생 화학반응의 변화 대신에, 근육 수축과는 독립적으로 대사적인 열 발생의 증가를 가져온다. 사람에서 비떨림 열발생은 특히, 신생아는 떨림에 대한 능력이 결핍되어 있기 때문에 신생아에게 매우 중요하다. 비떨림 열발생은 지방대사의 촉진에 의해 열 생산을 증가시키는 호르몬 에피네프린과 갑상선 호르몬 모두에 의해 매개된다. 신생아는 특별히 화학에너지를 열로 전환시킬 수 있는 **갈색 지방(brown fat)**이라 불리는 특별한 형태의 지방조직이 비축되어 있다. 성인에서 비떨림 열발생의 역할에 대한 것은 논란 중에 있다.

다음에는 열 손실의 조정에 대해 알아보기로 한다.

열 손실의 강도는 피부를 통한 혈류량 변화에 의해 조정될 수 있다.

주로 시상하부에 의한 열-손실 기작은 조절될 필요가 있다. 더울 때 우리는 환경으로 열 손실을 증가시키는 것을 필요로 하며; 추울 때는 열 손실을 감소시키는 것을 필요로 한다. 복사와 전도-대류 과정에 의한 환경으로의 열 소실량은 피부와 환경 사이의 온도기울기에 의해 주로 결정된다. 일정한 심부온도를 유지하기 위하여, 보온 능력과 피부의 온도는 피부와 외부 환경 사이의 온도기울기 변이에 대하여 조정될 수 있고, 그에 따라서 열 소실량에 영향을 미친다.

피부의 보온 능력은 통과하는 혈류량을 조절함으로써 변동될 수 있다. 피부에서 혈류는 두 기능을 제공한다. 첫째, 영양적인 혈액을 피부에 공급한다. 둘째, 대부분의 피부 혈액의 흐름은 온도조절기능을 위한 것이고; 정상적인 상온에서 피부 영양 공급을 위한 요구보다 20~30배 많은 혈액이 피부를 통하여 흐른다. 온도조절 과정에서, 피부의 혈류량은 400~2,500 ml/min까지로 굉장히 변화될 수 있다. 더운 심부로부터 피부에 도달하는 혈액이 많을수록, 피부 온도는 심부온도에 가까워진다. 피부의 혈관들은 열이 몸으로부터 복사와 전도-대류 과정에 의해 소실되는 표면으로 열을 운반함으로써 보온제로서 피부의 효과를 감소시킨다. 따라서 피부를 통한 가열된 혈액의 흐름을 증가시키는 피부 소동맥의 혈관 확장은 열 손실을 증가시킨다. 역으로, 피부 혈액 흐름을 감소시키는 피부혈관들의 수축은 따듯한 혈액을 외부 한경으로부터 보온되어 있는 심부에 있게 함으로써 열 손실을 감소시킨다. 이 반응은 다른 방법으로 잃을 수 있는 열을 보존한다.

이들 피부 혈관운동 반응들은 교감신경 출력의 수단에 의한 시상하부에 의해 조화롭게 일어난다. 피부 소동맥에 대한 교감신경 활성의 증가는 추위 노출에 대한 반응으로 열-보존 혈관수축을 일으키고, 반면에 교감신경 활성의 감소는 열 노출에 대한 반응으로 열-손실 혈관확장을 일으킨다.

시상하부는 열-생성과 열-손실 기작을 동시에 조화시킨다.

추위나 더운 환경 둘 다에 대한 노출의 반응으로 열-생산과 열-손실의 조화로운 조정을 함께 다뤄보자(▲**표 16-3**). (극단적인 추위나 혹은 열 노출의 효과에 대한 것은 다음 페이지에 제시한 상자의 "기초의 응용"을 보라.)

추위 노출에 대한 조화된 반응 추위 노출에 대한 반응으로, 시상하부의 뒤쪽 부위는 떨림과 같은 것에 의한 열 생산 증가를 지휘하고, 동시에 피부 혈관수축과 다른 수단에 의해 열 손실(즉, 열 보존)을 지휘한다.

혈관수축을 통하여 피부 온도를 줄일 수 있는 몸의 능력에는 한계가 있기 때문에, 최대한의 혈관수축조차도 외부 온도가 너무 낮게 떨어질 때 과도한 열 손실을 방지하기에는 충분하지 않다. 따라서 더 이상의 열 손실을 줄이기 위해서는 다른 방법이 반드시 마련되어야 한다. 무성한 털이나 혹은 깃털을 갖고 있는 동물에서, 교감신경을 통하여 작용하는 시상하부는 피부 표면으로부터 털이나 깃털을 들어올리기 위해서는 털이나 깃털 축의 기저에 있는 미세 근육의 수축을 일으킨다. 털 세움은 피부 표면과 환경 사이에 빈약한 전열체인 공기의 층을 포획하고, 따라서 심부와 추운 공기 사이에 보온 장벽을 증가시킴으로써 열 손실을 감소시킨다. 추위 노출에 대한 반응으로 사람의 털-자루 근육이 수축한다 할지라도, 대부분 사람 몸의 낮은 털의 밀도와 미세한 피부 구조물 질감 때문에 열-보존 기작이 비효율적이다. 그 대신의 결과가 쓸모없는 **소름**(goose bumps)이다.

추위에 대한 노출의 결과로 최대한 혈관수축이 달성된 후에, 사람에서 더 이상의 열 분산은 열이 도망갈 수 있는 노출된 표면적을 가능한 줄일 수 있는 자세 변화와 같은 행동적 적응들에 의해 방지할 수 있다. 자세 변화에는 활모양으로 구부리거나, 가슴 앞으로 손을 모으거나 또는 공처럼 둥글게 마는 것과 같은 작전 행동 등을 포함한다.

따뜻한 의류의 착복은 많은 열 손실로부터 몸을 보온시켜 준다. 착복은 피부 표면과 환경 사이에 빈약한 전열체인 공기의 층을 포획하고, 그럼으로써 피부로부터 추운 외부 공기로의 전도에 의한 열 손실을 줄이고 대류 흐름을 축소시킨다.

열 노출에 대한 조화된 반응 반대적 상황인 열 노출 하에서, 시상하부의 앞쪽 부위는 골격근 활동을 감소시킴으로써 열 생산을 감소시키고, 피부 혈관확장을 유도함으로써 열 손실의 증가를 촉진시킨다. 최대한의 피부 혈관확장도 과도한 열의 체외 방출에 적절하지 않을 때에는, 발한이 증발을 통한 더 이상의 열 손실을 수행하는 역할을 한다. 공기 온도가 최대한 혈관확장된 피부의 온도를 상회하면, 온도기울기 그 자체가 역전되고 열은 환경으로부터 획득된다. 발한이 이런 조건 하에서 유일한 열 손실의 방법이다.

또한 사람은 열 손실을 더 증강시키기 위하여 선풍기, 몸 적시기, 차가운 음료의 식음, 및 시원한 옷의 착복 등과 같은 수의적인 수단을 사용한다. 대중의 믿음과는 대조적으로, 밝은 색상, 성긴 의류의 착복이 발가벗은 것보다 시원하다. 발가벗은 피부는 충돌하는 모든 복사에너지를 흡수하는 반면, 밝은 색상의 의류는 그 위에 떨어지는 대부분의 복사에너지를 반사한다. 따라서 밝은 색상의 의류가 대류 흐름을 허용하고 증발 열 손실이 일어날 수 있도록 성글고 얇다면, 착복은 어떤 의복도 없는 것보다 실질적으로 더 시원하다.

발열 동안, 시상하부의 자동 온도 조절 장치는 상승된 온도에서 재정립된다.

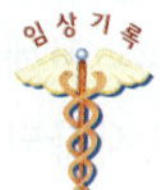

발열(fever)는 감염과 염증의 결과로 인한 체온의 상승을 의미한다. 미생물의 침입에 대한 반응으로, 특정 식균세포(대식세포)가 온도 자동조절 장치 기준점을 상

▲표 16-3 추위나 열의 노출에 대한 반응에서 통합된 적정

추위 노출에 대한 반응 (시상하부 후위에 의해 통합된)		열 노출에 대한 반응 (시상하부 전위에 의해 통합된)	
증가된 열 생산	**감소된 열손실(열 보존)**	**감소된 열 생산**	**증가된 열 손실**
증가된 근육 운동	피부 혈관수축	감소된 근육 운동	피부 혈관확장
떨림	노출된 표면적을 줄이기 위한 자세 교정 결과물 (어깨 움츠림, 등)*	감소된 수의적 운동*	발한
증가된 수의적 운동	따뜻한 복장*		시원한 복장*
비떨림 열발생			

*행동적 적응

기초의 응용 Beyond the Basics

극단적인 추위와 열은 치사적일 수도 있다.

양쪽 방향의 극단적인 온도에 대한 장기간의 노출은 몸의 온도조절 기작에 과중한 부담을 줄 수 있고, 그 결과로 이상증들과 죽음까지도 이끌 수 있다.

추위-관련 이상들

몸은 추위 노출에 의해 동상과 일반화된 저체온의 두 가지 방법으로 해를 입을 수 있다. **동상(frostbite)**은 그 부위의 조직이 손상될 수 있는 점까지 과도하게 냉각되는 것을 포함한다. 노출된 조직이 실질적으로 얼면, 조직 손상은 얼음 결정의 형성이나 액체 물의 결핍에 의한 세포들의 파괴로부터 온다.

체온의 하강인 **저체온(증)(hypothermia)**은 일반화된 몸의 냉각이 정상적인 열-생성과 과도한 열 손실과 일치하는 열-보존 기작을 초과할 때에 일어난다. 저체온이 되면, 모든 대사 과정의 속도가 온도의 감소 때문에 느려진다. 대뇌 기능들이 몸 냉각에 의해 첫 번째로 영향을 받아서, 판단의 상실, 무감각, 방향 상실, 및 피로를 이끌며, 이들 모두가 떨어지는 체온을 역전시키는 수의적 기작을 개시하는 추위 피해자의 능력을 감소시킨다. 체온이 수직 하강을 계속함에 따라, 호흡 중추의 저하가 일어나고, 환기 추진이 감소되어 호흡이 느려지고 약해진다. 심장혈관계의 활동도 역시 점진적으로 감소한다. 심장은 느려지고 심박출량은 감소한다. 심장 리듬은 교란되고, 궁극적으로 심실세동과 사망을 유도한다.

열-관련 이상들

다른 극단에서, 과도한 열에 대한 노출과 연관된 두 가지 이상은 열 피로와 일사병이다. **열 피로(heat exhaustion)**는 허탈 상태이며, 이 상태의 명백한 증상인 기절은 열-손실 기작에 대한 과징의 결과로 야기된 혈압 감소에 의해 일어난다. 과도한 발한은 혈장 부피의 결핍에 의해 심박출량을 감소시키고, 장기간의 피부 혈관확장은 총 말초저항의 하강을 유도한다. 혈압은 심박출량과 총 말초저항의 곱에 의해 결정되기 때문에, 혈압은 더 떨어지고, 뇌로 배달되는 혈액 양이 줄며, 결국 기절하게 된다. 따라서 열 피로는 열-손실 기작의 파괴라기보다는 열-손실 기작의 과로의 결과라 할 수 있다. 열 손실 기작이 매우 활동적이기 때문에, 체온은 열 피로에서 단지 온화하게 상승된다. 열-손실 기작이 운동이나 혹은 뜨거운 환경을 통한 열 획득을 더 이상 대처할 수 없을 때, 활동의 강제된 중지에 의해서 열 피로가 열사병으로의 더 심각한 결과의 초래를 방지하는 데에 도움을 주는 안전판 역할을 한다.

열사병(heat stroke)은 시상하부 온도조절 체계의 완전한 붕괴로부터 일어나는 극단적인 위험한 상황이다. 열 피로 기작에 대한 과징이 지속되면, 열 피로는 열사병으로 진행될 수도 있다. 열사병은 무더운 환경에 대한 장기간의 노출 동안에 과로처럼 일어난다. 온도조절 반응이 일반적으로 느려지고 덜 효과적인 나이든 사람은 장기간의 답답한 혹서 동안에 열사병으로부터 특히 공격받기 쉽다. 신경안정제는 시상하부 온도조절 중추의 신경전달물질 활성을 간섭하기 때문에, 발륨과 같은 신경안정제를 복용하는 사람에게는 너무 위험하다.

열사병의 가장 타격적인 증상이 급격한 체온의 상승 상황**[고체온(증), hyperthermia]**에서 발한과 같은 보상적인 열 손실 수단의 결핍이다. 시상하부 온도조절 중추가 더 이상 기능을 하지 못 하고, 열 손실 기작을 개시할 수 없기 때문에, 뚜렷하게 상승된 체온에도 불구하고, 발한이 일어나지 않는다. 열사병 발달 동안에, 열 손실 기작이 장기간의 과도한 열 획득에 의해 궁극적으로 압도됨에 따라 체온의 급상승이 시작된다. 심부온도가 시상하부 조절 중추가 열에 의해 손상받는 점에 도달하면, 열 손실 기작의 완전한 붕괴 때문에, 체온은 이미 높은데도 급격히 상승한다. 더욱이, 체온이 증가됨에 따라 높은 온도는 모든 화학반응의 속도를 올리기 때문에, 대사율이 상응하여 증가하고, 그 결과 더 많은 열이 생산된다. 이런 양성되먹임 상태에 의해 온도는 악순환이 된다. 체온의 급상승을 중지시키고 역전시키는 처치를 하여도, 사망률은 아직도 높다. 높은 내부 온도에 의해 야기된 비가역적 단백질 변성 때문에, 생존자에서 평생 장애율도 높다.

승시키기 위하여 시상하부 온도조절 중추에 작용하는 **내생적 발열인자(endogenous pyrogen)**로 작용하는 화학물질을 분비한다 (**● 그림 16-5**와 p. 336 참조). 시상하부는 정상적인 체온을 유지하는 대신에 이제 새로운 기준점에서 온도를 유지한다. 예를 들면, 내생적 발열인자는 기준점을 38.9°C로 상승시켰다면, 시상하부는 정상적인 발열 전 온도가 너무 차다고 인지하고, 온도를 38.9℃로 상승시키기 위하여 추위-반응 기작을 개시한다. 특히, 이것은 열 생산을 급격히 증가시키기 위하여 떨림을 개시하고, 열 손실을 급격히 감소시키기 위하여 피부 혈관수축을 촉진시키며, 이 두가지 모두가 온도 상승을 추진한다. 이 사건들은 발열의 개시에서 경험된 갑작스런 오한을 설명한다. 추위를 느끼면, 개인은 체열 보존에 의해 체온을 상승시키는 데에 도움을 주기 위하여, 의도적으로 담요를 더 덮을 수도 있다. 새로운 온도가 달성되면, 체온은 높은 기준점에서 추위와 열에 대하여 정상처럼 조절된다. 따라서 감염에 대한 반응으로 발열 생성은 고의적인 극복이지 체온 조절의 파괴에 의해 야기된 것이 아니다. 발열의 생리적 의미가 아직 명확하지는 않다 하더라도, 많은 의료 전문가들은 체온의 상승이 감염과의 투쟁에서 유익한 역할을 한다고 믿는다. 발열은 염증반응을 증대시키고, 세균 증식을 간섭할 수도 있다.

발열 생산 동안, 내인성 발열인자는 시상하부에 직접적으로 작용하는 국소적 화학매개자인 **프로스타글란딘(prostaglandin)**의 방출을 촉발시킴으로써, 시상하부의 자동 온도조절 장치의 기준점을 상승시킨다. 아스피린은 프로스타글란딘의 합성을 방해함으로써 발열을 둔화시킨다. 아스피린은 비-발열성 사람에서는 체온을 낮출 수 없는데, 그 이유는 프로스타글란딘이 시상하부에 적절한 양이 없는 내인성 발열인자의 부재 때문이다.

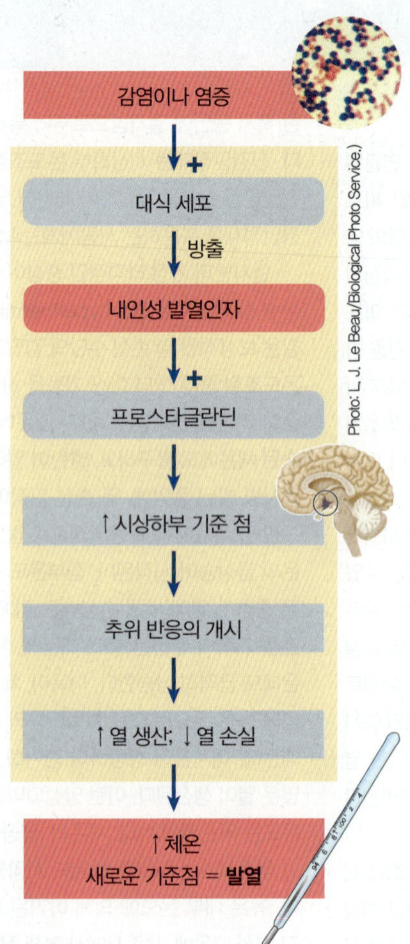

● **그림 16-5 발열**

발열인자 분비의 감소나 혹은 프로스타글란딘 합성의 감소에 의한 결과로 나타나는 것으로 추정될지라도, 자연적인 발열 "각성"의 정확한 분자적 원인들에 대한 것은 아직 잘 모른다. 시상하부 기준점이 정상으로 되돌아가면, 38.9°C(이 예에서)는 너무 높다. 이 경우에 열-반응 기작은 몸을 냉각시키기 위해서 설정된다. 피부 혈관확장이 일어나고, 발한은 시작된다. 개인은 덥다고 느끼고 여분의 덮개를 벗는다. 시상하부에 의한 열-손실 기작의 촉진은 온도를 정상으로 감소시킨다.

제 16장 요약: 항상성 측면

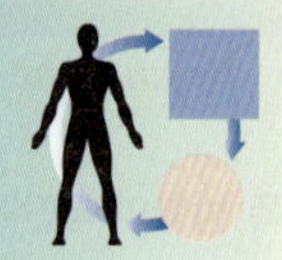

에너지는 창출될 수도 없고 소멸될 수도 없기 때문에, 체중과 체온이 일정하게 남아 있기 위해서는, 몸의 총 에너지 균형과 열에너지 균형의 경우에 입력은 반드시 출력과 동등하여야 한다. 총 에너지 입력이 총 에너지 출력을 초과하면, 여분의 에너지는 몸에 저장되고 체중은 증가한다. 유사하게, 열에너지의 입력이 출력보다 초과하면, 체온은 상승한다. 역으로, 출력이 입력을 초과하면, 체중은 감소하거나 혹은 체온이 떨어진다. 시상하부는 일정한 총 에너지 균형(일정한 체중)과 일정한 열에너지 균형(일정한 체온) 둘 다의 유지를 위한 주된 통합 중추이다.

몸을 구성하는 화학물질들의 구조와 반응성은 온도에 민감하기 때문에, 내부 환경의 항상성 조절 인자의 하나인 체온은 반드시 좁은 범위 내에서 유지되어야만 한다. 제한 범위 바깥으로의 체온 변화에서, 온도가 너무 높게 상승하면 단백질 변성과 개체의 죽음이 결과로 나타나고, 온도가 너무 낮아지면 느려진 대사와 죽음이 결과로 나타난다.

대조적으로 체중은 개인들 사이에서 넓게 변화한다. 총 에너지 입력과 총 에너지 출력 사이의 극단적인 불균형은 단지 삶을 불편하게 한다. 예를 들면, 장기간의 기아 동안에 입력 에너지인 섭식된 음식물이 부족한 상태에서 지방세포 저장량이 결핍되면 몸은 에너지 소비에 대한 요구를 충족하기 위하여 근육 단백질의 분해에 의존한다. 다른 기관들 중에서 심근의 결실의 결과로 최종적으로 일어나는 사망 때까지 진행되는 자가-포식(자기 세포들을 죽이는) 기작 때문에 체중은 감소한다. 다른 극단인 경우, 즉 소모되는 음식물 에너지가 소비되는 에너지보다 굉장히 초과하였을 때, 과잉 에너지 입력은 지방조직으로 저장되고 체중은 증가한다. 결과적으로 총체적인 비만은 또 심장의 실패를 유도할 수 있다. 심장은 과도한 지방조직으로 혈액을 펌프하기 위하여 더 힘들게 일을 할 뿐만 아니라, 비만인 사람은 또한 죽상동맥경화증과 심장마비가 될 경향이 있다(p. 272 참조).

복습 문제 *REVIEW EXERCISES*

객관식

1. 음식물 에너지가 소비되는 에너지보다 더 크면, 과잉의 에너지는 열로 소실된다. (*진실 또는 거짓?*)
2. 영양 분자에 있는 모든 에너지는 생물학적 일을 수행하기 위하여 사용될 수 있다. (*진실 또는 거짓?*)
3. 산소 1 L는 4.8 kcal의 열에너지를 함유하고 있다. (*진실 또는 거짓?*)
4. 36.7°C 이상의 체온은 항상 발열의 표시이다. (*진실 또는 거짓?*)
5. 심부온도는 비교적 일정하나, 피부 온도는 뚜렷하게 변화될 수 있다. (*진실 또는 거짓?*)
6. 몸으로부터 떨어지는 땀은 냉각 효과가 없다. (*진실 또는 거짓?*)
7. 소름의 생성은 체온 조절에서 아무런 가치가 없다. (*진실 또는 거짓?*)

8. 시상하부의 뒤쪽 부위는 떨림과 피부 혈관수축을 촉발시킨다. (*진실 또는 거짓?*)

9. 시상하부의 ___________는 두 종류의 뉴런 집단을 함유하고 있다. 하나는 식욕-증진 신경펩티드 Y를 분비하고, 다른 하나는 식욕-억제 멜라노코르틴류를 분비한다.

10. 불수의적으로 열 생산을 증가시키는 1차적인 수단은 ___________이다.

11. 근육 수축과 독립적인 열 생산의 증가는 ___________(으)로 알려져 있다.

12. 환경 온도가 심부온도를 초과할 때, 열 손실의 단 하나의 수단 ___________이다.

13. 몸과 외부 환경 사이의 열 교환에 대한 다음의 설명 중 틀린 것은?
    a. 열 획득은 1차적으로 내부 열 생산의 수단에 의한 것이다.
    b. 복사는 열 획득 수단으로 사용되나 열 손실의 수단으로는 사용되지 않는다.
    c. 열에너지는 항상 따뜻한 물체로부터 차가운 물체로 온도기울기에 따라 이동한다.
    d. 피부와 외부 공기 사이의 온도기울기는 조절을 필요로 한다.
    e. 체열은 단지 전도만으로는 손실이 일어나지 않는다.

14. 발열 발생에 대한 다음의 설명 중에서 틀린 것은?
    a. 내재성 발열인자는 미생물 침입에 대한 반응으로 대식세포에 의해 방출된다.
    b. 시상하부 기준점이 상승된다.
    c. 시상하부는 체온을 증가시키는 추위-반응 기작을 개시한다.
    d. 프로스타글란딘은 효과를 매개한다.
    e. 시상하부는 발열 동안에 체온 조절에서 효과적이지 않다.

15. 열전달 기작을 묘사한 것을 옆의 기호에서 고르라.
    1. 차가운 철제 의자 (a) 복사
    2. 해변에서 일광욕 (b) 전도
    3. 온화한 산들바람 속 (c) 대류
    4. 벽난로 앞에 앉음 (d) 증발
    5. 발한
    6. 창문을 열고 차를 타고 있음
    7. 전기담요 밑에 누워 있음
    8. 한증탕에 있음
    9. 부채를 부침
    10. 냉수에 잠김

주관식

1. 외부 일과 내부 일을 구별하여 설명하라.
2. *대사율*과 *기초대사율*을 정의하라. 간접적으로 대사율을 측정하는 과정을 설명하라.
3. 에너지 균형의 세 상태를 기술하라.
4. 무슨 방법에 의해 에너지 균형이 1차적으로 유지되는가?
5. 몸에 대한 열 입력과 출력의 원천을 열거해 보라.
6. 에너지 균형의 장기간 조절과 식사 시간과 양의 단기간 조절에서 다음 것의 역할과 원천을 묘사하라: 신경펩티드 Y, 멜라노코르틴, 렙틴, 인슐린, 오렉신, 부신피질자극호르몬-방출 호르몬, 그렐린, 펩티드 $YY_{3\text{-}36}$.
7. 추위에 대한 노출의 결과로 심부온도에 하강에 대한 반응으로 일어나는 보상적 수단과 열 노출에 대한 결과로 심부온도 상승에 대한 반응으로 일어나는 보상적 수단을 설명하라.

심화학습 문제 *POINTS TO PONDER*

1. CCK를 선택적으로 저해하는 약물이 실험동물에서 어떻게 섭식 행동을 증가시키는지를 설명하라.
2. 체중 감소를 위한 안전하고, 민감하며, 싼 계획의 고안을 물은 친구에게 당신은 어떠한 충고를 하겠는가?
3. 무더운 날에 심한 운동을 하는 것이 왜 위험한가?
4. 뜨거운 욕조에 있는 사람에게서 열 손실에 위한 길을 기술해 보라.
5. 체온 조절의 관점에서 당신과 동네 연못에 있는 물고기 사이의 차이를 고려해 보라. 사람은 *온도조절자*(thermoregulator)이고; 사람은 몸이 다양한 환경 온도에 노출되었음에도 불구하고 뚜렷하게 일정하고, 비교적 높은 심부온도를 유지한다. 온도 항상성을 유지하기 위하여, 사람은 생리적으로 열 생산, 보존, 및 손실을 조정하기 위하여 체내에서 기작들 조정한다. 대조적으로 물고기는 *온도순응자*(thermoconformer)이고; 그들의 체온은 그들 주위의 온도와 동일하다. 물고기가 열을 생산한다 할지라도, 그들은 생리적으로 내부 열 발생을 조절할 수 없거나, 그들 주위의 온도가 상승하거나 혹은 하강할 때, 일정한 체온을 유지하기 위하여 환경과의 열 교환을 조절할 수 없다. 이것을 알았으면, 당신은 물고기가 전신 감염되었을 때 물고기가 발열을 생산하는 것에 대한 당신의 생각은? 원인은 또는 아닌 원인은?

임상관련 문제 *CLINICAL CONSIDERATION*

미카엘(Michael F)은 스케이트를 타다 얼음물에 빠져 익사 수준의 상태로 15분만에 구조되었다. 현재 미카엘은 병원에서 대기 상태이고 회복 중이다. 사망에 이어 일어나는 비-가역적 뇌 손상은 뇌가 4분이나 5분 이상 산소가 결핍되면 일어나는데, 15분 동안 호흡 없이 잠수로부터 그의 기적적인 생존을 당신은 어떻게 설명하겠는가?

제16장 요점 정리

16.1 에너지 균형

■ 에너지는 창출될 수도 없고 소멸되지도 않기 때문에, 음식물 에너지 형태로의 몸에 대한 **에너지 입력(energy-input)**은 반드시 **에너지 출력(energy-output)**과 같아야 한다. 에너지 출력 혹은 소비는 (1) 외부 물체를 옮기기 위하여 혹은 외부 환경에서 몸을 이동하기 위하여 골격근에 의해 수행되는 외부 일, (2) 외부 일을 수행하지 않는, 능동 수송, 평활근과 심근 수축, 샘 분비, 및 단백질 합성을 포함한 모든 에너지-의존성 활동으로 구성된 내부 일이다(그림 *16-1* 참조).

■ 음식물의 **화학에너지**의 단지 25%만이 생물학적 일을 하는데 사용된다. 나머지는 즉시 **열**로 전환된다. 더욱, 내부 일을 수행하기 위하여 소모된 모든 에너지는 궁극적으로 열로 전환되고, 그리고 골격근 일에 의해 소모된 에너지의 75%가 열로 소실된다. 그러므로 음식물에 있는 대부분의 에너지는 궁극적으로는 체열로 나타난다.

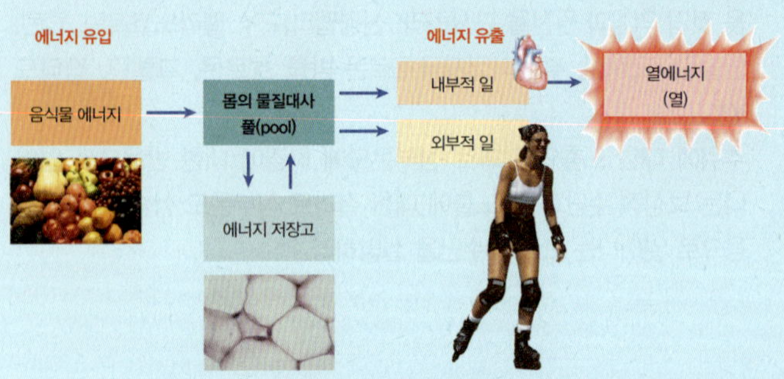

■ **대사율(metabolic rate**; 단위 시간당 에너지 소비)은 시간당 생산되는 열의 킬로칼로리(kcal)로 측정된다.

■ **기초대사율(BMR)**은 내부 에너지 소모의 몸의 최소한 일 속도의 측정치이다.

■ 중립적인 **에너지 균형**을 위하여, 섭취된 음식물의 에너지는 외부 일을 수행하는 데에 소모된 에너지와 열로 전환된 에너지와의 합과 반드시 같아야 한다. 소비된 에너지보다 더 많은 에너지가 섭취되면, 과잉 에너지는 1차적으로 지방조직으로 몸에 저장되고, 체중은 증가한다. 대조적으로, 음식물에 있는 가능한 에너지보다 더 많은 에너지를 소비하면, 몸 에너지 저장고가 에너지 소비를 지지하고, 체중은 감소한다.

■ 일반적으로, 음식 섭취는 장기간 에너지 소비와 일치하기 위하여 조정되기 때문에, 정상인에서 체중은 장기간에 걸쳐 일정한 상태로 있다. 음식물 섭취는 **허기**와 **포만**이 중요한 인자인 복잡한 조절 기작으로 **시상하부(hypothalamus)**에 의해 1차적으로 조절된다. 섭식 혹은 식욕 신호는 허기의 감각을 상승시키고 먹는 것을 촉진시키고, 반면에 포만 신호는 충만의 감각을 유도하고 먹는 것을 억제한다(표 *16-2* 참조).

■ 시상하부의 **궁상핵(arcuate nucleus)**은 식욕 조절 뉴런들의 두 집단을 통하여 에너지 항상성에 중요한 역할을 한다. 한 종류의 뉴런은 식욕과 음식물 섭취를 증가시키는 **신경펩티드 Y(NPY)**를 분비하고, 다른 한 종류는 식욕과 음식물 섭취를 억제하는 **멜라노코르틴류(melanocortins)**를 분비한다(그림 *16-2* 참조).

■ 지방 저장고에 있는 **지방세포들**은 호르몬인 **렙틴(leptin)**을 분비한다. 렙틴은 NPY-분비 뉴런들의 억제와 멜라노코르틴-분비 뉴런들의 촉진을 통해 식욕을 둔화시키고, 음식물 소모를 감소시킨다. 이들 기작은 에너지 섭취와 에너지 출력의 장기간 일치에 중요하고, 체중은 일정하게 유지된다(그림 *16-2* 참조).

■ 또한, 혈액의 증가된 포도당과 다른 영양분에 대한 반응으로 내분비 이자에 의해 방출되는 **인슐린(insulin)**은 NPY-분비 뉴런들을 억제하고, 에너지 균형과 체중의 장기간 조절에 공헌한다.

■ NPY와 멜라노코르틴은 측 **시상하부영역(LHA)**과 **측뇌실핵(PVN)**으로부터의 화학전달자들의 분비를 변화시키기 위하여 이들 부위에 작용함으로써 그들의 효과를 초래한다. LHA는 음식물 섭취의 강력한 자극제인 식욕유도물질을 분비하고, 반면에 PVN은 음식물 섭취를 감소시키는 **부신피질자극호르몬-방출 호르몬(CRP)**와 같은 신경펩티드를 분비한다(그림 *16-2* 참조).

■ 식사 시간과 양을 단기간 조절은 소화관에서 분비되는 두 가지 펩티드의 작용에 의해 기본적으로 매개된다. (1) 식사시간 개시자인 **그렐린(ghrelin)**은 식사 전에 위에서 분비되며 허기 신호를

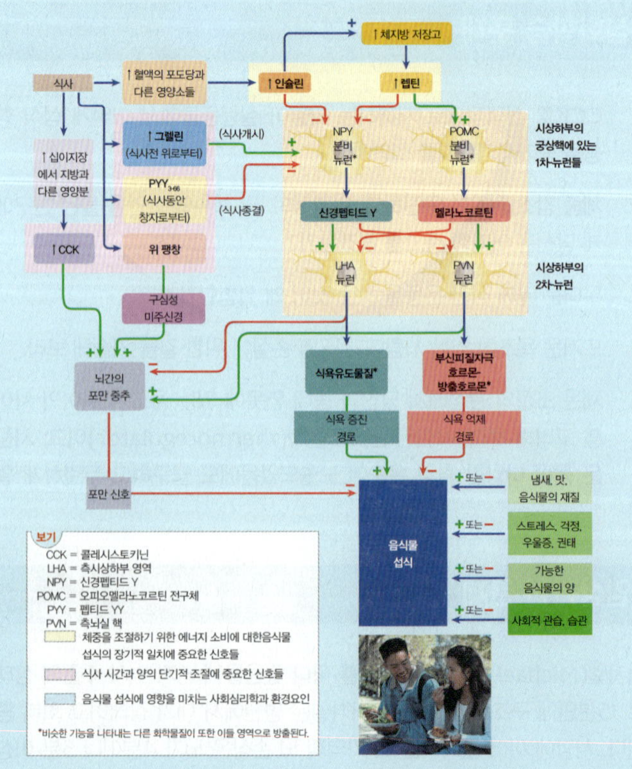

보낸다. 이것의 분비는 음식을 먹으면 낮아진다. 그렐린은 식욕을 촉진하고 NPY-분비 뉴런들을 자극함으로써 섭식 행동을 촉진한다. (2) 식사-중지 신호물질인 **펩티드 YY_{3-36}**은 식사 동안에 소장과 대장에서 분비되고 포만 신호를 보낸다. 이것의 분비는 식사 전에 가장 낮다. 펩티드 YY_{3-36}은 NPY-분비 뉴런들을 억제한다.

- 뇌간에 있는 **포만 중추(satiety center)**도 식사의 단기간 조절에 중요한 역할을 한다. 포만 중추는 소화관과 모든 곳으로부터의 입력뿐만 아니라 에너지 균형과 음식물 섭취에 관여하는 고위의 시상하부 영역으로부터 입력을 받는다. 더 이상의 음식물 섭취를 억제하기 위하여 포만 중추를 통하여 작용하는 포만 신호는 소화관 내강의 영양분 존재, 특히 지방에 대한 반응으로 십이장으로부터 분비되는 호르몬인 **콜레시스토키닌(CCK)**의 증가와 위의 팽창이다(그림 *16-2* 참조).
- 심리적 요인과 환경적 요인도 섭식 행동을 지배하는 내부 신호를 넘어 음식물 섭취에 영향을 미친다(그림 *16-2* 참조).

16.2 체온 조절

- 몸은 변화될 수 있는 보온 능력을 가진 껍질(피부)로 싸여 있는 열-생산 심부(내부 기관, 중추신경계 및 골격근)로 생각될 수 있다.
- 피부(skin)는 환경 온도와 껍질의 순간적인 보온에 의존적인 열전달의 양과 방향을 가지고 외부 환경과 **열에너지**를 교환한다. 열 교환의 물리적 수단 네 가지는 (1) **복사**(전자기파를 통한 열에너지의 순 이동), (2) **전도**(직접적인 접촉에 의한 열에너지 전달), (3) **대류**(공기 흐름을 이용한 열에너지의 전달), 및 (4) **증발**(액체 물의 수증기로의 전환에 필요한 열에 의한 몸으로부터 열에너지의 추출)이다. 열에너지는 따듯한 물체로부터 차가운 물체로 이동하기 때문에, 복사, 전도, 및 대류는 열 손실이나 열 획득의 통로가 될 수 있다. 이것은 주의의 물체가 체 표면에 비교하여 차가우냐와 혹은 따듯하냐에 의존적이다. 정상적으로, 그들은 발한으로부터의 증발과 더불어 열 손실에 대한 길이다(그림 *16-4* 참조).

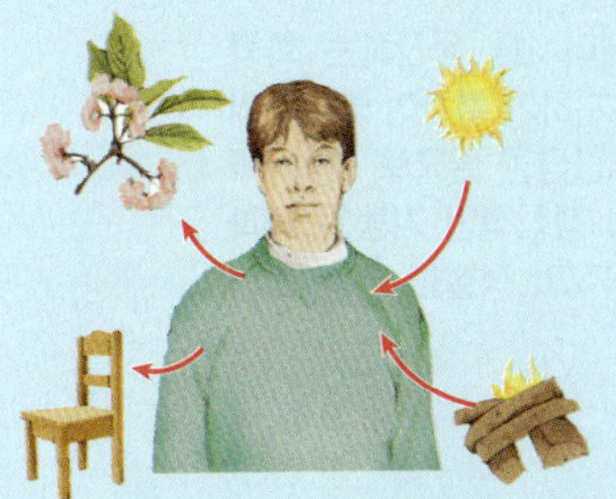

(a) 복사—고온 물체에서 저온 물체로 공간을 이동하는 전자기파("열 선") 형태의 열에너지 전달.

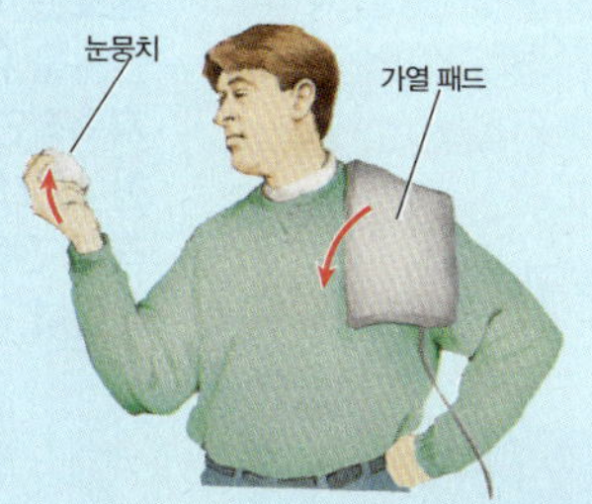

(b) 전도—집적적인 접촉으로 고온 물체에서 저온 물체로 열에너지 전달. 열은 열에너지 이동을 통하여 분자로부터 이웃 분자로 전달된다.

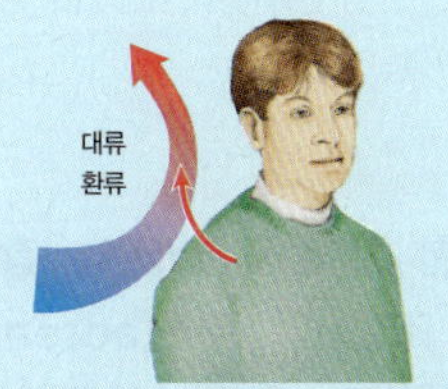

(c) 대류—공기 환류에 의한 열에너지의 전달. 대류를 통하여 몸에 의해 차가운 공기가 올라가고 더 차가운 공기가 대체된다. 이 과정은 체 표면을 통과하는 공기의 강화된 이동에 의해 증강된다.

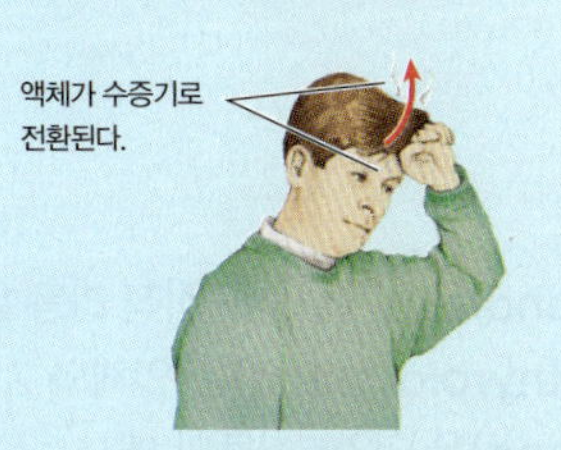

(d) 증발—땀과 같은 액체가 수증기로 전환, 피부로부터 흡수되는 열이(기화열) 필요한 과정.

- 심각한 **세포 이상**을 방지하기 위하여, 환경 온도의 변화와 내부 열 생산의 변동에도 불구하고, 심부는 열 획득과 열 손실의 지속적인 균형에 의해 37.8℃에서 (평균 구강 온도 36.7℃와 등가) 반드시 일정하게 유지되어야 한다(그림 *16-3* 참조).
- 이런 **온도조절 균형**은 시상하부에 의해 조절된다. 피부 온도는 말초 온도수용기에 의해, 심부온도는 복부 기관과 다른 곳에 있는 것뿐만 아니라 시상하부 자체에 위치한 중앙 온도수용기에 의해 시상하부에 통고된다.
- 열 획득의 1차적인 수단은 대부분 골격근 수축인 대사활동에 의한 열 생산이다.
- **열 손실**은 발한에 의해 그리고 피부와 주위 환경과 사이의 온도 기울기를 가능한 최대로 조절함으로써 조정된다. 후자는 피부 소동맥의 직경을 조절함으로써 수행된다. (1) 피부 혈관수축은 피부를 통하는 따듯한 혈액의 흐름을 감소시켜, 피부 온도가 떨어진다. 심부와 환경 사이의 차가운 피부 층은 따듯한 심부와 외부 공기 사이의 보온 장벽을 증가시킨다. (2) 피부 혈관확장은 피부를 통하여 따듯한 혈액을 더 많이 가져와서, 피부 온도가 심부온도에 근접하게 되고, 피부의 보온 능력을 감소시킨다.
- 차가운 환경에 노출되면, 피부-공기 온도기울기가 정상보다 크기 때문에, 심부온도는 열 손실이 증가함에 따라 낮아지기 시작한다. 뒤쪽 시상하부는 피부 혈관 수축을 유도함으로써 열 손실을 감소시키기 위하여 반응하고, 동시에 열-발생 떨림을 통하여 열 생산을 증가시킨다(표 *16-3* 참조).
- 역으로, 심부온도의 증가에 대한 반응으로(운동이 동반된 과도한 내부 열 생산으로부터와 혹은 뜨거운 환경에 대한 노출에서 과도한 열 획득으로부터 결과지어진), 앞쪽 시상하부는 피부 혈관 확장과 발한과 같은 열-손실 기작을 격발하고, 동시에 근육 강도의 둔화와 같은 것에 의해 열 생산을 감소시킨다.
- 추위와 열 반응 둘 다에서, 수의적 행동은 온도 항상성 유지에 도움을 준다.
- 감염의 반응으로 대식세포로부터 분비된 내생적 **발열인자(pyrogen)**가 시상하부 기준점을 상승시키면, **발열(fever)**이 일어난다. 새로운 기준점으로 심부온도를 상승시키기 위하여 시상하부가 추위-반응 기작을 개시함에 따라, 상승된 심부온도가 발달된다(그림 *16-5* 참조).

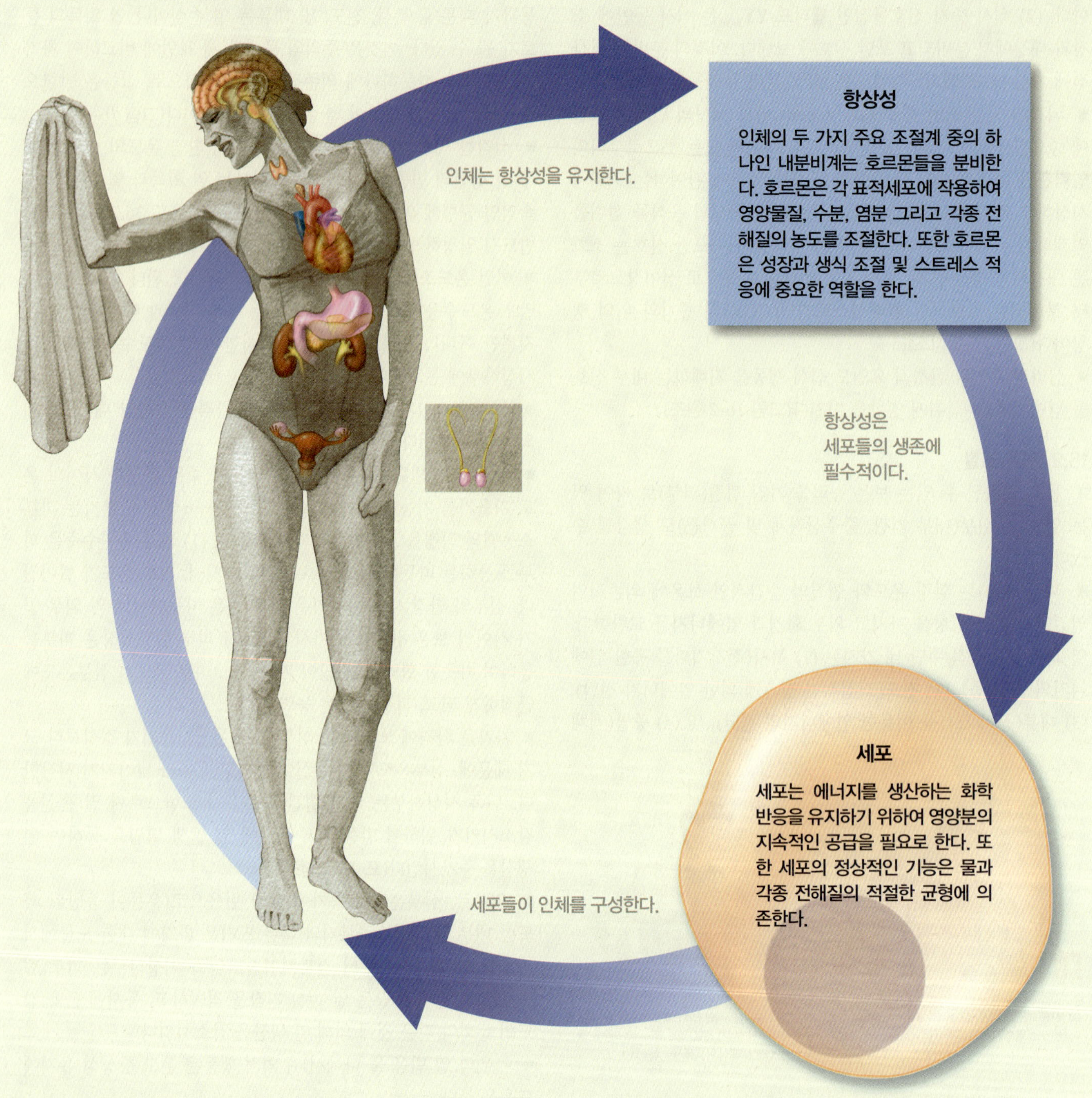

내분비계(endocrine system)는 그들이 분비하는 혈액성 **호르몬**(hormones)을 통해 일반적으로 속도가 아니라 지속 기간을 요하는 활동을 조절한다. 호르몬의 조절을 받는 대부분의 세포 활성은 항상성을 유지하는 방향으로 조절된다. **시상하부**(hypothalamus)와 **뇌하수체 후엽**(posterior pituitary gland)은 하나의 단위체로서 작요하여 수분 균형의 유지와 출산 및 수유에 필수적인 호르몬을 분비한다. **뇌하수체 전엽**(anterior pituitary gland)은 성장 촉진과 여러 다른 내분비선의 호르몬 분비를 조절하는 호르몬을 분비한다. **송과선**(pineal gland)은 인체의 생물학적 리듬 유지에 중요한 호르몬을 분비한다. **갑상선**(thyroid gland)은 인체의 기초대사율을 조절한다. **부신**(adrenal gland)은 영양분자들의 대사, 스트레스에 대한 적응 및 염분의 균형 등에 관여하는 중요한 호르몬을 분비한다. **내분비성 이자**(endocrine pancreas)는 영양분자들의 대사와 관련된 중요한 호르몬을 분비한다. **부갑상선**(parathroid glands)은 칼슘 대사와 관련된 중요한 호르몬은 분비한다.

제 17 장

내분비계

The Endocrine System

제 *17*장 요약 차례

17.1 내분비학의 일반적인 원리

내분비계(endocrine system)는 인체 전반에 산재되어 있는, 관이 없는 내분비선(endocrine glands)으로 이루어져 있다(● **그림 17-1**). 대부분의 내분비선들은 해부학적으로는 연결되어 있지 않지만, 기능적 측면에서는 하나의 체계를 구성하고 있다. 내분비선은 혈액으로 호르몬을 분비함으로써 기능을 수행하고, 다양한 내분비선들 사이에서는 기능적인 상호작용이 일어난다. 한번 분비된 호르몬은 혈액을 통해 표적세포까지 이동하고, 거기에서 특정 기능을 조절하거나 지시한다. **내분비학(Endocrinology)**은 호르몬이 수행하는 항상성의 화학적 조절과 그 밖의 다른 활성들을 연구하는 학문이다. 비록 혈액이 호르몬을 몸 전체로 분배하지만, 오직 특정 호르몬에 대한 수용체를 가지고 있는 특이적인 **표적세포(target cell)**들만이 각각의 호르몬에 반응한다(p. 107 참조).

특정 표적세포의 수용체에 호르몬이 결합함으로써 표적세포 내에서 호르몬의 최종 효과를 일으키기 위한 연쇄 반응이 시작된다. 호르몬이 일으키는 궁극적인 생리 효과는 그 호르몬이 친수성(펩티드 호르몬과 카테콜아민)인지 혹은 소수성(스테로이드 호르몬과 갑상선호르몬)인지에 따라 결정된다는 것을 기억하기 바란다. 호르몬의 화학적 분류에서 가장 많은 펩티드 호르몬들은 다양한 길이의 아미노산 사슬이다. 부신수질에서 생산되는 카테콜아민은 티로신 아미노산 잔기로부터 유래된다. 부신피질과 생식 내분비선에서 생산되는 스테로이드 호르몬들은 콜레스테롤에서 유래하는 중성지방이다. 갑상선에서 생산되는 갑상선호르몬은 요오드화된 티로신 유도체이다. 세포 표면의 수용체(receptor)에 결합하는 친수성 호르몬들은 2차 전달자를 통하여 효소와 같은 세포 내 이미 존재하고 있던 단백질의 활성을 변화시키는 작용을 한다. 이와는 대조적으로 지용성 스테로이드 호르몬과 갑상선호르몬은 세포 내에 존재하는 수용체에 결합함으로써 유전자를 활성화시킨다. 그렇게 함으로써 표적세포에서 특정 반응을 수행하는 새로운 단백질의 합성을 유도한다. 친수성 호르몬들은 주로 혈장에 용해되어 혈액을 따라 순환하는데 비해, 지용성 호르몬은 주로 혈장단백질에 결합하여 이동된다.

호르몬은 인체 전반에 걸쳐서 다양한 조절 효과를 나타낸다.

내분비계는 인체의 대표적인 두 가지 조절계 중의 하나이다. 다른 하나는 이미 잘 알려져 있는 신경계이다. 내분비계와 신경계는 서로 다른 작용을 조절하기 위해 특화되어 있다는 것을 기억하기 바란다. 일반적으로, 신경계는 빠르고 정확한 반응을 조절하는데, 특히 외부 환경과 인체의 상호작용을 매개하는데 중요하다. 반면에, 내분비계는 주로 속도보다는 지속성을 요구하는 활성을 조절한다.

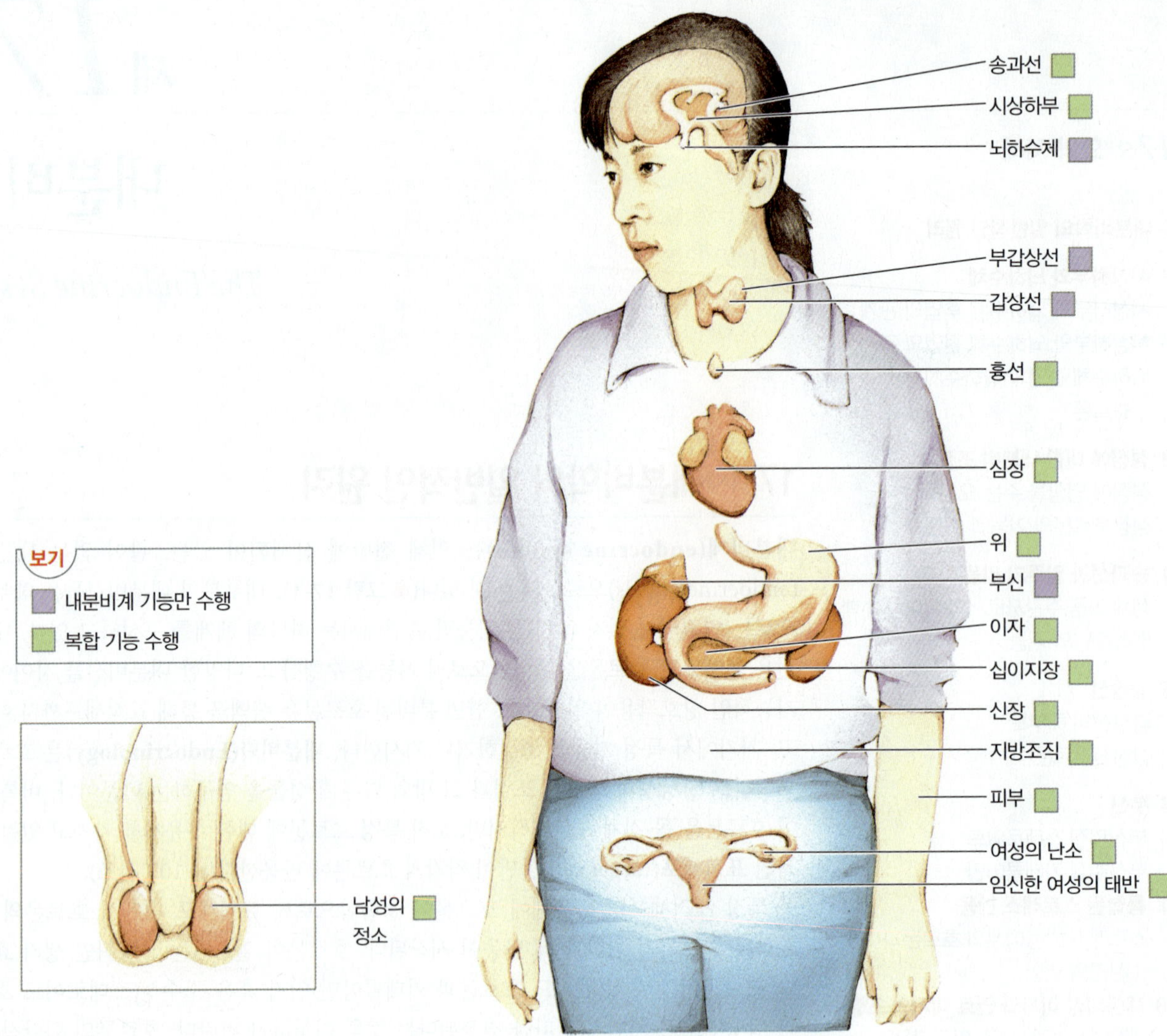

● **그림 17-1 내분비계.**

내분비계의 전반적 기능 내분비계는 몸 전체에 걸쳐 다음과 같은 광범위한 조절 효과를 나타낸다:

1. 일정한 체내 환경을 유지하는데 중요한 영양분의 물질대사 및 수분과 전해질의 평형 조절
2. 스트레스 상황에 대처할 수 있게 하는 신체의 변화
3. 순차적인 성장과 발생의 촉진
4. 생식 조절
5. 적혈구 생산의 조절
6. 자율신경계와 더불어 순환계와 소화계의 조절 및 통합 활동

자극호르몬 일부 호르몬들은 다른 호르몬의 생산과 분비를 조절한다. 다른 내분비선에서의 호르몬 분비를 조절하는 것이 주요 기능인 호르몬을 **자극호르몬(tropic hormone)**이라고 한다. 자극호르몬은 내분비 표적 조직을 자극하고 유지하는 기능을 한다. 예를 들어, 뇌하수체 전엽에서 분비되는 자극호르몬인 갑상선자극호르몬(TSH)은 갑상선으로부터 갑상선호르몬의 분비를 유도하고, 그 구조를 유지하게 해준다. TSH가 결핍되면, 갑상선이 위축되고 매우 적은 양의 호르몬을 생산하게 된다.

복합 기능 내분비선 내분비계의 일부 내분비선은 내분비 기능만을 수행하는데 비해(예를 들어, 뇌하수체 전엽은 호르몬 분비만 하도록 특성화되어 있음), 다른 내분비 기관은 호르몬 분비뿐만 아니라 비-내분비성 기능을 수행한다. 예를 들어, 정소는 정자를 생산하면서 또한 남성호르몬인 테스토스테론을 분비한다.

호르몬의 효과적인 혈장 농도는 분비속도의 변화에 의해 정상적으로 조절된다.

대부분 호르몬의 주요 기능은 다양한 항상성 활동을 조절하는 것이다. 호르몬의 효과는 혈장 내의 호르몬 농도에 비례하기 때문에, 호르몬의 농도는 항상성 유지의 필요에 따라 조절된다. 일반적으로, 혈장 내 호르몬의 농도는 분비속도의 적절한 조정에 의해 조절된다. 내분비선은 일정한 속도로 호르몬을 분비하지 않는다. 모든 호르몬들의 분비속도는 다양하게 조절되고, 종종 여러 복잡한 기작들의 조합에 의해 조절된다. 더욱이, 호르몬 반응의 정도는 호르몬에 대한 표적세포의 수용체의 존재와 민감도에 의존한다. 호르몬에 대한 표적세포의 반응을 알아보기 전에 먼저 혈장 내의 호르몬 농도에 영향을 미치는 요인들에 대해서 알아보겠다. 각 호르몬에 대한 조절 체계는 후반부에서 자세하게 다뤄진다. 지금부터, 많은 호르몬들에서 공통적인 분비 조절 기작인 음성되먹임 조절, 신경분비 반사, 그리고 일주기 리듬 등에 대해서 알아보자.

음성되먹임 조절 **음성되먹임(negative feedback)**은 호르몬 조절계에서 가장 두드러지는 특징이다. 간단히 말하면, 음성되먹임은 체계의 결과물(output)이 일정 수준 근처의 좁은 범위 수준 내에서 다양성을 유지하면서 정보입력(input)의 변화에 대응할 때 존재한다(p. 11 참조). 음성되먹임은 마치 설정 온도에서 실내 온도를 유지하는 난방 체계와 유사한 방식으로 지정 수준에서 혈장 내 호르몬의 농도를 유지한다. 호르몬 분비의 조절은 음성되먹임의 전형적인 생리적 예시를 제공한다. 예를 들면, 혈장 내에서 자유롭게 순환하고 있는 갑상선호르몬의 농도가 주어진 "설정점(set point)" 아래로 떨어지면 뇌하수체 전엽은 갑상선자극호르몬(TSH)을 분비하는데 이 호르몬은 갑상선을 자극하여 갑상선호르몬의 분비를 증가시킨다. 그리고 갑상선호르몬은 뇌하수체 전엽에서 TSH의 분비를 억제한다. 음성되먹임은 갑상선이 일단 TSH에 의해 "켜지면" 계속 유지되다가, 자유롭게 순환하는 갑상선호르몬이 적절한 농도에 도달하면 "꺼지는" 것이다. 이러한 되먹임 고리는 종종 매우 복잡해진다.

신경내분비 반사 많은 내분비 조절 체계는 신경내분비 반사(neuroendocrine reflex)와 연관되어 있어서, 호르몬뿐만 아니라 신경계 요소도 포함한다. 이런 반사의 목적은 어떤 자극, 주로 신체 외부로부터 주어지는 자극에 대한 반응으로 호르몬 분비를 갑작스럽게 증가시키는 것이다(즉, 온도 조절 장치의 설정점을 높이는 것). 어떤 내분비 조절 체계는 되먹임 조절(호르몬의 일정한 기본 수준 유지)과 신경내분비 반사(호르몬에 대한 갑작스런 증가 요구에 반응하여 갑작스러운 분비를 일으킨다) 모두를 포함한다. 그 예가 스트레스 반응이 일어날 때 부신피질에 의해 분비되는 "스트레스 호르몬"인 코르티솔의 분비 증가이다(● **그림 17-19** 참조).

일주기 리듬 많은 호르몬들의 분비속도는 시간에 대한 함수로써 주기적으로 오르내리는 변동 양상을 보인다. 가장 공통적인 내분비 리듬이 **밤낮주기(diurnal)** 또는 **일주기 리듬(circadian rhythm)**이다. 이것은 매 24시간을 주기로 호르몬의 양이 매우 규칙적이며 반복적으로 진동하는 것이 특징이다. 내분비 리듬은 명암 주기와 같은 외부 자극에 의해 그 주기를 바꾸거나 멈추기도 한다. 즉, 호르몬 분비의 최고와 최저에 대한 고유한 24시간 주기는 명암 주기와 보조를 맞추도록 조정되어 있다. 예를 들면 코르티솔의 분비는 야간에 증가하여 깨어나기 직전인 아침에 정점에 이르고 낮 동안에 점차 낮아져 취침 전에 최저 수준이 된다(● **그림 17-2**). 호르몬의 고유한 리듬과 주기는 내분비선 자체에 의해 이루어지는 것이 아니라 이들 내분비선의 설정점을 변화시키는 중추신경계(CNS)에 의한 것이다. 이 리듬 주기를 주관하는 총괄 생체시계에 대해서는 후반부에서 다룰 것이다. 음성되먹임 조절 기작은 설정점이 하루의 시간에 어떻게 정해지든지에 유지하도록 작동하는 것이다. 일부 내분비 주기는 일주기 리듬이 아니라 정해진 시각에 따라 작동한다. 잘 알려진 예로 월경주기가 있다.

호르몬의 혈장 농도는 분비속도에 의해 영향받는다.

일반적으로 호르몬의 혈장 농도는 그것의 분비속도의 조정에 의해서 조절되지만, 때로는 호르몬의 불활성화와 소변을 통해 배출되는 속도에서의 변화도 호르몬의 혈장 내 농도에 영향을 줄 수 있다. 호르몬 분비에 대한 철저한 조절과는 대조적으로, 호르몬의 불활성화나 배출은 잘 조절되지 않는다.

모든 호르몬들은 결국 간, 신장, 혈액 또는 표적세포에 있는 효소에 의해 불활성화된다. 호르몬이 분비된 후 불활성화되기까지의 시간은 호르몬의 종류에 따라 다르다. 일반적으로 친수성 펩티드와 카테콜아민은 혈액과 조직 효소의 표적이 되기 쉽다. 그래서 이들은 효소에 의해 불활성화되기 전에 혈액 중에 잠깐(몇 분에서 몇 시간) 동안만 머물게 된다. 이와는 대조적으로 지용성 호르몬은 혈장단백질에 결합함으로써, 불활성화되기가 쉽지 않고 소변으로 배설되는 것도 억제된다. 따라서 지용성 호르몬은 더 천천히 혈장에서 제거된다. 즉 이들은 수 시간(스테로이드) 또는 일주일까지(갑상선호르몬) 혈액 중에 존재할 수 있다. 지용성 호르몬은 전형적으로 그들의 생물학적 활성을 감소시키는 여러 단계의 반응을 거침으로써 물에 잘 녹을 수 있게 되어 혈장단백질 운반체로부터 해리되고 소변으로 제거될 수 있다.

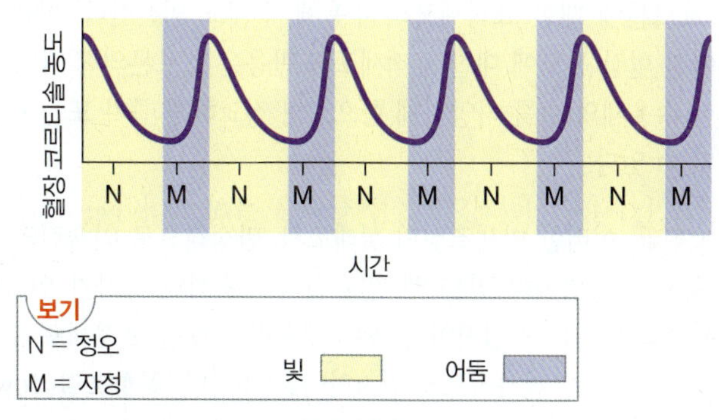

● **그림 17-2 코르티솔 분비의 일주기성 리듬.**

(*Source*: Adapted from George A. Hedge, Howard D. Colby, and Robert L. Goodman, Clinical Endocrine Physiology, Figure 1-13, p. 28. © 1987, with permission from Elsevier.)

간과 신장은 혈장에서 호르몬을 제거하는데 중요하기 때문에 간혹 간이나 신장에 병을 가진 환자는 호르몬의 불활성화나 제거가 제대로 이루어지지 않아서 특정 호르몬의 과다한 활성으로 인해 고통 받을 수 있다.

간과 신장 기능이 정상일 때 소변의 호르몬과 그 대사산물의 농도는 내분비 기능을 판단할 수 있는 유용한 방법이 된다. 왜냐하면 소변에서의 호르몬의 배출 속도는 내분비선에서의 분비속도를 그대로 반영하는 것이기 때문이다.

내분비 장애는 호르몬의 과잉이나 결핍 또는 표적세포의 반응성 감소로 인해 일어난다.

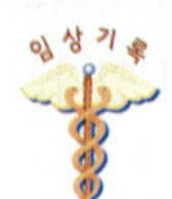

내분비 장애는 부적절한 분비속도에 의해 야기되는 호르몬의 비정상적인 혈장 농도에 의한 것이 가장 흔하다. 즉, 너무 적은 양의 호르몬 분비[**과소분비(hyposecretion)**] 또는 너무 많은 양의 호르몬 분비[**과잉분비(hypersecretion)**]이다. 때때로 내분비 기능 장애는 호르몬의 혈장 농도는 정상임에도 불구하고 호르몬에 대한 표적세포의 반응성이 비정상적으로 낮기 때문에 발생하기도 한다. 예를 들면, 이러한 무반응성은 **정소여성화증후군(testicular feminization syndrome)**에서처럼 호르몬에 대한 수용체의 선천적 결핍으로 야기될 수 있다. 이 경우는 남성의 정소에서 생산되는 남성화 호르몬인 테스토스테론의 수용체가 특정 유전자 결함 때문에 발현되지 않는다. 그러므로 테스토스테론이 적절하게 존재함에도 불구하고 마치 테스토스테론이 없는 것처럼 남성화가 일어나지 않는다. 또한 비정상적인 반응성은 표적세포에서 특정 호르몬이 반응을 수행하는데 필수적인 효소가 부족해도 발생한다.

표적세포의 반응성은 호르몬-특이적인 수용체의 수를 조절함으로써 달라질 수 있다.

의도하지 않은 수용체 결함으로 인해 발생하는 내분비 기능 장애와는 대조적으로, 특정 호르몬에 대한 표적세포의 수용체는 생리적 조절 기작의 결과에 의해 의도적으로 변화될 수 있다. 호르몬에 대한 표적세포의 반응은 그 호르몬이 결합하고 있는 표적세포의 수용체 수와 관련이 있다. 즉, 호르몬의 혈장 농도뿐만 아니라, 그 호르몬에 대한 표적세포의 수용체 수에도 의존한다. 따라서, 주어진 혈장 농도에 대한 표적세포의 반응은 호르몬의 결합이 가능한 수용체의 수를 다양하게 함으로써 정교하게 증가 또는 감소시킬 수 있다.

하향조절 이러한 미세조정의 실례로서, 만성적으로 인슐린의 혈장 농도가 증가되어 있을 때, 인슐린의 지속적인 증가가 인슐린 수용체에 미치는 직접적인 결과는 인슐린에 대한 표적세포 수용체의 전체 수가 점차적으로 감소한다는 것이다. **하향조절(down regulation)**이라 알려진 이런 현상은 표적세포가 지속적으로 고농도의 인슐린에 과잉반응하는 것을 방지하는, 국부적으로 작용하는 중요한 음성되먹임 기작이다. 즉, 표적세포는 인슐린에 대한 민감성이 소실되어 인슐린 과잉 분비의 효과가 완화되도록 도와준다.

허용작용, 상승작용 및 길항작용 어떤 호르몬의 효과는 호르몬 그 자체의 농도에 의할 뿐만 아니라 상호작용하는 다른 호르몬의 농도에 의해서도 영향을 받는다. 호르몬은 혈액을 통하여 광범위하게 분포되므로 표적세포는 여러 종류의 많은 호르몬에 동시에 노출되어 표적세포에서 다양하고 복잡한 호르몬들의 상호 작용이 발생하게 된다. 종종 호르몬은 그들의 정상적인 생리 활성의 한 부분으로서 다른 종류의 호르몬의 수용체를 변화시킨다. 한 호르몬이 허용작용, 상승작용 그리고 길항작용의 세 가지 중 하나의 방법으로 표적세포에서 다른 호르몬의 활성에 영향을 미칠 수 있다.

허용작용(permissiveness)에서는 하나의 호르몬이 다른 호르몬의 효과를 극대화하기 위해서 반드시 적당한 양으로 존재해야만 한다. 본질적으로, 첫 번째 호르몬은 다른 호르몬에 대한 표적세포의 반응성을 상승시킴으로써 다른 호르몬이 그 효과를 극대화하게 한다. 예를 들어, 갑상선호르몬은 에피네프린의 표적세포에서 에피네프린 수용체의 수를 증가시킴으로써, 에피네프린에 대한 효과를 증가시킨다. 갑상선호르몬이 결핍된 경우, 에피네프린의 효과는 매우 낮다.

상승작용(synergism)은 몇 가지 호르몬들의 작용이 상호 보완적일 때 일어나고, 그들의 혼합 효과는 각각의 효과가 합해진 것보다 더 크게 나타난다. 그 한 예가 여포자극호르몬과 테스토스테론의 상승작용인데 이들은 모두 정상적인 정자 생산 속도를 유지하는데 필요하다. 상승작용은 각 호르몬이 다른 호르몬에 대한 수용체의 수 또는 친화도에 영향을 줌으로써 나타난다.

길항작용(antagonism)은 하나의 호르몬이 다른 호르몬의 수용체를 소실시켜 두 번째 호르몬의 효과를 감소시킬 때 발생한다. 예를 들면, 프로게스테론(임신 중에 분비되어 자궁의 수축을 감소시키는 호르몬)은 에스트로겐(임신 중에 분비되는 자궁의 수축을 촉진하는 호르몬)에 대한 자궁의 반응성을 억제한다. 자궁 평활근에 있는 에스트로겐 수용체를 소실시킴으로써 프로게스테론은 에스트로겐이 임신 중에 흥분성 효과를 나타내는 것을 방지하여 자궁의 수축이 없는 고요한 환경으로 유지시켜 발생 중인 태아에 적합하도록 해준다.

▲ **표 17-1**은 주요 호르몬들의 가장 중요하고 특이적인 기능을 요약한 것이다. 이들 중 일부는 다른 장에서 소개된 것이므로 이 장에서는 더 이상 논의하지 않겠다. 즉, 신장 호르몬(적혈구생성소, 11장; 13장 레닌, 13장), 간에서 분비되는 트롬보포이에틴 호르몬(11장), 흉선의 타이모신(11장), 심장의 심방 나트륨이뇨성 펩티드(13장), 위장 호르몬(15장), 지방조직의 렙틴과 다른 아디포카인들(16장), 소화관으로부터의 배고픔과 포만 신호들(16장), 그리고 생식선의 성호르몬들(18장)이다. 나머지 호르몬들에 대해서는 이번 장에서 더 자세히 설명하겠다.

17.2 시상하부와 뇌하수체

뇌하수체(pituitary gland 또는 **hypophysis)**는 시상하부(hypothalamus)의 바로 아래쪽 뇌의 기저부에 있는 공간에 위치한 작은 분비샘이다(● **그림 17-3)**. 시상하부와는 가는 줄기에 의해 연결되어 있다. 한 손가락으로 두 눈 사이를 가리키고, 다른 손가락으로 한쪽 귀를 향하게 가리키면, 두 선이 교차하는 가상의 지점이 바로 뇌하수체가 위치하는 곳이다.

뇌하수체는 전엽과 후엽으로 이루어져 있다.

뇌하수체는 해부학적 그리고 기능적으로 서로 다른 두 개의 엽인 **뇌하수체 후엽(posterior pituitary)**과 **뇌하수체 전엽(anterior pituitary)**으로 구성되어 있다. 후엽은 신경조직으로 구성되어 있기 때문에 **신경하수체(neurohypophysis)**라고 불린다. 뇌하수체 전엽은 분비샘 상피조직으로 구성되어 있기 때문에 **선하수체(adenohypophysis)**라고도 부른다. 뇌하수체 전엽과 후엽은 단지 그들의 위치에서 공통점을 가지고 있을 뿐, 그들은 발생학적으로 다른 조직에서 유래하였으며, 다른 기능을 수행하고, 다른 기작에 의해 조절된다.

뇌하수체 후엽과 전엽에서 분비되는 호르몬들은 모두 시상하부에 의해 직접 조절되지만, 그 관계의 본질은 완전히 다르다. 뇌하수체 후엽은 신경 경로에 의해 시상하부에 연결되어 있는 반면, 전엽은 특이한 혈관에 의해 시상하부에 연결되어 있다. 먼저 뇌하수체 후엽에 대해 살펴보도록 하자

시상하부와 뇌하수체 후엽은 바소프레신과 옥시토신을 분비하는 하나의 단위로 작용한다.

시상하부와 뇌하수체 후엽은 하나의 신경내분비계(neuroendocrine system)를 형성하는데, 이것은 시상하부의 특정한 두 부위에 세포체가 위치하고, 가는 연결 줄기를 통해 뇌하수체 후엽의 모세혈관에서 끝나는 축삭을 가지고 있는 신경분비성 뉴런들로 이루어져 있다(● **그림 17-4)**. 뇌하수체 후엽은 이들 신경말단 및 신경교세포와 유사한 지지세포들로 구성되어 있다(p. 117 참조). 해부학적으로나 기능적으로 뇌하수체 후엽은 단순히 시상하부의 연장이라 할 수 있다.

뇌하수체 후엽은 어떤 호르몬도 생산하지 않는다. 단순히 시상하부에 있는 신경 세포체에서 합성된 두 개의 작은 펩티드 호르몬인 바소프레신과 옥시토신을 저장하고 있다가 적절한 자극이 있을 때 혈액으로 분비한다. 합성된 호르몬들은 분비 소낭에 포장되었다가 분자 동력체(molecular motors)에 의해서 축삭의 세포질로 이동되어, 뇌하수체 후엽의 신경말단에 저장된다. 각 신경말단에는 바소프레신 또는 옥시토신이 저장되어 있다. 그러므로 이 호르몬들은 요구에 따라 각각 독립적으로 분비될 수 있다. 시상하부에 분비 자극이 주어지면, 뇌하수체 후엽에서 바소프레신 또는 옥시토신이 저장된 분비 소낭으로부터 세포외배출(exocytosis)을 통해 혈액으로 분비된다. 이러한 호르몬 분비는 시상하부의 세포체에서 발생하는 활동전위에 대한 반응으로 촉발되어 뇌하수체 후엽에 있는 신경말단으로 축삭을 통해 전달된다. 다른 신경에서와 마찬가지로 신경분비성 뉴런에서도 세포체에 주어진 시냅스 자극에 의해서 활동전위가 발생한다.

내분비적 관점에서의 바소프레신과 옥시토신의 작용은 여기서 간략히 요약한다. 바소프레신은 13장, 옥시토신은 18장에 더 자세히 설명되어 있다.

바소프레신 **바소프레신[vasopressin; 항이뇨호르몬(antidiuretic hormone, ADH)]**은 두 개의 이름에 걸맞은 두 가지 주요 작용을 한다. (1) 신장 네프론에서 소변이 생성될 때 수분을 보존한다(항이뇨작용). 그리고 (2) 소동맥 평활근의 수축을 유도하는데(혈관 가압효과), 이 혈관의 직경은 혈압의 중요한 결정요소이다. 첫번째 효과가 생리학적으로 좀 더 중요하다. 정상 상태에서 바소프레신은 소변의 수분 소실과 전체적인 수분 평형을 조절하는 일차적인 내분비 인자이다. 이와는 대조적으로 보통 농도에서 바소프레신이 혈관을 수축함으로써 혈압을 조절하는 작용은 아주 미미하다.

옥시토신 **옥시토신(oxytocin)**은 분만 시 자궁 평활근의 수축을 자극하여 출산을 촉진하고, 수유 시에는 젖샘으로부터 모유 분비를 촉진한다.

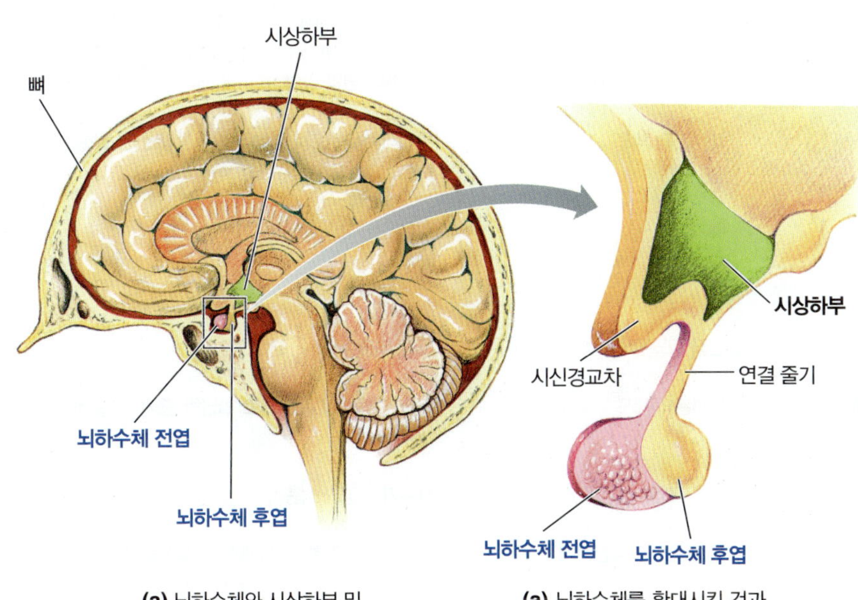

(a) 뇌하수체와 시상하부 및 뇌의 다른 부위와의 관계

(a) 뇌하수체를 확대시킨 것과 시상하부와의 관계

● **그림 17-3 뇌하수체의 해부도.**

▲ 표 17-1 주요 호르몬 요약

내분비선	호르몬	표적세포	주요 호르몬 기능
시상하부	방출호르몬과 억제호르몬(TRH, CRH, GnRH, GHRH, 소마토스타틴, PRH, 도파민)	뇌하수체 전엽	뇌하수체 전엽 호르몬의 분비 조절
뇌하수체 후엽(저장된 호르몬)	바소프레신(항이뇨호르몬, ADH)	신장 세뇨관	수분 재흡수 증가
	옥시토신	소동맥 자궁 젖샘(가슴)	혈관 수축 수축 증가 젖 분비 유도
뇌하수체 전엽	갑상선자극호르몬(TSH)	갑상선 여포세포	T_3, T_4 분비 자극
	부신피질자극호르몬(ACTH)	부신피질의 속상대와 망상대	코르티솔 분비 자극
	성장호르몬(GH)	뼈와 연조직	성장에 필수적이지만 유일한 책임이 있는 것은 아니다. IGF를 통해 간접적으로 단백질 동화작용 및 뼈와 연조직의 성장을 자극한다. 직접적인 물질대사 효과로는 지방의 유리화와 포도당의 보존이다.
		간	IGF 분비 자극
	여포자극호르몬(FSH)	여성; 난소의 여포	여포의 성장과 발생 자극, 에스트로겐 분비 자극
		남성; 정소의 세정관	정자 생산 자극
	황체호르몬(LH)	여성; 난소의 여포와 황체	배란, 황체 발생 및 에스트로겐과 프로게스테론의 분비 자극
		남성; 정소에서 레디히세포의 간질세포	테스토스테론 분비 자극
	프로락틴(PRL)	여성; 젖샘	가슴의 발생 촉진, 젖 분비 자극
		남성	불확실함
송과선	멜라토닌	뇌, 뇌하수체 전엽, 생식기관, 면역계, 기타	환경 자극과 함께 생체 리듬 조절; 생식선자극호르몬 억제, 분비가 감소되면 사춘기 시작; 항산화제로 작용; 면역 강화
갑상선 여포세포	티록신(T_4); 트리요오드티로신(T_3)	대부분의 세포	물질대사율 증가; 정상적인 성장과 신경 발생에 필수적임
갑상선 C 세포	칼시토닌	뼈	혈장 칼슘 농도 감소
부신피질			
구상대	알도스테론 (무기질코르티코이드)	신장 세뇨관	Na^+ 재흡수와 K^+ 분비 증가
속상대와 망상대	코르티솔 (글루코코르티코이드)	대부분의 세포	저장 단백질과 지방으로 혈당량 증가; 스트레스에 대한 적응
부신수질	안드로젠	여성; 뼈와 뇌	사춘기 성장과 성충동
	에피네프린과 노르에피네프린	몸 전체의 교감신경계 수용체	교감신경계 강화; 스트레스 적응과 혈압 조절

▲ 표 17-1 주요 호르몬 요약–*계속*

내분비선	호르몬	표적세포	주요 호르몬 기능
내분비성 이자 (랑게르한스섬)	인슐린(β 세포)	대부분의 세포	흡수된 영양분의 섭취, 사용 및 저장 촉진
	글루카곤(α 세포)	대부분의 세포	흡수된 이후 상태에서 혈액 내 영양분 수준의 조절에 중요
	소마토스타틴(D 세포)	소화기관	영양분의 소화와 흡수 억제
부갑상선	부갑상선호르몬(PTH)	뼈, 신장, 창자	혈장 칼슘 농도 증가; 혈장 인산 농도 감소; 비타민 D 활성 자극
생식소			
여성; 난소	에스트로겐	여성의 생식 기관과 몸 전체	여포 발생 촉진; 여성의 2차 성징 발생 주관; 자궁과 가슴의 성장 촉진
	프로게스테론	자궁	임신에 대한 대비
남성; 정소	테스토스테론	남성의 생식 기관과 몸 전체	정자 생산 자극; 남성의 2차 성징 발달 주관; 성충동 촉진
정소와 난소	인히빈	뇌하수체 전엽	FSH 분비 억제
태반	에스트로겐과 프로게스테론	여성의 생식기관	임신 유지; 젖 분비를 위한 준비
	사람 융모막성 생식선자극호르몬(hCG)	난소의 황체	임신 시 황체 유지
신장	레닌(안지오텐신 활성화에 의해)	부신피질의 구상대(안지오텐신에 의해 작용; 레닌에 의해 활성화)	알도스테론 분비 자극; 안지오텐신II는 잠재적 혈관 수축제임
	적혈구생성소	골수	적혈구 생산 촉진
위	그렐린	시상하부	배고픔 신호; 식욕 촉진
	가스트린	소화관과 내장근, 이자, 간, 쓸개	소화관과 흡수 과정을 가능케 하기 위해 운동과 분비 조절
소장	세크레틴과 콜레시스토키닌(CCK)	소화관과 내장근, 이자, 간, 쓸개	소화관과 흡수 과정을 가능케 하기 위해 운동과 분비 조절
	포도당 의존성 인슐린 펩타이드(GIP)	내분비성 이자	인슐린 분비 자극
	펩타이드 $YY_{3\text{-}36}$	시상하부	포만감 신호; 식욕 억제
간	IGF	뼈와 부드러운 조직	성장 촉진
	트롬보포이에틴	골수	혈소판 생산 자극
피부	비타민 D	창자	섭취된 칼슘과 인산의 흡수 증가
흉선	티모신	T 림프구	T 림프구의 성장과 기능 증진
심장	심방 나트륨이뇨성 펩티드(ANP)	신장의 세뇨관	Na^+ 재흡수 억제
지방조직	렙틴	시상하부	식욕 억제; 장기적 체중 조절에 중요
	아디포카인들	다양한 장소	물질대사와 염증 반응에 작용

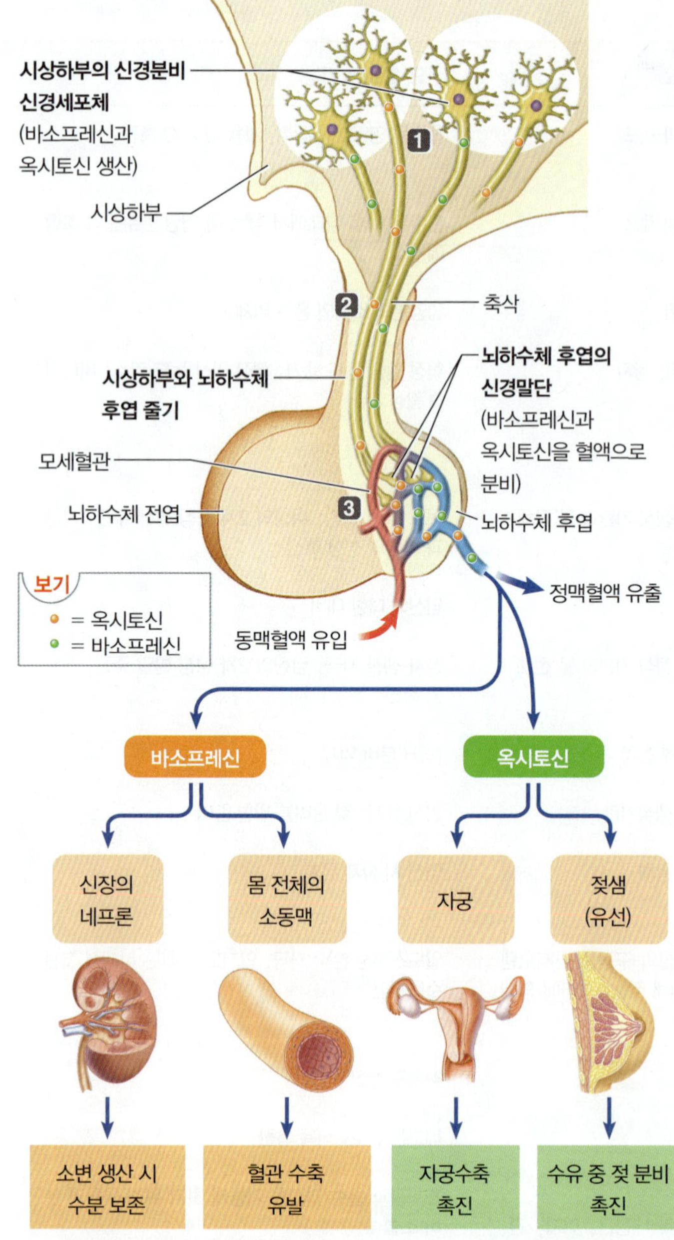

1 시상하부에 있는 신경분비 신경세포체의 두 집단이 각각 바소프레신과 옥시토신을 분비한다.

2 호르몬은 축삭을 따라 아래로 이동하여 뇌하수체 후엽에 있는 신경 말단에 저장된다.

3 신경이 자극을 받으면 저장되어 있던 호르몬이 말단으로부터 혈액으로 분비되어 온몸으로 전달된다.

● **그림 17-4 시상하부와 뇌하수체 후엽의 관계.**

대부분의 뇌하수체 전엽 호르몬들은 자극호르몬이다.

시상하부에서 생산된 호르몬을 분비하는 뇌하수체 후엽과는 달리, 뇌하수체 전엽은 그 자체에서 호르몬들을 합성하고 혈액으로 분비한다. 뇌하수체 전엽에 있는 5종류의 다른 세포들은 6종류의 주요한 펩티드 호르몬들을 분비한다. 먼저 각 호르몬 이름의 근거를 설명할 수 있는 주요 기능에 대해 간략하게 알아본다(● **그림 17-5**).

1. **성장호르몬 분비세포(somatotrope)**라고 알려진 뇌하수체 전엽 세포들은 **성장호르몬(GH, somatotropin)**을 분비하는데, 이것은 전반적인 신체의 성장 조절을 담당하는 주요 호르몬이다. 또한 성장호르몬은 물질대사 활동에도 중요한 역할을 한다.
2. **갑상선자극호르몬 분비세포(thyrotrope)**들은 **갑상선자극호르몬[thyroid stimulating hormone(TSH), thyrotropin]**을 분비하는데 이것은 갑상선호르몬의 분비와 갑상선의 성장을 촉진한다.
3. **부신피질자극세포(corticotrope)**들은 **부신피질자극호르몬[adrenocorticotropic hormone(ACTH), adrenocorticotropin]**을 합성하여 분비하는데 이것은 부신피질을 자극하여 코르티솔(cortisol)의 분비를 촉진하고 부신피질의 성장을 촉진한다.
4. **생식선자극세포(gonadotrope)**들은 생식선(생식기관인 난소와 정소)에 작용하는 두 가지 호르몬인 여포자극호르몬과 황체호르몬을 분비한다. **여포자극호르몬(follicle-stimulating hormone, FSH)**은 남성과 여성 모두에서 배우자(생식세포인 난자와 정자) 생산을 조절한다. 여성에서는 여포의 성장과 발생을 촉진하여 난자의 발생을 촉진한다. 또한 난소에서 에스트로겐 호르몬의 분비를 촉진시킨다. 남성에서는 FSH가 정자의 생성에 필요하다.
5. **황체호르몬(luteinizing hormone, LH)**은 남성과 여성 모두에서 성호르몬의 분비를 조절하는데 필요하고, 특히 여성에서는 또 다른 중요한 작용들을 한다. LH는 난소에서 여성호르몬인 에스트로겐(estrogen)과 프로게스테론(progesterone)의 분비를 조절한다. 남성에서는, 정소의 레디히(Leydig) 간질세포들을 자극하여 남성호르몬인 테스토스테론(testosterone)의 분비를 촉진한다. 여성에서는, 배란과 황체 형성(배란 이후에 난소에서 호르몬을 분비하는 황체의 형성)에 필요하다. FSH와 LH는 여성에서의 기능에 따라 명명되었음을 알 수 있다.
6. **젖분비세포(lactotrope)**들은 **프로락틴(prolactin, PRL)**을 분비하는데, 이것은 여성에서 유방의 발달과 모유 생산을 증가시킨다. 남성에서의 생식적인 기능은 아직 불확실하다. 최근 연구에서는 남성과 여성 모두에서 프로락틴이 면역계를 보강한다고 보고된 바 있다.

흥미롭게도 ACTH는 **프로-오피오멜라노코르틴(pro-opiomelancortin, POMC)**이라고 알려진 큰 전구체 분자의 일부분으로 합성된다. POMC는 분해되어 세 가지 활성물질, 즉 ACTH, 멜라닌세포 자극호르몬(melanocyte-stimulating hormone, MSH)과 엔도르핀(endorphin)이 된다. 일부 다양한 종류의 세포들이 POMC를 생산하며 각 세포가 가지고 있는 효소에 따라 특이적으로 분해되어 서로 다른 활성물질과 함께 기능이 알려져 있지 않은 작은 펩티드 조각으로 나뉘어지게 된다. 예를 들면, 같은 전구체 분자로부터 피질자극세포는 주요 활성물질로 ACTH를 생산한다. 피부의 각질세포(keratinocyte)에서는 자외선에 반응하여 MSH를 생산하는데, 이것은 주변의 멜라닌세포에서 멜라닌색소

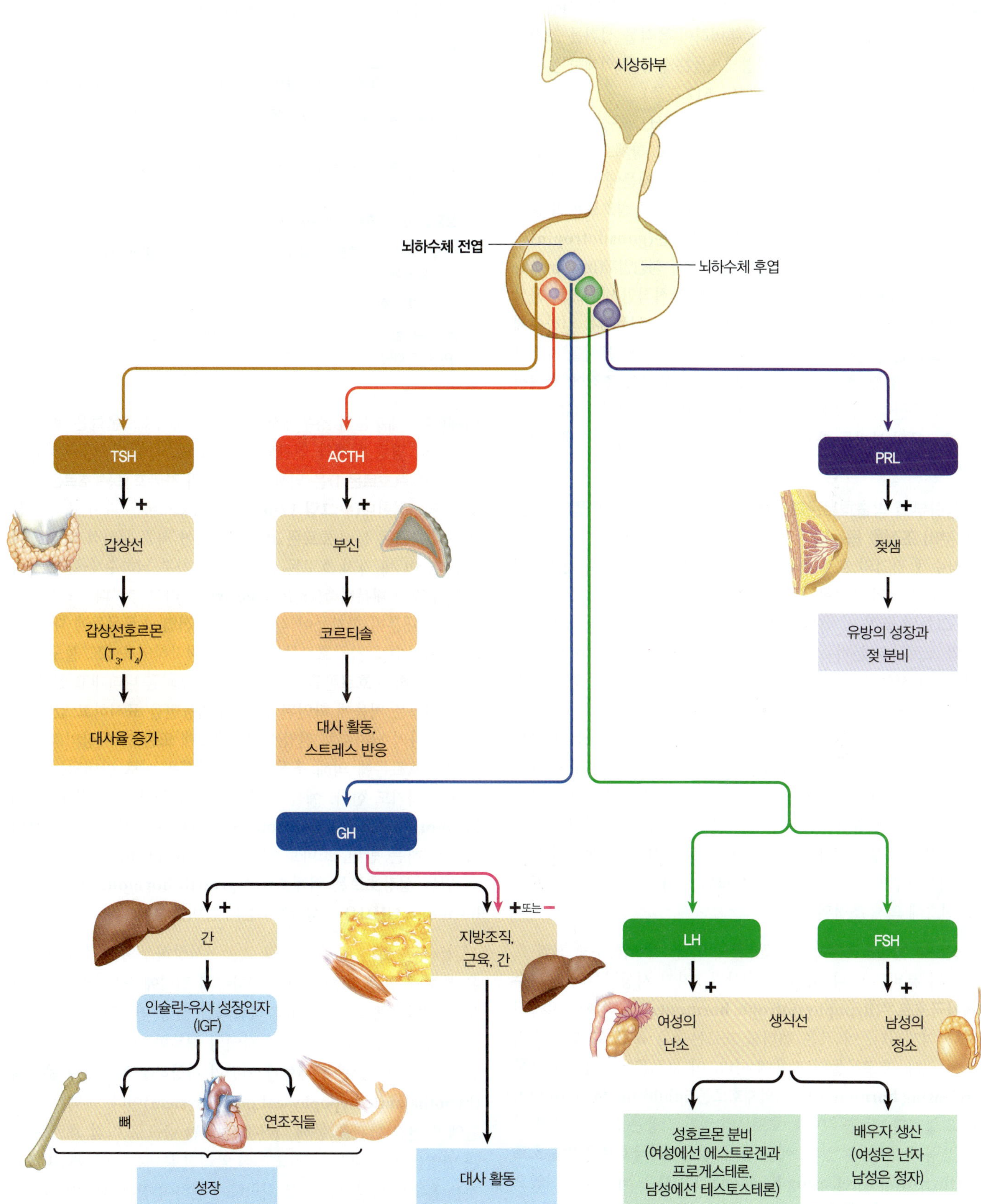

● **그림 17-5 뇌하수체 전엽 호르몬의 기능.** 서로 다른 5종류의 내분비계 세포가 몸 전체에서 효과를 나타내는 갑상선자극호르몬(TSH), 부신피질자극호르몬(ACTH), 성장호르몬(GH), 황체호르몬(LH)과 여포자극호르몬(FSH)(같은 세포에서 분비), 프로락틴(PRL) 등 6종류의 뇌하수체 전엽 호르몬을 분비한다.

의 분산을 촉진하여 피부를 검게 만든다(p. 381 참조). 시상하부의 식욕억제신경에서는 MSH를 분비하여 음식물 섭취를 조절하고, 중추신경계에 있는 다른 신경세포들은 통증을 억제하는 내인성 아편제인 엔도르핀이 생산된다(p. 512 참조).

성장호르몬(GH), 갑상선자극호르몬(TSH), 부신피질자극호르몬(ACTH), 여포자극호르몬(FSH), 그리고 황체호르몬(LH)은 각각 다른 특정 내분비선의 분비를 조절하기 때문에 모두 자극호르몬이라 할 수 있다. FSH와 LH는 생식선에서 성호르몬의 분비를 조절하기 때문에 모두 **생식선자극호르몬(gonadotropin)**이라고 한다. GH는 간 호르몬인 인슐린-유사 성장인자(insulin-like growth factor, IGF)의 분비를 촉진하는 간접적인 방법으로 성장촉진 효과를 나타내기 때문에 이것도 자극호르몬이다. 뇌하수체 전엽 호르몬들 중에서, 프로락틴은 다른 호르몬의 분비를 자극하지 않는 유일한 호르몬이다. 그것은 비-내분비성 조직에 직접적으로 작용한다. 자극호르몬들 중에서 FSH, LH, 그리고 GH는 다른 호르몬의 분비를 자극할 뿐 아니라 비-내분비성 표적세포에도 영향을 준다.

시상하부의 방출호르몬과 억제호르몬은 뇌하수체 전엽 호르몬의 분비 조절을 돕는다.

뇌하수체 전엽의 호르몬들은 어떤 것도 일정한 속도로 분비되지 않는다. 각각의 호르몬들의 분비를 조절하는 특이한 체계가 있지만, 그들의 조절 방식에는 몇 가지 공통점이 존재한다. 뇌하수체 전엽 호르몬의 분비를 조절하는데 가장 매우 중요한 두 가지 인자는 (1) 시상하부호르몬과 (2) 표적 분비선 호르몬에 의한 되먹임작용이다.

뇌하수체 전엽이 다양한 호르몬들의 분비를 조절하는 호르몬들을 분비하기 때문에, 오랫동안 "마스터 분비선(master gland)"이라고 불려왔다. 최근에 과학자들은 각 뇌하수체 전엽 호르몬의 분비 역시 시상하부에서 생산되는 다른 호르몬들에 의해 조절된다는 것을 알게 되었다. 그리고 이런 조절성 신경호르몬들의 분비는 시상하부의 신경분비세포로 입력되는 다양한 신경성, 호르몬성 신호에 의해 조절된다.

시상하부 방출호르몬과 억제호르몬의 역할 각 뇌하수체 전엽 호르몬의 분비는 하나 또는 그 이상의 7가지 시상하부의 **뇌하수체자극호르몬(hypophysiotropic hormones)**에 의해서 자극되거나 억제된다. 이 작은 펩티드 호르몬들은 ▲**표 17-2**에 정리되어 있다. 호르몬들의 작용에 따라, 이 호르몬들은 **방출호르몬(releasing hormone)** 또는 **억제호르몬(inhibiting hormone)**이라고 불린다. 각 경우마다, 호르몬의 일차 작용은 그 호르몬의 이름을 통해서 알 수 있다. 예를 들어, **갑상선자극호르몬-방출호르몬(thyrotropin-releasing hormone, TRH)**은 뇌하수체 전엽으로부터 갑상선자극호르몬(TSH)의 분비를 자극한다. 반면에, **프로락틴-억제호르몬(prolactin-inhibiting hormone, PIH)**은 **도파민(dopamine**, 뇌에서 "만족감" 경로의 신경전달물질과 같은 것, p. 155 참조)인데, 이것은 뇌하수체 전엽에서 PRL의 분비를 억제한다. 대부분의 경우에서 시상하부 자극호르몬들은 세 가지 호르몬의 명령 체계와 연관되어 있다. 즉, 시상하부의 뇌하수체 자극호르몬(호르몬 1)은 뇌하수체 전엽의 자극호르몬(호르몬 2)의 방출을 조절한다(● **그림 17-6**). 이 자극호르몬은 다시 표적 내분비선의 호르몬 분비(호르몬 3)를 조절하여 최종 생리적 효과를 나타낸다. 이 세 가지 호르몬 순서는 시상하부-뇌하수체-갑상선 축에서와 같이 **내분비축(endocrine axis)**이라고 부른다.

▲ 표 17-2 주요 뇌하수체자극 호르몬

호르몬	뇌하수체 전엽에서의 효과
갑상선호르몬 방출호르몬(TRH)	TSH와 프로락틴(PRH) 분비 자극
부신피질호르몬 방출호르몬(CRH)	ACTH의 분비 자극
생식선자극호르몬 방출호르몬(GnRH)	FSH와 LH 분비 자극
성장호르몬 방출호르몬(GHRH)	성장호르몬(GH) 분비 자극
성장호르몬 억제호르몬(GHIH, 소마토스타틴)	GH와 TSH 분비 억제
프로락틴 방출호르몬	PRL 분비 자극
프로락틴 억제호르몬(PIH, 도파민)	PRL 분비 억제

원래 내분비 학자들이 각 뇌하수체 전엽 호르몬들에 대해 하나의 뇌하수체 자극호르몬이 있다고 생각하였음에도 불구하고, 많은 시상하부 호르몬들이 하나 이상의 효과를 나타내고 있다. 그들의 이름은 처음에 확인된 한 가지 기능만을 표시하고 있다. 더욱이 하나의 뇌하수체 전엽 호르몬은 2개 또는 그 이상의 뇌하수체 자극호르몬에 의해 조절되는데, 이것은 서로 반대되는 효과를 나타내기도 한다. 예를 들면 **성장호르몬-방출호르몬(growth hormone-releasing hormone, GHRH)**은 성장호르몬의 분비를 촉진하는 반면, 소마토스타틴(somatostatin)이라고도 알려져 있는 **성장호르몬-억제호르몬(growth hormone-inhibiting hormone, GHIH)**은 성장호르몬의 분비를 억제한다.

시상하부-뇌하수체 문맥계의 역할 시상하부의 조절호르몬들은 특수한 혈관 연결에 의해 뇌하수체 전엽에 도달한다. 시상하부와 뇌하수체 후엽 사이의 직접적인 신경 연결과는 대조적으로 시상하부와 뇌하수체 전엽 사이의 해부학적이고 기능적 연결은 특이한 모세혈관-모세혈관 연결인 **시상하부-뇌하수체 문맥계(hypothalamic-hypophyseal portal system)**이다. 문맥은 정맥혈액이 연결 혈관을 통해 다른 모세혈관 층으로 직접 흐르는 혈관 배열을 일컫는다. 가장 크고 잘 알려진 문맥은 간 문맥인데, 이것은 흡수한 영양소를 바로 처리하기 위하여 창자의 정맥 혈액을 간으로 직접 유출시킨다(p. 509 참조). 비록 훨씬 작음에도 불구하고 시상하부-뇌하수체 문맥계는 뇌와 많은 내분비계 사이의 중요한 연결을 제공하기 때문에 매우 중요하다. 이 체계는 하나의 모세혈관 그룹이 작은 문맥 혈관으로 재결합되어 있는 시상하부

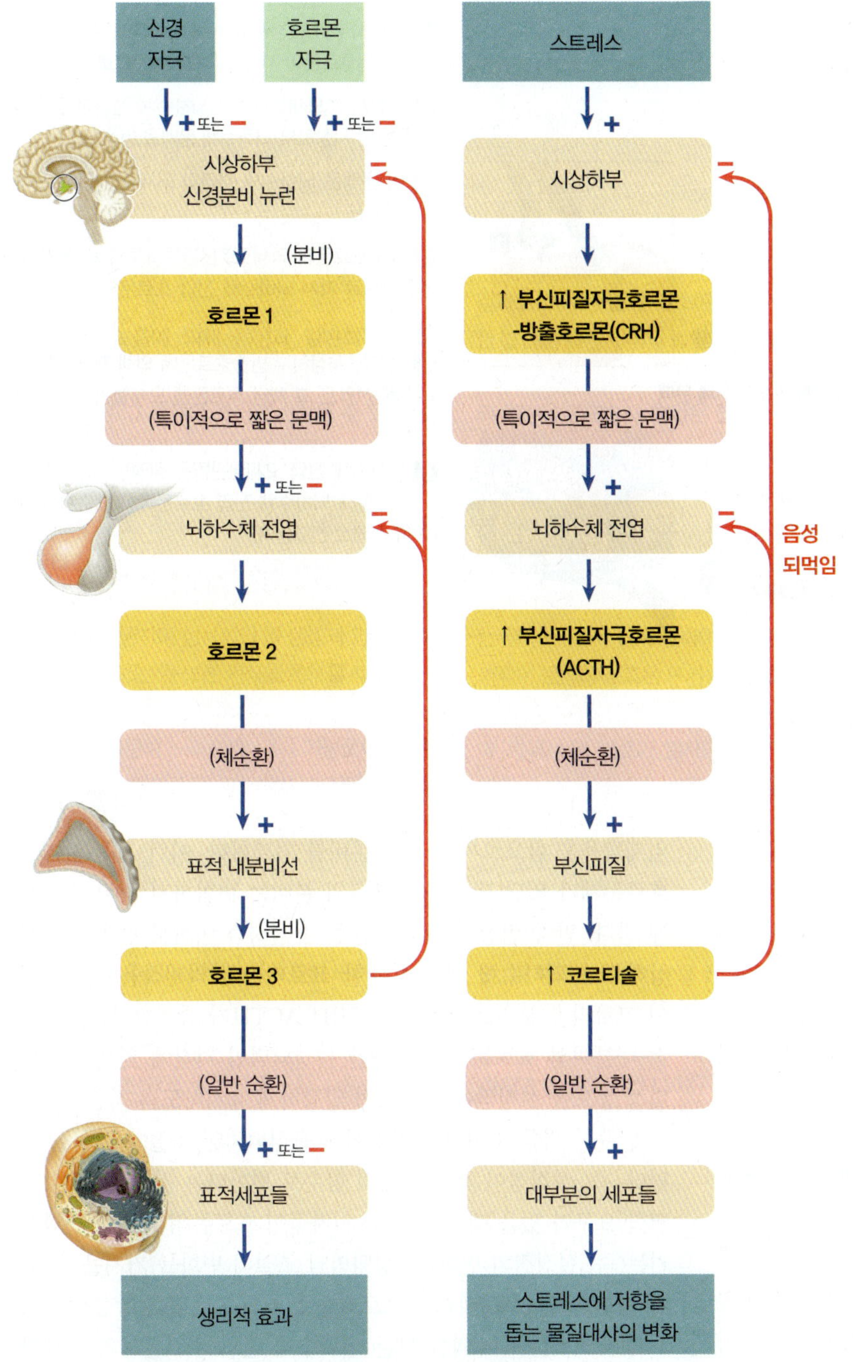

● **그림 17-6 내분비계의 단계적 조절과 음성되먹임 조절.** 왼쪽 그림은 시상하부-뇌하수체 전엽–주변 표적 내분비선 축에서의 단계별 조절을 보여준다. 코르티솔을 분비하는 경로에 관한 오른쪽 그림은 내분비계 사슬의 한 예를 보여주고 있다. 코르티솔과 같이 표적 내분비선에서 최종 분비된 호르몬은 조절 호르몬의 분비를 억제하는 음성되먹임 방식으로 작용한다.

기저면에서 시작하여 뇌하수체 전엽으로 연결되는 연결 줄기를 따라 내려온다. 여기서 문맥 혈관은 대부분의 뇌하수체 전엽 모세혈관으로 나누어지고 다시 체정맥계로 흘러간다(● **그림 17-7**).

결과적으로 뇌하수체 전엽으로 공급되는 거의 모든 혈액은 반드시 시상하부를 먼저 거쳐야 한다. 혈액과 그 주위 조직 사이의 물질 교환은 모세혈관에서만 가능하기 때문에 시상하부-뇌하수체 문맥계는 방출호르몬과 억제호르몬이 전체 순환계를 우회하여 시상하부에서 나와 뇌하수체 전엽으로 비교적 고농도로 즉시 그리고 체순환을 거치지 않는 "전용"으로 전달되는 경로이다. 만약 문맥계가 존재하지 않는다면, 일단 뇌하수체 자극호르몬이 시상하부에서 분비되면 체정맥계에 의해 심장으로 돌아가게 된다. 여기서 이들은 폐로 이동되고 폐순환을 거쳐 심장으로 돌아와서 마침내 뇌하수체 전엽을 포함하는 몸 전체로 수송되는 체동맥계로 들어가게 된다. 이러한 과정은 시간이 오래 걸릴 뿐 만 아니라, 일반적인 순환계에 흐르는 많은 양의 혈액에 의해서 뇌하수체 자극호르몬이 상당히 희석될 수도 있다.

시상하부 조절호르몬을 합성하는 신경분비성 신경의 축삭은 문맥계가 시작되는 모세혈관에서 끝나고 있다. 이 시상하부 신경들은 바소프레신과 옥시토신을 생산하는 시상하부 신경들과 똑같은 방법으로 호르몬을 분비한다. 이 호르몬들은 세포체에서 합성되고 소낭에 싸인 뒤 분자동력체에 의해 축삭 말단으로 이동된다. 그리고 적절한 자극으로 인해 인접한 모세혈관으로 세포외배출에 의해 분비되기 전까지 거기에 그대로 저장되어 있다. 가장 큰 차이점은 시상하부 자극호르몬은 문맥 혈관으로 분비되어 뇌하수체 전엽으로 전달되고, 거기서 그들은 뇌하수체 전엽 호르몬이 체순환계로 분비되는 것을 조절한다는 것이다. 반면에 뇌하수체 후엽에 저장되어 있는 시상하부 호르몬은 그 자체로 체순환계로 분비된다.

시상하부 방출호르몬과 억제호르몬의 조절 뇌하수체 자극호르몬들의 분비는 무엇이 조절하는가? 다른 뉴런들처럼, 이 조절호르몬들을 분비하는 뉴런들은 통합해야 할 많은 양의 정보(신경성이고 호르몬성, 그리고 흥분성과 억제성)를 받는다. 아직도 뇌의 다양한 영역에서부터 뇌하수체자극호르몬 분비뉴런으로 전해지는 복잡한 신경 정보들에 대한 연구가 계속되고 있다. 일부 입력 정보들은 다양한 환경 조건에 대한 정보를 운반하고 있다. 한 가지 예는 스트레스에 반응하여 부신피질자극호르몬–방출호르몬(CRH)의 분비 증가이다 (● **그림 17-6**). 또한 시상하부와 감정과 관련된 뇌 부위 사이에는 수많은 신경 연결이 존재한다(대뇌 변연계, p. 132 참조). 그러므로 감정은 뇌하수체 자극호르몬의 분비에 큰 영향을 미친다. 때때로 감정적으로 불안

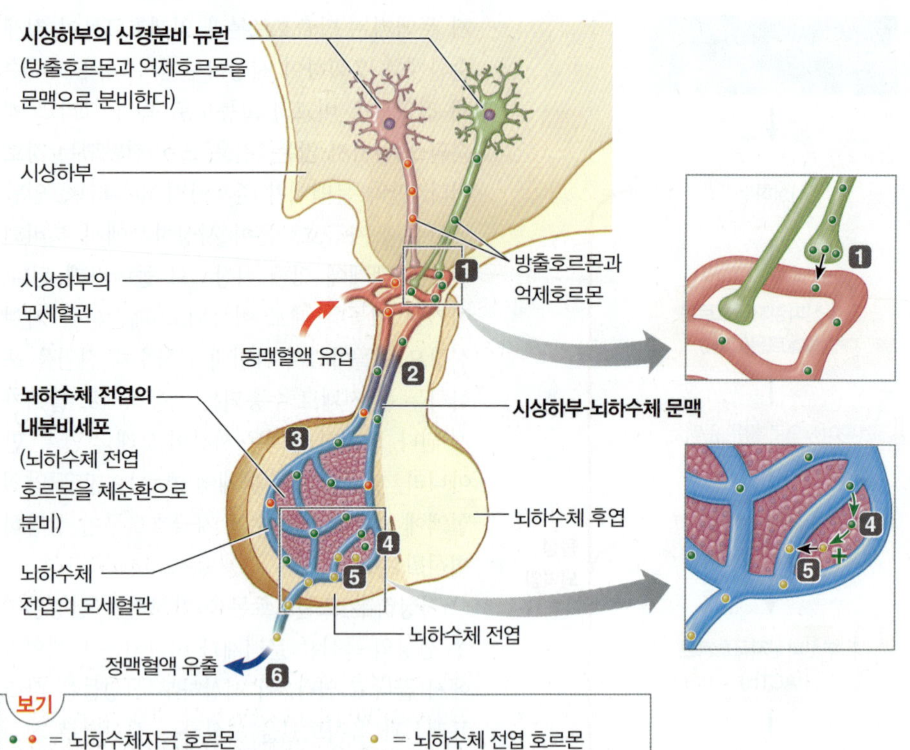

1 시상하부의 신경분비 뉴런에서 생성된 방출호르몬과 억제호르몬이 시상하부 모세혈관으로 유입된다.

2 시상하부 모세혈관들은 뇌하수체 전엽과 연결하는 혈관인 시상하부-뇌하수체 문맥을 형성한다.

3 이 문맥은 뇌하수체 전엽의 모세혈관 안으로 가지를 친다.

4 방출호르몬과 억제호르몬들은 뇌하수체 전엽 모세혈관으로 가서 뇌하수체 전엽 호르몬의 분비를 조절한다.

5 적절한 시상하부 방출호르몬에 의해 자극되면 뇌하수체 전엽은 그 해당 호르몬을 모세혈관으로 분비한다.

6 뇌하수체 전엽 모세혈관들은 정맥을 형성하는데 이것을 통해 뇌하수체 전엽 호르몬들이 체순환을 통해 몸 전체로 전달된다.

● 그림 17-7 시상하부와 뇌하수체 전엽 사이의 혈관 연결.

정한 여성들이 경험하는 불규칙적인 생리주기는 이러한 관련성을 잘 보여준다.

뇌의 다른 부위에 의해 조절되는 것 이외에도, 뇌하수체자극 뉴런들은 혈액을 통해 시상하부에 전달되는 다양한 화학적 자극에 의해서도 조절된다. 시상하부의 신경분비에 영향을 주는 가장 일반적인 혈액 유래 인자는 표적-내분비선 호르몬의 음성되먹임 효과이다. 이제 이것에 대해 살펴보자.

표적-내분비선 호르몬들은 음성되먹임 기작을 통해 시상하부와 뇌하수체 전엽 호르몬의 분비를 억제한다.

전형적으로, 표적-내분비선 호르몬들은 그들의 생리적 효과를 발휘할 뿐만 아니라 그 호르몬을 분비하도록 하는 자극호르몬을 억제하기도 한다. 이 음성되먹임 기작은 표적-내분비선 호르몬이 뇌하수체에 직접 작용하거나 뇌하수체 전엽의 기능을 조절하는 시상하부 호르몬의 분비에 작용함으로써 이루어진다(**● 그림 17-6**). 예를 들어, CRH-ACTH-코르티솔 체계를 살펴보자. 시상하부의 CRH는 뇌하수체 전엽으로 하여금 ACTH를 분비하도록 자극하고, 그것은 또 부신피질을 자극하여 코르티솔을 분비하도록 한다. 이 체계의 최종 호르몬인 코르티솔은 시상하부를 억제하여 CRH의 분비를 감소시키고, 뇌하수체 전엽의 피질자극세포에 직접 작용하여 ACTH의 분비를 감소시킨다. 이런 조절을 통하여 코르티솔은 자신의 혈장 농도를 안정화시키기 위한 음성되먹임 조절을 나타낸다. 만약 혈장의 코르티솔 수준이 설정 수준 이상으로 올라가기 시작하면, 코르티솔은 시상하부와 뇌하수체 전엽에 억제작용을 함으로써 자신의 분비를 억제한다. 이런 기작은 어떤 호르몬계가 일단 활성화되면 그의 분비는 변화하지 않고 지속하게 한다. 만약 혈장 코르티솔 수준이 설정점 이하로 떨어지면 시상하부와 뇌하수체 전엽에 대한 코르티솔의 억제작용이 감소되어 코르티솔 분비를 유도하는 CRH-ACTH가 증가한다. 다른 표적-내분비선 호르몬들도 유사한 음성되먹임 기작에 의해 그들의 혈장 농도를 설정점에서 비교적 일정하게 유지하도록 작용한다.

일주기 리듬은 이러한 안정화된 음성되먹임 조절에 겹쳐질 수 있다. 즉, 설정점이 하루 시간의 함수로 변한다는 것이다. 또한 특별한 요구가 있을 때 다른 조절 인자들이 호르몬의 분비를 변화시키는(즉, 설정점의 변화) 음성되먹임 조절의 변화를 가져올 수 있다. 예를 들면, 스트레스는 코르티솔 분비의 설정점을 상향시킨다.

성장호르몬을 제외한 모든 뇌하수체 전엽 호르몬들의 자세한 기능과 조절은 그들이 작용하는 표적 조직과 관련된 다른 장에서 언급되어 있다. 예를 들면, 갑상선자극호르몬은 갑상선에 대한 설명과 함께 언급되어 있다. 따라서 우리가 이번 장에서 신경 써야 할 유일한 뇌하수체 전엽 호르몬은 성장호르몬이다.

17.3 성장에 대한 내분비 조절

성장하는 아이들은 신체가 계속 자라기 때문에 성장호르몬(GH)의 영향에 따라 지속적인 단백질합성이 일어난다. 체중의 증가 그 자체는 성장과 동의어가 아니다. 왜냐하면 체중의 증가는 실제 조직의 구조적인 성장 없이 과량의 물을 보유하거나 지방을 저장함으로써도 일어날 수 있기 때문이다. 성장은 전체 단백질의 합성을 요구하고 연조직(soft tissue) 내 세포의 크기와 수의 증가뿐만 아니라 장골(팔다리뼈)의 길어짐도 포함하는 것이다.

성장은 성장호르몬에 의존하지만 다른 요인들에 의해서도 영향을 받는다.

이름이 암시하듯이 성장호르몬은 성장에 필수적이지만 그것만이 한 개인의 성장 속도와 최종 크기를 전적으로 결정하는 것은 아니다. 다음의 요인들도 성장에 영향을 준다:

- 개인의 최대 성장 용량에 대한 **유전적인 결정**. 이런 최대 성장 가능성은 아래 제시한 다른 요인들에 더욱 의존한다.
- 성장에 필요한 단백질합성을 하는데 충분한 총 단백질 양과 풍부한 필수아미노산을 포함하는 **적절한 식사**. 영양이 부족한 아이들은 결코 최대 성장 가능성을 이루지 못한다. 그러나 적정량의 음식보다 더 많은 양을 섭취한다고 해서 유전적으로 결정된 최대 성장 가능치를 능가할 수는 없다. 과다한 음식 섭취는 성장 대신 비만을 야기한다.
- **만성질환이나 스트레스가 많은 조건들로부터의 해방**. 유해 환경에서 성장이 멈춰버리는 것은 대부분 지속적인 스트레스로 인해 부신피질로부터 다량의 코르티솔이 분비되기 때문이다. 코르티솔은 단백질 분해 촉진, 장골의 성장 억제와 성장호르몬 분비의 차단 등 몇 가지 강력하게 성장을 억제하는 효과를 나타낸다.
- **성장에 영향을 미치는 호르몬들의 정상 수준**. 성장에 절대적으로 필요한 성장호르몬뿐만 아니라 갑상선호르몬, 인슐린, 성호르몬 등을 포함한 다른 호르몬들도 성장을 촉진하는데 이차적인 역할을 수행한다.

성장호르몬은 성장에 필수적이지만 성장과 무관한 물질대사 효과도 직접적으로 발휘한다.

비록 성장호르몬의 분비가 중년 이후에 감소하기 시작하지만, 성장이 이미 멈춘 성인의 경우에도 성장호르몬은 뇌하수체 전엽이 생산하는 가장 풍부한 호르몬이다. 성장시기 이후에 지속되는 성장호르몬의 고농도 분비는 이 호르몬이 성장에 대한 영향을 넘어 물질대사 효과와 같은 다른 중요한 역할을 하고 있음을 의미한다. 여기서 성장호르몬의 성장 촉진 역할에 대해 알아보기 전에 먼저 성장호르몬의 물질대사 효과에 대해 간단하게 설명하겠다.

성장호르몬은 물질대사 효과를 나타내기 위해 지방조직, 골격근, 간과 같은 표적기관에 직접 결합한다. 성장호르몬은 지방조직에 저장된 트리글리세리드의 분해를 촉진함으로써 혈액 중 지방산의 농도를 높이고, 또한 근육의 포도당 흡수를 감소시키고, 간의 포도당 배출을 증가시킴으로써 혈당량을 증가시킨다. 근육은 대사 연료로 포도당 대신 지방산을 사용한다. 따라서 성장호르몬의 전반적인 대사효과는 뇌와 같이 포도당-의존적인 조직을 위해 포도당을 절약하면서 에너지원으로는 저장된 지방을 유리시켜 사용하게 하는 것이다. 뇌는 대사 연료로 포도당만을 사용한다. 신경조직은 글리코겐(저장된 포도당)을 저장할 수가 없다. 성장호르몬에 의해 유도되는 이러한 물질대사 형태는 장기간의 단식 혹은 저장된 포도당보다 더 많은 에너지를 필요로 하는 상황에서 몸을 유지하는데 적합하다. 또한 성장호르몬은 아미노산의 흡수와 단백질합성을 촉진하지만 이 호르몬이 성장-촉진 대사 작용이나 성장과 관련된 다른 작용을 직접 하지는 않는다. 성장호르몬이 성장을 촉진하는 방법을 살펴보기 전에 먼저 대사 효과들을 요약하면, 성장호르몬은 혈중 지방산을 증가시키고, 혈당량을 높이며, 뇌를 위해 포도당을 준비하고, 단백질합성을 촉진한다(이 과정에서 혈중 아미노산이 감소됨).

성장호르몬은 인슐린-유사 성장인자를 자극함으로써 간접적으로 성장-촉진 효과를 나타낸다.

성장호르몬은 성장-촉진작용(세포분열 증가, 단백질합성 증가와 뼈 성장)을 직접적으로 유발하지 않는다. 그 대신 성장호르몬의 성장-촉진 작용은 **인슐린-유사 성장인자(insulin-like growth factor, IGF)**에 의해 직접적으로 매개되는데, 이것은 표적세포에서 연조직과 뼈의 성장을 유도한다.

순환하는 IGF의 주요 공급원은 간인데 간은 성장호르몬에 반응하여 IGF를 혈액으로 분비한다. IGF는 대부분의 조직에서도 생산되지만 이들은 혈액으로는 전혀 분비되지 않는다. 표적조직에서 국소적으로 생산된 IGF는 측분비(paracrine) 방식을 통해 작용할 것으로 생각하고 있다. 이러한 기작은 태어난 후 성장이 매우 빠름에도 불구하고 어른에 비해 어린이의 혈중 성장호르몬이 더 증가하지 않는 이유와 순환하는 호르몬이 낮은 이유를 설명할 수 있다. 표적 조직에서 IGF의 국부적 생산이 이 기간 동안에는 혈액 유래 IGF의 전달보다 더 중요할 것이다.

IGF의 생산은 성장호르몬보다 영양 상태, 나이 및 조직-특이적인 인자들에 의해 조절된다. 따라서 IGF 생산의 조절은 복잡하고 다양한 전체적 및 국부적 인자들의 영향을 받는다.

이제부터 IGF에 의해 매개되는 성장호르몬의 성장-촉진 효과에 대해 알아보자.

IGF를 통해 성장호르몬은 비후나 비대를 자극함으로써 연조직의 성장을 촉진한다.

조직이 성장-촉진 효과에 반응할 때 IGF를 통해 작용하는 성장호르몬은 연조직과 골격 모두의 성장을 촉진한다. 성장호르몬은 (1) 세포의 숫자를 증가시키거나[**비후(hyperplasia)**] (2) 세포의 크기를 증가시킴으로써[**비대(hypertrophy)**] 연조직의 성장을 촉진한다. 성장호르몬은 세포분열을 촉진하거나 세포자살(apoptosis)을 방지함으로써 세포 수를 증가시킨다. 성장호르몬은 세포의 주요 구조적 성분인 단백질합성을 촉진함으로써 세포의 크기를 증가시킨다. 성장호르몬은 모든 측면에서 단백질합성을 촉진하는 동시에 단백질 분해는 억제한다. 성장호르몬은 세포의 아미노산 흡수를 촉진함으로써(단백질합성의 재료) 혈중 아미노산 농도를 감소시킨다. 또한 성장호르몬은 세포의 유전 정보에 따라 단백질 합성을 수행하는 체계를 촉진한다.

성장호르몬의 가장 두드러진 효과는 바로 키를 크게 하는 장골의 성장이다. 성장호르몬이 뼈 성장을 촉진하는 방법을 이해하기 전에 먼저 뼈의 구조와 뼈의 성장이 어떻게 이루어지는지 알아보자.

뼈의 굵기 성장과 길이 성장 모두 성장호르몬에 의해 서로 다른 기작으로 이루어진다.

뼈(bone)는 살아 있는 조직이다. 뼈는 결합조직의 한 형태이며, 세포와 **골질(osteoid)**이라고 하는 세포들에서 생산된 세포외 유기기질로 구성되어 있다. 유기기질을 생산하는 뼈세포는 **조골세포(osteoblast)**라 한다. 골질은 반고형 겔 내에 있는 콜라겐 섬유(p. 52 참조)로 구성되어 있다. 이 유기기질은 고무와 같은 점도를 가지며 이로 인해 뼈는 항장력(신장력이 가해졌을 때 파열에 대한 뼈의 탄력)을 가진다. 뼈는 골질에 **칼슘인산염 결정**을 침전시킴으로써 단단해진다. 이 무기 결정은 뼈가 항압력(압력이 가해졌을 때 뼈가 형태를 유지하게 하는 능력)을 가지게 한다. 만약 뼈가 전적으로 무기질 결정체로만 구성되어 있다면, 그 뼈는 마치 분필 조각처럼 부서질 것이다. 뼈는 구조적으로 철근 콘크리트의 강도를 가지지만, 무기질 결정으로 강화된 유기질 지지대 구조이기 때문에 부서지지 않고 무게가 훨씬 가볍다. 살아 있는 **연골(cartilage)**은 석회화되지 않는다는 것을 제외하면 뼈와 유사하다.

장골은 기본적으로 양 끝에 깔때기 모양의 관절 마디인 **골단(epiphysis)**을 가지고 있는 꽤 균일한 원통 모양의 자루인 **골간(diaphysis)**으로 구성되어 있다. 성장 중인 뼈에서 골간은 **골단판(epiphyseal plate)**이라고 하는 연골 층에 의해 양쪽 끝에서 골단과 분리되어 있다(● **그림 17-8**). 뼈의 중앙 공간은 혈액세포 생산 부위인 골수(bone marrow)로 차 있다.

뼈 성장의 기작 뼈 굵기의 성장은 이미 형성되어 있는 뼈의 바깥 표면 위에 새로운 뼈가 첨가됨으로써 이루어진다. 이 성장은 바깥쪽 뼈를 덮고 있는 결합조직 막 내에 있는 조골세포들에 의해 이루어진다. 조골세포의 활성이 외부 표면에서 새로운 뼈를 축적하는 동안, 뼈 내부에 있는 다른 세포인 **파골세포(osteoclast)**들은 골수강에 이웃한 내면 표면에 있는 뼈를 침식한다. 이런 방식에 의해 골수강은 뼈대 주위 둘레의 크기가 증가하는 것과 보조를 맞추어 확대된다.

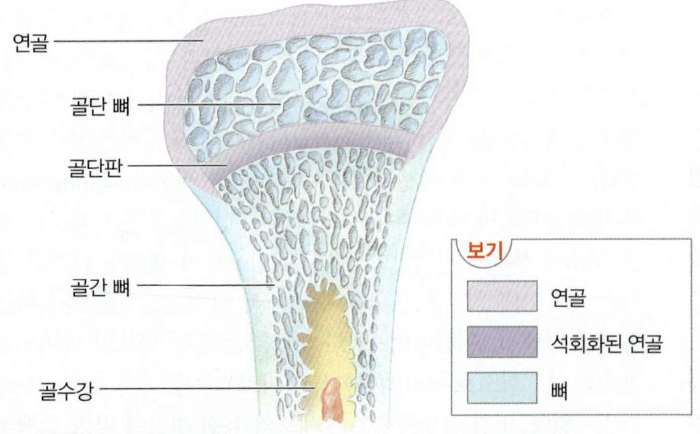

● **그림 17-8 장골의 해부도.**

장골의 길이 성장은 다른 기작에 의해 이루어진다. 뼈는 골단에 있는 연골세포가 증식한 결과에 의해 길이가 성장한다. 성장기 동안, 연골세포가 골단에 이웃한 골단판의 바깥 가장자리에서 분열, 증식하여 일시적으로 골단판이 넓어진다. 골단판 경계면에서 새로운 연골세포들이 형성됨에 따라 골간의 경계면을 향해 있는 오래된 연골세포들은 죽고, 골간에 있는 모세혈관을 따라 관절에서부터 무리지어 이동하는 조골세포로 대체된다. 이 새로운 조골세포들은 뼈가 골단판의 골간 쪽에서 연골의 안쪽 부위를 완전히 대체할 때까지 분해되는 연골 잔여물 주위에 뼈를 저장시킨다. **골화작용(ossification)**이 끝나면, 골간 쪽의 뼈는 길어지고 골단판은 원래의 두께로 돌아간다. 골단판의 골간 끝부분에서 대체된 뼈인 연골은 골단판의 끝에 있는 새로운 연골의 두께만큼 두껍다. 따라서 뼈 성장은 연골의 성장과 사멸에 의해 이루어진다. 이때 연골은 골간의 끝에서 새로운 뼈가 형성될 수 있도록 틀을 제공하면서 골단뼈를 밖으로 밀어내는 "간격 띄우기"와 같이 작용한다.

성숙하지만 성장하지 않는 뼈 조골세포에 의해 생성된 세포외 기질이 석회화됨에 따라, 조골세포는 주위에 축적된 기질에 파묻히게 된다. 그러나 석회화된 기질 내에 갇힌 조골세포는 죽지 않는다. 왜냐하면 조골세포는 뼈의 성격을 가진 기질이 축적된 주위로 세포질 확장물을 뻗어나가게 함으로써 작은 통로를 형성하는데 이를 통하여 영양분의 공급을 받기 때문이다. 따라서 최종적인 뼈 생성물 내에 갇혀 있는 조골세포들로부터 방사상으로 뻗어있는 터널의 연결망이 영양분 운반과 노폐물 제거를 위한 생명선 체계로 작용한다. 이제 **골세포(osteocyte)**라 불리는 갇혀 있는 조골세포는 새로운 뼈를 형성하지 못하기 때문에 뼈 형성 임무에서 은퇴하게 된다. 하지만 그들은 뼈와 혈액 사이의 칼슘 교환을 호르몬으로 조절하는데 관여한다. 이러한 교환은 성장호르몬이 아닌 부갑상선호르몬에 의해 조절된다.

성장호르몬에 의한 뼈 성장 조절 성장호르몬은 뼈의 굵기와 길이 성장 모두를 유도한다. 성장호르몬은 IGF를 통해 골단 연골의 증식을 촉진하여 더 많은 뼈 형성이 이루어지도록 공간을 만들고 조골세포의 활성을 촉진한다. 골단판이 연골성으로 남아 있거나 혹은 열려 있는 한 성장호르몬은 장골의 길이 성장을 촉진할 수 있다. 사춘기가 끝날 무렵에 성호르몬의 영향을 받아 이 골단판이 완전히 골화되거나 혹은 닫히게 되면 성장호르몬이 존재하더라도 뼈는 더 이상 길이 성장을 할 수 없다. 따라서 골단판이 닫힌 후에는 더 이상 키가 클 수 없다.

성장호르몬의 분비는 두 가지 뇌하수체 자극호르몬에 의해 조절된다.

성장호르몬 분비의 조절은 복잡하며 시상하부의 두 가지 뇌하수체자극호르몬들이 주요 역할을 한다

성장호르몬-방출호르몬과 성장호르몬-억제호르몬 시상하부의 두 종류의 길항적 조절 호르몬이 성장호르몬의 분비를 조절하는데 관여하는데, 그것은 자극적이고 우세한 영향력을 가지는 성장호르몬-방출호르몬(GHRH)과 억제성인 성장호르몬-억제호르몬(GHIH, 소마토스타틴)이다 (**● 그림 17-9**).

다른 뇌하수체 전엽 호르몬들의 조절과 마찬가지로 음성되먹임 고리가 성장호르몬의 분비를 조절하는 기작이다. 시상하부-뇌하수체-간 축에 대한 복잡한 되먹임 고리가 촉진과 억제 인자 모두에 의해 성장호르몬의 분비를 직접적으로 조절한다. 그러므로 음성되먹임 고리는 촉진인자의 억제와 억제인자의 촉진 모두를 포함한다. 성장호르몬은 간에서 IGF의 분비를 촉진하는데, IGF는 뇌하수체 전엽에 의한 성장호르몬 분비의 일차적인 억제자가 된다. IGF는 뇌하수체에 있는 성장호르몬 분비세포를 직접 억제하고, 시상하부의 GHRH 분비세포를 억제시키며 GHIH 분비세포를 자극함으로써 성장호르몬의 분비를 감소시켜, 시상하부에 의한 성장호르몬 분비세포의 자극을 감소시킨다. 또한 성장호르몬은 그 자체가 시상하부에서 GHRH의 분비를 억제하고, GHIH의 분비를 촉진한다.

성장호르몬 분비에 영향을 미치는 요인들 많은 요인들이 시상하부에 작용함으로써 성장호르몬의 분비에 영향을 미친다. 성장호르몬의 분비는 잘 알려진 일주기 리듬이다. 대부분의 낮 시간 동안, 성장호르몬의 수준은 낮으며 상당히 일정하다. 그러나 숙면 후 약 1시간 뒤 성장호르몬의 분비는 현저하게 증가하여 낮 시간 수치의 5배에 이른다.

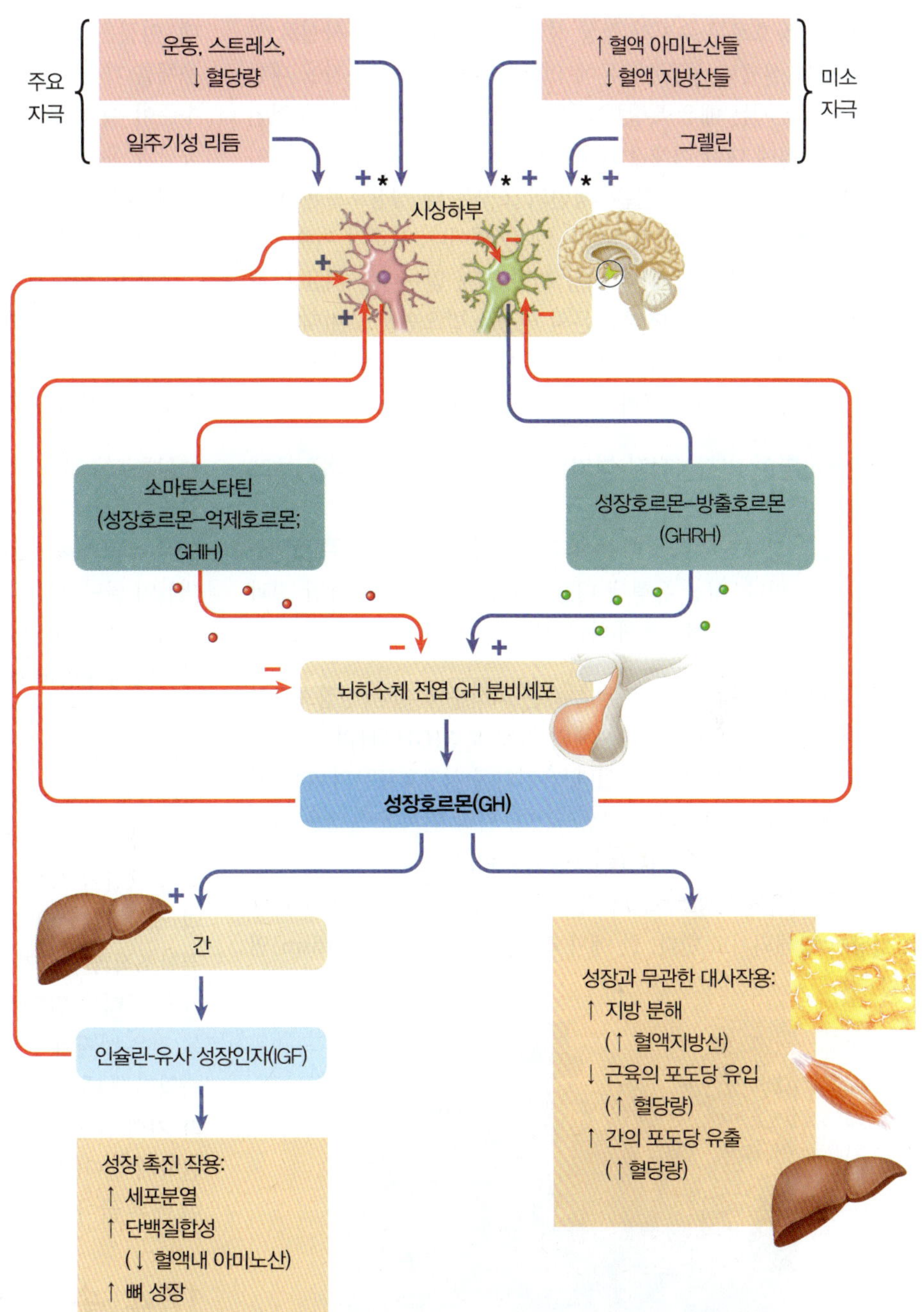

● 그림 17-9 성장호르몬 분비의 조절.

성장호르몬 분비의 일주기 변동에 더하여, 분비를 증가시키는 주요한 자극들인 운동, 스트레스 그리고 저혈당에 대한 반응으로 성장호르몬의 분비는 더욱 증가한다. 신체의 저장 포도당보다 에너지 요구가 더 많은 이러한 상황에 성장호르몬의 분비가 증가하면 포도당은 뇌를 위해 보존하고, 근육을 위한 대체 에너지원으로 지방산을 제공하게 되는 이점이 있다.

고단백 식사 이후 높아진 혈중 아미노산은 성장호르몬의 분비를 증가시키는데, 이 성장호르몬은 단백질합성을 위해 이들 아미노산의 사용을 촉진한다. 또한 성장호르몬은 혈중 지방산 수치의 감소에 의해서도 자극된다. 성장호르몬은 지방을 유리시키기 때문에 이러한 조절은 꽤 일정한 혈중 지방산 수치를 유지하는데 도움이 된다.

마지막으로 위에서 분비되는 강력한 식욕 촉진인자인 **그렐린**(ghrelin) 또한 성장호르몬의 분비를 촉진한다(p. 514 참조). 이 "기아 호르몬"은 영양소 획득과 함께 성장을 조절하는데 중요한 역할을 한다.

성장호르몬의 분비를 조절하는 것으로 잘 알려진 정보들은 주로 혈중 포도당, 아미노산, 그리고 지방산이 수준을 조절한다는 것을 주목하기 바란다. 성장호르몬의 분비에 영향을 주는 성장 관련 신호는 알려진 바가 없다. 아주 급격한 크기 성장의 시기인 유아기의 성장호르몬 수치가 정상 성인의 수치와 같다는 사실로 인해 무엇이 실제로 성장호르몬에 의한 성장을 조절하는지에 대한 전반적인 문제는 매우 복잡하다. 앞에서 언급한 것처럼, 국부적인 IGF의 조절에 대한 미해결 과제들이 이런 관점에서 중요하다. 이와 관련된 또 다른 의문점은 "성인의 조직은 왜 성장호르몬의 성장 촉진 효과에 더 이상 반응하지 않는가?"이다. 사춘기 이후에는 골단판이 닫혔기 때문에 더 이상 키가 크지 않는다는 것을 알고 있지만, 연조직은 왜 성장호르몬의 영향을 받으면서도 비대와 비후 증식을 통해 계속 자라지 않는가? 이러한 의문들을 풀기 위해서도 더 많은 연구가 필요하다.

성장호르몬의 비정상적인 분비는 비정상적 성장 양상을 초래한다.

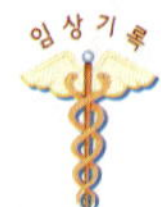

성장호르몬의 부족이나 과잉 모두 질병을 유발할 수 있다. 성장 유형에 대한 효과는 물질대사에 대한 결과보다 더 현저하게 나타난다.

성장호르몬 결핍 성장호르몬 부족은 뇌하수체 결함(성장호르몬 결핍)으로 야기되거나 뇌하수체의 기능 부전(GHRH의 부족)에 의해 이차적으로 발생할 수 있다. 유년기에 성장호르몬의 분비 저하는 **왜소증(dwarfism)**을 발생시킨다. 가장 현저한 특징은 골격 성장 저하로 인한 단신이다(● **그림 17-10**).

또한 조직이 성장호르몬에 정상적으로 반응하지 못하기 때문에 성장이 방해되기도 한다. 한 예가 라론 왜소증(Laron dwarfism)인데, 이것은 호르몬에 반응하지 못하는 비정상적인 성장호르몬 수용체를 가지고 있다는 것이 특징이다. 이 경우는 혈중 성장호르몬 수준이 실제로는 매우 높은데도 불구하고 심한 성장호르몬 부족 증상과 유사한 증상을 나타낸다. 또 다른 경우에서는 성장호르몬 양이 적절하고 표적세포의 반응성도 정상이지만 IGF가 부족한 경우이다. 아프리카 피그미인들(African pygmies)에서 볼 수 있다.

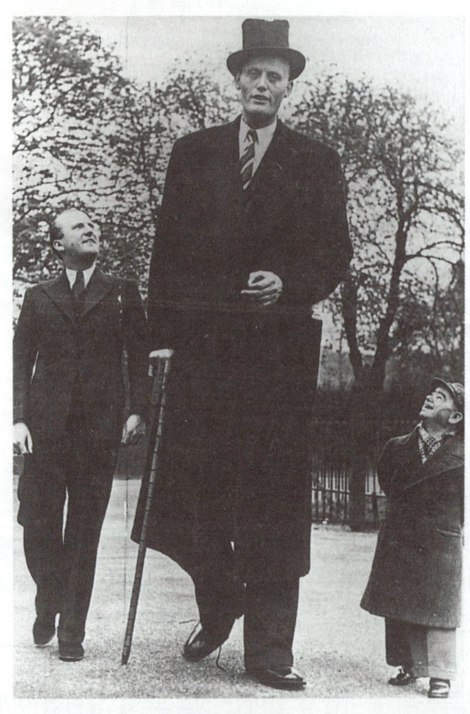

● **그림 17-10 성장호르몬의 비정상적 분비의 예.** 사진의 오른쪽 사람은 어릴 때 성장호르몬의 생산 저하에 의한 뇌하수체 왜소증을 보여주고 있다. 가운데 사람은 어릴 때 성장호르몬의 과다 분비에 의한 거인증이고, 왼쪽 사람은 평균 키를 가진 사람이다.

성장이 완료된 성인기에 성장호르몬의 부족이 시작되면 상대적으로 증상이 약하게 나타난다. 성장호르몬이 부족한 성인은 골격 근육의 양과 근력이 감소하고(근육 단백질 저하), 뼈 밀도가 감소하는(뼈의 구조 변경 중 조골세포의 활성 부족) 경향이 있다.

성장호르몬 과다 성장호르몬의 과다 분비는 대부분 뇌하수체 전엽의 성장호르몬 분비세포의 종양에 의해 야기된다. 증상은 비정상적 분비가 시작될 때의 연령에 따라 다르다. 성장호르몬 과잉 생산이 골단판이 닫히기 전인 유아기에 시작된다면, 주요 증상은 신체 비율의 파괴없이 키의 급격한 성장으로 나타나는데, 이 상태를 **거인증(gigantism)**이라고 한다(● **그림 17-10**). 종양 제거 혹은 성장호르몬의 효과를 차단하는 약물로 치료하지 않으면 키가 240 cm 이상까지 자라게 된다. 모든 연조직도 그와 대응할 만큼 자라므로 신체 비율은 아주 잘 유지된다.

만약 골단판이 이미 닫힐 때인 사춘기 후반에 성장호르몬의 과잉 생산이 시작된다면 키는 더 이상 자라지 않는다. 그러나 과잉 성장호르몬의 영향을 받으면 뼈가 더 굵어지고 연조직, 특히 결합조직과 피부가 증식한다. 이런 부적절한 성장으로 외관이 망가진 상태를 **말단비대증(acromegaly)**이라고 한다. 뼈가 굵어지는 것은 사지와 얼굴에서 가장 두드러지는데, 얼굴뼈와 피부가 두꺼워지기 때문에 점차적으로 턱과 광대뼈가 더욱 두드러짐에 따라 거의 유인원의 외관과 같이 현저히 크고 굵은 느낌의 용모로 변하게 된다(● **그림 17-11**). 손과 발이 커지고, 손가락과 발가락이 매우 굵어진다.

17.4 송과선과 일주기 리듬

뇌의 중심부에 위치한 작은 솔방울 모양의 구조를 가진 **송과선 (pineal gland,** ● **그림 17-1)**은 **멜라토닌(melatonin)** 호르몬을 분비한다. 피부를 검게 하는 색소인 멜라닌과 혼돈하지 말기 바란다. 멜라토닌은 1959년에 발견되었지만 연구자들은 최근에 와서야 여러 기능들을 밝혀내기 시작하였다. 가장 널리 받아들여지고 있는 멜라토닌의 역할 중 하나는 신체의 선천적 일주기 리듬을 명암주기와 일치시키도록 도와주는 것이다. 멜라토닌과 관계된 기능을 살펴보기에 앞서 먼저 일반적인 일주기 리듬을 살펴보자.

시교차상 핵은 총괄 생체시계이다.

호르몬 분비의 속도가 신체 내에서 24시간 주기로 변동하는 유일한 요인은 아니다. 사람은 유전자 발현에서부터 체온 조절과 같은 생리적 과정과 행동 양식에까지 이르는 많은 인체 기

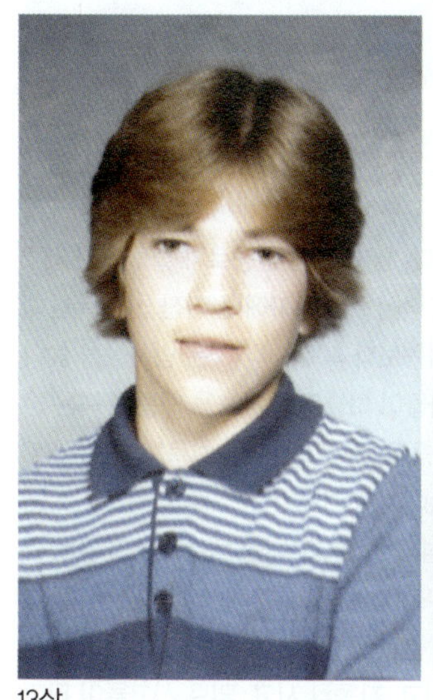
13살

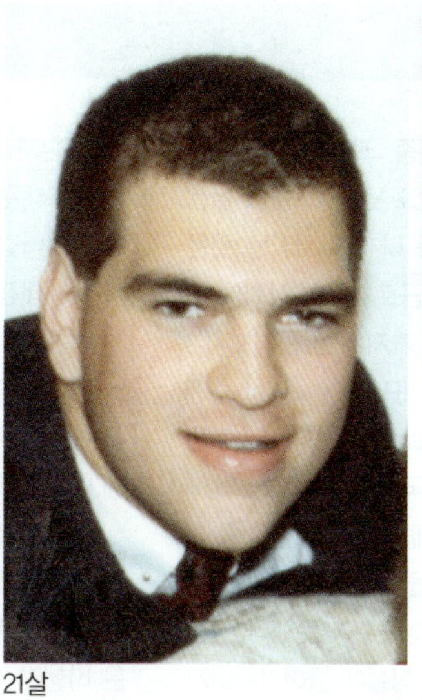
21살

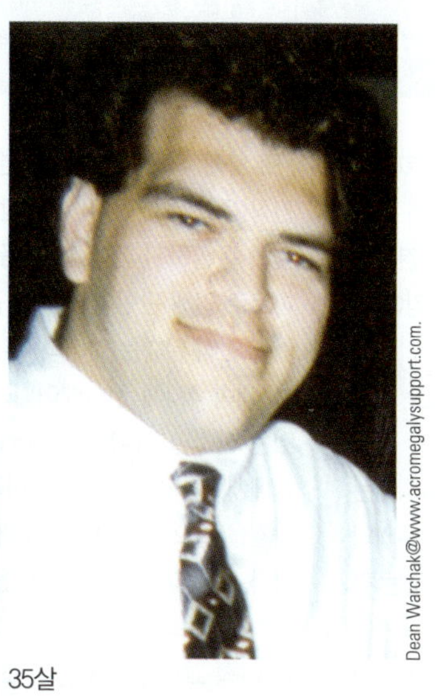
35살

● **그림 17-11 말단비대증의 점진적 발생.** 어린 시절부터 현재까지 연속된 이 사진에서 GH의 과다 분비에 의해 뼈와 피부가 두꺼워짐에 따라 환자의 눈썹 뼈, 광대뼈, 턱뼈가 점차 어떻게 변해가는지 주목해서 보라.

능에 대해 유사한 생체시계를 가지고 있다. 신체의 일주기 리듬에 대해 속도 조절자 역할을 하는 총괄 생체시계는 **시교차상 핵(suprachiasmatic nucleus, SCN)**이다. SCN은 시상하부의 시신경 교차(optic chiasm) 위에서 신경의 세포체 집단으로 구성되는데, 시신경 교차는 눈에서 나온 시신경의 일부가 뇌의 반대편으로 건너가는 지점이다(● **그림 17-3**, ● **그림 6-22** 참조). SCN 신경의 자가-유도된 리듬의 활동전위는 신체의 많은 부분에서 선천적으로 타고난 일주기 리듬을 확립하는데 중요한 역할을 한다.

시계단백질들의 역할 현재 과학자들은 SCN의 일주기 진동에 관여하는 분자 기작을 밝혀내고 있다. SCN 신경의 핵에 있는 특이적 자가 개시유전자는 핵을 둘러싸는 세포질에서 **시계단백질들(clock protein)**들의 합성을 야기하는 일련의 현상들을 시작한다. 하루가 지나감에 따라 시계단백질들은 세포질에 계속 축적되어 마침내 임계량에 도달하는데, 이때 단백질들은 핵으로 수송된다. 여기서 이 단백질들은 자기 자신의 생산에 관련된 유전자의 발현 과정을 차단한다. 핵 내에서 시계단백질들이 분해되어 그 양이 점점 감소하면 시계단백질들의 유전적 기작에 의한 억제성향은 제거된다. 더 이상 억제되지 않으면, 이러한 유전자들은 이 주기가 스스로 반복됨에 따라 다시 더 많은 시계단백질들의 생산을 활성화시킨다. 한 번의 주기는 하루 정도 걸린다. 시계단백질들 양의 변동은 SCN에서 신경 출력의 주기적 변화를 야기하고, 이는 다시 하루 동안 효과기에 대한 주기적 변화를 일으킨다. 그 한 예가 코르티솔 분비의 일주기 변동이다(● **그림 17-2** 참조). 이러 식으로, 내재적 시간 기록(일주기 리듬)은 SCN 신경의 유전자적 구성을 형성하는 자가-유지적 기작이다.

환경 신호와 생체시계의 동시화 생체시계 그 자체는 보통 24시간의 환경주기보다 약간 느리다. 외부 신호들이 없다면 SCN은 평균 약 25시간의 주기로 설정된다. 이 주기는 한 개인에서는 일정하나 사람마다 어느 정도 차이는 있다. 만약 이 총괄 생체시계가 외부 세계와 보조를 맞추도록 계속하여 조정되지 않는다면, 신체의 일주기 리듬은 점차적으로 빛(활동기)과 어둠(휴식기)의 주기와의 동시화로부터 멀어지게 된다. 따라서 SCN은 외부 인자들에 의해 매일 재설정됨으로써 생체 리듬이 주위 환경에 의해 유도되는 활성 수준과 동시화를 이룰 수 있다. 내부 시계를 환경과 동시화하지 못하면 원래의 신체 리듬이 외부 환경과 보조가 맞지 않을 때 나타나는 **시차피로현상(jet lag)**을 경험하게 된다. SCN은 송과선과 협력하여 작용하며 그 호르몬 산물인 멜라토닌은 일주기 리듬을 24시간 낮밤 주기와 동시화시키고 있다. (환경적 인자들과 동시화되지 못한 것과 관련된 문제들에 대한 내용은 p. 566에 제시한 상자의 "기초의 응용"을 보라.)

멜라토닌은 신체의 일주기 리듬이 낮–밤 주기의 시간과 맞도록 도와준다.

빛 강도의 하루 중 변화는 SCN의 총괄 시계를 조정하는 주요 환경적 요인이다. 눈에 있는 특수한 광수용기인 **멜라놉신(melanopsin)**은 몸이 빛에 반응하여 외부 시간과 조율하게 하는 단백질이다. 빛을 보는데 사용되는 간상세포나 원추세포와는 달리, 이 특이한 광수용기들은 빛의 존재 유무에 대한 신호를 특정 신경 전달을 통해 직접 SCN에 전달한다. SCN은 빛의 상태에 대한 정보를 송과선으로 전달한다. 이것이 내부 시계가 하루 24시간에 조화를 맞추는 주요 방법이다. 멜라토닌의 분비는 밤의 어둠 속에서 10배 증가하고 빛이 있는 낮 동안에는 감소한다. 멜라토닌 분비의 변동은 다시 신체의 생물학적 리듬이 외부의 낮과 밤의 인자들에 조율되도록 도와준다.

신체의 생물학적 시계를 조절하는 작용 외에 멜라토닌의 기능들은 다음과 같다.

- 알약으로 복용하는 멜라토닌은 수면진정제와 같은 부작용 없이 자연 수면을 유도한다. 그러므로 멜라토닌은 수면을 촉진하는데 작용을 할 수 있다.
- 멜라토닌은 생식 활성을 자극하는 호르몬을 억제하는 것으로 여겨진다. 사춘기는 멜라토닌의 분비 감소에 의해 시작된다.

생체시계의 조작

노동자들이 겪는 몹시 바쁜 현대 생활, 스트레스, 소음, 공해 그리고 불규칙한 계획 등이 신체 내부 리듬을 교란할 수 있음을 보여주는 연구는 건강한 외부 환경이 어떻게 우리의 내적 환경과 건강에 영향을 주는지를 말해 주고 있다.

신경과 의사이며 작가인 **레스탁** 박사(Dr. Richard Restak)는 "깨어나고 잠드는 일상의 리듬은… 우리의 육체적, 정신적 건강을 안정화시키는 효과를 나타내는 것 같다"라고 기술하였다. 우리의 자연적인 일주기 리듬을 제일 심하게 교란하는 것은 불규칙한 근무 시간인데 이것은 산업화 국가들에서 놀랄 정도로 공통되는 것이다. 오늘날, 직장인 남성 4명 당 1명, 여성 6명 당 1명이 낮과 밤 작업 사이의 빈번한 변동이 있는 환경에서 근무하고 있다. 많은 공장에서 장비와 건축물의 최적화 사용을 위하여 노동자들은 밤낮으로 일한다. 그 파급 효과로써 더 많은 식당과 가게들이 하루 24시간 영업을 하고 더 많은 건강관리 종사자들이 사고 희생자들을 돌보기 위해 밤에 당번을 서야 한다.

부담을 분산시키기 위해, 교대 근무를 하는 많은 회사들은 그들의 근무 시간에 변화를 준다. 한 주에 고용인들이 주간에 일하면, 다음 주에는 밤 12시에서 오전 8 시까지 일하는 야간 근무로 옮겨 간다. 그 다음 주에는 오후 4 시에서 자정까지 밤 근무를 하는 방식이다. 교대 근무자들은 대부분의 시간에서 피곤함을 느끼며 작업 중에 깨어 있기가 힘들다. 이때 작업 능률은 피로로 인해 영향을 받는다. 작업자들이 집에 도착하여 수면을 취하려 하면 피곤하지만 잠들 수 없다. 왜냐하면 신체가 깨어나려고 할 때 자려고 하기 때문이다. 불행하게도 그러한 주간 교대 스케줄은 근로자들이 신체 내부 알람시계를 충분히 조정하지 못하게 한다. 대부분의 사람들이 새로운 스케줄로 조정하는데 4–14일 정도 필요하다.

교대 근무 근로자들이 교대 근무를 하지 않는 근로자에 비해 위궤양, 불면증, 과민성, 우울증과 긴장 등으로 더 많이 고통받고 있다. 그들의 삶은 절대 동일하지 않다. 문제를 더 악화시키는 것은 피로로 인해 판단이 흐려진 근로자들이 사회에 위협 요인이 된다는 것이다. 두 가지 예를 들어보자.

새벽 4시에 펜실베이니아(Pennsylvania) 주에 있는 삼마일 섬(Three Mile island) 원자로의 조정실에서 3명의 근로자들이 미국 역사에서 최악의 핵 사건을 일으킨 일련의 사고에서 첫 번째 실수를 하였다. 근로자들은 경고 사인을 주목하지 않았고, 결정적인 밸브가 열려 있다는 것을 보지 못했다. 다음 날 아침 교대 운전자들이 조정실에 들어가자마자 문제를 발견하였으나 그때는 이미 너무 늦었다. 원자로 체계의 파이프는 폭발하여 방사성 증기와 물이 대기와 2개의 빌딩으로 내보내지고 있었다. 역설적이게도 이 1979년 사고는 발생 당일 12 일 전에 원자로 사고의 위험성을 다룬 유명한 영화인 '*차이나 신드롬*(The China Syndrome)'이 개봉되어 일반인들이 그 위험성에 대해 자각하고 있을 때였다. 다행스럽게도 그 주변에 있던 거주자들은 당장 눈에 띄는 상해를 입지 않았고, 장기적인 연구 결과에서도 암 발생과 반응로 주위에서 적은 양의 방사능에 노출된 사람들 사이에 유의한 정도의 상관관계가 발견되지 않았다. 이 사고 지역의 복원은 1970년에서 1993년까지 지속되었으며 9억 7500만 달러가 소요되었다.

1986년 4월 말, 또 다른 핵발전소에서 사고가 났다. 과거 소련연방의 체르노빌(Chernobyl)에서 일어난 이 사고는 미국의 원자로 사고보다 훨씬 더 심각했다. 이른 아침 시간에 두 명의 엔지니어가 반응로를 점검하고 있었다. 표준 작동 규정을 위반하면서 중요한 안전 체계를 해제하였다. 판단 과정에서의 이 하나의 실수가(아마도 피로로 야기되었을 것임) 세계사에서 가장 거대하고 비싼 대가를 치른 원전 사고를 야기하였다. 반응로 내부에 증기가 쌓여서, 원자로 안전 격납고의 지붕이 날아갔다. 방사능의 두꺼운 구름이 하늘로 치솟고 유럽과 전 세계로 퍼져나갔다. 열흘 동안 반응로가 불탔으며 제 2차 세계대전 당시 히로시마에 떨어진 원자 폭탄에서 나온 방사능보다 400 배나 많은 방사능을 쏟아냈다. 근로자들이 하늘로 방사능을 내뿜는 녹은 방사능 중심부를 덮으려고 전쟁을 치르는 동안 전 세계가 공포 속에서 지켜보았다.

삼마일 섬에서의 사고처럼 체르노빌 재앙은 근로자들이 명확한 생각을 하기에 부적절한 시간 때문에 일어난 결과였을 것이다. 놀랍게도 얼마나 많은 비행기 사고, 자동차 사고, 의료 사고들이 타고난 신체의 리듬을 거스른 작업을 지속한 결과에 의해 발생하는 판단 착오에 의해 일어나는지를 추적하면 놀랄 것이다.

생체 리듬에 관한 연구들 덕분에, 연구자들은 생체시계를 다시 맞추는 방법을 찾고 있는데, 이러한 방법은 교대 근무자들의 고통과 재난을 경감시키는 것을 도울 수 있으며, 밤 12시에서 오전 8시까지 일하는 교대 근무자들의 근무 성과를 개선할 수 있을 것이다. 예를 들면, 한 가지 단순한 방법으로 교대 근무자들이 그들의 생체시계가 적응할 수 있도록 3주 주기로 교체하는 것이다. 또한 근무자들은 낮 근무에서 야간 근무로 교체하는 대신에, 회사가 그들을 뒤 방향보다 앞 방향으로(예를 들면, 낮 근무에서 심야 근무로) 교체한다. 앞 방향 교체가 적응하기에 훨씬 쉽다. 밝은 빛도 생체시계를 다시 맞추기 위해 사용될 수 있다. 이것은 건강한 노동자와 더 안전한 사회를 만들기 위해 지불해야 하는 작은 대가이다. 더욱이 내부 시계가 환경 요인과 보조를 맞추도록 설정하는 호르몬인 멜라토닌을 보조적으로 사용하는 것이 생체시계가 외부 환경자극과 일치하지 않을 때 생체시계를 다시 맞추는 데 유용하다는 것이 증명되었다.

- 멜라토닌은 생물학적 손상을 주는 자유라디칼에 대한 방어 수단인 효과적인 항산화제로 생각된다. 자유라디칼은 반응성이 크고 파괴적인 매우 불안정한 전자 결핍 입자이다. 자유라디칼은 관상혈관 질환이나 암과 같은 만성질환과 관련 있고, 노화과정에도 관여하는 것으로 보인다.
- 멜라토닌이 자유라디칼을 제거하거나 혹은 다른 방법에 의해 노화과정을 지연시킨다는 증거가 있다.
- 멜라토닌은 면역력을 강화시킨다.

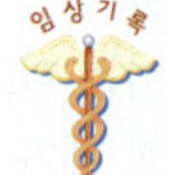

멜라토닌의 예상되는 역할이 많기 때문에, 다양한 상황에서 멜라토닌을 보충 섭취하고 있다. 그러나 많은 연구자들은 약으로서의 효과가 더욱 증명되기 전까지는 멜라토닌 섭취를 권하는 것에 대해 신중한 편이다. 한편, 많은 사람들은 멜라토닌을 건강식품으로 생각하고 있다. 그러나 그것은 안전성과 효과에 대해 미국 식약청(FDA)의 관리도 받고 있지 않다. 사람들이 개인적으로 멜라토닌을 섭취하는 두 가지 큰 이유는 시차피로현상을 예방하는 것과 수면유도제로서이다.

17.5 갑상선

갑상선(thyroid gland)은 두 개의 내분비 조직 엽(lobes)이 나비넥타이 모양으로 연결되어 목의 기도 위에 위치하고 있다(● **그림 17-12a**).

갑상선호르몬을 분비하는 주요 세포는 콜로이드로 가득 찬 여포들로 이루어져 있다.

여포세포(follicular cell)라고 알려진 갑상선호르몬의 주요 분비세포는 속이 빈 구형으로 배열되어 있고, 각각은 **여포(follicle)**라고 불리는 기능적 단위를 형성한다. 현미경 사진에서 보면(● **그림 17-12b**), 여포들은 갑상선호르몬의 세포 외부 저장 장소로 작용하는 물질인 **콜로이드(colloid)**로 가득 찬 내강을 둘러싸고 있는 여포세포들의 단층막으로 구성된 고리들로 보인다. 비록 여포의 내부에 위치하고 있지만, 여포 내강에 있는 콜로이드는 세포 외부(즉, 갑상선 세포의 바깥 부분)라는 것을 주목하기 바란다. 마치 내륙의 호수가 대륙 주위의 바다와 직접적으로 맞닿아 있지 않는 것처럼 콜로이드는 여포를 둘러싸고 있는 세포외액(ECF)과 직접 접촉하고 있지는 않다.

콜로이드의 주성분은 **티로글로불린(thyroglobulin, Tg)**이라고 알려진 큰 당단백질인데, 그 안에는 다양한 합성 단계의 갑상선호르몬이 있다. 여포세포들은 아미노산인 티로신에서 유래한 요오드를 포함하는 두 개의 호르몬인 **4요오드티로닌(tetraiodothyronine, T_4)** 혹은 **티록신(thyroxine)**과 **3요오드티로닌(triiodothyronine, T_3)**을 생산한다. 3과 4 표시는 각 호르몬에 흡수된 요오드 원자의 숫자를 나타낸다. **갑상선호르몬(thyroid hormone)**이라고 하는 이 두 가지 호르몬은 전반적인 기초 물질대사율의 중요한 조절자들이다.

여포들 사이의 공간에 산재되어 있는 또 다른 분비 세포인 **C 세포(C cell)**는 펩티드 호르몬인 **칼시토닌(calcitonin)**을 분비한다. 칼시토닌은 칼슘 대사에 중요한 역할을 하고, T_4 나 T_3와는 관련이 없다. 먼저 T_4 와 T_3에 대해서 알아보고, 후반부에서 칼슘 균형의 내분비 조절에서 칼시토닌에 대해서 알아볼 것이다.

갑상선호르몬은 합성된 후 티로글로불린 분자에 저장된다.

갑상선호르몬 합성의 기본적인 구성 성분은 여포세포에 의해 혈액으로부터 섭취된 티로신과 요오드이다. 티로신 아미노산은 몸 안에서 충분한 양으로 합성되기 때문에 반드시 음식을 통해 섭취할 필요는 없다. 그러나 갑상선호르몬 합성에 필수적인 요오드는 반드시 음식을 통해 섭취해야 한다. 음식물로부터 섭취한 요오드(I)는 소장에서 흡수되기 전에 요오드이온(I^-)으로 환원된다. 지금부터 갑상선호르몬의 합성, 저장, 분비 그리고 수송에 연관된 단계들에 대해 알아보자.

갑상선호르몬 합성의 대부분의 단계는 콜로이드 내부의 티로글로불린 분자에서 이루어진다. 티로글로불린 그 자체는 갑상선 여포세포의 소포체-골지체에 의해 합성된다. 티로신은 티로글로불린 분자가 합성됨에 따라 흡수된다. 일단 합성되고 나면, 티로신을 포함하고 있는 티로글로불린은 여포세포로부터 세포외배출에 의해 콜로이드로 수송된다(● **그림 17-13**, **1** 단계). 갑상선은 혈액에 있는 요오드이온(I^-)을 받아들여 그것을 여포세포의 외막에 있는 강력한 에너지-요구형 운반체 단백질인 요오드 펌프(iodide pump)에 의해 콜로이드 내부로 전달한다(**2** 단계). 이 운반체들은 2차 능동 수송의 공동수송체(symporter)들이다. 몸

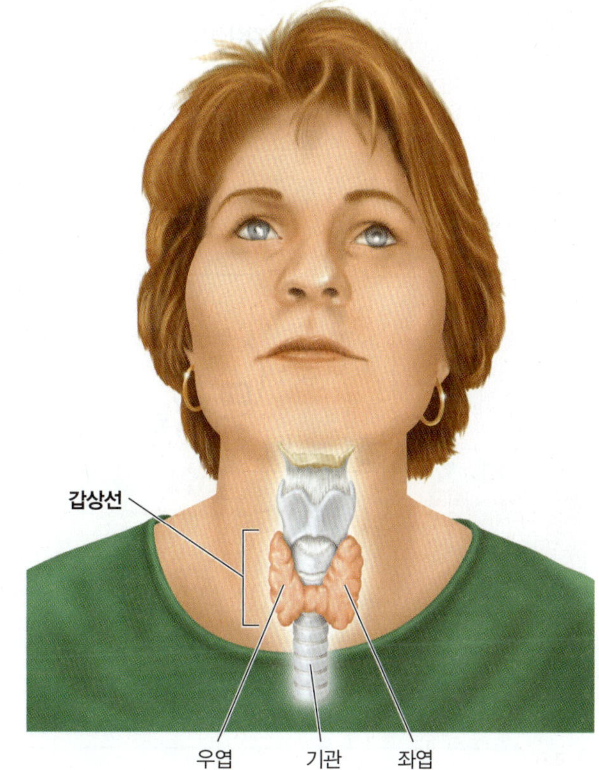

(a) 갑상선의 확대 해부도

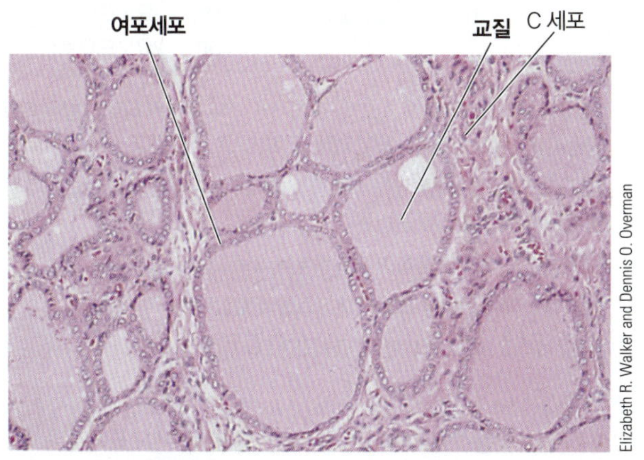

(b) 갑상선의 광학현미경 사진

● **그림 17-12 갑상선의 해부도.** (a) 갑상선의 확대 해부도. 갑상선은 후두 바로 아래 기관 위에 걸쳐 있으며, 얇은 막에 의해 연결된 두 엽으로 구성되어 있다. (b) 갑상선의 광학현미경 사진. 갑상선은 주로 단일 층의 여포세포들로 둘러싸인 교질로 가득 찬 둥근 공모양의 구조물들로 구성되어 있다.

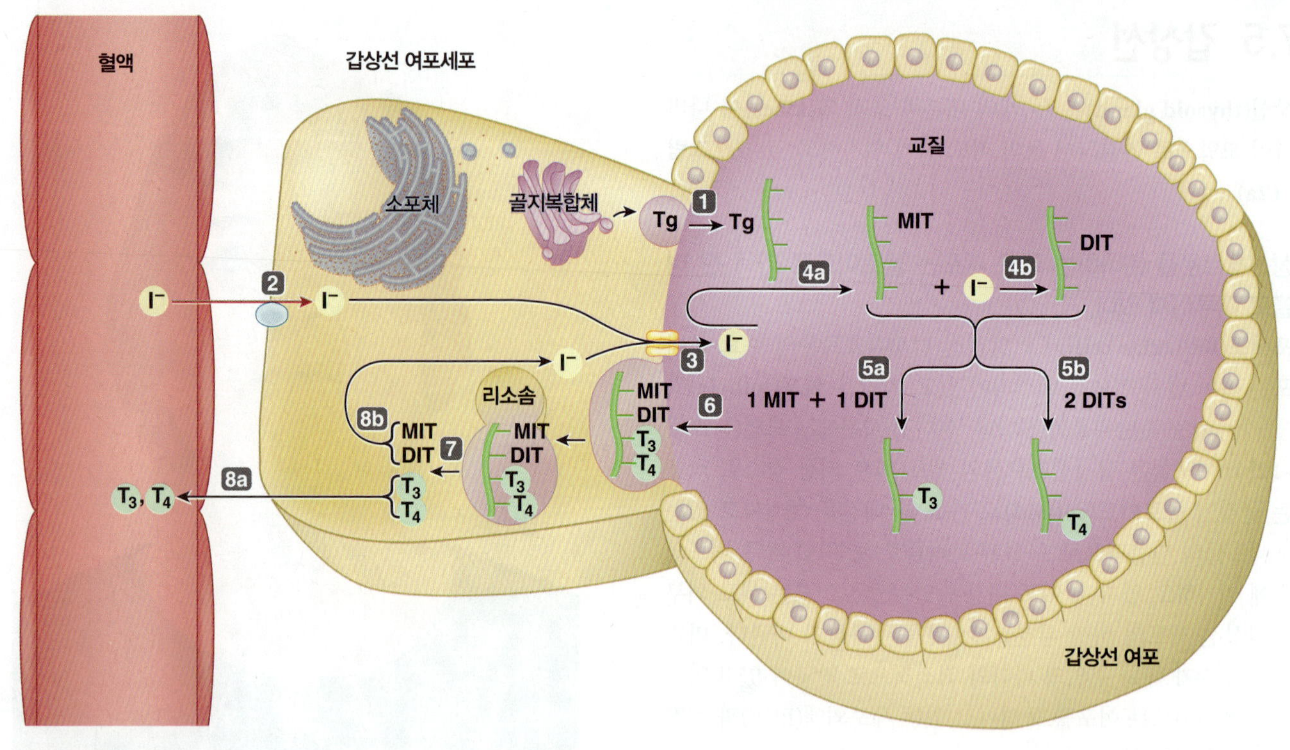

보기

= 요오드 펌프(공동수송) | I^- = 요오드 | T_3 = 3요오드티로닌

Tg = 티로글로불린 | MIT = 1요오드티로신 | T_4 = 4요오드티로닌(티록신)

DIT = 2요오드티로신

1 갑상선 여포세포에서 소포체–골지체에 의해 생산된 티로신 함유 티로글로불린(Tg)은 세포외배출작용에 의해 콜로이드로 전달된다.

2 요오드는 기저측면 막을 가로질러 혈액으로부터 여포세포로 에너지-의존성 요오드 펌프에 의해 운반된다.

3 요오드는 통로를 통하여 세포로부터 콜로이드로 들어간다.

4a Tg 안에서 하나의 요오드가 티로신에 결합하여 MIT가 된다.

4b 2개의 요오드가 티로신에 결합하여 DIT가 된다.

5a 하나의 MIT와 하나의 DIT가 결합하여 3요오드티로닌(T3)이 된다.

5b 두 개의 DIT가 결합하여 티록신(T4)이 된다.

6 적당한 자극이 오면, 갑상선 여포세포는 Tg를 포함하고 있는 콜로이드를 세포내섭취작용에 의해 삼킨다.

7 리소솜은 소포를 공격하여 Tg로부터 요오드화된 산물들을 분리한다.

8a T3와 T4는 혈액으로 분비된다.

8b MIT와 DIT는 탈요오드화되고, 분리된 요오드는 더 많은 호르몬을 합성하기 위해 재순환한다.

● **그림 17-13 갑상선호르몬의 합성, 저장 및 분비.** 세포소기관은 크기 비율을 따르지 않았다. 그림에서 소포체와 골지체는 작게 나타나 있다.

안의 거의 모든 요오드들은 농도 기울기에 반대 방향으로 이동하여 갑상선호르몬 합성을 위해 갑상선에 모인다. 요오드는 몸 안에서 다른 기능은 하지 않는다. 요오드는 여포세포에서 내강막에 있는 채널을 통해 나와 콜로이드로 들어간다(**3** 단계).

콜로이드 안에서, 요오드는 티로글로불린 분자 내의 티로신에 빠르게 결합한다. 티로신에 하나의 요오드가 결합하면 **1요오드티로신(monoiodotyrosine, MIT)**이 된다(**4a** 단계). 티로신에 두 개의 요오드가 결합하면 **2요오드티로신(diiodotyrosine, DIT)**이 된다(**4b** 단계). MIT와 DIT가 만들어진 후에, 티로글로불린 분자 내에서 요오드화 티로신 분자들 사이에 결합 과정이 일어나 갑상선호르몬을 합성한다. 하나의 MIT(하나의 요오드를 가짐)와 하나의 DIT(두 개의 요오드를 가짐)의 결합으로 **3요오드티로닌(T_3)**이 만들어진다(**5a** 단계). 두 개의 DIT가 결합하면 갑상선호르몬의 4요오드 형태인 **4요오드티로닌(T_4)**이 만들어진다(**5b** 단계). 두 개의 MIT 분자 사이의 결합은 일어나지 않는다. 이 모든 생산물들은 티로글로불린에 결합한 채로 유지된다. 갑상선호르몬은 분비되기 전까지는 콜로이드 안에 결합한 상태로 저장되어 있다. 갑상선호르몬은 수개월 동안의 신체 요구량을 충족시킬 수 있을 만큼 충분한 양이 저장된다.

갑상선호르몬을 분비하기 위해 여포세포들은 티로글로불린이 저장된 콜로이드를 식세포작용한다.

갑상선호르몬을 체순환계로 분비하는 것은 다음 두 가지 이유 때문에 다소 복잡하다. 첫째, 갑상선호르몬이 분비되기 전에, T_3와 T_4는 여전히 티로글로불린 분자에 결합되어 있다. 둘째, 이 호르몬들은 여포 내강에 있는 콜로이드 내부 즉, 세포 바깥 부분에 저장되어 있다. 그러므로 여포 사이에 존재하는 모세혈관에 다다르기 위해서는 반드시 여포세포들을 완전히 통과하여 수송되어야만 한다.

갑상선호르몬의 분비 과정은 필수적으로 여포세포가 콜로이드 조각을 돌출하고, 티로글로불린 분자가 부숴지고, T_3와 T_4를 혈액 내로 분출시키는 것을 포함한다. 갑상선호르몬 분비의 적절한 자극이 오면, 여포세포들은 콜로이드 조각을 식세포작용으로 흡수함으로써 티로글로불린-호르몬 복합체를 섭취한다(● **그림17-13**, 6 단계). 세포 내에서, 세포막으로 둘러싸인 콜로이드 조각은 리소솜과 결합하는데, 이것의 효소들은 생물학적으로 활성을 가진 T3와 T4 뿐 아니라 불활성화 상태인 MIT와 DIT도 분리한다(7 단계). 지용성인 갑상선호르몬은 여포세포의 외막을 자유로이 통과하여 혈액 내로 분비된다(8a 단계).

MIT와 DIT는 내분비로서의 가치는 없다. 여포세포는 MIT와 DIT로부터 요오드를 재빨리 제거할 수 있는 효소들을 가지고 있어서 이 요오드를 더 많은 호르몬의 합성을 위해 재사용하게 한다(8b 단계). 이 고도로 특이화된 효소들은 오직 쓸모없는 MIT와 DIT에서 요오드를 제거하는 데에만 사용되지 T3와 T4에는 작용하지 않는다.

대부분의 분비된 T_4는 갑상선 밖에서 T_3로 바뀐다.

갑상선에서 분비된 분비 물질의 약 90%는 T_4의 형태이지만, 생물학적 활성에서는 T_3가 10배 이상 더 강력하다. 그러나 갑상선 외부, 주로 간이나 신장에서 대부분의 분비된 T_4는 요오드 하나를 떼어냄으로써 T_3 형태로 변하여 활성화된다. 순환하는 T_3의 약 80% 정도는 분비된 T_4에서 생겨난 것이다. 그러므로 갑상선은 주로 T_4를 분비하지만, T_3가 갑상선호르몬의 주요 생물학적 활성 형태이다.

갑상선호르몬은 기초대사율의 주요 결정인자이고 그 밖의 다른 효과도 나타낸다.

신체의 모든 세포들은 직간접적으로 갑상선호르몬의 영향을 받는다. T_3와 T_4의 효과는 몇 가지 서로 중복되는 카테고리로 분류할 수 있다.

대사율 조절과 열 생산에 미치는 효과 갑상선호르몬은 기초대사율(basal metabolic rate, BMR)을 증가시킨다. 휴식 상태에서 체내의 산소 소비율과 에너지 소모량을 조절하는데 매우 중요한 역할을 한다.

갑상선호르몬의 전반적인 대사율 효과와 밀접하게 관련된 것은 **열량생산적 효과(calorigenic effect)**이다. 대사활동이 증가하면 열 생산 또한 증가하게 된다.

교감신경계 모방 효과 교감신경에 의해 생성되는 것과 비슷한 반응들을 가리켜 **교감신경 모방 효과(sympathomimetic effect)**라고 한다. 갑상선호르몬은 교감신경계의 화학 전달물질로 사용되고 부신수질로부터 강화되는 카테콜아민(에피네프린과 노르에피네프린)에 대한 표적세포의 반응을 증가시킨다. 갑상선호르몬은 카테콜아민 표적세포 수용체의 수를 증가시킴으로써 이 작용을 수행한다. 이러한 반응 때문에, 갑상선호르몬의 분비가 증가하면서 관찰되는 많은 효과들은 교감신경계가 활성될 때와 유사하다.

심장혈관계에 미치는 효과 카테콜아민에 대한 심장의 반응을 증가시킴으로써, 갑상선호르몬은 심박률(heart rate)과 수축력을 증가시키고 결과적으로 심박출량(cardiac output)을 증가시킨다(● **그림 9-22** 참조).

성장과 신경계에 미치는 효과 갑상선호르몬은 성장호르몬과 IGF에 영향을 미치기 때문에 정상적인 성장에 필수적이다. 갑상선호르몬은 성장호르몬의 분비를 자극하고 간에서 IGF의 합성을 증가시킬 뿐 아니라 새로운 구조 단백질의 합성과 골격 성장에서 성장호르몬과 IGF에 대한 효과를 증가시키기도 한다. 갑상선이 결핍된 어린이들은 갑상선 대체 치료를 해야만 제대로 성장할 수 있다. 그러나 성장호르몬 과잉과는 달리, 갑상선호르몬의 과잉은 지나친 성장을 유발하지는 않는다.

갑상선호르몬은 신경계, 특히 중추신경계(CNS)의 정상적인 발달에 중요한 역할을 하기 때문에, 갑상선이 결핍된 아이들은 태어나면서부터 영향을 받는다. 또한 갑상선호르몬은 성인의 정상적인 중추신경계 활동에도 필수적이다.

갑상선호르몬은 시상하부-뇌하수체-갑상선 축에 의해 조절된다.

뇌하수체 전엽에서 분비되는 갑상선자극호르몬(TSH)은 갑상선호르몬 분비의 가장 중요한 생리적 조절자이다(● **그림 17-14**). 갑상선호르몬의 합성과 분비의 거의 모든 단계는 TSH에 의해서 자극된다.

갑상선호르몬의 분비를 증가시키는 것 외에, TSH는 갑상선의 구조를 유지한다. TSH가 결핍되면, 갑상선은 크기가 감소하여 퇴화되고, 갑상선호르몬은 매우 낮은 속도로 분비된다. 반대로, 과다한 TSH 자극에 반응하여 갑상선이 비대해지고(각 여포세포의 크기 증가), 비후(여포세포의 수 증가)해진다.

시상하부의 **갑상선자극호르몬-방출호르몬(thyrotropin-releasing hormone, TRH)**은 뇌하수체 전엽에서 TSH 분비를 자극한다. 반면에, 음성되먹임 방식으로 뇌하수체 전엽과 시상하부를 억제함으로써 TSH 분비를 억제한다. 다른 음성되먹임 고리와 같이, 갑상선호르몬과 TSH도 안정적인 갑상선호르몬의 분비를 유지한다.

TRH 분비를 증가시키는 것으로 알려진 유일한 요인은 신생아가 저온에 노출되었을 때이다. 과학자들은 열을 생산하는 갑상선호르몬 분비의 급격한 증가는 신생아기 따뜻한 산모의 몸으로부터 차가운 외부의 환경에 노출되는 출산 과정에서 갑자기 주위 온도가 떨어질 때 체온을 유지하는데 도움을 준다고 생각한다. 생리

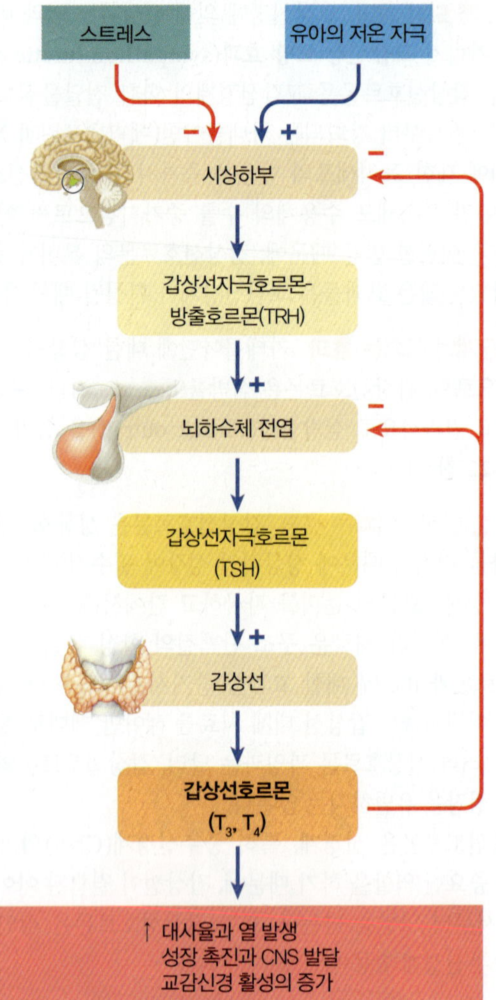

● **그림 17-14 갑상선호르몬 분비의 조절.**

학적으로 가능하고 다른 실험동물들에서는 일어나지만 성인에게서는 저온에 대하여 이와 유사한 TSH의 반응이 일어나지 않는다.

신체적 스트레스, 배고픔, 감염 등과 같은 다양한 형태의 스트레스는 시상하부에 신경계의 영향을 통해 TSH와 갑상선호르몬의 분비를 억제한다. 하지만 이러한 억제의 중요성은 아직 명확하지 않다.

갑상선의 비정상적인 기능은 갑상선 기능저하증과 갑상선 기능항진증을 야기한다.

임상기록 갑상선의 기능 이상은 가장 흔한 내분비계 질환이다. 갑상선 기능 이상은 **갑상선 기능저하증(hypothyroidism)**과 **갑상선 기능항진증(hyperthyroidism)**으로 나누어 질 수 있는데 이는 각각 갑상선호르몬 분비가 결핍되었거나 과잉되었을 때를 가리킨다. 갑상선호르몬의 과잉 또는 결핍의 결과는 갑상선호르몬의 기능을 알고 있다면 예측 가능하다.

갑상선 기능저하증 (1) 갑상선의 일차적 손상 (2) TRH, TSH 혹은 양쪽 모두의 결핍으로 인한 이차적 손상 (3) 요오드 공급을 위한 음식 섭취의 부적절함에 의해서 일어날 수 있다.

갑상선 기능저하증의 증상은 주로 전반적인 물질대사 활성의 감소로 인해서 일어난다. 즉, 갑상선 기능저하증을 가진 환자는 기초대사율(휴식상태에서의 최소에너지 소비량)이 감소하고, 추위에 대해 적응하지 못하고(열량생산적 효과의 부족), 체중이 증가하는 경향이 있고(정상적인 속도로 에너지 소비를 하지 못함), 쉽게 피로를 느끼고(낮은 에너지 생산량), 느리고 약한 심박수(심장수축의 속도와 강도의 감소 및 심박출량의 감소), 그리고 느린 반사작용과 느린 정신적 반응성(신경계에 대한 영향)을 나타낸다. 정신적인 영향은 민첩성이 떨어지거나 말이 느리거나 기억력 감퇴 등으로 나타날 수 있다.

또 다른 특징으로는 아마도 변화된 물질대사의 결과로 발생하는 복잡한 수분함유 탄수화물 물질이 피부 내부로 침투하면서 발생하는 부종을 들 수 있다. **점액 수종(myxedema)**이라고 불리는 이 병은 주로 얼굴과 손발 등이 붓는 것이다. 태어나면서부터 갑상선 기능저하증을 가진 사람은 **크레틴병(cretinism)**을 나타내게 된다. 충분한 양의 갑상선호르몬은 성장과 중추신경계의 정상적인 발달에 필수적이기 때문에, 크레틴병은 갑상선 결핍의 일반적인 증상뿐 아니라 단신증과 정신지체의 특징도 나타내게 된다. 만약 대체 치료가 즉각적으로 시작된다면 정신지체는 예방할 수 있다. 그러나 생후 몇 달 동안 발생하였다면 갑상선호르몬 치료를 뒤에 시작한다 할지라도 돌이킬 수 없게 된다.

갑상선 기능항진증 갑상선 기능항진증의 가장 대표적인 질병은 **그레이브스병(Graves' disease)**이다. 이것은 자가면역질환으로서 체내에서 갑상선 세포의 TSH 수용체를 표적으로 하는 항체인 **갑상선-자극 면역글로불린(thyroid-stimulating immunoglobulin, TSI)** 즉, **장기간 활성 갑상선자극제(long-acting thyroid stimulator, LATS)**를 비정상적으로 많이 생성하는 것이다(자가면역질환은 면역계가 자신의 조직에 대한 항체를 만들어 내는 질병). TSI는 TSH와 마찬가지로 갑상선의 분비와 성장을 자극한다. 그러나 TSH와는 달리, 갑상선자극 면역글로불린은 갑상선호르몬에 의한 음성되먹임 억제의 영향을 받지 않기 때문에 갑상선 분비와 성장이 계속된다(● **그림 17-15**). 흔하지는 않지만, 갑상선 기능항진증은 TRH 혹은 TSH의 과량 생산과 갑상선 종양과 연관하여 이차적으로도 일어난다.

예상하는 바와 같이, 갑상선 기능항진증 환자들은 기초대사율이 증가한다. 열 생산의 증가는 땀 분비를 증가시키고, 내열성을 약화시킨다. 몸이 연료를 비정상적인 속도로 산화시키기 때문에 몸무게는 전형적으로 줄어든다. 심장 박동율과 수축의 강도가 크게 증가하기 때문에 환자들은 과도하게 심장이 두근거리게 된다.

다른 갑상선 기능항진증에서는 볼 수 없는 그레비스병의 두드러지는 특징은 **안구돌출증(exophthalmia)**이다(● **그림 17-16**). 왜 그런지는 불확실하지만 안구 뒤에 수분을 함유하고 있는 복잡한 탄수화물이 축적된다. 결과적으로 수분을 많이 보유하게 되어 안구가 골격으로부터 앞쪽으로 돌출하게 된다.

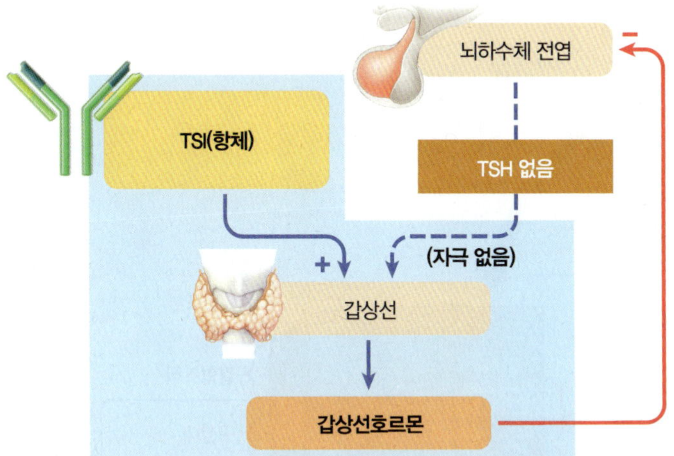

● 그림 17-15 **그레이브스병에서의 갑상선자극 면역글로불린의 작용.** 그레이브스병에서 자가면역반응에 의해 생산되는 항체인 갑상선자극 면역글로불린(TSI)은 갑상선에서 TSH 수용체에 결합하여 정상적인 음성되먹임 조절 시스템 밖에서 지속적으로 갑상선호르몬 분비를 자극한다.

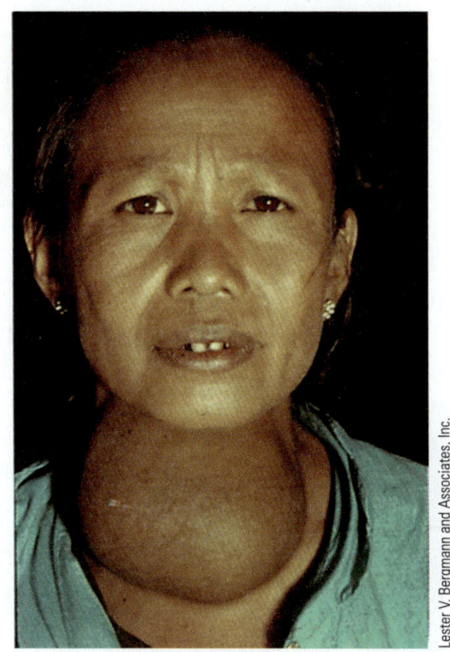

● 그림 17-17 **갑상선종 환자.**

갑상선이 과다하게 자극되었을 때 갑상선종이 발생한다.

임상기록

갑상선종(goiter)은 갑상선이 비대해지는 것을 말한다. 갑상선은 기도 위에 존재하고 있기 때문에, 갑상선종은 쉽게 진단할 수 있고 눈으로 확인하기에도 용이하다(● **그림 17-17**). 갑상선종은 TSH이나 갑상선자극 면역글로불린이 과다하게 갑상선을 자극했을 때 일어난다. 갑상선종은 갑상선 기능저하증이나 갑상선 기능항진증을 동반할 수도 있지만 반드시 그런 것은 아니다.

먼저 갑상선 기능저하증에 대해서 알아보자:

- 시상하부나 뇌하수체 전엽의 이상으로 인하여 이차적으로 발생한 갑상선 기능저하증은 갑상선이 적절하게 자극되지 않고 자체로 과다하게 자극되기 때문에 갑상선종을 동반하지 않을 것이다.
- 갑상선 기능의 이상이나 요오드의 결핍으로 인한 갑상선 기능저하증에서는 순환하는 갑상선호르몬의 수준이 매우 낮아서 뇌하수체 전엽과 시상하부에서 음성되먹임 기작으로 인한 억제 반응이 제대로 이루어지지 않기 때문에 갑상선종이 발생한다. 그러므로 TSH의 분비는 증가한다. TSH는 갑상선에서 여포세포의 크기와 수를 증가시키고, 호르몬 분비속도를 증가시킨다. 만약 주요 효소나 요오드의 결핍으로 인해서 갑상선 세포가 호르몬을 분비할 수 없게 된다면, 이들 세포에서 T_3나 T_4를 분비하도록 유도할 수 없을 것이다. 그러나 갑상선이 호르몬 분비를 적게 하더라도 TSH는 여전히 갑상선의 이상적인 확대의 결과(즉, 갑상선종)와 함께 갑상선의 비후나 비대를 촉진할 수 있다.

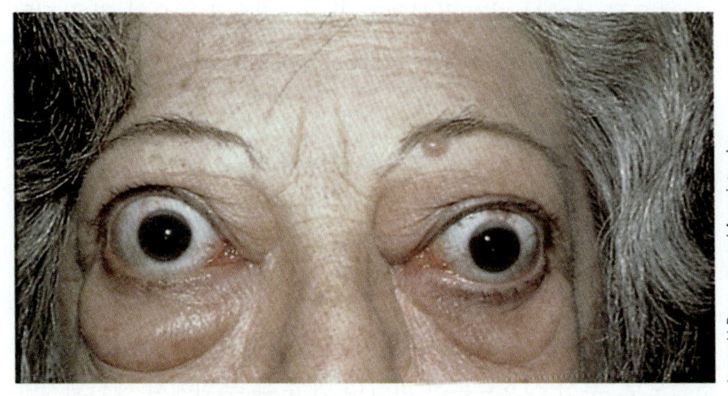

● 그림 17-16 **안구돌출증 환자.** 안구 후면에서 체액의 비정상적인 보유로 인해 안구가 전면으로 돌출되게 한다.

유사하게, 갑상선종은 갑상선 기능항진증을 동반하거나 하지 않을 수 있다:

- 시상하부나 뇌하수체 전엽의 기능 결함으로 인한 과다한 TSH의 분비는 갑상선 성장을 과도하게 자극하여 갑상선종과 과다한 T_3와 T_4 분비를 동반할 수 있다.
- 그레이브스병에서, 갑상선자극면역글로불린은 갑상선호르몬의 분비를 증가시킬 뿐 아니라 갑상선의 성장도 촉진하기 때문에 과분비를 하는 갑상선종이 생긴다. 순환하는 T_3와 T_4의 높은 농도는 뇌하수체 전엽의 기능을 억제하기 때문에 TSH 분비 자체는 매우 낮아진다.
- 조절되지 않는 갑상선 종양처럼 과다한 자극이 없는 갑상선의 활성 과잉에 의한 갑상선 기능항진증은 갑상선종을 동반하지 않는다. 과량의 T_3와 T_4의 자발적인 분비는 TSH를 억제하므로 갑상선의 성장을 촉진하는 자극을 주지 않는다. (갑상선종이 발달하지 않더라도 종양은 종양의 특성과 크기에 따라 갑상선의 비대를 유발한다.)

17.6 부신

체내에는 두 개의 **부신(adrenal gland)**이 존재하는데, 각각은 신장 위에 지방 캡슐로 박혀 있다(● **그림 17-18**).

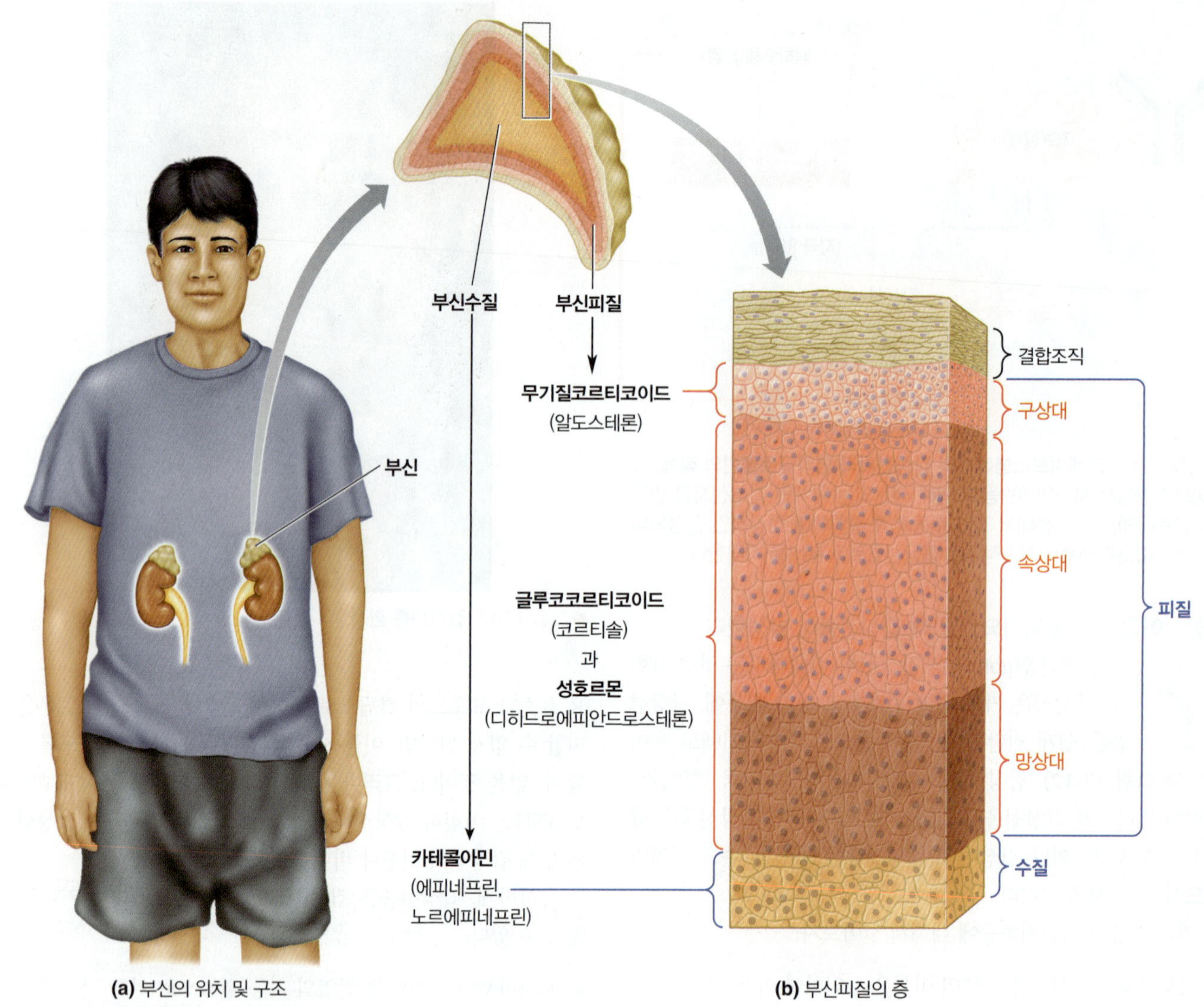

● **그림 17-18 부신의 해부도와 호르몬 분비.**

부신은 스테로이드-분비 피질과 카테콜아민-분비 수질로 이루어져 있다.

각 부신은 하나가 다른 하나를 둘러싸고 있는 두 종류의 내분비선으로 구성되어 있다. **부신피질(adrenal cortex)**로 이루어진 바깥층은 다양한 스테로이드 호르몬들을 분비한다. **부신수질(adrenal medulla)**인 안쪽 부분은 카테콜아민류를 분비한다.

부신피질은 무기질코르티코이드, 글루코코르티코이드, 그리고 성호르몬들을 분비한다.

부신피질은 세 개의 층으로 이루어져 있다: 가장 바깥층은 **구상대(zona gluomerulosa)**, 중간에 가장 많은 부분을 차지하는 층은 **속상대(zona fasciculate)**, 가장 안쪽 부분이 **망상대(zona reticularis)**이다(● **그림 17-18b**). 부신피질은 스테로이드 성질을 가진 다양한 부신피질호르몬들을 생산한다. 그들의 주요 기능을 바탕으로 하여 부신 스테로이드는 세 종류로 분류된다:

1. **무기질코르티코이드(mineralocorticoid)**인 알도스테론은 무기질(전해질) 평형, 특히 나트륨과 칼륨 평형에 영향을 미친다.
2. **글루코코르티코이드(glucocorticoids)**인 코르티솔은 탄수화물의 대사뿐만 아니라 단백질과 지질 대사 및 스트레스에 대한 적응에서도 중요한 역할을 한다.
3. **성호르몬(sex hormones)**은 생식선(남성의 정소, 여성의 난소)에서 생성되는 호르몬과 똑같거나 비슷하다. 부신피질 성호르몬 중에서 가장 풍부하고 생리학적으로 중요한 것은 **디히드로에피안드로스테론**(dehydroepiandrosterone)인 안드로겐(남성 성호르몬)이다.

두 가지 주요 부신피질 호르몬 중에서, 알도스테론은 구상대에서만 생산되지만, 코르티솔 합성은 피질의 안쪽 두 개의 층에서 제한적으로 일어난다. 속상대는 글루코코르티코이드의 주공급원이다(● **그림 17-18b**). 다른 어떤 스테로이드 합성 조직도 무기질코르티코이드나 글루코코르티코이드를 생산하지 못한다. 이와 대조적으로, 부신 성호르몬은 피질의 안쪽 두 부위에서 생산되지만 생식선에서는 더 많은 양이 생산된다.

무기질코르티코이드의 주요 효과는 Na^+과 K^+의 균형과 혈압의 항상성 유지이다.

부신피질 무기질코르티코이드인 **알도스테론(aldosterone)**의 주요 조절 작용은 다른 장(13장)에서 설명한 바 있다. 알도스테론은 소변을 형성하는 동안에 나트륨이온(Na^+)의 보유를 촉진하고 칼륨이온(K^+)의 제거를 증가시킨다. 알도스테론에 의한 Na^+의 보유는 이차적으로 체내 수분의 삼투적 보유를 유도하여 세포외액의 부피를 증가시키는데, 이것은 혈압의 장기적인 조절에 매우 중요하다.

무기질코르티코이드는 생명 유지에 필수적이다. 알도스테론이 없다면 수분을 유지하는 Na^+의 과다한 소실로 인하여 혈장이 현저히 감소하기 때문에 순환계 쇼크가 일어나 갑자기 죽기도 한다. 호르몬의 만성적인 결핍이 결국 죽음에 이르게 하지만, 다른 대부분의 호르몬 결핍은 갑작스럽게 죽음에 이르게 하지는 않는다.

알도스테론 분비는 (1) Na^+의 감소와 관련된 요인들과 레닌-안지오텐신-알도스테론 체계(RAAS) (● **그림 13-12** 참조), 그리고 (2) 혈장의 K^+ 농도 증가에 의한 부신피질의 직접 자극 (● **그림 13-16** 참조)에 의해 증가된다. 뇌하수체 전엽의 부실피질자극호르몬(ACTH)은 코르티솔의 분비는 촉진하지만 알도스테론의 분비를 촉진하지는 않는다. 그러므로 코르티솔 조절과는 달리 알도스테론 분비의 조절은 뇌하수체 전엽에 의존하지 않는다.

글루코코르티코이드는 물질대사에 영향을 미치고 스트레스에 대한 적응에서 중요한 역할을 한다.

주요 글루코코르티코이드인 **코르티솔(cortisol)**은 탄수화물, 단백질, 지방의 물질대사에서 중요한 역할을 하고, 다른 호르몬들의 활성에 대해 주요한 허용 작용을 수행하고, 사람들이 스트레스를 견뎌내도록 도와준다.

대사 효과 코르티솔의 물질대사에 대한 전반적인 기능은 저장되어 있던 단백질과 지방을 사용하여 혈당량을 증가시키는 것이다. 특히, 코르티솔은 다음과 같은 기능들을 수행한다:

- 코르티솔은 간에서 비-탄수화물(즉, 아미노산)을 탄수화물로 전환시키는 **포도당신생(gluconeogenesis)**을 자극한다. 사용하거나 저장할 새로운 영양분의 섭취가 없는 식간이나 단식의 기간에, 간에 존재하는 글리코겐(저장 포도당)이 분해되어 포도당 형태로 혈액으로 분비된다. 포도당신생 과정은 간의 글리코겐을 보충하여 식사 중간에 혈당량을 정상 수준으로 유지하는데 있어서 매우 중요한 요인이다. 이것은 뇌가 오직 포도당만을 에너지 연료로 사용하기 때문에 더욱 중요하다. 신경조직은 글리코겐을 저장할 수 없으므로 포도당 의존적인 뇌에 적절하게 영양분을 공급하기 위해서 혈액 내 포도당의 농도는 적당한 수준으로 유지되어야만 한다.
- 코르티솔은 포도당을 물질대사 연료로 사용하는 뇌를 위해 뇌를 제외한 많은 조직들에 의한 포도당 섭취와 사용을 억제한다. 이런 작용은 포도당신생으로 인해 발생하는 혈당량을 증가시키는데 기여한다.
- 코르티솔은 많은 조직 특히 근육에서 단백질 분해를 자극한다. 근육 단백질을 아미노산으로 분해함으로써, 코르티솔은 혈액 내 아미노산의 농도를 증가시킨다. 이 유리된 아미노산들은 포도당신생을 위해 사용되거나 손상된 조직을 치료하거나 새로운 세포 골격을 합성하는 것과 같이 아미노산을 필요로 하는 다른 곳에서 사용된다.
- 코르티솔은 지방조직에 저장되어 있던 지방을 분해하는 작용을 촉진하여 유리된 지방산들이 혈액 내로 분비된다. 이 유리된 지방산들은 포도당 대신에 이 에너지 원료를 사용할 수 있는 조직에서 물질대사를 위한 대체 원료로 사용될 수 있기 때문에 뇌를 위한 포도당을 보존할 수 있다.

허용작용들 코르티솔은 허용작용에서 매우 중요하다. 예를 들어, 코르티솔은 카테콜아민이 혈관 수축을 유도할 수 있게 하기 위해 반드시 적당량 존재해야 한다. 코르티솔이 부족한 사람이 치료를 받지 않는다면, 갑작스러운 혈관 수축이 일어나게 되는 스트레스 상황에서 순환계 쇼크가 일어난다.

스트레스에 대한 적응 코르티솔은 스트레스에 대한 적응에서 중요한 역할을 한다. 어떤 종류의 스트레스라도 그것은 코르티솔의 분비를 증가시키는 주요 요인이다. 비록 스트레스의 적응에 대한 코르티솔의 정확한 역할은 아직 알려지지 않았지만, 그럴듯한 이론적 설명은 다음과 같다. 즉, 다치거나 혹은 목숨이 위험한 상황에 처한 원시인이나 동물들은 먹는 것을 포기하게 된다. 탄수화물 저장분의 확충과 혈당의 가용성을 증가시키기 위하여 코르티솔에 의한 단백질과 지방 저장분으로부터 포도당으로의 전환은 단식 기간 동안 발생할 수 있는 뇌기능 저하를 방지할 수 있게 도와줄 것이다. 또한, 단백질 분해로 인해 유리된 아미노산은 신체적 손상이 발생하였을 때 조직의 회복을 위해 쉽게 사용할 수 있는 공급원이 된다. 그러므로 포도당, 아미노산, 지방산의 증가량은 필요할 때 사용될 수 있다.

항염작용과 면역억제 효과 스트레스가 조직 손상을 동반할 때, 염증반응과 면역반응이 스트레스 반응과 동반된다. 코르티솔은 확인-균형(check-and-balance) 방식으로 면역계 반응을 계속 유지하기 위해서 **항염작용**(anti-inflammatory action)과 **면역억제**(immuno-suppressive) 효과를 나타낸다. 비정상적으로 과다한 염증반응은 체내의 손상을 유발할 수 있다. 코르티솔은 염증반응의 거의 모든 단계에 관여한다. 코르티솔은 항체를 생산하는 백혈구를 방해하여 면역반응을 억제한다.

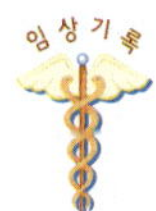

합성 글루코코르티코이드 약은 물질대사에 대한 효과를(p. 359 참조) 최소화하고, 항염증 반응과 면역억제 효과를 극대화하도록 개발되어 왔다. 이 약이 약물

학의 수준에서 치료 상의 목적으로 복용된다면(생리적 농도보다는 높다), 그것들은 염증반응이 그 자체로 해로운 **류마티스 관절염(rheumatoid arthritis)**에 효과적이다. 이와 같은 방식으로 사용되는 글루코코르티코이드는 근본적인 병의 진행 과정에는 영향을 주지 않는다. 그것들은 단지 병에 대한 몸의 반응을 억제한다. 글루코코르티코이드가 전반적인 면역과정에서 다양한 억제효과를 나타내기 때문에 이 약들은 다양한 알레르기 이상 증세(비정상적인 면역 공격 반응)를 조절하고, 장기이식 거부(외부 세포에 대한 면역 공격)를 예방하는데 효과적인 것으로 증명되었다.

그러나 이 스테로이드들은 몇 가지 중요한 이유들로 인해서 적절하게 그리고 소량만 사용되어야 한다. 첫째, 이 약들은 신체의 방어체계의 중심을 이루는 정상적인 염증반응과 면역반응을 억제하기 때문에 글루코코르티코이드 치료를 받은 사람은 감염에 대한 방어능력에 제한을 받는다. 둘째, 정상 수준보다 더 높은 농도의 글루코코르티코이드에 장기간 노출되면 위궤양, 고혈압, 동맥경화증, 월경 불순 그리고 뼈의 약화 등의 부작용이 발생할 수 있다. 셋째, 높은 농도의 외인성 글루코코르티코이드류는 정상적인 글루코코르티코이드의 분비를 유발하고 부신피질의 상태를 유지하는 시상하부-뇌하수체-부신 축을 음성되먹임 기작으로 억제하는데 작용한다. 이 축의 지속적 억제는 부신의 코르티솔 분비 세포의 비가역적 퇴화를 야기하여 더 이상 코르티솔을 생성할 수 없게 된다. 이것이 아스피린이나 이부프로펜과 같은 **비스테로이드성 항염제(nonsteroidal anti-inflammatory drugs, NSAIDs)**가 염증 치료의 대체약으로 사용되는 이유이다.

코르티솔의 분비는 시상하부-뇌하수체-부신피질 축에 의해 조절된다.

부신피질에 의한 코르티솔의 분비는 시상하부와 뇌하수체 전엽이 관련된 음성되먹임 기작에 의해 조절된다(● **그림 17-19**). 뇌하수체 전엽에서 유래된 부신피질자극호르몬(ACTH)은 부신피질에서 코르티솔이 분비되도록 자극한다. ACTH 생성 세포는 시상하부에서 유래한 **부신피질자극호르몬-방출호르몬(corticotropin-releasing hormone, CRH)**의 명령에 의해서만 분비된다. 되먹임 조절 고리는 시상하부와 뇌하수체 전엽에서 각각 CRH와 ACTH 분비에 대한 코르티솔의 억제 역할을 통해 완성된다.

코르티솔의 음성되먹임기작은 코르티솔 분비를 설정점 수준으로 유지한다. 기본적인 음성되먹임조절 기작 외에 설정점을 바꿈으로써 혈장 코르티솔 농도에 영향을 미치는 두 가지 인자는 **일주기 리듬**과 **스트레스**이다. 이 두 가지 모두는 시상하부에 작용하여 CRH 분비속도를 변화시킨다.

코르티솔 분비에 대한 일주기 리듬의 영향 혈장 코르티솔 농도는 낮에 가장 높고 밤에는 최저 농도를 나타내는 전형적인 일주기 리듬의 특성을 나타낸다(● **그림 17-2** 참조). SCN에 의해 통제되는 일주기 리듬은 수면-기상 주기와 일차적으로 연관되어 있다. 밤에 일하고 낮에 잠자는 사람에서 호르몬의 최고와 최저 수준은 반대로 되어 있다. 주야활동 패턴과 연관된 코르티솔 분비는 직장에서 야간 교대시간의 일반적 관습(즉, 지속적으로 밤과 낮을 바뀐 노동자들)에 심각한 문제를 일으킨다.

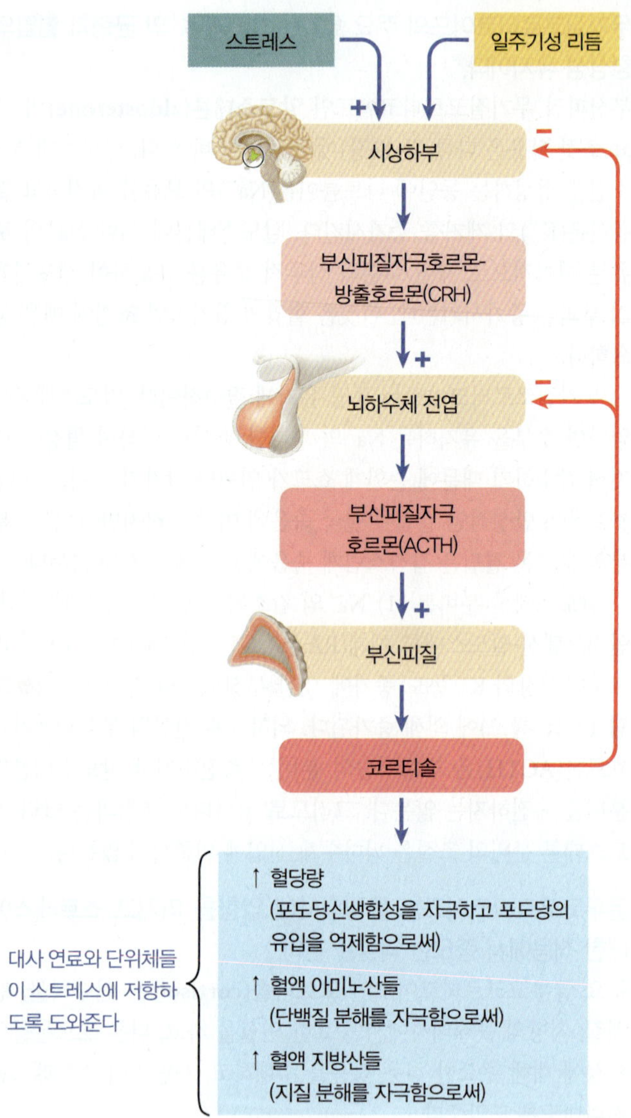

● **그림 17-19 코르티솔 분비의 조절.**

코르티솔 분비에 대한 스트레스의 영향 코르티솔의 안정적인 음성되먹임 조절과는 무관하고 또한 간과하기 쉬운 다른 주요 인자가 **스트레스(stress)**이다. CRH-ACTH-코르티솔 계의 증가된 활성을 통하여 중추신경계에 의해 매개되는 코르티솔 분비의 급격한 증가는 모든 종류의 스트레스 상황에 반응하여 일어난다. 혈장 코르티솔 농도 증가의 정도는 일반적으로 스트레스 자극의 세기에 비례한다.

부신피질은 남성과 여성의 성호르몬을 모두 분비한다.

남성과 여성 모두에서 부신피질은 "남성" 호르몬인 **안드로겐(androgen)**과 "여성" 호르몬인 **에스트로겐(estrogen)**을 생산한다. 성호르몬의 주요 생산 장소는 생식선으로서, 안드로겐은 정소에서 그리고 에스트로겐은 난소에서 만들어진다. 따라서 여성은 에스트로겐이 풍부한 반면, 남성은 안드로겐의 생성이 압도적이다. 그러나 임신 중 태반에서 분비되는 호르몬을 제외하고 남성이나 여성에서 특이적인 호르몬은 없다. 왜냐하면 양 성 모두에서 부신피질은 다른 성의 성호르몬을 소량 생산하기 때문이다.

정상적인 상황에서, 부신 안드로겐과 에스트로겐은 각각 남성화와 여성화를 유도할 만큼 충분하지 않다. 생물학적으로 중요한 유일한 부신 성호르몬은 안드로겐 **디히드로에피안드로스테론(dehydroepiandrosterone, DHEA)**이다. 정소의 일차적인 안드로겐 생산물은 강력한 테스토스테론(testosterone)이지만, 다량의 부신 안드로겐은 약한 DHEA이다. (테스토스테론은 DHEA보다 약 100배나 강한 남성화 호르몬이다.) 남성의 정소 테스토스테론이 부신 DHEA보다 효과가 더 강해지지만, 안드로겐이 거의 없는 여성의 경우에서는 부신 DHEA도 생리학적으로 중요하다. DHEA는 여성에서 음모와 겨드랑이 털의 성장과 사춘기의 급성장을 증가시키고 성욕을 일으키거나 유지하게 하는 것과 같은 안드로겐-의존 과정을 주관한다.

뇌하수체 생식선자극호르몬이 아닌 ACTH는 코르티솔 분비를 조절하는 것뿐만 아니라 부신의 안드로겐 호르몬 분비도 조절한다. 그러나 부신 안드로겐은 시상하부-뇌하수체-부신 축 밖에서 조절된다. CRH를 억제하는 대신, DHEA는 정소 안드로겐이 하는 것과 같이 생식선자극호르몬-방출호르몬을 억제한다.

DHEA 분비의 급격한 증가는 사춘기 때에 시작되어서 25~30살 사이에 절정에 이른다. 30세 이후부터 60세까지 혈장 DHEA 분비가 서서히 줄어들어 DHEA의 농도가 최고치의 15% 이하로 된다.

일부 연구자들은 나이와 연관된 DHEA와 다른 호르몬들(성장호르몬과 멜라토닌)의 감소는 노화의 일부 문제점에 어떤 역할을 할 것이라고 추측한다. DHEA 대체 치료법에 대한 초기의 연구에서는 DHEA가 근육량의 증가와 지방량의 감소와 같은 일부 신체적 개선을 하고 있다는 것을 증명하였다. 그러나 가장 의미 있는 효과는 정신 건강을 증가시키고 스트레스에 대처하는 능력을 향상시키는 것이다. DHEA 대체요법에 대한 옹호자들도 이 호르몬을 청년 수준으로 유지하는 것이 곧 젊음의 샘이라 생각하지는 않는다(즉, 수명이 연장되지는 않는다.) 그러나 DHEA 대체 요법이 사람들로 하여금 나이가 들어가면서도 더 젊게 느끼고 행동할 수 있도록 도와줄 것이라고 생각한다. 다른 과학자들은 DHEA의 항노화 치료제로서의 작용에 대한 증거가 부족하다고 생각한다. 또한 그들은 있을 수 있는 부작용에 대한 연구가 완전히 될 때까지 DHEA 보충에 대해 우려하고 있다. 예를 들어, 일부 연구에서는 DHEA를 섭취한 여성들에게서 "좋은" 콜레스테롤인 고밀도 지질단백질(HDL)의 감소가 관찰되었기 때문에 심장병의 위험이 감소하였다고 하였다. 그러나 어떤 학자들은 DHEA 공급이 여성의 경우 난소암이나 유방암, 남성의 경우에는 전립선암을 유발할 수 있음을 우려하였다.

아이러니하게도, 약품의 효능에 대한 증거는 약하지만 실제적인 위험성이 있다는 염려 때문에 1985년에 미국식품의약국(FDA)에서 DHEA의 일반의약품 판매를 금지했음에도 불구하고, 오늘날 DHEA는 식품보충제로서 통제되지 않고 널리 사용되고 있다. 특별한 의료 손해배상 요청이 없는 한 FDA의 허가 없이도 DHEA는 음식물 보충제로써 판매가 가능하다.

부신피질은 과량 혹은 소량의 호르몬을 분비하기도 한다.

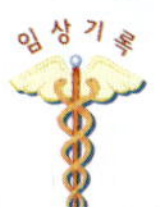

드물기는 하지만 다양한 종류의 부신피질 기능 장애가 있다. 과분비는 부신피질 호르몬의 세 영역에서 일어나는데, 즉, 알도스테론 과다분비, 코르티솔 과다분비, 그리고 부신 안드로겐 과다분비이다.

알도스테론 과다분비 과다한 알도스테론 분비는 (1) 알도스테론 분비 세포로 이루어진 과분비성 부신 종양에 의해서 일어나거나 [**콘 증후군(Conn's syndrome)**] 혹은 (2) RAAS의 부적절한 고활성으로 인해 일어난다. 증상은 알도스테론의 과다한 효과와 관련이 있다. 즉, 지나친 나트륨 보유[고나트륨혈증(hypernatremia)]와 칼륨 손실[저칼륨혈증(hypokalemia)]이다. 또한 일반적으로 고혈압이 되는데, 이것은 적어도 부분적으로는 과다한 나트륨과 체액의 보유로 인한 것이다.

코르티솔 과다분비 과다한 코르티솔 분비[**쿠싱 증후군(Cushing's syndrome)**]는 (1) 과량의 CRH, ACTH 또는 양쪽 모두에 의해 부신피질이 과다하게 자극을 받거나 (2) ACTH와 무관하게 코르티솔을 무방비로 분비하는 부신 종양으로 인해 일어난다. 이 증후군의 뚜렷한 특징은 과다한 포도당신생합성으로 인해 나타나는 주요 증상과 함께 글루코코르티코이드의 과다한 효과와 관련이 있다. 너무 많은 양의 아미노산이 포도당으로 전환되면, 우리 몸은 포도당의 과다(고혈당)와 단백질 부족에 시달리게 된다. 예를 들어, 작은 혈관의 혈관벽을 이루는 구조 단백질이 손실되면 쉽게 멍이 든다. 이유는 불분명하지만, 잉여 포도당이 보통 복부, 견갑골 상부, 그리고 얼굴과 같이 이 질병 특유의 위치에 체지방으로 축적된다. 견갑골 상부나 얼굴에서의 지방의 이상 분포는 각각 "버팔로 혹(buffalo hump)"과 "달 모양 얼굴(moon face)"로 묘사된다(● **그림 17-20**). 이와 반대로 팔다리는 근육의 손실로 인해 가늘어진다.

부신 안드로겐의 과다분비 부신 에스트로겐의 과다분비로 인한 여성화 증상은 극히 드물지만, 과다한 안드로겐 분비로 인한 남성화 증상은 보다 일반적이다. 이러한 증상은 과량의 부신 성호르몬이 생식기와 성징에 미치는 효과를 강조하여 부신성기 증후군(adrenogenital syndrome)이라 불린다. 부신성기 증후군은 대부분 코르티솔 분비 세포가 코르티솔 대신 안드로겐을 생성하는 효소적 결함에 의해 유발된다.

안드로겐 과다분비로 인한 증상들은 성별 및 기능 항진이 처음 나타난 연령에 따라 다르다.

- **성인 여성.** 안드로겐이 남성화 효과를 나타내기 때문에 이 질환

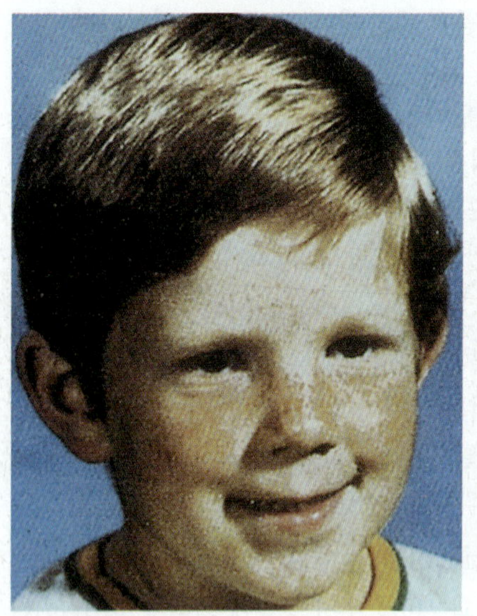

(a) 발병 전의 소년

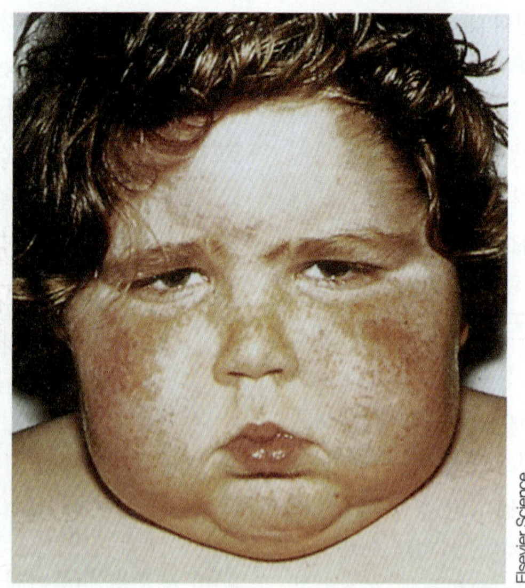

(b) 몇 달 뒤, 같은 소년은 쿠싱증후군의 특징인 "달 모양 얼굴"이 되었다

● 그림 17-20 쿠싱증후군 환자.

을 가진 여성은 체모가 남성처럼 자라는 **다모증(hirsutism)**이라 불리는 증상을 보인다. 또한 목소리가 굵어지고 팔다리의 근육이 발달하는 등 남성의 2차 성징을 나타내기도 한다. 가슴은 작아지고 여성의 성호르몬 분비에 대한 시상하부–뇌하수체–난소 축이 안드로겐에 의해 억제됨으로 인해서 월경은 멈추게 된다.

■ 여자 신생아. 부신성기 증후군을 가지고 태어난 여아는 남성의 외부 생식기를 가지는데, 이것은 태아기 동안 정소 안드로겐의 영향에 따라 남성의 발생 과정과 비슷하게 생식기 발생을 유도할 수 있을 만큼 안드로겐의 과분비가 발생의 이른 시기에 일어났기 때문이다. 남성의 음경에 해당하는 여성의 음핵은 안드로겐의 영향에 의해 확대되고 음경의 형태를 나타낸다. 그래서 처음에 태아의 성별을 판정하기 어렵기도 하다. 그러므로 이러한 호르몬 이상은 여성의 생식소(난소)가 존재하지만 외부 생식기는 남성의 것과 유사한 증상인 **여성 가성반음양증(female pseudohermaphroditism)**의 주요 원인이다. 진성반음양증은 양 성의 생식소를 모두 가진다.

■ 사춘기 전의 남성. 사춘기 전 소년에서 부신 안드로겐이 과다 분비되면 목소리가 굵어지고, 수염이 나며, 음경 확대와 성 충동과 같은 남성의 2차 성징의 조기 발현을 야기한다. 이러한 증상은 정소 활성의 증가로 인한 성 조숙증(true puberty)과는 달리 **가성 사춘기조발증(precocious pseudopuberty)**이라고 한다. 가성 사춘기조발증에서는 정소가 아직 기능하지 않는 사춘기 이전의 상태이기 때문에 부신피질의 안드로겐 분비는 정자 생산이나 생식소의 활성을 수반하지는 않는다.

■ 성인 남성. 성인 남성에서 부신 안드로겐의 과다한 활성은 뚜렷한 효과를 보이지 않는다. 왜냐하면 정소에서 분비되는 훨씬 더 많은 양의 테스토스테론의 강력한 남성화 효과로 인해 낮은 수준, 혹은 과다한 양일지라도 DHEA에 의한 남성화 효과는 눈에 띄지 않기 때문이다.

부신피질 기능부전 하나의 부신이 기능을 하지 않거나 제거되었다면, 다른 하나의 건강한 부신이 비대와 비후를 통해 두 개의 기능을 모두 수행한다. 그러므로 부신피질 기능부전이 일어났다면 두 개의 부신이 모두 영향을 받았을 것이다.

애디슨병(Addison's disease)에서는 부신피질의 모든 층들에서의 분비가 저하된다. 이런 증상은 알도스테론과 코르티솔이 결핍된 경우 부신피질을 공격하는 항체가 잘못 생성되어 부신피질이 자가면역반응에 의해 파괴됨으로써 나타난다. 또한 뇌하수체나 시상하부의 비정상으로 인해, 충분한 양의 ACTH 분비를 못하기 때문에 부신피질 기능부전이 나타날 수도 있다. 이런 경우에는 오직 코르티솔만 결핍된다. 왜냐하면 알도스테론 분비는 ACTH 자극에 영향을 받지 않기 때문이다.

애디슨병에서 알도스테론의 결핍과 관련된 증후군들은 대부분 위협적이다. 알도스테론이 생명 현상에 필수적이기 때문에 증상이 심각한 경우 치명적일 수도 있다. 그러나 부신 기능의 손상은 서서히 진행될 것이므로 알도스테론 분비는 보통 수준 이하이며 완전히 결핍되지는 않을 것이다. 알도스테론 결핍 환자들에서 소변으로 배출되는 칼륨은 감소하여 칼륨 보유 증상[**고칼륨혈증(hyperkalemia)**]을 보이고, 과량의 나트륨이 소변으로 배출됨으로 인해 나트륨 결핍 증상[**저나트륨혈증(hyponatremia)**]을 보인다. 전자는 심장 리듬을 교란하며, 후자는 순환하는 혈액량을 포함한 세포외액의 양을 감소시켜 혈압을 낮춘다.

코르티솔 결핍 증상은 예상하는 바와 같다. 즉, 스트레스에 대한 반응 저하, 포도당신생합성 감소로 인한 저혈당증, 그리고 여러 가지 대사 허용 작용의 감소이다.

부신수질은 변형된 교감신경 절후뉴런으로 구성된다.

부신수질은 실제로 교감신경계의 변형된 일부분이다. 교감신경은 차례대로 이어진 두 가지의 뉴런으로 구성된다. CNS에서 기원한 절전뉴런(preganglionic neuron)은 주변에 위치한 두 번째 절후뉴런(postganglionic neuron)까지 이어진 축삭을 가지고 있으며, 절후뉴런은 효과 기관에서 끝나고 있다(p. 213 참조). 교감신경 절후뉴런에서 분비되는 신경전달물질은 노르에피네프린(norepinephrine)이다.

부신수질은 변형된 교감신경의 절후뉴런들로 구성되어 있다. 일반적인 절후 교감신경 뉴런들과는 달리 부신수질의 절후뉴런은 효과기관까지 이어지는 축삭을 갖고 있지 않다. 대신에 부신수질의 신경절 세포체들은 절전뉴런의 자극에 반응하여 화학 물질을 혈액으로 직접 분비한다(● **그림 7-2** 참조). 이 경우 전달물질은 신경전달물질이 아닌 호르몬이다. 교감신경과 마찬가지로 부신수질은 노르에피네프린을 분비하지만, 가장 주된 분비 물질은 **에피네프린(epinephrine)**이라고 알려진 유사 화학전달자이다. 에피네프린과 노르에피네프린는 모두 아미노산인 티로신의 유도체인 카테콜아민 그룹에 속해 있다.

에피네프린과 노르에피네프린은 부신수질 분비 세포의 세포질에서 합성된다. 합성된 이후에 이 카테콜아민들은 **크롬친화성 과립(chromaffin granule)**들에 저장되는데, 이것은 크롬친화성 과립이 세포외배출작용에 의해 혈관으로 분비될 전달물질의 저장 소낭과 유사하다.

부신수질의 전체 카테콜아민 분비량 중에서 에피네프린은 80%, 노르에피네프린은 20%를 차지한다. 에피네프린은 오직 부신수질에서만 생성되는데 비해 상당한 노르에피네프린은 교감신경 절후뉴런에서도 생성된다. 일반적으로 부신수질의 노르에피네프린은 표적세포에 유효한 영향을 미칠만큼 많은 양이 분비되지는 않는다. 따라서 실제로 노르에피네프린의 효과는 교감신경계에 의해 직접 조절되고, 에피네프린의 효과는 오로지 부신수질에 의해서만 유도된다는 것을 알 수 있다.

에피네프린은 교감신경계를 강화하고 부수적인 대사 효과를 나타낸다.

교감신경계와 부신수질 에피네프린은 긴박한 스트레스 상황에서 최대의 생리적 활동을 유지하기 위해 인체의 자원들을 동원한다. 교감신경과 에피네프린의 작용은 적에게 맞서거나 위험으로부터 도망치기 위한 알림반응(fight-or-flight reaction)을 일으킨다. 에피네프린은 혈액을 따라 순환하다가 간이나 지방조직처럼 교감신경계가 직접적으로 분포되지 않은 카테콜아민 표적세포에 도달한다. 따라서 에피네프린과 노르에피네프린이 여러 조직에서 비슷한 작용을 하지만, 일반적으로 에피네프린은 교감신경의 작용을 강화하며, 에피네프린은 교감신경이 분포되지 않은 곳까지 도달할 수 있기 때문에 독특한 작용을 한다. 예를 들어, 에피네프린은 간으로부터 저장된 탄수화물을 유리시키고, 지방조직으로부터 저장 지방을 유리시켜 근육 운동에 필요한 가용 에너지를 즉시 공급한다.

그러나 에피네프린은 오직 교감신경계의 명령에 의해서만 작용한다. 즉, 교감신경계는 부신수질로부터 에피네프린의 분비를 촉진하는 유일한 신호이다. 공포나 스트레스 상황에서 교감신경계가 활성화되면, 그와 동시에 급격한 부신수질 카테콜아민의 분비가 촉진된다. 혈중 에피네프린 농도는 스트레스 자극 강도의 유형에 따라 평소의 300배까지 증가하기도 한다. 그러므로 교감신경계의 활성은 간접적으로 에피네프린의 작용을 조절한다. 교감신경계는 자신이 신호에 따라 보다 다목적으로 작용하는 에피네프린을 획득함으로써 신경전달물질의 효과를 강화하고, 직접적으로 신경이 연결되어 있지 않은 조직에 대해서도 추가적인 작용을 할 수 있는 수단을 가지게 된다.

부신은 두 가지 구성 요소 모두가 스트레스에 반응하는 광범위한 역할을 하기 때문에 스트레스 반응에 관련된 주요 인자들이 서로 협력하는 적절한 장소이다.

17.7 통합된 스트레스 반응

스트레스(stress)란 항상성을 유지하기 위한 신체의 보상 능력을 지배하거나 위협하는 요인에 대한 신체의 일반적이고 비특이적인 반응이다. 스트레스 반응을 유도하는 요인을 스트레스원(stressor)이라 하며, 스트레스는 스트레스원에 의해 유도된 상태를 말한다. 신체적(외상, 수술, 혹서 또는 혹한), 생리적(심한 운동, 출혈성 쇼크, 고통), 정신적 또는 감정적(불안, 공포, 슬픔), 그리고 사회적(개인 갈등, 생활의 변화) 자극 등의 유해 자극들은 스트레스 반응을 유도할 수 있는 요인들이다.

스트레스 반응은 항상성을 위협하는 상황에 대해서 일반화된 반응 양식이다.

각각의 스트레스원은 그 스트레스원에 특징적인 어떠한 특정 반응을 유도할 수 있다. 예를 들어, 추위에 대한 신체의 특징 반응은 몸을 떨거나 피부 혈관을 수축하는 반면, 세균 감염에 대한 특징 반응은 식세포의 활성 증가와 항체 생산이다. 그러나 그들의 특정한 반응들과 더불어 모든 스트레스원은 유사하고 비특이적이며 일반화된 반응을 유도한다(● **그림 17-21**). 모든 유해 자극에 공통적인 이러한 일련의 반응들을 **범적응 증후군(general adaptation syndrome)**이라고 한다. 스트레스원이 인식되면, 신경과 호르몬은 반응하여 긴급 상황에 대처하는 방어 수단을 유도한다. 그 결과는 생화학적 자원들을 충분히 준비하고 동원하는 것이다.

다면적인 스트레스 반응의 가치를 알아보기 위해 어둠 속에 숨어 있던 커다란 야생 동물을 발견한 동굴 속의 원시인을 상상해 보라. 이 시나리오에서 우리는 신경과 호르몬의 작용이 모두 일어날 것으로 생각한다. 인체는 현대의 스트레스원에 대해서도 같은 방식으로 반응한다. 우리는 이러한 모든 반응들을 좀 더 자세히 다룰 것이다. 지금부터 그들이 어떻게 협동하는지 살펴보겠다.

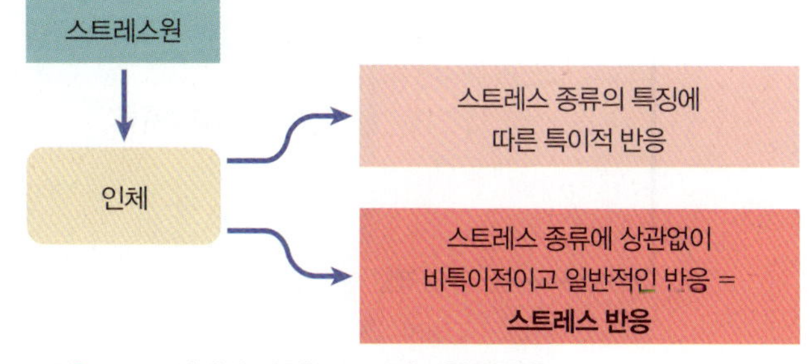

● 그림 17-21 인체에 미치는 스트레스원의 작용

스트레스에 대한 교감신경계와 에피네프린의 역할 스트레스 자극에 대한 주요 신경반응은 교감신경계의 활성화이다. 그 결과로 심박출량과 호흡 증가뿐 아니라 소화관이나 신장의 활동 억제에 의하여 혈관이 수축된 곳으로부터 보다 활동적이고 혈관이 확장되어 있는 골격근과 심장으로 혈액이 확산되어 알림반응에 대해 인체가 대비하게 한다. 그와 동시에 교감신경계는 부신수질로부터 에피네프린의 대량 방출을 유도한다. 에피네프린은 교감신경계의 반응을 강화하고, 저장된 탄수화물과 지방을 유리한다.

스트레스에 대한 CRH-ACTH-코르티솔 체계의 역할 에피네프린 외에도 많은 다른 호르몬들이 전반적인 스트레스 반응에 연관되어 있다. 주요 호르몬 작용은 CRH-ACTH-코르티솔 체계의 활성화이다. 대사 효과와 관련 있는 것으로 예상되는 스트레스에 대해서 인체가 대응하게 하는 코르티솔의 역할을 상기하라. 코르티솔은 저장된 지방과 단백질을 분해하는 반면, 탄수화물의 저장을 확충하고 혈당 가용성을 증가시킨다. 증가된 포도당, 아미노산, 지방산은 뇌의 영양 공급을 유지하거나 손상 조직의 재생에 필요한 단위체를 제공하는 것과 같은 요구에 사용 가능할 것이다.

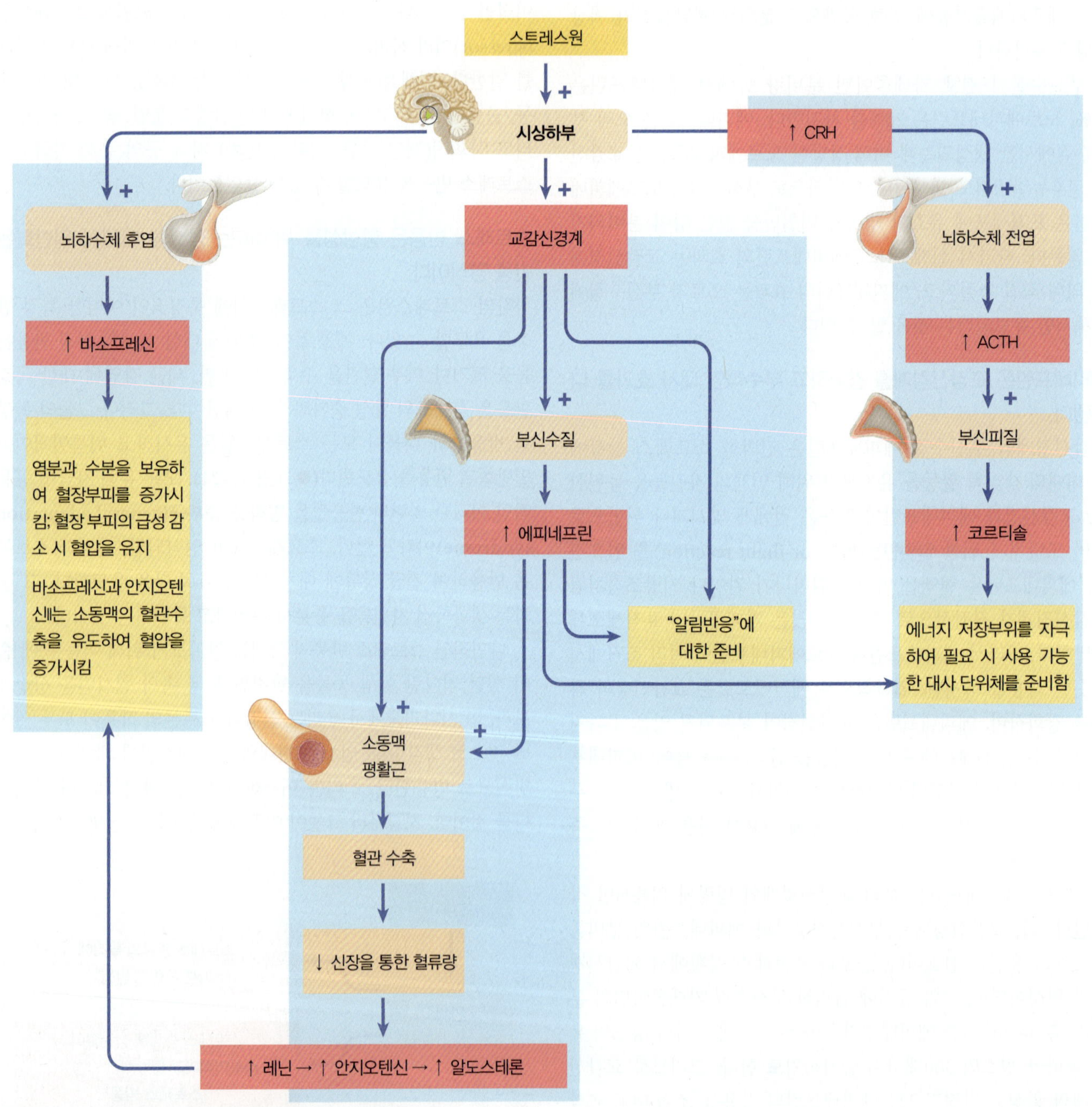

● **그림 17-22 시상하부에 의한 스트레스반응의 통합.**

스트레스에 대한 혈압 유지 호르몬 반응의 역할 스트레스 상황에서 저장 에너지를 동원하는 호르몬의 변화뿐 아니라 동시에 다른 호르몬들은 긴급 상황에서 혈장의 부피와 혈압을 유지한다. 교감신경계와 에피네프린은 심장과 혈관에 직접 작용하여 순환 기능을 향상시키는데 중요한 역할을 한다. 또한 교감신경에 의해 신장으로 가는 혈액의 공급이 감소된 결과 레닌-안지오텐신-알도스테론 체계가 활성화된다(p. 417 참조). 또한 스트레스 상황에서 바소프레신의 분비가 증가한다(p. 449 참조). 종합하면, 이러한 호르몬들은 염과 수분의 보유를 촉진함으로써 혈장의 부피를 증가시킨다. 아마도 증가된 혈장의 부피는 출혈이나 위험이 임박한 상황에서의 심한 발한으로 인한 급격한 체액 손실이 있을 때 혈압을 유지하는 방어 수단이 될 것이다. 또한 바소프레신과 안지오텐신은 직접 혈관 수축 효과를 가진다. 이는 급격한 혈액 손실이 일어날 경우에 적절한 혈압을 유지하는데 도움이 된다(p. 292 참조).

다면적인 스트레스 반응은 시상하부에 의해 조절된다.

위에서 설명한 스트레스에 대한 모든 반응들은 직 · 간접적으로 시상하부의 영향을 받는다(● **그림 17-22**). 시상하부는 뇌의 거의 모든 영역과 신체 전반의 많은 수용체로들부터 신체적 또는 감정적 스트레스원에 대한 신호를 받는다. 그에 반응하여 시상하부는 직접적으로 교감신경계를 활성화시키고, ACTH와 코르티솔의 분비를 촉진하기 위해 CRH를 분비하며, 또한 바소프레신의 분비를 자극한다. 이어서 교감신경의 자극은 에피네프린의 분비를 유도한다. 그리고 카테콜아민에 의한 신장 수입소동맥의 혈관 수축은 신장으로 가는 혈류를 감소시킴으로써(레닌 분비를 위한 자극) 레닌의 분비를 유도한다. 그 후 레닌은 레닌-안지오텐신-알도스테론 체계를 작동시킨다. 이러한 방식으로 시상하부는 스트레스에 대한 교감신경계와 내분비계의 반응을 통합한다.

만성적인 심리적 스트레스원에 의한 스트레스 반응의 활성화는 해로울 수 있다.

심혈관 및 호흡기 기능 촉진, 염과 수분의 보유, 대사 에너지와 단위체의 동원은 운동 경기와 같은 신체적 스트레스원에 대한 반응에 유리하다. 사실상 우리의 일상에서 대부분의 스트레스원은 심리적인 것이다. 그러나 그들은 이와 같이 동일하게 과장된 반응들을 유도한다. 시험에 대한 불안, 연인과의 갈등 또는 교통 체증에서의 조바심 등은 스트레스 반응을 일으킬 수 있다. 실제로 신체적 손상에 직면했을 때 신체 자원들의 신속한 동원은 적절하지만, 비신체적 스트레스에 대한 반응으로는 부적절하다. 추가적인 에너지가 필요하지 않고, 조직 손상이나 혈액 손실이 없다면, 인체 내 저장분이 분해되고 체액이 보유되는 것은 필요 없는 일이다. 이것은 아마도 감정적 스트레스를 받은 개인에게 해가 될 것이다.

17.8 내분비성 이자와 연료 대사의 조절

우리는 스트레스 반응에서 일어나는 대사 변화에 대해 알아보았다. 이제부터 스트레스가 없을 때 일상적인 물질대사를 조절하는 호르몬들에 대해 알아보자.

연료 대사는 동화작용, 이화작용, 그리고 고에너지 유기분자들 사이의 전환을 포함한다.

(물질)대사(metabolism)라는 용어는 세포 내에서 일어나는 모든 화학반응을 일컫는다. 단백질, 탄수화물, 지방 등 세 그룹의 고에너지 유기분자의 분해, 합성, 그리고 전환과 같은 그러한 반응들을 통틀어 **중간 대사(intermediary metabolism)** 혹은 **연료 대사(fuel metabolism)**라 한다(▲ **표 17-3**).

소화 과정에서 큰 영양소 분자[**고분자(macromolecules)**]는 다음과 같이 보다 작고 흡수 가능한 단위체로 분해된다. 즉, 단백질은 아미노산으로 전환되고, 탄수화물 복합체는 단당류(주로 포도당)로, 그리고 트리글리세리드(식이 지방)는 모노글리세리드와 자유

▲ **표 17-3 물질대사 반응의 요약**

대사과정	반응	결과
글리코겐합성	포도당 → 글리코겐	↓ 혈당량
글리코겐분해	글리코겐 → 포도당	↑ 혈당량
포도당신생합성	아미노산 → 포도당	↑ 혈당량
단백질합성	아미노산 → 단백질	↓ 혈액아미노산
단백질분해	단백질 → 아미노산	↑ 혈액아미노산
지방합성	지방산과 글리세롤 → 트리글리세리드	↓ 혈액지방산
지방분해	트리글리세리드 → 지방산과 글리세롤	↑ 혈액지방산

지방산으로 전환된다. 이러한 흡수 가능한 단위체는 소화관 내강에서 직접 혈액으로 운송되거나 림프관을 거쳐 운송된다(15장 참조).

동화작용과 이화작용 소화물들이 일단 흡수되고 나면, 유기 단위체들은 혈액과 인체 세포 사이에서 지속적으로 교환된다. 세포 내 작은 유기분자들이 참여하는 화학반응은 동화작용과 이화작용 등 두 가지 대사과정으로 분류된다(● **그림 17-23**). **동화작용(anabolism)**은 작은 유기분자 단위체로부터 더 큰 유기고분자를 합성하는 것이다. 동화작용은 일반적으로 아데노신 삼인산(adenosine triphosphate, ATP) 형태의 에너지 공급을 필요로 한다. 이러한 반응의 결과는 (1) 세포 구조 단백질이나 분비 산물과 같이 세포가 필요로 하는 물질의 생산, 혹은 (2) 에너지 생산이나 세포의 구조 단위체로 즉시 쓰이지 않을 초과 섭취 영양분의 저장이며, 글리코겐(포도당의 저장형태)과 지방의 형태로 저장된다. **이화작용(catabolism)**은 세포 내 커다란 고에너지 유기분자를 분해하는 것이다. 이화작용은 두 가지 수준의 분해를 포함한다. 즉, (1) 세포 내의 큰 유기 고분자를 가수분해하여 작은 소단위체로 만드는 것이며(부록 A 참조), 이것은 소화관 내강 대신 세포 내에서 일어나는 반응이라는 것을 제외하면 소화 과정과 비슷하다(예를 들어, 저장된 글리코겐이 이화작용에 의해 포도당으로 방출되는 것). 그리고 (2) ATP 생산을 위한 에너지를 제공하는 포도당과 같은 작은 소단위체의 산화 과정이다(p. 32 참조).

에너지 생산의 대용으로서, 세포 내 가수분해에 의해 생성된 다기능성 유기 소단위체들이 혈액으로 방출되기도 한다. 이렇게 유리된 포도당, 지방산, 그리고 아미노산 분자는 체 내에서 에너지 생산이나 세포적 합성 요구에 따라 사용될 수 있다.

성인의 경우 동화작용과 이화작용의 속도는 일반적으로 균형을 이루고 있다. 그러므로 성인의 신체는 구조와 기능을 결정하는 유기분자들이 지속적으로 전환되어도 역동적인 정상상태(dynamic steady-state)를 유지하며 변화하지 않는 것으로 보인다. 하지만 성장 과정에서는 동화작용이 이화작용보다 더 많이 일어난다.

유기분자들의 상호 전환 이화작용으로 생겨난 유기분자들은 재합성되어 같은 유형의 분자들로 되돌아갈 수 있을 뿐만 아니라, 많은 체세포들은 대부분의 작은 유기분자들을 다른 유형으로 전환할 수 있다(특히 간세포에서는 아미노산을 포도당이나 지방산으로 전환함). 이러한 상호 전환 때문에 다양한 종류의 음식물에 존재하는 다양한 분자들로부터 영양분이 적절하게 공급될 수 있다. 그러나 한계는 있다. 필수 아미노산과 비타민 같은 **필수 영양소들(essential nutrients)**은 다른 유형의 유기분자의 전환을 통해 체 내에서 합성될 수 없다.

섭취된 탄수화물과 지방은 주로 에너지 생산을 위해 이화작용을 거친다. 아미노산은 주로 단백질합성에 이용되지만, 탄수화물이나 지방으로 전환된 후 에너지 공급에 이용될 수도 있다. 그러므로 세 가지의 영양소 모두 에너지원으로 이용될 수 있으며, 초과 영양소는 뒤에서 간단하게 다루게 될 저장연료로 축적된다.

겉으로 보기에 연료 대사는 비교적 간단하여, 음식물에서의 영양소의 양들이 신체의 에너지 생성과 세포적 합성 요구를 충족시킬 만큼 충분해야 한다는 것이다. 그러나 겉으로 보기에 간단한 이 관계는 다음의 두 가지 이유로 실제적으로는 복잡하다. (1) 음식물로 섭취된 영양소는 저장되었다가 식간에 방출되어야 하며, (2) 뇌는 지속적으로 포도당을 공급받아야 한다. 이들 각각에 대해 알아보자.

음식물 섭취가 간헐적이기 때문에 영양소는 사용을 위해 식간에 저장되어야 한다.

식사를 통해 에너지를 섭취하는 것은 간헐적이며 지속적이지 않다. 그 결과, 초과 에너지는 식사하는 동안 흡수되어야 하며 식간, 즉 음식물 공급이 가능하지 않은 공복기에 물질대사 연료를 위하여 사용 가능하도록 저장되어야 한다. 간헐적인 에너지 섭취에도 불구하고 인체 세포의 에너지 요구는 항상 존재하며 유동적이다. 즉, 에너지는 음식 섭취 상태가 어떠하든지 세포의 필요에 따라 사용할 수 있도록 언제나 사용 가능해야 한다. 저장 에너지는 식간에 사용된다. 에너지 저장은 세 가지 형태로 일어난다(▲ **표 17-4**):

- **초과 순환 포도당**은 간과 근육에 포도당 분자들이 연결된 커다란 분자인 글리코겐으로 저장된다. 글리코겐은 비교적 작은 에너지 저장소이기 때문에 하루의 요구 에너지는 이 형태로 저장 가능하다. 간과 근육에 저장된 글리코겐이 가득 "채워지면", 추가적인 포도당은 주로 지방조직에서 트리글리세리드(세 개의 지방산이 결합되어 있는 글리세롤) 합성에 이용되는 지방산과 글리세롤로 전환된다.
- 음식물으로부터 섭취된 **초과 순환 지방산들**도 트리글리세리드로 합성된다.
- 단백질합성에 필요치 않은 **초과 순환 아미노산들**은 초과 단백질로 저장되지 않고, 포도당과 지방산으로 전환되어 궁극적으로는 트리글리세리드로 저장된다.

그러므로 세 가지 초과 영양소의 주요 에너지 저장소는 지방조직이다. 정상인에게서 약 2개월 동안 에너지를 공급하기에 충분한 트리글리세리드가 저장되고, 비만인 사람에서는 그 이상으로 저장된다. 결과적으로 지속적인 단식 기간에는 트리글리세리드의 이화작용으로 방출된 지방산이 대부분의 조직에서 일차적인 에너지원으로 사용된다.

세 번째 에너지 저장소로서 체내에서 단백질량이 제일 많은 근육 조직에 상당한 양의 에너지가 구조 단백질로 저장된다. 그러나 단백질은 다른 필수적인 기능을 하기 때문에 우선적인 에너지원은 아니다. 이에 비해서 글리코겐과 트리글리세리드 저장분은 오직 에너지원으로만 사용된다.

뇌는 지속적으로 포도당을 공급받아야 한다.

에너지 대사를 복잡하게 만드는 두 번째 요인은(간헐적인 영양소

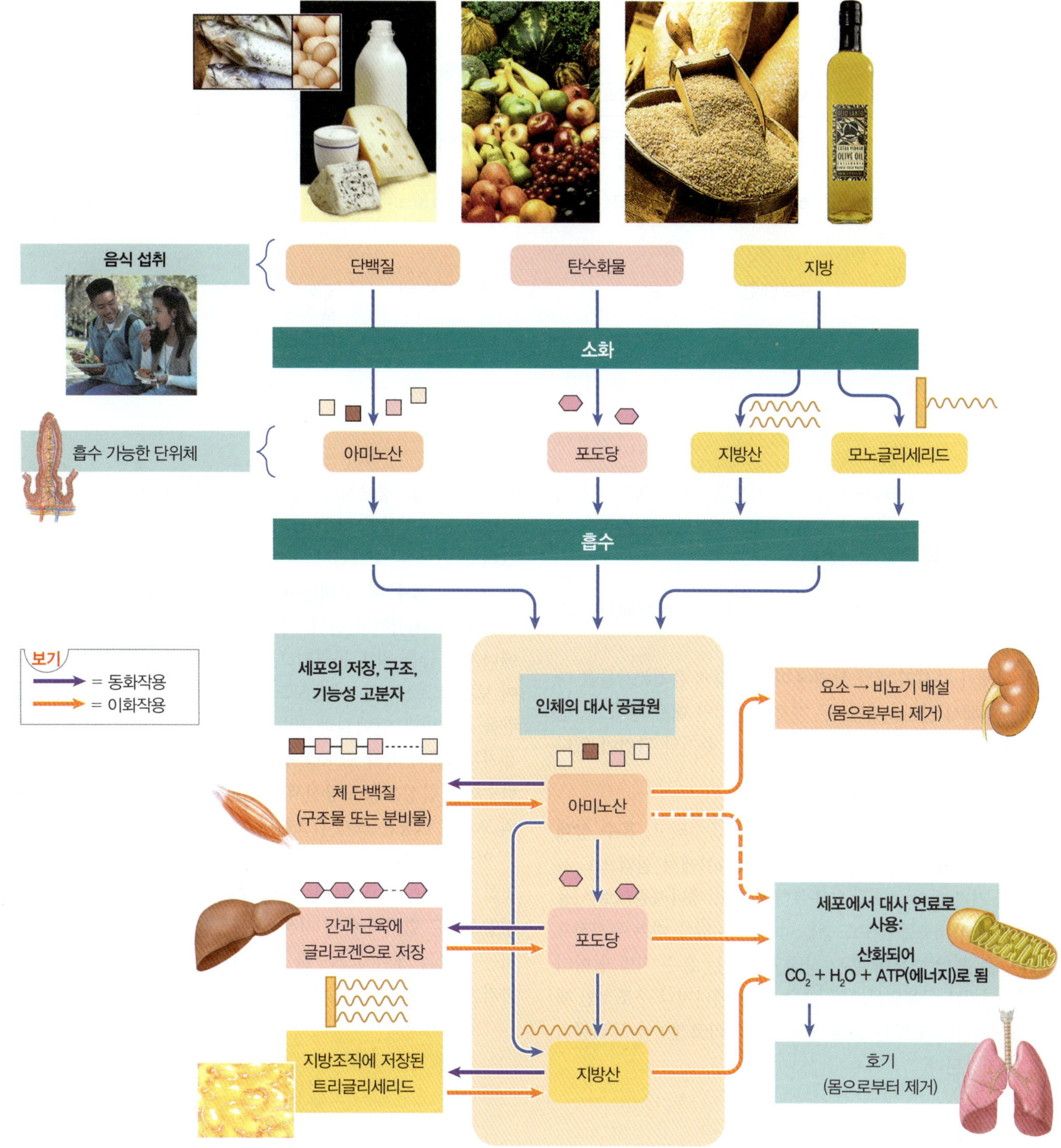

● **그림 17-23 유기 영양 분자의 주요 경로들의 요약.**

섭취와 저장 영양소의 필요 외에) 뇌가 유일한 에너지원으로 혈당의 공급에 의존한다는 것이다. 결과적으로 혈당량은 결정적인 수준 이상으로 유지되어야 한다. 전형적인 혈당 농도는 100 ml 혈장당 100 mg 포도당이고, 보통 100 ml 당 70~100 mg의 좁은 범위에서 유지된다. 간의 글리코겐은 짧은 단식 동안 혈당 수준을 유지하는데 중요한 저장소이다. 그러나 간의 글리코겐은 급격히 고갈되기 때문에, 장기간의 단식에는 다른 기작으로 뇌의 포도당 의존적인 에너지 요구를 충족해야 한다. 첫째, 음식물 섭취를 통한 새로운 포도당이 혈액 내로 들어오지 않으면 포도당을 사용하지 않아도 되는 조직들은 연소를 위한 대사 장치를 지방산으로 전환함으로써 뇌를 위해 포도당을 절약한다. 지방산은 트리글리세리드 이화작용에 의해 사용이 가능해지며, 포도당 비의존적인 조직에서 대체적인 에너지원으로 서장된다. 둘째로, 지방산과 달리 아미노산은 포도당신생합성을 통해 포도당으로 전환될 수 있

▲ 표 17-4 인체의 저장 물질대사 연료

대사 연료	순환 형태	저장 형태	주요 저장장소	전체 에너지 중 비율 (Kcal)	저장 용량	역할
탄수화물	포도당	글리코겐	간과 근육	1% (1500 Kcal)	하루에 필요한 에너지보다 적다	1차 에너지원; 뇌에 필수적
지방	유리 지방산	트리글리세리드	지방조직	77% (143,000 Kcal)	약 두 달 견딜 에너지	주요 에너지 저장원; 기아 상태에서의 에너지원
단백질	아미노산	인체 단백질	근육	22% (41,000 Kcal)	구조 및 기능적 장애로 인해 용량이 충분히 사용되기 전에 사망에 이른다	기아 상태에서 뇌에 필요한 포도당 공급원; 최후의 에너지원

다. 따라서 포도당 절약에도 불구하고 저장된 글리코겐이 고갈되면, 체내 단백질의 이화작용과 유리 아미노산의 포도당 전환을 통해 뇌에 새로운 포도당을 공급한다.

대사 에너지는 흡수 상태 동안 저장되고 흡수 후 상태에서는 유리된다.

앞에서, 인체가 자신의 대사 상태에 따라 어떻게 유기분자들을 다루는지에 대해서 알아보았다. 두 가지 기능적인 대사 상태 즉, 흡수 상태와 흡수 후 상태는 각각 섭식과 단식 주기와 관련이 있다 (**▲ 표 17-5**).

흡수 상태 식사 후에 섭취된 영양소들은 흡수되고, **흡수 상태(absorptive state)**[혹은 **섭식 상태(fed state)**]에서 혈액으로 유입된다. 이 기간 동안 포도당은 풍부하여 주요 에너지원으로 이용된다. 대부분의 세포들이 포도당을 이용할 수 있을 때는 우선적으로 포도당을 쓰기 때문에 흡수 상태 동안에는 흡수 지방과 아미노산이 에너지로 이용되는 일은 매우 적다. 에너지나 구조적인 재생에 즉시 이용되지 않는 초과 영양소는 글리코겐이나 트리글리세리드로 저장된다.

흡수 후 상태 평균적인 식사는 약 4시간이면 완전히 흡수된다. 그러므로 전형적인 하루 세끼 식사에서 늦은 아침과 늦은 오후 그리고 밤에는 소화관에서 어떠한 영양소도 흡수되지 않는다. 이 기간을 **흡수 후 상태(postabsorptive state)**[또는 **단식 상태(fasting state)**]라고 한다. 이 기간 동안 내재적인 저장 에너지가 에너지 공급을 위해 동원되고, 반면 포도당신생합성 또는 절약하여 보존된 포도당은 뇌에 포도당을 공급하기 위하여 적절한 혈당량을 유지한다. 단백질과 지방의 합성은 억제된다. 대신에 저장된 유기분자들이 각각 포도당 형성과 에너지 생성을 위해 분해된다. 탄수화물 합성은 포도당신생합성을 통해 일어나고, 에너지원로서의 포도당 사용은 크게 감소한다.

영양소의 혈중 농도는 흡수 상태와 흡수 후 상태 사이에서 뚜렷하게 변동하지 않는다는 것을 주목하라. 흡수 상태에서 흡수된 영양소들은 혈액이 아닌 저장소로 즉각 공급되며, 흡수 후 상태에서는 조직의 에너지 요구를 충족시키는데 필요한 혈당량을 유지하기 위해 이러한 저장 영양소들은 분해된다.

▲ 표 17-5 흡수와 흡수 후 상태의 비교

대사 연료	흡수 상태	흡수 후 상태
탄수화물	주요 에너지원을 제공하는 포도당 글리코겐 합성과 저장 초과량은 트리글리세리드 지방으로 전환되어 저장	글리코겐 분해와 감소 뇌에 필요한 저장 포도당을 위한 여분의 포도당 포도당신생합성을 통한 새로운 포도당 생산
지방	트리글리세리드 합성과 저장	트리글리세리드 이화작용 포도당-비의존성 조직에 에너지원을 제공하는 지방산
단백질	단백질합성 초과량은 트리글리세리드 지방으로 전환되어 저장	단백질 이화작용 포도당신생합성에 사용되는 아미노산

대사 상태에서 주요 조직들의 역할 이러한 대체적인 대사 상태에서 다음에 요약된 바와 같이 여러 조직들이 다양한 역할을 한다:

- 간은 정상적인 혈당량을 유지하는데 일차적인 역할을 한다. 간은 초과 포도당이 존재하면 글리코겐으로 저장하여 필요시 혈액으로 포도당을 방출하며, 포도당신생합성과 같은 대사적인 상호전환의 주요 장소이다.
- 지방조직은 일차적인 에너지 저장소로 작용하며 혈중 지방산 수준을 조절하는데 중요하다.
- 근육은 일차적인 아미노산 저장소이면서 주요 에너지 소비자이다.
- 뇌는 정상적으로 포도당만을 에너지원으로 이용할 수 있으며, 글리코겐을 저장하지 않지만 적절한 혈당량이 유지되게 한다.

이자 호르몬인 인슐린과 글루카곤은 에너지 대사 조절에 가장 중요하다.

인체는 전체 동화작용과 영양소 저장으로부터 전체 이화작용과 포도당 절약 체계로 대사 체제를 바꾸어야 하는지를 언제 그리고 어떻게 알 수 있을까? 대사과정을 따른 유기영양소들의 흐름은 인슐린, 글루카곤, 에피네프린, 코르티솔 및 성장호르몬 등 다양한 호르몬들의 영향을 받는다. 대부분의 경우, 이자 호르몬인 인슐린과 글루카곤은 각각 섭식과 단식에 따라 동화작용에서 이화작용과 포도당 절약 또는 그 반대로 대사 경로를 전환시키는 주요 호르몬 조절자들이다.

랑게르한스섬 **이자(pancreas; 췌장)**는 외분비 조직과 내분비 조직으로 구성된 기관이다. 외분비 조직은 이자관을 통해 소화관 내강으로 염기성의 소화 효소액을 분비한다. 이자 전반에 걸쳐 외분비 세포 사이에 존재하는 약 백만 개의 내분비 세포 집단은 **랑게르한스섬(islets of Langerhans)**이라 알려져 있다(● **그림 17-24a**). 이 섬은 이자 총 질량의 1~2%를 차지한다. 가장 많은 이자 내분비 세포는 **베타세포(β cell)**들로서, **인슐린**을 합성하고 분비하는 장소이며, **알파세포(α cell)**들은 **글루카곤**을 생산한다. 비교적 드문 **D세포(delta cell)**들에서는 **소마토스타틴**이 합성된다. β 세포는 섬의 중심에 집중되어 있으며, 다른 세포들은 주변에 모여 있다(● **그림 17-24b**). 이제부터 소마토스타틴에 대해 간단하게 알아본 다음, 에너지 대사 조절에 가장 중요한 인슐린과 글루카곤에 대해 알아보기로 하겠다.

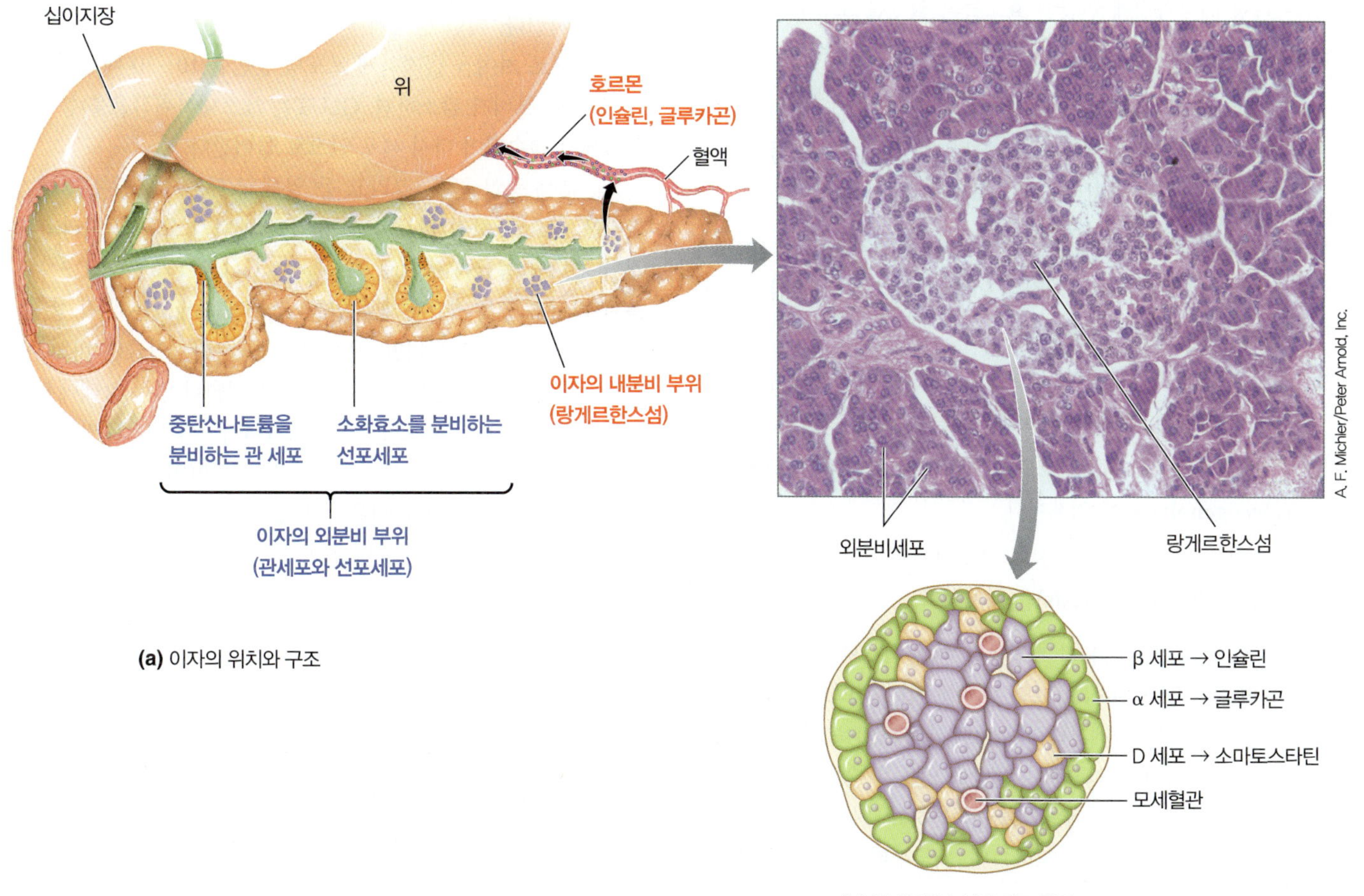

● **그림 17-24 이자의 위치와 구조 및 랑게르한스섬의 세포 종류.**

소마토스타틴 호르몬으로 작용하는 이자 **소마토스타틴(somatostatin)**은 다양한 방식으로 소화계를 억제함으로써 영양소의 소화를 억제하고 흡수를 감소시키는 작용을 한다. 소마토스타틴은 영양소 흡수 과정에서 혈중 포도당과 아미노산의 증가에 직접적으로 반응하여 이자의 D세포에서 분비된다. 이자 소마토스타틴은 음성되먹임 기작으로 영양소가 소화되고 흡수되는 것을 감소시킴으로써, 혈중 영양소 농도가 과다하게 증가하는 것을 막아준다.

소마토스타틴은 소화관에 있는 세포에서도 생성되어 거기서 대부분의 소화 작용을 억제하는 국소분비인자로서 작용한다(p. 481 참조). 소마토스타틴(일명 GHIH)은 시상하부에서도 생성되어 GH와 TSH의 분비를 억제한다.

인슐린은 혈중 포도당, 지방산 그리고 아미노산의 수준을 낮추고 그들의 저장을 촉진한다.

인슐린(insulin)은 탄수화물, 지방, 그리고 단백질 대사에 중요한 영향을 준다. 인슐린은 혈중 포도당, 지방산, 그리고 아미노산 농도를 낮추고 그들의 저장을 촉진한다. 흡수 상태 동안 이러한 영양소 분자들이 혈액 내로 들어오면, 인슐린은 세포로 영양소의 유입을 촉진하고, 각각 글리코겐, 트리글리세리드, 그리고 단백질로의 전환을 촉진한다. 인슐린은 특정 혈중 영양소의 세포 내 수송 또는 특정 대사과정에 연관된 효소들의 활성을 조절함으로써 많은 효과를 나타낸다.

탄수화물에 대한 작용 혈당 항상성을 유지하는 것은 이자의 특별히 중요한 기능이다. 인슐린은 혈당량을 낮추고, 탄수화물 저장을 촉진하는 다음의 네 가지 효과를 나타낸다:

1. 인슐린은 대부분의 세포로 포도당 유입을 촉진한다. (이렇게 증가된 포도당 수송의 기작은 인슐린의 다른 혈당 감소 효과를 나열한 이후에 설명한다.)
2. 인슐린은 골격근과 간에서 포도당으로부터 글리코겐을 만드는 **글리코겐합성(glycogenesis)**을 촉진한다.
3. 인슐린은 글리코겐을 포도당으로 분해하는 **글리코겐분해(glycogenolysis)**를 억제한다.
4. 인슐린은 간에서 아미노산이 포도당으로 전환되는 **포도당신생합성(gluconeogenesis)**을 억제한다.

따라서, 인슐린은 사용과 저장을 위해 혈액으로부터 세포 내로 포도당의 유입을 촉진하고, 그와 동시에 간이 혈액으로 포도당을 방출하는 기작(글리코겐분해와 포도당신생합성)을 억제함으로써 혈당량을 감소시킨다. 인슐린은 혈당을 낮출 수 있는 유일한 호르몬이다. 인슐린은 포도당 수송체들을 동원하여 대부분의 세포가 포도당을 유입할 수 있도록 유도하는데, 지금부터 이에 대해 알아볼 것이다.

혈액과 세포 사이의 포도당 수송은 **포도당 수송체(glucose transporter, GLUT)**라 불리는 세포막 운송단백질을 통해 이루어진다. 현재까지 14 가지 포도당 운반체가 밝혀졌으며, 발견된 순서에 따라 GLUT-1, GLUT-2 등으로 명명되었다. 모두 세포막을 가로지르는 포도당의 수동 촉진확산을 한다. 각각의 GLUT 집단 구성원들은 조금씩 다른 기능을 수행한다. 예를 들어, *GLUT-1*은 뇌-혈관 장벽을 가로질러 포도당을 수송하고, *GLUT-3*는 뉴런으로 포도당을 수송하는 주요 운반체이다. 대부분의 체세포에서 포도당 수송을 담당하는 운반체는 인슐린의 명령에 의해서만 작동되는 *GLUT-4*이다. 포도당 분자는 인슐린 없이는 대부분의 세포막을 쉽게 통과할 수 없다. 따라서 대부분의 조직들이 혈액으로부터 포도당을 수송하고 사용하는데 인슐린에 매우 의존적이다. GLUT-4는 특히 휴지기의 골격근과 지방조직 세포와 같은 흡수 상태에서 혈액으로부터 포도당의 대량 수송이 필요한 조직에 많이 존재한다.

GLUT-4는 인슐린에 반응하는 유일한 운반체이다. 세포막에 항상 존재하는 다른 유형의 GLUT 분자들과는 달리, GLUT-4는 인슐린이 없을 때에는 세포막에 존재하지 않는다. 인슐린은 **운반체 동원(transporter recruitment)**을 통해 포도당 운반을 촉진한다. 인슐린 의존적 세포는 GLUT-4를 포함하고 있는 세포 내 소낭을 가지고 있다. 인슐린은 이러한 소낭들이 세포막으로 이동하여 융합할 수 있도록 유도함으로써 GLUT-4 분자를 세포막으로 삽입시킨다. 이런 방식에 의해, 증가된 인슐린 분비는 인슐린 의존 세포로 하여금 급격하게 포도당 운반을 10~30 배 증가시킨다. 인슐린 분비가 감소하면, GLUT는 세포내섭취작용을 통해 세포막에서 회수되어 다시 세포 안으로 들어간다.

뇌, 운동 중인 근육, 그리고 등 일부 조직은 포도당 운반에 인슐린을 필요로 하지 않는다. 시시각각 에너지 요구에 따라 지속적인 포도당 공급을 필요로 하는 뇌는 GLUT-1과 GLUT-3 분자를 통해 포도당을 자유롭게 유입한다. 골격근 세포는 휴지 상태에서는 인슐린 의존적이지만, 운동하는 동안에는 인슐린 비의존적으로 포도당을 운반한다. 근육의 수축은 인슐린 없는 상태에서 운동하는 근육 세포의 세포막으로 GLUT-4가 삽입됨으로써 시작된다. 이러한 사실은 뒤에 설명하겠지만 당뇨병(인슐린 결핍) 치료에 중요하다. GLUT-4를 이용하지 않기 때문에, 간은 포도당 운반에 인슐린을 필요로 하지 않는다.

지방에 대한 작용 인슐린은 혈중 지방산을 낮추고 트리글리세리드 저장을 촉진하는 다양한 효과를 나타낸다:

1. 혈액으로부터 지방조직 세포로의 지방산 유입을 증가시킨다.
2. GLUT-4를 동원하여 지방조직 세포로의 포도당 운반을 증가시킨다. 포도당은 트리글리세리드 합성의 재료가 되는 지방산과 글리세롤 합성의 전구체로 작용한다.
3. 궁극적으로 트리글리세리드 합성을 위해 지방산과 포도당 유도체를 사용하는 화학반응을 촉진한다.

4. 지질 분해 과정(지방 분해)을 억제하여 지방조직에서 혈액으로의 지방산 방출을 감소시킨다.

종합하면, 이러한 작용들은 혈액으로부터 지방산과 포도당을 제거하고 트리글리세리드로의 저장을 촉진한다.

단백질에 대한 작용 인슐린은 혈중 아미노산을 낮추고 몇 가지 효과를 통해 단백질합성을 증가시킨다:

1. 혈액으로부터 근육이나 다른 조직으로 아미노산의 능동수송을 촉진한다. 이러한 효과는 순환하는 아미노산의 농도를 감소시켜서, 단백질합성의 단위체를 세포들에 제공한다.
2. 세포의 단백질합성 기구를 자극함으로써 아미노산이 단백질로 합성되는 속도를 증가시킨다.
3. 단백질 분해를 억제한다.

이러한 작용들의 종합적인 결과는 단백질합성 효과이다. 이러한 이유로, 인슐린은 정상적인 성장에 필수적이다.

인슐린 작용의 요약 간단히 말하면, 인슐린은 주로 간, 지방조직, 그리고 휴지 상태의 골격근에서 효과를 나타낸다. 포도당 소비의 증가, 탄수화물과 지방 축적의 증가, 그리고 단백질합성을 증가시키는 생합성 경로를 촉진한다. 그럼으로써 이 호르몬은 혈중 포도당, 지방산, 그리고 아미노산 농도를 낮춘다. 이 대사 양식은 흡수 상태의 특징이다. 실제로 인슐린 분비는 이 상태에서 증가하고, 전반적인 대사 경로를 동화작용으로 전환한다.

인슐린 분비가 감소하면, 반대 효과가 나타난다. 세포 내부로의 포도당 유입은 감소하고 글리코겐, 트리글리세리드, 단백질의 합성보다 전반적인 이화작용이 일어난다. 이러한 양식은 흡수 후 상태를 연상시킨다. 실제로 인슐린의 분비는 흡수 후 상태에서 감소한다. 그러나 뒤에 설명하겠지만 다른 주요 이자 호르몬인 글루카곤 또한 흡수 상태의 대사 양식에서 흡수 후 상태의 대사 양식으로 전환하는데 중요한 역할을 한다.

인슐린의 분비를 증가시키는 주요 자극은 혈당량의 증가이다.

인슐린 분비의 주요 조절은 이자의 β세포와 그곳을 흐르는 혈액에서의 포도당 농도 사이의 직접적인 음성되먹임 체계이다. 식사 후에 흡수 과정에서 혈당량이 증가하면, 직접적으로 β세포가 자극되어 인슐린을 합성하고 분비한다. 이어서 인슐린이 증가하면 혈당을 정상 수준으로 감소시키고, 포도당의 소비와 저장을 촉진한다. 단식 등으로 인해 혈당이 정상 수준 이하로 떨어지면, 직접적으로 인슐린 분비를 억제한다. 인슐린 분비 감소로 인해 흡수 상태의 대사에서 흡수 후 상태의 대사 양식으로 전환된다. 그러므로 간단한 음성되먹임 체계로 신경이나 다른 호르몬이 작용하지 않아도 조직의 포도당 공급을 비교적 일정하게 유지시킬 수 있다.

인슐린 분비를 조절하는 주요 요인인 혈당량과 더불어 다른 요인은 다음과 같다(● **그림 17-25**).

- 고단백질 음식 등으로 인해 혈중 아미노산 농도가 증가하면 β세포가 직접적으로 자극되어 인슐린 분비가 증가한다. 음성되먹임 작용으로 증가한 인슐린은 세포 내로 아미노산이 수송되는 것을 증가시키고, 단백질합성을 촉진함으로써 혈중 아미노산 농도를 감소시킨다.
- 특히 포도당-의존성 인슐린촉진 펩타이드(glucose-dependent insulinotropic peptide; GIP)와 같이(p. 524 참조) 음식물의 존재에 반응하여 소화관에서 분비되는 위장 호르몬은 이자의 인슐린 분비를 촉진하고, 직접적으로 소화계를 조절한다. 이러한 조절을 통해 인슐린 분비는 영양소가 흡수되어 혈중 포도당과 아미노산 농도가 증가하기도 전에 "앞먹임(feedforward)" 방식으로 증가한다. 이자의 β세포에게 혈중 영양소(주로 혈당)의 증가가 임박하였음을 알리는 소화관 분비 호르몬을 **인크레틴(incretin)**이라 한다.
- 자율신경계 또한 인슐린 분비에 직접적으로 영향을 끼친다. 랑게르한스섬에는 부교감신경(미주신경)과 교감신경이 모두가 풍부하게 분포하고 있다. 소화관 내의 음식물에 반응하여 부교감신경의 활성이 증가하면 인슐린의 분비가 촉진된다. 이 또한 예상되는 영양소 흡수에 반응한 앞먹임 작용이다. 그와 반대로 교감신경의 자극, 그리고 동시에 일어나는 에피네프린의 증가는 모두 인슐린의 분비를 억제한다. 인슐린 농도의 감소는 혈당량을 증가하게

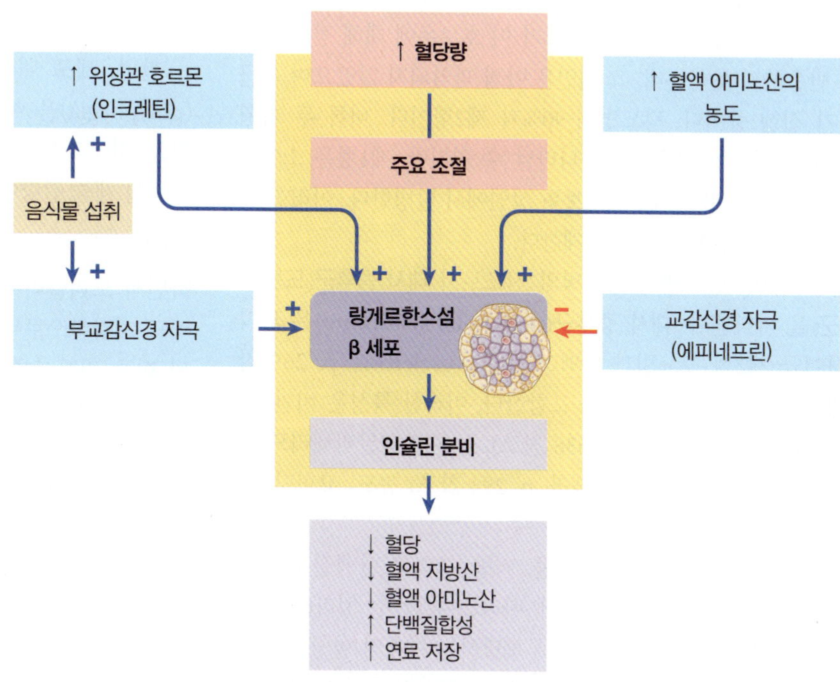

● **그림 17-25 인슐린 분비를 조절하는 인자들**

하고, 스트레스(알림반응)와 운동 등 교감신경이 활성화되는 상황에 대한 적절한 반응이 일어난다. 이 두 가지 상황에서 증가된 근육 운동을 위해 추가적인 에너지가 필요하다.

당뇨병의 증상은 과장된 흡수 후 상태가 특징적이다.

임상기록

당뇨병(diabetes mellitus)은 모든 내분비 질환 중에서도 가장 흔하다. 당뇨병의 급성 증상은 부적절한 인슐린 활성에 의해 나타난다. 인슐린이 혈당량을 낮출 수 있는 유일한 호르몬이기 때문에 당뇨병의 가장 두드러진 특징은 혈당량이 증가하거나 **고혈당증**(hyperglycemia)이 나타나는 것이다. *Diabetes*란 말 그대로 "관" 또는 "통과한다"를 의미하고, 이 증상과 동반되는 다량의 소변을 나타낸다. 당뇨병과 **요붕증**(diabetes insipidus, 바소프레신 결핍의 결과, p. 471 참조) 모두 다뇨 증상이 나타난다. *Mellitus*는 "꿀"을 의미하며, *insipidus*는 "무미(아무 맛이 없음)"를 의미한다. 과다한 혈당이 소변에 섞여 나오기 때문에 당뇨병 환자의 소변은 단 맛이 나는 반면, 요붕증 환자의 소변은 당을 포함하지 않으므로 아무 맛이 나지 않는다. (당신이 소변의 맛에 따라 이 두 증상을 구별하던 시절의 의료인이 아니라서 기쁘지 않은가?)

당뇨병의 유형 당뇨병에는 두 가지 유형이 있다. **제1형 당뇨병[인슐린-의존성, 또는 연소자형(type 1 diabetes mellitus, insulin-dependent, juvenile-onset)]**은 전체 당뇨병 사례의 10%를 차지하며, 잘못된 자가면역반응에 의해 이자의 β세포가 공격당하여 인슐린 분비가 부족한 것이 특징이다. 그들의 β세포가 인슐린을 분비하지 못하기 때문에 제 1형 당뇨병은 생존을 위해 외부로부터의 인슐린을 필요로 한다. **제2형 당뇨병[인슐린-비의존성 또는 성인형(type 2 diabetes mellitus, non-insulin-dependent, maturity-onset)]**은 인슐린 분비는 정상 수준이거나 그 이상이지만, 인슐린의 표적세포가 이 호르몬에 대해 정상 수준으로 반응하지 못하는데, 그 원인은 아직 파악되지 않았으며 최근 연구가 진행 중이다. 당뇨병의 90%가 제2형이다. 비록 두 가지 유형 모두 어느 연령대에서나 나타날 수 있지만, 제1형은 소아에서 보다 우세한 반면 제2형은 보통 성인에서 발병한다. 이러한 이유로 나이와 연관된 명칭이 존재한다.

많은 제2형 당뇨병이 당뇨병의 전조로서 대사 증후군(또는 *X* 증후군)을 나타낸다. **대사 증후군(metabolic syndrome)**은 환자로 하여금 제2형 당뇨병과 동맥경화(atherosclerosis, p. 269 참조)에 취약하게 만드는 특성을 포함한다. 이러한 특성은 비만, 큰 허리둘레(즉, "사과" 모양, p. 538 참조), 높은 트리글리세리드 농도, 낮은 HDL("좋은" 콜레스테롤, p. 294 참조) 농도, 고혈당, 그리고 고혈압을 포함한다.

당뇨병의 급성 증상은 탄수화물, 지방, 그리고 단백질 대사과정에서 인슐린의 부적절한 작용에 따라 분류할 수 있다(● **그림 17-26**). 그림이 복잡하지만, 숫자에 해당하는 아래의 설명은 당신이 이 복잡한 질병을 차근차근 이해하는데 도움을 줄 것이다.

탄수화물 대사과정에 대한 효과와 관련된 결과들 흡수 후 대사 양식이 인슐린의 낮은 활성에 의해 유도되기 때문에 당뇨병에서 나타나는 변화들은 고혈당증을 제외하면 이 상태가 과장된 것이다. 보통의 단식 상태에서 혈당량은 정상 수준에 약간 못 미친다. 세포 내로의 포도당 수송이 감소하고 간에서 포도당 방출이 증가하면서 당뇨병의 특징인 고혈당증이 나타난다(● **그림 17-26, 1** 단계). 인슐린이 없기 때문에 글리코겐 분해와 포도당신생합성 등의 포도당 생성 과정이 계속 되어 간에서 포도당 방출이 증가한다. 많은 체세포들이 인슐린의 도움 없이는 포도당을 이용할 수 없기 때문에 아이러니하게도 세포외 포도당 초과가 세포내 포도당 결핍과 동시에 일어난다, "풍요 속의 빈곤"이다. 인슐린-비의존적인 뇌는 당뇨병에서도 적절하게 영양분을 공급받지만, 이후에 보게 될 증상들은 결국 뇌의 기능 장애를 초래하게 된다.

소변의 생성 과정에서 신장 네프론에서 여과된 포도당을 재흡수할 수 있는 용량을 넘어서는 수준까지 혈당이 증가하면(즉, 포도당의 T_m이 초과되면), 소변에 포도당이 남아 있게(당뇨증, glucosuria) 된다(2 단계). 소변의 포도당은 수분을 끌어당기는 삼투 효과를 나타내고, 다뇨증(polyuria)이 특징인 삼투성 이뇨를 초래한다(3 단계). 과다한 체액 손실은 탈수 현상을 일으키고(4 단계), 이어서 현저한 혈액량 감소로 인한 말초순환 장애를 야기한다(5 단계). 치료하지 않으면 순환 장애로 인해 뇌혈류가 감소하여 사망에 이르거나(6 단계), 부적절한 여과압으로 인한 2차 신부전이 야기될 수 있다(7 단계). 세포에서 고장성 세포외액으로 삼투성 수분 이동이 일어나 몸이 탈수 증상을 보이면서 세포는 수분을 잃게 된다(8 단계). 뇌세포는 특히 이와 같은 수축(shrinkage)에 민감하기 때문에 신경계 이상이 뒤따른다(9 단계)(p. 471 참조). 당뇨병의 다른 특징적인 증상은 다갈증(polydispia)인데(10 단계), 이것은 실제로 탈수에 대한 보상 반응의 기작이다.

한편, 세포 내 포도당이 결핍되면, 식욕이 자극되어 다식증(polyphagia)을 야기한다(11 단계). 그러나 섭식 증가에도 불구하고, 지방과 단백질 대사과정에서의 인슐린 결핍 효과로 인해 지속적인 체중 감량이 일어난다.

지방 대사과정에 대한 효과와 관련된 결과들 지질 분해가 증가하면서 트리글리세리드 합성은 감소하고, 이로 인해 트리글리세리드 저장분으로부터 대량의 지방산이 유리된다(12 단계). 증가된 혈중 지방산은 대부분 세포에 의해서 대체 에너지원으로 이용된다. 간의 지방산 사용 증가로 인해 과다한 양의 케톤체가 혈액으로 방출되고, 케톤증(ketosis)을 유발한다(13 단계). 케톤체는 아세토아세트산과 같은 몇몇 다른 산들을 포함하는데, 이것들은 간의 에너지 생성 과정에서 불완전한 지방 분해로 인해 형성된다. 그러므로 이러한 케톤증의 발생은 지속적인 대사성 산증(acidosis)을 유발한다(14 단계). 대사성 산증은 뇌 기능을 저하시키고, 심각한 경우 당뇨병성 혼수(coma)를 야기하거나 사망에 이를 수 있다(15 단계).

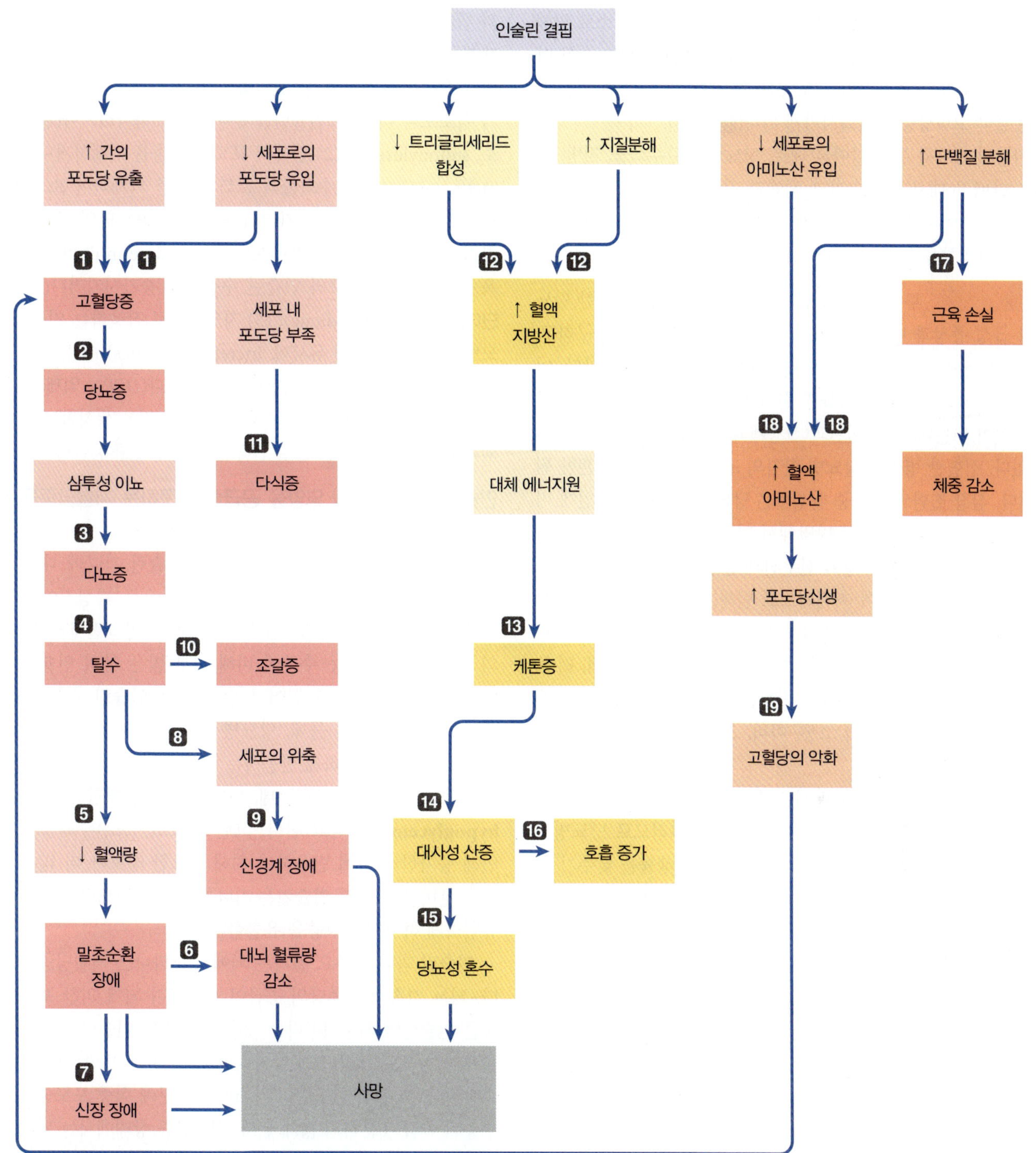

● **그림 17-26 당뇨병의 급성 효과.** 당뇨병의 급성 효과는 탄수화물, 지방, 단백질 대사에 작용하는 인슐린의 부적절한 작용에 따른다. 이런 효과는 다양한 경로를 통해 궁극적으로 사망에 이르게 한다. 번호의 설명은 교재를 참고하라.

대사성 산증의 보상 수단은 산을 형성하는 과다한 양의 CO_2를 방출하기 위해 호흡이 증가되는 것이다(16 단계). 케톤체 중 하나인 아세톤이 호기(exhalation) 때 과일 향과 매니큐어 제거제 냄새가 혼합된 입 냄새를 유발한다. 때로는 이러한 냄새 때문에 불행하게도 행인들이 당뇨병성 혼수에 빠진 환자를 만취 상태에서 의식을 잃은 "술주정뱅이"로 착각하기도 한다.(이러한 상황은 의료경보식별 표지의 장점을 시사한다.) 제1형 당뇨병 환자들은 제2형 당뇨병 환자들보다 케톤증이 발생하기 쉽다.

단백질 대사과정에 대한 효과와 관련된 결과들 단백질 대사과정에서 인슐린의 결핍은 단백질 이화작용으로의 전환을 야기한다. 근육 단백질이 분해는 체중 감량은 물론 근육의 손실과 약화를 초래하고(17 단계), 소아 당뇨병에서는 전반적인 성장 감소를 초래한다. 단백질 분해 증가와 동시에 아미노산 운반의 감소로 인해 혈액 내의 아미노산이 과다하게 많아지게 된다(⑱ 단계). 순환 아미노산의 증가는 추가적인 포도당신생합성에 이용될 수 있는데, 이는 결국 고혈당증을 악화시키게 된다(⑲ 단계).

이상의 개요를 통해 알아본 대로, 당뇨병은 탄수화물, 지방, 그리고 단백질 대사과정 그리고 체액과 산-염기 균형을 교란하는 복잡한 질병이다. 당뇨병은 또한 순환계, 신장, 호흡계, 그리고 신경계에 악영향을 끼칠 수 있다.

장기적인 합병증들 인슐린의 단기적인 대사 효과에 기초한 당뇨병의 급성 증상과 단기적인 효과를 억제하는 치료에도 불구하고, 여러가지 장기적인 부작용들이 15~20년 후에 흔히 일어난다. 이러한 만성적인 합병증은 당뇨병 환자의 기대 수명이 짧아지게 하는 원인이 되는데, 주로 혈관과 신경계의 퇴행성 질환들과 연관되어 있다. 심혈관 병변은 당뇨병 환자의 조기 사망의 가장 흔한 원인이다. 심장 질환과 뇌졸중 발생률은 당뇨병이 없는 정상인에 비해 훨씬 높다. 신장과 눈의 망막에서 혈관 병변이 자주 발생하기 때문에 미국에서는 당뇨병이 신부전과 실명의 원인이 되고 있다. 팔다리로의 혈액 공급이 저해됨으로 인해 이 조직들의 괴저증상(gangrenous)을 일으켜서 발가락 또는 팔다리를 절단해야 하기도 한다. 순환계 문제와 더불어 뉴런들의 퇴행성 병변은 뇌, 척수, 그리고 말초신경 기능 장애를 유발하는 다양한 신경 질환을 초래한다. 후자는 특히 사지의 고통, 마비, 그리고 저림이 주된 특징이다.

조직이 장기간 규칙적으로 과량의 혈당에 노출되면, 장기적인 혈관과 신경계의 퇴행성 합병증이 발생된다. 그러므로 당뇨병의 가장 좋은 치료법은 이러한 만성적인 이상의 발생률을 낮추기 위해 지속적으로 혈당량을 정상 수준으로 유지하는 것이다.

치료법 제1형 당뇨병의 치료법은 식사 때 규칙적으로 인슐린을 주입하고, 먹는 음식의 양과 종류를 관리하며, 운동하는 것이다. 인슐린은 주사를 해야 하는데, 왜냐하면 이 펩티드 호르몬은 먹으면 단백질 소화효소에 의해 위와 소장에서 분해되기 때문이다. 근육을 움직이는 것은 인슐린 의존적이 아니기 때문에 운동은 두 가지 유형의 당뇨병을 관리하는데 모두 유용하다. 근육 운동은 일부 초과 혈당을 소모하고, 전반적인 인슐린 요구를 감소시킨다.

최근에는 인슐린-의존성 당뇨병에 대해 인슐린을 주입할 필요가 없는 몇 가지 새로운 접근법 이용이 가능해졌다. 이식된 인슐린 펌프가 지정된 양만큼 규칙적으로 인슐린을 공급하는데, 환자는 자동 인슐린 공급 시기와 끼니 때를 맞춰야 한다. 이자의 이식 또한 현재 높은 성공률로 널리 시행되고 있다. 부정적인 측면으로는 이자를 이식받은 환자가 이식거부반응을 억제하기 위해 평생 면역억제제를 복용해야 한다는 것이다. 장기 기증 또한 많지 않다.

제1형 당뇨병이 영구적으로 인슐린 의존적인 반면, 식이 조절과 체중 감량이 제2형 당뇨병의 증상을 완화시키는데 필요한 모든 것이다. 제2형 당뇨병의 치료를 위해서 식이 요법 그리고 운동과 함께 다양한 혈당 저하 경구 투여제를 사용할 수 있다. 이러한 제재들은 다양한 방법을 통해 환자의 몸이 자신의 인슐린을 좀 더 효율적으로 사용할 수 있도록 도와준다. 예를 들어, (1) β세포가 평소보다 더 많은 인슐린을 분비하도록 자극하거나(술포닐 요소, sulfonylureas); (2) 간에서 포도당 방출을 억제하거나(멧포민, metformin); (3) 탄수화물의 소화 효소를 억제하여 소화관에서 혈액으로 포도당 흡수를 지연시키고, 식후 포도당의 급증을 저해하거나(α-글리코시다제 억제제, α-glycosidase inhibitor); (4) 근육 세포와 지방 세포의 인슐린 수용력을 증가시키거나(티아졸리딘디온, thiazolidinedione); (5) 자연적으로 작용하는 인크레틴을 모방하거나(인크레틴 유사제, incretin mimetics); 또는 자연적으로 작용하는 인크레틴의 작용을 지속시킨다(*DPP-4* 억제제). 때때로 제2형 당뇨병 환자는 결국 더 이상 인슐린을 생성할 수가 없게 되기도 하는데, 이러한 경우 인슐린 요법을 행해야 한다.

인슐린 과다는 뇌에 영양을 공급하지 못하는 저혈당증을 유발한다.

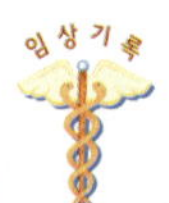

이제, 당뇨병의 정반대 즉, 인슐린 과다에 대해 알아보자. 인슐린 과다는 저혈당증으로 특징지어지며 두 가지 방식으로 일어난다. 첫째, 인슐린 과다는 개인의 열량 섭취와 운동 수준에 비해 너무 많은 양의 인슐린이 주입된 당뇨병 환자에게 일어날 수 있으며 **인슐린 쇼크(insulin shock)**를 일으킨다. 둘째, 당뇨병 환자가 아니지만 그들의 β세포가 포도당에 과민하게 반응하는 경우에 혈중 인슐린 농도가 비정상적으로 증가할 수 있는데, 이것을 **반응성 저혈당증(reactive hypoglycemia)**이라고 한다. 그런 β세포는 고탄수화물 섭취로 인해 증가한 혈당에 반응하기 위해 필요한 양보다 더 많은 인슐린을 분비한다. 과다 인슐린은 지나치게 많은 포도당을 세포 내로 유입하게 하여 저혈당증을 유발한다.

인슐린 과다의 주요 결과는 뇌에서 나타나는 저혈당증 효과이다. 뇌는 지속적인 혈당의 공급이 필요하며 뇌에 의한 포도당 수송은 인슐린 비의존적이라는 것을 상기하라. 인슐린 과다로 인해 필요 이상으로 많은 포도당이 다른 인슐린-의존성 세포 안으로 수송된다. 그 결과 혈당량이 감소하기 때문에 혈중 포도당은 뇌로 수송될 만큼 충분하지 않게 된다. 저혈당증 상태에서는 뇌가 영양을 공급받지 못해 말 그대로 굶게 된다. 그러므로 증상은 주로 뇌 기능 저하로 나타나며, 심각한 경우 의식불명과 사망에 이르기도 한다. 과민반응성 β세포를 가진 사람들은 대개 이와 같이 심각한 증상을 보일 만큼의 저혈당이 되지는 않지만, 약한 CNS 기능 저하 증상을 보인다.

저혈당증 치료는 경우에 따라 다르다. 인슐린 과다 복용에 의한 저혈당증이 처음 나타나면 당뇨병 환자는 당분이 들어 있는 것을 먹거나 마셔야 한다. 심한 저혈당증의 신속한 치료는 뇌 손상을 방지하기 위해 매우 중요하다.

아이러니하게도, 낮은 혈당량이 반응성 저혈당증의 특징임에도 불구하고, 이 장애를 가진 사람들은 포도당의 대량 섭취에 대해 그들은 β세포가 과민반응하는 것을 막기 위해 포도당-생성 탄수화물의 섭취를 제한하는 방법으로 치료한다. 반응성 저혈당증의 증상을 보이는 사람에게 당분이 들어 있는 것을 주면 일시적으로 증상이 완화된다. 혈당량은 일시적으로 정상 수준을 회복하고 따라서 뇌의 에너지 요구는 다시 충족된다. 그러나 과잉 포도당이 인슐린 분비를 촉진하자마자, 상황은 단지 악화될 뿐이다.

글루카곤은 인슐린의 반대 작용을 한다.

인슐린이 흡수 상태와 흡수 후 상태 사이의 대사 조절에 중요한 역할을 하지만 이자 랑게르한스섬의 α세포의 분비 산물인 **글루카곤(glucagon)** 또한 중요하다. 많은 생리학자들은 인슐린을 분비하는 β세포와 글루카곤을 분비하는 α세포는 그들의 분비 산물이 에너지 대사 조절의 주요 요인이 되는 서로 연계된 내분비계라고 본다.

글루카곤은 인슐린이 작용하는 동일한 대사과정에 영향을 끼치지만, 대부분의 경우 글루카곤의 작용은 인슐린의 작용과 상반된다. 글루카곤의 주요 작용 장소는 간이며, 거기서 탄수화물, 지방, 그리고 단백질 대사과정에 다양한 효과를 나타낸다.

탄수화물에 대한 작용 탄수화물 대사에 대한 글루카곤의 전반적인 효과는 간의 포도당 생성 및 분비의 증가로 결국 혈당량 증가로 나타난다. 글루카곤은 글리코겐 합성을 감소시키고, 글리코겐 분해를 촉진하며 포도당신생합성을 촉진함으로써 혈당상승 효과를 나타낸다.

지방에 대한 작용 글루카곤은 지방 분해를 촉진하고 트리글리세리드 합성을 억제함으로써 지방 대사에 대하여 인슐린의 작용과 반대 작용을 한다. 그러므로 글루카곤의 작용에 의해 혈중 지방산 농도는 증가한다.

단백질에 대한 작용 글루카곤은 간의 단백질합성을 억제하고 간 단백질의 분해를 촉진한다. 포도당신생합성의 촉진은 간 단백질의 대사과정에서 글루카곤의 이화작용 효과에 의한다. 글루카곤은 간에서 단백질의 분해를 촉진하지만, 신체의 주요 단백질 저장소인 근육 단백질에는 영향을 주지 않기 때문에 혈중 아미노산 농도에 대해서는 뚜렷한 효과를 보이지 않는다.

글루카곤 분비는 흡수 후 상태에서 증가한다.

에너지 저장분에 대한 글루카곤의 분해 효과를 고려하면, 인슐린 분비와 정반대로 글루카곤 분비는 흡수 후 상태에서 증가할 것을 예상할 수 있다. 사실 인슐린은 때때로 "섭식 호르몬"으로 불리며, 글루카곤은 "단식 호르몬"으로 불린다. 인슐린은 식사 직후와 같이 혈중 영양소 농도가 높을 때 저장시키려 하는 반면, 글루카곤은 식간에 에너지 저장분의 분해를 촉진하여 특히 혈당과 같은 혈중 영양소 농도를 높인다.

인슐린 분비에서처럼, 글루카곤 분비를 조절하는 주요 요인은 내분비성 이자에서의 혈당량의 직접적인 효과이다. 이 경우 이자의 α세포는 혈당 감소에 반응하여 글루카곤의 분비를 증가시킨다. 이 호르몬의 작용으로 혈당량을 정상 수준까지 증가시킨다. 반대로 식사 직후와 같이 혈당량이 증가하면 글루카곤 분비가 억제되어 혈당량을 정상 수준까지 감소시킨다.

인슐린과 글루카곤은 혈중 포도당과 지방산의 수준을 유지하기 위해 협력하여 작용한다.

그러므로 혈당량과 β세포의 분비량 사이에는 반대 방향이지만, 직접적인 음성되먹임 관계가 존재한다. 혈당량의 증가는 인슐린의 분비를 자극하고 글루카곤의 분비를 억제하는 반면, 혈당량의 감소는 인슐린의 분비를 감소시키고, 글루카곤의 분비를 증가시킨다(● **그림 17-27**). 인슐린이 혈당량을 낮추고 글루카곤이 혈당량을 높이기 때문에 혈당량의 편차에 반응하여 이 호르몬들의 분비 변화는 혈당량을 정상 수준으로 회복시켜 항상성을 유지하기 위해 함께 작용한다.

에피네프린, 코르티솔과 성장호르몬도 직접적인 대사 효과를 나타낸다.

이자 호르몬들이 정상적인 에너지 대사의 가장 중요한 조절 인자들이다. 그러나 몇몇 다른 호르몬들도, 비록 그들의 분비 조절은 섭식과 단식 상태 사이의 대사 전환이 아닌 요인들에게 중요하지만 직접적인 대사 효과를 나타낸다(▲ **표 17-6**).

스트레스 호르몬인 에피네프린과 코르티솔은 다양한 대사 효과를 통해 혈당량과 혈중 지방산 농도를 높인다. 또한 코르티솔은

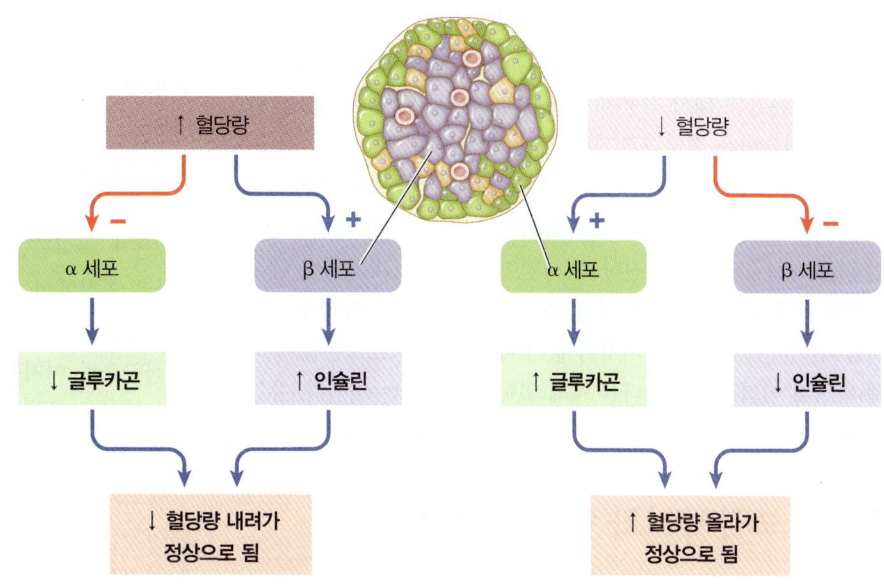

● 그림 17-27 **글루카곤과 인슐린의 상호 보완 작용.**

▲표 17-6 연료 물질대사의 호르몬 조절 요약

호르몬	주요 물질대사 효과				분비의 조절	
	혈당량에 대한 효과	혈액 내 지방산에 대한 효과	혈액 내 아미노산에 대한 효과	근육 단백질에 대한 효과	분비를 위한 주요 자극	물질대사에서의 주요 기능
인슐린	↓	↓	↓	↑	↑혈당량	흡수와 흡수 후 회로의 주요 조절자
글루카곤	↑	↑	효과 없음	효과 없음	↓혈당량	인슐린과 협력하여 흡수와 흡수 후 회로의 조절
에피네프린	↑	↑	효과 없음	효과 없음	스트레스에서 교감신경계의 자극	위급상태에서의 에너지 제공
코르티솔	↑	↑	↑	↓	스트레스	스트레스 적응을 위해 대사 연료와 구성 단위체 제공
성장호르몬	↑	↑	↓	↑	깊은 잠 운동 스트레스 ↓혈당량	성장 촉진; 정상적으로는 물질대사에서의 역할 적음; 정상참작 상황에서 연료의 유리화와 포도당 보존

단백질의 이화작용을 촉진하여 아미노산을 유리시킨다. 이 호르몬들은 휴지 상태에서의 에너지 대사 조절에서는 중요한 역할을 하지 않지만, 스트레스에 대한 대사 반응에는 중요하다.

성장호르몬(IGF를 통해 작용)은 근육에서 단백질합성 효과를 나타낸다. 사실 이것은 성장호르몬의 성장-촉진 특징 중의 하나이다. 비록 성장호르몬이 혈당량과 혈중 지방산의 농도를 높일 수는 있지만, 보통 전체적인 에너지 대사의 조절에 있어서는 그리 중요하지 않다. 숙면(야간의 성장호르몬 분비 증가에 필요), 운동, 스트레스, 그리고 심한 저혈당증은 성장호르몬의 분비를 자극하는데, 아마도 이러한 상황에서 지방산을 에너지원으로 공급하고 뇌를 위하여 포도당을 절약하게 하는 것이다.

단백질 대사에 대한 성장호르몬의 합성 효과를 제외하면, 이 모든 호르몬들의 대사 작용은 인슐린의 작용과 반대라는 것을 유념하라. 인슐린은 혈당량과 혈중 지방산의 농도를 낮추고, 그 반면에 글루카곤, 에피네프린, 코르티솔, 그리고 성장호르몬은 모두 혈당량과 혈중 지방산의 농도를 높인다. 그러므로 이 호르몬들은 인슐린의 길항제로 여겨진다. 당뇨병이 나타내는 파괴적인 대사 증상의 주요 원인은 인슐린의 활성이 불충분할 때, 동화작용을 촉진할 수 있는 다른 조절 기작이 없기 때문에 다른 호르몬들에 의해 촉진된 이화작용이 별다른 제제 없이 지속된다는 것이다. 유일한 예외는 성장호르몬에 의해 촉진되는 단백질합성이다.

17.9 부갑상선과 칼슘 대사의 조절

내분비계는 동화작용과 이화작용을 조절함으로써 혈중 유기영양소 분자들의 농도를 조절할 뿐만 아니라 수많은 무기 전해질들의 혈장 농도도 조절한다. 이미 알다시피, 알도스테론은 세포외액의 Na^+와 K^+ 농도를 조절한다. 세 가지 다른 호르몬들(**부갑상선호르몬**, **칼시토닌**, 그리고 **비타민 *D***)은 칼슘(Ca^{2+})과 인산(PO_4^{3-}) 대사를 조절한다. 이러한 호르몬들은 혈장 Ca^{2+}을 조절하는데, 그 과정에서 혈장 PO_4^{3-}는 유지된다. 혈장 Ca_2^+ 농도는 인체에서 가장 철저하게 조절되는 변수 중 하나이다. 혈장 Ca_2^+의 정확한 조절이 필요한 것은 Ca_2^+이 인체의 활성에 여러 가지 중요한 영향을 끼치기 때문이다.

신경-근 흥분성에서의 변화를 방지하기 위해 혈장 Ca^{2+}은 철저하게 조절되어야 한다.

체내 99%의 Ca_2^+은 뼈와 치아에 결정체로 존재한다. 남은 1% 중 0.9%는 연조직의 세포 내부에 존재하며, 0.1% 미만이 세포외액에 존재한다. 대략 세포외액 Ca_2^+의 절반은 혈장 단백질들에 결합되어 혈장에 국한되어 있거나 PO_4^{3-}와 복합체를 형성하고 있어 자유롭게 화학반응에 참여할 수 없다. 세포외액 Ca_2^+의 나머지 절반은 혈장에서 세포간질액으로 자유롭게 확산될 수 있으며 세포와 상호작용한다. 혈장과 세포간질액에 있는 유리 Ca_2^+은 하나의 집단으로 여겨진다. 오직 세포외액의 유리 Ca_2^+만이 생물학적인 활성을 가지며, 조절의 대상이 된다. 세포외액의 유리 Ca_2^+은 체내의 전체 Ca_2^+ 중 1/1000 미만이다.

세포외액에 있는 이렇게 적은 유리 Ca_2^+은 신경-근 흥분성, 평활근과 심근의 흥분-수축 연관(pp. 235, 255 참조), 신경전달물질과 친수성 호르몬의 분비(p. 114 참조), 혈액 응고(p. 348 참조)

등을 포함한 여러 가지 필수적인 작용들에 중요한 역할을 한다. 정상의 세포외액 Ca^{2+} 농도의 미세한 변화는 신경-근 흥분성에 엄청나고 즉각적인 영향을 끼친다. 그러한 효과는 Ca^{2+}이 Na^+의 세포막 투과성에 미치는 영향으로 나타난다. 유리 Ca^{2+}의 감소는 Na^+을 증가시켜 휴지막 전위를 역치에 가깝게 변화시킨다. 결과적으로 저칼슘혈증(hypocalcemia) 상태에서는 보통 효력이 없는 생리적 자극에 의해서도 흥분성 조직들은 역치에 이르게 되므로 골격근은 자발적으로 탈분극하여 수축된다(경련). 심각한 경우, 호흡근의 경련성 수축으로 인해 질식사할 수 있다. 고칼슘혈증(hypercalcemia)도 부정맥을 유발하고 전신의 신경-근 흥분성을 감소시키기 때문에 치명적이다.

근육세포에서의 **세포질 Ca^{2+} 증가**는 수축을 일으키는데 반해, 세포외액의 유리 Ca^{2+}의 증가는 신경-근 흥분성을 감소시키고, 수축의 가능성을 감소시킨다는 것을 유념하라. 이러한 점을 기억하지 않는다면, Ca^{2+}이 수축 기구를 활성화시키기 위해 필요할 때 왜 낮은 혈장 Ca^{2+} 농도가 근육의 과도한 활성을 야기하는지를 이해하기 어렵다. 이제 다른 효과들을 나타내는 두 가지 Ca^{2+} 집단에 대해 설명하자.

특히 신경-근 흥분성에서 세포외액에 있는 유리 Ca^{2+}의 변화가 엄청난 영향을 나타내기 때문에 세포외액과 세 가지 다른 구획(뼈, 신장, 소장) 사이에서의 교환을 호르몬이 조절함으로써, 이 전해질의 혈장 농도는 매우 정확하게 조절되고 있다. 그 기작에 대해 알아보자.

부갑상선호르몬은 뼈, 신장, 소장에 작용하여 혈장의 유리 Ca^{2+} 농도를 높인다.

부갑상선호르몬(parathyroid hormone, PTH)은 **부갑상선(parathyroid glands)**에서 분비되는 펩티드 호르몬으로서 Ca^{2+} 대사의 주요 조절자이다. 쌀알 크기의 부갑상선 4개는 갑상선의 뒷 표면 각각의 말단에 하나씩 위치한다(● **그림 17-29**). 알도스테론과 같이 PTH는 생명 유지에 필수적이다. PTH의 전반적인 효과는 혈장(따라서 전체 세포외액)의 Ca^{2+} 농도를 높이는 것이며 그럼으로써 저칼슘혈증을 방지한다. PTH가 완전히 결핍된 경우 며칠 내로 죽음에 이르는데, 대개 호흡근의 저칼슘성 경련(spasm)으로 인한 질식 때문이다. PTH는 뼈, 신장, 소장에 작용하여 혈장 Ca^{2+} 농도가 감소하기 시작하면, 혈장 Ca^{2+} 농도를 높이는데, 이에 따라 저칼슘혈증과 그 증상들이 대개 방지된다. 이 호르몬은 또한 혈장 PO_4^{3-} 농도를 낮춘다. 뼈의 리모델링과 뼈에 대한 PTH의 작용을 살펴보자.

뼈는 지속적으로 리모델링된다.

체내 Ca^{2+}의 99%가 뼈에서 발견되며, 뼈는 인산칼슘[$Ca_3(PO_4)_2$] 결정체가 축적되어 단단해진 유기 세포외 기질(extracellular matrix)로 구성된 살아 있는 조직이라는 것을 상기하라. 뼈에 저장된 Ca^{2+}의 일부를 유리함으로써 Ca^{2+} 농도가 감소할 때 PTH는 혈장 Ca^{2+}의 농도를 높인다.

살아 있는 것 같지 않은 뼈의 성질에도 불구하고, 뼈의 구성분은 지속적으로 전환되고 있다. **골 침착(bone deposition, 형성)** 그리고 **골 흡수(bone resorption, 파괴)**는 보통 동시에 진행되므로 우리가 벽을 허물고 대체함으로써 건물을 재건축하듯이 뼈는 지속적으로 개조되고(remodeling) 있다. 개조를 통해 성인의 골격은 매 10년마다 완전히 재생된다. 뼈의 개조는 두 가지 목적을 위해 일어난다. 즉, (1) 골격을 기계적으로 최대의 효력을 발휘하기 위해 적절하게 "정비된" 상태를 유지한다. 그리고 (2) 혈장 Ca^{2+} 농도 유지에 도움이 된다. 각각의 목적에 대해 좀 더 자세히 알아보자.

뼈에는 세 종류의 뼈 세포가 존재한다는 것을 상기하라. **조골세포**(osteoblast)는 $Ca_3(PO_4)_2$ 결정이 침전된 유기 세포외 기질을 분비한다. **골세포**(osteocyte)는 은퇴한 조골세포이며, 그들의 주변에 침착된 뼈 벽에 갇혀 있다. **파골세포**(osteoclast)는 주변에 $Ca_3(PO_4)_2$ 결정을 용해시키는 산과 유기 기질을 분해하는 효소를 분비하여 뼈를 그 주변에 재흡수시킨다. 그러므로 뼈 내부에서는 뼈를 형성하는 조골세포와 그 반대 작용으로 뼈를 파괴하는 파골세포의 줄다리기가 계속되고 있다. 내강을 형성한 뒤, 파골세포는 또 다른 구멍을 만들기 위해 주변으로 이동한다. 조골세포는 내강으로 이동하여 구멍을 메우기 위해 유골을 분비한다. 계속하여 이 유기질의 석회화작용(mineralization)으로 파골세포에 의해 용해된 뼈를 대체하는 새로운 뼈가 형성된다. 이들 건설자와 파괴자는 함께 작용하면서 지속적으로 뼈를 개조한다. 골격 전반의 백만 군데의 아주 미세한 곳에서 언제나 재흡수나 침착이 일어난다. 대부분의 성인기 전체에 뼈 형성과 뼈 재흡수의 비율이 거의 비슷하며, 따라서 이 기간에 총 골질량(bone mass)은 상당히 일정하게 유지된다.

기계적인 스트레스는 뼈 형성을 촉진한다.

어린이가 자랄 때는 성장호르몬과 IGF의 영향에 의해 뼈 건설자들이 뼈 파괴자보다 우세하다. 또한 기계적인 스트레스는 균형을 뼈 형성으로 기울게 하는데, 그로 인해 골질량이 증가하고 뼈가 강화된다. 기계적 요인들은 주어진 요구에 반응하여 뼈의 강도를 조절한다. 뼈에 가해지는 물리적 스트레스와 압박이 강할수록 뼈 형성율은 증가한다. 예를 들어, 운동선수의 뼈는 잘 움직이지 않는 사람의 뼈에 비해 더 강하고 육중하다.

대조적으로, 기계적 스트레스의 제거에 반응하여 뼈 재흡수가 뼈 형성보다 경쟁 우위를 점하게 되면, 골질량은 감소하고 뼈는 약화된다. 예를 들어 오랜 침상 생활을 하는 사람이나 우주비행사들은 골질량이 감소한다. 초기의 우주비행사들은 우주에 있는 동안 골질량이 20% 가까이 감소했다. 운동 치료는 그러한 뼈의 손실을 제한하고 예방할 수 있다.

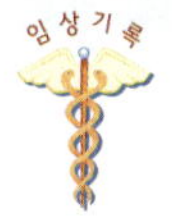

또한 나이가 들면서 골질량은 감소한다. 골밀도는 30대에 정점에 달하고 40세 이후에 감소하기 시작한다. 50~60세 즈음에는 뼈 재흡수가 뼈 형성을 능가한다. 그 결과는 **골다공증(osteoporosis)**으로 알려진 골질량의 감소이다(● **그림 17-28**). 이렇게 뼈가 약화되는 상태는 조골세포의 활성 저하, 파골세포의 활성 증가 또는 골석회화의 이상으로 인한 유기질 감소로 특징지어진다. 골다공증의 근본적인 원인은 불분명하다. PTH는 물론, 혈장 Ca^{2+}와 PO_4^{3-} 농도도 정상이다. 골다공증은 폐경 후의 여성에게서 자주 발생하는데, 뼈를 보존하는 에스트로겐(여성의 성호르몬)이 감소하기 때문이다. 골다공증은 규칙적인 체중 부하 운동, Ca^{2+}이 풍부한 식단과 보충제, 그리고 필요하다면 뼈 손실을 막는 약물[예를 들어, **포사맥스(Fosamax)**는 파골세포의 뼈 파괴 작용을 억제한다]을 통해 치료할 수 있다.

부갑상선호르몬은 뼈로부터 Ca^{2+}을 방출시킴으로써 혈장 Ca^{2+}을 증가시킨다.

뼈의 기계적 효능을 조절하는 요인들과 더불어, 일생 동안 PTH는 뼈를 혈장 Ca^{2+} 농도를 유지하기 위해 Ca^{2+}을 인출하는 "은행"처럼 이용한다. PTH는 뼈에서 혈장 Ca^{2+} 농도를 증가시키는 두 가지 주요한 작용을 한다:

1. 즉각적인 효과로서, PTH는 Ca^{2+}이 풍부한 골액에서 혈장으로 Ca^{2+}의 급격한 이동을 촉진한다. 매장된 골세포에서부터 긴 세포질 돌기가 뼈 내부의 작은 통로 망(network)으로 뻗어나와 갇힌 골세포들 사이에서 물질 교환과 순환을 가능하게 한다는 것을 기억하라. **골액(bone fluid)**은 통로 내에서 이렇게 확장된 세포질 돌기들을 둘러싸고 있다. PTH는 세포질돌기의 세포막에 위치한 막 결합 Ca^{2+} 펌프를 활성화시킴으로써, 골액과 혈장 사이의 빠른 Ca^{2+} 교환을 촉진한다. 이 펌프들은 골액으로부터 골세포 안으로 Ca^{2+}을 이동시키고, 거기서 Ca^{2+}이 순환하는 혈장으로 전달된다. 이러한 방법으로, PTH는 실제로 은행에 들어가지는 않으면서(즉, 석회화된 뼈 자체를 분해하지 않고), 뼈 은행의 "현금인출기"로부터 Ca^{2+}을 끌어내고, 혈장 Ca^{2+}의 농도를 증가시킨다. 정상 상태에서는, 이러한 교환으로 혈장 Ca^{2+} 농도를 유지하는데 충분하다.
2. 식이 Ca^{2+} 결핍 등으로 인한 만성 저칼슘혈증 상태에서, PTH는 뼈 자체의 무기질로부터 혈장으로 Ca^{2+}과 PO_4^{3-}의 비교적 느린 이동을 촉진함으로써, 실제 뼈의 국부적인 분해를 자극한다. PTH는 파골세포가 뼈를 분해하는 것을 촉진하고 조골세포의 뼈 형성 작용을 일시적으로 억제한다. PTH가 뼈의 재흡수를 증가시켜도 뼈는 혈장에 비해 엄청나게 많은(1,000배 이상) Ca^{2+}을 포함하고 있다. 그러므로 극소량의 뼈만이 영향을 받기 때문에 골격에 대한 즉각적인 효과는 나타되지 않는다. 그렇더라도 뼈 은행에서 "대출한" 무시해도 될 만큼의 Ca^{2+}은 혈장의 유리 Ca^{2+}의 농도를 정상으로 회복시킨다는 면에서 구명책(lifesaving)이 된다. 대출한 Ca^{2+}은 Ca^{2+} 공급이 더 풍부해지면 뼈에 재입금된다. 그 동안에 뼈 강도의 손상 없이 혈장 Ca^{2+}의 수준은 유지된다. 그러나 몇 개월 혹은 몇 년 동안 지속되는 PTH의 과다 분비는 결국 골격 전반에 걸쳐 구멍을 형성하고, 이것은 커다랗고 비대한 파골세포들로 채워지게 된다.

PTH가 뼈에 있는 $Ca_3(PO_4)_2$ 결정체의 용해를 촉진하면, Ca^{2+}과 PO_4^{3-}가 혈장으로 방출된다. 혈장 PO_4^{3-}의 증가는 달갑지 않지만, PTH는 신장에 작용하여 이 난관을 해결한다.

부갑상선호르몬은 신장에 작용하여 Ca^{2+}을 보존하고 PO_4^{3-}를 제거하도록 한다.

PTH는 소변 형성 과정에서 신장에 의한 Ca^{2+} 보존과 PO_4^{3-} 제거를 촉진한다. PTH의 영향에 의해 신장은 여과된 Ca^{2+}을 더 많이 재흡수할 수 있고, 적은 양의 Ca^{2+}이 소변으로 빠져나가게 한다. 이 효과는 혈장 Ca^{2+} 수준을 높이고 소변으로의 Ca^{2+} 손실을 감소시킨다. (Ca^{2+}을 더 얻기 위해 뼈를 분해하는 것은 그저 소변으로 인한 손실이라는 역효과를 낳게 된다.) 그와 반대로, PTH는 PO_4^{3-} 재흡수를 감소시켜 소변을 통한 PO_4^{3-}의 방출을 증가시킨다. 그 결과 PTH는 혈장 PO_4^{3-}의 농도를 낮추는 동시에 혈장 Ca^{2+}의 농도를 증가시킨다.

이와 같이 PTH에 의해 체액에서 초과 PO_4^{3-}를 제거하는 것은 뼈로부터 유리된 Ca^{2+}의 재침전을 방지하는데 필수적이다. PTH는 혈장 Ca^{2+}이 정상 수준 이하로 떨어졌을 때만 분비되기 때문에 방출된 Ca^{2+}은 혈장 Ca^{2+}을 정상으로 회복하는데 필요한 반면, 방출된 PO_4^{3-}는 혈장 PO_4^{3-} 농도를 정상 수준보다 높이는 경향이 있다. $Ca_3(PO_4)_2$ 염의 용해도 특성으로 인해, 혈장 PO_4^{3-}와 혈장 Ca^{2+} 농도가 동시에 증가하면, 방출된 Ca^{2+}의 일부는 $Ca_3(PO_4)_2$ 결정을 형성하여 뼈로 되돌아가게 된다. 이 자멸적인 Ca^{2+} 재축적은 요구한 효과와는 정반대로 혈장 Ca^{2+}의 농도를 낮춘다. 그래서 PTH는 신장에 작용하여 세뇨관에서의 PO_4^{3-} 재

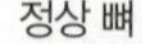
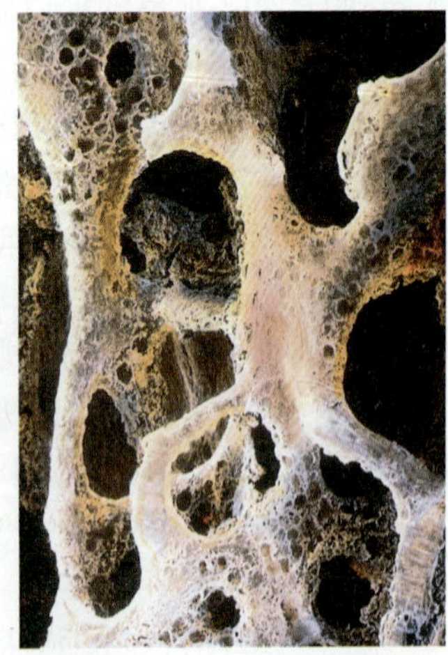

정상 뼈 / 골다공증 뼈

● **그림 17-28 정상과 골다공증 뼈의 비교**

흡수를 감소시킨다. 이러한 작용은 뼈에서 혈장으로 PO_4^{3-}가 과다하게 방출되어도 소변을 통한 PO_4^{3-} 방출을 증가시키고 혈장 PO_4^{3-} 농도를 낮추게 된다.

신장에 대한 PTH의 세 번째 중요한 작용은(Ca^{2+} 재흡수 증가 및 PO_4^{3-} 재흡수 감소와 더불어) 신장에 의한 비타민 D의 활성화를 증가시키는 것이다.

부갑상선호르몬은 소장에 의한 Ca^{2+}과 PO_4^{3-} 흡수를 간접적으로 촉진한다.

비록 PTH가 소장에 직접적으로 작용하지는 않지만, 비타민 D 활성화를 도움으로써, 소장에서의 Ca^{2+}과 PO_4^{3-} 흡수를 간접적으로 증가시킨다. 이 비타민은 그 후 소장의 Ca^{2+}과 PO_4^{3-} 흡수를 직접적으로 증가시키는데, 이에 대해 좀 더 깊이 알아보자.

부갑상선호르몬 분비의 주요 조절자는 혈장의 유리 Ca^{2+} 농도이다.

PTH의 모든 효과는 혈장 Ca^{2+}의 농도를 증가시키는 것이다. 적절하게도, 혈장 Ca^{2+}이 떨어지면 PTH 분비는 증가하고, 혈장 Ca^{2+}이 증가하면 PTH 분비가 감소한다. 부갑상선의 분비세포는 혈장의 유리 Ca^{2+} 변화에 직접적으로 또한 매우 민감하게 반응한다. PTH가 혈장 Ca^{2+}의 농도를 조절하기 때문에 이 관계는 신경이나 다른 호르몬들의 관여 없이 PTH의 분비를 조절하는 단순한 음성되먹임 고리를 형성한다(● **그림 17-29**).

칼시토닌은 혈장 Ca^{2+} 농도를 낮추지만, Ca^{2+} 대사의 조절에는 중요하지 않다.

갑상선의 C 세포에서 생성되는 호르몬인 **칼시토닌(calcitonin)** 도 혈장 Ca^{2+} 농도에 영향을 준다. PTH와 마찬가지로 칼시토닌도 뼈에 대해 두 가지 작용을 하는데, 두 가지 모두 혈장 Ca^{2+} 농도를 감소시킨다. 즉, 단기적으로, 칼시토닌은 골수에서 혈장으로의 Ca^{2+} 이동을 감소시킨다. 장기적으로는, 칼시토닌은 파골세포의 활성을 억제함으로써 뼈의 재흡수를 감소시킨다. 뼈 재흡수의 억제는 혈장 Ca^{2+} 농도를 감소시킬 뿐만 아니라 혈장 PO_4^{3-} 농도를 낮춘다. 칼시토닌은 또한 소변 형성 과정에서 신장에서의 Ca^{2+}과 PO_4^{3-} 재흡수를 억제하여 저칼슘혈증과 저인산혈증을 악화시킨다. 칼시토닌은 소장에서는 아무런 효과가 없다.

PTH처럼 칼시토닌 분비의 주요 조절자는 혈장 Ca^{2+} 농도이지만, PTH와는 달리 혈장 Ca^{2+}의 증가는 칼시토닌 분비를 자극하고, 혈장 Ca^{2+}의 감소는 칼시토닌 분비를 억제한다(● **그림 17-29**). 칼시토닌이 혈장 Ca^{2+}의 농도를 감소시키므로, 이 체계는 PTH 체계와 반대로 혈장 Ca^{2+} 농도에 대해 두 번째 단순한 음성되먹임 조절을 구성한다.

그러나 대부분의 증거들은 칼시토닌이 Ca^{2+}나 PO_4^{3-} 대사의 조절에 중요한 역할을 하지 않는다고 제안한다. 비록 칼시토닌이 고칼슘혈증을 방지하지만, 이러한 상태는 보통 상황에서는 거의 생기지 않는다. 더욱이, 갑상선 제거나 칼시토닌 분비 종양도 순환하는 Ca^{2+}이나 PO_4^{3-} 농도를 변화시키지 못하는데, 이것은 이 호르몬이 Ca^{2+}이나 PO_4^{3-} 항상성 유지에는 필수적이지 않다는 것을 의미한다. 그러나 칼시토닌은 임신이나 모유 수유 기간과 같이 많은 양의 Ca^{2+}이 요구될 때, 뼈의 강도를 유지하는데 중요한 역할을 한다.

비타민 D는 소장에서 Ca^{2+}의 흡수를 증가시키는 사실상 호르몬이다.

Ca^{2+} 대사를 조절하는 마지막 인자는 **콜레칼시페롤(cholecalciferol)**, 혹은 **비타민 D(vitamin D)**인데 이것은 소장의 Ca^{2+} 흡수에 필수적인 스테로이드 유사 화합물이다. 엄밀히 말하자면, 비타민 D는 햇빛에 노출되면 피부에서 콜레스테롤 관련 전구체로부터 생성될 수 있기 때문에 호르몬으로 간주되어야 한다. 그 다음 비타민 D는 혈액으로 방출되어 멀리 떨어진 표적인 소장에서 작용한다. 그러므로 피부는 실제로 내분비선이며, 비타민 D는 호르몬이다. 그러나 전통적으로 이 화학적 신호전달물질은 두 가지 이유에서 비타민으로 여겨져 왔다. 첫째, 비타민 D는 처음에 음식에서 발견되고 분리되었기에 비타민으로 표기되었다. 둘째, 충분한 햇빛에 노출됐을 경우, 피부는 적절한 비타민 D의 공급원이 될 수 있지만, 미국이나 세계 여러 나라에서의 실내 주거, 그리고 추운 날씨와 사회적 관습에 따른 의복 착용은 햇빛에 대한 피부 노출을 방지한다. 그러므로 최소한의 필수 비타민 D를 음식으로부터 공급받아야 한다.

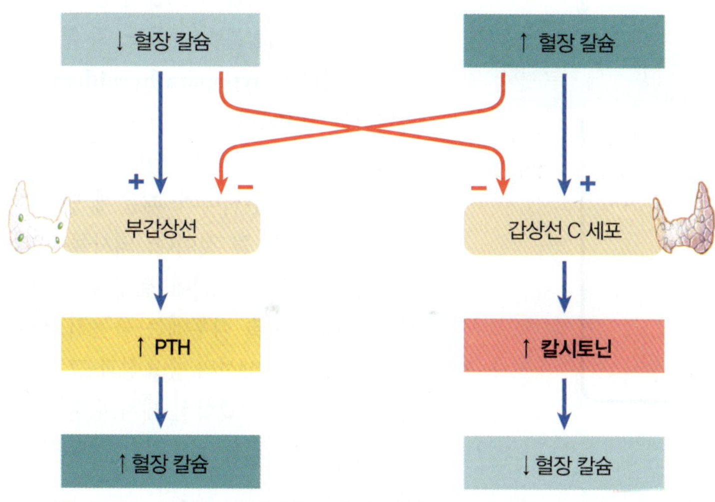

● **그림 17-29 부갑상선호르몬(PTH)과 칼시토닌 분비를 조절하는 음성되먹임 고리.**

비타민 D의 활성화 그 유래에 상관없이, 피부나 소화관에서 처음에 혈류로 들어왔을 때 비타민 D는 생물학적으로 불활성 상태이다. 비타민 D는 두 번의 순차적인 생화학적 변환을 통해 활성화된다. 첫 번째 반응은 간에서 일어나고, 두 번째 반응은 신장에서 일어난다. 비타민 D 활성화의 두 번째 단계에 관여하는 신장의 효소는 혈장 Ca^{2+}의 감소에 반응하여 PTH에 의해 촉진된다. 이보다 정도는 조금 약하지만 혈장 PO_4^{3-} 감소 또한 활성화 과정을 촉진한다.

비타민 D의 기능 활성형 비타민 D의 가장 큰 효과는 바로 소장에서의 Ca^{2+} 흡수를 증가시키는 것이다. 대부분의 다른 음식물들과 달리, 음식으로 섭취된 Ca^{2+}은 소화계에서 무분별하게 흡수되지 않는다. 사실, 섭취된 칼슘의 대부분은 흡수되지 않고 배설물을 통해 빠져나간다. 칼슘이 필요하게 되면, 비타민 D의 영향으로 더 많은 음식물의 칼슘이 혈장으로 흡수된다. 칼슘 이동에 대한 효과와는 별개로, 활성화된 비타민 D는 장에서의 PO_4^{3-}의 흡수를 증가시킨다. 게다가 비타민 D는 PTH에 대한 뼈의 반응성을 증가시킨다. 그래서, 비타민 D와 PTH는 서로 상호의존적이다(● **그림 17-30**).

최근의 연구는 비타민 D의 기능들이 섭취된 Ca^{2+}과 PO_4^{3-}의 흡수에 대한 것보다 더 많은 것에 미치고 있다고 한다. 뼈를 보호하기 위한 충분한 양보다 더 많은 농도의 혈액 내 비타민 D는 근육의 강도를 지지하고 에너지 대사와 면역 활동을 더 강하게 한다. 비타민 D는 당뇨병의 발생을 막는데 도움을 주고, 일부 암과 싸우고 아직 그 기작이 밝혀지지는 않았지만 다발성 경화증(multiple sclerosis)과 같은 자가면역질환을 막는데 도움을 준다. 새로 밝혀진 이러한 기능들 때문에, 과학자와 영양사들은 특히 햇빛을 많이 보지 못했을 때, 음식에서의 비타민 D의 1일 권장량을 재평가하고 있다. 1일 권장량은 증가되겠지만, 적당한 양은 더 많은 연구를 통해 결정되어야 한다.

● **그림 17-30 혈장 칼슘을 조절하는 PTH와 비타민D의 상호작용.**

칼슘 대사의 장애는 부갑상선호르몬과 비타민 D의 비정상적인 농도에서부터 유래된다.

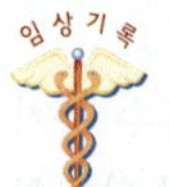

칼슘 대사에 영향을 주는 첫 번째 장애는 PTH와 비타민 D가 너무 많거나 적을 때 생긴다.

부갑상선호르몬의 과다 분비 부갑상선들 중 하나에 생긴 종양에서 호르몬의 분비가 과다해짐에 따라 PTH의 분비가 증가하게 되는 **부갑상선 기능항진증(hyperparathyroidism)**은 고칼슘혈증과 저인산염혈증(hypophosphatemia)을 나타낼 수 있다. 그것의 영향은 문제의 크기에 따라 개개인별로 증상이 없거나 증상이 매우 심각할 수 있다.

- 고칼슘혈증은 근육과 신경조직의 민감성을 감소시켜 민첩성을 약화시키거나 기억력 감퇴, 그리고 우울증과 같은 근육 약화와 신경장애를 일으킨다. 또한 심장병도 유발할 수 있다.
- 골격에 저장되어 있던 Ca^{2+}과 PO_4^{3-}의 과잉 유리는 뼈를 약화시켜 골격의 기형을 야기하거나 골절의 발병율을 증가시킨다.
- 신장을 통해 과도하게 여과된 칼슘은 침착되어 돌을 형성하기 때문에 칼슘을 포함하는 신장 결석(stones)의 발병이 증가한다. 이 결석들은 신장의 기능을 약화시키며, 수뇨관을 통과하는 돌들은 극심한 통증을 유발한다. 이와 같이 잠재된 여러 가지 결과들 때문에 부갑상선 기능항진증은 "뼈, 결석, 그리고 복부의 통증"으로 인한 질병이라고 부르고 있다.
- "복부 통증"의 원인인 결석들뿐만 아니라, 고칼슘혈증은 위궤양, 메스꺼움, 그리고 변비를 일으킨다.

부갑상선호르몬 분비의 과소 분비 부갑상선이 해부학적으로 갑상선에 너무 가까이 위치하기 때문에, 갑상선 제거 수술 중에 의사들이 부갑상선을 부주의하게 제거하는 것(의사들이 그들의 존재를 알기 전에)이 PTH 분비의 결핍, 즉 **부갑상선 기능저하증(hypoparathyroidism)**을 야기하는 가장 흔한 원인이다. 만약 부갑상선의 조직이 모두 제거된다면, PTH는 살아가는데 필수적이기 때문에 당연히 이 환자는 죽게 될 것이다. 의사들은 왜 다른 환자들은 안 그런데, 일부 환자들이 갑상선 제거 수술 직후에는 죽는지 의아해 했었다. 부갑상선의 중요성과 그 위치가 알려진 지금은 갑상선 제거 수술을 할 때 부갑상선 조직을 건드리지 않도록 주의하고 있다.

부갑상선 기능저하증은 저칼슘혈증과 고인산염혈증(hyperphosphatemia)을 야기한다. 이러한 증상들은 주로 혈장의 유리 Ca^{2+}의 감소로 인해 신경-근 흥분성이 증가하면서 유발된다. PTH가 완전히 결핍되면 사망 위험은 더 높다. PTH의 상대적인 결핍으로 증가된 신경-근 흥분성의 약한 증상들이 명확해진다. 감각신경에서의 자발적인 활성으로 인해 따끔따끔하거나 콕콕 찌르는 듯한 감각으로 느껴지는 반면에, 운동 신경에서의 자발적인 활성은 근육경련이나 근육통증을 유발한다. 정신적인 변화로는 쉽게 흥분하거나 망상증(paranoia)을 갖게 되는 것을 들 수 있다.

비타민 D 결핍 비타민 D 결핍의 주요 결과는 소장에서의 Ca^{2+} 흡수가 억제되는 것이다. 칼슘 흡수가 줄어든 상황에서 PTH는 뼈에 있는 Ca^{2+}을 소비하면서 혈장 Ca^{2+} 수준을 유지한다. 그 결과, Ca^{2+} 염이 침착되지 않기 때문에 뼈가 충분히 석회화되지 못하게 된다. 탈석회화된 뼈는 부드러워지고 특히 어린아이들 경우에는 무게를 지탱하면서 생기는 압력 때문에 뼈가 구부러지면서 변형된다. 이러한 상황은 어린이의 경우에는 **구루병(rickets)** 그리고 어른의 경우에는 **골연화증(osteomalacia)**이라고 한다(● **그림 17-31**).

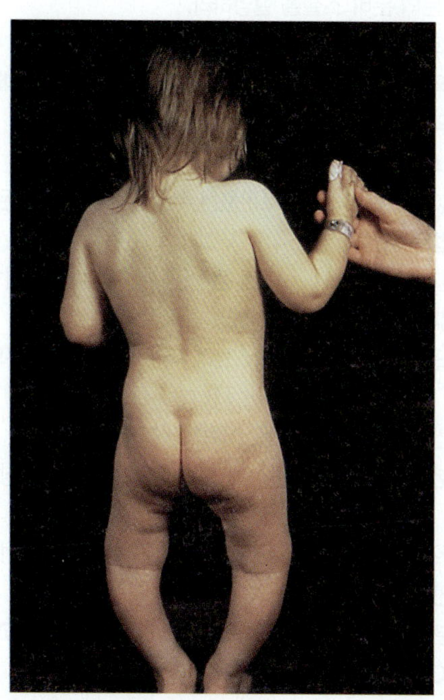

● 그림 17-31 정상과 골다공증 뼈의 비교.

제 17 장 요약: 항상성 측면

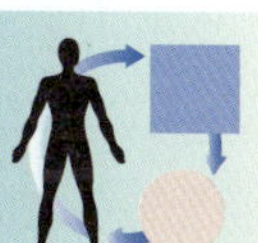

내분비계는 인체의 두 개의 주요 조절계 중의 하나이다. 다른 하나는 신경계이다. 상대적으로 느리게 작용하는 호르몬 전달물질을 통해, 일반적으로 내분비계는 속도보다는 지속성을 요구하는 활성들을 조절한다. 내분비선은 특정한 자극에 대한 반응으로 호르몬들은 분비한다. 호르몬들은 음성되먹임 방식으로 작용하여 그들의 분비를 유도하는 변화에 대응함으로써, 인체 내부 환경의 안정성을 유지한다. 항상성을 유지하는 내분비선의 작용은 다음과 같다:

- 시상하부-뇌하수체 후엽은 바소프레신을 분비하여 수분의 균형을 유지하도록 도와준다. 수분 균형의 조절은 세포외액 삼투압과 적당한 세포부피를 유지하는데 필수적이다.
- 대부분의 경우에서, 뇌하수체 전엽에서 분비되는 호르몬들은 항상성 유지에 직접적인 영향을 미치지는 않는다. 대신에, 대부분은 다른 호르몬들의 분비를 자극하는 역할을 한다.
- 송과선은 멜라토닌을 분비하는데, 이것은 인체의 일주기 리듬을 외부환경의 빛(활동기)과 밤(비활동기)의 사이클에 맞추도록 도와준다.
- 갑상선에서 분비되는 두 가지 연관된 호르몬들인 T4(tetraiodothyronine)와 T3(triiodothyronine)는 전반적인 기초대사율을 증가시킨다. 이러한 작용은 내부 환경에서 세포가 물과 영양소 분자들을 사용하는 속도에 영향을 줄 뿐만 아니라 열을 생산하여 체온을 유지하는데도 영향을 준다.
- 부신피질은 세 가지 그룹의 호르몬들을 분비한다. 주요 무기질코르티코이드인 알도스테론은 Na^+과 K^+의 균형을 유지하는데 필수적이다. Na^+의 삼투압 효과 때문에, 이것의 균형은 적당한 세포외액의 부피와 동맥혈압을 유지하는데 결정적이다. 이 작용은 생명에 필수적이다. 알도스테론의 Na^+과 수분 유지 효과가 없다면, 너무 많은 양의 혈장이 소변으로 유실되어 곧 죽음에 이르게 될 것이다. 세포 외부 K^+의 변화는 신경-근 흥분성에 큰 영향을 주어 정상적인 심장 활동을 방해하는데 큰 영향을 미치기 때문에 K^+의 균형을 유지하는 것은 항상성을 유지하는데 필수적이다.
- 부신피질에서 분비되는 주요 글루코코르티코이드인 코르티솔은 포도당, 지방산, 그리고 아미노산의 혈장 농도를 정상 수준보다 높게 증가시킨다. 비록 이런 작용들이 체내 환경에서 이 분자들의 농도를 불안정하게 만들지라도, 인체가 스트레스 상황에 적응하여 조직을 재생하기 위한 에너지원 또는 구성 단위체로 이 물질들을 사용 가능하게 함으로써 간접적으로 항상성 유지에 기여한다.
- 부신피질에서 분비되는 성호르몬들은 항상성 유지에는 기여하지 않는다.
- 부신수질에서 분비되는 주요 호르몬인 에피네프린은 일반적으로 교감신경계의 활성을 강화하는 역할을 한다. 이것은 혈압을 조절함으로써 항상성 유지에 직접적으로 기여한다. 에피네프린은 또한 알림반응 상황에서 인체의 물리적 반응성을 최고화하는 것을 도움으로써 간접적으로도 항상성 유지에 관여한다. 이런 효과는 혈장 내 포도당과 지방산의 농도를 정상보다 높게 증가시키는 것을 포함하는데, 이들은 증가된 신체 활동을 위한 추가적 에너지원으로 제공된다.
- 내분비성 이자에서 분비되는 두 가지 주요 호르몬들인 인슐린과 글루카곤은 흡수 상태와 흡수 후 상태 사이에서 물질대사과정을 전환함으로써 영양소 분자들의 혈장 농도를 적당하게 유지하게 한다.
- 부갑상선에서 분비되는 PTH는 혈장의 Ca^{2+} 농도를 유지하는데 결정적이다. PTH는 신경-근 흥분성에서의 Ca^{2+}의 영향 때문에 생명체에 필수적이다. PTH가 결핍되면, 호흡계 근육의 강렬한 경련이 일어나 질식으로 급히 사망에 이를 수 있다.

항상성 유지와 관계없이, 호르몬들은 성장 과정에 직접적으로 영향을 주고 생식계 대부분의 측면을 조절한다.

복습 문제 REVIEW EXERCISES

객관식

1. 모든 내분비선들은 기능에서 내분비 기능만을 담당한다. (*진실 또는 거짓?*)
2. 혈중 성장호르몬의 농도는 성인기에 비해 초기 유아기의 성장기 동안 높지 않다. (*진실 또는 거짓?*)
3. 남성의 성호르몬은 남성과 여성 모두의 부신피질에서 생성된다. (*진실 또는 거짓?*)
4. 과잉 지방산은 물론 과잉 포도당과 아미노산도 트리글리세리드로 저장될 수 있다. (*진실 또는 거짓?*)
5. 인슐린은 혈당량을 낮출 수 있는 유일한 호르몬이다. (*진실 또는 거짓?*)
6. 섭취된 모든 Ca^{2+}은 소장에서 무차별적으로 흡수된다. (*진실 또는 거짓?*)
7. 주요 기능이 다른 내분비선을 조절하는 호르몬을 기능적으로 ________호르몬이라고 분류한다.
8. 시상하부의 ________은/는 신체의 총괄 생체시계이다.
9. ________(으)로 알려진 뼈의 연골층에서의 작용은 장골의 신장을 유도한다.
10. 갑상선 여포의 내강은 ________(으)로 채워져 있는데 이것은 ________(으)로 알려진 큰 단백질 분자의 주된 구성요소이다.
11. ________은/는 포도당이 글리코겐으로 전환되는 것이다.
    ________은/는 글리코겐이 포도당으로 전환되는 것이다.
    ________은/는 아미노산이 포도당으로 전환되는 것이다.
12. 세포외액 Ca^{2+}이 교환되는 세 가지 구획은 ________, ________, ________(이)다.
13. 뼈세포 중에서 ________은/는 뼈를 형성하고, ________은/는 뼈를 분해하며, ________은/는 파묻혀 있다.
14. 빈 칸에 들어갈 적절한 호르몬의 기호를 이용하여 시상하부-뇌하수체 전엽-부신피질 체계에서 호르몬들 간의 관계를 나타내라.
    (a) 코르티솔
    (b) ACTH
    (c) CRH
    시상하부의 (1) ________는 뇌하수체 전엽으로부터 (2) ________의 분비를 자극 한다. (3) ________는 부신피질에서의 (4) ________분비를 자극한다. 음성되먹임 작용으로, (5) ________는 (6) ________과 (7) ________의 분비를 억제한다.
15. 세 가지 유기영양소 각각의 기본 순환 형태와 저장 형태를 나타내라.

	주요 순환 형태	주요 저장 형태
탄수화물	1. ________	2. ________
지방	3. ________	4. ________
단백질	5. ________	6. ________

주관식

1. 내분비계의 전반적인 기능을 나열하라.
2. 호르몬의 혈장 농도는 보통 어떻게 조절되는가?
3. 뇌하수체 후엽 호르몬들을 열거하고, 기능을 간단히 설명하라.
4. 뇌하수체 전엽 호르몬들을 열거하고, 기능을 간단히 설명하라.
5. 시상하부와 뇌하수체 후엽의 관계를 시상하부와 뇌하수체 전엽의 관계와 비교하라. 시상하부-뇌하수체 문맥계 그리고 시상하부-방출호르몬, 억제호르몬의 역할을 설명하라.
6. 성장과 무관한 성장호르몬의 대사 작용을 설명하라. 성장호르몬이 성장을 촉진하는 작용은 무엇인가? IGF의 역할은 무엇인가?
7. 성장호르몬의 분비 조절을 설명하라.
8. 갑상선호르몬의 합성 과정을 설명하라.
9. T_3와 T_4의 작용은 무엇인가? 어느 것이 더 강력한가? 대부분의 순환하는 T_3의 공급원은 무엇인가?
10. 갑상선호르몬의 조절 방식을 설명하라.
11. 부신피질에서 분비되는 호르몬들은 무엇인가? 각 호르몬들의 기능과 조절 방법은 무엇인가?
12. 부신수질과 교감신경계는 어떤 관계인가? 에피네프린의 기능은 무엇인가? 에피네프린의 분비는 어떻게 조절되는가?
13. 스트레스를 정의하라. 스트레스원에 대한 신경과 호르몬의 반응을 설명하라.
14. 에너지(연료) 대사, 동화작용, 이화작용을 설명하라.
15. 영양소 분자들의 처리에 관하여 흡수 상태와 흡수 후 상태를 구별하시오.
16. 랑게르한스섬의 두 가지 주요한 세포 유형과 각각 생성하는 호르몬은 무엇인가?
17. 인슐린 분비와 글루카곤 분비의 기능과 조절 방법을 비교하라.
18. 왜 혈장 Ca^{2+}은 철저하게 조절되어야 하는가?
19. Ca^{2+} 대사과정에서 부갑상선호르몬(PTH), 칼시토닌, 비타민 D의 기능을 설명하라. 각 호르몬들의 공급원과 조절 방법을 설명하라.

심화학습 문제 *POINTS TO PONDER*

1. 왜 정소여성화증후군을 가진 남성은 비정상적으로 키가 큰가?
2. 뇌하수체 종양으로 인한 거인증은 대개 외과적으로 뇌하수체를 제거하여 치료한다. 이 시술 후 어떤 호르몬 대체 요법이 이루어져야 하는가?
3. 자연적인 요오드는 해수에 존재하고, 연안 지역의 토양에 풍부하다. 바다에 사는 생선과 갑각류, 그리고 해안가의 토양에서 자라는 식물은 주변 환경으로부터 요오드를 섭취한다. 담수에는 요오드가 없으며, 내륙으로 갈수록 토양의 금속 성분은 줄어든다. 이러한 점을 고려할 때, 왜 미국 중서부 지역이 한 때 지방병성 갑상선종 지대로 여겨졌는지 설명하라. 또한 왜 이 지역이 여전히 토양의 금속 성분이 부족함에도 불구하고 더 이상 지방병성 갑상선종 지대가 아닌가?
4. 감염은 어떻게 하여 당뇨병 환자의 혈당을 높이는가?
5. 특정 호르몬의 분비가 약간 저하된 환자는 턱 관절 주위의 안면 신경을 두드리면 그 부 분의 얼굴을 찡그리는 특징이 나타난다. 어떤 내분비 이상이 크보스텍 징후(Chvostek's sign)를 야기하는가?

임상관련 문제 *CLINICAL CONSIDERATION*

나마(Najma G.)는 월경기가 끝나고 얼굴의 털이 과도하게 자라기 시작한 이후부터 의학적 주목을 받았다. 또한 그녀는 평소보다 더 많은 갈증을 느꼈으며, 더 자주 소변을 보았다. 의학적 진단으로는 나마가 고혈당증이라고 밝혀졌다. 의사는 그녀가 "수염난 여성의 당뇨병"이라 불리는 내분비 장애를 가지고 있다고 말했다. 그녀의 증상과 내분비계에 대한 당신의 지식에 기초하여 그녀가 가진 근본적인 결함은 무엇이라고 생각하는가?

17.1 내분비계의 일반적인 원리

■ **내분비계**는 물질대사 조절, 수분과 전해질의 균형 유지, 성장과 생식 작용, 그리고 스트레스에 대한 적응에 중요하다. 일부 호르몬들은 다른 내분비선을 자극하거나 유지하는 기능을 한다(그림 *17-1*과 표 *17-1* 참조).

■ 각 호르몬의 효과적인 혈중 농도는 일반적으로 다음과 같은 호르몬의 분비속도에서의 변화에 의해 조절된다. (1) 특이한 필요에 대한 반응으로 호르몬 분비를 증가시키고 일주기 리듬을 통제하는 신경 정보, (2) 다른 자극호르몬으로부터 오는 자극 신호나 음성되먹임 방식으로 표적세포 호르몬에서 오는 억제 자극을 통한 다른 호르몬으로부터의 정보(그림 *17-2, 17-6* 참조).

17.2 시상하부와 뇌하수체

■ **뇌하수체**는 뇌하수체 전엽과 뇌하수체 후엽의 서로 다른 두 엽으로 이루어져 있다(그림 *17-3* 참조).

■ **뇌하수체 후엽**은 시상하부 신경계의 확장이다. 시상하부에 있는 신경세포체는 두 개의 작은 펩티드 호르몬을 합성하는데 그것은 **바소프레신**과 **옥시토신**이다. 이것들은 축삭을 따라 내려가서 뇌하수체 후엽의 신경 말단에 축적되고, 시상하부에 의한 자극으로 혈액 내로 방출된다(그림 *17-4* 참조).

■ **뇌하수체 전엽**은 여섯 개의 서로 다른 펩티드 호르몬들을 합성하여 분비한다. 즉, **갑상선자극호르몬(TSH)**, **부신피질자극호르몬(ACTH)**, **여포자극호르몬(FSH)**, **황체호르몬(LH)**, **성장호르몬(GH)**, 그리고 **프로락틴(PRL)**이다(그림 *17-5* 참조).

■ 뇌하수체 전엽은 시상하부로부터 시상하부-뇌하수체 문맥계를 통해 뇌하수체 전엽으로 전달된 방출호르몬이나 억제호르몬의 자극으로 인해 그 자체에서 합성한 호르몬들을 혈액으로 분비한다. 시상하부와 뇌하수체 전엽은 표적 내분비선에서 생산된 호르몬들에 의해 **음성되먹임 기작**으로 억제된다(표 *17-2*과 그림 *17-6, 17-7* 참조).

17.3 성장의 내분비 조절

■ **성장호르몬**은 간에서 **IGF**의 합성을 자극함으로써 성장을 간접적으로 증가시킨다. IGF는 연조직이나 뼈에 작용하여 단백질 합성, 세포분열, 그리고 뼈의 길이와 부피 성장을 자극함으로써 직접적으로 성장을 유발한다. 또한 성장과는 관련 없이, 성장호르몬은 골격근과 지방조직에 직접적으로 작용하여 탄수화물을 보존하고 지방 저장을 유리시킨다(그림 *17-8, 17-9* 참조).

■ 뇌하수체 전엽에 의한 성장호르몬의 분비는 두 개의 시상하부 호르몬들, 즉 **성장호르몬-방출호르몬(GHRH)**과 **성장호르몬-억제호르몬(소마토스타틴)**에 의해 조절된다. 성장호르몬과 IGF는 둘 다 GHRH의 분비를 억제하고 소마토스타틴의 분비를 자극한다. 성장호르몬의 분비를 증가시키는 주요 신호(운동, 스트레스, 저혈당)는 성장보다는 물질대사의 필요와 연관이 있다(그림 *17-9* 참조).

17.4 송과선과 일주기 리듬

■ **시교차상 핵(SCN)**은 인체의 생물학적 시계이다. SCN의 시계 단백질 농도의 주기적인 변화는 인체의 일주기 리듬을 유발한다.

■ 신체의 **일주기 리듬**은 환경적인 자극과 보조를 맞추도록 매일 조정되어서 내부 주기가 외부의 낮과 밤의 주기와 시간을 맞추도록 한다. 눈에 있는 특정한 빛 수용체들은 신호를 SCN으로 보낸다. SCN을 통해 작용함으로써, 빛이 있을 때는 송과선 호르몬인 **멜라토닌**의 분비가 감소하고 밤에는 증가한다. 멜라토닌은 호르몬 분비와 체온의 일주기 변화와 같은 인체의 자연적인 생체 주기를 낮-밤의 순환과 같은 외부 자극에 맞추도록 한다.

17.5 갑상선

■ **갑상선**은 두 종류의 내분비 분비세포들로 구성되어 있다. (1) 요오드를 포함하는 호르몬인 **티록신** 또는 갑상선호르몬이라고 하는 T_4와 T_3를 생산하는 여포세포 (2) 칼슘 조절 호르몬인 칼시토닌을 합성하는 C 세포(그림 *17-12* 참조).

■ 갑상선호르몬 합성의 대부분의 단계는 공 모양의 갑상선 여포세포의 내부에 존재하는 외부 장소인 콜로이드 안의 거대한 **티로글로불린** 분자에서 일어난다(그림 *17-13* 참조).

■ 갑상선호르몬은 인체의 전반적인 기초대사율을 결정하는 첫 번째 요소이다. 기초대사율을 증가시킴으로써 열 생산을 증가시킨다. 또한 갑상선호르몬은 교감신경계 카테콜아민의 활성을 증가시키고, 신경계의 정상적인 성장과 발달 및 기능에 필수적이다.

■ 갑상선호르몬의 분비는 시상하부의 **갑상선호르몬 방출호르몬(TRH)**, 뇌하수체 전엽의 **갑상선자극호르몬(TSH)**, 그리고 갑상선의 T3, T4 사이에서 일어나는 음성되먹임 기작에 의해 조절된다. 방금 태어난 신생아가 저온에 노출되는 것은 갑상선호르몬의 분비를 증가시키는 유일한 자극이다(그림 *17-14* 참조).

17.6 부신

■ 각 **부신**은 두 개의 분리된 내분비 기관으로 구성되는데 바깥 부분은 스테로이드를 분비하는 부신피질이고, 안쪽 부분은 카테콜아민을 분비하는 부신수질이다(그림 *17-18* 참조).

■ **부신피질**은 세 종류의 스테로이드 호르몬을 생산하는데 **무기질코르티코이드(알도스테론)**, **글루코코르티코이드(코르티솔)**, 그리고 **부신 성호르몬(주로 약한 안드로겐인 디히드로에피안드로스테론)**이다(그림 *17-18* 참조).

■ **알도스테론**은 Na^+과 K^+의 균형을 조절하고 혈압의 항상성을 유지하는데 중요하다. 이것은 혈장의 부피를 유지하는 Na^+의 삼투압 효과에 의해 2차적으로 이루어진다. 알도스테론은 레닌-안지오텐신-알도스테론계(RAAS)와 부신피질에서의 K^+의 직접적인 작용에 의해서 조절된다(그림 *13-16* 참조).

■ **코르티솔**은 연료대사를 조절하는 것을 돕고 스트레스 적응에 매우 중요하다. 코르티솔은 혈액 내 당, 아미노산, 그리고 지방산의 양을 증가시키고, 포도당-의존적인 뇌를 위해 포도당을 절약한다. 유리된 유기분자들은 에너지가 필요하거나 수선이 필요할 때 사용 가능하다. 코르티솔 분비는 시상하부의 부신피질자극호르몬-방출호르몬(CRH)과 부신피질자극호르몬(ACTH)의 음성되먹임 기작에 의해 조절된다. 스트레스는 코르티솔 분비를 자극하는 가장 강력한 요소이다(그림 *17-2, 17-6, 17-19, 17-22* 참조).

■ **부신수질**은 교감신경 자극에 의해 혈액으로 에피네프린을 분비하는 변화된 교감신경계의 절후뉴런들로 구성되어 있다. **에피네프린**은 **알림반응**과 동맥혈압을 유지하는 교감신경계를 강화한다. 그것은 또한 혈액의 포도당과 지방산을 증가시킨다(그림 *7-2, 17-22* 참조).

17.7 통합된 스트레스 반응

■ **스트레스**는 항상성을 유지하기 위한 능력을 능가하는 위협들과 같은 인자들에 대한 신체의 일반적인 불특정 반응이다. 스트레스원은 스트레스 반응을 유발하는 유해한 자극이다(그림 *17-21* 참조).

■ 스트레스 반응은 (1) 교감신경과 에피네프린 활성을 증가시키고(신체가 알림반응을 준비하도록), (2) CRH-ACTH-코르티솔 축의 활성화(대사작용 물질의 유리), 그리고 (3) RAAS과 바소프레신(혈류량과 혈압의 유지)의 활성을 증가시킨다. 이 모든 것은 시상하부에 의해 조절된다(그림 *17-22* 참조).

17.8 내분비성 이자와 연료 대사의 조절

■ **연료 대사**는 인체 내의 세 가지 고에너지 유기영양소인 탄수화물, 지방, 단백질의 합성(동화작용), 분해(이화작용), 그리고 전환을 말한다. 탄수화물과 지방으로부터 생성된 포도당과 지방산은 주로 대사 연료로서 사용된다. 단백질에서 유래한 아미노산들은 구조단백질과 효소의 합성에 주로 사용된다(표 *17-3, 17-4*, 그림 *17-23* 참조).

■ 식사 후 흡수 상태 동안에 에너지 생산이나 단백질합성에 바로 이용되지 않는 여분의 흡수 영양소는 간과 근육에 글리코겐으로 제한적으로 저장되지만 대부분은 지방조직에 트리글리세리드로 저장된다. 새로운 영양소가 혈액 내로 유입되지 않는 식간의 흡수 후 상태 동안에는, 글리코겐과 트리글리세리드 저장분이 분해되어 영양소 분자가 혈액으로 방출된다. 필요한 경우 포도당으로의 전환을 위해 체내 단백질이 아미노산으로 분해된다(포도당신생합성). 뇌가 에너지원으로 혈당에 의존하기 때문에 혈당량은 임계 수준 이상으로 유지되어야 한다. 포도당에 의존하지 않는 조직들은 지방산을 대사 연료로 전환하고, 뇌를 위해 포도당을 절약한다(표 *17-5* 참조).

■ 흡수 상태와 흡수 후 상태 사이에서 대사과정의 전환은 호르몬들에 의해 조절되는데, 가장 중요한 것은 인슐린이다. **인슐린**은 내분비성 이자에 존재하는 랑게르한스섬의 β 세포에서 분비된다. 인슐린은 세포가 포도당, 지방산, 아미노산의 흡수를 촉진하고, 각각 글리코겐, 트리글리세리드, 단백질로 전환되도록 하는 동화성 호르몬이다. 그렇게 함으로써 인슐린은 이 작은 유기분자들의 혈중 농도를 낮춘다. 인슐린 분비는 흡수 상태 동안 증가하며, 주로 증가한 혈당에 의한 직접적 효과에 의해 β세포에서 분비된다(그림 *17-24*부터 *17-27* 참조).

■ 이자의 α세포에서 분비되는 **글루카곤**은 흡수 후 상태에서 고에너지 분자들을 유리한다. 글루카곤은 α세포의 혈당 감소에 직접적으로 반응하여 분비된다(그림 *17-24, 17-27* 참조).

17.9 부갑상선과 칼슘 대사의 조절

■ 자유롭고 확산 가능하여 생물학적으로 활성이 있는 혈장 Ca^{2+} 농도의 변화는 신경-근 흥분성에 대해 강력하고 치명적인 작용을 한다. 고칼슘혈증은 흥분성을 감소시키고, 반면에 저칼슘혈증은 신경과 근육의 과도한 흥분을 야기한다. 만약 과흥분성이 심각하면 호흡근의 치명적인 경련성 수축이 일어날 수 있다.

■ 혈장 Ca^{2+}은 세 가지 호르몬 즉, 부갑상선호르몬, 칼시토닌, 비타민 D에 의해 세포외액과 세 가지 구획 즉, 뼈, 신장, 소장 사이의 교환에 의해 조절된다.

■ **뼈**는 유기적인 세포외 기질과 $Ca_3(PO_4)_2$ 결정으로 경화된 유골로 구성된다. 뼈는 뼈를 분해하는 파골세포와 뼈를 형성하는 조골세포의 작용에 의해 지속적으로 개조된다. 매장된 뼈세포는 주변에 뼈를 축적하는 은퇴한 조골세포이다.

■ **부갑상선호르몬**의 분비는 혈장 Ca^{2+} 감소에 의해 직접 증가되어 뼈와 신장에 직접적으로 작용하고 소장에는 간접적으로 작용하여 혈장 Ca^{2+}을 증가시킨다. 그럼으로써 치명적인 저칼슘혈증의 증상을 방지하여 생명유지에 필수적이다. 부갑상선호르몬은 단기적으로는 골액에서 혈장으로 Ca^{2+} 이동을 촉진하고, 장기적으로는 국소적인 뼈의 분해를 촉진한다(그림 *17-29* 참조).

■ $Ca_3(PO_4)_2$ 결정이 용해되면 Ca^{2+}과 PO_4^{3-}가 혈장으로 방출된다. 부갑상선호르몬은 소변 형성 과정에서 신장에 작용하여 Ca^{2+}을 보존하고 PO_4^{3-}를 제거하도록 하는데, 혈장 PO_4^{3-} 증가는 혈장 Ca^{2+}이 다시 뼈로 되돌아가게 하기 때문에 중요하다.

■ 부갑상선호르몬은 **비타민 D**(음식으로부터 섭취 또는 햇빛에 노출된 피부에서 만들어진)를 활성화시키고, 비타민 D는 소장에서 Ca^{2+}과 PO_4^{3-}의 흡수를 촉진한다. 비타민 D는 효과를 나타내기 전에 처음에 간에서 활성화되고, 그 다음 신장(부갑상선호르몬이 비타민 D를 활성화시키는 장소)에서 활성화되어야 한다(그림 *17-27* 참조).

■ 갑상선의 C 세포에서 생성되는 호르몬인 **칼시토닌**은 드문 경우이지만 혈장 Ca^{2+}이 과다하게 증가하면 분비되고, 뼈와 신장에 작용하여 혈장 Ca^{2+}을 낮춘다(그림 *17-29* 참조).

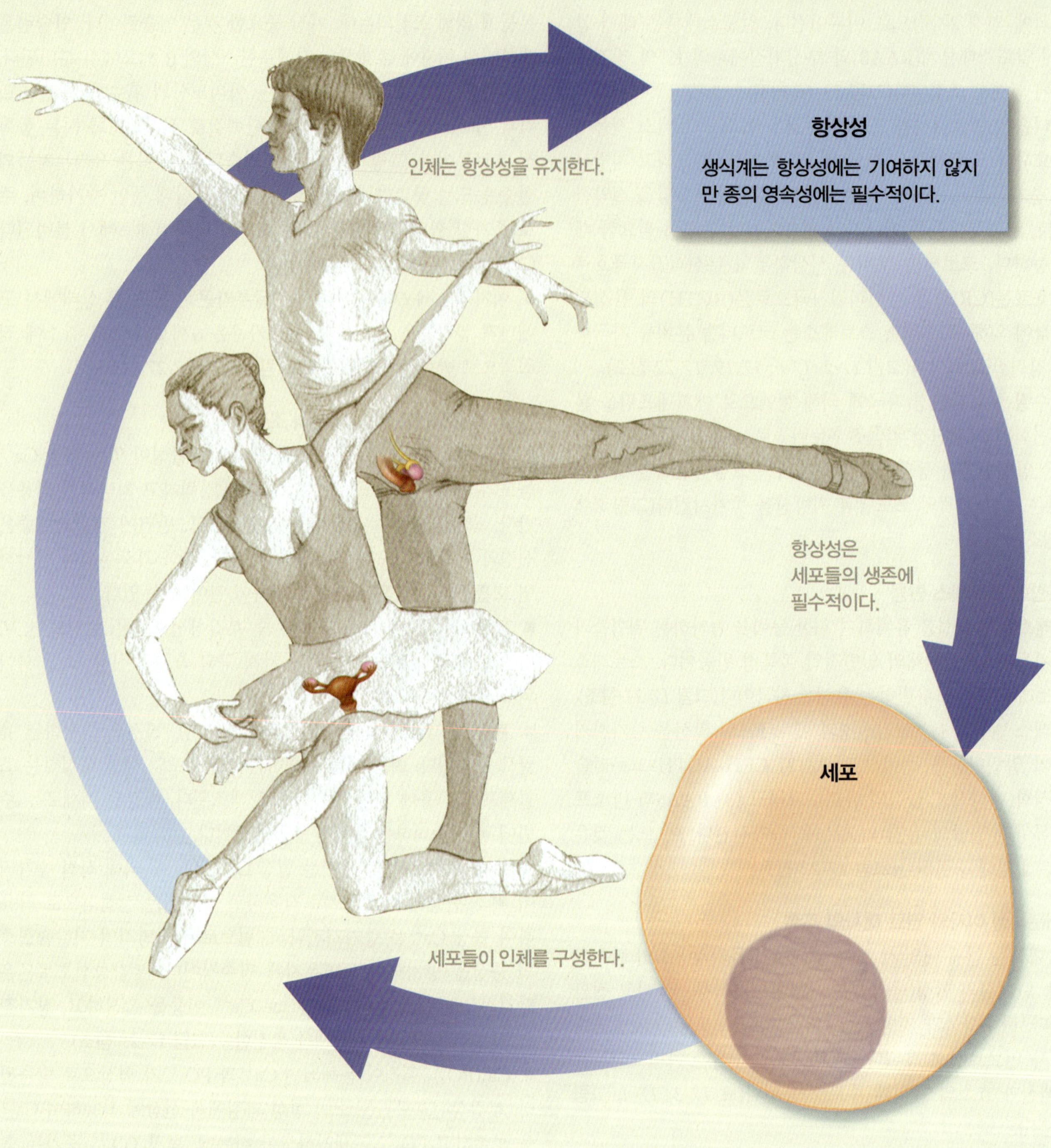

생식계(reproductive system)는 항상성 조절이나 개체 생존에 필요한 기능을 하지는 않지만, 종의 영속성에 필수적이다. 종의 복잡한 유전적 구성은 종을 구성하는 개체의 생명을 넘어서 생식을 통해서만 존속된다.

제 18 장

생식계

The Reproductive System

제 18장 요약 차례

18.1 생식계의 특이성

이 책은 개체의 생존을 위한 항상성 유지를 목표로 하는 생리학적 과정을 중점적으로 다루고 있다. 이 장에서는 이 주제를 벗어나 주로 종의 영속을 목적으로 하는 생식계에 대해 논의하고자 한다.

생식계는 항상성에 기여하진 않지만 다른 중요한 영향을 나타내는 신체에서 유일한 체계이다.

생식계는 항상성에 기여하지 않으며 개체의 생존에는 필수적이지는 않지만, 인간의 삶에서 여전히 중요한 역할을 하고 있다. 예를 들어, 사람들이 성적인 존재로서 공감하는 방식은 사회 심리적 행동에 중요하게 작용하며 스스로를 어떻게 볼 것인지, 다른 사람과 어떻게 상호작용할 것인지에 대해 큰 영향을 준다. 또한 생식기능은 사회에 깊은 영향을 미친다. 사회 일반적인 가족 단위의 구성은 종의 영속을 위한 안정적인 환경을 제공한다.

생식능력은 시상하부, 뇌하수체 전엽, 생식기관, 그리고 성호르몬의 표적세포 사이의 복잡한 관계에 따라 결정된다. 이런 기본적인 생물학적 과정 이외에도, 성적인 행동과 태도들은 감정적인 요인 및 개인이 사는 사회의 사회문화적인 관습에 깊은 영향을 받는다. 여기서는 신경과 호르몬 조절에 의한 기본적인 성과 생식기능을 중점적으로 알아보고, 성적 행동의 심리학적 사회적 영향에 대해서는 언급하지 않는다.

생식계는 생식소, 생식관 체계와 부속 성선을 포함하며 남성과 여성이 다르다.

생식(reproduction)은 완전하고 유일한 염색체를 가진 새로운 개체를 형성하기 위해, 염색체의 절반을 가진 각각의, 남성과 여성의 **배우자(gamete)**의 융합에 따라 결정된다. 양 성(sex)에서 본질적으로 동일한 다른 신체 기관과는 다르게, 남성과 여성의 생식계는 생식 과정에서 그들의 서로 다른 기능에 걸맞게 현저히 다르다. **남성(male)**과 **여성(female)**의 **생식계(reproductive system)**는 서로의 성적 파트너와 유전적 성분의 융합이 가능하도록 구성되어 있으며, 여성의 생식계는 자손이 외부 환경에서 독립적으로 생존할 수 있을 때까지 수용하고 키우도록 갖추어져 있다.

1차 생식기관(primary reproductive organ)인 **생식소(gonad)**는, 남성의 경우 **정소(testis)** 한 쌍, 여성의 경우 **난소(ovary)** 한 쌍으로 구성되어 있다. 양 성 모두에서, 성숙된 생식소는 두 가지 기능을 수행하는데, (1) **배우자형성(gametogenesis)**, 즉 남성은 **정자(spermatozoa, sperm)**이고 여성은 **난자(ovum, egg)**를 형성하는 것이고, (2) 남성은 **테스토스테론(testosterone)**, 여성은 **에스트로겐(estrogen)**과 **프로게스테론(progesterone)**인 성 호르몬을 분비하는 것이다.

생식소 이외에도, 양 성의 생식계는 배우자가 생성된 이후에 수송하거나 수용하기 위한 분화된 관들을 포함한 **생식관 체계(reproductive tract)**와, 도움이 되는 분비물을 생식관 체계로 내보내는 **부속 성선(accessory sex gland)**들을 포함한다. 여성의 경우, 유방(breast) 또한 부속 성선으로 간주한다. **외부 생식기(external genitalia)**는 생식계 외부에서 보이는 부분이다.

2차 성징 **2차 성징(secondary sexual characteristics)**은 몸의 외형과 체모의 분포와 같은 여러 외적인 특징들로서, 남성과 여성을 구별하는 생식과는 직접적으로 관련은 없다. 예를 들어, 인간의 경우, 남성은 더 넓은 어깨를 가지나, 여성은 곡선이 아름다운 엉덩이를 가지며, 남성은 턱수염이 있지만 여성에게는 없다. 남성의 테스토스테론과 여성의 에스트로겐은 이런 특징들의 발달과 유지에 관여한다. 프로게스테론은 2차 성징에 영향을 주지 않는다. 안드로겐(androgen)[남성의 테스토스테론과 여성의 부신피질성 디히드로에피안드로스테론(adrenocortical dehydroepiandrosterone)(p. 575 참조)]에 의해 사춘기 시절에 남성과 여성 모두에서 겨드랑이와 음부의 털 성장이 촉진되지만 이런 특징은 남성과 여성 모두 나타나기 때문에 이런 털의 성장이 2차 성징은 아니다.

몇몇 종의 경우, 2차 성징은 짝을 맺고 교배하는 행위에서 매우 중요하다; 예를 들어, 수탉의 볏은 암탉의 주의를 끌고, 수사슴의 가지진 뿔은 다른 수사슴을 막는데 유용하다. 인간의 경우, 남성과 여성 사이에 나타나는 차이점이 반대의 성을 끌어당기기도 하지만, 사회와 문화적 행동의 복잡함이 상대에 대한 매력에 강한 영향을 주기도 한다.

남성의 생식기능과 기관의 개요 남성의 주요 생식기능은 다음과 같다:

1. 정자의 생성(정자형성, spermatogenesis)
2. 여성에게 정자의 인도

정자의 생산기관인 정소(testis)는 **음낭(scrotum**, 피부로 둘러싸인 주머니 구조물) 안에 존재하는데, 음낭은 복강 바깥쪽에 다리 사이에 매달려 있다. 남성 생식계는 정자의 활력에 도움이 되는 액체 형태의 정액을 통해 여성 생식관 체계로 정자를 수송하도록 설계되어 있다. 중요한 **남성 부속 성선(male accessory sex gland)**들에는 정낭(seminal vesicle), 전립선(prostate gland), 요도구부선(bulbourethral gland)이 있으며(● **그림 18-1**), 부속 성선의 분비물이 정액의 대부분을 제공한다. **음경(penis)**은 여성에게 정액을 보내는데 사용되는 기관이다. 정자는 양쪽의 부정소(epididymis)와 정관[ductus (vas) deferens]으로 구성된 **남성 생식관 체계(male reproductive tract)**를 통해 각각의 정소에서 방출된다. 한 쌍의 생식관들은 하나의 요도(urethra)로 모인다. 요도는 음경을 따라 흘러서 외부로 가는 체내의 관이다. 남성 생식계에 대한 부분은 그 기능을 설명할 때 더 자세히 살펴보도록 한다.

여성의 생식기능과 기관의 개요 생식에서 여성의 역할은 남성보다 더 복잡하다. 여성의 주요 생식기능은 다음과 같다:

1. 난자의 생성(난자형성, oogenesis)
2. 정자의 수용
3. 수정(fertilization, 또는 conception)이 일어나는 장소로의 정자와 난자의 이동
4. 모계와 태아 사이를 교환하는 기관인, 태반(placenta) 형성을 포함하여 태아가 바깥에서 생존할 수 있을 때까지 발달 중인 태아의 양육(임신, gestation, 또는 pregnancy)
5. 태아를 낳음(분만, parturition)
6. 출산 후에 젖 생산을 통해 유아를 키움(수유, lactation)

조직 분화가 일어나고 있는, 자궁 내의 발생 처음 2개월 동안 수정의 결과물은 **배아(embryo)**라고 부른다. 이 시간이 지나서, 성장하는 생명체는 인간으로 인정되고 임신의 나머지 기간 동안 **태아(fetus)**로 불린다. 태아기 동안 더 이상 조직 분화는 일어나지 않지만, 엄청난 조직의 성장과 성숙이 일어난다.

난소와 여성의 생식관 체계는 골반강(pelvic cavity) 내에 있다. 여성의 생식관 체계는 다음의 요소들로 구성되어 있다(● **그림 18-2a, b**). 두 개의 난소와 접하고 있는 각각의 **수란관(oviduct, 또는 Fallopian tube)**은 배란(ovulation, 난소에서 난자가 방출되는 것) 중에 난자와 접촉하며, 수정 장소의 역할을 한다. 두꺼운 벽을 가지고 속이 빈 **자궁(uterus)**은 주로 발생 동안 태아를 유지하고, 만삭에 이르면 내보내는 역할을 한다. **질(vagina)**은 근육으로 된 신축성 있는 체내 관으로, 자궁과 외부를 연결한다. **자궁경부(cervix)**는 자궁의 가장 아래쪽 부분으로 질과 연결되어 있으며, 약간 열려 있는 **자궁경부관(cervical canal)**을 포함한다. 정자는 성교 동안 음경을 통해 질로 이동한다. 자궁경부관은 정자가 수란관의 수정 장소로 가기 위해 자궁을 통과하는 통로이며, 분만할 때는 매우 팽창되어 자궁에서 태아를 출산하는 통로의 역할을 한다.

질구(vaginal opening)는 앞쪽의 요도구(urethral opening)와 뒤쪽의 항문(anus, anal opening) 사이인 **회음부(perineal region)**에 위치한다(● **그림 18-2c**). 이것은 얇은 점막인 **처녀막(hymen)**에 의해 부분적으로 덮여 있는데, 처녀막은 대체적으로 첫 번째 성교에 의해 물리적으로 파열된다. 두 쌍의 피부의 겹침 부분이 질과 요도구를 측면으로 둘러싸는데, 이를 **소음순(labia minora)**과 **대음순(labia majora)**이라 한다. 작은 소음순은 보다 돌출된 대음순의 안쪽에 위치한다. **음핵(clitoris)**은 음경과 비슷하게 성욕을 일으키는 조직으로, 소음순의 주름 앞쪽 끝에 있다. 여성의 외부 생식기를 통틀어 **음부(vulva)**라고 부른다.

생식세포는 각 염색체의 반수체를 갖는다.

세포의 유전자 암호를 운반하는 DNA 분자는 핵 내로 무작위로 들어가지 않고 **염색체(chromosome)**로 구성된다(부록 B.1 참

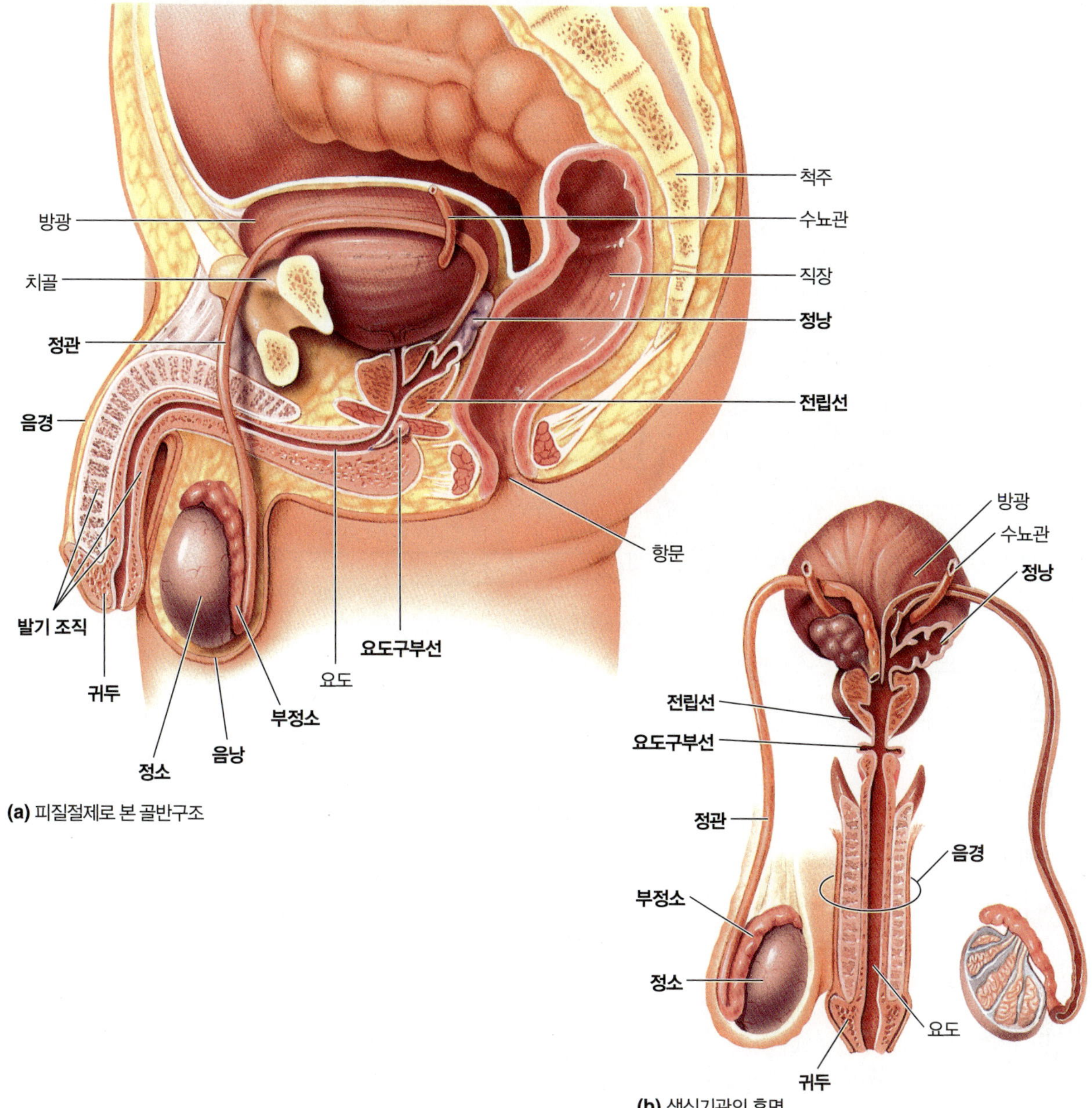

● **그림 18-1 남성 생식계.**

조). 각각의 염색체는 다른 DNA 분자로 이루어지며, DNA 분자는 유일한 유전자 세트를 포함한다. **체세포(somatic cell)**는 46개의 염색체를 가지며(이를 **이배체**, **diploid**라 함), 46개의 염색체는 여러 가지 구별되는 특징에 근거하여 23쌍으로 분류할 수 있다. 대등한 쌍으로 구성된 염색체를 **상동염색체(homologous chromosome)**라 하며, 각 쌍의 하나는 모계로부터, 다른 하나는 부계로부터 받은 것이다. 배우자(즉, 정자와 난자)는 각 상동염색체의 쌍 중 하나씩만을 가져 총 23개의 염색체를 가진다(이를 **반수체**, **haploid**라 함).

배우자형성은 감수분열에 의해 유전적으로 유일한 정자와 난자를 만든다.

조직의 성장, 대체, 치료에 중요한 하나의 과정으로 인체의 대부분의 세포는 스스로를 재생할 수 있다. 세포분열은 핵의 분리와 세포질 분리의 두 구성요소를 포함한다. 체세포에서 핵의 분리는 **유사분열(mitosis)**에 의해 일어나며, 유사분열에서 염색체는 복제된다(스스로 똑같은 사본을 만듬). 그런 다음, 동일한 염색체는 분리되어 유전정보의 완전한 세트(즉, 염색체의 이배체)는 각각 두 개의 새로운 딸세포로 분배된다. 생식세포가 분화하는 경우 핵의 분리는 **감수분열(meiosis)**에 의해 일어나며, 유전적 정보의 절반(즉, 염색체의 반수체)만 각각의 네 개의 새로운 딸세포로 분배된다(부록 C 참조).

감수분열 동안 분화한 하나의 이배체 생식세포는 한 번의 염색체 복제 후 잇달아 두 번의 핵분열을 한다. 제1 감수분열에서 복제된 염색체는 두 개로 분리되지 않고 동일한 염색체가 결합된 상태로 있다. 2가염색체는 스스로 상동염색체 쌍으로 분리되고, 두 개의 딸세포는 각각 2가염색체의 반수체를 받는다. 제2 감수분열에서 두 개의 딸세포는 각각 2가염색체를 분리하여 두 개의 세포로 분배하여 네 개의 딸세포를 만든다. 네 개의 딸세포는 각각의 염색체 쌍 중 하나인 반수체 염색체를 가진다. 이 과정 동

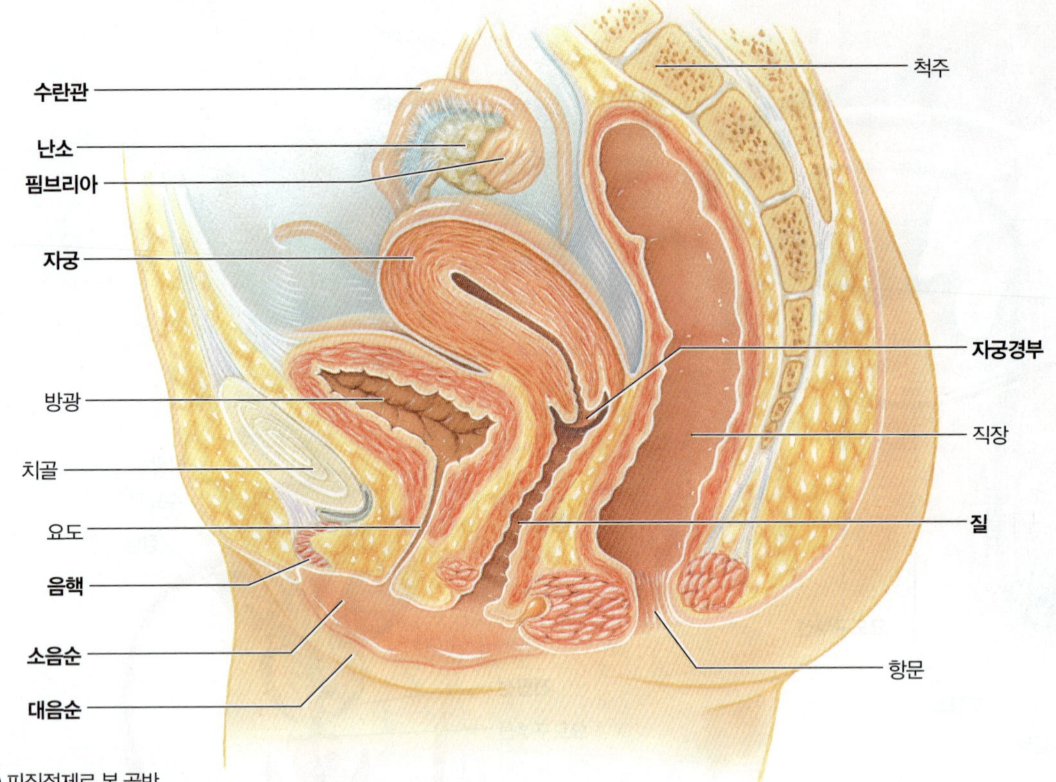

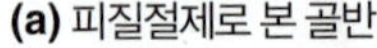
(a) 피질절제로 본 골반

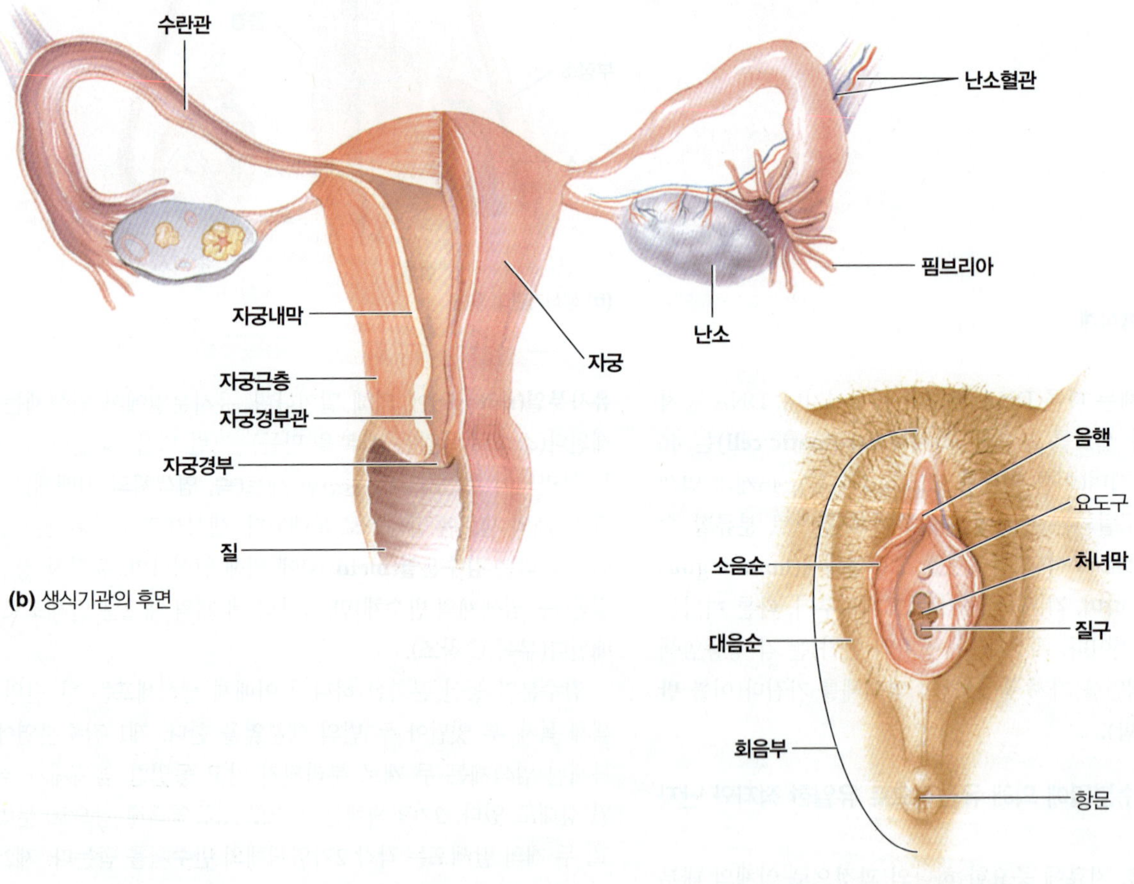

(b) 생식기관의 후면

(c) 외부 생식기의 회음부측

● **그림 18-2 여성 생식계.**

안 부모로부터 받은 각각의 상동염색체 쌍은 딸세포로 무작위적 조합으로 분배된다. 그래서 딸세포는 본래의 기원과는 전혀 다른 각 염색체 쌍의 하나씩을 받는다. 즉, 모계에서 유래된 염색체 모두가 하나의 딸세포로 가는 것도 아니고 부계에서 유래된 염색체 모두가 다른 딸세포로 가는 것도 아니다. 23개씩의 부계와 모계의 염색체 조합은 800만(2^{23})이상 가능하다. 유전적 혼합은 새로운 종류의 염색체 조합을 제공한다. 교차(crossing-over)는 유전적 다양성에 더욱 도움이 된다. 교차는 제1 감수분열 동안 염색체 분리 이전의 상동염색체 쌍 사이에서 일어나는 염색체 성분의 물질적 교환을 말한다(부록 C 참조).

그러므로 정자와 난자는 각각 유일한 염색체의 반수체를 가지고 있지만, 수정이 되면 정자와 난자는 융합하여 46개의 염색체를 가진 새로운 개체를 형성한다. 46개의 염색체에서 각각의 쌍은 하나는 모계로부터, 다른 하나는 부계로부터 받은 것이다.

성염색체의 조합에 의해 개체의 성이 결정된다.

개체가 남성 또는 여성이 되는 운명인지 아닌지는 그들이 가진 성염색체에 의해 결정되는 유전적 현상이다. 감수분열 동안 23쌍의 염색체가 분리될 때, 각각의 정자와 난자는 각각의 염색체 쌍의 한 멤버만 받는다. 염색체 쌍에서 22쌍은 **상염색체(autosomal chromosome)**들인데, 상염색체는 일반적인 인간의 특징뿐만 아니라 눈의 색깔처럼 독특한 특징을 나타내는 암호이다. 염색체의 나머지 쌍은 **성염색체(sex chromosome)**로 구성되며, 이는 유전적으로 다른 두 개의 유형, 즉 조금 더 큰 **X 염색체(X chromosome)**와 조금 더 작은 **Y 염색체(Y chromosome)**가 있다.

성 결정(sex determination)은 성염색체의 조합에 달려 있다: **유전적 남성(genetic male)**은 성염색체 X와 Y를 가지며; **유전적 여성(genetic female)**은 2개의 성염색체 X를 가진다. 그러므로 구조적, 기능적으로 구별되는 남성과 여성의 유전적 차이의 원인은 하나의 Y 염색체에 있다. 남성은 Y 염색체를 가지고 있지만, 여성은 없다.

배우자형성 동안의 감수분열 결과로, 모든 염색체 쌍은 분리되어 개개의 딸세포는 성염색체 쌍을 포함하여 각각의 염색체 쌍의 한 가닥만을 갖는다. 정자형성 과정에서 성염색체 XY가 분리되면, 정자의 반은 X 염색체를 받고, 나머지 반은 Y 염색체를 받는다. 반면에, 난자형성에서 모든 난자가 X 염색체를 받는데, 이는 성염색체 XX가 분리되면 X 염색체만 만들어지기 때문이다. 수정할 때 X를 가진 정자와 X를 가진 난자의 조합은 유전적 여성인 XX가 되고, 반면에 Y를 가진 정자와 X를 가진 난자의 결합은 유전적 남성인 XY가 된다. 그러므로 유전적 성은 수정될 때 결정되며, 수정된 정자의 성염색체에 따라 정해진다.

남성이나 여성으로의 성 분화는 남성화 결정인자의 유무에 따라 정해진다.

남성과 여성 사이의 차이는 유전적, 생식적, 해부적(표현형)의 세 가지 성 관점에서 이해할 수 있다(● **그림 18-3**).

유전적 성과 생식적 성 수정 과정의 성염색체 조합에 의해 결정되는 **유전적 성(genetic sex)**은 **생식적 성(gonadal sex)**, 즉, 정소 또는 난소로의 발생을 결정한다. Y 염색체의 유무가 생식소의 분화를 결정한다. 임신의 처음 한 달 반 동안에는 발달 중인 생식조직이 동일하고 미분화되어 있기 때문에 모든 배아는 남성이나 여성으로 분화될 수 있는 잠재력을 가지고 있다. 생식소의 특이성은 태아기의 7주 때 나타난다. 이 때 **Y 염색체의 성 결정 부위(sex-determining region of the Y chromosome, SRY)**의 영향으로 유전적 남성의 미분화된 생식소 조직이 정소로 분화하기 시작한다. SRY는 성 결정의 원인이 되는 단 하나의 유전자이며, 이 유전자는 남성의 신체적 발달을 이끄는 반응을 연쇄적으로 일으킨다. SRY는 원시 생식소 세포 내에 암호화되어 있는 **정소-결정인자(testis-determining factor, TDF)**에 의해 생식소를 "남성화(masculinize)" 한다. TDF는 생식소의 분화를 유도하여 정소가 되는 일련의 과정을 일으킨다. 유전적 여성은 SRY 유전자가 부족한 결과로 TDF를 생성할 수 없기 때문에, 여성의 생식소 세포들은 절대 정소 형성을 위한 신호를 받을 수 없다. 그래서 9주 동안 분화되지 않은 생식소 조직은 대신에 난소로 발달하기 시작한다.

성의 표현형 **성의 표현형(phenotypic sex)**은 개인의 겉으로 드러나는 구조적 성으로, 호르몬으로 조절되며 유전적으로 결정된 생식적 성에 의존한다. **성 분화(sexual differentiation)**라는 용어는 각각의 성에 따른 배아의 외부 생식기와 생식관 체계의 발달을 말한다. 미분화된 생식소처럼, 양 성의 배아는 둘 다 남성이나 여성의 외부 생식기와 생식관 체계로 발달할 수 있는 잠재능력을 가지고 있다. 예를 들어, 동일한 배아조직이 음경이나 음핵으로 발달할 수 있다. 남성 생식계로의 분화는 발달한 정소에서 분비되는 남성화 호르몬인 안드로겐(테스토스테론이 가장 강력한 안드로겐)에 의해 일어난다. 여성인 태아는 이런 정소 호르몬이 없어서 여성 생식계로의 발달이 일어난다. 임신 10주에서 12주가 지나면, 외부 생식기의 구조적 모습으로 성을 쉽게 구별할 수 있다.

미분화된 배아의 생식조직은 남성화 요인의 활동적인 작용 없이 수동적으로 여성의 구조로 발달한다는 것을 주목하라. 남성의 정소 호르몬이 없으면 개체의 유전적 성에 상관없이 여성의 생식관 체계와 외부 생식기가 발달한다. 태아의 생식조직을 여성화하는 데 난소는 필요하지 않다. 성 분화를 결정하는데 이런 조절 방식이 적합하다면, 임신기간 중 양 성의 태아가 고농도의 여성 호르몬에 노출된 것을 고려해 보자. 여성의 성호르몬이 생식관 체계와 외부 생식기의 발달에 영향을 주면, 모든 태아가 여성화될 것이다.

임상기록

성 분화의 오류 유전적 성과 표현형 성은 거의 일치한다; 즉, 유전적 남성은 구조적으로 남성임을 나타내고 남성으로의 기능을 하며, 이는 여성에게도 적용된다. 그러나 간혹 성 분화의 오류로 인해 유전적 성과 구조적 성 사이

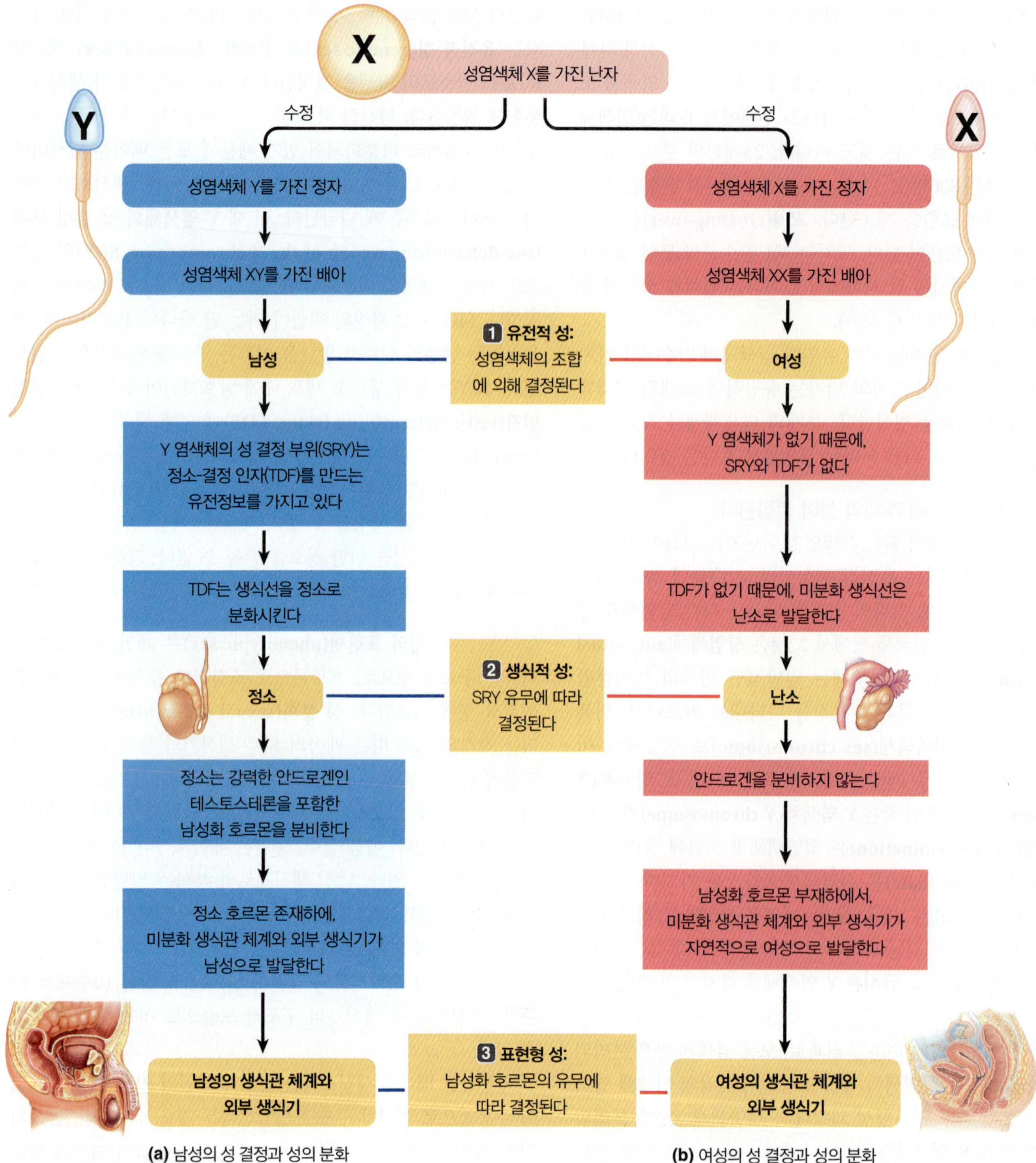

● 그림 18-3 성 결정과 성의 분화.

에 불일치가 발생하게 되는데, 다음의 예가 이를 보여준다:

- 테스토스테론에 대한 수용체가 결핍된 표적세포를 가진 유전적 남성은 정소에서 충분한 테스토스테론이 분비되더라도 여성화(명백한 구조상의 여성으로 발달)된다[고환성여성화증후군(testicular feminization syndrome), p. 552 참조].
- 보통 부신은 여성을 남성화하기에 불충분한 양의 약한 안드로겐과 디히드로에피안드로스테론(DHEA)을 분비한다. 그러나 주요 발달기 동안 유전적 여성 태아에서 이 호르몬이 비정상적으로 과도하게 분비되면, 생식관 체계와 생식기의 분화가 남성화된다[부신성기증후군(adrenogenital syndrome), p. 575 참조].

가끔 이런 유전적 성과 외관상의 구조적 성 사이의 불일치를 사춘기 때까지는 인지하지 못하다가, 이를 인지하면 성 정체성 위기로 정신적 외상을 초래할 수 있다. 예를 들어, 자궁은 있지만 남성 외부 생식기를 가진 남성화된 유전적 여성은 사춘기까지는 남자 아이로 자라다가, 가슴이 커지고(난소에서 분비된 에스트로겐에 의해 유도), 턱수염이 자라지 않는(정소의 부재로 테스토스테론 분비가 결핍되어 야기) 등, 뚜렷한 문제가 나타난다. 그러므로 유아기 때 성 분화의 어떤 문제든 진단하는 것이 중요하다. 일단 성이 정해지더라도, 필요하다면 수술이나 호르몬 치료로 이를 보강함으로써 정신성적 발달(psychosexual development)이 정상화 쪽으로 진행될 수 있다. 부적절한 성 분화의 보다 작은 문제는 종종 불임으로 이어진다.

18.2 남성의 생식생리학

배아에서, 정소는 복강 뒤에 위치한 생식융기(gonadal ridge)에서 발생한다. 태아기의 마지막 달에 정소는 천천히 하강을 시작하여 **서혜관(inguinal canal)**을 경유해 복강을 빠져나와 음낭으로 들어가고, 하나의 정소가 각각의 음낭 주머니로 떨어진다. 태아의 정소에서 분비된 테스토스테론은 정소의 음낭으로의 하강을 야기한다. 시간적 차이가 약간씩 있지만, 하강은 주로 임신 7개월이 지나면 완료된다. 결과적으로, 산달이 임박한 남자 아기의 98%가 하강이 완성된다.

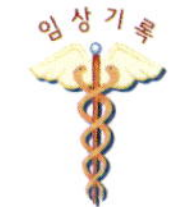

그러나 조산된 남아의 상당한 비율이, 태어났을 당시 정소가 아직 서혜관 내에 있는 경우가 있다. 서혜관에 잔류된 정소는 대부분의 경우 사춘기 이전에 자연스럽게 하강되거나, 테스토스테론을 투여하여 하강을 촉진할 수 있다. 드물게는 성인이 되어서도 정소가 내려가지 않기도 하는데, 이를 **잠복고환(cryptorchidism)**이라고 한다.

정소가 위치한 음낭은 정자형성을 위해 낮은 온도 환경을 제공한다.

음낭(scrotum) 내의 온도는 정상 체온보다 평균 섭씨 몇 도 더 낮다. 정자형성은 온도에 민감하고 정상 체온에서는 일어날 수 없기 때문에 온도가 더 낮은 환경으로의 정소 하강은 필수적이다. 그러므로 잠복고환은 살아 있는 정자를 생성할 수 없다.

복강과의 관계에서 음낭의 위치는 척수 반사작용에 의해 변경될 수 있는데, 이 반사작용은 정소의 온도를 조절하는데 중요한 역할을 한다. 추운 환경에 노출된 음낭 근육의 반사수축은 정소를 더 따뜻한 복부로 더 가까이 가져오기 위해 음낭을 들어올린다. 반대로, 열에 노출된 근육의 이완은 음낭을 더 축 늘어지도록 하여, 정소를 신체의 따뜻한 중심부로부터 더 멀리 이동시킨다.

정소의 레디히 세포는 남성화하는 테스토스테론을 분비한다.

정소는 정자를 생성하고 테스토스테론을 분비하는 두 가지 기능을 수행한다. 정자형성이 일어나며, 강하게 휘감겨 있는 **세정관(seminiferous tubules)**은 정소 질량의 약 80%를 차지한다(● **그림 18-4a**). 테스토스테론을 생성하는 내분비 세포들[**레디히 세포(Leydig cell)** 또는 **간질세포(interstitial cell)**]은 세정관 사이의 결합조직(간질조직)에 있다(● **그림 18-4b**). 즉, 정소에서 정자를 생성하는 부분과 테스토스테론을 분비하는 부분이 구조적, 기능적으로 뚜렷이 구분된다.

테스토스테론은 콜레스테롤 전구체 분자에서 유래된 스테로이드 호르몬으로서, 여성 성호르몬으로는 에스트로겐과 프로게스테론이 있다. 한번 생성되면, 테스토스테론의 일부는 혈액으로 분비되어 작용할 표적 장소로 이동한다. 새롭게 합성된 테스토스테론의 상당 부분은 정자 생성에서 중요한 역할을 하는 세정관의 내강(lumen)으로 간다.

대부분의 테스토스테론의 작용은 결과적으로는 여성에게 정자를 안전하게 전달하는 것이다. 테스토스테론의 영향을 다섯 가지의 카테고리로 분류할 수 있다: (1) 출생 전의 생식계에 미치는 영향, (2) 출생 후의 성-특이적 조직에 미치는 영향, (3) 생식과 관련된 또 다른 영향, (4) 2차 성징에 미치는 영향, 그리고 (5) 비-생식적인 작용(▲ **표 18-1**).

출생 전 생식계에 미치는 영향 앞서 설명하였듯이, 출생 전에 태아 정소의 레디히 세포에서 분비된 테스토스테론은 생식관 체계와 외부 생식기를 남성화하고, 음낭으로의 정소 하강을 촉진한다. 출생 후에는 테스토스테론의 분비는 멈춰지며, 정소와 나머지 생식계는 사춘기 때까지 작고 비-기능적인 상태로 남는다.

출생 후의 성-특이적 조직에 미치는 영향 **사춘기(puberty; adolescence)**는 이전의 비-기능적인 생식계의 각성과 성숙의 기간으로, 마침내 생식을 위한 성적 성숙과 능력을 가진다. 주로 10세에서 14세 사이에 시작한다; 평균적으로 남성보다 여성이 대략 2년 정도 더 일찍 시작한다. 주로 3년에서 5년간 지속되며, 사춘기는 내분비적, 신체적, 행동적으로 복잡한 일련의 사건을 포함한다. **성성숙기(adolescence**; 사춘기)는 더 넓은 개념으로, 단순히 성적 성숙만이 아니라, 유년기와 성인기 사이의 과도기 전체를 말한다. 양 성에서 사춘기 동안 일어나는 생식적인 변화로는 (1) 생식소의 확대와 성숙, (2) 2차 성징의 발달, (3) 생식력(배우자 생산)의 달성, (4) 생식관 체계의 성장과 성숙, 그리고 (5) 성욕(libido) 발생이 있다.

사춘기의 남성에서 레디히 세포는 다시 테스토스테론을 분비하기 시작한다. 테스토스테론은 남성 생식계 전체의 성장과 성숙을 일으킨다. 사춘기에 테스토스테론 분비가 급격히 증가하면, 정소가 커지면서 처음으로 정자를 생산하기 시작하고, 부속 성선들도 커지면서 분비기관이 되며, 음경과 음낭도 커진다.

정자형성과 성숙한 남성 생식관 체계를 유지하기 위해서는 성인기 동안 지속적인 테스토스테론 분비가 필요하다. 사춘기가 시작되면 테스토스테론 분비와 정자형성은 남성의 일생동안 계속하여 일어난다.

생식과 관련된 또 다른 영향 테스토스테론은 사춘기에는 성적 욕구의 발생을 좌우하고 성인 남성에게는 성욕이 지속되도록 한다. 테스토스테론에 의한 이런 행동의 자극은 여성에게 정자의 전달을 수월하게 한다. 인간의 경우, 성욕은 또한 사회적, 감정적 요인

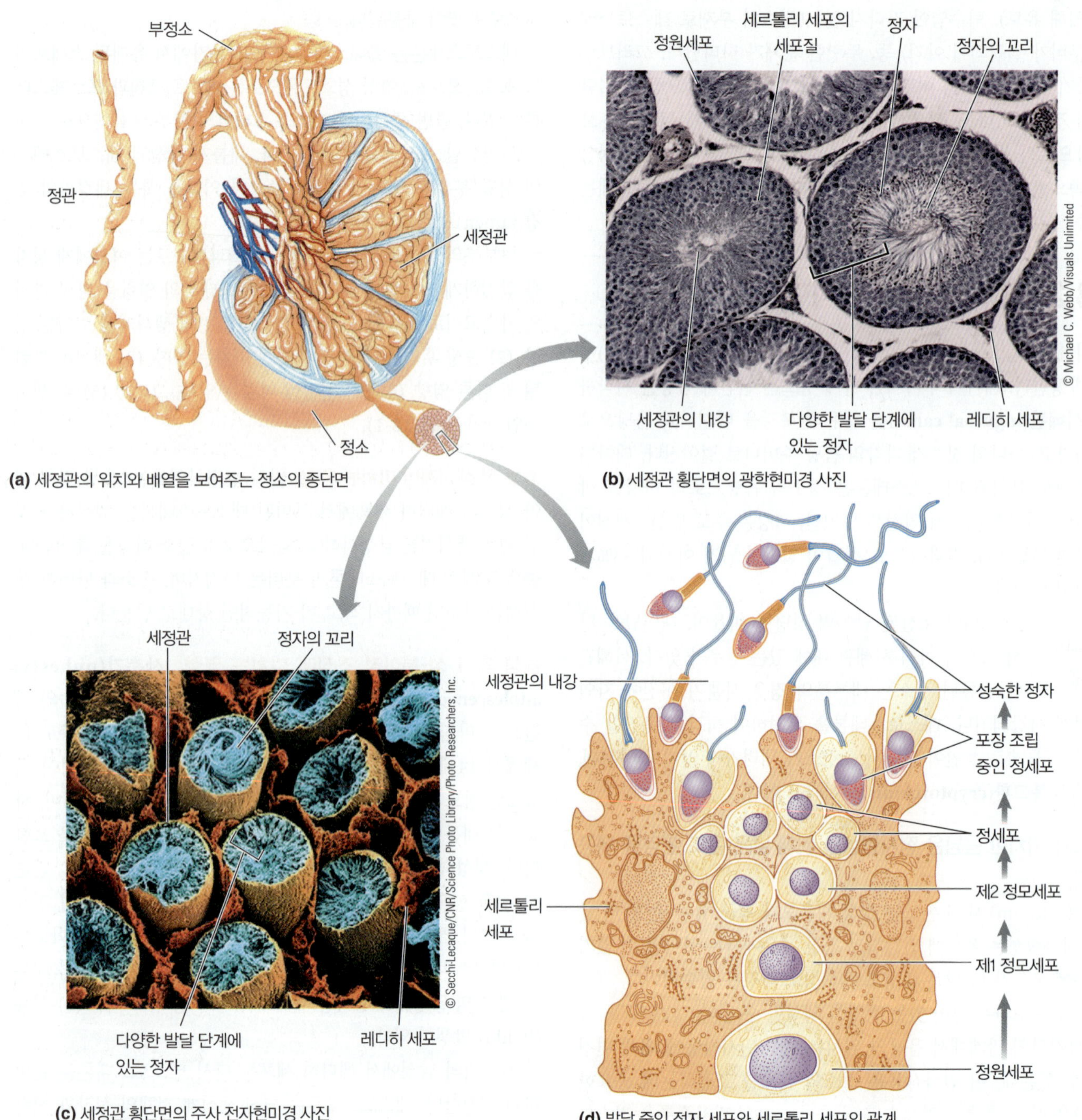

● **그림 18-4 정자형성를 보여주는 정소의 구조.** (a) 세정관은 정소에서 정자를 생성하는 부위이다. (b) 미분화 생식세포(정원세포)는 세정관의 외부표면에 존재하며, 분화한 정자는 내강 안에 있다. 그 사이에 다양한 발생단계에 있는 정자가 관찰된다. (c) 세정관의 내강 안에는 매우 분화한 정자(정자의 꼬리로 확인됨)가 존재한다. (d) 발달 중인 정자 세포와 세르톨리 세포의 관계.

들의 영향을 많이 받는다.

또 다른 생식-관련 기능으로 테스토스테론은 뇌하수체 전엽에서 분비되는 생식선자극호르몬(gonadotropin hormone)의 정상적인 음성되먹임을 조절하는데, 이 내용은 뒤에서 더 자세히 살펴볼 것이다.

2차 성징에 미치는 영향 테스토스테론은 남성의 모든 2차 성징 발달과 유지를 결정한다. 남성에서 일어나는 테스토스테론에 의한 비-생식적인 특징은 (1) 남성형의 털 성장(예를 들어, 턱수염과 가슴 털), (2) 후두(larynx)의 확대와 두꺼운 성대(vocal folds)에서 나오는 굵은 목소리, (3) 두꺼운 피부, 그리고 (4) 남성적 체형(예를 들어, 넓은 어깨와 무거운 팔 다리 근육조직)이 있다.

▲ 표 18-1 테스토스테론의 영향

출생 전의 영향
생식관 체계와 외부 생식기를 남성화한다
음낭으로 정소의 하강을 촉진한다
출생 후 성-특이적 조직의 영향
사춘기 때 생식계의 성장과 성숙을 촉진한다
정자형성에 필수적이다
성인에서 생식관 체계 유지에 관여한다
다른 생식-관련 영향
사춘기에 성적 충동을 나타낸다
생식선자극호르몬 분비를 조절한다
2차 성징에 대한 영향
남성형 털 성장을 유도한다(예를 들면, 턱수염)
성대를 두껍게 하기 때문에 목소리를 굵게 한다
근육 성장을 촉진하여, 남성으로서의 신체 외형을 유도한다
비-생식적인 작용
단백질의 동화작용 효과를 나타낸다
사춘기 시기에 뼈 성장을 촉진한다
아로마타아제에 의해 에스트로겐으로 변환된 후 골단판을 닫는다
공격적인 행동을 일으키기도 한다

비-생식적인 작용 테스토스테론은 생식과 관계없는 몇 가지 중요한 작용을 한다. 테스토스테론은 전반적인 단백질 동화작용(합성)에 영향을 미치고, 뼈 성장을 촉진함으로써 근육이 발달한 남성의 체격과 사춘기의 급격한 성장의 원인이 된다. 아이러니하게도, 테스토스테론은 뼈 성장을 자극할 뿐만 아니라 긴뼈의 성장하는 끝을 막아 뼈의 성장을 중지한다(p. 540 참조).

동물의 경우, 테스토스테론이 공격적인 행동을 야기하지만, 이것이 사람에게도 성 행동을 제외한 다른 인간 행동에 영향을 주는지는 의문이다. 비합법적으로, 근육 질량을 증가시키기 위해 테스토스테론과 유사한 동화성 안드로겐형 스테로이드(anabolic androgenic steroids)를 투여한 몇 명의 운동선수들과 보디빌더들에게서 공격적인 행동이 관찰되었지만(p. 227 참조), 남성과 여성의 일반적인 행동 차이의 어디까지가 호르몬에 의한 것인지 또는 사회적 환경의 결과인지는 정확하지 않다.

남성에서 테스토스테론에서 에스트로겐으로의 전환 예전부터 테스토스테론은 남성 성호르몬, 에스트로겐은 여성 성호르몬으로 간주하지만, 이러한 구분은 생각했던 것처럼 명백하지는 않다. 부신피질에서 생성되는 적은 양의 에스트로겐 외에도(p. 574 참조), 정소에서 분비되는 테스토스테론의 일부는 **아로마타아제(aromatase)**라는 효소에 의해 정소 밖에서 에스트로겐으로 전환되는데, 아로마타아제는 널리 분포되어 있으며, 지방조직에 가장 풍부하다. 이런 전환 때문에, 세포 내에서 테스토스테론 그 자체의 효과와 테스토스테론에서 전환된 에스트로겐의 효과를 구별하는 것이 때로는 어렵다. 예를 들어, 최근에 과학자들은 남성의 골단판 닫힘이 본질적으로 테스토스테론에 의한 것이 아니라 방향족화(aromatization)에 의해 에스트로겐으로 전환된 테스토스테론에 의한 것임을 알았다. 에스트로겐 수용체는 남성의 정소, 전립선, 골격, 그리고 다른 곳에서도 확인되었다. 남성에게 작용하는 에스트로겐의 중요성, 범위, 그리고 작용기작은 이제 연구가 시작되는 수준이다. (더욱이, 부신 피질에서 생성되는 약한 안드로겐형 호르몬인 DHEA와 여성의 난소에서 소량 분비되는 테스토스테론의 기능도 명확하지 않다.)

이제부터는 정소의 다른 기능인 정자 생산에 관하여 알아보자.

정자형성은 매우 분화되고, 움직이기 쉬운 정자를 다량 생성한다.

약 250 m 길이의 세정관은 정자를 생성하는 장소이며, 이는 정소 내에 빽빽하게 들어 있다(● **그림 18-4a, b, c**). 기능적으로 중요한 두 종류의 세포가 세정관에 존재한다: 정자 발생의 여러 단계에서 대부분이 **생식세포**이고, **세르톨리 세포**들은 정자형성에 중요한 도움을 준다(● **그림 18-4b, d**). **정자형성(spermatogenesis)**은 비교적 미분화된 원시 생식세포인 **정원세포(spermatogonia**, 각각이 46개 염색체의 이배체를 가짐)가 증식하여 최종 단계까지 분화되어 운동성을 가진 정자로 전환되는 복잡한 과정으로, 정자는 각각 무작위로 분배된 23개의 반수체 염색체를 가진다.

가장 적게 분화된 바깥층에서 시작하여 다양한 분열 단계를 통과하며 내강으로 이동하는 정자 발달 과정 중의 생식세포는 현미경을 이용하여 세정관의 구조적인 층을 관찰함으로써 볼 수 있으며, 이동한 내강에서 최종 분화된 정자는 정소 밖으로 나가기 위해 준비한다(● **그림 18-4b, c, d**). 정자형성은 정원세포에서 성숙한 정자로 발달하기 위해 64일이 걸린다. 매일 최대 수억 개의 정자가 성숙해 질 수 있다. 정자형성은 **유사분열 증식**, **감수분열** 그리고 **포장 조립**의 중요한 세 단계를 거친다(● **그림 18-5**).

유사분열 증식 관의 가장 바깥층에 위치한 정원세포는 부모세포와 동일한 46개 염색체를 가지는 새로운 세포로 계속하여 유사분열 한다. 이런 증식을 통해 새로운 생식세포를 끊임없이 만든다. 정원세포의 유사분열이 일어난 후, 딸세포 중 하나는 관의 바깥 가장자리에 미분화된 정원세포로 남아서 생식-세포주(germ-cell line)로 유지된다. 나머지 딸세포는 정자를 형성하는데 필요한 다양한 단계를 거치며 내강으로 이동하며, 형성된 정자는 내강으로 방출될 것이다. 사람의 경우, 정자-형성 딸세포는 네 개의 동일한 **제1 정모세포(primary spermatocyte)**를 형성하기 위하여 유사분열을 두 번 더 한다. 마지막 유사분열 후, 제1 정모세포는 염색체가 복제되는 동안 휴면 단계에 들어가고 복제된 이중가닥은 제1 감수분열이 일어날 때까지 함께 있다.

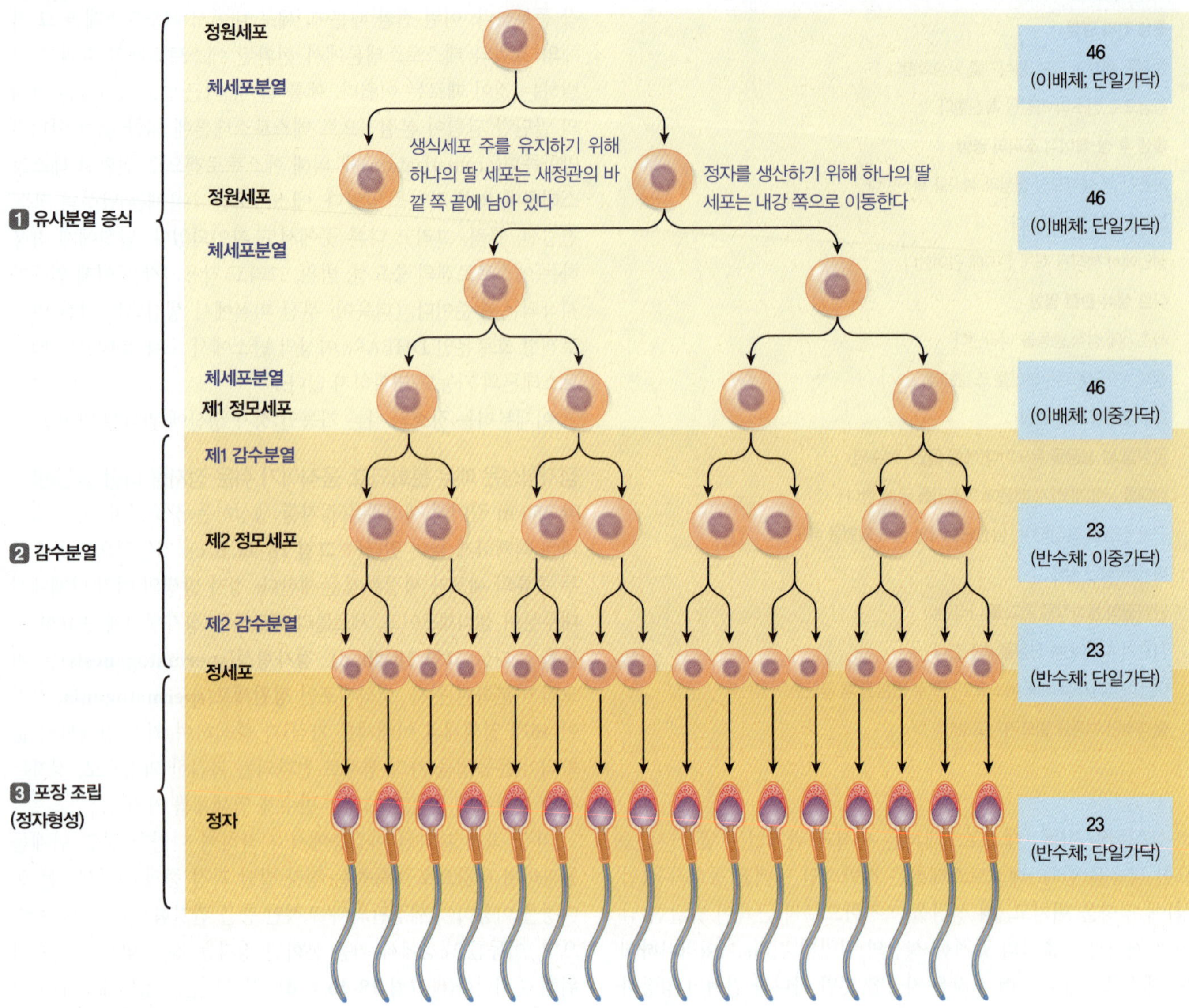

● **그림 18-5 정자형성 과정.**

감수분열 감수분열(meiosis)동안, 각각의 제1 정모세포(이중의 이배체 염색체 46개를 가진 이중사슬로 구성됨)는 제1 감수분열에서 2개의 **제2 정모세포(secondary spermatocyte**; 각각 반수체 염색체 23개를 가진 이중사슬로 구성됨)를 형성하고, 제2 감수분열에서 마지막으로 4개의 **정세포(spermatid**; 각각 단일 염색체 23개를 가진 단일 사슬로 구성됨)를 생성한다.

정세포 단계를 지나면 더 이상의 분열은 일어나지 않는다. 각각의 정세포는 하나의 정자로 형태를 바꾼다. 정자를 생산하는 하나의 정원세포가 유사분열로 4개의 제1 정모세포를 생산하고 각각의 제1 정모세포가 감수분열로 4개의 정자가 될 정세포를 생성하기 때문에, 정원세포가 이 과정을 시작할 때 마다 사람의 정자를 만드는 과정을 지나면 이론적으로 16개의 정자를 생산할 수 있다. 그러나 종종 몇 개의 세포는 다양한 단계에서 손실되므로, 생산성의 효율은 그리 높지는 않다.

포장 조립 감수분열 후, 정세포는 정원세포의 염색체의 반수체임을 제외하고는 아직 미분화된 정원세포와 구조적으로 비슷하다. 정세포가 매우 분화되고 운동성을 가진 정자가 되기 위해서는 세포 성분의 다양한 개조나 **포장 조립(packaging)**이 필요하다. 이상의 전 과정을 통틀어 **정자형성(spermatogenesis)**이라고 한다. 정자는 본래 정자의 유전적 정보를 난자로 전달하기 위해 필요로 하지 않은 대부분의 세포질과 다른 세포소기관은 밖으로 밀어낸 즉 "불필요한 것을 모두 제거한" 세포이다. 그러므로 정자는 수정하기 위해 가장 필요한 것들만 가지고 손쉽게 이동한다.

정자(sperm)는 첨체가 덮인 머리, 중편, 그리고 꼬리의 세 부분으로 되어 있다(● **그림 18-6**). **머리**는 주로 정자의 유전적 정보들을 가진 핵으로 구성된다. **첨체(acrosome)**는 머리의 끝에 덮인 효소로 가득 찬 소낭이며, 난자를 관통하기 위해 "효소적 드릴(enzymatic drill)"로 사용된다. 정자가 난자와 접촉하여 방출될

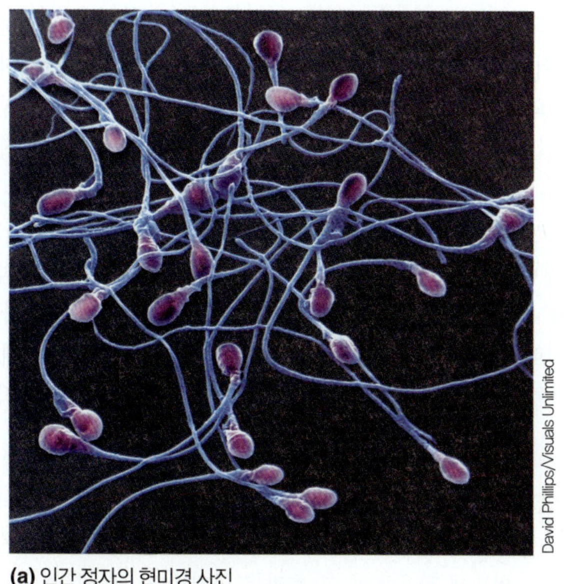

(a) 인간 정자의 현미경 사진

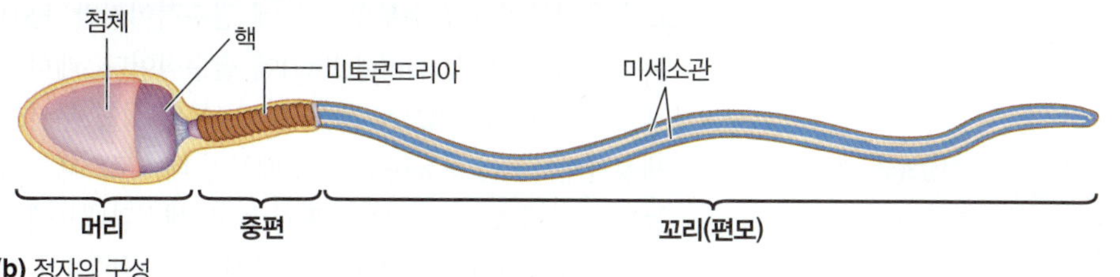

(b) 정자의 구성

● **그림 18-6 정자의 구조.** (a) 인간 정자의 위상차현미경 사진. (b) 정자는 첨체를 가진 머리, 중편, 그리고 꼬리의 세 가지 기능적인 부분으로 구성되어 있다.

때까지 첨체의 효소는 비활성화 상태이다. 정자는 채찍 모양의 긴 **꼬리**(편모, flagellum, p. 60 참조)로 움직일 수 있으며, 정자 **중편**(**midpiece**) 내에 집결된 미토콘드리아에서 발생되는 에너지를 원동력으로 한다.

정자 발달 동안, 정자는 세르톨리 세포와 긴밀하게 결합하고 있다.

세정관은 발달 중인 정세포 외에도, 상피세포인 **세르톨리 세포**(**sertoli cell**)들을 포함한다. 세르톨리 세포는 세정관의 바깥 표면에서 체액으로 가득 찬 내강까지 전체에 걸쳐서 나란히 놓여 관의 내강 주위에 고리를 형성한다. 발달 중인 정세포는 인접한 세르톨리 세포 사이에 끼어 있으며, 정원세포는 관의 바깥 가장자리에 위치한다(● **그림 18-4b, d**). 정자형성에서 정원세포의 유사분열로 생긴 발달 중인 정세포는 인접한 세르톨리 세포와 가까이 결합하여 내강 쪽으로 이동하며 더욱 분열한다. 세르톨리 세포의 세포질은 이동 중인 정세포를 감싸므로, 정세포는 발생동안 내내 세르톨리 세포질의 공간 내에 파묻힌 상태로 있다.

세르톨리 세포는 정자형성에 필수적인 다음의 기능들을 수행한다:

1. 세르톨리 세포는 **혈액-정소 장벽**(**blood-testis barrier**)을 형성하여 혈액에서 생성된 물질이 세포 사이를 이동하여 세정관의 내강으로 들어가는 것을 막는다. 이런 장벽 때문에 세르톨리 세포를 통해 이동할 수 있는 선택된 분자들만 세정관내액(intratubular fluid)에 도착한다. 그 결과로 세정관내액의 구성은 혈액의 구성과 상당히 차이가 난다. 생식세포를 감싸고 있는 이런 체액의 독특한 구성은 후기의 정자 발생에 중요하다. 혈액-정소 장벽은 또한 세포외액의 항체-생성 세포가 정소에 도달하지 못하도록 하여, 매우 분화된 정자에 대한 항체 생성을 막는다.

2. 고립되어 발달 중인 정세포는 혈액 내의 영양물들에 직접적으로 접근할 수 없기 때문에 "간호사" 세르톨리 세포가 영양물들을 제공한다.

3. 세르톨리 세포는 중요한 식세포작용(phagocytosis)을 한다. 세르톨리 세포는 정세포가 개조되는 동안에 빠져나온 세포질을 삼키고, 정자형성의 모든 단계를 성공적으로 완성하지 못하여 결함이 있는 생식세포를 분해한다.

4. 세르톨리 세포는 내강에 **세정관액**(**seminiferous tubule fluid**)을 분비하고, 세정관액은 저장 및 그 이후의 과정을 위해 관에서 부정소로 방출된 정자를 "쏟아낸다."

5. 세르톨리 분비의 중요한 구성분은 **안드로겐-결합 단백질**(**androgen-binding protein**)이다. 이름에서 알 수 있듯이, 이 단백질은 안드로겐(즉, 테스토스테론)에 결합하여 세정관 내강 안의 안드로겐 농도를 매우 높게 유지한다. 테스토스테론은 혈액보다 세정관액에 100배 이상 더 농축되어 있다. 테스토스테론의 높은 국소적 농도는 정자 생산을 유지하는데 필수적이다. 이런 스테로이드 호르몬은 가용성 지질로 형질막을 가로질러 쉽게 확산되어 내강을 떠날 수 있기 때문에, 안드로겐-결합 단백질은 내강 안의 테스토스테론을 유지하기 위해 필요하다. 테스토스테론은 스스로 안드로겐-결합 단백질의 생성을 자극한다.

6. 세르톨리 세포는 테스토스테론과 여포자극호르몬(FSH)에 의한 정자형성의 조절작용이 일어나는 장소이다. 세르톨리 세포는 음성되먹임 방식으로 작용하는 또 다른 호르몬인 인히빈을 직접 분비하여 FSH 분비를 조절한다.

뇌하수체 전엽의 LH와 FSH는 테스토스테론 분비와 정자형성을 조절한다.

정소는 뇌하수체 전엽에서 분비되는 2개의 생식선자극호르몬인 **황체형성호르몬**(**luteinizing hormone, LH**)과 **여포자극호르몬**(**follicle-stimulating hormone; FSH**)에 의해 조절되며, 이들 호르몬은 여성에서 하는 그들의 기능을 따서 이름을 붙였다(p. 534 참조).

정소 기능의 되먹임 조절 LH와 FSH는 정소의 서로 다른 부위에 작용한다(● **그림 18-7**). LH는 테스토스테론의 분비를 조절하기 위해 레디히 세포에 작용한다. FSH는 정자형성을 촉진하기 위해 세르톨리 세포에 작용한다. 뇌하수체 전엽의 LH와 FSH의 분비는 하나의 시상하부 호르몬인 **생식선자극호르몬-방출호르몬(gonadotropin-releasing hormone; GnRH)**에 의해 자극된다(p. 558 참조). 그러나 다른 조절 요인들이 각각의 생식선자극호르몬이 얼마나 분비되는지에 영향을 주기 때문에, LH와 FSH는 생식선자극세포에서 넓은 의미로 독립적인 분비과립으로 분류되며, 같은 양이 분비되지는 않는다.

두 가지 인자들인 테스토스테론과 인히빈이 LH와 FSH의 분비 속도에 각기 다른 영향을 준다. LH가 레디히 세포를 자극하여 생산한 테스토스테론은 두 가지 방법으로 LH 분비를 억제하는 음성되먹임 작용을 한다. 테스토스테론의 주요 음성되먹임 효과는 시상하부의 GnRH 분비를 감소시키는 것으로, 간접적으로 뇌하수체 전엽의 LH와 FSH 분비는 감소된다. 더욱이, 테스토스테론은 직접 뇌하수체 전엽의 LH 분비를 선택적으로 감소시키는 작용을 한다.

세르톨리 세포에서 분비되는 펩티드호르몬인 **인히빈(inhibin)**은 FSH 분비를 조절하는 정소의 억제 신호이다. 인히빈은 선택적으로 FSH 분비를 억제하기 위해 뇌하수체 전엽에 직접 작용한다. FSH가 세르톨리 세포 작용을 통해 정자형성을 자극하기 때문에, 이런 세르톨리 세포의 생산물에 의한 FSH 억제 되먹임 작용은 적절하다.

정자형성에서 테스토스테론과 FSH의 역할 테스토스테론과 FSH 둘 다 정자형성을 조절하는데 중요한 역할을 하며, 각각의 호르몬은 세르톨리 세포에 작용하여 그 효과를 나타낸다. 테스토스테론은 생식세포의 유사분열과 감수분열 모두에 필수적이지만, FSH는 정세포의 개조(remodeling)에 필수적이다. 레디히 세포에 의해 국지적으로 생산된 호르몬의 상당 부분을 세정관내액에서 보유하고 있기 때문에 테스토스테론의 농도는 혈액 보다 정소에서 훨씬 높고, 세정관내액에는 세르톨리 세포에서 분비한 안드로겐-결합 단백질이 섞여 있다. 정소의 테스토스테론 농도가 이렇게 높은 것만으로도 정자 생성을 유지하는데 충분하다.

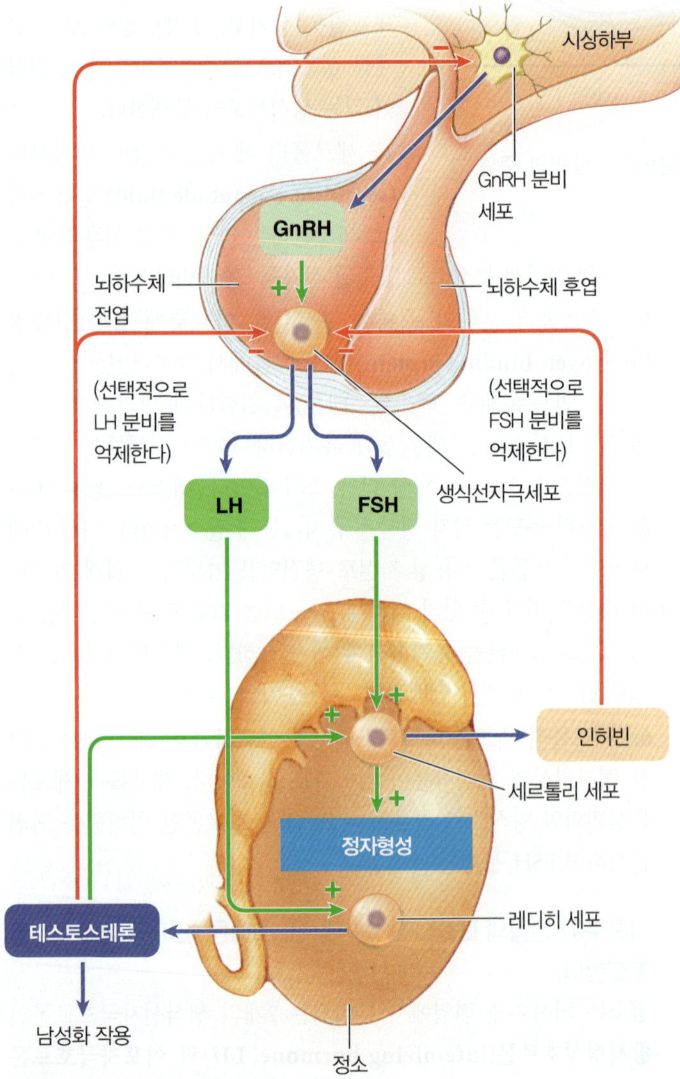

● **그림 18-7** **정소 기능의 조절.**

GnRH 활성은 사춘기 때 증가한다.

태아의 정소는 테스토스테론을 분비하여 생식계의 남성적인 발달을 관리하지만, 출생 이후의 정소는 사춘기가 될 때까지 휴면 상태가 된다. 사춘기 이전에는 LH와 FSH가 정소의 어떤 중요한 작용을 자극하기에는 분비되는 양이 불충분하다. 생식능력의 개시에서 사춘기 전의 유예는 자녀를 능숙하게 양육하기에 개인이 신체적으로 충분히 성장하기 위한 시간을 제공한다. (이런 신체적 성장은 특히 태아의 발달을 돕는 여성에게 중요하다.)

사춘기 이전에는 GnRH 활성이 억제된다. 사춘기 과정은 8세에서 12세 사이에 GnRH 활성의 증가로 시작된다. 사춘기 초기에 GnRH 분비는 밤에만 일어나서 잠시 야간의 LH 분비를 증가시켜, 그에 따른 테스토스테론의 분비를 증가시킨다. 성인의 GnRH, FSH, LH, 그리고 테스토스테론 분비 패턴이 확립될 때까지 사춘기 동안의 GnRH 분비가 점차적으로 증가한다. 사춘기 동안 테스토스테론이 증가하면서 그 영향으로 2차 성징 및 생식의 성숙을 포함한 신체적 변화가 명백하게 나타난다.

사람의 사춘기를 시작하는데 관여하는 요인들에 관한 것은 아직 정확히는 밝혀져 있지 않지만, 뇌 안의 송과선(pineal gland)에서 분비되는 호르몬인 멜라토닌(melatonin)의 잠재적인 역할을 주요 요인으로 생각한다(p. 564 참조). 멜라토닌의 분비는 빛에 노출되면 감소하고 어둠 속에서는 증가하는데, 멜라토닌은 다양한 종에서 항-생식선자극호르몬 효과를 가진다. 눈부신 빛은 멜라토닌 분비를 자극하는 신경 경로를 억제한다. 계절에 따라서 번식하는 다양한 종의 경우, 더 길어진 낮과 더 짧아진 밤의 영향으로 멜라토닌 분비가 전반적으로 감소하면 교배를 시작한다. 사춘기 때 멜라토닌 분비의 전반적인 감소가 관찰되는데(특히 밤중에), GnRH 분비가 처음으로 정점에 도달하는 시점이 사춘기의 개시를 위한 방아쇠가 될 것이라고 몇 명의 연구자들이 제안한다.

다음으로 생식계의 다른 구성요소들의 역할에 대해 살펴보기로 한다.

생식관 체계는 정자를 저장하여 응축시키고 정자의 번식력을 증가시킨다.

남성 생식계의 나머지는 정자를 여성의 생식관 체계로 전달하기 위한 것이다. 기본적으로, (1) 정소에서 몸 밖으로 정자를 수송하는 관(생식관 체계)의 구불구불한 통로; (2) 정자의 생존력과 운동성에 중요한 분비물을 제공하는, 몇몇의 부속 성선들; 그리고 (3) 관통하여 여성의 질 내에 정자를 넣기 위한 음경으로 구성된다.

남성 생식관 체계의 구성요소들 쉼표 모양처럼 생긴 **부정소(epididymis)**는 각각의 정소 뒤 표면에 느슨하게 붙어 있다(● **그림 18-1**과 **그림 18-4a** 참조). 세정관에서 정자가 생성되고 나면 세르톨리 세포의 계속적인 관액 분비로 생성되는 압력에 의해 정자는 부정소로 휩쓸려간다. 각 정소의 부정소 관들은 하나로 모여 **정관(vas deferens)**이라는 크고 두꺼운 벽으로 된 근육 관을 형성한다. 각 정소의 정관은 정낭 밖으로 나와서 복강 내의 서혜관을 거슬러 올라 결국 방광 경부에서 이어지는 요도 안으로 흘러 들어간다(● **그림 18-1**). 요도(urethra)는 몸에서 정액이 강력하게 배출되는 사정 동안에 정자를 음경 밖으로 운반한다.

부정소와 정관의 기능 부정소와 정관은 몇 가지 중요한 기능을 수행한다. 부정소와 정관은 정자가 정소에서 나가는 통로로 사용된다. 정자가 정소에서 나갈 때, 정자는 움직이거나 수정할 수 없다. 정자는 부정소를 통과하면서 이 두 가지 능력을 가진다. 안드로겐-결합 단백질과 결합하고 있는 관액 내에 유지된 테스토스테론이 이런 성숙의 과정을 자극한다. 정자의 수정하는 능력은 여성 생식관 체계의 분비물에 노출되면서 더욱더 강화된다. 부정소는 또한 세정관에서 온 대부분의 액을 흡수하여 정자를 100배로 농축한다. 성숙한 정자는 정관 벽에 있는 평활근의 주기적인 수축을 통해 부정소를 지나서 정관 안으로 천천히 이동된다.

정관은 정자를 보관하기 위한 중요한 장소이다. 영양분을 제공하는 혈액 없이, 단지 관의 분비물에 있는 단당류 공급만 있어도 정자는 정관에 2개월까지 저장될 수 있는데, 이는 농축된 정자는 상대적으로 비활성 상태이고 따라서 물질대사 요구도 낮기 때문이다.

임상기록

정관절제 남성의 일반적인 불임화 과정인 **정관절제(vasectomy)**는 각각의 정관의 작은 부분을 수술로 제거하여, 정자들이 정소를 빠져 나왔지만 서혜관에 들어가지 못하므로 정소로부터 빠져나오는 것을 막는다. 절단된 관의 묶여진 정소 끝 뒤에 모인 정자는 식세포작용에 의해 제거된다. 레디히 세포가 정관이 아닌 혈액으로 테스토스테론을 분비하기 때문에, 이런 과정이 정자의 출구는 막지만 테스토스테론의 활성을 방해하지 않는다. 그러므로 테스토스테론-의존적인 남성스러움이나 성욕은 정관절제 후에도 감소하지 않는다.

부속 성선은 정액의 대부분을 제공한다.

정낭과 전립선과 같은 몇몇 부속 성선들은 요도와 만나기 전의 생식관으로 그들의 분비물을 내보낸다(● **그림 18-1**). 작은 주머니 모양의 정낭 한 쌍은 정관 두 개의 마지막 부분으로 각각 측면에 하나씩 놓여 있다. 전립선은 요도를 완전히 둘러싸고 있는 커다란 단일 분비선이다. 부속 성선의 다른 한 쌍인 요도구부선은 전립선을 통과한 후 음경으로 들어가기 전에 요도와 합쳐진다. 다수의 점액 분비선들 또한 요도의 길이에 따라서 놓여 있다.

임상기록

많은 남성에서, 중년부터 노년 무렵에 전립선이 비대해진다(**양성 전립선 비대, benign prostatic hypertrophy**, 또는 **BPH**라 불리는 상태). 확대된 전립선은 전립선을 통과하여 지나가는 요도의 일부에 지장을 주기 때문에 소변을 볼 때 종종 어려움이 생긴다.

정액 사정 동안에 부속 성선은 정자의 지속적인 생존을 돕는 분비물을 여성의 생식관 체계 안으로 분비한다. 이런 분비물이 **정액(semen)**의 대부분을 구성하며, 정액은 부속 성선 분비물, 정자, 그리고 점액의 혼합물로 되어 있다. 전체 사정액 중 정자가 차지하는 비율은 작다.

남성에서 부속 성선들의 기능 부속 성선들의 분비물이 수정을 위해 절대적으로 필요한 것은 아니지만, 그 과정이 원활하도록 도와준다.

- **정낭(seminal vesicle)**은 (1) 사정된 정자를 위한 제1의 에너지원인 과당을 제공한다; (2) 남성과 여성의 생식관 체계의 평활근 수축을 자극하는 프로스타글란딘을 분비하여, 남성의 정자 저장 장소에서 여성의 수란관 내 수정 장소로 정자를 수송하는 것을 돕는다; (3) 요도로 정자가 휩쓸려 가는 것을 돕고, 다량의 정자를 묽게 하는 정액 부피의 약 60%를 제공하여 유동적일 수 있게 한다; 그리고 (4) 혈병의 섬유 망을 구성하는 피브린의 전구체인 피브리노겐을 분비한다(p. 348 참조).

■ **전립선(prostate gland)**은 (1) 정자가 약알카리성 환경에서 더 잘 살아갈 수 있으므로, 산성인 질의 분비물을 중성화하는 알카리성 체액을 분비하는 중요한 기능을 한다; (2) 응집효소를 제공한다; 그리고 (3) **전립선-특이 항원(prostate-specific antigen, PSA)**을 분비한다. 전립선의 응집효소는 정액을 "응고시키는" 피브린을 생성하기 위해 정낭의 피브리노겐에 작용하여, 음경을 빠져나가 여성 생식관 체계에 사정된 정자가 보존되도록 한다. 그 뒤에 바로, 전립선에서 분비되는 피브린-분해 효소인 PSA는 정액의 응고를 깨어, 여성의 생식관 내로 운동성을 가진 정자를 분비한다.

임상기록 PSA는 전립선에서만 생성되기 때문에 혈액 내 PSA 수치 측정은 전립선암의 가능성을 선별하는 검사의 한 유형으로 사용된다. 혈액의 PSA 수치 증가는 전립선암, 양성 전립선 비대, 또는 전립선 감염과 연관이 있다.

■ 성적으로 흥분하면 **요도구부선(bulbourethral gland)**은 점액성의 물질을 분비하여 성교의 윤활작용을 한다.

▲ **표 18-2**는 남성 생식계 구성요소의 위치와 기능을 요약한 것이다.

여성에게 정자를 전달하는 행위(성교)에 대해 알아보기 전에, 프로스타글란딘의 다양한 역할에 대해 살펴보자. 프로스타글란딘은 정액에서 처음으로 발견되었지만 몸 전체에 풍부하게 존재한다.

프로스타글란딘은 도처에 존재하며, 국지적 화학신호 전달물질로 작용한다.

프로스타글란딘(prostaglandin; PG)은 정액에서 처음 확인되었으며 전립선이 근원일 것이라고 믿어왔지만(실제로 정낭에 의해 정액에 분비되지만), PG의 생성과 작용은 생식계에 제한적이지 않다. 사실상 거의 모든 조직에서 형질막내 인지질의 지방산 성분인 아라키돈산(arachidonic acid)으로부터 생성되기 때문에, 이런 화학 전달물질은 전신에서 발견된다. 적절한 자극이 오면, 막-결합효소에 의해 아라키돈산이 형질막에서 분리되어 완전한 PG로 전환이 되어, 생성된 장소 내 또는 근처에서 국소적으로 측분비(paracrine)로 작용한다(p. 120 참조). PG은 작용한 후에 혈액으로 이동되기 전, 국소적인 효소에 의해 빠르게 비활성화된다; PG이 순환계에 도착하면, 폐를 지나는 첫 번째 통로에서 바로 분해되어 조직의 동맥계를 통해 분산되지 않는다.

프로스타글란딘(PG)과 밀접하게 관련된 다른 아라키돈산 유도체들인 프로스타시클린(prostacyclin), 트롬복산(thromboxane), 그리고 류코트리엔(leukotriene)을 일괄하여 **에이코사노이드(eicosanoid)**라고 하며, 생물학적으로 가장 활성을 갖는 혼합물 중의 하나이다. PG은 다방면에 걸쳐 효과를 나타낸다. PG 구조의 작은 변형이 생물학적 작용에서는 큰 차이를 수반할 뿐만 아니라, 동일한 PG 분자가 다른 조직에서 반대되는 효과를 나타내기도 한다. 정액에서 정자 수송을 강화하는 것 외에도, 이런 풍부한 화학 전달물질이 여성 생식계와 호흡, 배설, 소화, 신경, 내분비계에서 서로 다른 작용을 하는 것으로 알려져 있거나 추정되고 있으며, 그 외에도 혈소판 응집, 지방 대사, 염증에도 영향을 끼친다(▲ **표 18-3**).

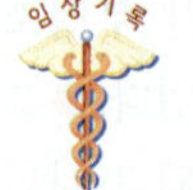

다양한 작용을 하는 PG에 대한 심도 깊은 연구는 PG을 조절하는 새로운 치료 방법에 적용될 수 있다. 대표적인 예로 아스피린의 사용이 있다. 아스피린은 아라키돈산이 PG으로 변형되는 것을 차단하여 열을 낮추고 고통을 완화시킨다. 또한 PG 작용의 억제는 생리 증후군(premenstrual symptom)과 생리통(menstrual cramping)을 완

▲ 표 18-2 남성 생식계 구성요소의 위치와 기능

구성요소	수량 및 위치	기능
정소	한 쌍; 음낭(다리 사이에 매달려 있는 피부로 덮인 주머니 구조물) 안에 위치한다	정자를 생산한다 테스토스테론을 분비한다
부정소와 정관	한 쌍; 정소 뒤쪽에 부정소가 각각 한 개씩 붙어 있다; 정관은 각각의 부정소에서 출발하여 음낭 바깥쪽으로 빠져나와 서혜관을 경유하여 방광의 목 부분에 위치한 요도로 이어진다	정소에서 정자가 나가는 통로로 사용된다 정자의 운동성과 수정 능력을 위해 정자의 성숙이 일어나는 자리로 사용된다 정자를 농축하고 저장한다
정낭	한 쌍; 각각의 정낭은 정관의 마지막 부분에 하나씩 연결된다	사정된 정자에게 영양분을 공급하기 위해 과당을 공급한다 남성과 여성에서 정자의 이동을 돕기 위해 운동성을 자극하는 프로스타글란딘을 분비한다 많은 정액을 제공한다 정액의 응고를 위한 전구물질을 제공한다
전립선	하나; 방광의 목 부분에 위치하며, 요도를 완전히 둘러싸고 있다	산성의 질 분비물을 중성화하는 알카리성 체액을 분비한다 음경의 위축 동안에도 정자가 질 안에 있도록 정액의 응고를 일으킨다
요도구부선	한 쌍; 요도가 음경에 들어가기 바로 앞, 요도의 양쪽 측면에 하나씩 연결되어 있다	질을 매끄럽게 하기 위해 점액을 분비한다

▲ 표 18-3 프로스타글란딘의 작용

영향을 받는 인체 계	프로스타글란딘의 작용
생식계	남성과 여성의 생식관 체계의 평활근에 작용하여 정자 이동을 촉진한다 배란에 중요한 작용을 한다 생리에 중요한 역할을 한다 태반의 모계 부분의 준비에 기여한다 분만에 기여한다
호흡계	경우에 따라 기관지 확장 혹은 수축을 촉진한다
비뇨계	신장의 혈류를 증가시킨다 물과 염의 배설을 증가시킨다
소화기계	위의 HCl 분비를 억제한다 장 운동을 촉진한다
신경계	신경 전달 물질의 방출과 작용에 영향을 미친다 시상하부의 "자동 온도 조절기"에 작용하여 체온을 올린다 통증 감각을 증가시킨다
내분비계	코르티솔 분비를 증가시킨다 많은 경우 호르몬에 대한 조직의 반응에 영향을 미친다
순환계	혈소판 응집에 영향을 미친다
지방 대사	지방 분해를 억제한다
방어 시스템	열의 발생을 포함하여, 많은 염증 기작을 촉진한다

화시킨다. 더욱이, 특정 PG은 분만 유도, 천식(asthma) 치료, 위궤양(gastric ulcer) 치료와 같은 다양한 상황에 의학적으로 처방되어 왔다.

여성에 대해 더 자세히 설명하기 전에, 남성과 여성이 함께 생식을 수행하는 방법부터 알아보기로 한다.

18.3 남성과 여성간의 성교

궁극적으로, 인간의 생식을 완성하기 위한 남녀 배우자의 결합은 정액에 실린 정자가 여성의 질 안으로 수송되는 것이 필요하며, 이는 **성교(sexual intercourse, coitus, copulation)**로 알려진 **성행위(sex act)**를 통해 일어난다.

남성의 성행위는 발기와 사정이 특징이다.

남성의 성행위는 두 가지를 포함한다: (1) **발기(erection)**는 평소에는 축 늘어진 음경이 질 안으로 들어가기 위해 단단해지는 것이며, (2) **사정(ejaculation)**은 요도 안에서 음경 밖으로 정액을 강하게 내보내는 것이다(**▲ 표 18-4**). 정확하게 생식과 연관된 이런 부분 외에도, **성적 반응 주기(sexual response cycle)**는 보다 폭 넓은 생리적 반응을 포함하여 네 단계로 나눌 수 있다:

1. **흥분 단계**는 발기와 높아진 성적 자각을 포함한다.
2. **고조 단계**는 흥분 단계의 반응이 고조될 뿐만 아니라 심박수, 혈압, 호흡률 및 근육 긴장의 지속적 증가와 같은 신체적 반응을 나타낸다.
3. **오르가슴 단계**는 사정을 포함하며, 점점 증가하는 성적 흥분이 정점에 달하게 되고 종합적으로 격렬한 신체적 쾌락을 경험한다.
4. **해소 단계**는 생식기와 신체가 각성 전의 상태로 돌아간다.

인간의 성적 반응은 생리적 현상 외에, 감성적, 심리적, 사회적 요인들을 포함한 다양한 경험을 포함한다. 여기서는 성교의 생리학적인 측면에 대해서만 설명하겠다.

발기는 음경의 혈관울혈에 의해 일어난다.

발기는 음경으로 혈액이 증가하여 충혈이 일어나게 되어 나타난다. 음경은 거의 전부 스펀지 같은 관의 빈 공간으로 기관의 길이를 확장할 수 있는 세 개의 기둥으로 이뤄진 **발기 조직(erectile tissue)**으로 구성되어 있다(**● 그림 18-1**). 성적 흥분이 없을 때는 이런 혈관의 공간을 차지하는 소동맥이 수축되어 있어, 발기 조직에 혈액이 거의 없다. 그 결과, 음경은 작고 축 늘어져 있다. 성

▲ 표 18-4 남성의 성행위의 구성요소

남성의 성행위의 구성요소	정의	자극요인
발기	음경을 질 안으로 넣기 위해, 보통 축 늘어진 음경을 단단하게 한다	부교감신경계에 의한 음경 소동맥의 혈관 확장과 정맥의 물리적 압박의 결과로 음경의 발기 조직의 충혈
사정		
방출기	요도로 정자와 부속 성선의 분비물(정액)을 내보낸다	생식관 체계와 부속 성선 벽에 위치한 평활근의 교감신경계에 의한 수축
배출기	음경으로부터 정액의 강력한 배출	음경 아래 부분에 있는 골격근의 운동신경세포 자극에 의한 수축

적으로 흥분되면, 이런 소동맥이 반사적으로 팽창하고 발기 조직이 혈액으로 가득차서, 음경의 길이와 넓이가 모두 확대되고 음경이 더 딱딱해진다. 발기 조직으로 흐르는 정맥은 이런 울혈과 혈관 공간의 팽창에 의해 자동적으로 압축되어, 정맥의 유출을 줄여서 **혈관울혈**(vasocongestion)에 더욱 기여한다. 이와 같은 국소적인 혈관의 반응이 음경을 딱딱하고 길게 변형하여 질을 관통할 수 있도록 한다.

발기 반사작용 발기 반사작용은 척수 반사로서, 음경의 끝을 덮는 **귀두**(glans penis)에 위치한 매우 민감한 기계적수용기의 자극에 의해 일어난다. **발기-발생 중추**는 척수 아래쪽에 있다. 이런 중추의 작용으로, 귀두의 촉감 자극이 반사적으로 음경 소동맥에 대한 부교감계의 혈관 확장 신경 활성을 증가시키고 교감계의 혈관 수축 신경 활성을 감소시킨다. 그 결과, 소동맥이 빠르고 확연히 혈관 확장(vasodilation)을 하여 잇따라 발기된다(● **그림 18-8**). 이러한 척수 반사가 온전하다면, 심한 척수 부상에 의해 마비된 남성도 발기가 가능하다.

이와 같은 부교감신경으로 유도된 혈관 확장은 체내의 혈관 지름을 부교감신경이 직접 조절하는 것의 주요한 예가 된다. 부교감신경의 자극은 **산화질소**(NO)에 의한 음경의 소동맥 평활근 완화를 일으키는데, 이 NO는 체내 어디에서나 국소적 조직 변화에 반응하여 소동맥의 혈관 확장을 일으킨다(p. 314 참조). 소동맥은 대체적으로 교감신경에 의해서만 조절되는데, 증가한 교감신경 활성은 혈관을 축소시키고 감소한 교감신경 활성은 혈관을 확장시킨다(p. 313 참조). 음경의 소동맥에 부교감신경의 자극과 교감신경의 억제가 동시에 발생하면, 교감신경만 작용하는 다른 소동맥 보다 더 빠르고 큰 규모로 혈관을 확장시킨다. 이런 효과적인 방법을 통해 음경으로 흐르는 혈류가 빠르게 증가하여, 음경은 5초 안에 완전히 발기될 수 있다. 동시에, 부교감신경의 자극은 성교에 대비하여 요도구부선과 요도선(urethral gland)에서 윤활유 구실을 하는 점액의 분비를 촉진한다.

최근 연구를 통해 남성의 성적 반응에 영향을 끼칠 수 있는 뇌의 영역이 다양하게 발견되고 있다. 발기에 영향을 주는 뇌 부분은 광범위하게 서로 연결되어 나타나고 순간적인 주변 환경에 반응하여 기본적인 척수 발기 반사를 촉진하거나 억제하는 통일된 회로망으로 기능한다. 간단한 예로, 성적으로 흥분되는 사물을 보는 것과 같은 정신적인 자극은 음경의 촉감적인 자극 없이 발기를 일으킬 수 있다. 하지만 충분한 자극에도 불구하고 발기를 하는데 실패하는 것은 더 상위의 뇌 중추에 의한 발기반응의 억제 때문이다.

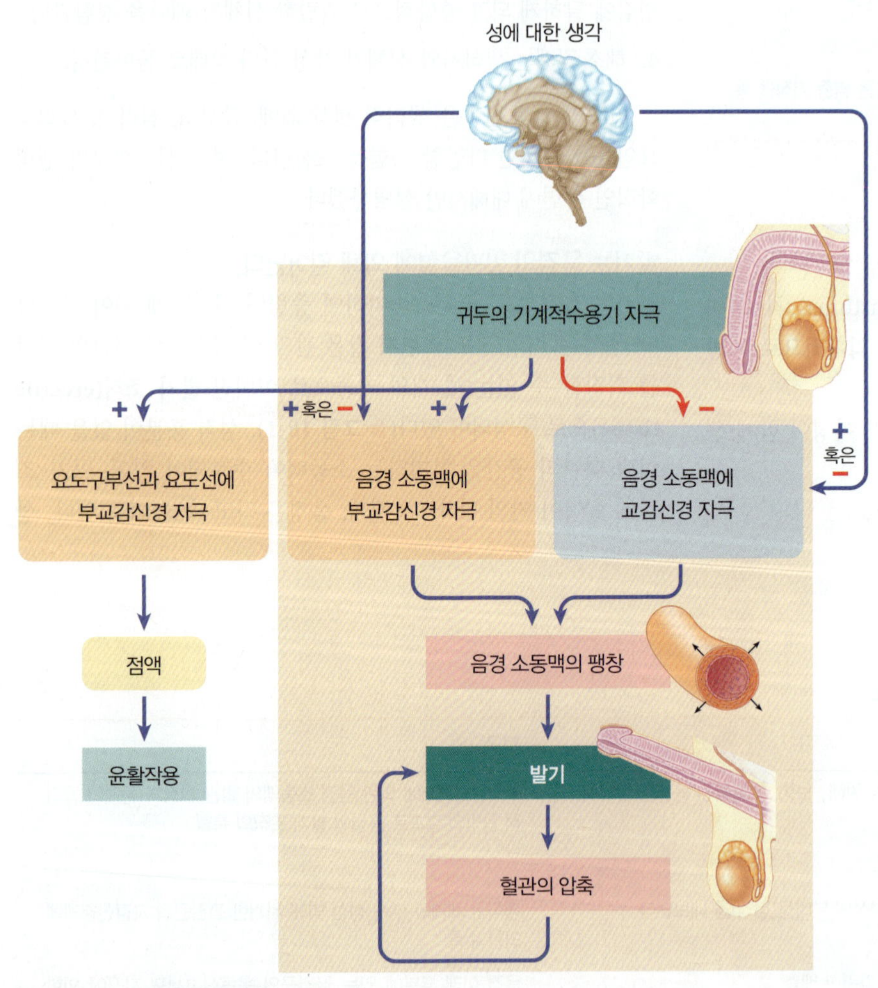

● **그림 18-8 발기 반사작용.**

발기 부전 심리적 또는 신체적 요인들로 인해 성교에 적합한 발기가 제대로 되지 않거나 유지되지 못하는 상황인 **발기 부전(erectile dysfunction, ED; impotence)**이 생길 수 있다. 가끔씩 발기가 실패하는 경우는 발기 부전으로 간주하지 않지만, 성행위를 수행하는 능력에 대한 과도한 불안감이 상습적인 발기 실패의 원인이 되는 남성의 경우는 다르다. 불안감이 발기 부전으로 이어질 수 있으며, 발기 부전은 남성의 불안감에 일조하여 문제가 계속되게 한다. 발기 부전은 또한 신경 손상을 포함하는 신체적 제약, 자율기능을 억제하는 약물, 음경으로의 혈류 문제에 의해 발생할 수 있다.

발기 부전은 광범위하다. 40세에서 70세 사이의 남성 50% 이상이 발기 부전을 경험하고, 70세는 거의 70%가 경험을 하였다. 상황이 이렇다 보니 발기 부전 치료를 위해 1998년 비아그라(Viagra; sildenafil)가 승인된 후, 첫해 동안 시장 역사상 다른 어느 약보다 더 많이 처방되었다. 비아그라는 발기를 형성하지 않지만, 보통의 자극에 의해 유도되는 발기 반응을 증폭하고 지속시킨다. 약물은 다음과 같이 작용한다: 부교감신경에 반응하여 분비된 NO는 근처 소동맥 평활근 세포 내의 막-결합 효소인 **구아닐산 고리화효소**(guanylate cyclase)를 활성화한다. 이 효소는 cAMP와 비슷한 세포내의 2차 전달자인 **고리형 구아노신 1인산**(cGMP)을 활성화한다. 차례로 cGMP가 음경의 소동맥 평활근 완화를 유도하여 뚜렷한 국소적 혈관 확장을 초래한다. 보통은 cGMP가 한번 활성화되어 발기를 일으키면, 이 2차 전달물질은 세포내 효소 인 **산디에스테르 가수분해효소** 5에 의해 분해된다. 비아그라는 이 효소를 억제한다. 그 결과로 cGMP가 더 오래 작용하여 음경의 소동맥 혈관 확장이 계속되고, 발기 불능의 남성이 성행위를 수행하기에 충분할 만큼 발기가 길게 지속된다. 피아노의 페달을 밟는 것이 음표를 연주하지는 않지만 연주된 음표를 길게 하는 것처럼, 비아그라는 NO의 분비와 뒤이어 cGMP의 활성을 일으킬 수는 없지만, 일어난 반응을 늘릴 수는 있다. 발기 부전을 가지고 있지 않은 사람에게는 약의 이점이 없지만, 발기 부전 환자들 사이에서는 높은 성공률을 가지고 있다. 약이 체내의 어떤 곳보다 음경에 더 많은 영향을 주기 때문에 부작용은 음경으로 편중된다.

사정은 방출과 배출을 포함한다.

남성의 두 번째 성행위는 사정이다. 발기와 마찬가지로, 사정은 척수 반사이다. 발기를 일으키는 촉감과 정신적 자극은 그 흥분이 최고조에 도달했을 때 사정을 유발한다. 종합적으로 사정 반응은 두 단계인 방출과 배출로 일어난다(▲ **표 18-4**).

방출 먼저, 교감 신경의 자극은 전립선, 생식관 체계, 그리고 정낭에 있는 평활근의 순차적인 수축을 야기한다. 이런 수축 활동은 전립선액, 그 다음에 정자, 마지막으로 정낭액(일괄하여 정액)을 요도로 내보낸다. 이러한 사정 반응의 단계를 **방출(emission)**이라고 한다. 그 동안에 사정과 더불어 요도를 통하여 정액이 방광으로 들어가거나 소변이 배출되는 것을 막기 위해, 방광 경부의 괄약근이 단단히 닫힌다.

배출 두 번째, 정액으로 가득 찬 요도는 음경의 아래에 위치한 골격근을 활성화하는 신경 자극을 일으킨다. 이런 근육의 주기적인 수축은 0.8초 간격으로 일어나고 음경 내의 압력을 증가시켜, 강압적으로 요도를 통해 정액을 외부로 배출한다. 이 단계가 사정의 **배출(expulsion)**이다.

오르가슴과 해소는 성적 반응 주기를 완료한다.

사정은 성적 반응 주기의 한 부분이다. 주기의 세 번째 단계인 오르가슴은 사정 반응의 배출 단계에서 동반되며, 이 단계 이후에 성적 반응 주기의 해소 단계가 나타난다.

오르가슴 정액이 배출되는 동안에 일어나는 주기적인 수축은 무의식중으로 일어나는 주기적인 골반 근육의 요동과 이전의 단계에서 상승하고 있었던 모든 신체 반응의 최고 강렬함을 동반한다. 심박수가 분당 180회 이상을 치솟는 격렬한 호흡, 뚜렷하고 일반적인 골격근 수축, 감정의 고조가 특징이다. 성행위를 절정에 이르게 하는 골반 및 전반적인 신체 반응은 해방의 느낌, 완전한 희열을 특징으로 하는 강렬한 기쁨을 주는데, 이런 경험을 **오르가슴(orgasm)**이라고 한다.

해소 오르가슴 다음의 **해소(resolution)** 단계 동안에 교감신경의 혈관수축 신경 자극은 발기가 진정되도록 하면서 음경으로의 혈액 유입을 늦춘다. 종종 피로함을 동반한 심한 이완이 뒤따른다. 심장혈관계와 호흡계의 활성이 흥분 전의 단계로 돌아가며, 근육의 긴장도 정상으로 돌아간다. 사정이 한번 일어난 후에 성적 자극이 또 다른 발기를 일으키기 전에는 가변적인 일시적 불응기가 된다. 따라서 여성은 종종 경험하는데 반해, 남성은 몇 분 내에 여러 번의 오르가슴을 경험할 수 없다.

사정량과 정자량은 다르다.

사정량과 정자량은 사정 사이의 시간에 의존한다. 정액의 양은 2 ml에서 6 ml에 이르며, 평균 2.75 ml이고, 참는 시간이 길수록 그 양은 늘어난다. 사람이 사정한 정액에 포함된 정자의 수는 평균 약 1억 6,500만 개의 정자(6,000만/ml)이지만, 간혹 4억만 개의 정자를 함유하기도 한다.

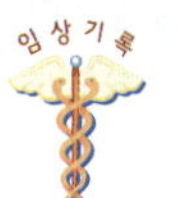

정자의 양과 질 모두 수정을 결정하는데 중요하다. 만약 정자의 농도가 정액 ml 당 2,000만 이하라면, 그 남성은 임상적으로 불임 진단을 고려해야한다. 실제로 난자와 수정하는 정자는 하나이지만, 승리한 정자가 난자의 세포질을 통과할 때 까지 난자를 둘러싸고 있는 장벽을 분해하기 위해서는 충분한 첨체 효소를 제공할 많은 수의 동행하는 정자가 필요하다. 정액의 수정 가능성을 평가할 때, 정자의 질 또한 고려되어야 한다. 잘못된 꼬리를 가진 정자처럼 비정상적인 운동성 또는 구조를 가진 정자의 상당수의 존재는 수정의 기회를 감소시킨다. (서로 다른 방식의 양 성 생식계에 미치는 부정적 영향들뿐만 아니라, 환경 에스트로겐이 어떻게 정자의 수를 감소시키는지에 대한 것은 pp. 618~619에 제시한 상자의 "기초의 응용"을 보라.)

여성의 성적 주기는 남성 주기와 비슷하다.

양 성 모두 성적 반응 주기의 동일한 네 가지 단계–흥분, 고조, 오르가슴, 그리고 해소–를 경험한다. 더욱이, 오르가슴을 일으키는 생리적 기작은 근본적으로 남성과 여성 모두 동일하다.

여성의 흥분 단계는 신체적 또는 심리적인 자극에 의해 시작될 수 있다. 특히 음핵과 회음부 주변의 촉각적 자극은 강렬한 성적 자극이다. 이런 자극은 척수 반사를 일으켜 질과 외부 생식기, 특히 음핵 도처의 소동맥에 부교감신경에 의한 혈관 확장을 유도

기초의 응용 Beyond the Basics

생식계에 악영향을 미치는 환경 "에스트로겐"

우리도 모르는 사이, 지난 70년 동안 우리의 환경은 의도하지 않은 산업화의 부작용으로 생긴 내분비 파괴 화학물질들에 의해 오염되어 왔다. **내분비 교란물질(endocrine disrupter)**로 알려진 이들 오염물질은 자연 발생적으로 생긴 호르몬들이 결합하는 수용체에 정상적으로 결합하여 호르몬처럼 작용하기 때문에 환경호르몬이라고 한다. 환경호르몬이 수용체와 어떻게 작용하는지에 따라, 정상 호르몬의 활성을 모방하거나 방해할 수 있다. 대부분의 환경호르몬은 여성화 작용을 보인다. 이런 환경오염물질들 대부분은 여성의 난소에서 생성되는 여성화 스테로이드 호르몬인 에스트로겐의 작용을 모방하거나 바꾼다. 아직 확실하지는 않지만 연구소와 현지 조사들에 따르면, 이런 에스트로겐 방해물질 때문에 남성의 정자수가 감소하고, 여성의 유방암 발생이 증가하는 것과 같은 생식 건강상의 문제가 생길 수 있다고 한다.

에스트로겐(estrogen) 오염물질들은 어디에나 있다. 그것들은 우리의 음식, 마시는 물, 그리고 공기를 오염시킨다. 여성화하는 합성 화합물로 밝혀진 것에는 (1) 제초제와 살충제, (2) 세제 분해 제품, (3) 자동차 배기가스에서 발견되는 석유 부산물, (4) 악취를 제거하기 위해 사용되는 일반적인 음식의 방부제, 그리고 (5) 플라스틱을 유연하게 만드는 연화제가 있다. 이런 플라스틱 연화제는 일반적으로 음식 용기에서 찾을 수 있으며, 특히 가열되면 담겨있는 음식 안으로 쉽게 녹아 들어갈 수 있다. 그들은 또한 어린이용 플라스틱 치발기(teething toy, 영구치가 날 때 모양을 잡아주도록 무는 유아 장난감)에서 찾을 수 있으며, 침으로 용해될 수 있다. 그들은 혈액저장용기와 같은 수많은 의학 제품 안에도 있다. 플라스틱 연화제는 우리 환경에서 가장 많이 생기는 산업 오염물질이다.

연구자들은 현대 사회의 필수품이 되고 있는 무수한 합성 화합물들이 생식 건강에 미치는 영향을 확인하고 이해하기 시작하는 단계에 있다. 이미 우리 주위에는 87,000 종으로 추정되는 합성 화합물들이 있다. 과학자들은 에스트로겐 유사 화학물질이 지난 70년 동안(우리 환경에 많은 양의 이런 오염물질이 유입 되어온 시간과 같은), 증가하고 있는 생식 장애의 원인이 될 것이라고 추측한다. 환경 **에스트로겐 교란물질(estrogen disrupter)**들의 노출과 관련된 것으로 추정되는 남성 생식 장애의 예로는 다음이 있다:

- *정자수 감소.* 평균 정자수가 1940년에 정액 1 ml 당 1억 1,300만 개의 정자에서 현재는 6,000만 개로 감소하였다. 더욱이 일회 사정양도 3.40 ml에서 2.75 ml로 감소하였다. 이것은 평균적으로 현재 남성들이 70년 전에 비해 절반 이하의 정자수를 사정함을 의미한다(사정 당 3억 8,000만 개 이상의 정자에서 약 1억 6,500만 개로 감소). 더욱이, 운동성을 가진 정자의 수가 감소하고 있다. 중요한 것은, 동일 기간 동안 세계의 오염이 덜 된 지역에서는 정자수가 감소하지 않았다는 것이다.
- *고환암과 전립선암의 발생률 증가.* 고환암의 경우 1940년 이후로 발병률이 3배가 되었으며, 계속해서 상승하고 있다. 동일 기간 동안 전립선암 또한 상승하고 있다.
- *출생시 생식관 체계 기형의 남성 수 증가.* 1950년대에서 1970년대까지 잠복고환(cryptorchidism) 발생이 거의 2배가 되었다. 음경이 기형인 요도하열(hypospadia)의 경우, 그 수가 1960년대 중반과 1990년대 중반 사이에 2배 이상이 되었다.
- *동물에서 성 교란의 증거.* 환경 에스트로겐에 심하게 노출된 물고기와 야생 동물에서 생식계의 심각한 장애가 높은 비율로 나타난다. 그 예로 자웅동체(hermaphrodite, 남성과 여성의 생식 부분을 모두 가진)인 수컷 물고기와 비정상적으로 작은 음경을 가진 수컷 악어가 있다. 육지의 포유동물에서도 비슷한 생식의 기형을 확인할 수 있다. 지나친 에스트로겐 노출로 이들

한다. 그 결과 혈액의 유입이 음순들의 팽창과 음핵의 발기를 분명하게 해준다. 남성의 음경과 상동기관(배아에서 같은 기원)인 음핵은 거의 발기 조직으로 이뤄져 있다. 질 내 모세혈관의 혈관울혈이 혈관 밖의 체액을 질 내강으로 보낸다. 이 체액은 성적 흥분의 첫 번째 뚜렷한 징후로, 성교에서 주요 윤활제 역할을 한다. 추가되는 윤활제는 남성에서 분비된 점액과 성적 흥분 동안 질의 바깥쪽 구멍에 위치한 선에서 분비된 점액이다.

고조 단계 동안에 흥분이 격렬해지면서 이런 변화가 시작된다. 반면, 전신반응(예를 들어, 증가된 심박수, 혈압, 호흡률, 근육 긴장)은 남성과 비슷하다. 이 단계에서 질 외부의 1/3이 혈관울혈이 심해져 질의 내부 용적을 줄임으로써 질 내로 들어온 음경 주변을 단단히 죄어, 여성과 남성의 촉감을 높인다. 동시에, 자궁경부가 위쪽으로 당겨지고 질의 2/3가 길어지고 넓어진다. 이러한 확장은 사정을 위한 공간을 만든다.

만약 성욕을 일으키는 자극이 계속되면, 교감신경은 골반 근육 조직을 자극하여 남성과 같은 속도인 0.8초 간격으로 주기적인 수축을 유도함으로써 성적 반응이 오르가슴에 도달하게 된다. 수축은 충혈된 질관(vaginal canal) 외부의 1/3 지점에서 가장 격렬하게 일어난다. 또한 남성의 오르가슴과 같은 신체 반응이 일어난다. 실제로, 여성의 오르가슴은 두 가지를 제외하고는 남성과 똑같다. 첫 번째, 여성은 사정을 하지 않는다. 두 번째, 여성은 오르가슴 이후에 불응기가 없기 때문에 계속되는 성욕의 자극에 즉시 반응하여 여러 번 오르가슴을 경험할 수 있다.

해소기 동안에는 골반의 혈관울혈과 전신적 징후가 서서히 진정된다. 남성과 마찬가지로, 여성에게 중요한 신체적 완화를 위한 시간이다.

개체군에서 남성화 약화가 나타난 것으로 생각된다.

- *남성 출생의 감소.* 여러 국가에서 출생하는 남아 대 여아의 비율이 약간씩 감소하고 있음을 보고하였다. 미국의 경우, 1970년과 비교하여 2007년에 출생한 아이 10,000명 당 남자 아이가 17명 적게 태어났고, 일본은 같은 기간 동안 출생한 아이 10,000명 당 남자 아이 37명이 전반적으로 적게 태어났다. 몇몇의 그럴듯한 설명들이 발표되고 있긴 하나, 많은 연구자들은 이런 문제가 환경 에스트로겐에 의한 정상 남성 태아 발육의 중단에 의한 것이라고 생각한다. 중요한 정황상의 증거를 예로 들면, 환경호르몬에 최소한 노출되었을 때는 여아와 남아의 비율이 정상이었던 것과는 달리, 산업 재해 동안에 무심코 최고치의 환경호르몬에 노출된 이후에는 모두 딸만 있고 아들은 없었다. 이와 유사하게, 2004년 러시아 북극권의 연구는 에스트로겐 유사 오염물질의 혈중 농도가 4 mg/L 또는 그 이상인 여성들 사이에서 여아 대 남아의 출생 비율이 2.5 대 1임을 발견하였다.

여성들의 유방암 발생이 증가하는 것 또한 환경 에스트로겐과 관련이 있는 것으로 생각된다. 유방암은 1940년대 25%에서 현재 30%로 증가하였다. 유방암을 일으키는 위험 요인들의 대다수는, 이를테면 평소보다 생리를 일찍 시작한다거나 폐경이 지연되는 것은, 평생의 에스트로겐 노출 상승과 관련이 있다. 자연 에스트로겐 노출이 증가하면 유방암의 위험이 높아지므로, 장기간 환경 에스트로겐에의 노출은 여성들(그리고 남성들)에서 이런 악성 종양의 발병률을 증가시킬 것이다.

에스트로겐 교란물질 이외에도, 최근 과학자들은 새로운 종류의 화학 물질을—남성 호르몬의 작용과 비슷하거나 방해하는 **안드로겐 교란물질(androgen disrupter)**—확인하였다. 예를 들어, 펄프 공장에서 나온 폐수의 박테리아가 소나무 펄프의 스테롤을 안드로겐으로 바꿀 수 있다고 주장한 연구가 있다. 반대로, 항-안드로겐 화합물들은 일반적으로 채소와 과일 농작물에 뿌리는 살균제에서 발견되었다. 더 심각한 문제는 가축 사육장 소의 근육(고기) 생산을 높이기 위해 가축 사업에 사용되는 안드로겐이다. (안드로겐은 단백질 동화작용 효과를 가지고 있다.) 이런 약물은 고기에서 끝나지 않고, 호르몬이 다량 함유된 배설물이 강과 하천을 오염시키기 때문에 마시는 물과 다른 음식에 섞이게 된다.

충격적인 생식의 기형과 관련된 많은 환경 오염물질에 대한 증거가 많아지면서, 1996년 미 의회는 법적으로 환경 보호국(Environmental Protection Agency, EPA)에 권한을 주어 어떤 합성 화합물이 환경호르몬이 될 수 있는지 밝히도록 하였다. 이에 EPA는 자문 위원회를 구성하여 1998년, 제조된 화합물들이 인간과 야생 동물의 호르몬을 교란할 가능성에 대해 종합적인 검사를 시행하자는 계획을 발표하였다. 87,000종의 합성 화합물을 모두 검사해야 했지만, 초기에는 가장 널리 사용되는 화합물 15,000종의 환경호르몬 가능성을 평가하는 것부터 시작하였다. 국민의 건강이 우선 사항임을 선언하며, 정부는 이런 연구를 위해 수백만 달러를 투자하였다. 첫 연구 10년 동안에 몇 천개의 화합물만을 검사한 결과, 많은 것들이 무해한 것으로 밝혀져 EPA의 유해 화학물질 배출 목록은 천천히 진행되었다. 그러나 최근 연구결과 무해한 개개의 화합물들이 체내에서 상승작용 효과를 가지고 있으므로 그것들이 상호작용할 때 해로운 효과를 나타내는 것으로 보고되고 있다. 그러므로 합성 화합물의 위험을 개개의 화학물질로 평가하는 것은 올바르지 않은 것으로 생각된다. 과학자들과 규제기구들은 합성 화학물들의 누적된 위험을 고려해야 할 것이다. 환경보호단체들은 갈수록 합성 화합물들에 대한 노출을 제한하고(플라스틱 젖병에서 유리 젖병으로 교체하는 것처럼) 제조업자들이 더 자세히 표기하도록 권장하여, 소비자가 사용할 제품을 더 현명하게 결정하도록 조처를 취하고 있다.

18.4 여성의 생식생리학

여성의 생식 생리는 남성의 생식 생리보다 더 복잡하다.

복잡한 주기는 여성의 생식 생리의 특징이다.

정자를 계속 만들고 테스토스테론을 계속 분비하는 특징의 남성에 반해, 여성에서 난자의 방출은 주기적이며 여성 성호르몬은 주기적으로 작용한다. 또한 여성의 몸은 이런 성호르몬들의 영향으로 주기적인 변화를 겪게 되는데, 가장 뚜렷한 것이 한 달에 한 번 하는 생리 주기(menstrual cycle)이다. 각 주기 동안에 여성의 생식관 체계는 배란기에 난소에서 배출된 난자의 수정과 착상을 준비한다. 만약 수정되지 않으면 주기는 반복되며, 만약 수정이 되면 주기는 중단되고, 여성의 신체는 새로이 임신한 태아가 모체 환경 밖에서 독립적으로 살아갈 능력을 가질 때까지 양육하고 보호할 수 있도록 바뀐다. 또한, 여성은 출산 이후에도 아기의 영양분을 위한 젖을 만듦으로써 생식의 기능을 계속한다. 따라서 여성 생식계의 주기는 복잡하며, 임신을 하면 그 주기는 중단되지만 훨씬 더 복잡한 변화가 나타난다.

난소는 난자를 만들고(난자형성), 에스트로겐과 프로게스테론 같은 여성호르몬을 분비하는 두 가지 기능을 한다. 이들 호르몬은 함께 작용하여 난자의 수정을 촉진하고 임신을 위한 생식체계를 준비한다. 여성의 에스트로겐은 남성의 테스토스테론과 유사한 여러 가지 기능을 하는데, 예를 들면 에스트로겐은 여성 생식계 전체의 성숙 및 유지에 관여하고 여성의 2차 성징을 수행한다. 일반적으로, 에스트로겐의 작용은 난자의 성숙과 방출, 남성을 성적으로 끌어당길 수 있는 신체적인 특징의 발달, 그리고 질에서 수란관의 수정 장소까지 정자가 이동하는데 중요하다. 게다가 에스트로겐은 젖 분비에 앞서 유방의 발달에 기여한다. 난소의 다른 스테로이드인 프로게스테론은 발달 중인 배아와 태아에게 영양분을 공급하고 젖을 만드는 유방을 도와줌으로써 적절한 환경을 준비하는데 중요하다.

남성과 같이 여성의 생식능력은 사춘기에 시작되지만, 평생 생식능력을 가지는 남성과 달리, 여성의 생식능력은 중년기의 폐경 때 중단된다.

배우자형성의 단계는 남녀 모두 같지만 시기와 결과는 확연하게 다르다.

남녀 모두 배우자를 형성할 때 염색체의 복제와 분리의 단계가 똑같이 일어남에도 불구하고, **난자형성(oogenesis)**은 몇 가지 중요한 측면에서 정자형성과 뚜렷하게 차이가 난다. 태생기 난소의 미분화된 원시 생식세포인 **난원세포(oogonia)**는 임신 5개월이 지나면서 유사분열로 600만에서 700만개의 난원세포를 만들고, 이후에 유사분열은 멈춘다.

제1 난모세포와 1차 여포의 형성 태아기 후반에 난원세포는 제1 감수분열의 초기 단계를 시작하지만 끝내지는 않는다. 현재 **제1 난모세포(primary oocyte)**로 알려진 이들 세포는 46개의 복제된 이배체 염색체를 가지고 있으며, 이 염색체는 분리되지 않고 상동염색체 쌍으로 모여 있다. 제1 난모세포는 배란을 준비할 때까지 수 년 동안 **감수분열 정지(meiotic arrest)** 상태이다.

태어나기 전 각각의 제1 난모세포는 **과립세포(granulosa cell)**들에서 유래된-단일 층의 결합조직으로 둘러싸여 있다. 난모세포와 이를 둘러싸고 있는 과립세포들은 함께 **1차 여포(primary follicle)**를 만든다. 난모세포는 여포에 통합되지 않고 세포자살(appoptosis)에 의해 스스로를 파괴한다. 태어날 때는 단지 약 200만 개의 1차 여포만이 남아 있으며, 각각의 여포는 하나의 난자를 생성할 수 있는 한 개의 제1 난모세포를 가지고 있다. 태어난 이후에는 새로운 난모세포나 여포가 생기지 않으며, 태어날 때 이미 여포는 난소에 존재하여 여성의 생식 기간 동안 모든 난자들의 저장고 기능을 한다. 여포를 포함한 난모세포들을 전부 사용함으로써 여포의 풀(pool)은 서서히 줄어든다.

사춘기 이전부터 1차 여포 풀에서 난모세포와 과립세포에 의해 만들어진 측분비(paracrine) 인자들(잘 알려지지는 않음)에 의해 여포가 발달한다. 발달하기 시작하면 여포는 완전히 성숙하여 배란되거나 반흔 조직으로 퇴화되는 두 가지 운명을 가진다. 퇴화되는 과정을 **폐쇄증(atresia)**이라고 하는데, 사춘기 때까지는 발달하기 시작한 모든 여포들이 배란되지 않고 초기 단계에서 폐쇄증이 일어난다. 태어났을 때 원래 여포의 전체 풀에서 사춘기가 되면 약 30만개가 유지되고, 약 400개만이 성숙되어 난자를 배출하며, 나머지는 발달의 어느 단계에서 폐쇄증을 겪는다. 폐경(menopause)은 평균적으로 50대 초반의 여성에게 일어나며, 이때는 1차 여포가 거의 없고 이미 배란되었거나 폐쇄증을 겪은 여포만이 남아 있다. 이를 기점으로 여성의 생식능력은 중단된다.

이러한 여성의 제한적인 배우자 능력은 하루에 수 백 만개의 정자를 형성할 수 있는 남성의 정자형성 과정이 지속적인 것과는 매우 대조적이다. 또한 정자형성과 비교하여 난자형성 동안에 상당한 염색체가 낭비된다. 이제부터 어떻게 되는지 알아보자.

제2 난모세포의 형성 1차 여포내의 제1 난모세포는 46개의 이중염색체를 가진 이배체이다. 사춘기부터 폐경 때까지 풀 내의 발달 중인 여포들 중 일부는 주기적으로, 보다 진행된 단계의 여포들로 발달한다. 그러나 풀 내의 어떤 여포가 발달할 지를 결정하는 기작은 알려져 있지 않다. 이어지는 여포 발달의 특징은 제1 난모세포의 성장과 여포를 둘러싸고 있는 세포층의 확장 및 분화이다. 난모세포는 약 천 배로 확장된다. 난모세포 확장은 초기 배아에 필요한 세포질 내 물질들의 축적에 의해 일어난다.

제1 난모세포의 핵은 수 년 동안 감수분열이 억제되어 있다가 배란 직전에, 제1 감수분열을 완성한다. 제2 정모세포의 형성과 유사하게, 이 분열은 2개의 딸세포를 생성하고, 각 딸세포는 23개 반수체 염색체의 이중사슬을 받는다(**● 그림 18-9**). 그러나 대부분의 세포질은 하나의 딸세포에 남게 되는데, 이 딸세포를 **제2 난모세포(secondary oocyte)**라 하며, 이것이 난자가 된다. 다른 딸세포의 염색체는 작은 양의 세포질과 함께 **제1 극체(first polar body)**를 형성한다. 이런 방식으로 난자는 염색체의 반을 잃고 반수체 배우자를 형성한다. 그러나 영양분이 풍부한 세포질 전부는 유지되며, 영양분이 부족한 극체는 곧 퇴화된다.

성숙한 난자의 형성 실제로, 성숙한 난자가 아닌 제2 난모세포가 배란되고 수정되지만 보편적으로 제1, 제2 난모세포 단계의 발달 중인 여성의 배우자를 난자(ovum)라고 한다. 정자는 제2 난모세포로 들어가 제2 감수분열을 유도한다. 따라서 수정되지 않은 제2 난모세포는 마지막 분열을 절대로 할 수 없다. 이 분열 동안에 염색체의 반은 세포질의 얇은 층과 함께 **제2 극체(second polar body)**로 밀려 나간다. 23개의 짝이 없는 염색체인 나머지 반은 유지되어 후에 **성숙한 난자**[극체는 분해되고 성숙한 난자만 남을 때까지 정세포와 비교하여 때때로 난세포(ootid)라고 부름]가 된다. 이런 23개의 모계 염색체는 들어온 정자의 23개 부계 염색체와 결합하여 수정을 완성한다. 만약 제1 극체가 아직 퇴화하지 않았다면, 제1 극체 또한 제2 감수분열을 하고 동시에 수정된 제2 난모세포는 염색체가 분리된다.

난자형성과 정자형성의 비교 세포질 분배 및 형성되는데 걸리는 시간이 차이나는 것 외에는, 난자형성에서 염색체를 분배하는 단계는 정자형성의 그것과 일치한다(**● 그림 18-10**). 각각의 제1 정모세포가 4개의 반수체 정세포를 만드는 것처럼, 제1 난모세포가 4개의 반수체 딸세포를 형성한다(제2 감수분열을 완성하기 전에

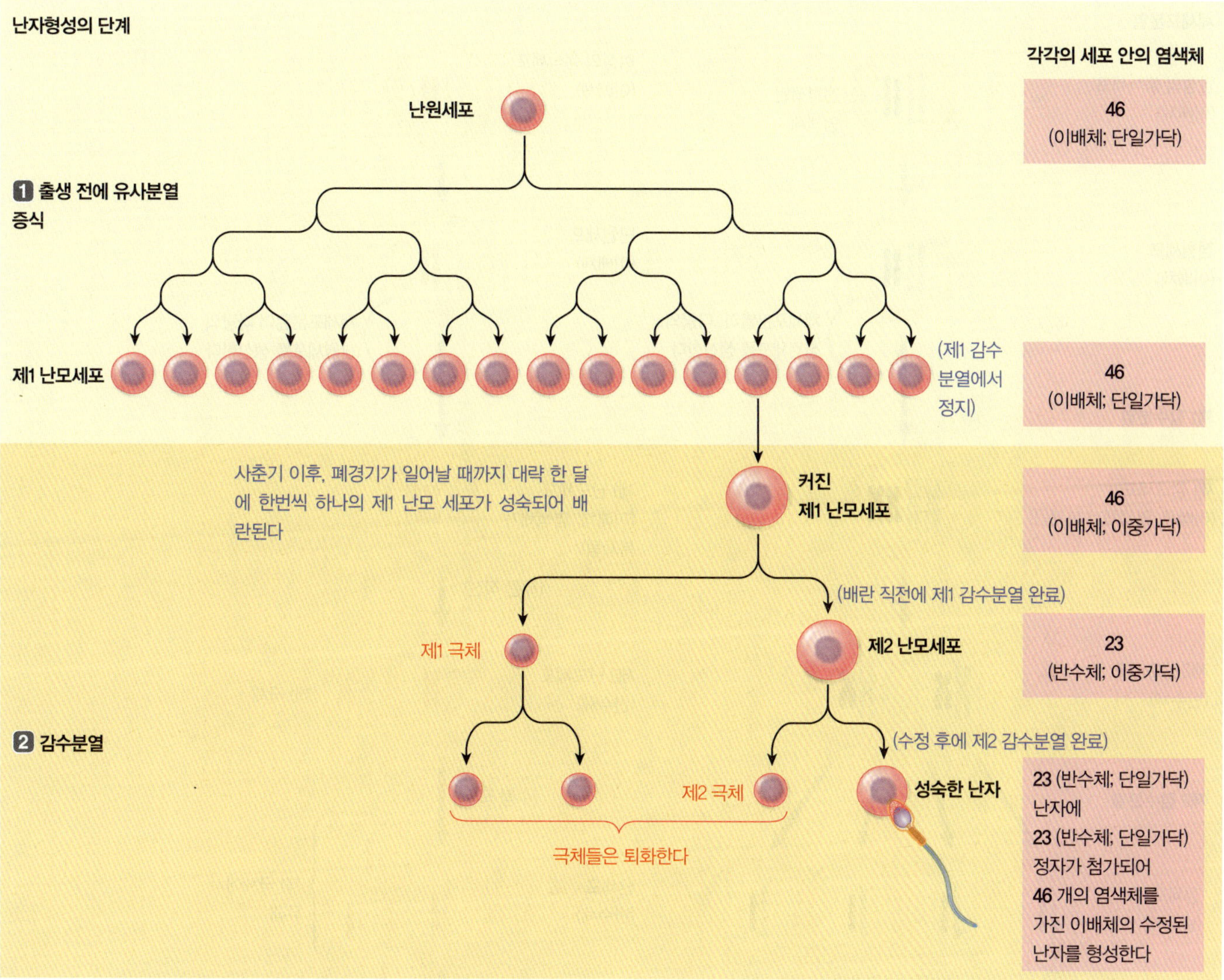

난자형성의 단계

각각의 세포 안의 염색체

난원세포

46
(이배체; 단일가닥)

1 출생 전에 유사분열 증식

제1 난모세포

(제1 감수분열에서 정지)

46
(이배체; 단일가닥)

사춘기 이후, 폐경기가 일어날 때까지 대략 한 달에 한번씩 하나의 제1 난모 세포가 성숙되어 배란된다

커진 제1 난모세포

46
(이배체; 이중가닥)

(배란 직전에 제1 감수분열 완료)

제1 극체

제2 난모세포

23
(반수체; 이중가닥)

2 감수분열

(수정 후에 제2 감수분열 완료)

제2 극체

성숙한 난자

23 (반수체; 단일가닥) 난자에 23 (반수체; 단일가닥) 정자가 첨가되어 46 개의 염색체를 가진 이배체의 수정된 난자를 형성한다

극체들은 퇴화한다

● **그림 18-9 난자형성.** 그림 18-5 정자형성과 비교해 보라.

제1 극체가 퇴화되지 않는다면). 정자형성에서 각각의 딸세포는 불필요한 세포질과 소기관 없이 매우 분화되고 운동성을 가진 정자로 발달하며, 정자는 새로운 개체에게 오로지 유전자의 반만 제공한다. 그러나 난자형성에서는 4개의 딸세포 중에서 오직 1개만이 세포질을 받아서 성숙한 난자가 된다. 이러한 세포질의 불균등 분배는 중요한데, 그 이유는 난자는 유전자의 반을 제공할 뿐만 아니라 수정된 난자의 초기 발생을 지지하는데 필요한 세포질의 구성물 전부를 제공하기 때문이다. 비교적 덜 분화된 난자는 많은 영양분들, 소기관들과 구조 및 효소 단백질들을 포함하므로 그 크기가 크다. 세포질이 부족한 다른 3개의 딸세포들인 극체는 빠르게 퇴화하고, 그들의 염색체는 천천히 없어진다.

정자형성과 난자형성을 완성하는데 걸리는 시간의 차이를 알아보자. 정원세포가 완전한 정자로 발달하는 데에 약 2달이 걸린다. 반면에, 난원세포(태어나기 이전에 존재함)가 성숙한 난자로 발달하는 데는 11년(사춘기 시작에 배란이 시작됨)에서 50년(폐경 시작에 배란이 끝남)이 필요하다. 실제 감수분열에 걸리는 시간은 양 성에서 모두 같지만, 여성에서 발달 중인 난자는 수년 동안 감수분열이 억제된 채로 유지된다.

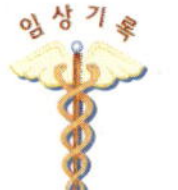

30대 후반이나 40대 여성에서 방출된 오래된 난자는 이 연령대의 여성이 낳은 아이들에게 다운증후군(Down syndrome)과 같은 유전적 비정상 증상들의 발생 빈도를 높이는 이유로 간주된다.

난소 주기는 여포기와 황체기가 번갈아 가며 일어난다.

사춘기가 시작한 후에 난소는 끊임없이 두 단계 사이에서 변한다: **여포기(follicular phase)**는 성숙한 여포의 존재에 의해 조절되며, **황체기(luteal phase)**는 황체의 존재가 그 특징이다. 보통 이러한 난소 주기는 임신이 되었을 경우에만 중단되며, 이 주기는 폐경이 되면 비로소 끝이 난다. 난소 주기는 평균 28일로서, 여성에 따라 그리고 어떤 특정 여성들에서는 주기에 따라 차이난다.

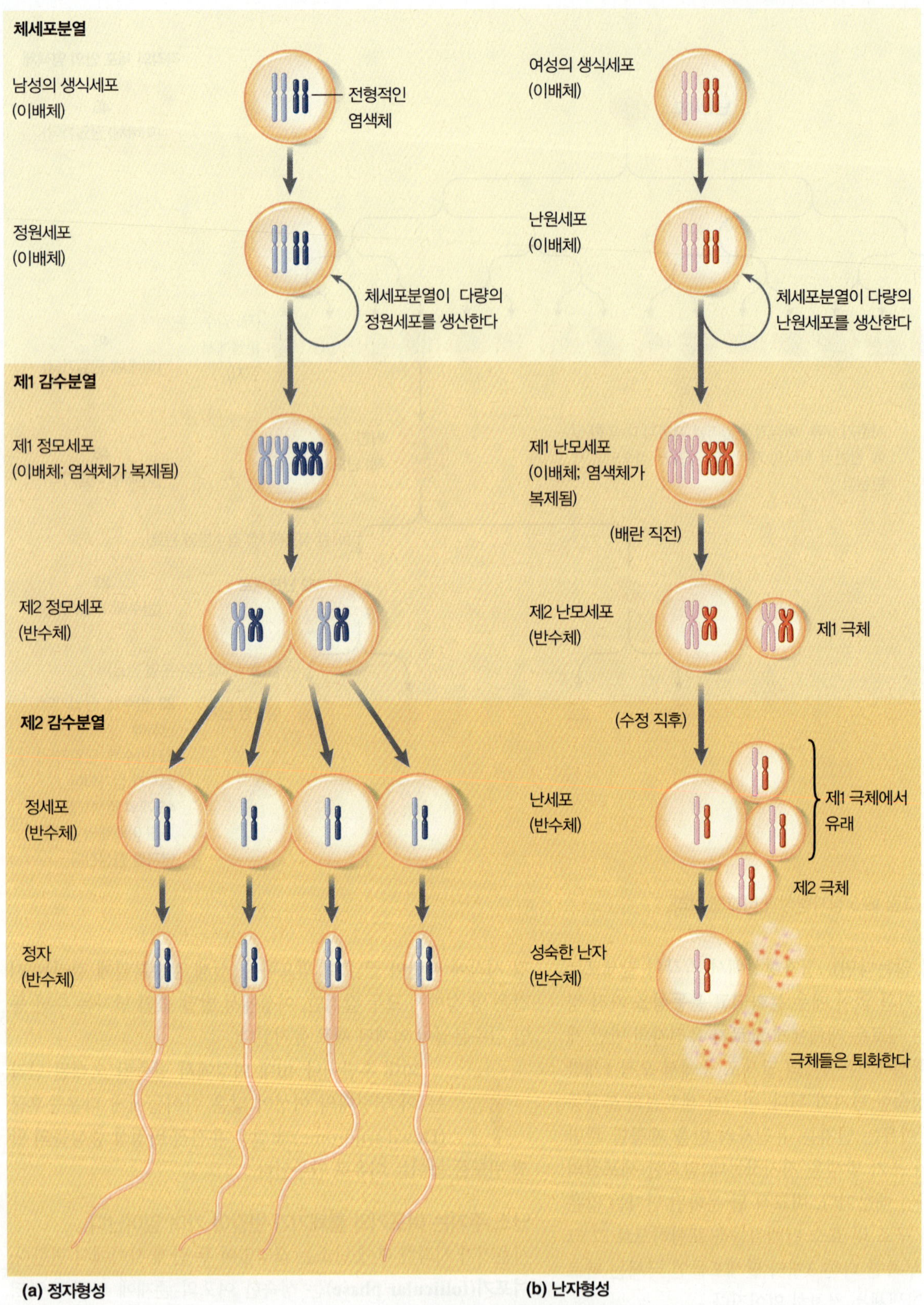

● **그림 18-10 생식세포에서 정자와 난자를 생성하는 체세포분열과 감수분열의 비교.**

여포는 주기의 전반기 동안 작용하여 성숙된 난자를 만들어서 중간에 배란을 준비한다. 황체는 주기의 후반기를 이어받아 배출된 난자가 수정될 경우를 대비해 임신을 위한 여성 생식관 체계를 준비한다.

여포기는 성숙한 여포의 발달이 특징이다.

1차 여포 중 일부는 어떤 주어진 시기에 언제든지 발달할 수 있다(● **그림 18-11b**, 1 단계). 그러나 호르몬 환경이 그들의 성숙을 촉진할 수 있는 여포기 동안에만 발달하며, 발달의 초기 단계 이후에도 지속된다. 다른 여포들은 호르몬의 영향이 결핍되어 있어서, 폐쇄증을 겪게 된다. 여포가 발달하는 동안, 수정이 된다면 제1 난모세포는 이후에 사용하기 위한 물질을 합성하고 저장하며, 난소에서 난자의 배출을 준비하기 위해 재개한 난모세포를 둘러싸고 있는 세포에 중요한 변화들이 일어난다.

과립세포의 증식과 투명대의 형성 첫 번째로, 1차 여포에 있는 과립세포의 단일 층이 증식하여 다수의 층을 형성하고 난모세포를 둘러싼다. 이런 과립세포는 두껍고 젤과 같은 "껍질"을 분비하여 난모세포를 둘러싸고 주위의 과립세포로부터 분리한다. 이런 중간에 있는 막을 **투명대(zona pellucida)**라고 한다(2 단계).

외피세포의 증식; 에스트로겐 분비 난모세포는 거대해지고 과립세포는 증식하기 때문에, 팽창한 과립세포와 접촉하고 있는 분화된 난소의 결합조직세포는 **외피세포(thecal cell)**들의 바깥층을 만들기 위하여 증식하고 분화한다(3 단계). 외피세포와 과립세포를 통틀어 **여포세포(follicular cell)**라 하며, 이들은 에스트로겐을 분비할 수 있다.

여포강의 형성 여포 발달의 초기 단계는 생식선자극호르몬의 영향 없이 두 달에 걸쳐 일어나며, 난소 주기의 여포기에 포함되지 않는다. FSH 자극에 반응하여 충분히 발달하는 여포(이제부터는 **여포강 전 여포(preantral follicle)**라고 부름)만이 FSH 농도가 증가하는 여포기의 시작에 "선택된다". 보통 각각의 주기 동안에 약 15개에서 20개의 여포가 선택된다. 여포기의 호르몬 환경은 선택된 여포세포의 분비 능력을 촉진하고, 여포강 전 여포를 에스트로겐 분비를 할 수 있는 **여포강 여포(antral 또는 2차 여포)**로 바꾼다(4 단계). 여포가 발달하는 이 단계에서, 액으로 가득 찬 **여포강(antrum)**이 과립막세포의 중간에 형성된다(● **그림 18-12**). 여포세포가 에스트로겐을 만들기 시작하면서 이 호르몬의 일부는 몸 전체에 골고루 분배되기 위하여 혈액으로 분비된다. 그러나 에스트로겐의 상당부분은 호르몬이 풍부한 여포강액에 모인다.

난모세포는 여포강이 형성되기 시작할 무렵에 최대로 커진다. 여포강 전 여포에서 여포강 여포로 바뀌면 여포 성장기가 시작된다(● **그림 18-11**, 5 단계). 이 기간 동안에 여포의 크기는 1 mm 보다 작은 지름에서 배란 직전에 12 mm 내지 16 mm 로 커진다. 여포 성장의 일부는 과립세포와 외피세포의 계속적인 증식의 결과이지만, 대부분은 여포강의 극적인 팽창에 의한 결과이다. 여포가 자라면서 에스트로겐이 많이 만들어진다.

성숙한 여포의 형성 여포 중에 하나는 "우성의" 여포로서, 대개는 다른 것들보다 빠르게 성장하여 여포 발달의 시작 이후에 약 14일 내에 **성숙한**[**배란전의(preovulatory)** 또는 **그라프(Graafian)**] **여포(follicle)**로 발달한다(6 단계). 여포강은 성숙한 여포에서 대부분의 공간을 차지한다. 투명대와 과립세포의 단일층으로 둘러싸인 난모세포는 성장 중인 여포의 한 쪽에 여포강으로 튀어나온 작은 더미로 불균형하게 재배치된다.

배란 크게 확장된 성숙한 여포는 난소의 표면으로 툭 튀어 나와 배란 때에 난모세포를 배출하기 위해 파열되는 얇은 부분을 만든다(7 단계). 여포의 파열은 여포세포에서 여포 벽에 있는 결합조직을 분해하는 효소(뒤에서 설명할 LH 분비 급증으로 유도되는)를 분비함으로써 촉진된다. 따라서 약해져 튀어나온 벽은 더 부풀어 오르고, 중요한 것은 더 이상 빠르게 확장된 여포의 내용물을 포함할 수 없다는 것이다.

배란 직전에 난모세포는 제1 감수분열을 마친다. 난자(제2 난모세포)는 투명대와 과립세포[지금부터는 **방사관(corona radiata)**이라고 칭함]에 단단히 부착하여 둘러싸여 있으며, 유출되는 여포강액(antral fluid)에 의해 복강 쪽으로 파열된 여포를 보낸다(● **그림 18-11c**). 방출된 난자는 수정이 일어날 수도 또는 안 일어날 수도 있는 수란관으로 빠르게 들어간다.

성숙되어 배란되지 못하고 퇴화되는 발생 중인 다른 여포는 절대로 다시 활성화되지 않는다. 가끔 2개(또는 아마도 그 이상)의 여포가 성숙하여 동시에 배란된다. 만약 둘 다 수정이 되면, **이란성쌍생아(fraternal twins)**가 된다. 이란성쌍생아는 독립적인 정자에 의해 독립적인 난자들이 수정되어 생기기 때문에, 그들은 같은 날 태어난 것 이외에는 다른 두 형제자매와 비교하여 더 이상의 공통점은 없다. 반대로 **일란성쌍생아(identical twins)**는 하나의 수정된 난자가 완벽하게 두 개체로 분리되어 발달의 초기 단계에서 유전적으로 동일한 배아가 발생한다.

배란 때 여포가 파열되면 여포기가 끝나고 황체기가 시작된다.

황체기는 황체의 존재에 의해 특징지어진다.

난자의 방출 이후에 난소에 있는 파열된 여포는 과립세포와 외피세포로 빠르게 변하며, 이 세포들은 나머지 여포에 남아 엄청난 구조적, 기능적 변화를 겪게 된다.

황체의 형성; 에스트로겐과 프로게스테론 분비 오래된 여포세포는 **황체(corpus luteum, CL)**를 형성하며(8 단계), 이 과정을 황체형성(luteinization)이라 한다. 여포에서 변한 황체세포는 커지게 되고 매우 활동적인 스테로이드 호르몬을 생성하는 조직으로 변한다. 스테로이드 선구물질인 콜레스테롤이 풍부하게 저장된 황체 내에 있는 지방과립 때문에 이 조직은 황갈색을 띄며, 이런 이유로 황체란 이름이 지어졌다.

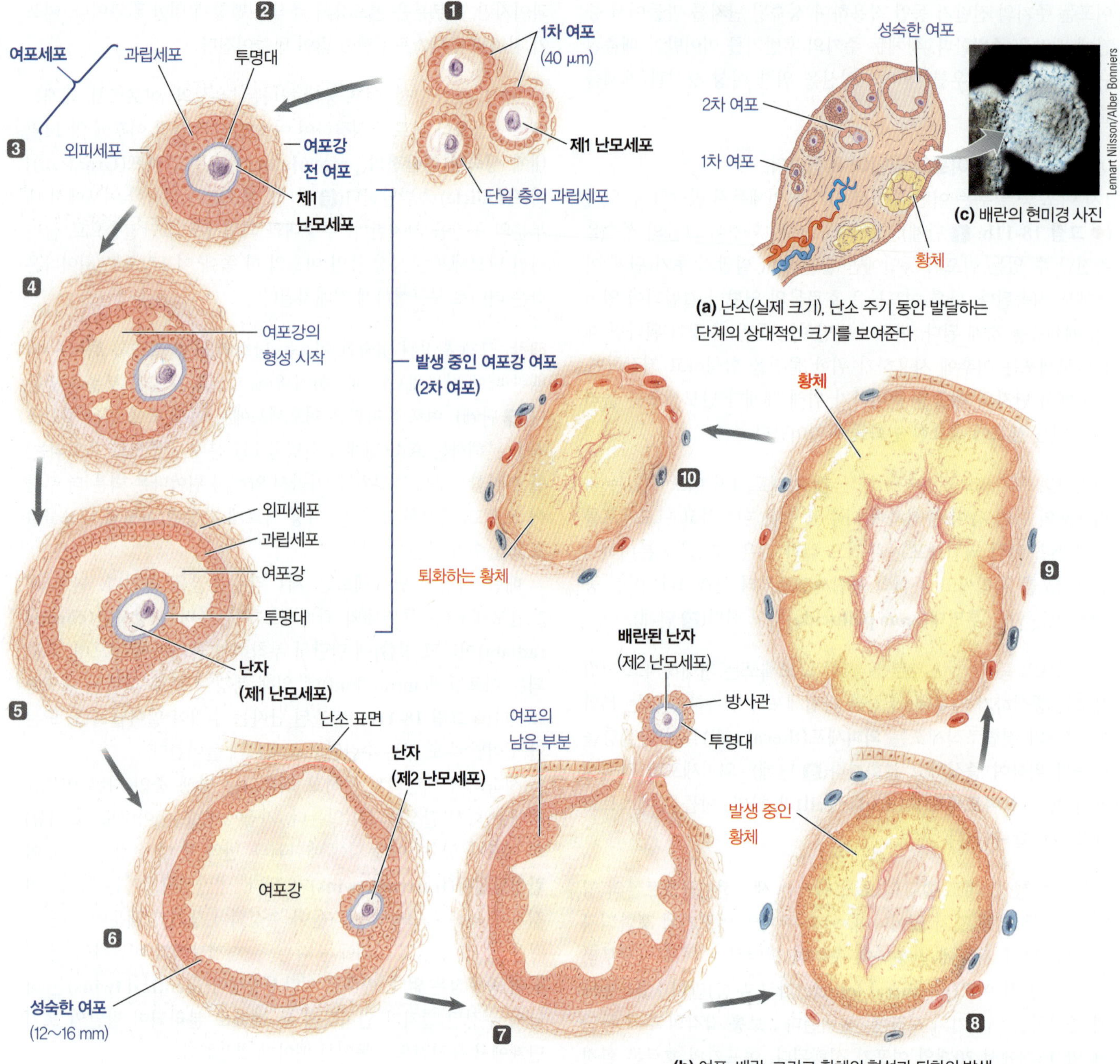

(a) 난소(실제 크기), 난소 주기 동안 발달하는 단계의 상대적인 크기를 보여준다

(b) 여포, 배란, 그리고 황체의 형성과 퇴화의 발생

(c) 배란의 현미경 사진

1 1차 여포에서, 제1 난모세포는 단일 층의 과립세포에 둘러싸여 있다.

2 국소적 측분비(paracrine)의 영향으로, 과립세포는 증식하고 난모세포 주변에 투명대가 형성된다.

3 1차 여포를 여포강 전 여포로 변화시키면서, 주변의 난소 결합조직이 외피세포로 분화한다.

4 여포강 전 단계에 도달한 여포들은 난소 주기의 여포기가 시작할 때 FSH의 영향으로 모인다. 에스트로겐이 풍부한 여포강이 형성되면서 모인 여포들은 여포강(2차 여포)으로 발달한다.

5 2차 여포가 빠르게 성장함에 따라 강은 계속 팽창한다.

6 FSH의 영향으로 빠르게 성장한 약 2주 후에, 여포는 아주 팽창한 여포강을 가진 성숙한 여포로 발달한다; 제2 난모세포로 발달하고 있는 난모세포는 한 쪽으로 이동한다.

7 난소 주기 중간에, LH 분비가 증가하여, 난소 표면에 가득차 있는 성숙한 여포가 터지고 난모세포 방출(배란)이 일어나면 여포기가 끝나게 된다.

8 터진 여포는 LH의 영향으로 황체로 발달하게 되면서 황체기로 들어간다.

9 황체는 계속해서 성장하며, 프로게스테론과 에스트로겐을 분비함으로써 수정된 난자가 자궁에 착상하는 것을 준비한다.

10 14일이 지난 후에도, 수정된 난자가 자궁에 착상하지 못하면, 황체가 퇴화하며 황체기는 끝나게 된다. 호르몬 환경의 변화 영향으로 새로운 여포기가 시작한다.

● **그림 18-11 난소 주기.** (a) 난소 주기 동안 난소의 발달 단계를 보여준다. 모든 단계는 한 장소에서 연속적으로 일어나지만, 모든 단계가 동시에 진행되는 것으로 보여지도록, 난소의 가장자리에서 일어나는 것처럼 배치하였다. (b) 난소 주기에서 확대된 단계. (c) 방출되고 있는(배란) 제2 난모세포의 현미경 사진.

황체는 혈액으로 다량의 프로게스테론과 소량의 에스트로겐을 분비한다. 여포기의 에스트로겐 분비에 이어서 황체기의 프로게스테론 분비는 수정된 난자가 자궁에 착상하는데 중요하다. CL은 배란 이후 4일 내에 완전한 기능을 가지지만, 4일에서 5일간 더 커진다(9 단계).

황체의 퇴화 만약 방출된 난자가 수정되지 않아 착상되지 않으면, 황체는 황체형성 이후로 약 14일 이내에 퇴화한다(10 단계). 황체기는 이것으로 끝이 나고 난소 주기도 완성된다. 여포 발달의 새로운 신호는 오래된 CL의 퇴화가 끝날 때 시작하며, 이는 새로운 여포기의 시작을 의미한다.

임신 황체 만약 수정과 착상이 일어나면, 황체는 퇴화하는 대신에 계속 성장하고 많은 양의 프로게스테론과 에스트로겐을 생성한다. 지금부터 **임신 황체**(corpus luteum of pregnancy)라 부르는 이 난소의 구조는 임신이 끝날 때까지 지속된다. 황체는 임신 유지에 필수적인 호르몬을 분비하는데, 이 중요한 기능을 대체할 수 있는 태반이 발달할 때까지 계속된다(뒤에 상세히 설명함).

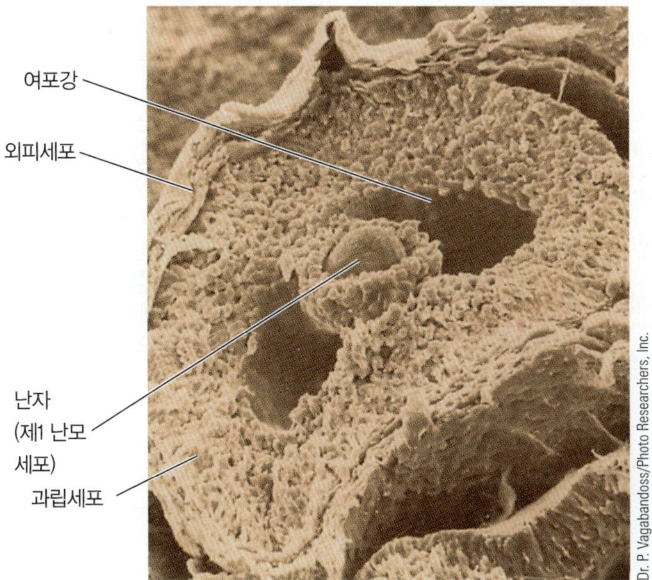

● **그림 18-12 발달 중인 2차 여포의 주사형 전자 현미경 사진.**

난소 주기는 복잡한 호르몬의 상호작용에 의해 조절된다.

난소는 2개의 내분비 단위를 가진다: (1) 주기 전반기 동안 에스트로겐을 분비하는 여포와 (2) 주기 후반기 동안 프로게스테론과 에스트로겐을 분비하는 황체이다. 이들은 시상하부, 뇌하수체 전엽, 그리고 2개의 난소의 내분비 단위 간의 복잡한 주기의 호르몬 관계에 의해 연속적으로 유도된다.

남성에서와 같이, 여성의 생식기능은 뇌하수체 전엽의 생식선 자극호르몬, 즉 여포자극호르몬(FSH) 그리고 황체호르몬(LH)에 의해 직접적으로 조절된다. 결국, 이들 호르몬은 시상하부의 생식선자극호르몬-방출호르몬(GnRH)과 성호르몬의 되먹임 작용에 의해 조절된다. 그러나 남성과는 다르게, 여성 생식소의 조절은 난소 기능의 주기적인 특성으로 인해 복잡해진다. 예를 들어, 난소에 미치는 FSH와 LH의 영향은 난소 주기의 단계에 의존적이다. 더욱이, 에스트로겐은 그 농도에 따라 주기의 일부분에서는 음성되먹임으로, 주기의 또 다른 부분에서는 양성되먹임으로 작용한다. 또한 남성과는 대조적으로, FSH가 온전히 배우자를 형성하지 않으며, LH 단독으로 성호르몬을 분비하지도 않는다. 이제부터 여포의 기능, 배란, 황체의 조절 각각에 대해 설명할 때에, 종합하여 도식한 ● **그림 18-13**을 이용할 것이며, 그림에 나타낸 번호와 설명된 본문의 번호는 같음을 주목하라.

여포 기능의 조절 먼저 난소 주기의 여포기부터 시작한다(● **그림 18-13**, 1 단계). 여포강 전 여포 성장과 난모세포 성숙의 초기 단계에는 생식선 자극이 필요하지 않다. 하지만 추가적인 여포 발달 및 여포강 형성(2 단계)과 에스트로겐 분비(3 단계)에 호르몬 작용이 필요하다. 에스트로겐, FSH(4 단계), 그리고 LH(5 단계) 모두 필요하다. 여포강 형성은 FSH에 의해 유도되며, FSH와 에스트로겐은 과립세포의 증식을 자극한다. LH와 FSH는 여포에 의한 에스트로겐의 합성 및 분비를 위해 필요하다. 즉, LH는 외피세포를 자극하여 인접한 과립세포로 확산되는 안드로겐을 합성하며, FSH는 과립세포를 자극하여 이 안드로겐을 에스트로겐으로 전환한다. 성장 중인 여포에 의해 생성된 에스트로겐의 일부는 혈액으로 분비되고 여포기 동안에 혈장의 에스트로겐을 꾸준히 증가시킨다(8 단계). 여포 내에 남은 나머지 에스트로겐은 여포강액에 모이고, 과립세포 증식을 더욱 촉진한다.

분비된 에스트로겐은 자궁과 같은 성 특이적인 조직에 작용할 뿐만 아니라, 전형적인 음성되먹임 방식에 의해 시상하부와 뇌하수체 전엽을 억제한다(● **그림 18-14**). 여포기의 특징인 적당한 농도의 에스트로겐은 시상하부에 직접 작용하여 GnRH 분비를 억제하므로, 그에 따라 GnRH에 의한 뇌하수체 전엽에서의 FSH 및 LH의 방출을 억제한다. 그러나 에스트로겐의 1차적인 효과는 뇌하수체에 직접적으로 일어난다. 에스트로겐은 생식선자극세포에 의한 FSH의 분비를 선택적으로 억제한다.

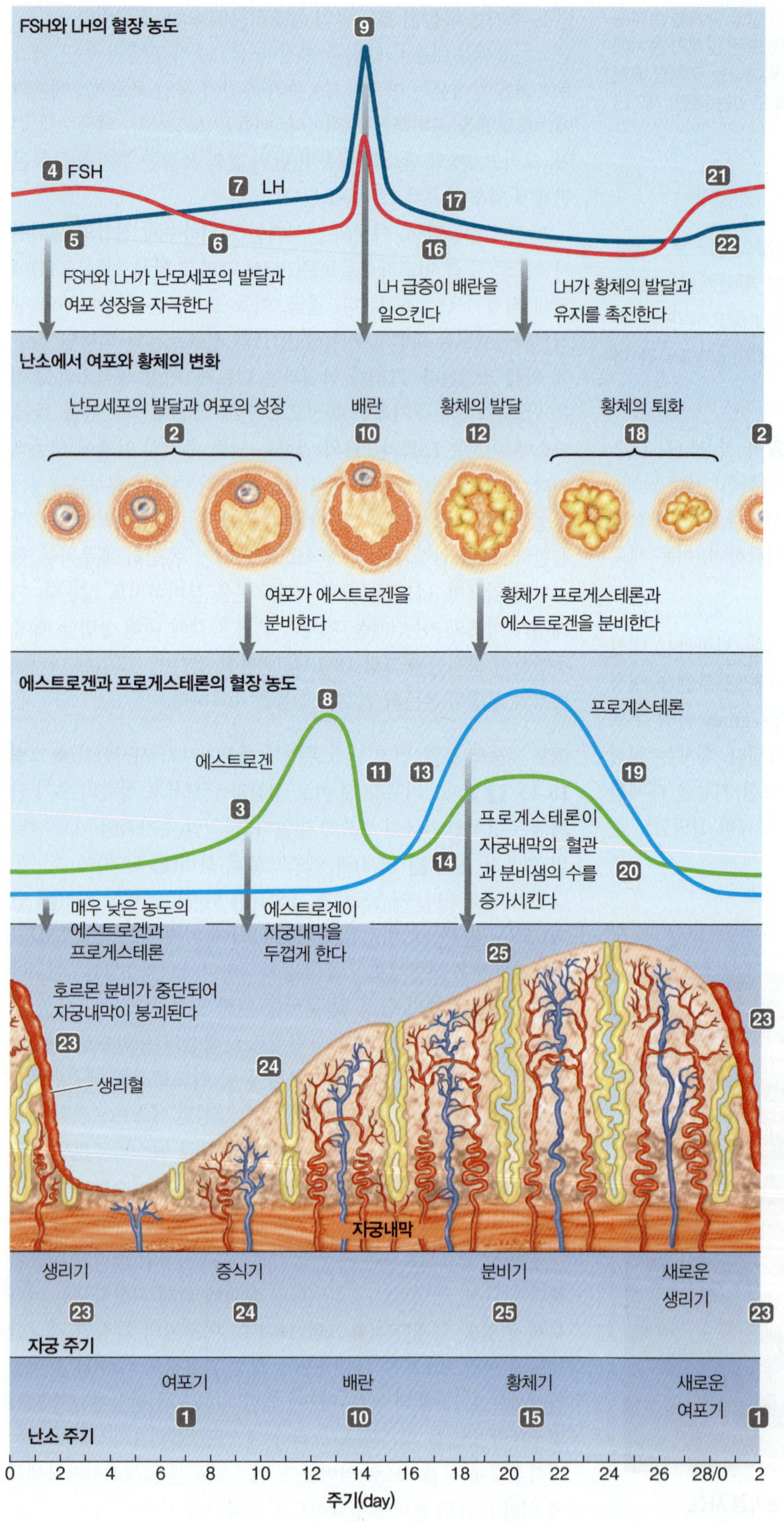

● **그림 18-13 호르몬과 난소 주기 및 자궁 변화간의 상관관계.** 난소 주기의 전반기인 여포기(1 단계)동안, 난소의 여포(2 단계)는 에스트로겐을 분비하는데 (3 단계), 이는 FSH(4 단계), LH(5 단계), 에스트로겐의 영향으로 이루어진다. 적당히 증가한 농도의 에스트로겐은 여포기의 마지막 부분에서 감소하는 FSH의 분비를 억제하고(6 단계), 여포기 동안 계속해서 증가하는 LH 분비를 불완전하게 억제한다(7 단계). 여포의 에스트로겐 방출량이 정점에 도달하면(8 단계), 높은 농도의 에스트로겐이 주기의 중간에 LH 분비의 급상승을 일으킨다(9 단계). 이런 LH의 급상승은 성숙한 여포의 배란(10 단계)을 일으킨다. 배란할 때 여포가 소멸하면 에스트로겐 분비가 급격히 감소한다(11 단계).

오래된 여포세포는 황체로 변화한다(12 단계). 황체는 프로게스테론(13 단계) 뿐만 아니라, 에스트로겐(14 단계)을 분비함으로써 난소 주기의 후반기인 황체기(15 단계)를 형성한다. 프로게스테론은 FSH(16 단계)와 LH(17 단계)를 현저히 억제하기 때문에 이들의 양은 황체기 동안 계속해서 감소한다. 방출된 난자가 수정되지 않거나 자궁에 착상하지 않으면 약 2주 안에 황체는 퇴화한다(18 단계). 황체가 퇴화하면, 프로게스테론(19 단계)과 에스트로겐(20 단계)의 농도는 급격히 감소하여 FSH와 LH에 대한 억제 작용을 나타내지 못한다. 이런 뇌하수체 전엽 호르몬의 농도가 다시 상승하기 시작하여(21 단계와 22 단계) 더 이상 이들 작용이 억제되지 않을 때, 새로운 여포기가 시작되면서(1 단계와 2 단계) 새로운 여포의 발달이 일어난다.

이와 동시에 자궁 주기도 자궁에 대한 난소호르몬의 작용에 영향을 받는다. 여포기 초기에, 혈관이 풍부하고 영양이 충분한 자궁 내막이 떨어져 나온다(자궁의 생리기)(23 단계). 자궁의 붕괴는 오래된 황체가 황체기의 말기에 퇴화될 때(18 단계) 에스트로겐과 프로게스테론이 감소함으로써(19 단계와 20 단계) 일어난다. 여포기의 후반에, 증가한 에스트로겐 농도(3 단계)는 자궁내막을 두껍게 한다(자궁의 증식기)(24 단계). 배란 후(10 단계), 황체에서 분비된 프로게스테론(13 단계)은 에스트로겐에 의해 자극된 자궁내막에서 혈관과 분비에서 변화를 일으켜, 착상에 적합한 환경(자궁의 분비기 또는 임신전기)(25 단계)을 만든다. 황체가 퇴화하면(18 단계), 새로운 난소의 여포기(1 단계와 2 단계)와 자궁의 생리기(23 단계)가 시작된다.

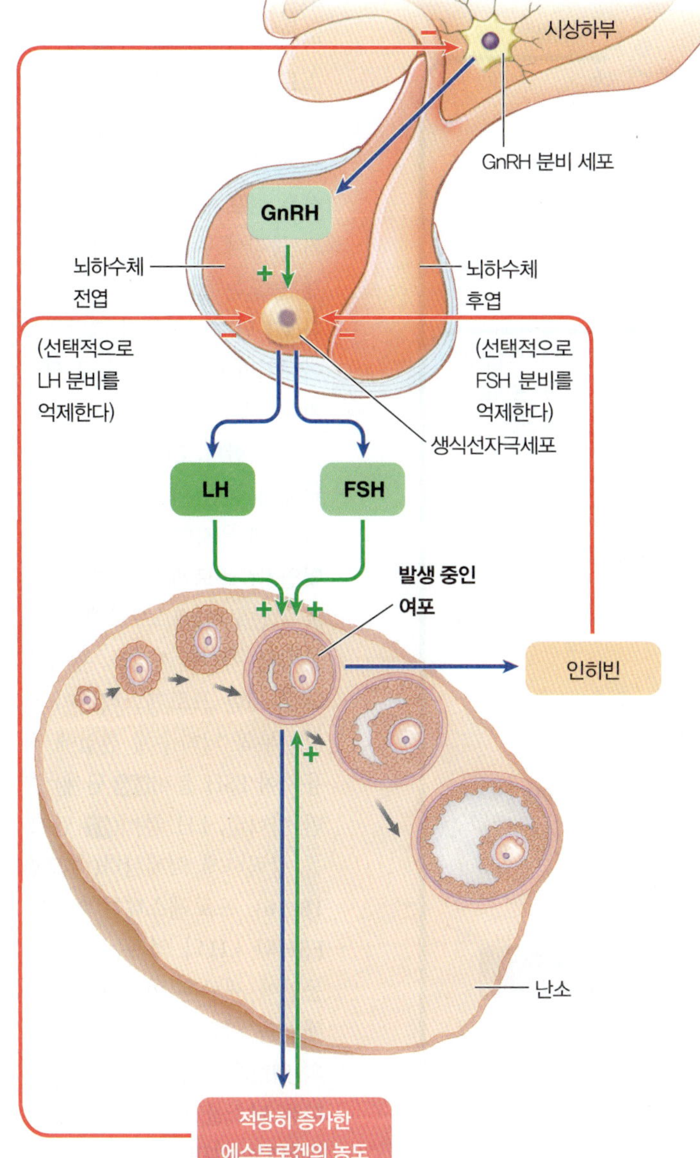

● **그림 18-14 여포기 동안 FSH와 LH 분비의 되먹임 조절.**

여포기 동안 에스트로겐이 증가하면서 혈장의 LH 농도는 증가한다(● **그림 18-13**, 6 단계). 이와는 달리 에스트로겐에 의해 유도된 생식선자극세포에 의한 FSH와 LH의 차등 분비는 혈장 FSH 감소에 부분적인 원인이 된다. 여포기 동안에 FSH의 감소에 기여하는 또 다른 요소는 여포세포에 의한 인히빈의 분비이다. 남성에서와 마찬가지로, 인히빈은 우선적으로 뇌하수체 전엽에 작용하여 FSH 분비를 억제한다(● **그림 18-14**). FSH 분비의 감소는 발달 중인 여포 중에서 가장 성숙한 하나의 우성을 제외하고 나머지 전부는 폐쇄증을 일으킨다.

FSH와는 대조적으로, LH 분비는 GnRH(따라서 간접적으로 LH) 분비 억제에도 불구하고, 여포기 동안에 계속해서 천천히 증가한다(● **그림 18-13**, 7 단계). 에스트로겐 단독으로 서서히 일어나는 LH 분비를 완벽하게 억제할 수 없기 때문에, 이러한 모순된 상황이 발생하는 것이다. LH 분비를 완벽하게 억제하기 위해서는 에스트로겐과 프로게스테론 둘 다가 필요하다. 난소 주기의 황체기에 이를 때까지 프로게스테론은 분비되지 않기 때문에, 여포기 동안 에스트로겐 단독에 의해 불완전하게 억제되어 순환하는 LH의 농도는 천천히 증가하는 것이다.

배란의 조절 파열된 여포의 배란과 이후의 황체형성은 갑자기 LH 분비가 증가함으로써 유도된다(9 단계). 이러한 *LH 급증*(LH surge)은 여포에서 4가지 중요한 변화를 일으킨다:

1. 여포세포에 의한 에스트로겐 합성을 중단한다(11 단계).
2. 태아 발생 이후로 감수분열이 억제된 성숙한 여포의 난모세포에서 다시 감수분열이 시작된다.
3. 이것은 국부적인 PG의 생성을 유발한다. PG은 혈관의 변화를 촉진하여 배란을 유도하며, 이는 여포 벽의 효소적인 분해를 유도하는 동안에 빠르게 여포의 팽창을 일으킨다. 종합적으로 이러한 반응은 툭 튀어나온 여포를 감싸고 있는 약한 막을 파열시킨다(10 단계).
4. 여포세포에서 황체세포로의 분화를 일으킨다. LH 급증은 배란과 황체형성 둘 다를 유도하기 때문에, 황체의 형성은 자연히 배란 다음에 일어난다(12 단계). 그래서 주기 중간에 LH 분비의 급증은 주기에서 극적인 단계이다; 이는 여포기를 끝내고 황체기를 개시한다(15 단계).

LH 분비의 2가지 유형인 난소 호르몬 분비를 촉진하는 LH 분비(7 단계)와 배란을 일으키는 LH 급증(9 단계)은 서로 다른 시점에 일어나며, 서로 다른 효과를 나타낼 뿐만 아니라 서로 다른 기작에 의해 조절된다. 여포기 동안 증가한 알맞은 농도의 에스트로겐(3 단계)의 억제 작용이 LH 분비를 부분적으로 억제하고, 황체기 동안에 증가한 프로게스테론(13 단계)이 LH 분비를 완전히 억제한다(17 단계). LH 분비는 에스트로겐과 프로게스테론 분비 모두 촉진하므로, 이것은 전형적인 음성되먹임 효과이다.

반대로, LH 급증은 **양성되먹임 효과**에 의해 일어난다. 여포기 초기에 증가하는 적당한 농도의 에스트로겐은 LH 분비를 **억제하지만**, 여포기 후기에 에스트로겐 분비가 절정에 도달하면(8 단계) 고농도의 에스트로겐은 LH 분비를 **자극하여** LH 급증을 시작한다(● **그림 18-15**). 따라서 LH는 여포에 의한 에스트로겐 생성을 증가시키고, 그 결과로 인한 고농도의 에스트로겐은 LH 분비를 자극한다. 고농도의 혈장 에스트로겐은 시상하부에 직접적으로 작용하여 GnRH를 증가시킴으로써 LH와 FSH 둘 다 증가시킨다. 그것은 또한 뇌하수체 전엽에 직접 작용하여 특이적으로 생식선자극세포에 의한 LH 분비를 증가시킨다. 주기 중간의 FSH 분비와 비교하여 이후의 기능은 주로 LH 분비가 훨씬 크다(● **그림 18-13**, 9 단계). 또한 여포세포에 의해 지속적으로 인히빈이

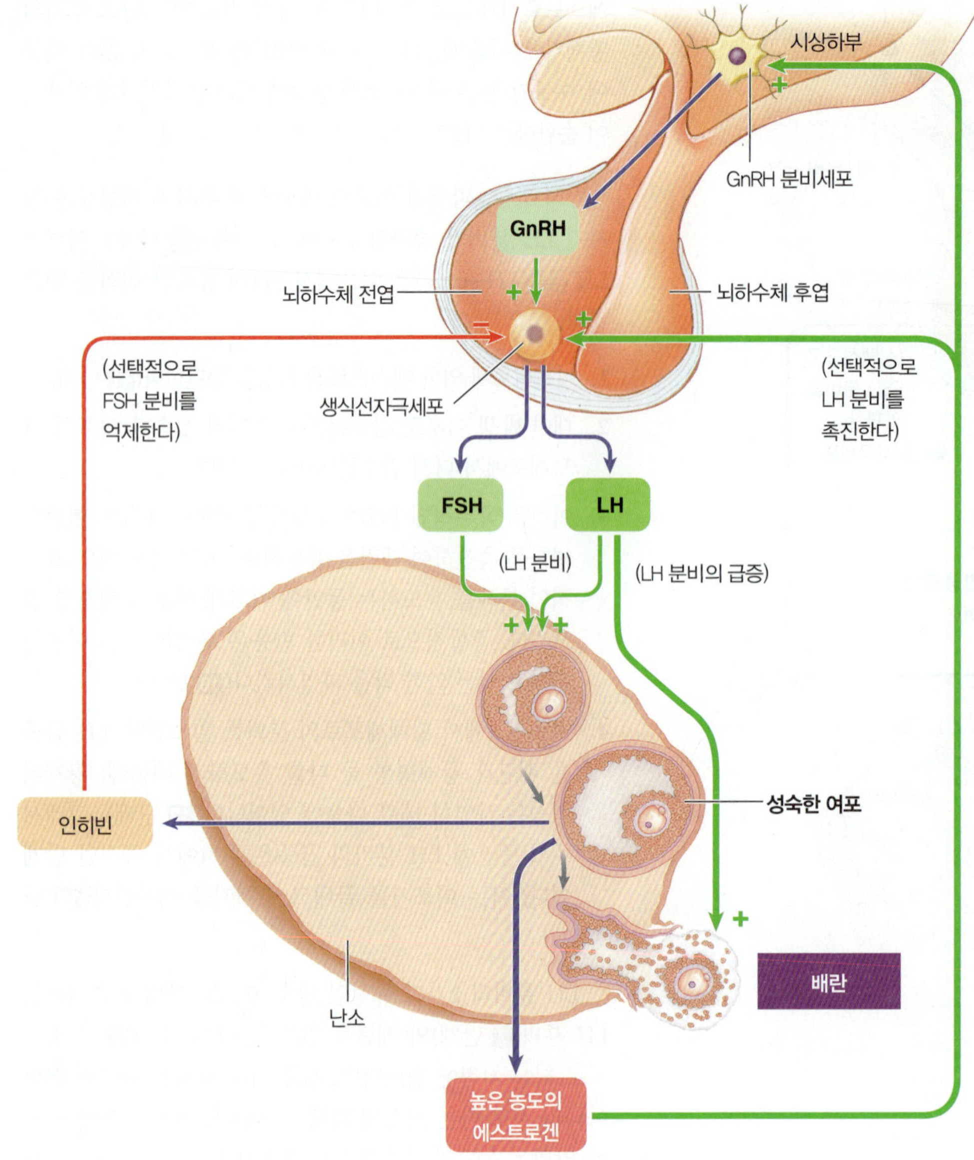

● 그림 18-15 배란시 LH 급상승의 조절.

포기 때는 프로게스테론이 분비되지 않으므로, 여포기는 에스트로겐이 우세하고 황체기는 프로게스테론이 우세하다.

배란 때 에스트로겐을 분비하는 여포가 소멸함에 따라 주기 중간에 순환중인 에스트로겐 농도는 일시적으로 감소한다(11 단계). 여포기 때만큼은 아니지만 CL의 작용으로 황체기 때 에스트로겐의 농도는 다시 증가한다. LH 급증 이외에 황체기 동안 에스트로겐 농도를 높게 유지하는 유도체는 무엇인가? 프로게스테론이다. 비록 고농도의 에스트로겐이 LH 분비를 촉진할지라도, 황체기에 우세한 프로게스테론이 시상하부와 뇌하수체 전엽에 작용하여 FSH 분비(16 단계) 뿐만 아니라, LH 분비(17 단계)를 강력하게 억제한다(● **그림 18-16**). 프로게스테론에 의한 FSH와 LH의 억제는 황체기 동안에 새로운 여포의 성숙과 배란을 막는다. 프로게스테론의 영향으로, 생식계는 방출할 다른 난소를 준비하는 대신에, 수정되어야만 하는 방금 방출된 난자를 지원할 준비를 한다.

분비되어 우선적으로 FSH 분비를 억제함으로써 LH 농도만큼 많이 증가하지 않도록 한다. 뚜렷한 LH 급증과 동반하여 주기 중간에 나타나는 FSH 증가의 역할은 알려져 있지 않다. 발생의 초기 단계에 있는 여포는 안되고, 오로지 배란전의 성숙한 여포만이 LH 급증을 유도할 수 있는 고농도의 에스트로겐을 분비할 수 있기 때문에, 여포가 적절한 크기와 성숙 단계에 도달할 때까지 배란은 유도되지 않는다. 그 후에, 여포는 시상하부에 배란을 유도할 준비가 되었음을 알린다. LH 급증은 배란 직전인, 주기 중간에 약 하루 동안 지속된다.

황체의 조절 LH는 황체(CL)를 "유지한다". 즉, CL의 발달을 유도한 다음에, LH는 CL이 스테로이드 호르몬 분비를 지속하도록 자극한다. LH의 영향으로 CL은 프로게스테론(13 단계)과 에스트로겐(14 단계)을 모두 분비하는데, 프로게스테론이 가장 풍부하다. 황체기 때 처음으로 혈장 프로게스테론 농도가 증가하며 여포 황체세포는 인히빈을 분비하지 않는다.

수정되지 않으면, 황체는 평균 2주 동안 기능을 한 다음 퇴화한다(● **그림 18-13**, 18 단계 참조). CL의 퇴화를 조절하는 기작에 대해서는 완벽하게 알려져 있지 않다. 프로게스테론의 억제 작용으로 LH가 감소하면(17 단계), CL은 퇴화한다. 황체세포들이 분비한 프로스타글란딘(PG)과 에스트로겐은 그들 스스로에게 작용할지도 모른다. CL의 퇴화는 황체기를 끝내고 새로운 여포기를 위한 단계를 준비한다. CL이 퇴화하면 호르몬들이 더 이상 생성되지 않아, 혈장의 프로게스테론(19 단계)과 에스트로겐(20 단계) 농도가 빠르게 감소한다. 시상하부에 작용하는 이들 호르몬의 억제 효과가 사라지면 FSH(21 단계)와 LH(22 단계) 분비가 다시 소폭 증가한다. 이런 생식선자극호르몬의 영향으로 또 다른 1차 여포(2 단계)의 성숙을 유도하여, 새로운 여포기가 시작된다(1 단계).

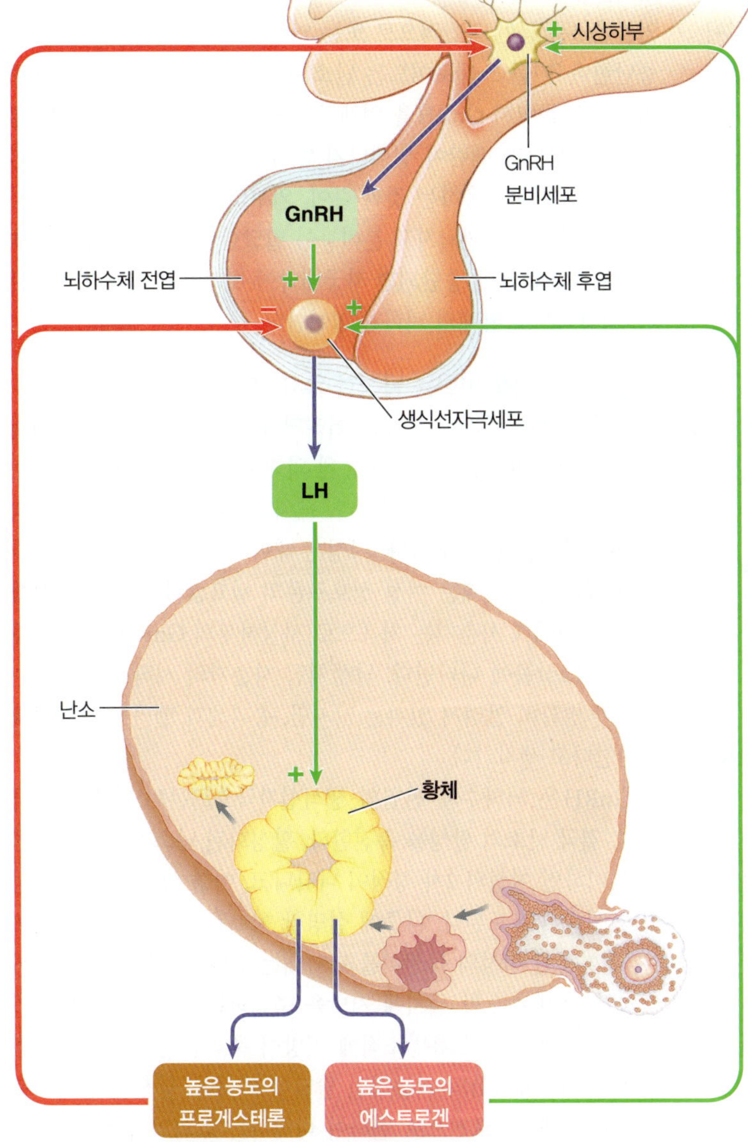

● 그림 18-16 **황체기 동안의 되먹임 조절.**

주기적인 자궁의 변화는 난소 주기 동안의 호르몬 변화에 의해 일어난다.

난소 주기 동안 에스트로겐과 프로게스테론의 농도의 변화는 자궁을 심하게 변하게 하여 **생리 주기**[(**menstrual cycle**; 또는 **자궁 주기**(**uterine cycle**)]를 일으킨다. 난소 주기의 호르몬 변화에 따라 생리 주기는 평균 28일로, 난소 주기와 동일하지만, 일반적인 성인이라도 이러한 평균과 상당한 차이가 난다. 자궁에서 주기적인 변화의 표면적인 징후는 각 생리 주기 동안에 한 번씩(즉, 한 달에 한번씩) 하는 생리이다. 그러나 눈에 보이지 않는 변화가 주기 동안 발생한다. 자궁이 착상을 위한 준비를 하기 때문에 방출된 난자는 수정되어야 한다. 만약 착상이 일어나지 않으면 준비된 자궁의 내벽이 허물어진다(생리). 곧이어 스스로를 복구하고 다음 주기에서 방출될 난자에 대한 준비를 시작한다.

에스트로겐과 프로게스테론이 자궁에 미치는 영향에 대해 간략하게 설명한 나음에, 이들 호르몬의 주기적인 변동이 자궁의 구조와 기능에 미치는 영향을 알아보도록 하겠다.

에스트로겐과 프로게스테론이 자궁에 미치는 영향 자궁은 두 부위 중요한 층인, 바깥쪽의 평활근 층인 **자궁근층**(**myometrium**)과 많은 혈관과 선을 포함하고 있는 내부 층인 **자궁내막**(**endometrium**)으로 구성되어 있다. 에스트로겐은 자궁근층과 자궁내막 모두의 성장을 자극하며, 또한 자궁내막의 프로게스테론 수용체를 합성한다. 그래서 프로게스테론은 오로지 에스트로겐에 의해 "준비"가 된 이후에만 자궁내막에 영향을 나타낼 수 있다. 프로게스테론은 에스트로겐에 의해 준비된 자궁내막에 작용하여 수정된 난자의 착상에 적합하도록 쾌적하고 영양분이 많은 층으로 변화시킨다. 프로게스테론의 영향으로, 자궁내막의 결합조직은 느슨해지고 부풀어 올라 수정된 난자의 착상이 용이하도록 전해질과 물이 축적된다. 나아가 프로게스테론은 발달 중인 배아를 유지할 수 있는 자궁내막을 준비한다. 즉, 자궁내막선을 자극하여 많은 양의 글리코겐(포도당 집합체)을 분비, 저장하고 자궁내막혈관을 키운다. 또한 프로게스테론은 자궁의 수축성을 감소시켜 착상과 배아 성장에 안정된 환경을 제공한다.

월경 주기는 생리기, 증식기 그리고 분비기(또는 임신전기)의 3단계로 구성된다.

생리기 **생리기**(**menstrual phase**)는 가장 명시적인 단계로, 질로부터 혈액과 자궁내막 잔해물이 배출되는 것이 특징이다(● **그림 18-13**, 23 단계). 관례적으로, 생리의 첫째 날을 새로운 주기의 시작으로 간주한다. 이것은 난소의 황체기의 종결 및 새로운 여포기의 개시와 동시에 일어난다. 이전 주기에서 방출된 난자가 수정 및 착상 되지 않으면 황체가 퇴화하므로(18 단계), 프로게스테론과 에스트로겐의 농도는 급격히 감소한다(19와 20 단계). 프로게스테론과 에스트로겐은 수정된 난자의 착상을 위해 자궁내막을 준비하는데, 이 스테로이드들이 중단되면 호르몬에 의해 혈관이 많고 영양분이 풍부한 자궁내막 상태는 유지되지 않는다.

난소호르몬의 감소 역시 자궁 내의 PG의 방출을 자극하며, 이는 자궁내막의 혈관수축을 일으켜 자궁내막에 혈액이 공급되는 것을 방해한다. 차후에 발생하는 산소 운반의 감소는 혈관을 포함한 자궁내막의 사멸을 일으킨다. 그 결과 허물어진 혈관에 의한 출혈은 죽은 자궁내막의 조직을 자궁내강으로 쏟아지게 한다. 각각의 생리기간 동안, 상피세포와 분비선의 깊고 얇은 층을 제외한 대부분의 자궁내막은 재형성될 곳에서 벗겨진다. 동일한 국부 지궁의 프로스타글란딘(PG) 역시 자궁근층의 가벼운 규칙적 수축을 자극한다. 이러한 수축은 혈액과 자궁내막의 잔해물을 자궁강에서 질 밖으로 내보내는 것을 도와주는데, 이렇게 나온 것을 **생리혈(menstrual flow)**이라고 한다. PG의 과잉 생산으로 일어난 과도한 자궁수축은 일부 여성들이 경험하는 **생리통(menstrual cramps)**을 일으킨다.

한 번의 생리 기간 동안에 평균적으로 50 ml에서 150 ml의 혈액이 감소한다. 생리혈에는 혈액과 자궁내막 잔해물과 함께 다수의 백혈구들이 있다. 이들 백혈구는 원래의 자궁내막이 감염되지 않도록 방어 기능을 한다.

생리는 일반적으로 CL의 퇴화 후 약 5일에서 7일간 지속되며, 이는 난소의 여포기 초반과 시간이 같다(23 단계와 1 단계). CL의 퇴화에서 프로게스테론과 에스트로겐의 중단(19 단계와 20 단계)은 자궁내막을 허무는(생리)(23 단계) 동시에, 증가하는 생식선자극호르몬의 영향으로 난소에서 새로운 여포를 발달시킨다(1 단계와 2 단계). 성호르몬 분비가 감소하면 시상하부와 뇌하수체 전엽으로부터의 억제 효과가 없어져서 FSH 및 LH 분비가 증가하고 새로운 여포기가 시작된다. FSH와 LH의 영향으로 5일에서 7일 이후에, 새롭게 성장한 여포는 충분한 에스트로겐을 분비하여(3 단계) 자궁내막의 재생과 성장을 촉진한다.

증식기 그래서 생리가 끝나고 자궁 주기의 **증식기(proliferative phase)**가 난소 여포기의 끝과 동시에 시작되면 새롭게 성장한 여포에서 생성된 에스트로겐의 영향으로 자궁내막은 스스로 재생하고 증식한다(24 단계). 생리가 끝나면, 자궁내막 얇은 층은 1 mm 두께 이하로 남는다. 에스트로겐이 자궁내막의 상피세포, 선, 그리고 혈관의 증식을 촉진함으로써 층이 3 mm에서 5 mm 두께로 증가한다. 에스트로겐이 우세한 증식기는 배란에서 생리까지 계속된다. 절정에 이른 에스트로겐은(8 단계) LH 급증(9 단계)을 유도하여 배란을 일으킨다(10 단계).

분비기 또는 임신전기 배란 이후에 새로운 황체가 형성될 때(12 단계), 난소의 황체기(15 단계)와 동시에 자궁은 **분비기(secretory phase)** 또는 **임신전기(progestational phase)**로 들어간다(25 단계). 황체는 다량의 프로게스테론(13 단계)과 에스트로겐(14 단계)을 분비한다. 프로게스테론은 증가하여 에스트로겐에 의해 준비된 자궁내막을 혈관이 풍부하고 글리코겐이 많은 조직으로 변화시킨다. 이러한 시기는 자궁내막선이 착상 이전에 발달 중인 배아의 초기영양분을 위하여 자궁강으로 글리코겐을 활발하게 분비하기 때문에 분비기라고 부르거나, 착상 이후에 초기 배아를 지탱할 수 있는 풍부한 자궁내막이 발달하여 임신전기라고도 불린다. 만약 수정과 착상이 일어나지 않으면, 황체는 퇴화되고 새로운 여포기와 생리 주기가 다시 시작된다.

경구피임약은 배란을 억제한다.

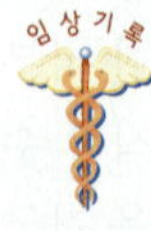

경구피임약(oral contraceptive) 또는 **피임약(birth control pill)**은 배란을 억제하여 주로 생식선자극호르몬 분비를 억제함으로써 원치 않는 임신을 방지한다. 합성 에스트로겐과 프로게스테론 유사 스테로이드를 포함한 약들은 3주 동안 복합적으로 또는 연속적으로 복용한 다음 1주간 중단한다. 이들 스테로이드는 난소 주기 동안에 자연적인 스테로이드를 만들어서 GnRH을 억제하여 FSH와 LH 분비한다. 그 결과 여포 성숙과 배란이 일어나지 않아 수정이 불가능하다. 자연적인 호르몬에 반응하는 것과 같이, 외부의 스테로이드에 반응하여 자궁내막은 두꺼워지고 분비능이 발달한다. 이러한 합성 스테로이드가 3주 후에 중단되면 자궁내막이 벗겨지고 생리가 일어나며, 정상적으로 황체의 퇴화가 일어난다.

여성의 사춘기적 변화는 남성과 유사하다.

장기적인 생리 주기의 부재는 어리거나 나이 든 여성 둘 다에서 있을 수 있지만, 각기 다른 이유에 의해 나타난다. 여성 생식계는 사춘기 때까지 활동하지 않는다. 태아의 정소와 다르게, 태아의 난소는 작용할 필요가 없다. 여성은 태아의 테스토스테론 분비가 없기 때문에 생식계는 여성 성호르몬의 필요없이 자연히 여성화된다. 여성에게 사춘기는 처음으로 시상하부의 GnRH 활성이 증가하는 12살쯤에 나타난다. 남성처럼 사춘기의 시작을 결정하는 기작이 명확히 알려져 있지는 않지만, 송과샘과 멜라토닌 분비를 수반한다고 생각한다.

GnRH은 뇌하수체 전엽의 생식선자극호르몬의 방출을 자극하여, 결국 난소의 활성을 촉진한다. 활성화된 난소가 에스트로겐을 분비하면 여성의 2차 성징이 나타나고, 여성 생식관 체계의 성장과 성숙이 유도된다. 나중에 설명할 에스트로겐의 중요한 작용은, 전형적인 여성의 곡선미를 나타내는 유방, 엉덩이, 그리고 허벅지와 같이 주요한 위치에 지방을 축적하는 것이다. 사춘기 때 유방의 확대는 주로 유방조직에 지방이 축적된 결과일 뿐, 젖샘(mammary gland)의 기능적인 발달이 아니다. 남성에서 테스토스테론이 에스트로겐으로 변하여 나타나는 효과와 유사하게, 사춘기 때 에스트로겐의 증가는 골단판을 닫아서, 더 이상 키가 커지는 것을 막는다. 여성의 3가지 다른 사춘기적 변화인 겨드랑이 털과 음모의 성장, 사춘기 급성장, 그리고 성욕의 발달은 에스트로겐에 의한 것이 아니고, 사춘기 때 부신의 안드로겐 분비가 폭등하기 때문이다.

폐경은 여성에게만 일어난다.

45세에서 55세 사이의 **폐경(menopause)** 때, 여성 생리 주기의 중단은 전통적으로 출생 때 존재하는 난소의 여포 제공이 제한적이기 때문이라고 생각한다. 이러한 의견에 따르면, 이 저장고가 고갈되면 난소 주기와 생리 주기가 중단된다. 따라서 중년 여성에게 생식능력의 종결은 그녀가 태어났을 때에 이미 정해져 있다. 그러나 최근의 연구 결과는 노화된 난소가 아닌, 중년 시상하부의 변화가 폐경의 시작을 유도할 수 있다고 제안한다. 진화적으로, 폐경은 여성이 죽기 이전에 아이를 키울 수 있는 시기를 지나서 임신하는 것을 방지하는 기작으로 발달한 것일 수 있다.

폐경은 난소 발달의 실패 뒤에 점점 더 불규칙적인 주기와 갈수록 감소하는 에스트로겐에 의해 특징지어 진다. 난소 주기와 생리 주기의 종료와 더불어 난소의 에스트로겐 감소에 따른 폐경은 많은 신체적, 감정적 변화를 야기한다. 이러한 변화들은 성교 중에 불편함을 일으킬 수 있는 질 건조증과 생식기의 점차적인 쇠퇴를 포함한다. 그렇지만 폐경 이후의 여성은 여전히 부신의 안드로겐 때문에 성욕을 가지고 있다.

남성은 여성처럼 완전한 생식기의 실패를 경험하지 않는 데는 2가지 이유가 있다. 첫 번째, 정자형성의 유사분열 기능이 계속되기 때문에 남성의 생식세포 제공은 제한이 없다. 두 번째, 남성의 성호르몬 분비는 배우자형성에 불가분하게 독립적이지만, 여성은 의존적이다. 만약 여성의 성호르몬이 남성의 성호르몬처럼 배우자형성을 주도하는 것과 관련이 없는 독립적인 조직에 의해 생성된다면, 에스트로겐과 프로게스테론 분비는 난자형성이 끝날 때 자동적으로 끝나지 않는다.

지금까지 수정이 되지 않았을 때 일어나는 현상들에 대해 살펴보았다. 생식계의 주요한 기능은 생식이므로, 이제부터는 수정이 되었을 때 일어나는 일련의 현상에 대해 알아보자.

수란관은 수정이 일어나는 장소이다.

수정(fertilization)은 남성과 여성 배우자의 융합으로 보통은 수란관 1/3보다 위 지점에서 일어난다(● **그림 18-17**). 그래서 난자와 정자는 그들의 생식소 장소에서 위쪽 수란관으로 이동되어야 한다.

수란관으로의 난자 이동 사정할 때 요도로 정자가 나가기 위하여 세정관의 정자가 생성된 장소에서부터 연속적인 내강을 가진 남성 생식관 체계와 다르게, 난소는 생식관 체계와 직접 접촉하고 있지 않다. 배란 때 난자는 복강으로 방출된다. 그러나 난자는 보통 수란관에 의해 빠르게 포착된다. 수란관의 넓게 퍼진 끝부분에는 난소 주위를 둘러싸는 손가락 모양의 돌기인 **핌브리아(fimbriae)**가 있다. 핌브리아는 방출된 난자를 수란관으로 쓸어 모은다(● **그림 18-2b**와 **그림 18-17** 참조). 더욱이, 핌브리아는 수란관의 내부를 향하여 물결치는 머리카락 같은 모양의 섬모(cilia)로 주름져 있으며 수란관으로의 난자 통로를 더욱 확보한다(p. 38 참조).

수정은 각 주기의 제한된 시간 동안 일어날 수 있다(**가임기, fertile period**). 만약 수정되지 않으면, 난자는 12시간에서 24시간 이내에 퇴화되기 시작하고, 이어서 생식관 체계에 줄지어 있는 세포에 의해 식균작용으로 파괴된다. 그러므로 수정은 반드시 난자가 살아 있는 배란 후 24시간 이내에 일어나야 한다. 정자는 보통 거의 48시간 생존하지만 여성 생식관 체계에서는 5일 이상 생존할 수 있으므로, 시간의 차이가 있겠지만, 배란 전 5일부터 배란 후 24시간에 들어온 정자는 방출된 난자와 수정할 수 있는 것이다.

수란관으로의 정자 이동 사정으로 정자가 질 내로 들어오면, 정자는 자궁경부관과 자궁을 지나서 수란관의 위쪽 1/3 지점에 있는 난자와 만나야 한다(● **그림 18-17**). 첫 번째 정자는 사정 이후 30분 이내에 수란관에 도착한다. 아무리 정자가 꼬리로 헤엄쳐 간다 하더라도, 30분은 정자의 운동성만으로 수정되는 곳까지 이동하기에는 너무 촉박하다. 정자의 기나긴 이동을 위해서는 여성 생식관 체계의 도움이 필요하다.

첫 번째 장애물은 자궁경부관을 관통하는 통로이다. 주기의 대부분은 정자가 침투하기에는 자궁경부 점액(mucus)이 너무 두텁다. 배란될 성숙한 여포가 있을 때처럼, 에스트로겐 농도가 높을 때만 자궁경부 점액은 정자가 침투하기에 충분할 만큼 얇고 묽어진다. 정자는 자신의 힘으로 자궁경부관을 올라간다. 자궁경부관은 각 주기의 배란 전후 2일 내지 3일 동안만 침투할 수 있다.

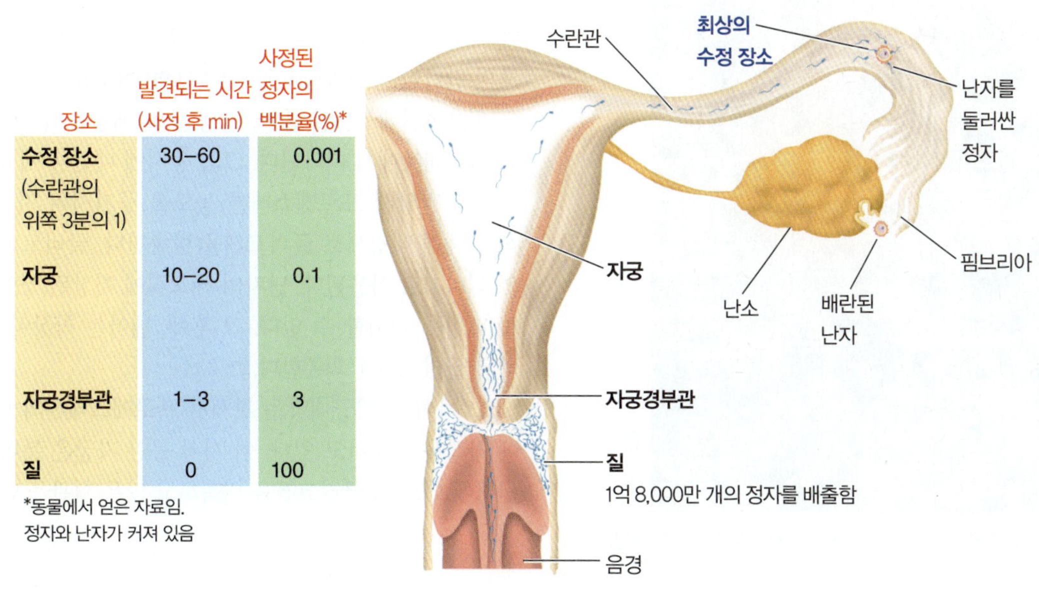

장소	발견되는 시간 (사정 후 min)	사정된 정자의 백분율(%)*
수정 장소 (수란관의 위쪽 3분의 1)	30–60	0.001
자궁	10–20	0.1
자궁경부관	1–3	3
질	0	100

*동물에서 얻은 자료임.
정자와 난자가 커져 있음

● **그림 18-17 수정하는 자리로의 난자와 정자 수송.**

정자가 자궁으로 들어오면, 자궁근층은 수축하여 "세탁기"처럼 정자를 휘젓는다. 이 반응은 정자를 자궁강(uterine cavity)으로 빠르게 뿌려준다(흩어지게 한다). 정자가 수란관에 도달하면, 수란관 평활근이 위를 향해 수축하여 정자는 수란관의 수정 장소로 간다. 정자 이동을 촉진하는 자궁근층과 수란관의 수축은 정액의 PG의 도움으로, 배란 직전의 높은 에스트로겐 농도에 의해 유도된다.

정자가 자궁경부관을 침투할 수 있는 배란기 동안, 한 번의 사정으로 보통 1억 6,500만 개의 정자가 유입되지만, 단지 몇 천개만이 수란관으로 갈 수 있다(● **그림 18-17**). 유입된 정자의 일부만이 그들의 종착점에 도달하게 되는데, 이는 수정이 되려면 남성에서 정자의 농도가 높아야 하는(2,000만/ml 정액) 이유이다. 또 다른 이유는 많은 정자의 첨체효소가 난자를 둘러싼 장벽을 분해하는데 필요하기 때문이다(● **그림 18-18**).

수정 정자의 꼬리는 최종적으로 난자에 침투하기 위한 이동에 사용된다. 난자와 수정되기 위해, 정자는 먼저 난자를 둘러싸고 있는 방사관과 투명대를 통과해야 한다. 정자는 자신의 머리 주위를 둘러싼 막에 있는 효소를 이용하여 방사관으로 들어간다(● **그림 18-19a**, ❶ 단계). 정자는 방사관 표면의 특정한 **ZP3 수용체**와 결합한 후에 투명대로 침투할 수 있다. 오직 같은 종의 정자만이 투명대에 결합하여 통과할 수 있다. 정자가 결합하면, 첨체막이 분해되어 첨체효소가 방출되는 **첨체반응(acrosome reaction)**이 일어난다(❷ 단계). 정자는 첨체효소로 투명대를 분해하고, 운동성의 꼬리로 이 보호막을 뚫고 들어간다(❸ 단계). 처음으로 난자에 도달한 정자는 난자(실제로 제2 난모세포)의 형질막과 융합되고, 정자의 머리(DNA를 가지고 있는)는 난자의 세포질로 들어간다(❹ 단계). 이 과정에서 간혹 정자의 꼬리가 소실되지만, 중요한 유전적 정보는 머리에 있다. 정자와 난자의 융합은 효소로 가득 찬 **피층과립(cortical granule)**들의 세포외배출을 유도한다. 피층과립은 난자막과 투명대 사이 공간에 있는, 난자의 가장 바깥쪽 또는 피질에 있다(❺ 단계). 이들 효소는 투명대로 확산되어 ZP3 수용체를 불활성화함으로써, 투명대에 도달한 다른 정자가 결합할 수가 없다. 또한 효소들은 투명대를 단단하게 하고, 다른 정자가 들어오지 못하도록 터널을 봉쇄한다. 난소를 둘러싼 막의 이러한 화학적 변화를 통하여 바깥쪽 층을 더 이상의 정자가 진입하지 못하게 만들며, 이 현상은 **다정자수정(polyspermy)**을 막는 것으로 알려져 있다.

또한 정자의 진입은 난자의 제2 감수분열을 유발하고, 난자는 바로 수정을 완성하기 위해 정자와 결합할 준비를 한다. 정자가 제공한 분자 복합체가 미세소관을 형성하여(p. 59 참조) 남성과 여성의 염색체를 가져와 함께 결합하기 때문에, 한 시간 이내에 정자와 난자의 핵이 합쳐진다. 수정에 성공한 정자는 **접합자(zygote)**라고 불리는 수정된 난자에 염색체 반을 제공하고, 초기 배 발생에 중요한 난자의 효소를 활성화한다.

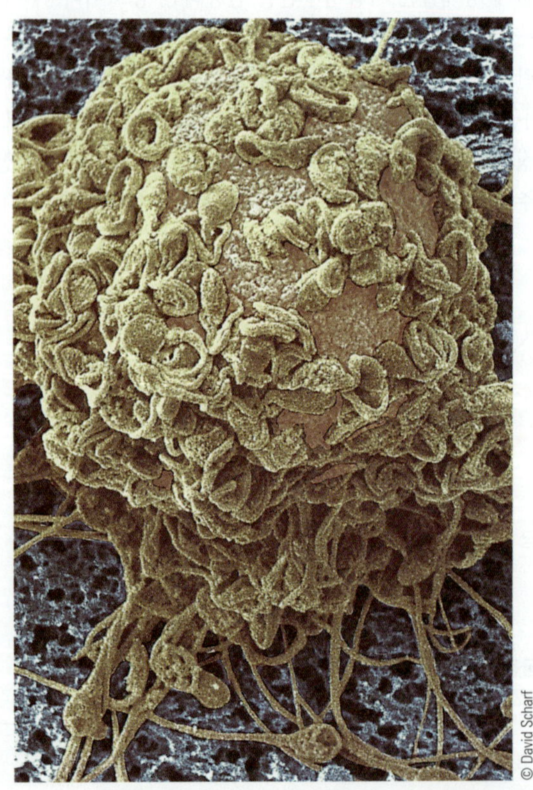

● **그림 18-18** 난자 표면에 모여 있는 정자의 주사 전자현미경 사진.

포배는 영양아층 효소의 작용으로 자궁내막에 착상한다.

수정이 일어난 뒤에 처음 3일에서 4일 동안, 접합자는 수란관 내에 있다. 그 뒤에 접합자는 하강하여 착상 전 3일에서 4일 동안 자궁강 내에서 자유롭게 떠다닌다.

시작 단계 접합자는 이 시기 동안 많은 일을 한다. 접합자는 빠르게 여러 번의 체세포분열을 하여 상실배(morula)라고 불리는 세포의 단단한 덩어리를 만든다(● **그림 18-20**).

처음 6일에서 8일 동안, 발생 중인 배아는 수란관으로 수송되어 자궁내강에서 떠다닌다. 그와 동시에 배란 후에 형성된 황체는 새롭게 발달해 프로게스테론 농도를 증가시켜 자궁내막에서 생식관 체계 내강으로 글리코겐을 방출한다. 글리코겐은 초기 배아의 에너지로 사용된다. 난자의 세포질에 저장된 영양분은 하루 이상 배아를 지지할 수 없다. 그 후에, 배아는 착상이 될 때까지 분비된 글리코겐에 의존한다.

그 사이에, 자궁내막은 황체기 프로게스테론의 영향으로 동시에 착상을 준비하고 있다. 이 시기 동안 자궁은 분비기 또는 임신 전기에 있으며, 글리코겐을 비축하고 많은 혈관을 만든다.

1 수정 중인 정자는 정자 머리의 형질막에 있는 막-결합 효소를 이용해 방사관을 뚫고 나가 투명대의 ZP3 수용체와 결합한다.

2 ZP3 수용체에 정자가 결합하면 첨체 안의 가수분해를 일으키는 효소가 투명대로 방출되어 첨체반응을 일으킨다.

3 첨체효소는 투명대를 부드럽게 하여, 난자의 형질막에 통로를 만든다. 정자가 난자에 도착하였을 때, 두 세포의 형질막이 융합한다.

4 DNA를 가진 정자의 머리가 난자의 세포질로 들어간다.

5 들어간 정자가 난자의 피질과립에 저장된 효소의 방출을 자극하여, 차례로, ZP3 수용체를 불활성화하고 투명대를 단단하게 하여, 다정자 수정을 방지한다.

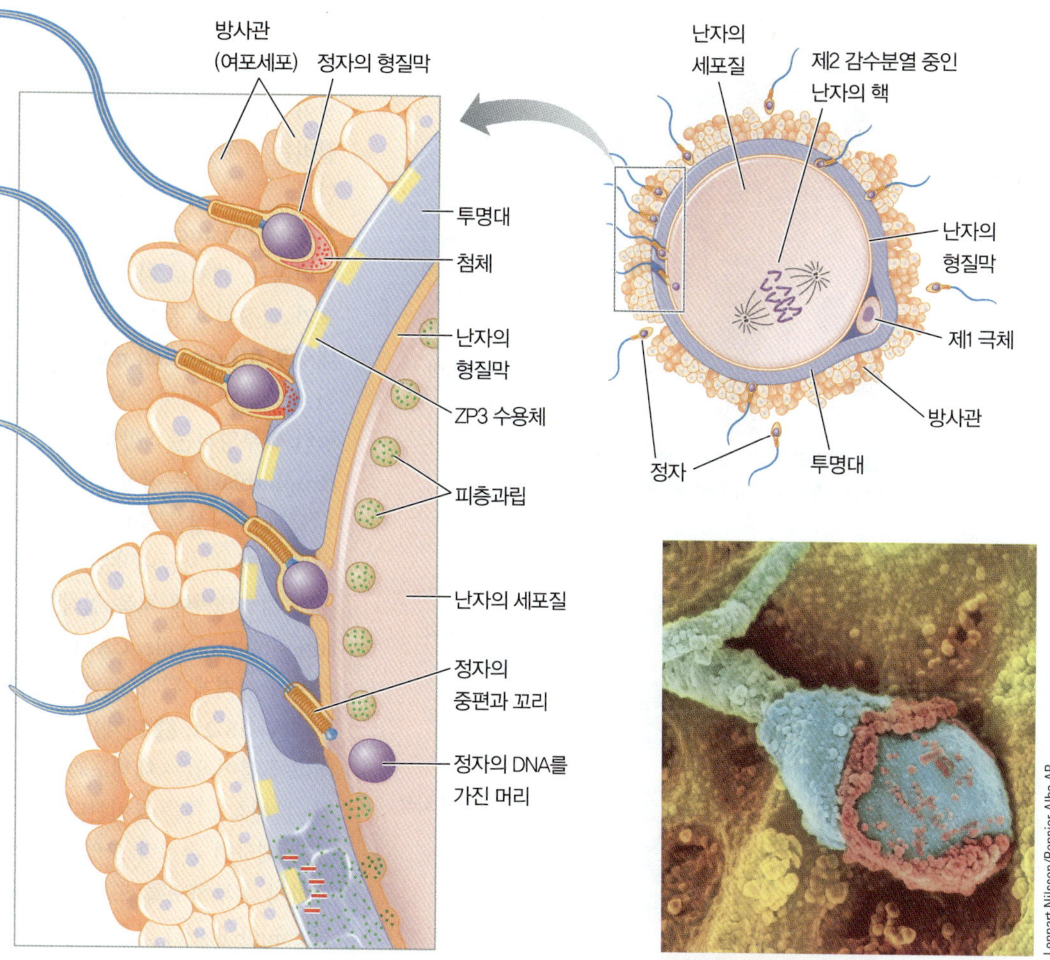

(a) 난자를 둘러싼 장벽을 뚫고 나아가는 정자

(b) 첨체반응 후 드러난 첨체효소(붉은색)와 정자의 주사 전자현미경 사진

● 그림 18-19 수정 과정.

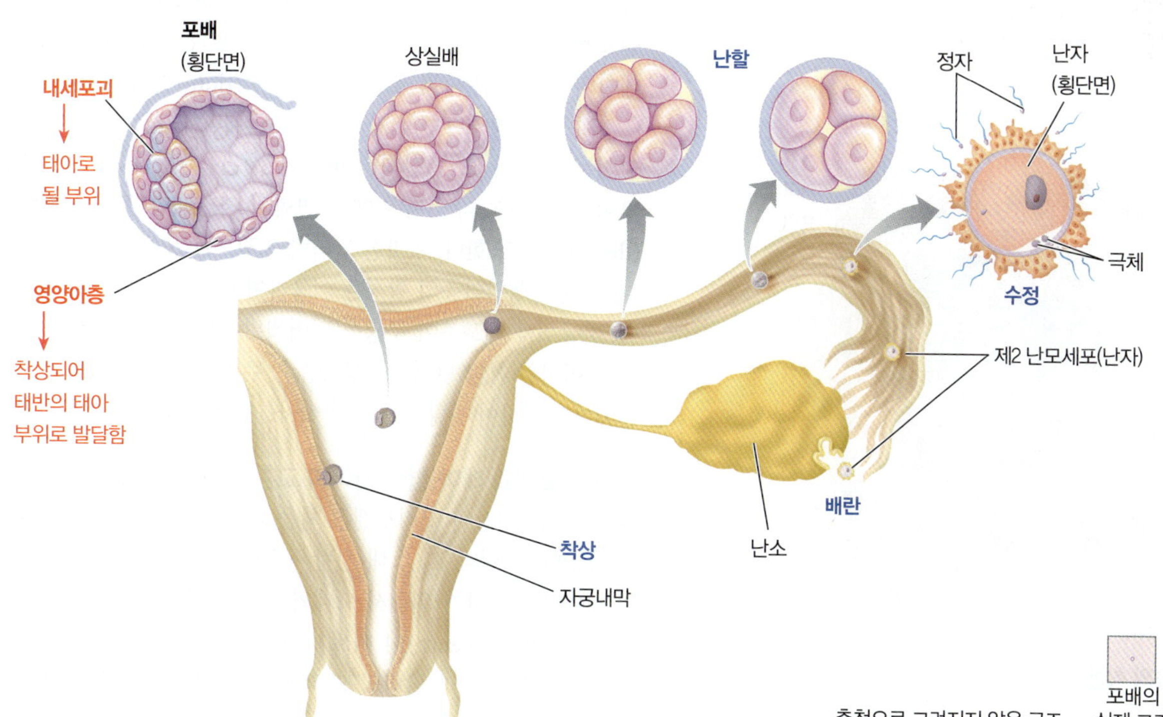

● 그림 18-20 수정에서 착상까지 발달의 초기 단계. 수정된 난자는 수란관 위쪽의 수정 부위에서 자궁의 착상 부위로 이동하면서 서시히 분할하여 포배로 분화한다.

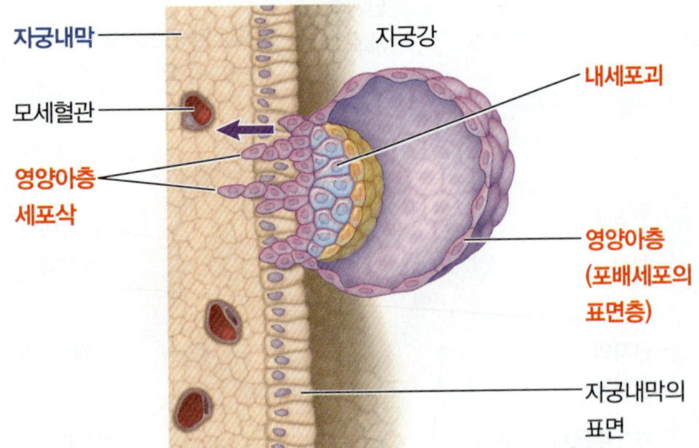

❶ 자유롭게 부유하는 포배가 자궁내막에 붙으면, 영양아층 세포삭이 자궁내막을 파고들기 시작한다.

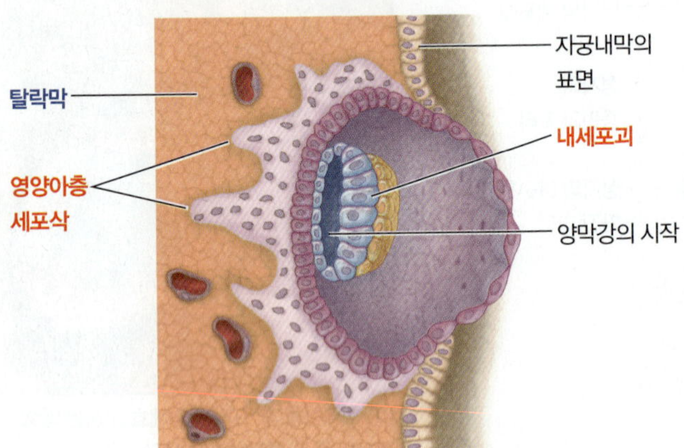

❷ 발달하는 영양아층 세포삭은 자궁내막을 더 깊이 뚫어, 포배를 위한 구멍을 만든다. 발달하는 영양아층 조직의 세포들 사이 경계가 무너진다.

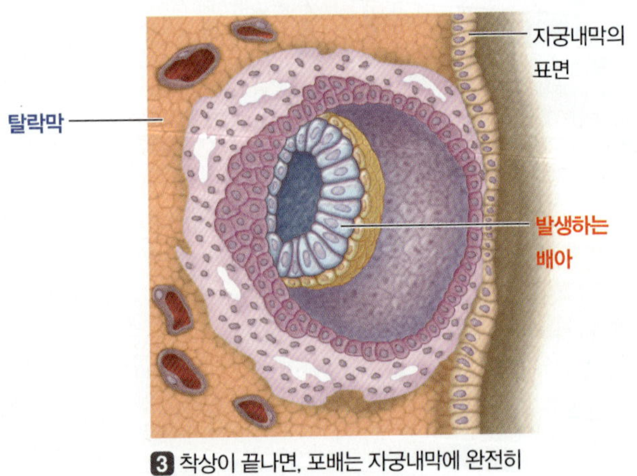

❸ 착상이 끝나면, 포배는 자궁내막에 완전히 묻힌다.

● **그림 18-21 포배의 착상.**

준비된 자궁내막에 포배의 착상 자궁내막이 착상에 적합할 때까지(배란 이후 약 일주일), 상실배는 자궁으로 내려오며 증식과 착상이 가능한 **포배**로 분화한다. 수정이 된 다음 착상되기 전까지 걸리는 일주일 동안에, 자궁내막과 발달 중인 배아가 착상을 준비한다.

포배(blastocyst)는 약 50개의 세포로 된 단일 층의 속이 빈 덩어리로, 액체로 차 있는 공간을 둘러싸고 있으며 한 쪽 면에 세포가 밀집된 부분이 있다(● **그림 18-20**). 이러한 밀집된 부위를 **내세포괴(inner cell mass)**라 하며, 이는 배아를 거쳐 태아가 된다. 포배의 나머지는 태아로 합쳐지지 않고, 대신에 자궁 내 생활 동안에 부양하는 역할을 한다. 가장 바깥쪽의 얇은 층인 **영양아층(trophoblast)**은 착상을 완성하고, 이후 태반의 일부가 된다.

포배가 착상을 준비하는 동안, 포배의 표면은 끈적끈적해진다. 이 시기까지 자궁내막은 초기 배아를 받아들일 준비를 하고, 포배가 자궁내막에 처음 접착할 때 도움을 주는 세포부착분자(cell adhesion molecule, CAM)들 형성을 증가시킴으로써 보다 더 부착성이 커지게 된다. 포배의 내세포괴 쪽이 자궁내막에 부착된다(● **그림 18-21**, ❶ 단계). **착상(implantation)**이 시작될 때, 자궁내막에 붙어 있는 내세포괴 위에 가로 놓인 영양아층 세포는 단백질-분해효소들을 분비한다. 이들 효소는 자궁내막 세포간의 경로를 분해하여 손가락 모양의 영양아층 세포삭이 자궁내막의 깊은 곳까지 침투하도록 도와 자궁세포를 분해한다(❷ 단계). 동족포식(cannibalistic) 작용을 통해 영양아층은 두 가지 기능을 수행한다. 즉, 자궁내막에 포배를 위한 구멍을 만들어서 착상을 수행하고, 전진하는 영양아층의 돌기는 영양분이 풍부한 자궁내막 조직을 분해함으로써 발달 중인 배아가 사용할 수 있는 대사적 연료와 원료를 만든다. 기능을 다한 영양아층 세포의 형질막은 퇴화되어 태아의 태반 부분이 될 융합다핵체(syncytium)를 형성한다.

침투적인 영양아층의 자극으로 자궁내막에 착상된 배아를 지지하는 능력이 보다 강화되어 많은 혈관을 생성하고 영양소를 많이 저장한다. 착상 부위에서 변화된 자궁내막 조직을 **탈락막(decidua)**이라 한다. 과다한 탈락막 조직으로 포배가 끼어 들어간다. 포배가 영양아층의 활성을 이용하여 탈락막 안으로 파고든 후에, 자궁내막 세포층이 구멍을 덮어씌워, 자궁내막에 포배를 완전히 묻어버린다(❸ 단계). 영양막층은 주위의 탈락막 세포를 계속 분해하여 태반이 발달할 때까지 배아를 위한 에너지를 제공한다.

태반은 모계와 태아 혈액 사이의 교환이 일어나는 기관이다.

자궁내막에 저장된 글리코겐은 처음 몇 주 동안만 배아에 영양분을 공급할 수 있다. 자궁 내 생활 동안에, 성장 중인 배아와 그 후의 태아를 유지하기 위해서 모계와 태아 사이의 혈액을 교환하는 기관인 **태반(placenta)**이 빠르게 발달한다(● **그림 18-22**). 태반은 영양아층 조직과 탈락막 조직에서 유래된다. 태반은 배아(태

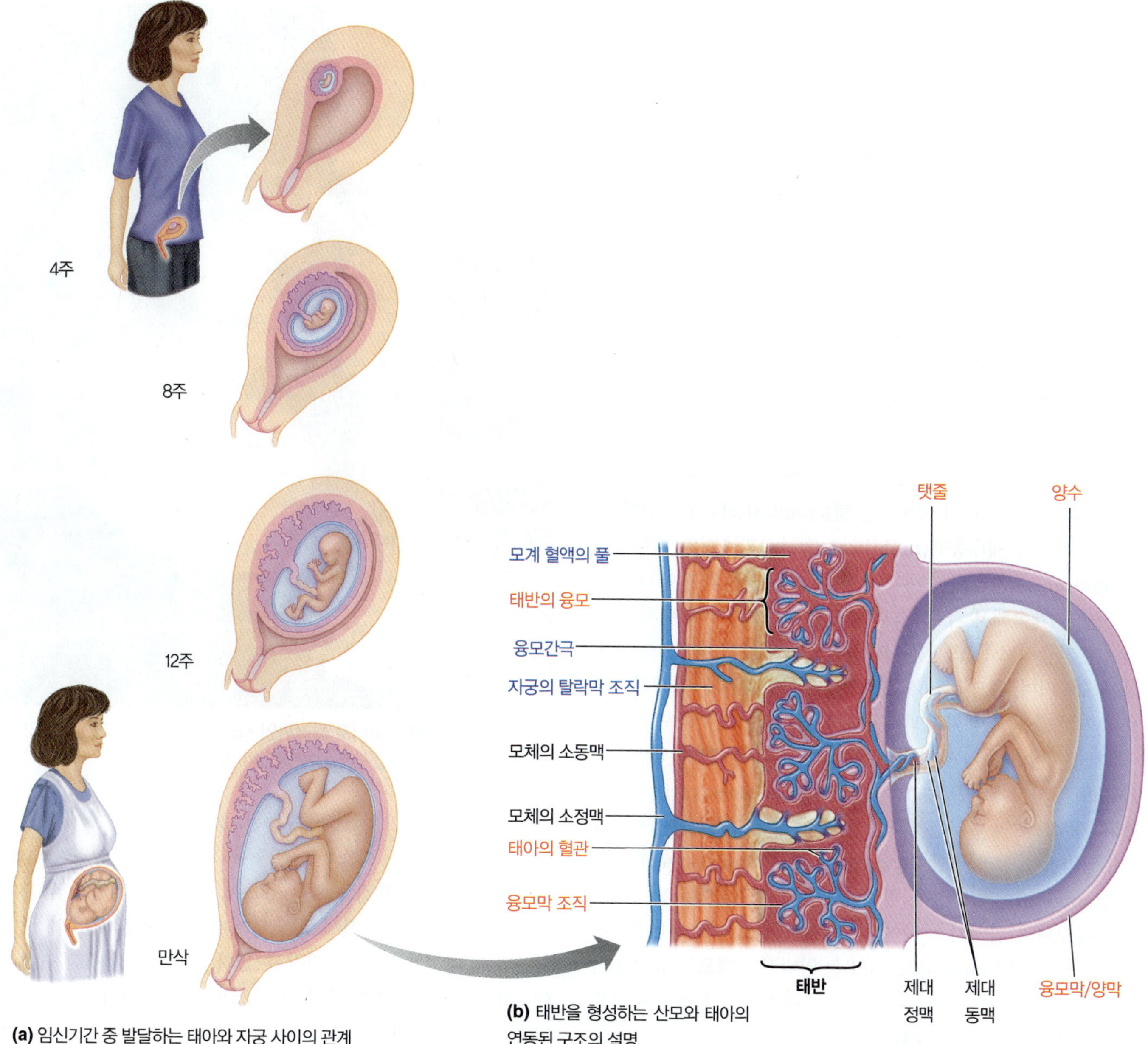

● **그림 18-22 태반의 형성.** 융모막(태아의) 조직의 손가락 모양의 융기들이 모계 혈액의 풀로 뻗어나가 태반의 융모를 형성한다. 탈락막(모계의)의 모세혈관 벽은 팽창한 융모막에 의해 분해되어 모계 혈액이 태반의 융모 사이 공간을 통해 흘러나온다. 태아의 태반 모세혈관이 제대동맥에서 갈라져 나온 태반의 융모를 향해 나아간다. 이런 혈관을 통해 흐르는 태아의 혈액은 태반의 융모를 형성하는 모세혈관 벽과 얇은 융모막층으로만 산모의 혈액과 분리된다. 산모의 혈액은 산모의 소동맥을 통해 들어간 다음 융모간극의 혈액 풀을 통해 여과된다. 태아의 혈액이 제대정맥을 통해 나가고 산모의 혈액은 산모의 소정맥을 통해 나가기 전, 이곳에서 태아와 산모의 혈액 사이의 교환이 일어난다.

아)와 모계의 두 생명 조직으로 구성되어 있는 특이한 조직이다.

태반과 양막주머니의 형성 12일 후, 배아는 탈락막에 완전히 파고든다. 이 시기까지, 영양아층은 2개의 세포층으로 두껍게 되며, 이를 **융모막(chorion)**이라고 한다. 융모막은 계속해서 효소를 분비하고 확장하여, 탈락막 내에 대규모 망의 내강을 만든다. 확장된 융모막이 탈락막의 모세혈관 벽을 파괴하므로, 모계의 혈액이 모세혈관에서 새어나와 이러한 내강을 채운다. 융모막 조직의 손가락 모양의 돌기는 모계 혈액 풀로 확대된다. 그러면 발달 중인 배아는 이러한 융모막의 돌기로 모세혈관을 내보내서 **태반융모(placental villi)**를 형성한다.

각각의 태반융모는 융모막 조직의 얇은 층으로 둘러싸인 배아(나중에 태아)의 모세혈관을 포함한다. 융모막 조직은 융모간극("융모 사이")의 모계 혈액 풀과 배아-태아 혈액을 분리한다. 모계와 태아의 혈액은 실제로 섞이지 않으며, 이들 간의 장벽은 매우 얇다. 이 관계의 이해를 돕기 위해서, 고무장갑(융모막 조직)을 당신의 손(태아의 모세혈관)에 끼고 물(모계 혈액 풀)에 담갔다고 생각해 보라. 오로지 고무장갑만이 물로부터 당신의 손을 분리한다. 같은 방식으로, 단지 얇은 융모막 조직(태아의 모세혈관 벽을 더하여)만이 태아와 모계의 혈액을 분리한다. 2가지 혈류 사이의 교환은 매우 얇은 장벽을 통과하여 일어난다. 이런 모계(탈락막)와 태아(융모막)의 서로 맞물리는 시스템 구조가 태반을 구성한다.

완전히 발달되지 않았더라도, 태반은 착상 후 5주가 되면 확실히 자리를 잡고 기능을 한다. 이때까지 발달 중인 배아의 심장은 배아 조직뿐만 아니라 태반융모로 혈액을 공급한다. 임신 중에, 태아와 태반 사이의 생명줄인 **탯줄(umbilical cord)** 안에 싸여 있는 2개의 **제대동맥(umbilical artery)**과 1개의 **제대정맥(umbilical vein)**에 의해 태아의 혈액은 태반융모와 태아의 순환계 사이를 계속해서 가로지른다(● **그림 18-22b**). 태반내의 모계 혈액은 자궁의 소동맥을 통하여 들어오는 신선한 혈액으로 계속하여 교환되며, 융모의 태아 혈액과 물질을 교환하는 융모간극으로 스며든 다음, 자궁의 정맥을 통해 나간다.

한편, 착상과 초기 태반 발생 시기 동안, 내세포괴는 영양아층과 융모막 사이에 액으로 가득 찬 **양막강(amniotic cavity)**을 만들고, 내세포괴의 일부는 태아가 된다(● **그림 18-21**, **2** 단계 참조). 양막강을 둘러싼 상피층을 **양막주머니(amniotic sac)** 또는 **양막(amnion)**이라고 한다. 발달이 계속되면, 결국에는 양막주머니는 융모막과 합쳐져 하나의 결합막을 만들고, 이는 배아-태아를 둘러싼다. **양수(amniotic fluid)**는 양막강의 액으로서, 보통의 세포외액 구성과 유사하며, 임신기간 내내 태아를 둘러싸고 보호한다(● **그림 18-22**와 **18-23**).

태반의 기능 자궁 내 생활 동안, 태반은 "기생성" 태아를 위하여 소화계, 호흡계, 그리고 신장의 기능을 한다. 태아는 이러한 기관계들을 가지고는 있지만, 자궁 내 환경에서 이들은 기능하지 않는다. 영양분과 산소는 모계 혈액에서 얇은 태반장벽을 가로질러 태아 혈액으로 이동하고, 동시에 CO_2와 다른 대사적 폐기물은 태아 혈액에서 모계 혈액으로 이동한다. 모계 혈액에서 태아로 온 영양분과 산소는 모체의 소화계와 호흡계에 의해 얻게 되고, 태아에서 온 CO_2와 폐기물은 모계 혈액으로 이동되어 각각 모체의 폐와 신장에 의해 제거된다. 따라서 모계의 소화관, 호흡계, 그리고 신장은 모체뿐만 아니라 태아의 요구를 충족시킨다.

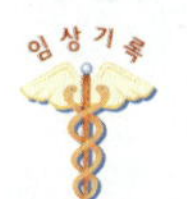

불행하게도 모계의 혈류에 있는 수많은 약물, 환경오염원, 다른 화학적 요인, 그리고 미생물 등 또한 태반장벽을 지나갈 수 있으므로, 이들 중 일부는 발생 중인 태아에 해를 미칠 수 있다. 예를 들면, 임신 중에 모계에서 헤로인과 같은 약물 남용으로 인해 "중독된" 신생아는 출생 후에 금단증상을 겪는다. 심지어 아스피린, 알코올, 그리고 담배 연기 속의 화학 물질들도 태아에 접근할 수 있으며, 부정적인 영향을 끼친다. 마찬가지로, 태어나기 전에 만약 모계가 바이러스(AIDS)에 감염되었다면, 태아는 AIDS에 걸릴 수 있다. 그러므로 임신한 여성은 어떠한 요인이든지 해로울 수 있는 노출에 대해 주의를 기울여야 한다.

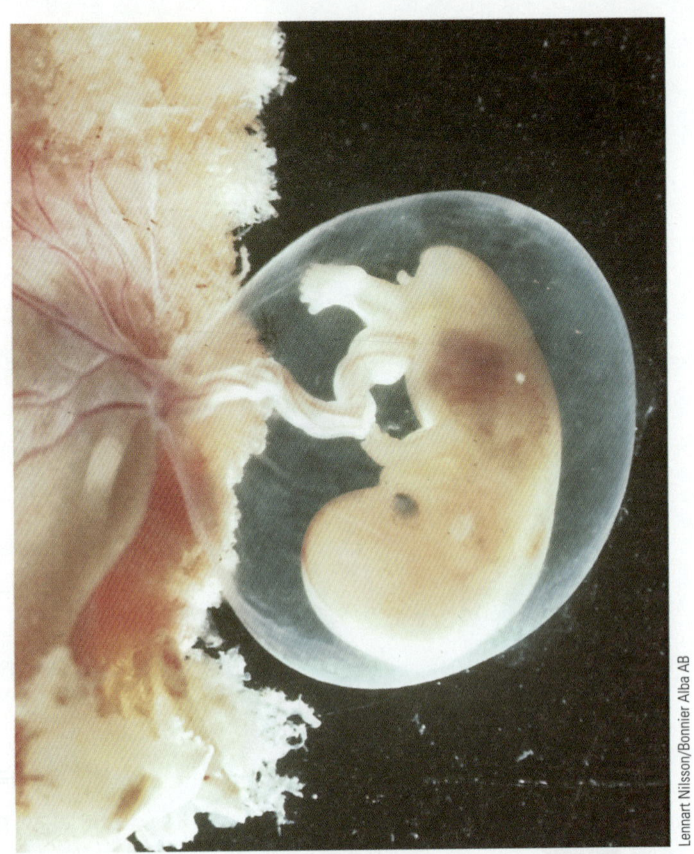

● **그림 18-23 양막주머니로 둘러싸인 사람의 태아.** 이 태아는 발생의 임신 제1 삼분기 마지막 단계에 있는 모습이다.

태반은 또 다른 중요한 책임, 즉 임신 중에 일시적인 내분비 기관이 되는 것이다. 지금부터 이 주제에 대해 알아보기로 한다. 임신 중, 3가지 내분비계 호르몬인 태반 호르몬, 모계 호르몬 그리고 태아 호르몬(fetal hormone)이 상호작용하여 태아의 성장과 발생을 지지 및 촉진하고, 분만 시기를 조절하며, 출생 후 신생아에게 영양분을 공급할 젖샘을 준비한다.

태반에서 분비하는 호르몬은 임신을 유지하는데 중요하다.

태아의 태반 중 일부는 임신을 유지하는데 중요한 다수의 펩티드와 스테로이드 호르몬을 분비하는데, 가장 중요한 것은 **사람 융모성 생식선자극호르몬**, **에스트로겐**, 그리고 **프로게스테론**이다. 임신 중 주요 내분비 기관으로 작용하는 태반은 내분비 조직 중에서도 독특한 두 가지 의미가 있다. 첫 번째는 그것이 일시적인 조직이라는 것이며, 두 번째는 이러한 호르몬들의 분비가 외적인 조절을 하는 것이 아니라 다른 호르몬의 분비를 조절한다는 것이다. 그러나 태반 호르몬 분비의 종류와 정도는 주로 임신 단계에 의해 결정된다.

사람 융모성 생식선자극호르몬의 분비 첫 번째 내분비 작용 중의 하나는 발달 중인 융모막에 의해 생성되어 황체의 수명을 연장하는 펩티드호르몬인 **사람 융모성 생식선자극호르몬(human chorionic gonadotropin, hCG)**의 분비이다. 앞에서 살펴보았듯이, 난소 주기 동안 수정과 착상이 되지 않으면, 황체는 퇴화하고 준비된 황체에 의해 자궁내막은 허물어진다. 수정이 되면, 착상된 포배는 hCG를 만들어서 생리혈로 흘러나가지 않도록 한다. hCG는 LH와 유사하여 LH와 같은 수용체에 결합하며, 황체를 자극하고 유지함으로써 황체는 퇴화되지 않는다. 이러한 난소의 내분비 단위인 **임신 황체(corpus luteum of pregnancy)**는 태반이 스테로이드 호르몬 분비를 대신할 때까지 그 크기가 커지고 10주 정도 더 많은 양의 에스트로겐과 프로게스테론을 만든다. 에스트로겐과 프로게스테론이 지속적으로 분비되기 때문에 두껍고, 물컹한 자궁내막 조직은 벗겨지지 않고 유지된다. 따라서 임신기간에는 생리가 멈춘다.

자궁 주기의 일반적인 황체기 동안에 황체를 유지하는 LH가 고농도 프로게스테론에 의한 되먹임 억제를 통해 억제되므로, 임신기간 중에 황체를 유지하기 위해서는 hCG 자극이 필요하다. 일반적으로 임신은 고농도의 프로게스테론과 에스트로겐에 의해 유지된다. 그래서 처음 3개월 동안의 hCG은 난소에서 이들 호르몬을 유지하는데 중요하다.

임신 초기 동안에 hCG의 분비 속도가 빠르게 증가하여 황체를 유지한다. hCG의 최대 분비는 마지막 생리 기간이 끝나고 약 60일 정도 나타난다(● 그림 18-24). 임신 10주 쯤에, hCG은 감소하여 임신기간 동안 저속으로 분비된다. hCG 하락은 황체가 더 이상 이들 스테로이드 호르몬이 필요하지 않을 때 일어나는데, 이는 태반이 상당한 양의 에스트로겐과 프로게스테론을 분비하기 때문이다.

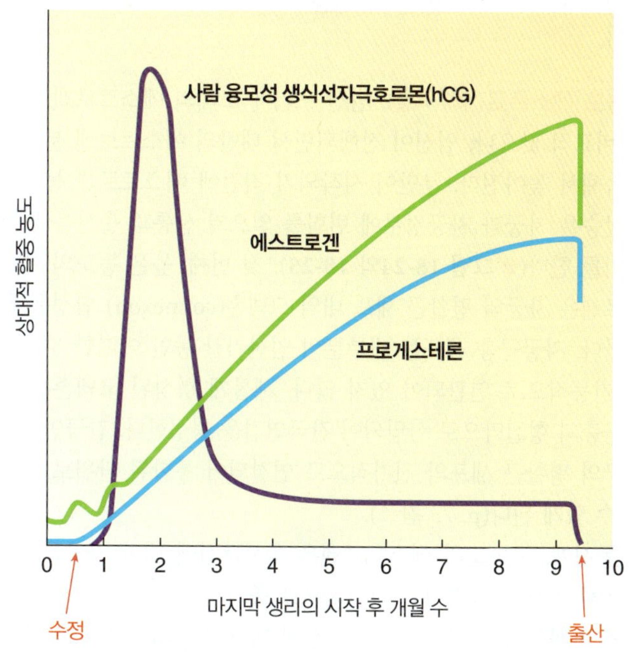

● **그림 18-24 태반 호르몬의 분비 속도.**

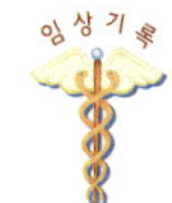

hCG는 소변을 통하여 체내를 빠져나간다. 임신진단 테스트는 임신 한 달 이전의 소변에서 hCG를 검출할 수 있으며, 처음으로 생리가 사라진지 약 2주 후이다. 이는 배아 성장 이전의 신체를 검사하여 확인하므로 임신의 초기진단이 가능하다.

임신 초기에 빈번히 나타나는 징후는 **입덧(morning sickness)**으로서, 공복의 메스꺼움과 구토현상은 아침에 종종 일어나지만 하루 중 아무 때나 발생할 수도 있다. 이러한 증상은 착상 이후에 잠시 나타나며 hCG이 최고조가 되는 시기에 일어나기 때문에, 연구자들은 아마도 초기 태반 호르몬이 구토중추(vomiting center)의 화학적수용기에 작용하여 증상을 유발할 것이라고 추측하고 있다.

에스트로겐과 프로게스테론의 분비 왜 발달 중인 태반은 우선적으로 에스트로겐과 프로게스테론을 만들지 않고 그 대신에 hCG를 분비하여 황체를 자극해서 이 두 가지 중요한 호르몬을 분비하는가? 그 이유는 다르지만 태반은 임신 초기 3개월 동안에 에스트로겐과 프로게스테론을 충분히 만들 수 없다. 에스트로겐의 경우, 태반은 이 호르몬을 합성하는데 필요한 모든 효소들을 가지고 있지 않다. 에스트로겐 합성은 태반과 태아 사이의 복잡한 상호작용이 필요하다. 태반은 태아의 부신피질에 의해 형성된 안드로겐 호르몬인 디히드로에피안드로스테론(DHEA)을 에스트로겐으로 전환한다. 태아의 부신피질이 혈액으로 DHEA를 분비하는 시점부터 태아가 발달할 때까지 태반은 에스트로겐을 만들 수 없다. 태반은 태아의 혈액에서 DHEA를 추출하여 에스트로겐으로 바꾸고, 이 에스트로겐은 모계의 혈액으로 분비된다.

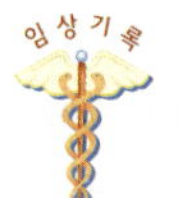

에스트로겐에는 다양한 변이가 있다. 태반에 의해 합성된 에스트로겐은 **에스트리올(estriol)**이며, 난소에서 형성된 에스트로겐은 **에스트라디올(estradiol)**이다. 에스트리올은 오로지 태아의 DHEA으로부터 합성될 수 있기 때문에, 모계의 소변에서 에스트리올 농도 측정은 임상적으로 태아의 생존 능력을 평가하는데 사용될 수 있다.

프로게스테론의 경우, 착상 후에 곧바로 태반이 이 호르몬을 합성할 수 있다. 초기의 태반은 모계의 혈액에서 추출한 콜레스테롤을 프로게스테론으로 바꾸는 효소를 가지고는 있지만, 프로게스테론의 생산량은 태반의 무게에 비례하기 때문에 많은 양을 만들 수 없다. 임신 초기 10주 동안 태반이 만드는 프로게스테론은 자궁내막 조직을 유지하기에는 충분하지 않다. 임신의 마지막 7개월에 나타나는 프로게스테론의 증가는 이 시기 동안에 태반의 성장을 보여준다.

임신 중 에스트로겐과 프로게스테론의 역할 앞서 언급했듯이, 고농도의 에스트로겐과 프로게스테론은 정상적인 임신을 유지하는 데 필요하다. 에스트로겐은 자궁근층의 성장을 자극하여 임신기간 내내 크기가 증가하도록 한다. 분만 시에 태아를 내보내기 위해서는 보다 강력한 자궁 근육조직이 필요하다. 에스트로겐은 또한 모유가 배출되는 젖샘 내의 관을 발달시킨다.

프로게스테론은 임신기간 동안에 다양한 기능을 수행한다. 프로게스테론의 중요한 기능은 자궁근층의 수축을 억제함으로써 유산을 예방한다. 프로게스테론은 또한 자궁경부관에 두꺼운 점액을 만들어서 질의 오염원으로부터 자궁을 보호한다. 마지막으로, 태반의 프로게스테론은 유방의 젖샘 발달을 촉진한다.

모체는 임신의 증가된 요구에 반응한다.

임신(gestation, pregnancy) 기간은 수정으로부터 약 38주이다(마지막 생리 기간의 종료로부터 40주). 임신 동안에 배아(태아)는 모체의 생명-유지 장치가 필요하지 않을 때까지 발달하고 성장한다. 그 동안에, 모체에서의 다양한 신체적 변화가 나타난다. 가장 두드러진 변화는 자궁의 확대이다. 자궁은 확대되고, 그 내용물을 포함하여 무게가 20배 이상 증가한다. 유방은 커지고 젖을 만들 수 있는 능력이 발달한다. 생식계 이외에도 모체의 다른 기관계 또한 변한다. 혈액의 부피가 30% 가량 증가하고, 심장혈관계는 성장하는 태반 무게만큼 증가하는 요구에 반응한다. 임신기간 동안 늘어난 체중에서 태아의 무게는 일부분이다. 나머지는 대부분은 증가된 자궁의 무게에서 비롯되며, 태반과 증가된 혈액량을 포함한다. 태아의 O_2 사용과 CO_2 제거를 위해 호흡률은 약 20% 증가한다. 소변량이 증가하고, 신장은 태아로부터 온 노폐물을 배설한다.

성장하는 태아의 증가된 대사적 요구는 모체에게 영양상의 요구를 증가시킨다. 일반적으로 영양상의 결핍을 가진 모체라 하더라도, 태아는 모체로부터 필요한 것을 얻는다. 예를 들어, 태반은 성장호르몬과 유사한 호르몬을 형성하여 모체가 사용하는 포도당과 지방산의 동원을 감소시킴으로써 이러한 엄청난 양의 영양소가 태아에게 가도록 한다. 또한, 만약 모체가 Ca^{2+}을 충분히 섭취하지 않으면, 부갑상선 호르몬과 유사한 다른 태반 호르몬이 모체의 뼈에 있는 Ca^{2+}을 이동시켜 태아 뼈의 충분한 석회화 작용에 사용한다.

임신 후반의 변화는 분만을 준비한다.

분만(parturition, labor, delivery, 또는 birth)은 (1) 자궁에서 질을 통해 외부로 나가는 태아의 통로를 제공하기 위한 자궁경부관의 확장과, (2) 태아를 내보내기에 충분히 강한 자궁근층의 수축을 필요로 한다.

임신 후기에 분만을 위한 준비 과정에서 여러 가지 변화가 일어난다. 임신의 처음 6개월 동안 자궁은 비교적 조용한데, 이는 높은 농도의 프로게스테론이 자궁 근육에 억제 효과를 주기 때문이다. 그러나 임신 마지막 3개월 동안에는 자궁이 갈수록 흥분되어, 강도와 빈도가 증가하며 가벼운 수축(**브랙스톤 힉스 수축, Braxton-Hicks contraction**)을 경험한다. 가끔 이런 수축은 분만의 시작으로 오해될 만큼 충분히 규칙적이며, 이 현상을 "가진통(false labor)"이라고 부른다.

임신기간 내내 자궁의 출구는 강하고, 단단하게 밀봉된 자궁경부에 의해 닫혀 있다. 분만이 가까워지면, 단단한 결합조직(콜라겐) 섬유가 분리되어 자궁경부가 부드러워진다. 이러한 연화작용으로 자궁경부가 유연해지면서, 서서히 출산할 수 있게 되고, 출구가 확장되면 태아는 산통 중에 밀려 나오게 된다. 자궁경부의 연화작용은 주로 **리렉신(relaxin)**에 의해 일어난다. 리렉신은 임신 중 황체와 태반에 의해 생성되는 펩티드호르몬이다. 자궁경부의 연화작용에 기여하는 다른 요소들에 대해 간략하게 설명한다. 리렉신은 골반 뼈 사이의 결합조직을 느슨하게 하여 산도(birth canal; 출산길)의 긴장을 완화한다.

그 동안에 태아는 아래쪽으로 이동하고("태아 낙하"), 산도를 통해 나가기 위한 준비로 보통은 자궁경부와 접촉하는 방향으로 머리가 향한다. **역산(breech birth)**일 경우, 머리가 아닌 신체의 다른 부위가 산도에 먼저 접근한다.

연구자들은 분만의 시작을 유도하는 요소들에 관하여 연구한다.

주기적이고 조직화된 수축은 주로 처음에는 무통으로 분만이 시작될 때 일어난다. 분만이 진행되면, 수축의 빈도, 강도, 그리고 통증이 증가한다. 이처럼 강하고, 주기적인 수축은 자궁경부를 확장시키며 자궁경부로부터 태아를 밀어낸다. 태아가 통과할 만큼 충분히 자궁경부가 확장된 다음에, 이러한 수축은 산도를 통해 태아를 밖으로 밀어낸다.

근래에 많은 연구들이 일련의 과정을 밝혔다고 할지라도, 자궁의 수축성 증가를 유도하여 분만을 개시하는 정확한 요소들은 완전히 확립되어 있지 않다. 이 과정에 대해 알려진 것에 대해 살펴보자.

고농도 에스트로겐의 역할 임신 초기에 모체의 에스트로겐 농도는 비교적 낮으나, 임신이 진행되면서 태반의 에스트로겐 분비가 계속해서 높아진다. 분만이 시작되기 직전에 에스트로겐 농도의 급상승은 자궁과 자궁경부에 변화를 일으켜 산통과 출산을 위한 준비를 한다(● **그림 18-24**와 **18-25**). 첫 번째, 높은 농도의 에스트로겐은 자궁의 평활근 세포 내의 코넥손(connexon) 합성을 촉진한다. 자궁근층 세포는 대부분의 임신기간 동안 어떠한 부분과도 기능적으로 연관되어 있지 않다. 새롭게 형성된 코넥손은 자궁근층의 형질막으로 삽입되어 간극연접을 형성한다. 간극연접은 자궁의 평활근 세포와 전기적으로 연결되어 통합된 단위로 수축할 수 있게 된다(p. 75 참조).

동시에, 고농도의 에스트로겐은 옥시토신에 대한 자궁근층의 수용체 농도를 극적이고 점진적으로 증가시킨다. 이러한 자궁근층의 변화는 종합적으로 옥시토신에 대한 자궁의 반응성을 증가하여 결국에는 분만을 시작한다.

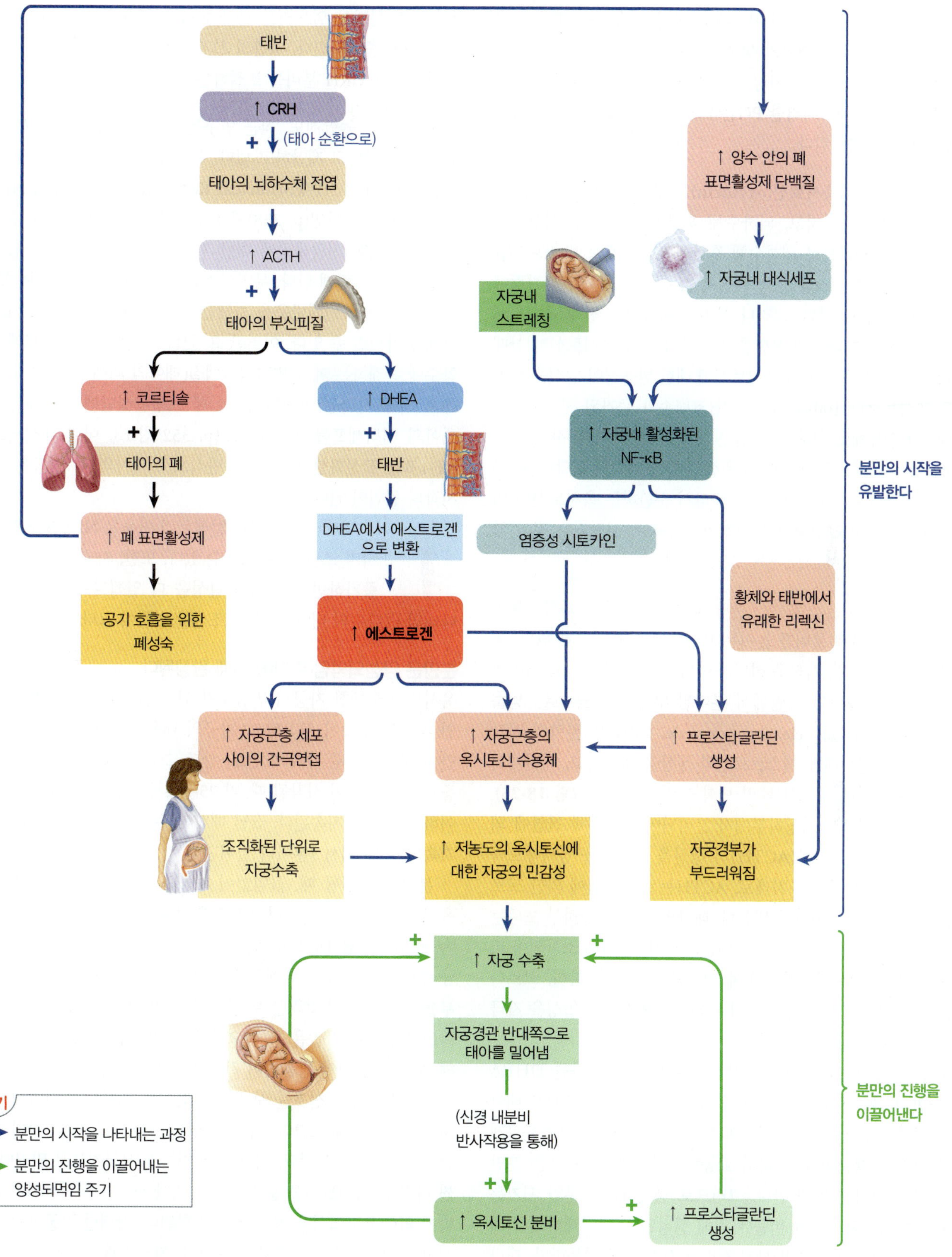

● **그림 18-25 분만의 시작과 진행.**

분만을 위한 자궁의 준비 이외에도, 증가한 에스트로겐은 국부적인 프로스타글란딘(PG)의 생성을 촉진한다. PG은 국부적으로 콜라겐 섬유를 분해하는 자궁경부 효소를 자극하여 자궁경부를 성숙시킨다. 더욱이, 이러한 PG은 스스로 옥시토신에 대한 자궁의 반응성을 증가시킨다.

옥시토신의 역할 **옥시토신(oxytocin)**은 펩티드호르몬으로 시상하부에 의해 만들어지고, 뇌하수체 후엽에 저장되며, 시상하부에 의한 신경 자극으로 뇌하수체 후엽에서 혈액으로 방출된다(p. 533 참조). 강력한 자궁 근육 촉진제인, 옥시토신은 분만 과정에서 중요한 역할을 한다. 그러나 분만을 시작하기 전에 옥시토신 농도가 일정하기 때문에 분만을 유도하기 위해 옥시토신이 한때 감소한다. 분만 때 자궁의 옥시토신에 대한 반응성이 임신을 하지 않은 여성들보다 100배 더 강하다(코넥손과 증가된 자궁근층의 옥시토신 수용체로 인해)는 사실은 지금 널리 받아들여진 결론인, 자궁근층의 옥시토신에 대한 반응성이 임계 역치에 도달할 때 분만이 시작된다는 것과 이어진다. 따라서 순환하는 옥시토신의 일반적인 농도에서도 강하고 동시적인 근수축이 시작되는 것이 가능하다.

부신피질자극호르몬-방출 호르몬의 역할 최근까지, 과학자들은 태반의 에스트로겐 분비를 높이는 요인들에 대해 연구해 왔다. 최근 연구는 예상되는 기작을 설명하고 있다. 증거로 산모와 태아의 순환과정에서 태아의 태반에서 분비된 **부신피질자극호르몬-방출 호르몬**(corticotropin releasing hormone, CRH)은 분만의 시작 시간을 결정하는 태반 에스트로겐의 생산을 조절하고, 태아에서 공기 호흡을 위해 필요한 폐의 변화를 일으킨다(● **그림 18-25**). CRH는 정상적으로 시상하부에서 분비되어 뇌하수체 전엽에 의한 부신피질자극호르몬(ACTH)의 생산을 조절함을 상기해보자(p. 558과 p. 574 참조). 차례로, ACTH는 부신피질에 의한 코르티솔(cortisol)과 DHEA를 만든다. 태아의 경우, 시상하부 보다는 태반에서 나온 CRH가 더 많다. 여분의 CRH에 의해 소환되어 더해진 코르티솔 분비는 태아의 폐 성숙을 촉진한다. 특히, 코르티솔은 폐를 팽창하여 호흡을 줄이는 폐 표면활성제의 합성을 자극한다(p. 379 참조).

태반의 CRH에 반응하여 부신피질에 의해 증가한 DHEA는 태반의 에스트로겐 분비를 증가시키는데, 이는 태반이 태아의 부신에서 온 DHEA를 산모의 혈액으로 들어가는 에스트로겐으로 바꾸기 때문이다. 충분히 고농도일 때, 에스트로겐은 분만의 시작에 활기를 띠게 한다. 그러므로 임신기간과 분만 시기는 주로 태반의 CRH 생산 비율에 의해 결정된다. 즉, "**태반의 시계(placental clock)**"는 분만까지 걸리는 시간 동안 작동한다. 태반 CRH의 임계 농도에 도달하였을 때, 분만이 유도된다. 이런 임계의 CRH 농도는 분만이 시작될 때 태아가 자궁 바깥쪽 생활을 준비하도록 한다. 그래서 CRH는 폐 성장을 위해 필요한 태아의 코르티솔과 분만을 일으키는 자궁 변화를 위해 필요한 에스트로겐을 동시에 증가시킨다. 태반의 시계에 관해 남아 있는 질문은, '무엇이 태반의 CRH 분비를 조절하는 걸까?' 이다.

염증의 역할 놀랍게도, 최근 연구는 염증이 분만 과정에서 중요한 역할을 한다고 제안하고 있다. 이런 염증반응을 가능하게 하는 것은 자궁 내의 **NF-κB(nuclear factor κB)**의 활성이다. NF-κB는 염증성 시토카인(p. 358)과 PG의 생산을 증가시켜서 수축을 유도하는 화학 전달물질에 대한 자궁의 민감도를 증가시키고 자궁경부를 부드럽게 한다. 무엇이 NF-κB를 활성화시켜, 신속한 분만을 돕는 염증 연쇄반응을 시작할까? 다양한 요인들이 NF-κB를 크게 증가시킬 수 있다. 이러한 요인으로 자궁 근육의 스트레칭과 양수에 존재하는 폐 표면활성단백질(태아의 폐에서 CRH의 작용에서 의해 자극됨)이 포함된다. 폐 표면활성단백질은 자궁으로 태아의 대식세포를 이동시키고(p. 352 참조), 이런 대식세포는 NF-κB를 활성화한다. 이러한 방식으로 태아의 폐 성장은 분만 시작의 원인이 된다.

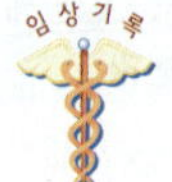

박테리아 감염과 알레르기 반응은 NF-κB를 활성화시켜 조산을 유도할 수 있다. 또한, 자궁의 스트레칭이 증가하면 NF-κB의 활성을 더 일찍 유도하기 때문에, 다태임신(다수의 태아 임신)은 조산할 위험이 크다.

분만은 양성되먹임 주기에 의해 완성된다.

옥시토신에 대한 자궁의 민감도가 임계 단계에 도달하면 규칙적인 자궁의 수축이 시작되고, 자궁의 내용물을 배출할 때까지 분만 내내 자궁근층 수축의 빈도, 강도, 그리고 지속 시간이 서서히 증가한다. 분만이 시작될 때, 약 25분에서 30분마다 30초 또는 그 이하로 수축이 지속된다; 끝날 때까지 수축은 60초에서 90초까지 지속되고 2분에서 3분마다 일어난다.

분만이 진행될 때, 끊임없이 자궁근층 수축을 증가시키면서, 옥시토신과 프로스타글란딘(PG)을 포함한 양성되먹임 주기가 계속 된다(● **그림 18-25**). 태아를 자궁경부 쪽으로 밀어내면서, 자궁 수축은 자궁의 맨 위에서 시작되어 아래쪽으로 퍼진다. 자궁경부를 향한 태아의 압력은 두 가지이다. 첫 번째, 태아의 머리가 완화된 자궁경부의 좁은 틈 쪽으로 밀어 자궁경부관을 연다. 두 번째, 태아의 압력에 반응하여 자궁경부의 수용기 자극은 척수에서 시상하부로 신경 신호를 보내고, 다음으로 뇌하수체 전엽에서 옥시토신 분비를 유도한다. 이렇게 더해진 옥시토신은 더 강하게 자궁을 수축한다. 그 결과, 태아는 더 힘차게 자궁경부로 밀리며, 훨씬 더 많은 옥신토신을 분비한다. 이러한 과정은 옥시토신이 탈락막에 의한 PG 형성을 자극할 때 강화된다. 강력한 자궁근층 자극제인 PG은 더욱더 자궁을 수축한다. 자궁경관의 압력이 줄어들 때까지, 분만 내내 옥시토신 분비, PG 생성, 그리고 자궁 수축은 양성되먹임 방식으로 증가한다.

출산의 단계 **출산(labor)**은 (1) 자궁경부 확장, (2) 태아 출산, 그리고 (3) 태반 배출의 세 단계로 나뉜다(● **그림 18-26**). 분만의 시작 또는 가끔씩 첫 번째 단계에서, 양수(amniotic fluid)가 들어 있는 양막주머니가 터져, 양수가 질 밖으로 새어 나오면서 산도를 매끄럽게 한다.

1. 첫 번째 단계에서, 자궁경부는 태아의 머리가 지나갈 수 있도록 최대 10 cm까지 팽창된다. 이 단계가 가장 오래 걸리며, 초산부의 경우 몇 시간에서 24시간 이상 지속된다. 만약 태아의 머리 대신 다른 신체 부위가 먼저 자궁경부로 나오게 되면, 효율적이지 않을 것이다. 태아의 머리가 신체 중에서 가장 크기 때문이다. 태아가 산도에 처음으로 발을 접근한다면, 발은 머리가 통과될 정도로 충분히 자궁경부를 팽창시키지 못할 것이다. 이 같은 경우에 수술 없이는 태아의 머리가 너무 좁은 자궁경부 입구에 박힌 채로 있게 될 것이다.

2. 분만의 두 번째 단계인, 태아의 실제 출산은 자궁경부가 완전히 팽창되면 시작된다. 태아가 자궁경부와 질을 통해 이동할 때, 질의 신장 수용기는 자궁 수축과 동시에 복부 벽의 수축을 유도하는 신경 반사를 활성화한다. 이런 복부 수축은 산도를 향해 태아를 미는 힘을 매우 증가시킨다. 산모는 자궁 수축과 일치하는 시간에 자발적으로 복부 근육을 수축하여 태아를 내보내는 것을 도울 수 있다(각각의 "진통"에 의한 "밀어 냄"에 의해). 2단계는 주로 첫 번째 단계보다 짧고, 30분에서 90분간 지속된다. 출생 시 태아는 아직 탯줄(umbilical cord)로 태반에 붙어 있다. 탯줄을 묶어서 자르면, 남은 부분이 며칠 안에 오그라들어 **배꼽(umbilicus, navel)**이 된다.

3. 태아 출산 후 바로 이어진 두 번째 자궁 수축이 자궁근층에서 태반을 분리하여 질을 통해 배출한다. 분만의 세 번째 단계인 태반의 배출[**산후(after-birth)**; 태아를 낳고 난 뒤에 나오는 태]은 보통 가장 짧은 단계로서 태아를 낳은 후 15분에서 30분 안에 끝난다. 태반이 배출된 후에, 자궁근층의 계속적인 수축은 태반의 결합 부위의 출혈을 막기 위해 자궁의 혈관들을 수축시킨다.

자궁의 퇴축 출산 후 자궁은 임신 전의 크기로 작아지는데, 이를 **퇴축(involution)**이라 하며 4주에서 6주가 걸린다. 퇴축 시기 동안, 태반과 함께 배출되지 않고 남은 자궁내막의 조직은 서서히

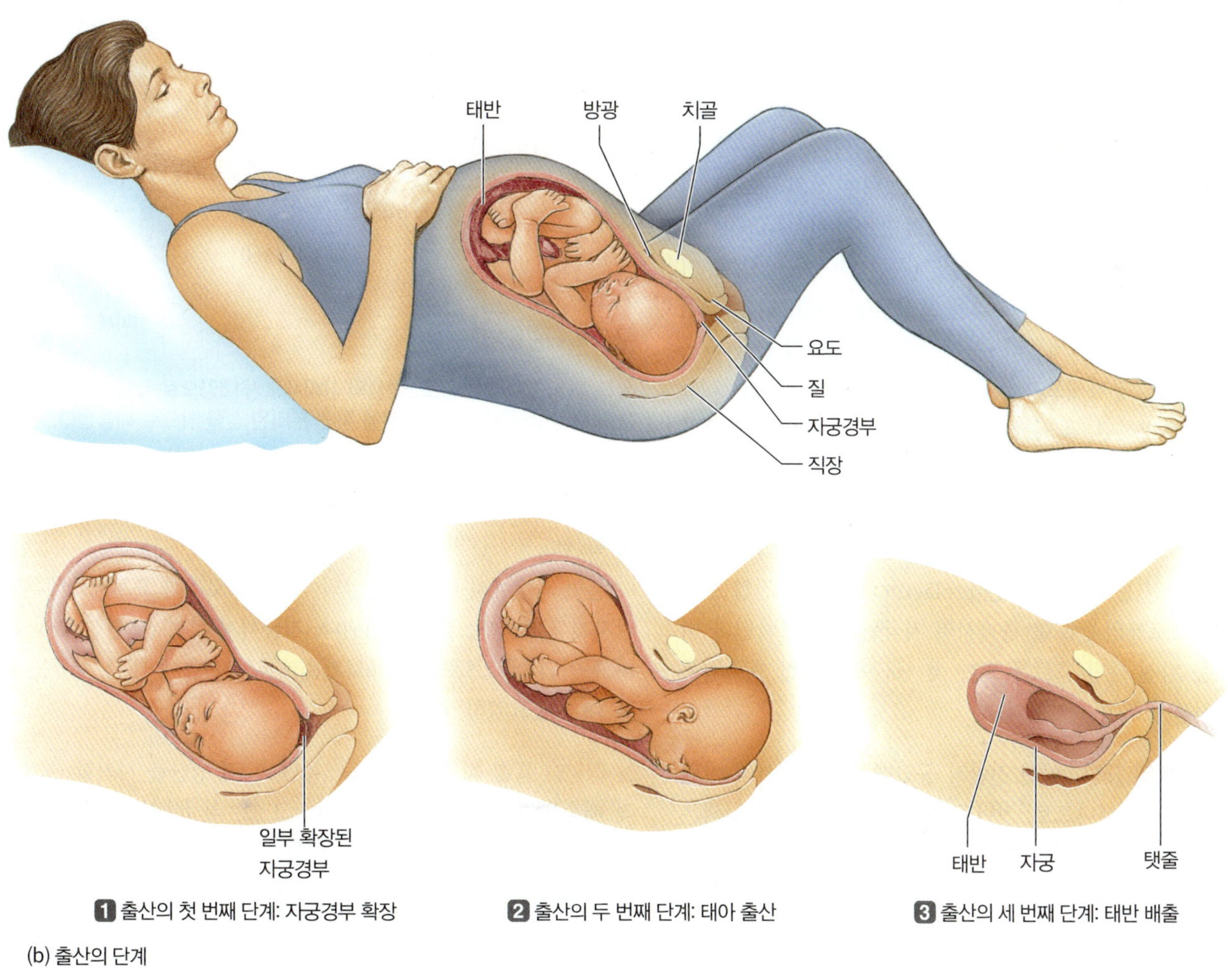

● **그림 18-26 출산의 단계.**

분해되고 떨어지고 질 분비물이 생기며, 이는 분만 후 3주에서 6주 동안 일어난다. 이런 기간 뒤에, 자궁내막은 임신 전의 상태로 회복된다.

출산 때 태반에서 나온 에스트로겐과 프로게스테론이 없어지면 순환하는 에스트로겐과 프로게스테론이 급격히 감소하기 때문에 퇴축이 일어난다. 태아의 젖빨기(suckling)에 반응하여 옥시토신이 분비되므로, 태아를 모유 수유하는 산모에서 퇴축이 촉진된다. 젖 분비에서 중요한 역할을 하는 것 외에도, 수유에 의한 주기적인 옥시토신의 분비는 자궁근층의 수축을 촉진하여 자궁 근육이 정상 상태를 유지하도록 하며 퇴축을 강화한다. 퇴축은 수유를 하는 산모의 경우 보통 약 4주안에 이뤄지며, 그렇지 않은 산모의 경우 약 6주정도 걸린다.

수유는 다양한 호르몬의 작용에 의해 일어난다.

여성의 생식계는 임신을 통해 태아에게 새로운 생명을 주고, 부양하던 자궁 환경 밖에서도 어린 시절 동안에 영양분을 계속해서 제공한다. 젖(milk)은 신생아의 생존에 중요하다. 따라서 임신 동안 **젖샘(mammary gland;** 또는 **유방)**은 **수유(lactation)**를 준비한다.

임신을 하지 않은 여성의 유방은 지방조직과 발달되지 않은 관 조직으로 거의 구성된다. 유방의 크기는 젖을 만들지 못하는 지방조직의 양으로 결정된다.

수유를 위한 유방의 준비 임신기간 동안에 나타나는 호르몬 환경에 의해 젖샘은 젖을 생산하는데 필요한 내부 선의 구조와 기능을 발달시킨다. 젖을 분비할 수 있는 유방에는 유두(nipple)에서부터 소엽(lobule)으로 많은 관이 가지처럼 뻗어 있어 망을 이룬다(● **그림 18-27a**). 각각의 소엽은 **포상샘(alveoli)** 다발로 만들어지며, 포상샘은 상피세포의 주름진 주머니 모양의 젖을 만드는 내분비선이다. 상피세포가 젖을 만들어서 유선포 강(alveolar lumen)으로 분비하면, 젖-수집관이 유두로 젖을 보낸다(● **그림 18-27b**).

임신 중에 고농도의 프로게스테론은 풍부한 유선포-소엽들을 만드는데 반해, 고농도의 에스트로겐은 광범위한 관들의 발생을 촉진한다. 높아진 농도의 프로락틴(prolactin, 뇌하수체 전엽 호르몬으로 에스트로겐의 농도를 증가시켜 자극됨)과 프로락틴과 비슷한 구조를 가진 태반 호르몬 또한 젖 생산에 필요한 효소들을 만들어서 젖샘 발생에 기여한다.

임신 중의 젖 분비 예방 임신 전반기 동안에는 유방에서의 이런 변화들이 대부분 일어나므로, 적어도 임신 중간쯤이 되면 젖샘은 젖을 만들 수 있으나, 분만할 때까지 젖은 분비되지 않는다. 임신 후반기 동안에는 고농도의 에스트로겐과 프로게스테론이 젖 분비를 자극하는 프로락틴의 작용을 방해하여 젖 분비를 방지한다. 프로락틴은 젖 분비의 첫 번째 자극제이다. 그러므로 높은 농도의 태반 스테로이드가 유방의 젖-생산 기관의 발생을 촉진하더라도,

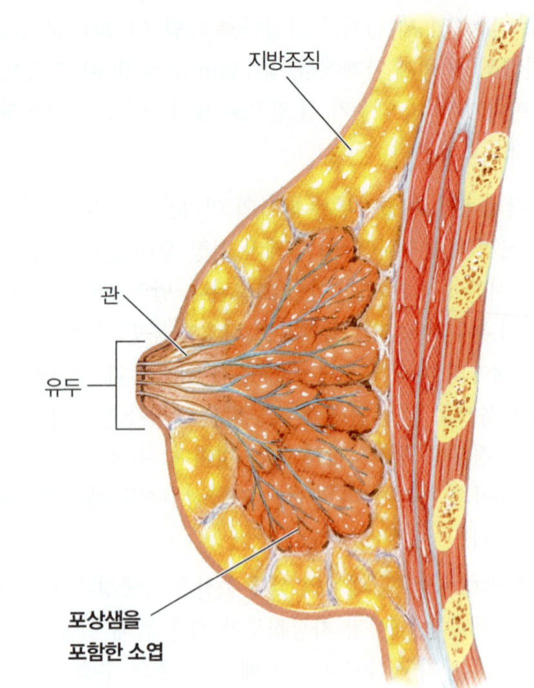

(a) 젖샘의 내부 구조, 측면

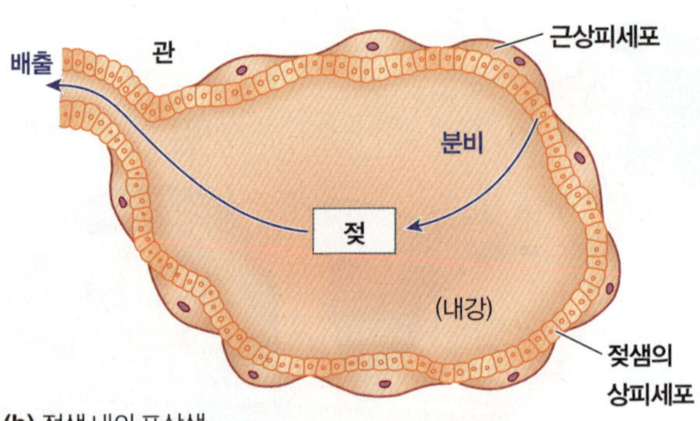

(b) 젖샘 내의 포상샘

● **그림 18-27 젖샘 구조.** 젖샘의 상피세포가 내강으로 젖을 분비한다. 주변의 근상피세포의 수축이 관을 통해 분비된 젖을 밖으로 배출한다.

태아가 태어나 젖이 필요할 때까지 이런 분비선들이 작용하는 것을 막는다.

분만 과정에서 태반이 손실되어 에스트로겐과 프로게스테론이 갑자기 감소하면, 젖이 분비된다. 지금까지 살펴 본 임신과 젖 분비 동안의 에스트로겐과 프로게스테론의 기능에 대한 것들을 ▲ **표 18-5**에 요약하였다.

젖 먹임을 통한 젖 분비의 자극 분만 후 젖 생산을 시작할 때, (1) 젖 배출을 일으키는 옥시토신 그리고 (2) 젖 분비를 촉진하는 프로락틴 두 종류 호르몬이 젖 분비를 유지하는데 중요하다. **젖 배출(milk ejection)**은 관을 통하여 포상샘의 내강에서 밖으로 강요된 젖의 배출을 말한다. 이런 호르몬들의 분비는 젖 먹임에 의해 자극된다(● **그림 18-28**). 각각의 호르몬들에 대해 호르몬 분비 조절과 역할을 포함하여 더 자세히 알아보도록 하자.

▲표 18-5 에스트로겐과 프로게스테론의 작용

에스트로겐
성특이 조직에서의 기능
난자의 성숙과 분비에 필수적이다
여성 생식관 체계의 전체적인 성장과 유지를 자극한다
여포 성숙을 자극한다
정자 침투를 허락하기 위해 자궁경부 점액층을 얇게 한다
자궁과 수란관의 수축을 자극하여 정자의 수란관으로의 이동을 증가시킨다
자궁내막과 자궁근층의 성장을 자극한다
자궁내막의 프로게스테론 수용체의 발현을 유도한다
임신 말기에 두 가지 효과를 통해 자궁의 옥시토신에 대한 반응을 증가시켜 분만 시작을 촉진한다: 자궁근층의 옥시토신 수용체 합성 유도와 자궁근층의 간극연접을 증가시킴으로써 자궁이 조직화된 하나의 단위로 옥시토신에 반응하여 수축할 수 있다
다른 생식적 영향
2차 성징의 발달을 촉진한다
GnRH와 생식선자극호르몬 분비를 조절한다
낮은 농도나 적당량의 농도에서는 분비를 억제한다
농도가 높으면 LH 급상승을 유도하는 원인이 된다
임신 중에 유방에서 관의 발달을 자극한다
임신 중에 프로락틴의 젖-분비 작용을 억제한다
비생식적 영향
지방축적을 촉진한다
골밀도를 증가시킨다
골단판을 닫는다
프로게스테론
발생 중인 배아 및 태아의 양육을 위한 적절한 알맞은 환경을 조성한다
자궁경부관에 두꺼운 점액전의 형성을 일으킨다
시상하부의 GnRH와 생식선자극호르몬 분비를 억제한다
임신 중에 유방의 포상샘 발달을 자극한다
임신 중에 프로락틴의 젖-분비 기능을 억제한다
임신 중에 자궁 수축을 억제한다

■ 옥시토신 분비와 젖 배출. 유아는 유선포강에 있는 젖을 곧장 밖으로 빨아낼 수 없다. 그 대신에, 각각의 포상샘을 둘러싼 분화된 **근상피세포(myoepithelial cell**, 근육 같은 표피세포)들의 수축은 젖을 포상샘 밖으로 내보내 관을 거쳐 유두 쪽으로 활발하게 보낸다(● **그림 18-27b**). 유아가 가슴의 젖을 빨면 유두 끝의 감각신경이 자극받아, 활동전위가 척수에서 시상하부로 전해진다. 시상하부가 활성화되면, 뇌하수체 후엽에서 옥시토신 분비가 갑자기 일어난다. 이어서 옥시토신은 젖 배출이 일어나도록 유방의 근상피세포의 수축을 자극한다. 젖 배출은 유아에게 젖을 주는 만큼 지속된다. 이런 방법으로, 젖 배출 반사는 아기에세 필요할 때 필요한 양만큼 유방에서 젖이 분비되게 한다. 포상샘이 젖으로 가득 차더라도, 옥시토신 없이는 젖이 분비될 수 없다. 그러나 젖 배출 반사는 젖 먹임을 제외한 다른 자극으로 조절될 수도 있다. 예를 들어, 아이의 울음이 젖 배출을 유도하여 젖이 뿜어져 나와 유두에서 새기도 한다. 반대로, 시상하부가 작용하여 정신적 스트레스가 젖 배출을 쉽게 억제할 수 있다. 이런 이유로 모유 양육을 향한 확실한 태도와 편안한 환경이 성공적인 모유 양육을 위해 필요하다.

■ 프로락틴 분비와 젖 분비. 젖 먹임은 옥시토신 분비를 유도할 뿐만 아니라 프로락틴 분비도 자극한다. 뇌하수체 전엽에 의한 프로락틴 방출은 두 가지 시상하부 호르몬들인 **프로락틴-억제 호르몬(prolactin-inhibiting hormone, PIH)**과 **프로락틴-방출 호르몬(prolactin-releasing hormone, PRH)**에 의해 조절된다. PIH는 뇌에서 신경전달물질로 작용하는 물질로, 현재는 도파민(dopamine)이 알려져 있다. PRH의 화학적 성질은 정확하게 확인되지 않았다.

대부분 여성들의 생활에서 PIH가 가장 많은 영향을 미쳐 프로락틴의 농도가 정상적으로 낮게 유지된다. 젖 분비 동안, 프로락틴 분비의 증가는 아이가 젖을 먹을 때마다 일어난다. 젖 먹임으로 유두에서 시작된 구심성 자극은 척수에 의해 시상하부로 전달된다. 이런 반응이 PIH 분비의 억제 때문인지, PRH 분비의 촉진 때문인지 또는 둘 다 때문인지 명확하지 않지만, 결국은 뇌하수체 전엽을 통해 프로락틴이 분비된다. 프로락틴이 젖의 분비를 촉진하기 위해 젖샘의 상피에 작용한다(● **그림 18-28**).

젖 배출과 젖 생산의 젖 먹임에 의해 동시에 작용하는 자극은 확실히 젖 합성의 속도를 유아가 필요로 하는 젖에 그 보조를 맞추도록 한다. 유아들이 젖을 더 많이 먹으면, 더 많은 젖이 배출되고 더 많은 젖이 다음 수유를 위해 만들어진다.

모유 수유는 유아와 산모 모두에게 유리하다.

영양상으로, 젖(milk)은 물, 트리글리세리드 지방, 탄수화물 젖당(유당), 다양한 단백질, 비타민, 그리고 광물질인 칼슘염과 인산염으로 구성된다.

유아에서의 모유 수유의 장점 영양소 외에도, 태어난 후 몇 개월 동안 스스로에 대한 효과적인 면역 반응이 증가할 때까지 젖은 면역 세포의 숙주, 항체, 그리고 감염으로부터 유아를 보호한다. **초유(colostrum)**는 출산 후 처음 5일 동안 만들어진 젖으로, 지방과 젖당의 농도는 낮지만 면역보호 성분의 농도가 높다. 모든 사람의 아기들은 잉태 기간 동안 태반을 통하여 산모에서 태아로 이동한 항체를 통해 약간의 수동면역능을 획득한다. 그러나 이런 항체들은 짧게 생존하며, 종종 유아가 면역적으로 스스로를 방어할 수 있을 때까지 지속되지 않는다. 모유 수유된 유아들은 이런 공격받기 쉬운 기간 동안 추가적인 보호를 받는다.

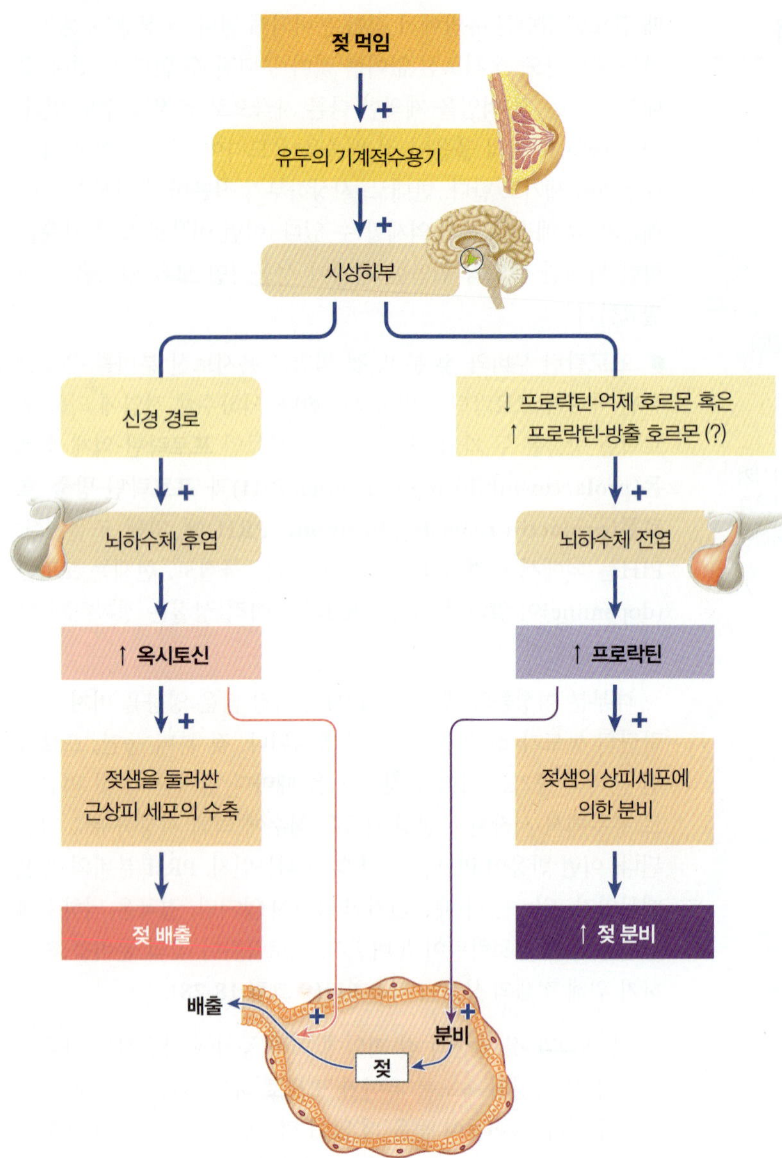

● 그림 18-28 젖 먹임 반사.

산모에서의 모유 수유의 장점 모유 수유는 산모에게도 장점이 있다. 양육에 의해 유도된 옥시토신 분비는 자궁의 퇴축을 촉진한다. 더욱이, 프로락틴(가끔 "자연의 피임약(nature's contraceptive)"라 부름)이 GnRH를 억제하기 때문에 젖 먹임은 생리 주기를 억제하여, FSH와 LH가 분비되지 않는다. 그러므로 젖 분비는 배란을 막는 경향이 있어서 또 다른 임신의 가능성을 감소시킨다(비록 피임의 방법으로는 확실하지 않지만). 이는 산모의 모든 역량이 새로운 배아 대신 신생아와 공유하도록 한다.

젖을 뗄 때 젖 생산의 중단 유아가 젖을 뗄 때, 두 가지 기작에 의해 젖 생산이 중단된다. 첫 번째, 젖 먹임이 없으면 계속되는 젖 합성과 분비를 위한 주요 자극이 사라져 프로락틴이 분비되지 않는다. 또한, 젖 먹임이 없으면 옥시토신이 분비되지 않고 젖 배출이 일어나지 않는다. 젖 생산은 즉각 멈추지 않기 때문에, 포상샘에 젖이 축적되어 유방이 과하게 충만해진다. 그 결과로 발생한 압력이 더 이상 젖 생산이 되지 않도록 젖샘의 상피세포에 직접 작용한다.

끝은 새로운 시작이다.

생식 현상에서, 남성과 여성 배우자의 결합의 결과인 단일 세포는 유사분열로 분할하고, 다세포의 개체로 분화한다. 다세포 개체는 항상성을 유지하기 위해 협력하여 상호작용하는 수많은 체계로 구성된다. 이 교재를 통해 소개된 생명-유지를 위한 항상성 과정은 새로운 생명이 시작되면 다시 시작된다.

제 18장 요약: 항상성 측면

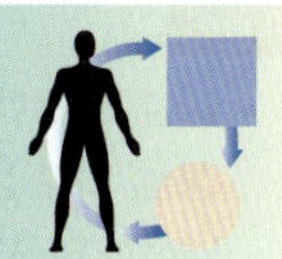

생식계는 항상성이나 개체가 생존하기 위해 필수적이지 않다는 점에서 특이하지만, 대대로 생명을 유지하기 위해서 중요하다. 생식은 각각 염색체의 반수체를 가진 남성과 여성 배우자(생식세포)의 결합에 따라 완전하고 유일한 염색체를 가진 새로운 개체를 형성한다. 양 성에서 기본적으로 동일한 신체 기관계들과는 다르게, 남성과 여성의 생식계는 서로 다른 기능을 하기 때문에 그에 따라 두드러진 차이를 나타낸다.

남성의 생식계는 성교를 통해 여성에게 전달될 엄청난 수의 운동성을 가진 정자를 계속해서 생산한다. 남성의 배우자가 대량으로 만들어지는 이유는 두 가지이다: (1) 배우자 중 적은 비율만이 여성의 생식관 체계를 통과하여 수정 장소로 가는 위험한 과정에서 살아남는다, 그리고 (2) 하나의 정자가 침투하여 난자와 결합하는데, 이때 여성의 배우자(난자)를 둘러싼 방어벽을 무너트리기 위해서는 많은 정자가 필요하다.

여성 생식계는 주기적으로 한 달에 한번 복잡한 변화를 경험한다. 생식 주기의 절반 동안, 동력이 없는 하나의 난자를 방출할 준비를 한다. 나머지 절반 동안, 생식계는 수정(정자와의 결합)이 일어났을 때 난자를 지지하기에 적합한 환경을 준비한다. 수정이 일어나지 않으면, 자궁 내의 준비된 지원 환경은 허물어지고, 새로운 난자가 방출되는 것을 준비하면서 다시 생식 주기가 시작된다. 수정이 되면, 여성 생식계는 새로운 개체가 외부에서 스스로 살아갈 수 있을 때까지 그들의 성장과 발달을 지원한다.

남성과 여성 생식계는 구조와 기능에 있어서 상당히 다르지만, 세 가지는 동일하다. 첫 번째, 태아에서 분화되지 않은 생식조직은 남성이나 여성의 생식계로 모두 발달할 수 있으며, 남성-결정 인자의 존재 유무에 따라 결정된다. 두 번째, 같은 호르몬들(시상하부의 GnRH와 뇌하수체 전엽의 FSH와 LH)이 남녀 모두의 생식기능을 조절한다. 양 성에서 생식소 스테로이드와 인히빈은 시상하부와 뇌하수체 전엽의 생산을 조절하는 음성되먹임 방식으로 작용한다. 세 번째, 여성은 평생 약 400개의 난자를 만드는데 반해, 남성은 하루에 수백만 개의 정자를 만들지만, 정자형성과 난자형성 동안 발달하는 배우자의 핵에서 일어나는 결과는 같다.

복습 문제 REVIEW EXERCISES

객관식

1. 유전적 남성이 여성의 구조적 외관을 가질 수 있다. (*진실 또는 거짓?*)
2. 테스토스테론 분비는 태어날 때부터 사춘기까지 중단된다. (*진실 또는 거짓?*)
3. PG은 형질막에서 발견되는 아라키돈산에서 유래된 것이다. (*진실 또는 거짓?*)
4. 여성은 발기를 경험하지 못한다. (*진실 또는 거짓?*)
5. 성교 시, 대부분의 윤활작용은 여성에 의해 제공된다. (*진실 또는 거짓?*)
6. 한 번의 난소 주기에서 여포가 성숙되지 않으면, 다음 주기 동안 성숙할 수 있다. (*진실 또는 거짓?*)
7. 고농도의 에스트로겐은 LH 급상승을 자극하는 것에 반해, 적당히 증가한 농도의 에스트로겐은 LH 분비를 억제한다. (*진실 또는 거짓?*)
8. 정자형성은 정소의 _______ 내에서 일어나고, 호르몬 _______와 _______에 의해 자극된다.
9. 임신 초기 10주 동안 에스트로겐과 프로게스테론의 근원은 _______이다. 임신 마지막 6개월 동안 이들 호르몬의 근원은 _______이다.
10. 소변에서 _______의 발견은 임신 진단 테스트의 기본이다.
11. 다음 중 염색체 분리에 관한 설명 중 틀린 것은?
    a. 모든 인간의 체세포는 전체 46개의 이배체 염색체가 되기 위해 23쌍의 염색체를 가지고 있다.
    b. 각각의 배우자는 각각의 염색체 쌍의 하나인, 23개의 염색체를 가지고 있다.
    c. 감수분열 동안, 염색체 쌍의 일부는 부모에게 받은 본래의 조합을 스스로 재편성하여 반수체 배우자로 분리된다.
    d. 성 결정은 성염색체의 조합으로 결정된다. XY 조합은 유전적 남성이고 XX는 유전적 여성이다.
    e. 수정된 정자의 성염색체가 자손의 성을 결정한다.
12. 황체가 퇴화할 때,
    a. 순환하는 에스트로겐과 프로게스테론의 농도가 급격하게 감소한다.
    b. 생식소 스테로이드의 억제 효과가 사라지면, FSH와 LH 분비는 증가하기 시작한다.
    c. 자궁내막이 허물어진다.
    d. (a)와 (b) 둘 다 일어난다.
    e. 위의 보기 모두 일어난다.

13. 다음을 짝지어라:

____ 1. PG을 분비한다	(a) 부정소와 정관
____ 2. 정자의 운동성과 수정능을 증가시킨다	(b) 전립선
____ 3. 알카리성 체액을 분비한다	(c) 정낭
____ 4. 과당을 제공한다	(d) 요도구부선
____ 5. 정자의 저장 장소로 작용한다	(e) 음경
____ 6. 정자를 백배 응축한다	
____ 7. 피브리노겐을 분비한다	
____ 8. 응집효소를 제공한다	
____ 9. 발기 조직을 포함한다	

14. 다음의 보기를 사용하여, 난소 주기 동안 각각의 결과가 일어날 때를 표시하라:

(a) 여포기 동안 일어남
(b) 황체기 동안 일어남
(c) 여포기와 황체기 둘 다 일어남

____ 1. 여포강 여포의 발달
____ 2. 에스트로겐의 분비
____ 3. 프로게스테론의 분비
____ 4. 생리
____ 5. 자궁내막의 복구와 증식
____ 6. 자궁내막 내에 증가된 혈관 신생과 글리코겐 저장

주관식

1. 남성과 여성의 주요 생식기관, 배우자, 성호르몬, 생식관 체계, 부속성선, 외부 생식기, 그리고 2차 성징을 구성하는 것은 무엇인가?
2. 남성과 여성의 필수 생식기능을 열거하라.
3. 유전적, 생식적, 표현형의 성에 관련하여 남성과 여성의 차이를 설명하라.
4. 정소의 음낭 위치의 기능적 중요성은 무엇인가?
5. 테스토스테론의 근원과 기능을 설명하라.
6. 정자형성의 세 가지 주요 단계를 설명하라. 정자의 각 부분의 기능을 설명하라. 세르톨리 세포의 역할은 무엇인가?
7. 정소 기능의 조절에 대해 설명하라.
8. 남성과 여성의 성행위를 비교하라.
9. 난자형성을 정자형성과 비교하라.
10. 난소 주기의 여포기와 황체기에 발생하는 일에 대해 설명하라. 자궁 주기의 단계를 난소 주기의 단계와 연관시켜 설명하라.
11. 난자와 정자는 수정 장소로 어떻게 이동되나? 수정 과정을 설명하라.
12. 착상과 태반 형성의 과정을 설명하라.
13. 태반의 기능은 무엇인가?
14. 사람 융모성 생식선자극호르몬의 역할은 무엇인가?
15. 분만 시작의 원인이 되는 요인은 무엇인가? 출산의 단계는 무엇인가? 옥시토신의 역할은 무엇인가?
16. 젖 분비에 작용하는 호르몬을 설명하라.
17. 에스트로겐과 프로게스테론의 작용을 요약하라.

심화학습 문제 *POINTS TO PONDER*

1. 시상하부에 의해 2~3시간마다 한 번씩 GnRH의 분비가 맥박 치는 형태로 급증하지만, 이런 급증 사이에는 GnRH가 분비되지 않는다. 혈중 GnRH의 농도는 이런 급증하는 분비의 빈도에 따라 결정된다. 새로운 피임법 연구는 GnRH-유사 약의 투여와 관련 있다. GnRH가 배란을 일으키는 연쇄 반응을 유도하는 시상하부 호르몬이라면, 어떤 방법으로 GnRH-유사 약이 피임약으로 작용하겠는가? (*힌트*: 뇌하수체 전엽은 GnRH의 일반적인 맥박 치는 형태에만 반응하도록 "프로그램화" 되어 있다.)
2. 가끔, 레디히 세포의 간질세포로 구성된 고환 종양은 테스토스테론을 정상의 100배 이상으로 분비한다. 어린 아이에게 이런 암이 발생하면, 유전적 잠재능력보다 훨씬 작게 성장한다. 그 이유를 설명하라. 나타나는 다른 증상은 무엇인가?
3. 고혈압 치료의 일부로 교감신경계의 활성을 억제하는 약을 복용한 남성에게 일어나는 성적 기능 장애의 유형은 무엇인가?
4. 뇌하수체 후엽 추출물을 투여하여 분만을 유도하거나 촉진하는 생리학적 원리를 설명하라.
5. 폐경 증상은 종종 에스트로겐과 프로게스테론을 투여해 치료한다. GnRH나 FSH와 LH에 의한 치료는 왜 효과가 없는가?

임상관련 문제 *CLINICAL CONSIDERATION*

임신 2개월인 마리아(Maria A.)는 심한 복부의 경련을 경험하였다. 그녀의 담당의사는 난관 임신이라고 진단하였다: 발생 중인 배아가 자궁 내막 대신에 수란관에 착상되었다. 왜 이런 임신은 외과수술로 중절시켜야만 하는가?

제 *18* 장 **요점 정리**

18.1 생식계의 특이성

■ 남녀 모두 배우자(생식세포)를 만드는데 남성은 정자를, 여성은 난자를 형성하고, 각각은 사람의 염색체 23쌍 중 한 쪽만을 가지고 있다. 수정을 통하여 **정자(sperm)**와 **난자(ovum)**가 합쳐지면, 부모로부터 반씩 전달받아 완벽한 23쌍의 염색체를 가진 새로운 개체가 된다.

■ 생식계는 구조적으로 그리고 기능적으로 남성과 여성의 구분이 뚜렷하다. 남성은 정자를 만들고 여성에게 정자를 전달한다. 여성은 난자를 만들고, 정자를 받으며, 새로운 개체가 외부 환경에서 스스로 생존할 때까지 수정된 난자의 발달을 지원할 수 있는 적절한 환경을 제공한다.

■ 양 성 모두 생식계는 (1) 각각 한 쌍의 **생식소(gonad)**로 구성되어 있으며, 생식소는 배우자를 만들고 성호르몬을 분비하는 주요 생식기관으로 남성은 정소, 여성은 난소를 가지고 있다; (2) 관 체계로 구성된 생식관 체계는 만들어진 배우자를 위한 수송과 보관 기능을 한다; 그리고 (3) 부속 성선은 배우자를 도울 수 있는 분비를 한다. 외부 생식기는 생식계에서 외부적으로 보이는 부분이다(그림 18-1과 18-2 참조). 2차 성징은 남성과 여성 사이의 구별되는 특징이지만, 생식과 직접적인 관련은 없다.

■ **성결정**은 수정될 때 성염색체의 조합에 의해 결정되는 유전적 현상이다: XY 조합은 유전적 남성, XX 조합은 유전적 여성이다. 성 분화는 남성 또는 여성에 따라 배아의 생식소, 생식관 체계, 외부 생식기의 발달을 나타내고, 이는 개인의 뚜렷한 구조적 성을 나타낸다. 남성화 요인이 있으면 남성의 생식계로 발달하고, 그것이 없으면 여성의 생식계로 발달한다(그림 *18-3* 참조).

18.2 남성의 생식생리학

■ **정소(testis)**는 음낭에 있다. 복강보다 낮은 음낭의 온도는 정소의 세정관에서 일어나는 정자형성에 중요하다. 세정관 사이의 공간에 존재하는 **레디히 세포(Leydig cell)**는 남성호르몬인 테스토스테론을 혈액으로 분비한다(그림 *18-4, 18-5* 참조).

■ **테스토스테론(testosterone)**은 태어나기 이전에 분비되어 발달 중인 생식계를 남성화한 다음; 사춘기 때까지 테스토스테론 분비를 중단하고, 사춘기 때 다시 분비되어 평생 지속된다. 테스토스테론은 남성 생식관 체계 전체의 성숙과 유지, 2차 성징의 발달, 그리고 성욕을 자극 한다(표 *18-1* 참조).

■ 정소는 뇌하수체 전엽의 생식선자극호르몬인 **황체호르몬(LH)**과 **여포자극호르몬(FSH)**에 의해 조절되고, 이들 호르몬은 시상하부의 **생식선자극호르몬-방출호르몬(GnRH)**에 의해 조절된다(그림 *18-7* 참조).

■ 테스토스테론 분비는 레디히 세포의 LH 자극에 의해 조절되고, 음성되먹임 방식으로 테스토스테론은 LH 분비를 억제한다(그림 *18-7* 참조).

■ **정자형성**에 테스토스테론과 FSH 모두 필요하다. 테스토스테론은 유사분열과 감수분열을 자극하여 미분화된 이배체 생식세포인 정원세포를 미분화된 반수체 정세포로 바꾼다. FSH는 정세포에서 매우 분화된 운동성을 가진 정자로 개조한다(그림 *18-4, 18-5, 18-7* 참조).

■ 정자는 난자를 관통하기 위한 효소로 가득 찬 **첨체(acrosome)**로 덮인 머리에 DNA가 포함되어 있고, 에너지를 생산하는 미토콘드리아를 포함한 중편, 그리고 채찍처럼 움직이는 꼬리로 이루어져 있다(그림 *18-6* 참조).

■ 또한 세정관 내에 존재하는 **세르톨리 세포(Sertoli cell)**는 발달 동안 내내 생식세포를 보호하고 부양하며 강화시킨다. 세르톨리 세포는 또한 FSH 분비를 억제하는 인히빈을 분비하여, 음성되먹임 작용을 한다(그림 *18-4b, 18-4d, 18-7* 참조).

■ 아직 미성숙한 정자는 세르톨리 세포에서 분비된 액체에 의해 세정관에서 **부정소**로 쏟아져 나간다. 부정소 정관은 정자를 저장하고 응축하며, 그들의 운동성 및 사정 전의 생식력을 증가시킨다. 사정 동안에 정자는 부속 성선에서 방출된 분비물과 섞인다(그림 *18-4*와 표 *18-2* 참조).

■ **정낭(seminal vesicle)**은 에너지와 프로스타글란딘(PG)을 위해 과당을 제공하며, PG은 남성과 여성의 생식관 체계에서 정자의 수송을 돕기 위해 평활근의 운동성을 촉진한다. 정낭은 또한 대부분의 정액을 제공한다. **전립선(prostate gland)**은 알카리성 액을 분비하여 산성의 질 분비물을 중화시킨다. **요도구부선**은 윤활유 역할을 하는 점액을 분비한다(표 *18-2* 참조).

18.3 남성과 여성 간의 성교

■ 남성의 성행위는 폭넓고 체계적인 성적 반응 주기의 일부분으로 발기와 사정으로 나뉜다(표 *18-4* 참조).

■ **발기**는 평소에 축 늘어져 있는 음경이 단단해져서 여성의 질을 관통할 수 있게 한다. 발기는 음경의 두드러진 혈관울혈에 의해 일어나고, 이는 음경의 발기 조직에 공급하는 소동맥이 반사적으로 유도되어 혈관이 확장되어 유도된다(그림 *18-8* 참조).

■ 성적 흥분이 절정에 도달할 때, **사정**이 일어난다. 이것은 두 단계로 구성된다: (1) 방출이란, 정액(정자와 부속 성선의 분비물)을 요도로 내보내는 것, 그리고 (2) 음경에서 정액의 배출. 후자는 독특한 전신 반응과 오르가슴이라 불리는 강렬한 쾌락이 동반된다(표 *18-4* 참조).

■ 여성은 남성과 비슷한 **성적 반응 주기**를 경험하는데, 흥분, 고조, 오르가슴, 그리고 해소 단계를 모두 가지고 있다. 음경처럼 혈관이 발달된 음핵은 발기된다(사정은 아님). 성적 반응 동안, 질 바깥쪽 부분은 음경을 단단히 죄기 위해 수축되고, 안쪽 부분은 정자를 위한 공간을 만들기 위해 넓어진다.

18.4 여성의 생식생리학

■ 임신을 하지 않은 상태에서, 여성의 생식기능은 시상하부(GnRH), 뇌하수체 전엽(FSH와 LH), 그리고 난소(에스트로겐, 프로게스테론, 그리고 인히빈) 사이의 복잡하고 주기적인 음성되먹임 조절 체계에 의해 이뤄진다. 임신 중에는 태반 호르몬이 주요한 조절 요인이 된다.

■ **난소**는 난자형성과 에스트로겐 및 프로게스테론을 분비하는 두 가지 기능을 하며, 이들 기능은 서로 연관되어 있다(표 *18-5* 참조). 관련된 여포와 황체의 두 가지 난소 내분비선이 순차적으로 이러한 기능을 한다.

■ 정자형성처럼 난자형성에서도 염색체 복제와 분리의 같은 단계가 일어나지만, 걸리는 시간과 최종적인 결과는 매우 다르다. 정자형성은 2달 안에 이뤄지지만, 난자형성은 12세에서 50세 언제든지 일어나며, 사춘기에서 폐경 때까지 주기적으로 일어난다. 사춘기 이후의 남성은 하루에 몇 백만 개의 정자를 형성할 수 있는 것에 비하여, 여성 생식세포의 공급은 제한적이고 재생 불가능하며, 태어날 때 이미 정해져 있다. 각각의 제1 정모세포가 균일하게 성장할 수 있는 4개의 정자를 만드는데 비하여, 각각의 제1 난모세포는 세포질이 부족한 3개의 극체와 세포질이 풍부한 1개의 난자를 만든다(그림 *18-5, 18-9, 18-10* 참조).

■ 난자형성과 에스트로겐 분비는 생식 주기의 전반기(여포기) 동안에 FSH, LH, 그리고 에스트로겐의 영향을 받으며 난소의 여포 내에서 일어난다(그림 *18-11~18-14* 참조).

■ 보통은 주기의 중간쯤에 성숙한 여포에서 하나의 난자가 방출된다(**배란**). 성숙한 여포에서 생산된 고농도의 에스트로겐에 의해 급격히 증가한 LH는 배란을 일으킨다(그림 *18-11, 18-13, 18-15* 참조).

■ 주기의 후반기(**황체기**) 동안에 LH는 속이 빈 여포를 프로게스테론과 에스트로겐을 생산하는 황체(CL)로 바꾼다. 이러한 내분비선의 단위는 배출된 난자가 수정되면 착상을 위한 자궁을 준비한다(그림 *18-11, 18-13, 18-16* 참조).

■ 수정과 착상이 일어나지 않으면 황체가 퇴화하여, 발달된 자궁내막을 위한 호르몬이 분비되지 않는다. 이는 자궁 안쪽을 붕괴하고 떨어지게 하여, 생리가 시작된다. 동시에, 새로운 황체기가 시작된다(그림 *18-11, 18-13* 참조).

■ 생리가 끝나면 자궁의 안쪽(자궁 내막)은 새롭게 성숙한 황체에 의해 증가한 에스트로겐의 영향을 받아 스스로 회복한다(그림 *18-13* 참조).

■ 수정이 되려면, 배란된 난자와 질로 들어온 정자 모두 수란관으로 이동되어 수정이 일어나는 장소로 간다(그림 *18-17~18-19* 참조).

■ 수정된 난자는 유사분열로 분할하기 시작한다. 이것은 일주일 이내에 **착상**할 수 있는 **포배(blastocyst)**로 성장하고 분화한다(그림 *18-20* 참조).

■ 그 동안, 황체기 프로게스테론의 영향으로 **자궁내막(endometrium)**은 혈관을 많이 형성하고 글리코겐을 비축한다(그림 *18-13* 참조). 포배의 바깥층을 형성하는 **영양아층(trophoblast)**에서 분비된 효소들의 영향으로 포배는 준비된 자궁내막에 착상한다. 이 효소들은 영양이 풍부한 자궁내막 조직을 분해하여 자궁내막 안에 구멍을 만든다. 이 구멍은 두 가지 기능을 하는데, 포배의 착상과 그와 동시에 배아를 발달시키는데 사용될 영양분을 자궁내막 세포로부터 방출한다(그림 *18-21* 참조).

■ 착상 후에 태아와 산모 조직의 붙어 있는 **태반(placenta)**이 생긴다. 태반은 산모와 태아의 혈액 사이에서 교환을 위한 기관으로, 임신기간 동안 필요한 수많은 호르몬을 분비하는 일시적이고 복잡한 내분비 기관의 역할을 한다. 그 중에서 **사람 융모성 생식선자극호르몬(hCG)**, 에스트로겐, 그리고 프로게스테론은 매우 중요하다. hCG는 임신기간 동안 CL을 유지한다. 태반이 임신의 남은 6개월 동안 CL의 기능을 이어받을 때까지 CL은 임신 첫 3개월 동안 에스트로겐과 프로게스테론을 분비한다. 고농도의 에스트로겐과 프로게스테론은 정상의 임신 상태를 유지하는데 필수적이다(그림 *18-22, 18-24*와 표 *18-5* 참조).

■ 분만 시기에는 주기적인 수축의 강도와 지속시간, 그리고 빈도가 증가하여 세 단계의 **출산 과정**인 자궁경부 확장, 태아 출산, 그리고 태반 배출(산후)이 이루어진다(그림 *18-26* 참조).

■ **분만**은 산모와 태아의 여러 가지 요소들의 복잡한 상호작용에 의해 시작된다. 분만이 시작될 때 수축이 시작되며, 양성되먹임 주기에 의해 서서히 수축력이 증가한다. 수축이 자궁경부 쪽으로 태아를 밀어낼 때, 강력한 자궁근육 촉진제인 옥시토신의 분비가 반사적으로 증가한다. 과잉의 옥시토신은 더 강한 수축을 일으켜, 더 많은 옥시토신 분비를 일으킨다. 이런 양성되먹임 주기는 자궁경부 확장과 분만이 이뤄질 때까지 갈수록 심해진다(그림 *18-25* 참조).

■ 임신 동안에 **유방**은 특별히 젖 분비를 준비한다. 증가한 태반의 에스트로겐과 프로게스테론은 각각 젖샘의 관과 포상샘의 발달을 촉진한다(그림 *18-27* 참조).

■ **프로락틴(prolactin)**은 젖샘 상피세포에 의한 젖 생산에 필요한 효소를 합성한다. 그러나 임신 중에 고농도의 에스트로겐과 프로게스테론은 프로락틴이 젖 생산을 촉진하는 것을 막는다. 분만 때 태반의 스테로이드가 제거되면 젖 분비가 시작된다.

■ 젖 먹임에 의해 **옥시토신(oxytocin)**과 프로락틴이 분비되어 젖 분비가 지속된다. 옥시토신은 분비된 젖을 관을 통해 밖으로 짜내기 위해, 포상샘을 둘러싼 근상피세포를 자극하여 젖 배출을 일으킨다. 프로락틴은 갓난아기에게 준 젖을 보충하기 위해 더 많은 젖을 분비한다(그림 *18-27, 18-28* 참조).

부록 A

화학적 원리: 복습

A Review of Chemical Principles

A.1 인체의 화학적 체제 수준

물질(matter)은 우주의 모든 생물과 무생물을 포함하여 공간을 점유하며 질량을 가지고 있는 것을 말한다. **질량(mass)**은 하나의 물체에 있는 물질의 양이다. 이와 달리, **무게(weight)**는 그 질량에 미치는 중력의 영향이다. 질량에 작용하는 중력이 클수록 질량의 무게는 커진다. 우주비행사는 지구나 대기권 밖 어디에 있든지 같은 질량을 갖고 있지만 중력이 0인 대기권 밖에서는 무게가 없다.

원자

모든 물질은 **원자(atom)**라고 불리는 매우 작은 입자로 이루어져 있다. 이 입자들은 너무 작아서 오늘날 가장 성능이 우수한 전자 현미경으로도 볼 수 없다.

원자가 아무리 작은 것이기는 하지만 더 작은 3가지 종류의 아원자 입자들로 이루어져 있다. 원자의 종류에 따라 원자에 있는 이들 아원자 입자의 수가 다르다. **양성자(proton)**와 **중성자(neutron)**는 질량이 거의 같은 입자로서, 양성자는 양전하를 띠고 있고 중성자는 전하를 띠고 있지 않다. **전자(electron)**는 양성자나 중성자보다 훨씬 질량이 작으며 음전하를 띤다. 원자는 2개의 부위로 이루어져 있다. 양성자와 중성자로 이루어진 고밀도의 중심 핵과 궤도 내에서 핵 주위로 전자가 빠르게 움직이는 3차원 **전자구름**(electron clous)으로 핵을 에워싸고 있다(● **그림 A-1**). 양성자의 전하 크기는 전자의 것과 똑같으나 극성이 반대로 양성이다. 모든 전자의 핵에 있는 양성자의 수는 핵 주위로 움직이고 있는 전자의 수와 같아 하전성의 균형이 맞아서 원자는 중성이다.

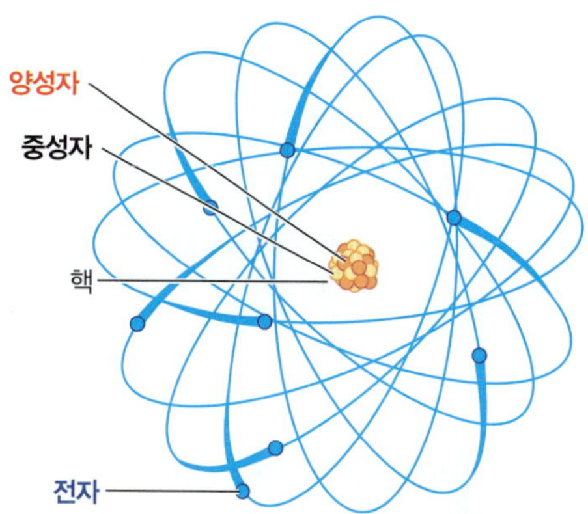

● **그림 A-1 원자.** 원자는 2개의 부분으로 이루어져 있다. 중심의 핵은 양성자와 중성자를 포함하고 있으며 질량의 99.9%를 차지하고 있다. 핵 주위에는 전자가 핵 주위를 빠르게 움직이고 있는 전자구름이 있다. (그림은 축척에 맞게 그려져 있지 않다.)

원소와 원자기호

한 종류의 원자로만 이루어진 순수 물질을 **원소(element)**라고 한다. 탄소 원소의 순수 표본은 원자들이 다이아몬드 형태로 배열되어 있거나 흑연(연필의 "심")의 형태로 배열되어 있어도 탄소원자만을 갖고 있다. 각 원소는 하나 또는 두 글자로 된 원소이름의 화학약어 형태인 **원자기호(atomic symbol)**로 나타낸다. 이 기호들은 원소의 영어 이름에서 유래되었기 때문에 이해하기 쉽다. 즉, H는 수소, C는 탄소 그리고 O는 산소를 나타낸다. 몇몇 경우는 원자기호가 원소의 라틴어 이름에 기초하고 있다. 예를 들어 Na는 소듐(라틴어로는 나트륨)을, K는 포타슘(칼륨)을 나타낸다.

109종류의 알려진 원소 중 보통 26종류가 생명체에 나타난다. 수소, 탄소, 산소, 질소 등의 네 가지 원소가 생명체를 이루는 원소들의 96%를 이루고 있다.

화합물과 분자

한 종류 이상의 원자로 이루어진 순수 물질을 **화합물(compound)**이라 한다. 예를 들어 순수한 물은 액체, 고체(얼음), 기체(증기) 중 어떤 형태로 있든지 수소원자와 산소원자를 2:1의 비로 포함하고 있는 화합물이다. **분자(molecule)**는 물질의 특성을 갖고 있고 안정되고 독립적으로 존재할 수 있는 순수 물질의 최소 단위이다. 예를 들어, 물 분자는 두 개의 수소원자와 하나의 산소원자로 이루어져 있으며 이들은 화학결합으로 서로 연결되어 있다.

원자번호

우리가 원자의 "종류"에 대해 언급을 할 때 정확히 무엇에 대해 말하고 있는 걸까? 즉, 수소, 탄소, 산소원자는 무엇 때문에 다른 걸까? 답은 핵에 있는 양성자의 수에 있다. 모든 수소원자는 어디에 있든지 핵 안에 하나의 양성자를 갖고 있으며, 탄소원자는 6개, 산소원자는 8개의 양성자를 각각 갖고 있다. 한 원자에 있는 양성자와 전자의 수가 같으므로 이러한 숫자들은 각 핵 주위로 움직이고 있는 전자의 수를 나타내기도 한다. 한 원소의 원자 핵 안에 있는 양성자의 수를 원소의 **원자번호(atomic number)**라 한다.

▲ 표 A-1 선별된 원소들의 특징

이름과 기호	양성자 수	원자번호	원자량
수소(H)	1	1	1.01
탄소(C)	6	6	12.01
질소(N)	7	7	14.01
산소(O)	8	8	16.00
나트륨(Na)	11	11	22.99
마그네슘(Mg)	12	12	24.31
인(P)	15	15	30.97
황(S)	16	16	32.06
염소	17	17	35.45
칼륨(K)	19	19	39.10
칼슘(Ca)	20	20	40.08

원자량

예상할 수 있듯이 작은 원자는 작은 질량을 갖는다. 예를 들어, 수소원자의 실제 질량은 1.67×10^{-24} g이고 탄소원자의 질량은 1.99×10^{-23} g, 산소원자의 질량은 2.66×10^{-23} g이다. 이와 같이 매우 작은 숫자는 계산할 때 불편하여 상대질량 체제가 계발되었다. 상대질량은 한 원자의 실제 질량을 다른 원자의 것과 단순히 비교하는 것이다. 두 사람의 실제 질량이 각각 45.50, 113.75 kg이라고 하자. 이들의 상대질량은 두 개의 질량 중 작은 것으로 각 질량을 나눔으로서 구할 수 있다: 45.50/45.50 = 1.00와 113.75/45.50 = 2.50. 따라서 두 사람의 상대 질량은 1.00과 2.50이다; 이들 숫자는 무거운 사람의 질량이 다른 사람의 2.5배임을 단순히 나타내고 있는 것이다. 원자의 상대질량을 **원자질량(atomic mass)** 또는 **원자량(atomic weight)**이라 하며 **원자질량단위**(atomic mass units, amu)로 나타낸다. 이 체제에 따르면 모든 원자 중 가장 작은 수소원자는 1.01 amu의 원자량을 갖고 있다. 탄소원자의 원자량은 12.01 amu이고 산소원자 원자량은 16.00 amu이다. 즉, 산소원자는 수소원자의 16배의 질량을 갖고 있다. **▲ 표 A-1**은 생리적으로 중요한 원소들의 원자량과 기타 특징들을 나타내고 있다.

A.2 화학결합

모든 물질은 원자로 이루어져 있기 때문에 원자는 물질을 형성하기 위해 어떻게든 서로 붙잡고 있어야 한다. 원자들을 함께 붙잡아두는 힘을 **화학결합**(chemical bond)이라고 한다. 모든 화학결합이 같은 방법으로 형성되어 있지는 않으나 모두 원자의 전자를 갖고 있다. 한 원자가 다른 원자와 결합할지의 여부는 원자의 수와 배열에 달려 있다. 원자 안에 있는 전자는 전자각에 배열되어 있는데 이제 이에 대해 알아보자.

전자각

전자는 특이한 방식으로 액 주위를 이동하는 경향이 있다. 궤도 즉, 전자가 핵 주위로 이동하는 경로는 **전자각(electron shell)**에 배열되어 있다. 전자각은 일련의 규칙적인 동심 층으로 핵을 연속적으로 둘러싸고 있다. 각 전자각은 특정수의 전자를 수용한다. 첫 번째 각은 핵에 가장 가까운(가장 안쪽) 것으로 원소의 종류에 관계없이 최대 2개의 전자만을 수용할 있다. 두 번째 각은 총 8개의 전자를 수용할 수 있으며 세 번째 각도 최대 8개의 전자를 수용할 수 있다. 원자번호가 커지면서 전자의 수가 증가함에 따라 전자들은 핵에서 더 떨어진, 계속 이어지는 각을 차지하게 된다. 연속되는 각은 보다 높은 **에너지 준위(energy level)**를 갖고 있다. 음전하를 띠는 전자는 양전하를 띠는 핵으로 끌리므로 전자가 핵의 인력을 이겨내고 핵에서 멀리 떨어져 궤도를 그리며 도는 데에는 많은 에너지가 든다. 따라서 첫 번째 전자각이 가장 낮은 에너지 준위를 갖고 있으며 원자의 최외각이 가장 높은 에너지 준위를 갖는다.

일반적으로 전자는 가능한 가장 낮은 에너지의 전자각에 속하며, 각 전자각의 최대 수용할 수 있는 수까지 채워진다. 예를 들어, 수소원자는 1개의 전자를 갖고 있어 이 전자는 첫 번째 전자각에 있다. 헬륨은 2개의 전자를 갖고 있는데 이들은 모두 첫 번째 전자각에 있으며 이 전자각을 가득 채운다. 탄소원자는 6개의 전자를 갖고 있는데, 그 중 2개는 첫 번째 전자각에, 4개는 두 번째 전자각에 들어 있다. 산소는 8개의 전자를 갖고 있는데, 2개는 첫 번째 전자각에, 6개는 두 번째 전자각에 들어 있다.

원자의 결합 특징과 원자가

원자는 최외각 전자각을 채우려는 경향이 있다. 따라서 바깥쪽 전자각(고-에너지 전자각)의 전자가 원자의 결합 특징과 다른 원자와의 상호작용 능력을 결정한다. 최외각에 빈자리가 있는 원자는 전자를 건네주거나 받아들이거나 또는 다른 원자(에너지 면에서 가장 적합한 것은 무엇이든)와 공유하는 경향이 있어 관여하는 모든 원자는 외각을 채운다. 예를 들어, 최외각에 전자를 1개 갖고 있는 원자는 이 전자각을 비워서, 남은 다른 전자각을 채우려고 한다. 반면에, 최외각에 1개의 전자가 부족한 다른 원자는 부족한 전자를 또 다른 원자로부터 받아서 모든 전자각을 최대로 채우려고 한다. 원자가 외각을 채우기 위해 잃거나 얻거나 또는 공유하는 전자의 수를 원자의 **원자가(valence)**라 한다. 화학결합은 최외각전자 사이의 상호작용 결과 원자들을 함께 묶는 인력이다.

나트륨원자(Na)와 염소원자(Cl)를 생각해 보자(**● 그림 A-2**). 나트륨은 11개의 원자, 즉 첫 번째 각에 2개, 두 번째 각에 8개, 세 번째 각에 1개를 갖고 있다. 염소 원자는 첫 번째 각에 2개, 두 번째 각에 8개, 세 번째 각에 7개의 모두 17개의 전자를 갖고 있다. 두 번째 각과 세 번째 각을 채우려면 8개의 원자가 필요하므로 나트륨 원자는 두 번째 각을 채우는 데 필요한 것보다 1개의 전자를 더 갖고 있다. 반면에 염소 원자는 세 번째 각을 채우는데 필요한

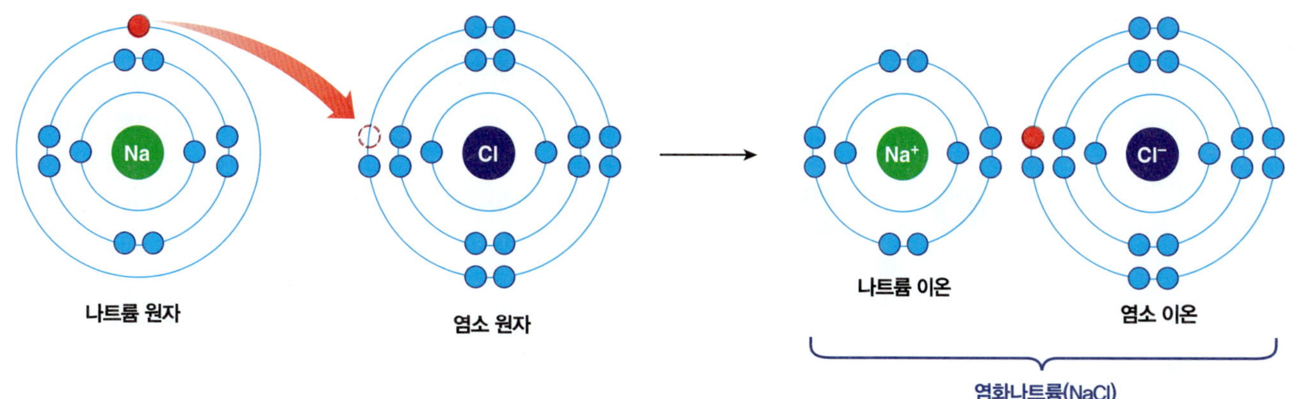

● 그림 A-2 **이온과 이온결합.** 나트륨(Na)과 염소(Cl) 원자는 모두 최외각이 일부 채워져 있다. 따라서 나트륨은 외각에 있는 외로운 전자를 염소에 주어 염소의 외각을 채우려는 경향이 있다. 그 결과 나트륨은 양이온이 되고 염소는 음이온이 된다. 반대 극성을 띠고 있는 이온들은 서로 끌어당겨 이온결합을 형성한다.

것보다 1개 적은 전자를 갖고 있다. 나트륨 원자는 한 개의 원자를 잃어, 염소 원자에게 주면 10개의 전자를 가질 수 있다; 그렇게 되면 두 번째 각에 8개의 전자가 들어 있어 다 차고 이것은 곧 최외각이 전자에 의해 채워졌다는 것을 의미한다. 염소 원자는 1개의 전자를 받아들여서 총 18개의 전자를 갖게 되는데 이 중 세 번째인 최외각이 가득 찬 상태가 된다.

이온과 이온결합

원자는 양전하를 띤 양성자와 음전하를 띤 전자를 같은 수로 갖고 있어 전기적으로 중성임을 상기하자. 나트륨과 염소는 전자를 주거나 받아서 외각을 채웠으나 이제 각 원자는 전기적으로 균형이 맞지 않는다. 나트륨 원자는 10개의 전자를 갖게 되었지만 핵에는 여전히 11개의 양성자가 있어 +1의 순 전하, 즉 원자가를 갖는다. 이와 비슷하게 염소 원자는 18개의 원자를 갖게 되었으나 양성자는 17개 뿐 이므로, 염소 원자는 −1 전하를 띤다. 이와 같이 전하를 띠는 원자를 **이온(ion)**이라 한다. 양전하를 띠는 이온을 **양이온(cation)**이라 하며, 음전하를 띠는 이온을 **음이온(anion)**이라고 한다.

한 원자에서 다른 원자로 전자가 전달될 때마다 양이온이나 음이온이 모두 형성된다는 것을 유념하자. 반대극의 전하는 서로 끌어당기므로 나트륨이온(Na^+)과 이제는 염소이온(Cl^-)이 된 전하를 띠고 있는 염소 원자는, 서로 끌어당긴다. 이와 같은 양이온과 음이온을 서로 묶어 두는 전기적 인력을 **이온결합(ionic bond)**이라 한다. 이온결합은 Na^+와 Cl^-를 보통 식용소금인 **염화나트륨(sodium chloride, NaCl)**이라는 화합물에 묶어둔다. NaCl 시료에는 나트륨 이온과 염소이온이 **결정 격자**라 불리는 3차원 기하학적 배열을 하고 있는데, 반대극의 전하를 띠는 이온들은 격자 내에서 서로 번갈아가면서 점유하고 있다(● **그림 A-3**).

공유결합

에너지 측면에서 하나의 원자가 3개 이상의 전자를 내주거나 받아들이는 것은 바람직하지 못하다. 그런데 탄소원자는 외각에 4개의 전자를 갖고 있음에도 불구하고 화합물을 형성한다. 이들은

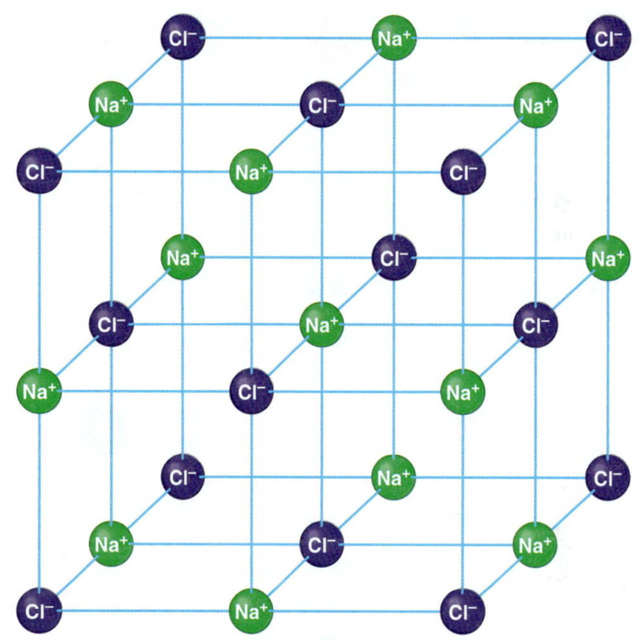

● 그림 A-3 **염화나트륨의 결정 격자(식용 소금).**

다른 기작, 즉 **공유결합**을 통해 그렇게 한다. 탄소는 외각을 안정화시키기 위해 4개 또는 그 이상의 전자를 얻거나 잃어야 하는 원자는 보통 전자를 공유하여 결합한다. 공유한 전자는 실제로 양쪽 원자 주위에서 궤도를 그리며 돈다. 따라서 식 A-1에서 보는 것처럼 탄소원자는 외각의 4개의 전자를 4개 수소원자의 4개의 전자와 공유할 수 있다. 식 A-1에서 외각 전자는 각 원자 기호 주위의 점으로 보인다. (이 결과 생기는 화합물은 메탄(CH_4)으로서, 메탄 기체는 CH_4 분자들로 이루어져 있다.)

$$\cdot\dot{\underset{\cdot}{C}}\cdot + 4\cdot H \rightarrow H\!:\!\overset{H}{\underset{H}{\ddot{\underset{\cdot\cdot}{C}}}}\!:\!H \qquad \text{식 A-1}$$

(공유 전자쌍)

두 원자가 공유하는 전자들은 각 원자의 외각을 채우는데 필요한 전자의 수로 셀 때 포함된다.

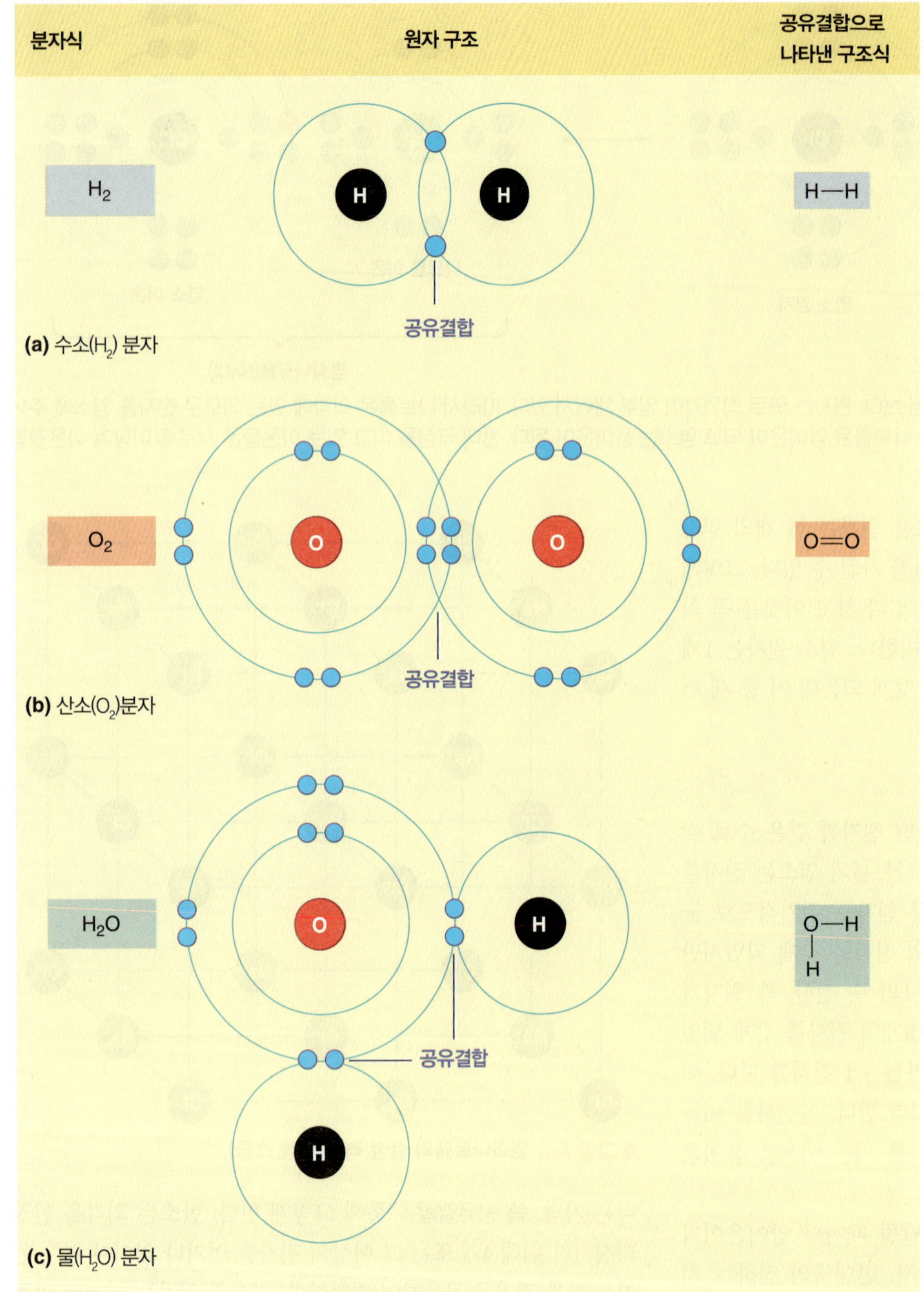

● **그림 A-4 공유결합.** 공유결합은 전자쌍을 공유하는 원자들이 공유하고 있는 전자쌍으로 당겨질 때 형성된다.

따라서 각 탄소원자는 4쌍, 즉 8개의 전자를 공유하므로 외각에 8개의 전자가 있다. 각 수소원자는 한 쌍, 즉 2개의 전자를 공유하므로 채워진 외각을 갖게 되었다.(수소원자는 첫 번째 각, 즉 외각을 채우는 데는 2개의 원자만이 필요하다는 것을 기억하자) 원자는 전자를 공유함으로써 **공유결합(covalent bond)** 방법으로 서로 함께 묶는다(● **그림 A-4**). 공유결합은 가장 강한 화학결합이어서, 이들을 끊어내기가 어렵다.

공유결합은 같은 원자들 사이에서 형성되기도 한다. 예를 들어 두 개의 수소원자는 식 A-2에서 보는 것처럼 각 원자의 단일 전자로 만들어진 하나의 전자쌍을 공유함으로써 외각을 채울 수 있다:

$$\mathrm{H\cdot + \cdot H \rightarrow H{:}H} \qquad \text{식 A-2}$$

따라서 수소 기체는 H_2 분자들로 이루어져 있다(● **그림 A-4a**). (화학기호 다음 아래에 기입한 숫자는 분자 내에 있는 그 원자의 수를 가리킨다). 몇 가지 다른 비금속 원소들도 분자로 존재한다. 왜냐하면 동일한 원자사이에서 공유결합이 형성되기 때문이다: 산소(O_2)가 그 예이다(● **그림 A-4b**).

하나의 원자가 두 개 이상의 원자와 공유결합을 형성할 수도 있다. 가장 친숙한 예 중 하나가 물(H_2O)로 2개의 수소원자가 하나의 산소원자와 각각 단일 공유결합을 형성하고 있다(● **그림 A-4c**). 식 A-3은 물의 공유결합 형성을 나타내고 있다.

$$\begin{matrix}\mathrm{H\cdot} \\ \mathrm{H\cdot}\end{matrix} + \cdot\ddot{\mathrm{O}}{:} \rightarrow \mathrm{H{:}\underset{\mathrm{H}}{\underset{\cdot\cdot}{\ddot{O}}}{:}} \qquad \text{식 A-3}$$

물 분자는 때로는 다음과 같이 나타낸다.

$$\begin{matrix}\mathrm{H—O} \\ \quad\;| \\ \quad\;\mathrm{H}\end{matrix}$$

여기에서 공유하고 있지 않은 전자쌍은 나타나 있지 않고 공유결합, 즉 공유되고 있는 쌍은 점선으로 표시되어 있다.

비극성 분자와 극성 분자

공유결합을 하고 있는 2개의 원자 사이의 전자들은 늘 균등하게 공유되고 있지는 않다. 두 개의 산소원자와 같이 원자들이 동일하면 전자는 양쪽 원자에 의해 똑같이 당겨지고 있어 균등하게 공유된다. 이러한 분자를 **비극성 분자(nonpolar molecule)**라 한다. 비극성이란 용어는 결합의 양쪽 끝(2개의 "극")에서 차이가 없음을 의미한다. 분자 안에 있는 두 개의 원자들이 공유한 전자를 똑같이 당기고 있기 때문에 공유된 전자는 각 원자의 궤도를 따라 도는 데 같은 시간을 할애한다. 따라서 O_2와 같은 비극성 분자에서 두 원자는 전기적으로 중성이다.

다른 원소의 원자들은 공유하고 있는 전자를 같은 정도로 당기지 않기 때문에 전자를 공유하고 있는 원자들이 다를 때 불균형적인 전자공유가 나타난다. 예를 들어 산소원자가 다른 원자와 결합되어 있을 때 전자를 강하게 당긴다. **극성 분자(polar molecule)**는 공유결합하고 있는 다른 종류의 원자들 사이의 불균형적인 전자공유 결과로 생긴다. 물 분자는 극성분자의 좋은 예가 된다. 두 개의 공유결합 각각에서 산소원자는 수소원자보다 더 강하게 전자를 당긴다. 따라서 각 수소원자의 전자는 수소원자 주위보다 산소원자 주위에 궤도를 그리며 더 많은 시간을 보내는 경향이 있다. 이러한 동일하지 않은 전자의 분포로 물 분자에서 공유하고 있는 전자가 더 많은 시간을 보내는 산소 쪽이 약간 음성이고 전자가 덜 자주 찾아오는 2개의 수소는 약간 더 양성이다(● **그림 A-5**). 물 분자 전체가 갖고 있는 전자의 수는 양성자의 수와 같아서 전체적으로 전하를 띠고 있지 않다. 이것은 전자가 여분으로 있거나 결핍되어 있는 이온과는 다르다. 극성 분자는 양성자와 전자의 수가 균형을 이루고 있지만 분자를 이루고 있는 원자들 사이에 있는 공유된 전자의 분포가 불균형을 이룬다.

수소결합

극성 분자는 다른 극성 분자에 의해 끌린다. 예를 들어 물 한 분자의 양성 수소 말단과 다른 물 분자의 음성 산소 말단 사이에는 인력이 존재한다. 수소는 모든 극성 분자의 부분들을 이루고 있지 않지만 전자를 강하게 끌어 당겨 공유결합 분자를 형성하는 원자와 공유결합을 이룰 때 극성 분자의 양성(수소) 말단과 다른 극성 분자의 음성 말단 사이의 인력을 **수소결합(hydrogen bond)**이라 한다(● **그림 A-6**). 따라서 물 분자 사이의 극성 인력은 수소결합의 한 예가 된다.

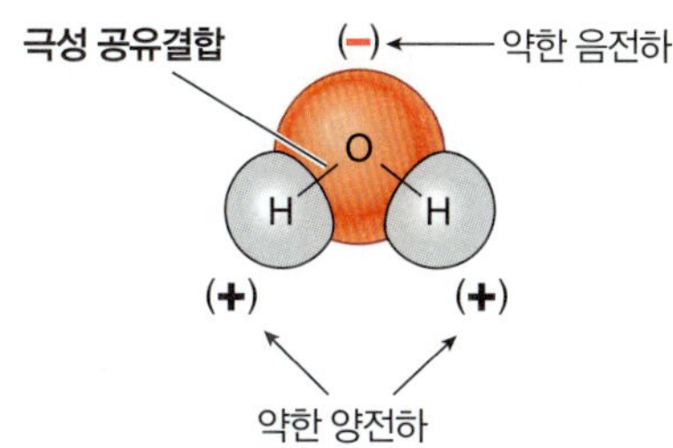

● **그림 A-5 극성 분자.** 물 분자는 공유한 전자가 고르게 분포되어 있지 않는 극성 분자의 한 예이다. 산소원자는 수소원자가 공유한 전자를 끌어당기는 것보다 더 강하게 끌어당기기 때문에 분자의 산소 쪽은 약한 음전하를 띠고 수소 쪽은 약한 양전하를 띤다.

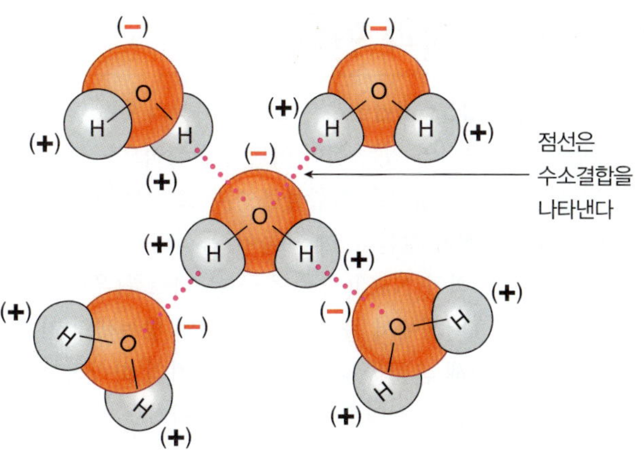

● **그림 A-6 수소결합.** 수소결합은 극성 분자의 양전하를 띠는 수소 말단이 다른 극성 분자의 음전하 말단을 끌어당김으로써 형성된다.

A.3 화학반응

화학결합이 끊어지는 과정이나 형성되는 과정 또는 두 가지가 함께 일어나는 과정을 **화학반응(chemical reaction)**이라 한다. 반응은 식으로 나타내는데 반응 물질(**반응물**)은 보통 왼쪽에, 새로 생기는 물질(**생성물**)은 오른쪽에 쓰며 결과를 뜻하는 화살표는 반응물에서 생성물쪽으로 표시한다. 이러한 관례는 식 A-4에 예시되어 있다.

$$\underset{\text{반응물}}{A + B} \rightarrow \underset{\text{생성물}}{C + D} \qquad \text{식 A-4}$$

평형 방정식

화학식은 반응에서 어떤 일이 일어나는지 기술하는 "화학 부기"의 원장과 같다. **질량보존의 법칙**에 따르면 반응에 들어가는 모든 물질의 총질량은 모든 생성물의 총질량과 같다. 따라서 각 원소 원자의 총수는 식의 왼쪽과 오른쪽에서 항상 같아야 한다. 왜냐하면 어떠한 원자도 잃지 않았기 때문이다. 반응에 관여하는 원자들이 식의 양쪽에 같은 수로 나타나는 반응을 **평형 방정식(balance equation)**이라 한다. 평형 방정식을 쓸 때 화학기호 앞의 숫자는 독립 상태(결합되어 있지 않은)의 원자, 이온 또는 분자의 수를 나타내는 반면, 화학 기호 다음에 오는 아래첨자는 분자 내 특정 원자의 수를 나타낸다. 숫자가 없으면 그 특정 화학물질의 수가 "하나"임을 가리킨다. 특정한 예로 식 A-5에서 포도당의 산화를 보자:

$$\underset{\text{포도당}}{C_6H_{12}O_6} + \underset{\text{산소}}{6\,O_2} \rightarrow \underset{\text{이산화탄소}}{6\,CO_2} + \underset{\text{물}}{6\,H_2O} \qquad \text{식 A-5}$$

이 식에 따르면 1 분자의 포도당이 6분자의 산소와 반응하여 6 분자의 이산화탄소와 6 분자의 물을 생성한다. 이 반응에서 다음 평형들을 주목하자.

- 왼쪽에 6개의 탄소원자(1 분자의 포도당에 있는 것)와 오른쪽의 6개 탄소원자(6 분자의 이산화탄소에 있는 것)
- 왼쪽의 12개의 수소원자(1 분자의 포도당에 있는 것)와 오른쪽의 12개 수소원자(6 분자의 물에 있는 것. 각 물 분자는 2개의 수소원자를 포함하고 있다)
- 왼쪽에 18개의 산소원자(1 분자의 포도당의 6개와 6 산소분자에 있는 12개)와 오른쪽의 18개 산소원자(6 이산화탄소 분자에 있는 12개와 6 물 분자에 있는 6개)

가역반응과 비가역반응

적당한 조건에서는 반응의 생성물이 다시 반응물로 될 수 있다. 예를 들어, 이산화탄소 기체는 물에 녹아 물과 반응하여 탄산(H_2CO_3)을 형성한다:

$$CO_2 + H_2O \rightarrow H_2CO_3 \qquad \text{식 A-6}$$

그러나 탄산은 아주 안정된 것은 아니어서 형성되자마자 일부는 분해되어 이산화탄소와 물로 된다:

$$H_2CO_3 \rightarrow CO_2 + H_2O \qquad \text{식 A-7}$$

양쪽 방향으로 진행이 되는 반응을 **가역반응(reversible reaction)**이라 한다. 이들은 보통 양쪽 방향을 가리키는 이중 화살표로 나타낸다.

$$CO_2 + H_2O \rightleftharpoons H_2CO_3 \qquad \text{식 A-8}$$

이론적으로는 모든 반응이 가역적이다. 그러나 가끔 실제로 반응이 한 방향으로만 진행이 되는 상황이 있다; 이러한 반응을 **비가역적(irreversible)**이라고 한다. 예를 들어, 비가역 반응은 폭발이 일어날 때 일어난다. 왜냐하면 이 경우 생성물이 모여서 반응하기 위해 반응부위 근처에 머무르고 있지 않기 때문이다.

촉매와 효소

화학반응 속도는 많은 인자들의 영향을 받는데 가장 중요한 것 중 하나가 촉매이다. **촉매(catalyst)**는 반응 과정에서 소모되지 않고 반응 속도를 높여주는 "보조" 분자이다. 살아 있는 생물은 **효소(enzyme)**라는 촉매를 사용한다. 이 효소는 생물에서 일어나는 화학반응 속도에 놀라운 영향을 미친다. 보통 실험실 조건에서는 수주일 또는 수개월 걸리는 반응이 신체의 효소 영향으로 수초 내에 일어난다. 가장 빠르게 작용하는 효소 중 하나가 **탄산무수화효소(carbonic anhydrase)**로서 이산화탄소와 물의 반응을 촉매하여 탄산을 생기게 한다. 이 반응은 조직의 세포에서 대사 결과 생기는 이산화탄소를 이를 배출시키는 폐로 운반하는데 중요하다. 이 반응식은 식 A-6에 나타나 있다.[1] 1 분자의 탄산무수화효소는 1분에 3,600만 개의 이산화탄소 분자의 전환을 촉매한다! 효소는 기본적으로 살아 있는 생물에서 일어나는 모든 화학반응에 중요하다.

A.4 분자량, 화학식량과 몰

분자는 원자로 이루어져 있기 때문에 분자의 상대 질량은 분자에 있는 원자의 상대 질량(원자량)의 단순한 합이다. 분자의 상대 질량을 **분자질량(moleclar mass)** 또는 **분자량(molecular weight)**이라고 한다. 따라서 물(H_2O)의 분자량은 2개의 수소원자와 1개의 산소원자의 원자량의 합, 즉 1.01 amu + 1.01 amu + 16.00 amu = 18.02 amu이다.

모든 화합물이 분자형태로 존재하는 것은 아니다. 염화나트륨과 같은 이온결합 물질은 나트륨이온(Na^+)과 염소이온(Cl^-)이 1:1의 비로 3차원적인 배열을 하고 있다. 이온화합물의 식은 화합물에 있는 이온의 비를 반영하고 있을 뿐이며 분자 관점에서 보면 안 된다. 따라서 염화나트륨의 화학식인 NaCl은 이온들이 1:1 비로 결합되어 있음을 가리킨다. 이온 화합물은 분자로 존재하지 않지만 상대질량 개념을 이온화합물에 적용하는 것이 편리하다. 이와 같은 화합물의 **화학식량(formula weight)**은 화학식에 나타나 있는 원자의 원자량 합으로 정의된다. 따라서 NaCl의 화학식량은 1개의 나트륨 원자와 1개의 원자의 원자량 합, 즉, 22.99 amu + 35.45 amu = 58.44 amu이다.

앞에서 본 것처럼 화학반응은 식으로 나타낼 수 있고 서로 반응하는 분자, 원자, 이온의 수로 논의될 수 있다. 그러나 실험실에서 반응이 일어나게 하는데 있어서 과학자는 반응 입자들의 수를 셀 수는 없고 대신에 각 반응물의 양을 정확하게 측정할 수는 있다. 몰 개념을 이용하면 이 일이 가능하다. 순수 원소나 화합물 1 **몰(mole)**은 물질의 원자량(원소의 경우)이나 분자량 또는 화학식량(화합물의 경우)과 같은 질량(그램)의 표본에 들어 있는 물질의 양이다. 따라서 1 몰의 칼륨(K)은 질량 39.10 g을 갖는 원소의 예가 될 것이다. 이와 비슷하게 1 몰의 H_2O는 18.02 g, 1 몰의 NaCl은 58.44 g의 질량을 갖는 표본이 될 것이다.

원자량, 분자량, 화학식량은 상대질량으로 몰의 기본적인 특성을 보여준다. 예를 들어 1 몰의 산소원자는 16.00 g의 질량을 1 몰의 수소원자는 1.01 g의 질량을 갖는다. 따라서 각 원소 1 몰의 질량비는 16.00 대 1.01으로 두 원소의 원자량 비와 같다. 16 g의 산소(1 몰의 산소)에 있는 산소원자의 수는 1.01 g의 수소에 있는 수소원자의 수와 같다. 그러므로 1 몰의 산소는 1 몰의 수소에 있는 수소원자의 수와 같은 수의 산소원자를 포함한다. 따라서 몰을 입자의 특정한 수로 생각하는 것이 가능하고 때로는 유용하다. **아보가드로수(Avogardor's number)**라 불리는 이 수는 6.02×10^{23}이다.

A.5 용액, 교질과 현탁액

화합물과는 달리 **혼합물(mixture)**은 2가지 이상의 원소나 분자가 화학결합으로 연결되어 있는 것이 아니라 물리적으로 함께 섞여 있는 것을 말한다. 화합물은 화합물을 이루고 있는 개개의 원소와는 아주 다른 성질을 갖는다. 예를 들어, 음식의 맛을 내기 위해 사용하는 고체인 하얀 NaCl(식용 소금)은 나트륨(은빛 나는 흰 금속)이나 염소(표백제에서 볼 수 있는 독성의 황녹색의 기체)와는 다르다. 이에 비해 혼합물의 각 성분은 자기의 화학적 성질을 유지하고 있다. 소금과 설탕을 함께 섞으면 각각의 독특한 맛

[1] 탄산무수화효소(carbonic anhydrase, ca)는 $CO_2 + H_2O$를 빠르게 직접 H^+와 HCO_3로 전환시키고, H^+와 HCO_3는 합쳐져서 H_2CO_3를 형성하므로 간접적으로 이 반응을 촉매한다(p. 477 참조). 탄산무수화효소가 없으면 $CO_2 + H_2O$는 서서히 직접 H_2CO_3를 형성한다. 보통 촉매가 있는 경우의 반응이나 없는 경우의 반응 모두 식 A-6으로 나타낸다.

과 다른 성질들을 유지한다. 화합물의 구성성분들은 결합을 끊는 화학적인 방법에 의해서만 분리할 수 있다. 반면에 혼합물의 성분들은 여과나 증발 등과 같은 물리적인 방법으로 분리할 수 있다. 인체에서 가장 일반적인 혼합물은 물과 여러 가지 다른 물질들의 혼합물이다. 이러한 혼합물들은 물과 섞인 물질의 크기와 성질에 따라 **용액**, **교질** 또는 **현탁액** 등으로 분류된다.

용액

인체에서 대부분의 화학반응은 녹아서 용액을 이루는 반응물들 사이에서 일어난다. **용액(solution)**은 **용매(solvent**, 용해시키는 매질)라 불리는 비교적 많은 양의 한 가지 물질과 **용질(solute**, 용해되는 입자)이라 불리는 보다 적은 양의 하나 또는 여러 가지 물질들을 포함하고 있는 균일한 혼합물이다. 예를 들어, 소금물은 대부분 물이 차지하고 있으므로 물은 용매이고, 소금은 보다 적은 양이 들어 있으므로 용질이다. 물은 인체에 있는 대부분 용액의 용매이다.

전해질과 비전해질

이온 용질이 물에 녹아 형성되는 용액은 전기를 전도한다. 이러한 현상은 공유결합되어 있는 대부분의 용질에서는 나타나지 않는다. 예를 들어, 소금물은 전기를 전도하지만, 설탕물은 그렇지 않다. 소금이 물에 녹으면 Na^+와 Cl^-의 결정격자가 끊어지고, 개개의 이온들이 분리되어 용액에 고르게 분포한다. 이러한 이동성의 전하를 띠는 이온들은 용액에서 전기를 전도한다. 용액에서 이온을 형성하고 전기를 전도하는 용질을 **전해질(electrolyte)**이라 한다. 그러나 설탕이 물에 녹아도 공유결합된 설탕분자 각각은 고체로 남아 용액에 고르게 분포한다. 이렇게 전하를 띠지 않은 분자는 전기를 전도하지 못한다. 전도성 용액을 형성하지 못하는 용질을 **비전해질(nonelectrolyte)**이라 한다.

농도 단위

용액에 녹아 있는 용질의 양은 용액의 양에 따라 다르다. 예를 들어 소금물 100 ml에 1 g의 소금이 들어 있을 수 있고 10 g이 들어 있을 수 있다. 두 용액은 모두 소금물이지만 용질의 농도가 다르다. 용질의 농도는 용질의 양과 용액의 양의 관계를 가리킨다. 농도는 여러 가지 단위로 나타낼 수 있다.

몰 농도 **몰 농도(molarity; M)**는 정확하게 1 L의 용액에 있는 용질의 몰(mole) 수를 나타낸다. 따라서 0.5 M의 NaCl 용액은 1 L의 용액에 NaCl 0.5 몰, 즉 29.22 g이 들어 있다.

노르말 농도 용질이 전해질이면 용액 속의 이온 전하량에 대한 정보를 주는 단위로 용액의 농도를 나타내는 것이 때로는 유용한데, 바로 **노르말농도(normality, N)**로 농도를 나타내는 것이다. 용액의 노르말농도는 정확히 1 L의 용액에 있는 용질의 당량의 수를 가리킨다. 어느 전해질의 1 **당량(equivalent)**은 전해질이 녹을 때 생기는 1 몰의 양(또는 음)전하의 양이다. 전해질의 당량 수는 전해질의 몰 수에 1 화학식 단위의 전해질이 녹을 때 생기는 총 양전하의 수를 곱해서 얻는다. 예로써, NaCl과 염화칼슘($CaCl_2$)을 생각해 보자. 각 용질 화학식 단위의 이온화 반응은 다음과 같다.

$$NaCl \rightarrow Na^+ + Cl^- \qquad \text{식 A-9}$$

$$CaCl_2 \rightarrow Ca_2^+ + 2\ Cl^- \qquad \text{식 A-10}$$

따라서 1 몰의 NaCl에서는 1 몰의 양전하(Na^+)가 생기므로 1 당량을 포함한다:

$$(1\ \text{몰 NaCl}) \times 1 = 1\ \text{당량}$$

여기에서 1 몰 NaCl에 곱하는 숫자 1은 Na^+의 +1 전하로부터 온 것이다.

1 몰의 $CaCl_2$는 1 몰의 Ca^{2+}를 만들어내는데, Ca^{2+}는 2 몰의 양전하이다. 즉, 1 몰의 $CaCl_2$는 2 당량을 포함한다:

$$(1\ \text{몰 } CaCl_2) \times 2 = 2\ \text{당량}$$

여기에서 곱셈에 사용한 2는 Ca^{2+}의 +2 전하에서 온 것이다.

1 몰의 NaCl이 들어 있는 l L의 용액과 1 몰의 $CaCl_2$가 들어 있는 l L 용액을 만든다면, NaCl 용액은 1 L 당 1 당량의 용질을 가지고 있어서 1 노르말(1 N)이 된다. 그러나 $CaCl_2$ 용액은 1 L 당 2 당량을 가지고 있어서 2 노르말(2 N)이 된다.

삼투질농도 생리학에서 자주 이용되는 농도의 다른 표현이 **삼투질농도(osmolarity, Osm)**로 1 L의 용액에 들어 있는 특정 용질의 상대적 무게가 아니라, 용질 입자의 수를 가리킨다. 용액의 삼투질농도는 몰 농도(M)에 1 몰의 용질이 녹을 때 생기는 용질 입자의 몰 수인 n을 곱한 것이다. 포도당과 같은 비전해질은 용액에서 해리되지 않기 때문에 $n = 1$이며 삼투질농도($n \times M$)는 용액의 몰농도와 같다. 전해질 용액의 삼투질농도는 각 분자가 용액에서 해리되어 나오는 이온의 수만큼 몰 농도보다 크다. 예를 들어, 한 분자의 NaCl은 Na^+와 Cl^- 등의 두 개 이온으로 해리되어 1 M NaCl의 삼투질농도는 $2 \times 1\ M = 2\ Osm$이다.

교질과 현탁액

용액에 있는 용질 입자는 이온이거나 작은 분자이다. 반면에 교질과 현탁액 속의 입자는 이온이나 작은 분자보다 훨씬 크다. 교질과 현탁액 속의 입자는 용질이 아니라 **분산-상 입자(dispersed-phase particle)**로 알려져 있다. 분상-상 입자가 용액 속의 가장 큰 용질 입자보다 약 100배 정도 크면 그 혼합물을 **교질(colloid)**이라 한다. 교질의 분산-상 입자는 가라앉지 않는다. 교질의 모든 분산-상 입자들은 같은 부호의 전하를 띠고 있다. 따라서 이들은 서로 배척한다. 이와 같이 입자들은 끊임없이 서로 치받고 있어 가라앉지 않는 것이다. 그 한 예가 혈액 속 혈장단백질의 교질 분산이다(p. 340 참조).

분산-상 입자들이 교질의 것보다 크고 혼합물을 교란시키지 않으면 입자들은 중력에 의해 가라앉는다. 이와 같은 혼합물을 **현탁액(suspension)**이라 한다. 신체에서 현탁액의 중요한 예가 혈장에 현탁되어 있는 혈구의 혼합물이다. 혈액이 혈관 속을 순환함으로써 혈구들이 혈장에서 고르게 분포한다. 그러나 만약 혈액을 시험관에 넣고 응고가 일어나지 않도록 처리하면 보다 무거운 혈구들은 점차 시험관 바닥으로 가라앉는다.

A.6 무기 화학물과 유기 화학물

화학물은 보통 무기 화학물과 유기 화학물의 두 범주로 분류된다.

무기 화학물과 유기 화학물

이러한 분류가 사용되었던 원래 기준은 화학물의 기원이었다. 살아 있거나 살아 있었던 것에서 나오는 물질은 유기 화학물이고, 그 외의 것으로부터 나오는 물질은 무기 화학물이다. 그러나 오늘날의 분류 기준은 탄소 원소이다. **유기(organic)** 화학물은 일반적으로 탄소를 포함하고 있다. 이 외의 것은 모두 **무기(inorganic)** 화학물로 분류된다. 일부 탄소를 포함하는 화학물도 무기 화학물로 분류된다. 가장 흔한 것이 다이아몬드와 흑연 형태로 있는 순수 탄소, 이산화탄소(CO_2), 일산화탄소(CO), 석회석($CaCO_3$)의 탄산염, 베이킹 소다($NaHCO_3$)의 중탄산염 등이 있다.

탄소원자들이 서로 결합하여 그물 구조를 형성함으로써 흥미로운 사실이 나타난다. 유기화학물은 모두 탄소만을 포함하고 있지만 수백만 가지가 동정되었다. 식물이나 동물에서 분리된 것들이 있고 많은 것들이 실험실에서 합성되었다. 무기화학물에는 108개의 모든 다른 원소와 그 화합물이 포함된다. 이들 모든 다른 원소들로 이루어진 무기화학물의 수는 약 250,000개로 추정되는데 주로 탄소로 이루어진 유기화학물이 수백만 가지가 있다는 것과 비교해 보라.

단량체와 중합체

탄소가 자기 자신과 결합할 수 있는 능력으로 생기는 또 다른 결과물로는 일부 큰 유기분자가 있다. 유기분자는 하나의 탄소원자로 되어있는 작고 간단한 메탄(CH_4)으로부터 수백만의 탄소원자를 포함하고 있는 DNA와 같은 분자에 이른다. 생명에 필수적인 유기분자를 **생물분자(biological molecules, biomolecule)**라 한다. 일부 생물분자는 다소 작은 무기화학물로 단당류, 지방산, 아미노산, 뉴클레오티드 등이 있다. 이와 같이 작은 단일 단위를 **단량체(monomer)**라 하는데 이들은 각각 복잡한 탄수화물, 지질, 단백질, 핵산 등의 합성에 필요한 기본 구성요소이다. 이와 같이 큰 유기분자를 **중합체(polymer)**라 하는데, 중합체란 많은 작은 단량체들이 결합되어 만들어진다는 의미를 갖고 있다. 예를 들어, 녹말(starch)은 많은 포도당 분자들이 연결되어 형성된다. 매우 큰 유기 중합체는 그 크기를 반영하여 **거대분자(macromolecule)**라 한다. 거대 분자에는 합성 직물(예, 나일론)과 플라스틱과 같이 합성해서 만든 많은 분자와 더불어 DNA, 구조 단백질 등과 같은 천연 분자들이 포함된다.

A.7 산, 염기와 염

산, 염기와 염들은 무기 또는 유기 화합물이다.

산과 염기

산과 염기는 화학적으로 반대이며 염은 산과 염기가 서로 반응할 때 생긴다. 1887년에 스웨덴의 화학자 **아레니우스(Svante Arrhenius)**는 산과 염기를 정의하는 이론을 제안하였다. 그는, 산은 물에 녹을 때 해리되거나 분해되고 그 과정에서 수소이온(H^+)을 내 놓는 물질이라고 하였다. 이와 비슷하게 염기는 물에 녹을 때 해리되고 그 과정에서 수산이온(OH^-)를 내 놓는 물질이다. 염화수소(HCl)와 수산화나트륨(NaOH)은 **아레니우스**의 산과 염기의 예가 된다; 이들이 물에서 해리되는 것이 식 A-11과 A-12에 각각 나타나 있다.

$$HCl \rightarrow H + Cl^- \quad \text{식 A-11}$$

$$NaOH \rightarrow Na + OH^- \quad \text{식 A-12}$$

수소이온은 수소원자의 핵으로, 양성자만임을 주목하자. 또한 HCl과 NaOH는 전해질로 작용함도 주목하라.

아레니우스는 유리 수소이온(H^+)이 물에 존재하지 못함을 알지 못하였다. 수소이온은 식 A-13에서 볼 수 있는 것처럼 물 분자와 공유결합하여 옥소늄(hydronium) 이온을 형성한다:

$$H^+ + :\underset{\substack{|\\ H}}{\ddot{O}}—H \rightarrow \left[H—\underset{\substack{|\\ H}}{\ddot{O}}—H\right]^+ \quad \text{식 A-13}$$

1923년에 덴마크의 **브론스테드(Johannes Brensted)**와 영국의 **로리(Thomas Lowry)**는 위 현상을 고려한 산-염기 이론을 제안하였다. 이들은 **산(acid)**은 양성자(수소 이온)를 다른 물질에 제공하는 수소-포함 물질(양성자 공여체)로, **염기(base)**는 양성자를 받아들이는 물질(양성자 수용체)로 정의하였다. 이 정의에 따라서 식 A-11에 있는 HCl의 산성 작용을 식 A-14에 다시 작성한다:

$$HCl + H_2O \rightleftharpoons H_3O^+ + Cl^- \quad \text{식 A-14}$$

이 반응은 가역적이고 옥소늄 이온은 H_3O^+로 표시한다는 것을 주목하자. 식 A-14에서 HCl은 앞쪽 방향(왼쪽에서 오른쪽으로) 반응에서 산으로 작용하고 물은 염기로 작용한다. 반대 방향(왼쪽에서 오른쪽으로) 반응에서는 옥소늄 이온은 양성자를 내어

놓기 때문에 산이고 염소 이온(Cl^-)은 양성자를 받아들여서 염기이다. 식 A-14가 더 정확하다는 것을 과학자들이 인식하고 있지만 산의 해리를 간단하게 나타내는 데에는 식 A-11과 같은 식을 이용하는 것이 일반적인 관행이다.

염과 중화 반응

무기염은 실온에서 NaOH와 같은 아레니우스 염의 양이온과 HCl과 같은 산의 음이온을 포함하고 있는 결정 고체이다. 염은 적절한 산과 염기 용액을 섞어서 **중화반응(neutralization reaction)**이 일어나게 하여 생기게 할 수 있다. 중화반응에서 산과 염기가 반응하여 염과 물을 형성한다. 형성되는 대부분의 염은 물에 녹기 때문에 물을 증발시키면 다시 이들을 얻을 수 있다. 식 A-15는 중화반응이다:

$$HCl + NaOH \rightarrow NaCl + H_2O \qquad \text{식 A-15}$$

산이나 염기가 용액에서 용질로 사용될 때 농도는 염의 경우처럼 노르말 농도로 나타낼 수 있다. 1 당량의 산은 1 몰의 H^+를 용액에 내 놓는 양이다. 따라서 1 몰의 HCl도 1 당량이다. 그러나 1 몰의 H_2SO_4는 2 당량이다. 염기도 비슷하게 나타내는데 1 당량은 1 몰의 OH^-를 내 놓는 염기 양이다.

인체에서의 산-염기 평형에 대한 것은 14장과 부록 C를 참조하라.

A.8 유기 분자들의 작용기

유기 분자들은 탄소와 하나 또는 그 이상의 추가 원소들이 팅커토이(Tinker Toy; 조립식 장난감) 방식으로 서로 공유결합하고 있는 것으로 구성되어 있다. 가장 단순한 유기 분자들인 탄화수소들(메탄이나 석유 산물과 같은 것)은 다양한 길이의 탄소 골격에 수소원자만 결합되어 있다. 모든 생체분자들은 탄소 골격에 결합된 수소 외에 항상 다른 원소들을 포함하고 있으며, 탄소 골격은 모든 생체분자들의 안정한 부위를 형성하고 있다. 탄소 골격에 공유결합하고 있는 다른 원자들은 단독 혹은 집단으로 작용기를 형성한다. **작용기(functional grou)**들은 그들이 결합하고 있는 분자의 탄소 숫자에 상관없이 일반적으로 같은 방식으로 반응하는 원자들의 특별한 조합이다. 모든 유기 화합물들은 그들이 가지고 있는 작용기(들)에 따라 분류될 수 있다. 예를 들어, 모든 알데히드(aldehyde)들은 하나의 탄소원자, 하나의 산소원자 그리고 하나의 수소원자가 특이한 방식으로 공유결합하고 있는 작용기를 가지고 있다.

$$(-\overset{\overset{\displaystyle O}{\|}}{C}-H)$$

알데히드기에 있는 탄소원자는 수소원자와 단일결합을 그리고 산소원자와 **이중결합**(같은 원자 사이에 두 개의 공유결합으로 형성된 결합, 두 원자 사이에 이중선으로 표시)으로 공유결합하고 있다. 알데히드기는 분자의 나머지 부분과 탄소원자의 왼쪽에서 뻗어 나온 단일 공유결합에 의해 결합하고 있다. 대부분의 알데히드 반응은 알데히드기가 결합하고 있는 분자의 나머지 부분의 크기와 성질에 상관없이 똑같다. 생리학적으로 중요한 반응들은 종종 두 작용기들 사이 혹은 하나의 작용기와 물과 같은 작은 분자 사이에서 일어난다.

A.9 탄수화물

탄수화물은 생물학적 그리고 상업적으로 굉장히 중요한 유기 화합물이다. 그들은 자연계에 널리 분포하고 있으며 녹말, 설탕 그리고 섬유소와 같이 친근한 물질들을 포함하고 있다. 탄수화물은 살아 있는 유기체에서 다섯 가지 중요한 기능을 한다. 즉, 에너지를 제공하고, 화학에너지의 저장형태로 작용하고, 식이 섬유를 제공하고, 세포 구성분들을 합성하는데 탄소원자를 제공하고, 세포의 구조적인 성분들의 부분을 형성한다.

탄수화물의 화학적 구성

탄수화물(carbohydrate)은 탄소, 수소, 산소를 포함하고 있다. 탄수화물이라는 이름은 하나의 탄소에 두 개의 수소와 하나의 산소의 비율로 결합되어 있는데서 유래하였다. 이런 비율은 일반적인 화학식이 CH_2O이고 탄소가 단순히 수화되어 있다는 것을 의미한다. 현재는 그들이 탄소가 수화된 것은 아니라고 알려져 있지만, 이름은 유지하고 있다. 모든 탄수화물들은 분자당 많은 수의 작용기들을 가지고 있다. 탄수화물에 있는 가장 흔한 작용기들은 알코올, 케톤, 알데히드 혹은 이들 세 종류 사이의 반응에 의해 형성된 작용기들이다.

$$\underset{\text{알코올}}{(-OH)},\ \underset{\text{케톤}}{(-\overset{\overset{\displaystyle O}{\|}}{C}-)},\ \underset{\text{알데히드}}{(-\overset{\overset{\displaystyle O}{\|}}{C}-H)}$$

탄수화물의 종류

가장 간단한 탄수화물은 **단당류(monosaccharide)**라고 하는 것들이다. 이름이 말하는 것과 같이, 그들은 하나의 단순한 탄수화물 단위체로 구성되어 있다. 중요한 단당류인 포도당의 분자 구조는 ● **그림 A-7a**에서 볼 수 있다. 용액에서 대부분의 포도당 분자들은 ● **그림 A-7b**에서와 같은 고리 형태일 것으로 추정한다. 또 다른 흔한 단당류들은 과당(fructose), 갈락토오스(galactose), 리보오스(ribose) 등이다.

이당류(disaccharide)는 두 개의 단당류 분자들이 공유결합에 의해 서로 결합되어 있는 것들이다. 이당류의 예에는 설탕(sucrose)과 젖당(lactose) 등이 있다. 설탕은 하나의 포도당과 하나의 과당으로 구성되어 있고, 젖당은 하나의 포도당과 하나의 갈락토오스로 구성되어 있다.

탄수화물 분자에 있는 수많은 작용기들 때문에 많은 수의 단순한 탄수화물들은 서로 결합하여 긴 사슬이나 가지 친 네트워크

(a) 포도당의 사슬 구조 (b) 포도당의 고리 구조

● 그림 A-7 **포도당의 구조.**

를 형성할 수 있다. 그 결과 물질인 **다당류(polysaccharide)**는 많은 단당류 단위체를 포함하고 있다. 모두 포도당 단위체로 구성된 세 가지 흔한 다당류는 글리코겐, 녹말, 셀룰로오스 등이다.

- 글리코겐(glycogen)은 동물에서 발견되는 저장형 탄수화물이다. 이 다당류는 평균 8~12개의 포도당 단위체마다 가지가 뻗어 있는, 많은 가지들을 가지고 있다. 글리코겐의 구조는 ● **그림 A-8**에서 볼 수 있는데, 각 동그라미는 하나의 포도당 단위체를 나타낸다.
- 녹말(starch; 전분)은 식물의 저장형 탄수화물로서, 아밀로오스(amylose)와 아밀로펙틴(amylopectin)으로 구성된다. 아밀로오스는 길고 가지가 없는 포도당 단위체로 구성되어 있으며, 아밀로펙틴은 평균 24~30개의 포도당 단위체마다 가지를 가지고 있는 포도당 단위체들의 다당류이다. 그러므로 글리코겐보다는 가지가 적다.
- 셀룰로오스(cellulose)는 식물의 구조 성분인 탄수화물인데, 길고 가지가 없는 포도당 단위체들의 사슬이다. 셀룰로오스에 있는 포도당 단위체들 사이의 결합은 글리코겐이나 녹말에서의 포도당 단위체들 사이의 결합과는 조금 다르다. 사람은 녹말에 있는 포도당-포도당 결합의 가수분해를 촉매하는 소화효소들은 가지고 있지만, 셀룰로오스에 있는 포도당-포도당 결합을 가수분해하는데 필요한 효소는 가지고 있지 않다. 그러므로 녹말은 사람의 식량이 되지만, 셀룰로오스는 아니다. 셀룰로오스는 소화되지 않는 섬유소이다.

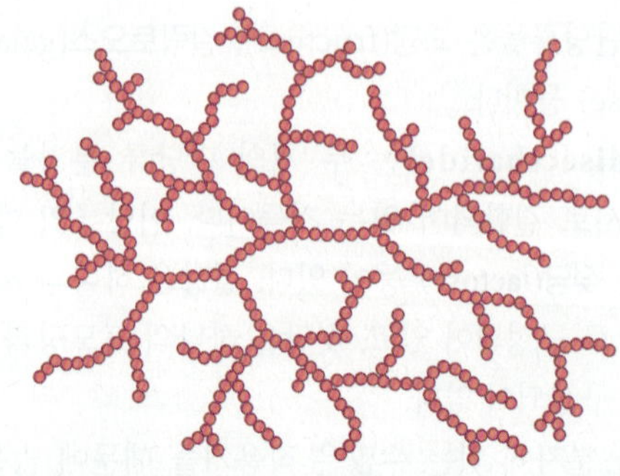

● 그림 A-8 **글리코겐의 단순 모형.** 각 동그라미는 포도당을 나타낸다.

A.10 지질

지질은 구성분과 분자 구조가 매우 다른 물질들로 구성된 유기분자들이다. 분자 구조를 바탕으로 분류되는 탄수화물들과는 달리, 지질은 용해도에 따라 분류된다. **지질(lipid)**은 물에는 용해되지 않지만 알코올과 같은 비극성 용매에는 용해된다.

지질은 식물과 동물에서 발견되는 왁스 혹은 기름과 같은 화합물들이다. 이 화합물들은 물을 배척하는데, 이것은 일부 식물에서 발견되는 보호성 왁스 코팅의 특성이다. 지방이나 기름은 고에너지 성분이고 상대적으로 밀도가 낮다. 이런 성질 때문에 지방이나 기름은 식물과 동물에서 저장 에너지로 사용된다. 지질은 세포막의 구성성분으로 존재한다. 각 세포를 둘러싸고 있는 지질성 원형질막은 세포 내부 성분을 주위의 세포외액과 분리시키는 장벽으로 작용한다.

단순 지질

단순 지질들은 지방산과 알코올 등 단지 두 종류의 구성분을 포함하고 있다. 지방산 분자들은 말단에 카르복실(—COOH) 작용기를 가지고 있는 탄화수소 사슬로 구성되어 있다. 탄화수소 사슬은 다양한 길이가 가능하지만 자연계에 존재하는 지방산들은 짝수의 탄소원자들로 구성된다. 탄화수소 사슬은 탄소원자 사이에 하나 또는 그 이상의 이중결합을 가질 수 있다. 이중결합을 가지고 있지 않는 지방산들을 **포화지방산(saturated fatty acid)**이라 부르고, 이중결합을 가지고 있는 것들은 **불포화지방산(unsaturated fatty acid)**이라고 한다. 이중결합의 숫자가 많을수록 불포화도가 증가한다. 포화지방산들은 동물성 음식(예를 들어 육류, 계란, 유제품)에 많고, 불포화지방산들은 식물성 음식(예를 들어 곡류, 야채류, 과일들)에 풍부하다. 불포화지방산에 비해 포화지방산을 과다섭취하면 심(장)혈관계 질환에 걸릴 가능성이 높다.

단순 지질들에서 가장 흔한 알코올은 3개의 알코올(—OH) 작용기를 가지고 있는 3탄소 알코올인 **글리세롤(glycerol**, 글리세린)이다.

지방과 기름이라 불리는 단순 지질들은 글리세롤에 있는 3개의 알코올기와 3개의 지방산의 카르복실기 사이의 반응에 의해 형성된다. 결과물인 지질은 **트리글리세리드(triglyceride)**라 불리는 E-형태의 분자이다. 그들의 녹는점에 근거하여 **지방(fat)** 혹은 **기름(oil)**으로 분류한다. 지방들은 실온에서 고체인 반면에 기름은 액체이다. 그들의 녹는점은 트리글리세리드에 있는 지방산들의 불포화도에 의해 결정된다. 불포화도가 증가할수록 녹는점은 내려간다. 그러므로 기름은 지방보다 더 많은 불포화지방산들을 포함하고 있다. 지방과 기름의 구성분들과 전형적인 트리글리세리드의 예를 ● **그림 A-9**에서 볼 수 있다.

트리글리세리드가 형성될 때, 각 지방산이 글리세롤과 반응하면서 한 분자의 물이 방출된다. 인체에 있는 지방조직들은 트리글리세리드를 포함하고 있다. 인체가 에너지원으로 지방조직을 사용하면 트리글리세리드들은 물과 반응하여 지방산들을 혈액으로 방출한다. 지방산들은 많은 기관들에서 즉시 에너지원으로 사용될 수 있다. 간에서는 유리된 지방산들이 **케톤체(ketone body)**라

$HO-C(=O)-(CH_2)_{14}CH_3$

포화지방산

CH_2-OH
$CH-OH$
CH_2-OH

글리세롤

$HO-C(=O)-(CH_2)_7CH=CH(CH_2)_7CH_3$

불포화지방산

$CH_2-O-C(=O)-(CH_2)_7CH=CH(CH_2)_7CH_3$
$CH-O-C(=O)-(CH_2)_{14}CH_3$
$CH_2-O-C(=O)-(CH_2)_{16}CH_3$

트리글리세리드

● 그림 A-9 **트리글리세리드의 구성성분과 구조.**

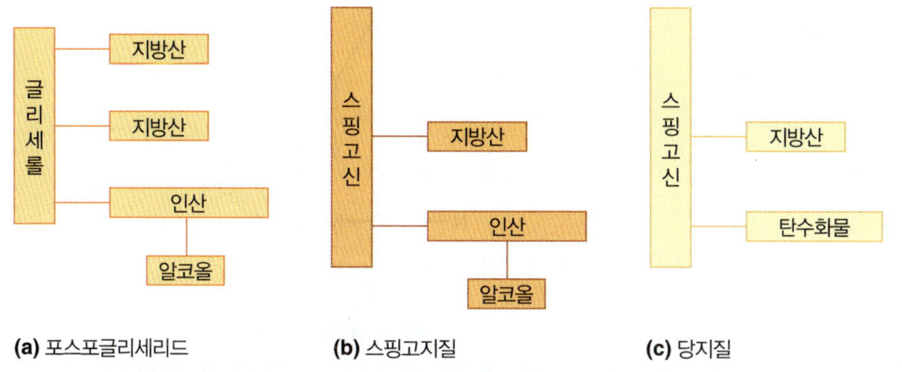

(a) 포스포글리세리드 **(b)** 스핑고지질 **(c)** 당지질

● 그림 A-10 **복합지질의 예.** (b)와 (c)에서 스핑고신은 글리세롤과 유사한 알코올이다.

고 불리는 화합물로 전환된다. 케톤체들 중 2가지는 산(acid)이고, 하나는 아세톤이다. 당뇨병에서는 과량의 케톤체가 생산되는데, 이것은 대부분의 세포들이 인슐린의 부적절한 작용으로 인해 적당한 양의 포도당을 유입할 수 없으므로 지방산을 에너지원으로 사용하기 때문이다.

복합 지질

복합 지질은 두 종류 이상의 구성분을 가지고 있다. 보통 복합 지질은 다음과 같은 세 가지 이상의 구성분을 포함하고 있다. 즉, 글리세롤, 지방산, 인산기, 글리세롤이 아닌 알코올, 그리고 탄수화물 등이다. 인산기를 포함하고 있는 것을 **인지질(phospholipids)**이라고 한다. ● **그림 A-10**은 복합 지질의 예를 보여주고 있는데, 자세한 분자구조를 보여주지는 않지만 구성성분들을 강조하고 있다.

스테로이드(Steroid)는 3개의 6탄소 고리와 하나의 5탄소 고리를 포함하고 있는 융합된 탄소 체계로 구성된 특이한 구조적 특징을 가지고 있다(● **그림 A-11**). 서로 다른 스테로이드들은 이런 특징적인 고리 구조를 가지고 있지만 탄소 사슬에 결합된 작용기가 다른 것들이다.

스테로이드 알코올인 **콜레스테롤(cholesterol)**은 인체에서 가장 풍부한 스테로이드이다. 이것은 세포막의 구성분이고, 담즙염, 성호르몬들, 그리고 부신피질호르몬들을 포함하는 중요한 스테로이드들을 합성하는데 사용된다. 콜레스테롤과 부신피질호르몬인 코르티솔의 구조는 ● **그림 A-12**와 같다.

A.11 단백질

단백질이라는 이름은 "가장 중요한(proteios)"이라는 뜻을 가진 그리스어에서 유래하였다. 그것은 분명히 이 중요한 생물학적 화합물에 대한 적절한 용어이다. 단백질들은 모든 생명체들의 모든 생물학적 과정에서 결정적인 역할을 수행하는 필수불가결한 구성분이다. 단백질들은 세포의 주요 구조적 성분이고, 인체의 모든 화학반응은 단백질인 효소에 의해 촉매된다.

단백질의 화학적 구성

단백질(proteins)은 **아미노산(amino acid)**이라고 하는 단위체들로 구성된 거대분자이다. 자연계와 합성된 것으로 수백 개의 서로 다른 아미노산들이 알려져 있지만 자연계의 단백질에서 공통적으로 발견되는 것은 단지 20종류이다. 이렇게 한정된 20종류의 아미노산으로 세포들은 서로 다른 기능을 하는 수천 종류의 단백질들을 구성하는데, 이것은 작곡가가 비교적 적은 숫자의 음표로 다양한 음악을 창조하는 것과 같은 것이다. 서로 다른 단백질들은 아미노산들의 종류와 숫자를 다양하게 하고, 또 서로 연결되는 순서를 다양하게 함으로써 구성된다. 그러나 단백질들은

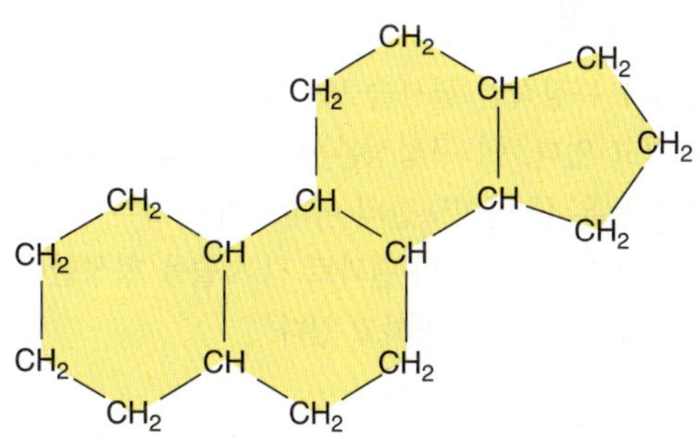

(a) 상세한 고리 구조

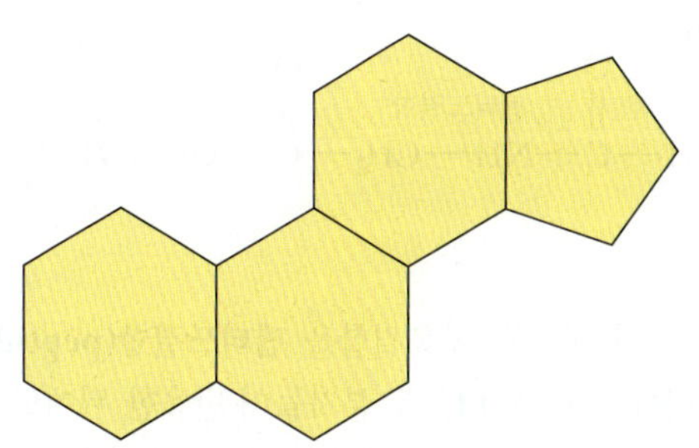

(b) 단순한 고리 구조

● 그림 A-11 **스테로이드의 고리 구조.**

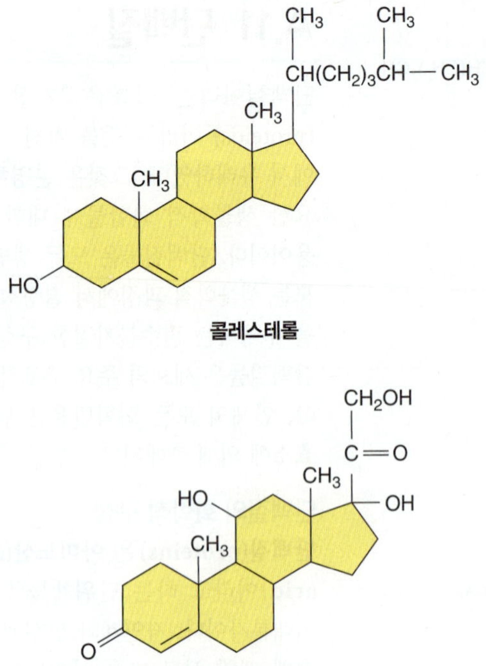

CH₃ CH₃ chain omitted

콜레스테롤

코르티솔

● 그림 A-12 스테로이드 화합물의 예.

아미노산들이 무작위로 연결됨으로써 우연히 구성되는 것은 아니다. 인체의 모든 단백질들은 유전자에 있는 청사진의 지시에 따라 정교하고 정확하게 합성된다. 그러므로, 아미노산들은 인체에서 특별한 구조적 기능적 임무를 수행하는 단백질을 구성하기 위하여 특이적인 방식으로 조립된다. (단백질 합성에 대한 더 자세한 내용은 부록 B에 설명되어 있다.)

펩티드 결합

각 아미노산 분자는 아미노 작용기(—NH2), 카르복실 작용기(—COOH)와 특징적인 곁사슬 또는 R 그룹 등 세 개의 중요한 부분을 가지고 있다. 이 구성성분들은 ● **그림 A-13**에서 보여준다. 아미노산들은 한 아미노산의 아미노기와 다른 아미노산의 카르복실기 사이에서의 반응의 결과로 긴 사슬을 형성한다. 이 반응은 반응식 A-16 식에서 설명하고 있다.

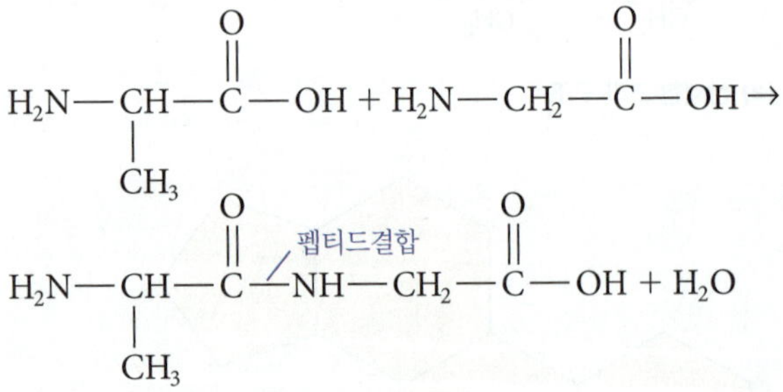

$$H_2N-\underset{\underset{CH_3}{|}}{CH}-\overset{\overset{O}{\|}}{C}-OH + H_2N-CH_2-\overset{\overset{O}{\|}}{C}-OH \rightarrow$$

$$H_2N-\underset{\underset{CH_3}{|}}{CH}-\overset{\overset{O}{\|}}{C}-NH-CH_2-\overset{\overset{O}{\|}}{C}-OH + H_2O \quad \text{식 A-16}$$

(펩티드결합: C—NH)

이 반응에서 형성된 공유결합을 **펩티드결합(peptide bond)**이라고 한다(● **그림 A-14**). 두 분자들이 반응한 뒤에도 생산물의 말단들은 사슬의 길이를 연장할 수 있는 아미노기와 카르복실기를 여전히 가지고 있음을 주목하라.

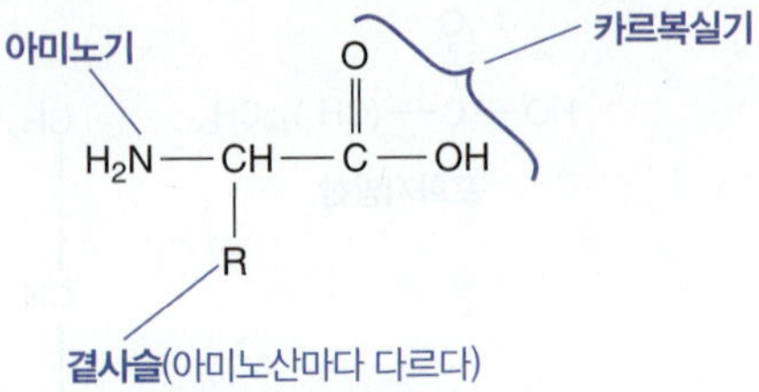

아미노기 카르복실기 곁사슬(아미노산마다 다르다)

● 그림 A-13 아미노산의 일반적 인 구조.

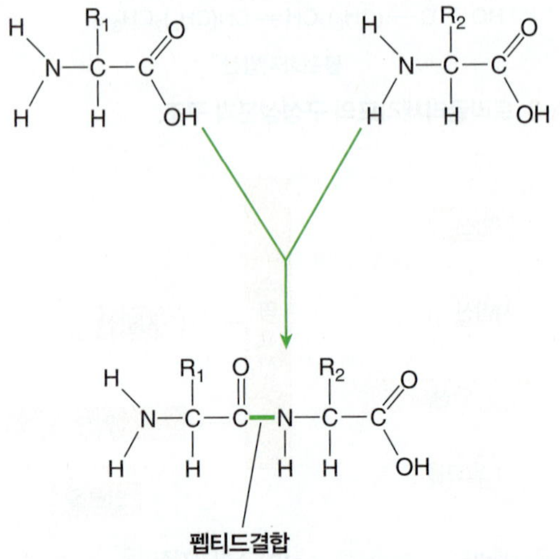

펩티드결합

● 그림 A-14 **펩티드 결합.** 펩티드 결합을 형성할 때, 한 아미노산의 카르복실기는 다른 아미노산의 아미노기와 반응한다.

분자적 수준에서 보면 단백질들은 거대 분자이다. 그들의 크기는 포도당 분자를 단백질인 헤모글로빈과 비교함으로써 설명할 수 있다. 포도당은 분자량이 180 amu이고 분자식은 $C_6H_{12}O_6$이다. 헤모글로빈은 비교적 작은 단백질인데, 분자량이 65,000 amu이고, 분자식은 $C_{2952}H_{4664}O_{832}N_{812}S_8Fe_4$이다.

단백질 구조의 수준

단백질에 있는 많은 원자들은 무작위로 배열되어 있지 않다. 실제로, 단백질들은 그들의 작용에 중요한 역할을 하는 높은 수준의 구조적 구성을 가지고 있다.

1차 구조 단백질 구조의 첫 번째 수준을 **1차 구조(primary structure)**라고 한다. 이것은 단순히 아미노산들이 단백질 사슬을 형성하기 위해 서로 결합하고 있는 순서이다. 아미노산들은 종종 글리신을 Gly, 아르기닌을 Arg와 같이 세 글자의 약어로 표시한다. 이 방식에 따라, 인간의 인슐린의 부분적인 일차 구조가 ● **그림 A-15**에 표시되어 있고, 헤모글로빈의 부분적인 1차 구조가 ● **그림 A-16a**에 표시되어 있다.

Thr Lys Pro Thr Tyr Phe Phe Gly Arg · · · · ·

Thr—Lys—Pro—Thr—Tyr—Phe—Phe—Gly—Arg— · · · · ·

● 그림 A-15 사람 인슐린의 부분적인 1차 구조.

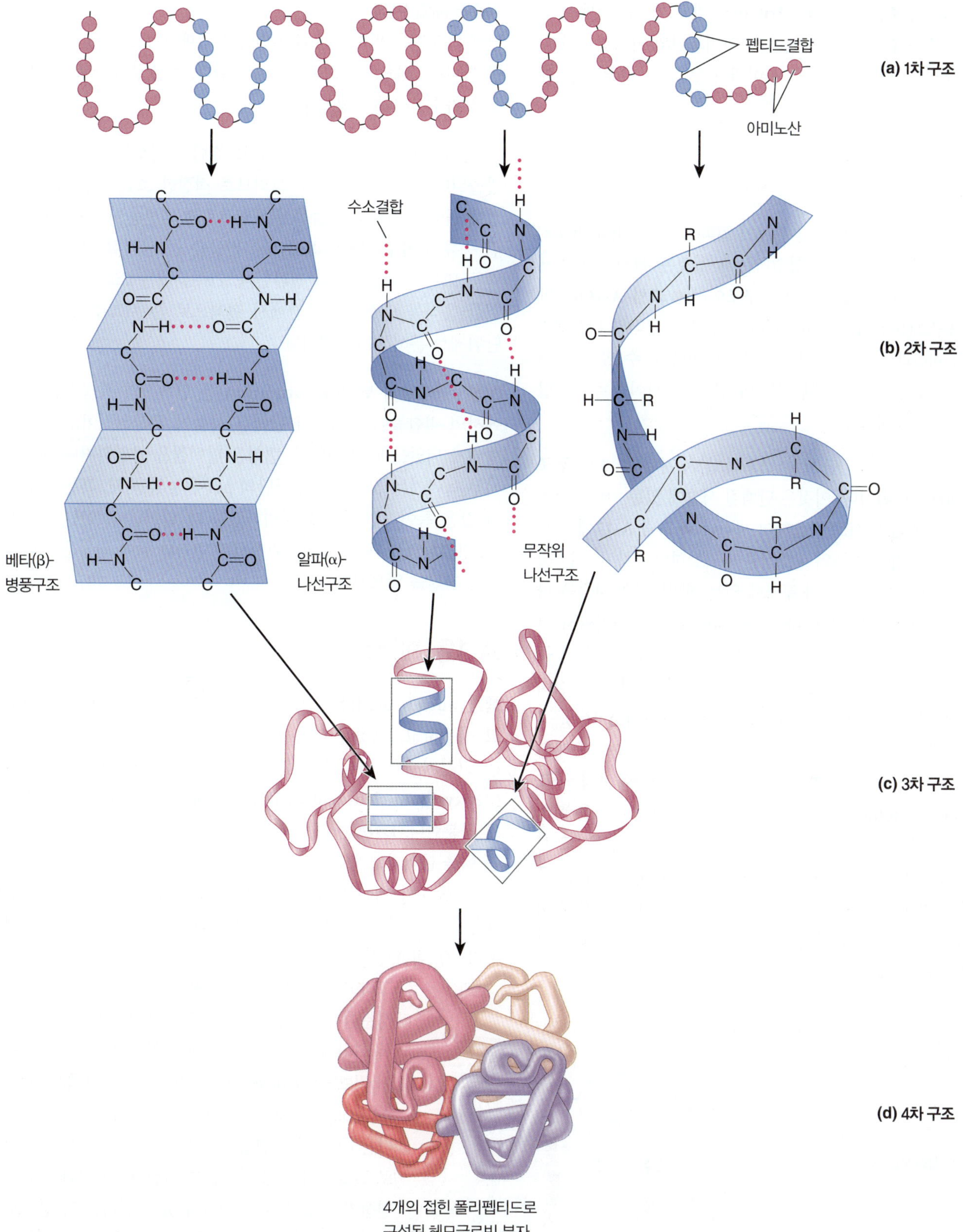

● **그림 A-16 단백질 구조의 수준.** 단백질들은 구조적으로 네 가지 수준을 가진다. (a) 1차 구조는 사슬에서 아미노산이 결합된 특정 서열이다. (b) 2차 수준에서 사슬 내부의 다양한 아미노산들 사이에서 일어나는 수소 결합들은 사슬이 특징적인 모양을 가지게 한다. (c) 3차 구조는 2차 구조가 기능적인 삼차원적 구조로 접힘으로써 형성된다. (d) 많은 단백질들은 헤모글로빈에서처럼 몇 개의 폴리펩티드들로 구성되는 4차 구조를 가진다.

2차 구조 **2차 구조(secondary structure)**라고 불리는 단백질 구조의 2차 수준은 같은 사슬에 있는 한 아미노산의 아미노 수소와 다른 아미노산의 카르복실 산소 사이에서 수소결합이 발생할 때 생긴다.

$$\begin{array}{c} O \\ \| \\ (-C-) \end{array}$$

이 수소결합의 결과, 관련된 부분이 **알파(α)-나선(alpha helix)**이라고 하는 규칙적 나선을 형성하는데 이것은 현재까지 인체에서 발견되는 가장 공통적인 2차 구조이다(● **그림 A-16b**). **베타(β)-병풍구조(beta pleated sheets)** 구조와 **무작위 나선구조(random coils)**과 같은 다른 2차 구조들도 형성될 수 있는데, 이들은 같은 사슬의 다른 부분에 있는 아미노산들 사이의 수소결합의 양식에 따라 정해진다.

3차 구조와 4차 구조 단백질 구조의 삼차 수준은 **3차 구조(tertiary structure)**이다. 이것은 단백질 사슬에 있는 아미노산의 곁사슬의 작용기들이 서로 반응하여 생긴다. ● **그림 A-17**에서 보는 것과 같이 몇 가지 종류의 상호작용이 가능하다. 3차 구조는 줄(wire)의 길이를 단백질의 1차 구조에 있는 아미노산의 사슬을 나타내게 함으로써 볼 수 있다. 다음으로 줄이 연필을 둘러싸서 나선을 형성하는 2차 구조를 그려보라. 연필이 제거되면, 나선의 구조가 이제 접히거나 공 모양으로 뭉쳐 들어간다. 이와 같이 접히거나 구형의 구조를 단백질의 3차 구조라 한다(● **그림 A-16c**).

기능을 하는 모든 단백질들은 적어도 4차 구조로 존재한다. 때때로, 몇몇 폴리펩티드들이 서로 상호작용하여 **4차 구조(quaternary structure)**라 하는 단백질 구조의 사차 수준을 형성한다. 예를 들어, 헤모글로빈은 4개의 고도로 접힌 폴리펩티드 사슬들(글로빈 부분)을 포함하고 있다(● **그림 A-16b**). 각 접힌 폴리펩티드 단위체들의 내부에는 4개의 헴 그룹들이 하나씩 박혀 있고 각각 철 이온을 포함하고 있는 헤모글로빈의 4차 구조를 완성한다(● **그림 11-2** 참조).

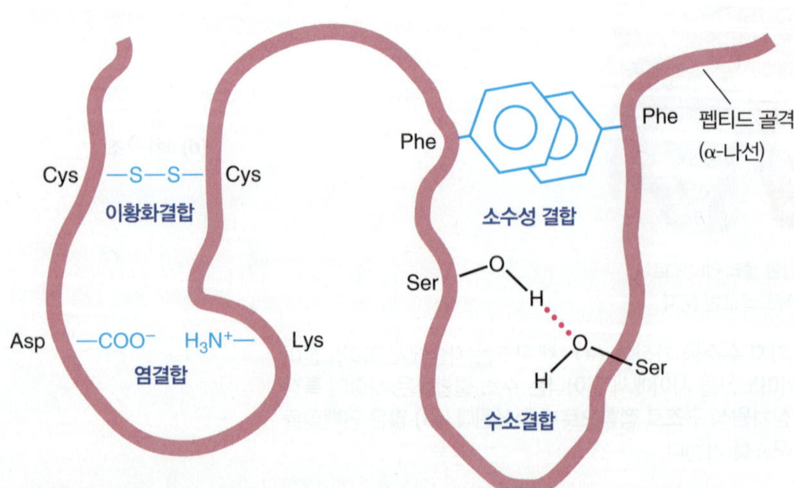

● **그림 A-17 3차 단백질 구조를 형성하는 곁사슬의 상호작용.**

가수분해와 변성

단백질은 많은 필수적인 화학 반응을 촉매하는 효소로 작용할 뿐만 아니라 그들 스스로 반응을 수행한다. 가장 중요한 두 가지 반응은 가수분해와 변성이다.

가수분해 반응식 A-16에서 펩티드결합이 형성될 때 물 분자가 방출된다는 것을 주목하라. 그러므로 적절한 조건에서, 펩티드결합에 물을 첨가하고 그들을 분해함으로써 역반응이 가능하다. 이런 종류의 **가수분해(hydrolysis)** 반응은 큰 단백질들을 작은 조각들 또는 아미노산들로 전환한다. 가수분해는 소화효소들이 섭취한 음식물을 소화관 공간에서 혈액으로 흡수할 수 있는 작은 단위체로 분해하는 방법이다.

변성 단백질의 **변성(denaturation)**은 단백질의 특징적인 구조에서의 결합들이 붕괴되어 단백질 사슬이 무작위적이고 와해된 형태가 되었을 때 발생한다. 변성은 단백질을 가열하거나(체온이 너무 높아지는 것을 포함), 극단의 pH에 놓였을 때, 혹은 알코올과 같은 특이적인 물질을 처리하였을 때 일어난다. 어떤 경우에는, 가열하였을 때 계란 흰자위에서의 변화와 같이 변성은 응집하거나 침전을 일으킨다.

A.12 핵산

핵산(nucleic acid)은 살아 있는 세포에서 유전 정보를 저장하고 사용하고, 그것을 다음 세대로 전달하는 것을 책임지고 있는 고분자량의 거대분자이다. 이 중요한 생체분자들은 **DNA(deoxyribonucleic acid)**와 **RNA(ribonucleic acid)** 등 두 가지로 구분한다. DNA는 일차적으로 세포의 핵에서 발견되고, RNA는 핵을 둘러싸고 있는 세포질에서 발견된다.

두 종류의 핵산은 **뉴클레오티드(nucleotide)**라고 하는 단위체들로 구성되는데, 이것들은 3개의 단순한 구성성분들로 구성된다. 즉, 각 뉴클레오티드는 하나의 유기 질소성 염기, 하나의 당 그리고 하나의 인산기를 포함하고 있다. 이 세 구성성분들은 당 분자가 염기와 인산기 사이에 놓이도록 화학적으로 서로 결합하고 있다. RNA에서는 당이 **리보오스(ribose)**이고, DNA에서는 **데옥시리보오스(deoxyribose)**이다. 한 뉴클레오티드의 인산기와 다른 것의 당이 결합함으로써 뉴클레오티드들은 서로 결합하여 핵산 사슬을 형성한다. 그 결과 핵산은 인산기와 당 분자가 번갈아 있고 염기는 각 당으로부터 사슬 바깥으로 뻗어 나오는 사슬을 구성한다(● **그림 B-1** 참조).

핵산의 사슬은 단백질과 다소 유사한 구조적 특징을 나타낸다. DNA는 서로 꼬여 잘 알려진 **이중나선(double helix)**을 형성하는 두 개의 사슬이다.

일부 RNA는 기본적으로 곧은 사슬인데 어떤 것은 특이적인 고리나 나선을 형성한다. 자세한 것은 부록 B를 참고하라.

A.13 고에너지 생체분자들

모든 뉴클레오티드들이 핵산을 형성하는데 사용되지는 않는다. 하나의 중요한 뉴클레오티드인 **ATP(adenosine triphosphate)**는 인체의 중요한 에너지 운반자로 사용된다. ATP에 있는 어떤 결합들이 일시적으로 에너지를 저장하는데, 이것은 음식물의 물질대사과정에서 연결되어 특별한 일을 수행하는데 필요한 곳에서 세포가 사용가능하게 해 준다. 어떻게 ATP가 이런 작용을 하는지 살펴보자. 구조적으로, ATP는 염기로 아데닌을 가지고 있고 두 개의 추가 인산기가 원래의 뉴클레오티드 인산에 결합하고 있는 변형된 RNA 뉴클레오티드이다. 그러므로 이름이 암시하듯이, 아데노신-3인산(ATP)은 리보오스와 염기로 구성된 아데노신에 3개의 인산이 결합되어 있는 것이다(● **그림 A-18**). 추가적인 인산을 결합하는데 상당한 에너지의 유입이 필요하다. 고에너지 인산결합을 만드는데 사용된 고에너지 유입은 인체가 나중에 사용하기 위해 저장된다. 인체에서의 대부분의 에너지 운반은 ATP의 말단 인산 결합이 관여한다. 에너지가 필요하면, 세 번째 인산이 가수분해로 분리되어 아데노신-2인산(ADP)과 무기인산(P_i)이 되는데 이 과정에서 에너지가 방출된다(반응식 A-17).

$$ATP \rightarrow ADP + P_i + \text{세포가 사용하는 에너지} \qquad \text{식 A-17}$$

왜 세포는 필요에 따라 고에너지 인산 결합을 분리함으로써 비용을 지불하는 에너지 유통화폐로 ATP를 사용하는가? 왜 포도당과 같은 영양 분자들을 산화시키는 과정에서 방출되는 에너지를 직접 사용하지 않는가? 만약 포도당에 저장되어 있는 모든 화학에너지가 한꺼번에 방출되어 나오면 세포는 당장에 필요한 대부분의 에너지를 포획하지 못하기 때문에 대부분의 에너지는 낭비될 것이다. 대신에, 포도당 결합에 저장된 에너지를 ATP의 고에너지 인산결합의 형태로 세포 수준의 "한 입 크기의 조각들"로 점진적으로 방출하여 사용한다.

효소의 작용으로 ATP는 아데노신-1인산(AMP)의 고리형으로 전환될 수 있는데 이것은 하나의 인산기만 가지고 있고 다른 두 개는 분해되어 나간 것이다. 결과물인 **고리형 AMP(cyclic AMP; cAMP)**는 세포 내부의 전령으로 작용하는데, 이것은 인체의 중요한 반응들에 관여하는 수많은 효소들의 활성에 영향을 준다.

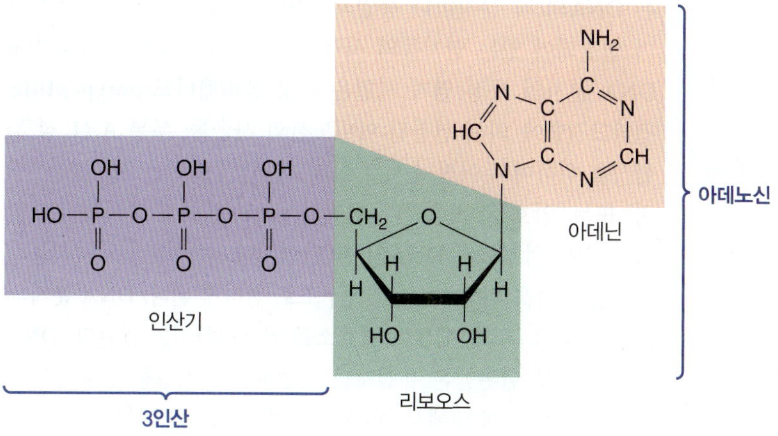

● 그림 A-18 ATP의 구조.

부록 B

유전 정보의 저장, 복제 및 발현

Storage, Replication, and Expression of Genetic Information

B.1 데옥시리보핵산과 염색체

세포의 핵은 각각 고유의 유전 청사진인 **데옥시리보핵산(DNA)**을 가지고 있다.

DNA의 기능

유전물질인 DNA는 두 가지 필수적인 기능을 한다. 첫째, 세포의 구조 및 효소 단백질들을 조립하도록 지시하는 기능을 가지고 있다. 세포 내 효소들은 세포의 다른 구조들의 형성을 조절하고, 대사과정의 속도를 조절함으로써 세포의 기능적 활성을 결정한다. 핵은 DNA가 단백질 합성을 지시하는 역할을 통하여 세포의 거의 모든 활성을 직접 또는 간접적으로 통제하는 세포의 통제 중추로서 작용한다. 세포들이 신체를 구성하기 때문에 DNA 암호는 신체 전체로서의 구조와 기능을 결정한다. 개체에서의 DNA는 그 개체가 사람, 두꺼비 또는 완두콩인지를 결정할 뿐 아니라 그 각각 고유의 물리적 및 기능적 특징을 결정한다. 따라서 모든 것은 결국 DNA 통제 아래 합성되는 단백질에 의해 결정된다.

둘째, DNA는 자기복제를 함으로써 신체 내에서 형성되는 모든 세포의 유전적 청사진을 지속시키고 부모로부터 자손에게 유전정보를 전달하는데 관여한다.

DNA의 구조

사람에게서 DNA는 두 개의 길고 쌍을 이룬 가닥들이 서로의 주위를 나선형으로 감아서 이중나선(double helix)을 형성하는 수백만 뉴클레오티드들로 구성된 거대 분자이다. 각 **뉴클레오티드(nucleotide)**는 세 가지 구성성분들인, (1) 질소를 함유하는 고리-모양의 유기분자인 질소성 염기(nitrogenous base), (2) DNA에서는 데옥시리보오스(deoxyribose)인 5탄당 고리-모양의 당 분자, 그리고 (3) 인산기로 이루어져 있다. 한 뉴클레오티드의 당과 인접한 뉴클레오티드의 인산기 사이의 결합에 의해 뉴클레오티드의 끝과 끝을 연결함으로써 당-인산 골격 및 한쪽 면에 돌출된 염기를 가지는 긴 폴리뉴클레오티드(polynucleotide)를 형성한다(● **그림 B-1**). DNA의 네 가지 염기는 이중-고리 형태의 **아데닌(adenine, A)**과 **구아닌(guanine, G)** 염기 그리고 단일-고리 형태의 **시토신(cytosine, C)**과 **티민(thymine, T)** 염기이다. DNA 분자 내에 있는 두 개의 폴리뉴클레오티드 가닥들은 나선의 안쪽으로 모든 염기들이 돌출되어 있어서 서로의 주위로 휘어져 있다. 가닥들은 인접한 가닥의 염기들 사이에서 형성되는 약한 수소결합으로 서로 연결된다(● **그림 A-6** 참조). 염기 짝짓기는 매우 독특하여 아데닌(A)은 티민(T)하고만, 그리고 구아닌(G)은 시토신(C)하고만 쌍을 이룬다(● **그림 B-2**).

DNA 내의 유전자

DNA "사다리"의 측면을 형성하는 반복된 당-인산 골격의 구성은 DNA의 각 분자마다 동일하지만 사다리의 가로대를 형성하며 연결되어 있는 염기들의 서열은 DNA 분자들에서 다양하다. DNA 분자의 특정 염기 서열은 특정 **폴리펩티드(polypeptide**, 펩티드결합에 의해 연결된 아미노산의 사슬들; 부록 A.11 참조) 합성을 위하여 주어진 순서로 아미노산들의 조립을 지시하는 "명령" 또는 "암호"로 작용한다. **유전자(gene)**는 특정 폴리펩티드 합성을 위해 암호화된 DNA의 한 단편이다. 폴리펩티드는 기능적 단백질 형성을 위해 3차원 입체구조로 접히게 된다. DNA 분자의 모든 부분이 구조단백질이나 효소를 암호화하지는 않는다. DNA 암호의 일부 단편들은 유전자를 조절하는 단백질을 암호화한다. 다른 단편들은 핵 내에서 DNA를 체계화하고 응축하는데 중요한 것으로 보인다. 일부 단편들은 명확한 중요성이 없는 "무의미한" 염기 서열이다.

염색체로의 DNA 응축

사람의 각 세포내의 DNA 분자를 끝에서 끝으로 이으면 2 m(200만 μm) 이상으로 펴지지만, DNA 분자는 단지 직경 5 μm의 핵 내에 응축되어 있다. DNA 분자들은 핵 내에 무작위로 가득 차 있는 것이 아니라 정교하게 **염색체(chromosome)**로 체계화되어 있다. 각 염색체는 다른 DNA 분자로 구성되며 유전자들의 독특한 집합을 포함하고 있다.

사람에서 **체세포(somatic cell)**는 다양한 형태로 구별되는 23개 쌍으로 분류될 수 있는 46개(**이배수, diploid number**)의 염색체들을 포함하고 있다. 일치된 쌍으로 구성된 염색체를 **상동염색체(homologous chromosome)**라고 하며, 각 쌍의 한쪽은 그 개인의 어머니로부터 유래한 것이고 다른 쪽은 아버지로부터 유래하였다. 정자나 난자 같은 **생식세포(germ cell)**는 총 23개(**반수, haploid number**) 염색체의 각각 상동 짝에서 단지 하나만을 포함하고 있다. 정자와 난자의 결합은 결국 어머니로부터 온 23개

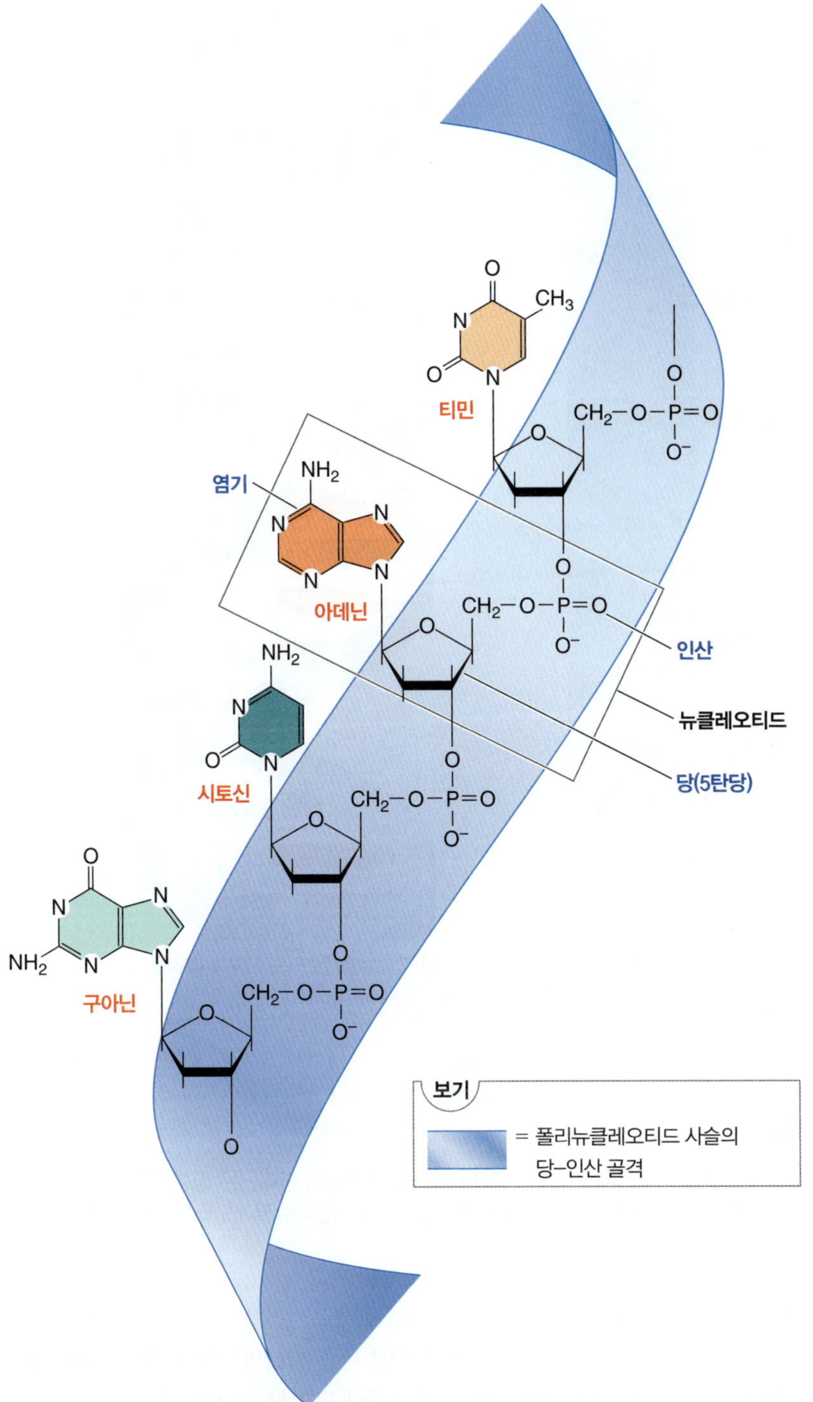

● **그림 B-1 폴리뉴클레오티드 가닥.** 당–인산 결합은 인접한 뉴클레오티드를 서로 연결하여 한쪽 면으로 염기가 돌출된 폴리뉴클레오티드 가닥을 형성한다. 당–인산 골격은 모든 폴리뉴클레오티드에서 동일하지만 염기의 서열은 다양하다.

염색체 한 집합과 아버지의 23개 한 집합으로 구성된 46개 염색체를 가지는 이배체 세포로 된다(● **그림 18-9** 참조).

DNA 분자들은 DNA와 연관된 핵단백질에 의해 별개의 염색체 단위로 응축되고 압축된다. 두 가지 종류의 히스톤과 비-히스톤 단백질들이 DNA와 결합한다. **히스톤(histone)**들은 염색체 구조로 DNA를 응축하는데 주된 역할을 하는 구슬모양체를 형성한다. **비-히스톤(nonhistone)** 단백질은 유전자 조절에 중요하다. DNA와 이와 연관된 단백질들 사이에 형성된 복합체를 **염색질(chromatin)**이라고 한다. 염색체 내 DNA의 긴 가닥은 일정한 간격으로 히스톤을 둘러싸서 완전 펼쳐진 길이의 약 1/6 정도로 DNA 분자를 압축한다. 이러한 "줄에 매달린 염주" 같은 구조는 접히고 초나선(supercoil)으로 되어 더 높은 단계의 체계인 막대 모양의 염색체로 DNA를 응축하여 세포분열 시에 광학현미경 하에서 볼 수 있다(● **그림 B-3**). 세포가 분열하지 않을 때, 광학현미경 하에서의 염색체는 불분명한 염색질이 덜 조밀한 형태로 풀려 있지만 전자현미경 하에서는 가는 가닥과 덩어리로 보인다. DNA의 응축이 풀린 형태는 활성을 가진 것으로 단백질 조립의 주형으로 이용된다.

B.2 상보적인 염기쌍 형성, 복제 및 전사

상보적인 염기쌍 형성은 DNA 복제 및 단백질 합성에서 첫 단계의 기본으로 작용한다. 먼저 DNA 복제 과정에서 상보적인 염기쌍 형성의 기작과 그 중요성에 대하여 알아보도록 하자.

DNA 복제

DNA 복제(replication)과정 동안 응축이 풀린 두 가닥은 염기쌍 사이의 약한 결합을 지퍼를 열듯이 효소에 의해 잘려진다. **상보적인 염기쌍 형성(complementary base pairing)**은 핵 내에 있는 새로운 뉴클레오티드들이 지퍼가 열린 각 가닥에서 노출된 염기들과 짝을 이루면서 일어난다(● **그림 B-4**). 예를 들면, 새로운 아데닌(A)-함유 뉴클레오티드는 주형가닥에 노출된 티민(T)-함유 뉴클레오티드와 짝을 이루고, 새로운 구아닌(G)-함유 뉴클레오티드는 주형 가닥에 노출된 시토신(C)-함유 뉴클레오티드와 짝을 이룬다. 이러한 상보적인 염기쌍 형성은 두 개의 주형 가닥의 한쪽 말단에서 시작하여 다른 쪽 말단으로 질서정연하게 진행된다. 주형 뉴클레오티드의 미리 정해진 순서로 끌려와서 배열된 새로운 뉴클레오티드들은 당–인산 결합에 의해 연속적으로 연결됨으로써, 주형가닥들의 각각에 상보적인 새로운 두 개의 가닥을 형성하게 된다. 이러한 복제 과정으로 두 개의 완전한 이

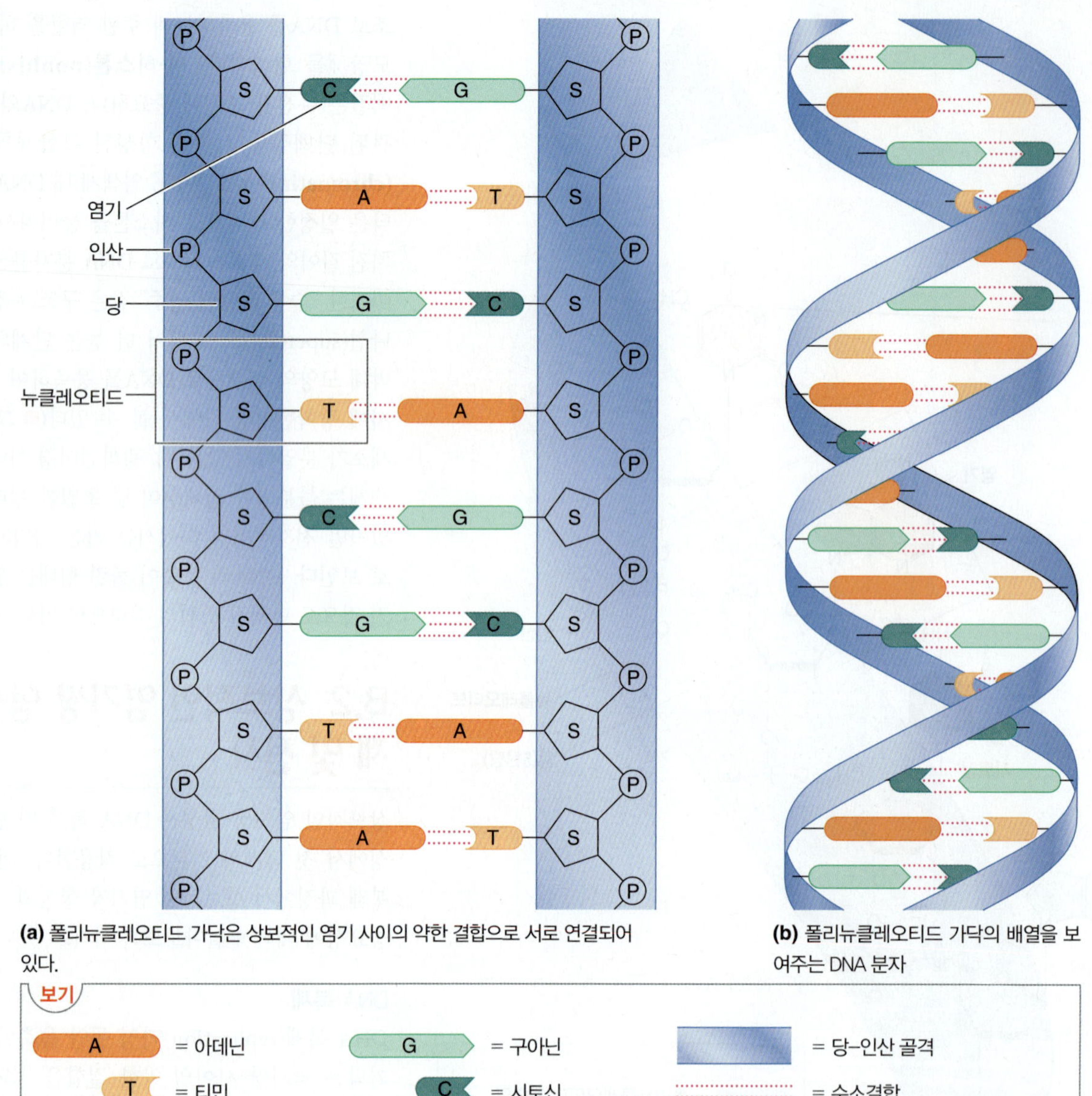

● **그림 B-2 DNA의 상보적인 염기 짝짓기.** (a) 두 개의 폴리뉴클레오티드 가닥들은 인접한 가닥의 염기들 사이에서 아데닌은 항상 티민을, 구아닌은 항상 시토신과 짝을 이루며 형성되는 약한 수소결합에 의해 서로 연결된다. (b) 한 DNA 분자에서 결합된 두 개의 폴리뉴클레오티드 가닥들이 이중 나선으로 배열한 형태.

중-나선 DNA 분자들을 생성하므로, 각 분자 내 한쪽 가닥은 원래의 DNA 분자로부터 온 것이고 다른 쪽 가닥은 상보적인 염기쌍 형성에 따라 새롭게 형성된 것이다. 이러한 두 개의 DNA 분자들은 분리된 주형 가닥들 각각에 있는 빠진 가닥에 염기쌍 형성으로 도입되는 방식의 결과로 생성되므로, 둘 다 원래의 DNA 분자와 동일하다. 세포분열 동안에만 일어나는 복제 과정은 새로운 딸세포들에게 유전암호를 지속시키는데 필수적이다. DNA의 복제된 복사본들은 분리되어 세포분열하기 전의 두 개의 반쪽으로 균등하게 분포된다. 세포분열의 주제는 후에 더 상세히 알아볼 것이다.

DNA 전사와 전령 리보핵산

DNA가 세포분열 준비 단계로서 복제하지 않을 때는 세포 내 단백질 합성을 지시하는 청사진으로서 작용한다. DNA는 핵 내에 국한되어 있으면서 어떻게 세포기질에 있는 리보솜에서 단백질 합성을 수행할 수 있는가? 다른 핵산인 **리보핵산(ribonucleic acid, RNA)**의 여러 종류가 중개자 역할을 한다.

RNA의 구조 RNA는 세 가지 점에서 DNA와 다르다. (1) RNA의 5탄당은 데옥시리보오스가 아니고 리보오스이며, 둘 사이의 한 가지 차이점은 데옥시리보오스에는 없는 하나의 산소분자가 리보오스에는 존재한다. (2) RNA는 DNA의 티민 대신 아주 유사한 **우라실(uracil)** 염기를 가지고, 세 가지 다른 염기는 동일하다. (3) RNA는 단일 가닥이며 자가-복제를 할 수 없다.

모든 RNA 분자들은 DNA를 주형으로 이용하여 핵 내에서 생성되어 되어 핵막에 있는 핵공(p. 44 참조)을 열어 핵 밖으로 나간다. RNA 분자는 핵공(nuclear pore)으로 쉽게 통과되지만 훨씬 더 큰 DNA 분자는 차단된다.

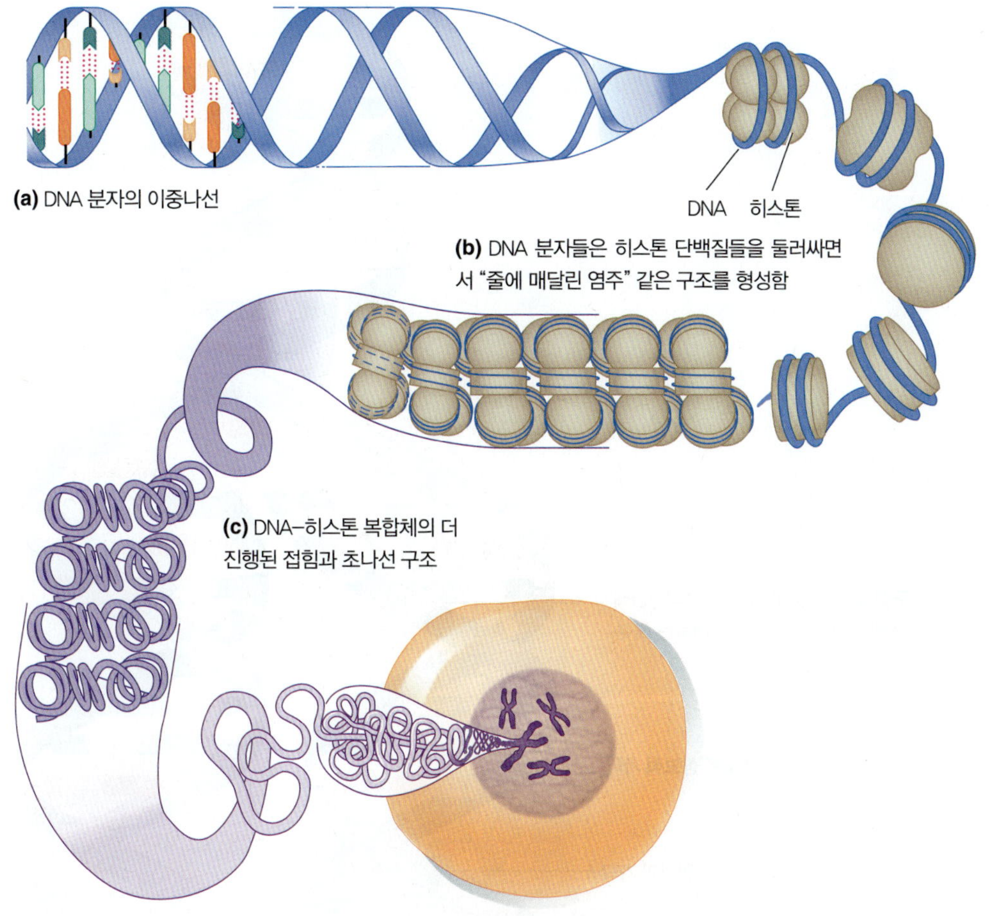

● 그림 B-3 DNA의 단계적 구조.

주어진 유전자의 염기 서열로 암호화된 특정 단백질을 조립하기 위한 DNA의 지시는 **전령 RNA(messenger RNA, mRNA)**로 전사시키는 것이다. 전사될 DNA 분자의 단편은 풀리게 되고, 유전자의 특정 염기 서열을 노출시키도록 염기쌍은 분리된다. 어떤 주어진 유전자에서 DNA 가닥들 중 단지 하나만이 RNA 전사를 위한 주형으로 이용되며, 전사되는 가닥은 같은 DNA 분자에 있는 다른 유전자들에 따라 다양하다. DNA 가닥에 있는 유전자의 처음과 끝은 개시와 종결 신호로 작용하는 특정 염기 서열들에 의해 지정된다.

전사 **전사(transcription)**는 노출된 유전자의 DNA와 상응되게 유리 RNA 뉴클레오티드의 상보적인 염기 짝짓기에 의해 수행된다(● **그림 B-5**). 티민 대신에 우라실 RNA 뉴클레오티드가 노출된 DNA 뉴클레오티드의 아데닌에 짝을 이루는 것을 제외하고는 동일한 염기쌍 형성 방식이 적용된다. DNA에 상응하는 RNA 뉴클레오티드가 짝을 이루자마자, 당-인산 결합이 형성되어 뉴클레오티드를 단일-가닥 RNA 분자에 연결되고 이어서 DNA로부터 떨어져 나와 한 번의 전사가 종결된다. 그리고 DNA는 원래의 입체구조로 회복된다. DNA의 단지 하나의 유전자 단편만 하나의 RNA 분자로 전사되기 때문에 RNA 가닥은 DNA 가닥보다 훨씬 더 짧다. 종결된 RNA 전사체의 길이는 유전자의 크기에 따라 다양하다. 이러한 RNA 전사체는 자신의 뉴클레오티드 서열 내에 특정 단백질 조립을 위한 지시를 포함하고 있다. 염기 서열에 암호화된 전령은 원래 DNA 암호에 대해 상보적인 것이지 동일하지는 않는 것에 주목하라.

mRNA는 주어진 단백질을 형성하기 위해서 특정 아미노산 서열로 **번역(translation)**되도록 리보솜으로 최종 전령을 전달한다. 이와 같이 유전 정보는 스스로 복제하는 DNA로부터 RNA를 통하여 단백질로 흘러간다. 이러한 과정은 먼저 DNA 암호를 상보적인 RNA 암호로 전사하고 이어서 RNA 암호를 특정 단백질로 번역한다(● **그림 B-6**). 다음 절에서 번역의 여러 단계들에 대해서 더 자세히 알아볼 것이다. 단백질들의 구성에 의해 결정되는 세포의 구조적 및 기능적 특징은 어떤 유전자들이 조절을 통해 mRNA를 생성하기 위해 활성화되는 가에 따라 다양하게 된다.

핵 내에 있는 유리 뉴클레오티드는 DNA 또는 RNA 가닥과 무작위로 함께 연결될 수 없다. 왜냐하면, 뉴클레오티드의 당과 인

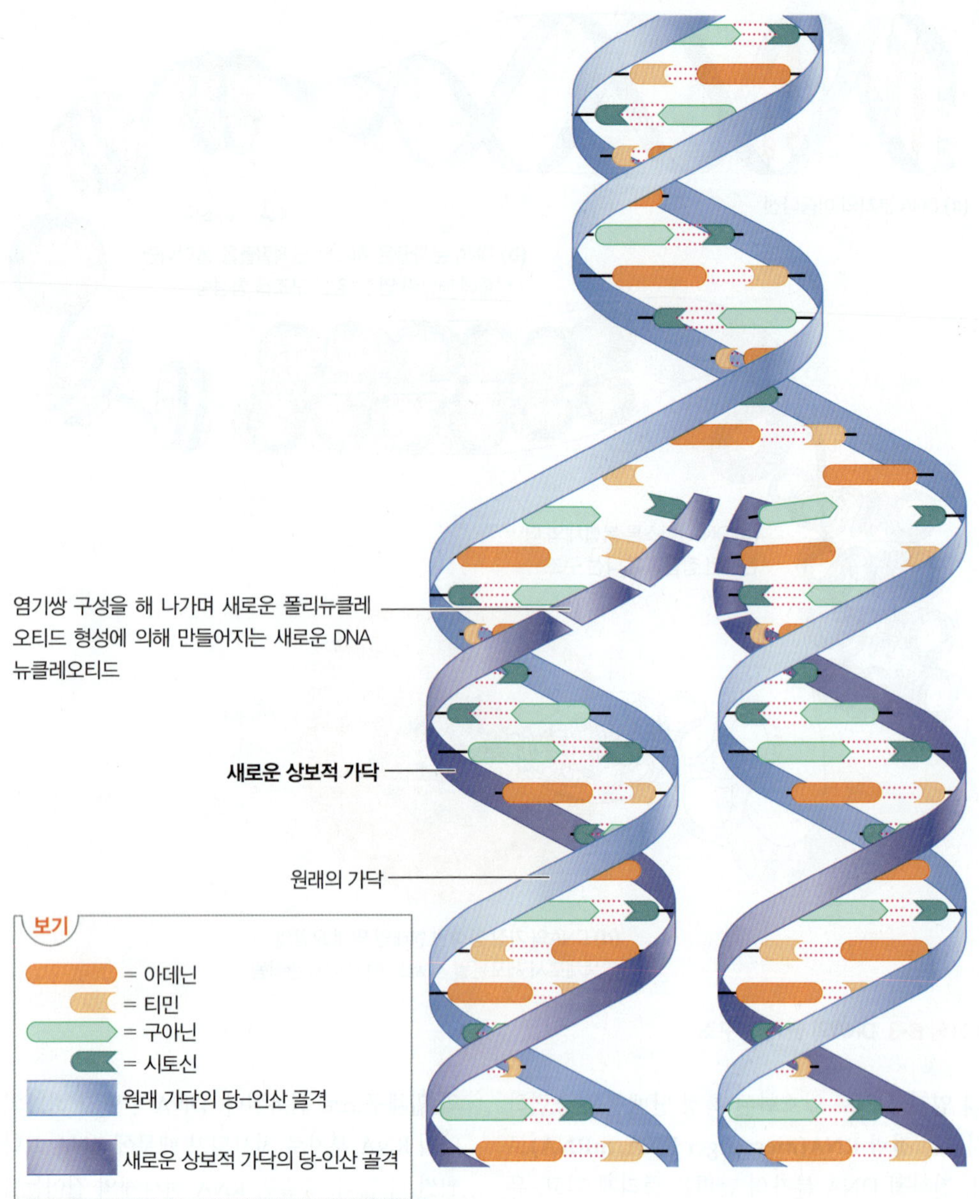

● **그림 B-4 DNA 복제과정에서 상보적인 염기 쌍 형성.** DNA 복제과정 동안, DNA 분자는 풀려서 각 가닥은 새로운 가닥 형성을 지시함으로써, 그 결과 두 개의 동일한 이중 나선 DNA 분자가 생성된다.

산 성분들을 연결하는데 필요한 효소들은 DNA에 결합했을 때만 활성을 가지기 때문이다. 이러한 사실은 DNA, mRNA 및 단백질은 단지 유전 계획에 의해서만 조립이 일어난다는 것을 의미한다.

B.3 번역과 단백질 합성

세 가지 유형의 RNA가 단백질 합성에 관여한다. mRNA 외에 다른 두 가지 유형의 RNA는 유전 전령을 세포내 단백질로 번역하는데 관여하는 리보솜 RNA와 전달 RNA이다(p. 44 참조).

- mRNA는 핵 내의 DNA로부터 특정 단백질의 합성을 총괄하는 장소인 세포기질의 리보솜으로 암호화된 정보를 운반한다.
- **리보솜 RNA(rRNA)**는 단백질 합성의 작업대인 리보솜의 필수 구성성분이다(p. 45 참조). 리보솜은 단백질 합성과정 동안 mRNA의 염기서열 암호를 읽어서 적절한 아미노산 서열로 번역한다.
- **전달 RNA(tRNA)**는 세포기질에 있는 적절한 아미노산을 합성 중인 단백질의 지정된 아미노산 서열 위치로 전달한다.

3자암호; 코돈

20개의 아미노산들은 단백질 합성에 이용되고, 단지 4개의 뉴클레오티드 염기만이 이러한 아미노산의 암호로 사용된다. "유전자 사전"에서 각 아미노산은 DNA 뉴클레오티드 사슬에서 3개의 특정 서열로 된 **3자암호(triplet code)**에 의해 지정된다. 예를 들어, DNA 서열 ACA(아데닌-시토신-아데닌)은 시스테인(아미노산)을 지정하고, 서열 ATA는 티로신을 아미노산을 지정한다. 각

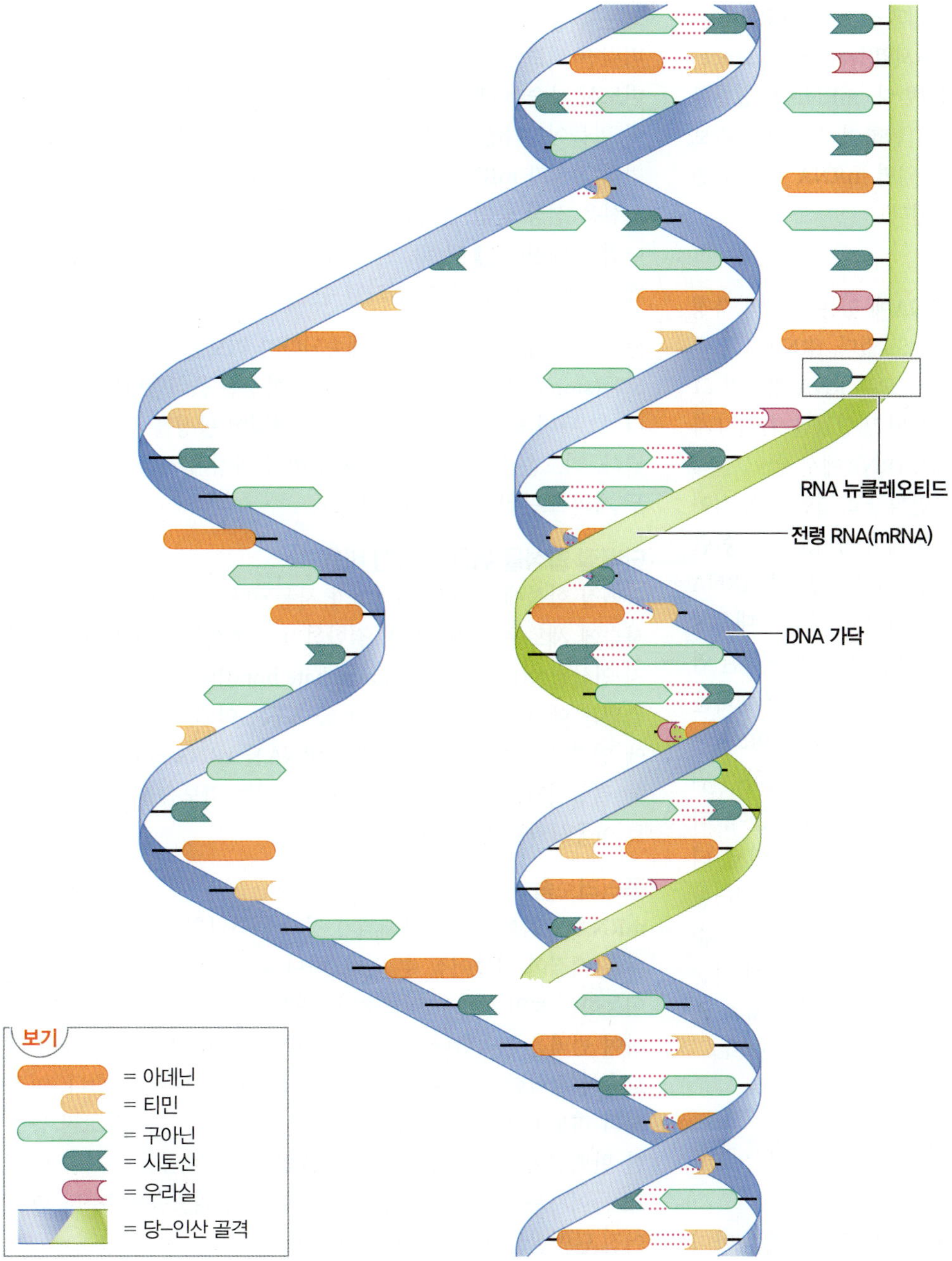

4개의 뉴클레오티드 염기를 사용하여(4^3) 64개의 DNA 3자암호의 조합(또한 mRNA 64개 조합)이 가능하다. 이러한 가능한 조합에서 61개는 특정 아미노산에 대한 암호이고 나머지 3개는 종결신호(종결코돈)로 작용한다. 종결신호는 문장의 끝에 있는 마침표와 같은 작용을 한다. 문장은 하나의 특정 단백질에 있는 아미노산 서열을 지정하는 연속된 3자암호로 구성된다. 종결코돈에 도달하면 rRNA는 합성이 끝난 생성물을 방출한다. 61개의 3자암호는 각각 하나의 특정 아미노산을 암호화하고 20개의 아미노산들이 있기 때문에, 하나의 주어진 아미노산은 적어도 하나 이상의 염기-3자암호 조합에 의해 지정되어질 수 있다. 예를 들면, 티로신은 DNA 서열 ATG뿐 아니라 ATA에 의해서도 지정된다. 또한 DNA 3자암호 TAC(mRNA 코돈 서열은 AUG)는 개시 신호뿐 아니라 메티오닌을 지정하는 기능을 가진다. 이 암호는 번역이 시작하는 위치를 mRNA에 표시하여 전령이 정확한 끝에서 시작하여 올바른 방향으로 읽도록 한다. 흥미롭게도 동일한 유전자 사전이 보편적으로 사용되어, 미생물, 식물, 동물 등 모든 생명체에서 하나의 주어진 3개-염기 암호는 동일한 아미노산을 나타낸다.

● **그림 B-5 DNA 전사 과정에서 상보적 염기쌍 형성.** DNA 전사과정 동안, RNA 뉴클레오티드로 형성되는 하나의 mRNA 분자는 풀려진 DNA 분자 중 한 가닥의 주어진 단편(즉, 유전자)에 상보적인 염기쌍 형성을 함으로써 조립된다.

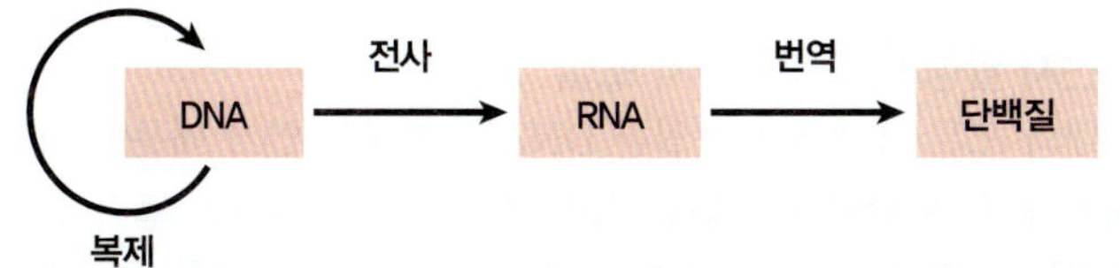

● **그림 B-6 DNA로부터 리보솜을 통한 유전정보의 흐름은 전사와 번역에 의해 결정된다.**

DNA 3자암호는 상보적인 암호 정보(3개의 염기서열)인 mRNA **코돈(codon)**으로 전사된다. 즉, DNA 3자암호 ATA는 mRNA UAU(우라실-아데닌-우라실)로 전사된다.

리보솜

리보솜(ribosome)은 단백질 합성에 참여하는 모든 구성성분들인 mRNA, tRNA 그리고 아미노산들을 함께 운반하고 그 아미노산들을 함께 연결하는 효소들과 에너지를 공급한다. 주어진 리보솜에서 합성되는 단백질의 특성은 번역될 mRNA의 전령에 의해 결정된다. 각 mRNA는 단지 하나의 특정 단백질에 대한 암호로 작용한다.

리보솜은 서로 크기가 다른 두 개의 소단위로 구성된 rRNA-단백질 복합체이다. 이러한 소단위들은 단백질이 합성될 때만 조립된다(● **그림 B-7**, 1 단계). 리보솜 조립과정 동안, mRNA 분자는 개시코돈 앞에 있는 mRNA의 **선도서열**(leader sequence) 부위에서 리보솜의 작은 소단위체와 결합한다. mRNA와 결합한 작은 소단위체는 이어서 큰 소단위체와 결합하여 기능적인 리보솜 복합체로 된다. 두 소단위체가 하나로 되면 mRNA 분자가 번역되기에 적합하도록 홈(groove)이 형성된다.

tRNA와 안티코돈

세포기질에 있는 유리 아미노산들은 mRNA에 있는 자신의 특정 코돈을 "인식"할 수도 없고 직접 결합할 수도 없다. tRNA가 코돈에 적합한 아미노산을 운반해 와야만 한다. 모든 RNA 분자가 그렇듯이 tRNA도 단일 가닥이지만, 고리로 된 말단들을 가진 T자 모양으로 스스로 접혀 있다(● **그림 B-8**). tRNA에서 끝이 열려진 줄기(stem) 부분이 특정 아미노산을 인식하고 결합한다. 적어도 20개 종류의 tRNA가 있으며, 각각은 20개의 아미노산들 중 단지 하나와만 결합할 수 있다. 승객인 아미노산을 운반하는 tRNA를 "충전되었다"고 한다. tRNA의 아미노산이 결합 부위 반대쪽에 있는 꼬리 끝에는 **안티코돈(anticodon)**이라는 세 개의 노출된 염기 서열을 포함하고 있는데, 이것은 운반될 아미노산을 지정하는 mRNA 코돈과 상보적이다. 상보적인 염기쌍을 통하여 tRNA는 mRNA와 결합할 수 있고, 아미노산에 대한 코돈이 지정하는 위치에만 합성 중인 단백질에 아미노산을 삽입한다. 예를 들어, 티로신과 결합한 tRNA 분자는 안티코돈 AUA를 가지고 있어서, 티로신을 지정하는 mRNA 코돈 UAU하고만 짝을 이룬다. 이러한 tRNA 분자들의 두 가지 결합 기능은 유전암호에 의해 지정된 순서에 따라 조립하도록 mRNA에 정확한 아미노산의 전달이 가능하도록 한다. tRNA는 리보솜에 있는 mRNA하고만 결합하기 때문에 단백질 조립은 리보솜 구획을 제외하고는 일어나지 않는다.

단백질 합성 단계

단백질 합성은 개시(initiation), 신장(elongation), 그리고 종결(termination) 등 3 단계로 나뉜다.

개시 단백질 합성은 개시코돈에 대응하는 안티코돈을 가진 아미노산결합-tRNA가 mRNA의 개시코돈에 결합할 때 시작된다(● **그림 B-7**, 2 단계).

신장 다음 mRNA 코돈에 맞는 안티코돈을 가진 두 번째 아미노산결합-tRNA가 첫 번째 tRNA의 옆 자리로 들어온다(3 단계). 리보솜은 항상 인접한 코돈에 결합하는 두 개의 tRNA를 수용할 수 있다. 효소 작용에 의하여, 인접한 tRNA 분자 가닥에 연결된 두 개의 아미노산 사이에 펩티드 결합이 형성된다(4 단계). 첫 번째 tRNA와 그에 부착된 아미노산의 결합이 끊어지고, 두 번째 tRNA에 두 개의 아미노산 사슬이 연결된다. 빈 tRNA는 mRNA로부터 떨어진다(5 단계). 리보솜이 mRNA를 따라 한 개의 코돈 간격, 즉 세 개의 염기를 지나 이동함으로써(6 단계), 두 개의 아미노산을 가진 tRNA는 리보솜의 첫 번째 tRNA 결합 자리로 이동한다. 새로 들어오는 아미노산결합-tRNA는 mRNA의 세 번째 코돈에 상보적인 안티코돈을 가지고서 두 번째 tRNA가 이동하여 비워진 리보솜의 두 번째 자리를 차지한다(7 단계). 두 개의 아미노산 사슬이 세 번째 tRNA에 결합하여 세 개의 아미노산 사슬이 만들어진다(8 단계). 이러한 과정을 반복함으로써, 리보솜의 번역 장치가 mRNA의 코돈 한 개씩을 따라 움직이는 동안, 아미노산은 신장 중인 폴리펩티드 사슬에 코돈 서열 순서에 따라 하나씩 더해진다(9 단계). 이 반응은 신속하게 일어나, 초당 약 10개~15개의 아미노산이 첨가될 수 있다.

종결 폴리펩티드의 신장은 계속되다가 리보솜이 mRNA의 종결코돈(stop codon)에 도달하게 되면, 합성된 폴리펩티드는 방출된다. 그 뒤에 폴리펩티드는 접히고 변형되어 활성을 지닌 단백질로 된다. 리보솜은 새로운 mRNA의 번역 과정에 사용될 수 있도록 두 개의 소단위체로 분리된다.

단백질 합성을 위한 에너지 비용

단백질 합성에는 많은 에너지가 사용된다. 신장하는 폴리펩티드 사슬에 새로운 아미노산이 결합하기 위해서는 총 4개의 고에너지 인산결합(high energy phosphate bond)이 가수분해 될 때 방출되는 에너지가 필요하다. 그 중 2개는 아미노산을 해당 tRNA에 연결하는데 사용되고, 1개는 tRNA를 rRNA-mRNA 복합체에 결합시키는데 사용되며, 나머지 1개는 리보솜을 다음 코돈으로 이동시키는데 사용된다.

폴리리보솜

mRNA가 화학적으로 분해되기 전까지 하나의 mRNA로부터 많은 단백질이 만들어질 수 있다. 하나의 리보솜이 mRNA를 따라 이동하는 동안 새로운 리보솜이 mRNA의 번역 개시 부위에 결합하여 번역을 시작한다. 이와 같이 하나의 mRNA에 여러 개의 리보솜이 결합한 것을 **폴리리보솜**(polyribosome)이라고 한다. 여러 개의 리보솜이 같은 mRNA를 따라 움직이고 번역함으로써 동일한 단백질이 다량 만들어진다(● **그림 B-9**). 핵공을 통하여 핵으로 들어가는 일부의 단백질을 제외하고는, 리보솜으로부터 만들어진 단백질들은 세포질 내에서 사용된다.

세포질의 폴리리보솜과 달리, 조면소포체에 결합된 리보솜에서 합성된 폴리펩티드 사슬은 소포체 내강으로 간다(● **그림 2-3** 참조). 그 결과 생성된 단백질은 세포 밖으로 나가거나 새로운 세포막의 성분으로 사용된다.

유전자 활성과 단백질 전사 조절

체내의 모든 체세포가 동일한 DNA를 가지고 있기 때문에 모든 세포가 같은 단백질을 만든다고 생각할지도 모른다. 그러나 실제로는 그렇지 않은데. 그것은 세포에 따라 각기 다른 유전자군(gene set)을 전사하여 서로 다른 구조단백질과 효소단백질을 합성할 수 있기 때문이다. 예를 들어, 모든 체세포는 헤모글로빈 합성을 위한 유전정보를 가지고 있지만, 오로지 적혈구만이 헤모글로빈을 합성할 수 있다. 보통 세포에서 DNA 서열의 약 7%만이 mRNA로 전사되어 특정 단백질로 발현된다.

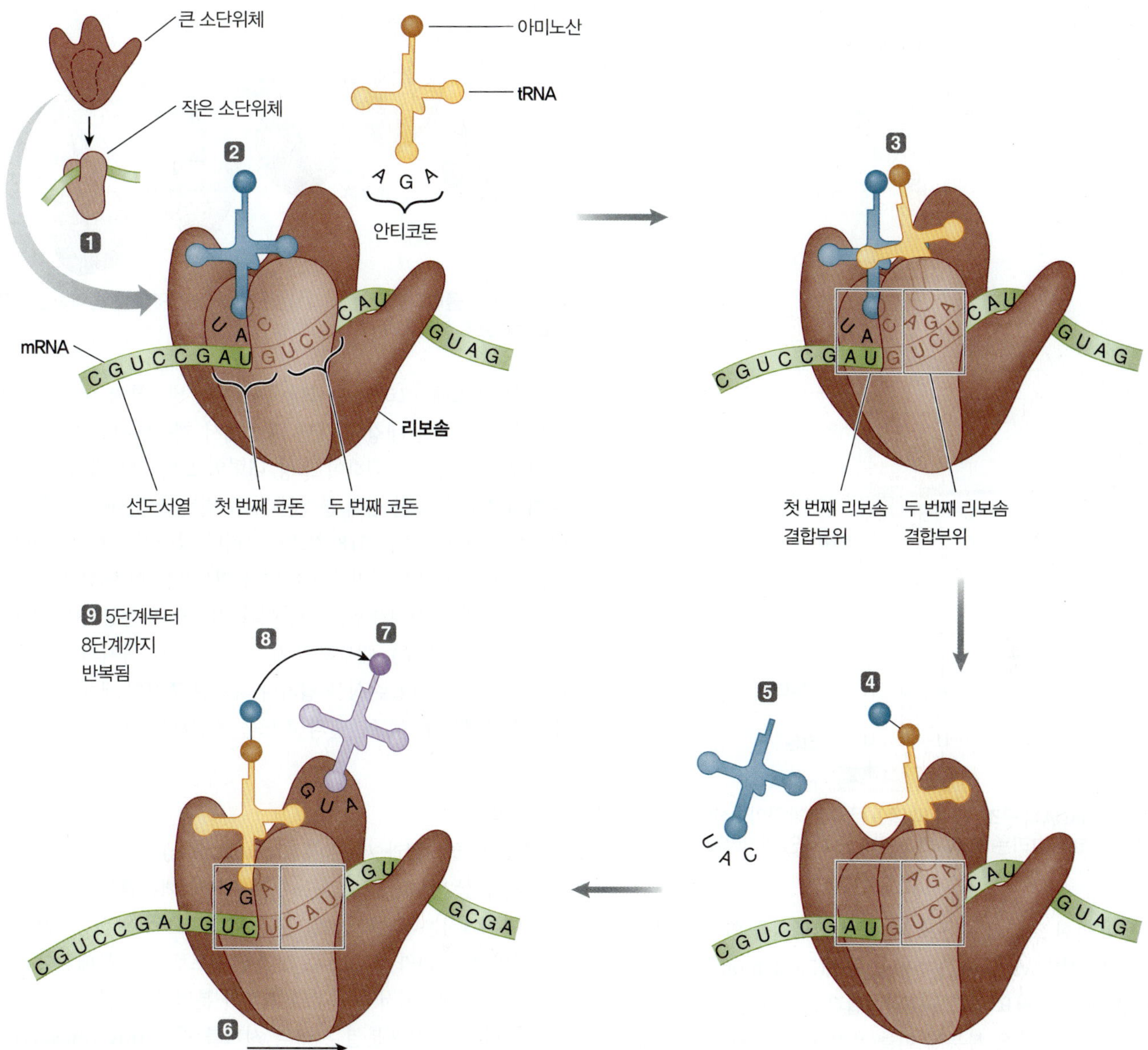

1 리보솜의 작은 소단위체가 전령RNA(mRNA)와 결합하면, 큰 소단위체와 결합하여 기능적인 복합체를 형성한다.

2 mRNA의 첫 번째 코돈에 상보적인 안티코돈을 가진 아미노산결합-tRNA가 리보솜의 첫 번째 결합 부위로 들어가 mRNA와 결합한다.

3 또 다른 tRNA는 리보솜의 두 번째 결합 부위로 들어가 mRNA의 두 번째 코돈에 결합한다.

4 첫 번째 tRNA의 아미노산은 두 번째 tRNA의 아미노산에 펩티드 결합으로 연결된다.

5 아미노산을 갖고 있지 않은 첫 번째 tRNA는 리보솜에서 떨어져 나간다.

6 리보솜은 mRNA를 따라서 한 코돈 간격만큼(세 개의 염기 서열 간격) 앞으로 이동한다.

7 또 다른 아미노산결합-tRNA가 mRNA의 다음 코돈에 결합하기 위해 접근하여, 리보솜의 두 번째 결합 부위로 들어간다.

8 리보솜의 첫 번째 자리에 있는 tRNA의 아미노산(신장하는 폴리펩티드)이 리보솜의 두 번째 자리에 있는 tRNA의 아미노산(새로운 아미노산)에 첨가된다.

9 종결코돈에 도착하여 폴리펩티드 사슬이 방출될 때까지 이 과정이 계속되어(즉, 단계 5에서 8까지 반복된다), 폴리펩티드 사슬은 길어지게 된다.

● 그림 B-7 리보솜 조립과 단백질 번역.

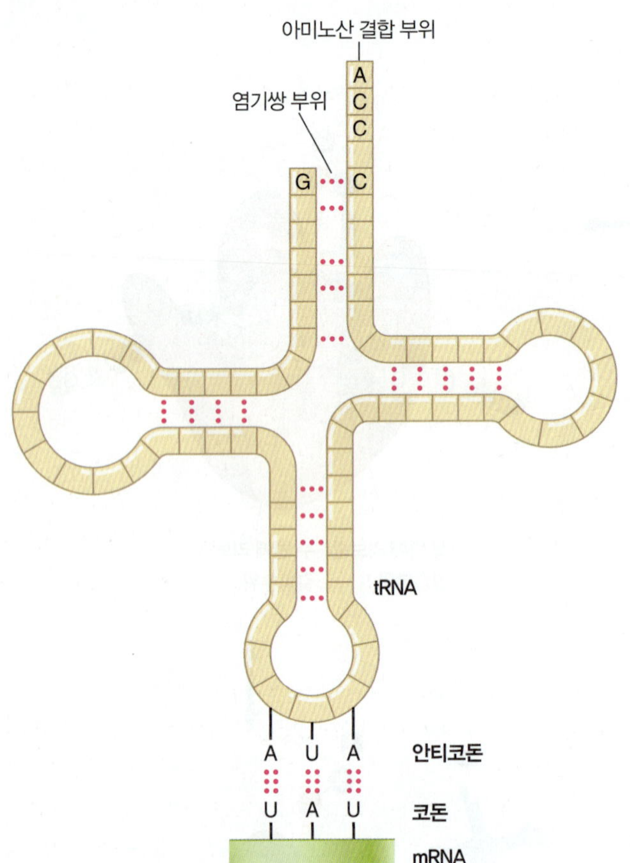

● **그림 B-8 tRNA의 구조.** tRNA의 열린 끝 부분에 아미노산이 부착된다. tRNA의 안티코돈 고리는 mRNA의 코돈과 상보적인 염기쌍을 형성한다.

유전자 발현 조절에는 세포 내 특정 단백질을 암호화하는 유전자를 활성화("switch on")하거나, 억제("switch off")하는 유전자-조절단백질이 필요하다. 구조단백질과 효소단백질을 암호화하지 않는 DNA의 많은 부분에 이들 유전자조절단백질 합성 정보가 암호화되어 있다. 인간의 세포에서 이들 조절유전자의 조절에 대한 분자기전이 이해되기 시작하고 있다. 몇몇 경우에서, 조절단백질은 차별화된 유전자 활성을 유도하는 **유전자-신호전달 물질(gene-signaling factor)**에 의해 조절된다. 호르몬은 인간에서 가장 대표적인 유전자-신호전달 물질이다. 일부 호르몬들은 촉매반응이나 호르몬에 의한 조절 반응에 관여하는 효소를 암호화하는 유전자의 전사 효율을 선택적으로 변화시킴으로써 항상성을 유지한다. 예를 들어, 코르티솔(cortisol)은 저장된 지방을 지방산으로 분해하는 효소를 만들어서 지방의 분해를 촉진한다. 어떤 경우에는 유전자 작용이 특정한 시기에만 나타난다. 예를 들면, 어떤 유전자는 특정 발생 단계에서만 발현되는데, 이것은 배아 발생에서 특히 중요하다.

B.4 세포 분열

인체의 대부분 세포들은 스스로 재생할 수 있으며, 이 과정은 조직의 성장, 교체, 그리고 수선에 중요하다. 세포분열 속도는 아주 다양하다. 소화관 내강의 내막 표면에서 계속해서 떨어져 나오는 세포를 보충하기 위하여 소장 내벽의 보다 안쪽에 있는 세포는 며칠 간격으로 한 번씩 분열한다. 그 결과 소장 내막 전체는 약 3일 마다 교체된다(p. 518 참조). 그러나 극단적인 예로, 태아의 성장과 발달이 일정 시기를 지나면 신경세포는 더 이상 분열하지 않는다. 따라서 신경세포는 외상이나 질병으로 손상되면 교체될 수 없다(p. 25 참조). 대부분의 세포는 이들 두 가지의 극단적인 경우 사이에 있으며, 손상을 입거나 파괴된 조직의 교체가 필요한 경우에 분열한다. 세포분열의 속도를 조절하는 요인은 명확하지 않다.

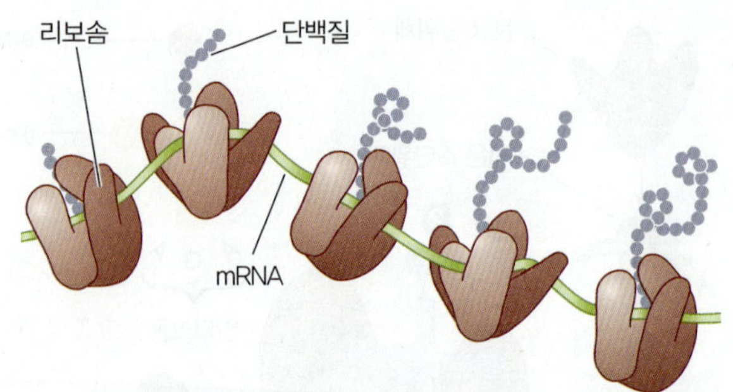

● **그림 B-9 폴리리보솜.** 폴리리보솜은 동시에 mRNA를 번역하는 수많은 리보솜으로 형성된다.

유사분열

세포분열은 핵분열과 세포질분열(cytokinesis) 두 가지로 구성된다는 것을 상기하자(p. 62 참조). 체세포의 핵분열은 유사분열에 의해 이루어지는데, 유사분열 결과 유전정보의 완전한 세트(즉, 이배체의 염색체)가 새로운 두 개의 딸세포로 각각 분배된다.

분열하는 세포에서 유사분열 기간과 분열하지 않는 기간이 번갈아 나타난다. 세포분열 사이의 시기를 **간기(interphase)**라고 한다. 유사분열은 한 시간 이내에 이루어지며, 체내의 세포는 대부분 간기에 있다.

유사분열을 준비하는 간기에서 DNA가 복제되고 세포가 성장한다. 유사분열은 연속적인 과정으로 네 단계, 즉 전기(prophase), 중기(metaphase), 후기(anaphase), 그리고 말기(telophase)로 구분된다(● **그림 B-10**, 위).

전기

1. 염색질이 응축되어 현미경상으로는 염색체로 보인다. 이중나선의 DNA는 응축되어 자매염색분체(sister chromatid)를 이루고, 두 개의 자매염색분체는 염색체 내에서 동원체(centromere)를 통해 서로 부착되어 있다(● **그림 B-11**).
2. 세포는 작은 원통 모양의 **중심립(centriole)** 한 쌍을 가지고 있으며, 이들은 세포분열 동안 방추체를 형성한다(● **그림 2-1** 참조). 중심체 쌍이 분열하여 생성된 두 개의 딸 중심립은 각각 세포 반대쪽 끝으로 이동하고 미세소관으로 구성된 방추사

를 형성한다(p. 61 참조).

3. 핵막이 붕괴되기 시작한다.

중기

1. 핵막이 사라진다.
2. 각각 한 쌍의 자매염색분체로 구성된 46개의 염색체는 세포 중앙(적도)으로 이동한다. 각각의 염색체는 중심체에서 염색체의 동원체로 뻗어 나온 여러 개의 방추사(spindle fiber)를 통하여 방추체에 붙는다.

후기

1. 동원체가 분리됨으로써, 각각의 자매염색분체 쌍이 두 개의 동일한 염색체로 분리되고 서로 반대 방향의 방추체 극으로 이동한다. 운동단백질은 방추사를 따라 염색체를 극으로 끌어당긴다(p. 60 참조).
2. 후기의 마지막에는 동일한 세트의 46개 염색체가 양극에 각각 존재하여, 분열되기 직전 의 세포에는 일시적으로 총 92개 염색체가 존재한다.

말기

1. 세포 중앙에서 액틴 수축환(actin contractile ring)의 형성과 점진적인 죄임을 통해 세포 질이 나누어지면, 완전한 이배체의 염색체를 가진 두 개의 딸세포가 형성된다(p. 62 참조).
2. 방추사가 사라진다.
3. 염색체는 응축되지 않은 염색질 형태로 풀린다.
4. 새로운 딸세포에서 핵막이 다시 형성된다.
   말기가 끝나면 세포분열은 완성된다. 새로운 세포는 각각 간기로 들어간다.

감수분열

생식세포에서 핵분열은 감수분열에 의해 이루어지는데, 감수분열은 유전정보 세트의 절반(즉, 반수체의 염색체)만을 각각의 딸세포로 전달한다.

감수분열은 몇 가지 점에서 유사분열과 다르다(● **그림 B-10**, 아래). 이배체 생식세포(germ cell)는 한 번의 염색체 복제 후, 두 번의 핵분열을 통하여 네 개의 반수체 생식세포를 만든다.

제1 감수분열

1. 제1 감수분열 전기 동안, 상동염색체쌍이 각각 나란히 놓이게 되어 **4분염색체(tetrad; 4분체)**를 형성한다. 4분염색체란 염색체 2개, 즉 4개의 염색분체 덩어리를 말한다.
2. 모계와 부계로부터 온 각각의 염색체 복사본이 쌍을 이룰 때, 제1 감수분열 전기에서 교차가 일어난 다. **교차(crossing over)**란 상동염색체의 염색분체 간에 일어나는 유전물질의 교환이다 (● **그림 B-12**). 이런 과정은 새로운 염색체 조합을 일으켜, 유전적 다양성에 기여한다.
3. 제1 감수분열 중기 동안, 23개의 4분염색체가 적도판에 배열된다.
4. 제1 감수분열 후기에서, 한 쌍의 4분염색체로 구성된 상동염색체가 나누어져 양쪽 극으로 이동한다. 모계와 부계로부터 온 염색체는 그것의 기원에 상관없이 무작위하게 나뉘어 하나씩 양쪽 극으로 이동한다. 이러한 유전적 혼합의 결과로 염색체의 새로운 조합이 만들어진다.
5. 제1 감수분열 말기동안, 세포는 두 개의 세포로 나누어지게 된다. 각각의 세포는 두 개의 자매염색 분체를 가진 23개의 염색체를 가지게 된다.

제2 감수분열

1. 복제가 일어나지 않는 짧은 간기를 지나, 짝을 이루지 않은 23개의 염색체들이 적도에 배열되면, 동원체가 분리되고, 자매염색분체가 독립적인 염색체로 분리되어 양쪽 극으로 이동한다(● **그림 B-10**에서 제2 분열 전기–제2 분열 후기).
2. 세포질분열동안, 제1 감수분열에서 유래된 딸세포는 두 개의 새로운 딸세포를 형성한다. 그 결과 4개의 딸세포가 생겨나며, 각각 반수체의 염색체를 가진다.

반수체 정자와 반수체 난자가 합쳐져서 이배체의 염색체를 가진 접합자(수정된 난자)가 된다. 접합자에서 새로운 다세포 개체로의 발달은 유사분열과 세포분화에 의해 완성된다. 유사분열 동안에 DNA 전체가 정확하게 복제되기 때문에, 우리 몸의 모든 세포는 동일한 DNA를 가진다. 세포 마다 구조와 기능에서 차이를 보이는 것은 유전자 발현이 서로 다르기 때문이다.

돌연변이

사람은 일생 동안 세포 성장과 수선(repair), 그리고 정상적인 세포 회전율을 위하여 약 10^{16}번의 세포분열을 일으킨다. 세포분열 동안, 30억 개 이상의 뉴클레오티드가 복제되기 때문에 가끔 "복제 오류"가 생길 수 있다. **점(유전자) 돌연변이[point (gene) mutation]**란 DNA 서열상의 어떤 변화를 말한다.

복제 과정에서 하나의 염기가 우연히 치환되거나, 첨가되거나, 또는 삭제되면 점 돌연변이가 일어난다. DNA 복제 중에 염기가 잘못된 위치로 들어가면, 그 오류는 "교정(proofreading)" 과정을 통하여 고칠 수 있다. 수선효소(repair enzyme)는 결함이 있는 부위에서 새로이 복제된 가닥을 잘라내고, 적합한 염기쌍을 형성하여 올바른 사슬을 재합성한다. 그러나 모든 오류가 수정되는 것은 아니다.

돌연변이는 우연히 자발적으로 생기거나 돌연변이 발생 빈도를 증가시키는 **돌연변이원(mutagen)들**에 의해 일어날 수 있다. 돌연변이원은 X-선과 원자력 방사선과 같은 이온화 방사선 뿐만 아니라 다양한 화학적 요인을 포함한다. 돌연변이원은 다양한 기작을 통해 DNA 염기 코드를 화학적으로 변화시키거나, 수선효소를 억제하여 비정상적인 염기 부분을 잘라낼 수 없도록 하여

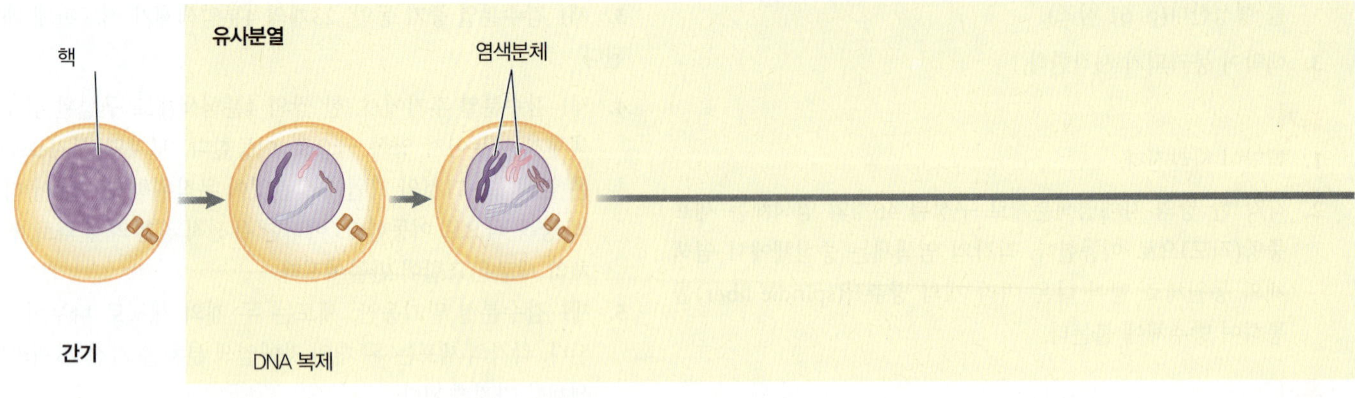

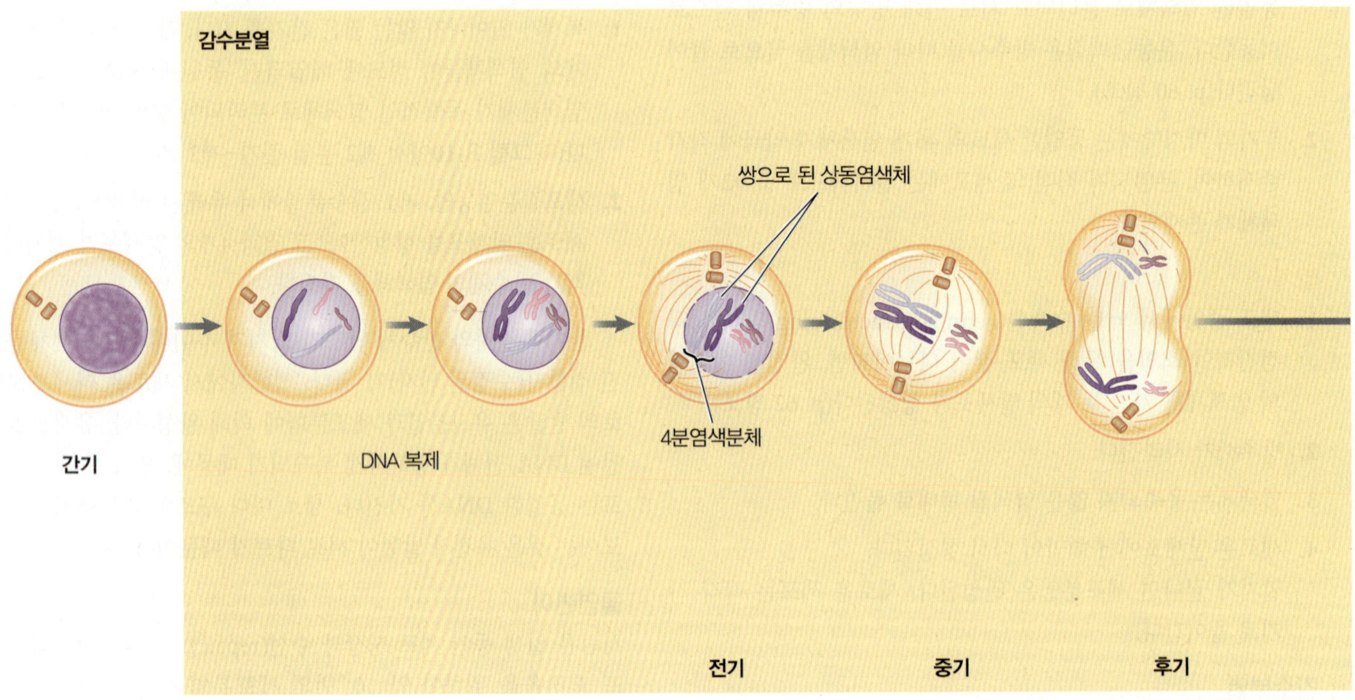

● **그림 B-10 유사분열과 감수분열의 비교.**

돌연변이를 촉진한다.

유전자 암호에 생긴 변이의 위치와 종류에 따라, 돌연변이는 (1) 단백질의 중요한 부분을 바꾸지 않는다면 별다른 영향이 없을 수도 있다; (2) 중요한 단백질의 기능을 손상시켜 세포기능에 악영향을 끼칠 수도 있다; (3) 세포 생존에 치명적이라면, 세포는 죽고 그와 함께 돌연변이도 사라질 수 있다; (4) 드물지만, 보다 더 효과적인 구조단백질 또는 효소단백질이 생기면 유익한 것이 된다. 돌연변이가 체세포에 일어나면(**체세포 돌연변이**), 변이된 세포를 가진 개체는 복제과정에서 변이가 나타날 것이지만, 이것은 다음 세대까지 지속되지는 않는다.

그러나 정자나 난자를 만드는 세포에 돌연변이가 일어나면(**생**

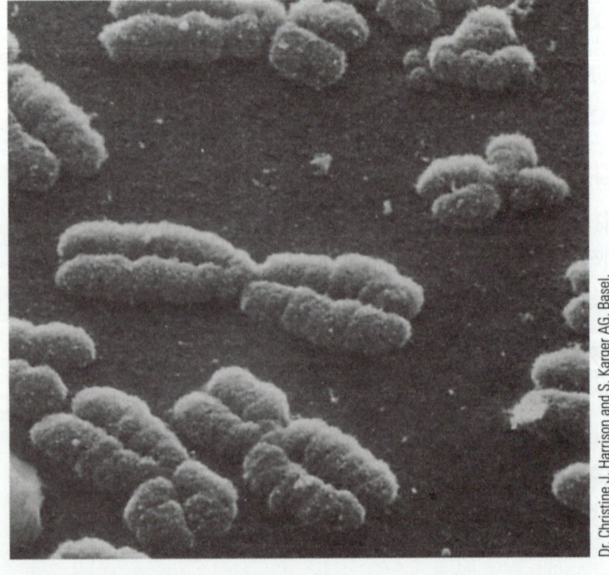
Dr. Christine J. Harrison and S. Karger AG, Basel.

● **그림 B-11 분열 중인 인간 세포에서 염색체의 주사 전자현미경(TEM) 사진.** 복제된 염색체는 동원체에 의해 연결된 동일한 자매염색분체를 가진 이중 구조로 보인다.

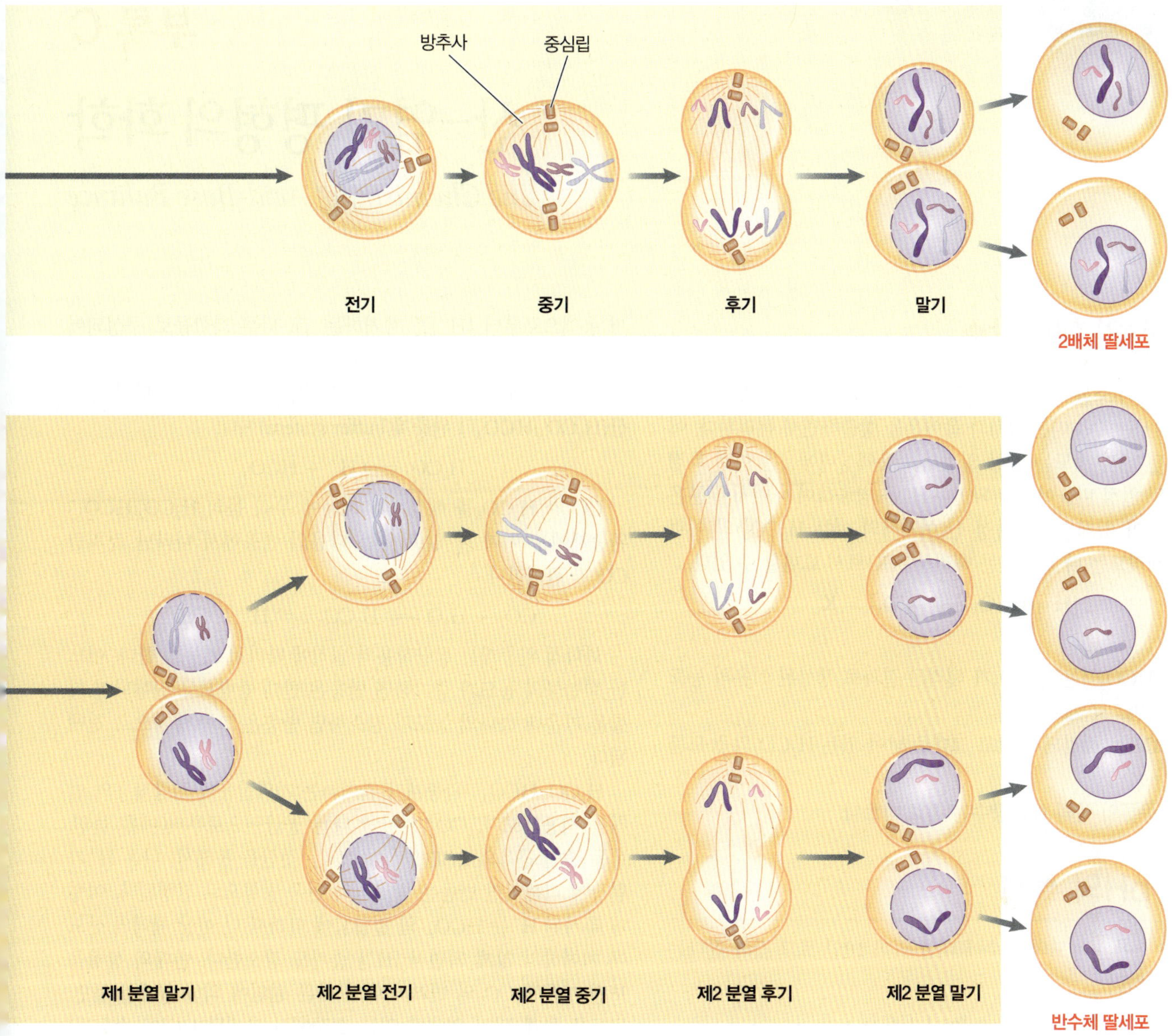

방추사
중심립
전기
중기
후기
말기
2배체 딸세포
제1 분열 말기
제2 분열 전기
제2 분열 중기
제2 분열 후기
제2 분열 말기
반수체 딸세포

식세포 돌연변이), 유전적 변이는 다음 세대로 전달된다.

대부분의 경우 암은 **원발암유전자(proto-oncogene)**로 알려진 DNA 부위에서 오랜 시간에 걸쳐 다수의 체세포돌연변이에 의해 일어난다. 원발암유전자는 세포 성장과 분열의 조절에 중요한 단백질 산물을 암호화하는 정상적인 기능을 하는 유전자이다. 이러한 유전자들은 암세포 특유의 무한증식을 유도하는 **종양유전자(oncogene)**("암 유전자")가 될 잠재력이 매우 크다. 원발암유전자에 다수의 지속적인 돌연변이가 일어나거나, 원발암유전자를 조절하는 인접한 부위가 변이되면 암이 생길 수 있다. 드물게는 암 바이러스가 DNA 서열에 삽입되어 종양유전자처럼 작용하기도 한다. 또한, 보통 세포증식을 감시하고 적절히 조절하는 **종양억제유전자(tumor suppressor gene)**를 억제하는 돌연변이에 의해 암이 생길 수도 있다.

동원체
(a) 4분염색체 형성
(b) 교차
(c) 유전물질의 새로운 조합

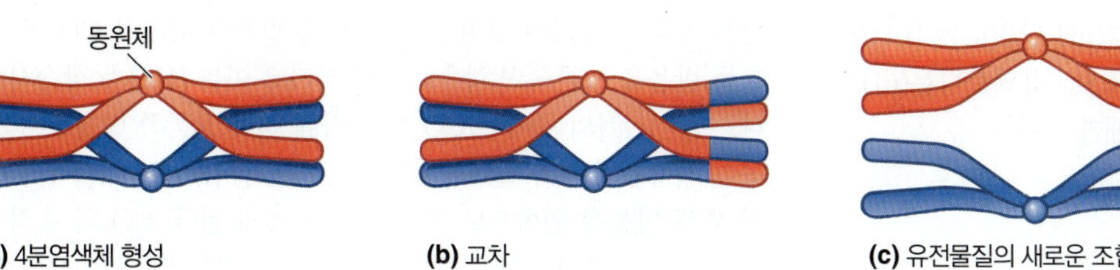

● 그림 B-12 **교차.** (a) 제1 감수분열 전기에서, 각각의 상동염색체 쌍은 4분염색체를 형성하여 나란히 배열된다. (b) 염색체 물질의 교환은 비-자매염색분체 사이에서 일어난다. (c) 이러한 교차의 결과로 염색체 내 유전물질의 새로운 조합이 형성된다.

부록 C

산–염기 평형의 화학

The Chemistry of Acid-Base Balance

C.1 산의 해리상수

산(acid)은 수소를 함유하고 있는 특정한 그룹의 화합물들로서 용액상태에서는 수소이온(H^+)과 음이온을 방출하면서 해리된다. 어떤 산이던 해리 정도는 항상 일정해서 용액상태에서는 이런 특정 산 분자의 일정 비율이 해리되면서 H^+을 방출하며 나머지 부분은 그대로 남아 있게 된다. 특정 산(여기서의 예는 H_2CO_3)의 이런 일정한 해리도는 다음에 있는 해리상수(K)로서 표현할 수 있다.

$$[H^+][HCO_3^-]/[H_2CO_3] = K$$

여기서

$[H^+][HCO_3^-]$는 H_2CO_3가 해리된 결과로 생성된 이온의 농도를 표시하며,

$[H_2CO_3]$는 해리되지 않고 그대로 남아 있는 H_2CO_3의 농도를 표시한다.

다른 종류의 산의 해리상수는 서로 다르다.

C.2 pH의 특성

pH는 수소이온 농도의 역수에 대한 밑이 10인 로그 값과 같다는 것을 기억하라.

$$pH = \log 1/[H^+]$$

이런 로그관계 때문에 pH 단위 하나가 변하는 것은 사실 10배의 변화를 나타내는 것이다. 밑이 10에 대한 로그 값은 10을 몇 번 곱해야지만 특정한 수가 만들어지는지를 나타낸다. 예를 들면, 10이 1개면 10이 되고 10이 2개면 서로 곱해져서 100이 되기 때문에 10의 로그 값은 1인 반면에 100의 로그 값은 2가 된다. 10보다 작은 수의 로그 값은 1보다 작으며 10과 100 사이에 있는 숫자의 로그 값은 1과 2 사이가 된다. 이에 따라서 pH 단위에서 1이 변하면 $[H^+]$은 10배가 차이가 난다는 것을 나타낸다. 예를 들어, pH가 7인 용액은 pH가 6인 용액보다(pH 단위로는 1이 차이가 나지만) $[H^+]$가 10배가 적으며, pH가 5인 용액보다는(pH 단위로는 2가 차이가 나지만) $[H^+]$는 100배가 적다.

C.3 화학적 완충계

화학적 완충계는 가역적 반응에 관여하는 한 쌍의 화합물들로서 $[H^+]$가 낮아지기 시작하면 유리 H^+를 방출하는 하나의 화합물과 $[H^+]$가 높아지기 시작하면 유리 H^+와 결합하는(그럼으로써 용액으로부터 $[H^+]$를 제거하는) 또 다른 화합물로 구성되어 있음을 기억하라. 완충계의 중요한 하나의 예가 비-탄산에 대한 주요 ECF 완충액이면서 다음의 가역반응에 관여하는 **탄산-중탄산(H_2CO_3:HCO_3^-)** 완충계(buffer system)이다.

$$H_2CO_3 \rightleftharpoons H^+ + HCO_3^-$$

CO_2가 H_2CO_3를 생성하기 때문에 우리 몸의 H_2CO_3:HCO_3^- 완충계에는 이미 잘 알고 있는 다음의 반응에서 나타난 것처럼 CO_2가 관여한다.

$$CO_2 + H_2O \rightleftharpoons H_2CO_3 \rightleftharpoons H^+ + CO_3^-$$

화학적 완충계는 질량작용의 법칙에 따라서 기능을 한다. 어느 한 화합물의 농도가 증가하면 반응은 반대 방향으로 진행되며 화합물 가운데 하나의 농도가 감소하면 반응은 그쪽 방향으로 진행된다.

H_2CO_3:HCO_3^- 완충계가 관여하는 가역반응에 질량작용의 법칙을 적용해보자. CO_2가 아닌 다른 공급원으로부터(예를 들면, 운동 중인 근육의 ECF에서 방출되는 젖산을 통해서) 나온 H^+가 혈장에 더해지면 반응은 방정식의 왼쪽 방향으로 진행된다. 이렇게 추가된 H^+는 HCO_3^-와 결합함에 따라서 더 이상 체액의 산도에 기여하지 않게 되면서 $[H^+]$ 증가도 감소한다. 반대의 상황을 보면 가끔씩 CO_2의 변화가 아닌 다른 원인에 의해서(예를 들면, 구토를 하게 되면 위액에 있는 혈장에서 유래된 HCl이 손실됨) 혈장의 $[H^+]$가 낮아지게 되면 반응은 이제는 방정식의 오른쪽 방향으로 진행된다. 혈장에 녹아 있는 CO_2와 H_2O는 H_2CO_3를 형성하는데, 여기서 H^+손실을 상쇄해 주기 위해서 추가적으로 H^+를 생산한다. 이를 통해서 H_2CO_3:HCO_3^- 완충계는 $[H^+]$가 낮아지는 것을 억제한다.

이 완충계는 H_2CO_3의 변동에 의해 일어나는 pH의 변화는 완충할 수가 없다. 완충계가 스스로를 완충할 수는 없다. 예를 들어서, 호흡곤란에 의해서 CO_2가 적체되면서 혈장의 $[H^+]$가 상승하는 경우를 고려해 보자. 질량작용의 법칙에 따라서 CO_2의 증가는 반응을 오른쪽 방향으로 진행시키고 이는 $[H^+]$를 상승시킨다. 이런 $[H^+]$의 증가는 CO_2의 증가에 의해 오른쪽 방향으로 반응이 진행됨에 따라 일어나기 때문에 상승된 $[H^+]$는 이를 완충하기 위해 반응을 왼쪽으로 진행시킬 수 없게 된다. CO_2의 축적이 아닌 다른 기작에 의해서 $[H^+]$가 증가하는 경우에만 이 방정식이 CO_2 방향으로 이동할 수 있게 되면서 $[H^+]$를 효과적으로 감소시킬 수 있다. 마찬가지로 반대의 상황을 보면, 애초에 문제의 원인이 H_2CO_3를 만들어내는 CO_2가 부족한 경우에는 H_2CO_3:HCO_3^-

완충계는 H^+를 방출하는 H_2CO_3를 더 생성함에 따라서 CO_2 부족에 의한 $[H^+]$의 감소를 보충해 줄 수는 없다.

헤모글로빈 완충계는 CO_2 농도 변화에 의해 일어나는 pH 변동을 억제한다. 체순환계 모세혈관 수준에서 보면 CO_2는 생성되는 조직으로부터 혈액으로 끊임없이 확산되어 들어간다. 혈장 내에 있는 CO_2의 가장 많은 부분이 H_2CO_3를 형성하는데, 이들 일부는 H^+와 HCO_3^-로 해리된다. 적혈구 내에서 이 과정은 CO_2와 H_2O가 직접적으로 H^+와 HCO_3^-로 전환되는 것을 촉매하는 효소인 탄산무수화효소(carbonic anhydrase, p. 414 참조)에 의해 촉진된다. 이와 동시에 일부 산화헤모글로빈(HbO_2)는 O_2를 방출하는데 이는 조직으로 확산되어 들어간다. 환원(산화되지 않은) 헤모글로빈은 HbO_2보다 H^+에 대한 친화도가 높다. 따라서 조직 수준에서 CO_2로부터 발생한 H^+의 대부분은 환원Hb에 결합하면서 더 이상 체액의 산도에는 영향을 주지 않는다.

$$H^+ + Hb \rightleftharpoons HHb$$

폐에서는 이 반응은 반대로 일어난다. 폐포로부터 적혈구로 확산되어 오는 O_2를 Hb가 결합함에 따라서 Hb의 H^+에 대한 친화도는 떨어지게 된다. 이에 따라서 방출된 H^+는 HCO_3^-와 결합하여 CO_2와 H_2O(탄산무수화효소가 있거나 혹은 없거나)를 생성한다. CO_2는 배출되고 수소이온은 중성의 H_2O 분자로 다시 들어가게 된다.

세포내 단백질과 혈장단백질은 단백질 완충계를 형성한다. 이들 단백질에 있는 산 혹은 염기성 측쇄 덕분에 H^+를 방출하거나 받아들일 수 있다.

인산 완충계는 $[H^+]$가 낮아지면 유리 H^+를 공여할 수 있는 산성의 인산염(Na_2HPO_4)과 $[H^+]$가 높아지면 유리 H^+를 받아들이는 염기성의 인산염(Na_2HPO_4)으로 구성되어 있다. 기본적으로 이 완충 쌍은 $[H^+]$의 수준에 따라서 Na^+와 H^+를 번갈아가면서 교환해 주는 역할을 한다.

$$Na_2HPO_4 + H^+ \rightleftharpoons Na_2HPO_4 + Na^+$$

C.4 헨더슨–하셀발크 방정식

$[H^+]$와 완충 쌍의 구성요소 사이의 관계는 **헨더슨–하셀발크 방정식(Henderson–Hasselbalch equation)**에 의해서 표시할 수 있는데 H_2CO_3:HCO_3^- 완충계의 경우를 보면 다음과 같다.

$$pH = pK + \log [HCO_3^-]/[H_2CO_3]$$

비록 방정식에 이용된 수학적 조작을 알 필요는 없지만 이 공식이 어떻게 유도되었는지를 이해하는 데는 유용하다. H_2CO_3의 해리상수 K가 다음과 같다는 것을 기억해 보자.

$$[H^+][HCO_3^-]/[H_2CO_3] = K$$

그리고 pH와 $[H^+]$ 사이의 관계는 다음과 같다.

$$pH = \log 1/[H^+]$$

이제 $[H^+]$에 대한 해리상수 공식을 푼 다음에 (즉, $[H^+] = K \times [H_2CO_3]/[HCO_3^-]$) 이 값을 pH 공식에 있는 $[H^+]$에 대입을 하면 헨더슨–하셀발크 방정식을 얻을 수 있다.

실질적으로 혈장에 있는 CO_2의 대부분은 H_2CO_3로 전환되기 때문에 혈장 내에 녹아 있는 CO_2의 농도가 직접적으로 $[H_2CO_3]$를 나타내고 있고, 따라서 $[CO_2]$를 표시한다고 할 수 있다. (12장에서 설명한 것처럼 녹아 있는 CO_2의 농도는 Pco_2와 동일하다).

$$pH = pK + \log [HCO_3^-]/[CO_2]$$

pK는 1/K의 로그 값으로서 K처럼 어떤 특정한 산에 대해서는 항상 상수 값이다. H_2CO_3의 경우는 pK 값이 6.1이다. pK 값은 언제나 상수이기 때문에 pH의 변화는 $[HCO_3^-]$와 $[CO_2]$ 사이 비율의 변화와 연계되어 있다.

정상적으로는 ECF에서의 $[HCO_3^-]$와 $[CO_2]$의 비율은 20:1로서 이는 CO_2보다 HCO_3^-가 20배 이상 많다는 것을 말한다. 이 비율을 공식에 대입하면

$$pH = pK + \log [HCO_3^-]/[CO_2] = 6.1 + \log 20/1$$

20의 로그 값은 1.3이고 따라서 pH = 6.1 + 1.3 = 7.4이다. 이것이 혈장의 정상 pH 값이다.

- $[HCO_3^-]$에 대한 $[CO_2]$의 비율이 20/1 이상으로 증가하면 pH가 올라간다. 따라서 다른 요소들이 일정하다고 하고 $[HCO_3^-]$가 증가하거나 $[CO_2]$가 감소하게 되면 $[HCO_3^-]/[CO_2]$ 비율이 올라가면서 산-염기 균형은 알칼리 쪽으로 이동하게 된다.
- 대조적으로 $[HCO_3^-]/[CO_2]$ 비율이 20/1 이하로 내려갈 때에는 pH는 산 쪽으로 감소하게 된다. 다른 요소들이 일정하다고 하고 $[HCO_3^-]$가 감소하거나 $[CO_2]$가 증가하게 되면 이렇게 변하게 된다.

$[HCO_3^-]$는 신장에서 조절되고 $[CO_2]$는 폐에서 조절되기 때문에 혈장 pH는 신장과 폐의 영향에 의해서 올라가거나 내려가게 된다. 신장과 폐는 주로 각각 혈장 $[HCO_3^-]$와 $[CO_2]$를 제어하여 pH를 조절함으로써 이들의 비율을 정상으로 되돌린다. 따라서,

$$pH = \frac{\text{신장 기능에 의해 제어된 } [HCO_3^-]}{\text{호흡기능에 의해 제어된 } [CO_2]}$$

이런 관계 때문에 신장과 폐 모두 정상 상태에서는 pH 조절에 관여할 뿐만 아니라, 신장과 호흡계의 기능에 이상이 일어나면 $[HCO_3^-]/[CO_2]$ 비율이 바뀌면서 산–염기 불균형이 일어나게 된다.

C.5 호흡계에 의한 수소이온 농도의 조절

체액에 들어 있는 H^+의 주요 공급원은 대사과정에서 만들어진 CO_2이다. 세포 내에서 영양분을 산화시키면 에너지가 발생하면서 최종산물로서 CO_2와 H_2O가 만들어진다. 촉매의 영향이 없으면 CO_2와 H_2O는 천천히 H_2CO_3를 형성하는데 이는 곧바로 해리되면서 H^+와 HCO_3^-를 방출한다,

$$CO_2 + H_2O \overset{\text{천천히}}{\rightleftharpoons} H_2CO_3 \overset{\text{빠르게}}{\rightleftharpoons} H^+ + HCO_3^-$$

여러 종류의 특정한 세포 가운데 적혈구와 신장 세뇨관세포에

는 탄산무수화효소가 풍부하게 들어 있다. 탄산무수화효소(Ca)의 작용에 의해 이들 세포는 H_2CO_3를 중간에 생산하지 않으면서 CO_2와 H_2O를 직접 H^+와 HCO_3^-로 전환시킨다.

$$CO_2 + H_2O \overset{Ca}{\rightleftharpoons} H^+ + HCO_3^-$$

대사과정에서 만들어진 CO_2가 조직으로부터 유입되면 체내 모세혈관 안에 있는 혈액의 CO_2 농도는 높아진다. 이렇게 되면서 반응은 산의 방향(오른쪽)으로 진행되면서(탄산무수화효소가 있건 없건 상관없이) H^+와 더불어서 HCO_3^-이 형성된다. 폐에서는 이 반응이 반대 방향으로 진행된다; 혈액에서 확산되어 나온 CO_2는 폐 모세혈관을 따라 폐포로 흘러 들어가서 대기로 방출된다. 결과적으로 혈액 내 CO_2가 감소하게 되면서 반응은 CO_2의 방향(왼쪽)으로 진행된다. H^+과 HCO_3^-는 다시 CO_2와 H_2O를 형성한다. CO_2는 배출되는 반면, 조직수준에서 형성된 수소이온은 H_2O 분자로 들어가게 된다.

폐는 혈장의 $[H^+]$를 유지하는데 있어서 매우 중요하다. 폐는 매일 체액으로부터 CO_2에서 유래된 H^+를 제거해 주는데 이는 신장이 CO_2가 아닌 다른 공급원에서 유래된 H^+를 제거하는 양보다 100배 이상 많은 양이다. 호흡계가 대사속도와 보조를 맞출 수 있을 때에는 체액 내에 대사과정에서 만들어진 CO_2로부터 유래된 H^+가 더 늘어나거나 줄어들지 않는다. 하지만 폐에서의 CO_2 제거가 조직 수준에서의 CO_2 생성속도와 더 이상 보조를 맞추지 못하게 되어 CO_2가 축적되거나 감소하게 되면 여기서 만들어지는 자유 H^+가 너무 많아지거나 모자라게 된다. 따라서 호흡계 이상은 산-염기 불균형을 초래하게 된다.

반면에 CO_2가 아닌 다른 공급원 때문에 $[H^+]$에 변동이 생기는 경우에는 pH를 정상으로 돌려놓을 필요가 있는데, 이때는 동맥에서 $[CO_2]$를 조절하는 호흡계의 능력을 통해서 CO_2로부터 유래되어 체액으로 들어가는 H^+의 양을 조정할 수 있다.

하지만 호흡계 단독으로는 정상 pH의 50~75%밖에는 회복시킬 수가 없다. 비-호흡계적 원인에 의한 산-염기 불균형을 호흡계가 완전하게 보정하지 못하는 데에는 2가지 원인이 기여한다. 첫째로, pH 변화에 대한 호흡계의 보정과정에서 동맥 내 $[H^+]$가 상승하면 이에 대한 반응으로 호흡을 증가시켜 주는 말초 화학수용기(p. 421 참조), 그리고 $[CO_2]$가 상승하면 이에 대한 반응으로 호흡을 증가시켜주는 중추 화학수용기(대뇌 ECF에서 CO_2에서 만들어진 H^+를 감시; p. 420 참조)가 서로 다르게 작동한다. 비-호흡계 원인으로 일어난 산혈증에 대한 반응으로 어떤 일이 일어나는 지를 고려해 보자. 동맥 내 $[H^+]$가 상승한 것을 말초 화학수용기가 감지하게 되면 반사적으로 호흡중추를 자극하여 호흡을 빨라지게 함으로써 산을 형성하는 CO_2가 더 많이 숨으로 빠져나가게 한다. 하지만 그 결과 CO_2가 낮아지면서 이에 대한 반응으로 중추 화학수용기가 호흡중추를 억제하기 시작한다. 중추 화학수용기는 말초 화학수용기의 작용을 억제함으로써, pH가 정상으로 완전히 회복되기 전에 보상적 호흡이 증가되는 것을 멈추게 한다. 둘째로, pH가 점차 정상으로 회복되면서 보상적 호흡 증가를 일으켜 주는 구동력도 따라서 감소하게 된다. 동맥 $[H^+]$의 상승에 대한 반응으로 말초 화학수용기에 의한 호흡이 증가하는데, H^+를 형성하는 CO_2의 제거가 강화되면서 $[H^+]$가 점차적으로 감소함에 따라서 향상된 호흡반응 역시 점차적으로 감소하게 된다.

C.6 신장에 의한 수소이온 농도의 조절

신장에 의한 $[H^+]$의 제어는 가장 강력한 산-염기 조절기작이다; 신장은 가변적으로 H^+를 제거할 수 있을 뿐만 아니라 몸의 산-염기 상태에 따라서 HCO_3^-도 가변적으로 보전하거나 제거할 수 있다. 예를 들면, 신장에 의한 산혈증의 보정이 일어나는 동안에는 여분의 H^+가 오줌으로 배설될 뿐만 아니라 여분의 HCO_3^- 역시 체액에 남아 있는 H^+를 완충해 주기 위해서(H_2CO_3:HCO_3^- 완충계의 방법으로) 혈장에 더해진다. 신장은 동시에 체액에서 산(H^+)을 제거하고 체액에 염기(HCO_3^-)를 첨가시켜줌으로써 몸에서 H^+를 형성하는 CO_2의 양만 조절할 수 있는 폐에 비해서 더 효율적으로 pH를 정상으로 회복시켜줄 수 있다.

pH를 거의 정확히 정상으로 되돌려 놓을 수 있는 신장의 능력 역시 산-염기를 조절하는 영향력에 기여한다. 비정상적 pH를 완벽하게는 보정해줄 수 없는 호흡계와는 대조적으로 신장은 변화된 pH가 완전하게 보정될 때까지 계속해서 반응할 수 있다.

신장은 다음의 3가지 서로 연관된 요인들을 조정함으로써 체액의 pH를 제어한다; (1) H^+ 분비 (2) HCO_3^- 분비 (3) 암모니아(NH_3) 분비. 각각에 대한 기작을 상세하게 살펴보자.

신장에서의 H^+ 분비 분비된 H^+의 거의 전부는 분비에 의해 오줌으로 들어간다. H^+의 여과율이 혈장 내 $[H^+]$에 GFR을 곱한 값이라는 것을 기억하자. 혈장 내 $[H^+]$는 매우 낮기 때문에(pH가 7 아래로 떨어지는 심각한 산혈증이 아닌 경우에는 순수한 H_2O보다도 적은 양임), H^+의 여과율 역시 매우 낮다. 하지만 분비된 H^+ 대부분은 능동적으로 분비됨으로써 세뇨관액으로 들어간다.

H^+의 분비과정은 다음의 3가지 공급원에서 들어오는 CO_2를 가지고 세뇨관 세포에서 시작된다: (1) 혈장 (2) 세뇨관액 (3) 세뇨관 세포 내부의 대사과정에서 공급된 CO_2는 세뇨관 세포로 확산되어 들어가는데 CO_2와 H_2O는 최종적으로는 H^+와 HCO_3^-를 형성하게 된다. H^+를 분비하기 위해서 내강막에 있는 에너지 의존적 운반체는 H^+를 세포 내부로부터 세뇨관 내강으로 수송한다.

H^+ 분비의 강도는 혈장의 산-염기 상태가 신장의 세뇨관세포에 직접적으로 미치는 영향에 의해서 주로 결정된다. 여기에는 신경계나 호르몬에 의한 조절은 관여하지 않는다.

- 세뇨관주위 모세혈관을 흐르는 혈장의 $[H^+]$가 정상보다 올라가면 세뇨관세포는 혈장으로부터 세뇨관액으로 분비되어 오줌으로 배설되는 H^+를 보통 때보다 더 많이 분비한다.
- 반대로, 혈장의 $[H^+]$가 정상보다 내려가면 신장은 H^+ 분비 및 오줌으로의 배설을 감소시켜서 이를 보존한다.

H^+ 분비를 일으키는 화학반응은 CO_2로부터 시작되기 때문에 이 반응속도는 $[CO_2]$에 영향을 받는다.

- 혈장의 $[CO_2]$가 증가하면 H^+ 분비속도가 상승한다.
- 반대로, 혈장의 $[CO_2]$가 정상 이하로 감소하면 H^+ 분비속도는 느려진다.

이 반응은 호흡계의 기능장애로 생긴 HCO_3^-의 변화에 의한 산-염기 이상을 신장이 보정하는 데 있어서 매우 중요하다. 따라서 신장은 탄산과 비-탄산의 변화를 보정하기 위해서 H^+ 분비를 조정할 수 있다.

신장에서의 HCO_3^- 처리 신장은 두 가지 서로 연관된 기작에 의해서 혈장의 $[HCO_3^-]$를 조절한다; (1) 여과된 HCO_3^-를 혈장으로 가변적으로 재흡수하는 기작, (2) 혈장으로 새로이 HCO_3^-를 가변적으로 첨가해 주는 기작. 이 두 기작 모두 신장 세뇨관에서의 H^+ 분비와 밀접하게 연관되어 있다. 세뇨관액으로 H^+가 분비될 때마다 동시에 HCO_3^-가 세뇨관주위 모세혈관 혈장으로 수송된다. H^+ 분비에 부속되어 여과된 HCO_3^-가 재흡수될지 아니면 새로이 HCO_3^-가 첨가될지는 다음에 설명하고 있는 것처럼 세뇨관액에 존재하는 여과된 HCO_3^-가 분비된 H^+와 반응을 하는 지 여부에 따라서 결정된다.

■ **H^+ 분비가 HCO_3^- 흡수와 연계된 경우.** 중탄산은 자유롭게 여과되지만 세뇨관세포의 내강측 막이 여과된 HCO_3^-를 투과시키지 못하기 때문에 세포 안으로 확산되어 들어가지 못한다. 따라서 HCO_3^-의 재흡수는 간접적으로 일어나야 한다(**● 그림 C-1**). 내강측 막 표면에 존재하는 탄산무수화효소의 영향에 의해 세뇨관액으로 분비된 H^+는 여과된 HCO_3^-와 반응하여 여과액 내에서 CO_2와 H_2O를 형성한다. HCO_3^-와 달리 CO_2는 세뇨관 세포막을 쉽게 투과할 수 있다. 세포 안에서는 세포 내에 존재하는 탄산무수화효소의 영향에 의해서 CO_2와 H_2O가 H^+와 HCO_3^-를 형성한다.

HCO_3^-는 2형 능동수송(p. 86 참조)에 의해서 세뇨관세포의 기저측막을 투과하기 때문에 세포를 떠나서 세뇨관주위 모세혈관 혈장으로 들어간다. 그 사이에 형성된 H^+는 능동적으로 분비된다. HCO_3^-가 세뇨관액에서 소실되는 것과 또 다른 HCO_3^-가 혈장에서 생성되는 것이 서로 연계되어 있기 때문에 실질적으로 HCO_3^-는 '재흡수'되는 것이다. 비록 혈장으로 들어온 HCO_3^-와 여과된 HCO_3^-가 같은 분자는 아니지만 결과적으로는 HCO_3^-가 직접 재흡수되는 것과 마찬가지이다.

정상적으로는 여과된 HCO_3^-보다 조금 더 많은 양의 H^+이 세뇨관액으로 분비된다. 분비된 H^+는 세뇨관액에 있으면서 HCO_3^-와 결합하여 재흡수가 아주 잘 되는 CO_2를 형성하기 때문에 이에 따라서 여과된 HCO_3^-는 대개 전부 다 재흡수된다. 따라서 분비된 H^+의 대부분은 HCO_3^-와 결합함으로써 HCO_3^- 재흡수에 사용되기 때문에 분비되지 않는다. 하지만 여과된 HCO_3^-과 결합하지 못하는 소량의 여분의 분비된 H^+는 오줌으로 배설된다. 이런 정상적인 H^+ 분비속도는 정상적인 비-탄산에 의한 H^+ 생성 속도와 보조를 맞추고 있다.

■ **H^+의 분비와 배설이 혈장으로 HCO_3^-가 새로이 첨가되는 것과 연계된 경우.** HCO_3^- 재흡수와 연계되어 있으면서 배설되지 않는 분비된 H^+와는 대조적으로, 재흡수 가능한 H_2O 분자로 혼합되는 대신에 배설되는 H^+의 분비는 혈장으로 HCO_3^-가 새로이 더해지는 것과 연계되어 있다. 여과된 모든 HCO_3^-가 재흡수되고 분비되는 H^+가 CO_2와 H_2O에서 추가적으로 형성될 때에는, 이 반응에서 만들어지는 HCO_3^-는 2형 능동수송에 의해서 '새로운' HCO_3^-로 혈장으로 들어가게 된다. 이 HCO_3^-가 '새로운' 이유는 혈장 내에서 HCO_3^-가 나타남과 여과된 HCO_3^-의 재흡수가 연계되어 있지 않기 때문이다(**● 그림 C-2**). 그 사이에 분비된 H^+는

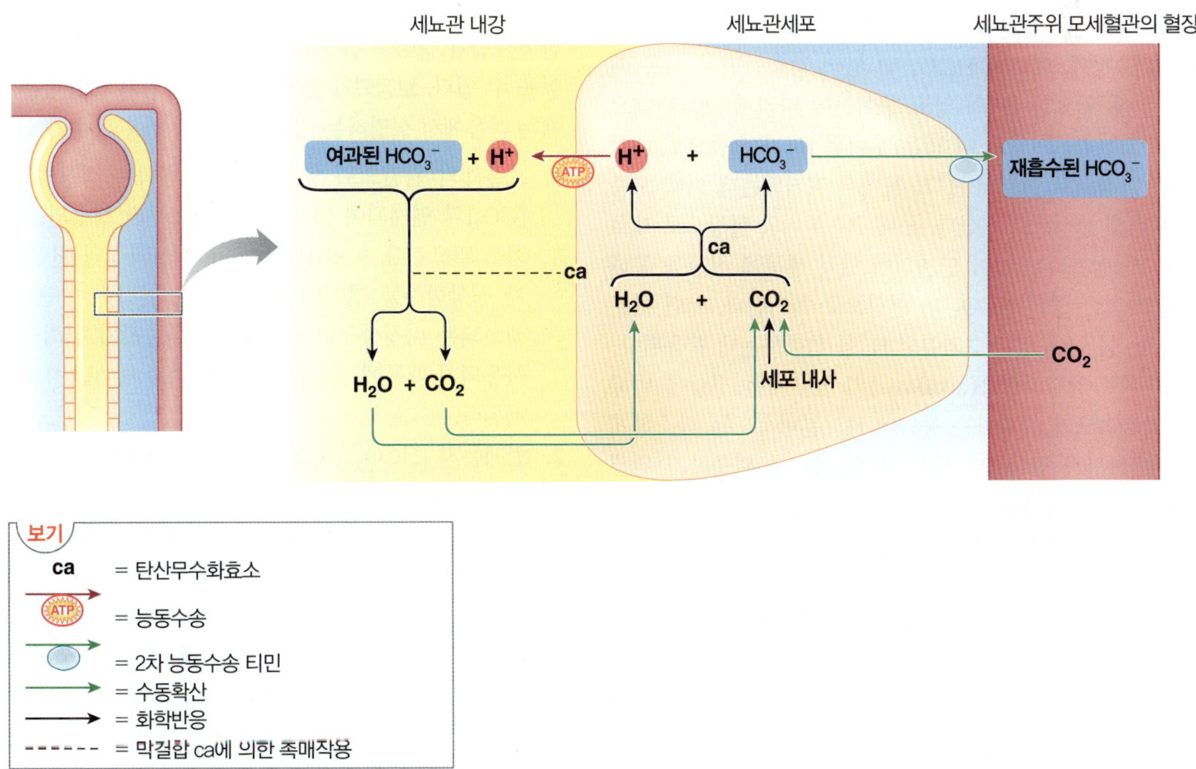

● 그림 C-1 수소이온 분비는 중탄산 재흡수와 연계되어 있다. 여과된 HCO_3^-가 세뇨관액에서 소실되는 것과 또 다른 HCO_3^-가 혈장에서 생성되는 것이 서로 연계되어 있기 때문에 HCO_3^-는 '재흡수된다'고 여겨진다.

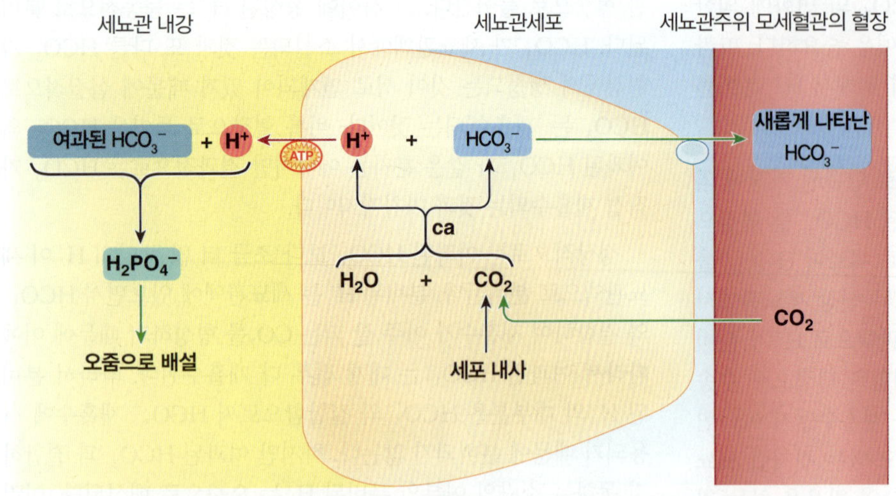

● 그림 C-2 수소이온 분비와 배설은 혈장으로 새로 HCO_3^-가 첨가되는 것과 연계되어 있다. 분비된 H^+는 여과된 HPO_4^{2-}와 결합하지 않으면서 그림 C-1에서 나타낸 것처럼 모든 여과된 HCO_3^-가 "재흡수"되기 전까지는 배설되지 않는다. 모든 여과된 HCO_3^-가 분비된 H^+와 결합한 다음부터는 추가로 분비되는 H^+는, 염기성 인산과 같은 오줌에 있는 완충계와 주로 연계되면서, 오줌으로 배설된다. H^+ 배설은 혈장에 새롭게 HCO_3^-이 나타나는 것과 연계되어 있다. 이 "새롭게 나타난" HCO_3^-는 단순히 여과된 HCO_3^-를 대치하는 것보다는 순 획득을 나타낸다.

오줌에 들어 있는 완충계와, 특히 염기성 인산(HPO_4^{2-}), 결합하여 배설된다.

산혈증과 알칼리혈증에서 신장에 의한 H^+와 HCO_3^-의 처리 산혈증(acidosis)에서는 혈장의 [H^+]가 상승하게 되면서 정상보다 많은 H^+가 분비된다. 동시에 ECF에 있는 초과분의 H^+를 완충하기 위해 더 많은 혈장 내 HCO_3^-가 사용되기 때문에 정상보다 적은 HCO_3^-가 여과된다. 이렇듯 여과된 HCO_3^-와 분비된 H^+사이에 정상보다 더 큰 불균형이 생기게 되면서 2가지의 결과를 초래하게 된다. 첫째, 여과된 HCO_3^-의 양이 감소하면서 이를 재흡수하기 위해 필요한 H^+의 양도 줄어듦에 따라서 세뇨관액으로 더 많은 H^+이 들어가고 더 많은 분비된 H^+가 오줌으로 배설된다. 이런 방식으로 여분의 H^+가 몸에서 제거되는데 이때 오줌은 정상에 비해 산성으로 변한다. 둘째, H^+ 분비와 혈장으로 새로이 HCO_3^-가 첨가되는 것이 연계되어 있기 때문에 신장을 통해서 정상보다 많은 양의 HCO_3^-가 혈장으로 들어간다. 이런 여분의 HCO_3^-는 몸 안에 있는 초과분의 H^+를 완충하는데 활용된다.

이와 반대로 알칼리혈증(alkalosis)의 경우에는 정상에 비해 HCO3- 여과속도가 증가하는 동안에 H^+ 분비속도는 감소하게 된다. 혈장 [H^+]가 정상보다 낮을 때에는 H^+를 완충하기 위해 사용되어야하는 보유 HCO_3^-의 양도 더 적어지기 때문에 혈장 내 [HCO_3^-]도 정상보다 상승하게 된다. 결과적으로 이에 따른 HCO_3^-의 여과속도도 증가하게 된다. 세뇨관액에는 분비된 수소이온보다 더 많은 양의 HCO_3^-이 존재하고 있는데다가, 먼저 H^+와 반응하지 않고는 HCO_3^-가 재흡수되지 못하기 때문에 여과된 HCO_3^- 모두 다 재흡수되지는 않는다. 여분의 HCO_3^-는 세뇨관액에 남아 있다가 오줌으로 배설되기 때문에 오줌을 알칼리성으로 만드는 반면에, 혈장 내 [HCO_3^-]는 감소시킨다.

오줌의 완충계로서의 분비된 NH_3 여과는 되지만 재흡수되지 못하기 때문에 세뇨관액에 남아 있게 되는 인산 완충계와는 대조적으로 NH^3는 세뇨관 세포 내부에서는 아미노산인 글루타민으로부터 의도적으로 합성된다. 합성된 다음에 NH^3는 농도기울기를 따라서 세뇨관액으로 쉽게 확산되어 들어간다; 즉, 분비되는 것이다. NH^3 분비속도는 오줌으로 보내져야 할 여분의 H^+ 양이 세뇨관세포에 미치는 직접적 영향에 의해 제어된다. 어떤 사람이 2~3일 이상 산성상태에 있게 되면 이에 비례해서 NH^3 생산속도도 상당히 증가하게 된다. 이런 여분의 NH^3는 신장에 의한 산혈증의 보정과정에서 정상적으로는 인산염이 담당하는 완충용량이 초과한 다음에도 H^+ 분비가 계속될 수 있도록 추가적 완충용량을 제공하고 있다.

C.7 산–염기 불균형

[H^+]와 완충쌍 구성성분의 농도 사이의 관계 때문에 [H^+]에서 일어난 변화는 [HCO_3^-]와 [CO_2]의 비율 변화로서 반영된다. 이들의 정상적인 비율이 20/1이라는 것을 기억하라. 헨더슨-하셀발크 방정식과 pK가 6.1 그리고 20의 로그 값이 1.3인 것을 이용하면 정상적인 pH는 6.1 + 1.3 = 7.4로 계산된다. [HCO_3^-]와 [CO_2]를 측정하게 되면 [H+]를 직접 측정하는 것보다 어떤 특정한 산–염기 상태를 결정하는 요인들에 대한 좀 더 중요한 정보를 얻을 수 있다. 보정되기 전에 생기는 산–염기 불균형을 조사할 때에는 다음에서 설명하는 경험의 법칙을 적용할 수가 있다.

1. 호흡계의 원인으로 생기는 pH의 변화는 정상범위를 벗어난 [CO_2]와 연계되어 있어서 탄산으로부터 생성되는 [H^+]에 변화를 일으킨다. 이와 대조적으로 대사과정의 원인에 의해 pH가 정상범주를 벗어나는 경우에는, 탄산이 아닌 공급원에서 생성되는 비정상적인 양의 H^+를 완충하기 위해서 HCO_3^-가 사용되기 때문에, 그 결과 정상범위를 벗어난 [HCO_3^-]와 연계된다.
2. 언제든지 [HCO_3^-]/[CO2] 비율이 20/1 이하로 떨어지게 되면 산혈증이 일어나게 된다. 20보다 작은 수의 로그 값은 1.3보다 작으며 여기에 pK 값인 6.1을 더하게 되면 7.4 이하인 산성 pH 값이 나오게 된다. 언제든지 이 비율이 20/1 이상으로 올라가게 되면 알칼리혈증이 일어나게 된다. 20보다 큰 수의 로그 값은 1.3보다 크며 여기에 pK 값인 6.1을 더하게 되면 7.4 이상의 알칼리성 pH 값이 나오게 된다.

이 두 가지를 고려하여 다음과 같은 정리를 만들 수 있다:

■ 호흡성 산혈증에서는 [CO_2]가 증가하면서 비율이 20/1보다 작아지게 된다.

■ 호흡성 알칼리혈증에서는 [CO_2]가 감소하면서 비율이 20/1보다 커지게 된다.

■ 대사성 산혈증에서는 [HCO_3^-]가 줄어들면서 비율이 20/1보다 작아지게 된다.

■ 대사성 알칼리혈증에서는 [HCO_3^-]가 늘어나면서 비율이 20/1보다 커지게 된다.

다음에서는 특히 발생 원인과 보정 과정에 집중하면서 이들 각각의 범주에 대해서 살펴보도록 하겠다. ● **그림 C-3**에 있는 '평균대' 개념과 헨더슨-하셀발크 방정식을 접목시켜보면, 다양한 산-염기 이상의 원인과 보정과정에 폐와 신장이 어떻게 기여하는지를 시각적으로 좀 더 잘 볼 수 있을 것이다. 정상적인 경우는 ● **그림 C-3a**에 나타나 있다.

호흡성 산혈증 보정되지 않은 호흡성 산혈증(● **그림 C-3b**, 왼쪽)에서는 호흡저하에 의해서 [CO_2]가 상승하기 때문에(여기서는 두 배로 증가한 경우), [HCO_3^-]는 정상이지만 비율은 20/2 (10/1)로 줄어들고 pH는 떨어지게 된다. 여기서 많이 혼동하는 부분을 확실히 하도록 하자. 혹시 [CO_2]가 증가하여 $CO_2 + H_2O \rightleftharpoons H^+ + HCO_3^-$ 반응이 오른쪽으로 진행되면 같은 양의 H^+와 HCO_3^-가 만들어지는데, 왜 [H^+]는 증가하는 반면 [HCO_3^-]는 그대로라고 설명하는지 궁금해 할 수도 있을 것이다. 이에 대한 해답은 [HCO_3^-]가 정상적으로는 [H^+]보다 60만 배나 많다는 점에서 찾을 수 있다. ECF에는 하나의 H^+에 대해서 60만 개의 HCO_3^-이 존재하고 있는데, 여기에 추가적으로 하나의 H^+와 하나의 HCO_3^-가 더해지면 [H^+]는 두 배가 되지만(100% 증가), [HCO_3^-]는 고작 0.00017%(600,000개에서 600,001개로)가 증가하게 된다. 따라서 [CO_2]가 상승하게 되면 [H^+]는 현저하게 증가하는 반면에 [HCO_3^-]는 근본적으로 정상 농도를 유지한다.

pH를 정상으로 회복시키기 위한 보정 방법들은 다음과 같다:

■ 화학적 완충계가 즉각적으로 여분의 H^+를 처리한다.

■ 문제의 원인이 손상된 호흡이었기 때문에 이 경우에는 산혈증을 보정해 주기 위해 호흡을 증가시켜 주는 호흡 기작이 반응할 수가 없다.

■ 따라서 호흡성 산혈증의 보정에는 신장이 가장 중요한 역할을 한다. 신장은 여과된 모든 HCO_3^-를 보존하고 새로이 HCO_3^-를 혈장으로 첨가해 주며 동시에 여분의 H^+를 분비하여 배설시킨다.

결과적으로 체내 HCO_3^- 저장량이 상승하게 된다. 예를 보면(● **그림 C-3b**, 오른쪽), 혈장 내 [HCO_3^-]가 두 배가 되면 [HCO_3^-]/[CO2] 비율이 무보정 상태인 20/2가 아닌 40/2가 되면서 pH는 다시 정상인 7.4가 된다. 신장에 의한 HCO_3^- 보존이 늘어나면 비록 [CO_2]와 [HCO_3^-]는 둘 다 정상범위를 벗어나지만 CO_2 축적을 완전하게 보정해 주게 되면서 pH는 정상으로 회복된다. 정상적인 pH를 유지하는 것은 완충계 구성성분의 절대적인 양하고는 상관없이 [HCO_3^-]와 [CO_2]의 정상적인 비율을 유지하는데 달려 있다는 점을 주목하라. (pH가 회복되기는 하지만 정확히 정상 값으로 돌아오는 것은 아니기 때문에 보정은 결코 완전하게 일어나지는 않는다. 그러나 그림에 있는 예에서는 수학적 계산을 쉽게 하기 위하여 완전보정이라고 가정하였다. 또한 예에서 보여주는 값은 하나의 대표값이라는 것을 기억하라. pH의 변동도 사실 일정 범위 내에서 일어나고 있어서 이를 보정하는 정도도 가변적으로 이루어진다.)

호흡성 알칼리혈증 보정되지 않은 호흡성 알칼리혈증(● **그림 C-3c**, 왼쪽)에서 일어나는 생화학적 이상을 살펴보면, 과호흡의 결과로 인한 [CO_2] 감소는 pH의 상승으로 반영되는 반면에 [HCO_3^-]는 정상을 유지하고 있다. 이 경우에는 40/1에 해당하는 알칼리성 비율인 20/0.5가 된다.

pH를 정상으로 되돌리기 위한 보정 방법들은 다음과 같다:

■ 화학적 완충계가 H^+를 방출하여 알칼리혈증의 심각성을 감소시켜준다.

■ 과도한 호흡 때문에 혈장 내 [CO_2]와 [H^+]가 정상 이하로 낮아지면서 평상시에는 호흡을 증가시키는 두 가지 강력한 자극이 없어지게 된다. 이 효과는 열이나 불안감처럼 호흡이 아닌 다른 요인에 대해서 "브레이크" 역할을 해 주면서 호흡이 과다하게 자극되는 것을 어느 정도 억제한다. 따라서 과호흡이 약간 줄어든 채로 지속된다.

■ 이런 상황이 몇일 동안 계속되면, 신장은 H^+를 보존하고 더 많은 HCO_3^-를 배설함으로써 보정을 해 준다.

보기에 나타나 있는 것처럼(● **그림 D-3c**, 오른쪽), 만일 오줌으로 HCO_3^-가 소실되면서 HCO_3^-의 저장량이 절반으로 감소하게 되면, [HCO_3^-]/[CO_2] 비율은 정상치인 20/1과 같은 값인 10/0.5가 된다. 따라서 CO_2 소실을 보정해 주기 위한 HCO_3^- 부하의 감소에 의해서 pH는 정상으로 회복된다.

대사성 산혈증 보정되지 않은 대사성 산혈증(● **그림 D-3d**, 왼쪽)에서는 언제나 혈장 [HCO_3^-]는 감소하지만(보기에서는 절반으로 줄어들어 있음), [CO_2]는 정상을 유지하고 있어서 산성 비율인 10/1로 된다. 대사성 산혈증은 HCO_3^-가 풍부한 체액이 과도하게 손실되거나(설사의 경우), 비-탄산의 축적에 의해서(당뇨병이나 뇨산증의 경우) 생길 수 있다. 비-탄산이 축적되는 경우, 혈장 HCO_3^-는 여분의 H^+를 완충하는데 사용된다.

뇨산증을 제외하고는 대사성 산혈증은 화학완충계 그리고 호흡계와 신장의 기작에 의해서 보정된다:

■ 화학적 완충계가 여분의 H^+를 처리한다.

■ 폐가 H^+를 형성하는 여분의 CO_2를 배출한다.

■ 신장은 더 많은 H^+를 배설하고 더 많은 HCO_3^-를 보존한다.

예를 보면(● **그림 C-3d**, 오른쪽), 이들 보정방법은 [CO_2]는 정상치의 75%로 낮추고 [HCO_3^-]는 정상치의 중간정도(정상치의 50%에서 75%까지)로 올려줌으로써 비율을 회복시킨다. 이들에 의해서 비율은 15/0.75(20/1과 같은 비율)로 바뀌게 된다.

대사성 산혈증을 보정하는 과정에서 [H^+]를 정상으로 회복시키기 위한 시도로서 폐는 의도적으로 [CO_2]를 정상치에서 벗어나게 한다는 사실을 주목하라. 호흡성 산혈증에 의한 산-염기 이

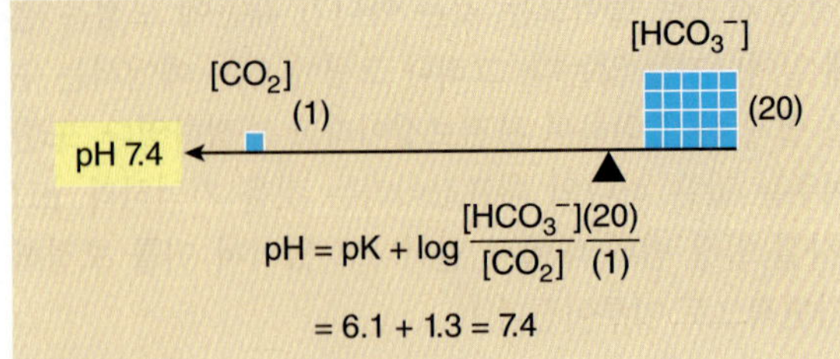

(a) 정상 상태의 산-염기 평형

보정되지 않은 산-염기 이상

보정된 산-염기 이상

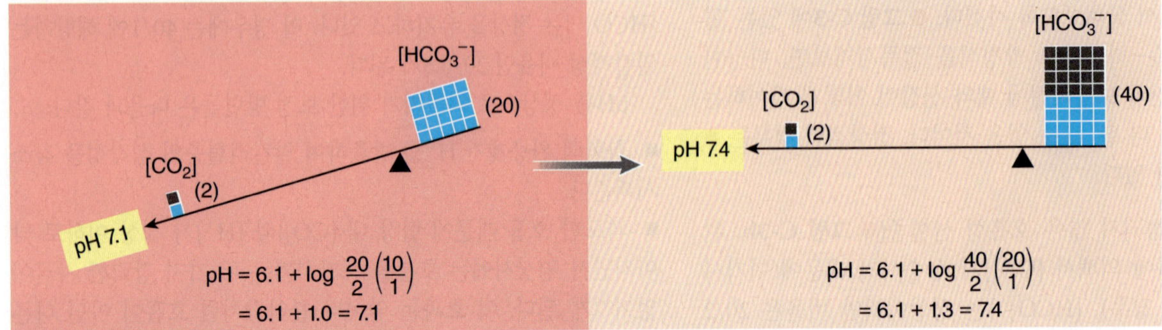

(b) 호흡성 산혈증

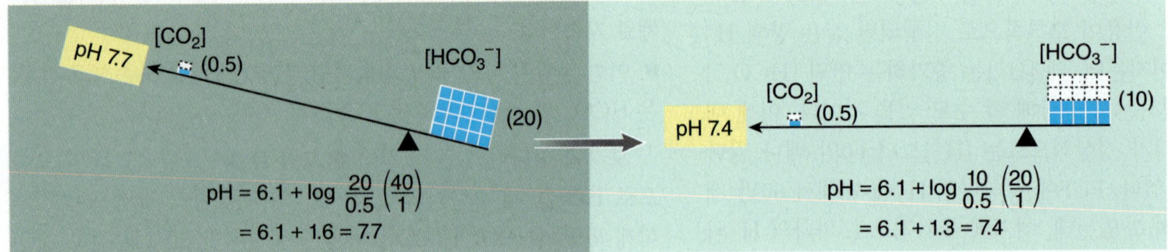

(c) 호흡성 알칼리혈증

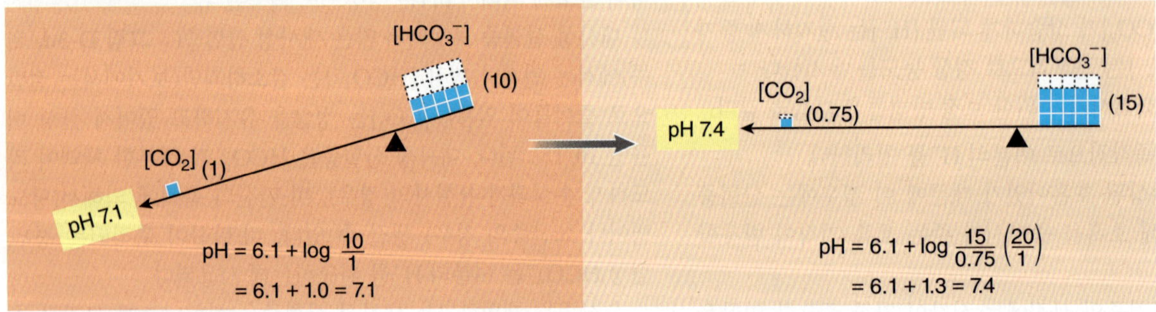

(d) 대사성 산혈증

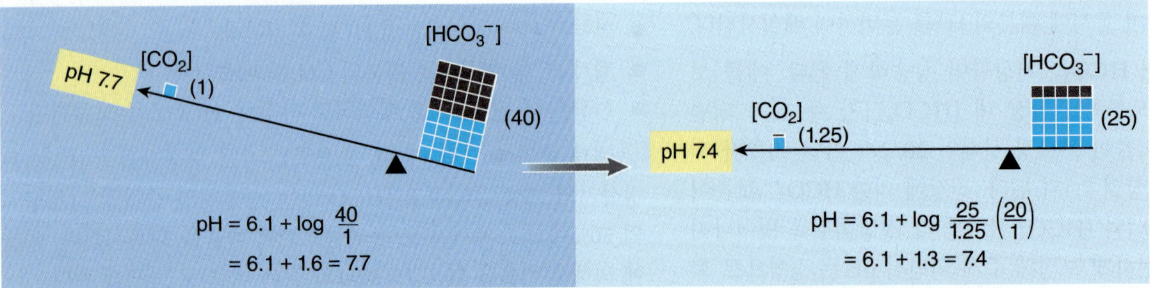

(e) 대사성 알카리혈증

● 그림 C-3 다양한 산–염기 상태에서 pH에 대한 [HCO_3^-]와 [CO_2]의 관계. 평균대로 시각화하고, 헨더슨–하셀발크 방정식에 대한 풀이로서 수학적으로 설명하고 있다. 평균대의 길이는 실제 크기에 비례하지는 않는다는 점을 주목하라. (a) 산–염기 균형이 정상인 경우에는 [HCO_3^-]/[CO_2] 비율은 20/1이다. 4가지 종류의 산–염기 이상증상에 대한 보정되지 않은 상태와 보정된 상태를 각각 보여주고 있다. (b) 보정되지 않은 호흡성 산혈증에서는 CO_2가 축적되어 있기 때문에 [HCO_3^-]/[CO_2] 비율이 20/2로 감소되어 있다. 보정된 호흡성 산혈증에서는 HCO_3^-가 유지되면서 CO_2 축적에 대한 균형을 맞춰주고 있어서 [HCO_3^-]/[CO_2] 비율을 정상치와 같은 40/2로 회복시켜주고 있다. (c) 보정되지 않은 호흡성 알칼리혈증에서는 CO_2가 감소되어 있어서 [HCO_3^-]/[CO_2] 비율이 20/0.5로 증가되어 있다. 보정된 호흡성 알칼리혈증에서는 CO_2 결핍에 대한 균형을 맞추기 위해서 HCO_3^-가 제거되어 있어서 [HCO_3^-]/[CO_2] 비율이 정상치와 같은 10/0.5로 회복되어 있다. (d) 보정되지 않은 대사성 산혈증에서는 HCO_3^- 결핍에 의해서 [HCO_3^-]/[CO_2] 비율이 10/1로 감소되어 있다. 보정된 대사성 산혈증에서는 HCO_3^-가 보존되면서 HCO_3^- 결핍을 부분적으로 보충해 주며 CO_2가 감소되어 있다; 이런 변화에 의해서 [HCO_3^-]/[CO_2] 비율이 정상치와 같은 15/0.75로 회복되어 있다. (e) 보정되지 않은 대사성 알칼리혈증에서는 여분의 HCO_3^- 때문에 [HCO_3^-]/[CO_2] 비율이 40/1로 늘어나 있다. 보정된 대사성 알칼리혈증에서는 여분의 HCO3⁻ 일부가 제거되어 있으면서 CO_2는 증가되어 있다; 이런 변화에 의해서 [HCO_3^-]/[CO_2] 비율이 정상치와 같은 25/1.25로 회복되어 있다.

상에서는 비정상적 [CO_2]가 [H^+]의 불균형의 원인이 되는 반면, 대사성 산-염기 이상에서는 [H^+]의 불균형에 대한 중요한 보정작용으로 의도적으로 [CO_2]를 정상치에서 벗어나게 한다.

신장질환에 의해서 생기는 대사성 산혈증의 경우에는 pH를 조절해 주는 신장의 기작이 기능하지 못하기 때문에 완전한 보정이 일어나지 않는다. 호흡계는 정상치의 75% 정도까지만 보정해 줄 수 있다는 사실을 기억하라. 뇨산증에서는 pH를 정상으로 회복시켜주기 위해 신장이 기능을 할 수 없기 때문에 매우 심각한 상태가 된다.

대사성 알칼리혈증 보정되지 않은 대사성 알칼리혈증에서는 [HCO_3^-]가 증가하는데, 보정되지 않은 상태에서는 [CO_2]의 변화를 수반하지 않는다. 예를 보면(● **그림 C-3d**, 왼쪽), [HCO_3^-]가 두 배로 되면서 알칼리성 비율인 40/1이 된다.

대사성 알칼리혈증은 가장 흔하게는 위산과다를 치료하기 위한 방법으로서 스스로 베이킹소다($NaHCO_3$)와 같은 알칼리성 약물을 과도하게 복용하거나 산성의 위액을 과다하게 구토하면 일어난다. 소화과정에서 위 내강으로는 염산이 분비되며, 위산이 분비되는 동안 혈장으로는 중탄산이 첨가된다. 위 분비물이 최종적으로는 혈장으로 재흡수되면서 HCO_3^-가 H^+에 의해 중화되기 때문에 정상적으로는 HCO_3^-가 이 경로를 통해 혈장으로 순 손실되지는 않는다. 하지만 구토에 의해 몸에서 위산이 손실되면 혈장의 [H^+]가 감소할 뿐만 아니라 위산이 분비되는 동안에 혈장으로 첨가되는 여분의 HCO_3^-를 중화시킬 수 있는 재흡수된 H^+ 역시 더 이상 사용할 수 없게 된다. 따라서 HCl의 손실은 결과적으로 혈장의 [HCO_3^-]를 증가시켜 준다.

pH를 정상으로 되돌리기 위해서 다음의 보정 방법들이 작동하게 된다:

- 화학적 완충계가 즉각적으로 여분의 H^+를 방출한다.
- 호흡이 줄어들면서 체액에 H^+를 형성하는 여분의 CO_2가 남아있게 된다.
- 이런 상황이 몇일 동안 계속되면, 신장은 더 많은 H^+를 보존하고 더 많은 HCO_3^-를 오줌으로 배설한다.

이런 보정 작용의 결과에 의한 [CO_2]의 증가(예를 보면 25%까지 증가; ● **그림 C-3e**, 오른쪽)와 [HCO_3^-]의 일부 감소(예를 보면 정상치의 75%까지)에 의해서 [HCO_3^-]/[CO_2] 비율은 정상치인 20/1과 같은 값인 25/1.25로 회복된다.

따라서 어떤 한 사람의 산–염기 상태는 pH만 가지고는 판단하기 불가능하다. 기본적으로는 pH는 정상이라고 하더라도 [HCO_3^-]와 [CO_2]를 측정해보면 산–염기 이상이 보정되어 있는지 여부를 밝혀낼 수 있게 된다.

용어해설

A

A band A-띠, 암대 광학현미경으로 관찰할 때, 심장 및 골격근 섬유에서 보이는 명대(I-대)와 반복된 가로무늬를 이루는 것 중 어두운 띠.

absorption 흡수 소화시킨 영양분들과 섭식한 액체를 소화관으로부터 혈액이나 림프로의 이동.

absorptive stat 흡수 단계 위장관으로부터 혈액으로 영양분이 들어가는 시기.

accessory digestive organ 부속 소화기관 소화관 표면 쪽에 있는 외분비기관들로서, 이동 통로를 통해 분비물을 소화관 강으로 내보내는 기관.

accessory sex gland 부속 성선 분비물을 생식관 속으로 내보내는 기관.

accommodation 순응, 원근조절 렌즈의 모양 변화로 다양한 거리에 있는 물체의 광원이 망막에 초점을 맞추게 하는 눈의 조절 능력.

acetylcholine(ACH) 아세틸콜린 모든 자율신경의 절전신경절 섬유, 부교감신경의 절후신경절 섬유, 그리고 운동뉴런에서 방출되는 신경전달물질.

acetylcholinesterase(ACHE) 아세틸콜린에스테라아제 골격근의 운동종판에 있으며, 아세틸콜린을 아세트산과 콜린으로 분해하여 불활성화 시키는 효소.

acid 산 해리하여 수소이온(H^+)을 방출할 수 있는 물질.

acidosis 산혈증 혈액의 pH가 7.35 이하인 상황.

acinus(복수, acini) 포도상선 작은 주머니 모양을 하는 분비샘으로서, 소화효소를 분비하는 이자 외분비선 또는 젖을 만드는 유선이 그 예임.

acquired immune response 후천성 면역반응, 획득면역반응 몸에 침투한 특정 외부물질(비자기)를 선택적 표적으로 하는 면역 반응; 항체-매개성 면역과 세포-매개성 면역을 보라. 순환 항체에 의해서 매개된 체액성 면역 반응; 세포외액에 있는 미생물 및 독성에 대한 주된 방어.

ACTH 'adrenocorticotropic hormone(부신피질자극호르몬)'을 보라.

actin 액틴 골격근 섬유의 가는 필라멘트를 구성하는 수축 단백질.

action potential 활동전위 흥분성세포에서 전기 신호를 멀리 이동시키는 역할을 하는 막전위의 신속하고 큰 변화.

active expiration 능동적 호식 호기성 근육 수축에 의해 휴식 시보다 더 완전하게 폐를 비우는 호흡; 강제적 호식이라고도 함.

active force 능동력 원형질막을 통한 물질 이동에서 세포 에너지(ATP) 소모가 요구되는 힘

active reabsorption 능동적 재흡수 신장 세뇨관을 통한 재흡수한 물질의 상피관통 5단계 중의 하나로서 에너지 소모가 필요함.

active transport 능동수송 막의 전기화학적 기울기를 역행한 물질운반을 포함하는 운반체-매개성 운반.

acuity 예민성 식별 능력(discriminative ability); 자극의 두 가지 다른 차이점을 판단하는 능력.

adaptation 적응 같은 정도의 지속적인 자극에도 불구하고 수용기 전위가 감소하는 현상; 특정한 환경에서 생존에 유리한 생물학적 특성도 적응이라고 함.

Adenosine diphosphate(ADP) 아데노신-2인산 세포가 사용하기 위한 에너지를 얻기 위해 ATP 분해 시 만들어지는 2인산화물.

adenosine triphosphate(ATP) 아데노신-3인산 생명체의 통상적 에너지 "화폐"로서, 아데노신에 3개의 인산기가 붙어 있음; ADP로 분해되면서 P_i를 방출하는 동안 제공하는 에너지는 여러 세포활동들의 원동력이 됨.

adenylyl cyclase 아데닐산고리화효소 막 표면 수용체에 외부로부터의 신호전달자(예, 호르몬)의 결합에 의해 G단백질 매개에 의해 활성화되는 막-결합 효소로서, 활성화되면 세포내 2차전달자인 고리형 아데노신-1인산(cyclicAMP, cAMP)를 만듬.

adequate stimulus 적합자극 빛에 대하여 반응하는 광수용기처럼 특정 수용기에 대한 자극.

ADH 'vasopressin(바소프레신)'을 보라.

Adipocyte 지방세포 지방조직을 이루는 세포들; 트리글리세리드를 저장하고 아디포카인이라는 호르몬들을 분비함.

adpokine 아디포카인 지방조직에서 분비되는 호르몬으로서, 에너지 평형과 대사에서 중요한 역할을 함.

adipose tissue 지방조직 트리글리세리드(지방)을 저장하도록 특화된 조직; 피부 하래에 있음.

ADP 'adenosine diphosphate(아데노신-2인산)'를 보라.

adrenal cortex 부신피질 부신의 외부 층을 형성하는 내분비선; 스테로이드 호르몬들인 글루코코르티코이드, 무기질코르티코이드 및 성호르몬과 같은 3종류의 호른몬들을 분비함.

adrenal medulla 부신수질 부신의 내부를 이루는 내분비선; 교감신경 자극에 반응하여 호르몬인 에피네프린과 노르에피네프린 분비함.

adrenergic fiber 아드레날린성 신경섬유 신경전달물질로 노르에피네프린을 방출하는 신경섬유.

adrenocorticotropic hormone(ACTH) 부신피질자극호르몬 뇌하수체 전엽호르몬들 중의 하나로서, 부신피질에 작용하여 코르티솔 분비를 자극하며, 부신피질의 생장도 촉진함.

aerobic 호기성 산소가 있는 조건을 나타냄.

aerobic exercise 호기성 운동 산화적 인산화 반응에 의해 만들어지는 ATP의 지원을 받는 근육 운동; 근육이 요구하는 일정 에너지를 지원하기 위해 적절한 산소가 필요하므로 호기성이라고 함.

afferent arteriole 수입 소동맥 신장 네프론의 사구체로 혈액을 운반하는 혈관.

afferent division 구심성 구역 말초신경계로부터 중추신경계로 정보를 운반하는 말초신경계의 부위.

afferent neuron 구심성 뉴런 말초신경 말단에 있는 감각수용기를 갖는 뉴런(신경)으로서, 감지한 정보를 중추신경계로 운반함.

after hyperpolarization 과분극후 전위 활동전위 끝 무렵에 가끔 일어나는 일시적이고 약한 과분극 전위.

agonist 작용제, 작용물질 신경전달물질의 수용체에 결합하여 신경전달물질의 작용과 유사한 작용을 하는 물질.

agranulocyte 무과립 백혈구 세포질에 과립을 함유하지 않는 백혈구로서, 림프구와 단핵구가 해당됨.

albumin 알부민 가장 작으면서 가장 풍부한 혈장단백질; 혈액 내에서 여러 불용성 물질들과 결합하여 운반함; 혈장-교질 삼투압 형성에 크게 기여함.

aldosterone 알도스테론 오줌 생성 과정 중 신장 네프론의 원위세뇨관과 수집관에서의 Na^+재흡수를 촉진하게 하는 부신피질 호르몬.

alkalosis 알카리 혈증 혈액의 pH가 7.45 보다 높은 증상.

allergy 알레르기 정상적으로는 해롭지 않은 환경물질들에 대한 부적절한 특이 면역 반응의 획득 현상

all-or-none law 실무율의 법칙 한 자극에 의하여 한 흥분성 막이 최대의 활동전위를 일으켜서 막을 따라 감소하지 않고 전파되거나, 전혀 반응을 일으키지 않는다는 법칙.

alha(α) cell α-세포 호르몬인 글루카곤을 분비하는 내분비성 이자의 세포

alpha motor neuron α-운동신경 골격근 섬유들에 분포하는 운동뉴런.

alveolar surface tension 폐포 표면장력 폐포 표면을 덮고 있는 액체에 의한 표면장력; 표면장력을 보라.

alveolar ventilation 폐포 환기량 1분 당대기와 폐포 사이에서 교환되는 공기의 부피; 폐포 환기량 = (1회 호흡용적 − 사강 용적) × 호흡률.

alveolus(복수, alveloli) 폐포 폐에서 공기와 혈액 사이의 산소(O_2)와 이산화탄소(CO_2)가 교환되는 공기 주머니.

amines 아민류 아미노산인 티로신으로부터 만들어지는 호르몬들로서, 갑상선 호르몬과 카테콜아민류(에피네프린, 노르에피네프린 및 도파민 등)가 포함됨.

amoeboid movement 아메바 운동 백혈구 세포들이 마치 아메바가 운동하는 것과 유사한 방법으로 "기어가는" 운동.

anabolism 동화(작용) 작은 유기분자 소단위들로부터 큰 유기분자의 합성.

anaerobic 혐기적 산소가 없는 조건을 나타냄.

anaerobic exercise 혐기적 운동 근육으로 산소 운반이 산화적 인산화 반응을 지원할만큼 충분하지 못할 때 잠간 동안 무기적 해당에 의해 형성된 ATP의 지원을 받을 수 있는 고강도의 운동.

analgistic 진통의, 진통제 통증을 제거하는 (물질)

anatomy 해부학 생명체의 구조에 대해 연구하는 학문.

androgen 안드로겐 "남성" 성호르몬; 정소로부터의 테스토스테론과 부신피질로부터의 디히드로에피안드로스테론이 포함됨.

anemia 빈혈 혈액의 산소-운반 능력이 정상 이하로 감소된 것.

anion 음이온 최외각 전자각에 하나 또는 그 이상의 전자를 얻어서 음전하를 띠는 이온.

ANP 'atrial natriuretic peptide(심방 나트륨 이뇨성 펩티드)'를 보라.

antagonism 길항작용, 대항작용 서로 반대로 작용하는 것; 호르몬의 경우, 하나의 호르몬이 다른 호르몬의 수용체를 억제하여 두 번째 호르몬의 효과를 떨어뜨리는 것.

antagonist 길항제, 대항물질 한 신경전달물질 수용체에 결합하여 대응 신경전달물질의 결합을 못하게 함으로써 반응을 일으키지 못하게 하는 물질.

anterior pituitary 뇌하수체 전엽 뇌하수체의 앞부분으로서 호르몬들인 GH, TSH, ACTH, FSH, LH, 및 프로락틴을 합성하고 저장하는 부위.

antibody 항체 한 특정 항원에 대항하여 특이적으로 활성화된 B림프구(형질세포)에 만들어진 하나의 면역글로불린; 항체는 생성을 자극한 항원과 결합하여 항원에 의해 이미 개시된 비-특이적(선천) 면역 반응과 협력하여 파괴시킴.

antibody-mediated immunity 항체-매개성 면역 B세포에 의해 만들어진 항체에 의해 수행되는 특이 면역반응.

antidiuretic hormone(ADH) 항이뇨호르몬 'vasopressin'을 보라.

antigen 항원 체내로 들어왔을 때 특이 면역반응을 일으키는 크고 복잡한 분자.

antioxidant 항산화제 생명체에 손상을 주는 자유 라디칼을 불활성화시켜 주는 물질.

antiport 역수송 원형질막을 통해 유입되는 이온과 운반되는 용질이 서로 반대 방향으로 이동되는 2형 능동수송의 한 형태; 'counter transport'라고도 함.

antrum(of ovary) 강(난소의) 발생하는 난소여포에서 액체로 채워진 공간; '여포강'이라 부름.

antrum(of stonach) 방(위의) 위의 아래 부분; '위방부'라 부름.

aorta 대동맥 심장의 좌심실로부터 나오는 혈액을 운반하는 가장 큰 혈관.

aortic valve 대동맥판 심장의 좌심실로부터 대동맥으로 혈액의 흐름이 일어나게 하는 일-방향성 판막으로서, 심실 이완 때 혈류가 역류하는 것을 막아줌.

apoptosis 세포자살 예정된 세포의 죽음; 자기 세포의 죽음을 일으킴.

aquaporin 아쿠아포린 수분 채널.

aqueous humor 수양액 눈의 전방을 채우는 맑은 액체; 각막과 렌즈에 여양을 공급함.

arcurate nucleus 궁상핵 식욕을 돋우는 신경펩티드 Y와 식욕을 억제하는 멜라노코르틴을 분비하는 신경들이 들어 있는 뇌 피질의 아래쪽 부위.

aromatase 아로마타아제 정소 밖에서 테스토스테론을 에스트로겐으로 전환하는 효소.

arteriole 소동맥 동맥에서 갈라지는 혈관으로서, 저항력이 강한 평활근으로 되어 있으며, 여러 조직으로 분배되는 혈액량을 조절할 수 있는 굵기를 가짐.

artery 동맥 심장으로부터 소동맥으로 혈액을 운반하는 두꺼운 탄력성 혈관.

ascending tract 상행로 구심성인 유입자극

을 척수를 통해 뇌로 전달해 주는 기능을 가진 신경섬유들의 이동 통로.

astrocyte 성상(교)세포 뇌의 교세포들 중의 하나; 중요 기능은 뉴론들의 적절한 공간을 가지도록 뉴런들을 묶어주며, 뇌 모세혈관들이 혈액-뇌 장벽에서 중요한 밀착연접을 형성하도록 유도하고, 시냅스 활동을 촉진시킴.

atmospheric pressure(patm) 대기압 지표면의 물체에 대한 공기 무게에 의해 만들어지는 압력; 해수표면에서 760 mmHg와 동일함.

ATP 'adenosine triphosphate(아데노신-3인산)'를 보라.

ATPase ATP가수분해효소 ATP를 가수분해하는 효소.

ATP synthase ATP합성효소 ADP와 무기인산(P_i)으로부터 ATP의 합성을 촉매 하는 미토콘드리아 효소.

atresia 폐쇄증 난소에서 우성이 아닌 여포의 퇴화.

atrial natriuretic peptide(ANP) 심방 나트륨이뇨성 펩티드 심장의 심방세포들이 분비하는 펩티드 호르몬으로서, 요(오줌)로의 Na^+ 배설을 촉진시킴.

atrioventricular(AV) node 방실결절 심방과 심실 경계부에 있는 특화된 심장세포들의 작은 다발로서, 심방과 심실 사이의 전기적 자극의 접촉 부위임.

atrioventricular(AV) valve 방실판막 심장의 심방에서 심실로 혈액이 흐르도록 하는 일-방향성 판막으로서, 심실이 수축할 때 심방으로의 혈류 역행을 막아줌.

atrium 심방 정맥으로부터 혈액을 받아들여서 같은 방향에 있는 심실로 전달하는 심장 상부의 방; 좌심방과 우심방이 있음.

atropy 위축 한 기관의 질량이 감소되는 것.

autoimmune disease 자가면역병 인체 자신의 조직에 대항하여 잘못 만들어지는 항체들에 의해 생기는 질병.

autonomic nervous system 자율신경계 말초신경계의 원심성 구역으로서 평활근과 심근 및 외분비선들로 자극을 전달함; 교감신경계와 부교감신경계로 나뉨.

autoregulation 자가 조절(능) 평균 동맥압을 올릴 때의 변화와 상관없이 기관 스스로 혈류 속도를 조정하는 것 또는 그렇게 할 수 있는 능력.

Autorhythmicity 자동주기성 율동적으로 자신의 활동전위를 시작시킬 수 있는 흥분성 세포의 능력.

AV nodal delay 방실결절 지연 방실결절에서 심방과 심실 사이의 충격 전달의 지연을 일컫는 데, 이 지연이 심실이 탈분극되고 수축하기 전에 심방의 모든 혈액을 심실로 보낼 수 있는 시간을 얻게 됨.

AV valve 'atrioventricular valve(방실판막)'를 보라.

axon 축삭 뉴런 세포본체로부터 확장된 하나의 긴 돌기 구조물로서, 세포본체로부터 활동전위를 전파함; 신경섬유(nerve fiber)라고도 알려져 있음.

axon hillock 축삭기시구 신경 축삭과 세포본체의 첫 부위; 대부분 뉴런들에서 활동전위가 시작되는 부분임.

axon terminal 축삭말단 신경 축삭 끝 부분의 가지를 이루는 부분들로서, 이와 근접해 있는 표적세포들로 신경전달물질을 방출함.

B

balance concept 평형의 개념 섭식 또는 대사적 생산을 통한 한 물질의 입력과 배설이나 대사적 소모를 통한 그 출력 사이의 균형이 있다는 개념.

baroreceptor reflex 압력수용기 반사 평균 동맥압 변화에 반대로 심장과 혈관들에 반응하는 자동적인 반사 반응.

baroreceptor 압력수용기 순환계 내에 있으며, 혈압 변화를 감시하는 수용기들.

basal ganglia 'basal nuclei(기저핵)'을 보라.

basal metabolic rate(BMR) 기초대사율 상온에서 잠을 자지는 않지만 정신 및 신체적으로 휴식상태에서의 최소 에너지 소모율

basal nuclei 기저핵 대뇌의 백질의 깊은 곳에 위치한 회백질의 여러 신경핵들의 집단; 운동 조절에서 매우 중요한 억제 역할을 담당함.

base 염기 용액으로부터 떨어져 나온 수소이온과 결합할 수 있는 물질.

basic electrical rhythm(BER) 기본 전기적 율동 소화관 평활근의 자가-유도성인 전기적 활동.

basilar membrane 기저막 내이에서 달팽이관의 중간에 위치한 막으로서, 청각기관인 코르티기관을 받쳐주고 있음.

basophil 호염기구 알레르기 반응에서 중요한 작용을 하는 히스타민과 혈액으로부터 지방입자들을 제거를 촉진시키는 헤파린을 합성, 저장 및 방출하는 백혈구.

BER 'basic electrical rhythm(기본 전기적 율동)'을 보라.

beta cell β-세포 호르몬인 인슐린을 분비하는 내분비성 이자의 세포.

bicarbonate(HCO_3^-) 중탄산 이온 탄산(H_2CO_3)의이 해리될 때 만들어지는 음이온.

bile 담즙, 쓸개액 간에 의해서 합성되는 담즙염과 빌리루빈 등을 함유하는 알카리성 용액으로서, 담낭에 저장되었다가 소장 내강으로 분비되는 액체.

bile salt 담즙염 담즙에 섞여 분비되는 콜레스테롤 유도체들로서 그들의 세제 작용에 의한 지방의 소화 작용과 그들에 의한 미셀 형성을 통해 지방의 흡수를 촉진함.

biliary system 담즙계 간, 담낭, 및 연관-관계들로 이루어진 담즙 생성 체계.

bilirubin 빌리루빈 수명을 다한 적혈구 파괴 시 헤모글로빈의 헴의 분해로 생긴 노폐물인 황색 색소 물질.

blastocyst 포배기 착상 준비가 완료된 수정란의 발생 단계; 포배는 액체로 둘러싸인 단일층의 구형 모양임.

blood-brain barrier(BBB) 혈액-뇌 장벽 혈액의 뇌로의 유입을 제한하는 뇌 모세혈관 내피에 있는 특이한 구조적 및 기능적 장벽 및 수송체계.

B lymphocyte(B cell) B 림프구(B 세포) 노출된 특이 표적에 대항하여 항체를 생산하는 백혈구(림프구) 중의 한 종류; B 세포라고도 함.

body(of stomach) 체부(위의) 위의 대부분을 차지하는 중간 부분; 점액, 펩시노겐, 염산을 분비하며, 위체부라 부름.

Body system 체계, 기관계 생명체의 생존에 필수적인 서로 연관된 기능들을 수행하는 기관들의 집합체; 예를 들면, 소화계, 순환계 등.

bone marrow 골수 일부 골격의 내부 강을 채우고 있는 부드러운 세포들로 구성된 조직으로서, 대부분의 혈액세포들의 생성 장소.

bowman's capsule 보먼주머니 신장 네프론의 관상 구조 시작부위에 있으며 사구체를 둘러싸고 있어서, 사구체 여과액을 모으는 역할을 함.

boyle's law 보일의 법칙 일정 온도에서 일정량 기체의 압력은 그 기체의 부피에 반비례 한다는 법칙.

brain stem 뇌줄기, 뇌간 척수에 연속된 뇌의 구역으로, 척수와 뇌 사이를 연결해 주는 역할을 하며, 호흡, 순환 소화 등 생명-유지 공정들을 조절함.

bronchiole 세기관지 폐의 기관지 말단의 작은 공기통로.

bronchoconstriction 기관지수축 호흡 통로들을 좁히는 것.

bronchodilation 기관지확장 호흡 통로들을 넓히는 것.

brush border 털연변부 소장의 융모와 신장의 세뇨관을 덮고 있는 내강 상피세포들에서 미세유모의 작은 돌기물들.

buffer 완충(용)액 'chemical buffer system(화학 완충계)'을 보라.

bulbourethral gland 요도구부선 윤활작용을 위한 점액을 분비하는 남성의 부속 생식선.

bulk flow 집단흐름 혈액과 그 주위의 간질액 사이에서 모세혈관 벽을 관통하여 단백질을 제외한 혈장의 집단적 이동; 초미세여과와 재흡수를 포함함.

bundle of his 히스속 활동전위를 긴장의 심실간 격벽을 따라서 신속히 전달하는 특화된 심장세포들의 다발; 신경세포와 유사한 특성을 가짐.

C

calcitonin 칼시토닌 갑상선 C세포에서 분비되는 호르몬으로서, 혈장 내 Ca^{2+} 수준을 낮춰주는 작용을 함.

calcium-induced calcium release 칼슘-유도성 칼슘방출 심근과 평활근 세포들에서 흥분 충격 유도에 의해 ECF 내 소량의 Ca^{2+}이 전압-작동성 막수용체에 결합하여 자극함으로써, 근소포체의 Ca^{2+}-방출 채널들을 열게 하여 세포 내 저장고로부터 많은 양의 Ca^{2+}을 세포질로 방출시키게 하는 것.

calmodulin 칼모듈린 세포내 칼슘 결합 단백질로서, 활성화되면 또 다른 세포내 단백질의 구조와 기능의 변화를 유도함; 특히 평활근의 흥분-수축 연관에서 중요함. .

cAMP 'cyclic adenosine monophosphate(고리형-아데노신-1인산)'을 보라.

CAM 'cell adhesion molecule(세포부착분자)'을 보라.

capillary 모세혈관 혈관들 중, 얇은 유공 막을 가지는 가장 작은 혈관으로서, 혈액과 그 주변조직들 사이의 물질교환이 일어남.

carbonic anhydrase 탄산무수화효소 적혈구, 신장 세뇨관 세포 및 그 외 특정 세포들에 있는 효소로서, CO_2와 H_2O로부터 H^+와 HCO_3^-로 해주는 반응을 촉매함.

cardiac cycle 심장주기 심장이 한번 수축하고 한번 이완하는 것.

cardiac muscle 심(장)근 심장에만 있는 특수 근육.

cardiac output(CO) 심박출량 1분 당 각 심실에 의해서 펌프되는 혈액의 부피;
박동량 × 심박률.

cardiovascular control center 심혈관 조절중추 뇌줄기 수질부에 위치한 통합 중추로서, 평균 동맥압을 조절함.

carrier-mediated transport 운반체-매개형 운반 원형질막을 관통하는 물질 운반이 운반분자에 의해 촉진되는 것.

carrier molecule 운반분자 모양을 가역적으로 바꿀 수 있어서 특이 결합부위가 막의 양편에 노출될 수 있는 막 단백질이며, 독자적으로는 원형질막을 통과할 수 없는 특정 물질들과 결합하여 운반시키는 분자.

cascade 연쇄반응 연속적인 반응들을 거쳐서 최종 생성물(예, 혈병)에 이르게 하는 반응.

catabolism 이화작용 세포 내에서 큰 고에너지-함유 분자들의 분해.

catecholamine 카테콜아민 아미노산인 티로신으로부터 만들어지는 아민 호르몬들(에피네프린, 노르에피네프린)로서 주로 부신수질에서 분비됨.

cation 양이온 그들의 최외각 전자각으로부터 하나 또는 그 이상의 전자들을 잃어서 순 양전하를 가지는 이온.

C cell C세포 호르몬인 칼시토닌을 분비하는 갑상선의 세포.

CCK 'cholecystokinin(콜레시스토키닌)'을 보라.

cell 세포 생명현상을 수행할 수 있는 가장 작은 단위; 생명체들에서의 구조적 및 기능적인 기본 단위.

cell adhesion molecule(CAM) 세포부착분자 원형질막 표면의 돌출된 단백질로서 고리나 부속물을 만들어 세포들끼리나 결합조직 섬유들을 잡아주는 작용을 함.

cell body 세포본체 뉴런에서 핵과 세포소기관들이 들어 있는 부분.

cell-mediated immunity 세포-매개성 면역 활성화된 T 림프구에 의해 일어나는 특이 면역반응의 하나로서, 필요 없는(감염된) 세포를 직접 공격함.

cellular respiration 세포호흡 영양소-풍부 분자들로부터 에너지를 얻기 위해 산소를 사용하여 세포 내에서 분해시키는 일련의 화학반응으로서, 그 과정 중 부산물(노폐물)로 이산화탄소가 발생됨.

center 중추 중추신경계 내의 세포본체들의 기능적 집합 부위.

central chemoreceptor 중추 화학수용기 호흡 중추 근처 연수에 있는 수용기로서, 동맥 P_{CO_2} 변화에 의해 생긴 세포외액의 H^+ 농도 변화에 반응하여 호흡을 조절해주는 기능을 함.

central lacteal 중앙 유미관 소장 융모들 각각에 분포된 림프관.

central nervous system(CNS) 중추신경계 뇌와 척수.

central sulcus 중심구 각 대뇌반구에서 측면 중간을 가로지르는 뇌 표면의 깊은 주름으로서, 두정엽과 전두엽을 나눔.

centriole 중심립 세포 내 세포질에 있는 한 쌍의 작은 실린더형의 구조물로서 세포분열 시 방추체를 만듦.

cerebellum 소뇌 뇌줄기 뒤쪽에 놓여 있는 뇌의 일부분으로서, 신체의 적절한 위치와 조화를 잡기위한 근육 운동 조절에 관여함.

cerebral cortex 대뇌피질 대뇌를 덮고 있는 회백질 층; 모든 수의적 운동 자극을 출력하고, 모든 감각 유입자극들을 감지할 뿐만 아니라 가상 고노성 신경활동의 통합 기능을 담당함.

cerebral hemisphere 대뇌반구 대뇌피질의

좌 또는 우측 반구로서, 신경축삭들의 굵은 밴드에 의해 연결됨.

cerebrospinal fluid(CSF) 뇌척수액 특수한 쿠션형의 액체로서 중추신경계(CNS)에서 만들어지고, 그 주위를 감싸고 흐름.

cerebrum 대뇌 기저핵과 대뇌피질로 구성된 뇌의 한 부분.

channel 채널, 통로 관통형 단백질에 의해서 형성된 원형질막의 작은 통로; 이온들과 같은 작은 수용성 물질들의 선택적 이동 통로 역할을 함.

chemical bond 화학결합 원자들을 함께 잡아 주는 힘.

chemical buffer system 화학 완충계 둘 또는 그 이상의 화학물질들의 혼합용액으로서, 산 또는 염기가 가해져도 이를 제거시켜 용액의 pH를 최소화해 주는 체계.

chemically gated channel 화학-작동성 채널 채널 가까이에 있는 막 수용체에 특이 화학전달자가 결합하여 생기는 반응에 의해 열리거나 닫히는 원형질막의 채널.

chemical mediator 화학적 중개자 한 세포에서 분비되어 세포외 활동에 영향을 미치는 화학물.

chemiosmosis 화학삼투 미토콘드리아에서 ATP 합성효소에 의해 촉매되는 ATP 생성 기작으로서, 이것은 전자전달계에 의해서 생성된 양성자(H^+)기울기를 따른 H^+의 이동에 의해 활성화 됨.

chemoreceptor 화학수용기 특정 화학물질들에 민감한 감각수용기.

chemotaxin 주화성물질 염증부위에서 방출되는 화학물질로서 감염부위로 식세포들을 끌어드림.

chief cell 주세포 펩신의 전구체인 펩시노겐을 분비하는 위공들에 있는 세포.

cholecystokinin(CCK) 콜레시스토키닌 주로 지방 존재에 반응하여 십이지장 점막에서 방출되는 호르몬; 위의 운동성과 분비를 저해하며, 이자 효소 분비와 담낭 수축을 촉진시키고, 또한 포만 신호로 작용함.

cholesterol 콜레스테롤 지방 분자의 한 종류로서, 스테로이드 호르몬들과 담즙염들의 전구체이며 원형질막을 안정화시키는 성분임.

cholinergic fiber 콜린성 신경섬유 신경전달물질로서 아세틸콜린을 방출하는 신경섬유.

chromaffin granule 크롬친화성 과립 부신수질 세포에서 카테콜아민들을 저장하는 과립.

chyme 유미즙 음식물과 소화액들이 섞인 끈적한 액체 혼합물.

cilia 섬모 호흡관과 수란관 내 표면을 덮고 있는 세포로부터 나온 운동성을 갖는 털 모양의 돌출물.

ciliary body 모양체 수양액을 만드는 눈의 한 부분으로서 모양체근(섬모체근)을 가짐.

ciliary muscle 모양체근 가까운 시각에 적응하기 위해 렌즈의 힘을 증가시키는 수축을 하는 눈의 둥근 고리 모양의 평활근.

circadian rhythm 활동일 주기 호르몬 수준과 체온과 같은 여러 신체활동의 설정점 내에서의 반복적 진동주기로서, 밤-낮 시간인 매 24 시간 주기로 규칙적으로 일어남; 일주기적 리듬(diurnal rhythm) 또는 생물학적 리듬(biological rhythm)이라고도 함.

circulatory shock 순환 쇼크 평균 동맥압이 너무 낮아져서 조직들로의 적절한 혈류가 유지되지 못할 때 생김.

citric acid cycle 시트르산 회로 영양소 분자들의 중간 분해 산물들을 만드는 일련의 생화학적 반응 회로로서, 이산화탄소와 고에너지를 만드는 전자전달계로 들어가기 위한 수소운반 분자들을 만듦.

CNS 'central nervous system(중추신경계)'를 보라.

cochlea 달팽이관 소리에 대한 수용기를 갖는 내이의 달팽이 모양의 기관.

collecting tubule 수집관 신장 네프론의 세뇨관 중 마지막 부위로서 내용물을 신우로 보냄.

colloid 교질 갑상선 여포 안에 들어 있는 티로글로불린-함유 물질.

colloid osmotic pressure 교질삼투압 혈액과 간질액 사이의 혈장단백질의 불균등한 분포의 결과로 생긴 모세혈관 벽에 걸리는 삼투압.

competition 경쟁 여러 유사 분자들이 동일한 결합부위에 대해 경쟁하는 것.

complement system 보체계 침투한 미생물들에 노출되었을 때 활성화되는 한 그룹의 혈장단백질로서, 이들은 막공격 복합체를 만들어 침투자들을 파괴시킴.

compliance 신전도 폐나 혈관들처럼 속에 공간을 갖는 탄성 구조물의 늘어나는 정도; 그 구조가 얼마나 쉽게 늘어나는가에 대한 척도

concave surface 오목 표면 빛을 발산시키는 렌즈의 표면처럼 중앙으로 굽어진 표면.

concentration gradient 농도기울기 두 근접 부위 사이에서의 특정 물질의 농도의 차이.

conduction(heat) 전도(열) 직접 접촉하는 물체 사이에 온도 차이가 날 때 열의 운반.

cone 추상체 빛의 색을 판별하는 데 사용되는 눈의 광수용기.

connective tissue 결합조직 여러 신체 부위들을 연결하고, 지지해 주는 조직; 비교적 세포 수는 적고 세포외 물질들을 많이 가지는 특징을 보임.

contiguous conduction 접촉 전도 활동전위가 무수신경 섬유를 따라 전파되는 것; 활성 부위와 불활성 부위 간의 국부 전류의 흐름이 불활성 부위를 역치에 이르게 하여 그 부위에 활동전위가 일어나게 함.

contractility(of heart) 수축력(심장의) 어떤 주어진 이완기말 용적(EDS)에서의 심장의 수축력.

control center 'integrator(통합중추)'를 보라.

controlled variable 조절 변화요인 조절계에 의해 좁은 범위 내에서 변할 수 있지만 유지되는 일부 요인.

convection 대류 공기 또는 수류에 의한 열에너지의 전달.

convergence 수렴 신경에서 수많은 시냅스전 뉴런 말단들이 하나의 시냅스후 뉴런의 세포본체에 시냅스를 이루어서, 단일 신경의 활동이 많은 다른 신경 활동에 의해 영향을 받는 것.

convex surface 볼록 표면 빛을 모으는 렌즈의 표면처럼 중앙이 볼록하 게 나온 표면.

core temperature 중심온도 인체 내 중심부(복부와 흉부 기관, CNS 및 골격근 등)의 온도로서 항상적으로 약 37.5°C를 유지함.

cornea 각막 눈의 가장 앞을 덮고 있는 투명한 구조물로서, 이를 통해서 빛이 눈의 내부로 들어 옴.

coronary circulation 관상순환 심장근육 자체로의 혈액 흐름.

corpus callosum 뇌량 두 개의 뇌 반구를

구조적 및 기능적으로 연결하는 광범위한 신경섬유 다발

corpus luteum 황체 배란후 여포로부터 만들어지는 난소의 구조물.

corticotrophes 피질자극세포 부신피질자극호르몬을 분비하는 뇌하수체 전엽 세포.

cortisol 코르티솔 단백질, 탄수화물 및 지방대사에서 중요한 역활을 하며, 스트레스에 저항하여 몸을 보호하는 작용을 가지는 부신피질 호르몬의 하나.

cotransport 'symport(공동수송)'을 보라.

countercurrent multiplier system 역류증폭계 신장 수질에서 수평적 삼투기울기를 만드는 긴 헨레고리에 의해 인체의 요구에 따라 오줌의 농도를 다양하게 해주는 기구.

countertransport 'antiport(역수송)'을 보라.

cranial nerve 뇌신경 뇌간 또는 전뇌와 CNS 바깥에 있는 구조를 연결하는 24개의 말초신경(12쌍) 중의 하나.

cross-bridge 가교 근섬유의 굵은 필라멘트로부터 나온 미오신 분자의 구형 머리부로서, 수축 때 가는 필라멘트의 액틴 분자와 작용하여 근섬유의 길이를 짧게 해줌.

CSF 'cerebrospinal fluid(뇌척수액)'를 보라.

current 전류 양전하들이 더 많은 음전하를 가진 쪽으로 이동하는 것과 같은 전하의 흐름.

cyclic adenosine monophosphate (cAMP) 고리형-아데노신-1인산 ATP로부터 만들어지는 분자로서 세포 내의 2차전달자의 하나.

Cyclic AMP 'cyclic adenosine monophosphate(고리형-아데노신-1인산)'를 보라.

cytokine 시토카인 림프구들에서 분비되는 항체들 이외의 모든 화학물질들.

cytoplasm 세포질 세포 내부의 핵 이외의 부위.

cytoskeleton 세포골격 세포의 "뼈와 근육"처럼 작용하는 복잡한 세포내 단백질 망상구조물.

cytosol 세포질 세포질에서 세포소기관들 이외의 액체 부위.

cytotoxic T cell 세포독성 T세포 바이러스 침투를 받은 세포나 암세포처럼 외래 항원을 가진 숙주 세포들을 파괴하는 T세포 집단.

D

dead-space volume 사강 용량 호흡 통로를 통해 들어오고 나가는 부위를 차지하고 있는 공기의 양으로서, 이 용량 만큼은 폐포와 공기 사이에서 산소와 이산화탄소 교환에 사용되지 않는 부피임.

dehydration 탈수 생명체에서 물이 빠져 나가는 것.

dehydroepiandrosterone(DHEA) 디히드로에피안드로스테론 양 성(sex) 모두의 부신피질에서 분비되는 남성호르몬.

dendrite 수상돌기 신경의 세포본체 표면의 여러 나뭇가지 모양의 돌출 구조물로서, 세포본체로 신호를 운반함.

deoxyribonucleic acid(DNA) 데옥시리보핵산 핵 내에 있는 세포의 유전물질로서, 단백질 합성에 필요한 유전암호들을 제공하며 세포복제의 청사진 역할을 함.

depolarization 탈분극 막전위가 휴지전위보다 감소되는 것; 휴지 수준으로에서 막 전위가 0mV 쪽으로 변하는 것

dermis 진피 피부의 표피 아래쪽을 덮고 있는 결합조직 층; 혈관들과 신경들이 분포되어 있음.

descending tract 하행로 뇌로부터 척수를 따라 원심신경들로 메시지를 전달해 주는 기능을 가진 신경섬유들의 이동 통로.

desmosome 데스모솜 인접해 있는 두 세포를 세포막 사이를 필라멘트 구조물의 확장을 통해 결속해주는 부착연접; 상당히 신장되기 쉬운 조직들에 가장 많이 존재함.

DHEA 'dehydroepiandrosterone(디히드로에피안드로스테론)'을 보라.

diaphragm 횡격막 흉강의 아래쪽 부위에 형성된 돔 모양의 골격근육 박판; 주된 흡기근육.

diastole 이완기 심실이 이완되어 혈액이 채워지는 시기.

diencephalon 간뇌 시상과 시상하부로 구성된 뇌의 한 부분.

differentiation 분화 다세포 생명체에서 발생기간 동안 특정 기능을 수행할 수 있는 특화된 세포들로 되는 과정.

diffusion 확산 지속적인 열에 의한 분자들의 무작위적인 운동에 의해서 분자들이 무작위적으로 충돌하고 섞이는 것.

digestion 소화 음식물의 구조적으로 복잡한 음식물이 소화계 내에서 만들어진 효소들에 의해 흡수할 수 있는 작은 단위 분자들로 분해되는 과정.

diploid number 2배체 수 사람의 모든 체세포에서 볼 수 있는 것처럼 46개(23 쌍)의 염색체 세트.

discriminative ability(식별 능력) 'acuity(예민성)'을 보라.

distal tubule 원위 세뇨관 신장 네프론에서 헨레고리와 집합관 사이에 뻗어 있는 매우 굴곡성을 갖는 세뇨관 부위.

diurnal rhythn 일주기적 리듬 호르몬 수준의 매우 규칙적이며 반복적인 진동주기로서, 보통 밤–낮 시간인 매 24시간 주기로 일어남; 활동일 주기(circadiam rhythm) 또는 생물학적 리듬(biological rhythm)이라고도 함.

divergence 발산, 분기 한 신경의 축삭말단들이 흩어지거나 가지를 쳐서, 이 단일 신경의 활성이 그 말단의 시냅스를 통해 여러 다른 세포들에 영향을 미치는 것.

DNA 'deoxyribonucleic acid(데옥시리보핵산)'을 보라.

dorsal root ganglion 배근 신경절 척수에 근접해 있는 구심성 신경세포 본체들의 집단.

down regulation 하향 조절 호르몬 수준이 올라가 그 자신 수용체들에 대한 직접적 효과로 인해서, 한 특정 호르몬에 대한 수용체들 수가 감소되는 것(그 결과로 표적세포들에 대한 감수성도 저하).

dynein 디네인 리소솜에 의해 파괴시키기 위해 신경세포 축삭 말단으로부터 세포본체로 세포 찌꺼기를 운반시키는 것처럼, 세포 중심부를 향한 미세소관 "고속도로"를 따라서 "걷는" 운동 분자 단백질.

E

ECG 'electrocardiogram(심전도)'를 보라.

ECM 'extracellular matrix(세포외 기질)'을 보라.

edema 부종, 수종 간질액의 과다 축적으로 조직들이 부풀어 오름.

EDV 'end-diastolic volume(이완기말 용적)'을 보라.

EEG 'electroencephalogram(뇌전도)'를 보라.

effector 실행기, 효과기 통합계에 의해 명령된 출력 신호를 수행하는 조절계의 구성원.

effector organ 효과기관, 실행기관 신경계의 명령을 받은 근육이나 선과 같은 기관들로서, 명령에 따라 특정 운동이나 분비처럼 원하는 효과를 수행하는 기관.

efferent division 원심성 구역 중추신경계로부터의 명령을 효과기관들로 운반하는 말초신경계 뉴런 부위.

efferent neuron 원심성 뉴런 중추신경계로부터의 정보를 효과기관으로 운반하는 뉴런.

efflux 유출 세포 밖으로의 이동.

eicosanoid 에이코사노이드 아라키돈산 유도체들로서 프로스타글란딘, 프로스타시클린, 트롬복산, 류코트리엔이 있으며, 이들은 생성부위 가까이에서 측분비물로 작용한다.

elastic recoil 탄력적 반동 폐가 신장된 다음 일그러지는 것에 대항하는 것.

electrical gradient 전기기울기 두 인접 영역 사이에서의 전하 차이.

electrocardiogram(ECG) 심전도 심장 근육의 탈분극과 재분극 결과로 생성된 전기적 변화를 피부 표면에서 기록한 것.

electrochemical gradient 전기화학적 기울기 한 이온이 막을 경계로 전기기울기와 농도(화학)기울기가 동시에 존재하는 것.

electroencephalogram(EEG) 뇌전도 뇌의 피질층에 설치한 전극을 통해 세포 본체들과 수상돌기들의 총 시냅스후 전위에 대한 기록.

electrolyte 전해질 수용액에서 이온들로 해리되어 전기를 전도하는 물질.

electron transport system 전자전달계 미토콘드리아 내막에 존재하는 일련의 전자운반체들로서 높은 에너지 수준에서 낮은 에너지 수준으로 전자를 전달하며 이때 방출되는 에너지에 의해 H^+ 농도기울기가 만들어지며, 그 기울기 에너지를 이용해 ATP를 합성함.

embolus 색전 자유롭게 떠다니는 혈병.

embryonic stem cells(ESCs) 배아 줄기세포들 분열하여 궁극적으로는 성숙되고 특화된 신체의 세포들로 분화될 수 있고, 복제될 수 있는 수정란의 초기 분열 때의 미분화세포들.

end-diastolic volume(EDV) 이완기말 용적 심실의 혈액 채움이 완료된 이완 말기 때의 심실의 혈액량.

endocrine axis 내분비 축 뇌하수체 호르몬들의 방출호르몬-표적 내분비 호르몬의 방출을 조절하는 자극호르몬-표적 내분선 호르몬(예, 갑상선자극호르몬 방출호르몬-갑상선자극호르몬-갑상선 호르몬)과 같이 3단계로 된 호르몬 반응 축으로서, 이러한 단계를 거쳐 최종적으로 생리적 효과를 나타냄.

endocrine gland 내분비선 혈액으로 호르몬들을 분비하는 이동 관이 없는 분비샘(분비선).

endocytic vesicle 세포내섭취 소포 세포외 물질이 세포 내막으로 둘러싸인 작은 주머니.

endocytosis 세포내섭취(작용) 세포외 물질을 세포막이 안으로 접혀져 들어가 둘러싼 작은 주머니를 만들어 세포 안으로 끌어들이는 것.

endogenous opiate 내생적 아편물질 아편물 수용체에 결합하는 엔돌핀과 엔케파린을 말하며, 이 물질들은 우리 몸의 내재성 진통체계에서 중요함.

endogenous pyrogen 내생적 발열인자 염증 과정 중 대식세포들로부터 방출되는 화학물질을 말하며, 이것이 국부적으로 프로스타글란딘(PG)을 만들게 하고 PG가 시상하부의 체온 설정점을 높임으로써 열이 발생되도록 해 줌.

endometrium 자궁내막 자궁 내면의 상피 막.

endoplasmic reticulum(ER) 소포체 액체로 채워진 연속적인 막의 망상구조물(활면 소포체)와 넙적한 막 주머니 모양을 하며 리보솜이 부착된 막 구조물(조면 소포체)로 구성된 세포소기관의 하나; 단백질과 새로운 세포막 구성에 필요한 지질을 합성하고 분비함.

endothelium 내피 순환계의 내면을 덮고 있는 얇은 단일 상피세포층.

end-plate potential(EPP) 종판전위 골격근의 종판에서 아세틸콜린과의 결합반응에 의해 생기는 차등적 수용기 전위.

end-systolic volume(ESV) 수축기말 용적 심실 혈액이 비워진 심실 수축말기 때의 심실의 혈액량.

energy balance 에너지 평형 음식물 섭취에 의한 유입 에너지와 내 · 외적 일에 의한 유출 에너지 사이의 평형.

enteric nervous system 장내 신경계 내장 신경총을 이루는 신경섬유망들과 상당히 자기-조절능을 가지는 소화관 내의 점막하 신경총으로 이루어진 신경체계.

enterogastrone 엔테로가스트론 위(stomach)의 운동과 위액 분비를 저해하는 작용을 갖는 십이지장에서 분비되는 호르몬들로서, 세크레틴과 콜레시스토키닌(CCK)가 포함됨.

enterohepatic circulation 장간순환 소장과 간 사이에서 간문맥을 통해 담즙염들과 그 밖의 담즙 성분들의 재순환.

enzyme 효소 체내의 특정한 화학반응을 가속시키지는 촉매작용을 하는 특이 단백질 분자.

eosinophil 호산구 알레르기 반응과 감염 기생충 파괴에 관여하는 백혈구 중의 한 종류.

ependymal cell 뇌실막 세포 뇌 줄기세포 역할을 하는 신경아교세포의 일종으로서, 뇌실막 안쪽에 있음.

epidermis 표피, 상피 피부의 바깥층으로서, 여러 층의 상피세포들로 구성되어 있으며 가장 바깥쪽 세포들은 죽은 세포들로서 넓적함.

epididymis 부정소, 부고환 정자들을 저장하며 사정 전에 정자들의 성숙과 운동성을 증가시켜주는 작용을 하는 남성 생식계의 부속기관.

epinephrine 에피네프린 부신수질에서 분비되는 주 호르몬; 우리 몸에서 "알림반응"에 대한 대처와 동맥 혈압 조절에 중요함; 아드레날린이라고도 함.

epiphyseal plate 골단판 장골에서 골간(뼈대)와 골단(뼈끝)을 나누는 연골 층; 연골이 골화되기 전에 뼈가 더 길게 자라도록 하는 부위.

epithelial tissue 상피조직 세포와 그 환경 사이에서 물질교환이 이루어지도록 특화된 세포들로 이루어진 조직; 여러 체 표면을 덮고 있으며, 공간도 가지며, 분비선을 형성함.

EPSP 'excitatory postsynaptic potential(흥분성 시냅스후 전위)'를 보라.

equilibrium potential(Ex) 평형전위 주어진 이온에 영향을 미치는 농도기울기와 그 반대로 작용하는 전기기울기가 서로 힘은 동일하지만 방향이 반대일 때 존재하는 전위로서 이온의 순 이동은 없음.

erythrocyte 적혈구 혈액 속의 붉은색을 띠는 세포로서, 원형질막으로 둘러싸인 주머니에 산소를 운반하는 헤모글로빈과 적지만 이산화탄소와 H^+을 가짐.

erythropoiesis 적혈구생성 골수에서의 적혈구 생산.

erythropoietin 적혈구생성소 신장으로의 산소 운반 감소에 반응하여 신장에서 방출되는 호르몬; 골수에 작용하여 적혈구 생산을 촉진함.

ESCs 'embryonic stem cells(배아 줄기세포들)'을 보라.

esophagus 식도 인두에서 위까지 뻗쳐 있는 긴 근육성 관상 구조물.

estrogen 에스트로겐 "여성"의 성호르몬.

ESV 'end-systolic volume(수축기말 용적)'을 보라.

evaporation 증발 체 표면으로부터 수분이 기체 상태로 바뀌어서 열이 손실되는 것.

exchange 'antiport(역수송)'을 보라.

excitable tissue 흥분성 조직 흥분 시 전기 신호를 만드는 조직; 신경과 근육이 해당됨.

excitation−contraction coupling 흥분−수축 연관 근육의 흥분(활동전위의 존재)과 근수축(활주와 근절 줄어 듬) 발생을 연결시키는 일련의 과정.

excitatory postsynaptic potential(EPSP) 흥분성 시냅스후 전위 신경전달물질 결합에 반응하여 시냅스후 막에서 생성되는 작은 탈분극으로서, 시냅스후 신경 막을 역치 가까이 올려 줌.

excitatory synapse 흥분성 시냅스 신경전달물질에 대한 반응에 의해 시냅스후 뉴런막을 작게 탈분극 시켜 역치 가까이 올려 주는 시냅스.

exocrine gland 외분비선 이동 관을 통해 몸 밖이나 외부와 소통하는 내강으로 분비물을 내보내는 분비샘(선).

exocytosis 세포외배출(작용) 세포내 소포가 원형질막에 융합한 다음, 소포가 열리고 그 내용물을 세포 밖으로 방출하는 과정.

expiration 호기, 호식 폐 밖으로 공기를 내보냄.

expiratory muscle 호기성 근육 흉곽의 크기를 줄이고 폐를 반동시키는 골격근으로서, 공기가 폐로부터 대기로 이동되게 함.

external environment 외부환경 생물체의 외부 표면을 싸고 있는 환경.

external genitalia 외부 생식기 밖에서 볼 수 있는 생식계 부분.

external intercostal muscle 외 늑간근 늑골(갈비뼈)을 앞으로 올려서 흉곽을 확장시키는 흡기성 근육.

external work 외부 일 외부 물체를 이동하거나 환경과 관련되어 몸을 움직이기 위한 골격근 수축에 소모되는 에너지. internal work(내부 일)과 비교.

extracellular fluid(ECF) 세포외액 세포 바깥의 모든 액체; 간질액과 혈장으로 구성됨.

extracellular matrix(ECM) 세포외 기질 국소 세포들에서 분비된 세포외액에 섬유성 단백질들이 흩어져 있는 혼합물로 구성된 그물 모양의 복합체.

extrinsic control 외인성 조절 한 기관 밖에서 그 기관의 활성 변화가 시작되는 조절 기작; 신경계와 내분비계에 의해 완성됨.

extrinsic nerve 외인성 신경 소화관 밖으로부터 오는 신경들로서 여러 소화기관들을 자극함.

F

facilitated diffusion 촉진확산 농도기울기를 따라서 원형질막을 가로지르는 수동적인 운반체-매개형 수송.

fatigue 피로 지속적 자극에도 불구하고 주어진 수준에서 근장력을 유지 못하는 상황.

feedback 되먹임 변화가 감지된 후에 일어나는 반응; 음성되먹임이거나 양성되먹임 일 수 있음.

feedforward mechanism 앞먹임 기작 시스템이 한 조절변인의 변화를 방지하도록 된 반응 기작.

feeding signal 섭식신호 기아 감각을 일으키고, 먹고 싶은 욕망을 촉진시키게 하는 식욕 신호.

fibrinogen 피브리노겐 수용성의 큰 혈장 단백질 분자로서, 혈액 응고과정에서 불용성의 실 같은 형태의 분자인 피브린으로 되어 그물 모양의 혈병으로 바뀌게 함.

Fick's law of diffusion 픽의 확산법칙 막을 관통하는 물질의 순 확산속도는 그 물질의 농도기울기, 물질의 지용성 그리고 막의 표면적에 정비례하고, 그 물질의 분자량과 확산거리에 반비례한다는 법칙.

fight-or-flight response 알림반응 교감신경 자극에 대한 반응에서 자율신경계 자극을 받는 여러 기관들의 활성이 변화하는 것으로서, 외부 환경으로 부터의 신체적 위협과 같이 응급상황이거나 스트레스성 상황에서 격렬히 신체적 활성을 총체적으로 준비하는 것.

firing 발사, 격발 한 흥분성 세포가 활동전위를 일으키는 것.

first messenger 1차전달자 호르몬과 같은 세포 외부의 1차적 화학전달물질을 말하며, 이것이 세포막 표면에 결합하면 세포내의 2차전달자를 활성화시켜 목적하는 세포 반응을 일으킴.

flagellum 편모 하나의 긴 채찍처럼 생긴 부속물로서 정자의 꼬리로 작용함.

flow rate(of blood or air) 유동률(혈액 또는 기체의) 단위 시간당 혈관을 따라 흐르는 혈액의 양("혈류량"이라고도 함) 또는 기관을 통해 흐르는 공기의 양.

fluid balance 체액 평형 ECF 양의 유지(장기적 혈압 조절 경우)와 ECF 삼투질 농도의 유지(정상 세포 부피 유지 경우).

follicle(of ovary) 여포(난소의) 발생 단계의 난자(알)와 이를 싸고 있는 특수 세포들.

follicle-stimulating hormone(FSH) 여포-자극 호르몬 여성에서는 여포의 발달과 에스트로겐의 분비를 촉진하고, 남성에서는 정자의 생산을 촉진하는 뇌하수체 전엽 호르몬의 한 종류

follicular cell(of ovary) 여포세포(난소의) 과립층과 난포막 세포.

follicular cell(of thyroid gland) 여포세포(갑상선의) 갑상선에서 교질로 채워진 여포층을 형성하는 세포로서 갑상선 호르몬을 분비함.

follicular phase 여포기 배란에 앞서서 성숙하는 여포들이 많이 있는 월경주기의 한 단계.

Frank−Starling law of heart 프랭크−스탈링의 심장 법칙 이완말기 용적이 증가할수록 심장의 수축력이 증가하고 박출량이 증가하도록 한다는 심장 본래의 조절 법칙을 말함; 즉, 정상에서 심장은 심장으로 돌아온 모든 혈액을 펌프해 내보낸다는 것.

free radical 자유 라디칼 전자가 결여된 매우 불인직한 입자로서, 자유 라디칼은 반응성과 파괴력이 매우 큼.

frontal lobe 전두엽 중심구 앞의 뇌 상단부에 있는 대뇌피질 부위로서, 수의적 운동령, 언어능력, 사고능력을 담당함.

FSH 'Follicle-stimulating hormone(여포자극 호르몬)'을 보라.

fuel metabolism 연료대사 'intermediary metabolism(중간대사)'를 보라

functional syncytium 기능적 합포체 간극연접들에 의해 서로 연결된 평활근 또는 심근의 한 집단을 말하며, 전기적 및 기계적으로 한 단위처럼 기능함.

functional unit 기능적 단위 한 기관 내에서 기관이 수행하는 것과 동일한 기능을 할 수 있는 가장 작은 구성 성분; 예를 들면, 신장의 기능적 단위는 네프론임.

G

gamete 배우자 생식세포로서 반수체 염색체를 가짐; 정자와 난자.

gamma motor neuron γ-운동뉴런 근방추 수용체의 근섬유들을 조절하는 하나의 운동뉴런.

ganglion 신경절 중추신경계 바깥에 위치한 신경세포체들의 집단.

ganglion cell 신경절 세포 망막의 가장 바깥층에 있는 신경세포들로서 그들의 축삭이 시신경을 이룸.

gap junction 간극연접 인접한 세포 사이에 형성된 작은 소통 통로이며 세포 사이에 전하-운반 이온들의 이동을 하게 해 줌으로써, 한 세포의 전기활성이 인접세포로 퍼지게 함.

gastrin 가스트린 위의 유문선 영역에서 분비되는 호르몬으로 위 내벽의 주세포와 벽세포들을 자극하여 산성의 위액 분비를 자극함.

gastrointestinal hormone 위장관 호르몬 소화관 점막의 내분비세들로부터 혈액으로 분비도니는 호르몬들로서, 소화계의 다른 부위들의 운동과 분비를 조절함.

gestation 임신 임신

ghrelin 그렐린 비워진 위세포들에서 분비되는 강력한 식욕 자극 호르몬.

gland 선, 샘 분비가 일어나도록 특화된 상피조직의 일종.

glial cell (신경)교세포 cns의 결합조직 세포들로서, 신경을 물리적 및 대사적으로 지지하는 세포이며, 성상교세포, 휘돌기교세포 및 소교세포 등이 포함됨.

glomerular filtration 사구체 여과 신장 네프론의 사구체 모세혈관들로부터 관상 구조물로의 단백질을 제외한 혈장의 여과로서, 요 생성의 첫 번째 단계.

glomerular filtration rate(GFR) 사구체 여과율 사구체 여과가 일어나는 속도

glomerulus(in kidney) 사구체(신장의) 신장 네프론의 시작점에 있는 공-모양의 모세혈관 다발로서, 오줌 형성의 첫 번째 단계로 혈액으로부터 물과 용액이 여과되는 곳.

glomerulus(in olfactory bulb) 사구체(후각신경구의) 서로 다른 냄새 성분들을 판별할 수 있는 "후각 기록부" 역할을 하는 후각구 내의 공-모양의 신경 접합.

glucagon 글루카곤 혈액 내 포도당과 지방산 수치를 올려주는 작용을 하는 이자 호르몬.

glucocorticoid 글루코코르티코이드, 당질코르티코이드 중간대사와 스트레스에 대한 저항성을 돕는데 중요한 부신피질 호르몬; 코르티솔이 주 호르몬.

gluconeogenesis 포도당신생(과정) 아미노산들로부터 포도당을 생성하는 반응 과정.

glycogen 글리코겐 간과 근육에서의 포도당 저장형인 다당류.

glycogenesis 글리코겐합성(과정) 포도당을 글리코겐으로 합성하는 반응 과정.

glycogenolysis 글리코겐분해 글리코겐을 포도당으로 분해하는 반응.

glycolysis 해당(과정) 세포질에서 일어나는 생화학 반응 과정으로서, 포도당을 두 분자의 피루브산으로 분해함.

GnRH 'gonadotropin-releasing hormone(생식선자극 호르몬-방출 호르몬)'을 보라.

golgi complex 골지복합체 편평한 막 주머니로 구성된 세포소기관; 새로 합성된 물질들을 소포체로부터 받아서 최종 생성물로 변형시킨 후, 최종 목적지로의 분배를 담당.

gonadotrope 생식선자극 세포 생식선자극 호르몬을 분비하는 뇌하수체 전엽 세포.

gonadotropin-releasing hormone(GnRH) 생식선자극 호르몬-방출 호르몬 뇌하수체 전엽에서 생식선자극 호르몬인 FSH와 LH를 방출하도록 자극하는 시상하부 호르몬.

gonadotropin 생식선자극 호르몬 여포자극 호르몬(FSH)과 황체호르몬(LH); 생식소에서 성호르몬의 분비를 조절하는 호르몬.

gonad 생식소 1차 생식기관으로서, 배우자(난자와 정자)를 만들며 성호르몬을 분비하는 기관; 정소와 난소.

G protein G-단백질 세포 밖에서 1차 전달자(예, 호르몬)가 세포막 수용체에 결합되면 즉시 활성화되어 막 안쪽에 효과 기능을 갖는 cAMP 2차전달 체계를 활성화시키는 단백질.

G-protein coupled receptor g-단백질 연관 수용체 외부 화학 전달자가 결합하였을 때, g 단백질 연관신호를 활성화시키는 수용체.

graded potential 차등전위 크기의 정도가 변하면서 생기는 막전위의 국소적 변화; 흥분성 조직들에서 단거리 신호로의 역할을 함.

grand postsynaptic potential(GPSP) 총 시냅스후전위 동시에 발생한 모든 EPSP들과 IPSP들의 총합 결과로 생기는 최종 시냅스후 전위.

granurocyte 과립백혈구 세포질에 과립들을 가지는 백혈구들을 말하며, 호중구, 호산구, 호염구가 포함됨.

granulosa cell 과립세포 난소 여포 안에서 발생 중인 난세포를 둘러싸고 있는 세포층.

gray matter 회백질 주로 밀집된 세포본체들과 수상돌기들로 이루어진 중추신경계 부위

growth hormone(GH) 성장호르몬 몸 전체의 생장 조절 역할을 하는 뇌하수체 전엽 호르몬이며, 중간대사에서도 중요한 역할을 함; 소마토트로핀(somatotropin)이라고도 함.

H

H^+ See 'hydrogen ion(수소 이온)을 보라.

haploid number 반수체 배우자의 염색체 수; 사람의 경우 상염색체(46개) 각 쌍의 반수인 염색체 23개임.

Hb 'hemoglobin(헤모글로빈)'을 보라.

hCG 'human chorionic gonadotropin(사람 융모성 생식선자극호르몬)'을 보라

helper T cell 보조 T세포 다른 면역-반응 효과기 세포들(B 세포와 Tc 세포)의 활성을 촉진시키는 T세포 집단.

hematocrit 혈구용적(률) 혈액을 원심분리하였을 때 갈아 앉는 적혈구가 차지하는 혈액 부피의 퍼센트.

hemoglobin(Hb) 헤모글로빈 적혈구에 들어 있는 철-함유 고분자 단백질로서 혈액에 의한 대부분의 산소와의 결합과 운반을 담당함; 혈액 내 이산화탄소와 H^+ 일부의 운반도 함.

hemolysis 용혈 적혈구 세포들의 파열.

hemostasis 지혈 손상된 혈관으로부터 출혈의 멈춤.

hepatic portal system 간 문맥계 소화관과 간 사이의 복잡한 혈관 연결 체계로서, 소화계로부터의 정맥혈이 간으로 들어와 흡수한 영양분들을 심장으로 보내기 전에 일련의 과정(분배, 저장, 해독 등)이 이루어짐.

hippocampus 해마 측두엽의 중간 지역의 길쭉한 부위인데, 특히 장기 기억에 중요함.

histamine 히스타민 비만세포나 호염구에서 방출되는 화학물질로서, 혈관확장과 모세혈관 투과성 증가를 일으킴; 알레르기 반응과 염증 반응에 관여함.

homeostasis 항상성 세포들이 들어 있는 내부 액체 환경에서 비교적 안정된 물리 화학적 조건들이 되도록 생명 체계의 매우 상호 협동적인 조절 작용들에 의해 일정하게 유지시키는 것.

homeostatic control system 항상성 조절계 정상의 설정점으로부터 벗어난 경우 반대로의 조정 작용을 통해 일정 수준으로 유지되도록 해 주는 감지계, 중추계 및 효과기들이 포함된 조절 체계.

hormone 호르몬 내분비선에서 혈액으로 분비된 다음, 표적세포들로 운반되어 먼 거리에도 작용하는 화학적 매개물질.

hormone response element(HRE) 호르몬반응 요소 한 스테로이드 호르몬과 그 핵 수용체가 결합하는 DNA 상의 특정 부위.

host cell 숙주세포 바이러스에 감염된 체세포.

HRE 'hormone response element(호르몬반응 요소)'를 보라.

human chorionic gonadotropin(hCG) 사람 융모막성 생식선자극호르몬 발생 중인 태반에서 분비되는 호르몬으로서, 임신동안 황체의 유지와 자극기능을 가짐.

Hydrogen ion(H^+) 수소이온 해리된 산의 양이온 부위.

hydrolysis 가수분해 한 영양소 분자 화학결합 부위에 물이 가해져서 소화(분해)되는 것.

hydrostatic pressure 정수압 액체를 담고 있는 벽에 가해지는 압력.

hyperplasia 과다형성 세포 수들의 증가.

hyperpolarization 과분극 휴지전위보다 막전위가 증가된 것; 전위가 휴지전위보다 더 음전하를 가지게 됨.

hypersecretion 과분비 한 특정 호르몬이 너무 많이 분비됨.

hypertension 고혈압 만성적으로 정상 평균동맥 혈압보다 높은 혈압.

hypertonic solution 고장액 삼투질 농도가 정상 체액의 것보다 높은 용액; 정상보다 농축된 용액.

hypertrophy 비대 기관(또는 조직)을 구성하는 세포들의 크기가 증가하여 기관(또는 조직)의 크기가 커지는 것.

hyperventilation 고환기 이산화탄소(CO_2) 제거에 필요한 대사적 요구를 초과하는 환기

hypophysiotropic hormone 뇌하수체자극호르몬 뇌하수체 전엽 호르몬들의 분비를 조절하는 시상하부에서 분비되는 호르몬.

hyposecretion 저분비 한 특정 호르몬이 너무 적게 분비됨.

hypotension 저혈압 만성적으로 정상 평균동맥 혈압보다 낮은 혈압.

hypothalamo-hypophyseal portal system 시상하부-뇌하수체 문맥계 시상하부와 뇌하수체 사이의 연결 혈관계로서 뇌하수체 자극호르몬들을 받아들이는 정맥들.

hypothalamus 시상하부 시상 아래의 뇌 영역으로서, 수분과 염의 평형 및 섭식과 같은 내부 체액 환경의 여러 양상들을 조절함; 자율신경계와 내분비계 사이를 연결시키는 중요한 역할 담당.

hypotonic solution 저장액 정상적 체액의 삼투질 농도보다 삼투질 농도가 낮은 용액; 정상보다 희석된 용액.

hypoventilation 저환기 산소 공급과 이산화탄소 제거에 필요한 대사적 요구에 못 미치는 환기

hypoxia 저산소(증) 세포 수준에서 산소가 불충분한 것(그때 생기는 증상).

I

I band I-대, 명대 골격근과 심근 섬유를 광학현미경으로 볼 때 암대(A band)와 반복적으로 나타나는 가로 무늬의 한 종류.

ICF 'intracellular fluid(세포내액)'을 보라.

IGF 'insulin-like growth factor(인슐린-유사 성장인자)'를 보라.

immune surveillance 면역감시 체내에서 새롭게 만들어진 암세포의 인지와 파괴.

immunity 면역능 몸에 해로운 외부 물질들 또는 비정상 세포들에 대해 저항하거나 파괴시키는 능력.

immunoglobulin 면역글로불린 항체(5종류인 IgG, IgA, IgD, IgM, IgE가 있음); γ 글로불린.

impermeable 불투과성의 원형질막을 통한 특정 물질 이동을 차단하는.

implantation 착상 포배가 자궁 내벽에 자리 잡는 과정.

inclusion 봉입체 세포 내의 글리코겐이나 트리글리세리드(지방)처럼 영구적이 아닌 저장 물질.

incretin 인크레틴 소화관에서 방출되어 췌장에서의 인슐린 분비를 자극하는 호르몬.

inflammation 염증 상호 연관된 일련의 선천적인 비-특이적인 반응 과정으로서, 외부로부터의 침입자나 조직 손상에 의해 일어나며, 특히 호중구와 대식세포가 포함되고 국부 혈관의 변화가 일어남.

influx 유입 세포 내로의 이동.

inhibin 인히빈 정소의 세르톨리세포 또는 난소의 여포에서 분비되는 호르몬으로서 FSH 분비를 억제함.

inhibiting hormone 억제 호르몬 특정 뇌하수체 전엽 호르몬의 분비를 저해하는 시상하부 호르몬.

inhibitory postsynaptic potential(IPSP) 억제성 시냅스후 전위 신경전달물질 결합에 반응하여 시냅스후 뉴런에 발생하는 작은 과분극 전위로서, 시냅스후 뉴런 막이 역치와 더 멀어지게 됨.

inhibitory synapse 억제성 시냅스 신경전

달물질 결합에 반응하여 시냅스후 뉴런에 발생하는 작은 과분극전위로서에 의해 시냅스후 뉴런 막이 역치와 더 멀어지게 하는 시냅스.

innate immune system 선천면역계 외부 또는 비정상 물질에 노출되었을 때 그에 대해 방어하는 비선택적인 선천적 방어; inflammation(염증), interferon(인터페론), NK(자연살생)세포, complement system(보체계) 참조.

inorganic 무기의 탄소를 함유하지 않는 물질들의; 비-생명체들로부터 옴.

insensible loss 무의식적 수분상실 폐 또는 피부 증발(땀은 제외)에 의하며. 인식하지 못하는 수분 손실.

inspiration 흡기 들이마시는 호흡

inspiratory muscle 흡기성 근육 수축에 의해 흉곽을 확장시키는 골격근으로서, 폐의 확장에 의해 대기로부터 공기가 폐 속으로 들어오게 함.

insulin 인슐린 혈액 내 포도당, 지방산 및 아미노산 수준을 낮춰주며, 이들 성분들의 저장을 촉진시키는 이자 호르몬.

insulin-like growth factor(IGF) 인슐린-유사 성장인자 소마토메딘(somatomedin)과 동의어; 성장호르몬 자극에 의해 간으로부터 분비되는 호르몬으로서, 표적세포에 직접 작용하여 생장을 촉진시키며, 다른 조직들로 하여금 측분비로 작용하여 생장을 촉진하도록 IGF를 생산하게 함.

integrator 통합중추 구심성 유입 자극에 근거를 종합하여 원심성 유출자극을 결정하는 부위; control center(조절중추)라고도 부름.

integument 외피 피부와 그 밑의 결합조직.

intercostal muscle 늑간근 늑골들 사이에 있는 골격근; external intercostal muscle(외늑간근)과 internal intercostal muscle(내늑간근) 참조.

interferon 인터페론 바이러스 침투받은 세포들로부터 방출되는 화학물질이며, 동일 세포 또는 다른 숙주 세포들에서의 바이러스 복제를 일시적으로 방해함으로써 바이러스 감염에 비-특이적 저항성을 제공함; 이 이터페론을 i형 인터페론이라 함.

intermediate metabolism 중간대사 작은 영양소 분자들의 분해, 합성, 전환을 포함하는 세포내의 모든 화학반응들; 연료대사(fuel metabolism)라고도 함.

intermediate filament 중간섬유 세포에서 기계적 스트레스와 관련된 구조적 역할을 하는 실 모양의 세포골격 성분.

internal environment 내부 환경 혈장과 간질액으로 되어 있으며, 생명-유지를 위한 물질교환이 항상적으로 유지되는 인체의 세포외 액체 환경.

internal intercostal muscle 내늑간근 늑골(갈비뼈)을 위에서 아래로(안쪽으로) 끌어내려 흉곽을 축소시키는 호기성 근육.

internal respiraiton 내호흡 영양소 분자들로부터 에너지를 얻는 동안 산소를 사용하고 이산화탄소를 만드는 미토콘드리아에서 일어나는 세포 내 대사과정.

internal work 내부 일 체외에서의 기계적 일이 아니고, 체내에서 생물학적 에너지를 소모하는 모든 형태의 일. external work(외부 일)과 비교.

interneuron 연합뉴런 중추신경계 안에 놓여 있는 뉴런으로서, 말초로 들어온 정보의 통합뿐만 아니라 "생각"과 관련된 현상을 총괄하는 뉴런.

interstitial fluid(ISF) 간질액 우리 몸의 모든 세포들을 둘러싸며 세포들이 들어 있는 세포외액의 부분.

intra-alveolar pressure 폐포내압 폐포 속의 압력.

intracellular fluid(ICF) 세포내액 우리 몸에서 모든 세포들 안에 들어 있는 액체.

intrapleural pressure 흉강압 흉막낭 내부의 압력.

intrinsic control 내인성 조절 기관 내부에서의 국부적 조절 기작들.

intrinsic factor 내인성 인자 위의 내벽세포들에서 분비되는 특이 물질로서 비타민 b12와 결합되어야만 이 비타민이 흡수됨; 이 인자의 결핍은 악성빈혈을 일으킴.

intrinsic nerve plexus 내재성 신경총 소화관 벽에 있으며, 신경섬유들을 상호연결해 주는 회로망.

involuntary muscle 불수의근 자율신경 지배를 받는 근육으로서 수의 조절을 할 수 없음; 심근과 평활근.

ion 이온 하나 또는 그 이상의 전자를 얻거나 잃은 원자이며, 전기적 평형을 이루지는 않음.

IPSP 'inhibitory postsynaptic potential(억제성 시냅스후 전위)'를 보라.

iris 홍채 눈의 색깔을 이루는 색소-함유 골격근으로서 동공의 크기를 조절함.

islet of langerhans 랑게르한스 섬 호르몬들인 인슐린과 글루카곤을 혈액으로 분비하는 이자의 내분비 부위.

isometric contraction 등척성 수축 근육의 길이는 일정하면서 장력을 발휘하는 근육의 수축.

isotonic contraction 등장성 수축 근육의 장력은 일정하면서 근섬유의 길이가 변하는 근육의 수축.

isotonic solution 등장액 삼투질 농도가 정상 체액의 삼투질 농도와 동일한 용액.

J

juxtaglomerular apparatus 방사구체 장치 신장의 네프론에서 수입소동맥과 수출소동맥으로 이루어진 이 갈라진 부위를 통하는 헨레고리의 상행각 부위에 있으며, 특수화된 관상의 세포들로 이루어진 집단 구조물.

K

keratin 케라틴 피부를 강하게 해주어 방수 기능을 도와주는 피부세포의 중간섬유에 들어 있는 단백질.

Killer(K) cell 살생세포 항체들로 둘러싸인 표적세포의 막을 분해시켜 파괴시키는 면역계 세포들 중 한 종류.

kinesin 키네신 신경 축삭 내에서 축삭의 끝부분까지 미세소관을 따라서 분비소포들을 운반하는 운동 분자 단백질.

L

lactate(lactic acid) 젖산 혐기적 해당과정 중 피루브산으로부터 만들어지는 최종 산물.

lactation 젖분비 유선(젖샘)에 의한 젖 생산과 분비.

larynx 후두 인두와 기관 입구에 있는 "소리 상자"; 성대를 가짐.

lateral sac 측면주머니 근섬유의 근소포체에서 확장된 주머니처럼 생긴 영역들; 칼슘이온의 저장과 분비 역할을 하는데, 칼슘이온이 근수축을 촉발시키는 주 역할을 함.

law of mass action **질량작용의 법칙** 가역반응에서 한 물질의 농도가 증가하면 그 반응이 반대 방향으로 진행되고, 한 물질의 농도가 감소하면 반응이 감소 쪽으로 진행된다는 법칙.

leak channel **누출 채널** 계속 열려 있으며, 조절되지도 않고, 매개형도 아닌 채널.

left ventricle **좌심실** 심장에서 혈액을 체순환으로 펌프하는 방.

length-tension relationship **길이-장력 관계** 수축 개시 때 한 근섬유의 길이와 이어지는 강축 때 나타나는 근섬유의 장력과의 상관관계.

Lens **수정체, 렌즈** 눈에서 광선을 투과시키는 투명하고 볼록형인 구조물을 말하며, 거리에 따른 피사체의 시각 적응이 되도록 조정될 수 있음.

leptin **렙틴** 시상하부에 작용하여 식욕을 감소시켜 체중의 장기 조절의 주 역할을 하는 지방조직에서 방출되는 호르몬.

leukocyte **백혈구** 면역계의 이동성 방어 단위인 흰색 혈액세포.

leukotrienes **류코트리엔류** 특히 천식 발생에 중요한 원형질막 유래의 국소적 화학 매개체들.

leydig cell **레디히세포** 테스토스테론을 분비하는 정소의 간질세포.

LH 'luteinizing hormone(황체)'를 보라.

LH surge **LH 동요** 난소 주기(월경 주기) 중간 시기에 일어나는 LH 분비의 큰 증가로서 배란을 촉진시킴.

limbic system **대뇌변연계** 뇌줄기를 둘러싸고 있는 전뇌 구조물의 기능적으로 연결된 고리형 구조물로서. 감정, 기본 생존. 사회 성적인 행동양식 그리고 학습에 관여함.

lipase **리파아제** 췌장 선포세포들에서 주로 분비는 효소로서, 섭식한 지방을 소화시킴.

lipid emulsion **지질 현탁액** 그들 표면에 담즙염 흡수 결과로 서로 떨어진 작은 지방 알맹이들의 분산액

loop of henle **헨레 고리** 신장 네프론에서 근위세뇨관과 원위세뇨관 사이에 걸쳐 있는 머리핀 모양의 고리 구조물.

lumen **(내)강** 속이 빈 관상 기관의 내부 공간.

luteal phase **황체기** 황체 존재에 의해 지배되는 난소 주기의 단계.

luteinization **황체형성** 난소에서 배란 후 황체의 형성.

luteinizing hormone(LH) **황체호르몬** 배란과 황체 형성 그리고 여성에서는 프로게스테론을 남성에서는 테스토스테론 분비를 자극하는 뇌하수체 전엽 호르몬.

lymph **림프** 림프관에서 거둬들인 다음, 방어 목적으로 림프절을 통과한 후에 정맥계로 들어가는 간질액.

lymphocyte **림프구** 특이적으로 프로그램된 표적들에 대항하는 면역 방어를 제공하는 백혈구.

lymphoid tissue **림프조직** 림프절과 편도와 같이 림프구들을 만들고 저장하는 조직.

lysosome **리소좀** 세포 안으로 들어온 외래물질 또는 세포 찌꺼기 등 세포에 필요 없는 물질들을 파괴시키는 강력한 가수분해소화효소들을 가지고 있는 막에 둘러싸인 세포소기관.

M

macrophage **대식세포** 큰 조직-결합 대식세포.

mast cell **비만세포** 알레르기 반응 때, 히스타민을 합성, 저장 및 방출하는 결합조직에 있는 세포.

mean arterail blood pressure **평균 심방혈압** 심장주기 때 동맥들을 통해서 전진해 나가는 혈액의 평균 혈압; 평균 심방혈압 = 심박루량 × 총 말초저항.

mechanically gated channel **기계적 개폐형 채널** 뻗음이나 그 외의 기계적 변형에 반응하여 채널을 열거나 닫는 채널.

mechanoreceptor **기계적수용기** 뻗기나 굽이기와 같은 기계적 에너지에 민감한 감각수용기.

medullary respiratory center **연수 호흡중추** 연수 내에 있는 여러 신경 세포체들의 집합체로서, 호흡근육에 출력신호를 보내거나 환기의 크기 조절에 중요한 유입 신호를 받는 기능을 함.

megakaryocyte **거핵세포** 그 끝으로부터 혈소판이 떨어져 나오는 큰 골수-결합 세포.

meiosis **감수분열** 핵분열을 통한 복제를 거쳐 본래 세포에 있는 염색체의 절반만 갖는 4개의 딸세포를 만드는 세포분열 과정; 배우체(정자, 난자)를 만드는 분열.

melanocyte-stimulating hormone(MSH) **멜라닌세포-자극호르몬** 낮은 계통의 척추동물들에서 위장을 위한 피부색 조절기능을 하는 호르몬으로서, 이들 동물종의 뇌하수체에서 만들어짐; 사람의 경우엔 이 호르몬이 시상하부에서 측분비로 분비되어 섭식 조절기능을 하고, 피부의 케라틴세포들에서 측분비되어 멜라닌색소포로부터의 멜라닌 과립들의 분산 조절 역할을 하여 피부색을 띄게 함.

melatonin **멜라토닌** 밤에 송과선에서 분비되는 호르몬으로서, 낮과 밤에 따른 생체 리듬 조절을 도움.

membrane attack complex(MAC) **막공격복합체** 활성화된 5가지의 최종 보체계 성분들의 집단을 말하며, 이들이 침투하는 미생물 원형질 막에 구멍처럼 생긴 채널을 만들어서 누출에 의해 침입자를 파괴시킴. 죽이는 보체계 단백질의 집단.

membrane potential **막전위** 세포막을 가로지른 전하의 분리; 원형질막 안쪽 면을 따라 음전하가 그리고 막 바깥 표면을 따라 양전하가 좀 더 많이 분포되어 있음으로써 만들어지는 전위.

memory cell **기억세포** 미생물 침입에 반응하여 새로 만들어진 b 또는 t세포들이지만 침입자들에 대해 바로 면역반응에 참여하지는 않는 세포들; 대신에 활동 중지 상태로 있다가 동일 미생물들이 재차 침입할 때 더 빠르고 강력하게 공격할 준비가 되어 있는 세포들.

meninges **뇌척수막** 척수와 대뇌를 둘러싸고 있는 3층의 보호막.

menstrual cycle **생리주기** 난소주기에서 호르몬 변화들과 동반하는 자궁의 주기적 변화.

menstrual phase **생리기** 여성에서 질을 통해 자궁내막 찌꺼기들이 떨어져 나가고 혈액이 빠져나가는 특징을 보이는 생리주기의 단계.

messenge RNA(mRNA) **전령RNA** DNA로부터 단백질의 합성 장소인 세포질의 리보솜으로 특정 단백질 합성을 위한 전사된 유전정보를 전달해 주는 RNA.

metabolic acidosis **대사성 산증** 체내에서 탄산의 과다 축적이 아닌 다른 원인들의 결과

로 일어나는 산증.

metabolic alkalosis 대사성 알카리증 비-탄산의 상대적 결핍에 의해 생기는 알카리증.

metabolic rate 대사율 단위시간당 에너지 소비.

metabolism (물질)대사 생명체 세포에서 일어나는 모든 화학반응들.

micelle 미셀 담즙염, 레시틴과 콜레스테롤 등의 수용성 집합체로서, 소수성 중심부와 친수성 표면 부위를 가짐; 지방 소화에서 불용성-생성물을 흡수 부위로 운반해 주는 역할을 함.

microfilament 미세섬유 액틴 분자들(근세포에서는 미오신 분자들도 함께)로 이루어진 세포골격 요소; 여러 세포수축 계들에서 주 역할을 하며, 미세융모의 기계적 보강제로 작용함.

microglia 소(신경)교세포 중추신경계에서 면역 방어 역할을 하는 (신경)교세포들 중에 하나.

microtubule 미세소관 길고 가늘며, 가지를 갖지 않는 관 구조물에 배열되어 있는 세포골격 요소로서, 비대칭성 세포 모양을 유지하고 복잡한 세포 이동을 일정하게 해주는 작용을 함.

microvillus 미세융모 소화관과 신장 세뇨관 상피세포들의 내강 표면에 돌출되어 있는 것으로서, 액틴에 의해 경직되어 있고, 비운동성이며 머리카락 모양을 함; 내강에 노출되는 세포 표면적을 매우 크게 넓혀 줌.

micturition 배뇨 방광을 비우는 과정; 오줌을 내 보냄.

milk ejection 젖 배출 유방의 포상샘에서 만들어지고 저장된 젖을 각 포상샘을 둘러싸고 있는 근상피세포들의 수축작용에 의해 밖으로 짜내는 것.

mineralocorticoid 무기질코르티코이드 Na^+과 K^+ 평형 유지에 중요한 부신피질 호르몬; 대표적 호르몬이 알도스테론임.

mitochondrion 미토콘드리아 산화적 인산화에 관여하는 효소들을 가진 에너지 생성 세포소기관.

mitosis 유사분열, 체세포분열 핵분열 전에 염색체 복제가 일어나 두 개의 딸세포가 동일한 염색체 세트를 갖는 세포분열.

mitotic spindle 유사분열 방추사 유사분열 동안에 세포분열 전 복제된 염색체들이 각각 양극으로 이동하게 하도록 조립되는 미세소관 체계.

modality 자극양상 열, 빛, 압력과 화학적 변화처럼 감각수용기가 반응하는 에너지 형태.

molecular motor 분자모터 세포의 한 부위에서 다른 부위로 미세관을 따라 분자가 "걸어서" 전진하게 해 주는 "다리" 역할을 하는 특수 단백질 분자.

molecule 분자 원자들의 연결로 이루어진 화학물질.

monocyte 단핵구 혈액으로부터 특정 조직들로 이주하여 큰 대식세포로 변환되는 백혈구 중의 하나.

monosaccharide 단당류 포도당과 같이 단순 당분자들; 소화된 탄수화물의 흡수 단위.

motility 운동성 소화관 내강의 함유물들을 섞어주면서 전지시키는 소화관 벽의 근수축.

motor activity 운동능 골격근 수축에 의한 신체의 이동.

motor end plate 운동종판 운동 뉴런의 종말단추 바로 아래에 놓여 있는 골격근 섬유의 특수 부위이며, 종말단추에서 방출되는 아세틸콜린과 결합하는 수용체를 가짐.

motor neuron 운동뉴런 골격근을 자극하는 뉴런들로서 그 축삭들이 체성신경계를 구성함.

motor unit 운동단위 하나의 운동뉴런과 그에 의해 자극받는 근섬유들.

motor unit recruitment 운동단위 보충 수축력의 점진적 증가를 일으키기 위한 한 근섬유 운동단위의 점진적 활성화.

mucosa 점막 소화관 내강과 바로 접하고 있는 가장 안쪽 소화관 벽의 막.

multiunit smooth muscle 다단위 평활근 근섬유와 다른 섬유 간의 전기적 활성 전달을 거의 나타내지 않고, 평활근의 수축활성이 자율신경에 의해 개별적으로 자극받는 평활근 집단.

muscarinic receptor 무스카린성 수용체 모든 부교감신경의 절후신경 섬유들의 효과기관들에 있는 콜린성 수용체.

muscle fiber 근섬유 긴 실린더 모양을 하는 단일 근세포.

muscle tension 근장력 See 'tension(장력)'을 보라.

muscle tissue 근조직 수축과 장력 생성을 일으키도록 기능적으로 특화된 세포들의 집단.

myelin 미엘린 유수신경 섬유의 축색을 따라 일정 간격으로 덮고 있는 절연성 지질; 각 미엘린 덮개는 신경 축삭 주위를 젤리-롤 모양으로 싸고 있는 미엘린-형성 세포들에 의해 만들어짐.

myelin fiber 미엘린 섬유 규칙적 간격으로 절연성의 미엘린이 덮고 있는 신경 축삭.

myocardial ischemia 심근성 허혈 심장조직으로의 부적절한 혈액 공급.

myocardium 심근층 심장 벽을 이루는 심장 근육층.

myofibiril 근원섬유 수축 장치를 갖는 근세포들의 특화된 세포내 구조물

myogenic activity 근원성 활성 신경 명령에 의하지 않고 근육이 만드는 수축 활성.

myometrium 자궁근층 자궁에 있는 평활근 층.

myosin 미오신 근섬유에서 굵은 필라멘트를 이루는 단백질.

N

Na^+/K^+ pump Na^+/K^+ 펌프 능동적으로 Na^+을 세포 밖으로 그리고 K^+을 세포 안으로 수송하는 운반.

natural killer (nk) cell 자연살생세포 비특이적으로 바이러스-감염세포들이나 암세포들에 결합하여서 직접 이들 세포를 죽이는 림프구-유사세포의 한 종류.

negative balance 음의 평형 신체로부터의 물질의 손실이 이득을 넘어서 체내 총 물질량이 감소하는 상황.

negative feedback 음성 되먹임 조절 변인에 반대되는 반응으로 조절하는 기작으로서, 조절에 의해 요인에 대한 비교적 일정 설정점을 유지하게 됨.

nephron 네프론 신장의 기능적 단위; 상호연관된 혈관과 세뇨관으로 이루어져 있으며 오줌을 만드는 가장 작은 단위.

nerve 신경 말초 신경섬유들, 일부 구심신경들과 일부 원심신경들이 결합조직에 의해 둘러싸인 집단으로서 동일 신경경로를 가짐.

nerve fiber 신경섬유 'axon(축삭)'을 보라.

nervous system 신경계 인체의 두 가지 주 조절계들 중의 하나; 일반적으로 외부 환경과

의 반응에서 특히 신속한 활성을 나타냄.

nervous tissue 신경조직 전기신호들의 개시와 전달에 특수화된 세포들의 기능적 집단.

net diffusion 순 확산 한 용액의 두 종류 분자들의 반대되는 이동 사이의 차이.

net filtration pressure 순 여과압 단백질-제외 혈장이 사구체 막을 가로질러 보먼주머니로 여과시키는데 작용하는 정수압과 삼투압의 순 차이

neurogenic activity 신경성 활성 신경들에 의해 개시되는 근세포들의 수축력.

neuroglia 신경교세포 'glial cell(교세포)'를 보라.

neurohormone 신경호르몬 신경분비세포들에 의해 혈액으로 방출되는 호르몬.

neuromodulator 신경조정물질 비-시냅스 부위의 신경 수용체들에 결합하는 화학적 전달자로서 시냅스 효과들을 억제하거나 촉진시키는 장기간 변화를 일으킴.

neuromuscular junction 신경-근 접합부 운동신경과 골격근 섬유 사이의 연결부.

neuron 뉴런 전기신호의 개시, 전도 및 전달의 특이성을 가진 신경세포로서, 일반적으로 세포본체, 수상돌기 및 축삭으로 이루어짐.

neuropeptide 신경펩티드 축삭 말단에서 신경전달물질로 방출되는 크고 서서히 작용하는 펩티드 분자; 대부분 신경펩티드들은 신경조절물질로 작용함.

neuropeptide Y(NPY) 신경펩티드 Y 시상하부의 궁상핵으로부터 분비되는 강력한 식욕 자극제.

neurotransmitter 신경전달물질 활동전위에 반응하여 축삭 말단에서 방출되는 화학전달자로서, 다른 뉴런이나 뉴런과 해부적으로 연결된 효과기관에 영향을 줌.

neutrophil 호중구 식세포작용을 하며, 염증 반응에서 중요한 역할을 하는 백혈구의 한 종류로서 침투 세균에 대한 방어 기능을 가짐.

nicotinic receptor 니코틴성 수용체 모든 자율신경 절후신경절과 골격근 섬유의 운동종판에 있는 콜린성 수용체의 하나.

nitric oxide 일산화질소 내피세포들과 그 밖의 조직들에서 방출되는 국부적 화학 매개자; 그 효과기능은 국소적 동맥 혈관 확장. 외부 침입자들에 대항하는 독물질로의 작용, 그리고 하나의 신경전달물질로도 작용함.

nociceptor 통각수용기 조직 손상에 민감한 통증 수용기.

node of rnavier 랑비에 결절 절연성 미엘린 절편들 사이의 부분들; 축삭 막이 ECF에 노출된 부분이며 막전위가 있는 부위.

norepinephrine 노르에피네프린 교감신경 절후신경절 말단에서 방출되는 신경전달물질; 노르아드레날린.

NPY 'neuropeptide Y(신경펩티드 Y)'를 보라.

nucleus(of brain) 핵(뇌의) 뇌 속에서의 신경세포 본체들의 기능적 집합체.

nucleus(of cell) 핵(세포의) 뚜렷한 구형의 구조물로서, 일반적으로 세포의 중간 부위에 위치하며 세포의 유전물질인 DNA를 가짐.

O

occipital lobe 후두엽 시각피질이 위치한 대뇌피질의 뒤쪽 부위.

O_2−hb dissociation curve 산소−헤모글로빈 해리곡선 동맥혈의 P_{O_2}와 % 헤모글로빈 포화도 사이의 관계를 표시한 그래프.

oligodendrocyte 휘돌기교세포 신경교세포의 일종으로서, 중추신경계에서 미엘린-생성 세포.

oogenesis 난자형성 난자 생성

opsonin 옵소닌 세균을 대식세포에 결합시키는 인체-생성 화학물질로서, 옵소닌이 결합하면 식세포 작용이 촉진됨.

optic nerve 시신경 망막의 유입 시각에 관한 정보를 중추로 전달하는 신경다발.

optimal length 최적 길이 근섬유의 수축 생성 직전의 길이를 말하며, 이때 장력이 최대로 발생되며 이어서 강축으로 이어짐.

organ 기관 하나 또는 그 이상의 특정 기능들을 발휘하기 위해 둘 또는 그 이상의 조직들로 구성된 구조적 단위.

organelle 세포소기관 뚜렷하고 고도로 조직화된 막-결합 세포내 구획물들로서, 각각은 특정 세포기능을 수행하는 화학물들의 특정 세트를 함유함.

organic 유기(물)의 탄소를 함유한 물질의; 기원은 생명체들임.

organism 생명체 단세포 또는 다세포의 생명 단위체.

organ of corti 코르티 기관 내이 속에 있는 청각 기관으로서 그 속에 음파에 반응하여 굽어지는 유모세포들을 가지고 있어서, 청각신경의 활동전위로 변환해 줌.

osmolarity 삼투질농도 1 L 용액에서의 용질 입자의 농도; mosm/L로 표시함.

osmosis 삼투(현상) 더 높은 물 농도 영역(낮은 용질 농도)에서 더 낮은 물 농도의 영역(높은 용질 농도)으로의 선택적 투과막을 가로지르는 물의 이동 현상.

osmotic pressure 삼투압 순수한 물의 구획에서 막을 가로지르는 물의 삼투적 흐름에 대항하는 막의 반대면에 적용되는 압력; 용액의 삼투질 농도의 척도.

osteoblast 조골세포 뼈의 유기 기질을 만드는 골세포.

osteoclast 파골세포 형성된 뼈를 분해하는 골세포.

osteocyte 골세포 골액과 혈장 사이의 칼슘과 인산의 침착에 의해 석회화된 골질로 둘러싸였을 때 조골세포에서 변환된 세포.

otolith organ 이석 기관 머리의 회전 변화 정보를 감지하는 내이의 감각기관; 통낭과 소낭이 포함됨.

oval window 난원창 공기로 채워진 중이와 내이의 액체로 채워진 달팽이관의 윗부분을 분리해 주는 막으로 쌓인 개구부.

overhydration 수분과잉 신체 내 수분의 초과.

ovulation 배란 성숙한 난포로부터 난자의 방출.

oxidative phosphorylation 산화적 인산화(반응) 미토콘드리아에서 음식의 영양소들로부터 산소(O_2)를 사용하여 ATP로 변환시키고, 이산화탄소(CO_2)와 물(H_2O)를 만드는 생화학 반응들의 전체 과정; 전자전달계와 화학삼투를 포함함.

oxyhemoglobin 산소헤모글로빈 산소와 결합한 헤모글로빈.

oxyntic mucosa 산분비 점막 위저부와 위체부를 덮고 있는 점막으로서, 점막 목세포들, 벽세포들 및 주세포들에 있는 위선들로부터 분비를 하게하는 위공들을 가지고 있음.

oxytocin 옥시토신 시상하부에서 생성되어

뇌하수체 후엽에 저장되었다가 분비되어, 자궁 수축과 젖 분비를 촉진시킴.

P

pacemaker activity 박동원 활성 그 막전위가 스스로 점진적 탈분극하여 역치에 도달하게 하는 한 흥분성 세포의 자가-흥분 활성.

pacemaker potential 박동원 전위 한 박동원 세포에서의 채널 투과성의 자율적 변화를 수반하는 막-관통 수동적 이온 흐름의 이동결과로 자가-유도되는 서서히 탈분극 함으로써 역치에 도달하도록 해 주는 전위.

pancreas 이자, 췌장 십이지장 내강으로 소화효소들과 알칼리 용액을 분비하는 외분비선 부위와 호르몬인 인슐린과 글루카곤을 혈액으로 분비하는 내분비선으로 이루어진 혼합형 선.

paracrine 측분비 물질 분비된 부위 근처의 세포에 영향을 미치는 국부적 화학적 전달자.

parasympathetic nervous system 부교감신경계 조용하고, 이완된 상황들에 주로 관여하고, 소화 작용이나 방광을 비우는 것과 같은 신체 유지를 촉진시키는 자율신경계의 한 계열.

parathyroid gland 부갑상선 갑상선 뒤쪽 표면에 있는 4개의 작은 내분비선으로서 부갑선 호르몬을 분비함.

parathyroid hormone(PTH) 부갑상선 호르몬 부갑상선에서 분비되는 호르몬으로 혈장 Ca^{2+}의 수준을 높임.

parietal cell 벽세포 염산과 내인성 인자를 분비하는 위선세포; '부세포'라고도 부름.

parietal lobe 두정엽 체감각 피질을 가지는 중심구 뒤쪽 뇌 상단부에 있는 대뇌피질 부위.

partial pressure 분압, 부분압 한 기체 혼합물 내의 특정 한 기체에 의해 독립적으로 생기는 전체 기압의 부분적인 압력.

partial pressure gradient 분압기울기 기체의 높은 분압에서 낮은 분압 쪽으로의 이동을 촉진하는 두 부위 사이에서의 기체분압의 차이.

parturition 분만 아기의 출산.

passive expiration 수동호흡 에너지 소모 없이 흡기 근육 이완 때 폐의 탄력적 반동 결과로 조용한 호흡동안 이루어지는 호기성 호흡.

passive force 수동력 원형질막을 가로지르는 한 물질의 운반을 일으키는데, 세포 에너지 소모를 필요로 하지 않는 힘.

passive reabsorption 수동적 재흡수 신장 세뇨관을 통해 상피횡단 운반 단계들 어디에서도 에너지 소모가 요구되지 않는 재흡수.

pathogen 병원체 세균이나 바이러스와 같은 병-유발 미생물들.

pathophysiology 병태생리학, 병리생리학 병과 관련된 몸의 비정상적 기능을 연구하는 학문 분야.

pepsin; pepsinogen 펩신; 펩시노겐 위에서 분비되는 불활성형 효소(펩시노겐)로서, 활성화되면(펩신으로) 단백질 분해를 시작함.

peptide hormone 펩티드 호르몬 여러 길이의 특정 아미노산들로 이루어진 호르몬.

peptide $YY_{3\text{-}36}$ 펩티드 $YY_{3\text{-}36}$ 소장과 대장에서 분비되는 포만신호로서, 식욕을 억제하고 식사 중지 인자로 작용함.

percent hemoglobin saturation 퍼센트(%) 헤모글로빈 포화율 헤모글로빈에 산소(O_2)가 결합되는 정도.

perception 인지 감각수용기에 온 산경 충격의 양상으로부터 뇌에 의해 만들어지는 외부 세계에 대한 의식적 설명.

peripheral chemoreceptor 말초 화학수용기 동맥의 P_{O_2}, P_{CO_2}와 H^+에 대한 반응에 따라 호흡을 조절하는 목동맥 소체와 대동맥 소체.

peripheral nervous system 말초신경계 중추신경계와 확장된 신체의 다른 부위들 사이의 정보를 운반하는 신경섬유들.

peristalsis 연동운동 점진적으로 앞으로 진행시켜 기관의 함유물을 수축 부위 앞쪽으로 밀어주는 관상 기관 환상 평활근의 고리 모양의 수축.

peritubular capillary 세뇨관주위 모세혈관 신장 네프론의 세뇨관 주변에 둘러싸고 있는 모세혈관; 이 혈관들은 신장조직에 물질 공급과 오줌 형성동안 세뇨관액과 혈액 사이의 물질 교환에 관여.

permeable 투과(성)의 한 특정 물질의 이동을 허락하는.

permissiveness 허용 다른 호르몬의 효과를 완전히 나타내도록 하기 위해서 적합한 양의 다른 호르몬이 있어야 하는 것.

peroxisome 페르옥시솜 세포 내에 만들어진 여러 노폐물이나 세포로 들어 온 외부 물질들을 파괴하는 강력한 산화효소들을 함유한 주머니 모양의 세포소기관.

pH pH 용액 내 수소이온 농도의 −log값; $pH = \log 1/[H^+]$

phagocytosis 식세포작용, 식균작용 세포에 의해서 크고, 다분자의 고형 입자들을 삼켜 분해시키는 세포내섭취작용.

pharynx 인두 소화계와 호흡계의 공통적 통로로 작용하는 목의 뒷부분.

phosphorylation 인산화(반응) 유기물 분자에 인산기를 첨가하는 것.

photoreceptor 광수용기 빛에 반응하는 감각 수용기.

phototransduction 광변환 눈의 간상체들과 원추체들에 의해 빛 자극을 전기적 활성으로 전환시키는 기작.

physiology 생리학 신체의 기능들을 연구하는 학문.

pineal gland 송과선 뇌의 중간에 위치한 작은 내분비선으로서 호르몬인 멜라토닌을 분비함.

pinocytosis 음세포작용 세포가 액체를 세포 속으로 끌어들이는 세포내섭취(작용).

pitch 음조 진동 빈도에 의해 결정되는 음의 소리.

pituitary gland 뇌하수체 시상하부 줄기와 연결된 작은 내분비선; 뇌하수체 전엽과 뇌하수체 후엽으로 구성.

placenta 태반 태아 혈액과 모체 사이에서 물질교환이 일어나는 기관; 임신을 유지시키는 호르몬들도 분비함.

plaque 반, 판 죽상경화증에 의해 혈관 내에 콜레스테롤과 그 밖의 지질들, 그리고 석회화되고, 두꺼워진 비정상 평활근 세포들이 침작된 것.

plasma 혈장 혈액의 액체 부분.

plasma cell 형질세포 활성화된 B 림프구로부터 분화된 세포로서 항체를 생성 분비하는 세포.

plasma clearance 혈장제거율 1분당 주어진 물질이 신장에 의해 완전히 제거된 혈장의 부피.

plasma-colloid osmotic pressure 혈장-교질 삼투압 혈액과 혈액을 둘러싼 액체 사이에

혈장 단백질의 비대칭 분포 때문에 액체가 모세혈관 안으로 이동되게 해주는 힘.

plasma membrane 원형질막 각 세포를 세포외액과 세포를 나누도록 세포를 둘러싸고 있는 세포 표면으로서, 단백질이 박혀 있는 지질 이중층 막; 세포막(cell membrane)이라고도 부름.

plasma protein 혈장단백질 수많은 중요 기능들을 수행하는 혈장 내의 단백질들; 알부민, 글로불린, 피브리노겐이 포함됨.

plastictity 가소성 도달한 요구 반응에 대해 새로운 반응변화를 추정하는 뇌 부분들의 능력.

platelet 혈소판 손상 혈관 부위에 마개를 형성하여 지혈에 관여하는 특수화된 세포조각.

pleura sac 흉막강 폐와 흉벽을 분리시키는 이중벽의 폐쇄된 주머니 구조물.

pluripotent hematopoietic stem cells 전분화능성 조혈계 줄기세포 골수에 존재하며, 지속적으로 분열과 분화를 통해 각각 특정형의 혈구세포로 될 수 전구세포들.

polarization 분극 막전위를 가진 상태.

polycythemia 적혈구증가증 순환 적혈구가 많아지는 증상이며, 혈구용적율의 증가도 동반함.

polysaccharide 다당류 포도당 분자들이 상호 연결된 사슬로 이루어진 복합 탄수화물.

pool (of a substance) 풀(물질의) 세포외액(ECF) 내 어떤 특정 물질의 총량.

positive balance 양의 평형 신체에서 한 물질의 유입에 의한 이득이 유출에 의한 손실을 넘어서 체내 총 물질량이 증가하는 상황.

positive feedback 양성 되먹임 조절계에서 유입과 유출 신호들이 서로 촉진을 지속시켜서 조절 변인이 일정 상태보다 점진적으로 더 멀어지게 하는 조절기작.

postasroptive state 흡수후 단계 먹은 음식물이 흡수된 후의 대사 상태로서, 이때 내인성 에너지 저장고가 가동되어야만 하며 포도당이 포도당-의존성 뇌와 분리되어야만 함; 기아 상태.

posterior pituitary 뇌하수체 후엽 뇌하수체의 일부분으로서, 시상하부의 신경핵들이 만들어 후엽에 저장한 바소프레신과 옥시토신이 자극에 의해 혈액으로 분비됨.

postganglionic fibcr 절후(신경)섬유 두 종류 자율신경 경로에서 두 번째 뉴런; 자율신경절에서 나와 효과기 기관에서 끝남.

postsynaptic neuron 시냅스후 뉴런 하나의 시냅스로부터 활동전위를 전달하는 뉴런.

power stroke 역동, 파워 스트로크 근섬유의 수축동안 굵은 필라멘트가 그 사이에 있는 가는 필라멘트로 근접하여 굵은 필라멘트의 가교가 결합한 다음, ATP-힘에 의해 구부러져 끌어당기는 것.

preganglionic fiber 절전(신경)섬유 두 종류 자율신경 경로에서 첫 번째 뉴런; 중추신경계에서 나와 자율신경절에서 끝남.

pressure gradient 압력기울기 두 부위 사이의 압력 차를 말하며, 혈액 또는 공기가 압력이 높은 부위에서 압력이 낮은 부위로 이동하게 함.

presynaptic neuron 시냅스전 뉴런 활동전위를 한 시냅스로 전달하는 신경세포.

primary active transport 1형 능동수송 운반체를 작동시키고 농도기울기에 거슬러 물질을 수송하는데 직접 에너지(ATP)가 요구되는 운반체-매개형 물질수송.

primary follicle 1차 여포 난소에서 과립세포들의 단일 층으로 둘러싸인 제1 난모세포.

primary motor cortex 1차 운동피질 수의 운동 신호 출력을 담당하는, 대뇌피질의 전반부에서 중심구까지 덮여 있는 부위.

progestational phase 임신 직전기 'secretory phase(분비기)'를 보라.

prolactin 프로락틴 여성에서 유선의 발달과 유즙 생산을 자극하는 뇌하수체 전엽 호르몬의 하나.

proliferative phase 증식기 생리주기의 한 단계로서, 생리 후에 자궁내막이 재생되고 두꺼워지는 시기; 생리기 말부터 배란 시기까지 지속됨.

pro-opiomelanocortin 오피오멜라노코르틴 전구체 부신피질자극호르몬(ACTH), 메라닌색소포-자극호르몬(MSH) 및 엔도르핀으로 잘라질 수 있는 큰 전구체 분자.

proprioception 자기수용 상호 작용과 주변과의 관계에서 신체 부위 위치의 인식.

prostaglandin 프로스타글란딘 원형질막의 한 성분인 아라키돈산 유도체로서 국소적 화학매개물질.

prostate gland 전립선 알카리액을 분비하는 남성의 부속 성선으로서, 산성의 질 분비액을 중화시킴.

protein kinase 단백질인산화효소 특정 세포내 단백질을 인산화시켜 그 단백질의 형태와 기능의 변화를 유도하는 효소.

proteolytic enzyme 단백질분해효소 단백질을 소화하는 효소.

proximal tubule 근위세뇨관 신장 네프론의 보먼주머니와 헨레고리 사이에 뻗어 있는 매우 굴곡진 소관.

PTH 'parathyroid hormone(부갑상선호르몬)'을 보라.

pulmonary artery 폐동맥 우심실에서 폐로 혈액을 운반하는 큰 혈관.

pulmonary circulation 폐순환 심장과 폐 사이의 혈액을 운반하는 폐쇄형 혈관들의 고리.

pulmonary surfactant 폐 표면활성제 폐포들을 덮고 있는 물 분자들 사이에 흩어져 있는 2형 폐포세포들에 의해 분비되는 인지질단백질 복합체인데, 폐 안쪽의 표면장력을 낮춰주는 물질.

pulmonary valve 폐동맥판 심장의 우심실에서 폐동맥으로 혈액을 이동하게 하는 일방향-판막으로서, 우심실의 혈액을 비운 후 심실 이완 시 혈액의 역류를 막아줌.

pulmonary vein 폐정맥 양쪽 폐에서 심장으로 혈액을 운반하는 큰 혈관.

pulmonary ventilation 폐 환기량 1분 동안 폐로 들어오고 나가는 공기의 부피; 폐환기량 = 1회 호흡량 × 호흡률.

pupil 동공 홍채 중간의 조정할 수 있는 둥근 입구로서 빛을 눈의 내부로 통과시킴.

purkinje fiber 푸르키네 섬유 His색으로부터 뻗어나온 작은 섬유형 가지로서, 활동전위를 심실근육으로 신속히 전달함.

pyloric gland area(PGA) 유문선 영역 가스트린을 분비하는 위방부 점막의 특수화된 부위.

pyloric sphincter 유문괄약근 위와 소장의 연결부위의 근육.

R

RAAS 'renin-angiotensin-aldosterone system(레닌-앤지오텐신-알도스테론계)'를 보라.

radiation 방사선 따듯한 물질 표면으로부터 전자파 형태로 방출되는 열에너지.

reabsorption 재흡수 모세혈관으로의 간질액의 순 이동.

receptive field 수용장 감각 뉴런을 둘러싸고 있는 제한적 부위로서, 그 속에 있는 뉴런이 자극 정보에 반응함.

receptor 수용기, 수용체 'sensory receptor(감각수용기)' 또는 'receptor(in membrane)[수용체(막의)]'를 보라.

receptor-channel 수용체-채널 한 세포외 정보와 결합하여 열리고(닫게) 하는 채널의 한 부위인 수용체

receptor(in membrane) 수용체(막의) 한 특정 세포외 화학전달자와 결합하는 막 단백질로서, 특정 세포의 활성을 변화시키는 막과 세포내 사건들을 일으킴.

receptor-mediated endocytosis 수용체-매개형 세포내섭취(작용) ECF의 특정 거대분자에 특이적인 막표면 수용체에 결합하여 내세포성 낭을 형성한 다음 세포 속으로 유입하는 것.

receptor potential 수용기 전위 자극에 반응하여 감각수용기에서 일어나는 차등성 전위 변화; 구심성 신경섬유에 활동전위를 만듬.

reduced hemoglobin 환원헤모글로빈 산소와 결합하지 않은 헤모글로빈.

reflex 반사 의식적 노력 없이 자동적으로 일어나는 반응; 반사궁의 구성요소는 수용기, 구심성 경로, 통합중추, 원심성 경로 및 효과기임.

refraction 굴절 광선의 꺾임.

refractory period 불응기 일단 활성화된 막부위가 더 큰 자극에 반응하지 못하는 시기로서, 이것이 초기 활동전위가 역방향으로 가는 것을 막아서 활성 개시부위에서 일 방향으로만 전파하게 함.

regulatory T cell 조절 T세포 다른 림프구들의 활성을 억제하는 T 림프구의 한 종류.

releasing hormone 방출호르몬 한 특정 뇌하수체 전엽 호르몬의 분비를 자극하는 시상하부 호르몬.

renal cortex 신장피질 신장의 바깥쪽 부위로서 과립이 보임.

renal medulla 신장수질 신장의 안쪽 부위로서 무늬들이 보임.

renal threshold 신(장)역치 한 특정 물질이 최대 운반능(T_m)에 도달한 때의 혈장 농도로서, 이 물질이 최초로 오줌에 나타나기 시작함.

renin 레닌 NACL이나 ECF 또는 동맥혈압의 감소에 반응하여 신장에서 방출되는 효소형 호르몬; 혈장에 존재하는 앤지오텐시노겐을 활성화시킴.

renin–angiotensin–aldosterone system (RAAS) 레닌-앤지오텐신-알도스테론계 신장으로부터 방출된 레닌에 의해 일어나는 염-보존 기구로서, 앤지오텐신 활성화에 의해 알도스테론 분비와 오줌 형성동안 신장 세뇨관에서의 Na^+ 재흡수를 자극함.

replolarization 재분극 탈분극에 이어 휴지전위로 돌아올 때의 막전위.

reproductive tract 생식관 배우자(정자와 난자)가 생성된 다음 저장되고 운반하도록 특화한 관(duct) 체계.

residual volume 잔기용량 최대 호기 후 허파에 남아 있는 공기의 최소한의 부피.

resistance(R) 저항 혈관 또는 호흡관을 통해 각각 혈액 또는 공기 흐름의 억제.

respiration 호흡 대기로부터 조직으로의 산소의 이동과 조직으로부터 대기로의 이산화탄소 이동의 연속적이며 수동적인 전 과정.

respiratory acidosis 호흡성 산혈증 저환기로부터 만들어지는 이산화탄소의 비정상 보유로부터 오는 산증.

respiratory airway 호흡로 대기와 폐포 사이의 공기의 이동 통로(관)의 체계.

respiratory alkalosis 호흡성 알카리혈증 과환기 결과로 체내 이산화탄소의 과도한 상실에 의한 알카리증.

respiratory rate 호흡률 분당 호흡수.

resting membrane potential 휴지막 전위 하나의 흥분성 세포가 전기신호를 보이지 않을 때의 막전위.

reticular activating system(RAS) 망상체 활성화계 망상체 혈성에서 출발한 상행 신경섬유들로서, 신경신호들을 대뇌피질로 전달하여 활성화시키는 신경체계.

reticular formation 망상체 형성 뇌줄기 전체를 달리는 연결 뉴런들의 회로망으로서 모든 시냅스 유입 자극의 초기 수용과 통합 작용을 함.

retina 망막 안구의 가장 뒤편에 있으며 광수용기(간상체와 추상체)를 가진 막층.

ribonucleic acid(RNA) 리보핵산 3종류의 형태(전령RNA, 리보솜RNA, 운반RNA)의 핵산으로서, 유전정보의 전사와 단백질 합성에 관여.

ribosome 리보솜 핵 dna의 지시에 따라 단백질을 합성하는 특이 리보솜 RNA-단백질 복합체.

right atrium 우심방 체순환을 돌고 온 정맥혈을 받는 심장의 방.

right ventricle 우심실 폐순환으로 혈액을 펴내는 심장의 방.

RNA 'ribonucleic acid(리보핵산)'을 보라.

rod 간상체 어두운 시각에 이용되는 눈의 광수용기.

rough er 조면소포체 리보솜이 붙어 있는 넓적한 모양의 소포체로서, 막 구성에 사용될 단백질을 합성하고 수출하는 작용을 함.

round window 정원창 중이로부터 내이의 달팽이관 아래쪽 방을 분리시켜주는 막으로 덮여 있는 개구부.

S

salivary amylase 침 아밀라아제 침샘(타액선)에서 만들어지는 침 속의 효소로서, 입에서 탄수화물의 소화를 시작하며 침과 함께 삼켜진 후 위에서도 소화가 계속됨.

saltatory conduction 도약전도 유수 신경섬유에서의 활동전위의 전도 방법으로서, 흥분충격이 미엘린(수초)으로 덮인 부위를 넘어 하나의 랑비에 결절에서 다음 랑비에 결절로 전도하는 것.

salt balance 염 평형 염의 유입과 유출 사이의 균형; 세포외액(ECF) 부피에 중요함.

SA node 'sinoatrial node(동방결절)'을 보라.

sarcomere 근절 골격근의 기능적 단위; 근원섬유 내에서 두–선의 사이 영역.

sarcoplasmic reticulum 근소포체 근섬유의 근원섬유들 주위를 둘러싸고 있는 상호 연결된 소관들의 미세한 망상구조물; 국소적 활동전위에 반응하여 측면주머니에 저장된 칼슘을 근 필라멘트 사이로 방출함.

satiety signal 포만 신호 포만감을 일으키는 신호들로서 식욕을 억제함. 음식조절중추의 입력신호.

saturation 포화 운반분자의 모든 결합부위들에 리간드가 결합된 상태.

schwann cell 슈반세포 말초신경계에서 수초를 만드는 세포.

sclera 공막 눈에서 투과성을 가지며, 흰색을 띄는 가장 바깥쪽 층.

secondary active transport 2형 능동수송 에너지 의존성 Na^+-펌프에 의해 형성된 Na^+ 농도기울기에 의해, 운반체를 작동하여 포도당(또는 아미노산) 분자를 농도기울기에 역행하여 직접 에너지 소모 없이 수송하는 기구.

secondary follicle 2차 여포 에스트로겐을 분비하며 여포강을 형성하는 발생 중의 난소의 여포.

secondary sexual characteristic 2차 성징 생식과 직접 관련이 없이 남성과 여성을 구별 지어주는 여러 외형적 특징들.

second messenger 2차전달자 세포외 1차 전달자가 세포막 수용체에 결합에 의해 활성화되는 세포내 화학물질로서, 특정 세포활동을 조절하는 세포내 단백질들의 활성을 변화시키는 일련의 생화학적 반응들을 일으킴.

secretin 세크레틴 산의 존재에 의해 십이지장 점막에서 분비하는 호르몬; 위의 운동을 억제하고 이자와 간으로부터 중탄산염($NAHCO_3$) 분비를 자극함.

secretion 분비 특정자극에 대한 반응에 의해 세포들에 의해 만들어진 물질들을 세포 밖으로 방출하는 것.

secretory phase 분비기 수정된 난자를 지지할 수 있는 자궁내막 층이 떨어져 나오는 생리주기의 한 단계; 임신 직전기(progestational phase)라고도 함.

secretory vesicle 분비소포 세포의 리보솜에서 합성한 단백질을 소포체와 골지복합체에 의해 만들어져 이동되는 막으로 둘러싸인 작은 주머니 모양의 생성물로서, 적절한 자극에 의소포 내용물이 세포외배출작용에 의해 서포 밖으로 방출됨.

segmentation 분절운동 소장의 주요 운동방법; 소장을 따라 이루어진 환상 평활근의 고리 모양의 반복적인 수축운동이며, 소화물과 소장 분비액을 혼합시킴.

selective permeable membrane 선택성 투과막 특정 입자들의 이동은 허락하는 반면, 다른 입자들의 이동을 차단하는 막.

self antigen 자기 항원 자기 세포의 특징을 가진 항원.

semen 정액 부속 성선들의 분비물과 전자의 혼합물.

semicircular canal 반고리관 내이에 있는 감각기관으로서, 머리의 회전 정도나 각의 가속 또는 감속 정도를 감지함.

semilunal valve 반월판 대동맥과 폐동맥에 있는 판막.

seminal vesicle 정낭 배출 정자에 과당을 공급하고 프로스타글란딘을 분비하는 남성의 부속 성선.

seminiferous tubule 세정관 정자를 만드는 정소 안에 있는 매우 감긴 관상 구조물.

sensor 감응기, 센서 조절 변인의 정도를 감지하는 조절계의 요소

sensory afferent 구심성 감각경로 의식 수준에 도달하는 정보를 운반하는 중추신경계로의 경로.

sensory input 감각 유입 체성 감각과 특수 감각으로부터의 유입

sensory receptor 감각수용기 환경의 특정 자극에 반응하도록 특화된 구심성 뉴런의 끝

sensory transduction 감각변환 감각 에너지를 수용기 전위로 전환하는 것.

sertoli cell 세르톨리세포 정자형성동안 그 과정을 지지해 주는 작용을 하는 세정관에 있는 세포.

serum 혈청 혈장에서 피브리노겐과 그 밖의 응고 전구체들을 제외한 성분.

set point 설정점 조절계에 의해서 조절 변인이 유지되는 수준의 값.

sex hormone 성호르몬 남성과 여성의 특징들 발생에 관여하는 스테로이드 호르몬; 남성의 테스토스테론과 여성의 에스트로겐.

signal molecule 신호분자 세포에서 신호전달계를 개시하게 하는 세포외 화학전달자.

signal transduction 신호전달 세포외 화학전달자로부터의 정보를 표적세포까지 전달하는 일련의 과정들을 말하며, 전달된 정보가 표적세포에서의 반응을 일으킴.

single-unit smooth muscle 단일-단위 평활근 평활근의 가장 풍부한 형태; 근섬유들이 간극연접으로 서로 연결되어 있어서 한 단위처럼 흥분하고 수축함; 내장 평활근으로도 부름.

sinoatrial(SA) node 동방결절 심장의 우심방 벽에 위치한 작은 자가율동성 부위로서 가장 빠른 속도의 즉각적 탈분극을 가져 심장의 정상적 박동원으로 작용.

skeletal muscle 골격근 뼈에 붙어 있는 가로무늬근이며, 상호 움직임에 의해 골격들의 움직임을 담당함; 수의 조절 하에 있으며 체성신경계의 조절을 받음.

slow-wave potential 서파전위 막전위가 점진적 탈분극과 과분극의 파동을 반복적으로 가지는 흥분세포의 자기-흥분성 전위.

smooth ER 활면 소포체 새로 합성한 단백질들을 운반 소포로 둘러싸게 하는 소포체의 관상 구조물.

smooth muscle 평활근 속이 빈 기관이나 관의 벽을 이루는 불수의근으로서 자율신경계의 지배를 받음.

sodium(Na^+) load 나트륨 부하 그 삼투 효과를 통해 ECF 부피를 결정해 주는 체내 Na^+의 총량.

somatic cell 체세포 생식세포와 대조되는 몸을 이루는 세포.

somatic nervous system 체성신경계 골격근을 자극하는 말초신경계의 원심성 요소; 알파-운동뉴런의 축삭 섬유들로 구성.

somatic sensation 체성감각 근육, 피부, 뼈 등으로부터의 감각과 자기수용로부터의 감각을 포함한 체표면으로부터 일어나는 감각정보.

somatomedin 소마토메딘 'insulin-like growth factor(인슐린-유사 성장인자)'를 보라.

somatosensory cortex 체성감각 피질 중심구 바로 뒤의 측두엽 부위에 있는 대뇌피질; 체성감각의 개시 부위.

somatotroph 생장호르몬 분비세포 생장호르몬을 분비하는 뇌하스체 전엽 세포.

somesthetic sensation 체성자극 감지 몸의 표면에서의 접촉, 압력, 온도 및 통증 등과 같은 유입 감각의 인지.

sound wave 음파 공기 분자들의 압착에 의한 높은 압력 부위의 공기가 분자들의 희박성에 의해 일어나는 낮은 압력 부위에 의해 변화되는 공기 진동의 이동.

spatial summation 공간적 가중 몇 가지 흥

분성(억제성) 시냅스들의 동시적 활성화에 의해 생기는 몇 가지 시냅스후 전위들이 합해지는 것.

special sense **특이 감각** 시각, 청각, 평형감각, 미각, 후각 등.

specificity **특이성** 원형질막을 가로질러 오직 한 종류 특정 분자들을 운반하는 운반분자들의 능력.

spermatogenesis **정자형성** 정자의 생산.

sphincter **괄약근** 한 개구부를 통해 관상 기관으로의 물질 출입을 조절하는 수의적 고리형 골격근.

spinal reflex **척수반사** 척수에 의해 통합되는 반사.

spleen **비장(지라)** 복부 오른쪽 상단부에 위치한 림프기관의 한 종류로서, 림프구들과 혈소판들을 저장하며 노쇠한 적혈구들을 파괴시킴.

state of equilibrium **평형상태** 순 변화가 일어나지 않는 체계 상황.

stem cell **줄기세포** 상대적으로 분화되지 못한 세포들을 말하며, 이들은 특정 세포들로 완전히 분화될 수 있으며 동시에 새로운 줄기세포들을 만들 수 있는 세포임.

steroid hormone **스테로이드 호르몬** 콜레스테롤로부터 유도되는 호르몬.

stimulus **자극** 한 감각수용기가 감지할 수 있는 환경의 물리적 또는 화학적 변화.

stress **스트레스** 신체를 압도하거나 위협하는 요인에 의해 비특이적으로 만들어지는 반응으로서, 항상성 유지를 위한 보상반응을 일으키게 함.

stretch reflex **신장 반사** 골격근의 신장수용기에서 기원한 원심성 신경의 단시냅스 반사로서 동일 근육에 공급되는 구심성 신경을 통해 신장에 역으로 작용하는 수축을 일으킴.

stroke volume(SV) **박동량** 심장이 한 번 수축할 때 각 심실이 뿜어내는 혈액의 양.

subcortical region **피질하 부위** 대뇌피질 아래쪽에 있는 뇌 부위들로서, 기저핵, 시상, 및 시상하부가 포함됨.

submucosa **점막하층** 소화관의 점막층 아래에 놓여있는 결합조직으로서 많은 혈관과 림프관 및 신경망을 가짐.

substance P **P 물질** 통증 신경섬유로부터 방출되는 신경전달물질.

subsynaptic membrane **시냅스하막** 한 시냅스 바로 밑에 놓여 있는 시냅스후 막 부위이며 시냅스의 신경전달물질에 대한 수용체 부위를 가짐.

suprachismatic nucleus **교차상핵** 시상하부에 있는 신경세포 본체들의 집단으로서 주생물시계로 작용해 인체의 여러 활동일 주기를 확립하는 조율 역할을 함.

surface tension **표면장력** 공기와 물이 맞닿은 부분에서 물 분자들 사이의 인력이 표면 위의 공기와 물과의 인력보다 크게 작용하는 액체 표면의 힘; 이 힘이 액체 표면 영역을 줄이며, 표면의 확장을 막는 역할을 함.

sympathetic nervous system **교감신경계** 응급상황("알림반응") 또는 스트레스 상황들에 주로 작용하고 신체의 물리적 활성을 준비하는 자율신경계의 한 계열.

symport **공동수송** 원형질막을 가로질러 이온과 운반 용질이 동일 방향으로 이동하는 2형 능동수송의 하나; cotransport라고도 부름.

synapse **시냅스** 시냅전 뉴런의 활동전위가 시냅스후 뉴런에 영향을 주는 두 뉴런 사이의 특이적인 연접부로서, 일반적으로 방출된 화학전달자가 두 뉴런 사이의 틈을 확산해서 전달함.

synergism **상승작용** 합쳐진 효과가 별개의 효과들의 총합보다 더 커지는 여러 보상반응들의 결과.

systemic circulation **체순환** 심장의 좌심실로부터 폐를 제외한 모든 기관을 지나서 다시 심장으로 돌아오는 혈액 순환.

systole **수축기** 심장이 수축되어 비워지는 시기.

T

T_3 'tri-iodothyronine(3요드 티로닌)'을 보라.

T_4 'thyroxine(티록신)'을 보라.

T_m **최대 운반능** 'transport maximum과 tubular maximum'을 보라.

tactile **촉각의** 촉각과 관련된

target cell receptor **표적세포 수용체** 한 특정 화학매개자에 특이적인 표적세포에 있는 수용체

target cell **표적세포** 호르몬 또는 신경전달물질과 같은 세포외 화학전달자의 영향을 받는 세포.

temporal lobe **측두엽** 청각 유입 자극을 처리하는 대뇌피질의 측면 부위.

temporal summation **시간적 가중(현상)** 이어지는 단일 시냅스전 뉴런의 격발들에 의한 몇 가지 시냅스후 전위들의 총합.

tension **장력** 근절이 짧아지는 근수축동안 생기는 힘을 말하는데, 근육의 탄성 결합조직과 힘줄이 늘어나거나 죄어지는 결과에 의해 근육이 붙어 있는 골격에 장력이 전달됨.

terminal botton **종말단추** 골격근 섬유 가까이에 분포된 운동뉴런의 확장된 혹-모양의 말단으로서, 뉴런의 활동전위에 반응하여 아세틸콜린을 방출함.

testosterone **테스토스테론** 정소의 레디히 세포들에 의해 분비되는 남성의 성호르몬

tetanus **강축** 근섬유가 자극들 사이에 이완될 기회를 갖지 못할 정도로 매우 빠르게 자극을 받아서 지속적인 최대 수축 상태를 유지하는 것.

tetraiodothyronine **4요드 티로닌** 'thyroxine(티록신)'을 보라.

thalamus **시상** 대뇌피질로 가는 모든 감각 입력 신호를 미리 통합하는 역할을 가지는 뇌의 한 부분.

thecal cell **외피세포** 성숙하는 여포에서의 난소 특이 결합조직 세포들의 바깥층을 이루는 세포.

thermoreceptor **온도수용기** 온도가 높고 낮음에 민감한 감각수용기의 하나.

thick filament **굵은 필라멘드** 골격근에서 미오신 분자들로 이루어져 있으며, 근육수축 때 가는 필라멘트와 작용하여 근섬유의 길이를 짧게 해주는 특화된 세포골격 구조물.

thin filament **가는 필라멘드** 골격근에서 액틴, 트로포미온신 및 트로포닌 분자들로 이루어져 있으며 근육수축 때 굵은 필라멘트와 작용하는 특화된 세포골격 구조물.

thoracic cavity **흉강** 가슴 공간

threshold potential **역치전위** 흥분성 세포에서 활동전위가 시작되기 직전에 도달하여야 하는 전위.

thrombus **혈전** 혈관 내벽에 달라붙는 혈액 응고 물질.

thymus **흉선** T 림프구들이 성숙 분화되며 호르몬인 티모신을 만들어 T세포 계열이 유지

되도록 해 주는 흉강에 있는 림프기관.

thyroglobulin 티로글로불린 갑상선 호르몬의 모든 합성과정과 저장이 일어나는 큰 복합 단백질 분자.

thyroid gland 갑상선 기관 위쪽에 있는 이엽성 내분비선으로서, 기초대사율을 조절하는 호르몬인 티록신(T_4)과 3요오드-티로닌(T_3)을 분비하며, 또 칼슘 평형에 관여하는 칼시토닌을 분비함.

thyroid hormone 갑상선호르몬 갑상선 여포세포들에서 분비되는 호르몬들을 말하며, 에 대한 용어; 티록신 (T_4), 3요오드-티로신(T_3)이 있음.

thyroid-stimulating hormone(TSH) 갑상선-자극호르몬 갑상선호르몬의 분비와 갑상선의 생장을 촉진하는 뇌하수체 전엽호르몬의 하나; thyrotropin이라고도 불림.

Thyrotrope TSH 분비세포 갑상선자극호르몬을 분비하는 뇌하수체 전엽의 세포들.

Thyroxine(T_4) 티록신 갑상선에서 분비되는 호르몬 중 가장 풍부한 호르몬; 대사율 전체를 조절하는데 중요함; tetraiodothyronine(4요오드-티로닌) 또는 T_4라고도 함.

tidal volume 1회 호흡량 1회 호흡 때 폐로 들어오거나 나가는 공기의 부피.

tight junction 밀착연접 내강 경계부위 가까이에 있는 세포들의 측면 끝을 봉함으로써 인접한 상피세포들 사이에 있는 비-투과성 연접; 세포들 사이의 물질 통과를 막아줌.

tissue 조직 (1) 신경세포들이 모여 신경조직을 형성하는 것처럼, 특화된 단일 형태의 세포들이 모여 이루어진 기능적 집단; (2) 폐조직과 같이 특정 기관을 만드는 여러 세포 및 세포외 성분들의 집합.

tissue specific stem cell 조직-특이 줄기세포 한 특정 조직을 이루는 고도로 분화되는 특이 세포들을 만들 수 있는 부분적으로 분화된 세포.

T lymphocyte(T cell) T림프구(T세포) 노출되었던 표적들에 대항하여 세포-매개성 면역 반응을 일으키는 백혈구; 세포독성 T세포, 보조 T세포와 조절 T세포를 보라.

tonicity 장성 한 용액이 세포를 둘러쌌을 때 세포 부피에 미치는 효과의 척도.

total peripheral resistance 총 말초저항 말초혈관들 전체가 가지는 저항과 가장 강력하게 작용하는 소동맥 저항의 총합.

trachea 기도 인두로부터 뻗어 있고 폐로 들어가는 2개의 기관지로 갈라지는 공기통로.

tract 로, 경로 척수와 유사한 기능을 가지는 신경섬유들의 다발(긴 연합뉴런들의 축삭들).

transduction 변환 감각수용기들에 의한 자극의 활동전위로의 전환.

transepitherial transport 상피횡단 운반 신장 세뇨관 강 또는 소화관 강과 혈액 사이에서 상피를 가로지르는 물질 운반에 관여된 일련의 전 과정.

transmural pressure gradient 경막압 기울기 흉곽을 채우기 위한 폐들의 신장력보다 더 크게 폐 벽을 가로지르는 압력차이로서(폐포 내 압력이 흉막내압보다 큼), 신장되지 않을 때의 폐들보다 더 큼.

transporter recrutment 운반체 보급 적합 자극에 반응하여 한 특정 물질의 투과성을 높여주기 위해 원형질막에 그 물질에 대한 운반체들을 추가적으로 삽입해 주는 현상.

transport maximum(T_m) 최대수송능 운반체가 포화 때, 막을 가로지르는 한 물질의 운반체-매개성 수송의 최대 속도; 신장의 세뇨관을 가로지르는 상피횡단 운반에서의 최대 수송능(tubular maximum; T_m)으로도 알려짐.

transport vesicle 운반소포 새로 합성된 단백질들을 둘러싸는 작은 막성 주머니 구조물을 말하며, 이 소포들은 활면소포체로부터 떨어져 나가 단백질들을 골지복합체로 이동시켜서 단백질들의 최종 목저지로 보내기 위한 변형과 포장이 이루어짐.

transverse tubule(T-tubule) 관통소관(T-관) 근섬유 표면 막에 있으며 근섬유 쪽으로 꺾여 들어간 관들; 표면 막에 생긴 활동전위를 근섬유의 중간 부위들로 신속히 전파하는 역할을 함.

triglyceride 트리글리세리드 글리세롤 한 분자에 3개의 지방산 분자들이 결합된 지질.

Tri-iodothyronine(T_3) 3요드-티로닌 갑상선 여포세포들로부터 분비되는 가장 강력한 갑상선 호르몬; 대사율 전체를 조절하는데 중요함.

trophoblast 영양아층 착상을 완성하며 태아 쪽 태반 발생을 담당하는 포배낭의 바깥층.

tropic hormone 자극호르몬 다른 호르몬의 분비를 조절하는 호르몬.

tropomyosin 트로포미오신 근섬유들의 가는 필라멘트에 있는 조절 단백질들 중의 하나.

troponin 트로포닌 근섬유들의 가는 필라멘트에 있는 조절 단백질들 중의 하나.

TSH 'thyroid-stimulating hormone(갑상선자극호르몬)'을 보라.

T-tubule T-관 'transverse tubule(관통소관)'을 보라.

tubular maximum(T_m) 최대수송능 'transport maximum(T_m)'을 보라.

tubular reabsorption 세뇨관 재흡수 오줌 생성동안 세뇨관 액으로부터 세뇨관주위 모세혈관으로의 물질들의 선택적 운반.

tubular secretion 세뇨관 분비 오줌 생성동안 세뇨관주위 모세혈관으로부터 세뇨관 강으로의 물질들의 선택적 운반.

twitch 연축 근섬유에서 단일 활동전위에 대한 반응으로 일어나는 한번의 약한 근수축.

twitch summation 연축 가중 빠른 연속 반복 자극의 결과로 둘 또는 그 이상의 연축이 합해져, 단일 활동전위에 의해 만들어지는 근섬유의 장력보다 큰 장력을 나타냄.

tympanic membrane 고막 중이 입구에 가로질러 펼쳐져 있는 막으로서, 외청도를 통해 음파가 들어올 때 진동함.

Type I alveolar cell I형 폐포 폐포의 벽을 형성하는 넓적한 상피세포들로 이루어진 단일 층.

Type II alveolar cell II형 폐포 폐포 벽 내의 세포로서 폐 계면활성제를 분비함.

U

ultrafiltrate 초미세여과 모세혈관으로부터 그 주위 간질액으로의 단백질이 없는 액체의 순 이동.

umami 우마미 고기맛 또는 감칠맛.

ureter 수뇨관 신장으로부터 방광까지 오줌을 운반하는 관 구조물.

urethra 요도 방광으로부터 신체 외부로 오줌을 운반하는 관 구조물.

urine excretion 배뇨 오줌을 통해 몸 밖으로 물질을 제거하는 것; 신장에서 여과, 분비되고 재흡수되지 않은 모든 것을 내보냄.

V

vagus nerve 미주신경 10번째 뇌신경으로서, 주요 부교감 신경으로 작용함.

varicosity 팽대부 자극받은 기관에 넓은 범위로 일제히 신경전달물질을 방출하는 자율신경 절후섬유들의 부푼 부위.

vascular tone 혈관긴장 소동맥 저항의 기선을 이루기 위해 소동맥 평활근이 부분적으로 수축하는 것.

vasoconstriction 혈관수축 혈관의 환상 평활근 수축으로 인하여 혈관 내강이 좁아지는 것.

vasodilation 혈관확장 혈관의 환상 평활근 이완으로 인하여 혈관 내강이 넓어지는 것.

vasopressin 바소프레신 시상하부에서 생성되어 뇌하수체 후엽에 저장되었다가 분비되는 호르몬; 신장의 원위세뇨관과 수집관에서의 수분 투과성을 증가시키고, 신소동맥 수축을 촉진시킴; 항이뇨호르몬(ADH)으로도 불림.

vein 정맥 심장으로 돌아오는 혈액을 운반하는 혈관.

vena cava 대정맥 우심방으로 혈액을 채우는 큰 정맥

venous retrun 정맥 환류량 단위 시간당 정맥들로부터 각 심방으로 돌아오는 혈액량.

ventilation 환기 공기가 폐로 들어오고 나가게 하는 기계적 행위.

ventricle(of brain) 뇌실 뇌 속의 서로 연결된 4개의 방 중의 하나로서, 뇌척수액이 흐름.

ventricle(of heart) 심실 심장의 아래쪽에 있는 방으로서 동맥 혈관들로 혈액을 펌프함.

vertical osmotic gradient 수직 삼투압기울기 신장의 피질부위로부터 수질부위까지 간질액의 농도가 점진적으로 증가되어 있는 것; 신체의 요구에 의존해 신장에서 오줌으로 배출하는 물질 농도 조절에 중요.

vesicle 소포, 소낭 세포 내의 액체로 채워지고 막으로 둘러싸인 작은 주머니 구조물.

vesicular transport 소포운반 세포내흡수 또는 세포외배출처럼 세포로부터 큰 분자들이나 다분자성 물질들을 소포 속에 넣어 세포 안팎으로 이동시키는 것.

vestibular apparatus 전정기관 평형감각과 눈과의 협동에 의한 회전감각 및 위치 이동 감각에 필수적 정보를 제공하는 내이의 구조물들; 반고리관, 통낭과 소낭으로 구성됨.

villus 융모돌기 소장의 내 표면(점막)으로부터 손가락 모양으로 튀어나온 미세한 돌출물.

virulence 독성, 발병성 병원균이 병을 일으키는 힘

visceral afferent 구심성 내장감각 경로 내장으로부터 오는 잠재의식적 정보를 중추신경계로 운반하는 신경 경로.

visceral smooth muscle 내장 평활근 'single-unit smooth muscle(단일-단위 평활근)'을 보라.

viscosity 점도 흐르는 액체의 근접한 분자들 사이에서 생기는 마찰의 정도; 점도가 클수록 흐름에 대한 저항이 큼.

visible light 가시광선 눈의 광수용기들을 자극할 수 있는 전자기 스펙트럼의 부분(파장이 400 nm~700 nm의 광선) .

vital capacity 폐활량 단일 호흡동안 최대 흡기에 이어 내쉴 수 있는 최대 공기량.

vitreous humor 유리체액 눈의 수정체(렌즈) 후방에서 망막 사이를 채우는 젤리와 같은 액체.

voltage-gated channel 전압-개폐형 채널 막전위의 변화로 인해서 열리고 닫히는 원형질막의 통로.

voluntary muscle 수의근 체성신경계에 의해 의식적으로 조절을 받는 근육; 골격근.

W

water balance 수분 평형 받아들이는 수분과 내보내는 수분 사이의 평형; ECF 삼투질 농도를 유지하기 위해 중요함.

white matter 백질 미엘린 신경섬유들로 이루어진 중추신경계의 한 영역.

Z

Z line Z-선 골격근의 두 근절의 교차부위에서 가는 필라멘트들을 연결해 주는 넓적하고 디스크 모양의 세포골격 단백질.

zona fasciculate 속상대 부신피질의 중간층으로서 가장 많이 차지함; 크르티솔이 주로 만들어지는 부위.

zona glomerulosa 구상대 부신피질의 가장 바깥쪽 층; 알도스테론을 생산함.

zona reticularis 망상대 부신피질의 가장 안쪽 층; 속상대와 함께 크르티솔을 생산함.

찾아보기

국문 찾아보기

ㄹ

ㅁ

ㅂ

ㅇ

ㅈ

ㅊ

ㅋ

ㅌ

ㅍ

ㅎ

기타

영문 찾아보기

A

B

C

D

E

F

G

H

I

J

K

L

M

N

O

P

R

S

T

U

V

W

X

Z

▶ 옮긴이 소개

강신성 경북대학교 자연과학대학 생명과학부
강호성 부산대학교 자연과학대학 분자생물학과
김혜선 아주대학교 자연과학대학 생명과학과
박동은 서울대학교 자연과학대학 생명과학부
박혜경 부산대학교 나노바이오센터
손종경 경북대학교 자연과학대학 생명과학부
유병제 대구대학교 자연과학대학 생명과학과
이도희 서울여자대학교 자연과학대학 생명환경공학과
이영섭 경북대학교 자연과학대학 생명과학부
이창호 강릉원주대학교 자연과학대학 생물학과
임욱빈 전남대학교 생명과학기술학부

(가나다 순)

셔우드의 기초 생리학

Essentials of Physiology / 4th edition

| 2013년 3월 1일 초판 1쇄 발행

옮긴이와의 합의로 인지 첨부를 생략함

| 지 은 이 Lauralee Sherwood
| 옮 긴 이 강 신 성 외 10인
| 발 행 인 박 종 성
| 발 행 처 사이플러스 Science plus
| 우 121-842 / 서울특별시 마포구 서교동 468-24
| 전 화 332-6171 / 팩스 332-6185
| 등 록 2005.10.20. 제 313-2005-00222호

| I S B N 978-89-92603-63-8 93510 **값 42,000원**

방향과 기원에 상응되는 해부 용어들

anterior	situated in front of or in the front part of
posterior	situated behind or toward the rear
ventral	toward the belly or front surface of the body; synonymous with anterior
dorsal	toward the back surface of the body; synonymous with posterior
medial	denoting a position nearer the midline of the body or a body structure
lateral	denoting a position toward the side or farther from the midline of the body or a body structure
superior	toward the head
inferior	away from the head
proximal	closer to a reference point
distal	farther from a reference point
sagittal section	a vertical plane that divides the body or a body structure into right and left sides
longitudinal section	a plane that lies parallel to the length of the body or a body structure
cross section	a plane that runs perpendicular to the length of the body or a body structure
frontal or coronal section	a plane parallel to and facing the front part of the body

생리학에서 자주 사용되는 파생어

a; an-	absence or lack	*epi-*	above; over	*osteo-*	bone
ad-; af-	toward	*erythro-*	red	*oto-*	ear
adeno-	glandular	*gastr-*	stomach	*para-*	near
angi-	vessel	*-gen; -genic*	produce	*pariet-*	wall
anti-	against	*gluc-; glyc-*	sweet	*peri-*	around
archi-	old	*hemi-*	half	*phago-*	eat
-ase	splitter	*hemo-*	blood	*-pod*	footlike
auto-	self	*hepat-*	liver	*-poiesis*	formation
bi-	two; double	*homeo-*	sameness	*poly-*	many
-blast	former	*hyper-*	above; excess	*post-*	behind; after
brady-	slow	*hypo-*	below; deficient	*pre-*	ahead of; before
cardi-	heart	*inter-*	between	*pro-*	before
cephal-	head	*intra-*	within	*pseudo-*	false
cerebr-	brain	*kal-*	potassium	*pulmon-*	lung
chondr-	cartilage	*leuko-*	white	*rect-*	straight
-cide	kill; destroy	*lip-*	fat	*ren-*	kidney
contra-	against	*macro-*	large	*reticul-*	network
cost-	rib	*mamm-*	breast	*retro-*	backward
crani-	skull	*mening-*	membrane	*sacchar-*	sugar
-crine	secretion	*micro-*	small	*sarc-*	muscle
crypt-	hidden	*mono-*	single	*semi-*	half
cutan-	skin	*multi-*	many	*-some*	body
-cyte	cell	*myo-*	muscle	*sub-*	under
de-	lack of	*natr-*	sodium	*supra-*	upon; above
di-	two; double	*neo-*	new	*tachy-*	rapid
dys-	difficult; faulty	*nephr-*	kidney	*therm-*	temperature
ecto-; exo-; extra-	outside; away from	*neuro-*	nerve	*-tion*	act or process of
ef-	away from	*oculo-*	eye	*trans-*	across
-elle	tiny; miniature	*-oid*	resembling	*tri-*	three
-emia	blood	*ophthalmo-*	eye	*vaso-*	vessel
encephalo-	brain	*oral-*	mouth	*-uria*	urine
endo-	within; inside				

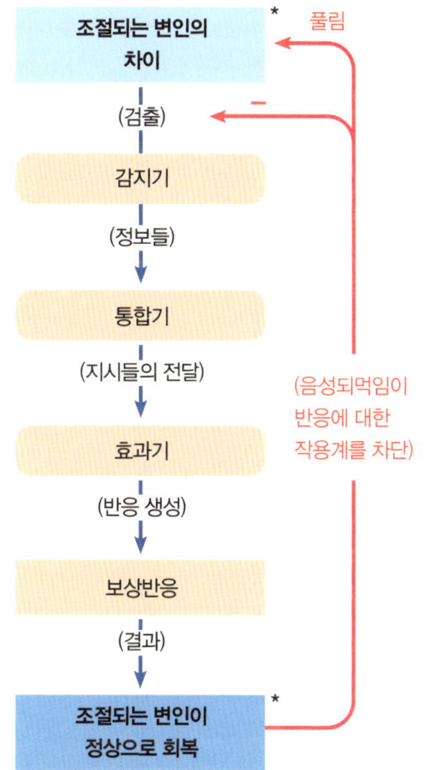

(a) 음성되먹임 조절계의 구성요소들

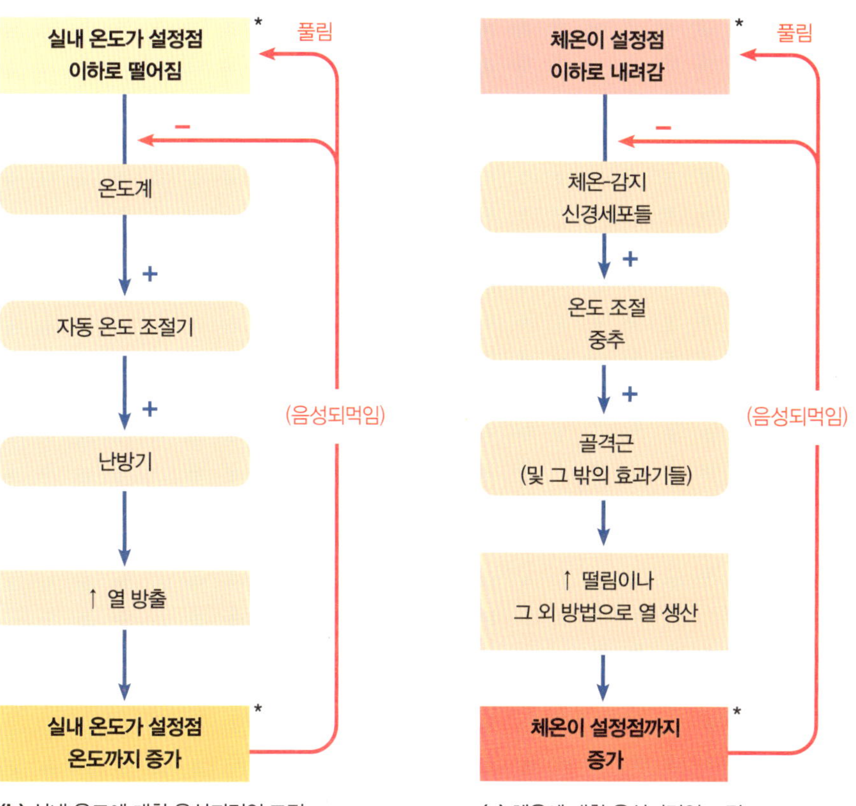

(b) 실내 온도에 대한 음성되먹임 조절

(c) 체온에 대한 음성되먹임 조절

보기

기호 설명(보기)은 본 책자의 전개도에 똑같이 적용됨

- + = 촉진 또는 활성화
- − = 억제 또는 차단
- (둥근 사각형) = 물리적 실체(몸의 구조물 또는 화학물)
- (사각형) = 활성화
- (파란 선) = 보상적 경로
- (빨간 선) = 보상적 경로의 중지(음성되먹임)
- * 동일 색 중 연하거나 진한 색으로 표시된 것은 각각 조절되는 변인의 감소 및 증가된 결과를 나타냄을 주목하라.